新全实用药物手册

（第四版）

徐元贞　郭长升　卢飞舟　主编

河南科学技术出版社

·郑州·

图书在版编目（CIP）数据

新全实用药物手册/徐元贞，郭长升，卢飞舟主编．—4版．—郑州：河南科学技术出版社，2018.8

ISBN 978-7-5349-8615-4

Ⅰ.①新… Ⅱ.①徐…②郭…③卢… Ⅲ.①药物-手册 Ⅳ.①R97-62

中国版本图书馆CIP数据核字（2017）第033500号

敬请注意

由于医药科学知识不断进步，相关信息也会随之发生改变。作者和出版社尽可能将现阶段新资料纳入本书，但是由于药物品种及相关知识繁多，疏漏之处难以完全避免。因此，读者在查阅本书时，建议参考其他相关资料予以确认，特别是对于药物的适应证、禁忌证、用法和用量等信息，需遵循有关法规和标准以及药品包装中的说明书。

出版发行： 河南科学技术出版社

地址：郑州市经五路66号　　邮编：450002

电话：（0371）65737028

网址：www. hnstp. cn

策划编辑： 仝广娜

责任编辑： 仝广娜　任燕利

责任校对： 郭小果　司丽艳

封面设计： 张　伟

版式设计： 栾亚平

责任印制： 朱　飞

印　　刷： 河南瑞之光印刷股份有限公司

经　　销： 全国新华书店

开　　本： 890mm×1240mm　1/32　印张：56.75　字数：2158千字

版　　次： 2018年8月第4版　2018年8月第1次印刷

定　　价： 199.00元

本书第四版编者名单

主　编　徐元贞　郭长升　卢飞舟

副主编　李　珊　陈玉玺

编　者　(以姓氏笔画为序)

王　玲　王丛生　王永兵　卢飞舟

包一高　刘广旭　孙瑞芳　李　珊

宋元周　宋国瑚　宋魁全　宋魁星

张海鹏　陈玉玺　邵伟荣　袁逸庵

贾　茜　倪旭东　徐元贞　高曙光

郭长升　韩丹丹　鲁巧利　缪岩富

魏婷婷

第四版前言

本书第三版发行以来，受到广大读者的欢迎，并有许多读者提出了不少宝贵建议，希望在本版中体现出来。临床用药情况也在不断变化，其特点是新药、新剂型和新给药途径等不断被研发出来；此外，随着人类寿命的延长，一体共病现象也愈益普遍，药物的多种同用、中西混用也经常出现于临床与家庭自用中，因而关注药物的相互作用成为迫在眉睫的问题。因此，作者在力求保持本书新、全、实用的基础上，把药物的相互作用与老药新用贯穿于整个写作过程中。本版增添新药1000余种，以飨读者。

徐元贞　郭长升　卢飞舟

2017年2月于开封

第一版前言

由于近年来新药的大量涌现，一些习用药的新用途不断地被发掘，原有“药物手册”已显得内容陈旧，难以满足临床需要，广大医、药、护理人员迫切需要一本内容新、品种全、简明实用而又便于携带的药物工具书。为此，我们集中时间，通力合作编写了此书，以飨读者。

本书按药物的作用、用途和临床用药习惯编排。每种药品项下，一般包括作用与用法、注意事项、处方组成和制剂类型 4 项内容，同类药物则从简。其中，作用与用法包括用途、用法和用量，注意事项包括毒性及副反应等。

本手册是以实用为目的的工具书，必须处理好当前药物品种极多和篇幅有限的矛盾，编写时我们采用了首选或具有广泛代表性的药物重点论述，系列药物简明介绍，需要重复出现的药物只列名称于有关门类之后，以及临床实用性不强的药理、药化方面的内容尽量浓缩等办法，以腾出篇幅介绍国内外新药，丰富品种，扩大覆盖面，力求突出本书特色，体现本书的宗旨。对此，事先曾征得临床第一线的众多同道的认可与支持，特表示衷心感谢。

在编写过程中，参考资料繁多，不能一一具名致谢，敬请见谅。各级领导和军内外不少同仁就本书的出版给予了热情的关怀与帮助，深表感谢。由于时间短促，水平有限，书中的缺点和错误在所难免，望读者不吝赐教。

编者

1991 年 10 月

凡　例

一、本书为大容量手册性工具书，共分两篇 42 章。每章再分部分和节。

二、药名上角的［典］指《中华人民共和国药典》收录的药物，［基］指《国家基本药物目录》收载的药物。西药部分药物的基本叙述方式为“药性与应用”“注意与禁忌”“药物相互作用”“规格”4 项，中成药部分则为“成分”“功能与应用”“注意事项”“规格”4 项，相关内容多归类其中，以减少烦琐。每类药物选择 1 种具有代表性的做较完整论述，其他内容则尽量归并，以节省篇幅，不强求项目、形式的统一。

可以归属于多类的药物，只在一类中详述，当其再次出现时，仅选用相关内容或指出参阅之处。

三、药名索引按药名中文首字汉语拼音字母排序。

四、本书部分计量单位含义为：d——日；h——小时；min——分（钟）；s——秒；kg——千克；g——克；mg——毫克；μg——微克；kPa——千帕（斯卡）；L——升；mL——毫升；Bq——贝可（勒尔）；mol——摩（尔）；℃——摄氏度；J——焦（耳）；kJ——千焦（耳）。

目 录

上篇 西药

下篇 中药成药

上篇　西　药

第一章　合理用药

所谓合理用药是指通过优选药物，采用适当的给药方法，在安全、不良反应少的前提下，得到最大治疗效果。要做到上述诸点，必须考虑到医情、病情、药情三个重要因素。

一、医情

（一）良好的思想素质

医生是用药的主体，必须具备全心全意为病人治疗的思想和良好的医德，一切为病人着想，而不是借机谋取私利。

（二）足够的药学知识

包括基础知识和动态知识两个方面。基础知识指熟知药物的有效范围、应用方法和不良反应，应在职业培训过程中获得；动态知识指及时了解新药物、新用途、新方法和新的药物代谢、药效动力学规律，这应通过对书刊、杂志、互联网等药学知识传媒工具的自学，不断更新完善。

（三）不断丰富用药经验和技巧

在医疗实践中，不断总结经验教训，提高自己的用药水平，把书本知识和临床实践有机地结合起来。

二、病情

“对症下药”是中华民族的古老谚语，说明了用药的真谛。它包括两方面的内容：一是了解疾病的诊断和发展规律；二是了解病人的生理、病理情况。

（一）疾病的诊断和发展规律

1. 明确诊断　所有的慢性疾病均应在明确诊断的基础上选择用药；在危急情况下弄清诊断方向，在有充分或必要依据的条件下做出可靠预诊，然后选择用药。盲目用药必然带来很多危害。

2. 有预见性　疾病有其内在的发展规律，也受机体内环境的影响。把握了两者的相互作用与变化，才能做到心中有数及序列用药，得到预期效果和防患于未然。

（二）病人的生理、病理情况

病人是药物作用的客体，也是一个有机的整体。病人的体质不同，药效作用也不同，甚至相差甚远。不了解这一点，可能不仅收不到预期的药效作用，而且还产生有害作用，降低原有健康水平，重者危及生命。了解病人的体质必须注意以下事项：

1. 年龄 不同年龄的人群在药物的吸收、分布、代谢和排泄上有明显的差异。其中应特别注意两个年龄段：儿童和老年。

（1）儿童：主要是生理功能的发育尚未完善。如婴儿出生后 8 周内，肝微粒体的生理功能尚不成熟，对多种药物的氧化代谢能力很弱，并缺乏形成葡萄糖醛酸苷的能力，解毒能力差，很容易发生药物不良反应。如用氯霉素产生的"灰婴综合征"、用四环素产生的"四环素牙"、用氟喹酮类药物产生的骨质发育不良，均是实例。婴幼儿的肾功能亦发育不完善，排泄功能差，使许多药物半衰期延长，毒性增加，蓄积中毒，如氨基糖苷类药物引起的第八对颅神经损伤等。

（2）老年：主要是各器官生理功能衰退的问题，重点是肝、肾功能的衰退。

1）药物的吸收功能改变：主要表现为胃酸分泌减少，胃动力减退，小肠吸收面积减少，肠道血流量减少和胃肠道内液体量减少。

2）药物的分布改变：主要应考虑的因素是体内脂肪的储备量增加将近 1 倍和体内水的总量减少，从而影响脂溶性、水溶性药物的吸收、分布和排泄。

3）药物的代谢：药物的主要代谢场所是肝脏。随着年龄的老化，肝脏逐渐萎缩，其质量可减轻 18%～25%。肝血流量从 30 岁后每年递减 0.3%～1.5%。因此，肝脏解毒药物的两个决定因素——肝血流量和药物蛋白（药酶）均减少。

4）药物的排泄：肾是药物排泄的主要脏器。随着年龄的老化，药物的肾清除率逐渐降低，半衰期逐渐延长。到 65 岁时，肾排泄功能衰退即接近 50%，所以必须认真对待。

2. 性别 男女之间的差别，主要是内分泌不同所引起的，如女性的月经、妊娠、哺乳等，其中尤以妊娠期和哺乳期为重要。它们是妇女一生中的特殊时期，应慎之又慎。

（1）母体-胎盘-胎儿系统：在整个妊娠过程中，三者相互关联组成一个生物学、药物代谢动力学体系，在药物的转运过程中均受影响或相互影响。

（2）胎盘对药物的转运与代谢：药物的脂溶性、分子量、离子化程度、蛋白结合力、胎盘血流量等，均影响药物的转运。一般而言，脂溶化程度高、分子量小、蛋白结合能力低的药物易于透过胎盘到达胎体，否则相反。随着血流量大小的改变，药物的通透量也相应增减。有的药物需经胎盘转化才易于输送。孕妇用药后，对胎儿产生不同的药效。胎儿的药效，一般均较母体晚，浓度亦低，但毒性影响大，易致发育停滞和畸形，尤其受孕8周以内者。孕妇长期用药或饮酒对胎儿的中枢神经和生长发育均有影响，甚至可产生“胎儿酒精综合征”。

（3）新生儿出生50d后，肝脏开始有分解和消除药物的作用。

（4）母体血药浓度与乳汁中浓度不相关。如巴比妥类药物，乳汁中只有微量，而红霉素在乳汁中则比血中高20倍。在用药过程中值得注意。

3. 体重与营养　药物的作用与血药浓度的高低有关。体重大，血流量多，血药浓度变化快；体重小则相反。临床用药一般按体重为50~60kg来计算，因而过重和过轻者，剂量应适当增减。同时要考虑到小儿和老龄病人由于年龄带来的生理变化，绝不能仅按体重或体表面积加以计算。

营养不良及非常瘦小虚弱者对药物的耐受性也差，应予以重视。

4. 精神、心理和社会因素　精神是健康的支柱，是机体抗病的第一道防线。心理的健康与否，对药效有着不可忽略的影响。社会是产生心理现象的基础。因此，在合理用药方面，医生应把“生物-心理-社会医学模式”贯穿在自己的思维过程中。

5. 个体差异　又称体质差异。世界上没有完全相同的两个人。差异是永恒的，相同只是类似，是大批量样本统计归纳的结果，是一种群体现象。如：

（1）高敏性：是指对药物作用特别敏感的群体。这类人在很小剂量药物的作用下也可产生剧烈的反应，甚至中毒、死亡。

（2）耐受性：是指对药物的敏感性低于一般人，用大剂量甚至中毒量也不出现中毒反应。有先天、后天之分，前者终生不变，后者在用药过程中获得，是肝药酶活性增高的结果。药物的耐受性常与习惯性和成瘾性相关联，值得注意。

（3）特异质：指个体对药物的反应，与过敏在性质上完全不同，不是药理反应，而是病理反应，多与遗传基因缺陷有关。如先天性缺乏葡萄糖-6-磷酸脱氢酶的人，对伯氨喹、磺胺类、呋喃类、苯胺类及蚕豆敏感，可引起急性溶血，甚至危及生命。

因此，对用药个体化必须在思想上加以重视。

三、药情

要做到对症选药，就要熟悉各种药物，既掌握药物的特性，也要掌握药物吸收、分布、作用、代谢和排除的共同规律，即药物的共性。我们分别加以讨论。

（一）药物的特性

药物的特性是药物的个性，是某药物区别于其他药物之处。要注意以下几点：

（1）作用特点：在一定的治疗范围内，有一系列的药物可供选择。这些药物的药效高低有所不同，副作用大小不同，价格贵贱不同和投放市场的年限不同，要综合考虑，加以选择。一般而言，要选择自己熟悉的、价格相对低廉的、经过时间检验的药物，且不可盲目攀新、崇洋，否则可带来许多不良后果。这方面，在世界范围内的历史教训比比皆是。

（2）药物的剂量：不同剂量产生不同的药理效应。一般而言，在合理范围内，剂量愈大，药物在体内的浓度愈高，其药理作用也就愈强。临床应用既能获得良好的治疗效果，又在安全范围以内者，称为治疗量或常用量。一般应在这个剂量范围内应用药物。药物的副反应均是随着药物剂量的加大而递增的。

不同个体对同一剂量的药物有不同的反应，甚至存在着很大的差异，所以我们主张在允许范围内用药剂量个体化。这就需要医师的细心观察和不断对药物剂量进行微调，以最大限度增加治疗效果和减少副反应。

（3）制剂与给药途径：相同药物的不同制剂和给药方法可产生不同的药物效应。一般而言，注射剂比口服剂作用快，效果也较为显著。注射剂中，水溶性制剂比油溶性和混悬性制剂吸收快；在口服剂中，溶液剂比片剂、胶囊剂容易吸收，加入各种辅料的缓释剂、控释剂则吸收更慢而均匀，可在一定程度上维持药物的血药浓度和疗效水平。

药物的给药途径不同可出现不同的作用，就常用的硫酸镁而言，内服可以导泻，肌内或静脉注射则有镇静、解痉、抗心律失常和降低颅内压等诸多作用。

（4）联合用药：这是目前临床面临的一个大问题，尤其是对慢性病患者和老年患者，用药几乎都在数种以上，有的甚至多达十余种，这就需要医师精心安排，合理配伍，也就是中医所说的相须、相反的问题。有些药物在与其他药物同时或先后应用时，可产生一定程度的相互影响，使药效加强或减弱，使毒副作用增强或减弱，或出现新的毒副作用，称之为药物的互相作用。如果联合用药的结果使药物的药理效应加强为协同作用；若使药物的效应互相减弱或抵消，则为拮抗作用。

两种或两种以上药物配伍，引起药理上或物理化学上的变化，影响了治疗效果和患者的安全，称之为“配伍禁忌”。

联合用药的安全性是目前临床上亟待解决的大问题，不容忽视。医师们在用药前应熟悉药物说明书相关的论述，并密切观察病人用药后的变化。药物的数量也应该一种一种地增加，以便于判断副作用和毒性的来源，及时加以纠正。

（5）药物的毒性或不良反应：这是最重要的一项，多为医疗事故或纠纷的根源，应特别注意。

（6）他人的应用经验：包括书刊、杂志和来自同事们的资料。用药前虚心求教同事，可以补充书本知识的不足，使用药技巧迅速得到提高。

（二）药物的共性

主要是了解药物代谢、药效动力学方面的知识，努力将其与临床应用结合起来，取得更好的临床效果。将盲目用药、经验用药模式改变为计算用药或准计算用药模式。所谓准计算用药，实际上是经验用药与计算用药的结合。因为药物代谢、药效动力学发展到目前阶段，还不能把每种药物都数学模式化。应在经验用药的基础上尽量应用药理学所提供的药物代谢、药效动力学资料，使二者有机地结合起来。这就需要用药的临床医生熟悉药效动力学的各种常用符号及其含义，以便更好地熟悉药性和进行必要的计算。对此我们做以下简介。

1. 一级动力学　药物在体内吸收、分布（扩散、渗透）及消除的速度与药物的浓度成比例：

$$-\frac{dC}{dt}=-kC$$

式中 C 为药物浓度，k 为一级速度常数，负号表示药物浓度随时间（t）降低。

多数药物属一级动力学消除方式。

2. 零级动力学　药物从体内消除的速率与浓度不成比例，而在单位时间内是恒定的：

$$\frac{dC}{dt}=-k_0$$

k_0 为零级速度常数。很少药物是这种消除方式。乙醇是比较典型的例子。

3. 房室模型　为了计算的方便，人为地把机体分成几个“药库”，称房室模型，即一室、二室和多室模型。一室又称中央室，其他称周边室。为了计算方便，临床药学主要采取一室模型，即以血药浓度代表全身各组织的药物浓度。

4. 表观分布容积　是一个在一室模型基础上的假定理论容量，表示按所知血液浓度均匀分布全部药量所需的容积，符号为 V_d。其公式为：

$$V_d=\frac{D}{C}$$

式中 D 为药物剂量，C 为药物浓度。V_d 为表观分布容积，其单位为 L 或 L/kg。

5. 药物消除半衰期 指血药浓度降低一半所需的时间，以符号 $t_{1/2}$ 代表：

$$t_{1/2}=\frac{0.693}{k}$$

6. 消除速度常数 以上式的 k 表示。指不同药物在体内恒定的消除速度，其单位为 min^{-1} 或 h^{-1}。

7. 吸收速度常数 以 k_a 表示。指不同药物在体内被吸收的恒定速度，与吸收半衰期呈反比关系：$t_{1/2}=0.693/k_a$。其单位为 min^{-1} 或 h^{-1}。

8. AUC 血药浓度-时间曲线下面积，是根据统计矩的方法计算出来的。即将面积转换成血药浓度-时间数据的动态方法。

9. MRT 和半衰期 $t_{1/2}$ 的性质类似，指消除给药量63.2%所需要的时间。

10. LD_{50} 用以表示药物毒性的一项指标。即不同药物使实验动物死亡半数的剂量，通称半数致死量。

11. t_{max} 达峰值时间，指某剂量药物在血中达到最高浓度的时间，也指最大给药时间间隔。

12. C_{max} 血药峰浓度，药物所能达到的最高浓度。

13. MIC 最低抑菌浓度。

14. C_{ss} 稳态血药浓度。这时进出血液的药量相等，达到动态平衡。

15. C_{ssmax} 最高稳态血药水平。即血药浓度在稳态下，所能达到的最高水平。

16. C_{ssmin} 最低稳态血药水平。即血药浓度在稳态下，所能达到的最低水平。

17. $\bar{C}_{ss}$ 平均稳态血药浓度。

18. 生物利用度 主要指口服药物而言。药物发挥治疗作用，首先要通过血流到达作用部位发挥疗效。它与食物、肠黏膜、肝脏、剂型，甚至批号均有密切关系。其吸收量可通过AUC来估算。其吸收速率可通过测定 C_{max}、t_{max} 得到。其代表符号为F。

19. 首过效应 通过生物利用度加以表达。指口服药物进入消化道被吸收入血液过程中所受到的障碍，如消化液、肠菌酶、组织内酶、肝内药酶等对血药浓度及药效的降低。

20. 清除率 以CL符号代表。指药物全部消除速率与血浆中浓度的比率，以单位时间内多少毫升血浆中药物被清除表示。单位为mL/min或L/h。

21. 廓清率 个别器官清除药物的能力，一般指肾脏。计算公式为：

$$廓清率=\frac{单位时间内药物排出量}{血药浓度}$$

（三）药物在体内的变化

1. 与血浆蛋白结合　多数药物能不同程度地和血浆白蛋白或组蛋白可逆性结合。结合后的药物暂时失去药效，既不能通过细胞膜，也不能通过肾小球。结合的程度称蛋白结合率。

2. 代谢　又称生物转化，指药物在肝脏内经历的酶作用变化，特别是肝微粒体内的药物代谢酶系，如混合功能氧化酶系统。代谢后的药物多数活性消失，也有个别药理作用或毒性增强。增强酶活性的药理作用叫酶诱导（酶促）作用；反之叫酶抑制（酶抑）作用。

3. 肠-肝循环　进入血液中的药物，有些经肝脏随胆汁进入肠道，其中有的部分又经肠黏膜重吸收进入全身循环而发挥药理作用，称之为“肠-肝循环”。

（四）临床常用计算公式

1. 稳态血药浓度　计算符号为 C_{ss}，上面已经述及。它与药物的半衰期（$t_{1/2}$）密切相关。达到 C_{ss} 的时间约 4~5 个 $t_{1/2}$。多次给药后平均稳态血药浓度（$\bar{C}_{ss}$）可按下式计算：

$$\bar{C}_{ss}=\frac{X_0}{Vkt}$$

或换算成：

$$\bar{C}_{ss}=\frac{1.44t_{1/2}X_0}{Vt}$$

式中 X_0 为给药剂量，V 和 k 分别为一次静脉注射测得的分布容积和消除速度常数，t 为给药间隔时间。

若口服则牵涉到药物的生物利用度（F），应将上式乘以生物利用度 F：

$$\bar{C}_{ss}=\frac{X_0F}{Vkt}$$

或

$$\bar{C}_{ss}=\frac{1.44t_{1/2}X_0F}{Vt}$$

当然，为达到某一平均血药浓度，也可用上式换算给药时间间隔或其他要想得到的未知数。

2. 负荷量　为较快达到所期望的血药浓度，可给予负荷量（loading dose, LD），并按下列公式计算：

$$LD=(V_d\times Cpdes)/S\times F$$

式中 Cpdes 为期望达到的血药浓度值，S 为盐系数（含活性成分的剂量分数），

F 为生物利用度，V_d 为表观分布容积。若体内已有药物，则：

$$LD=[V_d(Cpdes-Cptarget)]/(S\times F)$$

式中 Cptarget 为体内已有的血药浓度。

也可用下式简化计算：

$$LD=X_0\left(\frac{1}{1-e^{-kt}}\right)$$

X_0 为给药剂量。

3. 维持量 维持量（maintenance dose，MD）系为保持稳态血药浓度所需的剂量。可按下式计算：

$$MD=(CL\times\bar{C}_{ss}\text{或}\bar{C}_{ss}\times t)/(S\times F)$$

式中 t 为给药时间间隔，$\bar{C}_{ss}$ 为平均稳态血药浓度。

4. 静脉滴注血药浓度的计算

$$C=\frac{k_0}{V_d k(1-e^{kt})}\text{ 或 }C=C_{ss}(1-e^{-kt})$$

式中 k_0 为滴注速度常数，C 为经 t 时间的血药浓度，t 为滴注时间间隔，e 为自然对数的底 2.718 28，C_{ss} 为稳态血药浓度，即：

$$C_{ss}=\frac{k_0}{V_d k}$$

5. 老幼剂量计算 60 岁以上老人，可用成人量的 3/4。小儿可按下列方法折算。

（1）根据年龄折算：根据年龄按下表折算。

小儿剂量、体重折算表

年龄	按年龄折合成人剂量	按年龄推算体重（kg）
新生儿	1/10～1/8	2～4
6 个月	1/8～1/6	4～7
1 岁	1/6～1/4	7～10
4 岁	1/3	
8 岁	1/2	1 周岁以上体重可按下式计算：
12 岁	2/3	实足年龄×2+8=体重（kg）

（2）根据体重计算：小儿剂量=小儿体重（kg）×成人剂量/600，体重推算可按表 1。此法简便，但年幼儿剂量偏低，年长儿则偏高，可酌情增减。

（3）小儿剂量还可按下列公式求得：

1 岁以内用量=0.01×（月龄+3）×成人剂量

1 岁以上用量=0.05×（年龄+2）×成人剂量

（4）根据体表面积计算：

1）小儿剂量 $=\frac{\text{成人剂量}}{1.73\ (\text{m}^2)}\times$ 小儿体表面积（m^2）

其中小儿体表面积（m^2）= 体重（kg）×0.035×0.1 或者

$\frac{4\times\text{体重 (kg)}+7}{\text{体重 (kg)}+90}$

2）体表面积也可用下述简便方法计算。

1～5kg：体表面积（m^2）= 0.05×体重（kg）+0.05

6～10kg：体表面积（m^2）= 0.04×体重（kg）+0.1

11～20kg：体表面积（m^2）= 0.03×体重（kg）+0.2

21～30kg：体表面积（m^2）= 0.02×体重（kg）+0.4

总之，用药量还应根据个体差异、病理生理过程、药物的相互作用及在体内的代谢积累情况，进行综合考虑。

此外，值得注意的是，用药剂量可因给药途径的不同而有很大的差异。如肛门灌注量为口服量的 2 倍，皮下注射量为口服量的 1/2，肌内注射量为口服量的1/3，静脉注射量为口服量的 1/4。

第二章　抗菌药物

抗菌药物属抗微生物药物范畴，有三种来源：①由微生物（主要是真菌类）在其生命活动过程中产生的抑制或杀灭细菌的有机化学物质，称抗生素。如青霉素G、头孢噻吩、红霉素、四环素、链霉素等，为纯天然产品。②以微生物合成的抑制或杀灭细菌的有机化学物质为基础，在结构上进行有目的的人为改造，使其具有新的抗菌特性，称半合成抗生素。如氨苄西林，新青霉素系列，大部分的二、三、四代头孢菌素，硫酸萘替米星，利福平，利福布汀等。③完全由人工合成的抗菌药物，称人工合成抗菌药。如磺胺类、喹诺酮类及一些抗结核药物等。

抗菌药物，尤其是抗生素类的合理应用，目前仍是一个很棘手的临床药学难题。主要是因为这类药物面对的是一个个既有一定遗传性又有巨大变异性，特别是不断产生新的耐药性的不断变化着的群体。而且在其生长、发育、分裂、繁殖和无休止循环往复的过程中，又有不同的耐药性产生。再就是在医疗过程中滥用抗菌药物的行为仍不能彻底根除。

合理应用抗菌药物的目的就是：在安全、不良反应少和最经济的条件下，选择最有效的抗菌药物，采用最有效的方法和途径，在最短时间内消灭体内的致病菌。为达此目的，必须注意以下几点：①明确诊断，确定患的是什么病，是否由细菌感染引起。②明确致病菌，了解是何种或何类细菌引起的感染，对药物治疗是否敏感，是否有耐药性和致病菌生长、发育的哪一阶段对药物治疗的抵抗最为脆弱。③选择最有效、最经济、最方便、不良反应最少的药物。④选择合理的用药途径和方法，特别是注意药物的剂量、稳态血药浓度和合理的给药时间间隔。这些不论对抑菌药物还是繁殖期杀菌药物，都是很重要的。⑤动态观察细菌的药敏情况，分析疗效差的原因，以便及时调整药物和用药方法。⑥必要时联合用药，并注意其相互间的作用，是增效、减效、拮抗还是增加毒性。⑦动态了解药物对肝、肾、血液系统等重要器官的影响。

上述情况，不可能面面俱到，因而要抓主要矛盾，对用药诸因素的条件进行排队，做出正确决策。

第一部分 抗生素类

第一节 青霉素类

青霉素类抗生素包括天然青霉素、口服不耐酶青霉素、耐酶青霉素、广谱青霉素和抗 G^- 杆菌青霉素5类。此类药物均含有6-氨基青霉烷酸（6-APA）母核，具有共同的抗菌机制。其杀菌作用主要是与细胞内膜上的靶位蛋白，即青霉素结合蛋白（PBP）相结合，使细菌不能维持正常形态和分裂繁殖，最后菌体溶解死亡，因而属繁殖期杀菌剂。

青霉素[典][基] **Benzylpenicillin（苄青霉素，青霉素 G，Penicillin G）**

【药性与应用】 属β-内酰胺类抗生素，对多数 G^+ 球菌、某些 G^- 球菌、各种螺旋体及放线菌有强大的杀菌作用，如溶血性链球菌、肺炎球菌、草绿色链球菌均高度敏感。对肠球菌的敏感性则较差，并有高度耐药菌株。对不产酶金黄色葡萄球菌（简称金葡菌）、表面葡萄球菌（简称表葡菌）也敏感。对 G^+ 杆菌，如炭疽杆菌、白喉杆菌、破伤风杆菌、李斯特杆菌和梭状芽孢杆菌高度敏感。对 G^- 菌，如脑膜炎球菌、流感杆菌和百日咳杆菌均较敏感；对某些拟杆菌、产碱杆菌中度敏感；其他耐药。

为繁殖期杀菌剂。不耐酸，易被胃酸破坏。肌内和静脉注射吸收迅速，$t_{1/2}$ 为0.5～1h，分布广泛，以肾、小肠、肺、横纹肌和脾含量较高，也易进入胸、腹、关节腔和胎儿循环。胎儿循环中浓度为血浓度的10%～75%。胆汁中的浓度约为血液的1～5倍。蛋白结合率为40%～60%，不易通过血-脑脊液屏障。58%～85%以原形从尿中排出。肾功能减退时 $t_{1/2}$ 可延长到7～10h。新生儿、早产儿及老年人肾清除率均较低，因而 $t_{1/2}$ 也相应延长。

青霉素是治疗敏感菌感染的首选药。主要用于溶血性链球菌、肺炎球菌、脑膜炎球菌、不产酶金葡菌和厌氧菌（脆弱拟杆菌除外）等所致的感染，如扁桃体炎、猩红热、蜂窝织炎、丹毒、肺炎、骨髓炎、败血症、产褥热、心内膜炎等。治疗严重感染多与氨基糖苷类抗生素合用。也用于脑膜炎球菌性流行性脑脊髓膜炎、白喉、破伤风、气性坏疽、炭疽，以及放线菌病、钩端螺旋体病和梅毒等。对于敏感拟杆菌、产碱杆菌所致的感染也有效。

丙磺舒0.5g，3次/d，可阻滞青霉素类药物的排泄，与之联合应用可使青霉素类药物的血药浓度上升，从而增强和延长其疗效。

肌内注射：治疗一般感染，80 万 ~ 320 万单位/d；儿童 3 万 ~ 5 万单位/(kg · d)，分 2~3 次给药。病情严重或细菌敏感性差时，应加大剂量，可增至 240 万 ~ 2 000 万单位/d；儿童 20 万 ~ 40 万单位/(kg · d)，分 4~6 次间歇快速静脉滴注。静脉滴注时浓度不宜超过 2 万单位/mL。气溶吸入 20 万 ~ 40 万单位，1 ~ 2 次/d；溶液浓度为 10 万 ~ 20 万单位/mL，2 次/d。

青霉素钠 0.6μg 为 1 单位，1mg 相当于 1670 单位。青霉素钾 0.625μg 为 1 单位，1mg 相当于 1598 单位。

【注意与禁忌】 本品易进入浆膜腔，除包裹性积脓外不必局部用药。因对中枢神经系统有毒性，不可作鞘内注射。皮肤、黏膜用药易诱发过敏与耐药，应避免。钾盐静脉滴注时不可输入过快，并注意病人血钾浓度，避免过高。青霉素可引起严重过敏反应，用前或改变批号时均应做皮肤试验（简称皮试）。

青霉素过敏的致敏原为青霉噻唑，在生产青霉素的发酵过程中或室温下放置过久注入人体后均可产生而引起过敏反应。过敏反应可分三类：①即刻反应：发生于注射后 30min 以内，表现为休克、荨麻疹或哮喘等；②速发反应：发生于注射后 1h ~ 3d（或 7d），呈血清病样表现，有发热、皮疹、血管神经性水肿、脑水肿、喉头水肿等；③迟发反应：用药后 7d 左右出现，表现为各种形态的皮疹、血清病反应、肾病、吕氏综合征、狼疮性肝炎等。

大剂量应用时可出现神经精神症状：反射亢进、知觉障碍、幻觉、抽搐、昏睡，甚至精神失常，降低剂量或停药后可恢复。也可发生出血倾向或二重感染。

一旦出现过敏性休克，立即皮下或肌内注射 0.1% 肾上腺素，成人 1mL，儿童 0.5mL；必要时可静脉或心内注射。如病情不缓解，30min 后可重复注射。可同时应用肾上腺皮质激素、抗组胺药物、血管活性药物和吸氧等。

此外，青霉素注射器应专用。因系繁殖期杀菌剂，每天间隔给药不得少于 3 次。

与丙磺舒、阿司匹林、吲哚美辛、保泰松和磺胺类合用可升高血药浓度，增加疗效，但也可增加毒性。可增加华法林的抗凝作用。可增加甲氨蝶呤毒性。可降低四环素类、红霉素、氯霉素的抑菌作用。考来替泊可使本药血药浓度降低 78% ~ 79%。可降低避孕药的药效。

【规格】 粉针剂：40 万单位，80 万单位，100 万单位。

普鲁卡因青霉素[典] Procaine Benzylpenicillin（普青，青霉素混悬剂，Procaine Penicillin G，Duracillin，Crystcillin）

【药性与应用】 作用及分布与青霉素相同，但维持时间长，既有速效，又有长效，t_{max} 2～4h。主要用于敏感菌所致的轻度感染，风湿性或先天性心脏病和尿道器械检查的预防感染。仅供肌内注射，成人40万～160万单位/d；儿童40万～80万单位/d；婴儿5万单位/(kg·d)，分2次肌内注射。预防时，术前80万单位/d，术后80万单位/d，连用2d。药物之间的相互作用见青霉素条。

【注意与禁忌】　同青霉素。疼痛较轻为其优点。不可与其他药物混合于同一容器内肌内注射，以免发生理化反应。

【规格】　粉针剂：40万单位（普鲁卡因青霉素30万单位，青霉素钠或青霉素钾10万单位），80万单位（普鲁卡因青霉素60万单位，青霉素钠或青霉素钾20万单位）。

苄星青霉素[典][基]　Benzathine Benzylpenicillin（苄星青，比西林，长效西林，Benzathine Penicillin，Benzethacil，Dibenzyl Penicillin，Bicillin）

【药性与应用】　作用与青霉素相同，因水溶度极小，肌内注射后储存于局部，缓慢释放，因而维持时间长。单次剂量120万单位肌内注射后，有效浓度可维持4周，但血药浓度低。主要用于风湿热的预防性给药和敏感菌引起的轻、中度感染。仅供深部肌内注射，成人120万单位/（月·次），或60万单位/(15d·次)。儿童剂量酌减。

【注意与禁忌】　同青霉素。

【规格】　粉针剂：30万单位，60万单位，120万单位。

青霉素V钾[典]　Phenoxymethylpenicillin Potassium（苯甲氧青霉素，Penicillin V，Abbocillin-V，V-cil）

【药性与应用】　抗菌谱及活性与青霉素相同。对青霉素敏感的G^+球菌对本品也高度敏感；对白喉杆菌、炭疽杆菌、梭状芽孢杆菌、念珠状链球菌、牛放线菌、单核细胞增多性李斯特菌、淋病奈瑟菌和钩端螺旋体均敏感；对梅毒螺旋体则极敏感。其特点是耐酸、口服有效。可在进餐时服，但空腹服血药浓度稍高。肾浓度高，肝、皮肤和肠道较低。被吸收后的血浆蛋白结合率约80%。新生儿、婴幼儿、老年及肾功能不全者排泄较慢。用于对青霉素敏感菌引起的轻、中度感染，如呼吸道及肺泡感染、丹毒、蜂窝织炎等。也用于预防风湿热及霍乱的复发。

口服：一般链球菌引起的呼吸道肺泡感染、猩红热、丹毒，125～250mg（20万～40万单位），3～4次/d，10d为1个疗程。肺炎球菌引起的呼吸道肺泡感染、中耳炎，250～500mg（40万～80万单位），4次/d，用至退热后2d。梭状芽孢杆菌、螺旋体感染，250～500mg，3～4次/d。儿童125～250mg，3～4次/d。

【注意与禁忌】 同青霉素。对青霉素过敏、重症感染急性期者禁用。伴有恶心、呕吐、胃扩张、贲门痉挛、肠蠕动亢进者，不宜服用。有严重过敏史、哮喘者慎用。用前应做皮试。口服类青霉素应空腹给药，否则食物可阻滞和降低药效。药物之间的相互作用见青霉素条。

【规格】 片剂：0.236g（40万单位），0.472g（80万单位）；胶囊：0.118g（20万单位），0.236g（40万单位）；干糖浆：0.125g/5mL，0.25g/5mL。

苯唑西林钠[典][基] Oxacillin Sodium（苯唑青霉素钠，新青霉素Ⅱ，苯甲异噁唑青霉素，Bactocill，Prostaphlin）

【药性与应用】 半合成异噁唑类抗葡萄球菌青霉素。对金葡菌产生的青霉素酶稳定，对其耐药菌株有效。抗菌活力则较青霉素微弱。主要用于治疗耐酶葡萄球菌株的感染及其与链球菌或肺炎球菌引起的混合感染。口服生物利用度为1/3，t_{max}为0.5~1h。肌内注射t_{max}为0.5h。体内分布广，肝、肾、肠、胸腔积液和关节囊中均可达到有效浓度。腹水、痰、汗和正常脑脊液中均达不到有效浓度。进入体内的药物1/3~1/2以原形经肾排出，$t_{1/2}$约为0.4h。

口服：0.5~1g，4~6h 1次；儿童50~100mg/(kg·d)，分4~6次。肌内注射：0.25~3g，4~6h 1次。静脉给药与肌内注射量相同。口服宜空腹，以免降低生物利用度。

【注意与禁忌】 同青霉素。肾功能重度损害者应减量。口服给药时常见胃肠道反应，如恶心、呕吐、腹胀、腹泻、食欲不振等。偶见粒细胞减少和特异体质者出血倾向。个别有肝酶升高。大剂量可有抽搐、痉挛、神志不清、头痛，婴儿则可出现血尿、蛋白尿。少数人可有白假丝酵母菌继发感染。青霉素过敏病人忌用；新生儿，肝、肾功能不良者慎用。

【规格】 粉针剂：0.5g，1g；胶囊：0.25g。

氯唑西林钠[典] Cloxacillin Sodium（邻氯青霉素钠，氯唑青霉素钠，全霉林，米沙西林－S，注射用欧苯宁，BRL－1621，Cloxapen，Ekvacilline，Methocillin-S，Orbenin，Tegopen）

【药性与应用】 半合成异噁唑类抗葡萄球菌青霉素，作用与苯唑西林钠相似，但对产酶金葡菌有抗菌活性，适用于各类葡萄球菌感染。其优点是口服、肌内注射吸收率均高于苯唑西林钠，血药浓度约高2倍，t_{max}在服后0.5h，全身分布，以肝、肾中浓度最高。血清蛋白结合率为94%，$t_{1/2}$约0.6h。主要用于耐药金葡菌感染，如败血症、骨髓炎、心内膜炎、脑膜炎及泌尿系统感染、皮肤软组织创伤和烧伤感染等。

口服：成人500mg，4~6h 1次，严重感染剂量加倍。肌内注射：0.5~1g，

3~4 次/d。静脉滴注：1 次 1~2g，溶于 100~200mL 生理盐水中，滴注 0.5~1h，3~4 次/d；静脉注射：可将药物溶于 10~20mL 生理盐水中，缓慢推注，3~4 次/d。

【注意与禁忌】 此药不易透过血-脑脊液屏障和进入胸腔积液，不可用于治疗相关疾病，以免贻误病情。不良反应、药物之间的相互作用与青霉素相同，但毒性低，过敏反应较少。

【规格】 粉针剂：0.5g，1g；胶囊：0.125g，0.25g，0.5g；颗粒：50mg。

氟氯西林[典] Flucloxacillin（氟沙星，Flucloxaxin）

【药性与应用】 为苯唑西林的半合成抗葡萄球菌青霉素，抗菌谱类似苯唑西林钠，耐酶，对 G^+菌，特别是耐药金葡菌较敏感，但对耐甲氧西林的金葡菌（MRSA）感染无效。对溶血性链球菌、破伤风杆菌、白喉杆菌均有抗菌活性。比苯唑西林钠的血药浓度高，维持时间也较长。适用于敏感菌所致的呼吸道肺泡感染、肺脓肿、脓胸、骨髓炎、化脓性关节炎、中耳炎、鼻窦炎、牙周炎、皮肤软组织感染、烧伤、破伤风、白喉、尿道炎、前列腺炎、淋病、心内膜炎、金葡菌败血症等。

口服（游离酸）：250mg，3 次/d；重症加倍，4 次/d，餐前 0.5~1h 空腹服。肌内注射：250mg，3 次/d；重症加倍，4 次/d。静脉给药：500mg，4 次/d，将药物溶于 20mL 注射用水或葡萄糖溶液中，推注或滴注，剂量不应超过 8g/d。儿童：2 岁以下按成人量的 1/4，2~10 岁用成人 1/2 量。也可按 500mg/(kg·d) 分 4~6 次给予。

【注意与禁忌】 对青霉素过敏者禁用。药物之间的相互作用与青霉素相同。不可与血液、血浆、水解蛋白、氨基酸、脂肪乳配伍。也不可与氨基糖苷类、头孢菌素类配伍，否则降低疗效。有过敏现象。少见恶心、呕吐、上腹部不适。偶有伪膜性肠炎和肝酶升高。孕妇、哺乳妇禁用。

【规格】 片剂（游离酸）：125mg；粉针剂：500mg，1000mg。

氨苄西林[典][基] Ampicillin（氨苄青霉素，Aminobenzylpenicillin，Ampicil）

【药性与应用】 半合成广谱青霉素，对 G^+、G^-菌均有效，对肠球菌优于青霉素。对 G^-多数菌株均较敏感，但对铜绿假单胞菌无效。不耐青霉素酶。已有报道，在痢疾、伤寒、B 组嗜血流感杆菌中出现耐药菌株。对耐青霉素金葡菌无效。对肺炎杆菌、吲哚阳性变形杆菌不敏感。对嗜血流感杆菌引起的呼吸道感染很有效；用于敏感菌引起的肺炎、脑膜炎、尿路感染、胆道感染、伤寒、肠球菌性心内膜炎，均有较好疗效；亦用于淋病，但不及普鲁卡因青霉素、四环素有效。口服 2h 后达峰值，$t_{1/2}$ 1~2h。80%由尿排出。

轻、中度感染，250~500mg，1次/6h。可口服、肌内注射或静脉滴注。儿童剂量减半。对无合并症的淋病，可单剂量口服本品2~3.5g和丙磺舒1g。

【注意与禁忌】 与青霉素G相似。皮疹发生率高达10%，斑状丘疹是本品过敏反应的特征。口服可有恶心、呕吐和腹泻。少数人有血清转氨酶升高、伪膜性肠炎、假单胞菌和假丝酵母菌二重感染。感染性单核细胞增多症病人易诱发皮疹，不宜使用。肾功能损伤病人应减量。青霉素过敏者禁用。

本品应用广泛，应特别注意药物间的相互作用：①与丙磺舒合用可延缓本品的肾排泄，提高血药浓度。②氯霉素在低浓度（1~2μg/mL）有拮抗本品的作用，但在高浓度时（5~6μg/mL）则无此作用。③别嘌呤醇或高尿酸血症可增加本品皮疹发生率。④可阻断口服避孕药的肠-肝循环，致血药浓度降低，诱发阴道不规则出血。⑤禁忌与阿米卡星、盐酸氯丙嗪、克林霉素、多黏菌素E、甲基磺酸钠、盐酸多巴胺、红霉素乳糖酸盐和琥珀酸乙酯、硫酸卡那霉素、盐酸林可霉素、水解蛋白等配伍。⑥可降低β受体阻滞剂阿替洛尔的生物利用度。

本品溶解后应立即使用，以免增加致敏性。本品在弱酸性葡萄糖溶液中分解较快，宜用中性液体作溶剂。

【规格】 胶囊：0.25g；干糖浆：0.125mg/5mL；粉针剂：0.5g，1g。

阿莫西林[典][基] Amoxicillin（羟氨苄青霉素，阿莫仙，强必林，益萨林，再林，广林，Amolin Bristamox，BRL-2333，Clamoxyl，Larocin）

【药性与应用】 抗菌谱与氨苄西林相同，微生物对二者有完全交叉耐药性。本品对G^+球菌作用较强，对绿色链球菌、肠球菌作用优于青霉素，对其他则较差，对耐青霉素的金葡菌无效。在G^-菌中对淋球菌、脑膜炎球菌、流感杆菌、百日咳杆菌、大肠杆菌、伤寒杆菌、副伤寒杆菌、痢疾杆菌、奇异变形杆菌及布氏杆菌等作用也较强。服用后吸收良好，血药浓度较氨苄西林高1倍。用于敏感菌所致的呼吸道、尿路、胆道感染，以及伤寒、副伤寒、淋病等。口服：成人1~4g/d，分3~4次服；小儿50~100mg/(kg·d)，分3~4次服。肌内注射：0.5~1g，6~8h 1次。静脉滴注：0.5~1g，6~8h 1次。严重感染时与舒巴坦按2∶1合用，即本药2g，加舒巴坦1g，1次/8h。肾功能严重不足者，延长用药间隔。肾小球滤过率为10~15mL/min者，8~12h给药1次；<10mL/min者，12~16h给药1次。

【注意与禁忌】 同氨苄西林。偶见皮疹、瘙痒、荨麻疹、腹泻、恶心、呕吐。对青霉素过敏者禁用。轻型皮疹可不停药，可给抗组胺药并密切观察；严重者则应停止使用。

【规格】 片剂（胶囊）：0.125g，0.25g；干混悬剂：0.125g，0.25g，

1.25g，2.5g；颗粒：0.125g，0.25g，1.5g；粉针剂：0.5g，1g，2g。

哌拉西林钠[典][基]　Piperacillin Sodium（氧哌嗪青霉素，哔唑西林，哌氨苄青霉素，Pipril，Orocin）

【药性与应用】　半合成氨脲苄类抗假单胞菌青霉素，为第三代半合成青霉素，对 G^+、G^- 菌均有良好的抗菌作用。对 G^+ 菌的效能略低于氨苄西林，但对铜绿假单胞菌、肺炎杆菌、变形杆菌、黏质沙雷杆菌等 G^- 杆菌优于氨苄西林、羧苄西林及呋布西林。对肠球菌、厌氧菌也有效，对耐青霉素金葡菌无效。

本品口服不吸收。注射给药后，t_{max}0.5h，消除 $t_{1/2}$1h，血药浓度高，血清蛋白结合率为16%～22%，主要由尿及胆汁排泄。在胆汁、前列腺液中有较高浓度，周围器官也可达到有效浓度。在肾中的排泄随血药浓度的增加而减少，而胆汁排泄增加，因此肾功能中、轻度损害者不会产生蓄积中毒。

本品主要应用于对本品敏感的 G^- 杆菌所致的败血症、心内膜炎，尿路、胆道、腹腔、宫腔、创伤和手术的感染。肌内注射：成人4～6g/d，儿童80～100mg/(kg·d)，分3～4次给药。静脉给药：对轻、中度感染，成人4～12g/d；严重感染，12～16g/d。儿童按100～300mg/(kg·d)，分3～4次应用。

【注意与禁忌】　同青霉素。少数可出现皮疹、皮肤瘙痒、发热。偶可引起肝功能异常和血象改变，但可逆，停药后多消失。对青霉素过敏者禁用。与庆大霉素、阿米卡星、头孢菌素配伍时，不可置于同一容器中，以免产生不良影响。

【规格】　粉针剂：0.5g，1g，2g，4g。

哌拉西林他唑巴坦[典]　Piperacillin and Tazobacta（氧哌嗪青霉钠-他唑巴坦，索顺，Zosyn）

【药性与应用】　哌拉西林与β-内酰胺酶抑制剂组成的复方抗生素。他唑巴坦能抑制大多数已确定的β-内酰胺酶，对其有广谱抑制作用。当与哌拉西林复合在一起时，他唑巴坦抑制β-酰胺酶，导致协同作用，扩大了哌拉西林的抗菌谱，使不敏感菌也对其敏感。这样就既像第一代头孢菌素头孢唑林那样对 G^+需氧菌有效，又像第三代头孢菌素头孢曲松那样对 G^- 杆菌有效。对肠球菌的效力可与氨苄西林相比。对厌氧菌的作用类似于甲硝唑。用途类似于舒他西林。主要用于腹腔、妇科、皮肤科和下呼吸道感染。也用于军团菌肺炎、败血症、尿路感染和骨关节炎等。

静脉滴注的成人剂量为3.375g/6h，7～10d为1个疗程。滴注应缓慢，至少应持续30min以上。

【注意与禁忌】 最常见的是胃肠道反应，如腹泻、便秘、恶心及食欲减退。有时可出现头痛、失眠、皮疹和瘙痒。可有出血、低血钾和高血钠。局部反应如静脉炎少见。注意事项同哌拉西林钠或其他广谱青霉素。对青霉素、头孢菌素类或β-内酰胺酶抑制剂有过敏史者禁用。不可在本品的溶液中加入氨基糖苷类药品，如庆大霉素等，否则将使氨基糖苷类失去活性，并增加肾毒性。肾功能不全的病人（内生肌酐清除率≤40mL/min），应适当减小剂量或延长用药时间。本品可用5mL适当稀释剂，如注射用水、生理盐水或5%葡萄糖溶液稀释。不可用含有乳酸盐的复方氯化钠溶液（林格液）稀释。

【规格】 注射剂：2. 25g，3. 375g，4. 5g（其中含哌拉西林钠分别相当于2g，3g和4g；含他唑巴坦分别为0. 25g，0. 375g和0. 5g）。

羧苄西林[典]　Carbenicillin（羧苄青霉素，卡比西林，BRL-2064，Pyopen）

【药性与应用】 半合成抗假单胞菌青霉素。广谱青霉素，对G^+菌的作用弱于青霉素；对G^-菌的作用则略差于氨苄西林。其特点是对吲哚阳性变形杆菌和铜绿假单胞菌有效。不耐酶，易产生耐药性。口服不吸收。注射给药主要经尿排出体外。t_{max} 2h，$t_{1/2}$约1h。主要用于铜绿假单胞菌感染，亦用于变形杆菌和大肠杆菌感染。如铜绿假单胞菌败血症、肺部感染、尿路感染、脑膜炎、乳突炎、骨髓炎等。与庆大霉素、妥布霉素、阿米卡星合用，对铜绿假单胞菌或其他G^-杆菌感染有协同治疗作用，但不要混在同一容器中使用，否则疗效降低。

肌内注射：4～8g/d，分3～4次给药；儿童，50～100mg/(kg·d)，亦分3～4次给药。静脉给药：用于重症感染，2～5g，3～4次/d；儿童，100～400mg/(kg·d)，分3～4次给予。

【注意与禁忌】 同青霉素。用前应做皮试，对青霉素过敏者禁用。可影响血小板功能，引起紫癜和出血。肾功能不全病人，剂量过大时可出现抽搐和电解质失衡（本品为二钠盐，每1g含Na^+4. 7mmol）。与下列药物有配伍禁忌：两性霉素、氯霉素琥珀酸钠、红霉素琥珀酸乙酯、硫酸卡那霉素、盐酸土霉素、硫酸链霉素、盐酸四环素、B族维生素和维生素C。与丙磺舒合用，可减弱本药的肾排泄，升高血药浓度。与磺胺类合用，也可升高血药浓度。与乙酰半胱氨酸合用，可增强对铜绿假单胞菌的抑菌作用。与抗凝药合用，有增加出血的危险。对多黏菌素B有拮抗作用。

【规格】 粉针剂：0. 5g，1g，5g。

磺苄西林钠[典]　Sulbenicillin Sodium（磺苄青霉素钠，卡他西林，Kedacillin，Lilacillin，Sulfocillin）

【药性与应用】 广谱半合成抗假单胞菌青霉素。1mg相当于1000单位。对铜绿假单胞菌、变形杆菌等 G^- 菌及 G^+ 菌有较强抗菌作用，疗效优于羧苄西林，对耐药金葡菌优于氨苄西林，对β-内酰胺酶较氨苄西林和羧苄西林更稳定。口服不吸收，肌内注射或静脉给药后能迅速达到有效浓度，t_{max} 2h，50%在6h内从尿中以原形排出，尿和胆汁中药物浓度最高。用于铜绿假单胞菌、变形杆菌、克雷伯杆菌等 G^- 菌所致的感染，如一般化脓性、尿路、胆道感染，烧伤及鼻窦炎等；也用于金葡菌、溶血性链球菌等引起的呼吸道感染；对败血症、心内膜炎、脑脊髓膜炎也有效。

静脉注射：1~2g/d，分2~4次；或4~8g/d静脉滴注。儿童40~80mg/(kg·d)，最大可达180mg/(kg·d)，分2~4次给药。

【注意与禁忌】 同青霉素。用前应做皮试，过敏者禁用。大剂量应用应注意出血倾向及高钠血症（本品含钠量为4.37mmol/g）。肝、肾功能严重损害者慎用。与丙磺舒合用，可增强本药的血药浓度。与庆大霉素等氨基糖苷类药物联合应用时，虽可增强对肠球菌的疗效，但也应分开注射，以免影响对其他病菌的疗效。

【规格】 粉针剂：1g，2g，5g。

呋布西林　Furbucillin（呋脲苄青霉素，呋苄西林，呋氨西林，BL-p1597，Furbenicillin）

【药性与应用】 半合成抗假单胞菌青霉素，广谱，制品有钠盐、钾盐两种。作用类似氨苄西林，但对铜绿假单胞菌的抑制较强，体外抑菌作用比羧苄西林强4~16倍，对感染动物的保护强2~3倍。主要用于铜绿假单胞菌引起的各种感染；也用于脑膜炎球菌、链球菌、肺炎球菌、敏感金葡菌、肠杆菌属、伤寒杆菌、变形杆菌、流感杆菌引起的肺炎、脑膜炎、尿道炎等。口服吸收差。静脉给药 t_{max} 为0.5h，与血清蛋白结合率较高，在尿、胆汁中有较高浓度，在其他脏器则较低。

静脉给药：1~2g，加入5%葡萄糖溶液50~100mL中，在0.5~1h内滴注完毕，4次/d。严重感染可用至8g/d。儿童，0.1~0.15g/(kg·d)，用法同前。

【注意与禁忌】 应做皮试，过敏者禁用。局部刺激作用较强，不适于局部注射。可有上腹部不适、皮疹、药物热、一过性转氨酶升高，多不影响治疗。个别人有口周、四肢麻木和肌颤，应密切观察，必要时停药。

【规格】 粉针剂：0.25g，0.5g。

替卡西林　Ticarcillin（羧噻吩青霉素，BRL-2288）

【药性与应用】 半合成抗假单胞菌青霉素，抗菌谱类似羧苄西林，但对铜绿假单胞菌的抗菌活性要强2~4倍。变形杆菌、肠杆菌属、大肠杆菌亦较敏感。沙雷杆菌耐药。因本品不耐酶，某些铜绿假单胞菌亦可产生耐药菌株。羧苄西林与本品之间常产生交叉耐药性。氨基糖苷类可增强本品的作用，故对铜绿假单胞菌感染，二者常联合应用。t_{max}0.5h，$t_{1/2}$约70min。体内分布较广，可渗入脑脊液及胎盘，胆汁中浓度也较高，主要以原形从尿中排出。

本品口服不吸收，应注射用药。治疗铜绿假单胞菌所致严重感染，成人15~20g/d，4~8h 1次，缓慢静脉注射或静脉滴注；儿童200~300mg/(kg·d)，分4~6次给药。与丙磺舒1g 3次/d合用可提高和延长血药浓度，但肾功能障碍者不可合用，并应相应减少剂量。治疗尿路感染，3~4g/d，肌内注射或缓慢静脉注射，3次/d；儿童50~100mg/(kg·d)，分3~4次。

【注意与禁忌】 同青霉素，与羧苄西林相似。

【规格】 粉针剂：1g，3g，6g。

美西林 Mecillinam（氮䓬脒青霉素，Amdinocillin，FL-1060，Coactin，Selexdin，Selexid Vial）

【药性与应用】 新型半合成青霉素类，对G^+菌作用弱，对G^-菌作用强，如对大肠杆菌、克雷伯杆菌、肠杆菌属、枸橼酸杆菌、志贺菌、沙门菌和部分沙雷杆菌等均有良好抗菌活性。但对假单胞菌、吲哚阳性变形杆菌、奈瑟菌属、厌氧杆菌、肠球菌等无效。对β-内酰胺酶耐受性较氨苄西林强。与其他青霉素或头孢菌素联合应用有协同作用。对耐药肠道杆菌联合应用，常可变为敏感。对一些吲哚阳性变形杆菌和某些普鲁威登属菌亦有效。本品主要作用于大肠杆菌细胞膜上的PBP_2受体。口服吸收不好，但其双酯化合物吸收则较好。静脉给药血药浓度高，肌内注射则较低，但二者的生物利用度相同。55%~70%由尿中排出。适应证与氨苄西林相似，主要用于大肠杆菌、克雷伯杆菌、肠杆菌属等敏感菌属引起的感染，如泌尿系感染及败血症。严重病例可联用其他β-内酰胺类抗生素。

口服：仅用其双酯片，成人0.5~1g，3~4次/d。肌内注射与静脉注射：400~600mg/次，1次/6h；重症每次800mg。儿童30~60mg/(kg·d)，分次给药。肌内注射用2mL注射用水溶解；静脉注射时用5%~10%葡萄糖溶液20mL溶解后，缓慢（5~10min）静脉推注。也可将相应剂量溶入葡萄糖溶液静脉滴注，但不可与其他药物混合于同一输液瓶中。

【注意与禁忌】 少数出现嗜酸性细胞增多、皮疹、头晕、恶心、贫血、中性粒细胞减少、转氨酶及碱性磷酸酶升高、菌群交替等不良反应。对青霉素过敏者禁用。严重肝、肾功能损害及妊娠头3个月者，不宜使用。长期用药时应定期检查肝、肾功能。溶解后立即注射，不可久置。口服剂应注意有效期。

此外，丙磺舒可抑制本品排泄，提高血药浓度。

【规格】 粉针剂：0.4g，0.5g，1g；片剂：0.25g。

萘夫西林　Nafcillin（新青霉素Ⅲ，乙氧萘青霉素，Nafcil　Unipen）

【药性与应用】 作用与苯唑西林钠相似，耐酶和耐酸，可口服。主要用于耐酶金葡菌的单独感染或与链球菌、肺炎球菌造成的混合感染。肌内注射：成人500mg，1次/4h；儿童25mg/kg，2次/d。口服：成人0.25~1g，4~6h 1次；儿童6.25~12.5mg/kg，4次/d；新生儿10mg/kg，3~4次/d。饭前1~2h服用。

【注意与禁忌】 同青霉素，过敏者禁用。静脉注射可发生静脉炎，老年病人尤多见。

【规格】 粉针剂：0.5g；胶囊：0.25g。

双氯西林　Dicloxacillin（双氯青霉素，双氯苯甲异噁唑青霉素，Diclocillin，Diclocil）

【药性与应用】 抗菌作用类似氯唑西林钠但较强，是对耐酶金葡菌活性最强的半合成青霉素。对胃酸稳定，口服吸收及生物利用度较苯唑西林钠和氯唑西林钠更好，血药浓度较高。血浆蛋白结合率高达97%。口服：成人0.25~0.5g，4~6h 1次；严重感染剂量可加倍。饭前1h服可增加吸收量。儿童12~100mg/(kg·d)，分4次服。

【注意与禁忌】 与青霉素相似，对青霉素过敏者禁用。偶见血清转氨酶一过性升高，停药后即恢复。

【规格】 片剂（胶囊）：0.25g。

阿帕西林钠　Apalcillin Sodium（萘啶青霉素，Lumota，PC-904）

【药性与应用】 抗假单胞菌青霉素。抗菌谱较氨苄西林、羧苄西林广，对G^+菌（包括厌氧球菌和杆菌）、G^-菌均有较高抗菌活性。对铜绿假单胞菌比羧苄西林强7~10倍，对溶血性链球菌强2倍，对大肠杆菌强2~8倍，对肺炎杆菌强8倍。临床用于上述敏感菌所致的呼吸系统、泌尿系统、胆道感染，眼、耳鼻喉、妇科和外科手术感染，$t_{1/2}$4.7h。肌内注射：2~3g，2次/d；小儿60~200mg/(kg·d)，分2~3次注射。

【注意与禁忌】 同青霉素，对青霉素过敏者禁用。可有发热、皮疹、头痛、恶心、腹泻。少数人可有血清转氨酶升高。过敏反应较多见。

【规格】 粉针剂：1g，2g，3g。

匹氨西林　Pivampicillin（匹氨青霉素，吡呋西林，Alphacillin，Pondocillin）

【药性与应用】 为氨苄西林酯，抗菌谱同氨苄西林。优点是吸收快而完全，生物利用度高，很少受食物影响，在体内完全水解成氨苄西林起效。

口服：0.5g，3~4次/d；重症，1g，3~4次/d。儿童40~80mg/(kg·d)，分为3~4次服用。

【注意与禁忌】 同氨苄西林。宜饭后整体吞服，不可咬碎，以免加重消化道反应。

【规格】 胶囊：0.25g。

巴氨西林　Bacampicillin（巴坎西林）

【药性与应用】 本身无抗菌活性，为前体药，口服后水解为有活性的氨苄西林释放到血液中发挥抗菌作用，其抗菌谱与氨苄西林相似。其敏感菌为G^+菌中的α及β溶血性链球菌、肺炎球菌、非青霉素酶诱导的葡萄球菌及肠球菌。对G^-菌中的流感嗜血杆菌、卡他布朗汉菌、奇异变形杆菌、淋球菌、沙门菌及志贺菌抗菌活性较强。因其为脂溶性前体，其组织穿透力较氨苄西林强4倍，口服吸收完全，t_{max}仅为0.5~1h，肾功能正常者$t_{1/2}$为1h。临床用于治疗对氨苄西林敏感的上述各种细菌引起的呼吸系统、泌尿生殖系统及皮肤软组织感染。口服：400mg，2次/d；严重感染，600~800mg，2次/d。

【注意与禁忌】 不良反应同青霉素，对青霉素过敏者禁用。对头孢菌素过敏及传染性单核细胞增多症病人亦禁用。本品可通过母乳及胎盘，因而孕妇、哺乳妇慎用。与别嘌呤醇合用时，皮疹发生率高。

【规格】 胶囊（片剂）：0.2g，0.4g。

酞氨西林　Talampicillin（肽氨西林，肽氨苄青霉素，氨苄青霉素酞酯）

【药性与应用】 为氨苄西林与溴苯酞缩合而成的半合成青霉素酯类，在体内水解成氨苄西林发挥抗菌作用。抗菌谱广、口服吸收好、生物利用度高、毒性小为其特点。用途同氨苄西林，主要用于呼吸、泌尿系统的敏感菌感染。

口服：250mg，3~4次/d；小儿15~40mg/(kg·d)，分3~4次口服。

【注意与禁忌】 同青霉素，对青霉素、头孢菌素过敏者及传染性单核细胞增多症病人禁用。有时可见嗜酸性粒细胞增多症、粒细胞及血小板减少和肝酶升高。严重肝、肾功能障碍者慎用。

【规格】 片剂：125mg，250mg。

氨氯西林　Ampicloxcillin（氨氯青霉素）

【药性与应用】　为等量氨苄西林与邻氯西林的混合制剂。有氨苄西林抗菌与邻氯西林耐β-内酰胺酶的综合效应，既扩大了抗菌谱，又对耐药金葡菌有较强的抗菌活性。临床常用于尚未查明致病菌的严重感染，如败血症、心内膜炎、骨髓骨膜炎、肺化脓症、大面积烧伤和术后感染的预防等。

深部肌内注射：0.5~1g，3~4次/d，以注射用水10mL溶解后于3~4min内缓慢注入。静脉滴注：剂量同肌内注射，如溶于葡萄糖溶液，应在0.5~1h内滴完。小儿30~50mg/(kg·d)，分3~4次给予。

【注意与禁忌】　与青霉素类似，对青霉素过敏者禁用，用前应做皮试。

【规格】　粉针剂：0.5g，内含氨苄西林及邻氯西林各0.25g。

阿扑西林　Aspoxicillin

【药性与应用】　广谱半合成青霉素，对G^+和G^-菌中的葡萄球菌属、链球菌属、粪链球菌属、大肠杆菌、流感杆菌、厌氧菌拟杆菌属均有抗菌活性。临床用于上述敏感菌所致的咽喉炎、扁桃体炎、胆囊炎、腹膜炎、中耳炎、心内膜炎、败血症、肺炎及伤口感染等。

静脉给药：1~2g/d，重症增至8g/d；小儿40~80mg/(kg·d)，重症增至160mg/(kg·d)。分2~4次给药。

【注意与禁忌】　同青霉素，对青霉素过敏、传染性单核细胞增多症者禁用，对头孢菌素过敏者慎用，肝、肾功能异常者，要根据病情减量使用。

【规格】　粉针剂：1g，2g。

卡茚西林　Carindacillin（茚羧苄青霉素，治平霉素，Geopen）

【药性与应用】　羧苄西林的茚满酯化物，在体内水解成羧苄西林生效。特点是耐酸、可口服，但血药浓度达不到抗菌浓度。因经尿中排泄，因而尿中浓度较高，故常用于大肠杆菌、普通变形杆菌、奇异变形杆菌、摩氏摩根菌、雷氏普鲁威登菌、假单胞菌、肠杆菌属、肠球菌属等所致的泌尿系统感染、前列腺炎及无症状菌尿等。

口服：尿路感染，0.5~1g，4次/d；假单胞菌及肠球菌所致感染，应加大剂量，1~1.5g，4次/d。

【注意与禁忌】　同青霉素，对青霉素过敏、传染性单核细胞增多症者禁用。长期治疗应定期检查肝、肾功能及血象。小儿及孕妇慎用。

【规格】　片剂：500mg（相当于羧苄西林382mg）。

阿洛西林[典]　Azlocillin（苯咪唑青霉素，Securopen）

【药性与应用】 抗菌谱类同羧苄西林，而抗菌活性，尤其抗铜绿假单胞菌的活性则要强8倍。主要用于铜绿假单胞菌感染。

口服吸收差，应注射给药。常用剂量2~6g，1次/8h；内生肌酐清除率低于30mL/min者，1次/12h。用量较大时，以静脉滴注为佳。儿童：1~2岁，0.5g；2~6岁，0.5~1g；6岁以上，1~3g。1次/8h。3kg以上婴儿，50mg/kg，1次/8h；3kg以下者及早产儿，50mg/kg，1次/12h。

【注意与禁忌】 同青霉素，对青霉素过敏者禁用，用前应做皮试。

【规格】 粉针剂：2g，3g。

阿莫西林克拉维酸钾[典][基]　Amoxicillin and Clavulanate Potassium（阿莫克，阿莫克拉，安灭菌，奥格门丁，羟氨苄青霉素/克拉维酸，棒酸钾/羟氨苄青霉素，复方羟氨苄青霉素，沃克孟汀，安美汀，安奇，奥先，棒林，必奇尔，必百欣，百美欣，超青，达衡，东元安奇，复方阿莫西林，复方阿莫西林克拉维酸，今利辰，金力舒，巨泰，君尔清，抗之霸，强力阿莫仙，Amoksiklav，Amoxicillin Trihydridrate/Clavulanate Potassium，Amoxicillin/Clavulanic Acid，Amoxycillin Sodium Clavulanate Potassium，Curam，BRL-2500）

【药性与应用】 本药为阿莫西林与克拉维酸钾制成的复方制剂，其中阿莫西林为半合成广谱青霉素，属氨基青霉素类，作用特点是广谱，不耐青霉素酶；克拉维酸是细菌产生的天然的β-内酰胺类抗生素（β-内酰胺酶抑制剂），具有与青霉素类似的β-内酰胺结构，抗菌作用很弱，但有较强的广谱抑酶作用。

阿莫西林与克拉维酸制成复方制剂后，由于克拉维酸可保护阿莫西林不被β-内酰胺酶灭活，从而提高了阿莫西林抗产酶耐药作用。酶复方制剂虽然扩大了抗菌谱，但抗菌活性与阿莫西林相同。

临床对需氧类链球菌、肺炎链球菌、化脓性链球菌、草绿色链球菌、金黄色葡萄球菌（耐甲氧西林葡萄球菌除外）、棒状杆菌属、炭疽杆菌、单核细胞增多性李斯特菌、厌氧性梭状芽孢杆菌属、消化球菌属、消化链球菌属等G^+菌属及大肠埃希菌、奇异变形杆菌、普通变形杆菌、布鲁菌、淋病奈瑟菌、脑膜炎双球菌、杜克霉嗜血杆菌、霍乱弧菌、败血性巴氏德菌、厌氧性拟杆菌属（包括脆弱拟杆菌）等G^-菌均有良好的抗菌作用。

对某些产β-内酰胺酶的肠杆菌属细菌、流感嗜血杆菌等也有较好效果。其作用机制与其他青霉素类药类似，主要与细菌的青霉素结合蛋白相结合，干扰细菌的细胞壁合成。

本品对胃酸稳定，吸收良好，1.5h可达到最高血药浓度。静脉注射可立即达到血药最高浓度，主要经肾脏排泄。临床上用于上述敏感菌所致的呼吸系统、泌尿系统、生殖系统、皮肤及其附属器官、软组织等的各种感染，以及骨髓炎、腹腔脓肿等。

口服：①轻中度感染：一次 375mg（阿莫西林 250mg，克拉维酸钾 125mg），1 次/8h，7~10d 为 1 个疗程。②肺炎及其他各种中度和严重感染：一次 625mg（阿莫西林 500mg，克拉维酸钾 125mg），1 次/8h，疗程 7~10d。

静脉滴注：一次 1.2g（阿莫西林 1g，克拉维酸钾 0.2g），1 次/d，疗程7~14d。严重感染可增加至 4 次/d。每次剂量溶于 50~100mL 生理盐水中，滴注 30min。

肾功能不全者的剂量：肌酐清除率（Ccr）大于 30mL/min 者，不需减量；Ccr 为 10~30mL/min 者，每 12 h 250~500mg（以阿莫西林计）；Ccr 低于 10mL 者，每 24 h 250~500mg（以阿莫西林计）

血液透析者剂量：根据病情轻重，每 24h 250~500mg（以阿莫西林计），在血液透析过程中及结束时各加用 1 次剂量。

儿童口服给药：①3 个月以下婴儿：每 12h 15mg/kg（以阿莫西林计，以下均同）。②40kg 以下儿童：一般感染每 12h 25mg/kg，或每 8h 20mg/kg；严重感染，每 12h 45mg/kg，或每 8h 40mg/kg，疗程 7~10d。③40kg 以上儿童，可按成人剂量给药。

儿童静脉给药：①3 个月以下婴儿：一次 30mg（阿莫西林 25mg，克拉维酸钾 5mg）/kg，每 12h 1 次，随后加至 1 次/8h。②3 个月至 12 岁儿童：一次 30mg（阿莫西林 25mg，克拉维酸钾 5mg）/kg，2~3 次/d，疗程 7~14d。严重感染者，可增加至 4 次/d。每次的剂量溶于 50~100mL 生理盐水中，滴注 30min。③12 岁以上儿童应用成人剂量。

【注意与禁忌】 同青霉素。对青霉素过敏、传染性单核细胞增多症者禁用。有家族性过敏体质、严重肾功能障碍者慎用。不良反应可有皮疹、腹泻、恶心、阴道炎、嗜酸性粒细胞增多症、血清转氨酶升高及尿素氮升高等。药物相互作用参阅青霉素。

【规格】 片剂：228.5mg（阿莫西林 200mg，克拉维酸钾 28.5mg），375mg（阿莫西林 250mg，克拉维酸钾 125mg），457mg（阿莫西林 400mg，克拉维酸钾 57mg），625mg（阿莫西林 500mg，克拉维酸钾 125mg），1g（阿莫西林 875mg，克拉维酸钾 125mg）；分散片：156.25mg（阿莫西林 125mg，克拉维酸钾 31.25mg），228.5mg（阿莫西林 200mg，克拉维酸钾 28.5mg）；咀嚼片：228.5mg（阿莫西林 200mg，克拉维酸钾 28.5mg）；颗粒：156.25mg（阿莫西林 125mg，克拉维酸钾 31.25mg），187.5mg（阿莫西林 125mg，克拉维酸钾 28.5mg）；混悬剂：5mL（156.25mg，阿莫西林 125mg，克拉维酸钾

31.25mg），5mL（312.5mg，阿莫西林250mg，克拉维酸钾62.5mg）；注射剂：0.6g（阿莫西林0.5g，克拉维酸钾0.1g），1.2g（阿莫西林1g，克拉维酸钾0.2g）。

舒他西林（注射用）[典] Sultamicillin for Injection ［注射用优立新，注射用舒氨西林，青霉烷砜/氨苄青霉素，氨苄青霉素/舒巴克坦钠，Sulbactam/Ampicillin（1∶2），SBTPC，SBT/ABPC（1∶2），Unasyn-Injection］

【药性与应用】 为氨苄西林和舒巴坦的混合物。重量（效价）比为2∶1。青霉烷砜系不可逆β-内酰胺酶抑制剂，能有效保护氨苄西林不被水解而发挥其固有抗菌活性。混合后能迅速有效地达到血药浓度，而不增加毒性。用于对氨苄西林敏感菌包括耐药菌株引起的各种感染，如呼吸系统、泌尿生殖系统、皮肤软组织、骨关节及骨髓等的感染，以及中耳炎、鼻窦炎、脑膜炎、子宫盆腔细菌炎症及败血症等。

肌内注射、静脉注射：常用量为1.5~12g/d，均分为6~8h 1次，轻症可1次/12h。新生儿与婴幼儿，150mg/(kg·d)，均分为6~8h 1次。

【注意与禁忌】 同青霉素，药物相互作用也相同，应做皮试，过敏者禁用。传染性单核细胞增多症病人因易发生过敏性皮疹亦禁用。应注意二重感染。定期检查肝、肾及血液系统功能，必要时停药。新生儿特别是早产儿慎用。

【规格】 粉针剂：0.75g，1.5g。

舒他西林（口服用）[典] Sultamicillin for Oral（口服优立新，Unasyn-Oral）

【药性与应用】 氨苄西林和舒巴坦分子比1∶1形成的双酯化合物，制成甲苯磺酸盐供临床应用。在体内经酯酶作用，分解出氨苄西林和舒巴坦而起抑酶、抗菌联合作用。口服后吸收迅速，t_{max}约1h，$t_{1/2}$约1h。抗菌谱同氨苄西林。应用参阅注射用舒他西林。

口服：375mg/次，2~4次/d，餐前1~2h空腹服用。

【注意与禁忌】 同注射用舒他西林。

【规格】 片剂：375mg。

替卡西林克拉维酸钾 Ticarcillin and Potassium Clavulanate（注射用特泯菌，羧噻吩青霉素钠/克拉维酸，羧噻吩青霉素钠/棒酸钾，替门汀，泰门汀，替曼汀，Betabactyl，Ticarcillin Clavulanic Acid，Timentin Vial）

【药性与应用】 替卡西林钠与克拉维酸的复方制剂，其质量比为15∶1。二者有协同作用，扩大了抗菌谱，增强了抗耐药性。其抗菌谱包括G^+菌、G^-

菌、需氧菌和厌氧菌。此制剂与氨基糖苷类抗生素也有协同作用，其抗菌谱中增加了假单胞菌属。临床用于多种敏感菌引起的感染，如败血症、下呼吸道感染、泌尿系统感染、骨关节炎、皮肤和软组织感染等。

静脉滴注：成人常用量为3.2g/次，儿童为80mg/kg，6~8h 1次。中度或严重肾功能障碍者，相应减量。先用10mL注射用水或5%葡萄糖溶液溶解，然后再溶于输注液中，每次输注时间应保持在30~40min。

【注意与禁忌】 同青霉素，用前应做皮试，对青霉素过敏者、传染性单核细胞增多症者应禁用。肝、肾功能严重损害者及孕妇慎用。遇有出血倾向应停用。不能与血液制品相配伍用。

【规格】 粉针剂：0.8g，3g

美洛西林钠[典]　Mezlocillin Sodium（美洛林，磺唑氨苄青霉素钠，诺美，诺塞林）

【药性与应用】 为对G^+、G^-菌和厌氧菌均有效的广谱抗生素。敏感的G^+菌有金葡菌、溶血性链球菌、肺炎链球菌、表葡菌、肠球菌、产气荚膜杆菌等。敏感的G^-菌有大肠埃希菌、奇异变形杆菌、肠杆菌属、淋球菌、铜绿假单胞菌、嗜血杆菌属。本品组织渗透力强，维持时间长，在胆汁、脑脊液、胸水、腹水、心瓣膜中浓度高，对β-内酰胺酶稳定，生物利用度高，血清蛋白结合率为20%~27%。50%~80%以原形从尿中排出，少量在体内灭活。临床用于上述敏感致病菌引起的呼吸道、泌尿系统、胆道、皮肤及软组织、眼部、骨骼及关节感染，以及败血症、腹膜炎、脑膜炎等。

静脉给药：成人，轻度感染，1g/次，2次/d；中度感染，2~3g/次，2次/d；重度感染，3~4g/次，1次/8h；预防感染，手术麻醉前30~90min给药2g，12h重复1次，连用4d。婴幼儿，一般感染，75mg/(kg·次)，2次/d；严重感染，75mg/(kg·次)，6~8h 1次。

【注意与禁忌】 同青霉素，用前应做皮试，对青霉素过敏者禁用。偶见轻度腹泻、恶心、呕吐，个别人可出现皮疹、药物热。药物应现用现配，所配药液放置不应超过12h。

【规格】 粉针剂：0.5g，1g，2g，5g。

仑氨西林　Lenampicillin（盐酸仑氨西林，盐酸仑氨苄西林，盐酸仑氨卡西林，利南西林）

【药性与应用】 半合成广谱青霉素类。对金葡菌、表葡菌、化脓性链球菌、肠球菌属、肺炎球菌等G^+菌和大肠杆菌、奇异变形杆菌、流感杆菌等G^-菌均有良好的抗菌活性。可口服，口服后迅速吸收，在肠壁中水解成氨苄西林起效。血药浓度高。向痰液、扁桃体及鼻窦黏膜、皮肤组织移行良好，但不向乳汁和新生儿血中移行为其特点。大部分以氨苄西林原形自尿中排出。用于敏感菌引起的呼吸道、膀胱、皮肤及软组织、鼻窦、泪囊、角膜、牙周组织等的感染。

口服：成人，250mg/次，3～4 次/d。随年龄、病情、体质可适当调整剂量。

【注意与禁忌】 同青霉素，药物相互作用亦同青霉素，用前应做皮试，对青霉素过敏者禁用。少数有皮疹、发热。偶见恶心、呕吐、腹泻。可有嗜酸性粒细胞增多、粒细胞减少、血小板减少、溶血性贫血、肝功能异常、间质性肾炎、伪膜性肠炎、真菌性口炎、B 族维生素和维生素 K 缺乏症等反应。传染性单核细胞增多症、有头孢烯类药物过敏史、过敏体质、恶病质、严重肾功能不全者及孕妇慎用。

【规格】 片剂：250mg（以氨苄西林计）。

第二节　头孢菌素类

头孢菌素的基本核是 7-氨基头孢烷酸（7-ACA），如在 7 位上加入甲氧基，即为头孢菌素，从而增强了对 β-内酰胺酶的稳定性。头孢菌素类与青霉素类相比，对青霉素酶较稳定，疗效高、毒性低、过敏反应少。目前上市的头孢菌素类药物可分为四代，分述如下。

第一代头孢菌素：①对 G^+ 菌，包括耐青霉素金葡菌有效；对 G^- 菌疗效差；对杆菌基本无效。②对各种 β-内酰胺酶在诸代中最不稳定。③有一定的肾毒性，与氨基糖苷类和强利尿剂配伍应用更易发生。

第二代头孢菌素：①对 G^+、G^- 菌，包括多数杆菌，均有较强活性，但对铜绿假单胞菌无效。②对各种 β-内酰胺酶较稳定。③肾毒性小。

第三代头孢菌素：①对 G^+ 菌效果较第一代弱，但对包括铜绿假单胞菌及肠杆菌属在内的 G^- 菌均有较强的活性，对脆弱拟杆菌则作用差。②对多数 β-内酰胺酶更稳定。③在脑脊液中有一定浓度。④对肾几乎无毒性。

第四代头孢菌素：不仅具有第三代头孢菌素的性能，而且抗 G^+ 菌的作用也相当强，即抗菌谱更广、抗菌力更强大，对 β-内酰胺酶也更加稳定。

概括而言，从第一代到第三代抗 G^- 杆菌的能力逐渐增强，抗 G^+ 球菌的作用则递减。第四代则兼具第一代抗 G^+ 菌和第三代抗 G^- 菌的活力。在用药选择中应加以注意。

头霉素类：具有与头孢菌素相同的核，经半合成改造侧链而制得，如头孢西丁、头孢美唑、头孢替坦等，性质类似头孢菌素，故合并于同类介绍。

此类药物对 G^+ 菌的作用显著低于第一代头孢菌素，对 G^- 菌则作用优异，对耐 G^- 菌 β-内酰胺酶性能强。除头孢西丁抗菌谱类似第二代头孢菌素外，其他则均类似于第三代头孢菌素。但均对厌氧菌有较强作用。

氧头孢类：结构类似于头孢菌素，其抗菌谱亦类似于头孢菌素，但对厌氧菌作用较强为其特点。

头孢菌素的不良反应：①过敏反应：可有皮疹、荨麻疹、哮喘、血清病样反应、血管神经性水肿、过敏性休克等。与青霉素类药物之间有不完全性交叉反应。头孢菌素类药物应用前是否应做皮试尚无统一规定，应按药物说明书处理。对过敏反应的处理，可参照青霉素进行。②胃肠道反应：可有恶心、呕吐、食欲下降；可引起菌群失调，维生素 B 族和维生素 K 缺乏；也可引起二重感染，如伪膜性肠炎、假丝酵母菌感染等，尤以二、三代药物较为显著。③肝毒性：可引起转氨酶、碱性磷酸酶、血胆红素的测定值升高。④血液系统毒性：偶有红细胞、白细胞、血小板减少和嗜酸性粒细胞增多等；可导致凝血机制障碍，增强出血倾向。⑤肾脏损害：头孢菌素类的代谢产物多由肾脏排泄，偶可造成尿素氮（BUN）升高、血肌酐升高、少尿、蛋白尿等。若与氨基糖苷类抗生素合用，这种作用可显著增强，应加以避免。⑥服药的同时饮酒可产生“双硫仑样反应”，使饮酒者体内乙醛蓄积，产生难以忍受的反应。此反应可用于戒酒。用药后很少量饮酒也可引起酒醉状态。

头孢氨苄[典][基] Cefalexin（苯甘孢霉素，先锋霉素Ⅳ，西保力，头孢立新，头孢菌素Ⅳ，Brisoral，Cephalexin，Ceporex Capsules，Keflex，Madlexin）

【药性与应用】 半合成第一代口服头孢菌素，耐酶，杀菌力强，对大部分 G^+、G^- 菌有很强的杀菌作用。对金葡菌（包括耐药菌株）、溶血性链球菌、肺炎球菌、大肠杆菌、奇异变形杆菌、克雷伯肺炎杆菌、流感嗜血杆菌、卡他球菌等有抗菌作用。葡萄球菌部分菌株、粪链球菌、吲哚阳性变形杆菌、肠杆菌属对本品耐药。对铜绿假单胞菌无效。口服吸收良好，t_{max} 为 1h，体内分布广，血清蛋白结合率为 13%~19%，大部分 6h 后以原形经肾排出。口服 0.25g 后尿 C_{max} 约 1mg/mL。$t_{1/2}$ 约为 0.6h。临床上用于上述敏感菌引起的呼吸、泌尿、生殖系统感染，皮肤及软组织感染和淋病、中耳炎等。

口服：成人 1~2g/d，分 4 次给药。泌尿系统感染，1g，2 次/d；严重或组织深部感染，可增至 6g/d，分次服用。

【注意与禁忌】 可见恶心、呕吐、腹泻、腹部不适、头痛、皮疹、女性外阴瘙痒等反应。偶有嗜酸性粒细胞、门冬氨酸氨基转移酶、尿素氮及胆红素升高。对本品过敏者禁用。肾功能不全者慎用。对青霉素过敏者，一般耐受良好，罕见交叉反应，但亦应注意。宜空腹服用，促进吸收。

【药物相互作用】 与丙磺舒同用，可延迟本药的肾排泄，升高血药浓度，但也有人认为可增加胆汁中的排泄。与强利尿剂、抗肿瘤药及氨基糖苷类同用，增加肾毒性。与考来烯胺同用，降低本药血药浓度。与伤寒疫苗同用，降低免疫效应。食物可延缓本药吸收，降低血药浓度，但不减少吸收量。

【规格】 片剂（胶囊）：125mg，250mg；颗粒：50mg，125mg，250mg；干混悬剂：500mg，1.5g；泡腾片：125mg。

头孢唑林钠[典][基]　Cefazolin Sodium（先锋霉素Ⅴ，头孢菌素Ⅴ，先锋啉，凯复卓，Ancef，Cefalin，Kefzol，Zolicef）

【药性与应用】 半合成第一代头孢菌素。抗菌谱类似头孢氨苄，对葡萄球菌（含产酶菌株）、链球菌（除肠球菌）、肺炎球菌、大肠杆菌、奇异变形杆菌、克雷伯杆菌、流感嗜血杆菌均有抗菌作用。特点是对 G^- 菌的作用和葡萄球菌β-内酰胺酶耐性较强。肌内注射1g，1h血药浓度为64μg/mL；静脉注射1g，30min血药浓度为10μg/mL。$t_{1/2}$ 1.8h，有效血药浓度较持久。除脑组织外，全身分布良好，但胆汁中浓度仅为血清的1/5~1/2。大部分以原形从尿中排出，尿 C_{max} 可达1000μg/mL。对铜绿假单胞菌及沙雷菌无效。临床主要用于泌尿、生殖、呼吸系统及皮肤软组织、骨关节等的感染。也用于心内膜炎、败血症、胆道感染和眼、耳、鼻部的感染。

静脉给药：G^+ 菌所致轻度感染，0.5g，2~3次/d；中度感染或重度感染，0.5~1g，3~4次/d；极重度感染，1~1.5g，4次/d。泌尿系统感染，1g，2次/d。儿童，40mg/(kg·d) 分次给予；重症可用至100mg/(kg·d)。新生儿不超过20mg/(kg·d)，2次/d。

【注意与禁忌】 肝、肾毒性低，不良反应少。偶见休克及过敏反应。少见头痛、头晕、全身疲倦、恶心、呕吐及食欲差。少数人可有转氨酶升高、尿素氮升高、蛋白尿、粒细胞或血小板减少及嗜酸性粒细胞增高。也可有假丝酵母菌二重感染。静脉用药时少数人可有静脉炎。对本品过敏者禁用。对青霉素过敏及过敏体质者慎用。严重肾功能损害者慎用。婴幼儿应严密观察。与氨基糖苷类合用可加重肾损害。供肌内注射粉针剂因含有利多卡因，不可静脉注射。

【药物相互作用】 与庆大霉素或阿米卡星联用对某些敏感菌株有协同作用。与棒酸同用，对某些耐药 G^- 菌株可增加抗菌活性。与氨基糖苷类同用增加出血危险。与卡莫司汀、链佐星等抗肿瘤药同用增加肾毒性。其他可参阅头孢氨苄。

【规格】 粉针剂：0.5g，1g，2g，3g。

头孢羟氨苄[典]　**Cefadroxil（羟氨苄头孢菌素，Dulicef，Ulteracef）**

【药性与应用】　第一代半合成口服头孢菌素。抗菌谱及抗菌活性与头孢氨苄相似，但更广、更强。对A组和B组溶血性链球菌、草绿色链球菌的活性较头孢氨苄强3~4倍；对沙门菌和痢疾杆菌的活性亦强2倍。对肺炎杆菌、大肠杆菌产生的β-内酰胺酶则有更高的稳定性。对克雷伯杆菌也有较好的作用。但对志贺菌、流感嗜血杆菌和淋球菌无效。对耐青霉素、链霉素、红霉素、庆大霉素、林可霉素等的菌种也有效。适用于败血症、尿路感染、呼吸道感染、胆道感染、皮肤软组织感染及细菌性脑膜炎、产后脓毒血症等。口服吸收良好，不受食物影响，但较头孢氨苄略慢。口服70min后达C_{max}，约为头孢氨苄的80%，但有效浓度维持时间较短，$t_{1/2}$较短，约1.2h。体内分布广泛，浓度由高到低依次为：肝、前列腺、肺、骨、肌肉、扁桃体、胸水、痰液、胆汁。血浆蛋白结合率为20%，90%以原形经肾排出。

口服：成人1~2g，2次/d；儿童50mg/(kg·d)，病情严重时可增至75~100mg/(kg·d)，分2次服。

【注意与禁忌】　不良反应主要有恶心、呕吐、腹胀、腹痛、腹泻，亦可发生皮疹、瘙痒等，但反应均短暂，不需停药可自行消失。个别可出现转氨酶升高、真菌性阴道炎等二重感染。对本品有过敏史者禁用，对其他头孢菌素类药有过敏史者亦忌用。肾功能不全者慎用，并根据肌酐清除率调整剂量，即清除率>50mL/min可全量使用，否则调整剂量。一般不用于孕妇和幼儿。

【药物相互作用】　同头孢氨苄。

【规格】　胶囊：0.125g，0.25g，0.5g；片剂：0.125g，0.25g；分散片：0.125g，0.25g；颗粒：0.125g；口服混悬剂：0.125g/5mL，0.25g/5mL，0.5g/5mL。

头孢拉定[典][基]　**Cefradine（头孢环己烯，先锋霉素Ⅵ，头孢雷啶，先锋瑞丁，菌必清，Cephradine，Cepdine，Cefran，Cefro，Eskacef，Sefril，Velosef Vial）**

【药性与应用】　第一代头孢菌素，抗菌性能类似头孢氨苄。对G^+菌如金葡菌、表葡菌、链球菌、肺炎球菌、白喉杆菌、炭疽杆菌、克雷伯肺炎杆菌有较强杀菌作用。对梭状芽孢杆菌、大肠杆菌、产气杆菌、变形杆菌、流感嗜血杆菌、奈瑟菌等均有作用。此外伤寒、沙门杆菌也敏感。对肠球菌及沙雷菌作用差，对铜绿假单胞菌无作用。

口服吸收完全，t_{max}为1h。组织分布广，在肾、肺、肝、胆中浓度最高，也可透过胎盘屏障达到有效治疗浓度。蛋白结合率约6%。口服、肌内注射和静脉给药的$t_{1/2}$分别为45~60min、90min及42~51min。主要从肾脏排出，6h

内从尿中以原形排出 80%~90%。肾功能衰竭病人 $t_{1/2}$ 可延长到 15h。临床主要用于泌尿、呼吸、消化系统和外科、妇科感染。猩红热、肾功能不全时选用。

口服：成人 0.25~0.5g，2~4 次/d；儿童 25~50mg/(kg·d)，分 3~4 次服。肌内注射或静脉给药：成人 2~4g/d，儿童 50~100mg/(kg·d)，分次给药，最大剂量不超过 8g/d。

【注意与禁忌】 不良反应发生率约 6%。偶见恶心、呕吐、腹泻、瘙痒、皮疹、嗜酸性粒细胞增多、白细胞或中性粒细胞减少。对肾、肝几无毒性，但可有尿素氮、转氨酶升高。对头孢菌素有过敏史者忌用。肾功能衰竭者慎用。病人可出现尿糖假阳性反应。亦可有菌群失调、维生素缺乏、二重感染等副作用。

【药物相互作用】 与克拉维酸合用可增加对某些耐药 G^- 杆菌的抗菌活性。与利福平、万古霉素合用可增强本药对耐甲氧西林表皮葡萄球菌的抗菌作用。与美西林合用对大肠埃希菌、沙门菌属等 G^- 杆菌具有协同抗菌作用。与苯妥英钠合用可延缓后者在肾中的排泄。其他同头孢氨苄。

【规格】 胶囊（片剂、颗粒）：0.25g，0.5g；干混悬剂：0.125g，0.25g，1.5g，3g；分散片：0.25g，1.5g，3g；注射用头孢拉定（添加碳酸钠）：0.5g，1g，1.5g，2g；注射用头孢拉定 A（添加精氨酸）：0.5g，1g。

头孢克洛[典] Cefaclor（头孢氯氨苄，新达罗，希刻劳，可福乐，Alfatil，Ceclor Capsules，Distaclor，Kefolor，Panacef，Panoral）

【药性与应用】 半合成第一代或第二代头孢菌素。抗菌性能与头孢唑林类似，对葡萄球菌、G^+ 菌包括产酶菌株、化脓性链球菌、肺炎球菌、大肠杆菌、奇异变形杆菌、克雷伯杆菌均有良好抗菌作用。尤其对流感嗜血杆菌作用特强。4mg/L 的本品可抑制所有流感嗜血杆菌，包括对氨苄西林耐药者。口服吸收良好，t_{max} 为 30~60min。主要分布于血液、内脏器官、皮肤及软组织中。中耳的药物浓度能保证中耳炎的治疗。脑组织中的浓度低，达不到有效浓度。$t_{1/2}$ 为 0.6~9h，药物以原形从尿中排出。肾功能衰竭晚期病人 $t_{1/2}$ 为 2.3~2.8h。临床上用于上述敏感菌所致的呼吸道、泌尿系统、皮肤及软组织感染和中耳炎等五官科炎症。

口服：成人 250mg，1 次/8h；重症或致病菌敏感性较差者，可将剂量加倍，但不可超过 4g/d。儿童常用剂量为 20mg/(kg·d)，分 3 次，1 次/8h；重病可加倍，但用量不可超过 1g/d。

【注意与禁忌】 可致过敏反应（15%），表现为皮疹、瘙痒等，偶有肝功能损害。长期应用可致菌群失调和继发性感染。轻度肾功能不全者可不减量；严重肾功能损害时应降低用量。与食物同服时，C_{max} 仅为空腹用药的 50%~

75%，宜空腹给药。本品可透过胎盘屏障，孕妇不宜应用。对本品过敏者禁用；对青霉素过敏者慎用。

【药物相互作用】 使用胃肠道抗酸剂（氢氧化铝、氢氧化镁等）1h 内服本药可降低对本药的吸收程度。与食物同用，其血药浓度峰值仅为空腹时的 50%~70%。其他可参阅头孢氨苄。

【规格】 胶囊(片剂)：0.25g；混悬剂：0.75g/30mL，1.5g/60mL；干混悬剂：0.125g，1.5g；咀嚼片：0.125g；分散片：0.125g，0.25g；缓释片：0.375g。

头孢沙定　Cefroxadine（甲氧环烯氨头孢菌素，头孢环烯氨，头孢甲氧环烯胺，氧甲环烯头孢菌素，Oraspor）

【药性与应用】 第一代口服头孢菌素，抗菌作用优于头孢氨苄。其抗菌特点是：①对 G^+ 菌，包括对青霉素敏感和耐药的金葡菌（耐甲氧西林者除外）的抗菌作用优于第二、三代头孢菌素，但对 G^- 菌较第二代为差，且远低于第三代；②对 G^- 杆菌产生的 β-内酰胺酶不稳定。

本品对葡萄球菌属、溶血性链球菌、肺炎球菌有较强的抗菌活性；对大肠埃希菌、流感嗜血杆菌、克雷伯菌属、奇异变形杆菌等有一定的抗菌活性。但对耐药肠杆菌、铜绿假单胞菌和厌氧菌无抗菌活性。

临床应用与头孢氨苄类似，可用于治疗敏感菌所致的支气管炎、咽喉炎、扁桃体炎、膀胱炎、疖、痈、毛囊炎、蜂窝织炎、脓疱疹、猩红热等。

本药仅供口服给药，餐后服用。用药过程中如发生严重腹痛、腹泻，出现过敏反应或眩晕、耳鸣、出汗等休克前兆，应停药。

成人剂量：皮肤感染，250mg，2 次/d；其他感染，250mg，3 次/d。儿童可给本药干糖浆剂 30mg/（kg·d），分 3 次服用。

【注意与禁忌】 本品与其他头孢菌素、青霉素可有交叉过敏反应。对其他头孢菌素或本药过敏者均禁用。对青霉素、头孢烯类过敏及严重肾功能不全、高龄、体弱、全身情况差者，过敏体质或有家族过敏史者均应慎用。本药对妊娠的影响尚不明确。

【药物相互作用】 与强利尿剂、氨基糖苷类或其他头孢菌素类药物合用可增加肾毒性。

【规格】 胶囊：250mg；干糖浆：每 1g 含头孢沙定 100mg。

头孢噻吩钠[典]　Cefalotin　Sodium（长风龙，锋赛星，弘威雷，力芬，噻孢霉素，头孢Ⅰ号，头孢金素，头孢菌素Ⅰ，头孢噻吩，先锋霉素Ⅰ，中诺嘉林，Cephalothin，Cefalothin，Keflin）

【药性与应用】 本品为第一代头孢菌素，其抗菌特点是：对金葡菌产生的β-内酰胺酶的稳定性优于第二、三代头孢菌素及头孢噻啶，对G^+菌，包括对青霉素敏感和耐药的金葡菌（耐甲氧西林者除外）的抗菌作用强于第二、三代头孢菌素。对G^-杆菌产生的β-内酰胺酶不稳定。对G^+菌作用不及第二代，更不及第三代头孢菌素。

从抗菌谱看，对G^+菌活性较强，对产和不产青霉素酶的金葡球菌、化脓性链球菌、肺炎链球菌、B组溶血性链球菌、草绿色链球菌、表皮葡萄球菌、白喉杆菌、炭疽杆菌均有较强的抗菌活性。但肠球菌、耐甲氧西林葡萄球菌、李斯特菌和奴卡菌对本药耐药。

对G^-菌作用较差，除流感嗜血杆菌、脑膜炎奈瑟菌、卡他莫拉菌和淋病奈瑟菌对本药高度敏感外，大肠埃希菌、克雷伯菌属、沙门菌属、志贺菌属、奇异变形杆菌对本药多呈中度敏感，其余G^-杆菌，如吲哚阳性变形杆菌、沙雷菌属、肠杆菌属、铜绿假单胞菌等均对本药耐药。

本品口服吸收差。肌内注射后30min血药浓度可达峰值，4h后，血药浓度迅速下降。静脉注射15min血药浓度可达峰值。

临床用于敏感菌所致的呼吸道感染、皮肤软组织感染、尿路感染、败血症、感染性细菌性心内膜炎等。也可用于预防手术切口的感染。

常规用药剂量：肌内注射，每4~6h给药0.5~1g。静脉给药：单纯性肺炎、疖性蜂窝织炎、多数泌尿系感染：每6h 0.5g；危及生命的感染：每4h 2g；预防术后感染：术前0.5~1h给药1~2g，术中和术后每6h给药1~2g，持续24h。

本药禁忌与下列药物配伍：硫酸阿米卡星、庆大霉素、卡那霉素、妥布霉素、新霉素、盐酸金霉素、盐酸四环素、盐酸土霉素、黏菌素甲磺酸钠、硫酸多黏菌素B、葡萄糖酸红霉素、乳糖酸红霉素、林可霉素、磺胺异噁唑、氨茶碱、可溶性巴比妥类、氯化钙、葡萄糖酸钙、盐酸苯海拉明和其他抗组胺药、利多卡因、去甲肾上腺素、间羟胺、哌甲酯、琥珀胆碱等。偶尔也可与下列药物发生配伍禁忌：青霉素、甲氧西林、氢化可的松琥珀酸钠、苯妥英钠、丙氯拉嗪、维生素B族及维生素C、水解蛋白等。

无必要用于敏感G^-菌感染，因已有更好药物代替。也不宜用于治疗细菌性脑膜炎。病情严重者可合用氨基糖苷类，但应警惕肾毒性。

为减少静脉炎的发生，静脉注射液内可加用氢化可的松10~20mg，也可稀释注射液浓度。

溶液配置：肌内注射时，每1g药物加入4mL灭菌注射用水溶解。静脉注射时每1g药物溶于10mL灭菌注射用水（5%葡萄糖注射液或生理盐水），配制成溶液于3~5min内缓慢注入。静脉滴注时，每4g溶于20mL灭菌注射用水中，然后再适量稀释后由静脉滴注。本品注射液在室温中保存不可超过6h，在冷藏情况下（2~10℃）效价可维持48h不变。

【药物相互作用】 与丙磺舒合用可抑制本药在肾脏内的排泄，升高血药浓度。与克拉维酸合用可增强本药对某些产β-内酰胺酶而对本药耐药的G^-杆菌的抗菌活性。与氨基糖苷类合用对肠杆菌属和假单胞菌有协同作用，但增加肾毒性，更不可同瓶滴注。与强利尿剂和抗肿瘤药物合用可增加肾毒性。

【规格】 注射剂：0.5g，1g，1.5g，2g。

头孢替唑钠[典]　Cefuroxime Sodium（去甲唑啉头孢菌素钠，头孢去甲唑啉，头孢替唑，益替欣，Ceftezole Tezacef）

【药性与应用】 属第一代头孢菌素，作用于细菌内膜上靶位蛋白抑制细菌胞壁合成，发挥抗菌作用。对产和不产青霉素酶的金葡菌、化脓性链球菌、肺炎链球菌、B组溶血性链球菌、草绿色链球菌、表皮葡萄球菌、白喉杆菌、炭疽杆菌、梭状芽孢杆菌均具有较强抗菌活性，对大肠杆菌、克雷伯菌属、沙门菌属、志贺菌属、奇异变形杆菌、脑膜炎奈瑟球菌和淋病奈瑟球菌等G^-菌也有一定活性。对铜绿假单胞菌、黏质沙雷菌和普通变形杆菌抗菌活性差。

临床用于敏感菌所致的下列诸种感染：①呼吸系统感染：如肺炎、肺脓肿、急性支气管炎、慢性支气管炎急性发作、支气管扩张症合并感染、慢性呼吸系统疾病的继发性感染等。②泌尿系统感染：肾盂肾炎、膀胱炎、尿道炎等。③腹腔内感染：胆囊炎、胆管炎、肝脓肿、腹膜炎等。④皮肤与软组织感染：如疖、痈、脓肿、蜂窝织炎、乳腺炎、创面感染、烧伤继发感染。⑤妇科感染：子宫内膜炎、附件炎、盆腔炎、产褥热等。⑥耳鼻喉科感染：中耳炎、鼻窦炎、咽炎、扁桃体炎等。⑦败血症及循环系统感染等。

肌内注射：20~80mg/kg，分1~2次给药。静脉给药：同肌内注射。

【注意与禁忌】 与其他头孢菌素、青霉素类有交叉过敏现象。高度过敏体质者慎用本药。严重肾功能不全、年老、体弱、病理性饥饿患者及维生素K缺乏者亦应慎用本药。对孕妇、哺乳妇应权衡利弊后应用。

本品可有皮疹、荨麻疹、皮肤发红、瘙痒、发热等不良反应，极少见过敏性休克。胃肠道反应可有恶心、呕吐、厌食，罕见浅表性舌炎、伪膜性肠炎。偶见肾功能损害，停药后可恢复。罕见严重肾功能损害。可有碱性磷酸酶、转氨酶升高，停药后多可恢复。罕见粒细胞、血细胞、血小板及嗜酸性粒细胞增多症，停药后可恢复。罕见发热、咳嗽、呼吸困难、胸部X线检查有异常表现的间质性肺炎和嗜酸性粒细胞增多性浸润（PIE综合征），以及局部注射疼痛硬结、血栓性静脉炎、假丝酵母菌病、维生素K及B族维生素缺乏等。

【药物相互作用】 类同其他头孢菌素。

【规格】 注射剂：0.5g，0.75g，1g，1.5g，2g。

头孢替安　Cefotiam（头孢噻乙胺唑，噻乙胺唑头孢菌素，泛司颇灵，Cefotiam Dihydrochloride，C-M，Halospor，Pansporin）

【药性与应用】 半合成第二代头孢菌素。对金葡菌、化脓性链球菌等G^+球菌的作用近似于头孢唑林和头孢噻吩，而对G^-杆菌的作用则强10倍。对头孢唑林耐药的吲哚阳性变形杆菌、肠杆菌、枸橼酸杆菌等对本品仍敏感。口服不吸收，注射后吸收迅速，肌内注射后0.5h达C_{max}。静脉注射1g，C_{max}为115.8μg/mL，并广泛分布于全身体液和组织，分布容积约32L。在体内几乎不代谢，6h内以原形从尿中排出56%~77%。临床上用于治疗敏感菌所致的尿路感染、呼吸系统感染、胆道感染、腹膜炎、败血症、外伤感染、妇科感染等。

成人常用量为1~2g，分2~4次给药。败血症等严重感染，可用至4g/d。肌内注射：用0.25%利多卡因注射液溶解后深部肌内注射。静脉注射：用灭菌注射用水、生理盐水或5%葡萄糖溶液溶解，每0.5g稀释成约20mL，缓慢推注。静脉滴注可将相应药量溶于生理盐水、5%葡萄糖溶液或氨基酸输液中，于30min内滴入。儿童用量为40~80mg/(kg·d)，重症可增至160mg/(kg·d)，分3~4次注入。

【注意与禁忌】 主要不良反应为肝功能变化，如转氨酶升高。偶见皮疹、嗜酸性粒细胞增多、粒细胞减少、肾功能损害、B族维生素及维生素K缺乏、肠道菌群改变、继发感染等。肾功能不全者慎用或减量。与呋塞米等强利尿剂合用可造成肾损害。对本品有过敏史者禁用。与氨基糖苷类联合应用有协同作用，但可加重肾损害；置同一容器中可影响效价，应分开使用或改变给药部位。本品溶解后应立即应用，以免药液色泽变深。

【药物相互作用】 与氨基糖苷类合用有协同作用，但也可增加肾毒性。与强利尿剂合用应注意监测肾功能。

【规格】 注射剂：0.25g，0.5g，1g。

头孢呋辛钠[典][基]　Cefuroxime Sodium（头孢呋肟，西力欣，西力达，新灭菌，头孢呋新，Cefuroxime Axetil，Zinacef，Zinnat）

【药性与应用】 半合成第二代头孢菌素。其中新灭菌为头孢呋辛的酯化剂。二者抗菌机制与作用谱完全相同。对G^+菌的抗菌作用低于第一代头孢菌素。对G^-菌如流感嗜血杆菌、淋球菌、脑膜炎球菌、大肠杆菌、克雷伯杆菌、奇异变形杆菌、吲哚阳性变形杆菌则敏感。二药对G^-菌β-内酰胺酶的稳定性为第二代头孢菌素中最好的，对上述菌种中的耐药菌株也有效。铜绿假单胞菌、弯曲杆菌、不动杆菌、沙雷杆菌大部分菌株、普通变形杆菌、难辨梭状芽孢菌、李斯特菌等对本品不敏感。

临床主要用于G^-敏感菌所致的各种感染，如泌尿系统、呼吸道、皮肤及软组织、骨关节、女性生殖系统的感染，其中首推泌尿系统感染。对败血症、脑膜炎也有效。

口服：成人，250mg，2 次/d；下呼吸道感染，500mg/d；单纯性尿道感染，125mg/次；淋病，1g/次，2 次/d。儿童，每次 125mg，2 次/d；中耳炎可用至每次 250mg，2 次/d。整片饭后吞服。肌内注射：0.75g/次，加注射用水 3mL，振摇成混悬液，用粗针头深部注射。静脉给药时，每 0.75g 用注射用水 10mL 溶解，缓慢推注或滴注。其用量应视病情而定，一般感染 0.75～1.5g，3 次/d；严重感染可改为 1.5g，4 次/d。用于脑膜炎者可达 9g/d。儿童一般感染的平均剂量为 60mg/(kg·d)，严重感染可用至 100mg/(kg·d)。肾功能不全者按肌酐清除率调整给药量，清除率>20mL/min 者，3 次/d，0.75～1.5g/次；10～20mL/min 者，0.75g，2 次/d；<10mL/min 者，0.75g，1 次/d。

【注意与禁忌】 不良反应主要有轻微而短暂的消化道症状。过敏反应罕见。偶有嗜酸性粒细胞增多症及一过性转氨酶升高。妊娠头 3 个月应慎用。5 岁以下儿童不宜服用。对头孢菌素类过敏者禁用。注射剂不可与氨基糖苷类药物置于同一容器用。与呋塞米等强利尿剂合用可致肾损伤。对青霉素过敏者应注意交叉过敏。有严重腹泻者应注意菌群失调和伪膜性肠炎。

【药物相互作用】 可参阅头孢氨苄。值得注意的是它与乙醇同用时可出现双硫仑样反应，表现为面部潮红、头痛、眩晕、腹痛、恶心、呕吐、气促、心悸、心率加快、血压降低、嗜睡、幻觉等。食物可促进本药口服剂的吸收。牛奶可促进本药的吸收浓度，儿童效果更佳。

【规格】 注射剂：0.25g，0.5g，0.75g，1.5g；片剂：0.125g，0.25g，0.5g；分散片：0.125g；胶囊：0.125g；干混悬剂：0.125g，0.25g。

头孢硫脒[典] Cefathiamidine（硫脒头孢，硫脒孢霉素，硫脒头孢菌素，头孢菌素 18，头孢硫脒钠，仙力素，Cefathiamidin Sodium）

【药性与应用】 本品对 G^+ 球菌及部分 G^- 菌有抗菌活性。对 G^+ 菌的抗菌活性较强。对肺炎球菌、化脓性链球菌、流感嗜血杆菌、肠球菌、金葡菌（MSSA 菌株）、表皮葡萄球菌（MSSE 菌株）和卡他布朗汉菌有较强的抗菌活性，对草绿色链球菌、溶血性链球菌、非溶血性链球菌、白喉杆菌、产气荚膜杆菌、破伤风杆菌和炭疽杆菌也有较好的抗菌活性。但对金葡菌、表葡菌的体外抗菌活性不及万古霉素。本品口服不吸收，静脉注射的 $t_{1/2}$ 约为 1h。与静脉注射相比，其肌内注射的生物利用率为 90%左右。

临床主要用于治疗敏感菌所致的呼吸系统感染、腹腔内各种感染、泌尿生殖系各种感染、皮肤软组织感染、心内膜炎和败血症等血液循环系统，感染。

成人常规剂量：肌内注射，2～4g/d，分 2～4 次给药；静脉滴注，2～4g/d，严重者可增至8g/d，分2~4次给药。应先用注射用水溶解后，再用生理盐水或5%葡萄糖注射液250mL稀释后应用。

儿童常规剂量：肌内注射50~150mg/（kg·d），分2~4次给药。稀释方法同成人。

【注意与禁忌】①交叉过敏：对一种头孢类药物过敏者及对青霉素、青霉素衍生物或青霉胺过敏者，均可有交叉过敏。②禁忌证：对本药过敏或对本类药物有过敏休克反应者均应禁用本药。③慎用情况：有胃肠病史者，如溃疡性结肠炎、克罗恩病或伪膜性肠炎者；严重肝肾功能不全者。④老年人、肝肾功能减退者应适当减量；早期妊娠患者慎用；本药可经乳汁排出，虽无不良反应报道，但用时应权衡利弊；长期用药应监测肝肾功能及血常规。不良反应可有荨麻疹、哮喘、皮肤瘙痒、药物热、血管神经性水肿。少数患者可有丙氨酸氨基转移酶、碱性磷酸酶和血尿素氮升高及可逆性血常规异常。少数患者可有假丝酵母菌、葡萄球菌等二重感染。

【药物相互作用】丙磺舒可延缓本药的肾排泄，升高血药浓度。其他可参阅头孢氨苄。

【规格】注射剂：0.5g，1g。

头孢丙烯[典]　Cefprozil（凯可之，欧赛，施复捷，头孢普罗，头孢齐尔，希能，银力舒，元锐，Cefzil，Procef）

【药性与应用】第二代头孢菌素，具有广谱抗菌作用。其特点是：抗G^-杆菌活性和对G^-杆菌β-内酰胺酶稳定性比第一代头孢菌素强。通过阻碍细菌细胞壁合成而发挥抗菌作用。对G^+需氧菌中的金葡菌（含产β-内酰胺酶菌株）、肺炎链球菌、化脓性链球菌有较好抗菌活性。对坚忍肠球菌、单核细胞增多性李斯特菌、表葡菌、腐生葡萄球菌、无乳链球菌及链球菌C、D、F、G组和草绿色链球菌也具有一定活性。

对G^-需氧菌中的嗜血杆菌、卡他莫拉菌有很强抗菌活性；对枸橼酸菌、大肠埃希菌、克雷伯肺炎杆菌、淋病奈瑟菌、奇异变形杆菌、沙门菌属、志贺菌和弧菌也具有抗菌活性。

对厌氧菌中的产黑色素拟杆菌、艰难梭杆菌、产气荚膜杆菌、消化道链球菌和痤疮丙酸杆菌也具有一定抗菌活性。

临床上用于上述敏感菌所致的呼吸道感染、中耳炎、鼻窦炎、皮肤软组织感染。

常规用药剂量：上呼吸道感染，口服0.5g，1~2次/d；下呼吸道感染，口服0.5g，2次/d；皮肤软组织感染，口服0.5g/d，分1~2次给药；严重感染，0.5g，2次/d。

【注意与禁忌】 与其他头孢菌素或青霉素类可有交叉过敏，有过敏史者忌用。对青霉素衍生物、青霉胺过敏者，肾功能不全者，有胃肠道病史者，尤其是过敏性结肠炎患者，克罗恩病或伪膜性肠炎患者应慎用。对6个月以下婴儿、老年人、孕妇、哺乳妇慎用。用药期间应注意监测肾功能。

不良反应可有食欲下降、恶心、呕吐、嗳气、腹痛、腹泻，偶见伪膜性肠炎。可见皮疹、荨麻疹、药物热，停药后可消失。少见头痛、眩晕、活动增多、精神紧张、失眠，偶见嗜睡和精神障碍。可有尿素氮升高和蛋白尿、管型尿，可致转氨酶、碱性磷酸酶、胆红素升高。少见胆汁淤积性黄疸。

【药物相互作用】 与丙磺舒同用可延长本药排泄时间，升高其血药浓度。与克拉维酸同用可增强本药对产β-内酰胺酶菌的抗菌活性。与强利尿药、抗肿瘤药、氨基苷类抗生素、多黏菌素E、多黏菌素B、万古霉素等同用可增加肾毒性。与氯霉素同用可能产生拮抗作用。食物不影响本药的血药浓度，但可使达峰时间延长0.25~0.75h。

口服用药常规剂量：上呼吸道感染，0.5g，1~2次/d；下呼吸道感染，0.5g，2次/d；皮肤或软组织感染，0.5g/d，分1~2次给药；严重感染，0.5g，2次/d。

【规格】 片剂：0.25g，0.5g；口服混悬剂：125mg/5mL，250mg/5mL；干混悬剂：0.125g，1.5g。

头孢西丁钠[典] Cefoxitin Sodium（甲氧噻吩头孢菌素，甲氧头霉噻吩，美福仙，Cefoxitin，Mefoxin）

【药性与应用】 头孢霉素C的衍生物，其抗菌活性与第二代头孢菌素相似，常将其列入第二代头孢菌素中。系半合成广谱抗菌头孢菌素。对一般需氧菌的作用较差，而对G^+厌氧菌，尤其是脆弱拟杆菌和其他拟杆菌及梭形菌等G^-厌氧菌的抗菌活性强于其他头孢菌素，对治疗厌氧菌感染有一定优势。对β-内酰胺酶稳定，因而对许多产酶而耐青霉素、头孢菌素的G^-杆菌有效；对大部分G^+和G^-耐青霉素、头孢菌素其他产酶菌株也有效。肌内注射1g本品20min后达到C_{max}，为30μg/mL。静脉注射1g后3min达125μg/mL的C_{max}，$t_{1/2}$ 1h。药品的绝大部分以原形经肾排出。临床用于敏感G^-菌和厌氧菌所致的肺部、泌尿生殖系统、腹腔、骨关节、皮肤及软组织发生的感染和败血症。

深部肌内注射和静脉给药：成人，1~8g/d，分3~4次。婴幼儿，20~40mg/kg，6~8h肌内或静脉注射1次。

【注意与禁忌】 有剥脱性皮炎、荨麻疹、瘙痒、嗜酸性粒细胞增多症、发热等过敏反应。可发生伪膜性肠炎。有中性粒细胞减少、血小板减少。偶见一过性转氨酶、肌酐、尿素氮升高。肌内注射可有疼痛、硬结。有血栓性静脉炎的报道。对本品过敏者禁用。有青霉素、头孢菌素过敏史及过敏体质者慎用。肾功能不全时应调整给药量。可出现于乳汁中，哺乳期应注意。中断给药2h内的血样，肌酐可有假阳性升高。与其他头孢菌素多有拮抗作用，应注意。

【药物相互作用】 与丙磺舒合用可延迟本药的排泄，延长 $t_{1/2}$，升高血药浓度。与克拉维酸合用可增强本药对某些产β-内酰胺酶 G^- 杆菌的抗菌活性。与氨基糖苷类合用虽有协同抗菌作用，但也增加肾毒性。与强利尿剂合用增加肾毒性。本品有药物-乙醇/尼古丁相互作用，影响乙醇代谢，使血中乙醛浓度上升，导致双硫仑样反应（面部潮红、头痛、眩晕、腹痛、胃痛、恶心、呕吐、气促、心率加快、血压降低及嗜睡、幻觉等）。用药期间及用药1周后应避免饮酒及应用含乙醇药物。

【规格】 注射剂：1g，2g。

头孢美唑[典]　Cefmetazole（先锋美他醇，头孢美他唑，氰唑甲氧头孢菌素，Cefmetazon Vial，CMZ）

【药性与应用】 头孢菌素类半合成抗生素，性能近似第二代头孢菌素，是一种非耐药诱导型抗生素，对β-内酰胺酶有强抵抗力，对青霉素、头孢菌素的β-内酰胺酶均可抑制，因而具有强大的抗菌活性。对金葡菌、大肠杆菌、肺炎杆菌、吲哚阳性变形杆菌均有显著抗菌效力。对一般头孢菌素类及青霉素类抗生素不敏感的吲哚阳性变形杆菌、拟杆菌、消化道球菌也有抗菌作用为其特点。静脉注射1g后10min时血浓度为188μg/mL；静脉滴注1h时为76μg/mL；6h血浓度分别为1.9μg/mL和2.7μg/mL。$t_{1/2}$ 约为1h。易透入子宫，胆汁中有较高浓度。分布容积为10.3L。注射后6h以原形从尿中排出80%～90%，且血清 $t_{1/2}$ 亦可延长至1.6～4.6h。临床主要用于敏感菌所致的呼吸系统、泌尿系统、胆道、子宫及其附件感染、腹膜炎等。

静脉注射或静脉滴注：一般成人量，1～2g/d，分2次给药。儿童，25～100mg/(kg·d)，分2～4次给药。重症或迁延病例，成人可用至4g/d；儿童可用至150mg/(kg·d)。可选用生理盐水或5%葡萄糖溶液作为溶剂。

【注意与禁忌】 偶可致过敏症状，如皮疹、药物热等，也可有休克；少见尿素氮升高、嗜酸性粒细胞增多、白细胞减少、红细胞减少以及恶心、呕吐、腹泻等。对先锋霉素类过敏者禁用。因有交叉过敏反应，对青霉素过敏、个人或血亲中有过敏体质、严重肾功能损害者慎用。同时应用强利尿药容易引起肾损害。孕妇慎用。注意菌群交替、二重感染和B族维生素及维生素K缺乏。本品可干扰乙醇代谢，用药期间和1周后不可饮酒。注射宜缓慢，以免引起疼痛和静脉炎。药物溶解后，室温保存不得超过24h。

【药物相互作用】 与丙磺舒合用可延长本品 $t_{1/2}$，升高血药浓度。与氨基糖苷类合用有协同作用，但也可增加肾毒性。与强利尿药合用可增加肾毒性。

【规格】 注射剂：0. 25g，0. 5g，1g，2g。

头孢孟多酯钠[典] Cefamandole Nafate（头孢羟唑，先锋羟苄唑，头孢孟多甲酸酯钠，羟苄唑头孢菌素，羟苄四唑头孢菌素，Cefadole，Kefadol，Mandokef，Mandol Vial，Neocefal）

【药性与应用】 杀菌力强，抗菌谱广。对 G^+ 菌的抗菌作用与头孢噻啶及头孢唑啉相近。对 G^- 菌的作用优于第一代而不及第三代。对大肠杆菌、克雷伯菌属、变形菌属、肠杆菌属、沙门菌属及流感杆菌等 G^- 菌，乙型链球菌、葡萄球菌属及肺炎球菌等 G^+ 菌，肠厌氧杆菌属及梭状菌属等厌氧菌均有效。但对其他厌氧菌作用差。对阴沟杆菌、沙雷菌及产气杆菌不敏感。对肠球菌和铜绿假单胞菌无效。肌内和静脉注射的 $t_{1/2}$ 分别为 1h 和 32min。65%～85%的药物在最初 8h 内由尿中排出。体内分布良好，主要脏器中的药物都可达到有效浓度。胆汁中的浓度最高，脑脊液中的浓度较低。临床主要用于敏感菌所致的胆道、尿路感染。也用于下呼吸道、肠道、骨关节、皮肤及软组织、腹腔等部位的感染及败血症。

静脉给药：成人，一般感染，0. 5～1g，4 次/d；较重感染，1g，6 次/d；极严重感染，可用到 12g/d。儿童，一般感染，50～100mg/(kg·d)；极重感染，可用到 200～250mg/(kg·d)。均分次给予。儿童用量不能超过成人用量。

【注意与禁忌】 毒性低于头孢唑啉。但仍可见药疹、荨麻疹、药物热等过敏反应。也可见嗜酸性粒细胞增多、血小板和中性粒细胞减少。少数可出现转氨酶升高、碱性磷酸酶升高和肾损害。对头孢菌素过敏者禁用。有青霉素及其他过敏史者慎用。孕妇、3 个月以内婴儿安全性不明。肾功能不全者适当减量和延长给药时间。与氨基糖苷类合用有协同作用，肾毒性也增加。避免与强利尿剂同时使用，以免增加肾毒性。必须与氨基糖苷类合用时，应分部位、不同时间注射。大剂量应用时有出血倾向。应注意监测血象及肝、肾功能。注意交叉过敏反应。

【药物相互作用】 与丙磺舒合用可抑制本药的肾小管分泌，从而增加血药浓度和延长 $t_{1/2}$。与红霉素合用可增加本药对脆弱拟杆菌的活性 100 倍。与庆大霉素、阿米卡星合用对某些 G^- 杆菌在体外可呈现协同抗菌作用。与可导致低凝血酶原血症、血小板减少症或胃肠道溃疡的药物合用可干扰凝血功能，增加出血危险。

与乙醇合用 72h 内可出现双硫仑样反应，如面部潮红、头痛、眩晕、腹痛、恶心、呕吐、气促、心动过速、血压降低、嗜睡、幻觉等。

【规格】 注射剂：0. 5g，1g，2g。

头孢地尼[典] **Cefdinir**（**金泽复，世扶尼，世富盛，希福尼，Cefzon，Cephdihir，Omnicef**）

【药性与应用】 半合成第三代口服头孢菌素，通过抑制细菌胞壁合成而发挥抗菌作用，对G^+和G^-菌均有抗菌活性。对G^+需氧菌中的金葡菌（含β-内酰胺酶）、肺炎链球菌（青霉素敏感菌株）、化脓性链球菌均有效，但对耐甲氧西林的葡萄球菌属无效。对G^-需氧菌中含β-内酰胺酶者的流感嗜血杆菌、副流感嗜血杆菌、卡他莫拉菌属均有效。

体外试验表明，表葡菌的甲氧西林敏感菌株、无乳链球菌、异型枸橼酸菌、大肠埃希菌、克雷伯鼻硬结杆菌、奇异变形杆菌也均对本药敏感。

临床适用于下列轻、中度感染：社区获得性肺炎、慢性支气管炎急性发作、急性上颌窦炎、咽炎、扁桃体炎、急性中耳炎、非复杂性表皮和软组织感染。

常规剂量：口服给药，对上述敏感菌感染性疾病者及13岁以上者本药最大剂量为600mg/d，10d为一疗程。每日量一次服用或分2次服用药效相等。但对肺炎及皮肤感染患者应采用2次分服方案。对轻症或体弱者也可采用100mg，3次/d的方案。小儿及肾功能不全者可按量递减。

【注意与禁忌】 本药与其他β-内酰胺类抗生素之间有交叉过敏反应。禁用于对头孢菌素类药物过敏者。有过敏史、严重肾病、年老体弱、出血体质、结肠炎患者慎用。对幼儿、孕妇、哺乳妇的安全性尚不明确，也应在密切观察下应用。

【药物相互作用】 丙磺舒可影响本药的肾排泄，使血药峰浓度增高54%，$t_{1/2}$延长5%。抗酸药应间隔2h以上服用，否则延长血药达峰时间。与铁剂同时服用明显降低药效，应间隔2h以上。与氨基糖苷类合用可增加本药的肾毒性。

【规格】 胶囊：50mg，100mg，300mg；片剂：100mg，300mg；混悬剂：125mg/5mL。

头孢他啶[典][基] **Ceftazidime**（**头孢羧甲噻肟，复达欣，噻甲羧肟头孢菌素，头孢塔齐定，头孢齐定，凯复定，CTZ，CAZ，Eposerin，Fortaz，Fortum，Glazidine，Kefadim，Modocin，Spectrum，Tazidime**）

【药性与应用】 半合成第三代头孢菌素。其特点为对铜绿假单胞菌有强大的抗菌活性，为头孢菌素类中最强者，也优于庆大霉素和阿米卡星，且略优于妥布霉素。对G^+菌的作用稍弱于第一代头孢菌素。对G^-菌的抗菌活性则优越，对大肠杆菌、肠杆菌属、克雷伯杆菌、枸橼酸杆菌、奇异变形杆菌、普通变形杆菌、流感嗜血杆菌、脑膜炎球菌均有良好抗菌作用。对金葡菌和多种

G^+菌产生的β-内酰胺酶稳定。本品口服不吸收。注射后体内分布广，可渗入胸水、腹水、痰液、淋巴液、脑脊液（脑膜有炎症时）中。在骨组织、胆汁、心肌中也有一定浓度。在体内不代谢，以原形由肾脏排出，故在尿中浓度甚高。临床主要用于敏感菌所致的严重感染，如败血症、脑膜炎、烧伤感染、肺炎、感染性支气管扩张、急慢性肾盂肾炎、腹膜炎、胆道炎、胰腺炎、盆腔炎等，以及骨关节感染中的骨炎、骨髓炎、脓毒性关节炎、感染性滑囊炎等。

静脉给药：成人，1~2g/d；重症可增至6g/d，分2~3次。儿童，30~80mg/(kg·d)；重症可增至150mg/(kg·d)，分2~3次。

【注意与禁忌】 偶见皮疹和胃肠道不适。罕见头痛、休克、血象改变、肝功能异常、少尿、蛋白尿。肠道菌群改变可引起口炎、假丝酵母菌病、B族维生素及维生素K缺乏。大量静脉注射罕见血管痛、血栓性静脉炎。对青霉素过敏、过敏体质者慎用。肾功能明显损害者适当减量。与氨基糖苷类和强利尿剂联合应用应注意肾功能改变。用药后1周内不可饮酒。本品遇碳酸氢钠后不稳定，不可配伍。

【药物相互作用】 与克拉维酸合用可增强本药对某些产β-内酰胺酶耐药的G^-杆菌的抗菌活性。与美洛西林钠或哌拉西林联用对铜绿假单胞菌和大肠埃希杆菌有协同或累加作用。与氨基糖苷类药联用有协同抗菌作用，但也可加重肾损害。与强利尿药或抗肿瘤药联用可增加肾毒性。与氯霉素合用有相互拮抗作用。

药物-乙醇/尼古丁相互作用：出现双硫仑样反应。

【规格】 注射剂：0.25g，0.5g，1g，1.5g，2g，3g。

头孢唑肟[典] Ceftizoxime（头孢去甲噻肟，去甲酰氧甲基唑肟头孢菌素，盖保世灵，安保速灵，Ceftizox，CZX，Epocelin Vial）

【药性与应用】 为半合成第三代头孢菌素。抗菌谱与头孢噻肟相似，敏感菌有肺炎球菌、链球菌（除外肠球菌）、大肠杆菌、克雷伯杆菌、奇异变形杆菌、吲哚阳性变形杆菌及流感杆菌。对多种头孢菌素耐药的枸橼酸杆菌属、肠杆菌属、沙雷菌属，以及包括拟杆菌在内的厌氧菌属均有很强的抗菌活性。对铜绿假单胞菌的作用差。假单胞菌和肠球菌对本品耐药。本品对β-内酰胺酶稳定。静脉注射1g，5min后C_{max}为114.8mg/mL。药品可迅速透到痰液、胸水、胆汁、骨髓各组织及体液中。$t_{1/2}$ 1.3h，6h后80%~90%经尿中排出。临床用于治疗敏感菌所致的败血症、心内膜炎、创伤和烧伤继发感染、呼吸道感染、肺炎、脓胸、胆道感染、泌尿系统感染、骨关节感染及前列腺炎等。

肌内注射或静脉给药：成人，一般剂量为1~2g/d，分为2~4次给药；重症可增至4g/d。儿童，25~150mg/(kg·d)。

【注意与禁忌】 偶可发生休克。可见皮疹、荨麻疹、瘙痒、发热、淋巴结肿大等过敏现象。可发生血象变化，以及转氨酶、碱性磷酸酶、胆红素、尿素氮、肌酐升高及少尿、蛋白尿等；也可有胃肠道反应、二重感染、假丝酵母菌病、B族维生素及维生素K缺乏症。对本品过敏者禁用。对青霉素、头孢菌素类过敏及血亲中有过敏体质者慎用。注射过程中有休克前兆时应立即停药。严重肾功能障碍者减量或延长给药时间。与氨基糖苷类和强利尿剂合用应注意肾功能变化。要现配现用，室温保存不超过7h。注射宜缓慢，以免引起疼痛和静脉炎。用药时间过久可出现粒细胞减少、嗜酸性粒细胞增多、血小板减少、溶血性贫血等，应注意监测。

【药物相互作用】 与丙磺舒合用时可使本药肾清除率降低，血药浓度升高。与氨基糖苷类药物合用有协同抗菌作用，但可能会增加肾毒性，应注意监测。与呋塞米等强利尿剂合用可致肾损害。

【规格】 注射剂：0.5g，1g。

头孢克肟[典] Cefixime（世伏素，世福素，Cefspan Capsules，CFIX）

【药性与应用】 口服第三代头孢菌素，对G^+菌中的链球菌属、肺炎球菌，G^-菌中的淋球菌、卡他布朗汉球菌、大肠杆菌、沙雷菌属、变形杆菌属、流感杆菌等的抗菌作用，较其他口服头孢烯类更强。对各种细菌产生的β-内酰胺酶极为稳定。t_{max} 4h，$t_{1/2}$ 2.3～5h。向痰液、扁桃体、上颌窦黏膜、中耳分泌物、胆汁移行良好，大部分经肾排泄。临床主要用于上述敏感菌所致的呼吸系统感染、尿路感染、淋病、胆囊炎、胆管炎、猩红热、中耳炎、鼻窦炎等。

口服：100～200mg，2次/d；重症感染，每次加至400mg。6个月以上儿童，1.5～3mg/(kg·d)，2次/d，重症加倍。空腹服。

【注意与禁忌】 可见皮疹、瘙痒、发热。偶见呕吐、腹泻、食欲不振、粒细胞减少、嗜酸性粒细胞增多及肝、肾功能异常。罕见休克、头痛、头晕、血小板减少、恶心、腹胀、便秘、伪膜性肠炎、假丝酵母菌二重感染、B族维生素及维生素K缺乏。对本品过敏者禁用。新生儿、早产儿、孕妇忌用。对青霉素、头孢烯类过敏及过敏体质、肾功能严重障碍、健康状况差者慎用。可出现尿糖试验假阳性。

【药物相互作用】 与丙磺舒合用可减慢本药排泄，增加血药浓度。与阿司匹林合用可能升高本药的血药浓度。与卡马西平合用可使卡马西平的血药浓度升高，应注意监测。与华法林合用可使香豆素的作用增强，可能与抑制肠道菌的维生素K合成有关。与氨基糖苷类药合用对敏感菌有协同抗菌作用，但可增加肾毒性。与其他头孢菌素、强利尿剂、多黏菌素类及万古霉素等合用均可增加肾毒性。与华法林等抗凝药合用可延长凝血酶原时间或引起出血。与氯霉素合用可产生互相拮抗作用。可减弱伤寒疫苗的免疫效应。

【规格】 片剂：50mg，100mg，200mg，400mg；分散片：100mg，200mg；胶囊：50mg，100mg；颗粒：50mg；口服混悬剂：100mg/5mL；干混悬剂：50mg。

头孢布烯　Ceftibuten（头孢布坦，头孢噻腾，头孢力腾，Biocef，Cedax，Cepifran，Isocef，Keimax，Seftem）

【药性与应用】 口服第三代头孢菌素。与多数β-内酰胺类抗生素相似，杀菌活性为抑制细胞壁的合成，对酶有高度的稳定性，但对产酶菌株无效。本品对需氧性G^-菌有较强作用，对G^+菌能力较弱。对大肠杆菌、克雷伯菌属、变形杆菌属、淋球菌及流感杆菌有强大抗菌能力。对肠杆菌属、沙雷菌属也比其他口服头孢菌素作用强。对肠杆菌属的MIC_{50}为1.56μg/mL，但MIC_{80}则非常大，需100μg/mL。仅对脆弱拟杆菌产生的β-内酰胺酶不稳定。空腹口服的C_{max}在2~3h出现。血浆及尿中药物浓度呈剂量依赖性。进食可使C_{max}降低，$t_{1/2}$延长。主要以原形经肾排出。前列腺、子宫、卵巢等男女生殖器官中分布良好。临床主要用于对本品敏感的大肠杆菌、克雷伯杆菌、肠杆菌属、沙雷菌属、变形杆菌属（奇异变形杆菌、摩根菌、普罗威登菌）、流感杆菌及淋球菌引起的呼吸系统、泌尿生殖系统感染。

口服：成人，400mg，1次/d或200mg，2次/d。

【注意与禁忌】 不良反应以消化道症状最多。皮疹、瘙痒少见。有时可见转氨酶、碱性磷酸酶及乳酸脱氢酶升高。偶有发热、咳嗽、伴嗜酸性粒细胞增多的间质性肺炎、菌群交替性口炎、假丝酵母菌病、B族维生素及维生素K缺乏。对头孢菌素类过敏者禁用。对青霉素有交叉过敏现象，应慎用。血亲中有过敏体质、严重肾功能不全、胃肠外营养及体质差的病人亦应慎用。老年人易出现维生素缺乏症，应注意。孕妇及小儿的用药安全性尚未确定。

【药物相互作用】 与丙磺舒合用可使本药的血药浓度增加一倍。与抗酸药或H_2受体阻断药，如西咪替丁、雷尼替丁、法莫替丁、奥美拉唑等合用可提高本药的生物利用度，但也可增强肾毒性。与氨基糖苷类合用对多种G^-需氧菌和链球菌有协同抗菌作用，但也增加肾毒性。与强利尿剂、黏菌素、万古霉素及多黏菌素B合用可加重肾毒性。食物可影响本药的吸收速度与程度。

【规格】 胶囊：200mg，400mg；混悬剂：0.54g/30mL，1.08g/30mL，1.08g/60mL，2.16g/60mL，2.16g/20mL，4.32g/20mL。

头孢地嗪钠[典] Cefodizime Sodium（高德，金汕秦，康丽能，力勉，莫敌，莫敌威，头孢地秦钠，Modivid，Neucef，Timcef）

【药性与应用】 本药为第三代头孢菌素类药物，通过抑制细胞壁合成而抗菌。此外，尚有免疫调节作用，可刺激淋巴细胞增生与分化，增强中性粒细胞、吞噬细胞、淋巴细胞的活性，可用于免疫抑制患者的治疗。本药对多数G^+菌和G^-菌均有良好的抗菌活性。对金葡菌、链球菌属（含肺炎链球菌）、淋病奈瑟菌、脑膜炎球菌、卡他布朗汉菌、大肠埃希菌、普通变形杆菌、普鲁威登菌属、摩根菌、流感嗜血杆菌、棒状杆菌属等均敏感。对多数β-内酰胺酶较稳定。但对铜绿假单胞菌及耐甲氧西林的金葡菌、拟杆菌、不动杆菌属、粪肠球菌、李斯特菌属、支原体、衣原体无效。

本品口服不吸收，肌内注射1~2h后达血药峰浓度。

本药临床主要用于敏感菌所致的下呼吸道感染、泌尿系感染（包括淋病）等感染性疾病。

成人常规剂量：女性单纯下尿路感染，单剂1~2g。其他泌尿系感染，起始剂量1~2g，1次/d，必要时可一次2g，1次/12h，疗程视病情而定。淋病每次0.25~0.5g，多单次给药。下呼吸道感染，初始剂量1g，1次/12h；必要时一次2g，1次/12h。疗程多为10~14d，亦可根据病程延长。肌内注射、静脉注射或滴注剂量相同。

【注意与禁忌】 本药与青霉素、其他β-内酰胺类、其他头孢菌素类可有交叉过敏反应。对本药或其他头孢菌素类过敏者禁用。对青霉素过敏及肾功能不全者慎用。对儿童的安全性尚未确定。孕妇不宜应用本药，哺乳妇也不宜使用。应定期检查血常规和肝、肾功能。不良反应可有头痛、眩晕、腺垂体激素水平升高，转氨酶、碱性磷酸酶、乳酸脱氢酶、胆红素升高。可有腹泻、恶心、呕吐等消化道症状。可有血小板减少、白细胞减少、粒细胞缺乏、嗜酸性粒细胞增多。极少见溶血性贫血。可有荨麻疹、药疹、药物热，严重者可出现过敏性休克。可有注射部位疼痛。长期应用可出现二重感染和伪膜性肠炎。

【药物相互作用】 丙磺舒可延缓本药的排泄。与氨基糖苷类药物、两性霉素B、环孢素、顺铂、万古霉素、多黏菌素B或黏菌素等合用，可增加肾毒性，不可同时使用，错开时间使用时也应密切监测肾功能。

【规格】 注射剂：0.25g，1g，2g。

头孢唑南钠 Cefuzonam Sodium（Cosmosin）

【药性与应用】 本药为第三代头孢菌素，作用于靶细菌的细胞壁PBPS，抑制其合成而达到杀菌的目的。对葡萄球菌属（包括对甲氧西林、头孢烯耐药的金葡菌）、链球菌等G^+菌，及对克雷伯菌属、变形杆菌属、大肠埃希菌、

流感嗜血杆菌等 G^-菌均有较强抗菌活性。此外，对肠杆菌属、沙雷菌属、拟杆菌属等 G^-需氧菌和梭状芽孢杆菌、丙酸杆菌、消化道链球菌等厌氧菌也有良好的抗菌作用。

国外临床用于治疗敏感菌引起的呼吸道感染、肝胆系统感染、泌尿生殖系统感染、胸膜炎、腹膜炎、骨髓炎、关节炎、败血症和外伤、手术创口的继发感染。

静脉给药：常规剂量 40~80mg/(kg·d)，重症可加至 200mg/（kg·d)，分 3~4 次给药。缓慢静脉注射，或每次加入 100mL 溶液中滴注 0.5~2h。

【注意与禁忌】 与其他头孢菌素、青霉素类药物可有交叉过敏。对头孢菌素过敏者禁用，对青霉素类过敏者慎用。高敏体质者，严重肝、肾功能不全者，老年人、早产和新生儿慎用。对孕妇、哺乳妇的安全性尚未确定。

可有过敏反应，以皮疹、荨麻疹、红斑、药物热较多见，偶有过敏性休克。可有恶心、呕吐、食欲减退、腹痛、腹泻、便秘等消化道不良反应。长期用药可致二重感染或伪膜性肠炎。可有转氨酶、碱性磷酸酶等暂时性升高。少数人可有血肌酐、尿素氮的升高。长期大量应用可有凝血功能障碍、嗜酸性粒细胞增多、血小板和中性粒细胞减少、维生素 K 和 B 族维生素缺乏。注射不可过快，否则可引起注射部位热、痛，血管疼痛以及血栓性静脉炎。

【药物相互作用】 与氨基糖苷类和强利尿剂共用，可加重肾毒性。

【规格】 注射剂：0.25g，0.5g，1g。

头孢哌酮钠[典] Cefoperazone Sodium（头孢氧哌唑，先锋必，先锋必素，氧哌羟苯唑头孢菌素，先锋松，头孢氧哌羟苯唑，Cefobid Vial，Cefobis，Cefozone，Dardum，Kephazon）

【药性与应用】 半合成第三代头孢菌素，抗菌谱广。主要对 G^-菌，包括铜绿假单胞菌，有较强的抗菌活性。临床上主要用于各种 G^-菌所致的各种感染，包括铜绿假单胞菌。对 G^+菌的抗菌作用则不如第一、第二代头孢菌素。对金葡菌的 MIC_{90}为 4μg/mL。对产酶金葡菌的作用较哌拉西林明显增强。对肺炎球菌、溶血性链球菌和草绿色链球菌敏感。对肠球菌无效。

肌内注射 1g，C_{max}约 65μg/mL，t_{max}为 1h 左右。本品能顺利分布到各组织与体液中。胆汁中的浓度高出血清浓度 100 倍。血清与尿中均可达到较高浓度。血清 $t_{1/2}$为 2h。随胆汁和尿液排出体外。肾功能正常时用药后 12h 从尿中排泄量为 20%~30%。肝功能不全或胆道梗阻病人 $t_{1/2}$可延长 2~4 倍，并诱发尿排泄量增加。

一般采用肌内或静脉注射。成人 1~2g/d，1 次/12h；严重感染可增至 8g/d。儿童 50~200mg/(kg·d)，1 次/12h 注射。

【注意与禁忌】 对头孢菌素过敏者禁用。对青霉素过敏者可有交叉过敏，应慎用。用药后 5d 内不可饮酒，否则可有潮红、出汗、心悸、心动过速等反应。对肾脏几乎无毒性为其优点。不良反应主要为皮疹，其他可有消化道反应、局部疼痛、嗜酸性粒细胞增多及一过性转氨酶升高。大剂量长期应用可出现二重感染和凝血功能障碍。出血可注射维生素 K 加以纠正。本品已被有效地应用于婴儿感染的治疗，但缺乏对早产儿和新生儿的可信性研究，故应用时仍应权衡利弊。孕妇用药也应权衡利弊，但未发现实验动物生育能力受损或致畸形作用。哺乳妇用药期间应暂停哺乳。

【药物相互作用】 与氨基糖苷类同用，对敏感的肠杆菌属和铜绿假单胞菌有协同作用，但可增加肾毒性。与强利尿剂和其他头孢菌素类同用可增加肾毒性。与非甾体抗炎药同用可增加出血危险。与抗凝血药同用可导致低凝血酶原血症。与乙醇合用可导致双硫仑样反应。用药期间及停药后 5d 内应避免饮酒或使用任何含有乙醇的药物。

【规格】 注射剂：0. 25g，0. 5g，1g。

头孢曲松钠[典][基] Ceftriaxone Sodium（头孢三嗪，菌必治，头孢三嗪噻肟，头孢氨噻三嗪，头孢泰克松，氨噻三嗪头孢菌素，罗氏芬，Ceftriaxione，Rocephin）

【药性与应用】 第一个半合成广谱长效头孢菌素，属第三代。作用类似头孢噻肟，对 G^- 菌作用强，特别是脑膜炎双球菌、淋病双球菌、副流感杆菌、大肠杆菌、克雷伯杆菌。对 G^+ 菌也有中等度抗菌强度，如肺炎球菌、链球菌等。铜绿假单胞菌对本品也敏感。产酶金葡菌、耐氨苄西林流感嗜血杆菌、耐第一代头孢菌素和庆大霉素的某些 G^- 菌常对本品敏感。但粪链球菌和耐新青霉素的葡萄球菌，对本品耐药。

消化道不吸收。肌内注射 1g，2h 达 C_{max}，约为 76μg/mL；静脉注射 1g 后 t_{max} 仅数分钟，C_{max} 可达 175μg/mL；在 2h 内静脉滴注本品 1g，结束时血药浓度可达 100μg/mL。给药 1g 后尿液和胆汁中迅速达到有效浓度，12～24h 后浓度仍分别有 100 和 200μg/mL。血浆蛋白结合率为 80%～95%。平均血浆 $t_{1/2}$ 为 8h；婴幼儿为 6. 5h；70 岁以上老人为 12. 5h。60%以原形经肾排出，40%由肝脏经粪便排出。

临床用于治疗敏感菌所致的严重和致命感染。与氨基糖苷类合用有增效作用，但须分别注射并注意监测肾功能。一般常用剂量，1～2g，1 次/d；极少数严重感染可用至 4g/d，但应分 2 次使用。婴幼儿 20～80mg/(kg·d)，1 次/d。肌内注射：0. 25g 或 0. 5g 溶于 2mL、1g 溶于 3. 5mL1%利多卡因注射液中深部注射。静脉注射：0. 25g 或 0. 5g 溶于 5mL、1g 溶于 10mL 注射用水，2～4min

内缓慢推注。快速静脉滴注：2g 溶于 40mL 不含钙离子注射液中，5～15min 滴完。

【注意与禁忌】 一般有软便、恶心、皮疹、血液学改变等。罕见肾功能异常。对头孢菌素过敏者禁用。对青霉素过敏者可有交叉性反应。妊娠期避免使用。静脉缓慢注射（2～4min），可避免疼痛及静脉炎。青少年偶有致胆结石者，停药后可消失。

【药物相互作用】 与氨基糖苷类药物合用有协同作用，但增加肾毒性，用时应权衡利弊。体外试验发现其与氯霉素有拮抗作用。丙磺舒不影响本药的清除。本药影响乙醇代谢，导致双硫仑样反应。

【规格】 注射剂：0.25g，0.5g，0.75g，1.5g，2g。

头孢曲松钠舒巴坦钠　Ceftriaxone Sodium and Sulbactam Sodium（新菌必治，New Ceftrixon）

【药性与应用】 广谱、长效抗生素。对 G^+菌有中度的抗菌作用，对 G^-菌则作用强大。本品与头孢曲松钠不同的是加入了β-内酰胺酶抑制剂舒巴坦钠，使耐药菌株的内酰胺酶不能破坏头孢曲松钠的抗菌活性，增加杀菌作用，其抗菌谱与头孢曲松钠相同。在体内不经生物转化，主要以原形排出体外。头孢曲松钠 60% 自尿中排出，40% 以原形自胆道经肠道排出。舒巴坦钠 70% 以原形从尿中排出。头孢曲松钠的 $t_{1/2}$ 为 6～9h。临床主要用于呼吸系统、泌尿系统、生殖系统、胆道、骨关节、五官、皮肤及软组织、腹膜等敏感菌所致的感染。

静脉给药：12 岁以上，1.5～3g，1 次/d；或者每次 0.75～1.5g，2 次/d。幼儿，25～37.5mg/kg，1 次/12h；脑膜炎患儿，50mg/kg，1 次/12h。最高剂量不超过 6g/d。其他感染，不超过 3g/d。

【注意与禁忌】 不良反应与其他第三代头孢菌素相似。可有轻度嗜酸性粒细胞和血小板增多、皮疹、药物热。偶见胃肠不适或短暂腹泻。其他参阅头孢曲松钠。

【规格】 注射剂：1.5g（含头孢曲松钠 1g，舒巴坦钠 0.5g）。

头孢噻肟钠[典]　Cefotaxime　Sodium（头孢氨噻肟，氨噻肟头孢菌素，西孢克拉瑞，凯福隆，Cefotax，Claforan Vial，CTX，HK-756，Zariviz）

【药性与应用】 半合成第三代头孢菌素，具有广谱、高效、低毒、耐酶的特点。对 G^+菌的作用与第一代头孢菌素近似或较弱，对链球菌（肠球菌除外）抗菌作用较强。对 G^-菌有较强的抗菌活性，如对痢疾杆菌、伤寒杆菌和枸橼酸杆菌的 MIC_{90} 为 0.031μg/mL；对大肠杆菌和肺炎球菌的 MIC_{90} 为

0.025μg/mL；对克雷伯肺炎杆菌、沙雷杆菌的MIC_{90}为0.25μg/mL；对产气杆菌、阴沟肠杆菌的MIC_{90}为0.5μg/mL。肌内注射本品1g后0.5h达C_{max}为28μg/mL。表观分布容积为0.2~0.4L/kg。生物利用度为97%。血浆蛋白结合率为35%~45%。$t_{1/2}$为1.2h。主要经肾排出，肾清除率为175mL/min。24h尿中排出给药量的90%，其中51%~61%为原形药物，29%~40%为代谢产物。肾功能不全时肾外清除率增加。主要用于敏感菌所致的各种感染，如泌尿系统、胆道、妇科、呼吸道、骨关节、皮肤及软组织、腹腔、消化道、五官、生殖系统等部位的感染；对烧伤、外伤、中枢神经系统感染及败血症也有效。

口服：12岁以上病人，1~4g/d，分为1次/12h；严重感染时可增至6~12g/d。肌内注射：1g溶于4mL注射用水或1%利多卡因溶液中深部注射。静脉注射：1g溶于4mL以上注射用水中，2~5min注入。也可将本品2g溶于生理盐水或5%葡萄糖溶液中，50~60min静脉滴注。

【注意与禁忌】 同第三代其他头孢菌素类。偶见皮疹、嗜酸性粒细胞增多、粒细胞减少、药物热、血清转氨酶升高。对本品过敏者禁用。对青霉素过敏者和肾功能严重损害者慎用。长期应用可致二重感染。孕妇头三个月慎用。与氨基糖苷类合用时注意肾功能变化。

【药物相互作用】 与庆大霉素或妥布霉素合用对铜绿假单胞菌有协同抗菌作用。与阿米卡星合用对大肠埃希菌、克雷伯肺炎杆菌和铜绿假单胞菌有协同作用，但对金葡菌无效。与氨基糖苷类、其他头孢菌素或强利尿药同用增加肾毒性。与丙磺舒合用可提高血药浓度及延长半衰期。与阿洛西林或美洛西林钠等同用可降低本药总清除率，应适当减少剂量。可降低伤寒疫苗活性。

【规格】 注射剂：0.5g，1g，2g，3g。

头孢匹胺钠 Cefpiramide Sodium（头孢吡四唑，头孢匹胺，Sefpiramide，Sepatren，CPM）

【药性与应用】 对G^+菌作用强。对铜绿假单胞菌等不酵解葡萄糖的G^-杆菌也有强大杀菌活性。其性能应属第四代头孢菌素。注射后血药浓度高于其他头孢菌素。$t_{1/2}$为3~5h。属胆汁排泄型，在胆汁中浓度极高。肝病病人的$t_{1/2}$随病情的加重而延长。人体内分布除胆道外，向女性生殖器、腹水、痰液中也移行良好。临床用于敏感菌引起的呼吸系统感染、胆道感染、妇产科感染、尿路感染、口腔外科感染和败血症、腹膜炎、脑膜炎等。

肌内注射、静脉给药：成人，1~2g/d，严重感染可增至4g/d，分2~3次给药。儿童，30~80mg/(kg·d)，严重感染可增至150mg/(kg·d)，分2~3次给药。

【注意与禁忌】 可见皮疹、瘙痒及药物热。偶见胃肠道反应、血象改变、肝功能改变、少尿及蛋白尿等。罕见头痛、休克、二重感染、口腔假丝酵母菌病、维生素 B 族及维生素 K 缺乏等。肌内注射可引起局部疼痛、硬结。大量静脉注射可有血管痛和静脉炎。用前应皮试，过敏者禁用。肌内注射禁用于小儿和对局麻药过敏的病人。对青霉素过敏、过敏体质、有严重肝肾疾病及全身情况差者慎用。用药期间及用药后 1 周内禁酒。

【药物相互作用】 与氨基糖苷类药如庆大霉素等合用对肠杆菌属和铜绿假单胞菌的某些敏感菌株有协同抗菌作用，但也可增加肾毒性。与抗凝药合用可诱发出血。与其他头孢菌素合用可增加肾毒性。与强利尿剂合用可增加肾毒性，其机制可能与尿的浓缩增加了血药浓度有关。与乙醇合用可产生双硫仑样反应，因此，用药期间和停药后 1 周内应避免应用含乙醇物质。

【规格】 注射剂：0.5g，1g。

头孢他美酯　Cefetamet Pivoxil（安塞他美，安素美，博运，代宁，伏克，高保息，华仙美，康迪欣，康迈欣，力欣美，联邦赛福美，派威保，特普欣，头孢米特，头孢他美，头孢他美匹酯，头孢他美新戊酰氧甲酯，威锐，星尤凯，珍良，Cefyl，Globecef，Globocef）

【药性与应用】 口服型第三代头孢菌素。口服后在肠壁酯酶作用下迅速代谢为头孢他美发挥抗菌作用。对 G^+、G^- 菌均有抗菌活性，对 G^- 菌的作用尤强。在体外对 G^+ 的肺炎链球菌、酿脓链球菌等链球菌属有效，而对耐青霉素的肺炎链球菌疗效差。对葡萄球菌、肠球菌和致单核细胞增多性李斯特菌无效。本药有广泛抗肠杆菌活性，1mg/L 可抑制 79% 的分离菌株。对变形杆菌属、克雷伯杆菌、普鲁威登杆菌属和结肠耶氏菌有强抗菌作用。对流感嗜血杆菌、卡他摩拉克菌属有活性，在 β-内酰胺酶存在下仍如此。对淋球菌有高效，其 MIC_{90} ≤0.125mg/L。对梅毒螺旋体可能有作用，但对厌氧菌无效。大多数假单胞菌属和其他 G^- 非发酵杆菌耐药。1 次口服本品 500mg 4h 后 C_{max} 为 4mg/L。饭后服生物利用度为 50%，吸收率随药量的增大而略有下降。C_{max} 和 t_{max} 不受 2 次/d 重复给药的影响。吸收率随饮食增加，应在饭后 1h 给药。本品分布容积较小，仅为 0.3L/kg，血浆蛋白结合率为 22%。本品主要由肾脏排泄，1 次口服 500mg、1000mg 的 $t_{1/2}$ 为2.2~2.8h。临床主要用于敏感菌所致的各种感染，如呼吸系统、泌尿系统、皮肤及软组织、妇产科、五官科的各种感染和淋病。

口服：成人，500mg，2 次/d；儿童，按 10mg/(kg·次) 给药，2 次/d。重症可以加倍。对无合并症的泌尿系统感染，如淋病，1 次性给予 1500~2000mg。饭后 1h 内服用。

【注意与禁忌】 常见的不良反应为胃肠功能紊乱，发生率随剂量的增加和疗程的延长而增高；其次为荨麻疹、皮疹、湿疹、口疮和紫癜。罕见反应有头痛、疲倦、味觉紊乱、心动过速、震颤、眼痛、冷汗、皮肤溃疡。对本品过敏者禁用。血亲中有过敏疾病和过敏体质者、重度肾功能不全者、胃肠外营养者、老人、恶病质者慎用。

【药物相互作用】 与氨基糖苷类同用增加肾毒性。与伤寒疫苗同用，疫苗免疫原性降低。与利尿剂共用，尚未观察到对肾功能有损伤。与抗酸剂、H_2 受体拮抗剂合用不改变本药的生物利用率，且对本药的药代动力学无影响。

【规格】 片剂：250mg；胶囊：125mg；干混悬剂：250mg。

头孢特仑匹酯 Cefteram Pivoxil（博尼尔，富山龙，头孢特仑，头孢特仑新戊酰氧甲酯，头孢特仑新戊酯，头孢特仑酯，托米仑，Cefteram，Cefteramum，Melact，Tomiron）

【药性与应用】 口服广谱头孢烯类抗生素，在体内代谢生成头孢特仑杀菌，对 G^+ 菌中的链球菌属（除外粪链球菌）、肺炎球菌，G^- 菌中的大肠杆菌、克雷伯菌属、淋球菌、流感杆菌等，有特别强大的抗菌作用。其特点是对那些对头孢菌素类敏感性低的沙雷菌属、吲哚阳性变形杆菌、肠杆菌属及枸橼酸菌属有较强活力。对细菌产生的β-内酰胺酶稳定。口服后向痰液、耳溢液、扁桃体、上颌窦黏膜、鼻息肉、筛窦黏膜及尿道分泌物等移行良好；也向子宫及其附件移行。几乎不向乳汁移行。主要自尿中排出。临床用于敏感菌引起的呼吸道、扁桃体、中耳、鼻窦、尿路、女性生殖器官等部位的感染。

口服：150~300mg/d，分 3 次饭后服用。对慢性支气管炎、弥漫性细支气管炎、支气管扩张感染、呼吸系统的继发感染、肺化脓症、中耳炎、鼻窦炎、淋球菌性尿道炎等症，可用至 300~600mg/d，分 3 次饭后服。

【注意与禁忌】 可见皮疹、瘙痒、发热。偶见恶心、呕吐、食欲不振、腹泻、粒细胞减少、嗜酸性粒细胞增多、肝肾功能异常。罕见休克、头痛、头晕、疲倦、血小板减少、伪膜性肠炎、B 族维生素及维生素 K 缺乏、口炎等。对本药有休克史者禁用。儿童忌用。对青霉素及头孢菌素过敏、过敏体质、有过敏家族史、肾功能严重障碍及全身情况差者慎用。

【药物相互作用】 与强利尿剂或氨基糖苷类抗生素合用可加重肾毒性。

【规格】 片剂：50mg，100mg。

头孢泊肟酯[典] Cefpodoxime Proxetil（搏拿，Banan，Varatin）

【药性与应用】 口服广谱第三代头孢菌素，头孢泊肟的前体药物。口服吸收后，经肠壁酯酶水解后产生头孢泊肟发挥抗菌作用。对葡萄球菌属、链球菌属、肺炎球菌、大肠杆菌、克雷伯杆菌、变形杆菌、流感嗜血杆菌、奈瑟菌、淋球菌等 G^+菌和 G^-菌均有很强的抗菌活性，优于其他 β-内酰胺类抗生素。对 G^+厌氧菌敏感，对 G^-厌氧菌，如脆弱拟杆菌，其最低抑菌浓度为 3.13～200μg/mL。对各种细菌的 β-内酰胺酶稳定。肠杆菌、假单胞菌属、沙雷菌属、肠球菌对本品抗药。但对肠杆菌抗药者，可改用头孢克肟。与食物同服可增加其吸收，但抗酸剂可影响其吸收。本品 t_{max}为 2～3h。约 80%以原形从尿中排泄。肾功能减退病人 $t_{1/2}$延长 1.5～2h。临床主要用于链球菌引起的上呼吸道感染及肺炎球菌、流感杆菌引起的急性中耳炎、扁桃体炎、下呼吸道感染、皮肤及软组织感染、尿路感染和性病。

口服：一般剂量为 4～8mg/(kg·d)。上呼吸道感染，100mg/12h，10d 为 1 个疗程；下呼吸道感染，200mg/12h，14d 为 1 个疗程；皮肤及软组织感染，400mg/12h，7～14d 为 1 个疗程；尿路感染，100mg/12h，7d 为 1 个疗程；性病，单剂量 200mg。

【注意与禁忌】 主要为胃肠道反应、阴道真菌感染、尿布斑、斑疹及头痛等。本品可进入乳汁，用药期间应停止哺乳或改用其他药。6 个月至 12 岁小儿只服混悬剂。

【药物相互作用】 与氨基糖苷类合用可增加肾毒性。丙磺舒可抑制本药排泄，使本药的血药峰浓度升高 20%。与铝、钙、镁药物（碱式碳酸铝、氢氧化铝、磷酸铝、钙剂、碳酸二羟铝钠、氢氧化镁铝、碳酸镁、氢氧化镁、氧化镁、三硅酸镁、碳酸氢钠等）合用时胃中的 pH 值升高，可降低本药的吸收和血药浓度。与 H_2 受体阻滞剂合用胃中 pH 值升高，降低本药的吸收与血药浓度。与抗胆碱药合用可降低本药峰浓度，但不影响吸收程度。可降低伤寒疫苗免疫效应。

本药与食物同服后，峰浓度和 AUC 均增加，故宜餐时服用本药。

【规格】 片剂：100mg，200mg；干混悬剂：50mg。

头孢托仑匹酯　Cefditoren Pivoxil（美爱克，头孢托仑，头孢托仑酯，再乐，Cefditoren，Meiact，Spectracef）

【药性与应用】 本药为口服第三代头孢菌素。口服吸收后，转化为有活性的头孢托仑而发挥抗菌作用。对金葡菌（耐甲氧西林菌株除外）、肺炎链球菌属等 G^+菌，大肠埃希菌、卡他布朗汉菌、消化链球菌属、痤疮丙酸杆菌、拟杆菌属等厌氧菌均有抗菌活性。对耐甲氧西林葡萄球菌、多数肠球菌、铜绿假单胞菌和肠杆菌属等均无抗菌效果。

本药适用于敏感菌引起的下列感染：①毛囊炎、疖、痈、传染性脓疮病、丹毒、蜂窝织炎、化脓性甲沟炎、皮下脓肿、汗腺炎、感染性粉瘤、慢性脓皮病等。②乳腺炎、肛周脓肿、外伤及手术创面等浅表性继发感染。

③咽喉炎、扁桃体炎、急慢性支气管炎、支气管扩张感染、肺炎。④胆囊炎、胆管炎、肝脓肿等腹腔感染。⑤肾盂肾炎、膀胱炎、子宫附件炎、子宫内感染、前庭大腺炎等泌尿生殖系感染。⑥中耳炎、鼻窦炎、牙周炎、眼及附属器感染等。

口服给药：200mg，2 次/d。

【注意与禁忌】 本药与其他头孢菌素类药物可有交叉过敏反应，有此类过敏史者应禁用。先天性肉毒碱缺陷患者可存在对本药的代谢障碍；对酪蛋白过敏者应禁用。慎用的情况有：有青霉素过敏史，高敏体质，严重肾功能不全，慢性胃肠道疾病，尤其是溃疡性结肠炎、克罗恩病和伪膜性肠炎。

对 12 岁以下儿童、孕妇、哺乳妇的安全性尚未确定，用时应权衡利弊。

不良反应可有皮疹、药疹、药物热、恶心、呕吐、腹痛、腹泻、消化不良，罕见伪膜性肠炎；可有嗜酸性粒细胞增多或白细胞减少，大剂量应用可出现凝血酶原浓度下降，发生出血；偶见尿素氮和肌酐升高；偶见转氨酶、碱性磷酸酶暂时性升高。也有血小板增多、头痛、阴道假丝酵母菌病的报道。

【药物相互作用】 与丙磺舒合用可使本药的肾排除率下降。与抗酸剂，如铝盐、镁盐等合用可降低本药的吸收率。与 H_2 受体拮抗剂西咪替丁、雷尼替丁、尼扎替丁、法莫替丁、奥美拉唑合用可使本药的血峰浓度和 AUC 下降。与食物同服可增加本药的吸收和生物利用度。

【规格】 片剂：100mg，200mg。

头孢替坦 Cefotetan Disodium（头孢替坦二钠，Yamatetan）

【药物相互作用】 广谱头孢菌素，对多种 G^-需氧及厌氧菌均有强大抗菌作用，如对大肠杆菌、枸橼酸杆菌属、克雷伯菌属、肠杆菌属、沙雷菌属、变形菌属及流感杆菌的抗菌作用比头孢美唑和头孢西丁钠强。对 G^+菌，如葡萄球菌属、链球菌属的作用较强。对各种细菌产生的β-内酰胺酶极稳定。对肠球菌和铜绿假单胞菌无效。

本品注射后血药浓度维持时间较长，并向皮肤、扁桃体、痰液、子宫、卵巢、脑脊液、盆腔及羊水中移行，但乳腺中较少。主要自尿中排出。临床用于治疗敏感菌引起的败血症、烧伤和手术创口继发感染、呼吸系统感染、泌尿系统感染、胆道系统感染、脓胸、腹膜炎、妇科感染等。

肌内注射：1~2g/d，分 2 次，以利多卡因溶解后注人。静脉用药：成人，1~2g/d，病情严重时可增至 4g/d，分 2 次用；儿童，40~60mg/(kg·d)，病情严重者可增至 100mg/(kg·d)，分 2~3 次给药。

【注意与禁忌】 可有皮疹、瘙痒、药物热等过敏反应。偶有血象改变，肝、肾功能异常及腹泻。罕见休克、恶心、呕吐、疲倦、二重感染、B 族维生素及维生素 K 缺乏。用前应皮试，过敏者禁用。婴幼儿及对利多卡因或酰苯胺类局麻药过敏者禁止肌内注射。对青霉素及头孢类过敏、过敏体质、严重肾病者慎用。与强利尿剂配伍用时注意肾功能变化。

【药物相互作用】 与氨基糖苷类合用肾毒性增加。与华法林合用，抑制血小板功能，增加出血危险。可抑制伤寒疫苗的免疫活性。

药物-乙醇/尼古丁相互作用：用药期间或停药 7d 内饮酒，可引起双硫仑样反应，可持续数分钟到数小时。

【规格】 注射剂：1g，2g，10g。

头孢吡肟[典]　Cefepime（Maxipime）

【药性与应用】 本药为第四代头孢菌素，其抗菌特点是：抗菌活性高，对 β-内酰胺酶，尤其是染色体介导的Ⅰ型 β-内酰胺酶稳定，对产Ⅰ型 β-内酰胺酶的 G^- 杆菌有很强的抗菌活性。本药对产Ⅰ型 β-内酰胺酶的肠杆菌属、枸橼酸菌属、沙雷菌属的抗菌活性超过头孢他啶等第三代头孢菌素；对铜绿假单胞菌的抗菌作用与头孢他啶相似或略差；对金葡菌等 G^+ 菌的抗菌活性也比第三代头孢菌素有所增强。

本药对多数 G^+ 菌及 G^- 菌均有抗菌活性。其中 G^+ 需氧菌有：各类金葡菌、表葡菌、化脓性链球菌、无乳链球菌、肺炎链球菌及溶血性链球菌、牛链球菌、草绿色链球菌等。G^- 需氧菌有：假单胞菌（包括铜绿假单胞菌、恶臭假单胞菌）、大肠埃希菌、克雷伯杆菌、肠杆菌属（包括阴沟杆菌、产气杆菌）、变异杆菌（包括奇异变形杆菌、普通变形杆菌）、枸橼酸菌、空肠弯曲菌、杜氏嗜血杆菌、流感嗜血杆菌（包括产 β-内酰胺酶菌株）、副流感嗜血杆菌、卡他莫拉菌（包括产 β-内酰胺酶菌株）、淋病奈瑟球菌、脑膜炎奈瑟球菌、沙门菌属、沙雷菌属、志贺菌属、小肠结肠炎耶尔森菌。厌氧菌有：拟杆菌（包括产黑色素拟杆菌和其他经口感染的拟杆菌）、产气荚膜梭状菌、梭状菌、动弯杆菌属、消化链球菌和丙酸杆菌。

本药对多数肠球菌（如粪肠球菌、耐甲氧西林葡萄球菌）、嗜麦芽假单胞菌、脆弱拟杆菌、艰难梭状杆菌等均无抗菌活性。

常规用量：肌内注射，0.5～1g，1 次/12h。静脉滴注，轻、中度感染同肌内注射；重度感染，2g，8～12h 一次。对中性粒细胞减少性发热的经验性治疗：2g，1 次/8h，疗程 7～10d（或至中性粒细胞减少缓解）。如发热缓解，但中性粒细胞仍处于异常低水平，应重新评价有无继续使用本药的必要。

【注意与禁忌】 禁用于对本药或其他头孢菌素类药过敏者，对 L-精氨酸、青霉素类药或其他 β-内酰胺类有即刻过敏反应史者。慎用于肾功能不全及有胃肠道疾病史尤其是溃疡性结肠炎、克罗恩病或伪膜性肠炎者。13 岁以下儿童、孕妇、哺乳妇也应慎用。用时应权衡利弊。

本药的不良反应发生率较低，多轻微而短暂。常见的不良反应主要有腹泻、皮疹和注射部位的红肿、疼痛、静脉炎。其他反应可有恶心、呕吐、瘙痒、发热、感觉异常、头痛。偶有肠炎、伪膜性肠炎、口腔真菌感染。肾功能不全患者未减量时可引起脑病、肌痉挛、癫痫等。血清酶、钾升高，血钙降低、红细胞比容减少、嗜酸性粒细胞增多、凝血酶原时间延长、白细胞及血小板减少、肌酐和尿素氮升高多为一过性。

【药物相互作用】 与氨基糖苷类，如庆大霉素、阿米卡星等有协同作用，但也可以增加肾毒性。强效利尿剂可增加肾毒性。可减弱伤寒疫苗的免疫效应。

【规格】 注射剂：0.5g，1g，2g。

头孢匹罗 Cefpirome（头孢吡隆，氨吡戊头孢，Cefrom，CPR，Keitem）

【药性与应用】 具有广谱活性的第一个第四代头孢菌素。具有与第三代头孢菌素相似的抗 G^-菌和接近第一代头孢菌素的抗 G^+菌活性。对铜绿假单胞菌的效果与头孢他啶相同，对甲氧西林敏感的葡萄球菌、耐青霉素肺炎球菌和许多肠球菌属对本品也敏感。还对克雷伯杆菌和大肠杆菌有效。本品对耐药肠杆菌、枸橼酸杆菌和沙雷菌等多种耐药性细菌均有效。能迅速渗透到 G^-菌外层膜，进入角质层而与β-内酰胺酶亲和力很低，由于提高了该药在细菌内青霉素蛋白结合处的浓度，从而有效对抗许多顽固性耐药的病原菌，产生极高的抗菌活性。临床应用于各种细菌感染，包括耐药性葡萄球菌、铜绿假单胞菌、肠杆菌及枸橼酸杆菌等的感染。

静脉给药：成人，每次 1～2g，2 次/d；儿童，20mg/(kg·d)，可根据病情增加到 40～80mg/kg，分 2 次用。

【注意与禁忌】 不良反应少而短暂，一般为腹泻、食欲丧失和皮疹。本药与其他头孢菌素类、青霉素类及其衍生物可有交叉反应。对本药或其他头孢菌素类过敏者禁用。慎用于有青霉素类过敏史、肾功能不全、溃疡性结肠炎、克罗恩病和伪膜性肠炎史者。不推荐用于 12 岁以下年龄组。孕妇应用，虽经动物实验证明无害，但应权衡利弊应用。因本药可经乳汁分泌，故哺乳妇应用时应权衡利弊。

【药物相互作用】 与氨基糖苷类合用对多种感染均有协同抗菌作用，但也增加肾毒性，用时应权衡利弊。与丙磺舒合用可延缓本药排泄，增高血药浓度。与强利尿剂合用可增强肾毒性。可抑制伤寒疫苗的免疫活性。

【规格】 注射剂：1g。

氯碳头孢　Loracarbef（洛拉碳头孢，Carbac，Carbem，Lorabid，Lorafem）

【药性与应用】　本药主要抑制细菌细胞壁肽聚糖合成的最后一个步骤转肽作用，使细菌细胞壁破裂而达到抗菌目的。本药的抗菌谱与头孢克洛、头孢呋辛、阿莫西林克拉维酸钾类似而优于头孢氨苄和头孢拉定。临床主要应用于敏感菌所致的下列感染：支气管炎、肺炎、咽炎、扁桃体炎、鼻窦炎、皮肤与皮下组织感染、泌尿系感染等。

本药为口服药，服药后30~60min可达血药峰浓度。成人常用剂量为200~400mg/12h，可随病情轻重而选择不同剂量。疗程一般为7~14d。

【注意与禁忌】　本药与其他头孢菌素类可存在交叉过敏反应。对头孢菌素类过敏者忌用本药。有青霉素过敏史、胃肠道病史，尤其是结肠炎患者应慎用。孕妇、哺乳妇的安全性不明确，应权衡利弊选择应用。

不良反应可有头痛、神经过敏、嗜睡、失眠、头晕，尿素氮、肌酐升高，血清酶类升高，阴道真菌感染，血小板、白细胞减少，嗜酸性粒细胞增多，可见尿布湿疹、皮疹、荨麻疹、瘙痒、多形性红斑等。

【药物相互作用】　与氨基糖苷类合用肾毒性增加，必须合用时应监测肾功能。可降低伤寒疫苗的抗原活性。

【规格】　胶囊：200mg，400mg；口服混悬剂：100mg/5mL，200mg/5mL。

头孢拉宗钠　Cefbuperazone Sodium（头孢布宗，CBPZ，Keperazon，Tomiporan）

【药性与应用】　头孢菌素衍生物，作用近似头孢美唑，对G^-菌和厌氧菌有良好作用。对各种β-内酰胺酶极为稳定。对铜绿假单胞菌无效。静脉注射后向痰液、胆汁、腹腔渗出液、口腔组织移行良好，但乳汁中很少。主要由尿排泄，肾功能不良者血药浓度高，$t_{1/2}$延长。临床主要用于敏感菌引起的败血症、心内膜炎、腹膜炎、呼吸系统感染、尿路感染、胆道感染、妇产科感染等。

静脉给药：成人，1~2g/d，病情严重者可增至4g/d，分2次给药。儿童，40~80mg/(kg·d)，病情严重者可增至120mg/(kg·d)，分2~4次给药。

【注意与禁忌】　可见皮疹、瘙痒、药物热、肝功能异常。偶见肾功能异常及腹泻，罕见休克、头痛、头晕、血小板减少、伪膜性肠炎、胃肠道症状、菌群交替性口炎、假丝酵母菌病、B族维生素及维生素K缺乏症。对本品过敏者、婴幼儿禁用。对青霉素及头孢菌素过敏者、全身情况差者慎用。给药期间及用药后1周内禁酒。与强利尿剂合用应慎重，并注意观察肾功能。大剂量静脉用药可发生灼痛和血栓性静脉炎。

【药物相互作用】　与氨基糖苷类抗生素和呋塞米等强利尿剂共用可增加

肾毒性。与乙醇共用可产生双硫仑样反应，可在用药后1周内发生。

【规格】 注射剂：0.5g，1g。

头孢米诺钠[典] Cefminox Sodium（美士灵，Meicelin）

【药性与应用】 为头孢菌素衍生物，由半合成法制得，其作用性质与第三代头孢菌素相近。对厌氧菌和需氧菌有双重广谱抗菌活性。对G^+菌和G^-菌均有广谱抗菌作用。特别是对链球菌属（除外肠球菌）、大肠杆菌、克雷伯杆菌、流感嗜血杆菌、变形杆菌、脆弱拟杆菌，均有很强抗菌活性。对β-内酰胺酶稳定。静脉注射或静脉滴注本品1g时，C_{max}分别为106.4μg/mL和98.4μg/mL。血中$t_{1/2}$均为2.5h左右，持续性良好。在痰液、扁桃体、腹水、胆汁、子宫及其附件中均有良好的移行。以原形从肾脏排出。临床用于上述敏感菌所致的感染，如败血症、扁桃体炎、呼吸系统感染、胆道感染、泌尿系统感染、腹膜炎、子宫及其附件感染等。尤其适用于下腹部术后和其他感染。

静脉注射或静脉滴注：成人，1g，2次/d；重症增至6g/d，分3~4次给药。小儿，20mg/(kg·d)，分3~4次静脉注射或静脉滴注。静脉注射时将本品1g溶于20mL注射用水、葡萄糖溶液或生理盐水中缓慢注射；静脉滴注时，将本品1g溶于100~250mL葡萄糖溶液或生理盐水中滴注。

【注意与禁忌】 不良反应的发生率约为2.11%。可见有皮疹、皮肤发红、瘙痒、发热、恶心、呕吐、食欲不振、腹泻、血象改变、肝功能异常、尿素氮升高。罕见休克、伪膜性肠炎、口炎、假丝酵母菌二重感染、B族维生素及维生素K缺乏、疲倦。对本品过敏者、新生儿、早产儿、孕妇禁用。对青霉素及头孢菌素过敏、过敏体质，严重肝、肾功能不全，全身情况差者慎用。避免与利尿剂合用，以免增加肾毒性。不宜与氨茶碱及磷酸吡哆醛混合，否则降低效价、变色。静脉注射时应缓慢，以减少疼痛和静脉炎。

【药物相互作用】 用药后1周内饮酒，可产生双硫仑样反应。

【规格】 注射剂：0.5g，1g。

氟氧头孢钠 Flomoxef Sodium（氟莫头孢，Flomxef）

【药性与应用】 半合成氧头孢烯类抗生素，性能与第四代头孢菌素相似，系氧杂头孢菌素类药物。对β-内酰胺酶十分稳定。抗菌谱与其他第三代头孢菌素类似，对G^+菌几与拉氧头孢钠相同。对G^-菌效果同样良好，并有一定量透过血-脑脊液屏障。其主要抗菌谱包括葡萄球菌、链球菌（肠球菌除外）、肺炎链球菌、消化链球菌、卡他球菌、淋球菌、大肠杆菌、克雷伯杆菌、变形杆菌、流感嗜血杆菌和拟杆菌等。分布较广，可经血液进入胆汁、痰液、腹水、骨腔渗出液、子宫及其附件、中耳黏膜与肺组织中。体内少部分代谢，85%以原形从肾脏排泄。临床用于敏感菌所致的各种感染，如耐药性金葡菌感染，严重血液病、肿瘤并发感染，老年病人的顽固性感染，泌尿生殖系统感染，心内膜炎，败血症及上述药液分布部位的感染等。

静脉注射或静脉滴注：轻症，成人，1～2g/d，分2次给予；儿童，60～80mg/(kg·d)，分2次给予。重症，成人，4g/d，分2～4次；儿童150mg/d，分3～4次给予。

【注意与禁忌】 不良反应有肾功能减退、造血系统变化、肝酶单项或多项上升、恶心、呕吐、软便、腹泻、皮疹、瘙痒、过敏性休克、药物热、咳嗽、呼吸困难、肺X线影像改变等。对本药过敏者禁用。对青霉素、头孢菌素类过敏及有过敏性疾病者慎用。因其主要从肾脏排泄，应注意保护肾脏，不应与氨基糖苷类和强利尿剂同时应用。如应用时间长，虽其不良反应少而轻，亦应定期检查血象与肝、肾功能。

【药物相互作用】 与伤寒疫苗合用可降低后者的抗原活性。

【规格】 注射剂：0.5g，1g，2g。

拉氧头孢钠[典] Latamoxef Sodium（羟羧氧酰胺菌素，拉他头孢，拉塔莫塞，注射用噻吗氧，噻吗灵，噻吗氧酰胺菌素，头孢羟羧氧，氧杂头霉素二钠，双钠羟羧氧酰胺菌素，Festamoxin，Lamoxactam，Moxalactam Sodium，Moxam，Shiomarin Vial）

【药性与应用】 半合成氧头孢烯类抗生素，抗菌性能与第三代头孢菌素相近似，抗菌谱与头孢噻肟相类同。主要作用于G^-菌，有良好的抗菌作用。大肠杆菌、流感杆菌、克雷伯杆菌、各型变形杆菌、肠杆菌属、枸橼酸杆菌、沙雷杆菌，均对本药有高度敏感性。对厌氧菌也有良好的抗菌作用。耐β-内酰胺酶的能力强，细菌很少发生耐药性。肌内注射1g，t_{max}约1h。

本药在体内分布广，可进入痰液、腹水、羊水、脑脊液中，通过肾脏和肝脏排出，尿液和胆汁中浓度高。临床上主要用于上述分布区的敏感菌感染。如肺炎、气管炎、胸膜炎、腹膜炎、脑膜炎、败血症，以及皮肤和软组织、骨关节、五官、创面等部位的感染。本品主要用于肌内注射和静脉注射。肌内注射：0.5～1g，2次/d；静脉注射：1g，2次/d。重症加倍给药。

【注意与禁忌】 可致过敏性休克和其他过敏症状。不良反应有肾损害、血象改变、肝功能受损、胃肠道反应及菌群失调。其他反应与头孢菌素类同。药物溶解后应立即使用，冰箱保存也不得超过24h。

【药物相互作用】 与氨基糖苷类药合用有协同作用，但也增加肾毒性。与强利尿剂呋塞米等合用也可增加肾毒性。与肝素、华法林、阿司匹林等抗凝药合用可导致凝血因子减少，诱发出血。降低伤寒疫苗的免疫活性。与乙醇合用或停药1周内用乙醇制剂，可引起双硫仑样反应。

【规格】 注射剂：0.25g，0.5g，1g。

美罗培南[典]　Meropenem（倍能，海正美特，美平，Mepem，Meronem，Meropen，Merrem，Optimem）

【药性与应用】 人工合成广谱碳青霉烯类抗生素，对β-内酰胺酶高度稳定，并有一定的酶抑制作用。对大多数G^+菌、G^-菌均敏感，尤其对G^-菌有很强的抗菌活性。抗菌谱和抗菌活性与亚安培南相似，但对肾小管二肽酶的稳定性比亚安培南高4倍，可单独使用。

对肠杆菌属、铜绿假单胞菌、淋球菌、表葡菌、腐生葡萄球菌和其他凝固酶阴性球菌、粪肠球菌、脆弱拟杆菌等具有很强的抗菌活性。对军团菌、沙眼衣原体、肺炎支原体无效。

用药后30min可达到血药峰浓度。

静脉给药。常规成人用量：一般感染，0.5~1g/8h；重症感染，2g，1次/8h。3~12岁儿童，10~20mg/kg，1次/8h。

【注意与禁忌】 不良反应发生率较低，常见消化道反应与皮疹。过敏反应可有荨麻疹、药物热、红斑、瘙痒等，严重者亦可出现过敏性休克。可有肝脏损害，引起血清酶升高；可出现排尿困难、尿素氮及肌酐升高，严重者出现肾功能衰竭。可有头痛、疲倦、焦虑、意识模糊、幻觉、痉挛、意识障碍等精神神经症状。可有粒细胞减少、血小板减少或增多、淋巴细胞和嗜酸性粒细胞增多、血细胞比容降低。偶见胃肠道出血、鼻衄、腹腔出血。可出现注射部位疼痛、硬结和血栓性静脉炎。可出现口炎、假丝酵母菌感染，维生素K、B族维生素缺乏。有间质性肺炎、中毒性皮肤坏死、史-约综合征的报道。

【药物相互作用】 与氨基苷类抗生素合用对某些铜绿假单胞菌有协同抗菌活性。与丙磺舒合用可抑制肾排泄，导致$t_{1/2}$和血药浓度增加，但不推荐联合应用。与丙戊酸等抗癫痫药合用可使抗癫痫药的血药浓度下降，导致癫痫复发。可降低伤寒疫苗的免疫活性。

【规格】 注射剂：0.25g，0.5g。

厄他培南　Ertapenem（力伟特，怡万之，Invanz）

【药性与应用】 本药为胃肠外应用的1-β-甲基碳青霉烯，属β-内酰胺类抗生素，通过抑制细胞壁合成而达到抗菌目的。其能力超过头孢吡肟和头孢曲松约35倍，与亚胺培南相当。对各种β-内酰胺酶有较好的稳定性。血浆

$t_{1/2}$相对较长，抗菌谱较广，对肾脱氢肽酶的稳定性较强。资料报道，本药对大多数肠杆菌体外活性较亚胺培南强，对 G^+球菌、铜绿假单胞菌和不动杆菌属则较亚胺培南为弱。本药对肠球菌（特别是对万古霉素耐药菌株）的抗菌活性较弱。有报道本药对 G^+菌和某些 G^-菌（如流感嗜血杆菌）有抗菌后效应。

临床主要应用于敏感菌所致的下列感染：社区获得性肺炎、糖尿病足部感染、复杂性皮肤和皮下组织感染、复杂性腹腔感染、复杂性泌尿系感染、急性盆腔感染。

注射后 2h 达到血药峰浓度。

肌内注射成人常规用量：1g，1 次/d，疗程 3～14d 不等，可根据病情确定。静脉注射同肌内注射。

【注意与禁忌】 不良反应可有水肿、胸痛、血压升高或降低、心动过速；呼吸困难、咳嗽、咽炎；肌酐、尿素氮升高，血尿、蛋白尿、阴道炎等；头痛、意识错乱、定向不能、癫痫发作、头晕、失眠、焦虑、痉挛；可有血清酶和胆红素升高。恶心、呕吐比较常见。可有血细胞比容降低、血小板计数升高、凝血酶时间延长、嗜酸性粒细胞增多。亦可出现皮肤红斑、瘙痒、血栓性静脉炎以及药物热等。对本药或其他同类药品、β-内酰胺类药物、酰胺类麻醉药（如利多卡因）过敏者忌用。中枢神经系统障碍性疾病如癫痫等患者慎用。小儿、孕妇、哺乳妇慎用。

【药物相互作用】 与丙磺舒合用可使本药血药浓度升高，$t_{1/2}$延长。但不推荐两药联合应用以延长 $t_{1/2}$。

【规格】 注射剂：1g。

多尼培南　Doripenem（Doribax，Finibax）

【药性与应用】 本药为β-内酰胺类中碳青霉烯类抗生素，与青霉素结合蛋白结合，干扰细菌细胞壁的合成，达到抑菌和杀菌之目的。抗菌谱包括：兼性 G^-菌，如大肠埃希菌、鲍氏不动杆菌、克雷伯肺炎杆菌、奇异变形杆菌、铜绿假单胞菌；兼性 G^+菌，如星座链球菌、中间链球菌；厌氧菌，如肺拟杆菌、脆弱拟杆菌、多形拟杆菌、单形拟杆菌、普通拟杆菌、微小消化链球菌。对以下细菌可能有抗菌活性：兼性 G^+菌如金葡菌、无乳链球菌、化脓性链球菌，兼性 G^-菌如弗罗因德枸橼酸杆菌、阴沟肠杆菌、产气肠杆菌、克雷伯催产杆菌、摩根菌、黏质沙雷菌。

临床用于上述敏感菌所致的腹腔感染和泌尿系感染，上下呼吸道感染或二次感染，外伤、烧伤、手术所致的二次感染，深部感染，眼部感染、败血症、感染性心内膜炎、骨关节感染等。

静脉滴注用药。250～500mg，12～8h 1 次，一般疗程 10d。可根据病情的严重程度选择不同的剂量和用药间期。

【注意与禁忌】 不良反应可见史-约综合征、中毒性皮肤松解病、间质性肺炎、癫痫发作，以及静脉炎（常见）、外阴真菌感染、肾损害、肾衰竭、头痛、血清酶类升高、恶心、呕吐、腹泻、口腔假丝酵母菌病、艰难梭状芽孢杆菌相关腹泻（CDAD）、贫血、皮疹、瘙痒、斑疹、丘疹、荨麻疹、过敏性皮炎、大疮性皮炎、红斑、多形性红斑等。也可有耐药菌的出现。

禁用于对本药或其他β-内酰胺类抗生素过敏者；对儿童、孕妇、哺乳妇的安全性尚未确定，应权衡利弊后应用。

【药物相互作用】 丙磺舒干扰肾小管对本药的排泄，造成本药血浆浓度升高和 $t_{1/2}$ 延长。本药可使抗癫痫药丙戊酸水平显著降低，易诱发癫痫发作，应采用其他抗菌药或密切监测。本药对其他抗生素（左氧氟沙星、阿米卡星、甲氧苄啶-磺胺甲噁唑、达托霉素、利奈唑胺、万古霉素等）尚未发现拮抗作用。

【规格】 注射剂：0.25g，0.5g。

帕尼培南倍他米隆 Panipenem and Betamipron（康彼灵，克倍宁，帕尼配能倍他普隆，Carbenin，Papm-BP）

【药性与应用】 本药是帕尼培南与倍他米隆的复方制剂。除对β-内酰胺酶高度稳定外，还有酶抑制作用，并可降低帕尼培南的肾毒性。

本药对以金葡菌、肠球菌为代表的 G^+ 菌均有抗菌活性，对以肠杆菌、铜绿假单胞菌为代表的 G^- 菌及拟杆菌等均有抗菌作用。对细菌的增殖期影响很小，但对β-内酰胺类药物杀菌弱的稳定期、早期有杀菌作用。以本品 0.5g 静脉滴注 1h 终末，血浆浓度帕尼培南为 27.5μg/mL，倍他米隆为 15.6μg/mL。二者 $t_{1/2}$ 分别为 70min 和 40min。24h 尿中排出的帕尼培南为 28.5%，倍他米隆为 9.7%。

本品主要用于各种感染性疾病，如败血症、感染性心内膜炎、丹毒、蜂窝织炎、淋巴管（结）炎、肛周炎、骨髓炎、关节炎，外伤、烧伤、手术感染、创伤浅表感染、咽喉炎（脓肿）、扁桃体炎（脓肿）、扁桃体周围炎（脓肿）、急慢性支气管炎、支气管扩张症感染、慢性呼吸系统疾病继发感染、肺炎、肺脓肿、脓胸、肾盂肾炎、膀胱炎、前列腺炎、附睾炎、胆囊炎、胆管炎、肝脓肿、腹膜炎、盆腔炎、道格拉斯窝脓肿、附件炎、宫内感染、宫旁结缔组织炎、前庭大腺炎、骨髓炎、骨膜炎、角膜溃疡、眼窝感染、全眼球炎（含内眼炎）、中耳炎、乳突炎、鼻窦炎、化脓性唾液腺炎、颌骨及周围组织炎。

静脉滴注：成人 1g/d，分为 2 次，每次 30min 滴完；可在此基础上根据年龄及症状适当加减剂量。重症或顽固性感染可增至 2g/d，分 2 次滴注。但成人 1g/次静脉滴注时，须 1h 以上滴完。小儿一般30~60mg/(kg·d)，3 次/d，每次 30min 滴完；亦可根据年龄及症状适当增减，重症或顽固性感染时，可将剂量增至 0.1g/(kg·d)，分 3~4 次静脉滴注。

【注意与禁忌】 本品的不良反应主要是腹泻、恶心、呕吐等胃肠道症状。少数患者可有肝功能损害、食欲缺乏、皮疹、瘙痒、荨麻疹、口腔真菌感染、水肿、头痛、抽搐等。此外，本药尚可有较严重的不良反应：休克、皮肤黏膜综合征、中毒性表皮坏死松解、重症多形性红斑（史-约综合征）、急性肾功能不全、意识障碍、伪膜性肠炎、嗜酸性粒细胞增多、粒细胞缺乏症、全血细胞减少、溶血性贫血、间质性肺炎等，但其发生率均小于 0.01%。

【药物相互作用】 与丙戊酸钠合用，可降低后者的血药浓度，诱发癫痫。

【规格】 注射剂：0.25g，0.5g。

亚胺培南西拉司丁钠　Imipenem and Cilastatin Sodium（亚胺硫霉素-西拉司丁钠，伊米配能-西司他丁钠，注射用泰宁，泰能，Im-Ci，Primaxin，Tienam，Tienam Vial）

【药性与应用】 具有碳青霉烯环的甲砜霉素类抗生素，通过抑制细菌细胞壁肽聚糖合成发挥广谱高效抗菌活性，对 G^+菌、G^-菌包括厌氧菌均有作用，尤其对金葡菌、粪链球菌、铜绿假单胞菌及脆弱拟杆菌的抗菌活性比第三代头孢菌素明显增强。亚胺培南对 β-内酰胺酶稳定，但易被肾肽酶破坏，若与肾肽酶抑制剂西拉司丁钠合用，则可在肾脏中不受破坏，并降低其对肾小管上皮的毒性。本品的血药浓度有剂量依赖性。体内分布以细胞间液、肾脏、上颌窦、子宫颈、卵巢、盆腔、肺等部位最高，胆汁、前列腺、扁桃体、痰中次之，并有一定量进入脑脊液中。$t_{1/2}$约为 1h。主要经肾排泄。临床用于上述敏感菌引起的各种感染，特别适用于需氧菌、厌氧菌、多种菌混杂感染。如败血症、细菌性心内膜炎、腹腔感染、消化道穿孔、下呼吸道感染、泌尿生殖器官感染、骨关节炎、皮肤及软组织感染。

静脉滴注：成人，一般感染，1.5~2g/d；严重或铜绿假单胞菌、葡萄球菌感染，3~4g/d；尿路感染，1~2g/d。分为 2~3 次缓慢静脉滴注。每次剂量为 0.5g 时，滴注时间不得少于 30min；如为 1g 时，滴注 40~60min。可选用生理盐水或 5%~10%葡萄糖溶液作溶剂，每 0.5g 用 100mL。肾功能不全者应适当减量。

【注意与禁忌】 注射局部疼痛、血栓性静脉炎、恶心、呕吐、腹泻等较多见。偶有伪膜性肠炎、肝肾功能损害及血液方面的改变。也可有过敏、肌肉痉挛、精神错乱和癫痫发作。孕妇、哺乳妇、婴幼儿用药安全性尚未确定。有癫痫、精神病史者忌用。丙磺舒仅能使血药浓度及 $t_{1/2}$稍增加，故不推荐使用。

不可与乳酸钠输液配伍。长期用药可导致菌群失调，发生二重感染。少数患者应用后可引起听力部分或全部丧失、味觉异常、低血压、胸部不适、呼吸困难、心悸等症状。

【药物相互作用】 ①与氨基糖苷类合用对铜绿假单胞菌有协同抗菌作用。②与丙磺酸合用可增加最大血药浓度和延长 $t_{1/2}$。③与环孢素同用可增加神经毒性。④与茶碱类同用可发生茶碱中毒：恶心、呕吐、心悸、癫痫发作，可能是增加了神经毒性所致。⑤与更昔洛韦合用，可引起癫痫发作。⑥可减弱伤寒疫苗的免疫效应。

【规格】 注射剂：0. 25g，0. 5g。

比阿培南 Biapenem

【药性与应用】 碳青霉烯类抗生素，对 G^-菌的抗菌活性强于亚胺培南，但对 G^+菌则较弱。对不动杆菌、厌氧菌作用强于头孢他啶。对肾和中枢神经毒性低，不诱发癫痫发作为其优点。临床用于肠杆菌属、假单胞菌属、不动杆菌、枸橼酸杆菌、脆弱拟杆菌引起的呼吸道感染、肺炎、肺脓肿、腹膜炎、膀胱炎、女性生殖器感染。对一些 G^+菌感染也有一定效果。

静脉滴注：成人 0. 3g，2 次/d，可适当增加剂量，但不可超过 1. 2g/d。可用生理盐水或 5%葡萄糖注射液稀释。

【注意与禁忌】 可有腹泻、恶心、呕吐、食欲不振和过敏反应。可有肝酶和嗜酸性粒细胞升高。对本品过敏者禁用。其他见美罗培南。

【药物相互作用】 同美罗培南。

【制剂】 注射剂：0. 3g。

法罗培南钠[典] Faropenem Sodium（Farom）

【药性与应用】 碳青霉烯类抗生素。对葡萄球菌、链球菌、流感杆菌、淋球菌、卡他布朗汉菌的抗菌作用强，对厌氧菌作用较强，对铜绿假单胞菌无效。临床应用于皮肤、软组织、呼吸及泌尿生殖系统和五官部位的敏感菌感染。

口服：成人 150 ~ 200mg/次，3 次/d。重症可增加到 200 ~ 300mg/次，3 次/d。

【注意与禁忌】 可有腹泻、软便、皮疹、发热等。禁用于过敏者。可诱发维生素 K 缺乏，导致出血。儿童安全性未确定。

【药物相互作用】 同美罗培南。

【规格】 片剂：0. 15g，0. 3g。

氨曲南[典]　Aztreonam（噻肟单酰菌素，氨曲安，君刻单，Azactam，Primbactam，Primbactin，SO-2676）

【药性与应用】　新型单酰胺环类β-内酰胺抗生素，对大多数需氧G^-菌具有高度抗菌活性，如大肠杆菌、克雷伯肺炎杆菌、沙雷杆菌、变形杆菌、产气杆菌、阴沟杆菌、奥克西多菌、枸橼酸杆菌、流感嗜血杆菌、铜绿假单胞菌、淋球菌、脑膜炎双球菌等。与头孢他啶和庆大霉素相比，对产气杆菌、阴沟杆菌的活性高于头孢他啶，但低于庆大霉素；对铜绿假单胞菌的作用低于头孢他啶，与庆大霉素相近；对其他病原菌的作用均较二者为强。其特点是不诱导细菌产生β-内酰胺酶，而是对其中的大多数稳定。本药主要通过与敏感需氧G^-菌细胞膜上的青霉素结合蛋白3的高度亲和，抑制胞壁合成杀菌。静脉或肌内注射后的t_{max}为1h。体内分布广，肾、肺、心、胆囊、骨、输卵管、卵巢、子宫内膜、前列腺、胸腹膜积液、心包、支气管等均可达到有效浓度。$t_{1/2}$为1.5~2h。主要从尿中排出，尿中原形药物浓度高。肾功能不全时$t_{1/2}$延长。临床上主要应用于敏感需氧G^-菌所致的各种感染，如尿路、下呼吸道、腹腔、妇科、术后感染及败血症等。

肌内注射或静脉给药：尿路感染，0.5~1g，8~12h 1次；中度感染，1~2g，8~12 h 1次；重症或铜绿假单胞菌的严重感染，2g，6~8h 1次。肌内注射时，1g加注射用水或生理盐水3~4mL溶解，深部肌内注射。静脉注射，1g加注射用水6~10mL溶解，于3~5min内缓慢注射。静脉滴注1g至少用3mL注射用水溶解，再配适量输注液，如生理盐水、葡萄糖溶液等。氨曲南的浓度不得超过2%，于20~60min滴注完毕。

【注意与禁忌】　可有皮疹、瘙痒、腹泻、恶心、呕吐、药物性肝炎等，以及局部肿胀、血栓性静脉炎等。对本品过敏者禁用。对青霉素过敏者、过敏体质者、孕妇、哺乳妇、婴幼儿慎用。

【药物相互作用】　①与氨基糖苷类药物庆大霉素、妥布霉素、阿米卡星等联合应用对多数肠杆菌属和铜绿假单胞菌有协同抗菌作用。②不宜与头孢氨苄、甲硝唑合用。与利尿药合用可增加肾毒性。③与奈夫西林、氯唑西林钠、红霉素、万古霉素相互之间无药代动力学影响。

【规格】　注射剂：0.5g，1g。

附：β-内酰胺酶抑制药

哌拉西林钠舒巴坦钠　Piperacillin Sodium and Solbactam Sodium（哌拉西林/舒巴坦，特灭菌，新灭菌，Sulperacillin）

【药性与应用】　本药为哌拉西林钠和舒巴坦钠的复方制剂，主要是干扰细菌的细胞壁合成而起抗菌作用，用于铜绿假单胞菌及多种敏感G^-菌所致的感染。舒巴坦对奈瑟菌和不动杆菌有抗菌活性，且对多数耐药菌株产生的β-内酰胺酶有不可逆的抑制作用，可保护哌拉西林不被β-内酰胺酶所水解，以增强其抗菌活性。

其抗菌谱有：对G^-菌中的大肠埃希菌、变形杆菌、克雷伯菌属、铜绿假单胞菌抗菌活性强；对嗜血杆菌属、沙门菌属、志贺菌属、沙雷菌属、枸橼酸菌属、普罗威登菌属、不动杆菌属、摩根杆菌属、弧杆菌属、耶尔森菌属、淋球菌和脑膜炎奈瑟菌等均有较强的抗菌活性。对G^+菌，如链球菌属、葡萄球菌属（金葡菌、MSSA、MRSA、凝固酶阴性葡萄球菌属）、肠球菌属等均有较强的抗菌活性。对厌氧菌中的脆弱拟杆菌、其他拟杆菌、梭杆菌属、消化链球菌属也有抗菌活性。成人常规用量：2.5~5g，8~12h 1次，一日最大量不超过20g（舒巴坦为4g），疗程7~14d。

【注意与禁忌】 本药与青霉素类、头孢菌素类有交叉过敏反应，禁用于有上述过敏史者。慎用于肾功能不全者。尚无儿童安全性、有效性资料。对孕妇、哺乳妇尚无可靠参考资料，用时应权衡利弊。

本药耐受性良好，仅有少数不良反应。消化道反应可有腹泻、呕吐、胀气，罕见伪膜性肠炎，可有皮疹、瘙痒，一过性血清酶升高，情绪改变及头痛、头晕、血栓性静脉炎与水肿等。

【药物相互作用】 ①丙磺舒可降低本药的清除率和延长半衰期。②本品与去极化型肌松药（维库溴铵等）合用，可延长后者的神经肌肉阻滞作用。③与妥布霉素合用使血药浓度减少和清除率下降。④降低氨基糖苷类抗生素的抗菌活性。⑤与抗凝血药、非甾体抗炎药合用可诱发出血。

【规格】 注射剂：2.5g（哌拉西林2g，舒巴坦0.5g）。

阿莫西林舒巴坦 Amoxillin and Sulbactam

【药性与应用】 为阿莫西林钠和舒巴坦按2:1的效价比组成的复方制剂。其作用主要是通过与细菌的青霉素结合蛋白相结合，干扰细菌的细胞壁合成而达到抗菌目的。作用特点是广谱，不耐青霉素酶。

对G^+需氧菌如金葡菌、表葡菌、肺炎链球菌、绿色链球菌、化脓链球菌、粪链球菌、炭疽杆菌、李斯特菌属、棒状杆菌属，厌氧菌如梭形芽孢杆菌属、消化链球菌属及消化球菌属等均有抗菌活性。对G^-需氧菌如大肠埃希菌、布鲁氏菌、奇异变形杆菌、脑膜炎奈瑟球菌、普通变形杆菌、奈瑟淋球菌、克雷伯菌属、卡他布朗汉球菌、沙门菌属、嗜血流感杆菌、志贺菌属、杜克雷嗜血杆菌、百日咳杆菌、出血败血性巴斯德菌、小肠结肠炎耶尔森菌、空肠弯曲杆菌、霍乱弧菌，厌氧菌如拟杆菌属等均有抗菌活性。

临床用于产酶耐药菌引起的多种感染，如呼吸道感染、泌尿生殖系统感染、皮肤软组织感染、五官科各种感染，以及感染性腹泻、腹腔感染、败血症、细菌性心内膜炎、腹膜炎、骨髓炎等。

成人常规剂量：口服给药 0.5~1g，3 次/d；静脉滴注 4.5~6g，分 2~3 次给药。严重感染病例可增至 9.0g/d 或 150mg/（kg·d）。疗程一般 7~14d。肌内注射同静脉滴注。

【注意与禁忌】 与青霉素和头孢菌素类之间可有交叉过敏反应，对这两类药品及舒巴坦过敏者禁用，慎用于单核细胞增多症、严重肾功能障碍、有过敏史及过敏体质者。对儿童、孕妇的安全性尚未确定，应权衡利弊应用。哺乳期间应用时应停止哺乳。不良反应多轻微而短暂，如面部潮红、腹泻、皮疹、瘙痒、恶心、呕吐、腹胀、疲劳、头痛、胸闷、胸痛、尿潴留、排尿困难、水肿、寒战、鼻黏膜出血、舌炎、血清酶类升高等。也可有局部疼痛和血栓性静脉炎。长期使用应注意二重感染的发生，如伪膜性肠炎、假单胞菌和假丝酵母菌感染等。

【药物相互作用】 ①丙磺舒、阿莫西林、吲哚美辛、磺胺类等可减少阿莫西林的肾小管分泌，升高血药浓度。②体外试验证明，大环内酯类、氯霉素、磺胺类、四环素类可干扰本品的抗菌活性，但临床意义尚不明确。

【规格】 片剂：0.5g（阿莫西林 0.25g，舒巴坦 0.25g）；注射剂：0.375g（阿莫西林 0.25g，舒巴坦 0.125g），0.75g（阿莫西林 0.5g，舒巴坦 0.25g），1.5g（阿莫西林 1.0g，舒巴坦 0.5g）。

氨苄西林钠舒巴坦钠[典] Ampicillin Sodium and Sulbactam Sodium

【药性与应用】 本药是由氨苄西林钠和舒巴坦钠按 2:1效价组合成的复方制剂，供临床注射应用。其抗菌谱有：包括产酶菌株在内的葡萄球菌属、链球菌属、肺炎球菌、肠球菌属、流感杆菌、卡他莫拉菌、大肠杆菌、克雷伯菌属、奇异变形杆菌、普通变形杆菌、淋球菌、梭杆菌属、消化球菌属、消化链球菌属及拟杆菌属。对铜绿假单胞菌、枸橼酸杆菌、普罗威登菌、肠杆菌属、莫根菌属、沙雷菌属则均无抗菌作用。

临床用于治疗各类敏感菌引起的各种呼吸道、肝胆系统、泌尿系统及皮肤软组织感染，也用于治疗需氧菌与厌氧菌引起的各种混合感染，特别是腹腔和盆腔感染。

成人常规剂量：深部肌内注射，0.75~1.5g，1 次/6h，日最大剂量不超过 6.0g；静脉给药，1.5~3g，1 次/6h。日最大剂量不超过 12g（其中舒巴坦剂量不超过 4g/d）

【注意与禁忌】 本药总不良反应发生率低于 10%，需要停药者仅 0.7%。可有注射部位疼痛、皮疹，偶有剥脱性皮炎和过敏性休克。可有血清酶类升高，腹泻、恶心，粒细胞、血小板减少等。大剂量注射可出现血钠升高。国外报道有发生抑郁症者。

本药与青霉素类可有交叉反应。禁用于对本药组成成分过敏、传染性单核细胞增多症、巨细胞病毒感染、淋巴细胞白血病、淋巴瘤等疾病的患者。慎用于有过敏性疾病史、肾功能不全、对头孢菌素类过敏者。儿童大剂量静脉滴注时，可出现青霉素脑病。早产儿、新生儿应慎用。对孕妇、哺乳妇应权衡利弊后应用。

【药物相互作用】 ①卡那霉素可加强本药对大肠埃希菌、变形杆菌、肠杆菌的抗菌作用。②庆大霉素可协同本药对体外 B 组链球菌的杀菌作用。③本药与华法林合用可增强后者的抗凝作用。④与丙磺舒、阿司匹林、吲哚美辛、保泰松及磺胺类药物合用可增加血药浓度但也增加毒性。⑤与林可霉素合用在体外试验中可抑制本药对金葡菌的抗菌活性。⑥对合用氯霉素时的效果不肯定，但后遗症发生率比单用时为高。⑦与别嘌醇合用，皮疹发生率明显升高。⑧与避孕药合用可降低后者的效果。⑨可减弱伤寒疫苗的抗原活性。

【规格】 注射剂：0. 75g（氨苄西林钠 0. 5g，舒巴坦钠 0. 25g），1. 5g（氨苄西林钠 1g，舒巴坦钠 0. 5g），2. 25g（氨苄西林钠 2g，舒巴坦钠 0. 25g）。

头孢哌酮钠舒巴坦钠[典]　Cefoperazone Sodium and Sulbactam Sodium

【药性与应用】 舒巴坦与头孢哌酮 1∶1的复方制剂。舒巴坦在本制剂中的主要作用是阻止耐药菌株产生的 β-内酰胺酶对头孢哌酮的水解作用。其对淋球菌、脑膜炎球菌的抑制则是次要的。头孢哌酮的作用可参阅该药。

本药静脉注射后，能较好地分布到各组织和体液中，包括胆汁、胆囊、皮肤、阑尾、输卵管、卵巢、子宫和其他组织及体液中。约 84% 的舒巴坦和 25% 的头孢哌酮经肾排出，余下的头孢哌酮大部分由胆汁排出。舒巴坦的 $t_{1/2}$ 为 1h，头孢哌酮为 17h。临床主要用于治疗敏感菌所致的呼吸系统、泌尿系统、胆道、骨关节、皮肤及软组织、生殖系统感染，以及败血症、腹膜炎、脑膜炎、盆腔炎、子宫内膜炎、淋病等。

肌内注射和静脉给药：成人 1~2g，1 次/12h；严重感染或难治性感染 4g，1 次/12h。儿童 40~80mg/(kg · d)，分 2~4 次给药。

【注意与禁忌】 可有胃肠道反应、过敏反应、肝功能损害，长期应用可发生中性粒细胞减少。对青霉素过敏者慎用。对本品过敏者禁用。可引起维生素 K 缺乏。治疗后 5d 内禁酒。在配伍其他药物时，应注意药物之间的相互作用。如与异丙嗪应用同一输液管道则出现配伍禁忌，产生化学反应；与氨基糖苷类同一容器给药则使其失活。高剂量时罕见血小板功能紊乱，如出血时间延长、紫癜、黏膜出血等，通常多见于肾功能严重损害者。可出现焦虑、肌痉挛及惊厥。

【药物相互作用】 ①与氨基糖苷类药物（庆大霉素、妥布霉素等）合用对肠杆菌属、铜绿假单胞菌的某些菌株有协同抗菌作用，但也增加肾毒性。②与抗凝药合用有诱发出血危险。③与强利尿剂合用可增加肾毒性。④可减弱伤寒疫苗的抗原性。⑤与乙醇合用可出现双硫仑样反应。因此，停药后一周内不可饮酒。

【规格】 注射剂（1:1）：0.5g，1g，1.5g，2g，3g，4g；注射剂（2:1）：1.5g，3g。

美洛西林钠舒巴坦钠　Mezlocillin Sodium and Sulbactam Sodium（佳洛坦，开林，凯韦可，美洛巴坦，萨洛）

【药性与应用】 本药为美洛西林钠和舒巴坦钠按4:1的比例构成的复方制剂。主要是干扰细菌细胞壁合成而达到抗菌目的。对多种G^+和G^-菌，包括需氧和厌氧菌株均有抗菌活性，为杀菌剂。对多种耐药菌株产生的β-内酰胺酶有不可逆的抑制作用。对金葡菌、大肠埃希菌、不动杆菌属、粪产碱杆菌、黏质沙雷菌、产气杆菌、阴沟杆菌、枸橼酸杆菌、痢疾杆菌、铜绿假单胞菌等均有抗菌作用。体外试验证明，本药对下列细菌也有抗菌活性：奇异变形杆菌、普通变形杆菌、摩根菌、克雷伯菌属、流感嗜血杆菌、副流感嗜血杆菌、奈瑟菌属、肺炎链球菌、消化链球菌属、消化球菌属、梭菌属、梭杆菌属、多形杆菌属等。

临床用于敏感菌引起的下列感染：呼吸道感染、脓胸、肺脓肿、泌尿生殖系统感染、胸腔内各脏器感染、泌尿生殖系感染（包括产后感染、淋病）、皮肤及软组织感染等，以及其他严重感染，如脑膜炎、细菌性心内膜炎、败血症等。

成人静脉滴注常规剂量：2.5～3.75g，8～12h 1次。疗程7～14d。每日最高剂量不超过15g。用适量注射用水或氯化钠注射液溶解后，再加入0.9%氯化钠注射液或5%葡萄糖氯化钠注射液或5%～10%葡萄糖注射液100mL，滴注30～50min。

【注意与禁忌】 不良反应可有：过敏性反应如皮疹、瘙痒，罕见药物热、嗜酸性细胞增多症、急性间质性肾炎、血管炎。出现即发性荨麻疹应立即停药。胃肠道反应可有腹泻、恶心、呕吐。可有一过性血清酶和胆红素升高。可有粒细胞减少或缺乏、贫血、血小板减少、出血。可出现焦虑、痉挛、惊厥和肌酐、尿素氮升高。罕见低血钾及血栓性静脉炎。

禁用于对本药成分和头孢菌素过敏者。慎用于肝功能不全和有过敏史患者。孕妇、哺乳妇虽无禁忌，但应用时应权衡利弊。

【药物相互作用】 与美洛西林钠类同，可参阅。

【规格】 注射剂：1. 25g（美洛西林钠 1g，舒巴坦钠 0. 25g），2. 5g（美洛西林钠 2g，舒巴坦钠 0. 5g）。

第三节 氨基糖苷类

本类药物的主要药理功能是阻碍菌体蛋白合成、释放，导致细胞膜通透性增加、生命物质外漏，引起菌体死亡，故为静止期杀菌剂。抗菌谱主要为 G^- 杆菌，包括大肠杆菌、克雷伯菌属、肠杆菌属、变形杆菌属、沙雷菌属、产碱杆菌属、不动杆菌、志贺菌属、沙门菌属、枸橼酸杆菌属等。有的品种还对铜绿假单胞菌或金葡菌、结核菌有抗菌作用。对奈瑟菌属抗菌作用较弱。对链球菌属和厌氧菌无效。细菌对本类药品的耐药性主要是通过质粒传导产生钝化酶形成的。产生钝化酶的质粒（DNA 片段）可通过接合方式在细菌之间转移，使新的菌体产生耐药性。

氨基糖苷类的主要毒副作用有：①耳毒性：使前庭功能损伤、耳蜗神经损伤，引起眩晕和耳聋。②肾毒性：主要损害近端小管，出现蛋白尿、管型尿、血尿、氮质血症，甚至肾衰竭。③阻滞神经肌肉引起心肌抑制、呼吸衰竭等。④也可有血象变化、肝酶增高、面部或四肢麻木、周围神经炎、视力模糊、脂肪性腹泻、菌群失调等。也可引起过敏反应，如休克、皮疹、荨麻疹、药物热、粒细胞减少、溶血性贫血等。

药物的相互作用中，有下列诸点值得注意：①与强利尿剂或其他耳毒性药物配伍用可加重耳毒性。②与头孢菌素、右旋糖酐联用可加强肾毒性。③与有肌松作用的药物联用可加重神经肌肉阻滞作用。新斯的明及其他抗胆碱酯酶药物均可拮抗此种作用。④本类药物与碱性药物联用（碳酸氢钠、氨茶碱等）可加强药效，但也增加毒性。⑤青霉素类药物和氨基糖苷类联用可加强对某些链球菌如草绿色链球菌和肠球菌的作用。但不可任意扩大其联用的抗菌范围。

卡那霉素[典][基] Kanamycin

【药性与应用】 对大多数 G^- 菌，包括大肠杆菌、克雷伯菌属、变形杆菌、沙雷菌、沙门菌、痢疾杆菌等作用强；对流感嗜血杆菌、布氏杆菌、奈瑟菌也很敏感；铜绿假单胞菌和拟杆菌则常耐药。G^+ 菌中仅金葡菌、表葡菌敏感。对结核杆菌也有效。对敏感菌的 MIC 为 0. 5～8μg/mL。易产生耐药性，并与新霉素、巴龙霉素有交叉耐药性；与链霉素有部分交叉耐药性。口服不吸收。肌内注射 1h 达 C_{max}。$t_{1/2}$ 约 3h。主要经肾排泄，给药 6h 后大部分从尿中排出。临床主要用于敏感 G^- 菌感染的短期治疗，如败血症、肺炎、尿路感染、大肠杆菌性脑膜炎；也适用于金葡菌感染。与青霉素或氨苄西林合用可治疗肠球菌性心内膜炎；对结核仅作为二线药物使用。因肠内拟杆菌多耐药，腹部手术前准备最好与甲硝唑或替硝唑合用。也用于肝昏迷，有降低血氨的作用。

肌内注射：成人，0.5g，2 次/d；严重感染，0.5g，1 次/8h。1 个疗程不宜超过 14d。儿童，15mg/(kg·d)。50 岁以上病人，剂量应适当减少。口服：用于腹部手术前准备和肠道感染，2~4g/d，分 4 次服；治疗肝昏迷，8~12g/d，分次服用。除危重病人外，一般不静脉滴注给药。必须静脉滴注时，应将 1 次量用 100mL 液体稀释，滴注时间为 30~60min，切忌过速。

【注意与禁忌】 口服给药因吸收差而无全身反应。肌内注射可有口周麻木、眩晕、头痛、疲倦等。过敏反应以皮疹、发热、嗜酸性粒细胞增多为常见，少数可发生剥脱性皮炎、血管神经性水肿或紫癜等。耳毒性较大，以损伤听力为主，可引起不可逆的听力损害。肾毒性也较为多见。尚可引起第九对颅神经的损害，表现为舌的后 1/3 味觉丧失。治疗期间如出现耳鸣、眩晕，应立即停药。听力损伤的病人，不应使用本品。老人或疗程超过 15d 的病人，应细心观察耳毒症状。重症肌无力、帕金森病患者或应用神经肌肉阻滞剂、抗凝剂、止吐剂等耳毒性药物的病人慎用。

使用麻醉、肌肉松弛药物或输入大量枸橼酸抗凝血后使用本药，可出现肌肉阻滞和呼吸阻滞。一旦发生，使用钙盐逆转，必要时使用机械通气。本药应避免与加重神经毒性的药物和加重耳毒性的利尿药联用。氨基糖苷类药物之间可有交叉过敏，凡有过敏史者应忌用。慎用于脱水、溃疡病患者，慎用于肾组织尚未完全发育的儿童和孕妇，哺乳妇在用药期间应停止哺乳。

【药物相互作用】 ①与其他氨基糖苷类药物联用可增加肾毒性、耳毒性，以及神经肌肉阻滞作用。②与卷曲霉素、顺铂、依他尼酸、呋塞米或万古霉素同用可增加耳毒性与肾毒性。③与多黏菌素同用可增加肾毒性、神经肌肉阻滞作用。④与头孢噻吩或头孢唑林同用，可增加肾毒性。⑤与其他肾毒性、耳毒性药物合用可加重病情。

【规格】 注射剂（100mg 相当于 10 万单位，下同）：500mg，1000mg；胶囊：125mg，250mg；片剂：125mg；滴眼液：40mg/8mL。

阿米卡星[典][基] Amikacin（丁胺卡那霉素，Amiklin，Biklin，Briclin，BBK_8，Fabinol，Likacin）

【药性与应用】 半合成氨基糖苷类抗生素。抗菌谱近似庆大霉素，对 G^+ 菌、G^- 菌及若干分枝杆菌，包括结核菌有抗菌活性。特别是对铜绿假单胞菌的抗菌作用比庆大霉素强，对其耐药菌株则作用更强。本药的突出优点是对那些已对其他氨基糖苷类耐药的菌株也有显著效果。对大肠杆菌、金葡菌及变形杆菌作用比庆大霉素和西梭米星有效。注射给药后 70% 以原形自尿液排出。与羧苄西林、磺苄西林等β-内酰胺类药物合用，对铜绿假单胞菌感染可有协同作用。临床主要用于吲哚阴性杆菌感染特别是耐卡那霉素或庆大霉素的尿路和肺部感染，以及铜绿假单胞菌、变形杆菌所致的败血症。本品也用于鼠伤寒杆菌感染。

肌内注射：成人，15~20mg/(kg·d)，分 3 次给药；重症 0.5g/8h，剂量不超过 1g/d。儿童，4~8mg/(kg·d)，分 2~3 次给药。

【注意与禁忌】 耳毒性和肾毒性比卡那霉素稍低；对前庭及耳蜗毒性小。除大剂量及长疗程外，对前庭功能一般无损害。腹腔或大剂量给药后与卡那霉素一样，可引起神经肌肉接头的阻滞。与头孢菌素、两性霉素 B、多黏菌素和铂化合物合用可增加肾毒性。与利尿剂合用可增加耳毒性。与青霉素类合用可使本品失活。个别病人有过敏、胃肠道反应、肝功能异常、麻木和贫血等。对本品过敏者禁用；肾功能减退、脱水、用强利尿剂者及老年人慎用；应尽量避免与加重肾毒性的药物合用；与青霉素类混合，无论在体内、体外，均可使本品失活。对接受肌肉松弛剂的患者不可应用，以免加重神经肌肉阻滞，参阅卡那霉素。对儿童、孕妇，有损伤听力的可能，用时应特别慎重，权衡利弊。哺乳妇用药期间应停止哺乳。

【药物相互作用】 ①与羧苄西林联用对铜绿假单胞菌等某些敏感菌株有协同作用。②与碳酸氢钠、氨茶碱联用可增强抗菌作用。③与头孢噻吩或头孢唑林局部或全身应用都增加肾毒性。④与右旋糖酐同用或先后联用于全身或局部，均增加耳毒性或肾毒性。⑤与肌松剂或有此种作用的药物，如地西泮等联用可加重神经肌肉阻滞，导致肌肉无力、呼吸抑制。⑥同时或序贯给予全身或局部其他肾毒性或神经毒性药物，特别是杆菌肽、卷曲霉素、顺铂、两性霉素 B、头孢噻啶、巴龙霉素、紫霉素、多黏菌素 B、多黏菌素或万古霉素（或去甲万古霉素），都会增加肾毒性或神经毒性。同时给予先锋霉素类会造成肌酐升高的假象。与利尿剂（如依他尼酸、呋塞米等）同用可增加本药的耳毒性。与苯海拉明等抗组胺药合用可掩盖本药的耳毒性。

【规格】 注射剂（100mg 相当于 10 万单位，下同）：100mg，200mg，400mg，500mg，600mg。

核糖霉素[典]　Ribostamycin（威他霉素，威斯他霉素，维生霉素，Ibistacin，Landamycine，Ribomycin，Ribostamin，Vistamycin）

【药性与应用】 抗菌谱与卡那霉素相似，对葡萄球菌、链球菌、肺炎球菌、肺炎杆菌、大肠杆菌和部分变形杆菌菌株有效，抗菌作用较卡那霉素略弱。对铜绿假单胞菌和结核杆菌无效。与卡那霉素有一定的交叉耐药性。肌内注射 0.5g t_{max}为 30min，平均 C_{max}为 25μg/mL，6h 下降为 2μg/mL。12h 从尿中排出 85%~90%。体内分布广，可进入各周围组织、羊水和乳汁中。胆汁和脑脊液中浓度甚低。其主要优点是毒性较低，尤其耳毒性和肾毒性小。临床主要用于上述敏感菌所致的呼吸、泌尿、骨关节、腹腔、胸腔、皮肤及软组织以及眼、耳、鼻部的感染。

肌内注射：成人，1~2g/d，分 2 次给药；小儿，20~40mg/(kg·d)，分 2 次给药。

【注意与禁忌】 偶有皮疹、注射部位疼痛或麻木、耳鸣、尿素氮及转氨酶轻度升高等。本品虽无绝对禁忌证，但 12 岁以下小儿不宜用，虽比同类其他药物的耳毒性低，但仍应慎重。肾功能不全者慎用。偶可引起听神经损害，长期用药时应检查听力。与右旋糖酐、葡聚糖、海藻酸钠、强利尿剂、血浆代用品配伍用，增加肾毒性。与卡那霉素、新霉素之间有交叉耐药性。

【规格】 粉针剂：0.5g，1g。

妥布霉素[典] Tobramycin（妥布拉霉素，托霉素，泰星，注射用乃柏欣，Distobram，Nebcin Vial，Obracin，Tobracin，Tobradistin，Tobrasix）

【药性与应用】 抗菌谱与庆大霉素相似，但作用力强，主要对 G^-菌如铜绿假单胞菌、大肠杆菌、克雷伯杆菌、肠杆菌属、吲哚阴性和阳性变形杆菌、枸橼酸杆菌和普鲁威登菌有抗菌作用。对铜绿假单胞菌的作用较庆大霉素强 3~5 倍，也比多黏菌素 B 强。对庆大霉素耐药的铜绿假单胞菌也对本品敏感，但对其他 G^-菌则不如庆大霉素。金葡菌抗药，链球菌无效。口服吸收不良，给药主要用肌内注射方式。药物动力学性能与庆大霉素相似。主要由肾脏排泄。临床上主要用于 G^-敏感菌的严重感染，特别是铜绿假单胞菌、大肠杆菌及肺炎杆菌引起的脑膜炎、烧伤败血症，以及泌尿、呼吸及胆道感染。也用于 G^-菌、G^+菌造成的混合感染。但不单用于金葡菌感染。

主要用于肌内注射。一般成人剂量为 1.5~5mg/(kg·d)，分 2~3 次用药。1 个疗程为 7~10d。剂量不可超过 5mg/(kg·d)。

【注意与禁忌】 主要是耳、肾毒性，但较庆大霉素为轻，血药浓度控制在 10μg/mL 以下比较安全。可见恶心、呕吐、头痛、皮疹、转氨酶升高、粒细胞减少及血小板下降等不良反应。C_{max}>12μg/mL、C_{min}>2μg/mL 时易发生中毒反应。对氨基糖苷类或本品过敏者禁用；肾功能减退者适当减量或延长给药时间；长期大量用药应监测肝肾功能、血象和听力；与头孢菌素类合用增加肾毒性。小儿应慎用本药，在使用过程中应注意监测听力与肾功能。本药可损伤胎儿听力，孕妇禁用本药。使用本药期间应停止哺乳。

【药物相互作用】 ①与β-内酰胺类药（头孢菌素、青霉素类）联用可增加对某些敏感菌株的效用。②与其他氨基糖苷类药同时或序贯应用增加肾毒性、耳毒性及神经肌肉阻滞作用。③与头孢噻吩或头孢唑林局部或全身同用或序贯应用增加肾毒性。④与代血浆右旋糖酐、海藻酸钠、强利尿剂、卷曲霉素、顺铂、万古霉素、去甲万古霉素合用，同时或序贯、局部或全身应用，都可增加耳毒性、肾毒性，造成不可逆伤害。⑤与肌松剂或有肌松作用的地西泮类药物合用可导致肌无力或呼吸麻痹。⑥与多黏菌素类药合用可加重肾毒性或神经肌肉阻滞作用。⑦与苯海拉明等抗组胺药合用可掩盖本药的耳毒性。

【规格】 注射剂（100mg 相当于 1 万单位，下同）：10mg，40mg，80mg，160mg；滴眼液：15mg/5mL，24mg/8mL，40mg/8mL；眼膏：50mg/10g。

庆大霉素[典][基] Gentamicin

【药性与应用】 抗菌作用较新霉素、卡那霉素强。对 G^-菌，如大肠杆菌、肠杆菌、克雷伯杆菌、沙门菌属、沙雷菌、痢疾杆菌、变形杆菌和铜绿假单胞菌都有较强作用，MIC 为 0.06~8μg/mL。在 G^+菌中除金葡菌高度敏感外，对其他细菌的活性均较差。对结核杆菌的某些菌株也有效，但远没有达到临床应用的程度。葡萄球菌、铜绿假单胞菌和其他 G^-菌均耐药，与卡那霉素、妥布霉素有交叉耐药性。近年来，由于本品广泛应用于临床，耐药菌株愈来愈多。本品口服吸收差。主要由肾排泄。临床主要用于敏感 G^-菌引起的感染，如败血症、骨髓炎、肺炎、腹腔感染、脑膜炎、尿路感染等。

肌内注射：成人，每次 1~1.5mg/kg，1 次/8h。儿童可用成人剂量，但婴儿、新生儿只可用 5~7mg/(kg·d)，分次给予。1 个疗程一般限于 7~10d。肾功能减退病人按轻重程度依次递减。静脉滴注仅用于严重感染病人，剂量与肌内注射相同，用 5%~10%的葡萄糖溶液或生理盐水 50~100mL 稀释，20~30min 滴完。口服因吸收不良，仅用于肠道感染或肠道手术前的准备。成人，240~640mg/(kg·d)；儿童10~15mg/(kg·d)，分 4 次口服。

【注意与禁忌】 不良反应与卡那霉素相似。前庭损害比听力损害更多见，肾功能损伤更易发生；严重大面积烧伤病人，因皮损吸收面积大，局部外用也可发生。报道的急性肾衰竭病例，多与合用头孢菌素有关。神经肌肉阻滞作用较新霉素为小。偶见贫血、紫癜、惊厥、血清转氨酶和胆红素升高。与新霉素、卡那霉素有交叉过敏反应。肾功能减退病人应减小剂量，并测定血药浓度，C_{max}达到 10~12μg/mL 或 $C_{min}\geq$2μg/mL 时应调整剂量。出现耳毒症状应立即停药。与有耳毒性、肾毒性药物或神经肌肉阻滞剂配伍时，应特别慎重。止吐剂可掩盖耳毒症状，应注意。禁用于对氨基糖苷类过敏者。

【药物相互作用】 ①与羧苄西林联用治疗铜绿假单胞菌感染有增效作用，

但药液不能在体外混合应用，否则效价降低。②与青霉素或头孢唑林合用可增强对肠球菌的抗菌作用；与头孢噻吩合用可增强对克雷伯杆菌的作用。③与强利尿剂如呋塞米等合用可提高血浆浓度，增加耳、肾毒性。④与两性霉素 B、头孢菌素、红霉素、肝素、青霉素、碳酸氢钠、磺胺嘧啶钠等在体外有配伍禁忌。⑤与氨茶碱联用可增加抗菌效果，也同时增加肾毒性。⑥与卷曲霉素、顺铂、依他尼酸、呋塞米、万古霉素、去甲万古霉素，同时或序贯应用于局部或全身，可增加肾毒性与耳毒性。⑦与多黏菌素类注射剂同时或序贯应用可增加肾毒性和神经肌肉阻滞作用。⑧神经肌肉阻滞剂或有类似作用的药物，如地西泮等可加重神经肌肉阻滞，导致肌无力，甚至呼吸抑制。

【规格】 片剂（10mg 相当于 1 万单位，下同）：20mg，40mg；注射剂：20mg，40mg，80mg；颗粒：10mg，40mg；滴眼液：4 万单位/8mL。

庆大霉素珠链　（庆大霉素聚甲基丙烯酸甲酯珠链）

【药性与应用】 新型抗生素缓释剂。抗菌谱同庆大霉素。本品埋植后 t_{max} 为 1~2h，12h 后几乎消失，但局部的血药浓度则高于血、尿浓度 100 余倍，能较长时间缓慢持续释放并保持有效浓度。适用于敏感菌导致的慢性骨髓炎、化脓性关节炎、窦道感染、开放性骨折合并化脓性感染、深部脓肿、骨关节和软组织手术后预防伤口感染。

置珠链于病灶中治疗：手术清除病灶后彻底冲洗伤口，置入本品 1~2 链于伤口内，留 1~2 珠粒于伤口外，切口一期缝合。术后 4~7d 开始拔出，每日可拔 1~2 粒，经 2 周后全部拔出。同时伤口置引流。对植骨病人，将珠链完全埋入清创后的病灶内，待伤口愈合后 1~3 个月，再次切开取出。1 次置 2 链以上者应平行排列，链与链之间避免交叉缠绕，以免取出困难。

【注意与禁忌】 无明显不良反应，但肾功能损害者禁用。若盛珠链的玻璃管破裂，可经 105℃ 高压消毒 15min 后，按原法使用。

【规格】 无菌珠链：15 粒/链。每珠直径 7mm，重 0.24g，含本品 1700 单位。各珠之间用不锈钢丝连接，置于消毒玻璃管中。

西索米星[典]　Sisomicin（西梭霉素，西索霉素，紫苏霉素，Baymicin）

【药性与应用】 抗菌谱与庆大霉素相似，但对铜绿假单胞菌、肺炎杆菌、大肠杆菌、沙雷菌、变形杆菌的抗菌活性强，对庆大霉素耐药的菌株多数仍敏感。对金葡菌也有良好作用。临床主要用于严重 G^- 菌感染。

肌内注射：3mg/(kg·d)，分 3 次给予。1 个疗程为 7~10d。肾功能损伤时，适当减量。

【注意与禁忌】 与庆大霉素相似，但毒性较大。肾功能不全者慎用。

【药物相互作用】 ①与其他氨基糖苷类药物同用明显增加肾毒性，并可引起呼吸肌麻痹。抗胆碱药和钙盐有助于解除此种阻滞作用。②与神经肌肉阻滞剂和有此作用的地西泮等药合用可加重阻滞，导致肌无力，呼吸抑制。③与右旋糖酐、海藻酸钠等血浆代用品或依他尼酸、呋塞米、卷曲霉素、万古霉素、去甲万古霉素、顺铂等药合用或序贯应用，无论局部或全身，都可加重耳毒性和肾毒性，且停药后听力减退仍可继续发展。④与头孢噻吩局部或全身合用可增加肾毒性。⑤与多黏菌素类合用，或序贯应用于全身或局部，可增加肾毒性或神经肌肉阻滞。

【规格】 注射剂：50mg，75mg，100mg。

奈替米星[典] Netilmicin（乙基西梭霉素，奈替霉素，立克菌星注射液，乙基紫苏霉素，Certomycin，Netilyn，Netromycin Injection，Sch20569）

【药性与应用】 半合成氨基糖苷类抗生素，是本类药品中耳、肾毒性最低的一种。抗菌谱与庆大霉素相似，对大肠杆菌、变形杆菌、铜绿假单胞菌、枸橼酸杆菌、荚膜杆菌属、肠杆菌属及肺炎杆菌等 G^- 菌有很强的抗菌活性，但抗铜绿假单胞菌作用弱于妥布霉素。对 G^+ 菌，如金葡菌、表葡菌也有效，但对链球菌、肠球菌、肺炎杆菌作用弱。本品主要由尿中排出。临床主要用于敏感菌所致的呼吸系统、泌尿系统、皮肤及软组织、骨关节、手术后、妇科感染及败血症等。

肌内注射或静脉滴注：3~8mg/(kg·d)，分 2~3 次，或 1 次/8h；静脉滴注用 50~200mL 无菌生理盐水或 5%的葡萄糖溶液稀释，1.5~2h 滴完。肾功能不全者应减量或延长给药时间。

【注意与禁忌】 偶可引起过敏性休克，有时出现皮疹及瘙痒。对听神经毒性低，眩晕、耳鸣及听力减退等不良反应停药后可恢复。此外尚可有转氨酶、尿素氮、肌酐及碱性磷酸酶升高。用药期间宜多饮水。对其他氨基糖苷类过敏者可有交叉过敏，因此禁用于此类患者，也禁用于对杆菌肽过敏者。脱水、第八对脑神经损害、肝肾功能损害、神经肌肉疾病、帕金森病等患者均应慎用。儿童、孕妇应权衡利弊选用。哺乳妇应用期间应停止哺乳。

【药物相互作用】 ①与苯唑西林钠或氯唑西林钠联用对金葡菌有协同抗菌作用。②与阿洛西林或羧苄西林合用对多数铜绿假单胞菌有协同抗菌作用。③与青霉素联用对大多数粪链球菌（肠球菌）有协同抗菌作用。④与碱性药物（碳酸氢钠、氨茶碱等）联用增加抗菌活性，但也增加毒性。⑤与其他氨基糖苷类药物联用增加耳、肾、神经毒性。⑥与肾毒性药物、右旋糖酐、万古霉素、多黏菌素、强利尿剂联用增加肾毒性。⑦与肌松剂或具有此种作用的药物，如地西泮等联用可加强肌松作用，引起呼吸抑制。⑧与头孢菌素类药物联用除增加肾毒性外，可使肌酐测定值假性升高。

【规格】 注射剂：50mg，100mg，120mg，150mg，200mg，300mg。

小诺霉素[典] Micronomicin（小诺米星，沙加霉素，相模霉素，6-N'-甲基庆大霉素，MCR，Sagamicin，XK-62-2）

【药性与应用】 广谱抗生素，抗菌谱近似庆大霉素，与其他同类药的交叉耐药性较轻。对铜绿假单胞菌、变形杆菌、沙雷菌属及对卡那霉素等耐药的大肠杆菌、克雷伯菌属、葡萄球菌属有强大的杀菌力。肌内注射吸收迅速，血药浓度高，内脏分布好，t_{max}30min，可向痰液、扁桃体、胸腔内脓液及羊水移行；胆汁和脑脊液中也有少量分布；乳汁中较少。给药 8h 后，85%药物从尿中排出。临床用于敏感菌引起的感染，如败血症、腹膜炎、呼吸系统感染、尿路感染。因其对黏膜无刺激性，也用于治疗敏感菌引起的眼科感染，如眼睑炎、急性睑板腺炎、泪囊炎、结膜炎、角膜炎等。

肌内注射：尿路感染，120mg，2 次/d；其他感染，60mg/次，2~3 次/d。儿童，3~4mg/(kg・d)，分 3~4 次给药。滴眼：2~3 滴，3~4 次/d。

【注意与禁忌】 偶见休克、皮疹、瘙痒、红斑等过敏症状，以及肝肾功能损害、眩晕、耳鸣、重听、白细胞减少、消化功能紊乱、B 族维生素及维生素 K 缺乏、注射部位疼痛或硬结等。滴眼时个别人可出现眼痛、眼痒、复视、分泌物增加等。用药一般不超过 14d。避免与血浆代用品（如右旋糖酐）、麻醉剂、肌松剂、依他尼酸、呋塞米等并用，以免增加肾毒性。不可与羧苄西林、磺苄西林共用，否则降低效价。

【药物相互作用】 ①与头孢类抗生素有协同抗菌作用，但可增加肾毒性。②与碳酸氢钠、氨茶碱等碱性药物合用可增加抗菌活性，但也增加耳、肾毒性。③与其他氨基糖苷类、卷曲霉素、顺铂、万古霉素、多黏菌素同时或序贯应用增加耳、肾及神经肌肉毒性。④与抗组胺药苯海拉明等合用可掩盖耳毒性。

【规格】 片剂：40mg；颗粒：40mg；口服液：80mg；注射剂：30mg，60mg，120mg；滴眼液：24mg。

异帕米星[典] Isepamicin

【药性与应用】 抗菌谱类似庆大霉素，包括大肠杆菌、枸橼酸杆菌、克雷伯菌属、肠杆菌、沙雷杆菌、变形杆菌、铜绿假单胞菌等。结构中异丝氨酰基的存在加强了耐酶性能，对一些耐庆大霉素的菌株也有抗菌作用。健康人肌内注射后 t_{max}约 1h，可渗入痰液、腹水、创伤渗出液、炎症渗出液、脐血、羊水中。在体内不代谢，以原形从尿中排出，12h 达 80%。临床用于上述敏感菌所致外伤或烧伤创面感染、肺炎、支气管炎、泌尿系统感染、腹膜炎及败血症等。

肌内注射或静脉滴注：成人，400mg/d，1 次或均分为 2 次给药。滴注速度宜控制在 0.5～1h。其他按年龄、病情和体质状况适当调整药量。

【注意与禁忌】 主要表现为对第八对颅神经的毒性。对胎儿、幼儿影响大，一般不宜应用；儿童也应十分慎重。高龄、肾功能不全或肝功能差、高能静脉营养、恶病质者亦应慎用。有此类药物过敏或引起听力损害史者本人或血亲均禁用此药。与肌松剂、襻利尿剂（如呋塞米）联用，可加重肾脏和听觉损害。与青霉素、头孢菌素类置同一容器中可降低药物效价，必要时应分别给予。

【药物相互作用】 ①与第三代头孢菌素、哌拉西林、美洛西林钠、环丙沙星、亚胺培南等合用有协同作用。但与头孢类合用可增加肾毒性。②与血浆代用品右旋糖酐、藻酸钠等合用可增加肾毒性。③对伤寒疫苗有灭活作用。

【规格】 注射剂：200mg。

阿司米星 Astromicin（阿司霉素，福提霉素，式费霉素，强壮霉素，硫酸阿司霉素，Astromicin Sulfate，Fortimicin）

【药性与应用】 对一些 G^- 杆菌，如沙雷菌属、变形杆菌属、枸橼酸菌属及肠杆菌属等和金葡菌有强大的抗菌作用。对多种氨基糖苷类纯化酶稳定，抗酶性能好，因其结构特殊，与其他氨基糖苷类无交叉耐药性。健康人肌内注射后，t_{max} 约 0.5～1h。体内分布良好，痰、阑尾、腹水、生殖器官、扁桃体、羊水中均可达到有效浓度。胆汁、乳汁中药物浓度较低。主要由尿排出，8h 排泄原药的 64%～73%，$t_{1/2}$ 为 1.8h。临床上用于敏感菌所致的支气管炎、肺炎、肾盂肾炎、腹膜炎、膀胱炎、中耳炎等。

肌内注射：成人，400mg/d，分 2 次给药。以注射用水或生理盐水稀释。

【注意与禁忌】 偶见皮疹、瘙痒、药物热、第八对颅神经伤害、肝肾损害、注射部位疼痛或硬结。罕见休克、胃肠道反应、粒细胞减少、B 族维生素及维生素 K 缺乏。对本品及氨基糖苷类、杆菌肽有过敏史者禁用。重听者、孕妇、小儿慎用。与强利尿剂、血浆代用品、肌松剂合用，可加重听力、肾损伤或引起呼吸肌麻痹。避免与麻醉药同时应用。

【规格】 注射剂：60mg，120mg；滴眼液：3mg/mL。

大观霉素[典] Spectinomycin（奇霉素，壮观霉素，淋必治，奇放线菌素，治淋炎，Kempi，Spectam，Spectogard，Togoplus，Trobicin Vial）

【药性与应用】 由链霉菌产生的氨基糖苷类抗生素。对 G^+ 菌、G^- 菌均有抑制作用，尤其对耐青霉素的淋球菌有良好的抗菌作用，为一专治淋病的新型特效药。通过破坏菌体胞壁的蛋白质合成发挥杀菌作用。其疗效与青霉素相同，但无青霉素过敏问题。口服不吸收。肌内注射后 t_{max} 为 1h，体内药物主要以原形从肾中排泄，$t_{1/2}$ 约 2.5h。单剂量肌内注射，1 周内有效率达 96%。临床专用于淋球菌引起的尿道炎、直肠炎、急性淋病、子宫炎等。尤适用于对青霉素、四环素耐药病例。

肌内注射：2g/次。将专用稀释液（0.9%苯甲醇溶液）3.2mL 注入药瓶内，猛力振摇，使成混悬液约 5mL，用粗针头注入臀上部外侧深部肌肉中。一般 1 次即可。对于迁延不愈的病人可增至 4g，分注于两侧臀部，或分 2 次注射。

【注意与禁忌】 注射部位有轻中度疼痛。偶有恶心、呕吐、疼痛、寒战、发热、失眠、轻微瘙痒及荨麻疹。用第 2 剂者，偶见肝肾功能改变、血红蛋白降低、红细胞减少。对本品过敏及肾衰竭病人禁用。淋球菌对本品可产生耐药性，可增大剂量。本品为混悬液，严禁静脉用药。配制后室温放置不能超过 24h。本品尚未发现有明显的耳毒性。

【药物相互作用】 ①与碳酸氢钠、氨茶碱等碱性药物合用可增加本药的抗菌活性。②与强利尿剂、头孢菌素类药物合用可增加肾毒性。③与右旋糖酐、藻酸钠等血浆代用品合用可增加肾毒性。④与碳酸锂合用有发生中毒的报道。

【规格】 注射剂：2g，4g。

新霉素[典]　Neomycin（Dextromycin，Fradiomycin，Framycetin，Myacyn，Myciguent，Neomin，Nivemycin，FRM）

【药性与应用】 广谱抗生素，抗菌谱与卡那霉素相似，对 G^- 菌、G^+ 菌、抗酸杆菌、放线菌都有效，对葡萄球菌的作用比链球菌强，对有些变形杆菌、假单胞菌属亦敏感，对梭状芽孢杆菌的作用不定。本品能迅速明显地抑制肠道内的大肠杆菌属。脓液、渗出液、胃肠分泌液、细菌生长产物和酶均不影响本品的抗菌作用。与卡那霉素之间有完全的交叉耐药性。金葡菌、肠道菌可对本品耐药。口服吸收很少，主要经肾排泄。临床主要用于婴儿腹泻、中毒性消化不良。本品可抑制肠菌产氨，故也用于肝昏迷的辅助治疗及肠道手术前清除肠腔细菌。局部应用于皮肤、黏膜感染，如烧伤、创伤、溃疡、脓疱病、传染性皮肤病、疖、痈、外耳炎、结膜炎、眼睑炎等。

口服：成人，0.5~1g，3~4 次/d；儿童，25~50mg/(kg · d)，分 4 次服。外用于皮肤、黏膜、眼部，用 0.5%软膏涂于患处，2~3 次/d；或溶于生理盐水 5mg/mL 湿敷、灌洗、冲洗。

【注意与禁忌】 不宜大量体腔内留置给药，因吸收后可致耳聋、肾毒性或抑制呼吸。肠梗阻者忌用。禁用于注射给药。如出现呼吸麻痹，可用新斯的明、氯化钙解救。口服常可引起稀便、恶心、腹泻及呼吸不良。大量腹腔内给药，可引起呼吸骤停。新生儿可能产生听神经损害。

【药物相互作用】 ①与氨茶碱合用，对葡萄球菌有协同抗菌作用。②与氯贝丁酯合用，有协同降血脂作用。③同时或序贯应用氨基糖苷类药物和杆菌肽、顺铂、万古霉素、两性霉素 B、多黏菌素 B、黏菌素、紫霉素、卷曲霉素、去甲万古霉素等，可增加耳、肾、神经肌肉毒性。④与强利尿剂呋塞米、依他尼酸等同用，可因增加血药浓度而增加耳、肾毒性。这种损害停药后仍可继续进展。⑤与神经肌肉阻滞剂合用、输入大量枸橼酸抗凝血、采用卤素碳氢麻醉剂时，可加重神经肌肉阻滞作用，引起肌无力，甚至呼吸麻痹。⑥与口服避孕药同用，降低避孕药效，增加经期外出血发生率。⑦本药降低脂溶性维生素、胡萝卜素、葡萄糖等的肠道吸收率。⑧降低洋地黄苷、氟尿嘧啶、甲氨蝶呤、维生素 A、维生素 B_{12} 等药物的吸收率。⑨与青霉素 V 钾同服，可降低某些营养物质的吸收，并降低青霉素 V 钾吸收率 50%。

【规格】 片剂：100mg，250mg；滴眼液：40mg/8mL；眼膏：0.5%。

口疡灵膜剂

【药性与应用】 主要成分为硫酸新霉素、地塞米松、维生素 B_{12}、青黛，采用白及胶浆为成膜材料制成的一种治疗口腔黏膜疾病的膜剂。具有抗菌、消炎、镇痛、促进溃疡愈合作用。适用于复发性口疮、扁平苔藓（糜烂型）、创伤性溃疡、糜烂型或慢性唇炎、游走性舌炎等。

用法：取略大于创面的药膜贴敷于创面上，3~5 次/d。

【规格】 药膜：厚 0.15~0.2mm。

地贝卡星 Dibekacin（双去氧卡那霉素，达苄霉素，Dideoxy Kanamycin B，DKB，Panimycin）

【药性与应用】 卡那霉素的衍生物，抗菌谱与庆大霉素相似，对 G^+ 菌、G^- 菌有杀菌作用，对铜绿假单胞菌、变形杆菌、多种耐药性大肠杆菌、肺炎杆菌、葡萄球菌有很强的抗菌作用。抗菌活性一般较庆大霉素为差，但对铜绿假单胞菌则甚强。口服不吸收。肌内、静脉给药吸收良好，很快分布到各组织中，肾、血清、肺中浓度较高，其他依次为脾、肝、肌肉、脑。大部分以原形从尿中排出。临床主要用于敏感菌引起的败血症、脓肿、疖、蜂窝织炎、扁桃体炎、肺炎、腹膜炎、肾盂肾炎、膀胱炎、中耳炎及术后感染等。

肌内注射：成人，0.1~0.2g/d；小儿，2~4mg/(kg·d)。分 1~2 次给药。

静脉滴注：成人，0.1g/d，分 2 次溶于 100~300mL 输注液中，0.5~1h 滴完。可根据年龄、疾病、体质情况适量增减。肾功能损害者，50mg/次，轻中度损害 1 次/12h，重度损害 24~72h1 次。

【注意与禁忌】 毒性较卡那霉素强，有时可引起休克、眩晕、耳鸣及听力减退。偶有肝肾功能障碍、胃肠道反应、B 族维生素及维生素 K 缺乏、皮疹、头痛、口周麻木等。对氨基糖苷类或杆菌肽过敏者禁用。孕妇、听力减退者禁用。肝肾功能不全、高龄者慎用。避免合用血浆代用品、强利尿剂、麻醉剂、肌松剂，以免加重耳、肾毒性和引起呼吸肌麻痹。与羧苄西林、磺苄西林、哌拉西林混用降低本药效价，应分别给药。

【规格】 注射液：50mg/1mL，100mg/2mL。

巴龙霉素[典]　Paromomycin（巴母霉素，巴罗姆霉素，Aminosidin，Catenulin，Humycin，Monomycin，Neomyci E，Paramicin，PRM）

【药性与应用】 抗菌谱同新霉素，毒性大，仅供口服在肠道起抗菌作用。对溶组织内阿米巴原虫有强大杀灭作用，比依米丁强 2 倍，为其特点。对 G^- 杆菌及抗酸杆菌也有良好抑制作用。对四环素、土霉素、氯霉素、新霉素和呋喃唑酮耐药的痢疾杆菌，对本品仍可高度敏感。对牛肉绦虫、猪肉绦虫也有效。临床主要用于肠阿米巴病、细菌性痢疾及其他细菌性肠道感染；也用于手术前肠道准备和肝昏迷时抑制肠道细菌产氨。

口服：一般肠道感染及术前准备，成人，0.5~0.75g，4 次/d。治疗阿米巴痢疾，1.5~2.5g/d，分 3~4 次服，5~10d 为 1 个疗程。治疗绦虫病，30~50mg/(kg·d)，连服 5d；或 1g/15min，连服 4g。

【注意与禁忌】 口服后偶有胃肠道反应，如恶心、食欲不振、腹泻、腹痛、肠痉挛等。少数人有头晕、头痛、二重感染。个别人有肾损害。本品吸湿性强，易变色，效价降低。本药与其他氨基糖苷类有交叉过敏反应，有过敏史者应禁用。肠梗阻患者、早产儿、新生儿亦应禁用。慎用于脱水、第八对颅神经损害、重症肌无力、帕金森病、溃疡性结肠炎、肾功能不全诸类患者。本药口服虽吸收很少，但孕妇亦应慎用。国外报道本药可用于治疗妊娠期蓝氏贾第鞭毛虫、溶组织内阿米巴和绦虫病感染。用药期间哺乳妇应停止哺乳。

【药物相互作用】 有人认为与地高辛合用可降低后者的血药浓度，建议追踪观察。

【规格】 片剂：0.1g（10 万单位），0.25g（25 万单位）。

利维霉素　Lividomycin（里杜霉素，青紫霉素）

【药性与应用】　抗菌谱与卡那霉素同，对铜绿假单胞菌的作用较强，而对 G^{+} 菌的作用弱，与卡那霉素可能有交叉耐药性。

肌内注射：0.5g，2 次/d。

【注意与禁忌】　同卡那霉素，但耳毒性和肾毒性均较大。1 个疗程不可超过 2 周。

【规格】　注射剂。

卡那霉素 B　Kanamycin B

【药性与应用】　抗菌谱与卡那霉素相同，但作用强。对卡那霉素耐药的部分金葡菌株，对本品敏感。

肌内注射：200~600mg/d，均分为 2~3 次注射。

【注意与禁忌】　耳毒性、肾毒性均较卡那霉素强，对结核菌的作用弱，现已少用。

【规格】　注射剂：200mg。

依替米星[典]　Etimicin（爱大，受益，博达可，创成，格美达，潘诺，悉能，秀能，亦清，Etimicin Sulfate）

【药性与应用】　通过抑制敏感菌的蛋白合成而发挥抗菌作用。属半合成水溶性氨基糖苷类抗生素，具有广谱抗菌活性。对耐大肠杆菌、克雷伯肺炎杆菌、奇异变形杆菌、沙门菌属、流感嗜血杆菌及葡萄球菌等有较高的抗菌活性。对部分铜绿假单胞菌、不动杆菌属等具有一定的抗菌活性。对耐庆大霉素、小诺米星和头孢唑林的部分金黄色葡萄球菌，大肠杆菌，克雷伯肺炎杆菌，耐甲氧西林的葡萄球菌均有一定抗菌活性。

临床应用于呼吸系统、泌尿系统、皮肤软组织发生的各种敏感菌感染，以及创伤和手术后感染。

成人常规用量：静脉滴注，100~150mg，1 次/12h，稀释于生理盐水或 5%葡萄糖注射液中，滴 1h。一疗程 5~10d。

【注意与禁忌】　本品不良反应的发生率及严重程度与奈替米星相似。主要为耳鸣、眩晕、电测听能力下降，易发生于肾功能不全患者，但程度较轻。可有血清尿素氮、肌酐一过性升高，血清酶类升高，但停药后可恢复。罕见心悸、胸闷、皮疹、皮肤瘙痒等。

忌用于对氨基糖苷类药物过敏者。慎用于肾功能不全、大面积烧伤和脱水患者。儿童、孕妇用药应权衡利弊。哺乳妇在用药期间应停止哺乳。

【药物相互作用】　①与中枢麻醉药、肌松药、氯唑沙宗、苯二氮䓬类、奎尼丁、枸橼酸钠抗凝血等合用可引起肌无力和呼吸抑制。②与其他有潜在耳、肾毒性药物如氨基糖苷类、多黏菌素、依地尼酸、呋塞米合用可增加耳、肾毒性。

【规格】 注射剂：50mg，100mg。

第四节　四环素类

四环素类属广谱抗生素，其抗菌谱包括化脓性和草绿色链球菌、肺炎链球菌、肠球菌、金黄色葡萄球菌、李斯特菌、梭状芽孢杆菌、炭疽杆菌、放线菌、大肠杆菌、产气杆菌、痢疾杆菌、沙门杆菌、流感嗜血杆菌、克雷伯杆菌、鼠疫杆菌、布氏杆菌、霍乱弧菌、脑膜炎球菌、淋球菌、螺旋体、支原体、衣原体、立克次体等。抗菌作用的强弱依次为米诺环素、多西环素、美他环素、金霉素、四环素、土霉素。药物之间存在着密切的交叉耐药性。

细菌对四环素类的耐药性已达到了相当严重的程度，目前很少用于抗菌治疗，主要应用于立克次体、衣原体、支原体、回归热螺旋体等非细菌性感染和布氏杆菌病。偶尔也用于敏感菌所致的呼吸道、胆道、尿路和皮肤及软组织等处的轻症感染。

四环素类的不良反应主要有消化道反应、肝损害、肾损害、影响牙齿和骨骼发育、局部刺激、过敏反应、菌群失调等。

注意事项主要为：①避免与钙盐、铁盐等金属离子药物及抗酸药合用，也不要与牛奶同服，以免形成络合物阻碍吸收。②四环素抑制肠道菌群，妨碍避孕药的肠-肝循环，影响避孕效果。

四环素[典]　Tetracycline（Achromycin，Agromicina，Ambramycin，Tetramycin）

【药性与应用】 广谱抗生素，通过抑制菌体蛋白合成产生抑菌作用。对大多数 G^+菌、G^-菌包括某些耐青霉素菌株均有效。对肺炎球菌、溶血性链球菌、草绿色链球菌、部分葡萄球菌、产气荚膜杆菌、炭疽杆菌、白喉杆菌、破伤风杆菌、布氏杆菌、流感杆菌、奈瑟淋球菌、霍乱弧菌等有一定抗菌作用。对立克次体、支原体、衣原体、梅毒等螺旋体及阿米巴原虫等也有较强抑制作用。但细菌耐药现象严重，应予注意。口服吸收不完全，约为77%。吸收程度可被二、三价金属可溶性盐降低，并受牛奶和食物的影响，宜饭前服用。吸收后广泛分布于全身各组织、体液。母乳中浓度可达血浆浓度的60%，可穿过胎盘进入胎儿循环。经尿和胆汁中排出，二者的浓度较高，$t_{1/2}$ 8.5h。临床首选用于布氏杆菌病和霍乱的治疗，也用于其他敏感细菌感染轻症的治疗。现在主要用于非细菌性的感染，如立克次体、支原体、衣原体、螺旋体感染和淋巴肉芽肿、放线菌病的治疗。

口服：成人，0.5g，3~4次/d；8岁以上小儿，30~40mg/(kg·d)，分3~4次用。静脉滴注：1g，分1~2次，加入5%或10%葡萄糖溶液中滴注；因反应大，现已少用。

【注意与禁忌】 四环素盐酸盐水溶性好，吸收快，但对胃肠道的刺激性大，滞留后可引起食管溃疡，要避免卧床服药。过期变质四环素毒性大，不可再用。孕妇、哺乳妇及8岁以下儿童禁用。肝、肾功能不全者慎用。四环素可沉积于牙齿和骨骼中，使其变质。少见血清酶类和胆红素升高、药物热、皮疹等过敏反应。长期用药可出现异常淋巴细胞、粒细胞毒性颗粒、溶血性贫血、血小板减少、粒细胞减少、肌酐和尿素氮升高、二重感染、菌群失调。有报道四环素尚可引起颅内压升高。总之，四环素因耐药菌株多、反应大，现在临床上已很少应用，仅具药物分类上的意义。

【药物相互作用】 ①与全麻药物甲氧氟烷或呋塞米等强利尿剂合用增加肾毒性。②与抗肿瘤药等肝毒性药物合用可增加肝毒性。③与碱性药物共用可减少吸收，降低效价。④与钙、镁、铁等金属离子制剂合用可形成络合物，减少吸收。⑤与考来烯胺、考来替泊等降血脂药共用减少吸收。⑥可抑制凝血因子Ⅱ的活性，与抗凝剂共用应调整剂量。⑦与雌激素类避孕药合用可降低避孕效果，增加经期出血。⑧饭后服用可使药效减半。

【规格】 片剂：0.125g，0.25g；胶囊：0.25g；注射剂：0.125g，0.25g，0.5g。

土霉素[典] Oxytetracycline（地霉素，氧四环素，Abbocin，Berkmycin，Biostat，Clinimycin）

【药性与应用】 抗菌谱与四环素同。口服吸收好，血浆中浓度较四环素低，毒性亦较低，对儿童的牙齿影响较小。临床适应证同四环素，对肠道感染及阿米巴肠炎的疗效比四环素好，对急性阿米巴痢疾较慢性者为差。对阿米巴包囊及滋养体的疗效优于卡巴胂及氯喹。对恙虫病、立克次体病、沙眼和结核也有一定疗效。与四环素有密切交叉耐药性。

口服：成人，0.5g，3~4次/d；儿童，25~50mg/(kg·d)，亦分3~4次给药。

【注意与禁忌】 不良反应与四环素相似，但较少而轻。主要是胃肠道反应多见，如恶心、呕吐、腹泻等。重者可引起消化道溃疡或出血。禁忌证、药物相互作用与四环素同，可参阅。

【规格】 片剂：0.05g，0.125g，0.25g；胶囊：0.25g。

多西环素[典][基]　Doxycycline（脱氧土霉素，强力霉素，多西霉素，伟霸霉素，Doxitard，Doxy，Liviatin，Monodoxin，Vibramycin Tablets，GS-3065）

【药性与应用】 抗菌谱与四环素、土霉素基本相同，但体内外抗菌力较前二者为强。微生物在三药之间有明显的交叉耐药性。生物利用度高，口服吸收良好，可达93%，蛋白结合率高，约93%。$t_{1/2}$ 12～20h。42%药物可自尿内回收。临床用于敏感菌引起的呼吸、泌尿、胆道和生殖系统的感染。对败血症、皮肤及软组织感染、痤疮、布氏杆菌病、沙眼、淋病也有效。尚用于治疗斑疹伤寒、恙虫病、支原体肺炎、霍乱，以及用于预防恶性疟疾和钩端螺旋体感染等。

口服：成人常用剂量，第1日20mg，分2次饭后服用，必要时首次加倍，以后100～200mg/d。尿路感染，200mg/d，1个疗程为3～7d。8岁以上儿童、体重低于50kg者，首次4mg/(kg·d)，以后2mg/(kg·d)；严重感染4mg/(kg·d)。体重超过50kg者，按成人剂量服用。男性急性淋球菌前尿道炎：第1日首次剂量200mg，睡前再服100mg；随后100mg，2次/d，连服3～7d。女性急性淋球菌感染，100mg，2次/d，直至痊愈。由沙眼衣原体引起的成人非并发性尿道炎、子宫颈内膜感染或直肠感染，100mg，2次/d，至少服7d。

【注意与禁忌】 光敏反应比四环素、金霉素为多。可引起消化道反应、荨麻疹、血管神经性水肿、过敏性紫癜、溶血性贫血、血小板及中性粒细胞减少、牙黄，也有良性颅内压升高的报道。对四环素类过敏者禁用。孕妇、哺乳妇及8岁以下儿童忌用，肾功能障碍者慎用。可降低青霉素的杀菌力。服用本品期间停用铝、钙、镁、铁等制剂。其他不良反应和药物相互作用可参阅四环素。

【规格】 片剂：0.05g，0.1g；胶囊：0.1g；肠溶微丸胶囊：0.1g。

米诺环素[典]　Minocycline（二甲胺四环素，美满霉素，Minomax，Ultramycin，Vectren）

【药性与应用】 抗菌谱与四环素相近，具有高效、长效性，在四环素类中，其抗菌作用最强。特别是对耐药菌株有效，包括对四环素、青霉素类耐药的菌株，如金葡菌、链球菌、大肠杆菌等，尤其是耐甲氧苯青霉素、多西环素的细菌，对本品仍然敏感。口服吸收迅速而较完全，不受食物影响。脂溶性高，可向许多组织和体液中移行，在唾液、泪液中也有较高浓度。多在体内代谢，尿中排泄相对较少。临床主要用于立克次体和支原体肺炎、淋巴肉芽肿、下疳、鼠疫、霍乱及布氏杆菌病。对大肠杆菌、产气杆菌、志贺杆菌、流感嗜血杆菌、克雷伯杆菌等敏感菌株所致的感染也有效。淋球菌、梅毒螺旋体、雅司螺旋体、李斯特菌、梭状芽孢杆菌、炭疽杆菌、放线菌感染，当对青霉素不敏感时，也可试用本品。链球菌敏感菌株的感染也可应用。也可作为阿米巴病的辅助治疗。

口服：成人首剂200mg，维持量100mg，2次/d。儿童首剂4mg/kg，维持量2mg/kg，2次/d。治疗男性单纯性淋病，单量口服300mg。

【注意与禁忌】 与四环素类相似，常见眩晕，少数病人有恶心、食欲减退、舌炎、菌群失调。偶有过敏。儿童可发生牙黄、前囟隆起。金葡菌大部分菌株对本品耐药。较易引起光敏性皮炎，应避免日晒。肝、肾功能不全者慎用。避免同金属离子药合用。孕妇、哺乳妇及8岁以下儿童禁用。其他不良反应和药物相互作用参阅四环素。

【规格】 片剂：50mg，100mg；胶囊：50mg，100mg；软膏：1g/500mg。

替加环素 Tigecycine（Tygacil）

【药性与应用】 本药对肠杆菌的活性为四环素的2~16倍。对G^-菌如费氏柠檬酸杆菌、产气肠杆菌、阴沟肠杆菌、大肠埃希菌、克雷伯肺炎杆菌、摩氏摩根菌、奇异变形杆菌、普通变形杆菌、黏质沙雷菌、铜绿假单胞菌和G^+菌如金黄色葡萄球菌（包括甲氧西林耐药菌株）、链球菌（除外肺炎链球菌）、粪链球菌，以及厌氧菌如大多数脆弱拟杆菌、产气荚膜梭菌、消化链球菌、艰难梭菌均有较好抗菌活性。

临床用于复杂性皮肤软组织感染和复杂性腹腔感染（以上均为国外资料）。

国外静脉给药常规用量：初始剂量为100mg，随后一次50mg，1次/12h；根据严重程度、感染部位、临床表现和细菌学检查，疗程可持续5~14d。

【注意与禁忌】 禁用于对本药过敏者。慎用于对四环素类抗生素过敏者。对18岁以下儿童用药安全性尚未确定。8岁以下小儿有出现四环素牙的风险。孕妇用药应权衡利弊。哺乳妇用药期应停止哺乳。

不良反应有过敏性休克、头痛、肝酶升高、腹痛、腹泻、恶心、呕吐、血小板增多、发热、感染等。其他见四环素条。

【药物相互作用】 ①与华法林合用可引起后者的血药浓度升高，应密切监测凝血酶原时间比值或国际标准化比值（INR），并调整华法林剂量。②与口服避孕药合用可导致避孕效果下降。

【规格】 注射剂：50mg。

金霉素[典]　**Chlortetracycline（氯四环素，Aureocina，Aureomycin，Biomitsin，Biomycin）**

【药物相互作用】 抗菌谱与四环素相同，对耐青霉素的金葡菌菌株的疗效比四环素稍强。四环素类中本品的不良反应最大。由于其水溶性溶液不稳定，在中性或碱性条件下更易被破坏，其片剂、糖粉剂、颗粒剂、注射剂已于1982年淘汰，现主要用其眼膏治疗急慢性沙眼、结膜炎、角膜炎等。

眼膏涂入眼睑内，2~4h 1次。

【注意与禁忌】 眼科局部用药，不良反应较小，有时也可发生过敏反应。

【规格】 眼膏：0.5%；软膏：1%。

胍甲环素　Guamecycline（胍哌四环素）

【药性与应用】 抗菌性能同四环素，在支气管、肺组织中浓度较高，适用于呼吸系统敏感菌的感染。

口服：0.2~0.3g，3~4次/d。

【注意与禁忌】 同四环素。

【规格】 片剂：0.1g。

地美环素　Demeclocycline（去甲金霉素）

【药性与应用】 抗菌活性较四环素强，吸收较好，应用范围同四环素。

口服：0.15g，4次/d。

【注意与禁忌】 同四环素。光敏性皮炎较多见。

【规格】 片剂：0.15g。

美他环素[典]　**Metacycline（甲烯土霉素）**

【药性与应用】 抗菌活性较四环素强，应用同四环素。

口服：0.6~0.9g/d，分3~4次口服。

【注意与禁忌】 同四环素。

【规格】 片剂：0.1g。

第五节　酰胺醇类

酰胺醇类又称氯霉素类，主要代表药物为氯霉素。

氯霉素[典][基] Chloramphenicol（左旋氯霉素，Chloromycetin）

【药性与应用】 广谱抗生素，抑制菌体蛋白合成而抑菌。现已由人工合成法制得。对多数G^-菌和G^+菌有效。对G^-菌作用较强，其中对伤寒杆菌、流感嗜血杆菌、奈瑟球菌和百日咳杆菌特别敏感。此外，G^-菌中的淋球菌、大肠杆菌、肺炎杆菌、痢疾杆菌、沙门杆菌、布氏杆菌、霍乱弧菌等也均敏感。变形杆菌属的差异性较大，铜绿假单胞菌多耐药。敏感的G^+菌有金葡菌、溶血性链球菌、肺炎球菌、草绿色链球菌及肠球菌等。白喉杆菌、炭疽杆菌、破伤风杆菌、产气荚膜杆菌、放线菌多数敏感。厌氧菌，如脆弱拟杆菌、梭形杆菌、消化球菌、消化链球菌多数也敏感。对立克次体、衣原体、肺炎支原体很有效。脆弱拟杆菌、流感嗜血杆菌、伤寒杆菌、金葡菌的耐药性发展较慢，但近年来有增加的趋向。本品与红霉素、四环素之间有交叉耐药性。口服吸收良好，广泛移行于各组织和体液中。脑脊液浓度可达血药浓度的30%～50%，符合治疗需要。可进入胎儿循环、乳汁和眼部。在肝脏中代谢失活，尿中仅排泄5%～10%的原形药。

伤寒和其他沙门菌属感染是主要适应证。流感嗜血杆菌、脑膜炎球菌、厌氧菌引起的中枢神经系统或呼吸系统严重感染，亦可选用本品，或与其他药物联合应用。处理腹腔感染时可与氨基糖苷类联合应用。也用于严重的G^-杆菌感染，如败血症、脑膜炎等。

口服：成人，0.5g，1次/6h。治疗伤寒可用较大剂量，体温正常后，仍应持续2～3d，以防复发，总剂量应控制在26g以下。儿童，25～50mg/(kg·d)，1次/6h。婴幼儿，25mg/(kg·d)。肌内注射或静脉滴注：0.5～1g，2次/d。

【注意与禁忌】 最严重的不良反应是造血系统的抑制：贫血、粒细胞减少、血小板减少、出血，直至再生障碍性贫血。后者的发生率为1/（1000～100 000）。消化道反应有恶心、呕吐、腹泻、菌群失调和口炎、直肠或阴道刺激。早产儿、新生儿大剂量应用可引起严重的“灰婴综合征”，表现为腹胀、呕吐、苍白、发绀、休克，可在数小时或数天内死亡。其他有视神经炎、失明、皮疹、日光性皮炎、多形性红斑等。禁用于有过敏史的病人，不能超剂量、超时间应用。为防万一，不用于轻症感染。定期查血象。肝、肾功能不全者慎用。禁用于新生儿和孕妇、哺乳妇。

【药物相互作用】 为防止用药合并症，应注意氯霉素与其他药物之间的相互作用。①与抗癫痫药合用可抑制肝细胞微粒体活性或代替抗癫痫药的血清蛋白结合部位，使后者的药效或毒性增强。②与降糖药合用可替代其血清蛋白结合部位，增强降糖作用。③与骨髓抑制药合用可加强其抑制骨髓的毒性。④与诱导麻醉剂阿芬太尼合用可延长其作用时间。⑤与林可霉素、红霉素合用可互相拮抗，使药效下降。⑥可拮抗维生素B_6的作用，引起贫血或发生周围神经炎。⑦可拮抗铁剂、叶酸、维生素 B_{12} 的作用，影响骨髓的造血功能。⑧与雌激素类避孕药合用可降低避孕效果，并增加经期外出血发生率。⑨本药在较低浓度时，可降低 β-内酰胺类药物如青霉素等的抗菌活性，故应在使用氯霉素数小时前使用它们。

【规格】 片剂：0.25g；棕榈氯霉素（B 型）片剂：0.05g；胶囊：0.25g；棕榈氯霉素（B 型）颗粒：0.1g；混悬液：0.25g/1mL；注射液：0.125g/1mL，0.25g/2mL；注射剂：0.125g，0.25g；滴眼液：0.2g/8mL，0.4g/8mL；滴耳液：0.25g/10mL；眼膏：1%，3%；耳栓：0.32g；耳丸：0.07g，0.17g，0.32g；胶丸：0.1g。

甲砜霉素[典]　Thiamphenicol（硫霉素，甲砜氯霉素，Dextrosulphenidol）

【药性与应用】 合成广谱抗生素，抗菌谱与氯霉素相似，体内抗菌作用则稍强。与氯霉素有交叉耐药性。以原形经肾和胆汁排泄，对尿路及胆道感染效果好。临床主要用于尿路、胆道和呼吸道的敏感菌感染。

口服：成人，0.25～0.5g，3～4 次/d；儿童，25～50mg/(kg・d)，分 4 次服。

【注意与禁忌】 不良反应类似氯霉素，但对血液系统的抑制较氯霉素为小，大剂量疗程超过 10d 时，应监测血象，以便及时停药。严重肾功能不全者，应减量用药。孕妇、早产儿、新生儿禁用。可致不可逆性周围神经病理变化和免疫抑制作用，用时应考虑。

【规格】 肠溶片：0.125g，0.25g；胶囊：0.25g。

第六节　大环内酯类

大环内酯类因分子中含有一个内酯结构的十四元或十六元大环而得名。本类抗生素作用于细菌核糖体 50S 亚单位，阻碍菌体蛋白合成而抗菌，属生长期抑菌剂。其抗菌谱包括葡萄球菌、化脓性和草绿色链球菌、肺炎链球菌、粪链球菌、白喉杆菌、炭疽杆菌、脑膜炎球菌、淋球菌、百日咳杆菌、产气梭状芽孢杆菌、布氏杆菌、军团菌、螺旋杆菌、钩端螺旋体、肺炎支原体、立克次体和衣原体等。由于广泛应用，耐药菌株日渐增多。大环内酯类药物之间有较明显的交叉耐药性。

本类药物的不良反应有：①肝毒性：表现为胆汁淤积、肝酶升高，停药后多可恢复。②耳鸣和听觉障碍：多发生于静脉给药时，属可逆性。③过敏：如药物热、药疹、荨麻疹等。④局部刺激和静脉炎。⑤与茶碱配伍可引起中毒，甚至死亡。

红霉素[典][基] **Erythromycin（EM，Emycin，Erycin，Erythrocin，Erythrogram，Ethryn，Ilotycin，Pantomicina，Torlamicina）**

【药性与应用】 抗菌谱类似青霉素，对多数G^+菌和某些G^-菌，如奈瑟菌、流感嗜血杆菌、百日咳杆菌有较强抗菌活性。对螺旋体、某些立克次体、衣原体和肺炎支原体也有效。对G^+厌氧菌，如真杆菌、丙酸杆菌、乳酸杆菌、多数消化球菌、破伤风杆菌、产气荚膜杆菌和放线菌也敏感。敏感微生物的MIC为0.1~2μg/mL。葡萄球菌和链球菌产生耐药菌株的速度较快。红霉素和其他大环内酯类抗生素、林可霉素、克林霉素和氯霉素之间均有一定程度的交叉耐药性。此外，对奴卡菌、少数分枝杆菌、阿米巴原虫也有一定抑制作用，但临床很少应用。

口服吸收率为18%~45%，应在饭前30min口服，减少食物对吸收的干扰。口服t_{max}为4h，$t_{1/2}$ 1.2~4h。静脉给药可获得较高血药浓度。体内移行较广，胆汁浓度达血浆浓度的30倍，但难以通过正常的血-脑脊液屏障。胎血为母血浓度的20%。大部分药物在体内代谢，仅有10%~15%在尿中以原形排泄。本品是青霉素较好的代替品，用于耐青霉素菌和对青霉素过敏病人的感染，如链球菌感染、肺炎球菌感染、梭状芽孢杆菌感染、白喉、百日咳、梅毒、淋病、李斯特菌病等。也用于心内膜炎和风湿热的预防。长疗程治疗对慢性前列腺炎有一定疗效。对于军团菌和支原体肺炎，本品可作为首选药。

口服：成人，250mg，1次/6h；严重感染可用2~4g/d。儿童，30~50mg/(kg·d)；严重感染加倍，空腹服。静脉滴注：成人，1~2g/d；儿童，20~30mg/(kg·d)，分3~4次滴注。用无菌注射用水（不可用生理盐水）溶解后，以5%葡萄糖溶液稀释为不超过0.1%的溶液滴注。局部应用：以0.5%或1%软膏或眼膏涂布。

【注意与禁忌】 胃肠道反应在大剂量时较易发生；偶见皮疹和药物热。口服二重感染少见。大剂量应用或肝、肾功能障碍病人，偶见可逆性听力减退。避免肌内注射，以免引起局部疼痛。静脉注射可发生血栓性静脉炎，应缓慢注射，并避免浓度过高。过敏病人忌用，肝、肾功能减退者慎用。

【药物相互作用】 ①与头孢菌素类合用可促进其吸收和干扰其代谢，出现一系列症状：腰痛、高血压、肝肾功能障碍。②与卡马西平、苯妥英钠、丙戊酸钠等抗癫痫药合用可抑制后者的代谢，升高其血药浓度而发生毒性反应。③与茶碱类药物合用可导致其血药浓度升高而增加毒性反应。④可使地高辛血药浓度升高，产生毒性反应。⑤与洛代他汀合用，可抑制后者的代谢，增加其血药浓度而引起横纹肌溶解。⑥与咪达唑仑、三唑仑合用可降低后者的清除率而增强其作用。⑦与阿芬太尼合用，可抑制其代谢而延长作用时间。⑧与他克莫司合用，可升高其血药浓度。⑨与肝毒性、耳毒性、肾毒性药物合用，均可增强其相应的毒性。⑩禁与酒石酸麦角胺合用，以免引起末梢血管痉挛，发生急性麦角中毒。⑪与华法林等抗凝血药合用，可诱发出血，应重新调整剂量。⑫与溴隐亭合用，可使其抗震颤麻痹活性增强和多巴胺过量毒性出现。⑬与氯霉素、林可霉素有拮抗作用。⑭与青霉素等β-内酰胺类药物联用，二者疗效均下降。⑮可干扰性激素的肠-肝循环而降低其效果。⑯可影响抗心律失常药丙吡胺的代谢。

【规格】 片剂：100mg，125mg，250mg；肠溶片：125mg，250mg；肠溶散：100mg/1g；肠溶微丸胶囊：125mg，250mg；注射剂：250mg，300mg；软膏：1%；眼膏：0.5%；栓剂：100mg，200mg。

依托红霉素[典]　Erythromycin Estolate（无味红霉素，十二烷硫酸丙酰基红霉素，Eromycin，Ilsone，Ritrocin）

【药性与应用】 高效红霉素制剂，耐酸，口服吸收良好，血药浓度高，维持时间长。适应证同红霉素，主要用于G^+菌，如金葡菌、链球菌，以及G^-菌，如百日咳杆菌、流感杆菌、布氏杆菌等感染。

口服：片剂，成人，0.125～0.25g，3～4次/d；儿童，30～50mg/(kg·d)，分4次服。干糖浆，1岁以下，0.3～0.6g/次；1～5岁，0.6～1.2g/次；6～12岁，1.2～2.4g/次。均4次/d。用冷开水充分溶解、振摇，使之成为混悬液。冲剂，成人，25～50g/次，3次/d；儿童，1.5～3g/(kg·d)，分3次服。

【注意与禁忌】 有胃肠道反应，如恶心、呕吐、腹痛、腹泻，但较红霉素为轻。对肝功能损害较红霉素强，可出现黄疸及转氨酶升高，故疗程应限制在2周以内。过敏及肝功能障碍者禁用。其他同红霉素。

【药物相互作用】 同红霉素。

【规格】 片剂：100mg，125mg；胶囊：50mg，125mg；颗粒：75mg，250mg；混悬液：125mg/10mL。

琥乙红霉素[典]　Erythromycin Ethylsuccinate（乙琥红霉素，利君沙，Lijunsha）

【药性与应用】 一种酯化红霉素，在体内水解，释放出红霉素起抗菌作用。无味，在胃液中稳定，易为小儿接受。适应证同红霉素。临床主要用于链球菌引起的扁桃体炎、猩红热、白喉及带菌者、李斯特菌病、肺炎链球菌下呼吸道感染以代替青霉素。为军团菌、支原体肺炎的首选药。还用于流感杆菌引起的上呼吸道感染、金葡菌皮肤及软组织感染、梅毒、肠道阿米巴病等。

口服：成人，30mg/(kg·d)，分4次服；或400mg，4次/d。儿童，30~40mg/(kg·d)，分4次口服；或体重<5kg者，40mg/(kg·d)；5~7kg者，50mg，4次/d；7~11kg者，100mg，4次/d；11~23kg者，200mg，4次/d；23~45kg者，300mg，4次/d；>45kg者，按成人量。

【注意与禁忌】　可有消化道反应，如食欲不振、恶心、呕吐、腹痛、腹泻、便秘、胃部不适，以及药物热、药疹等。严重肝功能损害者禁用。肝功能不全者慎用。孕妇及哺乳妇慎用。食物影响本品吸收，宜空腹服。其他参阅红霉素。

【药物相互作用】　同红霉素。

【规格】　片剂（胶囊）：100mg，125mg，250mg；分散片：100mg，125mg；颗粒：100mg，125mg，250mg；咀嚼片：100mg。

乳糖酸红霉素[典]　Erythromycin Lactobionate（乳糖醛酸红霉素，乳糖酸威霉素）

【药性与应用】　本品为红霉素的乳糖醛酸盐，易溶于水，可制成注射剂，方便应用于严重感染患者。本品对大多数G^+菌、部分G^-菌及部分非典型致病菌均有抗菌活性。本品对葡萄球菌属（含产酶菌株）、各组链球菌、肺炎双球菌、炭疽杆菌、破伤风梭杆菌、白喉杆菌、淋球菌、脑膜炎球菌、流感杆菌、百日咳杆菌、空肠弯曲菌、军团菌属、李斯特菌、伊斯雷尔放线菌具有较强的抗菌活性；对梅毒螺旋体、肺炎支原体、钩端螺旋体、立克次体、衣原体等也有较好的抑制效果。

本品静脉滴注后即刻达到血药峰浓度，除脑脊液、脑组织外，其他组织均可达到有效抗菌浓度。

成人静脉滴注常规用量：①一般感染0.5~1g，2~3次/d，日最高剂量不超过4g。②军团菌感染3~4g/d，分4次给药。

【注意与禁忌】　对一种大环内酯类药物过敏者，对大环内酯属均可产生交叉过敏。对本药或其他大环内酯类药物过敏者均禁用。慎用于肝、肾功能损害者。孕妇不宜应用，哺乳妇用药期间停止哺乳。

用药后可出现恶心、呕吐、腹泻、腹痛、口舌痛、食欲减退，其严重程度与剂量大小相关。可出现乏力、黄疸及肝功能损伤，常于用药后7~14d发生。本药的肝功能损伤较其他红霉素类为多见，少数患者可出现血清酶类升高。偶有药物热、皮疹、嗜酸性粒细胞增多等过敏反应。少数可出现心律失常、阴道真菌感染。老年患者大剂量应用，偶可出现可逆性听力减退。

【药物相互作用】 同红霉素。

【规格】 注射剂：250mg，300mg。

吉他霉素[典] Kitasamycin（柱晶白霉素，白霉素，酒石酸柱晶白霉素，Ayermicina，Leucomycin，Stereomycine，Syneptine）

【药性与应用】 大环内酯类多种成分的混合物。抗菌谱与红霉素相似，对 G^+ 菌有较强的抗菌作用；对葡萄球菌、化脓性链球菌、绿色链球菌、肺炎链球菌、白喉杆菌、破伤风杆菌、炭疽杆菌等均有作用；对淋球菌、百日咳杆菌等 G^- 杆菌也有抗菌作用。对钩端螺旋体、立克次体、支原体等也有效。对耐药金葡菌比青霉素、红霉素及四环素有效。细菌对本品也产生耐药性，但较红霉素为慢。广泛移行于内脏器官，在肝和胆汁中浓度最高。主要从胆汁排泄。临床主要用于代替红霉素治疗耐青霉素金葡菌及其他 G^+ 菌引起的感染；也用于百日咳、胆道感染、支原体肺炎、淋病及败血症等。

静脉注射：0.4~0.8g/d，分 2 次给药，注射速度宜慢。口服：0.2g，4~6 次/d。

【药物相互作用】 同红霉素。

【注意与禁忌】 同红霉素。偶可引起血栓性静脉炎，但少于红霉素。肝功能不全者禁用。静脉注射速度宜慢，浓度不宜过高，以防血栓性静脉炎。

【规格】 片剂：0.1g，0.2g；注射剂：0.2g。

麦迪霉素 Midecamycin（麦地霉素，美地加霉素，Medemycin）

【药性与应用】 大环内酯类抗生素。抗菌谱与红霉素相似，对 G^+ 菌和奈瑟菌属作用较强，对 G^- 球菌和支原体也有作用。细菌对本品不易产生耐药性，部分耐红霉素金葡菌仍敏感。抗菌活性在碱性环境中较强。与红霉素有部分交叉耐药性。口服后广泛分布于各器官中，以肝、肺、脾中较高，胆汁中浓度很高，尿中则很低，不能透过血-脑脊液屏障。临床主要用于敏感菌引起的呼吸道、胆道、皮肤及软组织感染；也用于眼、耳、鼻、口腔等的感染。

口服：成人，0.8~1.2g/d；儿童，30mg/(kg · d)，分 3~4 次口服。

【注意与禁忌】 可有食欲不振、恶心、呕吐、胃部不适、腹痛、腹泻等消化道症状，以及皮肤过敏等反应。偶见舌炎。少数患者可出现胆汁淤积和一过性肝功能异常。偶有皮疹、荨麻疹和一过性嗜酸性粒细胞增多症。长期应用本药可致菌群失调、伪膜性肠炎。静脉输入偶可有静脉炎。与大环内酯类其他药物有交叉过敏反应，有过敏史者禁用。慎用于肝、肾功能不全者。早产儿、新生儿慎用。孕妇亦应慎用。哺乳妇用药期间应停止哺乳。

【药物相互作用】 ①与氨基糖苷类合用对链球菌有协同抗菌作用。②与茶碱类合用可因抑制茶碱代谢导致血药浓度升高引起茶碱中毒。③与卡马西平、环孢素、地高辛、阿司咪唑、特非那定合用可引起它们的血药浓度升高，出现中毒反应。④长期应用华法林等抗凝血药患者，应用本药时可增加出血危险。⑤可降低青霉素类药物的抗菌活性。⑥与林可霉素、氯霉素合用可相互拮抗。偶可出现伪膜性肠炎。

【规格】 片剂：100mg；肠溶片：100mg；胶囊：100mg，200mg；干混悬剂：100mg；干糖浆：200mg。

乙酰麦迪霉素 Acetylmidecamycin(美欧卡霉素，醋酸麦迪霉素，Midecamycin Acetate，Miocamycin，MOM)

【药性与应用】 麦迪霉素衍生物，无苦味，对酶稳定，吸收好，组织浓度高，持续时间长，不良反应少。对 G^+ 菌和部分 G^- 菌有很强的抗菌作用，如葡萄球菌属、溶血性链球菌属、肺炎球菌、流感嗜血杆菌及肺炎支原体等。临床用于敏感菌引起的感染，如毛囊炎、疖、痈、蜂窝织炎、皮下脓肿、皮脂腺囊肿感染、喉炎、咽炎、扁桃体炎、支气管炎、肺炎、中耳炎等，以及螺旋体、立克次体引起的呼吸道和皮肤及软组织感染。

口服：成人，200mg，3 次/d；儿童，20~40mg/(kg·d)，分 3~4 次口服。

【注意与禁忌】 偶有食欲不振、恶心、呕吐、胃部不适、腹痛、腹泻等消化道反应。偶有转氨酶、碱性磷酸酶、嗜酸性粒细胞增高及皮疹。少见步态不稳及口炎。对本品过敏者禁用。肝功能不全者、孕妇、新生儿及过敏体质者慎用。其他同麦迪霉素，可参阅。

【规格】 肠溶片：200mg。

交沙霉素[典] Josamycin(角沙霉素，EN-141，Josacine，Josaxin，Josamy，Jomybel)

【药性与应用】 广谱抗生素，抗菌谱与麦迪霉素相近，但活性略低。对厌氧菌中的消化球菌、消化链球菌、脆弱拟杆菌及丙酸杆菌等比麦迪霉素强。对葡萄球菌属、链球菌属（包括粪链球菌、肺炎链球菌、化脓性链球菌等）、梭状芽孢杆菌、白喉杆菌、炭疽杆菌、奈瑟菌属、布氏杆菌、军团菌、螺旋杆菌、支原体、立克次体、衣原体等均有作用。在体内分布较广，痰液、胆汁中可形成高浓度，但不能透过血-脑脊液屏障。临床主要用于敏感微生物所致的口咽部、呼吸道、肺、鼻窦、中耳、皮肤及软组织、胆道部位的感染。

口服：成人，0.8~1.2g/d，分 3~4 次口服；儿童，30mg/(kg·d)，分 3~4 次。均应空腹服，以增强吸收。

【注意与禁忌】 几无肝毒性，偶见胃肠道反应。个别有皮肤瘙痒及药疹。

应整片吞服，以免接触胃酸降低效价。但丙酸交沙霉素属酯化物，不受胃酸影响，制成颗粒剂，供儿童用。其他见红霉素。少数患者可出现肝功能异常。可有药物热、皮疹、荨麻疹、嗜酸性粒细胞升高等过敏反应。偶有心律失常，口腔、阴道真菌感染。大剂量服用本药可引起一过性听力减退。禁用于有大环内酯类药物过敏史者。慎用于12岁以下儿童及胆道淤积症。孕妇应用应权衡利弊。哺乳妇服药服间应停止哺乳。

【药物相互作用】 ①可引起苯二氮卓类药物血药浓度升高，如阿普唑仑、地西泮、咪达唑仑、三唑仑等。②可使抗组胺药阿司咪唑、特非那定等血药浓度升高，导致QT间期延长，严重者可出现室性心律失常。③可使地高辛血药浓度升高。④可使长期服用抗凝血药华法林等患者出血。⑤可使奈韦拉平血药浓度轻度升高。⑥可增加环孢素的肾毒性。⑦可引起卡马西平血药浓度升高，同时降低本药的药效。⑧可使儿童茶碱血药浓度升高。⑨干扰青霉素的杀菌活性。

【规格】 片剂：50mg，100mg，200mg；胶囊：200mg；颗粒：100mg；散剂：100mg。

麦白霉素[典]　**Meleumycin**

【药性与应用】 多组分大环内酯类抗生素，主要成分为麦迪霉素和吉他霉素，抗菌谱与二者类似，可参阅。

口服：成人，0.8～1.2g/d，分3～4次服；儿童，30mg/(kg·d)，分3～4次服。

【注意与禁忌】 同麦迪霉素。

【规格】 片剂：0.1g；胶囊：0.1g；颗粒：0.1g。

罗红霉素[典]　**Roxithromycin（罗力得，Rulid，RM，RV-28965）**

【药物相互作用】 新一代大环内酯类抗生素，其抗菌谱及活性均与红霉素相似，对金葡菌（MRSA除外）、链球菌（G^-菌和肠球菌除外）、棒状杆菌、李斯特菌、卡他摩拉菌、军团菌高度敏感或较敏感。对耐青霉素淋球菌高度或中度敏感。对口腔拟杆菌、产黑色素拟杆菌、消化球菌、消化链球菌、痤疮丙酸杆菌等厌氧菌，以及脑炎弓形体、衣原体、梅毒螺旋体也有较好抗菌作用，对螺旋杆菌、脑膜炎球菌、百日咳杆菌作用较弱。对结核菌、真菌、肽球菌、肽链球菌也有效。

本品耐酸，不被胃酸破坏，肠道吸收好，血药浓度高，生物利用度显著高于红霉素。平均$t_{1/2}$为8.4～15.5h，为红霉素的5倍。主要通过粪便和尿排出。婴幼儿、老年人的药代动力学与成人无明显差别。本品离子化程度低，脂溶性高，广泛分布于体液和各组织中。血浆中药物浓度比抑菌所需 MIC_{90} 要高。肾功能不足者，$t_{1/2}$ 延长，但一般不需调整剂量（可经粪便代偿排出）。严重酒精性肝硬化者，$t_{1/2}$ 延长 2 倍，则需调整给药间隔。

临床用于敏感菌引起的呼吸系统、耳鼻咽喉、泌尿生殖系统、胆道、儿科等感染性疾病。口服：成人，150mg，2 次/d；严重肝硬化病人，150mg，1 次/d。婴幼儿，2.5~5mg/(kg·d)，分 2 次服。餐前服用。

【注意与禁忌】 不良反应常见有恶心、腹痛、腹泻，呕吐、头痛、头晕、便秘、皮疹和瘙痒较少见。反应严重者应停药。与红霉素存在交叉耐药性。对大环内酯类药物过敏者禁用。肝、肾功能不全者及孕妇慎用。建议哺乳妇慎用。

【药物相互作用】 ①与磺胺甲噁唑联用（1∶19），对流感嗜血杆菌的抑菌强度提高 2~4 倍，耐药率亦可从 47.2%下降到 10%。②与质子泵抑制药奥美拉唑等联用可升高本药在胃中的浓度，有助于根除幽门螺杆菌。③与华法林联用增加出血危险。④与二氮䓬类药（地西泮、三唑仑等）联用可导致后者的血药浓度升高。⑤与匹莫齐特、西沙必利联用可提高二者的血药浓度，诱发心律失常和猝死。⑥与地高辛合用可升高后者的血药浓度，诱发后者中毒。其原因可能是灭活了地高辛分解菌。⑦可导致丙吡胺血药浓度升高。⑧可导致特非那定和阿司咪唑血药浓度升高，引起致命的室性心律失常。⑨可延长咪达唑仑 $t_{1/2}$。⑩可使环孢素血药浓度升高。⑪可增加茶碱血药浓度，引起中毒。⑫可诱发麦角胺衍生物急性中毒，产生末梢血管痉挛。⑬本药因脂溶性好，与牛奶同服，可增加生物利用度。

【规格】 片剂：50mg，75mg，150mg，250mg；分散片：50mg，75mg，150mg；胶囊：50mg，75mg，150mg；颗粒：25mg，50mg，75mg，150mg；细粒：50mg；干混悬剂：25mg，50mg。

克拉霉素[典][基] **Clarithromycin（甲红霉素，克红霉素，克拉仙，Klacid）**

【药性与应用】 为新的半合成广谱大环内酯类抗生素，抗菌谱与红霉素近似，对葡萄球菌、肺炎球菌、化脓性链球菌、卡他球菌、肺炎支原体等均有抵抗作用。对流感嗜血杆菌有较优异的作用，其代谢产物 14-OH 类的治疗效用为母体药物的 2 倍。口服吸收迅速，生物利用度约 50%，t_{max} 为 2h。在扁桃体内的浓度为血清中浓度的 1 倍，肺中浓度为血清中浓度的 5 倍。临床用于治疗敏感菌和支原体引起的咽炎、扁桃体炎、肺炎、支气管炎、急性中耳炎、皮肤及软组织感染等。

口服：轻症，250mg，1 次/12h，1 个疗程 7~14d；重症，500mg，1 次/12h，1 个疗程 7~14d。12 岁以上儿童，按成人量。

【注意与禁忌】 可有腹泻、恶心、味觉改变、消化不良、腹痛、头痛。偶见转氨酶、乳酸脱氢酶、碱性磷酸酶、胆红素、尿素氮、血清肌酐值升高，粒细胞减少、凝血酶原时间延长。本品与地高辛、茶碱、口服抗凝药、麦角胺或双氢麦角胺、三唑仑、卡马西平、环孢素、苯妥英钠等合用，可使上述药物代谢受阻，血药浓度升高，作用加强，甚至引起中毒。禁用于对大环内酯类药物过敏、心律失常、心动过缓、QT 间期延长、缺血性心脏病、充血性心力衰竭、水电解质平衡紊乱、孕妇、哺乳妇以及 12 岁以下儿童。慎用于肝、肾功能不全者。

【药物相互作用】 与罗红霉素类同，可参阅。

【规格】 片剂：100mg，125mg，250mg，500mg；分散片：50mg，100mg，125mg，250mg；缓释片：500mg；胶囊：50mg，125mg，250mg，500mg；缓释胶囊：250mg；颗粒：50mg/1g，125mg/1g；混悬剂：2.5%（1.25g/50mL），2.5%（2.5g/100mL），5%（5g/100mL）；干糖浆：125mg。

阿奇霉素[典][基] Azitromycin（阿红霉素，阿齐红霉素，叠氮红霉素，舒美特，氮红霉素，泰力特，AM，CP-62993，XZ-450，Zithromax）

【药性与应用】 第 1 个 15 元大环含氟大环内酯类新药，虽与红霉素在化学结构、抗菌谱和作用机制上具有共同性，但在生物学特性上却有许多不同点，如对酸稳定，半衰期长，感染部位组织及细胞内浓度高，疗效高，安全性、耐受性好等，均为红霉素所不及。本品对多种需氧和厌氧 G^+ 菌有抗菌活性；能抑制许多重要的 G^- 需氧和厌氧菌。对泌尿系统的常见致病菌、沙眼衣原体及溶解尿素的尿素浆菌均有抗菌活性；并且对非典型性呼吸道致病肺炎衣原体、肺炎支原体也有治疗活性。幽门螺杆菌也对本品敏感。口服后 t_{max} 为 2～3h，5h 后迅速渗透到细胞内。在胃酸中的稳定性比红霉素高 300 倍，在组织中的浓度超过血清浓度 10～100 倍，以肺部、生殖器和淋巴组织中的浓度最高，脂肪、肌肉和骨组织中浓度偏低，$t_{1/2}$ 为 45h。本品以多种方式从血清中清除，以原形或代谢产物的形式经胆汁和尿中排泄。临床主要应用于下列敏感致病微生物所致的感染：中耳炎、鼻窦炎、咽炎、扁桃体炎等上呼吸道感染；支气管炎、肺炎等下呼吸道感染；沙眼衣原体所致单纯性生殖器感染；非多重耐药淋球菌所致的单纯性生殖器感染。

口服：对沙眼衣原体或敏感淋球菌所致的传播性疾病，饭前 1h 或饭后 2h 顿服本品 1.0g。对其他感染的治疗，总剂量 1.5g，分 3d 服，0.5g/d；或总剂量 1.5g，分 5d 服，即首日 0.5g，以后 0.25g/d。

【注意与禁忌】 不良反应少，主要为消化道反应，如腹泻、上腹部不适、恶心、呕吐等。偶见转氨酶升高。严重肝功能不全及对本品或大环内酯类抗生素过敏者禁用。饭前 1h 或饭后 2h 口服，以免影响生物利用度。不可与麦角衍生物合用。

【药物相互作用】 ①与阿司咪唑等 H_1 受体阻断药合用可引起心律失常。②可增强香豆素类抗凝药的作用。③有增高地高辛血药浓度的可能。④有引起麦角衍生物中毒，产生末梢血管痉挛的可能。⑤与环孢素同用应测血药浓度，相应调整剂量。⑥抗酸药应在应用本药前 1h 或服后 2h 应用。⑦进食时口服本品胶囊剂，可使生物利用度下降 50%，但混悬剂与糖浆剂不受影响。

【规格】 片剂：100mg，125mg，250mg，500mg，600mg；分散片：100mg，125mg，250mg；胶囊：125mg，250mg；软胶囊：125mg；颗粒：100mg，250mg，500mg；干混悬剂：100mg；混悬剂：300mg/15mL，600mg/15mL，900mg/22.5mL，1.2g/30mL；糖浆：500mg/25mL；注射剂：100mg，125mg，250mg，500mg；注射液：100mg/2mL，200mg/2mL，250mg/2.5mL，250mg/5mL；滴眼液：1%。

罗他霉素 Rokitamycin（Ricamycin）

【药性与应用】 抗菌谱与红霉素相近，主要包括葡萄球菌属、链球菌属（肠球菌除外）、消化链球菌、部分拟杆菌、支原体、衣原体等。口服 t_{max} 为 30min，$t_{1/2}$ 约 2h。体内分布，痰液为血清浓度的 1/2，唾液的 1/4，可移行于扁桃体、牙龈及皮肤组织中，极少进入羊水和脐血中，但可进入乳汁。临床用于治疗敏感菌及支原体引起的毛囊炎（除脓疱性痤疮外）、疖、痈、丹毒、蜂窝织炎、淋巴管炎、化脓性甲周炎、皮下脓肿、汗腺炎、感染性皮脂囊肿、咽喉炎、急性支气管炎、扁桃体炎、细菌性肺炎、支原体肺炎、外耳炎、中耳炎、鼻窦炎、牙周炎等。

口服：成人，300mg/d，分 3 次服用。

【注意与禁忌】 偶见皮疹、荨麻疹、食欲不振、恶心、呕吐、腹泻。罕见便秘及视物蒙眬。有过敏史者禁用。孕妇、婴幼儿忌用。肝功能不全者慎用。

【药物相互作用】 本品对茶碱血药浓度影响不大，但在合用时仍应注意。

【规格】 片剂：100mg。

乙酰螺旋霉素[典] Acetylspiramycin（AC-SPM）

【药性与应用】 抗菌谱、抗菌机制及临床应用均与红霉素类似。对葡萄球菌、肺炎链球菌、脑膜炎双球菌、螺旋体和立克次体有效。对青霉素和红霉素耐药的金葡菌对本品仍敏感。对 G^- 菌也有一定作用。口服后在体内脱乙酰基后显示更具有抗菌作用，并很快分布到组织和体液中，胆汁中浓度最高，为血中的 7~10 倍，且有一定量透过血-脑脊液屏障，脑膜炎时透过量更大。另一特点是血药浓度降至最低水平时，组织浓度仍高。临床主要用于敏感菌和支原体所致的呼吸系统感染、泌尿系统感染、脑膜炎、猩红热、脓皮病及扁桃体炎等。

口服：成人，0. 8~1. 6g/d，分 4~6 次服用；重症可加倍。儿童，20~30mg/(kg·d)，分 2~4 次服用。

【注意与禁忌】 偶见腹泻、恶心、呕吐、厌食及皮疹。罕见头昏、头痛、嗜睡和乏力。长期使用可引起转氨酶升高及肝、肾功能不良。过敏者禁用。肝、肾功能不全者慎用。孕妇慎用，哺乳妇应用时应停止哺乳。

【药物相互作用】 ①与甲硝唑同用，体外试验，对脆弱拟杆菌有协同抗菌作用。②与甲氧苄啶同用，对流感嗜血杆菌有协同抗菌作用。③与细胞色素 P450 系统代谢药物卡马西平、特非那定、环己巴比妥、苯妥英钠等合用，可升高此类药物代谢的血药浓度。④与左旋多巴联合应用，可使后者的血药浓度和 AUC 减低。

【规格】 片剂：100mg，200mg；胶囊：100mg，200mg；肠溶片：100mg。

地红霉素[典][基]　Dirithromycin（Diritross，Nortron）

【药性与应用】 具有类似红霉素的抗菌谱，对大多数 G^+ 杆菌的 MIC 为 0. 3~2μg/mL，比红霉素强 2~4 倍。对百日咳杆菌比红霉素强 4 倍。抗红霉素的 A 组链球菌、李斯特菌和肠球菌，对本品也有抗药性。不抑制需氧 G^+ 菌。在组织中可以长时间维持较高浓度。部分在肝脏中代谢，主要由粪便和胆汁排泄，只有少部分经尿排泄。临床用于治疗敏感菌引起的急慢性支气管炎和其他感染。

口服：500mg/d，1 次/d。

【注意与禁忌】 不良反应类似红霉素，但少而轻，较为安全。与糖蛋白结合的药物可使本品游离度升高。可加快茶碱消除，降低其血药浓度。可降低肠道双歧杆菌的密度。可见肌酸磷酸激酶升高、血钾升高、头痛、头昏、咳嗽加剧、肌酐升高、转氨酶和胆红素升高、头痛、腹泻、恶心、呕吐、伪膜性肠炎、口腔溃疡、味觉改变、皮疹、嗜酸性粒细胞增加等不良反应，不过比率均很低。

禁用于对大环内酯类药品过敏者。因本药不能达到有效的血药浓度，禁用于可疑或潜在菌血症患者。慎用于肝功能不全患者、孕妇。对 12 岁以下儿童的安全性尚未确立。哺乳妇应用时权衡利弊。

【药物相互作用】 服用抗酸药或 H_2 受体拮抗药后立即服本药，可增加本药的吸收。体外试验证明特非那定与本药之间无相互作用。

【规格】 肠溶片：250mg；肠溶胶囊：250mg。

富吉霉素 Fujimycin（Prograt）

【药性与应用】 新型大环内酯类抗生素，作用机制和环孢素相同，主要抑制白细胞介素-2的合成，作用于辅助T细胞，抑制T细胞活化基因的产生（对γ-干扰素和白细胞介素-2等淋巴因子的mRNA转录有抑制作用），同时还抑制白介素-2受体的表达，但不影响B细胞激活因子的产生，所以可使B细胞产生抗体的能力正常。人体注射本品后，血浆 $t_{1/2}$ 根据肝功能情况不同为35~40h，通过肝代谢排泄。本品的免疫抑制作用极低浓度时（2~10g/L）即可产生；因此常以血药浓度作为治疗剂量的指标。临床主要用于器官移植，抑制排异反应。

口服：治疗量，15mg/(kg·d)；维持量，0.075mg/(kg·d)。

【注意与禁忌】 不可逆性肾损害比环孢素轻，且随药量减少会很快好转。与环孢素合用增加肾毒性，应避免。

【规格】 胶囊：5mg。

竹桃霉素 Oleandomycin

【药性与应用】 抗菌谱与红霉素同，抗菌活力较低。与红霉素有不完全的交叉耐药性。有时可对红霉素耐药菌株有效。口服不吸收。肌内注射：0.2g，4次/d。静脉滴注：0.4g，2次/d，加入输液中滴注。

【注意与禁忌】 同红霉素。

【规格】 注射剂：0.2g。

环酯红霉素 Erythromycin Cyclocarbonate（澳抒欣，达发新，冠沙，DaVercin）

【药性与应用】 为大环内酯类半合成红霉素A衍生物，抑制菌体蛋白合成达到抑菌目的。对葡萄球菌、链球菌（A、B、C、G组）、肺炎链球菌、棒状杆菌类、炭疽杆菌、卡他莫拉菌、淋病双球菌、幽门螺杆菌、衣原体类、肺炎支原体、空肠弯曲菌（除外耐药菌株）、军团菌类、密螺旋体类、百日咳杆菌、衣原体属、厌氧球菌和 G^- 杆菌（脆弱拟杆菌和梭形杆菌除外）均有抗菌活性。

临床用于敏感菌和支原体、衣原体、奈瑟菌引起的各种感染。

口服：250~500mg，1次/12h。

【注意与禁忌】 肠杆菌属、假单胞菌属和不动杆菌属对本药耐药。禁用于对大环内酯类过敏者。肝功能不全者慎用。对孕妇、哺乳妇应用，应权衡利弊。

不良反应可有上腹部不适、恶心、呕吐、腹泻，极少数有伪膜性肠炎；可有皮肤潮红，肝功能受损，可逆性听力损伤，药物热，嗜酸性粒细胞增多。反复应用本药可致非敏感细菌（艰难梭菌）和白假丝酵母菌的过度生长。

【药物相互作用】 本药可使茶碱浓度增加，地高辛血药浓度增加，环孢素血药浓度增加和肾毒性增加，香豆素类抗凝药作用增强。与林可霉素、克林霉素相互拮抗。

【规格】 片剂：125mg，250mg。

泰利霉素　Telithromycin（Ketek，Leviax）

【药性与应用】 本品为酮内酯类抗生素，是大环内酯类的半合成衍生物，具有抗多重耐药、抗 G^+ 菌和流感嗜血杆菌的活性。其抗菌机制类似于大环内酯类，故归于同类。

其抗菌谱与大环内酯类相似，但增加了对多重耐药肺炎链球菌（包括耐红霉素和青霉素菌株）、耐青霉素金黄色葡萄球菌、流感嗜血杆菌、肠球菌的抗菌活性。在敏感菌中其作用比琥乙红霉素、克拉霉素更强。对流感嗜血杆菌的抗菌活性与阿奇霉素相似。体外试验对某些厌氧菌的活性较好，对鼠弓形体也有良好的拮抗活性。

临床主要用于敏感菌所致的轻度至中度社区获得性肺炎。

成人常规用量：800mg 口服，1 次/d，疗程 7~10d。

【注意与禁忌】 常见的不良反应多为轻中度腹泻、恶心、呕吐、头痛。国外报道有 QT 间期延长、尖端扭转型室性心动过速、出汗增多、药物性肝炎、皮疹、视觉异常、聚焦困难等。特别要引起警惕的是，本药可导致重症肌无力或发生致命的呼吸衰竭。

本药禁用于对大环内酯类药物过敏者、重症肌无力患者。慎用于重度肝功能损伤、心律失常、一过性意识丧失、视觉障碍等患者。对儿童的安全性尚未确立。对孕妇的应用尚缺乏可信资料。应用于哺乳妇时应权衡利弊。

【药物相互作用】 ①与依曲康唑、酮康唑合用导致本药血药浓度升高，加重不良反应。②与Ⅲ类、Ⅰ类和Ⅰa 类抗心律失常药以及三环类抗抑郁药、QT 间期延长药物合用可升高心肌中毒的风险，引起严重或致命心律失常，应密切监测心脏功能。③与麦角衍生物合用可增加急性麦角中毒的风险，造成血管痉挛性缺血，不推荐联合应用。④与地高辛合用可升高后者的血药浓度。⑤可导致美托洛尔、西罗莫司、咪达唑仑、瑞格列素、环孢素 A、阿伐他汀、洛伐他汀、司伐他汀血药浓度升高。⑥可使苏尼替尼及其活性代谢产物的血浆浓度升高，应将其剂量减至37.5mg/d，或用无或低酶抑制作用药物代替。⑦与卡马西平、苯妥英钠、磷苯妥英钠合用既可使本药血药浓度降低，又可使上述各药血药浓度升高。⑧苯巴比妥、利福平可降低本药浓度。

【规格】 片剂：400mg，800mg。

第七节 糖肽类

去甲万古霉素[典] Norvancomycin

【药性与应用】 抑制细菌糖肽聚合物的合成，使其不能构成完整的胞壁。对化脓性链球菌、肺炎链球菌、金葡菌、表葡菌有强大抗菌活性。厌氧链球菌、难辨梭状芽孢杆菌、炭疽杆菌、放线菌、白喉杆菌、淋球菌也甚敏感。绿色链球菌、牛链球菌、粪链球菌也有一定敏感性。G^-杆菌、分枝杆菌、拟杆菌、真菌不敏感。本品现已成为难辨梭状芽孢杆菌性伪膜性肠炎和耐甲氧西林金葡菌与表葡菌感染的首选治疗药。抗菌谱窄，主要对G^+菌有效。不易产生耐药性，也无交叉耐药性为其特点。

口服不吸收，肌内注射极痛，仅静脉给药。可在多数组织、胸水、腹水、心包液、滑膜液中达到治疗浓度，但胆汁浓度低，也不能透过正常人的血-脑脊液屏障，脑膜炎时始可达到治疗浓度。用药后24h，80%以上的药物自尿中排出，肾功能正常病人的$t_{1/2}$为6~8h，无尿病人可延长8~10d。临床主要用于难辨梭状芽孢杆菌性伪膜性肠炎、耐甲氧西林金葡菌和表葡菌感染，以及其他严重耐药性葡萄球菌感染，如败血症、心内膜炎、肺炎、脑膜炎等。

静脉滴注：成人0.8~1.6g，分2次；小儿15~30mg/(kg·d)，分2~3次。口服仅用于治疗胃肠道感染，如伪膜性肠炎，成人0.4g，1次/6h，用量不超过4g/d；儿童酌减。1个疗程为7~10d。静脉滴注时，先用10mL注射用水按比例溶解0.5g本品，然后再加入到100~200mL生理盐水或5%的葡萄糖溶液中，滴注20~30min。

【注意与禁忌】 主要是对听觉和肾脏的损伤。肾毒性表现为蛋白尿、血尿、尿素氮升高。可引起血栓性静脉炎、皮疹、药物热。有时也出现二重感染。长期注射多见疼痛。严重肝、肾功能不全及对本品过敏者禁用。有发生可逆性粒细胞减少的报道，应注意监测血象。小儿慎用。治疗期间应监测肾功能、听力、尿、血情况。因毒性较大，不可滥用，仅用于难控制的重症。与许多药物如氯霉素、甾体激素、甲氧西林混合可发生沉淀，因此本品在输液过程中禁止加入其他药物。

【药物相互作用】　①与氨基糖苷类合用对肠球菌有协同抗菌作用，同时也增加了耳毒性和肾毒性。②与第三代头孢菌素合用对金葡菌和肠球菌有协同作用。③与两性霉素 B、杆菌肽（注射）、卷曲霉素、巴龙霉素、多黏菌素类、阿司匹林等水杨酸制剂、强利尿剂同时或序贯应用，均增加肾毒性和耳毒性。④与环孢素合用，增加肾毒性。⑤可增加琥珀胆碱、维库溴铵等神经肌肉阻滞的作用。⑥与抗组胺药、布克力嗪、赛克力嗪、吩噻嗪类、噻吨类、曲美苄胺等合用，可掩盖耳毒性症状。⑦与考来烯胺等阴离子交换树脂合用可使本药失去抗菌活性。⑧与麻醉剂合用，可增加输液反应率。

【规格】　注射剂：400mg，800mg。

万古霉素[典]　**Vancomycin（盐酸万古霉素，稳可信，来可信，万刻林，Vancor）**

【药性与应用】　抗菌机制类似去甲万古霉素，二者的抗菌谱亦类同。口服吸收不良，主要用于静脉给药，分布广，在脑膜发炎时，可渗入脑脊液达到有效抗菌浓度，$t_{1/2}$为 6h。

临床用于 G^+菌严重感染，尤其对其他抗菌药耐药的耐甲氧西林菌株；血液透析患者发生葡萄球菌属的动-静脉分流感染。口服用于甲硝唑无效的伪膜性肠炎或多重葡萄球菌小肠结肠炎耐药者。

口服：125～500mg，1 次/6h，每日剂量不宜超过 4g；疗程 5～10d。

静脉滴注：全身感染 7.5mg/kg，1 次/6h，或 15mg/kg，1 次/12h。严重感染可 3～4g/d，短期应用。

【注意与禁忌】　本药有耳毒性、肾毒性，可致中性粒细胞减少、过敏反应、药物热、史-约综合征、Yell 综合征、红颈综合征，其毒性和发生率大于去甲万古霉素。可有注射局部剧烈疼痛和血栓性静脉炎。本品尚有肝毒性，偶有伪膜性肠炎发生。口服给药可有恶心、呕吐、口腔异味等症状。

禁用于有严重肾功能不全及听力减退或耳聋病史者。儿童、孕妇用药应慎重。哺乳妇应权衡利弊应用。其他参阅去甲万古霉素。

【药物相互作用】　同去甲万古霉素。

【规格】　注射剂：500mg，1000mg；胶囊：120mg，250mg。

替考拉宁[典]　**Teicoplanin（壁霉素，大贝辛，加立信，他格适，肽可霉素，Targcid）**

【药性与应用】　本药是由放线菌发酵产生的糖肽类杀菌药，对大多数金黄色葡萄球菌的作用强于万古霉素，对表皮葡萄球菌的作用与万古霉素相似，对其他凝固酶阴性葡萄球菌（特别是溶血性葡萄球菌）的抗菌作用稍差于万古霉素。本药很少出现耐药菌株，对青霉素类、头孢菌素类、大环内酯类、四环素类、氯霉素类、氨基糖苷类、利福平类耐药的 G^+ 菌仍有抗菌活性。其抗菌机制主要是阻断细菌高分子肽聚糖的合成，导致其细胞壁的破坏而杀菌。其抗菌谱与去甲万古霉素相似，对需氧、厌氧 G^+ 菌均有抗菌活性。

本药临床主要用于治疗 G^+ 菌的严重感染，尤其是应用青霉素、头孢菌素治疗失败的严重感染，如皮肤软组织感染、泌尿道感染、呼吸道感染、骨关节感染、败血症、心内膜炎、腹膜透析相关性腹膜炎。也可用于 G^+ 菌感染率高的矫形手术病人。

静脉滴注：①中度感染：第一天给负荷用量 400mg，维持量为 200mg，均为 1 次/d；②严重感染：第一天给负荷量 400mg，1 次/12h，第二天以后给维持量，400mg，1 次/d。心内膜炎、骨髓炎的推荐疗程为 3 周或以上。③矫形手术：麻醉诱导期单次给 400mg。④严重烧伤或金黄色葡萄球菌心内膜炎，维持量可达 12mg/（kg·d）。

静脉注射、肌内注射：用量同静脉滴注。肌内注射只用于中度感染。

口服给药：用于治疗难辨梭状芽孢杆菌性伪膜性肠炎，剂量为 100~500mg，2~4 次/d，10d 为一疗程。

【注意与禁忌】 本药一般耐受性好，罕见严重不良反应。局部可有红斑、疼痛、血栓性静脉炎、皮疹、药物热、支气管痉挛；恶心、呕吐、腹泻；嗜酸性粒细胞增多、白细胞减少、中性粒细胞减少，血小板改变是双向性的，既可减少也可增多；可有一过性血清转氨酶和肌酐升高；可有嗜睡、头昏、头痛。据报道可能有听力下降、耳鸣、前庭功能紊乱等，有待进一步证实。

本药与万古霉素可能有交叉过敏，所以对糖肽类抗生素过敏者，禁用本药。本药一般不主张用于孕妇，必要时应权衡利弊。用药期间停止哺乳是较稳妥的方法。

【规格】 注射剂：200mg，400mg。

第八节 林可霉素类

林可霉素[典] **Lincomycin（洁霉素，Albiotic，Cillinicina，Lincolcina，Lincomixzo，Mycivin，Lincocin）**

【药性与应用】 抑制细菌蛋白合成，对大多数 G^+ 菌和某些厌氧 G^- 菌有抗菌作用。对 G^+ 菌的作用类似红霉素，敏感菌有肺炎链球菌、化脓性链球菌、绿色链球菌、金葡菌、白喉杆菌。厌氧菌敏感者有拟杆菌、梭杆菌、丙酸杆菌、真杆菌、双歧杆菌、消化链球菌、多数消化球菌、产气荚膜杆菌、破伤风杆菌及某些放线菌。对粪链球菌、某些梭状芽孢杆菌、奴卡菌、酵母菌均不敏感。葡萄球菌可产生缓慢的耐药性。对红霉素耐药的葡萄球菌常有交叉耐药性。对肺炎支原体的作用不如红霉素。G^-菌、多数肠球菌、结核菌均不敏感。与红霉素有拮抗作用。口服大部分自胆汁、少部分自尿排泄。体内分布广，在唾液、痰、骨组织和关节均可达到有效浓度，骨髓中浓度高为其特点。可透过胎盘和进入乳汁，但不易透过正常脑膜。$t_{1/2}$为4~4.5h。临床主要用于敏感菌所致的各种感染，如呼吸系统、软组织、骨髓、关节、胆道的感染及败血症；也用于某些厌氧菌感染。外用治疗G^+菌化脓性感染。对慢性骨髓炎，尤其是凝固酶阳性葡萄球菌所造成的慢性骨髓炎，有独特疗效。

口服：成人，0.5~1g，3~4次/d，饭前1.5h或饭后2h服；儿童，15~30mg/(kg·d)，分3~4次服。肌内注射或静脉注射：成人，0.6~1.8g/d，分2次给药；儿童，15~30mg/(kg·d)。静脉滴注：成人，0.6g溶于100~200mL输液内，滴注1~2h，8~12h 1次。

【注意与禁忌】 常有胃肠刺激，以口服为多见，部分病人出现腹泻、直肠炎。偶有发热、腹部绞痛、里急后重、脓血便、白细胞增多等。长期大剂量用药易出现二重感染。偶有过敏反应、黄疸、肝功能异常、伪膜性肠炎、血小板减少、粒细胞减少、多形性红斑等。对本品过敏、新生儿、妊娠、肝功能不全及深部真菌感染者禁用。糖尿病、免疫功能低下、恶性肿瘤转移、易发生二重或真菌感染（阴道炎、鹅口疮）者慎用。严重肾功能不全者酌情将剂量减到1/4~1/3。定期检查血象与肝功能，必要时停药。不可与红霉素同时服用。伪膜性肠炎多属难辨梭状芽孢杆菌引起，可用去甲万古霉素、替考拉宁治疗。

【药物相互作用】 ①本品有神经肌肉阻滞作用，不可与有此类作用的药物共用，以免造成呼吸肌麻痹。②与止泻药同用可延长结肠内毒素排出，导致腹泻的病程延长或加重。白陶土制剂妨碍本药的吸收，必须用时应间隔2h以上。③与阿片类镇痛药同用可引起呼吸抑制。④与氯霉素、红霉素之间有拮抗作用。⑤与抗肌无力药物同用减弱后者的效应，应调整其剂量。

【规格】 片剂：0.25g，0.5g；胶囊：0.25g，0.5g；口服液：0.5g/10mL，5g/100mL；注射液：250mL（盐酸林可霉素0.6g，葡萄糖12.5g）。

克林霉素[典][基] Clindamycin（氯洁霉素，氯林可霉素，林大霉素，Cleocin，Dalacine Vial，Lujiemycin，Sobelin）

【药性与应用】 林可霉素衍生物，抗菌谱与林可霉素相同；但对多数敏感菌作用要比之强4倍，对厌氧菌的作用尤强。体内移行广泛，可进入唾液、痰、呼吸系统、胸腔积液、胆汁、前列腺、膀胱、精液、阑尾、软组织、骨关节等，也可透过胎盘，但不易穿过血-脑脊液屏障。体内部分代谢产物仍可保留抗菌活性。代谢物大部分由胆汁、尿液排出。$t_{1/2}$约为3h，肝、肾功能不全者可延长。血液透析不能有效清除本品。临床主要用于敏感厌氧菌引起的各种严重感染，对骨髓炎的效果尤为显著。

口服：成人，150mg，1次/6h。肌内注射或静脉注射：成人，0.6~1.8g/d，分3~4次；儿童，8~16mg/(kg·d)，分3~4次。本品有3种制品，用量各有差异：①盐酸盐：成人重症感染，150~300mg，必要时增至450mg，1次/6h；儿童重症感染，8~16mg/(kg·d)，必要时增至20mg/(kg·d)，分3~4次给予。②棕榈酸酯盐酸盐（儿童用）：重症感染，8~12mg/(kg·d)，极重感染可增至20~25mg/(kg·d)，分3~4次给予。10kg以下体重的婴儿可按8~12mg/(kg·d)用药，分3次给予。③磷酸酯（注射剂）：成人G^+需氧菌感染，600~1200mg/d，分2~4次肌内注射或静脉滴注；厌氧菌感染，一般用量1200~2700mg/d，极严重感染可达4800mg/d。儿童1月龄以上，重症感染15~25mg/(kg·d)，极重感染可用至25~40mg/(kg·d)，分3~4次给药。1次用量超过600mg者，应静脉给药。静脉滴注前应先稀释，每600mg药物不少于100mL输液，至少滴注20min。1h内输药量不超过1200mg。

【注意与禁忌】 胃肠道反应比林可霉素轻。对造血系统、肾脏、肝脏、神经系统毒性较小。少数病人可有过敏反应，转氨酶、碱性磷酸酶短暂轻度升高。也可产生伪膜性肠炎。可有注射部位疼痛。与林可霉素有交叉耐药性；与红霉素有拮抗作用。不能透过血-脑脊液屏障。应注意：停用本药数周后，仍可出现菌群失调现象，导致伪膜性肠炎、大肠炎及腹泻等，严重者应补充液体、电解质、蛋白质。本药也不能用于非细菌性感染，尤其是常见的上呼吸道感染，仅适用于毒性较低而其他抗菌药又不适用的严重感染。

本药与林可霉素类药物有交叉过敏，禁用于同类药物过敏者和新生儿。慎用于有胃肠病史、肝功能不全、严重肾功能不全和过敏体质、哮喘病人。

【药物相互作用】 ①与庆大霉素合用于链球菌感染有协同作用。②本药有神经肌肉阻滞作用，不可与有神经阻滞作用和呼吸抑制作用的药物合用，如麻醉剂、阿片等。③其他同林可霉素。

【规格】 胶囊：75mg，150mg，300mg；注射剂：100mg，150mg，300mg，450mg，600mg，900mg；阴道乳膏：2%；阴道泡腾片：100mg。

第九节 多黏菌素类

黏菌素[典] Colistin（多黏菌素E，抗敌素，可立斯丁，可利迈仙干糖浆，Colimycin，Colymyxin E Sulfate，Polymyxin E，Colimycin Instantsyrup）

【药性与应用】 抗菌谱与多黏菌素B大致相同而较弱，为抗G^-菌抗生素，具有杀菌作用。对铜绿假单胞菌、大肠杆菌、痢疾杆菌、沙门菌属、百日咳杆菌、志贺菌属、布鲁杆菌属、产气杆菌属及肺炎杆菌等有较强抗菌活性；但对变形杆菌不敏感。口服不吸收，用于治疗大肠杆菌性肠炎和对其他药物耐药的菌痢。外用于烧伤或其他暴露创面的铜绿假单胞菌局部感染以及五官部位的敏感菌感染。注射剂目前已不应用。

口服：成人，150万~300万单位/d，分3次服；儿童，25万~50万单位/次，3~4次/d。重症可加倍。外用：溶液剂1万~5万单位/mL，生理盐水注射液溶解。

【注意与禁忌】 可发生皮疹、瘙痒等过敏症状。胃肠道副作用有恶心、呕吐、食欲不振、腹泻等反应。大剂量对肾脏有害，也可引起神经系统反应，如头昏、口唇及手足麻木。少数引起耳聋、共济失调、粒细胞减少、味觉异常、呼吸麻痹、视力障碍、语言障碍及头痛，也可见二重感染。大创面应用时应警惕，肾功能不全病人应减量。与氨基糖苷类合用时要特别注意上述毒性反应。孕妇应用应权衡利弊，对哺乳的影响尚不明确。

【药物相互作用】 ①与利福平合用有协同抗菌作用，与磺胺类合用亦有协同作用。②酸化尿液可增强本药的抗菌活性。③低浓度的本药有助于四环素抗真菌作用。④与氨基糖苷类、万古霉素类、甲氧西林、头孢噻吩等同用，可增加肾毒性。⑤与肌松剂合用可增强神经肌肉阻滞作用，引起呼吸肌麻痹。

【规格】 片剂：12.5万单位，25万单位，50万单位，100万单位，300万单位；颗粒：100万单位。

黏菌素M Colistin M（黏菌素甲烷磺酸钠，可立斯丁M，磺黏菌素，可利菌素甲磺酸钠，多黏菌素M，Colistimethate Sodium，Colymycin M，Methacolimycin）

【药性与应用】 化学合成多肽类抗生素，抗菌作用同黏菌素，但毒性低，水中溶解度大。对G^-菌，特别是铜绿假单胞菌有强大抗菌活性，对耐药大肠杆菌、产气杆菌、肺炎杆菌也敏感。不易产生耐药性，与其他抗生素之间也无交叉耐药性。不能透过血-脑脊液屏障。主要由肾脏排出。临床用于敏感菌引起的细菌感染，为治疗铜绿假单胞菌感染的主要药物之一。在脑膜炎脑膜通透性增高的情况下，可用于治疗铜绿假单胞菌性脑膜炎；也用于败血症及泌尿系统、腹部和其他手术后感染。

肌内注射或皮下注射：100 万单位，2~4 次/d。

【注意与禁忌】 主要为肾毒性和神经毒性，比黏菌素小。有时会出现暂时性感觉异常、皮肤瘙痒、视觉异常、语言紊乱、药物热及胃肠道菌群失调等症状。无绝对禁忌证。肾功能不全者慎用。不作静脉及鞘内注射。

【规格】 粉针剂：50 万单位，100 万单位。

多黏菌素 B[典] Polymyxin B（注射用阿罗多黏，硫酸多黏菌素 B，硫酸多黏菌素乙，阿如多黏，Aerosporin Vial，Aerosporin，Polymyxin B Sulfate）

【药性与应用】 多黏菌素 A、B、C、D、E 5 种成分的混合物，仅对 G^- 菌，如产气杆菌、流感杆菌、大肠杆菌、痢疾杆菌及铜绿假单胞菌等有作用。主要改变细菌胞浆膜的通透性而抗菌，与黏菌素有完全的交叉耐药性。肌内注射吸收良好，但血药浓度较低，成人肌内注射 50mg，C_{max} 为 1~2μg/mL，$t_{1/2}$ 为 6h。药量的 60%从尿中排出，但 12h 仅排出少量，以后可达 20~100μg/mL 浓度，停药 1~3d 内仍继续有药物排出。临床主要用于铜绿假单胞菌及其他假单胞菌引起的创面、尿路、眼、耳、呼吸道等部位的感染；也用于败血症及腹膜炎。

可由多种途径给药：①静脉滴注：1. 5~2. 5mg/（kg・d）［不超过 2. 5mg/（kg・d）］，分 2 次给药，1 次/12h。每 50mg 用 5%葡萄糖溶液 500mL 稀释后滴注。婴儿肾功能正常者可耐受 4mg/(kg・d）的用量。②肌内注射：成人及儿童，2. 5~3mg/(kg・d)，分次给予，4~6h 1 次；婴儿可用到 4mg/(kg・d)；新生儿可用到 4. 5mg/(kg・d)。③鞘内注射：治疗铜绿假单胞菌性脑膜炎，用生理盐水制备 5mg/mL 药液，成人与 2 岁以上儿童，5mg/d，应用 3~4d 后，改为隔日 1 次，至少 2 周，直至脑脊液细菌培养阴性，糖量正常。2 岁以下儿童，2mg/次，1 次/d，连续3~4d；或 2. 5mg，1 次/2d，直至上述检验值正常。④滴眼：浓度为 1~2. 5mg/mL。

【注意与禁忌】 眩晕、面部和肢端感觉障碍较多见；偶见运动失调等严重反应。在肾功能减退病人中，偶有可逆性神经肌肉阻滞性呼吸麻痹。肾功能损害较为常见，可有血尿、蛋白尿和肾小管损伤，导致水电解质失衡。肾损害的发生多与剂量、疗程和肾功能状态有关；其他尚有药物热、皮疹。肌内注射有剧痛，应避免。鞘内注射不可超过 5mg，以防对脑膜或神经组织造成刺激。禁用于对多黏菌素类过敏病人，不可与肾毒性药物或神经阻滞剂配伍用。肾功能减退者慎用或减少剂量。对重症肌无力及全身麻醉病人要特别小心，须进行持续临床监测。

【药物相互作用】 与肌松剂、吩噻嗪类药物、氨基糖苷类抗生素、相关麻醉剂合用可增强神经肌肉阻滞作用；与地高辛合用可增强地高辛的作用，应相应减少后者的用量。

【规格】 注射剂：50 万单位/50mg；硫酸新霉素-硫酸多黏菌素 B 膀胱冲洗液：1mL（含新霉素 40mg，硫酸多黏菌素 B 20 万单位）；滴眼液：50 万单位。

第十节　其他抗生素

磷霉素[典][基]　Fosfomycin（福赐美仙，磷霉素钠，Fosmicin，FOM-Na，MK-955，Neofocin，Phoshonomycin，Sodium Fosfomycin）

【药性与应用】 与细菌细胞壁合成酶相结合，阻碍胞壁合成，杀灭细菌。现已由合成法制得。广谱抗生素，抗菌谱与庆大霉素、妥布霉素相似，对大部分葡菌球菌、大肠杆菌、脑膜炎球菌、淋球菌、奇异变形杆菌、铜绿假单胞菌及肠球菌均有杀灭作用。对 G^- 菌的作用比四环素、氯霉素强，对产酶金葡菌的作用比苯唑西林钠强。但对肺炎球菌、溶血性链球菌的作用不及四环素、氯霉素。临床用于敏感菌引起的严重感染，如尿路、呼吸道、肠道、皮肤及软组织、脑膜等部位的感染与败血症；也用于耐酶金葡菌、耐氨苄西林大肠杆菌所致的感染。临床对尿路感染应用较多。

有口服和注射两种用药途径。钙盐用于口服，钠盐用于注射。口服：适用于尿路及轻症感染，成人，2～4g/d；儿童，100～300mg/(kg·d)。均分为 2～4 次给予。静脉注射或静脉滴注：适用于中度或重度感染，成人 4～12g/d，重症可用到 16g/d；儿童，100～300mg/(kg·d)。均分为 2～4 次给予。1g 药物至少用 10mL 溶剂，多则按比例增加溶剂量。静脉滴注或缓慢推注。适于作溶剂的液体有注射用水、5%或 10%葡萄糖溶液、生理盐水或含乳酸钠的输注液等。

【注意与禁忌】 不要与钙、镁等金属盐相配伍，以免形成不溶性沉淀物。本品毒性较低，但仍可有皮疹、嗜酸性粒细胞增多症、转氨酶升高等反应。口服可致胃肠道反应。静脉给药过快可引起心悸、血栓性静脉炎。一般不肌内注射，以免引起局部疼痛和硬结。本品与其他抗生素之间常无交叉耐药性而有协同性。孕妇慎用。

【药物相互作用】 ①与氨基糖苷类合用有协同抗菌作用，并可减少或延迟耐药性的产生。②与 β-内酰胺类药物共用对金葡菌（包括耐甲氧西林菌株)、铜绿假单胞菌有协同抗菌作用，并可减少耐药性的产生。③本药有可能抑制血小板的凝集作用，有可能引起出血，与阿司匹林合用时应加以注意。

【规格】 片剂：0.1g，0.2g，0.5g；胶囊：0.1g，0.2g，0.5g；注射剂：1.0g，2.0g，4.0g。

创新霉素 Creatmycin

【药性与应用】 主要用于大肠杆菌引起的败血症、胆囊炎、肠道感染、尿路感染。对金葡菌感染、痢疾杆菌感染也有效。

口服：0.5g，4次/d。

【注意与禁忌】 部分病例有恶心、呕吐等不良反应。少数人出现水肿。

【规格】 片剂：0.25g。

新生霉素 Novobiocin

【药性与应用】 抗菌谱与青霉素相似。主要用于耐药金葡菌引起的感染，如肺炎、败血症等。对严重感染疗效较差。易引起细菌的耐药性，故多与其他抗菌药物配伍用，或作为辅助用药。

口服：0.5g，4次/d。静脉注射或静脉滴注：0.5~1g，2次/d。肌内注射时可加局麻药如利多卡因等，以减轻疼痛。

【注意与禁忌】 可有腹泻、恶心、呕吐、过敏性皮疹等。偶见黄疸、粒细胞减少。溶剂须用注射用水或生理盐水，不可用葡萄糖溶液。

【规格】 胶囊：0.25g；注射剂：0.5g。

杆菌肽[典] Bacitracin (Topitracin, Baciguent)

【药性与应用】 抑制菌体胞壁合成，对G^+菌，如金葡菌、链球菌、肺炎球菌、白喉杆菌、产气荚膜杆菌等有较强抗菌活性。除奈瑟菌属淋球菌、脑膜炎球菌外，G^-菌均耐药。可穿透脓液。临床仅限于局部应用治疗敏感菌感染，如皮肤脓肿、软组织感染、创口感染、眼科感染、五官科感染，以及咽炎、扁桃体炎、膀胱尿道炎等。

口服：1片，数次/d。撒布、灌洗：用灭菌生理盐水溶解成500~1000单位/mL溶液。

【注意与禁忌】 肾脏毒性大，用量不宜超过2万单位/d。毒性强，不作注射用。

【规格】 含片：500单位；灭菌粉剂（制成软膏外用）：4000单位/8g；眼膏：1000单位/2g。

夫西地酸钠　Fusidate Sodium（褐霉酸钠，梭链孢酸钠，夫西地酸，Fusidic Acid，Fucidin）

【药性与应用】一种具有甾体骨架的抗生素，对大多数 G^+ 菌具有良好的抗菌活性。金葡菌、表葡菌对本品相当敏感，产酶金葡菌、耐甲氧西林金葡菌（MRSA）也多敏感；白喉杆菌、破伤风杆菌、产气荚膜杆菌、炭疽杆菌等 G^+ 杆菌也敏感。链球菌属、肺炎球菌、肠球菌对本品不太敏感。而 G^- 菌中仅有少数对本品敏感，如淋球菌、脑膜炎球菌、难辨梭状芽孢杆菌和脆弱拟杆菌等。本品主要作用于细菌的核糖体，抑制 mRNA 的位移，阻断蛋白合成而杀菌。口服吸收好，0.5g 单剂口服后 2h，C_{max} 约 14～38mg/L，0.5g，3 次/d，第 4 日血药浓度可达21～71mg/L。药物无积蓄，进食可影响吸收。静脉滴注 0.5g，2h 后血药浓度达 40mg/L。脂溶性高，组织移行性好，可透入房水、前列腺液、滑囊液中达有效浓度；也可顺利透过胎盘，但很难穿透血-脑脊液屏障。主要经肝胆系统排泄，因而在胆汁中浓度高，而尿中浓度极低。血清 $t_{1/2}$ 为 4.8～5.6h。肾功能不全者不需减量。临床主要用于葡萄球菌引起的各种感染，如肺炎、骨髓炎、心内膜炎、败血症、皮肤及软组织感染等。静脉给药用于严重感染或耐药菌株感染，亦用于 MRSA 感染。但由于其易产生耐药性，多作为辅助用药。口服治疗难辨梭状芽孢杆菌所致伪膜性肠炎有良效。

口服：成人，0.5g，3 次/d；儿童，20～40mg/(kg · d)，严重病例可增至 50mg/(kg · d)，分次给予。静脉滴注：仅用于严重病例，成人，0.5g，1 次/8h；儿童，20mg/(kg · d)。

【注意与禁忌】不良反应少而轻微。口服可有轻微胃肠道反应。静脉给药偶可发生血管痉挛及静脉炎。偶见皮疹。肝功能不全者易在体内积蓄；肾功能不全者不妨碍用药。本品蛋白结合率高达 95%，应避免与氨基酸、含蛋白制品合用。与青霉素类制品合用有产生拮抗的可能，应避免。

【药物相互作用】①与阿伐他汀同用，二者血药浓度均明显升高，可引起肌酸激酶浓度升高，出现肌无力，疼痛。②与利托那韦同用，除二者血药浓度明显升高外，肝毒性也同时增加。③与沙奎那韦同用，二者血药浓度明显升高，可导致肝酶升高和黄疸。④食物仅影响本药的达峰时间和血药浓度，不影响生物利用度。

【规格】片剂：250mg；注射剂：500mg（钠盐），580mg（二乙醇胺盐）；混悬液：250mg/5mL；乳膏：0.1g/5g，0.3g/15g。

利福昔明[典]　Rifaximin（利福西亚胺，莱利青，威利宁，邦益，常乐，Normix，Lormyx，Rifaxidin）

【药性与应用】 为利福霉素SV半合成衍生物，属广谱抗生素，抑制细菌RNA合成，从而起到杀菌作用。本品对G^+需氧菌中的金葡菌、粪链球菌，G^-需氧菌中的沙门菌素、志贺菌属和大肠埃希菌、小肠结肠炎耶尔森菌，G^+厌氧菌中的拟杆菌属等均有高度抗菌活性。其作用特点是抗菌力强，抗菌谱广，对多数G^+和G^-菌（包括需氧和厌氧菌）都具有杀菌作用，且对G^+菌的作用强于G^-细菌；不被胃肠道吸收，在胃肠道浓度极高，通过杀灭肠道病原菌在局部迅速发挥抗菌作用，且不需要配合肠道解痉药及吸附药。

临床主要用于敏感菌所致的肠道感染，包括急慢性肠道感染、腹泻综合征、夏季腹泻、旅行腹泻和小肠结肠炎等；预防肠道手术期感染性并发症；用于高氨血症（肝性脑病或肝昏迷）的辅助治疗。

以下为成人常规用量：

口服给药：肠道感染10～15mg/（kg·d）；预防小肠结肠手术感染，手术前3～5d 600～800mg，2次/d；憩室病，400mg，2次/d，每月服7d，连续服用12个月；肝性脑病辅助治疗，1200mg/d，连用15～21d。

鼻饲给药：小肠结肠炎、伪膜性肠炎、肝性脑病，一次400mg，用200～400mL无菌水稀释，经鼻饲管给予。

局部给药：化脓性皮肤感染，使用本药乳膏涂布局部，3次/d，连续4～10d。

【注意与禁忌】 本药不良反应轻微，局部或胃肠道给药均有良好的耐受性。可有头痛。肝性脑病患者可有体质下降，血清钾、钠轻度升高。大剂量长期用药可有过敏样皮疹。建议6岁以下儿童不口服本药，儿童连续用药不超过7d。肠黏膜受损时，可有少量药剂被吸收，尿呈粉红色，属正常现象。

【药物相互作用】 因本药基本不被吸收，不考虑药物之间的相互作用。

【规格】 片剂：200mg；胶囊：200mg；混悬液：100mg/5mL；干混悬剂：200mg；乳膏：5%。

利奈唑胺　Linezolid（莱勤唑利，利奈唑德，Zyvox）

【药性与应用】 本药为嗯唑烷酮类抗生素，选择性结合到50S亚单位的核糖核酸位点，抑制细菌核糖体的翻译过程，达到抗菌目的。本品对G^+菌（包括耐药菌株）和分枝杆菌感染均有效。大肠埃希菌和G^-菌通常对本药耐药。

本品吸收良好，生物利用度100%，给药后1～1.5h达到血药峰浓度。主要应用于肺炎链球菌、金葡菌引起的社区肺炎，皮肤软组织感染和耐万古霉素的粪链球菌感染。

成人常规用量：①口服给药：社区或医院获得性肺炎，600mg，1次/12h，疗程10~14d；复杂性皮肤组织感染与非复杂性皮肤感染用量同上；耐万古霉素粪链球菌感染，600mg，1次/12h，疗程14~28d。②静脉给药同口服用量与疗程。

【注意与禁忌】 本药常有不良反应，可有消化道症状、失眠、头痛、药物热、皮疹等；血小板和中性粒细胞减少，血清酶类升高，胆红素、尿素氮和肌酐升高。临床研究显示本药的治疗感染死亡率较其他抗生素为高。原因有待进一步查寻。对本药过敏者禁用。慎用于有骨髓抑制病史、苯丙酮尿病、类癌综合征、未控制的高血压、嗜铬细胞瘤、未治疗的甲状腺功能亢进等各类患者。孕妇、哺乳妇亦应慎用。

【药物相互作用】 ①与西酞普兰、氯伏胺、依他普仑、非莫西汀、氟辛克生、氟西汀、氟伏沙明、奈法唑酮、帕罗西汀、舍曲林、曲唑酮、文拉法辛、齐美啶等选择性5-羟色胺再摄取抑制剂合用可引起神经毒性，表现为5-羟色胺综合征（烦躁不安、肌阵挛、精神状态改变、反射亢进、出汗、战栗、震颤）。②与多巴胺类衍生物合用可出现血压升高。③与苯丙醇胺或者伪麻黄碱合用可引起血压升高。④与富含酪胺的食物、饮料同用可引起显著的升压反应。

【规格】 注射液：200mg/100mL，400mg/200mL，600mg/300mL；片剂：200mg，400mg，600mg；口服混悬液：100mg/5mL。

瑞他帕林 Retapamulin（Altabax）

【药性与应用】 本药对金葡菌、化脓性链球菌的体外活性较好，可与细菌核糖体50S亚基相互作用，抑制细菌核蛋白的合成达到抗菌目的。本药对下列细菌具有抗菌活性：对甲氧西林敏感的金葡菌、化脓性链球菌及需氧或兼性的G^+菌。

临床应用于敏感菌株所致的成人或9个月以上儿童的脓疱性皮肤病的局部治疗。

本品属局部用药，在感染部位涂布本药，成人涂布面积为100cm^2，2次/d，共5d。必要时可在涂药部位敷盖无菌纱布。9个月以上儿童涂布面积为体表面积的2%，2次/d，共5d。

【规格】 软膏：1%。

第二部分 合成抗菌药

第一节 磺胺类

现在一般将磺胺类药物分为三类：①全身感染用磺胺：按其$t_{1/2}$的不同，又可分为短效磺胺（$t_{1/2}$约6h）、中效磺胺（$t_{1/2}$接近12h）和长效磺胺（$t_{1/2}$超过24h）三类。目前临床应用的主要是中效磺胺，如磺胺甲噁唑（SMZ）和磺胺嘧啶（SD）2种，其他已少用。②肠道磺胺：在肠道中很少被吸收，主要在肠道中起抑菌作用，有磺胺脒（SG）、琥磺噻唑（SST）、酞磺噻唑（PST）、酞磺醋胺（PSA）等。③外用磺胺：主要有磺胺醋酰钠（SA，SC-Na）、磺胺米隆（SML）、磺胺咪啶银（SD-Ag）等。

注意事项：①一般不良反应有恶心、呕吐、眩晕等，停药后可自行消失。严重反应有粒细胞减少或缺乏、贫血、血小板减少，先天性葡萄糖-6-磷酸脱氢酶缺乏者可致高铁血红蛋白血症和溶血性贫血。皮肤反应有药疹、剥脱性皮炎、重症多形性红斑、光敏性皮炎等，以及肝、肾损害和周围神经炎。②肾功能损害时，磺胺的排泄减慢，应慎用或不用；亦不可随意加大剂量，以避免蓄积中毒。③有一定致畸性，孕妇不宜用。④磺胺类药之间有明显的交叉过敏性与耐药性。⑤用肠道磺胺1周以上，应补充B族维生素及维生素K。⑥对氨苯甲酸减弱磺胺抑菌效力，含此基团的局麻药不可与之合用，如普鲁卡因、苯佐卡因、丁卡因等。

磺胺嘧啶[典][基]　Sulfadiazine（磺胺达嗪，Sulphadiazine，SD）

【药性与应用】 抗菌谱较广，对脑膜炎双球菌、肺炎链球菌、溶血性链球菌、淋球菌的抑制作用较强，对葡萄球菌的疗效较差。易进入脑脊液中。血浆中蛋白结合率低，约为45%。排泄较慢，$t_{1/2}$约17h。临床用于治疗流行性脑膜炎的首选药。对呼吸系统、泌尿系统、肠道及皮肤感染也有较好疗效；对奴卡放线菌病也有效。

口服：成人，首剂2g，维持量1g，2次/d；治疗流行性脑膜炎时，首剂2g，维持量1g，4次/d。儿童，首剂75mg/kg，然后150mg/（kg·d），分次服。严重流脑可静脉给予钠盐注射剂，以磺胺嘧啶计算，成人1~1.5g，1次/

4h，共 2d，然后改为口服；儿童首剂 50mg/kg，然后 100mg/（kg·d），分 4 次给予。静脉给药以生理盐水稀释成 5%溶液，静脉滴注或缓慢静脉推注。预防流脑：口服，2g/d，共 3d。

【注意与禁忌】 本品的代谢产物乙酰化物溶解度低，在尿中易析出结晶，损害肾脏，引起结晶尿、血尿、尿闭、尿痛等，应多饮水，每日不少于 1500mL；若日服 4 次时可与等量碳酸氢钠同服，2 次则不必。不可皮下或鞘内注射。5%葡萄糖溶液属弱酸性，空气中的 CO_2 也可使本品析出结晶，注意避免。在输液中忌与碳酸氢钠混合，因可产生结晶。

【药物相互作用】 ①与甲氧苄啶合用，可产生协同作用。②与口服抗凝药、降糖药、保泰松、甲氨蝶呤、苯妥英钠（或磷苯妥英钠）、硫喷妥钠同用时，可使本药作用增强，毒性增加。③与卟吩姆钠等光敏药物合用时，可加重光敏反应。④与骨髓抑制药合用增加生血系统的不良反应。⑤可增加溶栓药的潜在毒性。⑥可增加肝毒性药物的毒性。⑦与黄吡酮联用增加肾毒性。⑧与酸性药物、乌洛托品合用可出现结晶尿、血尿。⑨不可与青霉素合用，以免干扰其抗菌作用。⑩可降低雌激素类避孕药的效用，并增加经期外出血机会。⑪与环孢素合用可降低其作用。⑫与氨苄甲酸合用可相互拮抗。

【规格】 片剂：0.5g；混悬液：10%；注射剂：0.4g，1g；软膏：5%，10%；眼膏：5%；复方磺胺嘧啶（双嘧啶，SD-TMP）片剂：每片含磺胺嘧啶（SD）400mg 和甲氧苄啶（TMP）50mg，其效果与复方磺胺甲噁唑（SMZ-TMP）片相近。

磺胺甲噁唑[典]　Sulfamethoxazole（磺胺甲基异噁唑，新诺明，Sulfisomezole，Sulphamethoxazole，Sinomin，SMZ）

【药性与应用】 抗菌谱与 SD 相似，但更强。对大多数 G^+ 菌、G^- 菌都有抑制作用，如溶血性链球菌、肺炎球菌、脑膜炎球菌、淋球菌、流感嗜血杆菌和鼠疫杆菌较敏感；其次为葡萄球菌、大肠杆菌、伤寒杆菌、痢疾杆菌、布氏杆菌、变形杆菌、产气荚膜杆菌、霍乱弧菌等；对放线菌、沙眼衣原体亦较敏感。口服吸收快，脑脊液中的浓度约为血中的 30%～50%。乙酰化率较高，血中约 38%，尿中约 60%。正常人 $t_{1/2}$ 约 11～12h，严重肾衰竭病人长达 20～40h。临床主要用于敏感菌引起的尿路、呼吸系统、肠道、胆道、局部软组织或创面感染；与甲氧苄啶合用对伤寒、副伤寒有较好疗效。

口服：成人，首剂 2g，维持量 1g，2 次/d，总剂量不超过 3g/d；儿童，首剂 50～60mg/kg，维持量 25～30mg/（kg·d），2 次/d。

【注意与禁忌】 常有恶心、呕吐、头痛、头晕。过敏以药物热、皮疹多见，偶有渗出性多形性红斑、剥脱性皮炎、大疱表皮松解性皮炎等严重过敏反应。长期大剂量服用，可有肾损害（腹痛、结晶尿、血尿）、粒细胞和血细胞减少，偶见再生障碍性贫血和肝损害。葡萄糖-6-磷酸脱氢酶缺乏者，可发生急性溶血性贫血。长期应用，应与等量碳酸氢钠同服。多饮水，每日不少于1500mL，并定期监测血、尿，以便及时停药。血肌酐清除率小于40mL/min者忌用。新生儿、早产儿可出现黄疸，甚至核黄疸，忌服。孕妇忌服。对磺胺过敏者忌服。不可与维生素C等酸性药品同服，易产生结晶尿。不可与含氨苯甲酰的普鲁卡因等局麻药同用，以免降低效价。

【药物相互作用】 同磺胺嘧啶。

【规格】 片剂：0.5g。

复方磺胺甲噁唑[典][基] Sulfamethoxazole Compound（复方新诺明，SMZ-TMP）

【药性与应用】 磺胺甲噁唑与甲氧苄啶的复方制剂。二者有协同作用，分别作用于二氢叶酸的合成酶与还原酶，双重阻断细菌叶酸合成，干扰菌体蛋白的构成。由于二者$t_{1/2}$也相同，合用后抗菌活力可增大数倍至数十倍。抗菌谱与临床用途均扩大。临床用于治疗敏感菌引起的呼吸系统感染、肠道感染、伤寒及其他沙门菌属感染，以及小儿急性中耳炎、奴卡放线菌病、布氏杆菌病及流行性脑脊髓膜炎。

口服：2片，2次/d，首次加倍；12岁以上儿童同成人量。肌内注射因不良反应较多，现已少用。

【注意与禁忌】 副作用同磺胺甲噁唑。偶有发生过敏性休克的报道，须加以注意。

【规格】 片剂：每片含磺胺甲噁唑0.4g、甲氧苄啶0.08g。

联磺甲氧苄啶片（增效联磺片）：每片含SMZ 0.2g、TMP 0.08g、SD 0.2g，作用与复方磺胺甲噁唑同。口服2片，2次/d。

柳氮磺吡啶[典][基] Sulfasalazine（水杨酸偶氮磺胺吡啶，Salicylazosulfapyridine，SASP）

【药性与应用】 水杨酸与磺胺吡啶的偶氮化合物，对肠壁组织有特殊的亲和力，并有抗菌、消炎与免疫抑制作用。口服后大部分在肠内被细菌分解为水杨酸和磺胺吡啶而起作用。临床主要用于溃疡性结肠炎和节段性回肠炎；也用于急慢性关节炎及坏疽性脓皮病等的治疗。

口服：成人，开始1~2g，4次/d；2~3周后症状逐渐缓解时，逐渐将剂量减至1.5~2g。儿童，40~60mg/（kg·d），分3~4次服；症状缓解后减至20~30mg/（kg·d），分次服。肛门栓：重症每日早、中、晚及大便后各塞入1粒；中、轻症每日早、晚及大便后各塞入1粒，症状改善后，每晚或隔夜塞入1粒。

【注意与禁忌】 不良反应较多，如呕吐、皮疹、药物热等。偶见多形性渗出性红斑、粒细胞减少、溶血性及巨幼红细胞性贫血等。对磺胺及水杨酸过敏者忌用。肝、肾疾病及支气管哮喘病人慎用。孕妇临产前1个月和产后第1个月慎用。本品可影响叶酸和地高辛的吸收。

【药物相互作用】 同磺胺嘧啶。

【规格】 片剂：0.25g；栓剂：0.25g。

磺胺米隆[典]　Mafenide（甲磺灭脓，磺胺灭脓，氨苄磺胺，SML，Sulfamylon）

【药性与应用】 外用类磺胺药，抗菌作用不受脓液、坏死组织的限制，能迅速穿透创面及焦痂达感染部位。抗菌谱广，对多种G^+菌、G^-菌都有效，尤其对铜绿假单胞菌作用较强，用药4～6h即能将创面病菌杀灭。对大肠杆菌、破伤风杆菌、枯草杆菌、金葡菌、溶血性链球菌、肺炎链球菌也有一定作用，但在血液中很快被灭活，故限于局部使用，不能口服和注射。临床主要用于敏感菌所致的烧伤和大面积创面感染。

外用：以5%～10%溶液湿敷或5%～10%软膏涂抹，或直接将散剂撒布于感染表面。湿敷以生理盐水配制，软膏可以冷霜配制。创面涂布1～2mm厚，1～2次/d。换药前须将上次用药全部除去，并清洗创面。

【注意与禁忌】 1次用药量不超过5g。外用有烧灼感和疼痛。对磺胺过敏者禁用。大创面使用盐酸盐可引起酸中毒，应改用醋酸盐。

【规格】 溶液、冷霜、软膏、粉剂：5%～10%。

磺胺嘧啶银[典][基]　Sulfadiazine Silver（烧伤宁，Silver Sulphadiazine，SD-Ag）

【药性与应用】 用于局部创面的抗菌药，具有磺胺嘧啶和银离子的双重抗菌作用。抗菌谱广，对G^+菌、G^-菌，包括铜绿假单胞菌、真菌均有较好作用。其活性不受氨基苯甲酸的影响。主要用于创面感染，尤其是烧伤，既能控制感染，又能促进创面干燥、结痂和愈合。

对Ⅰ、Ⅱ度烧伤：用1%～2%乳膏涂敷创面，1～2d换药1次；Ⅲ度烧伤：用1%～2%软膏涂敷创面，1～2d换药1次。

【注意与禁忌】 用药量不可超过30g/d。局部应用刺激性较磺胺米隆小，偶见烧灼感及皮疹。对磺胺过敏者禁用。有肝、肾功能损害者慎用。分娩前孕妇及新生儿不宜用。应避光保存。

【规格】 粉剂、霜剂、乳膏或软膏：1%～2%。

磺胺二甲嘧啶 Sulfadimidine（Sulfamethazine，SM_2）

【药性与应用】 短效磺胺药，作用与SD同，但抗菌力较弱，可渗入脑脊液，对流脑有一定作用。$t_{1/2}$约7h。一般用于轻症感染。

口服：成人，1g，4次/d，首次加倍；小儿，25~50mg/d，4次/d，首次加倍。肌内或静脉注射：剂量同口服。静脉注射前用注射用水稀释成5%溶液，缓慢推注。

【注意与禁忌】 不良反应较少。由于本品与其乙酰化物溶解度均高，不易引起结晶尿和血尿，可不加服碳酸氢钠。对磺胺类过敏及严重肝、肾功能障碍者禁用。

【规格】 片剂：0.5g；混悬液：10%；注射液（钠盐）：0.2g/2mL；注射剂：0.4g，0.5g。

磺胺二甲异嘧啶 Sulfisomidine（Sulphasomidine，SIM_2）

【药性与应用】 短效磺胺，$t_{1/2}$ 7h，抗菌谱与SD同，效力低于SD，但高于SM，适应证与二者相同，临床上只用于轻症感染。尿中排出药物90%为游离状态，故更适用于尿路感染。

口服：1g，4次/d，首次加倍。

【注意与禁忌】 结晶尿与血尿均少见，可不加服碳酸氢钠。其他参阅磺胺嘧啶。

【规格】 片剂：0.5g。

磺胺异噁唑[典] Sulfafurazole（菌得清，SIZ）

【药性与应用】 短效磺胺药，$t_{1/2}$为6~7h。作用与磺胺嘧啶类似而较强。与其他磺胺不同之处是乙酰化率虽高，但溶解度大，尿中不易析出结晶，对肾的损伤小，可不加服碳酸氢钠。血浆蛋白结合率高，但渗入脑脊液的药物仍不低于30%~50%。临床多用于尿路感染，也用于流脑、菌痢。

口服：成人，1g，4次/d，首次加倍；小儿，0.1~0.2g/（kg·d），分3~4次服，首次加倍。

【注意与禁忌】 胃肠道反应较多见。肾功能不良者慎用或禁用。对磺胺类药物过敏者禁用。可使静止型红斑狼疮转为活动型。本品与苯妥英钠、甲氨蝶呤合用时，会增加后二者的毒性。

【药物相互作用】 同磺胺嘧啶。

【规格】 片剂：0.5g；注射剂：2g。

磺胺苯吡唑　Sulfaphenazole（SPP）

【药性与应用】　中效磺胺药，$t_{1/2}$为10h，抗菌谱同SD，但疗效略低，适用于敏感菌引起的轻症感染，但不适用于流脑。

口服：1g，2次/d。

【注意与禁忌】　乙酰化率低，在尿中不易引起结晶，可不与碳酸氢钠同服。其他参阅磺胺嘧啶。

【药物相互作用】　同磺胺嘧啶。

【规格】　片剂：0.5g。

磺胺间甲氧嘧啶[典]　Sulfamonomethoxine（制菌磺，SMM，DS-36）

【药性与应用】　长效磺胺药，$t_{1/2}$为36~48h。抗菌作用优于SMZ，为磺胺药物中抗菌作用最强者，与TMP合用则作用更强。血浆蛋白结合率为85%~90%。乙酰化率低，尿中溶解度大，不易引起结晶、血尿和肾脏损害，因而不需与碳酸氢钠同服。临床用于治疗各种敏感菌引起的感染，如菌痢、肠炎、扁桃体炎、泌尿道感染、皮肤化脓性炎症等；也用于疟疾的预防和治疗。

口服：成人，0.5g，1次/d；儿童，15~20mg/kg，1次/d。均首次加倍。

【注意与禁忌】　不良反应与SMZ类似，可参阅，有轻度恶心、食欲不振、皮疹、粒细胞减少等。对磺胺类过敏者禁用。

【药物相互作用】　同磺胺嘧啶。

【规格】　片剂：0.5g。

磺胺对甲氧嘧啶[典]　Sulfamethoxydiazine（消炎磺，Sulphamethoxydiazine，Sulfameter，SMD）

【药性与应用】　长效磺胺药，$t_{1/2}$为37h。抗菌作用比SD强，与磺胺间甲氧嘧啶相似，但较弱。血浆蛋白结合率为80%。尿中原形药约为50%。不易引起结晶尿和血尿，不需与碳酸氢钠同服。对尿路感染效果明显，对生殖系统、呼吸系统及皮肤感染均有效。临床用于膀胱炎、前列腺炎、尿道炎、阴道炎、肾盂肾炎、喉炎、支气管炎、扁桃体炎、鼻炎、耳炎、蜂窝织炎、疖、痈等。与TMP合用，疗效可增强。

口服：首剂1g；以后0.5g，1次/d。

【注意与禁忌】　不良反应与SMZ相似，可参阅。偶有恶心、轻微呕吐、口干、食欲减退。也可出现过敏性皮疹、嗜酸性粒细胞增多症。肾功能障碍者慎用。对磺胺类过敏者禁用。

【药物相互作用】　同磺胺嘧啶。

【规格】　片剂：0.5g。

磺胺多辛[典] Sulfadoxine（磺胺邻二甲氧嘧啶，周效磺胺，Fanasil，Sulfadimoxine，SDM）

【药性与应用】 长效磺胺，维持血中有效浓度时间最长，$t_{1/2}$为150h。抗菌作用稍弱于SD。在血液中90%~95%与血浆蛋白结合。临床用于尿路、皮肤及软组织、呼吸系统敏感菌所致的感染，以及扁桃体炎、咽喉炎、鼻炎、急性菌痢等。也用于结核病和疟疾的辅助用药。

口服：成人，首剂2g，以后1~1.5g，1次/周。儿童，2~4岁为1/4成人剂量；5~8岁为1/2成人剂量。治疗疟疾每次1~1.5g，与50~70mg乙胺嘧啶合用，每7d重复1次。

【注意与禁忌】 不良反应与其他磺胺类相似，由于消除慢，一旦发生则需若干日才能消退，因而要仔细追查用药与过敏史。

【药物相互作用】 同磺胺嘧啶。

【规格】 片剂：0.5g。

磺胺脒 Sulfaguanidine（磺胺胍，止痢片，克痢定，Gamidan，Sulfamidine，SG）

【药性与应用】 肠道用磺胺类药，吸收很少，在肠道内可保持较高浓度，对肠内敏感菌有抑制作用。口服后可有一定量被肠道吸收至全身，特别是结肠炎病人，吸收量更大。其不良反应较其他肠用磺胺，如酞磺噻唑、琥磺噻唑要大。临床用于菌痢、肠炎及手术前后预防感染。

口服：成人，2~3g，3~4次/d，首次加倍；儿童，50~100mg/kg，4次/d，首次加倍。

【注意与禁忌】 部分人肠道吸收后，可引起恶心、呕吐、头痛、药疹、药物热及结晶尿。大剂量用药，仍应加服碳酸氢钠。有磺胺类过敏史者，仍应禁服。

【药物相互作用】 同磺胺嘧啶。

【规格】 片剂：0.5g。

酞磺醋胺 Phthalylsulfacetamide（息拉米，PSA）

【药性与应用】 肠道用磺胺，适用于痢疾、肠炎及手术后肠道感染的预防。现在已很少应用。

口服：1g，4次/d。

【注意与禁忌】 与其他磺胺类药同，可参阅。

【药物相互作用】 同磺胺嘧啶。

【规格】 片剂：0.5g。

琥磺噻唑　Succinylsulfathiazole（琥珀磺胺噻唑，Sulfasuxidine，SS-Thiazole，SST）

【药性与应用】　肠道用磺胺，在肠道内比 SG 更难吸收。在肠内被分解为磺胺噻唑而起作用。临床应用与 SG 相同。

口服：1g，4~6 次/d，连用 5~7d。

【注意与禁忌】　同 SG，可参阅。

【规格】　片剂：0.5g。

酞磺噻唑　Phthalysulfathiazole（羧苯甲酰磺胺噻唑，酞磺胺噻唑，Ftalilsulfathiazol，Sulfaphthalylthiazole，PST）

【药性与应用】　体外无抗菌活性，口服吸收仅约 5%，在肠内逐渐水解成磺胺噻唑而发挥作用，抗菌力较 SG 稍弱。主要用于胃肠道感染，如痢疾、肠炎等；也可用于溃疡性结肠炎的辅助治疗，肠道手术前准备和术后感染的预防。

口服：成人，1~2g，3~4 次/d；婴儿，成人剂量的 1/4；儿童，成人剂量的 1/2。首次加倍。

【注意与禁忌】　肠道吸收少，故不良反应也小。有磺胺类过敏史者，可出现皮疹、药物热等。长期用药可引起菌群失调、真菌感染、维生素 B 族及维生素 K 缺乏。

【规格】　片剂：0.5g。

磺胺醋酰钠[典]　Sulfacetamide Sodium（磺胺乙酰，Albucid，SA，SC-Na）

【药性与应用】　抗菌作用较弱，水溶性好，可透入眼晶状体及眼内组织而达到较高浓度。对黏膜的刺激性小，用于沙眼、结膜炎、角膜炎。

滴眼：15%~30%水溶液，1~2 滴/次，每日数次。

【注意与禁忌】　不可与泼尼松龙混合使用。对磺胺类过敏者禁用。

【规格】　滴眼液：15%。

磺胺嘧啶锌[典]　Sulfadiazine　Zinc

【药性与应用】　外用，代替磺胺嘧啶银，有抗菌、收敛和促进伤口愈合的多重作用。临床用其霜膏剂，或直接撒布，用量不超过 50g/次。

【注意与禁忌】　对磺胺类过敏者禁用。

【规格】　散剂、霜剂、软膏：50%。

磺胺林 Sulfalene（磺胺甲氧吡嗪，2-磺胺-3-甲氧吡嗪，Sulfamethoxypyrazine，Sulfametopyrazine，SMPZ）

【药性与应用】 长效磺胺，$t_{1/2}$为65h。抗菌作用与SD相似。血清蛋白结合率为77%，为长效磺胺中最低的一种。血中游离型浓度较高，能发挥较好的抗菌性。口服t_{max}为4h，作用维持时间长。临床用于呼吸道、肠道、泌尿道、外伤及术后等感染。其另一特点是与TMP合用可治疗恶性疟疾；对麻风病也有效。

口服：成人，0.5~1g，2~3d 1次；小儿，首次剂量为10~20mg/（kg·d），以后5~10mg/kg，2~3d 1次。

【注意与禁忌】 不良反应少而轻，偶见恶心、呕吐、腹部不适等。对磺胺类过敏者禁用；肾功能减退者，慎用或禁用。

【药物相互作用】 同磺胺嘧啶。

【规格】 片剂：0.5g。

SMPZ-TMP片：每片含SMPZ 0.25g、TMP 0.125g。治疗布氏杆菌病：口服，前3d，2片/次，2次/d；后17d，1次/d，1片/次。20d为1个疗程。

第二节 喹诺酮类

喹诺酮类药物是以细菌的DNA为靶点，破坏其回旋酶的结构与功能，使细菌的双链DNA不能形成有效的立体螺旋状态，导致染色体不能分裂，细菌终止繁殖而死亡。当前许多细菌的耐药性是通过质粒的传导而扩散的，本类药物则不受质粒传导的影响，因而与其他类药物之间无交叉耐药性。喹诺酮类药物主要作用于G^-菌，除某些金葡菌外，对G^+菌的一般作用较弱。

喹诺酮类药物按发明的先后和抗菌性能分为4代。第1代只对大肠杆菌、痢疾杆菌、克雷伯杆菌、少部分变形杆菌有抗菌活性，如萘啶酸、吡咯酸等，因疗效差，现已退出临床。第2代抗菌谱扩大到肠杆菌属、枸橼酸杆菌、铜绿假单胞菌、沙雷杆菌，在国内的代表品种是吡哌酸，国外尚有新噁酸（Cinoxacin）和甲氧噁喹酸（Miloxacin）。第3代将抗菌谱进一步扩大到葡萄球菌等G^+菌，其抗菌谱的扩大顺序正好与头孢菌素类相反。本代药物中均含有氟原子，因而又称氟喹诺酮类。第4代与前3代不同之处是在结构上引入了8-甲氧基，增加了抗厌氧菌的活性，C-7位上氨双氧环结构又加强了抗G^+菌活性，并保持原有抗G^-菌的活性，不良反应也更少。对G^+菌抗菌活性的增强，对厌氧菌，包括脆弱拟杆菌作用的增强，对典型病原菌如肺炎支原体、肺炎衣原体、军团菌以及结核分枝杆菌作用的增强都说明了第4代喹诺酮类的抗菌广谱性。不过，本类药物并不是一个无缺点的药物，随着应用的广泛与深入，许多缺点和不良反应也就随着暴露出来，临床用药过程中应密切随访观察并及时报道。

本类药物的主要不良反应有：①胃肠道反应：恶心、呕吐、腹痛等。②中枢反应：头痛、头晕、失眠、精神失常等。③诱发癫痫。④影响软骨发育，未成年人、孕妇、哺乳妇不可应用。⑤产生结晶尿，碱性尿中更易发生。⑥大剂量或长期应用，引起肝脏损害。⑦光敏反应，服药后应避免紫外线照射。⑧关节损害与跟腱炎。⑨引起 QT 间期延长。⑩干扰糖代谢，糖尿病患者尤应注意。

与本类药物有重要相互作用的药物有：①碱性药、抗胆碱药、H_2 受体阻滞剂等降低胃液酸度的药物，可减少本类药物的吸收。②抑制 RNA 和蛋白合成药，如利福平、氯霉素等，可使本类药品降效或失效。③氟喹酮类抑制茶碱代谢，使后者血药浓度升高，引起中毒。④其他药物：与口服抗凝药如华法林、阿司匹林等合用有增加出血危险；依诺沙星与布洛芬合用可引起惊厥；司帕沙星与吩噻嗪类、三环类抗抑郁药及抗心律失常药合用，有增加心律失常的危险，应列为禁止合用药。总之，在合用前一定要了解喹诺酮类药物与其他药物的共性与个性。

吡哌酸[典]　Pipemidic Acid（吡卜酸，Piperamic Acid，PPA）

【药性与应用】　第 2 代喹诺酮类抗菌药，对 G^- 菌如大肠杆菌、变形杆菌、克雷伯杆菌、枸橼酸杆菌、沙雷杆菌、痢疾杆菌等有较好的抗菌活性；对肠杆菌属、铜绿假单胞菌、金葡菌等在较高浓度下亦有抗菌作用。其抗菌作用高于氨苄西林。对肠球菌无效。与各抗生素无交叉耐药性。在组织中浓度较高，尿和胆汁中尤高。口服 $t_{1/2}$ 约为 3. 3h，t_{max} 为 2h，维持时间为 5h。临床上主要用于 G^- 菌引起的泌尿和胆道系统感染，以及肠炎、菌痢、中耳炎、鼻窦炎、前列腺炎等。

口服：成人，0. 5g，3～4 次/d；小儿，15mg/（kg·d），分 2 次服。用于葡萄球菌尿路感染，1 个疗程一般 10d。如延长治疗，应加用利尿剂。

【注意与禁忌】　可有食欲差、恶心、呕吐、腹痛、腹泻、便秘以及转氨酶、肌酐、尿氮升高。也可有头痛、头晕、倦怠、口渴、口炎、皮疹、瘙痒、低热、颜面水肿等。偶有粒细胞减少及休克，应及时停药。可致软骨发育不良，孕妇、幼儿忌用。本药与萘啶酸有交叉过敏作用。

【药物相互作用】　①与庆大霉素、羧苄西林、青霉素合用，有协同抗菌作用。②丙磺舒可抑制本药的肾小管分泌，增加其血药浓度，并延长 $t_{1/2}$。③本药影响茶碱清除。④碱性药、抗胆碱药、H_2 受体拮抗药均使本药吸收减少；利福平、氯霉素亦降低本药药效。

【规格】　片剂：0. 25g，0. 5g；胶囊：0. 25g；软膏：7. 5g/250g，15g/500g。

诺氟沙星[典][基]　Norfloxacin（氟哌酸，力醇罗片，淋克星，Baccidal，Brazan，Fulgram，Noroxin，Uroxacin，Zoroxin，AM－715，MK－0366，NFLX）

【药性与应用】 第三代含氟喹诺酮类抗菌药，抗菌谱广，对铜绿假单胞菌、奇异变形杆菌和大肠杆菌有很强抑制作用，对其他 G^- 杆菌如肺炎克雷伯杆菌、产气杆菌、沙门菌属、沙雷菌，以及淋球菌也有较强的杀菌作用。对金葡菌也有一定杀灭作用，对庆大霉素耐药菌也有较好作用。口服药物 35%～55%被吸收，$t_{1/2}$为 3～4h，有效血药浓度维持时间较长。体内几乎不代谢，大部分以原形从尿中排出，尿药浓度超过 MIC 数倍以上。组织分布良好，在肝、肾、胰、脾、淋巴结、腮腺、支气管黏膜的浓度均超过血药浓度，并可向各种组织液中移行，但在脑和骨组织中浓度低，达不到有效抑菌浓度。临床用于尿路、胃肠道、呼吸道、五官、妇产科敏感 G^- 杆菌引起的感染。

口服：急性尿路感染，200mg，2～3 次/d；重症 400mg，2 次/d。胃肠道感染，400mg，2 次/d。单纯性急性淋病，800mg，1 次/d。一般 1 个疗程 3～8d，少数可达 3 周。对于慢性尿路感染，可先用一般量 2 周，再减量为 200mg/d，睡前服用，可持续数月。注射剂用于严重病例及不能口服者，200～400mg/次，1 次/12h。1 次量加于输液中滴注 1h。

【注意与禁忌】 少数人有腹部不适、厌食、恶心；偶有皮疹、头痛、眩晕、血象改变，肝、肾功能损害，停药后可恢复。对喹诺酮类药物过敏者、孕妇、小儿、有惊厥史者和糖尿病患者禁用。肝、肾功能不全，周围神经炎者慎用。若出现周围神经刺激症状，可加用维生素 B_1、维生素 B_{12} 和叶酸以缓解。与利福平、氯霉素有配伍禁忌。

【药物相互作用】 ①与青霉素合用对金葡菌有协同抗菌作用。②与氨基糖苷类药物和去氧卡那霉素 B 联用，对大肠埃希菌、金葡菌有协同抗菌作用。③与麦迪霉素有协同抗菌作用。④丙磺舒可增加本药的血药浓度与毒性。⑤与茶碱合用可导致后者血药浓度升高而产生中毒。⑥可增加抗凝药的血药浓度，诱发出血。⑦可干扰咖啡因代谢，产生神经系统症状，用药时应避免饮茶与咖啡。⑧避免同用铝、镁离子药，以免影响本药吸收。⑨本药与呋喃妥因相互拮抗。

【规格】 片剂：100mg，200mg，400mg；胶囊：100mg，200mg；注射液：100mg，200mg；滴眼液：24mg/8mL；软（乳）膏：1%；栓剂：200mg；药膜：200mg。

氧氟沙星[典][基]　Ofloxacin（氟嗪酸，泰利必妥，康泰必妥，奥复星，奥复欣，Oflocet，Oxaldin，Tarivid，DL-8280，Hoe-280，OFLX）

【药性与应用】 具有第三代喹诺酮类药物的抗菌特性。抗菌活性比诺氟沙星、依诺沙星强，但比环丙沙星弱。对葡萄球菌、链球菌（包括肠球菌）、肺炎球菌、淋球菌、大肠杆菌、枸橼酸杆菌、志贺杆菌、克雷伯肺炎杆菌、肠杆菌、沙雷杆菌、变形杆菌、流感嗜血杆菌、不动杆菌、弯曲杆菌等，有较好的抗菌活性。对铜绿假单胞菌和沙眼衣原体也有作用。尚有抗结核作用，可与异烟肼、利福平配伍治疗结核病。口服吸收良好，t_{max}0.7h，$t_{1/2}$为6.7~7.4h，体内分布广泛，48h的排出量约为70%~87%。临床用于敏感微生物引起的口、喉、扁桃体、呼吸道、泌尿道、前列腺、皮肤及软组织、胆道、中耳、鼻窦、泪囊、肠道等部位的感染。

口服：200~600mg/d，分2次服。抗结核，0.3g/d，顿服。控制伤寒反复发作，50mg/d，连用3~6个月。静脉滴注：400mg，1次/12h，以适量输液稀释，每次滴注1h。

【注意与禁忌】　偶见皮疹、瘙痒、头痛、眩晕、失眠、胃肠道反应、血象改变及肝肾功能异常；罕见口炎。孕妇、儿童忌用，以防软骨发育障碍。对喹诺酮类过敏者忌用。肾功能不全易致药物积蓄，应慎用。

【药物相互作用】　①丙磺舒可减少本药肾小管分泌的50%，合用时易引起血药浓度升高中毒。②尿液碱化可出现结晶尿和肾毒性。③与茶碱类药物合用时，应调整剂量，以免引起中毒。但较诺氟沙星、依诺沙星、环丙沙星这类副作用为轻。④可使环孢素血药浓度升高，应调整其剂量。⑤避免与咖啡因同用，以免出现神经症状。⑥可增强抗凝药的抗凝血活性。⑦与苯酮酸类药物（芬布芬等）、丙酸类解热镇痛药合用，偶可引起痉挛。⑧与铝、镁离子药合用，降低本药吸收，疗效减弱。⑨餐后给药消化道症状减少。

【规格】　片剂：100mg，200mg；胶囊：100mg；颗粒：100mg；注射液：100mg，200mg，400mg；滴耳（眼）液：15mg/5mL；眼膏：0.75mg/0.25g，6mg/2g，10.5mg/3.5g；栓剂：100mg；软膏：30mg/10g。

依诺沙星[典]　Enoxacin（氟啶酸，Flumark，Gyramid，ENX）

【药性与应用】　抗菌谱和诺氟沙星相仿，对G^-大肠杆菌、变形杆菌、产气杆菌、肺炎杆菌、痢疾杆菌、伤寒杆菌及其他沙门杆菌、流感杆菌、淋球菌、沙雷菌、枸橼酸杆菌和铜绿假单胞菌等有较强抗菌作用，但较氧氟沙星为弱。对G^+菌，如金葡菌、肺炎球菌、链球菌属也有良好作用。对弯曲杆菌也有较强抗菌作用，在体内要比诺氟沙星强2~9倍。这与吸收好、血药浓度高相关。在多数器官中可以达到有效治疗浓度。主要用于敏感菌引起的泌尿生殖系统、肠道、呼吸道、五官、皮肤及软组织感染，淋病、结肠手术前准备及伤口感染等。

口服：300~600mg/d，分3次；严重感染400mg，2次/d。

【注意与禁忌】 偶见皮疹、瘙痒及恶心、呕吐、腹痛、便秘、腹泻等反应。尚可有眩晕、头痛、失眠以及血象改变、肝肾功能异常等。罕见休克、光敏、口炎、痉挛、疲倦、麻木、耳鸣、心悸、胸痛等。对喹诺酮类过敏者、葡萄糖-6-磷酸脱氢酶缺乏者、小儿、孕妇禁用。严重肝肾功能不全者及有癫痫、痉挛史者慎用。避免与咖啡、茶碱类药物合用。

【药物相互作用】 与诺氟沙星、氧氟沙星类同，可参阅。

【规格】 片剂：100mg，200mg，400mg；胶囊：100mg，200mg，400mg；注射液：200mg/5mL；软膏：100mg/10g；滴眼液：24mg/8mL。

环丙沙星[典][基] Ciprofloxacin（环丙氟哌酸，悉复欢，丙氟哌酸，Bay-O-9867，Cifran，Cipro，Cipro Bay，CPLX，Ciproxin）

【药性与应用】 抗菌谱与诺氟沙星相似而较广，体外抗菌活性优于后者，为喹诺酮类中较强者，对肠杆菌属、铜绿假单胞菌、流感嗜血杆菌、淋球菌、链球菌、军团菌、金葡菌、脆弱拟杆菌的抗菌活性显著优于许多同类药及头孢菌素、氨基糖苷类抗生素。对产β-内酰胺酶和耐氨基糖苷类病菌也常有效。口服生物利用度为52%，t_{max}为85min。静脉注射本品的$t_{1/2\alpha}$为5～10min，$t_{1/2\beta}$为2.8～4.2h，在许多组织中常高于血清浓度。临床用于敏感菌引起的呼吸道、泌尿道、胆道、皮肤及软组织、盆腔、五官等部位的感染，尤其适用于需长期用药的骨髓炎、关节炎。

口服：成人250mg，2次/d，重症加倍，但最高剂量不超过1500mg/d；肾功能不良（肌酐清除率≤30mL/min）者应相应减少用量。静脉滴注：100～200mg，2次/d，用生理盐水或葡萄糖溶液稀释，每次滴注时间不少于30min。

【注意与禁忌】 有报道本品易产生耐药性。可见胃肠道反应、皮疹、头昏、头痛。偶有转氨酶升高、水肿、高尿酸血症、白细胞减少等。孕妇、哺乳妇及小儿忌用。本品严重抑制茶碱代谢，可引起中毒，对咖啡因、华法林可能也有类似影响，服药期间应避免饮浓茶。避免与抗酸药同服，但可与食物同服。个别人服后有欣快感。

【药物相互作用】 与诺氟沙星、氧氟沙星类同，可参阅。

【规格】 片剂：0.1g，0.2g，0.25g，0.4g，0.5g，0.75g；胶囊：0.2g；颗粒：0.2g；注射液：0.1g/2mL，0.1g/50mL，0.1g/100mL，0.2g/100mL，0.25g/250mL；注射剂：0.2g；滴眼液：24mg/8mL；滴耳（眼）液：15mg/5mL；乳膏：20mg/10g；眼膏：7.5mg/2.5g；栓剂：0.2g；阴道泡腾片：0.1g。

洛美沙星[典] Lomefloxacin（罗美沙星，Lomebact，Maxaquin）

【药性与应用】 对G^+菌、G^-菌的抗菌谱和活性与氧氟沙星、依诺沙星、诺氟沙星相似而较强。体内代谢过程和作用与氧氟沙星相同而优于诺氟沙星和依诺沙星。其特点为作用时间长，血中 $t_{1/2}$ 为 7.95h。临床主要用于尿路、肠道及呼吸道感染。

口服：成人 100~200mg，2~3 次/d；亦可 400mg，1 次/d。1 个疗程为 14d。

【注意与禁忌】 本品的不良反应较多，应多方面加以注意，如恶心、头痛、光敏、眩晕、腹泻，出现率均>1%；其他尚有口干、潮红、多汗、疲乏、胸背痛、畏寒、过敏、面部水肿、感冒症状、血压波动、心动过速或过缓等多种心律失常、心衰，心、脑、肺血管栓塞，消化道出血、耳痛、耳鸣、淋巴结病、纤溶病、痛风、低血糖、肌肉痉挛、眼病、视觉异常、精神错乱、哮喘、味觉异常、血尿、尿闭、心肌病等。女性可出现各类阴道疾病；男性可出现睾丸炎、附睾炎等。可出现转氨酶、碱性磷酸酶、胆红素、尿素氮升高，单核细胞增多、血沉加快，血钾降低、白蛋白或总蛋白减少、血红蛋白减少、白细胞缺乏、嗜酸性粒细胞增多、血小板缺乏、尿相对密度失常、电解质紊乱、血糖降低等。对本类药物过敏者禁用。孕妇、哺乳妇及 18 岁以下者忌用。可抑制茶碱、咖啡因、华法林代谢，与芬布芬合用可致中枢兴奋、癫痫发作。丙磺舒可延迟本品的排泄，使平均 AUC 增大 63%，平均 t_{max} 延长 50%，平均 C_{max} 增高 4%。注意喹诺酮类药物之间的交叉过敏。

【药物相互作用】 除"注意与禁忌"夹带所述外，其他可参阅诺氟沙星、氧氟沙星。

【规格】 片剂：100mg，200mg，300mg，400mg；胶囊：100mg，200mg；颗粒：100mg；分散片：100mg；注射剂：100mg，200mg；滴眼液：15mg/5mL，18mg/6mL，24mg/8mL；眼用凝胶：15mg/5g；滴耳液：15mg/5mL；眼膏：30mg/10g，60mg/20g；乳膏：30mg/10g，60mg/20g。

培氟沙星[典]　Pefloxacin（甲诺氟沙星，培诺氟沙星，倍泰，倍宁，甲氟哌酸，培福新，AM-725，Peflacine，RB-1589）

【药性与应用】 新的氟喹诺酮类，对 G^- 菌、G^+ 菌，包括肠杆菌科、铜绿假单胞菌、不动杆菌、嗜血杆菌、奈瑟菌及葡萄球菌属（包括 MRSA）具有广谱抗菌活性。对金葡菌与万古霉素相仿，但抗铜绿假单胞菌作用不及环丙沙星和噻甲羧肟头孢菌素（Cetazidine），对一些多价耐药菌株也有效。可口服和静脉给药，血浆蛋白结合率约为 30%。$t_{1/2}$ 在 10~12h。胃肠道吸收良好。体内分布广泛，脑脊液、扁桃体、支气管、骨骼与肌肉、前列腺、腹膜中都可达到有效治疗浓度。主要通过肾及肝脏消除，其中肾排除 20%~40%，尿中有效浓度可维持 24h 以上；其余经胆汁排除。临床主要用于肠杆菌科细菌及铜绿假单胞菌等 G^- 杆菌所致的各种感染，如支气管及肺部感染、肾盂肾炎及复杂性尿路感染、前列腺炎、细菌性痢疾或其他肠道感染、伤寒及沙门菌属感染等。

口服：400mg，2次/d，饭后服；剂量可达1200mg/d。静脉滴注：400mg，2次/d（溶于5%葡萄糖溶液250mL），不可与含氯离子的溶液配伍，以免沉淀。腹水和黄疸病人，1次/2d。

【注意与禁忌】 不良反应较轻且短，胃肠反应较为常见，如恶心、呕吐。也可有皮肤和神经系统症状，如皮疹、光敏、失眠、眩晕，严重者可抽搐痉挛，个别可有肝、肾功能障碍。15岁以下儿童、孕妇、哺乳妇及对喹诺酮类过敏者禁用。肝、肾功能不良者慎用。避免日光照射，防止光敏反应。不可与氨茶碱、咖啡因、双香豆素类合用，以免引起中毒和出血。不可与抗酸剂合用，以免影响生物利用度。

【药物相互作用】 参阅诺氟沙星、氧氟沙星。

【规格】 片剂：200mg；胶囊：200mg；注射剂：200mg，400mg；软膏：75mg/10g。

氟罗沙星[典]　Fleroxacin（多氟沙星，美加乐杏，多氟哌酸，多米特定，Duomiteding，Meglone，Megalocin，Quinods，AM-833，RO-236240）

【药性与应用】 长效第三代喹诺酮类抗生素。与其他喹诺酮类相同，抑制DNA旋转酶，阻止细菌DNA复制而杀菌，对多数G^-菌中的大肠杆菌、肺炎杆菌、变形杆菌、伤寒杆菌、副伤寒杆菌、志贺菌属、阴沟肠杆菌、产气肠杆菌、枸橼酸菌属、黏质沙雷菌、铜绿假单胞菌、脑膜炎双球菌、流感嗜血杆菌、军团菌、淋球菌等均有较强抗菌作用。对葡萄球菌属、溶血性链球菌属等G^+菌有中度杀灭作用。与同类药物一样，本品能明显抑制胃肠道肠杆菌而不影响厌氧菌丛或粪链球菌。口服吸收迅速、完全，分布广泛，在尿、胆汁、肝、支气管黏膜、肺、扁桃体、骨膜及滑囊、女性生殖系统、睾丸、附睾、前列腺、精液、淋巴液中的浓度高于血药浓度。$t_{1/2}$为9~15h。主要以原形从尿中排出。临床用于治疗敏感菌引起的下呼吸道、泌尿道、胃肠道、皮肤及软组织、骨关节、五官和盆腔各部位的感染，以及伤寒、性传播疾病等。

口服：200mg，1次/d；重症400mg，1次/d。1个疗程7d左右。静脉注射：100mg，1次/d。

【注意与禁忌】 可致上腹部不适、恶心、呕吐、食欲不振、头晕、头痛、兴奋、失眠；偶有转氨酶升高及光敏性皮炎。对喹诺酮类药物过敏、孕妇、哺乳妇、14岁以下者禁用。肝、肾功能损害及有癫痫史者慎用。本品不影响茶碱、咖啡因、双香豆素类、雷尼替丁或利福平的药效动力学。这是与其他喹诺酮类药物不同之处。铝盐、镁盐虽影响本品的吸收，但程度也较轻。

【药物相互作用】 参阅诺氟沙星、氧氟沙星。

【规格】 片剂：100mg，150mg，200mg；胶囊：100mg，150mg，200mg，400mg；注射剂：50mg，100mg，200mg，400mg。

妥舒沙星　Tosufloxacin（妥苏沙星，三氟沙星，托磺沙星，甲磺酸妥磺沙星，Tosufloxacin Tosilate，Tosufloxacin Tosylate，A-6069，Ozex，T3262，TFLX）

【药性与应用】 抗菌谱广，抗菌作用强，对 G^+ 球菌和杆菌的 MIC 为 0.012~0.78μg/mL，优于最强的环丙沙星；对 G^- 菌亦有类似活性，MIC≤0.006~0.79μg/mL，与环丙沙星相似；对大多数的厌氧菌的 MIC 为 0.05~6.625μg/mL，仍优于环丙沙星；对肠杆菌、铜绿假单胞菌、洋葱假单胞菌、嗜麦芽假单胞菌、淋球菌、卡他布朗汉菌、金葡菌、凝固酶阴性葡萄球菌、表葡菌、链球菌属、草绿色链球菌、粪链球菌、肺炎球菌、MRSA、脆弱拟杆菌及拟杆菌属的杀菌效果均高于环丙沙星的效果数倍至十数倍，因而为强效杀菌剂。本品对各种细菌的自然耐药率低，耐药速度增长极慢。t_{max} 约为 1~2.5h。$t_{1/2\beta}$ 为 3.14~3.86h。食物不影响本品吸收，无积蓄现象，肾功能损害者血药浓度升高，$t_{1/2\beta}$ 延长。本品体内移行广，肾、小肠、肝中浓度最高，其次为肺、肾上腺、脾、心和肌肉；皮肤、鼻黏膜、前列腺、男女生殖器官均有较高浓度，但脑组织中浓度极低。本品主要（约 25%~48%）从尿中排泄。临床主要用于呼吸道、泌尿道、外科、五官科、皮肤科、妇产科、眼科、口腔科敏感菌的感染。

口服：300mg/d，分 2 次口服；或 400mg/d，分 3 次口服。少数病例 600mg/d，分 3 次服。1 个疗程一般为 1 周，少数 3~6d 或 10~14d，个别可长达 26d。

【注意与禁忌】 有胃肠道反应如恶心、呕吐，以及中枢反应如头痛、头晕等。本品无生殖毒性，未发现产生特异抗体和过敏反应综合征。有诱发癫痫的可能，有癫痫史者慎用。孕妇、哺乳妇、儿童应禁用。

【药物相互作用】 参阅诺氟沙星、氧氟沙星。

【规格】 片剂：150mg，300mg。

芦氟沙星　Rufloxacin（Monos，Qari）

【药性与应用】 广谱氟喹诺酮类抗菌药，特点是对细菌性前列腺炎有很高疗效，耐受性好。一次口服本品 400mg，迅速吸收，t_{max} 为 39h，C_{max} 为 265μg/mL。平均 $t_{1/2}$ 为 35h，肾清除率为 20mL/min，48h 自尿中排出 23%。临床主要用于尿路、前列腺及下呼吸道感染。

口服：首次剂量 400mg，1 次/d；以后 200mg，1 次/d。

【注意与禁忌】 可有呕吐、头痛等。也可见皮疹、药物热、皮肤瘙痒，偶可发生多形性红斑、血管神经性水肿。严重者可出现舌肿大、声带水肿、呼吸困难、低血压、休克。可有转氨酶升高、血尿、肌酐及尿素氮升高。偶见癫痫发作，精神异常症状、意识紊乱、幻觉、震颤等；也可有肌腱炎、跟腱损伤及关节疼痛。偶可发生白细胞一过性降低、耳鸣、出汗、光敏反应、静脉炎等。

【药物相互作用】 与其他喹诺酮类药物类似，可参阅诺氟沙星、氧氟沙星。

【规格】 片剂：100mg；胶囊：200mg。

司帕沙星[典] Sparfloxacin（苏柏沙星，施帕沙星，帕氟沙星，Spar，SPFX，AT-4140）

【药性与应用】 对 G^+菌、G^-菌、厌氧菌、支原体属、衣原体属及抗酸菌显示广谱抗菌活性。对各种临床分离菌株，除 G^-菌外，与同类药物相比敏感性高，对 G^-菌比氧氟沙星、依诺沙星及诺氟沙星作用强，而与环丙沙星相同或稍弱。本品与其他抗生素无交叉耐药性。单次口服 100mg、200mg 及 400mg 后，血浆 t_{max}为 4h。$t_{1/2}$为 15.8～16.9h。血浆蛋白结合率为 42%，主要为清蛋白。肾功能减退者和老年人，血浓度升高，$t_{1/2}$延长。向各种分泌液转移的药物浓度均超过 MIC。正常人 72h 经尿排泄量约为 40.4%～44.8%。未见本品与抗酸剂、茶碱有相互影响。对本品敏感的细菌有葡萄球菌、化脓性链球菌、溶血性链球菌、肺炎球菌、肠球菌属、淋球菌、大肠杆菌、枸橼酸杆菌属、沙门菌属（除外伤寒、副伤寒杆菌）、志贺菌属、克雷伯杆菌、麻风杆菌、肠菌属、沙雷菌属、变形杆菌属、摩根菌、铜绿假单胞菌、流感杆菌、不动杆菌属、消化链球菌属、痤疮丙酸杆菌、拟杆菌属及沙眼衣原体引起的各种感染性疾病。临床用于：①脓疱性痤疮、毛囊炎、疖、痈、传染性脓痂疹、丹毒、蜂窝织炎、淋巴管（结）炎、化脓性牙周炎、皮下脓肿、汗腺炎、感染性皮脂囊肿。②乳腺炎、肛周脓肿、外伤、烧伤、术后感染等浅表性继发感染。③咽喉炎、扁桃体炎、急慢性支气管炎、支气管扩张感染、弥漫性细支气管炎、肺炎。④泌尿系统感染、前列腺炎、淋病。⑤胆道感染。⑥菌痢、感染性肠炎、沙门菌肠炎。⑦中耳炎、鼻窦炎。⑧牙周炎及腭炎。⑨麻风病。

口服：100～300mg/d，分 1～4 次服。可按疾病种类及轻重适当调整剂量。静脉给药参阅说明书。

【注意与禁忌】 主要为消化道反应及过敏症状。可有嗜酸性粒细胞增多及血清转氨酶升高。对喹诺酮类过敏者禁用。使用前应做药敏试验，并尽量缩短疗程，以防耐药性的产生。肾功能障碍及老年病人应减量。孕妇、哺乳妇及儿童应禁用。最近发现本药尚可出现光敏反应、过敏综合征，转氨酶、血清胆红素升高，神经系统障碍，震颤麻痹、心动过速、QT 间期延长，伪膜性肠炎、休克等。

【药物相互作用】 参阅氧氟沙星、诺氟沙星。

【规格】 片剂：50mg，100mg，200mg；胶囊：100mg，200mg；注射液：100mg/2mL，100mg/100mL；滴眼液：12mg/8mL；软膏：15mg/10g。

左氧氟沙星[典][基] Levofloxacin（可乐必妥，Cravit）

【药性与应用】 为氧氟沙星的异构体，二者的抗菌谱相同，但抗菌活性高于后者。一般而言，左旋氧氟沙星的抗菌活性为氧氟沙星的2倍，对厌氧菌也有中度抗菌作用。平均 C_{max} 为0.57～2.04mg/L。t_{max} 为0.8～2.4h。口服生物利用度接近100%。迅速移行至全身，在各组织、体液中达到有效浓度。血清 $t_{1/2}$ 为4～7h。主要经肾排泄，24h内约可排出给药量的80%～85%。临床用于治疗呼吸、泌尿生殖系统和皮肤及软组织感染有良好效果。对流感嗜血杆菌、卡他莫拉菌、金葡菌和肺炎球菌效果好，对铜绿假单胞菌较差。对MRSA治疗效果可达90%。亦用于治疗妇产、耳鼻咽喉、口腔各科敏感菌感染。

口服：100mg，3次/d；严重病例可加倍。1个疗程一般为7～14d；单纯性尿路感染亦可缩短至3～5d。静脉滴注：100～200mg，2次/d；重症可增至300mg，2次/d。

【注意与禁忌】 一般耐受性良好，可有上腹部不适、纳差、腹泻、失眠、头痛、头晕。偶可出现一过性血小板减少症、血清转氨酶升高、嗜酸性粒细胞增多或中性粒细胞减少，但均较氧氟沙星为轻。肾功能减退及老年病人酌情减量。孕妇、哺乳妇、儿童仍应禁用。药物间的相互作用与氧氟沙星相似。对茶碱类药物在体内的代谢影响不明显。

【药物相互作用】 参阅诺氟沙星、氧氟沙星。

【规格】 片剂：100mg，200mg，500mg；分散片：100mg；胶囊：100mg，200mg；颗粒：100mg/1g；注射剂：50mg，100mg，200mg，300mg，500mg；软膏：0.3%（45mg/15g）；滴眼液：15mg/5mL；眼用凝胶：15mg/5g。

莫西沙星[基] Moxifloxacin（拜复乐，天欣，威莫星，Avelox，Vigamox）

【药性与应用】 本药为8-甲氧基氟喹诺酮类抗菌药，通过结构改造加强了抗G⁺菌的作用，效果强于传统氟喹诺酮类药物，耐药性更少且出现更晚。具有广谱抗菌活性，对 G^+ 菌、G^- 菌和厌氧菌均有抗菌活性。此外，对肺炎支原体、肺炎衣原体、嗜肺军团菌、伯氏柯克斯体也敏感。

本药口服吸收迅速，并迅速分布于体液及组织中，主要在肝脏代谢，$t_{1/2}$ 为11～15h，且对肝脏功能影响不大。

临床主要应用于敏感致病微生物所致的呼吸道感染，如慢性支气管炎急性发作、社区或医院获得性肺炎，青霉素耐药性呼吸道感染、急性鼻窦炎及皮肤、软组织感染等。

口服：0.4g，1 次/d，疗程 5~10d。静脉滴注：0.4g，1 次/d，滴注时间为 90min，疗程 7~14d，视病情轻重确定。

【注意与禁忌】 90%不良反应为轻、中度，主要有白细胞减少、出血时间延长、贫血、心悸、高血压、心动过速、QT 间期延长、注射部位静脉炎、头痛、眩晕、感觉异常、精神错乱、高血脂、高血糖、高尿酸血症、肝功能异常、味觉异常、腹痛、腹泻、恶心、呕吐、药物性肝炎、大疱性皮肤反应、关节痛、肌痛、肌腱断裂、过敏、血管神经性水肿、呼吸困难、哮喘、耳鸣、视觉异常改变等，均有报道，但比率均很低，导致停止用药者，不超过 3.6%。因此，在密切临床监测下仍不失为一种较好的用药选择。

禁用于有喹诺酮类药物过敏史、QT 间期延长、接受抗心律失常药治疗、低血钾、严重肝功能损害、转氨酶高于正常上限 5 倍以上者以及儿童、孕妇。慎用于心肌缺血、中枢神经疾病易诱发癫痫者。

【药物相互作用】 ①与能延长 QT 间期药物，如西沙比利、红霉素、奋乃静、阿米替林、Ia 类抗心律失常药、吩噻嗪类及三环类抗抑郁药合用时有发生 QT 间期延长、尖端扭转型室性心律失常、心脏骤停等危险。②同时使用糖皮质激素与氟喹酮类药物，有增加肌腱断裂的危险，尤其是老年人。③其他相互作用大致同诺氟沙星、氧氟沙星，可参阅。

【规格】片剂：0.4g；注射剂：0.4g。

加替沙星 Gatifloxacin（溴莱克，恒森，天坤，刀悦，Tequin）

【药性与应用】 本药为 8-甲氧基氟喹诺酮类消旋化合物，具有广谱抗 G^+ 和 G^- 菌的活性，如金葡菌（对甲氧西林敏感菌株）、肺炎链球菌（对青霉素敏感菌株）、大肠埃希菌、流感和副流感嗜血杆菌、克雷伯肺炎杆菌、卡他莫拉菌、淋病奈瑟菌、奇异变形杆菌、肺炎衣原体、嗜血军团杆菌、肺炎支原体等。

临床用于治疗敏感菌株引起的中度以上感染性疾病，如呼吸道感染、泌尿系统感染、淋病、直肠感染、急性细菌性结膜炎等。

口服：400mg，1 次/d；静脉滴注：200mg，2 次/d；静脉给药：一次 100mg，4 次/d。疗程 3~10d，视病情轻重而定。

【注意与禁忌】 临床见到的不良反应有：消化道常见恶心、腹泻，少见味觉异常、舌炎、食欲缺乏、假丝酵母菌性口炎、胃肠道出血、转氨酶及血红蛋白升高等。心血管系统少见高血压、胸痛、心律失常、QT 间期延长。代谢/内分泌系统可有代谢异常（停药后多可恢复），发生率高、可达 15%。神经精神系统可有紧张、焦虑、幻觉、多梦等。皮肤可有皮疹、多汗等。生殖泌尿系统常见阴道炎，小儿排尿困难、出血。可有肌肉关节痛、肌无力、痛性痉挛。经眼给药可有结膜刺激、结膜炎、眼睑水肿。可有白细胞减少、中性粒细胞减少、血红蛋白下降，罕见发绀。亦可出现变态反应症状。

禁用于对喹诺酮类过敏、血糖异常（过高或过低）、18 岁以下患者。慎用于肾功能不全、QT 间期延长、低钾血症、中枢神经系统疾病、急性心肌缺血患者。对妊娠期、哺乳期女性亦应慎重，权衡利弊。

【药物相互作用】 ①与丙磺舒合用，可减弱本药的经肾清除率。②与地高辛合用，可致后者血药浓度升高。③与影响糖代谢的药物共用，可加重糖代谢异常。④与非甾体抗炎药合用可增加精神神经症状和发生抽搐。⑤其他可参阅诺氟沙星、氧氟沙星。

【规格】 片剂：200mg，400mg；胶囊：100mg；注射剂：100mg，200mg，400mg；滴眼液：15mg/5mL，24mg/8mL。

曲伐沙星 Trovafloxacin（超威沙星，曲氟沙星）

【药性与应用】 本药为氟喹诺酮类抗菌药，与早期同类药物环丙沙星、诺氟沙星、氧氟沙星等相比，对 G^+ 菌的抗菌活性作用更强，特别是肺炎链球菌等。本药对多数葡萄球菌、链球菌、肠球菌、肠杆菌、铜绿假单胞菌、淋病奈瑟菌、厌氧菌、军团菌、支原体、衣原体都有良好的抗菌活性。本药口服达峰时间为 1~2h，血药浓度与剂量相关。

临床主要用于肺炎、腹腔感染、妇产科感染、皮肤及其附件和软组织感染（以上均为国外资料）。

静脉给药：200mg，1 次/d，疗程 7~14d。口服：单次口服 50~100mg，用于治疗单纯性淋病，包括男性尿道淋病和女性宫颈淋病；其他感染同静脉给药剂量。

【注意与禁忌】 本药与其他喹诺酮类可有交叉反应，有此类药物过敏史者均应禁用。慎用于肝功能不全、可能有中枢神经系统疾病、胰腺炎、葡萄糖-6-磷酸脱氢酶缺乏等患者。18 岁以下者、妊娠期和哺乳期女性，均不主张应用。

本药的肝毒性较为明显，可有转氨酶升高、药物性肝炎、肝功能衰竭，应密切注意观察。其他可有静脉炎、眩晕、嗜睡、头痛、感觉异常、震颤、步态不稳、脱髓鞘改变及神经精神症状。可能有骨关节疾病出现。胃肠道反应可出现恶心、呕吐、腹痛。血液系统可出现可逆性白细胞下降、凝血时间延长，葡萄糖-6-磷酸脱氢酶缺乏患者可出现溶血性贫血。也有出现暴发性中毒性皮肤溶解坏死和剥脱性皮炎的个别病例报道。

【药物相互作用】 与诺氟沙星、氧氟沙星类同，可参阅。

【规格】 片剂：100mg，200mg；注射液：200mg/40mL，300mg/60mL。

那氟沙星 Nadifloxacin（洁豆，那的沙星，欣可非，Acuatim，Nadixa）

【药性与应用】 本药属第三代喹诺酮类药物，其结构与氧氟沙星相似，目前主要外用治疗痤疮，不良反应较少见，不易产生耐药性。本药对痤疮丙酸杆菌、G^+菌、G^-菌、厌氧菌均有较强抗菌活性。其抗菌谱广，又对 MRSA 耐药和不耐药金葡菌有同样抗菌活性，对产 β-内酰胺酶细菌有良好的抗菌活性。

外用于寻常性痤疮、毛囊炎、脓疮疱。清洁患处后，涂抹本药1%软膏适量于患处，2 次/d。

【注意与禁忌】 禁用于对本药过敏者，慎用于对其他喹诺酮类药物过敏者。对儿童、孕妇和哺乳妇的影响不明确。不良反应较少，可有局部瘙痒、红斑、肿胀。未见报道有全身反应者。

【规格】 软膏：100mg/10g。

帕珠沙星 Pazufloxacin（诺君欣，派佐沙星，Pazucross，Maxalt，Rizaliv）

【药性与应用】 第三代喹诺酮类抗菌药，抗菌谱广。对 G^-菌的抗菌活性和其他喹诺酮类相当；对 G^+菌的抗菌活性则明显增强，尤其对厌氧菌有较强的疗效。

口服吸收迅速，在发炎的肺和眼组织中分布良好，$t_{1/2}$ 2h，主要从尿中排泄。多剂量给药，1d 后达到稳态血药浓度。

本药适用于敏感菌引起的下列感染：慢性呼吸道疾病的继发感染、生殖泌尿系统感染、烧伤创面感染、伤口感染、肝胆感染、腹腔脓肿、腹膜炎、皮肤及其附件和软组织感染、耳鼻咽喉部和眼科各种感染。

静脉滴注：300mg，2 次/d。滴注时将本药 300mg（或 500mg）用 0.9%氯化钠注射液 100mL 溶解或稀释后静脉滴注，滴注时间为 30~60min。

【注意与禁忌】 禁用于对喹诺酮类过敏者、儿童、孕妇、哺乳妇。慎用于有哮喘等过敏性疾病史、严重肾功能不全、有抽搐或癫痫等中枢神经系统疾病史、葡萄糖-6-磷酸脱氢酶缺乏、肝病、心血管系统功能异常等患者。应用时应采用最短疗程原则。

不良反应有：头晕、头痛、痉挛、短暂性意识或精神障碍；间质性肺炎、低血糖；横纹肌溶解、肌腱断裂、肌痛、肌无力；血尿，肌酐、尿素氮升高，肾功能衰竭；转氨酶、胆红素升高；腹痛、腹泻、恶心、呕吐、口炎、黑便、伪膜性肠炎；白细胞、血小板、红细胞减少，嗜酸性粒细胞增多和过敏症状，如皮疹、发热、面部潮红、多形性红斑、表皮坏死松解等。本药静脉给药可引起静脉炎。

【药物相互作用】　与诺氟沙星、氧氟沙星类同，可参阅。本药静脉滴注宜单用，不可混入其他药物。

【规格】　注射剂：100mg，300mg，500mg。

托氟沙星　Tosufloxacin（妥舒沙星，多氟啶酸，赐尔泰）

【药性与应用】　第三代喹诺酮类抗菌药，对厌氧菌、G^+菌、G^-菌均有抗菌活性，属广谱抗菌药。对葡萄球菌、链球菌、肺炎链球菌的抗菌活性是其他氟喹诺酮类药的8~16倍。对G^-肠杆菌的抗菌活性相当于环丙沙星或略低。对流感嗜血杆菌、铜绿假单胞菌、厌氧菌的抗菌活性远强于以前出产的氟喹诺酮类药物，且优于头孢曲松、大观霉素，但低于先拉霉素和米诺霉素。

服本药后1.5~3h可达峰浓度，$t_{1/2}$为3.3~3.6h，除脑组织不能进入、眼球和脂肪组织浓度低外，广泛分布于其他组织中，达到有效抗菌浓度。

本药临床用于敏感菌所致的呼吸、泌尿、生殖、消化、皮肤软组织，以及中耳、牙周和眼睑感染。

口服：75~150mg，2~3次/d，疗程14d。以短疗程为优，不可盲目扩大疗程，以减少毒副作用。

【注意与禁忌】　对喹诺酮类药物过敏者禁用。孕妇、哺乳妇应权衡利弊使用。18岁以下者不推荐使用。中枢神经系统疾病应慎用。

不良反应有胃肠道不适、腹痛、口干、便秘、腹泻、食欲不振；头痛失眠、倦怠；偶见皮疹、瘙痒。可有肌酐、尿素氮、转氨酶、碱性磷酸酶、胆红素升高；嗜酸性粒细胞增加，白细胞、血小板减少，但均属可逆性，停药后可恢复正常。

肝肾功能不全者慎用，必须用时应权衡利弊或调整剂量。应用本药时，应避免暴晒引发光过敏。

【规格】　片剂：75mg，150mg，300mg。

普卢利沙星　Prulifloxacin（普利沙星，天赞，易启迪，左旺，Ouisnon）

【药性与应用】　本品为氟喹诺酮类前体药物，口服后经血清酶催化水解为羧酸噻唑托喹啉衍生物而具有广谱抗菌活性。本品口服后吸收良好，0.5~1.25h血药浓度达峰值，$t_{1/2}$7~9h，一半从肾脏排出，一半从粪便中排出。

本品对G^+、G^-菌均有良好的抗菌活性，对厌氧菌、致病性分枝杆菌也有良好的抗菌活性。对G^+菌的抗菌活性相当于氧氟沙星、环丙沙星，对甲氧西林敏感金葡菌、表皮葡萄球菌、化脓性链球菌、肺炎球菌和粪肠球菌有一定抗菌活性。本药对G^-菌的抗菌活性与托氟沙星、环丙沙星相当。对铜绿假单胞菌、沙门菌属、肠杆菌属等具有较强的抗菌活性。淋球菌、志贺杆菌、克雷伯杆菌、变形杆菌等也对本药敏感。

本品临床用于敏感菌所致的皮肤与皮下组织感染、各种急慢性呼吸道感染、生殖泌尿道感染、肝胆感染，包括伤寒、霍乱在内的各种消化道感染，眼睑炎、中耳炎、鼻窦炎等。

口服：200mg/次，2 次/d。根据病情可适当调整剂量，但一次用量不得超过 300mg。

【规格】 片剂：100mg。

巴洛沙星 Balofloxacin（贝罗沙星，京必利新，壮克）

【药性与应用】 本药是一种 DNA 旋转酶抑制剂，干扰细菌 DNA 的合成，具有广谱抗菌活性。对 G^+菌、G^-菌均有抗菌活性，尤其对葡萄球菌（包括对甲氧西林敏感的金葡菌、表皮葡萄球菌、化脓性葡萄球菌、耐甲氧西林金葡菌）、肺炎链球菌、肠球菌（粪肠球菌、淀粉肠球菌等）均有良好的抗菌活性。对支原体、衣原体也有较好抗菌活性。对肠杆菌属、流感嗜血杆菌、脆弱拟杆菌的抗菌活性较低，对铜绿假单胞菌不敏感。

本品吸收良好，口服后达峰时间为 1～1. 2h，$t_{1/2}$为 7～8h。本品除不易通过血-脑脊液屏障外，可广泛分布于各种组织体液中达到有效抗菌浓度。本品 70%～80%以原形经肾排出。

临床应用于治疗由葡萄球菌、链球菌、肠球菌、摩根菌、大肠埃希菌、普罗威登菌、克雷伯肺炎杆菌、肠杆菌、沙门菌、变形杆菌、假单胞菌、消化链球菌等敏感菌引起的感染。

口服：呼吸、尿路、妇产科感染，100～400mg，1～2 次/d；妇产科感染疗程 3～9d，其他感染 3～14d。肠道感染（主要是沙门菌、志贺菌、大肠埃希菌感染），200mg，2 次/d，一般疗程为 5d，伤寒疗程 7d。

【注意与禁忌】 禁用于有喹诺酮类药物过敏史者和有严重并发症者，如肌腱炎、肌腱断裂等，以及儿童、孕妇、哺乳妇。慎用于有中枢神经系统疾病、肾功能不全、葡萄糖-6-磷酸脱氢酶缺乏、低血钾、心血管疾病（如冠心病、心律失常等）者。

不良反应偶见心悸，罕见休克；其他有高血压、肌腱炎、肌腱断裂、尿素氮及肌酐升高、头晕、癫痫样发作、黄疸、血清酶升高、腹痛、腹泻、恶心、呕吐、拒食、便血、伪膜性肠炎、贫血、白细胞及血小板减少、嗜酸性粒细胞增多、皮肤瘙痒、胸腹部麻木、皮疹、面部红肿、发热等。

【药物相互作用】 参阅诺氟沙星和氧氟沙星。

【规格】 片剂：100mg。

吉米沙星　Gemifloxacin（吉迷星，甲磺酸吉米沙星，Factive，Gemifloxacin，Mesylate）

【药性与应用】　本品属喹诺酮类抗菌药，其独特结构使其在增强抗 G^+ 菌活性的同时，对 G^- 菌保持良好的抗菌活性。对 G^+ 菌所致的感染疗效优于环丙沙星和司氟沙星，且中枢神经系统不良反应较为少见。

本品对 G^+ 球菌（耐甲氧西林金葡菌、耐甲氧西林表皮葡萄球菌、耐青霉素肺炎链球菌）均有良好的抗菌效果，对 G^- 需氧菌（肠球菌、流感或副流感嗜血杆菌、克雷伯肺炎杆菌、卡他莫拉菌、黏膜炎莫拉菌等）敏感；对脆弱拟杆菌及其他厌氧菌的活性低于曲伐沙星；对肺炎支原体、衣原体也有一定活性。

临床主要用于敏感菌所引起的慢性气管炎急性发作、社区获得性肺炎、急性鼻窦炎等。

口服：320mg/次，1 次/d。根据病情疗程暂定为 5～7d。不推荐超剂量和超疗程用药。

【注意与禁忌】　本药与其他喹诺酮类有交叉过敏，凡有过敏史者均应禁用。QT 间期延长、心动过缓、急性心肌缺血、葡萄糖-6-磷酸脱氢酶缺乏、中枢神经系统疾病、电解质紊乱者慎用。对 18 岁以下患者、孕妇、哺乳妇的安全性尚未确定。

多数不良反应为轻、中度性，包括：QT 间期延长、血钾血糖升高、血钠血钙降低，肌痛、泌尿生殖系假丝酵母菌病、尿素氮和肌酐升高、头痛、失眠、嗜睡、震颤、神经质、肝酶升高、消化功能紊乱、味觉错乱、伪膜性肠炎、皮疹、瘙痒、脸红、视觉异常等。

【药物相互作用】　不可与抗精神病药、抗心律失常药合用。有研究认为本药与地高辛、茶碱、华法林合用未见明显相互作用。其他基本类同于诺氟沙星、氧氟沙星，可参阅。

【规格】　片剂：320mg。

第三节　硝咪唑类

甲硝唑[典][基]　Metronidazole（甲硝基羟乙唑，灭滴灵，灭滴唑，Flagyl）

【药性与应用】　原为抗滴虫和阿米巴原虫药，现其主要功能已被抗厌氧菌所代替。本品中的硝基在无氧环境中还原成氨基发挥抗厌氧菌作用。对需氧或兼性需氧菌无效。对拟杆菌属（含脆弱拟杆菌）、梭形杆菌属、梭状芽孢杆菌属（含破伤风杆菌）、部分真杆菌、消化球菌和消化链球菌诸厌氧菌均有较好的抗菌效果。口服吸收良好，t_{max}为1~2h。体内移行广泛，可进入唾液、乳汁、肝脓肿脓液，也可有50%透过血-脑脊液屏障。代谢产物也有一定抗菌活性，60%~80%由尿中排出；6%~15%由粪中排出。$t_{1/2}$约为8h。临床用于上述厌氧菌感染的治疗和预防。如腹腔、消化道、下呼吸道、皮肤及软组织、骨关节厌氧菌感染。对败血症、心内膜炎、脑膜炎及抗生素引起的菌群失调也有效。也用于口腔厌氧菌感染。治疗破伤风时，应与破伤风抗毒素（TAT）联用。

口服：0.2~0.4g，3次/d。静脉滴注：500mg/次，于30~60min滴完，1次/8h；1个疗程为7d。治疗破伤风，2.5g/d，分次口服或滴注。预防用药，腹部或盆腔手术前1d开始服药，0.25~0.5g，3次/d。

【注意与禁忌】 肝功能不全者酌情减量；限盐，以免钠潴留；可引起中性粒细胞减少；偶有周围神经炎、惊厥，应减量或停药；有致畸作用，孕妇禁用。本品非广谱抗菌药，仅对厌氧菌有效，不可误用。

【药物相互作用】 ①本药与抗胆碱药联合应用治疗瘢痕性胃及十二指肠溃疡，可提高疗效。②与西咪替丁等抑制肝微粒体酶活性药物同用，可延长本药的半衰期。③与氯喹交替应用可治疗阿米巴肝脓肿，但联用可出现肌张力障碍。④薄荷脑促进本药的皮肤渗透吸收。⑤干扰双硫仑代谢，两药应间隔2周以上使用，否则易出现精神症状。⑥大剂量锂剂合用本药可引起锂中毒。⑦与口服抗凝药合用可延长凝血酶原时间。⑧合用甲氧氯普胺可减轻本药的胃肠道症状。⑨与苯妥英钠、苯巴比妥等诱导肝微粒体酶药物同用，本药血药浓度下降，而苯妥英钠等血药浓度升高。⑩氢氧化铝、考来烯胺可使本药的生物利用度下降14.5%。⑪土霉素干扰本药的清除阴道滴虫作用。⑫与糖皮质激素合用可降低本药血药浓度31%。⑬本药有药物-乙醇/尼古丁相互作用，出现双硫仑样反应：面部潮红、头痛、眩晕、腹痛、恶心、呕吐、气促、心悸、血压下降、嗜睡、幻觉等。在本药治疗期间或停药后3d内不得接触含乙醇饮料。

【规格】 注射剂：50mg，100mg，500mg；片剂：0.2g，0.5g；胶囊：0.2g；缓释片：0.75g；阴道泡腾片：0.2g；栓剂：0.5g，1g；乳膏：0.3g/10g；凝胶：75mg/10g，150mg/20g；阴道凝胶：37.5mg/5g，150mg/20g；口颊片：3mg；含片：2.5mg；胶浆含漱液：10mg/2mL，10mg/8mL，125mg/25mL；洗液：0.2g/100mL，1g/500mL。

替硝唑[典][基] Tinidazole

【药性与应用】 甲硝唑的乙磺酰基衍生物，抗厌氧菌及原虫的作用比甲硝唑强。作用于厌氧菌的生长期，透过菌壁破坏DNA的合成，对脆弱拟杆菌属、其他拟杆菌属、梭状芽孢杆菌属、消化球菌属、发酵链球菌属等厌氧菌均有较好的抗菌活性。口服吸收迅速而完全，口服后 t_{max} 为 2h，体内移行广泛。$t_{1/2}$ 为 12~14h。药物主要以原形随尿排出，少量随粪便排出。临床用于各类敏感厌氧菌所致的感染和原虫感染。如腹腔、妇科、手术创口、皮肤及软组织、肺、胸腔、腹腔、盆腔等部位感染及败血症，肠道及泌尿生殖系统毛滴虫、梨形鞭毛虫、阿米巴原虫感染和肝脓肿等。

口服：1~2g，1 次/d，连服 3~5d。静脉给药：①预防手术后厌氧菌感染，总量 1.6g，分 1~2 次静脉滴注，第 1 次术前 2h，第 2 次术间或术后 12~24h 内滴注。②治疗厌氧菌引起的感染，0.8g，1 次/d，缓慢静脉滴注，连用 5~6d。

【注意与禁忌】 不良反应较轻，发生率也较低。少数人可有消化道反应、头痛、皮疹、瘙痒、血管神经性水肿、一过性白细胞降低、口中金属味、尿色深等。若有共济失调，停药后可恢复。静脉滴注偶有静脉炎。血液病病人、器质性神经病病人、孕妇、哺乳妇禁用。西咪替丁可使本品失效或降效。服药期间或停药 1 周后不可饮酒，否则引起双硫仑样反应：呕吐、面部潮红、腹部痉挛等。其他参阅甲硝唑。

【药物相互作用】 ①与西咪替丁等抑制肝微粒体活性药物同用，使本药的血药浓度升高，应调整剂量。②可抑制口服抗凝药代谢，引起凝血酶原时间延长。③与肝微粒体酶诱导剂共用，可使本药血药浓度下降而后者血药浓度升高，如苯妥英钠、苯巴比妥等。④与乙醇合用可出现双硫仑样反应。⑤土霉素干扰本药抗阴道滴虫作用。

【规格】 片剂：0.15g，0.25g，0.5g；胶囊：0.2g，0.25g，0.5g；含片：2.5mg；含漱液：0.2g/100mL；注射剂：0.4g；栓剂：0.2g；阴道泡腾片：0.2g。

奥硝唑[典]　Omidazole（氯丙硝唑，氯醇硝唑，Betiral，Danubial，Invigan，Mebaxol，Oniz，Tiberal，Tinerol）

【药性与应用】 第三代硝基咪唑类衍生物，与细胞成分互相作用导致病原微生物死亡。其作用原理是使病原微生物的螺旋结构断裂或阻断其转录而达到杀菌的目的。

敏感的厌氧菌有：脆弱拟杆菌、狄氏拟杆菌、卵圆拟杆菌、多形拟杆菌、普通拟杆菌、梭状芽孢杆菌、真杆菌、消化球菌、消化链球菌、幽门螺杆菌、黑色素拟杆菌、梭杆菌、CO_2 嗜纤维菌、牙龈拟杆菌。对毛滴虫、贾第鞭毛虫、阿米巴等寄生虫有杀灭作用。

临床用于厌氧菌引起的多种感染，男女泌尿生殖道毛滴虫、贾第鞭毛虫引起的感染及肠、肝阿米巴病；用于预防和治疗手术前后的厌氧菌感染。阴道栓局部应用治疗细菌或滴虫性阴道炎。

口服：①预防感染，术前12h服用1500mg，以后500mg，2次/d，直到术后3~5d。②治疗感染，500mg，2次/d。③毛滴虫病：急性毛滴虫病，于夜间单次服用1500mg；慢性毛滴虫病，500mg，2次/d，疗程5d。患者的性伴侣应接受同样治疗。④贾第鞭毛虫病：于夜间顿服1500mg，用药1~2d。⑤阿米巴病：阿米巴痢疾，夜间顿服1500mg，连用3d；其他阿米巴病，500mg，2次/d。

静脉滴注：于手术前后预防用药，术前2h滴注1000mg，术后24h滴注500mg。治疗厌氧菌感染，初始剂量500~1000mg，然后滴注500mg，1次/12h，连用5~6d。治疗严重阿米巴感染，初始剂量500~1000mg，以后500mg，1次/12h，连用3~6d。

阴道给药：每晚睡前阴道给药。先将外阴洗净，将栓剂置于阴道深处，500mg，1次/晚，连用5~7d。

【注意与禁忌】 本药禁用于对硝基咪唑类药物过敏者，也禁用于各种器官硬化症、造血功能低下、慢性酒精中毒、脑和脊髓病变的患者。慎用于癫痫等中枢神经系统疾病、肝脏病、周围神经疾病、多毛症和酒客。儿童慎用。3岁以下儿童不推荐使用本药。本药无致畸作用，但孕妇、哺乳妇应慎用本药。

本药不良反应可有头痛、疲劳、强直、困倦、眩晕、颤抖、四肢麻木、痉挛、癫痫发作、运动失调、精神错乱、意识暂时丧失、腹痛、恶心、呕吐、口腔异味，转氨酶、胆红素升高，白细胞减少，以及皮疹、瘙痒、紫癜，外阴瘙痒、灼痛，白带增多等局部用药时发生的情况。

【药物相互作用】 ①增强香豆素类抗凝药效果。②与苯妥英钠、苯巴比妥等肝微粒体酶诱导剂合用可减弱本药的药效，增强后者的药效。③巴比妥类药物、雷尼替丁、西咪替丁均可减弱本药药效，并影响凝血，均应禁止合用。④可延缓肌松剂维库溴铵作用，降低其疗效并影响凝血。⑤本药可能与乙醇无相互作用，但仍需更多证明。

【规格】 片剂：250mg；分散片：250mg；胶囊：100mg，250mg；注射剂：250mg，500mg；栓剂：500mg。

塞克硝唑[典] Secnidazole（信爽，尼克）

【药性与应用】 其结构及作用原理与甲硝唑类似。临床主要用于阴道毛滴虫引起的尿道炎和阴道炎、肠阿米巴病、肝阿米巴并和贾第鞭毛虫病。

口服：成人2g，单次服用。治疗阴道滴虫病，配偶应同时服用。肠阿米巴病，急性期，无论有无症状，成人2g单次服用；儿童30mg/kg，单次服用；二者均1次/d，连服3d。肝阿米巴病，成人1.5g/d，儿童30mg/kg，单次或分次服用，连服5d。贾第鞭毛虫病，儿童30mg/kg，单次服用。

【注意与禁忌】 用后口中可有金属味。可有恶心、呕吐、腹痛、腹泻、皮疹、深色尿、可恢复性白细胞减少、眩晕、头痛、神经功能紊乱。对本品或本类药物过敏、孕妇、哺乳妇及有血液病史者禁用。

【药物相互作用】 同替硝唑。

【规格】 片剂（胶囊）：0.25g，0.5g。

第四节　硝基呋喃类

硝基呋喃类抑制乙酰辅酶A，干扰微生物的糖代谢而发挥抑菌作用。本节介绍3种药：呋喃妥因、呋喃唑酮和呋喃羟三嗪。呋喃西林主要用于局部，将在消毒防腐药中介绍。

呋喃妥因[典][基]　Nitrofurantoin（呋喃喇坦啶，硝呋妥因，硝基呋喃妥因，Furadantin，Furadonine）

【药性与应用】 广谱抗菌药，对大多数G^+菌和G^-菌，如葡萄球菌、肠球菌、大肠杆菌、奈瑟菌（淋球菌等）、枯草杆菌、痢疾杆菌、伤寒杆菌、链球菌等有较好的抗菌作用；对变形杆菌、克雷伯杆菌、肠杆菌、沙雷杆菌作用较弱。对铜绿假单胞菌无效。口服后吸收迅速，40%从尿中以原形排出，因而血药浓度变低，尿中浓度高，杀菌力强。临床主要将本品用于泌尿系统的敏感菌感染。本品的优点是不易产生耐药性，停药后再用仍有效。与TMP合用，更有助于对耐药菌株的控制。

口服：100mg，4次/d；连服14d，但不超过14d。饭后即服或睡前与食物或冷牛奶同服。预防剂量，50～100mg，睡前服。儿童，1.25～1.75mg/kg，4次/d。

【注意与禁忌】 常见不良反应有恶心、呕吐、困倦、头痛、多发性神经炎等，在大剂量时或肾功能不全病人更易出现。过敏反应有皮疹、药物热，严重者可出现哮喘、水肿，但少见。其他有巨幼红细胞性贫血、中性粒细胞减少、溶血性贫血及肝损害。肾功能损害的病人不宜服用，既易中毒又达不到抗菌浓度。葡萄糖-6-磷酸脱氢酶缺乏者、不足月婴儿及孕期头3个月均禁用。与萘啶酸有拮抗作用。酸性尿中抗菌作用强，pH 8以上则失效。与食物同服可提高生物利用度并减少胃肠道刺激。

【药性与应用】 ①与甲氧苄啶合用可增加抗菌作用。②丙磺舒、磺吡酮可抑制本药的肾小管分泌，导致本药血药浓度升高，$t_{1/2}$延长；尿药浓度则降低，疗效减弱。③本药可导致溶血药物溶血作用增强。④与肝毒性药物联用可增加肝毒性。⑤与神经毒性药物同用增加神经毒性。⑥与诺氟沙星等喹诺酮类药物同用有拮抗作用。⑦不可与碱性药物合用，以免尿液碱化减弱本药疗效。

【规格】 片剂：50mg，100mg；肠溶片：50mg，100mg；肠溶胶囊：50mg。

呋喃唑酮[典] Furazolidone（痢特灵，Nifulidone，Nifurazolidone，Furoxon）

【药性与应用】 抗菌谱较广，类似呋喃妥因，对消化道多数菌，如大肠杆菌、葡萄球菌、沙门杆菌、志贺杆菌、部分变形杆菌、产气杆菌、霍乱弧菌和弯曲菌属均有抗菌作用。此外，对梨形鞭毛虫、滴虫也有抑制作用。细菌对本品不易产生耐药性，与其他抗菌药之间也无交叉耐药性。口服基本不吸收，可在肠道内保持较高浓度。主要用于痢疾、肠炎的治疗。也用于霍乱、伤寒、副伤寒、幽门螺杆菌性胃窦炎、滴虫性阴道炎。但对幽门螺杆菌的治疗也有持否定态度者。

口服：一般感染，0.1g，3~4次/d；小儿5~10mg/（kg·d），分4次服。伤寒，0.6~0.8g/d，分3~4次服；体温降至正常后，减半量再服4~5d。霍乱，1.2~2.4g的总量于3d内服完；小儿5mg/（kg·d），连服7d。治疗阴道滴虫，用粉剂或0.1%栓剂，局部用或塞入。

【注意与禁忌】 可见恶心、呕吐等胃肠道反应，以及皮疹、药物热、哮喘等过敏反应。大剂量应用偶见多发性神经炎、过敏性肺炎、溶血性贫血等。婴儿、老年人、肝功能异常者减量并慎用。对呋喃类过敏者禁用。服药期间及停药后5d内禁酒、腌鱼和牛奶等含较多酪胺的食物。尿可呈深黄色。

【药物相互作用】 ①食欲抑制药、单胺氧化酶抑制剂等可增强本药的作用。②与地西泮合用，增强地西泮的作用。③可增强和延长胰岛素的降糖作用。④本药有单胺氧化酶抑制作用，可减弱麻醉药的分解，联用时后者应减量。此作用也可抑制苯丙胺、苯乙肼代谢引起血压升高、兴奋、谵语、震颤、癫痫发作、昏迷、循环衰竭等症状。⑤可增强左旋多巴的毒性作用。⑥与麻黄碱合用，可出现高血压危象。⑦与阿米替林等三环类抗抑郁药合用，可诱发中毒性精神病。⑧与哌替啶同用可出现高热、昏迷。⑨本药有药物-乙醇/尼古丁相互作用，可引起双硫仑样反应。

【规格】 片剂：10mg，30mg，100mg。

呋喃羟三嗪 Panfuran-S（平菌痢，呋喃羟甲三嗪，Dihydroxymethy Furatrizine）

【药性与应用】 作用于细菌的酶系统，抑制乙酰辅酶A，干扰细菌的糖代谢，发挥抑菌作用。抗菌谱类似于呋喃唑酮，但抗菌活性较之强10余倍。临床主要应用于菌痢，对膀胱炎、尿道炎、肾盂肾炎也有效。

口服：250mg，4 次/d。

【注意与禁忌】 可有恶心、呕吐、头痛、眩晕、肝功能损害、周围神经炎、过敏反应等。

【规格】 片剂：250mg。

第五节 其他类

甲氧苄啶[典] Trimethoprim（甲氧苄氨嘧啶，抗菌增效剂，TMP）

【药性与应用】 抗菌谱与磺胺类药物接近，为二氢叶酸还原酶抑制剂，若与磺胺类合用，可使细菌的叶酸代谢受到双重抑制，可增效数十倍，故称磺胺增效剂。因细菌对其易产生耐药性，一般不单用。除与磺胺合用以抑制细菌的生长繁殖，甚至杀菌外，还可与四环素族、庆大霉素、多黏菌素等同用，能增强其抗菌效力。临床主要与磺胺类（SMZ、SD 等）及四环素、庆大霉素等配伍，治疗呼吸系统、泌尿系统、消化系统感染，以及菌痢、伤寒、疟疾等。偶尔亦单独应用于大肠杆菌、奇异变形杆菌、克雷伯肺炎杆菌、肠杆菌属、凝固酶阴性金葡菌所致的单纯性尿路感染。

口服：成人，0.1～0.2g，2 次/d，总量不超过 0.4g/d；儿童，5～10mg/(kg·d)，分 2 次服。肌内注射或静脉滴注剂量同口服，亦分次给予。

【注意与禁忌】 恶心、呕吐、食欲不振、皮疹较多见。0.5g/d，超过 15d 可出现叶酸缺乏，引起白细胞、血小板减少。用药期间应定期检查血象，并将剂量控制在 0.4g/d 以下。严重肾功能损害者、血液系统疾病病人、孕妇、早产儿及过敏者禁用。老年人、营养不良者慎用。与碱性注射液配伍时应分开注射。注射液如有结晶析出或冻结时，可将安瓿置于温水中溶解后使用。不宜与苯妥英钠、甲氨蝶呤、乙胺嘧啶等配伍。酸性尿，如应用大剂量维生素 C 或氯化铵的情况下可使本品排泄增快。pH 值过高或过低都减弱本品对泌尿系统的抗菌作用。

【规格】 片剂：0.1g；注射剂：0.1g。

溴莫普林 Brodimoprin（Clafalix，Hyprim，BMP）

【药性与应用】 一种新的甲氧苄啶类二氢叶酸还原酶抑制剂。抗菌机制与 TMP 相似，但抗菌谱比 TMP 广，在治疗浓度内的毒性比 TMP 低。BMP 的良好疗效与其药代动力学的特性相关，其 $t_{1/2}$ 约 34h，亲脂性高，口服生物利用度 90%，组织穿透性好，分布容积大。对由 G^+ 菌、G^- 菌引起的呼吸道感染疗效优于氨苄西林、阿莫西林、多西环素、红霉素、罗西霉素、头孢菌素Ⅳ、头孢拉定等，尤其对细菌性咽喉炎、扁桃体炎、急性鼻窦炎、中耳炎和支气管炎效果好，且腹泻的副作用低；也用于胃肠道和尿路感染。每日只服1次，儿童可服用，是一种很有价值的抗菌药。BMP对引起呼吸道感染的病原菌肺炎链球菌、化脓性链球菌、金葡菌、大肠杆菌等有很强的体外抗菌活性。BMP单用或与氨苯砜（DDS）联用对麻风分枝杆菌有显著抗菌活性。单用或与其他抗菌药（羧苄西林、庆大霉素、环丙沙星、利福平）联用对肠球菌也有很好的抗菌活性。临床上常用于呼吸道感染、尿路感染和抗麻风病。

口服：成人，首次剂量400mg，1次/d，以后200mg/d。小儿，首次10mg/（kg·d），以后5mg/（kg·d）。

【注意与禁忌】 不良反应主要是胃肠道反应，如恶心、呕吐、上腹部灼热、腹痛、腹泻、便秘、食欲不振等。其次为头痛、眩晕、疲劳、皮疹、焦虑、失眠等。长期大剂量应用须注意血象变化。妊娠早期、新生儿避免使用。血液病、严重肝肾疾病、对本品过敏者禁用。

【规格】 片剂：200mg。

乌洛托品[典]　Methenamine

【药性与应用】 在酸性条件下水解产生甲醛而杀菌，对G^+菌、G^-菌均有作用。口服吸收快，经尿排泄也快。在酸性尿中释出甲醛，故须口服氯化铵，1g/次，使尿呈酸性。临床上主要用于轻度尿路感染；外用可治癣、止汗、除腋臭、除臭等。

口服：0.3~1g，3次/d。静脉注射：2g，3次/d，缓慢注入。

【注意与禁忌】 剂量较大时可引起胃肠不适、尿急、尿频、膀胱炎、血尿、蛋白尿等肾和膀胱损伤的症状。给予碳酸氢钠或大量饮水可减轻症状，但效力也下降。

【规格】 片剂：0.3g；注射剂：2g/5mL。

孟德立胺　Methenamine Mandelate（Hexamine Mandelate，Mandelamin，Methandine）

【药性与应用】 为乌洛托品的孟德立酸盐，兼具二者的抗菌作用。在体内分解产生甲醛。作用特点与乌洛托品相同。可长期使用而不产生耐药性。主要用于慢性、复发性尿路感染。

口服：成人，1~1.5g，4次/d。儿童，推荐剂量为50mg/（kg·d），分4次服；6岁以上儿童，第1日开始剂量为100mg/kg。本品仅在pH5.5以下才有杀菌功效，故须同时服用氯化铵或维生素C以酸化尿液。

【注意与禁忌】 同乌洛托品。

【规格】 片剂：0. 25g，0. 5g。

次水杨酸铋　Bismuth Salicylate Basic（碱式水杨酸钠）

【药性与应用】 用于梅毒的辅助治疗，或治疗扁平疣。

肌内注射：0. 2g，1 次/周。

【注意与禁忌】 用前应充分摇匀。

【规格】 注射用油剂悬液：0. 2g/2mL。

西地碘[典]　Tabellae Cydiodini（华素片）

【药性与应用】 以碘分子的形式起作用。其活性大，杀菌力强，具有广谱、高效、快速杀菌的特点，且不产生耐药性。将本品在口腔内含化，对口腔和咽喉部位致病菌（多为厌氧菌），如乙型溶血性链球菌、厌氧消化链球菌，在很短时间内即可将其全部杀灭。本品对细菌繁殖体、芽孢和真菌也有同样良好的杀灭作用。本品尚有明显的收敛作用，可促进口腔溃疡面的愈合，无不良反应，口感好，并可消除口臭。适用于慢性咽喉炎、慢性牙周炎、牙龈炎及口腔黏膜疾病，包括复发性口腔溃疡、创伤性口腔溃疡、白假丝酵母菌性口炎、糜烂型扁平苔藓等。

含化：慢性牙龈炎、牙周炎，2 片，4 次/d；其他口腔炎症，1 片，4 次/d。复发性口腔溃疡 1 周为 1 个疗程；慢性牙周炎或牙龈炎 2 周为 1 个疗程；慢性咽炎、白假丝酵母菌性口炎和糜烂型扁平苔藓 2~4 周为 1 个疗程。

【注意与禁忌】 碘过敏病人可发生血管神经性水肿、上呼吸道黏膜刺激症状，甚至引起喉头水肿、窒息。长期用药可出现口中有铜臭味、喉部烧灼感、鼻炎及皮疹等，停药后可消退。对碘过敏者禁用。

【规格】 片剂：每片含碘 1. 5mg。

第三部分　抗感染植物制剂

大蒜新素

【药性与应用】 从大蒜挥发油中分离出的三硫二丙烯，具有广谱抗菌活性，现已有人工合成品。本品对金葡菌、肺炎球菌、脑膜炎球菌、伤寒杆菌、大肠杆菌、变形杆菌、白喉杆菌、百日咳杆菌等有较强的抑制作用。对真菌、阿米巴原虫、病毒、阴道滴虫、蛲虫也有一定作用。其特点是具有抗深部细菌和真菌的能力。另外也有一定的抗结核、降胆固醇、降甘油三酯和降低低密度脂蛋白的作用。临床主要用于菌痢、阿米巴原虫感染、百日咳、滴虫性阴道炎、真菌性阴道炎、真菌性肺炎、伤口感染等。

口服：20~60mg，3 次/d。静脉滴注：90~150mg，用 5%葡萄糖溶液 500~1000mL 稀释，缓慢滴注，4~5h 滴完。

【注意与禁忌】 不良反应少，目前尚未发现有严重毒性，主要是特异臭味和注射局部刺激感。

【规格】 胶丸剂：20mg；注射剂：30mg，60mg。

小檗碱[典][基] Berberine（黄连素）

【药性与应用】 由毛茛科植物黄连根茎中提取的一种生物碱，黄柏、三棵针等植物中也含有，现已人工合成。对痢疾杆菌作用较强；对肺炎球菌、金葡菌、链球菌、伤寒杆菌、白喉杆菌等有抑制作用。本品的主要抗菌机制是使菌体表面菌毛减少，失去附着力。对幽门螺杆菌也有一定作用。本品尚可阻滞 α 受体而具有抗心律失常的作用。临床主要用于治疗菌痢、肠炎、胃炎、十二指肠球部感染。对阿米巴原虫的作用不可靠。

口服：成人，0.1~0.4g，2~3 次/d；儿童，5~10mg/（kg·d），分 3 次服。

【注意与禁忌】 口服一般剂量时，不良反应少。静脉注射时，有发生心血管抑制等严重反应的报道，应加以注意。对其抗心律失常的作用，效果不肯定，难以掌握，临床很少应用。

【规格】 片剂（胶囊）：0.1g。

复方黄连素注射液：2mL，含硫酸氢小檗碱 10mg、甲氧苄啶 30mg。用于治疗痢疾，成人 2mL/次，深部肌内注射，1~2 次/d，1 个疗程为 7d 以内。不可静脉用药。遇有结晶，可加温溶解后使用。

鞣酸小檗碱 Berberine Tannate（无味黄连素）

【药性与应用】 口服后在肠液作用下离解为小檗碱和鞣酸，起抗菌和收敛的双重作用。其抗菌作用与小檗碱同，可参阅。因其无苦味，较易为儿童所接受。临床适用于痢疾杆菌、大肠杆菌、幽门螺杆菌引起的痢疾、肠炎和溃疡病。

口服：成人，0.3~0.9g；儿童，0.1~0.3g。均为 3 次/d，首次剂量可加倍。

【注意与禁忌】 同小檗碱。

【规格】 片剂：0.1g，0.3g。

穿琥宁注射液　Chuanhuning（戌州川琥宁，穿心莲，Androgphis Paniculate）

【药性与应用】 本品主要成分为穿心莲提取物穿心莲内酯，为全国中医院急诊必备抗感染中成药之一，主要用于临床急性感染性疾病。对上呼吸道感染，如咽喉炎、扁桃体炎，以及支气管炎、肺炎、急性胃肠炎、泌尿系统感染效果良好；对慢性支气管炎、细菌性痢疾、胆道感染也有一定疗效。临床主要用于上呼吸道感染、流行性感冒、细菌性痢疾等。

上呼吸道感染、流感：以肌内注射为主，40~80mg，2次/d；肺炎、菌痢：以静脉滴注为主，400~640mg/d，分2次，用5%葡萄糖溶液或生理盐水（相当于药液量的2~5倍）稀释，滴速控制在30~40滴/min。

【注意与禁忌】 成人最佳剂量为320~400mg，2次/d。未见有肝、肾损害及过敏反应的报道。对急性黄疸型肝炎、肺脓肿、流行性腮腺炎有较好的治疗前景，但需进一步临床验证。对败血症、伤寒无效。忌与酸、碱性药物合用。孕妇慎用。

【规格】 注射液：40mg/2mL。

黄藤素[典]

【药性与应用】 本品是由防己科植物黄藤的茎和根中提取的生物碱，主要成分为掌叶防己碱，尚含小檗碱等。对多种G^+菌、G^-菌有抑制作用，并具有增强白细胞吞噬功能的作用。用于治疗上呼吸道感染、扁桃体炎、肠炎、痢疾、泌尿系统感染、外科及妇产科细菌感染性疾病。此外尚用于滴眼治疗结膜炎；冲洗或置入阴道治疗白假丝酵母菌感染等。

口服：0.2~0.4g，3次/d。肌内注射：20~40mg，1~2次/d。

【注意与禁忌】 尚无明显不良反应的报道。

【规格】 注射液：20mg/2mL；片剂：0.1g；阴道用胶囊：50mg。

板蓝根[典]　（大青叶）

【药性与应用】 北大青叶和南板蓝根虽然科属不同，但药效用途基本相同，二者都含有靛苷，对枯草杆菌、金葡菌、痢疾杆菌等均有一定的抑制作用。临床上可用于肺炎、咽炎等呼吸道感染。因其具有一定的抗病毒作用，而更广泛用于与病毒感染有关的疾病，如流行性腮腺炎、流行性乙型脑炎、传染性肝炎、流行性感冒、单纯疱疹病毒性口炎等。

【注意与禁忌】 板蓝根注射液偶有过敏反应，表现为面颈潮红、双手麻木、手指僵硬、头晕、烦躁不安等。尚可见皮疹、药物热、血尿、多发性肉芽肿、局部红色风团、关节痛等。重者可引起过敏性休克。

【规格】 冲剂（干糖浆）：10g。

鱼腥草素钠[典] Sodium Houttuyfonate（合成鱼腥草素，癸酰乙醛亚硫酸氢钠，Decanoylacetal Sodium Sulfice）

【药性与应用】 本品是三白草科植物蕺菜全草挥发油中的一种醛类，现已由人工合成法制取。对细菌只有弱的抗菌作用，对金葡菌、流感杆菌、白假丝酵母菌的感染较为有效。研究表明，本品可提高血清备解素水平、增强白细胞吞噬功能，从而从整体上提高机体非特异性免疫力，增强对致病微生物的抵抗力。对慢性支气管炎、小儿肺炎、宫颈炎、附件炎、银屑病均有一定疗效。

口服：60~90mg/次，180~270mg/d。静脉滴注：8~16mg，加入10%葡萄糖溶液中，缓慢滴注。静脉或肌内注射：8mg，2次/d。

【规格】 片剂：30mg；注射液：4mg/2mL。

鱼腥草注射液

【药性与应用】 为鲜蕺菜地上部分蒸馏制成的灭菌注射液，可静脉给药。药理实验证明，本品对卡他球菌、流感杆菌、肺炎球菌、金葡菌有明显抑制作用；并有一定的抗病毒作用；可提高机体免疫功能和血清备解素水平，增强白细胞吞噬能力。临床上用于上呼吸道感染、急性化脓性扁桃体炎、急慢性支气管炎、肺炎及急性尿路感染等，均有较显著的效果。

静脉滴注：一般多用40~100mL，加入5%葡萄糖溶液中稀释，静脉滴注。

【注意与禁忌】 不良反应不明显。但供肌内注射的注射液，严禁静脉给药，以免引起休克等严重不良后果。

【规格】 注射液：2mL，5mL，10mL，50mL，100mL。

苦参总碱

【药性与应用】 本品为从苦参干燥根中提取的总生物碱，可升高白细胞，加强机体免疫力而起抗致病微生物的作用，用于痢疾杆菌、皮肤真菌、阿米巴原虫、滴虫等的感染。此外，尚有利尿、平喘、催眠、抗心律失常等作用。内服可治疗急性菌痢、扁桃体炎、乳腺炎、盆腔炎、淋巴结炎、上呼吸道感染、支气管炎、哮喘、白细胞下降。有人认为对牛皮癣、失眠也有效。外用可用于滴虫性阴道炎、外阴瘙痒、宫颈炎、湿疹等。

口服：2~4片，3次/d。

【注意与禁忌】 大剂量可引起中枢抑制，呼吸麻痹而死亡。

【规格】 片剂：每片含总碱50mg；栓剂（妇炎栓）：每粒含总碱5mg。

苦参浸膏片：每片含干浸膏0.25g，总生物碱不少于20mg。

金荞麦[典]

【药性与应用】 为蓼科植物野荞的干燥根茎，含有二聚元矢车菊苷元。在体外无明显的抗菌作用。药理实验表明，有祛痰、抗炎、解热、抑制血小板聚集和增强机体免疫功能等作用。临床主要用于肺脓肿、支气管炎、麻疹、肺炎、盆腔炎、细菌性痢疾、胆道感染等。

口服：5 片，3 次/d。连服 1~3 个月，直至痊愈。

【注意与禁忌】 偶有胃部不适，一般不影响治疗。

【规格】 片剂：每片相当于原生药 1.5g。

四季青消炎喉片

由中药冬青科植物四季青干燥叶片提取的有效成分加薄荷油制成。主要成分为鞣质、黄酮苷、原儿茶酸、熊果酸等。有清热解毒作用，为咽喉炎、扁桃体炎的辅助治疗用药。含化：1~2 片/次，1~2h 1 次。

炎见宁片

由苦草、毛冬青、广防己等提取物制成，每片相当于原生药 1g。有抑菌作用。用于上呼吸道感染、淋巴结炎、鼻炎等。3~5 片/次，3 次/d，含化或研碎后调糊外敷。

百蕊草片

由中草药百蕊草提取物制成，每片含浸膏 0.4g。其主要成分为黄酮苷、甘露醇等。有抑菌作用。用于肺炎、肺脓肿、乳腺炎、扁桃体炎、上呼吸道感染、消化道感染、泌尿道感染和外科感染的辅助治疗。口服：4 片/次，3 次/d。

苦木片

由苦木的干燥茎枝制成的醇浸膏片，每片含浸膏 0.39g。含有苦味质、苦木素、苦木碱、甲基苦木碱等。有抑菌作用。用于治疗肺炎、支气管炎、菌痢、肠炎，以及外科、妇产科、五官科感染。口服：2~4 片，3 次/d。亦有外用软膏。

蛇莓片

由蔷薇科植物蛇莓全草提取的浸膏片，每片相当于原生药 3g。用于清热解毒，散瘀消肿。治疗菌痢、肠炎、感冒、咽炎等。口服：4~6 片，3 次/d。

北豆根片[典]

由北豆根干燥根茎提取的总生物碱，每片15mg。有清热解毒、止咳祛痰的作用。用于治疗咽喉肿痛、扁桃体炎、慢性支气管炎等。口服：4片，3次/d。

黄芩素 Baicaleinum（黄芩苷元）

中药黄芩的提取物。对G^+菌、G^-菌均有较强的抑制作用，对皮肤真菌和流感病毒也有一定的抑制作用。临床用于上呼吸道感染、肠炎、急性菌痢的治疗。本品又有过敏介质阻释作用，因而也用于过敏性皮炎和肝炎的治疗。口服：1~2g，3次/d。

复方黄芩素片 Tabellae Baicaleini Compositae

由中药黄芩提取物制成的糖衣片剂，0.5g。每片含黄芩素0.2g、板蓝根浸膏粉0.15g、阿司匹林0.08g、维生素C 0.05g、异丙嗪2mg。用于上呼吸道感染、流感、支气管炎等。口服：3~4片，3次/d。

黄芩素铝 Aluminii Baicaleinum

胶囊：0.2g。作用同黄芩素，具有抗菌、抗组胺和利胆作用。主要用于治疗肠炎、菌痢。口服：0.8~1.2g，2~3次/d；3~5d为1个疗程。可连服2~3个疗程。

秦皮乙素 Esculetin

由中药秦皮提取物制成的片剂，0.1g。有抑制痢疾杆菌、平喘、祛痰作用。用于急性菌痢、肠炎、慢性支气管炎等。口服：0.1~0.3g，3次/d。

紫草素 Shikoninum（紫草醌）

由中药紫草提取的紫草醌等物质制成，对大肠杆菌、伤寒杆菌、痢疾杆菌、铜绿假单胞菌、金葡菌等有明显抑制作用。临床上用其油剂或软膏剂治疗皮炎、湿疹、阴道炎、子宫颈炎等。注射液肌内注射用于治疗敏感菌所致的急慢性感染。肌内注射：2mg，1次/d，10~30d为1个疗程。油剂、软膏剂：局部涂布。

【规格】 注射液：2mg/2mL；油剂；软膏。

雪胆素 Hemsleyadium（曲莲片）

从药用植物雪胆（罗锅底）块根中提取，含雪胆素甲、乙两种成分，其中以雪胆素甲为主。具有清热解毒、抗菌消炎、消肿止痛作用。临床用于肠炎、菌痢、慢性支气管炎、急性扁桃体炎、牙周炎、感冒的治疗，效果良好。口服：2~10mg，3次/d。胃病、心脏病者慎用。

【规格】　片剂：2mg，5mg，10mg。

第四部分　抗结核药

异烟肼[典][基]　**Isoniazid（雷米封，异烟酰肼，Rimifon，INH）**

【药性与应用】　阻断或干扰结核杆菌的代谢过程，抑制其生长、繁殖和毒素的产生，对结核杆菌有较强的杀灭和抑制作用，为最常用的抗结核病药。用量小，效果好，口服方便，缺点是易产生耐药性。多与链霉素、卡那霉素、利福平、对氨基水杨酸钠等联合组方，以提高疗效和延缓耐药性。对麻风杆菌也有一定抑制作用。易通过血-脑脊液屏障而抗脑部结核。对其他细菌无效。口服易吸收，t_{max}为1~2h。$t_{1/2}$为1~2h，最慢亦不超过4h。24h从尿中排出原形药物的75%~90%。临床主要用于各型肺结核的进展期、溶解播散期、吸收好转期及结核性脑膜炎等肺外结核。也用于青少年的结核病预防性用药。

口服：成人，0.1g，3次/d，饭后服。3个月后待病情相对稳定，改用冲击疗法：0.3~0.4g/d，早饭前或晚饭后1h顿服；或0.6~0.8g，2次/周。急性粟粒型结核或结核性脑膜炎：0.2~0.3g，3次/d。预防给药：0.3g/d，顿服。儿童，5~10mg/（kg·d），连服1年。静脉注射或静脉滴注：0.3~0.6g，加5%葡萄糖溶液20~40mL缓慢注射，或加入5%~10%葡萄糖溶液250~500mL中静脉滴注，用于重症或肺外结核。局部用药：50~200mg注入胸腔或气管内吸入。

【注意与禁忌】　有个体差异性。长期大剂量应用可出现下肢感觉异常、肌力减退、麻木，继而疼痛、肌萎缩，甚至共济失调。剂量大时可产生兴奋、不安、欣快、失眠、记忆力减退。可有肝损害和黄疸，甚至中毒性精神病。偶见皮疹、药物热、性欲减退、男性乳房增生、甲状腺功能减退、中性粒细胞减少、血小板减少、嗜酸性粒细胞增加等。中毒和精神、神经反应可用维生素B_6治疗和预防，但因可降低药效，不应作为常规用药。此外，也有用于治疗菌痢、百日咳、睑腺炎者。孕妇慎用。

【药物相互作用】　①与利福平合用对结核杆菌有协同抗菌作用，但能增加肝毒性，在疗程的头3个月应密切随访观察肝毒性的出现，尤其是肝功能障碍或为异烟肼快乙酰化型者。②美沙拉嗪减弱本药的乙酰化，使本药浓度升高。③肼屈嗪类可使本药血药浓度升高，疗效增强，同时也增多不良反应。

④与双硫仑合用增强本药中枢神经系统毒性，出现眩晕、共济失调、激动、失眠等不良反应。⑤本药与丙戊酸互相增强作用，与卡马西平合用增加肝毒性，普萘洛尔可使本药清除率下降；同时也增加抗胆碱药、三环类抗抑郁药的作用。⑥可增加苯妥英钠的血药浓度。⑦与对乙酰氨基酚合用增加肝毒性。⑧与乙硫异烟胺或其他抗结核药如环丝氨酸等合用可加重多种不良反应，如周围神经炎、肝毒性、中枢神经系统毒性。⑨与肝毒性药物合用增加肝毒性。⑩增加地西泮等苯二氮䓬类药物的毒性，增加长春新碱的毒性。⑪增加茶碱的毒性，重者可诱发癫痫发作。⑫与左旋多巴合用，恶化震颤麻痹症状。⑬与麻黄碱、肾上腺素类药物合用，易致中枢神经兴奋性加重、失眠、血压升高。⑭与含氟药物合用，增加血中无机氟和肾毒性。⑮延长阿芬太尼的作用。⑯使抗凝血药物作用加强，如香豆素等。⑰乳酸钙可减弱本药血药浓度。⑱阿司匹林具有强乙酰化作用，导致本药血药浓度下降，疗效降低。⑲铝、镁等消化剂减弱本药的吸收，必须用时应间隔 1h 以上。⑳肾上腺皮质激素降低本药血药浓度与疗效。㉑本药降低降糖药的降糖效应。㉒本药可降低咪唑类抗真菌药的疗效。㉓本药为维生素 B_6 的拮抗剂，久用可产生维生素 B_6 缺乏症，应加以补充。㉔与哌替啶合用，可出现低血压与中枢神经系统抑制。㉕吸烟、饮酒均可增加本药的肝毒性。㉖含酪胺类丰富的食物（红葡萄酒、奶酪、海鱼等）可使本药出现皮肤潮红、头痛、呼吸困难、恶心、呕吐、心动过速等组胺样反应。㉗乳制品可完全阻断消化道对本药的吸收。㉘服药期间应避免饮茶与咖啡，以免出现失眠与高血压。总之，本药的药物相互作用极其复杂，用药时一定要慎重斟酌。

【规格】 片剂：50mg，100mg，300mg；注射剂：50mg，100mg，300mg。

对氨基水杨酸钠[典][基] Sodium Aminosalicylate（对氨柳酸钠，Sodium Para-Aminosalicylate，Aminox，PAS-Na）

【药性与应用】 为常用抗结核药物之一，也用于甲亢手术前准备。抗结核作用比异烟肼、链霉素都弱，一般不单独使用。结核杆菌对本品产生耐药的速度慢，在 4~12 个月后始逐渐产生，停药后其敏感性又可恢复。与异烟肼或链霉素合用既可增强抗结核活性，又可延缓耐药性的产生。口服后在小肠吸收完全，t_{max} 为 1.5~2h。$t_{1/2}$ 为 45min。移行于全身组织与体液中，脑膜炎时脑脊液中亦可达到有效治疗浓度。口服后 4h 内 64%以上的乙酰化产物自尿中排出。其乙酰化过程主要在肝内进行。临床用于各型活动性肺结核，亦用于甲亢。对结核性胸膜炎作胸腔内注射，有较好效果。

口服：成人，8~12g/d，分 3~4 次饭后服。可与氢氧化铝或碳酸氢钠同服，以减轻胃肠反应。间歇疗法：10~20g/d，2 次/周。儿童，0.2~0.3g/（kg·d），分次服。静脉滴注：从3~4g/d开始，逐渐增至8~12g/d；用5%葡萄糖溶液500mL作溶剂，在避光条件下3~5h滴完，1次/d或1次/2d。溶液变色者，不可再用。胸腔内注射：每次用生理盐水配成10%~20%溶液10~20mL，先用生理盐水或2%碳酸氢钠溶液洗涤胸腔后再注入，2次/周。甲亢手术前准备：8~12g/d，分4次服；同时加服维生素B、维生素C，用药时间不可过长，以免出现毒性反应。

【注意与禁忌】　可引起胃肠道刺激症状，严重者可引起出血或溃疡病。可有单项转氨酶升高或黄疸，个别可死于暴发性肝坏死；出现肝功能异常者，应立即停药。出现皮疹、药物热、嗜酸性粒细胞增多、剥脱性皮炎等过敏症状亦应立即停药。可出现结晶尿、蛋白尿、血尿，有肾功能不全者慎用。偶有急性溶血性贫血与低血钾。长期用药偶可引起甲状腺肿大或黏液性水肿，停药后可恢复。长期静脉滴注可引起静脉硬化和阻塞。

【药物相互作用】　①与丙磺舒或磺吡酮合用，导致本药血药浓度升高，持续时间延长和不良反应增加。②增强苯妥英钠的作用。③增强抗凝药（香草醛或茚满二酮衍生物）的作用，合用时应减量。④使异烟肼血药浓度增加，肝毒性增强。⑤与水杨酸类药物同服可加重胃肠道反应，甚至引起溃疡病。⑥增加甲氨蝶呤、乙硫异烟胺的不良反应。⑦与氨苯甲酸相互拮抗。⑧影响利福平吸收，降低其血药浓度，应错开8~12h用药。⑨影响维生素B_{12}的胃肠道吸收，导致缺乏，应加以补充。

【规格】　片剂：0.5g；肠溶片：0.5g；注射剂：2g，4g，6g。

对氨基水杨酸钙铝　Calcium Aluminium Aminosalicylate（Pasalca）

【药性与应用】　与对氨基水杨酸钠相同，在胃内分解成对氨基水杨酸钙和氢氧化铝，可缓解对胃肠道的刺激。胃肠道反应少，口感好，适于儿童服用。

口服：3~4g，3次/d，饭后服。

【注意与禁忌】　同对氨基水杨酸钠。

【药物相互作用】　同对氨基水杨酸钠。

【规格】　片剂：0.5g。

利福平[典][基]　Rifampicin（甲哌利福霉素，力复平，利米定，威福仙，仙道伦，Rifampin，Rifam，Rifasynt，Rimactane，Santadin，Tubocin，HELM，RFP）

【药性与应用】　高效广谱抗生素。对结核杆菌和其他分枝杆菌在细胞内外均有明显杀菌作用。对脑膜炎球菌、流感嗜血杆菌、金葡菌、表皮链球菌、肺炎军团菌均有抗菌作用。对大型病毒、衣原体也有一定抑制作用。细菌对本品和其他抗结核药之间没有交叉耐药性，若合用可增强抗结核作用和延缓耐药性。但利福霉素类之间有交叉耐药性。其抗菌机制主要是抑制细菌 RNA 聚合酶，阻碍 mRNA 合成，起到杀菌作用。细菌易产生耐药性，本品对肝酶也有很强的诱导作用。口服吸收好，可达 90%~95%，优于利福霉素。t_{max}为 1~3h，可维持有效浓度6~12h。可移行到机体组织和体液中，包括脑脊液内。肝中的代谢产物仍有抗菌活性。体内药物多自胆汁中排泄，约 1/3 自尿中排泄，尿中的药物浓度仍可达到治疗水平。$t_{1/2}$为 2~2. 5h。血清蛋白结合率为 75%~80%。临床主要用于治疗各类结核，也用于麻风病和对红霉素耐药的军团菌感染；还可与耐酶青霉素或万古霉素联合用于表葡菌或金葡菌引起的骨髓炎或心内膜炎；也用于消除脑膜炎球菌或肺炎嗜血杆菌的咽部带菌状态和厌氧菌感染。外用治疗沙眼及敏感菌引起的眼部感染。

治疗结核：成人，10~20mg/（kg·d）或 600mg/d，于早饭前 1 次顿服；1 个疗程半年左右。1~2 岁小儿，10mg/kg，2 次/d；新生儿，5mg/kg，2 次/d。不能口服者可采取静脉用药，600mg/d。治疗其他感染：0. 6~1g/d，分 2~3 次，饭前 1h 服。治疗菌痢：0. 6g+TMP 0. 2g，2 次/d。治疗沙眼及结膜炎：用 0. 1%滴眼剂，4~6 次/d。治疗沙眼 1 个疗程可达 6 周。

【注意与禁忌】 可致胃肠道反应、白细胞和血小板减少、嗜酸性粒细胞增多、肝功能损害、脱发、头痛、疲倦、血尿、蛋白尿、肌炎、心律失常、低血钙反应、药物热、皮疹、急性肾衰竭、胰腺炎、剥脱性皮炎、溶血性贫血、休克等。

用药期间应注意检查肝功能，如发现异常，应果断停药，并进行保肝治疗。严重肝功能不全、胆道阻塞和妊娠 3 个月以内者禁用。服药后汗液、尿液、唾液可显橘红色，属正常现象。

【药物相互作用】 ①与四环素合用对 G^+球菌、脑膜炎双球菌、耐药金葡菌有协同抗菌作用。②与卡那霉素、链霉素、紫霉素合用有协同抗结核作用。③与异烟肼合用有协同抗结核杆菌作用，但肝毒性也同时增加，对原有肝病和异烟肼快乙酰化者应密切注意。④丙磺舒虽可增加本药血药浓度但也增加肝毒性，且作用不稳定，故不宜合用。⑤与乙硫异烟胺合用加重不良反应。⑥可增加卡马西平的药效和毒性。⑦与乙胺丁醇合用增加视力损害。⑧与左醋美沙朵合用，增加心毒性。⑨与肾上腺皮质激素、抗凝药、降糖药、洋地黄苷、钙离子拮抗剂、咪唑类、氨苯砜、苯吡胺、奎尼丁等合用可使上述诸药药效降低，应注意随访和调整剂量。⑩本药可干扰抗肿瘤药达卡巴嗪、环磷酰胺的代谢并使白细胞减少，应调整其剂量。⑪对氨基水杨酸、巴比妥类、氯氮䓬等可降低本药的血药浓度，应间隔 8h 以上用药。⑫本药可导致安普那韦、阿托唑酮、吗啡、利鲁唑、舍曲林、西罗莫斯、三唑仑失效。⑬本药可使美沙酮、美西律血药浓度降低。⑭本药可降低避孕药的药效，导致月经失调和意外妊娠。⑮本药可使苯妥英钠、左甲状腺素、环孢素、黄嘌呤类在肝脏中的代谢增加，应注意调整其浓度。⑯本药可降低β受体阻滞剂的血药浓度与药效。⑰本药可降低抗组胺类药物的药效，不宜和抗感冒药合用。⑱饮酒可使本药的肝毒性增加。⑲牛奶、豆浆、米酒、麦芽糖、茶等可降低本药的肠道吸收度。

【规格】 片剂：100mg，150mg，300mg，450mg，600mg；胶囊：100mg，150mg，300mg，450mg，600mg；口服液：20mg/1mL；滴眼液：0.1%；眼膏：0.5%，1%。

利福定　Rifandin（异丁哌利福霉素，利康霉素，Riconmycin，RFD）

【药性与应用】 我国首先应用于临床的半合成利福霉素类抗生素。对结核、麻风杆菌的抗菌力比利福平更强。其抗菌谱与利福平相似，对金葡菌、大肠杆菌、沙眼衣原体也有较强的抑制作用。其用量为利福平的1/3。与异烟肼、对氨基水杨酸钠、乙胺丁醇合用可增加抗结核的疗效和延迟耐药性的产生；与四环素、磺胺类合用也有一定的协同作用。口服吸收良好，t_{max}为2~4h。体内分布广，依次为肝、胆、肾、肺、心、脾，但在脑组织中含量甚微。临床主要用于各型结核、麻风和化脓性皮肤病的治疗；也用于沙眼、急性结膜炎、病毒性角膜炎等的治疗。

口服：成人，150~200mg/d，早晨1次空腹服；间歇疗法：200~300mg/d，2次/周。儿童，3~4mg/（kg·d），顿服；间歇疗法：4~6mg/（kg·d），2d/周。治疗结核或麻风病1个疗程为0.5~1年。眼部感染：用0.05%溶液滴眼。

【注意与禁忌】 不良反应与利福平同，但较轻。偶有恶心、呕吐、腹泻等消化道刺激症状。对造血系统和肾脏损害不明显，但肝、肾功能不良者仍应慎用。定期检查肝、肾功能和血、尿常规。孕妇慎用。可有男子乳腺增生。与利福平有交叉耐药性。

【药物相互作用】 类同利福平。

【规格】 胶囊：50mg，75mg，100mg，150mg；滴眼液：0.05%

利福喷汀　Rifapentine（环戊哌利福霉素，环戊去甲利福平，力福喷丁）

【药性与应用】 抗菌谱与利福平相同，但作用强2~10倍。对结核杆菌、麻风杆菌、金葡菌、某些病毒、衣原体均有抑制作用，是一种半合成类利福霉素抗生素。$t_{1/2}$较长，平均为18h。具有高效、长效和低毒的特点，对结核耐药菌株也有较强作用。空腹服400mg（结晶），血药浓度为16.8μg/mL。体内分布以心、肝、肾内较多，骨和脑组织中浓度也较高。主要以原形或代谢产物的方式从粪便中排出。临床主要作为结核病联合治疗方案中的杀菌药，用于各种类型的结核，特别是耐药菌株的感染。也用于耐药金葡菌感染、麻风、沙眼的治疗。

口服：600mg，1 次/周；必要时可改为 2 次/周。宜与其他抗结核药联合应用。6~8 个月为 1 个疗程。

【注意与禁忌】 可见皮疹及粒细胞减少。长期服用应定期查肝功能与血象，如有明显改变应及时停药。与其他利福霉素类有交叉耐药性和过敏性。有过敏中毒史、妊娠早期、肝硬化、黄疸者禁用。嗜酒者慎用。宜空腹服，以免食物影响吸收。

【药物相互作用】 ①与多西环素合用对淋球菌有协同抗菌作用。②与异烟肼联合其抗结核作用远超过利福平与异烟肼的联合作用，但其肝毒性也有所增加。③丙磺舒可使本药药效与毒性同时升高。④氯法齐明可使本药达峰时间延迟和 $t_{1/2}$ 延长。⑤抗酸药降低本药利用度。⑥巴比妥类、对氨基水杨酸影响本药吸收。与对氨基水杨酸的用药时间应间隔 6h。⑦本药可降低地西泮的血药浓度，也增加苯妥英钠在肝中的代谢和左甲状腺素在肝中的降解。⑧可增加美沙酮、美西律在肝脏中的代谢，引起美沙酮的撤药症状和美西律的血药浓度降低。⑨本药可降低康唑类抗真菌药的血药浓度。⑩增加抗肿瘤药卡巴嗪、环磷酰胺的代谢形成烷化物，促使白细胞降低。⑪由于本药可诱导肝微粒体酶活性，使下列药物降低药效：各类肾上腺皮质激素、茶碱类、氯霉素、氯贝丁酯、环孢素、维拉帕米、普罗帕酮、妥卡尼、甲氧苄啶、香草醛或茚满二酮衍生物、口服降糖药、促皮质激素、氨苯砜、洋地黄毒苷、丙吡胺、奎尼丁等。⑫乙醇可增加本药的肝毒性。

【规格】 片剂：150mg，300mg；胶囊：100mg，150mg，200mg，300mg；滴眼液：5mg/10mL；霜剂：100mg/20g。

利福霉素钠　Rifamycin Sodium（利福霉素 SV，力复霉素，Rifamycin SV，Rifocine）

【药性与应用】 第 1 个半合成利福霉素，对 G^+ 球菌（包括耐药金葡菌）及结核杆菌都有很强作用；但对 G^- 菌作用较弱。口服吸收差，只供肌内注射或静脉注射。肝和胆汁中浓度最高，其次为肾、肺、心、脾，均可达到治疗浓度。易产生耐药性。与卡那霉素、庆大霉素等氨基糖苷类有协同作用。临床主要用于不能口服的结核病患者，以及 G^+ 菌引起的胆道、呼吸道、泌尿道等部位的感染。

肌内注射：成人，250mg，2~3 次/d。静脉缓慢注射：500mg，2~3 次/d。小儿，10~30mg/（kg·d），分 2~3 次给予。用于治疗肾盂肾炎，剂量在

750mg/d 以上。气管内给药：2%溶液 5~10mL，1 次/d 或 1 次/2d。局部给药：2%~5%溶液，150~500mg/d，1 次/d 或 1 次/2d。

【注意与禁忌】 与利福平类似，可参阅。对肝脏影响较明显，应注意肝功能改变，并及时停药。可有恶心、纳差、眩晕、耳鸣、听力下降、皮疹等，停药后即可恢复。肌内注射局部可有疼痛和硬结。慢性肝病及肝功能不全者慎用。

【规格】 肌内注射剂：250mg/3mL，250mg/5mL（含适量利多卡因）；静脉注射剂：125mg/2mL，500mg/5mL（无利多卡因）。

利福布汀　Rifabutine（Ansamycin，Ansatipin，Mycobutin）

【药性与应用】 半合成利福霉素类抗生素，其活性及结构均与利福平相似。除具有抗结核杆菌、鸟分枝杆菌作用外，还有抗某些 G^+菌、G^-菌的活性。据报道，尚有抑制艾滋病病毒反转录酶的功能。口服吸收较快，t_{max}为 2~3h。口服 1200mg 的峰浓度和谷浓度分别为 907ng/mL 和 194ng/mL。机体总清除率为 10~18L/h。口服生物效价为 12%~20%。血浆蛋白结合率为 29%±2%。静脉给药 10%以原形由尿中排出。肾清除率为 1.5L/h±0.2L/h。$t_{1/2}$约为 36h。临床主要用于慢性耐药性结核、肺炎及艾滋病病人鸟分枝杆菌感染综合征。

口服：150~300mg，1~2 次/d。

【注意与禁忌】 不良反应与利福平相似，可参阅。本药忌用于对利福霉素类过敏者。慎用于白细胞或血小板减少、肌炎或眼葡萄膜炎、孕妇、哺乳妇诸类病人。对儿童的安全性和有效性尚未确立。尚不明确本药是否随乳汁分泌。

【药物相互作用】 ①安普那韦可使本药血药浓度升高，联用时本药只能用半量。②氟康唑升高本药血药浓度，而氟康唑本身不受影响。③茚地那韦、尼非那韦、利托那韦、沙奎那韦使本药血药浓度明显升高，而后者的血药浓度则中等程度下降。故联用时本药剂量减半，那韦类则应相应加量。与阿奇霉素和克拉霉素联用时，也有上述类似情况，应加以注意。④艾法弗仑可降低本药血药浓度。⑤本药显著降低伊曲康唑血药浓度，不宜联用。⑥本药也降低阿托喹酮、齐多夫定血药浓度。⑦食物可延缓本药吸收速度，但不影响生物利用度。⑧与其他药物联用的情况，可参阅利福平。

【规格】 胶囊：150mg。

帕司烟肼[典]　Tuberculostatic（力排肺疾　Dipasic，Pasiniazid）

【药性与应用】 为异烟肼和对氨基水杨酸的化学结合物。口服吸收入血，释放出异烟肼和对氨基水杨酸，而不引起浓度过高现象。很易透过血-脑脊液屏障。口服耐受性好。肺结核用本品 1 个疗程为 6 个月至 1 年，多可痊愈。不可中途停药，以免引起病菌的耐药性。适用于能口服者的各种类型结核，如肺结核、结核性脑膜炎，以及呼吸道、消化道、皮肤、骨关节、生殖泌尿系统等处的结核。与链霉素配伍，效果更好。

口服：成人，10~20mg/（kg·d）；小儿，20~40mg/（kg·d）。预防用药，10~15mg/（kg·d）。

【注意与禁忌】 本品对结核新病灶更为有效，最适当的剂量是0.4~0.6g/d。总剂量在70~80g。本品不良反应发生率较低且轻，可有消化功能紊乱、头痛、多发性神经炎、皮疹、黄疸、红斑狼疮样综合征等。尚可出现异烟肼、对氨水杨酸服用后的不良反应。

【药物相互作用】 尚无此方面的相关文献。可参阅异烟肼、对氨基水杨酸钠。

【规格】 片剂：0.1g；胶囊：0.1g。

链霉素[典][基] Streptomycin

【药性与应用】 在体内外均有很强的抑制结核杆菌的作用，其抗菌强度仅次于异烟肼和利福平。此外，对布氏杆菌、土拉伦杆菌、鼠疫杆菌、小螺菌、肉芽肿荚膜杆菌也有较好作用。对其他 G^- 菌则无实用价值。本品在体内较难达到杀菌浓度，对静止期的结核杆菌作用也差，需长期用药，也难通过血-脑脊液屏障，对慢性空洞型肺结核、结核性脑膜炎、骨结核疗效均较差。但对浸润型肺结核、粟粒型肺结核等活动期肺结核疗效较好。结核杆菌对链霉素的耐药性产生迅速，故不宜单用。肌内注射 0.5g 或 1g，t_{max} 为 30min，最高血药浓度分别为 15~20μg/mL 或 30~40μg/mL，有效血药浓度可维持 12h。蛋白结合率约为 35%。注射后 24h 内有 30%~90%药物以原形从尿中排泄。$t_{1/2}$ 随年龄增长而延长，青年人为 2~3h，40 岁以上者延长到 9h 以上，无尿者可达 50~100h。临床上主要用于结核杆菌、布氏杆菌、鼠疫杆菌等敏感菌种感染的治疗。

一般仅用于肌内注射，口服不吸收。肌内注射：0.5g，2 次/d；或 0.75g，1 次/d。1~2 周为 1 个疗程。儿童剂量为 15~25mg/（kg·d），分 2 次给药；新生儿，10~20mg/（kg·d）。

【注意与禁忌】 可有一过性口麻、四肢麻木，多与药品质量有关。对第八对颅神经的损害为其主要缺点，一旦发现有眩晕、耳鸣、听力障碍征象，应立即停药。有一定肾毒性，肾功能不全者慎用。若出现荨麻疹、药物热、关节肌肉痛、黏膜水肿、嗜酸性粒细胞增多、药物性肺炎、急性喉水肿、血管神经性水肿、接触性皮炎等过敏症状，应及时停药处理。可出现过敏性紫癜，应立即停药并给大量维生素 C。应进行皮试，但阳性率低，不可过于信赖。

【药物相互作用】 ①与青霉素类药物联用，对草绿色链球菌、肠球菌有协同抗菌作用。②与其他氨基糖苷类药物联用，无论局部或全身都增加耳毒性、肾毒性。③与卷曲霉素、顺铂、依他尼酸、呋塞米、万古霉素等同用，均可加重耳毒性与肾毒性。④与多黏菌素类联用增加肾毒性和神经阻滞作用。⑤与神经阻滞剂合用可加重神经肌肉阻滞，造成呼吸抑制。⑥与头孢噻吩、头孢唑林同用，增加肾毒性。⑦联用或序贯应用其他肾毒性或耳毒性药物（如新霉素、卡那霉素、庆大霉素、头孢噻啶、巴龙霉素、紫霉素、多黏菌素 B、黏菌素、妥布霉素、环孢素）均加重肾毒性和耳毒性。

【规格】 注射剂：0. 75g，1g，2g，5g。

乙胺丁醇[典][基] **Ethambutol（Dexabutol，Etibi，Myambutol，Mycobutol，EB）**

【药性与应用】 对结核和其他分枝杆菌有较强抑制作用，但不如异烟肼、利福平、链霉素，而优于对氨基水杨酸钠。对繁殖期结核杆菌有较强的抑制作用。与其他抗结核药无交叉耐药性，但本身可缓慢产生耐药性。多与其他抗结核药联合应用，以增加疗效和延缓耐药性，为二线抗结核药。口服吸收快，t_{max}为 2~4h。维持时间长，$t_{1/2}$为 4h。能透入结核干酪及纤维空洞病灶，脑膜炎时脑脊液中可达到抑菌浓度。70%以原形从尿中排泄，20%随粪便排出，10%在体内代谢成无效产物。肾功能不全者可有蓄积作用。临床主要用于耐药菌株或不能耐受对氨基水杨酸钠病人的各型结核。与利福平合用对复发性肺结核的进展期及空洞型肺结核的疗效较为显著。

口服：初治病例，15mg/（kg·d），分 2~3 次服。复治病例，开始时 25mg/（kg·d），分 2~3 次服；8 周后，改为维持量 15mg/（kg·d），1 次/d。本品安全阈较窄，必须严格按体重给药。

【注意与禁忌】 与其他抗结核药相比，不良反应相对少见。可见有恶心、呕吐、纳差等胃肠道反应。偶有过敏性皮疹、中性粒细胞减少、肝功能轻度损害、周围神经炎、幻觉、不安等。大剂量［25mg/（kg·d）以上］可发生球后视神经炎，表现为视力障碍，停药后虽可恢复，但缓慢，必须立即停药，给予大剂量维生素 B 族、烟酸等血管扩张剂治疗。糖尿病、乙醇中毒者及婴幼儿禁用。孕妇、哺乳妇及肝、肾功能不全者慎用。

【药物相互作用】 ①与有神经毒性的药物合用，可增加本药的神经毒性，如视神经炎、周围神经炎等。②与乙硫异烟胺合用可增加黄疸、肝炎、神经炎、视力障碍、头痛、头晕、意识障碍、胃肠功能紊乱等不良反应。③氢氧化铝可减少本药的吸收。④可减少维拉帕米的吸收。

【规格】 片剂（胶囊）：0. 25mg。

乙硫异烟胺 Ethionamide（硫异烟胺，Ethinamine，Sertinon，TH-1314）

【药性与应用】 抑制结核菌的活性仅为异烟肼的1/10，且毒性较后者为大。除与氨硫脲有交叉耐药性外，与链霉素、异烟肼、对氨基水杨酸钠均无交叉耐药性。单用易产生耐药性，且药效不够，多与其他抗结核药合并使用，改善临床症状和促使痰菌转阴。临床用于对异烟肼、链霉素耐药的结核病人。对渗出性及浸润干酪性病变疗效较好。也可与利福平、氨苯砜合用治疗麻风病。

口服：开始先用小剂量，0.3g/d，睡前顿服或分3次服；逐渐将剂量增至0.5~0.8g/d。间歇疗法：0.75~1g/d，2次/周。

【注意与禁忌】 胃肠道反应较多，有纳差、恶心、呕吐、腹痛、腹泻等，多在2~3周后出现，减量可缓解，如无法耐受则应停药。少数人有糙皮病症状、头痛、失眠、眩晕、兴奋、抑郁、惊厥、末梢神经炎、月经失调、男性乳腺肿大、阳痿、脱发、关节痛、皮疹、痤疮等。部分病人可有转氨酶升高及黄疸。有精神、神经病史及肝肾功能障碍者忌用或慎用。孕妇、哺乳妇及12岁以下小儿不宜用。可促使糖尿病恶化，应加以注意。大剂量可引起体位性低血压。

【药物相互作用】 ①与环丝氨酸同服可加重中枢神经系统毒性反应，如抽搐等。如必须合用应注意监测。②本药抑制异烟肼的肝乙酰化而增加其抗结核效果，但可加重其他抗结核药的不良反应。③增加维生素 B_6 的排泄，应及时补充之。④与乙醇同用可导致精神异常。

【规格】 肠溶（糖衣）片：0.1g，0.125g，0.25g。

丙硫异烟胺[典][基] Prothionamide（Protionamide，Trevintix）

【药性与应用】 乙硫异烟胺的同类品，用途相同。

口服：0.5~1g/d，分3次服。

【注意与禁忌】 同乙硫异烟胺，但胃肠道反应较少，易为病人接受。其他参阅乙硫异烟胺。

【药物相互作用】 同乙硫异烟胺。

【规格】 片剂：100mg，200mg。

异烟腙[典] Ftivaside（Isoniazone，Phthivazid，Isonicotinic Acid，Vanizide）

【药性与应用】 异烟肼衍生物，抗结核作用比异烟肼差，吸收慢，用量大，血药浓度低。其优点是毒性低，耐受性好。与异烟肼之间有交叉耐药性。可用于各型结核，异烟肼产生兴奋症状时可改用本品。常与对氨基水杨酸钠、链霉素合用，以减缓耐药菌株的产生。

口服：成人，0.3~0.4g，最大剂量1g/次，3次/d；儿童，20~30mg/(kg·d)，

不超过1.5g/d，分3次服。

【注意与禁忌】 不良反应与异烟肼类似，但较轻。心绞痛、心或肝功能不全者忌用。神经炎、癫痫病人慎用。

【规格】 片剂：0.1g。

吡嗪酰胺[典][基]　Pyrazinamide（氨甲酰基吡嗪，异烟酰胺，Aldinamide，Pyrafat，PZA）

【药性与应用】 抗结核作用弱于异烟肼、利福平、链霉素，但比对氨基水杨酸钠、紫霉素与环丝氨酸强。pH为5时有利于本品发挥抗菌作用。单用疗效差，且易产生耐药性，与其他抗结核药之间无交叉耐药性，因而联合用药可弥补以上缺点，增强疗效，减少结核病的复发率。口服吸收良好，C_{max}在2h内即可达到。$t_{1/2}$为9~10h。体内分布广泛，以肝、肺、肾中浓度较高，能进入巨噬细胞内，亦能进入脑脊液中。主要随尿排出。临床用于耐药结核病的复治，是结核病三联、四联强化短程疗法中的基本药物之一，能延长结核杆菌的迟滞生长期，适用于间歇治疗。

口服：20~30mg/（kg·d），分2~3次服；1个疗程2~3个月，不宜超过6个月。短程化疗：50mg/kg，2次/周。

【注意与禁忌】 毒性大、反应重为其主要缺点，应严格控制剂量。肝脏损害最常见，剂量2g以上、长疗程、老年患者多见。肝功能不良者、孕妇、3岁以下小儿禁用。可诱发急性痛风。偶有药物热、皮疹等过敏反应。可有光敏反应，暴露部位皮肤呈红棕或古铜色，停药后可恢复。可有恶心、呕吐、消化性溃疡、贫血、排尿困难等合并症。

【药物相互作用】 ①与异烟肼、利福平合用有协同作用。与利福平合用时可减少本药所致的关节痛。②与乙硫异烟肼合用可增强肝毒性。③本药抑制磷苯妥英和苯妥英钠代谢，使其血药浓度增加，毒性增加，可出现共济失调、反射亢进、眼球和肢体震颤。④齐多夫定可降低本药疗效。⑤本药可降低环孢素的血药浓度和疗效。⑥与别嘌呤、秋水仙碱、丙磺舒、磺吡酮合用，可降低其抗痛风的疗效，必要时应调整后者的剂量。

【规格】 片剂：0.25g，0.5g；胶囊：0.25g。

氨硫脲　Thioacetazone（胺苯硫脲，结核安，Amithiozone，TB，Thiosemicarbazone）

【药性与应用】 对结核和麻风杆菌都有抑制作用，也都易产生耐药性。若与链霉素或异烟肼联合应用，则可能延缓或防止这种耐药性的产生。其抗菌活性与对氨基水杨酸钠相似。临床用于各型活动性肺结核，尤适用于支气管黏膜等黏膜结核、淋巴结核、皮肤结核及结核瘘管。对粟粒型肺结核、陈旧空洞型肺结核、结核性脑膜炎则效果欠佳。对于麻风病的治疗，初期疗效较砜类药物快，对结核型麻风及麻风神经损伤治疗效果尤好。适用于不耐砜类药物的病人或与其他抗麻风药联合应用。

口服：2mg/（kg·d），分 2~3 次服。8 周为 1 个疗程。抗麻风：开始 25mg/d，连服 6d 停药 1d；1~3 周后，每日增加 25mg，至 100~150mg/d 为止。可分 2~3 次服。服 3 个月后，停药 2 周。1 个疗程一般不超过 1 年。

【注意与禁忌】 不良反应与剂量相关。剂量低于 100mg/d 时，反应较少。长期较大剂量服用时，胃肠道反应多见，也可有肝功能损害、骨髓抑制，严重者出现粒细胞缺乏症、再生障碍性贫血，必须立即停药。过敏反应多为药物热、麻疹样皮疹、荨麻疹等，偶有剥脱性皮炎，应立即停药。可出现神经系统反应，如头痛、头晕、眩晕、共济失调、视力模糊，偶有脑水肿、抽搐。肾损害可出现蛋白尿、管型尿、血尿、尿氮升高等。肾病、肝病、糖尿病、贫血病人均忌用。

【药物相互作用】 本品可使血中游离链霉素升高，增加耳毒性。也不宜与氨基比林、环丝氨酸等抑制骨髓的药物联合应用，以防增加血液系统的毒性。

【规格】 片剂：25mg。

卷曲霉素[典][基] Capreomycin（卷须霉素，结核霉素，Caprocin，Capastat，CPR）

【药性与应用】 对结核杆菌和其他分枝杆菌有明显的抑菌作用。抗结核作用弱于异烟肼、链霉素、利福平，但比卡那霉素、紫霉素强。与紫霉素、卡那霉素、新霉素之间有交叉耐药性；而与链霉素或环丝氨酸之间无交叉耐药性。单用易产生耐药菌株，与异烟肼、对氨基水杨酸钠或乙胺丁醇联合应用则疗效较好。口服吸收差。肌内注射迅速移行到全身。t_{max} 为 1~2h。临床主要用于复治耐药结核病。少部分代谢，70%~80%自尿中以原形排出。

深部肌内注射：成人，0.75~1g/d，分 2 次注射。一般先用 2~3 个月，后改为 1g，2~3 次/周。1 个疗程为 1~2 年。儿童，15~25mg/（kg·d）。

【注意与禁忌】 与链霉素等氨基糖苷类药物相似，主要损害第八对颅神经，导致听力减退和前庭功能障碍，因此不可与氨基糖苷类抗生素合用。偶有药物热、皮疹和嗜酸性粒细胞增多等过敏现象。有一定肾毒性，表现为尿素氮升高、肌酐清除率降低、蛋白尿、管型尿，应注意观察，及时停药。有神经肌肉阻滞作用。孕妇、哺乳妇、儿童禁用。肝、肾功能不全者慎用。

【规格】 粉针剂：0.5g，1g。

乙氧苯硫脲 Aethoxid（安痨息，抗痨息，Dialide，Ethoxid，Etocarlide）

【药性与应用】 有抗结核及抗麻风作用。抗结核作用次于异烟肼，优于氨硫脲。单用疗效差。与其他抗结核药无交叉耐药性为其优点。临床常与其他抗结核药合用，治疗浸润型或慢性纤维空洞型肺结核；也用于治疗麻风病。

口服：0.25~0.5g，前3d，1次/d；第4~9日，2次/d；第10~20日，4次/d。1个疗程4~6个月。

【注意与禁忌】 主要为消化系统反应：纳差、上腹部不适、恶心、呕吐等。也可有药物热、皮疹、肝损害、白细胞减少。肝、肾功能不良者慎用。

【规格】 片剂：0.25g，0.5g；胶囊：0.25g。

紫霉素 Viomycin（Tuberactinomycin B，Vinactane）

【药性与应用】 抗结核活性弱于异烟肼、链霉素，而强于对氨基水杨酸钠。与卷曲霉素类似，二者之间有交叉耐药性。与其他抗结核药物则无交叉耐药性。口服很少吸收。深部肌内注射 t_{max} 为2h。不易通过血-脑脊液屏障。临床主要用于耐药结核病的复治。

肌内注射：成人，0.75~1g，1次/2d；或1~2g，2次/周。小儿，20~40mg/kg，2次/周。可连用4~6个月。

【注意与禁忌】 有肾毒性，对第八对颅神经毒性较大，可引起蛋白尿、非蛋白氮升高、电解质紊乱、眩晕、听力减退。亦可有恶心、呕吐、荨麻疹、发热及水肿。严重者可出现呼吸麻痹，应做好急救准备。肾功能障碍、听力减退者禁用。不可与易伤害肾及第八对颅神经的氨基糖苷类共用，并应注意肾功能、听力的监护。

【规格】 粉针剂：1g。

环丝氨酸[基] Cycloserine（氧霉素，Oxamycin，Seromycin）

【药性与应用】 抗结核菌作用相当弱，远比异烟肼、链霉素为差。不易产生耐药性，与其他抗结核药物之间也无交叉耐药性，因而增加了它的临床使用价值。口服吸收快，t_{max} 为2~4h。主要用于与第一线抗结核药物联合复治耐药性结核病。因肾浓度高，也用于治疗泌尿系统感染。

口服：0.5g/d，小儿10mg/（kg·d），分2次服。首剂减半。

【注意与禁忌】 毒性大，主要伤害神经系统，出现头痛、眩晕、嗜睡、麻木、震颤、兴奋、忧郁、痉挛、反射亢进、癫痫发作、视力减退、记忆力减退，重者出现意识模糊、精神失常等。亦有胃肠道反应、发热、皮炎和中性粒细胞减少等。有癫痫、精神病史者禁用。肾功能不全者减量。可口服谷氨酸、维生素 B_6 等B族维生素，以减弱毒性反应和保护神经系统。必要时应减量或停药。

【药物相互作用】 ①本药增强口服抗凝药的抗凝作用，应进行监测，如苯茚二酮、双香豆素、苯丙羟香豆素等。②与乙硫异烟胺、异烟肼合用增加中枢神经毒性。③长期或过量饮酒者可增加癫痫发作概率。

【规格】 片剂：0.25g。

异烟肼利福平吡嗪酰胺 Isoniazid，Refampicin and Pyrazinamide（博莱非灵，长威瑞达欣，戴非林，复合甲哌力复霉素，复合利福平，Refater，Renex-Z）

【药性与应用】 本药中的成分异烟肼、利福平、吡嗪酰胺均是杀菌类抗结核剂。异烟肼对生长期结核杆菌有杀灭作用，是全效、强效杀菌剂，对非结核分枝杆菌也有抑菌作用；利福平除有广谱抗菌作用外，对结核杆菌、非结核分枝杆菌、麻风杆菌、G^+菌、G^-菌均有杀灭作用；吡嗪酰胺对人型结核杆菌有较好的抗菌作用，而对其他非结核分枝杆菌不敏感。三者联用对结核杆菌有叠加和协同效用。

口服：体重30~39kg者，一次3片，1次/d。体重40~49kg者，一次4片，1次/d。体重50kg或以上者，一次5片，1次/d。规则用药2~3个月。

【注意与禁忌】 禁用于对利福平或利福霉素类药物、异烟肼、吡嗪酰胺、乙硫异烟胺、烟酸或类似化学结构药物过敏者。禁用于严重肾功能损害、卟啉病、高尿酸血症、急性痛风、胆道阻塞、精神病、癫痫、肝功能损害者及孕妇。

慎用于有精神病史、酒精中毒、糖尿病、痛风史、癫痫史诸类患者。对15岁以下儿童的安全性尚未确定，对妊娠有一定影响。本药可经乳汁分泌，哺乳期应用应权衡利弊，并停止哺乳。

不良反应可参阅异烟肼、利福平、吡嗪酰胺。

【药物相互作用】 参阅上述成分药。

【规格】 片剂：每片含异烟肼80mg，利福平120mg，吡嗪酰胺250mg。

石吊兰素 Lysionotin（岩豆素）

用于淋巴结核、肺结核、骨结核的辅助治疗，也用于治疗急慢性支气管炎。口服：50~100mg，3次/d。

【规格】 片剂：50mg。

三合素 Oleoresinae Lupulis

由酒花素、啤酒花浸膏、蛇麻花浸膏和忽布浸膏混合组成。对结核杆菌、麻风杆菌有杀灭和抑制作用，对金葡菌、肺炎链球菌、肠球菌、炭疽杆菌也有效。用于治疗急性结核性胸膜炎、肺及肺外结核、结核样麻风病。软膏可治疗破溃结核、麻风溃疡，以及皮肤炎症、疖肿、毛囊炎等。

口服：25~30粒/次（18mg胶丸），或片剂1~1.2g/次，3次/d，饭后服。1个疗程半年以上。软膏或油剂外敷：2次/周；同时内服胶丸。

毒性轻微，偶有胃肠道反应、头晕、心悸、荨麻疹等。

【规格】　胶丸（含软树脂）：18mg，36mg；片剂：0.1g，0.15g；软膏：20%；油剂：100mL。

复方酒花素片（复方啤酒花浸膏片）

作用同三合素。口服：片剂Ⅰ15片或片剂Ⅱ8片，3次/d，饭后服。因复方片剂中含有氢氧化铝，无明显胃肠刺激症状。

【规格】　片剂Ⅰ：每片含啤酒花浸膏0.2g，氢氧化铝0.1g；片剂Ⅱ：每片含啤酒花浸膏0.14g，氢氧化铝0.14g。

第五部分　抗麻风病相关药物

麻风病由麻风杆菌引起。麻风杆菌与结核杆菌同属分枝杆菌属，因而有些抗结核药也有治疗麻风病的作用，这在第四部分已述及，可参阅。

氨苯砜[典][基]　Dapsone（对氨基双苯砜，二氨基二苯砜，Diaminodiphenylsulfone，DDS）

【药性与应用】　抑制麻风杆菌生长繁殖的能力较强，为治疗麻风病的最常用药，被列入首选。口服吸收缓慢而完全。$t_{1/2}$因人而异，10~50h不等，平均为28h。如服用200mg/d，8d后血药浓度平均可达2.3μg/mL，远超过MIC。由于同时存在着肠-肝循环，停药后仍可维持有效治疗浓度2~3周。近年也有人试用于治疗系统性红斑狼疮、痤疮、银屑病、带状疱疹、疱疹样皮炎、连续性肢端皮炎、角质层下脓疱病、变应性皮肤小血管炎等。

口服：治疗麻风病，开始时12.5~25mg/d，逐渐增加剂量，3个月后达到100mg/d。因有蓄积作用，每服6d停药1d；每服3个月停服15d。治疗疱疹样皮炎，25~50mg，2~3次/d，症状控制后递减至12.5~25mg/d维持量。治疗系统性红斑狼疮，100mg/d，连用3~6个月。以上各治疗中，均应遵循服药6d停药1d的原则。儿童剂量，1.4mg/（kg·d）。

【注意与禁忌】　常见消化系统不良反应，如恶心、呕吐、纳差、腹部不适等，可加服碳酸氢钠减轻症状，轻症溶血性贫血可不停药，给予铁剂和B

族维生素；当红细胞低于 3.0×10^{12}/L 时，应停药治疗。皮疹可见于用药 5~6 周后，严重时表现为剥脱性皮炎；可并发氨苯砜综合征：中毒性肝炎、高热、黄疸、淋巴结肿大、蛋白尿、单核细胞增多等，应立即停药，积极保肝治疗，同时应用糖皮质激素。急性中毒多为一次性过大剂量服用氨苯砜引起高铁血红蛋白血症引起，表现为发绀、头昏、头痛、谵妄、呼吸困难，甚至昏迷、死亡。诱发麻风反应：多为增量过快或剂量过大引起，表现为发热、皮疹加剧、结节性红斑、疼痛、虹膜睫状体炎。轻者减量，重者停药治疗。其他可有中性粒细胞减少、精神症状等。凡对砜类药物过敏、重症肝肾疾病、溃疡病、贫血、精神病者均忌用或慎用。

【药物相互作用】 ①可降低氯法齐明的抗炎作用，但对治疗耐药麻风有协同作用。②丙磺舒可升高本药血药浓度。③与甲氧苄啶合用，二药血药浓度均升高。④安普那韦、沙奎那韦、地拉费定增加本药毒性。⑤与有骨髓抑制作用药物如齐多夫定等合用，可造成白细胞和血小板减少。⑥与溶血药合用，可加重溶血反应。⑦西咪替丁可降低本药毒性。⑧利福平、利福布汀均可严重降低本药效应。⑨去羟肌苷可减少本药吸收，应间隔 2h 后用药。⑩氨甲苯酸拮抗本药抑菌作用，但不拮抗对疱疹样皮炎的作用。⑪本药可降低环磷酰胺活性。⑫本药可延长氯霉素 $t_{1/2}$。

【规格】 片剂：50mg，100mg；凝胶：5%。

醋氨苯砜[典] Acedapsone（二乙酰氨苯砜，Diacetyl Diaminodiphenylsulfone，DADDS）

【药性与应用】 在体内缓慢分解成氨苯砜或乙酰氨苯砜而抑制麻风杆菌。有长效作用，肌内注射 1 次可维持 60~75d 的有效浓度。临床用于各型麻风病。

肌内注射油剂：1.5~2mL，60~75d 1 次；1 个疗程长达数年。为了抑制耐药性的产生，可在治疗期间加服氨苯砜 0.1~0.15g，2 次/周。

【注意与禁忌】 可见恶心、呕吐；偶见头痛、眩晕、心动过速。可有中性粒细胞减少、贫血，轻症可服用铁剂或白细胞增生剂，重症应停药治疗。不可用于葡萄糖-6-磷酸脱氢酶缺乏的病人，以免引起高铁血红蛋白血症和严重溶血性贫血。用药 1~4 周后偶可引起麻风反应：发热、不适、剥脱性皮炎、肝坏死、淋巴结肿大、贫血、高铁血红蛋白血症，应停药给予糖皮质激素治疗。偶见中毒性精神病和周围神经炎。严重肝、肾、造血系统疾病及消化性溃疡者均禁用。初注时可有较强疼痛，可逐渐减轻。与磺胺类可有部分交叉反应。

【药物相互作用】 同氨苯砜。

【规格】 油性注射剂：225mg/1.5mL，450mg/3mL，900mg/6mL，为 40%

苯甲酸苄酯及60%蓖麻油的混悬剂。用前应振摇均匀，用粗针头吸出，注入臀大肌。

苯丙砜　Solasulfone（扫风壮，Phenprofone，Solapsone，Sulphetrone）

【药性与应用】　在体内部分分解为氨苯砜而起作用。每165mg相当于25mg氨苯砜的疗效。毒性低，适用于老、弱和儿童病人。口服吸收不完全，主要采用肌内注射。适用于各型麻风病。

肌内注射：其水溶液不稳定，应现配现用。2次/周，第1周100~200mg/次；以后每2周递增100mg/次；至第14~16周，800mg/次维持。每用药10周停药2周。口服：300mg/d，逐渐增至3g/d；每服药10周停药2周。

【注意与禁忌】　同氨苯砜。口服时应注意保持大便通畅，以免蓄积中毒。

【药物相互作用】　同氨苯砜。

【规格】　注射液：2g/5mL，4g/10mL；片剂：0.5g。

氯法齐明[典]　Clofazimine（氯苯吩嗪，克风敏，Lamprene，B-663）

【药性与应用】　干扰麻风杆菌的核酸代谢，既抑菌又有抗炎作用。尚有抑制其他分枝杆菌的作用。还可拮抗Ⅱ型麻风反应。对麻风杆菌的作用接近氨苯砜，但显效稍慢。临床用于对砜类药物过敏、耐药或反复发生麻风反应的瘤型麻风病例。也用于某些皮肤病，如非典型分枝杆菌引起的皮肤感染、慢性盘状红斑狼疮、坏疽性脓皮病、掌跖脓疱病。虽然尚未发现对本品的耐药性，也应与氨苯砜联合应用。还可与利福平或乙硫异烟胺联合应用，以抑制耐砜类药物的麻风杆菌。

口服：100~150mg/d，每服6d停药1d。治疗麻风反应时，从较大剂量开始，200~400mg/d，反应控制后，减至100mg/d维持。对严重麻风反应病人开始可并用糖皮质激素。治疗其他皮肤病时，可服100~200mg/d，或更大剂量。

【注意与禁忌】　毒性小，比较安全。主要不良反应有皮肤红染及色素沉着，多在2~4周后出现，6~12个月时最明显，停药后可缓慢（达2年以上）消退。其次可有恶心、腹部不适、纳差、便秘、腹泻等症状，一般不需停药。与食物同服可减轻反应。其他可有皮肤干燥、脱屑、鱼鳞病样变、嗜睡、失眠、四肢水肿，多不必停药。

【药物相互作用】　①与氨苯砜合用时其抗炎作用下降，但不影响抗菌作用。②与利福平合用时，减少后者的吸收率，并延迟其达峰时间。③与苯妥英、磷苯妥英合用，增加后二者的清除率，从而降低它们的血药浓度。④与食物、牛奶同服可增加本药的吸收。

【规格】　胶囊：50mg，100mg；胶丸：50mg。

沙利度胺[典] **Thalidomide（反应停，酞胺哌啶酮，酞谷酰亚胺，沙立度胺，Distaval，Softenon，K-7）**

【药性与应用】 曾作为镇静剂使用，现主要用于治疗各型麻风反应，如发热、结节性红斑、神经痛、关节痛、淋巴结肿大等。对结核型麻风反应疗效较差。临床主要与抗麻风药配伍，以减少麻风反应，本身并无抗麻风杆菌的作用。

口服：开始量 100~200mg/d，分 4 次服。对严重反应，可增至300~400mg/d，待反应控制后，再逐渐减量至25~50mg/d 维持。

【注意与禁忌】 可致畸胎，孕妇绝对禁用。其他有口苦、口干、便秘、纳差、头昏、嗜睡、面部水肿、中性粒细胞减少、中毒性神经炎、心率减慢和皮疹等。严重者停药治疗。

【药物相互作用】 ①与地塞米松合用发生中毒性表皮坏死松解症和静脉血栓栓塞的危险性增加。②炔诺酮类口服避孕药对本药无动力学影响。

【规格】 片剂：25mg，50mg。

硫安布新 Thiambutosine（丁氨苯脲，丁氨苯硫脲，二苯硫脲，Diphenylthiourea，DPT）

【药性与应用】 系硫脲衍生物抗麻风杆菌药，其疗效与氨硫脲相似而不及氨苯砜。易产生耐药菌株，与氨硫脲有交叉耐药性。副作用较少为其特点，用于不能耐受砜类药物治疗的麻风病人。因其抗菌力弱，常与其他药物联合应用。

口服：开始 0.5g/d，分 3~4 次服；以后每隔 4 周增加 0.5g/d，至 2g/d 为止。服 6d 停药 1d；连服 3 个月停 2 周。1 个疗程不超过 2 年。

【注意与禁忌】 不良反应较氨硫脲少。主要有恶心、纳差、腹泻等。尚可有发热、头痛、皮肤瘙痒等，停药后可消退。大剂量时可抑制甲状腺功能。

【规格】 片剂：0.25g，0.5g。

麻风宁 Mercaptophenylimidazole（巯苯咪唑，α-巯基苯骈咪唑）

【药性与应用】 抗麻风杆菌药，比氨苯砜毒性低，疗效好，疗程短，无蓄积性，无甲状腺抑制作用。临床用于各型麻风病，特别适用于对砜类药物过敏的病人。

口服：开始时 12.5~25mg，1~2 次/d，以后于 4~6 周内逐渐增至 0.1g/d。服 6d 停药 1d；服 3 个月停药 1 周。1 个疗程不超过 1 年。

【注意与禁忌】 不良反应较少。可有皮肤瘙痒或诱发麻风反应。

【规格】 片剂：25mg。

阿地砜钠　Aldesulfone Sodium（氨苯砜二甲亚磺酸钠，大艾松，Diasone，Sulfoxydiasulfone）

【药性与应用】 服后分解成氨苯砜，在体内起抗麻风杆菌的作用。胃肠道反应较小，可代替氨苯砜，但疗程长，1个疗程需数年。临床用于各型麻风病。

口服：第1周0.3g/d，以后逐渐增至0.9g/d为止。用药6d停药1d；用药2个月停药2周。

【注意与禁忌】 同氨苯砜。

【规格】 片剂：0.3g。

噻唑砜　Thiazosulfone（氨噻砜，普洛咪唑，Promizole，Thiazosulphone）

【药性与应用】 对分枝杆菌属中的麻风杆菌、结核杆菌均有抵抗作用。用于麻风，疗效较氨苯砜差。尚可与链霉素、异烟肼联合应用治疗粟粒型肺结核。口服吸收良好，t_{max}为5h。临床用于各型麻风和治疗粟粒型肺结核。

口服：开始2周，0.5g，3次/d，饭后服；以后逐渐增至2.5g/d。6个月为1个疗程。

【注意与禁忌】 毒性比氨苯砜小，但长期应用可促发第二性征，引起甲状腺肿大、肾损害、溶血性贫血等。可出现结晶尿，应加服碳酸氢钠。其他参阅氨苯砜。

【规格】 片剂：0.5g。

葡萄糖氨苯砜钠　Glucosulfonum Natricum（普洛明，Promin，Protomin，Promanid，Didextron　Sulfone）

【药性与应用】 在体内释出氨苯砜而显示抗麻风杆菌作用。作用与用途均与氨苯砜相似。

静脉注射：开始2周2g/d，以后逐渐增至5g/d，1次/d。每周用药6d停药1d；每治疗2周停药1周。若与链霉素联合治疗肺结核，2~5g/d。

【注意与禁忌】 副作用与氨苯砜相似。长期应用可致溶血性贫血、白细胞减少、头痛、皮炎及胃肠道反应。其他参阅氨苯砜。

【规格】 注射剂：2g/5mL。

第三章　抗真菌药

克霉唑[典][基]　Clotrimazole（三苯甲咪唑，Canastene，Chlortritylimdazole，Lotrimin）

【药性与应用】 咪唑类广谱抗真菌药，作用近似咪康唑，现主要外用于皮肤、黏膜、腔道部位的真菌感染，很少用于全身的真菌感染。

阴道用药：栓剂 100mg，置入阴道，1 次/晚。局部外用：1%霜剂涂布患部。口服：500~1000mg，3 次/d。其他尚有口腔药膜与溶液。

【注意与禁忌】 口服常有消化道反应，需中止用药。长期用药可有肝毒性和白细胞减少等，应注意监测。肝病、白细胞减少或肾上腺皮质功能减退者慎用。可出现抑郁、幻觉、定向障碍等精神症状。局部应用可有烧灼刺激感。

【药物相互作用】 ①本药可抑制由 CYP3A4 介导的西罗莫司、多非利特等药的代谢，使这些药物的血药浓度增加。②与他克莫司、三甲曲沙等合用，可使这些药物代谢减慢，毒性增加。③与倍他米松合用，增加皮肤感染的机会。④与制霉素、两性霉素 B、氟胞嘧啶合用，对白假丝酵母菌无协同作用，且同两性霉素 B 有拮抗作用。

【规格】 片剂：0. 25g；锭剂：10mg；口腔药膜：4mg；软膏：1%，3%；霜剂：1%，3%；溶液：1. 5%；泡腾片：0. 15g；药膜：50mg；栓剂：0. 15g；阴道栓剂：0. 5g。

益康唑[典]　Econazole（氯苯甲氧咪唑，Ecostatin，Pevary，Pevaryl）

【药性与应用】 咪唑类广谱抗真菌药，其机制与克霉唑同，属外用类。对阴道假丝酵母菌有较好疗效，对组织胞浆菌、孢子丝菌及曲菌属也有较强抑制作用。临床用于假丝酵母菌性阴道炎、体癣、股癣、手足癣、耳癣等真菌病。另外，对脂溢性皮炎也有一定作用。

用于治疗假丝酵母菌性阴道炎：50mg 栓剂或霜剂，1 次/d，2 周为 1 个疗程；或 150mg 栓剂，1 次/d，3d 为 1 个疗程。用于皮肤真菌感染：1%的霜或气雾剂，2~3 次/d。

【注意与禁忌】 常见局部瘙痒和烧灼感；偶见红斑和水疱。安全性差，不作内服用。

【药物相互作用】 ①本药可抑制 CYP3A4 介导的多非利特代谢，从而使其血药浓度升高。②与两性霉素 B 合用，在药效上相互拮抗。

【规格】 霜剂：100mg/10g；栓剂：50mg，150mg；气雾剂：1%。

氟康唑[基]　Fluconazole（大扶康，Diflucan）

【药性与应用】 高选择性抑制真菌细胞色素 P450，使其失去正常固醇而起抑菌作用。对新型隐球菌、假丝酵母菌、黄曲菌、烟曲菌、皮肤芽生菌、粗球孢子菌、荚膜组织胞浆菌等均有抗菌作用。其抗真菌谱与酮康唑近似，体外作用比酮康唑弱，体内则比之要强。口服生物利用度高，吸收良好。血及脑脊液中浓度高为其特点，对隐球菌引起的脑膜炎有特效。对阴道假丝酵母菌和一些表皮真菌的作用比酮康唑强 10~20 倍。口服 t_{max} 为 1h。血浆蛋白结合率低。$t_{1/2}$ 为 20~30h。体内代谢很少，约有 63%药物以原形从尿中排出。口服与静脉注射的药代动力学相似。临床主要用于假丝酵母菌和隐球菌感染。

口服或静脉滴注：皮肤真菌病，50mg，1 次/d，必要时加倍，1 次性用药。系统性真菌感染，150mg/d，必要时加倍，1 次性给药。疗程根据症状和真菌培养确定。

【注意与禁忌】 常见恶心、腹痛、腹泻、腹胀，其次为疱疹性皮炎。对三唑类抗真菌药过敏者禁用。孕妇、哺乳妇、肾功能不良者慎用。

【药物相互作用】 ①与氢氯噻嗪联用可使本药血药浓度升高 40%。②与磺酰脲类降糖药合用可使后者的血药浓度升高，发生低血糖，应监测血糖，随时调整药量。③本药大剂量与环孢素合用，可使后者血药浓度升高，毒性危险增加。④与他克莫司合用使后者血药浓度升高，发生肾毒性。⑤与氨茶碱合用可使后者的血药浓度升高 13%。⑥与苯妥英钠、咪达唑仑、齐多夫定、利夫喷汀合用可使它们的血药浓度升高。⑦本药可抑制炔雌醇或炔诺酮的代谢，使其血药浓度升高。⑧本药 400mg/d 以上剂量与特非那定合用可使其血药浓度升高明显，故不可联用，即使低于 400mg/d，亦应注意监测。⑨与阿司咪唑等合用可使它们的血药浓度升高，应谨慎。⑩与抗凝药合用，可使凝血酶原时间延长。⑪与肝毒性药物联用可增加肝毒性。⑫与西沙必利合用可引起尖端扭转型室性心律失常，应禁止。⑬与异烟肼、利福平合用，本药血药浓度降低，使治疗失败。

【规格】 片剂：50mg，100mg，150mg，200mg；颗粒：50mg/1g，100mg/2g；注射剂：100mg，200mg，400mg；气雾剂：14g；滴眼液：25mg/5mL。

伊曲康唑[典]　Itraconazole（依他康唑，伊康唑，斯皮仁诺，Sporanox，ICZ，IRC）

【药性与应用】 三唑类抗真菌药，有广谱、安全的特性。抗菌谱与酮康唑相似，对表浅和深部真菌感染均有效，但对孢子丝菌、曲霉菌、新型隐球菌、球孢子菌和暗色真菌有更高的疗效。口服本品的 t_{max} 为 1.5~4h，吸收良好，饭后服则更好。由于脂溶性强，在肺、肾、上皮组织中浓度较高。但由于蛋白结合率高，不易透过血-脑脊液屏障，支气管分泌物中浓度也较低。在肝脏中代谢失活后从尿和胆汁中排泄。临床主要用于表浅和深部敏感真菌感染。

口服：浅表真菌感染，100mg，1 次/d，饭时服。疗程分别为：体、股癣 15d，手足癣 30d，头癣 4~8 周，甲癣 3~6 个月以上。花斑癣、假丝酵母菌性阴道炎及真菌性角膜炎，200mg/d，分别连服 5d、3d 及 3 周。对急慢性假丝酵母菌感染，200~400mg/d。全身假丝酵母菌病，200mg/d，1 个疗程为 1 个月。深部真菌感染的推荐剂量为 200~400mg/d，疗程根据症状和真菌培养情况而定。儿童，3~5mg/（kg·d）。

【注意与禁忌】 最常见的副作用为胃肠道反应及无症状肝酶升高。长疗程、大剂量用药可有低血钾、水肿、排尿困难，停药后恢复。孕妇忌用。

【药物相互作用】 ①与 CYP3A4 抑制药（磺胺异噁唑、利托那韦、茚地那韦、红霉素、甲基红霉素等）合用可使本药生物利用度升高，血药浓度升高。②本药抑制 CYP3A4 介导的药物代谢，与他汀类药、环孢素、克拉霉素、安普那韦、阿芬太尼、阿普唑仑、咪达唑仑、三唑仑合用可使这些药物血药浓度升高。与阿托伐他汀、辛伐他汀合用有增加肌溶和发生尖端扭转型致命性室性心律失常的危险。③与地平类药物合用可抑制这些药物的代谢，使其血药浓度升高，毒性增强。④与钙拮抗剂合用可增强其负性肌力作用。⑤可抑制地塞米松、地西泮、伊马替尼、苯巴比妥等的代谢。⑥可抑制抗凝药的代谢而增强其抗凝作用。⑦与口服降糖药合用可出现严重低血糖。⑧与特非那定、阿司咪唑、奎尼丁、多非利特、匹莫齐特、西沙必利、左醋美沙朵合用可使它们的血药浓度升高，造成严重的心血管疾病，如 QT 间期延长、尖端扭转型室性心律失常、心脏停搏等。⑨可使地高辛血药浓度升高，引起中毒。⑩与两性霉素 B 在药效上相互拮抗。⑪与 H_2 受体阻断剂、质子泵阻断剂、利福平、利福喷汀、异烟肼、苯妥英钠、卡马西平、去羟肌苷、磷苯妥英合用，可抑制本药的血药浓度，降低疗效。⑫进食时服用，可增加本药的吸收。

【规格】 分散片：100mg；胶囊：100mg；口服液：100mg/mL；注射液：250mg/25mL（附带 0.9%氯化钠注射液 50mL）。

伏立康唑[典]　Vorconzole（活力康唑，匹纳普，VRC，Vfend）

【药性与应用】 第二代三唑类广谱抗真菌药，抑制真菌细胞膜生物合成，导致真菌死亡。体外抗菌活性表明，对致病假丝酵母菌与氟康唑相当；对白假丝酵母菌包括耐氟康唑者也有活性；对新生隐球菌类似伊曲康唑而强于氟康唑。对曲霉菌属有更多的优越性，对耐伊曲康唑和耐两性霉素 B 株也有效。此外，本药对流行性真菌，如荚膜组织胞浆菌、皮炎芽生菌、足分枝真菌属、粗球孢子菌、巴西副球孢子菌、丝状子囊菌、马拉色菌属、甄氏外瓶霉、喙枝孢属等均有抗菌活性。对耐氟康唑株也有很好抗菌活性。

本品吸收后 1~2h 即可达峰浓度。口服后消除 $t_{1/2}$ 约为 6 h。

临床用于治疗侵袭性曲霉病；不能耐受其他药物或其他药物治疗无效的放线菌和镰孢菌，包括腐皮镰孢菌的严重真菌感染。

口服：餐前或餐后 1h 服用。当体重≥40kg 时，第 1 天给予负荷剂量，400mg，2 次/d；以后给予维持量，200mg，2 次/d。当体重小于 40kg 时，第 1 天 200mg，1 次/12 h；以后 100mg，2 次/d。

静脉滴注：首次剂量 6mg/kg，2 次/d；维持量 4mg/kg，2 次/d。对于假丝酵母菌感染 3mg/kg。不可静脉推注。静脉滴注速度每小时不可超过 3mg/kg。

【注意与禁忌】 对本品过敏者禁用。孕妇禁用。哺乳妇及 12 岁以下儿童慎用。有心律失常史者慎用。肝功能异常者应减量。服药期间避免日光照射，避免夜间驾车和操纵危险性大的机器。

本药可有如下不良反应：①过敏反应：皮疹、瘙痒、斑丘疹较常见；剥落性皮炎、固定药疹、湿疹、光敏性皮炎、牛皮癣、史-约综合征、荨麻疹少见。②视觉改变或增强、视力模糊、色觉改变或畏光。视觉障碍严重者应及时停药。③消化系统可有恶心、呕吐、腹泻、肝功能异常、胆汁淤滞性黄疸、口干；食欲下降、便秘、肝肿大、肝炎、肝衰竭较为少见；偶见伪膜性肠炎与肝昏迷。④心血管系统：可有心动过速、高血压、低血压、血管扩张；少见心律失常、房室传导阻滞、静脉血栓、QT 间期延长、晕厥、室性心动过速等。⑤血液与淋巴系统：常见血小板减少、贫血；少见粒细胞缺乏、嗜酸性粒细胞增多、骨髓抑制；偶见淋巴管炎。⑥中枢神经系统：常见头痛、头昏、幻觉；少见精神错乱、抑郁、焦虑、震颤、激动、感觉异常、运动失调、眼球震颤等。⑦泌尿系统：常见肌酐、尿素氮升高及蛋白尿、血尿；有引起急性肾功能衰竭的报道。

【药物相互作用】 ①与苯妥英钠合用使本药血药浓度降低，应调整本药剂量。②体外实验茚地那韦抑制本品代谢，必须用时应调整剂量，以免引起中毒。③与非核苷类反转录酶抑制剂（NNRTI）合用可抑制本品代谢，应注意监测，以免中毒。④与环孢素合用应监测环孢素血药浓度，以免中毒。⑤与他克莫司合用血药浓度显著增加，故应对后者进行监测。⑥与华法林合用可使凝血酶原时间显著延长。⑦本品与奥美拉唑、苯二氮䓬类、他汀类、二氢吡啶钙通道阻滞剂、磺胺类口服降糖药、长春新碱等合用，均可使后者的血药浓度显著增加。⑧利福平、利福布汀、卡马西平、长效巴比妥类可使本药的血药浓度显著下降。⑨麦角碱类衍生物与本品合用时，血药浓度可升高，易造成中毒。

【规格】 薄膜衣片：50mg，200mg；干混悬剂：3g/45g；注射剂：50mg，100mg。

硝酸咪康唑[典][基]　Miconazole Nitrate（双氯苯咪唑，霉可唑，达克宁，二氯苯咪唑，Aflorin，Andergin，Daktar，Dermonistat，Daktarin）

【药性与应用】 咪唑类广谱抗真菌药。对假丝酵母菌、新生隐球菌、皮炎类芽生菌、组织胞浆菌、粗球孢子菌及巴西芽生菌等有很强的活性。对皮肤癣菌也有效。但对曲霉菌和部分白假丝酵母菌作用较差。主要改变真菌胞膜的通透性而杀菌。对多种 G^+ 菌也有抗菌作用，但对 G^- 菌无作用。高浓度尚可杀灭滴虫。临床主要用于治疗深部真菌病，如全身性白假丝酵母菌等真菌引起的感染；对五官、阴道、皮肤等部位的真菌感染也有效。

口服：0.25~0.5g，2 次/d。治疗深部感染须静脉给药：10mg/（kg·d），若能耐受则可增至 30mg/（kg·d），用生理盐水或其他输液，1 次或分次滴入。每份输液不可超过 600mg，并于 30~60min 滴完，不宜过快。如为脑膜炎、泌尿系统感染和肺部疾病，可配合局部给药。膀胱滴注：用未经稀释的药液 20mL，2 次/d 滴入；窦道滴注：用未经稀释的药物 2mL，2 次/d；支气管滴注或气雾吸入：用本品 20mL 稀释成 60mL，5mL/次，4~8 次/d；鞘内给药：未稀释液 2mL/d。阴道真菌感染，局部软膏涂布或将栓剂置于阴道内。

【注意与禁忌】 静脉给药可有一过性寒战、头晕、瘙痒、皮疹、腹泻。过量可有纳差、恶心、呕吐。长期大剂量给药可有血栓性静脉炎。滴速过快可致心律失常。偶有白细胞减少、血小板减少和转氨酶升高。对本品过敏者及孕妇禁用。要连续用药至真菌培养阴性。定期监测血象与肝功能。避免与其他全身性抗真菌药同时配伍。

【药物相互作用】 ①可使环孢素血药浓度升高、出现肾毒性。②可使口服抗凝药作用加强、时间延长。③可使降糖药物作用加强，产生严重低血糖。④与西沙必利合用可导致心律失常。⑤与两性霉素 B 在效用上相互拮抗。⑥与苯妥英钠合用可降低本药血药浓度而升高苯妥英钠血药浓度。⑦与 H_2 受体拮抗药合用可减少本药吸收，故应间隔 2h 以上服药。⑧异烟肼、利福平可使本药浓度下降，治疗失败。⑨乙醇可增加本药的肝毒性。

【规格】 胶囊：250mg；注射剂：100mg/10mL，200mg/20mL；阴道片：100mg；栓剂：100mg，200mg；散剂：2%；软膏：2%；洗剂：2%。

泊沙康唑　Posaconazole

【药性与应用】　吡咯类抗真菌药，与伊曲康唑结构类似，具有广谱抗真菌活性。与其他抗真菌药相比，本药的安全性和耐受性均较好，与其他药物发生相互作用的可能性更小，对免疫力低下患者的真菌感染也更有效。与两性霉素 B、氟胞嘧啶、伏立康唑相比，本药的肾毒性、肝毒性、眼毒性或皮肤反应的发生率更低。

食物可增加本药的吸收，药物达峰时间为 4~11 h，$t_{1/2}$为 16~31h，77%以原形从粪便中排出。

口服：预防严重免疫受损者的播散性假丝酵母菌病或曲霉菌属感染，300mg，3 次/d。疗程取决于中性粒细胞减少程度或免疫抑制的恢复情况。

口咽部假丝酵母菌病：①第 1 日予负荷剂量 100mg，2 次/d；第 2 日开始 100mg，1 次/d，连用 13d。②对伊曲康唑或氟康唑耐药者，400mg，2 次/d，根据病程严重程度和临床反应确定疗程。

【注意与禁忌】　对本药过敏者慎用。对吡咯类抗真菌药（氟康唑、酮康唑、伊曲康唑、三康唑等）有过敏史者、有心律失常风险者、恶性血液病患者、肝功能不全者均应慎用。对 13 岁以下儿童的有效性和安全性尚未确立。本药对动物胚胎有致畸或致死作用。哺乳妇应用应权衡利弊并停止哺乳。

本药的不良反应：①心血管系统可见水肿、高血压、低血压、QT 间期延长、心动过速；罕见尖端扭转型室性心律失常。②代谢内分泌系统可见高血糖及血钙、血钾、血镁下降；罕见肾上腺皮质功能不全。③呼吸系统可有上呼吸道感染、咳嗽、呼吸困难、鼻衄。④运动系统可见肌肉骨骼痛、背痛、关节痛。⑤泌尿生殖系统可有尿路感染、血肌酐升高、阴道出血。⑥免疫系统可见巨细胞病毒感染、单纯疱疹；罕见过敏性疾病。⑦意识障碍发生率可高达 6%，其他有眩晕、头痛、失眠、嗜睡、癫痫发作以及焦虑、疲劳等。⑧可有肝细胞损害，胆红素、肝酶升高，罕见胆汁淤积、肝衰竭。⑨消化道可见口干、恶心、呕吐、食欲缺乏、黏膜炎、腹痛、腹泻、便秘等，发生率累计可高达 1%~12%。⑩血液系统可见贫血、中性粒细胞减少、中性粒细胞减少性发热、血小板减少、皮肤瘀点。⑪皮肤可见瘙痒、皮疹（2%~3%）。⑫其他可有发热、菌血病等。

【药物相互作用】　①与特非那定、阿司咪唑、西沙必利、匹莫齐特、卤泛群或奎尼丁联用可致 QT 间期延长、尖端扭转型室性心动过速，应属禁忌。②本药抑制麦角生物碱类代谢，引起麦角中毒，应忌与之联用。③进餐用药可使血药浓度提高 3~4 倍，故应当餐时服用。

【规格】　口服混悬剂：40mg/1mL。

丙噻酯 Protiofale

【药性与应用】 抗真菌药，对全身及局部皮肤真菌感染均有效，如表皮癣菌病、发癣菌病、体癣、玫瑰糠疹、运动员足癣、假丝酵母菌病等。临床主要用于上述诸症及滴虫性阴道炎、假丝酵母菌性阴道炎、混合性阴道炎等。

用法：洗剂，3 次/d；霜剂，2 次/d，外用涂布；阴道栓剂，1 个/晚，连用 8~10d。

【注意与禁忌】 无明显不良反应与禁忌，偶有瘙痒、烧灼感。

【规格】 洗剂：1%×30g；霜剂：1%×30g；阴道栓剂：15mg。

依沙酰胺 Exalamide（克癣安）

【药性与应用】 水杨酸衍生物，对常见皮肤癣菌有抑制或杀灭作用。其抗真菌作用比制霉素、十一烯酸、醋酸苯脲、8-羟基喹啉等更强。副作用轻，刺激性小，其 5%霜剂与 1%的益康唑、3%的克霉唑疗效近似。用于手足癣、体癣、股癣、花斑癣、假丝酵母菌体表感染等。

局部应用：涂布患处，2~3 次/d。

【注意与禁忌】 少数局部出现红斑、丘疹、瘙痒等过敏反应。个别有皮肤发红、烧灼感。停药后均消失。

【规格】 霜剂：5%，8%；溶液：5%，10%。

联苯苄唑[典] Bifonazole（霉克，Bifazole，Mycospor，Mycosporan）

【药性与应用】 新型咪唑类外用抗真菌药，具有广谱、高效、安全、无毒、无刺激性等优点，且易渗透，保留时间长，见效快。局部应用溶液剂后，t_{max}为 3h，血药峰浓度为 360μg/L，24h 仍有 133μg/L 的血药浓度，持续时间约 24h，从尿及粪便中排出，无蓄积作用。临床用于体癣、股癣、手足癣、花斑癣等，对皮肤、指（趾）间假丝酵母菌和 G^+菌引起的混合感染也有良效。

用法：局部外涂，1 次/d，最好睡前应用，2~4 周为 1 个疗程。

【注意与禁忌】 少数可有皮肤发红、灼痛、脱皮、瘙痒、龟裂。对咪唑类有过敏史、对硬脂酸十六烷酯过敏者禁用。

【规格】 霜剂：15g；粉剂：20g。每 1g 均含 0.01g 联苯苄唑。

布替萘芬[典] Butenafine Hydrochloride（Mentax）

【药性与应用】 烯丙胺类抗真菌药，适用于毛发癣菌属、小孢子菌属、表皮癣菌属等引起的皮肤癣病的局部治疗。疗效与特比奈芬类似。

以 1%霜剂应用于皮肤各类癣菌病。用药前应清洗感染部位并使之干燥，然后再涂布霜剂并轻轻按摩。穿过的衣服或用过的敷料不可再用，并彻底洗手。

【注意与禁忌】 尚无不良反应的临床报道。

【规格】 霜剂：1%。

特康唑　Terconazode

【药性与应用】 三唑类抗真菌药，特别适用于阴道及外阴部的酵母菌感染，使菌体胞膜的完整性受到破坏，渗透性增加而生长受阻。在阴道内使用不同剂量本品，均吸收缓慢，排泄迅速。临床主要用于外阴、阴道感染；也适用于妊娠期的阴道真菌感染。

阴道内给药：80mg/d，连用3d；或40mg/d，连用5d。以上为栓剂用法。也可用相应剂量霜剂，每日注入阴道内1管，并涂外阴，1~2次/d。

【注意与禁忌】 偶见过敏反应或皮肤瘙痒、灼痛。禁用于对特康唑、十六烷醇、丙二醇或2（3）-叔丁基-4-甲氧基苯酚过敏者。

【规格】 阴道栓剂：40mg，80mg；阴道霜剂：40mg/5g。

硝酸硫康唑　Sulconazole Nitrate（Exelderm，Sulcosyn，SCZ）

【药性与应用】 广谱活性咪唑类抗真菌药，对于主要致癣真菌，如须发癣菌、深黄色发癣菌、白假丝酵母菌有良好的抗菌力。对曲菌属、青霉菌、蛛网霉菌也显示抗菌活性。对脓皮病的致病菌金葡菌、表葡菌等G^+菌也有抗菌活性。并可渗入皮肤深层。临床主要用于足部、股部及体部的白癣，间擦疹、婴儿寄生菌红斑、指间糜烂、甲沟炎、花斑糠疹。

用本品制剂涂布并轻轻揉摩患部，每日早晚各1次。临床痊愈后，再继续治疗2~3周，以防复发。轻症1次/d即可。

【注意与禁忌】 偶见局部瘙痒、灼热、刺痛、水疱等。禁用于咪唑类过敏者。妊娠头3个月慎用。如发生过敏或刺激症状，应停药。避免将药物误入眼内，动物试验可引起晶状体变化，但经人体皮肤摄入霜剂30g，无此种毒性反应，如有发生应停药对症处理。用药后应彻底清洗双手。

【规格】 霜剂：10%；溶液：1%；乳剂：10mg/g×10g，10mg/g×30g。

萘特康唑　Neticonazol（Atolant）

【药性与应用】 抑制真菌麦角固醇合成起到抑制或杀灭菌体的作用。对酵母类真菌、皮肤丝状菌、花斑糠疹菌、黑色真菌及其他丝状菌的抗菌作用优于克霉唑和联苯苄唑。对假丝酵母菌属有抑菌作用，对皮肤丝状菌有杀菌作用。临床对下列皮肤真菌病有效：①白癣类：足白癣、体白癣、股白癣；②皮肤假丝酵母菌病：指（趾）间糜烂及夹擦烂；③花斑糠疹。

外用：以1%的软膏或水剂涂布患部，并轻轻揉摩，1次/d。

【注意与禁忌】 局部可有刺激感、发红、瘙痒、红斑、龟裂、湿疹及脱屑增多。对本品过敏者禁用。出现不良反应应停药。不可用于眼部疾病或与眼部接触。局部若有明显糜烂，则不宜使用。

【规格】 软膏：10mg/g；水剂：10mg/mL。

舍他康唑 Sertaconazole（Dermofix，Extens，Fisderm）

【药性与应用】 通过抑制真菌麦角固醇的合成而抗菌。对假丝酵母菌属、球拟酵母菌属和毛孢子菌属有很高的抗菌活性，其 MIC 值为 0.9~2.1μg/mL。对皮肤真菌的 MIC_{50} 为 3.6~125.6μg/mL，均比咪康唑低。对白假丝酵母菌的抑制活性与咪康唑和克霉唑相似，比联苯苄唑、酮康唑及其他抗真菌药高。本品口服后经胃肠道黏膜吸收后很快代谢。对皮肤具有较高的渗透性，但吸收量少，在血中很难测出。本品具有广谱抗真菌活性，对其他抗真菌剂耐药的真菌，如红色癣菌、大小孢子菌、絮状表皮癣菌引起的须癣、体癣、手癣及腹股沟癣等也有作用。本品的安全性良好，无论药物本身还是赋形剂都不引起接触性皮炎和过敏反应。

本品主要用作局部涂搽及阴道栓剂，治疗皮肤与腔道的真菌感染。

【注意与禁忌】 毒理学研究表明，本品是一种安全性药物，即使大剂量长期应用，也比目前常用的咪唑类抗真菌剂有更大的安全范围。不过属新上市药物，用药经验不足，缺点尚未完全暴露，用法也未臻完善，有待于进一步临床观察和积累经验。

【规格】 阴道栓剂：2%；乳剂：2%；凝胶：2%；溶液：2%；散剂：2%。

氟胞嘧啶[典] Flucytosin（5-氟胞嘧啶，Ancobon，Ancotil，5-FC）

【药性与应用】 抗真菌谱较窄，仅对假丝酵母菌、隐球菌及地丝菌有良好抑制作用，对部分曲菌、分枝孢子菌也有作用，对其他真菌无作用。口服吸收良好，t_{max} 为 3~4h，$t_{1/2}$ 为 8~12h。可透过血-脑脊液屏障。90%以原形由肾脏排出，尿中浓度高。主要用于假丝酵母菌引起的全身、泌尿系统和胃肠道感染。

口服：成人 50~150mg/（kg·d），严重感染可增至 200mg/（kg·d），分 4 次服。静脉滴注：剂量与口服同，用生理盐水稀释成 1%的溶液，20~40min 滴完。儿童与成人同量。肾功能不全病人适当减量；肌酐清除率为 20~40mL/min 者，50mg/kg，1 次/d；低于 10mL/min 者，首剂 50mg/kg，维持量按血药浓度减量。

【注意与禁忌】 不良反应相对少见，主要有恶心、呕吐、腹泻和皮疹；偶有骨髓抑制、白细胞和血小板减少、肝功能损伤等，与剂量过大有关。中性粒细胞减少或再生障碍性贫血亦有报道。孕妇不宜应用。定期监测肝、肾功能与血象。肾功能不全病人 C_{max} 不可超过 100μg/mL。

【药物相互作用】 ①与两性霉素 B 联用有协同作用，但也可增加后者的毒性。②与其他有骨髓抑制作用的药物联用，可引起造血系统的不良反应。③与阿糖胞苷联用，可降低本药的抗真菌活性。

【规格】 片剂：250mg，500mg；胶囊：250mg，500mg；软膏：10%；滴眼液：1%。

特比萘芬[典]　Terbinafine（氯乙酰胆碱，Lamisil）

【药性与应用】 烯丙胺类抗真菌药，作用于单一的真菌鲨烯环氧酶，在不同的真菌中表现出杀菌和抑菌两种效应。对多种真菌有杀菌效用，仅对白假丝酵母菌起抑菌作用，属广谱抗真菌药。$t_{1/2\alpha}$ 约为 2h；$t_{1/2\beta}$ 为 16～17h。与血浆蛋白高度结合，广泛分布于脂肪、表皮、真皮、指（趾）甲和毛发中。在皮肤角质层与指甲内有较高浓度为其特点。有亲脂性，胃肠道吸收迅速而良好。临床主要应用于皮肤、指甲等表浅部位的真菌感染。如甲癣、足癣、手癣、体癣、股癣、红甲癣，以及皮肤白假丝酵母菌感染。

口服：用于甲癣，125mg，2 次/d，共 12 个月；或夜间口服，250mg/次，共 6 个月。用于手足癣，25mg，2 次/d，1 个疗程为 18 周。局部外用：1% 霜剂，4 次/d，1 个疗程为 3 周。用于白假丝酵母菌感染治疗，正常口服 3 周后改外用 1% 霜剂，4 次/d，用 1 周。

【注意与禁忌】 毒性低。可有一过性胃肠反应、皮肤瘙痒、荨麻疹、接触性皮炎、烧灼刺激感等。肝、肾功能减退者，应慎用。孕妇的用药安全性仍未确定。慎用于使用口服避孕药的妇女。不推荐用于 2 岁以下的儿童。严重肝肾功能不全者禁用。

【药物相互作用】 ①与唑类抗真菌药和两性霉素 B 合用，有一定协同作用。②与肝酶抑制药西咪替丁等合用，可抑制本药的清除与代谢。③与口服避孕药合用，少数人可出现月经不调。④本药可延长咖啡因的 $t_{1/2}$。⑤进高脂肪饮食后服用本药，可增加生物利用度 40%。

【规格】 片剂：125mg，250mg；乳膏：10mg/1g，50mg/5g，100mg/10g；凝胶：100mg/10g；溶液：100mg/10mL；搽剂：100mg/10g，200mg/20g；喷雾剂：150mg/15mL；散剂：100mg/10g。

美帕曲星　Mepartricin（克霉灵，甲帕霉素，益列康宁，Montricin，Ipertrofan）

【药性与应用】 半合成聚烯抗真菌剂，作用于真菌胞壁固醇，抑制其繁殖，对白假丝酵母菌有特效。对其他真菌和原虫也有明显的抑制作用，如阴道、肠道滴虫。口服吸收迅速达到 C_{max}。主要从粪便排出，停药 30h 后从体内消除，无蓄积现象。临床主要用于生殖道及其以外的真菌感染，如白假丝酵母菌性阴道炎及外阴炎、滴虫性阴道炎和肠道假丝酵母菌病等。

口服（用含十二烷基硫酸钠的复合片）：2 片，1 次/12h，饭后服，3d 为 1 个疗程；对复杂耐药病人可适当延长用药时间。阴道内用药：1 片，放于阴道内，1~2 次/d。

【注意与禁忌】 耐受性好，不良反应少而轻微。主要为恶心、腹胀，饭后服药多可缓解。对本品过敏者禁用。孕妇、哺乳妇及儿童不宜使用。

【规格】 肠溶片：50 000 单位；阴道片：25 000 单位；乳膏：供黏膜用药。

灰黄霉素[典] **Criseofulvin（Fulvicin-U/F，Grifulvin V，Grisactin）**

【药性与应用】 干扰真菌核酸合成，对各种表皮癣菌，如小孢子菌属、红色癣菌、黄癣菌等都有抑制作用。本品能沉积在上皮角蛋白层中并渗入毛囊。主要由肝脏代谢，$t_{1/2}$ 为 9~12h。临床主要用于头癣、体股癣、叠瓦癣、手足甲癣的治疗，其中头癣的效果最好。甲癣常需用药数月，现多以其他药物代替。对带状疱疹也有一定疗效。

口服：成人 0.5~1g/d，儿童 10~15mg/（kg·d）。对顽固严重真菌感染，成人 0.5g，3 次/d；显效后减为 250~500mg/d，饭后服。1 个疗程 20~30d。

【注意与禁忌】 不良反应较多，常见纳差、恶心、呕吐、腹泻、头痛、嗜睡、疲倦、皮肤瘙痒、皮疹、荨麻疹，尚有色素沉着、药物热、关节痛等。部分病人可出现白细胞减少、蛋白尿、转氨酶升高、黄疸、光敏性皮炎、心动过速、精神错乱、周围神经炎、味觉失常、耳鸣、视力障碍、男子乳腺增生等。应定期监测肝、肾功能与血象。宜餐时或餐后服，脂肪饮食有助吸收。服药期间忌酒。可降低双香豆素类抗凝药的作用。与口服避孕药同用可引起月经紊乱。与巴比妥类合用，影响本品的吸收。肝肾功能不全、有精神或神经病史者慎用。孕妇禁用。

【规格】 片剂：0.1g，0.125g，0.5g；外用霜膏（癣净）：10g。

环吡司胺 Ciclopirox Olamine（环吡酮胺，环匹罗司乙醇胺，环吡司乙醇胺，Loprox）

【药性与应用】 为合成抗真菌药环吡酮与乙醇胺结合的盐，属局部抗真菌感染药，对皮肤癣菌的白假丝酵母菌、新型隐球菌、皮肤芽生菌、荚膜胞浆菌作用良好。对卵形糠疹癣菌和糠秕马拉色真菌也有抑制作用。特点是渗透力较强，可进入皮肤、毛囊、角质层和指甲。临床用于上述敏感真菌所致的手足癣、体癣、股癣、甲癣、毛发癣等病症和阴道感染。局部外用：乳膏或溶液涂布，每日数次。阴道真菌感染用栓剂塞入，1~2次/d。

【注意与禁忌】 偶有局部刺激、红肿、烧灼感或瘙痒。孕妇、哺乳妇及10岁以下儿童慎用。

【规格】 溶液、乳膏或霜剂：1%；阴道栓剂：50mg，100mg。

制霉素[基] Mystatin（制霉菌素，Fungicidin，Mycostatin，Nilstat，Nysfungin）

【药性与应用】 多烯类抗真菌药。对多数表浅和深部真菌均有效。对假丝酵母菌、隐球菌尤为有效。对滴虫也有抑制作用。但口服不易吸收，静脉给药毒性大，所以只适用于表浅部位和外通腔道用药，而不作全身应用。临床主要用于口腔黏膜、皮肤黏膜、胃肠道和阴道的假丝酵母菌、隐球菌感染；亦可与广谱抗生素合用防止真菌性二重感染；或用于滴虫病。

口服：成人，50万~100万单位/次；新生儿，10万单位/次；儿童，25万~50万单位/次。4次/d。阴道用药：10万单位，1~2次/d。

【注意与禁忌】 可发生恶心、呕吐、腹泻和接触性皮炎。阴道用药可有白带增多。禁用于对本药过敏者。5岁以下儿童及孕妇、哺乳妇慎用。

【规格】 片剂：10万单位，25万单位，50万单位；阴道片：10万单位；阴道泡腾片：10万单位；混悬液：10万单位/1mL；滴耳液：5万单位/1mL；滴眼液：200万单位/1mL；吸入剂：10万单位/1g；漱口液：10万单位/1mL；霜剂：10万单位/1g；软膏：10万单位/1g；栓剂：10万单位；锭剂（多聚醛制霉素钠）：5万单位。

米可定阴道泡腾片：制霉素、碳酸氢钠、乳糖的混合物。用于真菌引起的阴道和外阴感染。

曲古霉素 Hachimycin（杀滴虫霉素，Cabimicina，Trichomycin）

【药性与应用】 抗真菌作用近似于制霉素而较强，对毛发真菌、阴道滴虫、阿米巴原虫和梅毒螺旋体也有抑制作用。口服吸收较差，临床用于上述敏感病原体对消化道、阴道和体表黏膜的感染。亦可短期服，用于预防真菌性二重感染。对真菌性阴道炎合并滴虫感染的疗效较制霉素为好。

口服：成人20万~40万单位/d，分4次服。阴道栓剂：10万单位，1次/d，10d为1个疗程。局部真菌感染可用软膏或混悬液涂布，2次/d。混悬液尚可供口腔黏膜喷雾或含漱。

【注意与禁忌】 口服不良反应与制霉素相似而较轻。局部应用有轻度的烧灼和刺激感。阴道应用可有白带增多现象。

【规格】 片剂：5万单位；栓剂：8万单位，10万单位；软膏：15万单位/g。

金褐霉素 Aureofuscin

【药性与应用】 抗真菌作用与两性霉素 B 相似。主要用于烟曲菌、黄曲菌、镰刀菌等真菌引起的角膜溃疡。

滴眼：用无菌生理盐水制成 0.1%～0.2%的溶液，2～3 滴，30～60min 1 次；或用 1%眼膏涂眼，3～4 次/d。

【注意与禁忌】 滴眼时可有轻度刺激性或疼痛。

【规格】 无菌粉剂（金褐霉素脱氧胆酸钠）；眼膏：1～2mg/g。

克念菌素 Cannitracin

【药性与应用】 七烯类抗真菌药，对白假丝酵母菌的作用较强，对隐球菌、曲霉菌和孢子丝菌也有作用。口服吸收少，无实用价值，仅作局部应用。临床主要用于黏膜、腔道的真菌感染。也有口服用于治疗前列腺增生症者。

治疗真菌性阴道炎：5mg，塞入阴道，1 次/晚。治疗呼吸道感染：0.05%～0.1%溶液气雾吸入，1～2mg，1～2 次/d。治疗皮肤黏膜真菌感染或冲洗膀胱：用 0.05%溶液。角膜真菌感染：0.25～0.5mg/mL 溶液点眼。治疗前列腺增生：口服，70mg，1 次/晚，2～3 个月为 1 个疗程。

【规格】 片剂：35mg；阴道片剂：5mg；无菌粉剂：10mg；滴眼液：0.25～0.5mg/mL。

球红霉素去氧胆酸钠

【药性与应用】 七烯类抗真菌药，抗真菌谱近似两性霉素 B，对深部真菌有抗菌作用。口服对肠道感染有效。静脉滴注用于系统性真菌感染。也外用于治疗皮肤黏膜、腔道等部位的真菌感染。

口服：成人 2000 单位/（kg·d），分 3 次服。静脉滴注：首次 100 单位/kg，逐渐将剂量增至 600～800 单位/（kg·d）。外用：400 单位/mL，外涂。

【注意与禁忌】 不良反应与两性霉素 B 类似。

【规格】 注射剂：10000 单位。

托萘酯 Tolnaftate（杀癣灵，发癣退）

局部抗真菌药，用于浅表皮肤真菌感染，包括体癣、股癣、手足癣、花斑癣。但对毛发及指（趾）甲的真菌感染无效，实与“发癣退”的名称不符，应予注意。局部涂搽，2～3 次/d。

软膏：1%；乳膏：1%。

三溴甲酚 Tribromocreasol（灭癣酚）

局部抗真菌药，用于甲癣、手癣、足癣等的治疗。局部涂搽，2~3 次/d。

溶液：5%。

西卡宁 Siccanin（癣可宁）

能抑制体表癣菌类，外用于皮肤表浅真菌感染，疗效大致和灰黄霉素相等。对足癣、甲癣有效。

油剂：1%；酊剂：10%。

硫化硒 Selenium Sulfide

临床用于治疗花斑癣、脂溢性皮炎。局部涂搽，0.5h 后洗去，1 次/d，连续 4d。

注意：有剧毒，误食应洗胃、硫酸钠导泻。防止与外生殖器和其他黏膜接触，切勿进入眼内。

混悬液：2.5%。

复方土槿皮酊

含土槿皮 10%、水杨酸 6%、苯甲酸 10%。外用杀真菌药，常用于脚癣、体癣、股癣。涂抹患处，1~2 次/d。

注意：有强烈刺激性，勿用于面部，不可进入体腔和接触眼、口腔黏膜。

石花酊

用于治疗股癣、体癣、花斑癣、手足癣、头癣。涂抹患处，2~3 次/d。刺激性小，可用于皮损或皮肤薄嫩处。过敏者应停用。

酊剂：2%。

两性霉素 B[典] Amphotericin B（二性霉素 B，Amfotericin B，Ampho-Moronal，Funganiline）

【药性与应用】 多烯类抗深部真菌药，与真菌胞膜上的固醇结合，损伤其通透性，使内容物外漏而杀灭真菌。用于隐球菌、球孢子菌、荚膜胞浆菌、芽生菌、孢子丝菌、假丝酵母菌、毛霉菌、曲霉菌等引起的内脏或全身感染。假丝酵母菌对本品可产生耐药性。本品口服或肌内注射吸收均差，因而须静脉给药。不易移行到体腔、眼和脑脊液中。消除缓慢，血浆快相 $t_{1/2}$ 为 24~48h；慢相 $t_{1/2}$ 为 15d。停药 2 个月后仍可在尿中检出。

临用前必须用灭菌注射用水使其溶解，然后再加入 pH>4.2 的 5%葡萄糖溶液中，浓度不大于100μg/mL。①静脉滴注：成人，开始1~2mg/d，逐渐递增到1mg/（kg·d），1次/d，滴速不少于4~6h/次。儿童，开始0.1mg/（kg·d），逐渐增加，最高不超过1mg/（kg·d）。对敏感真菌宜用较小剂量。成人1个疗程总剂量：白假丝酵母菌病约1g；隐球菌脑膜炎约3g。②鞘内注射：用于严重真菌性脑膜炎，配合静脉滴注。成人首剂0.05~0.1mg，逐渐增至0.5mg，浓度不超过0.25mg组织/mL，用脑脊液反复稀释后注入，可同时给予少量地塞米松或琥珀酸氢化可的松。2~3次/周。总量为15mg左右。③雾化吸入：5~10mg/d，溶于100~200mL注射用水中，分4次用。④局灶注射：浓度1~3mg/mL，3~7d 1次，可加少量普鲁卡因注射液减少疼痛。脓胸或化脓性关节炎可抽脓冲洗后注入5~10mg，1~3次/周。⑤局部外用：浓度2.5~5mg/mL。⑥腔道栓剂：25mg。⑦眼部用药：眼药水0.25%；眼膏1%。⑧口服：仅用于肠道真菌感染，0.5~2g/d，分2~4次服。

【注意与禁忌】 不良反应重而多。可发生寒战、高热、恶心、呕吐、厌食、肌肉关节痛，有时出现血压下降、头晕。静脉滴注过快可导致心脏骤停。肾毒性表现为蛋白尿、管型尿、尿素氮升高。亦常发生低血钾而危及生命。亚红细胞性贫血、血小板和白细胞减少、急性肝衰竭、过敏性休克等偶有出现。静脉注射易发生血栓性静脉炎。鞘内注射可引起严重头痛、发热、下肢痛、尿潴留、蛛网膜炎等。

为减少不良反应，临床常采用多种方法：静脉滴注前0.5h给解热镇痛剂、抗组胺药和糖皮质激素，经常更换注射部位，滴入适量肝素等，并及时进行血、尿、肝、肾、血钾及心电图监测等。应事先向家属说明不良反应，避免医疗纠纷。反应严重者，应及时停药。妊娠期避免应用。

本品配伍禁忌甚多，绝对不应忽略：氯化钠、氯化钾、氯化钙、葡萄糖酸钙、依地酸钙钠、青霉素类、氨基糖苷类、四环素类、多黏菌素类、盐酸苯海拉明、盐酸多巴胺、盐酸利多卡因、盐酸普鲁卡因、重酒石酸间羟胺、盐酸甲基多巴、呋喃妥因和维生素类均属配伍禁忌。同时注意排钾药物加重本品低血钾的发生。

应特别注意：本药主要用于潜在及发展中的致命性真菌感染，不能用于中性粒细胞计数正常的非侵袭性真菌疾病（如鹅口疮、阴道假丝酵母菌病、食管假丝酵母菌病等）患者。当剂量超过1.5mg/kg时应谨慎。禁用于对本药过敏和严重肝病患者。哺乳妇必须用时应停止哺乳。

【药物相互作用】 ①与氟胞嘧啶合用，二者均可增加药效，但可增加后者的毒性反应。②与肾上腺皮质激素合用可诱发低钾血症。③可增加洋地黄的毒性反应，可能与血钾降低有关。④与神经肌肉阻滞剂合用，可加强神经肌肉阻断作用。这可能也与低血钾有关。⑤与尿液碱化药合用有防止肾小管酸中毒的可能。⑥与咪康唑相互拮抗。

【规格】 注射剂：5mg，25mg，50mg；溶液：3%；霜剂：3%；软膏：3%。

两性霉素 B 脂质体 Amphotericin B Liposome（安必素，安浮特克，锋克松，Abelcet，Ambisome，Amphocil）

【药性与应用】 本药的有效成分仍为两性霉素 B，其作用机制是与真菌胞壁上的麦角固醇结合，使其通透性增加，漏出细胞内的钾、核苷、氨基酸等导致真菌死亡。本药对新型隐球菌、白假丝酵母菌、热带假丝酵母菌、酵母菌、曲霉菌、球孢子菌、组织胞浆菌、皮炎芽生菌、巴西芽生菌、孢子丝菌等均有良好的抗菌作用。皮肤和毛发癣菌大多耐药。对细菌、立克次体、支原体、衣原体和病毒等均无效。

临床主要用于敏感真菌所致的全身性深部真菌感染，如隐球菌性脑膜炎、假丝酵母菌病、球孢子菌病播散性脑膜炎或慢性球孢子菌病等。也用于治疗组织胞浆菌病、曲霉病、皮炎芽生菌病和内脏利什曼原虫病，以及普通两性霉素 B 无效或毒副反应难以忍受的敏感真菌感染患者。

静脉滴注。成人剂量：①系统性真菌感染：起始剂量为 1mg/（kg·d），再逐日递增至 3～5mg/（kg·d），疗程 2～4 周。②艾滋病患者的隐球菌脑膜炎：3mg/（kg·d）。③肝移植术后预防治疗：1mg/（kg·d）。④内脏利什曼原虫病：对有免疫力患者分别于第 1～5 日，第 14、21 日静脉滴注 3mg/（kg·d）；对无免疫力患者分别于第 1～5 日及第 10、17、24、31、38 日静脉滴注 4mg/（kg·d）。

儿童剂量：①系统性真菌感染：经验性治疗，对 1 个月到 16 岁儿童 3mg/（kg·d）；确诊性系统真菌感染，3～5mg/（kg·d）。②艾滋病患儿隐球菌性脑膜炎：6mg/（kg·d）。③内脏利什曼原虫病：用法与用量同成人。

【注意与禁忌】 禁用于对两性霉素 B 过敏和严重肝炎患者。慎用于肝、肾功能损害患者。对 10 岁以下儿童使用本药的安全性不明确。对孕妇、哺乳妇应权衡利弊后应用。

不良反应发生率较两性霉素 B 为低，多为轻、中度，可耐受，如舌头麻木、寒战、发热、关节痛、低血钾、恶心、呕吐、腹部胀痛、肝肾功能异常、血尿、脱发、皮疹、血糖升高、胸闷、心悸、耳鸣、血管炎等。

【药物相互作用】 ①与氟胞嘧啶合用，有协同抗菌作用，但也增强了后者的毒性作用。②与皮质激素和促皮质激素（ACTH）合用，可降低血钾，引起心功能异常。③可因血钾低诱发洋地黄毒性。④与肾毒性药物合用，增加肾毒性。⑤与抑制骨髓药合用，可加重患者贫血。⑥与Ⅰa 类抗心律失常药合用可致 QT 间期延长。⑦与酮康唑、氟康唑、伊曲康唑有拮抗作用。

【规格】 注射剂：2mg，10mg。

卡泊芬净 Caspofungin（醋酸卡泊芬净，科赛斯，Cancidas，Caspofungin Acetate）

【药性与应用】 本药系棘白菌素类抗真菌药，为β-（1，3）-D-葡聚糖合成酶的非竞争性抑制药，破坏真菌胞壁的完整性和渗透性，使菌体溶解而达到杀菌的目的。

本药在体外有良好的抗曲霉菌属、假丝酵母菌属和组织胞浆菌属活性。但对其他真菌的活性不稳定，尤其是曲菌属、镰刀霉菌属、新生隐球菌对本品的敏感性更差。体外试验表明，对唑类抗真菌药物和两性霉素 B 耐药的假丝酵母菌（包括从患者体内分离出的）本药均有效，且本药与两性霉素 B 合用对镰刀菌属和曲菌属有叠加或协同抗真菌疗效。

本药口服吸收差。注射后 6~48h 血药浓度呈对数线性关系，期间血药浓度可下降 90%以上。本药大部分分布于组织中，仅微量分布于红细胞中，主要在肝脏和血浆中清除。

临床用于其他药物治疗无效或不能耐受的侵袭性曲菌病；假丝酵母菌所致的食管炎、菌血症、腹腔脓肿、腹膜炎、胸膜腔感染；考虑为真菌感染引起的发热、中性粒细胞减少患者的经验治疗。

本品仅用于静脉滴注。首日给予单次 70mg 的负荷剂量；之后给予 50mg/d 的维持量。对疗效欠佳且对本药耐受性好的患者，可将维持量加至 70mg/d。

【注意与禁忌】 对本药过敏者禁用。慎用于肝、肾功能不全及骨髓抑制患者。不推荐 18 岁以下儿童使用本药。除非十分必要，孕妇不得使用本药。哺乳妇用药应停止哺乳。

本药的不良反应一般较轻微，很少导致停药。从已报道的文献看，可见静脉炎、头痛、血白蛋白降低、低钾、低钠、低钙，蛋白尿，尿中红、白细胞增多，罕见血中肌酐升高。肝脏可有血中相关酶类升高。可有呕吐、腹泻。可见贫血、白细胞减少、嗜酸性粒细胞增多、凝血酶原时间延长。皮肤可见皮疹、瘙痒、潮红。偶有药物热。

【药物相互作用】 ①与环孢素合用，可使本药 AUC 增加 35%和出现转氨酶一过性升高。②与依非韦伦、奈非那韦、奈韦拉平、利福平、地塞米松、苯妥英钠、卡马西平等药物清除诱导药、抑制药合用，可产生明显血药浓度下降，应将本药维持量加至 70mg/d。③他克莫司与本药合用，可使本药血药浓度下降 26%，应调整剂量。④本药与右旋葡萄糖溶液之间有配伍禁忌。

【规格】 注射剂：50mg，70mg。

米卡芬净 Micafungin（米卡芬净钠，米开民，Micafungin Sodium）

【药性与应用】 本品为水溶性静脉用棘白菌素类抗真菌药，通过破坏真菌胞壁而使其死亡。与卡泊芬净和阿尼芬净为同系物。本药对白假丝酵母菌（含对吡咯耐药菌株）、热带假丝酵母菌、克柔假丝酵母菌、季他蒙假丝酵母菌、曲霉菌属有良好的抗菌效果。对卡氏肺囊虫病也有效。

临床上本药主要用于治疗食管假丝酵母菌病和预防造血干细胞移植术患者假丝酵母菌感染。

成人静脉给药常规用量：①预防干细胞移植术患者假丝酵母菌感染：50mg/d，静脉滴注 1h 以上，平均疗程 19d（6~51d）。②食管假丝酵母菌病：150mg/d，静脉滴注 1h 以上。

【注意与禁忌】 对本药过敏者禁用。慎用于孕妇和哺乳妇。儿童的安全性和有效性尚未确立。

本药的不良反应可有：静脉炎、低血压、心律失常、心脏停搏、发绀、心肌梗死、高血压及休克；低钙、低钾、低镁、酸中毒；呼吸困难、呼吸暂停、肺栓塞；关节疼痛；肌酐升高、血红蛋白尿、急性肾功能衰竭；头痛、头晕、嗜睡、脑出血、癫痫发作；谵妄；肝功能异常、血胆红素升高、转氨酶升高；腹痛、腹泻、恶心、呕吐、食欲缺乏；贫血、白细胞减少、中性粒细胞减少、血小板减少；瘙痒、多形性红斑、皮肤坏死、皮疹和面部水肿等。但总的不良反应发生率在 1.5%以下。

【药物相互作用】 与硝苯地平或瑞帕霉素合用可使后两者的血药浓度升高，应注意观察。和硝苯地平合用的不良反应有：头晕、低血压、头痛、周围水肿。和瑞帕霉素合用的不良反应有：贫血、白细胞减少、血小板减少、低血钾、腹泻等。合用时，硝苯地平、瑞帕霉素均应减少剂量。

【规格】 注射剂：50mg，100mg。

阿尼芬净 Anidulafungin（Eraxis）

【药性与应用】 本药是由棘白菌素 B 提取出的一种抗真菌药，仅供肠外给药。其抗菌原理与卡泊芬净、米卡芬净相同，都是破坏真菌的胞壁完整性和渗透性杀灭敏感真菌。本药对表皮和系统假丝酵母菌病、卡氏肺囊虫病、曲菌病（肺性、系统性）有效。对氟康唑耐药的食管假丝酵母菌病亦有效。

此外，本药对假丝酵母菌属包括对氟康唑耐药菌株均有较好抗菌活性。对近平滑假丝酵母菌的敏感性较低。对大多数曲霉菌属、卡氏肺囊虫有效。

本药口服生物利用度差，$t_{1/2}$为 40~50h，30%经粪便排出。

静脉给药成人常规用量：假丝酵母菌性败血症，第 1 日 200mg，随后 1 次 100mg，1 次/d，疗程持续至最后一次阳性培养后至少 14d。食管假丝酵母菌病，第 1 日 100mg，随后 50mg/d，疗程最少 14d，且至少持续至症状消失后 7d。

腹腔内播散性假丝酵母菌感染及腹腔炎同假丝酵母菌性败血病。

【注意与禁忌】 禁用于对棘白菌素类药物（本药、卡泊芬净、米卡芬净）过敏者。慎用于重度肝病患者。对儿童的安全性尚未确立。本药对动物有致畸作用，必须用时应权衡利弊。

本药的不良反应主要是组胺介导症状：皮疹、荨麻疹、面红、瘙痒、呼吸困难及低血压等。

【药物相互作用】 与环孢素合用可升高本药的血药浓度，但不必调整药物剂量。

【规格】 注射剂：50mg，100mg。

第四章　抗病毒药

病毒感染远比想象的要严重、广泛和复杂得多。由于病毒属最小生物病原体，结构简单到仅有核糖核酸（RNA）、脱氧核糖核酸（DNA）和蛋白质外壳，与人染色体的基础结构有着极大的相似之处，给药物治疗带来很大的困难。这是因为病毒的复制、繁殖与正常宿主细胞的代谢密切相关，阻断病毒代谢的药物，也常对正常细胞的分裂、生长和代谢产生危害，如对正常细胞产生毒性、致畸、致突变和免疫抑制作用。不过由于艾滋病对人类健康与生存的危害已经引起了世界范围的广泛关注，对病毒性疾病的治疗必将在不久的将来出现光明的前景。目前治疗病毒感染的药物大概可分为核苷类药物、金刚烷胺及其乙基衍生物、膦甲酸钠类、蛋白酶抑制剂、干扰素、中草药及其他。至于疫苗类生物制品另有专章叙述。不过，由于对病毒的研究并不彻底，分类问题也尚未真正解决，上述的治疗药物分类也不够严谨。

阿昔洛韦[典][基]　Aciclovir（无环鸟苷，无环鸟嘌呤核苷，无糖环鸟苷，Acyclovir，Acycloguanosine，Zovirax，ACV）

【药性与应用】　一种化学合成抗病毒药，在体内转化成三磷酸化合物，选择性地抑制单纯疱疹病毒聚合酶，抑制病毒 DNA 的复制。也对人体细胞的 α-DNA 聚合酶有一定抑制作用，但程度较轻。口服吸收率低，仅 15%～20%。脑脊液浓度约为血浆浓度的 50%。血浆蛋白结合率较低，约为 9%～33%。正常人的 $t_{1/2}$ 为 2.5h，肌酐清除率 15～30mL/min，$t_{1/2}$ 为 3.5h，无尿者可延长到 19.5h。眼膏涂敷后通过角膜上皮和表浅眼组织迅速吸收。临床主要应用于单纯疱疹性角膜炎、结膜炎以及单纯疱疹、带状疱疹病毒感染和乙型肝炎的治疗；也试用于治疗艾滋病。

口服：200mg，1 次/4h。静脉注射或静脉滴注：5～10mg/kg，1 次/d，持续滴注 1h，1 个疗程为 7d。12 岁以下儿童，按 250mg/（m^2·次）给予。肾功能不全应减量：肌酐清除率 25～50mL/min 者，1 次/12h；10～25mL/min 者，1 次/24h；0～10mL/min 者，减为 2.5mg/kg，1 次/24h。治疗乙型肝炎：7.5mg/kg，2 次/d，持续滴注 2h，1 个疗程为 10～30d。治疗生殖器疱疹：口服，

0.2g，4次/d，连用5～10d。外用霜剂或眼膏：1次/4h。

【注意与禁忌】 禁止皮下或肌内注射。静脉滴注漏出血管外可引起炎症、溃疡。持续滴注不得少于1h。静脉滴注给药偶见血尿素、肌酐水平迅速上升，也可有肝酶增加、神经反应及皮疹，大量饮水、减量或停药可迅速恢复。也可出现静脉炎。霜剂、膏剂外用可有一过性烧灼感或疼痛，少部分人有红疹、干燥感，不必中止治疗。禁用于有过敏史者。霜剂禁用于对丙二醇过敏者。有坏疽型、大疱性、严重出血型带状疱疹及皮肤有严重继发感染者禁用本药凝胶剂。慎用于精神异常、脱水及肝肾功能不全者。对儿童尚未发现不良反应，但2岁以下者肝肾功能发育较差，仍应慎用。孕妇应权衡利弊。哺乳儿虽未发现异常，但哺乳妇应用仍应权衡利弊。

不良反应：①血液系统可出现贫血、血小板减少性紫癜、弥散性血管内凝血、血红蛋白减少、中性粒细胞减少、红细胞减少等。②精神神经系统可见头痛、眩晕、共济失调、情绪改变、意识障碍。③可见消化功能紊乱、胃肠道痉挛。④可见血脂升高和月经紊乱。⑤可见尿异常、肾功能衰竭、睾丸萎缩。⑥可见肝功能异常、胆红素和转氨酶升高。⑦可有肌肉、关节痛。⑧可有皮疹、瘙痒、光敏性皮炎、脱发、皮肤坏死松解症等及史-约综合征等。

【药物相互作用】 ①与三氟胸苷、阿糖腺苷、安西他滨有协同作用。②与免疫增强剂（聚肌苷酸-聚肌胞、左旋咪唑）在治疗病毒性角膜炎时有协同作用。③与糖皮质激素合用治疗急性视网膜坏死及带状疱疹有协同作用。④与更昔洛韦、酞丁安合用具有相加作用。与膦甲酸钠合用能增强本药对单纯疱疹病毒感染的抑制作用。⑤与齐多夫定合用可发生肾毒性。与肾毒性药合用可增加肾毒性。⑥与干扰素合用治疗眼疾有协同作用，但经静脉给药或与甲氨蝶呤合并鞘内给药，可引起精神异常。⑦大剂量与哌替啶合用，可诱发哌替啶中毒。⑧与丙磺舒合用可导致本药体内蓄积。

【规格】 片剂：100mg，200mg；分散片：100mg；缓释片：200mg；咀嚼片：400mg，800mg；胶囊：200mg；缓释胶囊：200mg；注射剂：100mg，125mg，250mg，500mg；软膏：300mg/10g；眼膏：3%（75mg/2.5g）；滴眼液：0.1%（5mg/5mL，8mg/8mL）；霜剂：5%；凝胶：300mg/10g。

伐昔洛韦[典]　Valaciclovir（万乃洛韦，明竹欣，VACV）

【药性与应用】 为阿昔洛韦的前体，口服后全部迅速转化为阿昔洛韦，并在病毒感染的细胞内终止病毒的复制，发挥抗病毒作用。临床用于治疗单纯疱疹、带状疱疹、尖锐湿疣、乙肝及疱疹性脑炎。

口服：治疗生殖器疱疹，300mg，2次/d，5～7d为1个疗程；对顽固性复发者可延长疗程至6个月。治疗尖锐湿疣与带状疱疹，亦按上述剂量及用法，改疗程为 9～12d。

【注意与禁忌】 常见胃肠道反应，如恶心、呕吐、纳差、腹泻等，尚可有头痛、疲倦、嗜睡、血清转氨酶升高等。偶有中性粒细胞减少。与其他鸟嘌呤类抗病毒药（阿昔洛韦、更昔洛韦、泛昔洛韦）可有交叉过敏。禁用于对此类药物过敏者、2 岁以下儿童。对有免疫缺陷者不推荐使用本品。孕妇禁用。哺乳妇、2 岁以上儿童慎用。肾功能不全、脱水者慎用。

不良反应除上述症状外，尚可有乏力、眩晕、贫血、血小板减少性紫癜、溶血性尿毒综合征、皮肤瘙痒、肌肉关节痛、羞明、眼痛等。也可出现阿昔洛韦的各种不良反应，不过较为少见。

【药物相互作用】 ①与西咪替丁、丙磺舒合用可增加本药中毒危险，肾功能不全时更易发生。②与齐多夫定合用可引起肾毒性，表现为疲劳和深度昏睡。

【规格】 片剂：100mg，200mg，300mg，500mg。

喷昔洛韦　Penciclovir（潘昔洛韦，Vectavir，PCV）

【药性与应用】 抗病毒药。体外试验证实本品抗马疱疹病毒-Ⅰ型（EHV-Ⅰ），抑制呼吸道组织内病毒。细胞培养抗病毒实验表明其抗病毒活性优于阿昔洛韦。这是由于本品对三磷酸盐在细胞内的稳定性较高，具有较长的 $t_{1/2}$，尤其是其右旋对映体更是如此。在治疗唇疱疹（感冒疮）方面，其抗病毒疗效主要取决于初期的损伤程度。在前驱期及丘疹后期至结痂期使用本品乳膏治疗，对单纯疱疹病毒Ⅰ型（HSV-1）有显著活性。本品是高效的选择性抗病毒药，作用机制是在病毒感染的细胞内，被病毒的胸苷激酶磷酸化，然后被细胞酶转化为潘昔洛韦三磷酸盐，从而抑制 DNA 聚合酶对病毒 DNA 的修复，以控制病毒继续繁殖与感染。临床主要用于唇疱疹。

成人患部适量涂布，1 次/2h；1 个疗程为 4d。

【注意与禁忌】 耐受性良好。局部可有暂时性烧灼、刺痛感。16 岁以下少儿不宜使用。免疫功能受损者、孕妇、哺乳妇慎用。不可将本品与黏膜或眼睛接触。

【药物相互作用】 ①与更昔洛韦（静脉注射）或阿昔洛韦（口服、静脉注射）合用，抗病毒作用明显增强。②本药为泛昔洛韦的代谢产物，与别嘌呤、西咪替丁、茶碱、地高辛有相互作用。

【规格】 乳膏：10mg/2g，20mg/2g，50mg/5g，100mg/10g；凝胶：20mg/2g，50mg/5g，100mg/10g。

泛昔洛韦[典] Famciclovir

【药性与应用】 泛昔洛韦的前体药物，通过干扰病毒DNA多聚酶的作用抑制疱疹病毒DNA的合成，对人体几无危害。对人体疱疹病毒的体外抗病毒谱类似于阿昔洛韦。体外对单纯带状疱疹和水痘-带状疱疹病毒均有较好的作用。与阿昔洛韦有交叉耐药性。本品在体外对乙型肝炎病毒需转变成喷昔洛韦后才有作用。临床用于急性非复合型带状疱疹、复发性生殖器单纯疱疹等。

口服：治疗出疹72h以内的急性带状疱疹，推荐剂量，500mg/次，3次/d，服用7d。对于有肾功能障碍者，服药间隔应延长。

【注意与禁忌】 动物实验有母鼠乳腺癌发生率增加、雄鼠出现睾丸变化及生殖率降低。男子口服250mg本品，2次/d，未见对精子产生不良影响，对孕妇、哺乳妇的安全性未明。对水痘、初发性生殖器单纯疱疹病毒感染、免疫功能受损病人的单纯疱疹和水痘-带状疱疹病毒的疗效有待确定。治疗乙型肝炎的实验正在进行中。

【药物相互作用】 与丙磺舒或其他抑制肾小管分泌药物合用时，血中喷昔洛韦的浓度可升高。

【规格】 片剂：25mg，250mg，500mg；胶囊：125mg；颗粒：500mg：125mg。

更昔洛韦[典] Ganciclovir（甘昔洛韦，羟甲基无环鸟苷，丙氧鸟苷，Cymevan，Cytovene，GCV，DHPG）

【药性与应用】 为阿昔洛韦的衍生物。在感染细胞中可转化成活化的三磷酸盐，比阿昔洛韦有着更强、更广谱的抗病毒作用，在实验中约强25~100倍。对巨细胞病毒有特异性的抑制作用，对单纯疱疹病毒Ⅰ型和Ⅱ型、水痘-带状疱疹病毒及EB病毒也有广泛活性。作用于静止期病毒，具有可逆性。本品口服吸收差，须静脉给药。在人体内的药代动力学与阿昔洛韦相似。静脉注射本品2.5mg/kg，1h血药峰浓度为1.8μmol/L，脑脊液浓度可达血药浓度的24%~67%，在肝、肺中也有相当浓度。90%左右的本品在24h内经肾排出。血浆$t_{1/2}$为3.4h。临床用于严重免疫功能低下并发的巨细胞病毒感染，如致盲性巨细胞病毒性视网膜炎、艾滋病、器官移植、恶性肿瘤等，以及肺炎、胃肠炎、肝脏巨细胞病毒感染和中枢神经系统的巨细胞病毒感染。

静脉滴注：10~15mg/（kg·d），分2~3次，1个疗程为10~14d。为降低复发率，可用小剂量长期维持。对巨细胞病毒性视网膜炎，取含本品200μg溶液0.1mL直接注入玻璃体内，可获得较好疗效，1~2次/周，连续给药3周；维持治疗，1次/周。

【注意与禁忌】 对本品过敏者及孕妇禁用。造血系统功能障碍、精神神经疾病者慎用。肾功能障碍者应调整剂量。哺乳妇禁用。中性粒细胞下降到 0.5×10^9/L、血小板下降到 25×10^9/L 以下，应中止用药。

【药物相互作用】 ①与齐多夫定合用对中性粒细胞减少有叠加作用，应避免。②与吗替麦考合用于肾功能不全病人时，二者的血药浓度均可升高。③与丙磺舒合用可增加血药浓度。④与肾毒性药物合用可加重肾毒性。⑤与抑制骨髓药物同用，可以加重骨髓抑制。⑥与亚胺培南-西司他汀同用，可诱发癫痫发作。⑦本药与抑制高分裂细胞复制的药物（胺苄砜、喷他脒、氟胞嘧啶、长春新碱、长春碱、阿霉素、两性霉素 B、甲氟苄啶、磺胺异噁唑或其他核苷类等）联用可增加对细胞分裂的抑制。⑧国外报道本药可使去羟肌苷的毒性增强，有待进一步证实。

【规格】 胶囊：250mg；注射剂：50mg，100mg，125mg，250mg，500mg。

伐更昔洛韦 Valganciclovir（万赛维，缬更昔洛韦，盐酸伐更昔洛韦，Valcyte，Valganciclovir Hydrochloride）

【药性与应用】 本药是更昔洛韦的前体药物，口服吸收后转化为更昔洛韦发挥抗病毒作用。抗毒谱包括人类巨细胞病毒、单纯疱疹病毒、人疱疹病毒、EB 病毒、水痘-带状疱疹病毒和乙型肝炎病毒。主要经肾排泄，可达 80%以上，$t_{1/2}$ 3.7~4.6h。

临床用于治疗艾滋病合并巨细胞病毒性视网膜炎、内脏移植后的巨细胞病毒感染。

口服给药。对巨细胞病毒性视网膜炎诱导治疗的推荐剂量为 900mg，2 次/d，连服 21d；维持治疗为 100mg，1 次/d。对视网膜炎恶化患者，可重复诱导剂量。

【注意与禁忌】 禁用于对更昔洛韦过敏、中性粒细胞低于 0.5×10^9/L，血小板计数低于 25×10^9/L、血红蛋白低于 80g/L 和血液透析患者。慎用于血细胞减少或放射治疗的患者。本药有致畸作用，生育期男女不宜应用本药，不推荐儿童使用本药。

本药常见不良反应有上呼吸道感染、骨关节痛、尿路感染、头痛、惊厥、激动、意识模糊、腹痛、恶心、呕吐、食欲下降、全血细胞减少、骨髓抑制、皮炎、盗汗、瘙痒、出血、局部或全身感染、脓毒血症等。

【药物相互作用】 ①与丙磺舒合用可增加更昔洛韦中毒风险。②与齐多夫定合用可引起血液学毒性和骨髓抑制。③其他与更昔洛韦相同。

【规格】 片剂：450mg。

碘苷[典]　Idoxuridine（碘去氧尿啶，疱疹净，IDU，IDUR）

【药性与应用】　阻碍病毒DNA合成，对腺病毒、单纯疱疹病毒、牛痘病毒等DNA病毒引起的感染有效。对流感病毒、脊髓灰质炎病毒等RNA病毒的感染无效。一般局部应用或缓慢静脉注射，口服无效。在体内很快代谢，并随尿排出。主要用于疱疹性角膜炎、结膜炎及其他疱疹性眼病；也用于单纯疱疹病毒引起的皮肤、口角、生殖器感染。

用法：0.1%滴眼剂滴眼，1~2h 1次；0.5%眼膏涂眼，1次/4h；5%~10%二甲亚砜溶液涂布皮肤感染处，4次/d。本品毒性太大，不宜全身使用。

【注意与禁忌】　对眼有刺激性，可产生感染、瘙痒，也有引起泪管闭合的报道。长期使用对角膜有害，可出现角膜混浊或着色小点，不易消退。有结膜溃疡的病人不宜使用。本品虽可与抗生素或睫状肌麻痹剂合用，但不宜与皮质激素合用。禁止全身用药。

【规格】　滴眼液：0.1%；眼膏：0.5%；洗眼液：0.09%~0.11%；复方疱疹净眼膏：含碘苷与新霉素各0.5%。

阿糖腺苷　Vidarabine（Arabinosine，Vira-A）

【药性与应用】　有抗单纯疱疹病毒Ⅰ型和Ⅱ型的作用，用以治疗单纯疱疹病毒性脑炎，也用于治疗免疫抑制病人的水痘-带状疱疹病毒感染。本品的单磷酸酯有抑制肝炎病毒复制的作用，但对巨细胞病毒无效。临床主要用于单纯疱疹病毒性脑炎、带状疱疹、疱疹性角膜炎、乙型病毒性肝炎。对碘苷耐药或过敏者也有效。

静脉滴注：10~15mg/(kg·d)，10d为1个疗程，剂量不超过20mg/(kg·d)；按药物200mg、溶液500mL的比率配液，溶液应预热至35~40℃。眼膏涂眼，每日数次。

【注意与禁忌】　比阿糖胞苷毒性低。常见恶心、呕吐及纳差。偶见精神错乱及肌肉痛。剂量超过20mg/（kg·d）可引起骨髓抑制，可见白细胞和血小板减少。注射部位可引起血栓性静脉炎。孕妇及对本品过敏者禁用。肝功能不全者及哺乳妇慎用。脑水肿、肾功能不全时减量或减慢输液速度。静脉滴注一定要缓慢。所配溶液不可冷藏，以免析出结晶。不宜与肾上腺糖皮质激素合用；其他免疫抑制剂亦应避免。别嘌呤醇可致较严重的神经系统反应。

【药物相互作用】　①与腺苷脱氧酶抑制物，如2-脱氧肋间型霉素合用时，本品抗病毒功效增强20~50倍。②与喷司他丁合用时，虽可提高疗效，但二者的不良反应率均增加。③本药可使氨茶碱的血药浓度升高。④别嘌醇、茶碱与本药合用，可使阿拉伯糖次黄嘌呤蓄积，导致较严重神经系统症状，应慎重。

【规格】　注射剂：100mg，200mg，1000mg；眼膏：3%（相当于无水品2.8%）。

阿糖腺苷单磷酸　Vidarabini Monophosphas（Ara-AMP）

【药性与应用】　阿糖腺苷衍生物，水溶性比阿糖腺苷大400倍，可静脉或肌内注射，在体内被酶分解为阿糖腺苷发挥作用，其抗病毒谱、体内代谢和作用机制均与阿糖腺苷同。

治疗疱疹性脑炎：静脉滴注，10~15mg/（kg·d），分2次，1个疗程为9~14d，可降低死亡率，但有后遗症。治疗乙型肝炎：静脉注射或肌内注射，10mg/（kg·d），分2次，1个疗程5d；后改为5mg/（kg·d），再用23d。

【注意与禁忌】　同阿糖腺苷。

【规格】　注射剂：200mg。

屈氟尿苷　Trifluridine（三氟哩啶，三氟尿苷，三氟胸腺嘧啶核苷，Viroptic）

【药性与应用】　抑制某些DNA酶的活性或进入到DNA分子中干扰病毒的复制。主要用于病毒引起的结膜炎、角膜炎及其他疱疹病毒性眼炎。对碘苷耐药或过敏者亦可试用。

1%滴眼液滴眼，2~3次/1h；待病情好转后，改为1次/4h。1个疗程一般控制在3周内。

【注意与禁忌】　不良反应为局部刺激引起的发炎与瘙痒。

【规格】　滴眼液：0.1%~1%。

利巴韦林[典][基]　Ribavirin（三氮唑核苷，病毒唑，Virazole，RBV，RTC）

【药性与应用】　有广谱抗病毒作用，对多种DNA型和RNA型病毒均有抑制作用。如流感病毒、副流感病毒、单纯疱疹病毒、腺病毒、鼻病毒、呼吸道合胞病毒、麻疹病毒、肝炎病毒、乙脑病毒、流行性出血热病毒等。作用机制为抑制病毒磷酸次嘌呤核苷脱氢酶，使鸟嘌呤核苷不能合成，从而抑制病毒的复制。与其他抗病毒药之间无交叉耐药性，亦无干扰素诱导作用。口服极易吸收。口服3mg/kg，1~1.5h后血药峰浓度达1~2mg/L。$t_{1/2}$为20h。主要分布于肝脏，不易透过血-脑脊液屏障，主要经肾排出，服药72h后从尿中可排出53%、粪便中排出15%。临床主要采用气雾吸入治疗呼吸道合胞病毒、小儿腺病毒肺炎。局部应用治疗疱疹性口炎、病毒性角膜炎、急性流行性结膜炎。治疗发病5d内的流行性出血热，可使发热期缩短、中毒症状迅速减轻，减少并发症，降低死亡率，提高治愈率。

治疗流行性出血热：静脉滴注，2g/d，分 2 次缓慢滴注，共 4d；然后 0.5g，1 次/8h，用 6d。治疗疱疹性角膜炎及皮肤黏膜疱疹等：滴眼液，0.1%溶液，每日多次；滴鼻液，0.5%溶液，每日多次。雾化吸入，用 0.5%溶液，3~4 次/d。

【注意与禁忌】 剂量超过 1200mg/d 可致可逆性贫血、白细胞下降；偶有胃肠道不适和肝功能异常，停药后可恢复。动物实验可致畸胎。与其他血液系统有毒药物合用可致严重贫血等血液系统反应。孕妇及肝功能不良者禁用。治疗期间定期检查血象。

【药物相互作用】 ①与重组人干扰素 α-2b 联用比单用更能降低丙肝病毒的浓度，而且安全性与单用相近。②抗酸剂可使本药浓度下降 14%。③与齐多夫定合用可降低后者的药效。必须用时可用其他抗反转录酶药物代替齐多夫定。④高脂饮食可增加本药的药效。

【规格】 片剂：20mg，50mg，100mg；含片：20mg；分散片：100mg；颗粒：50mg，150mg；泡腾颗粒：50mg，150mg；口服液：150mg/5mL；注射剂：100mg，200mg，500mg；滴眼液：0.1%（8mg/8mL）；滴鼻液：50mg/10mL，500mg/10mL；喷剂：400mg（每揿 3mg）；气雾剂：75mg/10.5g（每揿 0.5mg）。

齐多夫定[典][基] Zidovudine（叠氮胸苷，叠氮脱氧胸苷，Azidothymidine，Retrovir，AZT）

【药性与应用】 核苷类化合物，经感染细胞 TK 酶的作用转化为三磷酸盐，抑制人体获得性免疫缺陷病毒（HIV）反转录酶，干扰 DNA 的合成。口服吸收好，生物利用度为 65%。静脉滴注 2.5mg/kg 或口服 5mg/kg，1h 后的血药浓度为 1.1~1.6mg/L，脑脊液浓度可达到血药浓度的 50%。60%~70%的给药量经肝代谢，74%的代谢产物由尿排出，用药量的 15%左右以原形由肾排泄。口服或静脉注射的 $t_{1/2}$为 1h 左右，蛋白结合率为 35%。临床主要应用于艾滋病 CD_4 计数<500×10^6/L 者，治疗后症状改善，生存期延长，病死率及合并感染率下降。长期使用本品可出现耐药性。病人若有合并症，如卡氏肺囊虫病等，则须用其他药物进行联合治疗。

成人口服或静脉滴注：200mg/次，1 次/8h，长期应用；亦可 200mg，1 次/4h。有贫血的病人，可按 100mg/次给药。

【注意与禁忌】 最主要的毒性反应为骨髓抑制、粒细胞缺乏及贫血，发生率约为 25%~45%。其他有味觉改变、唇舌肿胀、喉痛、发热、头痛、失眠、肌无力、癫痫发作等神经系统症状。

每次静脉滴注时间不得少于 1h。

【药物相互作用】 ①与美沙酮合用，本药血药浓度升高，易产生中毒。②可提高丙戊酸的生物利用度。③与甲氧苄啶合用可升高本药的血药浓度。④丙磺舒可升高本药血药浓度，易发生中毒，并出现感冒及皮疹。⑤凡具有肾毒性和骨髓抑制作用的药物与本药合用，均可增加这方面的毒性。⑥与阿司匹林、对乙酰氨基酚、保泰松、磺胺、可待因、吗啡、吲哚美辛、酮替芬、萘普生、奥沙西泮、劳拉西泮、西咪替丁、氯贝丁酯、氨苯砜、异丙肌苷合用均可增强本药毒性。⑦阿托喹酮可升高本药血药浓度。⑧与氟康唑合用可使本药血药浓度增加，$t_{1/2}$延长，但临床意义不明。⑨与阿昔洛韦合用可发生神经毒性。⑩与利福平、利巴韦林、司他夫定、吡嗪酰胺合用均降低本药药效。⑪苯妥英对本药的影响尚未完全清楚，有可能降低本药清除率。⑫与食物同服可降低本药生物利用度。

【规格】 片剂：100mg，300mg；胶囊：100mg；口服液：1g/100mL；注射液：200mg/20mL；注射剂：100mg。

去羟肌苷[典]　Didanosine（二脱氧胸苷，维得新生，扎西胞苷，2′，3′-Dieoxyinosine，DDI）

【药性与应用】 反转录酶抑制剂，对 HIV 有作用，在细胞内转化为 dd-ATP 后，竞争性抑制反转录酶，影响病毒 DNA 的合成，与 DDC 有交叉耐药性。为口服药，但对胃酸不稳定，应在空腹时与抗酸剂合用。生物利用度为 35%，饭后服减少为 17.5%。约 40%由肾排出。dd-ATP 的 $t_{1/2}$为 8~12h。单用或与其他药物联合应用，治疗不能耐受齐多夫定或经其治疗 14 个月以上病情更趋严重的病人。经本品治疗后可提高 CD_4 计数，降低血中 P_{24}抗原水平，改善症状。

口服：成人体重 60kg 以上者，200mg，2 次/d；低于 60kg 者，125mg，2 次/d。嚼碎后吞服。

【注意与禁忌】 一定要嚼碎后吞服。在开始治疗的 6 个月内，不良反应的发生率较高。不可同时应用喷他脒、丙氧鸟苷、乙醇制品及其他胰毒性药品，以避免增高胰腺炎的发病率。应在空腹时服，以增加药品的生物利用度。为减少胃酸对药物的破坏，制剂中应加有缓冲剂。

【药物相互作用】 ①与别嘌醇合用可提高本药的血药浓度和生物利用度。②与更昔洛韦合用可提高本药的生物利用度，但也增加中毒的危险性，如神经病变、胰腺炎、腹泻等。③与抗酸药合用增加本药的生物利用度，但也可因抗酸药吸收过多而增加不良反应。④与扎西他滨合用可导致周围神经病变。⑤与异烟肼合用可加重周围神经炎。⑥与利巴韦林合用可引起乳酸中毒。⑦与司他夫定合用可导致致命性胰腺炎和肝炎。⑧与地拉韦定合用，二者血药浓度均降低，应间隔 1h 后服。⑨与利托那韦合用，二者均被灭活。联用时应间隔 2. 5h。⑩美沙酮可降低本药的生物利用度与疗效。⑪本药可降低阿替韦啶溶解度与疗效。⑫与喹诺酮类药物合用可降低这些药物的疗效，应提前 6h 或延后 2h 服用。⑬口服含柠檬酸-磷酸盐缓冲剂的本药可减少氨苯砜的吸收与疗效。⑭与吡咯类抗真菌药（如各种康唑类）合用，可减少后者的吸收与疗效，必要时应间隔 2h 以上服用。⑮与茚地那韦合用可减少后者的生物利用度与疗效。⑯与尼非那韦合用可降低后者的生物利用度，应间隔 2h 服用。⑰与安普那韦合用降低后者的疗效。⑱饮酒可增加本药毒性。

【规格】 片剂：100mg；咀嚼片：25mg，50mg，100mg，150mg；分散片：25mg，50mg，100mg，150mg；胶囊：100mg；散剂：100mg，167mg，250mg，375mg；颗粒：50mg。

扎西他滨 Zalcitabine（双去氧胞嘧啶核苷，Dideoxycytidine，DDC）

【药性与应用】 为已知核苷衍生物内抗 HIV 作用最强者，抑制该病毒的反转录酶而产生抗病毒作用。其与病毒反转录酶的亲和力较其他核苷类药物更强。抑毒浓度仅为抑宿主细胞浓度的 1/20～1/10。口服本品可经胃肠迅速吸收，生物利用度为 87%～100%。口服 0. 03mg/kg 后 1～2h 血药浓度可达 0. 1～0. 2μg/mol/L。较易通过血-脑脊液屏障，75%药物以原形从肾中排出。血浆 $t_{1/2}$为 1. 2h。临床主要应用于不能耐受齐多夫定治疗的艾滋病及相关综合征病人，可降低血清 P_{24}抗原水平并使 CD_4^+T 细胞增高。与 AZT 合用治疗艾滋病，有相加或协同作用，并可阻止耐药毒株的出现及减少毒性反应。

口服：0. 75mg，3 次/d。亦可与 AZT 合用或交替治疗，毒性比单用一种药物为低，可耐受 18 个月。

【注意与禁忌】 主要为周围感觉神经的改变，突出症状为双足灼刺样痛，并有半数累及双手。其反应程度与剂量大小相关，剂量大时发生早、病情重、恢复慢。其他尚有皮疹、发热、踝部水肿。血液系统毒性不重，偶有血小板或中性粒细胞下降，均为可逆性。肾功能减退者应用小剂量治疗，原有血液病者慎用，不可与神经毒性药物合用。

【药物相互作用】 ①与西咪替丁或丙磺舒合用减少本药经肾小管的分泌，发生周围神经疾病、胰腺炎、乳酸性酸中毒、肝中毒、肝衰竭的风险增大，合用时应间隔 2h 以上，或改用他药。②与更昔洛韦合用可使本药血药浓度升高，但不具临床意义。③与拉米夫定合用可相互抑制细胞内的磷酸化，故不推荐两药同时使用。④与去羟肌苷合用，可增加神经毒性。⑤与喷他脒合用易引起胰腺炎。⑥与利巴韦林合用可引起乳酸中毒，甚至致死。⑦甲氧氯普胺可降低本药的生物利用度。⑧与铝、镁、钙剂合用可发生螯合，降低药效，必要时间隔服用。⑨进食后服用本药可降低本药的生物利用度。

【规格】 片剂：0. 375mg，0. 75mg。

恩曲他滨[典][基]　Emtricitabine（惠尔丁，新罗舒，Emtriva）

【药性与应用】 本药为化学合成类核苷胞嘧啶，系核苷类反转录酶抑制药。成人用于 HIV-1 感染，常与其他抗反转录病毒药联用。也有人用于慢性乙型肝炎。

口服给药：200mg，1 次/d，可进餐时服用。肾功能不全时应酌情减量。

【注意与禁忌】 本药可导致乳酸性酸中毒、严重肝肿大和脂肪变性，甚至死亡。FDA 尚未批准本药用于慢性肝炎，对乙肝的安全性尚未确立。有停药后发生乙型肝炎严重恶化的报道。慎用于肾功能不全、心功能不全、乳酸性酸中毒和肝毒性疾病。对儿童、孕妇、哺乳妇的安全性尚未确立，用时应慎重。本品的不良反应可有头痛、腹泻、恶心、呕吐、皮肤色素沉着；血清酶类升高，如淀粉酶、脂肪酶、肌酸激酶、甘油三酯升高；血糖升高或降低；可有咳嗽、鼻炎；头痛、眩晕、幻觉、抑郁、失眠、周围神经炎、感觉异常、中性粒细胞降低、皮疹、转氨酶或胆红素升高等。

【药物相互作用】 ①与拉米夫定的耐药机制相似，二者不宜合用。②与泛昔洛韦、茚地那韦、司他夫定、特洛福韦合用时无明显的临床相互作用。③高脂饮食可使本药的达峰时间延长，药效降低。

【规格】 片剂：200mg；胶囊：200mg。

司他夫定[典]　Stavudine（艾复定，迈思汀，赛瑞特，沙之，舒喜兹，司坦夫定，欣复达，Zerit）

【药性与应用】 本品为合成的二脱氧胞嘧啶核苷类抗病毒药，选择性抑制 HIV 反转录酶而发挥抗病毒作用，也可终止病毒 DNA 延长和减少线粒体 DNA 合成而抗 HIV。

口服吸收迅速，1h 可达血药峰浓度。临床上与其他抗病毒药物合用治疗 HIV 感染。但治疗肝炎无效。

口服：体重不低于 60kg 者，推荐剂量为 40mg，1 次/12h。体重低于 60kg 者，推荐剂量为 30mg，1 次/12h。

【注意与禁忌】 有报道单独使用核苷类药物或与其他药联合使用可出现乳酸性酸中毒、严重肝肿大及脂肪变性，甚至引起死亡，也可引起胰腺炎。对本药过敏者禁用。慎用于有外周神经病变、肾功能不全、肝脏病、胰腺炎诸类患者。妊娠安全性分级为 C 级，哺乳妇用药期应停止哺乳。

不良反应可有外周神经炎、贫血、白细胞减少、食欲减退、恶心、呕吐、腹痛、腹泻、胰腺炎、肝炎、乳酸代谢紊乱、肌痛、发热、头痛、过敏反应、精神错乱、哮喘、呼吸困难等。

【药物相互作用】 ①与去羟肌苷（加或不加羟基脲）联用时可发生乳酸性酸中毒、胰腺炎、严重肝炎。②与利巴韦林联用曾有乳酸性酸中毒的报道。③齐多夫定可使本药失效，禁止联用。④与美沙酮联用降低本药的生物利用度和血药浓度。

【规格】 胶囊：20mg，30mg，40mg；散剂：100mg。

拉米夫定[典][基] Lamivudine（贺普丁，3TC）

【药性与应用】 核苷类似物，抑制反转录酶或 DNA 聚合酶的活性，对 HIV、HBV 和疱疹病毒的复制有较强的抑制作用。用于治疗慢性乙型肝炎及对齐多夫定耐药艾滋病的治疗。与作用于不同靶位的抗病毒药联合应用，有较好的效果，可减少耐药性的发生。

口服：治疗慢性乙型肝炎，100mg，1 次/d，1 个疗程 1~2 年；治疗艾滋病，150~300mg/kg，2 次/d。

【注意与禁忌】 主要为贫血和胃肠道反应，少见白细胞减少。治疗慢性肝炎，停药后易复发，应长期用药；但疗程大于 6 个月时，乙肝病毒 DNA 易被诱发突变，产生耐药性，并可产生严重肝炎、低血糖、乳酸性酸中毒、肌痛、横纹肌溶解、皮肤过敏、皮疹、瘙痒、脱发、肝炎病毒反跳等。

【药物相互作用】 ①与经肾排泄药物甲氧苄啶、磺胺甲噁唑等合用可使本药血药浓度上升 40%，但对药物学作用无影响，无肾功能损害患者，不必调整剂量。②与扎西他滨合用会竞争结合相同酶类，应避免联用。

【规格】 片剂：100mg，150mg，300mg。

齐多拉米双夫定[典] Zidovudine and Lamivudine（双汰芝，Combination of Lamivudine and Zidovudine，Combivir）

【药性与应用】 本药为齐多米定和拉米夫定的复方核苷类抗反转录酶药，能选择性抑制 HIV-1 和 HIV-2。临床用于治疗成人及 12 岁以上儿童（HIV）感染。成人常用推荐口服剂量为一次 1 片（含齐多夫定 300mg，拉米夫定 150mg，2 次/d。）

【注意与禁忌】 齐多夫定具有血液毒性，尤其对晚期 HIV 感染者，可致中性粒细胞减少和严重贫血。长期用药还可出现肌病、乳酸性酸中毒、肝脂肪变性、死亡。HIV 与 HBV 复合感染的患者停用本药后出现乙肝病毒急剧恶化。

禁用于对本药组成成分过敏者、中性粒细胞$<0.75\times10^9$/L、血红蛋白低于 75g/L 及 12 岁以下儿童。慎用于骨髓抑制、肝功能损伤、肾功能不全等患者。

齐多夫定和拉米夫定尚未发现协同毒性作用。其不良反应可参阅齐多夫定和拉米夫定。

【药物相互作用】 参阅本药成分齐多夫定和拉米夫定。

【规格】 片剂：每片含齐多夫定300mg，拉米夫定150mg。

三氟胸苷　Trifluorothymidine（三氟胸腺嘧啶脱氧核苷，F_3TDR，F_3T）

【药性与应用】 抗病毒作用与碘苷类似而较强。可侵入未感染细胞DNA中，不能用于全身治疗。主要用于疱疹病毒性结膜炎，尤其对碘苷治疗无效或过敏者。

用法：0.5%～1%溶液滴眼，1～2h 1次；或0.5%～1%眼膏涂眼，5次/d。

【注意与禁忌】 同碘苷。

【规格】 滴眼剂（眼膏）：0.5%～1%。

异丙肌苷　Isoprinosin（Isoprinosine，Imunovir）

【药性与应用】 为广谱抗病毒药，可抑制多种DNA和RNA病毒，对人类疱疹病毒、流感病毒、鼻病毒及乙型肝炎病毒均有效。有免疫增强作用，增强机体的免疫功能，主要增强细胞免疫功能。因此临床除用于治疗上述病毒感染所致的疾病外，还作为机体免疫增强剂应用。

口服：成人1.0g，4次/d。疗程：皮肤黏膜疱疹7～14d；生殖器疣14～28d；乙型肝炎60d，必要时每隔3～4个月再治疗2～6个疗程，每个疗程为30d。作为免疫增强剂，1～1.5g，2～3次/d。

【注意与禁忌】 偶见血和尿中可逆性尿酸升高。

【规格】 片剂：0.5g。

茚地那韦[典]　Indinavir（Crixivan）

【药性与应用】 对HIV的Ⅰ型和Ⅱ型蛋白酶有很强的抑制作用，与齐多夫定和去羟肌苷有协同治疗作用。口服给药迅速吸收，1h达血浆峰值，$t_{1/2}$短，可在1～2h内排出体外。临床单用或与其他药物联合应用治疗艾滋病。

口服：成人800mg，1次/8h，饭前1h或饭后2h服用。

【注意与禁忌】 常见胃肠道功能紊乱、头痛、虚弱或疲劳、皮肤反应、味觉异常、头晕、失眠、感觉过敏、口干、排尿困难、感觉异常、肌痛、肾结石、高胆红素血症和血象与生化方面的改变。哺乳妇禁用。肝功能损害、肾结石病人必须保证足够的饮水，必要时补液1000～2000mL/d。血友病、孕妇慎用。儿童不主张应用。

【药物相互作用】 ①与地拉韦定合用使本药血浆浓度升高，故应降低本药剂量。②酮康唑、伊曲康唑、奎奴普汀达福普汀可使本药血药浓度升高。③瑞托那韦增加本药血药浓度。④与尼非那韦合用，二药的血药浓度和毒性均明显增加。⑤本药可抑制 CYP3A4 介导的药物使它们的毒性增加，应予注意。这些药物有：西沙必利、匹莫齐特、特非那定、阿司咪唑、咪达唑仑、三唑仑、麦角碱衍生物、胺碘酮、环孢素、芬太尼、西地那非、西罗莫司、左旋多巴、钙通道阻滞剂、多非利特、大麻等。⑥本药与利福布汀合用可引起后者血药浓度显著升高，而本药浓度降低。故二者不可合用，也不可与利福平合用，以免引起中毒。⑦卡马西平、地塞米松、磷苯妥英、苯巴比妥、苯妥英均可使本药血药浓度降低造成 HIV 的耐药性。⑧去羟肌苷影响本药的生物利用度，应相隔 1h 应用。⑨奥美拉唑使胃肠道 pH 值升高，影响本药的溶解度，使血药浓度升高。⑩圣・约翰草和大蒜可导致本药治疗失败，不可联用。⑪与依非韦伦合用可降低本药血浆浓度，依非韦伦则不受影响。⑫高热量、高脂肪、高蛋白饮食影响本药的吸收。

【规格】 片剂：200mg；胶囊：100mg，200mg，400mg，800mg。

地拉韦定 Delavirdine（地拉夫定，Rescriptor）

【药性与应用】 继奈韦拉平后的第 2 个非核苷类反转录酶抑制剂。与奈维拉平相似，单用很快产生耐药性，因而此类药品必须与其他抗 HIV 药合用，才能产生增效作用。与奈韦拉平有交叉耐药性，但与其他药存在交叉耐药性的可能性较少。口服吸收迅速，不受食物影响。但抗酸剂能降低本品的吸收，因此胃酸低的病人应加服酸性饮料。在肝内广泛代谢，在尿和粪中排出量大致相当。临床主要用于 HIV 的感染。

口服：推荐剂量为 400mg，3 次/d。为使本品更易吸收，应将其溶于 80~100mL 水中搅匀，立即吞服。应冲洗容器，并将冲洗液全部吞下，以保证药品的完全摄入。

【注意与禁忌】 最常见的不良反应为皮肤红斑，严重者中止使用。属妊娠安全性 C 级药物。16 岁以下者效果与安全性均未确定。胃酸缺乏病人应服酸性饮料增加吸收。有肝病者慎用。

本药较常见的不良反应主要是头痛和疲劳、向心性肥胖、肌关节痛，肌酐、转氨酶、胆红素升高，以及消化功能紊乱症状、皮疹、呼吸困难、哮喘等。

【药物相互作用】 ①与氟西汀或酮康唑合用可使本药的谷浓度升高 50%。②与奎奴普汀达福普汀合用可使本药的血药浓度升高。③与扎西他滨、齐多夫定、蛋白酶抑制药（U-75875）和重组人体干扰素 α 有协同作用。④与阿夫唑嗪或依立曲坦合用可导致后二者过量。⑤与地平类心血管药物合用可使后者血药浓度升高，毒性增强。⑥与他汀类药物合用横纹肌溶解的风险性增大。⑦与安普那韦合用升高后者的血药浓度。⑧与铝、镁等抗酸药合用降低本药的生物利用度，应间隔1h用药。⑨增加特非那定、阿司咪唑、西沙必利、三唑仑、咪达唑仑和阿普唑仑的毒性，应避免合用。⑩可增加奎尼丁、华法林、克拉霉素、利福布汀、麦角衍生物和二氢吡啶钙通道阻滞剂（如硝苯地平）的作用。⑪与利福平合用，可使本品完全失效。使本品明显降效药物还有利福布汀、卡马西平、苯巴比妥、苯妥英钠等，最好也不要合用。⑫与茚地那韦合用能增加后者的血药浓度，应将剂量降至600mg/8h。与沙喹那韦和茚地那韦合用，可使转氨酶升高。⑬与圣·约翰草合用可增加本药的耐药性。⑭与去羟肌苷合用两药的生物利用度均降低。

【规格】片剂：100mg，200mg。

奈韦拉平[典]　Nevirapine（Viramune）

【药性与应用】首个新型非核苷类反转录酶抑制剂。对HIV-150%抑制浓度为40nmol/L，对其他多种病毒无作用，如HIV-2、鼻病毒、脊髓灰质炎病毒、甲型流感病毒、牛痘病毒等，因此为单一选择性病毒抑制药，且易产生耐药性。口服生物利用度好，几乎全部吸收，不受食物、抗酸药影响。吸收后经广泛代谢，大部分从尿中排泄，少部分以原形消除。口服本品200mg/d，HIV-1阳性病人的稳态血药浓度比细胞培养基中抑制复制所需浓度大许多倍。剂量超过200mg，$t_{1/2}$缩短。这与诱导代谢酶有关。与齐多夫定之间无明显药代动力学关系。临床主要与核苷类抗病毒药配伍治疗临床症状或免疫状态恶化的HIV-1病人。

口服：推荐剂量，开始14d为200mg，1次/d；以后200mg，2次/d。如果治疗中断7d以上，应按上法重新开始。

【注意与禁忌】红斑发生率为37%，威胁生命病例约占8%，多见于开始治疗的最初6周。其他有发热、恶心、头痛和肝功能异常。属妊娠安全性C级药物。治疗期间应中断授乳，以免HIV传染给婴儿。应高度重视红斑的出现，严重者中止用药。本药可降低口服避孕药的药效，应采用其他避孕方法。而利福平、利福布汀等则降低本品的血药浓度。西咪替丁、大环内酯类中的克拉霉素则为其药酶抑制剂，又可增加病人的血药浓度，均应引起注意。要勤查肝功能，如反复出现肝功能严重异常，应永久停止使用本品。因蛋白酶抑制剂降低本品的血药浓度，因而不可将HIV蛋白酶抑制剂与本品合用。肝、肾功能障碍病人的用药，尚无肯定临床评价，使用时必须谨慎。

【药物相互作用】①与齐多夫定、去羟肌苷、司他夫定、拉米夫定、茚地那韦联用对抗HIV-1有协同作用。②用本药治疗前14d服用过泼尼松，可增高最初6周内的皮疹发生率。③可降低伊曲康唑、酮康唑、美沙酮等的血药浓度。

【规格】 片剂（胶囊）：200mg。

奈非那韦 Nelfinavir (Viracept)

【药性与应用】 HIV-1型蛋白酶抑制剂，是对艾滋病综合治疗的重要药物之一。与核苷类似物（反转录酶抑制剂如齐多夫定、去羟肌苷等）合用，即所谓的“鸡尾酒疗法”中的一种方法。本品对HIV-1具有很好的抑制活性，其拮抗模式也与以前所见到的蛋白酶抑制剂不同。本品主要经肝代谢，与利福平、利福布汀合用将会降低活性，并使后二者的活性增加1倍；如若应用，应将利福布汀的用量减少一半。临床主要用于治疗成人和儿童的HIV感染。

口服：成人，750mg，餐时服，3次/d（已进行2次/d的临床实验）。2~13岁儿童，推荐剂量为20~30mg，3次/d；服用量不超过750mg，3次/d。漏服应及时补服，但不允许在下次服药时把剂量加倍。粉末剂可用水或饮料和匀全部服用，并洗涮容器再服，尽量获得全剂量。混匀服液的保存时间不得超过6h。

【注意与禁忌】 常见的不良反应是腹泻。本品属妊娠安全性B级药物。艾滋病哺乳妇不可在用药期授乳，以免感染婴儿。本品应联合用药，以作用于HIV病毒的不同靶位，收到较好的治疗效果。对2岁以下儿童的安全性有待评估。去羟肌苷通常为空腹服，若与本品合用，应在口服去羟肌苷后1h或服用前2h服用本品，以维持二者较高的血药浓度。本品只有20%经尿排泄，一般肾功能不全病人可不调整剂量。不可与酸性食品或饮料混合，易产生苦味。本品粉剂中含有苯丙氨酸，在治疗苯丙酮尿症病人时应注意。对血友病、糖尿病病人均应预防监测。本品不可与特非那定、阿司咪唑、西沙比利、三唑仑、咪唑仑同时使用，否则前3种药将造成严重心律失常，后2种药物会产生长时间的镇静作用。

【规格】 片剂：250mg；粉剂：50mg/1g。

利托那韦[基] Ritonavir (Norvir)

【药性与应用】 为HIV门冬氨酸蛋白酶的有效抑制剂，使HIV颗粒不能成熟。本品对HIV门冬氨酸蛋白酶的选择性比人的大500倍。在联合用药中可使本品的耐药性较缓慢地产生。本品临床单独使用或与抗反转录病毒核苷类药物合用，治疗晚期或非进行性的艾滋病病人。

口服：600mg，2次/d，最好与食物同服。目前有人主张与沙喹那韦合用，并认为耐受性好，不产生累加耐药性，并能使HIV RNA的水平下降和CD_4^+细胞计数增加，是一种可供选择、颇具吸引力的方案。

【注意与禁忌】 耐受性一般良好。常见不良反应有恶心、呕吐、腹泻、虚弱、腹痛、厌食、味觉异常、感觉异常。此外尚有头痛、血管扩张，以及甘油三酯、胆固醇、转氨酶和尿酸升高。不良反应在头2~4 周内最多。

近期报道尚可有如下不良反应：皮疹、支气管痉挛、血管神经性水肿、癫痫发作、肝酶异常、贫血、震颤等。

【药物相互作用】 ①与齐多夫定合用抗 HIV-1 的作用可能相加。②与大蒜合用可降低本药的血药浓度。③本品可降低口服抗凝药的血药浓度，应注意调整它们的剂量。④本品可降低口服避孕药炔雌醇的血药浓度，使其失去避孕效果。⑤本品对药酶有强力抑制作用，可使不少药物毒性增加，因而不可与下列药物合用：阿普唑仑、安非那酮、胺碘酮、阿司咪唑、苄替地尔、西沙比利、氯拉西帕、氯氮平、右丙氧芬、西地泮、双氢麦角胺、恩卡尼、艾司唑仑、麦角胺、氟卡尼、氟西泮、咪达唑仑、哌替啶、匹莫齐特、吡罗昔康、普罗帕酮、奎尼丁、利福布汀、特非那定、三唑仑和左吡登，否则可产生严重并发症、心律失常和血液学异常。⑥苯巴比妥、卡马西平、苯妥英钠和利福平能降低本品活性。烟草也降低本品活性，因而用药期间不可吸烟。⑦本品可降低环孢素、奈法唑酮、紫杉醇和钙通道阻滞剂的活性，三环类抗抑郁药也有这种情况。⑧茶碱可被本品降低药效，剂量应相应增加 43%。⑨艾滋病病人的常用药如地塞米松、伊曲康唑、酮康唑、氯雷他定、美沙酮、奈法唑酮、奎宁和舍曲林，也可与本品相互作用。吗啡、甲苯磺丁脲、芬太尼、大环内酯类和类固醇类药物也有类似情况，用时均应注意。⑩本品可抑制其他蛋白酶制剂代谢，合用时应谨慎。严重肝病者禁用。轻中度肝病和腹泻病人慎用。血友病病人慎用。孕妇非必要时不用，哺乳妇用药时停止授乳。可与调味剂或食物同服，以掩盖其不良气味。对 12 岁以下儿童的安全性尚未确定。

【规格】 软胶囊：100mg。

西多福韦　Cidofovir（Vistide，HPMPC）

【药性与应用】 抗病毒药，尤其是对巨细胞病毒，作用于巨细胞病毒的 DNA 聚合酶。为抗巨细胞病毒最有效的药物之一。本品与甘昔洛韦、阿昔洛韦、膦甲酸钠或齐多夫定联合应用，对人 CMV 有协同作用。病毒对本品不产生耐药性。单次静脉注射 3~5mg/kg，血药峰浓度为 7.3~11.5mg/L。在给药后 24h 内，80%以原形由尿中排出。$t_{1/2}$为2.4~3.2h。高剂量（2g）丙磺舒与生理盐水可使本品血浆浓度增加 2 倍。临床主要用于艾滋病合并巨细胞病毒感染病人。

静脉给药：单用，0.5~1.5mg/kg，2 次/周，静脉注射。与丙磺舒联合应用可以减轻肾毒性，使每周的最大剂量增加到5mg/kg。方法是用2g丙磺舒在本品给药前3h，以2L液体稀释后滴注1次；在本品给药结束后2h、8h各再输1g丙磺舒。临床上也有人用于乳头瘤病毒感染取得痊愈效果者。

【注意与禁忌】 主要是肾毒性，可出现蛋白尿和血清肌酐升高、中性粒细胞减少及发热等。联合应用丙磺舒可以减少肾毒性。但丙磺舒本身也可引起轻中度不良反应，如恶心、呕吐、头痛、发热和潮红等。对儿童使用安全性尚不明确。对妊娠的影响为C级。最近报道的不良反应有眼压改变、虹膜炎、葡萄膜炎、视力丧失等和耳毒性等。

【药物相互作用】 ①与氨基糖苷类药物合用可明显增加肾毒性的风险。②与其他肾毒性药物如喷他脒等合用也可显著增加肾毒性。

【规格】 注射剂：375mg/5mL。

依非韦伦[基] Efavirenz（艾法韦仑，施多宁，Stocrin，Sustiva）

【药性与应用】 本药是一种非核苷类反转录酶抑制药，能抑制HIV-1逆转录酶，从而阻断HIV病毒复制。本药作用于HIV病毒复制的早期，应联合用药，单用易发生耐药性。本药临床主要与蛋白酶抑制药和（或）核苷类反转录酶抑制药联合应用于HIV-1型病毒感染。

口服后起效时间为2周，主要在肝脏中代谢，经肾脏和肠道排出。

口服给药，成人600mg，1次/d，与蛋白酶抑制药和（或）核苷类反转录酶抑制药联合使用。

【注意与禁忌】 对本药过敏者禁用。有肝病史、精神病史、癫痫史者慎用。对3岁以下儿童用药尚无可信资料。本药可致畸胎，对妊娠的影响为D级，用药期间应停止哺乳。

本药一般耐受性良好，主要为皮疹和神经系统症状，如头痛、头昏、乏力、共济失调、精神错乱、失眠、焦虑、抑郁、兴奋、思维异常、自杀行为、攻击行为、惊厥等；也可有男性乳房发育、血清总胆固醇水平升高、转氨酶升高、腹痛、恶心、呕吐、腹泻；肝炎、肝功能衰竭也有报道。皮疹多为中度斑丘样皮疹。也可有视物模糊。

【药物相互作用】 ①与利托那韦合用时，两者的AUC增加约21%，不良反应也可相应增加，注意监测。②与含有小连翘植物药合用可使本药血药浓度降低，出现疗效丧失和耐药性。③与茚地那韦合用可使后者的AUC和C_{max}均降低，应调整其剂量。④与沙奎那韦合用，可使后者的AUC和C_{max}大幅度降低，因而二者不宜合用。⑤与克拉霉素合用时，后者的AUC和C_{max}明显降低，皮疹发生率也可能升高，建议合用时调整其剂量。⑥与舍曲林合用，可降低后者的AUC和C_{max}，建议调整其剂量。⑦与美沙酮合用可降低后者的血药浓度，并出现阿片样戒断现象。必要时增加美沙酮的剂量，以减轻戒断症状。⑧不可与特非那定、阿司咪唑、西沙必利、咪达唑仑或三唑仑合用，否则可发生心律失常和呼吸抑制。⑨进餐后服用本药可增加生物利用度。

【规格】 胶囊：50mg，100mg，200mg；片剂：600mg。

恩夫韦地　Enfuvirtide（恩夫韦肽，福泽昂，Fuzeon）

【药性与应用】 本药为HIV融合抑制剂，可抑制HIV-1的活性，使其复制率降低。皮下给药后4~8h血药浓度达到峰值，静脉给药2周内可达峰值效应。临床主要用于HIV的感染，常与其他抗反转录病毒药物合用。

成人常规皮下给药：90mg，2次/d。

【注意与禁忌】 禁用于对本药过敏者，慎用于肝肾功能不全者。6岁以下儿童安全性尚未确定。对妊娠的安全性为B级。对哺乳期的影响尚不明确。不良反应可有失眠、焦虑、周围神经病变、格林-巴利综合征和展神经麻痹、血糖升高、肌痛、结膜炎等。但本药常需与抗反转录病毒药物联合应用，上述症状的发生原因究竟属谁尚无法确定。

【规格】 注射剂：90mg。

安普那韦　Amprenavir（Agenerase）

【药性与应用】 本药为小分子HIV-1蛋白酶抑制剂，可阻碍病毒成熟与增殖，使其失去传染性。口服2~4周后起效。

成人常规口服给药：HIV感染，胶囊1.2g，2次/d；口服液1.4g，2次/d。

与利托那韦合用：本药1.2g（同时服用利托那韦0.2g），1次/d；或本药0.6g（同时服用利托那韦0.1g），2次/d。与阿巴卡韦合用，或与拉米夫定-齐多夫定合用（加用或不加用阿巴卡韦），本药1.2g，2次/d；与茚地那韦、沙奎那韦或奈非那韦联用，本药剂量为0.8g，2次/d。

【注意与禁忌】 禁用于对本药过敏者。对磺胺类过敏（本药含有磺胺基团）、肝病、糖尿病、血友病A与B患者均应慎用。4岁以下儿童安全性尚未确立。妊娠用药分级为C级。

精神系统的不良反应较为常见，主要是感觉异常、抑郁和情绪障碍，可诱发糖尿病、人体脂肪重新分布、甘油三酯和胆固醇升高、恶心、呕吐、腹泻、血友病自发出血、皮疹（有的可危及生命）。大多数轻、中度皮疹可不停药。有的在重新使用本药时不会重发皮疹。

【药物相互作用】 ①本药主要经CYP3A4代谢，以下各药均可引起本药的血药浓度降低而其他各药浓度升高，导致严重甚或危及生命的情况发生：麦角衍生物、西沙必利、西莫齐特、咪达唑仑、三唑仑、地西泮、氯拉䓬酸、氟西泮、三环类抗抑郁药、芬太尼、阿夫唑嗪、阿普唑仑、氨氯地平、非洛地平、尼索地平、维拉帕米、阿司咪唑、特非那定、他汀类降血脂药、苄普地尔、胺碘酮、普罗帕酮、氟卡尼、奎尼丁、多非利特、卡马西平、环孢素、氨苯砜、地拉韦定、利托那韦、沙奎那韦、磷苯妥英、苯妥英、大蒜素、西地那非、他达拉非、利福平、利福布汀、酮康唑、伏立康唑、利多卡因、苯巴比妥、西罗莫司、他克莫司、金丝桃、华法林等药物，应严密警惕，尽量不合用。对麦角类衍生物、西沙必利、西莫齐特、咪达唑仑、三唑仑、氟卡尼、普罗帕酮等药则应禁止合用，否则可引起致命危险。②本药与抗酸药合用可降低药效，建议相隔 1h 服药。③地塞米松可使本药血药浓度下降。④本药可使口服避孕药失效。⑤本药与美沙酮相互降低药效。⑥本药不宜与高脂饮食同服。

【规格】 胶囊：50mg，150mg；口服液：240 mL（每毫升含安普那韦 15 mg）。

洛匹那韦利托那韦 Lopinavir and Ritonavir（克力芝，Kaletra）

【药性与应用】 洛匹那韦系 HIV-1 蛋白酶抑制药，可阻止 Gag-Pol 多蛋白的分裂，产生未成熟无感染力的病毒颗粒。其抗病毒活性比利托那韦强 10 倍，二者合用可达到较高的血药浓度，产生协同作用。用低剂量的利托那韦即可强烈抑制洛匹那韦的代谢。服药 1h 内即可达到洛匹那韦的峰浓度，其 $t_{1/2}$ 约为 4. 4~6. 1h。临床将本药品用于 HIV 感染的治疗。

成人推荐口服剂量为洛匹那韦 400mg、利托那韦 100mg，2 次。当与艾法韦仑、奈韦拉平、安泼那韦、奈非那韦同用时，需增加剂量，建议一次剂量为洛匹那韦 533mg，利托那韦 133mg，2 次/d。

【注意与禁忌】 有因过量应用本药而致婴儿心源性休克死亡的报告。对本药成分过敏者禁用。慎用于有肝病史、胰腺炎、糖尿病、A 和 B 型血友病者。

本药常见的不良反应为腹泻，通常为轻中度。其他尚可有：深部静脉血栓、高血压、心悸、焦虑、共济失调、味觉异常、周围神经炎、向心性肥胖、甲状腺功能减退、高尿酸血症、高血糖、高血脂、呼吸困难、肺水肿、鼻窦炎、肌关节痛、性欲下降、射精异常、男子乳房发育症、转氨酶升高、胃肠功能紊乱、血细胞减少、淋巴结病变、皮疹、脱发、血钾异常、剥脱性皮炎、多汗、眼病、耳病、发热、流感症状等。

【药物相互作用】 ①奎奴普汀达福普汀或奎宁始霉素可抑制 CYP 介导的利托那韦代谢，升高其血药浓度，增加不良反应。②与酮康唑合用，可同时增加酮康唑和利托那韦的血药浓度。③利托那韦可升高安泼那韦的血药浓度，如与后者合用时，本药的剂量增加为 533mg/133mg，安泼那韦的剂量减少为

750mg，2 次/d。④利托那韦可能升高阿他扎那韦的血药浓度，其合用的剂量应是：阿他扎那韦 300mg，利托那韦 100mg，1 次/d。⑤利托那韦抑制 CYP3A4 介导的安泼皮坦、度他雄胺、多非利特的代谢，使它们的血药浓度升高，合用时应谨慎。⑥利托那韦抑制西地那非或伐地那非的代谢，使后者血药浓度升高引起不良反应（低血压、视力下降、阴茎异常勃起），应注意剂量的调整：西地那韦剂量不大于 25 mg/d，伐地那非 2. 5 mg/72 h。⑦利托那韦不可与阿夫唑嗪合用，72 h 内也不可使用伊立曲坦。⑧利托那韦与氟替卡松合用，有发生向心性肥胖的风险，因而不主张两药合用。⑨禁止本药与胺碘酮、阿司咪唑、苄普地尔、西沙必利、恩卡尼、氟卡尼、麦角衍生物、咪达唑仑、普罗帕酮、匹莫齐特、奎尼丁、特非那定、三唑仑等药合用，否则可产生严重甚至致命的不良反应。⑩本药可使阿普唑仑、芬太尼、安非他酮、卡马西平、苯巴比妥、氯米帕明、氯硝西泮、氯氮䓬、氯氮平、多塞平、西咪嗪、阿米替林、地昔帕明、环孢素、糖皮质激素、地西泮、地尔硫䓬、丙吡胺、屈大麻酚、艾司唑仑、乙琥胺、氟西泮、氟伏沙明、伊曲康唑、曲唑酮、利多卡因、美托洛尔、美西律、奈法唑酮、去甲替林、硝苯地平、帕罗西汀、右丙氧芬、奎宁、利培酮、舍曲林、西罗莫司、他克莫司、硫利达嗪、噻吗洛尔、曲马多、曲米帕明、文法拉辛、唑吡坦、维拉帕米等的血药浓度升高，毒性增强。合用时应谨慎并调整剂量。⑪利托那韦可增加地高辛的毒性，必须合用时应调整后者的剂量。⑫与他达那非合用时，后者的剂量不应>10mg/72 h。⑬与他汀类降血脂药合用有增加肌溶的风险。⑭避免与麻黄碱类药物合用，以免增加毒性。⑮本药减少克拉霉素的清除率，合用时后者的剂量应减半。⑯可使茚地那韦、奈非那韦、沙奎那韦血药浓度升高，合用时应谨慎。⑰与哌替啶合用可诱发癫痫。⑱与美沙酮合用，可诱发阿片戒断症状。⑲与氟西汀合用可引起心脏和神经系统的变化。⑳与大麻合用时应谨慎。㉑大蒜或圣・约翰草可降低本药的血药浓度。㉒利福平、利福喷汀可使本药失效。㉓奈韦拉平、艾法韦仑可降低洛匹那韦血药浓度，合用时应加大后者的剂量。㉔利托那韦与去羟肌苷共用，两者均可失效。㉕本药可降低香豆素类抗凝药的疗效。㉖利托那韦可降低苯妥英疗效而诱发癫痫发作。㉗利托那韦可降低拉莫三嗪血药浓度。㉘利托那韦降低奥氮平疗效。㉙利托那韦与茶碱或丙戊酸合用，可降低后二者的血药浓度，合用时应增加剂量。㉚利托那韦可使左甲状腺素失效。㉛利托那韦可降低伏立康唑疗效，禁忌合用。㉜利托那韦可降低齐多夫定的生物利用度。㉝洛匹那韦降低阿托喹酮的血药浓度，合用时增加后者的剂量。㉞利托那韦可使口服激素类避孕药失效。㉟烟草制品降低本品的血药浓度。㊱进餐或高脂肪饮食可增加本药的生物利用度。

【规格】　胶囊：每粒含洛匹那韦 133. 3mg，利托那韦 33. 3mg；口服液：

5mL（每毫升含洛匹那韦 80mg，利托那韦 20mg）。

沙奎那韦 Saquinavir（沙奎那维，甲磺酸沙奎那韦，因服雷，Fortovase，Invirase，Saquinavir Mesilate）

【药性与应用】 本药是 HIV 蛋白酶抑制药，对 HIV-1 和 HIV-2 蛋白酶具有高度选择性抑制作用，对 HIV 的急、慢性感染均有显著活性。临床与其他抗反转录病毒药物合用治疗 HIV 的感染。

本药的作用特点是对齐多夫定耐药毒株有效，耐药性产生较慢，对体内其他门冬氨酸蛋白酶无亲和力或亲和力很低，如胃蛋白酶、肾素、组蛋白酶 D 和 E。其抗病毒活性浓度仅为细胞毒性浓度的 1/1000。直接作用于病毒靶酶，不需代谢激活过程，对静止细胞也有潜在作用。

成人口服给药：①胶囊：与核苷类药物联用，600mg，3 次/d；或 1000mg，2 次/d。②软胶囊：单用，1200mg，3 次/d。与核苷类药联用，1200mg，3 次/d；或 1000mg，2 次/d。

【注意与禁忌】 对本药过敏或严重肝功能受损者禁用。慎用于中度肝功能受损、严重肾功能不全、高血糖病、A 或 B 型血友病。对 10 岁以下儿童安全性尚不明确。对妊娠影响属 B 级。哺乳妇用药期间应停止哺乳。

不良反应多属全身性的：①常见消化道症状：恶心、呕吐、腹泻、消化不良、腹部不适，也可有口干、味觉改变、吞咽困难、口炎、胰腺炎、黑便等。②精神神经系统可有感觉异常、面部麻木、头痛、惊厥、癫痫、共济失调、抑郁、自杀倾向、幻觉、精神病等。③可有血栓性脉管炎和周围血管痉挛。④发热、脱水、血糖升高或降低、电解质紊乱等。⑤呼吸道炎症、呼吸困难、鼻衄等。⑥肌肉关节痛、多发性进行性肌腱黄瘤。⑦尿闭、尿路感染、肾绞痛、肾结石。⑧硬化性胆管炎、胆结石、肝炎、门脉高压、腹水等。⑨可有急性粒细胞白血病、全血细胞减少、血小板减少、溶血性贫血等。⑩皮肤可出现多种皮疹、瘙痒、皮肤干燥、史-约综合征。⑪可有视力障碍、眼睑炎、耳痛、耳鸣、耳炎、听力障碍等。

【药物相互作用】 ①体外与齐多夫定、重组人干扰素 α-2a 和扎西他滨有协同抗病毒作用。②与西咪替丁、克拉霉素、茚地那韦、奈非那韦、酮康唑、地拉韦定、枳壳等合用，均可增加本药的血药浓度和不良反应。③与伊曲康唑合用，二者的血药浓度和不良反应均增加。与夫西地酸、伏立康唑合用，也有类似情况。④本药与利托那韦、环孢素、西罗莫司、他克莫司、芬太尼类、阿普唑仑、氨氯地平、克林霉素、氨苯砜、地尔硫䓬、非洛地平、氟桂利嗪、戈洛帕米、多种地平类、维拉帕米、奎宁等合用，均可有血药浓度升高、毒性增加的表现。⑤与伐地那非、西地那非合用可有低血压、视力改变、阴茎异常勃起等不良反应，应适当调整剂量。⑥与咪达唑仑、三唑仑合用使后二者的血药浓度升高，可发生致命的过度镇静和呼吸抑制。⑦禁止与奎尼丁合用，否则可出现致命的心律失常。⑧与胺碘酮、苄普地尔、氟卡尼、普罗帕酮、丙吡胺等抗心律失常药合用可因它们的血药浓度升高而发生严重的心律失常，不宜合用。⑨与阿夫唑嗪、多非利特、伊立曲坦合用，可引起它们的血药浓度升高，应严密监测脉搏、血压和心电图。⑩与阿司咪唑、特非那定、西沙必利、麦角衍生物、匹莫齐特等合用，可因其血药浓度升高产生致命心律失常或心脏停搏。⑪与他汀类降血脂药合用，可出现横纹肌溶解的风险。⑫与华法林等香豆素类抗凝药物合用，可出现低凝血酶原血症而发生出血。⑬与利福平、利福布汀合用可加重肝脏损害。⑭与卡马西平、地塞米松、苯妥英类、苯巴比妥、奈韦拉平合用，可使本药浓度下降，疗效降低。必要时应增加本药的剂量。⑮与艾法韦仑合用降低本药疗效。⑯大麻、大蒜、圣·约翰草均降低本药疗效。⑰利福喷汀可使本药失效，治疗肺结核应改用其他药物。⑱与食物或葡萄汁合用，可增加本药的生物利用度，但不需调整本药剂量。

【规格】 软胶囊：200mg；胶囊：200mg。

阿扎那韦[基]　Atazanavir（硫酸阿扎那韦，锐艾妥，Atazanavir Sulfate，Rayataz）

【药性与应用】 本药为杂氮肽类 HIV-1 蛋白酶抑制药，体外抗病毒活性高，生物利用度高，一日只需给药一次，长期给药也不明显升高血浆内脂质。口服吸收迅速，达峰时间 2.5h，平均 $t_{1/2}$ 8h 以下。临床与抗反转录病毒药合用治疗 HIV-1 感染。

成人常规口服给药：单用本药，初治患者推荐剂量为 400mg，1 次/d。与其他药联用：①利托那韦，既往接受治疗者，本药 300mg、利托那韦 100mg，1 次/d；②利托那韦、依非韦伦：初治患者，本药 300mg，利托那韦 100mg、依非韦伦 600mg，1 次/d；③利托那韦、富马酸替诺福韦：本药 300mg、利托那韦 100mg、富马酸替诺福韦 300mg，1 次/d。

【注意与禁忌】 对本药过敏者、重症肝功能不全者、3 个月以下婴儿禁用。中度肝功能不全、高血糖、房室传导阻滞、乙型或丙型肝炎潜伏期、A 型或 B 型血友病慎用。

接受本药联合治疗的中度或重度不良反应有：肌痛、头痛、失眠、外周神经系统症状、抑郁、恶心、呕吐、腹泻、腹痛、皮疹、巩膜黄染、发热等。实验室检查异常可有：转氨酶、胆红素、淀粉酶、脂酶、肌酸激酶、总胆固醇、甘油三酯、血糖升高；血红蛋白、中性粒细胞、血小板下降。也可出现史-约综合征和多形性红斑等。同时接受抗反转录病毒药物治疗的患者，尚可出现向心性肥胖等脂肪重新分布现象。

【药物相互作用】 ①与利托那韦合用可升高本药的血浆浓度。②可导致伊立替康毒性增强，不可联用。③伏立康唑可能升高本药血药浓度而自身血药浓度大幅下降，所以不可与阿扎那韦、利托那韦合用。④与苯二氮䓬类药物（如阿善唑仑、咪达唑仑、三唑仑、地西泮、氯硝西泮等）合用，增加过度镇静与呼吸抑制的风险。⑤本药与麦角衍生物联用可引起外周血管痉挛和急性麦角碱中毒症状。⑥本药与西沙必利、匹莫齐特联用可致心律失常。⑦本药与他汀类降血脂药联用增加横纹肌溶解风险。⑧与多种抗心律失常药联用可导致危及生命的心律失常。⑨与地尔硫䓬、维拉帕米和地平类心血管药物联用，均可增加心脏风险，必要时应进行监测和滴定法调整。⑩与华法林等抗凝药联用有增加出血的风险。⑪与三环类抗抑郁药合用可增加后者的血药浓度，出现低血压、静坐不能、拟副交感神经兴奋、过度镇静、精神错乱和心律失常。⑫与利福布汀合用增加后者的毒性，建议将其剂量减至75%。⑬可升高环孢素、西罗莫司、他克莫司等免疫抑制剂的血药浓度。⑭本药可升高克拉霉素的血药浓度，引起QT间期延长。因此，除鸟型分枝杆菌联合感染外，应选用其他药代替克拉霉素治疗。⑮与5型磷酸二酯酶抑制药（如西地那非、他达那非、伐地那非）合用可升高后者的血药浓度，出现血压升高、视觉改变和阴茎异常勃起等不良反应。⑯本药抑制帕立骨化醇代谢，升高其血药浓度，导致甲状旁腺素分泌过度抑制。合用时应调整其剂量。⑰本药可使胺碘酮血药浓度升高，引起致命心律失常。⑱本药可引起酮康唑、伊曲康唑等的血药浓度升高，合用时应慎重。⑲本药不宜单独与富马酸替诺福韦合用，以免出现肾功能异常等不良反应。⑳与依非韦伦、奈韦拉平联用，降低本药血药浓度，有使治疗失败的风险。㉑镁、铝、钙等消化道抗酸剂均可降低本药的生物利用度。必要时应间隔2h或12 h用药。㉒利福平、圣·约翰草、去羟肌苷、大麻、大蒜均降低本药的疗效，应避免联用。㉓本药与茚地那韦均与间接高胆红素相关，不推荐联用。㉔本药可降低口服避孕药的效果。㉕本药需进食时服用，以增高其生物利用度。

【规格】 胶囊：100mg，150mg，200mg。

替拉那韦 Tipranavir（替哌那韦，Aptivus）

【药性与应用】 本药是抗反转录病毒药，属非肽类HIV-1蛋白水解酶抑制剂，口服生物利用度良好，高脂饮食可提高生物利用度。在肝脏代谢，有效剂量$t_{1/2}$为4.8~6h。本药主要联合其他抗反转录病毒药用于曾经接受其他抗反转录病毒治疗的患者。

成人常规口服剂量：本药500mg，联用利托那韦200mg，2次/d。

【注意与禁忌】 有报道联用本药和利托那韦200mg可引起颅内出血，也可引起肝炎和肝功能恶化，同时感染慢性乙型肝炎病毒和丙型肝炎病毒的患者出现肝毒性风险更大。

本药含有磺胺基团，应警惕交叉过敏反应。对本药和磺胺过敏、中重度肝功能不全者应禁用。慎用于乙型肝炎、丙型肝炎、肝功能不全、高血糖症、A型和B型血友病（自发性出血风险高）、无症状或残余机会性感染及炎性反应（免疫重构综合征）诸类患者。儿童用药尚未确立。妊娠分类为C级。

本药的不良反应可有：高血糖、高血脂、支气管炎、关节痛或僵硬、疲劳、头痛、失眠、眩晕、情绪不稳定、思维不集中、肝炎（与利托那韦合用者可以危及生命）、腹痛、腹泻、恶心、呕吐、皮疹、光敏性皮炎、瘙痒、发热等。

【药物相互作用】 ①与利托那韦合用可降低后者的血药浓度而升高本药的血药浓度。②本药与利托那韦合用后再与氟康唑合用，本药血药浓度升高，毒性风险增加。③本药与利托那韦合用后再与克拉霉素合用可使克拉霉素血药浓度升高。④本药与利托那韦合用后，忌与下列药物联用：胺碘酮、苄普地尔、氟卡尼、普罗帕酮、奎尼丁、阿司咪唑、特非那定、麦角衍生物、西沙必利、匹莫齐特、咪达唑仑、三唑仑，否则可产生严重甚至致死事件。⑤本药与利托那韦联用后再与非洛地平或芬太尼合用可增加后二者中毒的风险。⑥与免疫抑制剂合用可增高后者的毒性反应，如中毒性肾炎、高血糖、高血钾、神经精神病等。⑦本药与利托那韦合用后再与利福布汀、阿伐他汀合用均增加中毒风险，可出现横纹肌溶解。⑧与铝、镁等抗酸药合用可降低本药生物利用度和疗效。⑨与大麻合用疗效降低。⑩本药与利托那韦合用后再与利福平合用可出现病毒耐药性。⑪本药与利托那韦合用后再与阿巴卡韦、齐多夫定、美沙酮合用，可致后三者的血药浓度下降。⑫本药与利托那韦合用后再与雌激素合用，可降低后者的血药浓度，并增加皮疹发生率。⑬本药与利托那韦联用再与地尔硫䓬、尼卡地平、尼索地平、维拉帕米等合用可升高或降低后者诸药的血药浓度，应予注意。⑭麦芽汁、大蒜可使本药治疗失败。

【规格】 软胶囊：250mg。

阿巴卡韦[基]　Abacavir（硫酸阿巴卡韦，硫酸阿波卡韦，阮君，赛进，Abacavir Sulfate，Ziagen）

【药性与应用】 本药系一种新的碳环2′-脱氧鸟苷核苷类药物，为核苷类反转录酶抑制药，选择性作用于HIV-1和HIV-2，包括对齐多夫定、拉米夫定、扎西他滨、去羟肌苷、奈韦拉平不敏感的HIV-1分离株。

本药与其他核苷类反转录酶抑制药有交叉耐药性。本药片剂和口服溶液达峰时间分别为1.5h和1h，平均$t_{1/2}$为1.5h。临床与其他抗逆转录病毒药联用，治疗 HIV 感染。

成人常规口服治疗 HIV 感染：300mg，2 次/d。

【注意与禁忌】 ①偶见严重过敏反应，应立即停药。由于数小时内将出现严重低血压和死亡，不可继续使用本药。②重复使用含本药制剂患者，可突然出现过敏反应。③单独使用本药或联用其他抗反转录病毒药可引起乳酸性酸中毒、严重肝肿大伴脂肪变性。

禁用于对本药过敏、中重度肝病和肾衰竭患者。慎用于肝病（尤其肥胖妇女）和遗传性果糖不耐受患者。

使用本药除上述严重过敏反应外，常可有如下不良反应：①失眠、头痛、眩晕、外周神经病变最为多见。②可有代谢/内分泌异常：胆固醇、甘油三酯升高，高密度胆固醇降低、血糖轻度升高、乳酸升高、偶发性胰腺炎等。③可有恶心、呕吐、腹泻、食欲下降甚至畏食发生。④可有呼吸道过敏、炎症、呼吸困难、哮喘发生。⑤皮肤可有多形性红斑、中毒性表皮坏死松解症、过敏等。⑥可有中心性肥胖等脂肪重新分布。

【药物相互作用】 ①与大多数抗 HIV 药物（齐多夫定、奈韦拉平、拉米夫定等）合用时有协同作用。②可增加安泼那韦的生物利用度。③与其他核苷类似物一样，与利巴韦林合用可导致乳酸性酸中毒。④是否进食不影响本药药效。⑤与美沙酮合用，不必调整后者剂量。

【规格】 片剂：300mg；口服液：4.8g/240mL。

阿巴卡韦双夫定 Compound Abacavir Sulfate，Lamivudine and Zidovudine（三协唯，Trizivir）

【药性与应用】 本药主要成分为硫酸阿巴卡韦、拉米夫定、齐多夫定，用于联合治疗人类免疫缺陷病毒（HIV）感染。

成人常规口服：1 片，2 次/d。

【注意与禁忌】 参阅有关组成成分。

【药物相互作用】 参阅有关组成成分。

【规格】 片剂：每片含阿巴卡韦 300mg，拉米夫定 150mg，齐多夫定 300mg。

达芦那韦[基] Darunavir（达如那韦，Prezista）

【药性与应用】 本药属抗反转录病毒和 HIV-1 蛋白酶抑制药，选择性抑制被感染细胞中 HIV 编码 Gag-Pol 聚蛋白的切断，阻止病毒颗粒的成熟。临床用于复治耐药 HIV-1 感染。

本药口服的生物利用度为 37%（单用）和 82%（与利托那韦联用），达峰时间2.5~4h，母体化合物终末$t_{1/2}$为15h。

成人常规口服：600mg，2次/d，联用利托那韦100mg，2次/d，进食时服用。

【注意与禁忌】 对本药过敏者禁用。慎用于高血糖、A型或B型血友病、肝功能异常、机会性感染患者。对儿童的安全性和有效性尚未确定，妊娠安全性为B级，哺乳妇用药期间不可哺乳。

已报道的不良反应有：①糖尿病复发或恶化、高胆固醇、高甘油三酯、高血糖、低血糖、淀粉酶和酯酶中度升高。②鼻炎、头痛、碱性磷酸酶升高、丙氨酸和门冬氨酸氨基转移酶升高、γ-谷氨酸转移酶和胆红素升高。③胃肠道可有中至重度腹痛、便秘、腹泻、恶心、呕吐。④可见皮疹、多形性红斑和史-约综合征。

【药物相互作用】 ①与茚地那韦、伊曲康唑、酮康唑联用可升高后三药的血浆浓度。②禁止与高度依赖CYP3A代谢药物，如阿司咪唑、西沙必利、麦角衍生物、咪达唑仑、匹莫齐特、特非那定和三唑仑等联用，否则可产生严重甚至致死性反应。③与可抑制CYP3A介导的药物胺碘酮、非洛地平、尼卡地平、硝苯地平、奎尼丁、曲唑酮、阿伐他汀、克拉霉素等联用，可升高它们的血药浓度，应注意监测不良反应。克拉霉素则应根据肾功能调整剂量。④与可抑制CYP3A介导的药物环孢素、西罗莫司、他克莫司、卡普地尔、氟替卡松联用，应注意监测。如用氟替卡松出现体重增加、血压升高、体毛增多时应改用他药代替。⑤本药可升高利多卡因血药浓度，应注意心律失常等不良反应的发生。⑥与他达那非、代地那非、西地那非联用可升高后三者的血药浓度。其中他达那非单剂量不应超过10mg/72h；伐地那非不应超过2.5mg/72h；西地那非不应超过25mg/48h。⑦与他汀类药联用有增加肌溶的风险，应注意监测肌酸激酶，如升高应停药，以免出现横纹肌溶解。⑧与依法韦仑联用可降低本药浓度而升高后者血浆浓度。⑨与利福布汀联用，本药血浆浓度降低而后者血浆浓度升高。⑩与沙奎那韦联用，可显著降低本药血浆浓度，造成失效。⑪卡马西平、苯巴比妥、苯妥英、利福平、圣·约翰草、地塞米松可降低本药血浆浓度，甚至失效。⑫与洛匹那韦联用，本药AUC降低53%，不可联用。⑬本药降低口服避孕药效果，应改用其他措施。⑭与美沙酮联用可降低其血浆浓度，出现阿片戒断现象，必要时可加大美沙酮的剂量。⑮本药可降低帕罗西汀、舍曲林血浆浓度，应观察其抗抑郁效果，并谨慎调整剂量。⑯本药可升高香豆素类抗凝药的血药浓度，注意出血变化。⑰本药必须与食物同服，以增加血峰浓度。

【规格】 片剂：300mg。

拉替拉韦[基] Raltegravir（拉替拉韦钾，瑞特格韦钾，Isentress，Raltegravir Potassium）

【药性与应用】 本药为 HIV-1 整合酶抑制药，可抑制病毒感染的传播，但对人类磷酰基转移酶抑制不明显。临床主要联合其他抗反转录病毒药用于复治 HIV-1 型感染患者。

本药口服可达血药峰浓度，表现终末 $t_{1/2}$ 约为 9h，主要从粪便和尿中排出。

成人口服常用量：400mg，2 次/d。

【注意与禁忌】 禁忌证尚不明确。孕妇慎用。16 岁以下者安全性和有效性尚未确立。妊娠安全性为 C 级。用药期间不推荐哺乳。

不良反应多见于国外报道：①有心肌梗死和横纹肌溶解症的报道。②可有中毒性肾病、肾小管坏死、慢性肾衰竭、头痛、头晕、免疫重建综合征、肝炎，碱性磷酸酶、总胆红素、门冬氨酸或丙氨酸氨基转移酶升高。③常见腹泻、恶心、呕吐、腹痛、胃炎，胰淀粉酶、脂肪酶和葡萄糖升高。④可有贫血和中性粒细胞、血红蛋白、血小板计数减少。⑤皮肤少见获得性脂肪营养障碍。⑥可有超敏反应。⑦常见发热、无力、疲劳。可有卡波济肉瘤、淋巴瘤、鳞状上皮细胞癌、肝细胞癌和肛管癌出现，但相关原因仍不明确。

【药物相互作用】 ①与利福平、利托那韦、替拉那韦联用时，本药的 C_{max}、C_{min}、AUC 均减少，应谨慎，与利福平联用应调整剂量。②高脂饮食可减慢本药吸收速率，但 HIV-1 患者可不考虑食物影响。

【规格】 片剂：400mg。

替诺福韦酯[基] Tonofovir Disoproxil Fumarate（Viread）

【药性与应用】 本药属于抗反转录病毒药和核苷酸反转录酶抑制药，与其他抗反转录病毒药联合治疗 HIV 感染。口服生物利用度 5%~40%。

口服给药成人推荐剂量：300mg，1 次/d。

【注意与禁忌】 本药可引起乳酸性酸中毒，严重肝肿大和脂肪变性，甚至死亡。本药尚未被批准用于乙肝病毒（HBV）的治疗。禁用于对本药过敏者。慎用于 HIV 合并 HBV 感染、女性或肥胖者（乳酸性酸中毒、肝肿大风险大）、骨密度降低诸症、机会性感染（可诱发免疫重建综合征）、肝炎征兆、肾功能不全诸类患者。对儿童的安全性和有效性尚未确立。妊娠安全性为 B 级。

国外有关不良反应的报道有：躯体脂肪再分配（中心性肥胖）、呼吸困难、骨质疏松、肾炎、肾功能不全、范科尼综合征、蛋白尿、肌酐升高、头痛、抑郁、失眠、外周神经病、乙肝严重急性恶化、恶心、呕吐、腹胀、食欲下降、中性粒细胞减少等。

【药物相互作用】 ①与西多福韦、阿德福韦酯、阿昔洛韦、更昔洛韦、伐昔洛韦、伐更昔洛韦联用，可致上述药物与本药血药浓度升高。②与罗匹那韦、利托那韦联用可增加本药的生物利用度。③与阿扎那韦联用可降低其浓度而升高本药的浓度。④与去羟肌苷联用，可增加其生物利用度，增加中毒的风险。⑤不推荐本药与恩曲他滨、拉米夫定、阿巴卡韦联用。

【规格】 片剂：245mg，300mg。

马拉韦罗　Maraviroe（阿拉维若，Celsentri，Selzentry）

【药性与应用】 本药选择性与细胞膜上的趋化因子受体蛋白 CCRS 结合，阻止 CCRS-tropic HIV-1 进入细胞内。联合其他抗反转录病毒药物治疗经检测仅有 CCRS-tropic HIV-1 感染的成人组患者。这些患者有病毒复制的证据且 HIV-1 毒株对多种抗反转录病毒药耐药。

马拉韦罗国外成人口服给药方法参考

联合药物	剂量
CYP3A 强效抑制药（合用或不合用 CYP3A 诱导物）包括：蛋白酶抑制药（替拉那韦、利托那韦除外）、地拉韦定、酮康唑、伊曲康唑、克拉霉素、萘法唑酮、秦利霉素	2 次/d，每次 150mg
其他联合药物包括：替拉那韦、利托那韦、奈韦拉平、恩夫韦肽、所有核苷类抗反转录病毒药	2 次/d，每次 300mg
CYP3A 诱导药（不合用 CYP3A 抑制药）包括：依非韦伦、利福平、卡马西平、苯巴比妥、苯妥英	2 次/d，每次 600mg

【注意与禁忌】 有报道本药有肝毒性，在发病前可出现全身过敏反应。对本药过敏、双重混合向性 HVI-1 感染或 CXCR4 向性 HIV-1 感染患者不推荐使用本药。慎用于有肝功能障碍、肾功能损害、乙型或丙型肝炎复合感染、心血管疾病或病史（包括直立性低血压）者。16 岁以下儿童不应使用本药。妊娠安全性为 B 级。哺乳妇应停止哺乳。

国外已报道的不良反应有：①心血管系统：直立性低血压、高血压、不稳定型心绞痛、急性心衰、心肌缺血、心肌梗死、QT 间期延长、水肿等。②呼吸系统：上呼吸道感染、气管炎、肺炎、鼻窦炎等。③肌痛、肌炎、骨坏死、横纹肌溶解、血肌酸磷酸激酶升高。④神经系统可见眩晕、睡眠障碍、感觉异常、周围神经炎，少见脑血管意外、病毒性脑炎、意识混乱、抑郁等。⑤本品具有肝毒性，可见转氨酶、胆红素升高，少见肝硬化、肝衰竭、胆汁淤积性黄痘。⑥消化道可有淀粉酶、脂肪酶升高，食欲异常、口炎、溃疡、腹痛、便秘、疱疹性直肠炎，少见梭状芽孢菌结肠炎。⑦各种皮疹、毛囊炎、皮肤良性肿瘤、顶浆腺分泌或外分泌腺疾病、脂肪营养障碍等。⑧其他可有泌尿异常、尖锐湿疣、免疫重建综合征、眼疱疹、全身过敏反应、发热、类流感、癌症、休克、鲍温病等。

【药物相互作用】 ①酮康唑、利托那韦、阿扎那韦、沙奎那韦、洛匹那韦、阿扎那韦均可增加本药的血药浓度。而利福平、依法韦仑、奈韦拉平可降低本药的血药浓度，应予注意。②圣·约翰草可降低本药血药浓度。③高脂早餐可使本药血药浓度下降30%，故不推荐本药与食物同服。

【规格】 片剂：150mg，300mg。

膦甲酸钠 Foscarnet Sodium（Foscavir，Phosphonoformate Trisodium，Phosphonoformate Acid，PFA）

【药性与应用】 合成抗病毒药，在体外有抑制疱疹病毒DNA聚合酶的作用，包括巨细胞病毒（CMV）、单纯疱疹病毒HSV-1和HSV-2、人疱疹病毒HAV-6、EB病毒、水痘-带状疱疹病毒和HIV，现在主要用于艾滋病的治疗。本品主要作用于核酸聚合酶的焦磷酸结合部位，故对阿昔洛韦等耐药毒株仍有抑制作用。本品口服吸收差，不易透过血-脑脊液屏障，药物主要浓集于骨，其次为肾、肺和心肌。在体内不代谢，主要由尿排出。临床主要用于治疗艾滋病或肾、骨髓移植者合并CMV视网膜炎、肺炎、皮肤疱疹，或上述病毒对阿昔洛韦、甘昔洛韦产生耐药而治疗无效者。亦有人用于治疗暴发性乙型、丁型肝炎及合并丙型肝炎者，前景比较乐观。如艾滋病病人患有CMV视网膜炎而不能全身用药时，可眼内注射本品。

静脉用药成人剂量为40mg/kg，3次/d，或60mg/kg，2次/d，长程治疗。CMV视网膜炎：2400μg直接眼内注射，1～2次/周；连续10周左右为1个疗程。

【注意与禁忌】 主要不良反应为肾功能损害。由于本品与金属离子螯合，可引起电解质紊乱，如低磷、低钾、低镁，尤其是低钙血症，可导致感觉异常、抽搐、癫痫，10%～15%的病人发生胃肠不适，偶可引起龟头或外阴溃疡。肾功能不全者应调整剂量。严重代谢紊乱者慎用。

其他不良反应尚有：①贫血、骨髓抑制、粒细胞减少、血小板减少、血红蛋白下降等。②高血压、低血压、室性心律失常、心电图异常。③精神神经系统可出现畏食、焦虑、抑郁、幻觉、精神错乱、神经质、头痛、眩晕、感觉异常、共济失调、不自主性肌肉收缩、惊厥、癫痫发作、抽搐等。④乳酸脱氢酶、碱性磷酸酶、丙氨酸和门冬氨酸氨基转移酶升高。⑤咳嗽、呼吸困难、肌无力、皮疹、寒战、发热、下肢水肿、注射部位静脉炎以及胰腺炎的个案报道。

【药物相互作用】 ①避免合用肾毒性药物，如喷他脒、氨基糖苷类和两性霉素 B 等。②与利托那韦、沙奎那韦合用，可加重肾损害。③与齐多夫定合用，可加重贫血，但未发现骨髓抑制的表现。④与喷他咪（静脉）合用可增加贫血的危险，还可引起低血钙、低血镁和肾毒性。

【规格】 注射液：2.4g/100mL，3g/250mL，6g/250mL，6g/400mL，12g/500mL；注射剂：640mg；乳膏：150mg/5g，300mg/10g；滴眼液：150mg/5mL。

阿德福韦[典] Adefovir（Hepsera）

【药性与应用】 本药为嘌呤类衍生物，是一类新型无环核苷酸抗病毒药。其作用机制为与三磷酸脱氧腺苷竞争，终止病毒 DNA 链延长，从而抑制 HIV 和乙肝病毒的反转录酶、单纯疱疹病毒和巨细胞病毒的 DNA 聚合酶。临床用于治疗乙型肝炎病毒感染。成人常规用量：口服，10mg，1 次/d。

【注意与禁忌】 禁用于对本药过敏者。慎用于肾功能不全和先天性肉毒碱缺乏症。对儿童的安全性和有效性尚未确定。妊娠安全性属 C 级。哺乳妇应暂停哺乳。

常见的不良反应有：疲乏、头晕、失眠、鼻咽炎、自然流产（个案）、肝区疼痛，丙氨酸氨基转移酶、碱性磷酸酶、肌酸磷酸激酶升高；也有停药后肝炎加重、乳酸性酸中毒、肝脂肪变性的少数病案报道。可有腹痛、腹泻、恶心、中性粒细胞和白细胞减少以及皮疹、脱发等表现。

【药物相互作用】 与其他可影响肾功能的药物如环孢素、他克莫司、氨基糖苷类、万古霉素、非甾体抗炎药等合用可引起肾功能损害。

【规格】 片剂：10mg。

磷酸奥司他韦[典] Oseltamivir Phosphate（奥塞他米韦，奥司他韦，奥他米韦，达菲，磷酸奥他米韦，Oseltamiver，Tamiflu）

【药性与应用】 本药活性代谢产物羧基奥司他韦是一种选择性流感病毒神经氨酸酶抑制剂，抑制病毒从被感染细胞中释放，从而减少甲型或乙型流感病毒的播散。对甲型流感较为有效，对乙型流感的证据不足。

临床用于治疗成人和 1 岁以上儿童的甲型和乙型流感；用于预防成人或 13 岁以上青少年的甲型或乙型流感。

本药口服后迅速吸收，2~3 h 达到血药峰浓度，生物利用度较高。大部分经肝脏及肠壁酯酶转化为活性产物羧基奥司他韦，进入气管、肺泡、鼻黏膜、中耳等部发挥作用。主要经尿排出，少部分从粪便排出。$t_{1/2}$为6~10 h。

口服：①预防，75mg，1次/d。与感染者密切接触后，预防用药时间不少于7d，流感流行期间则应为6周。②治疗，推荐剂量为75mg，2次/d，连用5d。

【注意与禁忌】 禁用于对本药过敏、肌酐清除率<10mL/min者。慎用于对扎那米韦等神经氨酸酶抑制药过敏、慢性心脏和呼吸道疾病、肾功能不全、免疫抑制或健康状况差的病人。儿童也应慎用，因用药后有自我伤害和谵妄的报道。妊娠安全性为C级。哺乳妇应权衡利弊后使用。

已报道的不良反应有：咽痛、鼻塞、咳嗽、喉部水肿、支气管炎、支气管痉挛、鼻窦炎、肺炎、哮喘、头昏、头痛、失眠、乏力、眩晕、儿童行为异常、抽搐、脑炎，甚至死亡。但是否均与本药相关，尚无足够证据。有肝酶升高、消化功能紊乱、鼻衄、嗜酸性粒细胞增多、中性粒细胞减少、皮炎、大疱疹、面部水肿、严重皮肤变态反应、中耳炎、结膜炎、血管神经性水肿等报道。

【药物相互作用】 ①与丙磺舒合用，可使羧基奥司他韦的浓度升高2倍，但因本药的安全范围大，不必调整剂量。②本药对流感活菌苗的作用尚无评估报道。③进食对本药无明显影响。

【规格】 胶囊：30mg，45mg，75mg；口服混悬液：25mg，30mg。

扎那米韦 Zanamivir（利仑扎，Relenza）

【药性与应用】 本药为选择性A型及B型流感病毒神经氨酸酶抑制药，通过抑制病毒对细胞表面糖复合物唾液酸的裂解，阻止新合成病毒从感染细胞表面释放。同时本药也可抑制呼吸道黏膜下层病毒的播散。

本药主要对人A、B型流感病毒有效，对其他病毒感染无作用。

本药经口腔或鼻腔给药，多在72 h内起效。1~2h达血药峰浓度，母体化合物$t_{1/2}$为1.6~5.1h。

吸入法给药：宜在出现症状48 h内开始治疗，10mg，2次/d，疗程5d。必要时首次剂量加倍（增加剂量应间隔2h使用）。

【注意与禁忌】 对本药过敏者禁用。慎用于哮喘、慢性阻塞性肺病等呼吸道疾病。7岁以下儿童用药的安全性尚未确定。妊娠安全性为C级。对哺乳的影响尚不确定，以谨慎为好。

消化道的不良反应有腹泻、恶心、呕吐、肝酶升高等。

【药物相互作用】 ①有研究认为吸入本药后对接种流感灭活疫苗有一定影响，但与安慰剂比较无明显差别。②本药与其他吸入性药物合用安全性尚未确定。

【规格】 泡囊：5mg。

恩替卡韦 Entecavir（博路定）

【药性与应用】 本药为嘌呤类核苷类似物，在体内经磷酸化后转化为具有活性的三磷酸盐形式，可抑制乙肝病毒（HBV）多聚酶，从而抑制 HBV 的复制。临床用于治疗病毒复制活跃、血清丙氨酸氨基转移酶持续升高或有肝组织活动性病变的慢性成人乙型肝炎。

口服达峰时间为 0.5~1.5h，食物减少本药的吸收，$t_{1/2}$为 128~149h。

口服给药，成人常规剂量 0.5mg，1 次/d，餐前或餐后至少 2h 空腹服用。拉米夫定治疗时发生病毒血症或出现耐药突变者，改为 1mg，1 次/d。

【注意与禁忌】 ①核苷类似物可引起乳酸性酸中毒、严重肝肿大伴脂肪变性，甚至死亡。②停药后可出现病情加重，应随访数日，必要时进行复治。③不推荐用于治疗 HIV 和 HBV 合并感染者。禁用于对本药过敏者。慎用于肝移植、脂肪性肝肿大、肾功能不全、乳酸性酸中毒者。对 16 岁以下患儿的用药安全性尚未建立。妊娠安全性为 C 级。不推荐哺乳妇使用本药。

本药可有如下的不良反应：①头痛、头昏、失眠、高血糖、脂肪酶及淀粉酶升高、乳酸性酸中毒、血红蛋白和血小板下降。②腹痛、恶心、呕吐、腹泻、转氨酶升高、重度脂肪性肝肿大、肌痛、肌无力、肌萎缩。③常见风疹，多为轻度到中度。④其他可有疲劳和周围神经损伤的个案报道。

【规格】 片剂：0.5mg。

帕利佐单抗 Palivizumb（Synagis）

【药性与应用】 本药为呼吸道合胞病毒融合蛋白的人单克隆抗体，对 A 亚型和 B 亚型等呼吸道合胞病毒临床分离株具有活性。体外实验证明其作用比呼吸道合胞病毒多克隆免疫球蛋白高约 100 倍。

肌内注射本药 48h 达到稳态血药浓度，其谷浓度随给药次数增多升高，$t_{1/2}$约为 13~27d。

临床用于预防儿童呼吸道合胞病毒感染引起的严重的呼吸道疾病。但不适用于感染后的治疗。

儿童常规肌内注射：①预防感染：通常在 11 月初流行季节开始前肌注 15mg/kg，1 次/d，最多 5 次；②施行心肺分离术患儿，术后补充给药，以维持有效血药浓度。

【注意与禁忌】 禁用于对本药严重过敏者，慎用于轻度过敏者。定期使用本药于高危儿童（慢性肺、心疾病与早产儿），以降低其感染住院率。

不良反应可有上呼吸道感染症状、转氨酶升高、腹泻、呕吐、皮疹、发热等，均较轻微。

【规格】 注射剂：50mg，100mg。

金刚烷胺[典][基] Amantadine（金刚胺，Symmetrel）

【药性与应用】 只能抑制病毒进入人体细胞，而无杀灭病毒的作用。对A2型流感病毒有效。吸收进入脑组织后，可促进脑组织释放多巴胺或延缓多巴胺的分解，起到抗震颤麻痹的作用。对炎性高热有退热作用，与抗生素合用效果则更好。口服可从胃肠道迅速吸收，t_{max}为1~4h。药物大部分从肾以原形排出，也有部分从乳汁中排出。$t_{1/2}$约20h。临床主要用于亚洲Ⅱ型流感的治疗；也用于震颤麻痹的治疗和炎性高热的退热，如败血症、病毒性肝炎等。

口服：治疗流感，成人，100mg，2次/d，3~5d为1个疗程；小儿（1~9岁），4~8mg/（kg·d），分次口服，最高剂量可达150mg/d。治疗震颤麻痹，开始100mg/d，可逐渐增至100mg，2次/d。

【注意与禁忌】 可有注意力不集中、眩晕、精神错乱、共济失调、抑郁、体位性低血压、尿潴留、恶心、呕吐、纳差、口干、皮疹等，停药后可消失。较严重的不良反应为充血性心力衰竭、诱导性精神病。剂量超过常用量的4倍，可引起抽搐、痉挛。孕妇、哺乳妇、癫痫、消化性溃疡者禁用。心脑血管和肝、肾疾病者均应慎用。用药期间不可驾驶和操纵机器。不可突然停药，否则出现戒断现象。可增强抗胆碱药物的作用，合用苯海索、邻甲苯海拉明、阿托品时，应减量。

【药物相互作用】 ①与其他抗震颤麻痹药、抗组胺药、吩噻嗪类药或三环类抗抑郁药合用，可增强抗胆碱作用，特别是有精神紊乱、幻觉、噩梦患者更为明显。合用时应调整剂量。②与氨苯蝶啶合用，不良反应增加。③与中枢兴奋药合用，严重者可引起心律失常、惊厥等反应。④与颠茄制剂合用，可产生过度抗胆碱作用。⑤与复方磺胺甲噁唑合用，可增加神经系统毒性，出现失眠和精神紊乱。⑥与溴哌利多合用降低本药疗效。⑦与卡法根合用可能降低本药疗效。⑧佐替平对本药有拮抗性。⑨不可与乙醇合用，易出现头晕、晕厥、精神紊乱与循环障碍。

【规格】 胶囊（片剂）：100mg；糖浆：10mg/1mL，300mg/60mL；颗粒：60mg/6g，240mg/12g。

金刚乙胺[典] Rimantadine（金迪钠，津彤，立安，太之奥，盐酸金刚乙胺，Flumadine，Meradan，Rimantadine Hydrochloride）

【药性与应用】 本药为合成抗病毒药，对A型流感病毒有活性，作用机制尚不清楚，但不影响灭活A型流感病毒疫苗的免疫原性。

本药口服生物利用度高，2~6h 后达血药峰浓度，进食对生物利用度无影响，大部分经肝代谢，经肾随尿液排出，在血浆中有潜在积累，血液透析不能有效清除。

本药适用于治疗和预防成人 A 型（包括 H_1N_1、H_2N_2、H_3N_2）流感病毒感染；也适用于预防儿童 A 型流感病毒感染。

成人口服给药常规剂量：预防，100mg，2 次/d；治疗，100mg，2 次/d，从开始出现症状后连续治疗 7d。

儿童：预防，10 岁以下儿童，5mg/kg，1 次/d，总量不超过 150mg；10 岁以上儿童用量同成人。

【注意与禁忌】 禁用于对本药及金刚烷类药物过敏者。慎用于有癫痫或肝、肾病史患者。对 1 岁以下儿童的有效性和安全性不明确。妊娠安全性为 C 级。对哺乳妇用药应权衡利弊。

本药的不良反应主要表现在消化系统和神经系统：①恶心、呕吐、厌食、口干、腹痛、腹泻、味觉异常、嗅觉倒错。②失眠、头晕、头痛、神经过敏、疲劳、注意力下降、运动失调、嗜睡、急躁、抑郁、步态反常、震颤、幻觉、意识模糊、惊厥等。③其他尚可有心悸、高血压、下肢水肿、心衰、呼吸困难、非产后泌乳、皮疹、耳鸣等。

【药物相互作用】 ①与西咪替丁合用可使本药清除率下降 18%。②与对乙酰氨基酚合用可使本药峰浓度和 AUC 下降 11%。③合用阿司匹林可使峰浓度和 AUC 下降 10%。

【规格】 片剂：0.1g；口服液：100mL/1g；糖浆：0.5g/50mL，1g/100mL。

替比夫定　Telbivudine（素比伏，汰比夫定，Sebivo，Tyzeka）

【药性与应用】 本药是一种合成胸腺嘧啶核苷类似物，具有抑制乙型肝炎 DNA 聚合酶的活性。但不抑制人体细胞 DNA 聚合酶 α、β、γ，在 HepG2 细胞中也没有明显线粒体毒性。

本药达峰时间 1~4h，主要通过被动扩散经肾排出，终末消除 $t_{1/2}$ 为 40~49h。

本药临床主要应用于有病毒复制证据，以及血清转氨酶持续升高，或者有肝组织活动性病变的慢性乙型肝炎成人患者。

成人常规口服给药剂量：600mg，1 次/d。

【注意与禁忌】 核苷类似物可致乳酸性酸中毒、严重肝肿大伴脂肪变性和死亡；停药后易复发，应严密随访半年以上，必要时进行复查。禁用于对本药过敏者；慎用于有肌痛倾向患者。对 16 岁以下儿童不推荐使用本药。妊娠安全性为 B 级。用药期间停止哺乳。

国外报道可有如下不良反应：①血淀粉酶和脂肪酶升高、腹痛、恶心、转氨酶升高、血清肌酸激酶升高等。如出现肌痛，应停止用药。②常见头晕、头痛、皮疹和上呼吸道感染症状和疲劳不适感。

【药物相互作用】 ①本药与可导致肌痛的相关药物，如皮质激素、氯喹、羟氯喹、某些 HMG-COA 还原酶抑制剂、苯氧酸类衍生物、青霉素、齐多夫定、环孢素、红霉素、烟酸、吡咯类抗真菌药物等合用，有可能加重肌病发生风险。②与拉米夫定合用，可有中性粒细胞下降。③与干扰素合用，可出现周围神经症状。

【规格】 片剂：600mg。

酞丁安[典] Ftibamzone（增光素，Phthiobuzone）

【药性与应用】 国内首创的抗病毒药，对单纯疱疹和带状疱疹病毒感染治愈率为 70%；对人乳头瘤病毒引起的尖锐湿疣，疗效也相当好；对其他病毒性皮肤感染也有效。0.5~1μg/mL 浓度溶液用于治疗眼部病毒感染，其疗效较金霉素强 10 倍，用于沙眼衣原体所致的各型沙眼及疱疹性角膜炎等。亦可用于治疗扁平疣。

滴眼：0.1%滴眼液点眼，3~6 次/d。外用：外搽患部，每日数次。不良反应少，较安全。

【注意与禁忌】 禁用于过敏者与孕妇。慎用于育龄妇女。一般不用于婴幼儿。哺乳妇不宜使用。

【规格】 滴眼液：0.1%；眼膏：0.1%；搽剂：25mg/5mL；软膏：3%（300mg/10g）；乳膏：10mg/10g，300mg/10g。

聚肌苷酸-聚胞苷酸 Polyinosinic Acid-Polycytidylic Acid（聚肌胞苷酸，聚肌胞，Poly I：C）

【药性与应用】 合成双链 RNA，有诱导干扰素产生的能力，有广谱抗病毒、抗肿瘤与免疫增强作用。还可特异性地与病毒聚合酶结合，抑制病毒的复制。用于慢性乙型肝炎、肾病综合征、流行性出血热、流行性乙型脑炎、病毒性角膜炎、带状疱疹、各类皮肤疣及病毒性呼吸道感染。口服吸收不良。

肌内注射：2~4mg，1 次/2d。静脉注射：100mg，2 次/周。1 个疗程数日至数月。此外，尚用于滴眼、滴鼻及喷雾用。

【注意与禁忌】 可有发热、轻微不适和注射部位疼痛，以及皮疹、过敏等。过敏者忌用。

【规格】 注射液：1mg/2mL，2mg/2mL（注射液中含 1.5 mmol 磷酸盐，0.4mmol 氯化钙，100 万单位卡那霉素，以增加药物对热的稳定性和降低药物在体内的降解）。

吗啉胍 Moroxydine（病毒灵，吗啉双胍，吗啉咪胍，Abitilguanidine，Vironil，ABOB）

【药性与应用】 广谱抗病毒药，对流感病毒、副流感病毒、腺病毒、疱疹病毒、脊髓灰质炎病毒、水痘-带状疱疹病毒都有抑制作用。临床用于流行性感冒、流行性腮腺炎、水痘、疱疹性口炎、带状疱疹、结膜炎、角膜炎、小儿秋季腹泻等疾病的治疗。口服吸收良好。

口服：成人，0.1~0.2g，3次/d；儿童，10mg/（kg·d），分3次给药。滴眼：1~2h 1次。

【注意与禁忌】 不良反应较轻。大剂量使用可引起纳差、出汗、口干、低血糖等反应。与氯苯那敏、维生素C合用，可增加疗效，减少不良反应。本品现在临床已较少应用，疗效不肯定。

羟苄唑 Hydrobenzole

【药性与应用】 抑制病毒感染细胞的RNA聚合酶，为局部用药，用于流行性出血性结膜炎。滴眼：1~2次/h。

要置于阴凉处，防止阳光直射导致变质。

【规格】 滴眼液：0.1%。

抑感灵 Famotine（UK-2054）

【药性与应用】 可能抑制某些病毒颗粒表面的神经氨酸酶，阻止病毒释放。对甲型流感病毒、乙型流感病毒、副流感病毒、鼻病毒、风疹病毒有抑制作用。主要用于流感的防治。

口服：0.5g，3次/d，连服5~7d。滴鼻：0.5%~1.5%溶液，1次/2h，连用5d。

【规格】 片剂：0.5g；滴鼻剂：0.5%~1.5%。

丙苯硫脲 Cutizon（枯茗醛缩氨基硫脲，Kutizone，Kuthison）

【药性与应用】 抑制流感病毒，用于流感发病初期。

口服：5mg，2~3次/d。

【注意与禁忌】 肝病病人慎用。

【规格】 片剂：5mg。

甲吲噻腙 Methisazone（甲红硫脲，Metisazone）

【药性与应用】 抑制病毒复制后期蛋白质外壳的合成，使之不能形成病毒个体。肠道吸收不规则。在体内代谢后或以原形从尿中排出。用于预防天花和乳白痘；也用于接种牛痘后的并发症，如牛痘湿疹、牛痘坏疽或牛痘后的严重反应。因天花绝迹，已不接种牛痘，临床重要性已经降低，仅用于乳白痘的防治。

口服：成人3g，1次/12h；小儿剂量减半；幼儿再减半。对胃肠有刺激，应饭后服用。

【注意与禁忌】 常见有恶心、呕吐、厌食、腹泻、皮疹等。大剂量可引起脱发、黄疸。肝、肾功能不良者和孕妇禁用。服药期间禁酒。

【规格】 混悬剂：20%。

第五章 抗寄生虫药

第一部分 抗疟药

疟疾是疟原虫引起的一组传染病，临床上以有规律的间歇性寒战、高热、大汗和脾大、贫血等症状与体征为特点。恶性疟尚有侵犯内脏引起凶险发作的倾向。

疟原虫有 4 种，即间日疟原虫、卵形疟原虫、三日疟原虫和恶性疟原虫。间日疟和卵形疟以 48h 为发作周期；三日疟为 72h；恶性疟则很不规则，为 36~48h。

疟原虫的生活史可分为主要在雌按蚊体内、小部分在人体内进行的有性生殖和在人体内进行的无性生殖。

(一) 疟原虫在人体内的发育

疟原虫在人体内的发育可分为肝细胞内发育和红细胞内发育两个阶段。

1. 肝细胞内发育 又称红细胞外期。按蚊体内的子孢子在雌按蚊叮咬人体时随其唾液注入人体，30min 内侵入肝细胞进行裂体增殖，逐渐发育成为无色素的裂殖体，1 周左右裂殖体发育成熟，随肝细胞破裂，释放出大量裂殖子，部分被吞噬细胞杀灭，部分侵入红细胞，进入红细胞内期的发育繁殖。子孢子在遗传学上分速发和迟发两种类型，上述为速发型子孢子的发育模式；迟发型者进入肝细胞内不发育，故又称为休眠子，经过一定时期的静止期，然后被激活，再发育成为成熟的裂殖体，经历速发型的过程。

2. 红细胞内的发育 分为裂体增殖和配子体形成两种过程。

（1）裂体增殖：肝细胞破裂释放出的大量裂殖子侵入红细胞，经历环状体（小滋养体）、大滋养体逐步发育，经过核分裂形成许多裂殖子称为成熟裂殖体。待被感染的红细胞破裂后，释放出的大量裂殖子除被吞噬细胞杀灭的部分外，其余再侵入其他红细胞，重演上述过程，即称为无性生殖。

（2）配子体形成：疟原虫在红细胞内约经 5 代裂体增殖后，一部分裂殖子在红细胞内逐渐增大而不分裂，发育成为雌、雄配子体，为疟原虫有性生殖的开始。

（二）疟原虫在蚊体内的发育

雌按蚊吮吸疟疾病人的血后，配子体在其胃内继续发育成为雌、雄配子体。雄配子经鞭毛运动进入雌配子，受精结合后成为合子。合子发育成为能动的合子，称为动合子。动合子钻入蚊胃壁外层发育成囊合子。囊合子自胃壁突出蚊体腔内，虫体在其中分裂增殖，发育成熟，产生数百至上千万个镰刀状子孢子。囊合子破裂后，子孢子散入蚊体腔，最后集中于唾液腺。此时雌按蚊叮咬人时即传染疟疾。从配子体进入蚊胃到子孢子发育成熟，随气温变化不同，约需 10d 到 3 周的时间。24~26℃为其发育的最适温度。

注意：所谓继发性红细胞外期学说，已在 1975 年被 WHO 正式否定。

第一节　主要用于控制症状的抗疟药

氯喹[典][基]　**Chloroquine（氯化喹啉）**

【药性与应用】　主要对疟原虫的红细胞内期起作用，即插入疟原虫的 DNA 双螺旋中，抑制疟原虫核酸的复制，对红细胞内期裂殖体有强大杀灭作用，控制各型疟疾的临床症状。但对疟原虫子孢子及组织型疟原虫无作用，故不能阻止疟疾的传播、复发，也不能用于病因性预防。恶性疟不存在红细胞外期，又对氯喹无耐药性，故可根治。此外，尚可用于肝阿米巴原虫、华支睾吸虫、肺吸虫、绦虫和某些结缔组织病的治疗。

口服经胃肠道吸收，血浆蛋白结合率为55%。在肝、肾、肺、脾中有较高浓度。临床常作为控制疟疾症状的首选药；也用于肝阿米巴脓肿和类风湿性关节炎、红斑狼疮等结缔组织病的治疗，但已退居很次要地位。至于对肺吸虫、华支睾吸虫、绦虫的治疗，因已有更好药物代替，现已被淘汰。

口服：治疗疟疾，成人，先服 1g，8h 后再服 0.5g，第 2、第 3 日各服 0.5g；小儿，先服 16mg/kg，8h 后再服 8mg/kg，第 2、第 3 日各服 8mg/kg。疟疾的症状预防，流行区成人，0.5g/周，离开流行区继续服 4~8 周；儿童，8mg/（kg·周）。抗阿米巴肝脓肿，成人，0.5g/次，2 次/d；2d 后，1 次/d。1 个疗程为 2~3 周，小儿，6mg/kg，2 次/d；2d 后，1 次/d。

【注意与禁忌】　抗疟剂量不良反应较少，偶有头痛、胃肠道反应、瘙痒等症状。长期使用可引起角膜色素沉着及混浊，及早停药可以恢复，视网膜损害则较难恢复。还可引起剥脱性皮炎、白细胞减少、心动过缓，甚至心律失常导致死亡。孕妇禁用，否则可引起胎儿耳聋、脑积水和肢体畸形。肝、肾功能不良及心脏病者慎用。服药期间忌酒。

【药物相互作用】　与伯氨喹合用可引起严重心血管反应，改为序贯治疗，疗效不减，不良反应降低。与氯丙嗪等肝毒性药物合用可加重肝负荷。与保泰松合用易引起过敏性皮炎。与氯化铵合用则降低血药浓度，影响疗效。

【规格】　片剂（磷酸盐）：0.075g，0.25g；注射液：125mg（盐基80mg）/2mL，250mg（盐基155mg）/2mL。

复方磷酸氯喹片（复方止疟片）：每片含磷酸氯喹110mg（盐基66mg）、磷酸伯氨喹8.8mg（盐基5mg）。1次/d，6片/次，3d为1个疗程。

羟氯喹　Hydroxychloroquine（羟氯喹啉，Plaquenil，Ercoquin，Quensyl）

【药性与应用】　本药的化学结构与氯喹相似，抗疟作用也相同，但毒性仅为氯喹的一半。本药也有抗炎、免疫调节及光滤作用，并有抗凝作用，为氯喹的较优良代替物。本药主要经肾缓慢排出，$t_{1/2}$为32~40d。

临床用于疟疾的预防与治疗，也用于红斑狼疮（盘状和系统）和类风湿性关节炎的治疗。

成人口服常规治疗剂量：①预防疟疾：进入疟疾流行区前2周开始服用，400mg，1次/周，直至离开流行区8周后。如果不能在进入流行区前2周开始服用，初始剂量应加倍（800mg），分2次服用，间隔6h。②治疗疟疾：首次800mg，6~8h后服400mg，以后400mg/d，连用2d。或首次10mg/kg，2h后服5mg/kg，间隔18h后服5mg/kg，间隔24h后第4次服5mg/kg。③系统性红斑狼疮：首次400mg，1~2次/d，连用数周至数月不等，直至病情缓解，维持量为200~400mg/d。④类风湿性关节炎：初始剂量400~600mg/d，连用4~12周；维持量为200~400mg/d。如用药6个月无效应停药。

【注意与禁忌】　禁忌证：对4-氨基喹啉类药物过敏或治疗后出现视网膜或视野改变者、肝病患者、孕妇、哺乳妇、新生儿。

慎用于肾功能不全、血卟啉病、血液病、代谢性酸中毒、葡萄糖-6-磷酸脱氢酶缺陷、慢性酒精中毒、银屑病者及儿童。

不良反应可有：①神经过敏、情绪改变、梦魇、头痛、眩晕、耳鸣、耳聋、眼球震颤、惊厥、共济失调等。②肌无力、眼外肌麻痹、腱反射减退或消失。③可出现白发、脱发、瘙痒、皮肤及黏膜色素沉着及多种皮疹。④血细胞减少、再生障碍性贫血，以及体重减轻、疲劳、血卟啉病恶化、非光敏性银屑病等。有报道尚可引起心肌病。

【药物相互作用】　①与西咪替丁合用可增加本药的血药浓度。②与地高辛、美托洛尔合用均可增加后二者的血药浓度。③与金硫葡糖合用可诱导血液恶病质。④消化道抗酸药影响本药的吸收。

【规格】　片剂：100mg，200mg。

硝喹　Nitroquine（CI-697）

【药性与应用】 喹唑啉衍生物，对疟原虫的红细胞内、外期均有作用，并能阻断蚊体内孢子增殖，具有控制症状、防止传播和根治良性疟的作用。对抗氯喹恶性疟株也有效。对鼠疟、鸡疟、猴疟也有较好作用，对切断传染源很有益。口服后70%~90%从肠道吸收，10%~30%从粪便中排出，1%~2%以原形从尿中排出。药物的分布浓度依次为血浆、肺、肝、肾、血细胞、心脏，子宫仅含微量。达峰时间为4h。$t_{1/2}$为27h。氨苯砜对本品有明显的增效作用，二者合用可阻断孢子增殖，防止疟疾传播。对恶性疟的疗效与氯喹相当；对间日疟显效较氯喹慢，根治效果相同，但不良反应较轻。临床主要用于恶性疟、间日疟及耐药病人的治疗和预防。

口服：治疗间日疟，0.5~1mg/（kg·d），顿服，7d为1个疗程。治疗恶性疟，0.3~0.5mg/（kg·d），1次/d，3d为1个疗程。预防间日及恶性疟，25mg，1次/15d。

【注意与禁忌】 不良反应较少。肝、肾功能不全者慎用。肾上腺皮质功能不全者禁用。预防效果大致与乙胺嘧啶相似。

【规格】 片剂（醋酸盐）：25mg。

复方硝喹片：每片含硝喹和氨苯砜各12.5mg。治疗疟疾：4片，顿服，1次/d；预防疟疾：4片，顿服，10~15d 1次，可连服6个月。其不良反应较轻。可治疗对氯喹有抗药性的病例，其根治效果与氯喹8d疗法相当，预防效果类似乙胺嘧啶。其他参阅硝喹及氨苯砜。

哌喹[典]　Piperaquine（磷酸哌喹，抗矽-14，13228R. P.）

【药性与应用】 抗疟作用与氯喹类似。口服吸收后储存于肝脏，缓慢释放于血中，作用缓慢而持久，主要用于临床症状的抑制性预防，也可用于治疗，特别是对氯喹有耐药性的疟疾。尚有延缓硅肺进展的作用。

口服（以盐基计算）：用于疟疾的症状性预防，600mg，睡前服，1次/月；连服3~4个月，但不宜超过6个月。治疗疟疾，宜在用奎宁、青蒿素或咯萘啶等药控制症状后再用本药。首剂1g，8~12h后服0.5~1g。本品对抗氯喹恶性疟有根治作用。用于硅肺预防，500mg，1~2周1次，1个月量为1000~1500mg；治疗，500~750mg，1次/周，1个月量为2000mg；半年为1个疗程，间歇3个月后再进行第2个疗程，总疗程为3~5年。

【注意与禁忌】 偶有头痛、嗜睡、无力、消化道反应、面及口周麻木、药疹，轻者休息后可自愈。对磺胺类药物过敏，4岁以下儿童及严重心、肝、肾功能不全者忌用。孕妇慎用。

【规格】 片剂：200mg，250mg，500mg。

羟基哌喹　Hydroxypiperaquin（Planquinol）

【药性与应用】　与哌喹同，对红细胞内期疟原虫有较强的杀灭作用，可控制临床发作，对恶性疟效果较好。作用优于氯喹，但复发率较高。

口服：成人总量 2.5g，第 1、第 2 日各 1g，第 3 日 0.5g。

【注意与禁忌】　有轻度恶心、呕吐、头昏、嗜睡。严重心脏病、肾功能不良者忌用。孕妇慎用。

【规格】　片剂：0.25g。

咯萘啶[典][基]　Malaridine（疟乃停，Pyronaridine，P-7351）

【药性与应用】　我国自创的抗疟药，作用优于咯啶，对疟原虫红细胞内期裂殖体有较强的杀灭作用。与氯喹无交叉耐药性，能治疗对氯喹有耐药性的疟疾。毒性低于氯喹。有高效、速效的特点。口服和肌内注射 t_{max} 分别为 1.4h 和 0.75h。口服生物利用度约为 40%。$t_{1/2}$ 为 2～3d。药物在肝中浓度最高。尿中排泄仅为 1%～2%。临床用于治疗各种疟疾，包括脑型和凶险型疟疾。

口服：总剂量 24mg/kg，分为 3 次，第 1 日服 2 次，间隔 4～6h，第 2 日服 1 次。肌内注射：2～3mg/kg，共 2 次，间隔 4～6h。静脉滴注：每次 3～6mg/kg，加入 5%～10%葡萄糖溶液 200～500mL 中，于 2～3h 滴完，共 2 次，间隔 4～6h。以上剂量均按碱基计。

【注意与禁忌】　口服的不良反应主要为胃肠道反应，如腹痛、腹泻、胃部不适等。肌内或静脉给药的不良反应较少，少数人有头昏、恶心、心悸等。个别人有注射部位疼痛、硬结，每次可注射于不同部位。有严重心、肝、肾疾病者慎用。

【药物相互作用】　磺胺多辛、乙胺嘧啶或伯氨喹与本品合用可增强疗效，延缓耐药性的产生，防止复发。

【规格】　肠溶片：100mg；注射剂：80mg/2mL。

青蒿素[典][基]　Artemisinin（黄蒿素，Arteannuin）

【药性与应用】　我国从黄花蒿中提取的一种高效、速效抗疟药，主要作用于疟原虫的红细胞内期。对间日疟、恶性疟，尤其是脑型疟疾有良效。退热及疟原虫转阴时间均较氯喹为短。对氯喹耐药的虫株也有效，但复发率比氯喹高 20%～30%，与伯氨喹合用可降至 10%左右。对血吸虫也有杀灭作用。口服吸收快，t_{max} 为 0.5～1h。分布在肠、肝、肾中的浓度较高，可透过血-脑脊液屏障。主要从肾脏和肠道排出。临床主要用于间日疟和脑型恶性疟的治疗。

直肠给药：成人，0.4～0.6g/次，0.8～1.2g/d。深部肌内注射：第 1 次 200mg，6～8h 后加 100mg；第 2、第 3 日各肌内注射 100mg，总剂量 500mg

(重症第4日再给100mg)。或连用3d,300mg/d,总量900mg。小儿,15mg/kg,按上法3d注完。口服:先服1g,6~8h后再服0.5g;第2、第3日,再各服0.5g。1个疗程为3d,总量为2.5g。小儿,15mg/kg,按上述方法3d内服完。

【注意与禁忌】 少数人可有轻度恶心、呕吐、腹泻,可自行恢复。注射部位浅时可有疼痛和出现硬结。偶有转氨酶升高及皮疹。妊娠早期慎用。本药不作预防用药。注射比口服效果好。

【药物相互作用】 ①与伯氨喹合用可根治间日疟。②与甲氧苄啶合用有增效作用,并可减少近期复燃或复发。

【规格】 片剂:50mg,100mg,250mg;栓剂:100mg,200mg,300mg,400mg,500mg,600mg;油注射液:50mg/2mL,100mg/2mL,200mg/2mL,300mg/2mL;水混悬注射液:300mg/2mL;混悬注射液:150mg/1mL,300mg/2mL。

双氢青蒿素[典] Dihydroarteannuin(科泰新,利泰新,Dihydroartemisinin)

【药性与应用】 对疟原虫无性体有较强杀灭作用,能迅速控制症状和杀灭疟原虫无性繁殖期的各种形态。对氯喹、哌喹耐药的恶性疟本药亦有效,毒性也较低。动物实验发现,在小鼠妊娠感应期给药可增加吸收胎的发生,但无致畸作用。口服吸收好,口服本品2mg/kg,t_{max}为1.33h,C_{max}为0.71μg/mL。临床用于各型疟疾,尤其用于对氯喹、哌喹耐药的脑型疟和恶性疟的抢救。

口服:成人60mg,1次/d,首剂加倍。栓剂用于昏迷病人直肠给药,剂量同口服。

【注意与禁忌】 少数人可有轻度骨髓抑制,如网织红细胞一过性减少。孕妇慎用。

【规格】 片剂:20mg;栓剂:10mg,20mg,60mg。

双氢青蒿素哌喹[典][基] Dihydroartemisinin and Piperaquine Phosphate(阿特健,科泰复,双氢青蒿素磷酸哌喹,粤特快,Artekin,Artequick)

【药性与应用】 本药主要成分为双氢青蒿素和磷酸哌喹,临床应用于恶性疟、间日疟。

口服给药:2片,2次/d。两次服药间隔6~8h。总量8片,疗程2d。

【注意与禁忌】 对本药过敏、严重肝肾功能不全、血液病、妊娠早期禁用。慎用于肝、肾功能不全者。哺乳期不影响使用。

不良反应可有:①头晕、头痛、耳聋、睡眠不佳等。②恶心、呕吐、食欲缺乏、腹痛、腹泻、转氨酶一过性升高等。③血肌酐升高、一过性红细胞降低、皮疹、皮肤瘙痒等。

【规格】 片剂：每片含双氢青蒿素 40mg，磷酸哌喹 320mg。

青蒿琥酯[基]　Artesunate（青蒿酯）

【药性与应用】 对疟原虫无性体有较强杀灭作用。具有速效、低毒、安全、用量少等特点，能迅速控制疟疾的临床发作。缺点是复发率高，对恶性疟配子体无效。静脉注射后血药浓度迅速下降，血浆 $t_{1/2}$ 仅为 30min 左右。在体内分布以肠、肝、肾中含量较高。主要通过代谢转化，尿、粪排出量很少。临床用于间日疟、恶性疟及对氯喹耐药的病人，主要用于脑型和各种凶险疟疾的抢救。

口服：0.1g，1 次/d，首剂加倍；或 50mg，2 次/d，首剂加倍。1 个疗程为 5d。静脉注射：用所附 5%碳酸氢钠溶液溶解，然后加 5%葡萄糖溶液稀释至 6mL，缓慢注射，首剂加倍，4h、24h、48h 后各重复注射 1 次。成人总量，0.24~0.48g。

【注意与禁忌】 剂量过大时可有一过性网织红细胞计数下降。症状控制后宜改用根治药。动物实验有胎毒作用，妊娠早期慎用。

【规格】 片剂：50mg，100mg；注射剂：60mg。

蒿甲醚[典][基]　Artemether（青蒿素甲醚）

【药性与应用】 青蒿素构效衍生物，杀灭疟原虫红细胞内期裂殖体，其抗疟强度为青蒿素的 10~20 倍。主要经肝、肾代谢和排泄。体内转运迅速，排泄快。人体肌内注射 10mg/kg，t_{max} 为 7h，C_{max} 为 0.8μg/mL 左右。$t_{1/2}$ 为 13h 左右。体内分布依次为脑、肝、肾。对恶性疟近期疗效可达 100%；复发率为 8%，比青蒿素略低，配伍伯氨喹后则更低。临床也用于高热病人的降温，肌内注射 0.5h 左右即逐渐降温，4~6h 后再逐渐回升，作用比较平稳，且出汗较少，不易虚脱，适宜于小儿、老人及体弱者。临床主要用于间日疟、恶性疟及高热的退热。

肌内注射：第 1 日 200mg，第 2、第 3、第 4 日各 100mg；或第 1、第 2 日各 200mg，第 3、第 4 日各 100mg。总量 600mg。小儿剂量酌减。退热，肌内注射，200mg/次。口服量可按肌内注射剂量加倍。

【注意与禁忌】 可致肝、肾功能及心电图轻度改变。有一定胚胎毒性，动物实验主要表现为胚胎吸收，因此，孕妇慎用。其他可参阅青蒿素。

【规格】 片剂：25mg，40mg，50mg；胶囊：40mg，100mg；胶丸：40mg；注射剂：80mg/1mL，100mg/1mL，200mg/1mL。

本芴醇[典] Benflumetol

【药性与应用】 杀灭疟原虫红细胞内期无性体，治愈率为95%左右，但对配子体无效，毒性低，无致畸和致突变性。口服吸收缓慢，在体内停留时间长。t_{max}为4～5h。$t_{1/2}$为24～72h。主要用于抗氯喹恶性疟的治疗。

4d疗法：成人，第1日顿服800mg，第2、第3、第4日各顿服400mg。儿童，顿服8mg/（kg·d），连服4d，首剂加倍。儿童最大首剂量不超过600mg。

【注意与禁忌】 心、肾疾病者慎用。恶性疟在症状控制及红细胞内期原虫消灭后应加用伯氨喹杀灭配子体。少数病人心电图可有一过性QT间期延长。

【药物相互作用】 国外有甲氟喹能降低本药血药水平的报道，待证实。

【规格】 胶丸：100mg。

磷酸咯啶 Pyracrine Phosphate

【药性与应用】 对良性疟、恶性疟红细胞内期裂殖体有较强杀灭作用。对红细胞外期及配子体无杀灭作用，故不能用于阻止传播和预防。临床上主要用于症状发作，尤适用于对氯喹耐药病例。

口服：首剂0.45g，以后0.3g，2次/d，连服2d。极量，0.6g/次，0.8g/d。

【注意与禁忌】 可有恶心、呕吐、腹泻，多可自行消失。偶有皮疹。过大剂量损害肝脏。有肝、肾疾病及过敏性皮炎史者和孕妇慎用。服药后大便可被药物染成棕色，对人体无害。不可与米帕林合用。

【规格】 片剂：0.1g。

奎宁[典] Quinine（金鸡纳霜）

【药性与应用】 为最古老的抗疟药之一，主要干扰疟原虫DNA的合成，能在红细胞内期杀灭裂殖体，控制症状，对红细胞外期及配子体无作用，不能用于根治和阻止传播。因复发率高，不良反应多，不为临床乐用，已近于淘汰，偶尔用于对氯喹耐药病人。可抑制过度兴奋的体温调节中枢，有较弱的解热镇痛作用。可使子宫肌肉收缩，有微弱催产作用。口服后迅速吸收，t_{max}为1～3h，血浆蛋白结合率为70%。大部分经肝代谢失效，约10%以原形从尿中排出。临床有时用于对氯喹耐药病人，或控制临床症状。

口服或静脉给药。口服：成人，0.3～0.6g，3次/d，7d为1个疗程；小儿，10mg/kg，3次/d，7d为1个疗程。静脉滴注：二盐酸奎宁0.25～0.5g，用5%～10%葡萄糖溶液500mL稀释，缓慢滴入。不主张肌内注射，因可引起剧痛和局部组织坏死。

【注意与禁忌】 有金鸡纳反应：恶心、呕吐、耳鸣、头痛、视力障碍。亦可引起皮疹、哮喘、血管性水肿、瘙痒等。特异质病人可引起溶血。有过敏史者禁用。孕妇易致流产，禁用。有严重心脏病者禁用。静脉注射过快易致心脏停搏。

【药物相互作用】 ①碱化尿液药如碳酸氢钠等可增加肾小管对本药的重吸收，增加血药浓度与毒性。②维生素 K、硝苯地平可使本药血药浓度增加。③与奎尼丁合用金鸡纳反应增加。④西咪替丁可减缓本药排泄，使 $t_{1/2}$ 延长 49%，加重毒性反应。⑤布克力嗪、赛克力嗪、美克力嗪、吩噻嗪类、噻吨类、曲美苄胺、氨基糖苷类抗生素与本药合用可增加耳毒性导致耳鸣、眩晕。⑥可升高部分患者血浆中强心苷地高辛浓度 60%，发生中毒。⑦可增强抗凝药和降糖药的作用，导致出血和严重低血糖。⑧与肌松剂琥珀胆碱、氯化筒箭毒碱等合用可发生呼吸抑制。⑨利福平降低本药浓度与疗效。⑩抗酸药和铝制剂可延缓或减少本药的吸收。⑪本药可使氟卡尼的代谢率降低 19%。

【规格】 片剂：120mg，300mg，330mg；注射液：250mg/1mL，500mg/1mL，250mg/10mL。

无味奎宁　Euquinine（优奎宁，碳酸乙酯奎宁，Quinine Aethylcarbonate）

【药性与应用】 本品的药性与应用均同奎宁，因无苦味，适于儿童服用。

口服：小儿，30mg/（kg·d），分 3 次服，一般 1 个疗程为 7d。不良反应和注意事项均与奎宁同，可参阅。

【规格】 片剂：0.1g。

阿莫地喹[典][基]　Amodiaquine（氨酸喹，可疟喹，卡马喹，Amodiachin，Camoquin）

【药性与应用】 与氯喹相似，作用于红细胞内期，主要用于迅速控制临床症状。本品可迅速吸收，移行于红细胞、肝、肾的浓度较高，排泄缓慢，$t_{1/2}$ 长，服药 7d 后尿中仍可测出药物。除控制临床症状外，临床也用于治疗梨形鞭毛虫、肝阿米巴脓肿、红斑狼疮、类风湿性关节炎、荨麻疹等。与氨苯砜、乙胺嘧啶、伯氯喹合用，常可提高抗疟疗效。

口服：治疗，首次 600mg（以盐基计），然后 6h、24h、48h 各 300mg。预防，300~400mg/次。疟疾高发区，300mg/次，2 次/周；或 200mg/次，3 次/周。小儿 1 岁以下，50mg/周；1~4 岁，50~100mg/周；5~8 岁，150~200mg/周。

【注意与禁忌】 不良反应较少，孕妇及肝功能不良者亦可用。偶见恶心、呕吐、腹泻、失眠、眩晕等。长期用药指甲、皮肤、硬腭可呈青灰色。过量可出现氯喹样反应，应注意。

【规格】 片剂：0.2g。

米帕林 Mepacrine（阿的平，疟涤平，Atabrine，Quinacrine）

【药性与应用】 作用于红细胞内期疟原虫的各阶段。控制疟疾症状的作用比氯喹弱，比奎宁强。现已基本被氯喹代替，临床很少应用。口服后广泛分布于各种组织，肝、肾、肺、胰、红细胞、白细胞中浓度高于血浆。尿中排泄很慢，$t_{1/2}$为5d。除控制疟疾发作外，还曾用于治疗阿米巴病、绦虫病、梨形鞭毛虫病等。

口服：预防疟疾，100mg/d，连服6d。治疗疟疾，100mg，3次/d，连服7d；小儿，2.7mg/kg，3次/d。治疗梨形鞭毛虫病，方法同疟疾。治疗绦虫病，1次顿服0.8g；或0.2g，1次/10min，连服4次。治疗阿米巴病，0.1～0.2g，3次/d，连服7～10d。

【注意与禁忌】 常见不良反应有皮肤黄染、眩晕、头痛、胃肠道反应。偶见精神症状，也有中毒性肝炎发生。

【规格】 片剂：0.1g。

甲氟喹 Mefloquine

【药性与应用】 对疟原虫红细胞内期裂殖体有较强杀灭作用。疗效较氯喹高，对氯喹、乙胺嘧啶等抗疟药耐药者仍有效。$t_{1/2}$较长。临床主要用于耐药恶性疟的治疗和预防。常与伯氨喹合用，以根治疟疾。

口服：治疗疟疾，恶性疟25mg/（kg·d），间日疟可减少剂量，1次或分3次服。体重45～60kg者，总剂量为1250mg，分为750mg与500mg服；60kg以上者，总剂量为1500mg，以750mg、500mg、250mg 3次分服。疫区居民可减量。预防耐药恶性疟，成人，250mg，1次/周；15～19kg小儿，50mg/次；20～30kg小儿，100～125mg/次；31～45kg儿童，200mg/次。均为1次/周。启程去疫区前1周服第1次药，疫区回归后服最后1次药。

【注意与禁忌】 可有意识不清、眩晕、酒醉状态，随服药次数增加逐渐减轻；也可有恶心、呕吐、腹泻。偶见窦性心动过缓、期前收缩或其他心律失常、皮肤过敏及转氨酶升高。肝、肾功能严重障碍者及孕妇禁用。育龄妇女在停药2个月后方可受孕。不可与奎宁同用，必要时两药应间隔4h以上。

【规格】 片剂：50mg，250mg，500mg。

羟基氯喹 Hydroxychloroquine（Oxichlorochine）

【药性与应用】 抗疟作用与氯喹相似，并与氯喹有交叉耐药性，对耐氯喹的恶性疟无效。主要用于疟疾的治疗；也用于类风湿性关节炎和系统性红斑狼疮等自身免疫性疾病的治疗。

口服：首次400～800mg/d，分次服用；显效后降至200～400mg/d，第2、第3日再各服400mg。小儿，开始剂量10mg/kg，6h后5mg/kg，第2、第3日再各服5mg/kg。

【注意与禁忌】 与氯喹基本相同，但胃肠反应较轻。对肝脏、心脏传导系统和视神经有一定毒性，应用时应定期检查肝功能、心电图和视力，以便及时发现和处置。

【规格】 片剂：0.2g。

第二节　主要用于防止疟疾复发与传播的抗疟药

伯氨喹[典][基]　Primaquine（伯喹，伯氨喹啉）

【药性与应用】 对红细胞外期疟原虫及各种配子体均有杀灭作用，但对红细胞内期的作用弱，不能用以控制临床症状。口服吸收迅速，t_{max}为2~3h，消失也快，8h后血中残存量很少。$t_{1/2}$约为7h，必须每日服药。目前主要用于根治间日疟和控制疟疾的传播，常与氯喹和乙胺嘧啶合用。对某些疟原虫的红细胞前期也有效，但接近极量，因不安全而不采用。

口服：根治间日疟，39.6mg/d，连服8d；或26.4mg/d，连服14d。小儿1~3岁6.6mg/d，4~6岁13.2mg/d，7~9岁19.8mg/d，10~12岁26.4mg/d，13~15岁33mg/d，连服8d。服此药前3d同服氯喹，或在第1、第2日同服乙胺嘧啶。控制疟疾传播，配合氯喹等治疗恶性疟，26.4mg/d，连服3d。

【注意与禁忌】 毒性较大。有头昏、恶心、呕吐、腹痛、皮疹、药物热、粒细胞减少，停药后可恢复；缺乏葡萄糖-6-磷酸脱氢酶的病人可引起急性溶血性贫血和高铁血红蛋白血症，应立即停药，进行抢救。有蚕豆病、溶血性贫血史者及孕妇禁用。肝、肾功能不全及糖尿病患者慎用。不宜与米帕林或氯胍合用，以免增加毒性。避免与有骨髓抑制或溶血作用的药物合用。

【药物相互作用】 ①米帕林及氯胍可抑制本药的代谢，与这两种药物合用本药的血药浓度可明显提高，维持时间延长，毒性增强，但疗效不升高。②与金硫葡糖合用可加重血液异常变化。

【规格】 片剂：13.2mg，26.4mg（分别相当于伯氨喹盐基7.5mg和15mg）。

帕马喹　Pamaquine（扑疟喹，扑疟喹啉，扑疟母星，Pamachin，Plasmochin Embonate）

【药性与应用】 伯氨喹的同系物，作用与其相似，对疟原虫的红细胞外期及配子体有效，但因作用弱、毒性大，已被伯氨喹取代。

口服：10~20mg/次，3 次/d，连服 7~14d，极量为 20mg/次，60mg/d。

【注意与禁忌】 毒性大，应尽量避免采用。可引起恶心、呕吐、腹痛、厌食、高铁血红蛋白血症、急性溶血性贫血、急性肾衰竭、中性粒细胞减少。大剂量引起视、听及运动障碍等神经系统反应。严重贫血及有溶血病史者禁用。不应与盐酸米帕林同时服用，以免增加毒性。

【规格】 片剂：10mg，20mg。

第三节 主要用于预防的抗疟药

乙胺嘧啶[典][基] Pyrimethamine（息疟定，达拉匹林，乙氨嘧啶，Daraprim，Malocide）

【药性与应用】 二氢叶酸还原酶抑制剂，抑制疟原虫叶酸代谢。对恶性疟及某些间日疟的红细胞外期有抑制作用，故可作为病因性预防用药。对红细胞内期未成熟的裂殖体有抑制作用。含有本药的血液被吸入蚊体后，能阻止疟原虫在蚊体内的孢子增殖，故可阻断传播。对疟原虫的红细胞外期，常与伯氨喹合用，以抗疟疾复发。口服后胃肠道吸收完全，但较缓慢，t_{max} 约为 4h。主要分布于肺、肝、肾等组织，代谢产物由肾脏缓慢排出，$t_{1/2}$ 约为 90h。口服 1 次预防作用可达 1 周以上。临床主要用途为预防疟疾，配合氯喹抗复发，与磺胺多辛和伯氨喹合用治疗耐氯喹恶性疟。也可用于预防中枢神经系统白血病。近年有对本品耐药虫株的出现，合用其他抗疟药、磺胺药可提高其抗疟活性。

口服：预防疟疾，25mg，1 次/周；小儿 1~4 岁，6. 25~12. 5mg/次；5~8 岁，10. 5mg/次；9~12 岁，12. 5~25mg/次。均为 1 次/周。抗复发治疗，25~50mg，1 次/d，连用 2d；小儿酌减。极量为 0. 1g/d，0. 2g/周。

【注意与禁忌】 一次大量服用可发生恶心、呕吐、腹痛、发热、发绀、惊厥等。由于药品香甜，应防止儿童误食中毒。长期大量服用将发生叶酸缺乏、巨幼红细胞性贫血、白细胞减少等，停药后可恢复。应定期查血，补充叶酸。肾功能不全者、孕妇慎用。1 岁以下小儿忌用。与磺胺类、砜类合用可提高疗效。

【药物相互作用】 ①与金硫葡糖合用有增加血液病发生率的危险。②与磺胺类药或砜类药合用可对叶酸代谢形成双重抑制，导致巨细胞性贫血或全血细胞减少。③与叶酸相拮抗，合用可降低本药疗效。④与劳拉西泮合用可致肝功能损害。

【规格】 片剂：6. 25mg，25mg；膜剂：每格 6. 25mg。

氯胍　Chloroguanide（百乐君，Proguanil Hydrochloride）

【药性与应用】 抗虫作用类似乙胺嘧啶，为二氢叶酸还原酶抑制剂，干扰疟原虫的叶酸代谢，为预防用药。易产生耐药性，且与其他抗疟药有交叉耐药性，现已很少应用。

口服：预防疟疾，100~200mg/d，离开疟疾高发区后继续用4周；小儿1岁以下25~50mg/d，1~4岁50mg/d，5~8岁75mg/d，9~12岁100mg/d。治疗抗氯喹恶性疟，0.2~0.3g/d，分2~3次服。

【注意与禁忌】 毒性低，几乎无不良反应。大剂量也可引起恶心、上腹部不适。

【规格】 片剂：0.1g，0.3g。

第四节　抗疟联合用药

凡西达　Fansidar（防治疟）

【药性与应用】 磺胺多辛与乙胺嘧啶的复合剂，对疟原虫叶酸合成酶和还原酶有双重阻断作用，对一些耐药虫株亦有效。用于耐氯喹疟疾发病区的预防，恶性疟、间日疟及三日疟的治疗，弓形体病和卡氏肺囊虫病的治疗。

口服：预防，半免疫力病人，2~3片，1次/4周；无免疫力病人，2片，1次/周。治疗用量，2~3片，1次/周；也可深部肌内注射，5~7.5mL，1次/周。

【注意与禁忌】 偶有胃肠道反应和皮肤反应。孕妇、对磺胺类过敏者禁用。对间日疟、三日疟最好加服伯氨喹2周，重症病人联用奎宁。

【规格】 片剂：每片含磺胺多辛0.5g，乙胺嘧啶0.025g；注射剂：2mL，含量同片剂。

马拉龙　Malarone

【药性与应用】 阿托伐醌与氯胍盐酸盐的复方制剂。在红细胞内期杀裂殖体。恶性疟原虫对许多常用的抗疟药有耐药性，而本品则对其有效。临床主要用于治疗无合并症的恶性疟，特别适用于耐药病例。

口服：成人，4片，1次/d，连服3d，与食物或牛奶、饮料同服。儿童，体重11kg以下者不宜使用本品；体重11~20kg者，1片，1次/d，连用3d；21~30kg者，2片，1次/d，连服3d；31~40kg者，3片，1次/d，连服3d。超过40kg者，剂量同成人。

【注意与禁忌】 可见腹痛、头痛、纳差、恶心、呕吐、腹泻和咳嗽。禁用于哺乳妇。急性肾衰竭、腹泻、呕吐病人及孕妇慎用。本品不适用于间日疟。与甲氧氯普胺、四环素、利福平有相互作用，应注意。

【规格】 片剂：每片含阿托伐醌250mg，氯胍盐酸盐100mg。

抗疟1号片

【药性与应用】 氨苯砜和乙胺嘧啶复合剂，两者合用能双重阻断疟原虫叶酸生物合成，用于预防疟疾。

口服：首次连服2d，1片/d；然后1片/周，连用3个月。

【注意与禁忌】 参阅氨苯砜与乙胺嘧啶。

【规格】 片剂：每片含氨苯砜100mg，乙胺嘧啶20mg。

抗疟2号片

【药性与应用】 为乙胺嘧啶与磺胺多辛的复合剂，作用机制与凡西达同。用于对氯喹耐药的恶性疟的治疗与预防。

口服：治疗，第1日服4片，第2日服2片；预防，2片/次，10~15d 1次，首次连服2d；连续服药不宜超过3个月。

【注意与禁忌】 参阅成分药。肝、肾功能不良及血液病者禁用。现一般不作为预防用药。

【规格】 片剂：每片含磺胺多辛250mg，乙胺嘧啶17.5mg。

抗疟3号片

【药性与应用】 磷酸哌喹和磺胺多辛的复合剂。用于耐氯喹性疟疾的根治。

口服：治疗，成人首服4片，第2、第3日各服3片。预防，成人1次/月，4片/次（可分2d服）。

【注意与禁忌】 不良反应比抗疟2号片重，有腹痛、腹泻、恶心、呕吐、嗜睡、面及手足发麻、心悸、皮疹等。

【规格】 片剂：每片含磺胺多辛500mg，磷酸哌喹250mg。

第二部分 抗阿米巴药

阿米巴病是溶组织内阿米巴原虫引起的一类疾病。原虫一般寄居在大肠而无症状，呈病原携带状态。机体抗病力下降时，常先侵犯肠壁形成炎症与溃疡，发展成各型阿米巴肠病，从慢性轻度腹泻到暴发性痢疾；如病原体由肠道经血流进入内部组织，则产生相应脏器的阿米巴病，最常见者为阿米巴肝脓肿，其次为肺、脑等肠外组织。也可通过蔓延侵犯邻近部位，如皮肤及女性生殖器官等。WHO 在 1997 年的阿米巴病专题会议上将阿米巴病定义为：凡被致病性溶组织内阿米巴感染，无论有无症状均称为阿米巴病。

目前抗阿米巴药主要作用于滋养体，对包囊无效。可分为对肠内阿米巴有效、对肠外阿米巴有效、对肠内外阿米巴都有效 3 类。

卡巴胂　Carbarsone（对脲基苯胂酸，碳酸苯胂，Fenarsone）

【药性与应用】 人工合成五价胂剂，通过抑制巯基酶系活动杀灭溶组织内阿米巴滋养体，其效力较依米丁差而近似于喹碘方或略差。肠内浓度高，对慢性阿米巴痢疾和带虫者效果好。对急性效果差，对肠外型无效。也可杀灭阴道滴虫和丝虫成虫（对肝有损害，不宜大规模防治，且对微丝蚴无效）。

口服：治疗阿米巴痢疾，0.1～0.2g，3 次/d，10d 为 1 个疗程；小儿，8mg/（kg·d），分 2～3 次服，连用 10d。极量 0.4g/次，0.8g/d。治疗丝虫病，0.25～0.5g，2 次/d，连服 10d。治疗滴虫性阴道炎，0.2～0.4g，用栓剂每晚或隔晚置于阴道中，1 个疗程为 7d。

【注意与禁忌】 不良反应较少，可有恶心、呕吐、腹泻及皮疹，少数也有中性粒细胞减少、剥脱性皮炎、肝炎等。肝、肾疾病及对胂剂过敏者禁用。复治至少间隔 10d。

【规格】 片剂：0.1g，0.3g；栓剂：0.13g。

喹碘方　Chiniofon（药特灵，安痢生，磺碘喹，Quiniofon，Yatren）

【药性与应用】 8-羟基喹啉类药物，肠内浓度较高，主要抑制肠内共生菌，阻断滋养体的营养来源，间接杀灭阿米巴滋养体。用于慢性阿米巴痢疾和带虫者；对急性阿米巴痢疾和顽固病例单用效果差，应与依米丁、甲硝唑合用，加以根治。对肠外型阿米巴病无效。

口服：成人，0.5g，3 次/d；3d 后 1g，3 次/d，连服 10d。小儿，5～10mg/kg，3 次/d，连服 7～10d。保留灌肠：2.5%水溶液 200mL，1 次/晚，连用 7d；口服剂量同时减半。

【注意与禁忌】 可有腹泻、恶心、呕吐等，大剂量偶有肝损害。甲状腺功能亢进、碘过敏、肾功能不良者禁用。

【规格】 肠溶片剂：0.25g。

氯碘羟喹[典] Clioquinol（氯碘喹啉，消虫痢，维沃仿，Chloroiodoquine，Vioform）

【药性与应用】 作用类似喹碘方，杀灭肠道中阿米巴滋养体。用于慢性阿米巴痢疾，也用于滴虫性阴道炎；局部可用于细菌感染。

口服：成人，0.25g，3次/d；小儿，5mg/kg，3次/d。连用10d。栓剂：用于滴虫性阴道炎，每晚将栓剂1枚塞入阴道。

【注意与禁忌】 可引起碘过敏，局部有刺激性。大量长期应用，可致永久性失明。禁用于甲状腺功能亢进、碘过敏及肝、肾功能不良病人。

【规格】 片剂：0.25g；栓剂：0.25g。

双碘喹啉 Diiodohydroxyquinoline（双碘羟喹，双碘方，Diodoquin，Diiodohydroxyquin，Iodoquinol）

【药性与应用】 作用类似喹碘方，对肠道刺激性较小，主要杀灭肠道阿米巴滋养体。口服有少部分从肠道中吸收。主要用于慢性阿米巴痢疾及带虫者。常与依米丁、氯喹、四环素合用。也用于滴虫性阴道炎。

口服：成人，0.4~0.6g，3次/d；小儿，10mg/kg，3次/d。均连服14~21d。

【注意与禁忌】 类似喹碘方，可引起胃肠不适、头痛、皮疹。甲亢、碘过敏及肝、肾功能不良者禁用。

本药在治疗剂量时是安全的，偶见发热和寒战、甲状腺肿大，可能与含碘有关。

【规格】 片剂：200mg。

泛喹酮 Phanquinone（安痢平，安妥百舒，安妥培司，Entobex，Phanchinone，Phanquone）

【药性与应用】 抑制肠内阿米巴滋养体，对梨形鞭毛虫、滴虫、唇鞭毛虫及G^-杆菌等均有抑制作用。主要用于阿米巴痢疾，也用于肠道内细菌和原虫感染。

口服：50~100mg，3次/d，连用5~10d。第2个疗程应与第1个疗程间隔2周。

【注意与禁忌】 可有恶心、呕吐、胃烧灼感。偶见眩晕。服药后可产生黑尿，不必介意。

【规格】 片剂：50mg。

比拉米可　Bialamicol（卡马风，Camoform）

【药性与应用】　杀灭阿米巴滋养体，使包囊无法产生。用于急慢性阿米巴痢疾和肠外阿米巴。常与依米丁交替使用。

口服：250~500mg，3 次/d；1 个疗程为 5d。第 2 个疗程应与第 1 个疗程间隔 3 周。

【注意与禁忌】　常有恶心、呕吐，偶有皮疹。

【规格】　片剂：0. 25g。

二氯尼特　Diloxanide（二氯散，安特酰胺，Entamide）

【药性与应用】　二氯乙酰胺类药物，能直接杀灭溶组织内阿米巴滋养体，对肠内、外阿米巴均有作用，是无症状带虫者的首选药。主要用于肠道内阿米巴病；也常与氯喹、四环素合用，治疗阿米巴痢疾；与依米丁合用治疗阿米巴肝脓肿。但对急性阿米巴痢疾疗效差。

口服：成人，0. 5g，3 次/d；小儿，20mg/（kg · d），分 3 次服用。

【注意与禁忌】　不良反应较轻，常见有恶心、腹胀、瘙痒、荨麻疹等，也可出现蛋白尿。

【规格】　片剂：0. 25g，0. 5g。

甘苯砷铋　Bismuth　Glycollylarsanilate（Glycobiarsol）

【药性与应用】　杀灭肠道阿米巴滋养体，用于预防和治疗阿米巴痢疾。常与氯喹或四环素合用。

口服：500mg，3 次/d；1 个疗程为 7~10d。间隔 2 周再开始第 2 个疗程。

【注意与禁忌】　不良反应较少。过量可引起砷中毒。

【规格】　片剂：500mg。

硝苯丙唑　Ornidazole

【药性与应用】　用于阿米巴病、滴虫性阴道炎、肠贾第鞭毛虫病及厌氧菌引起的感染。属广谱抗虫药。

口服：每晚 3 片或早晚各 1~2 片。静脉滴注：0. 5~1g/次，1 次/12h。

【规格】　片剂：0. 5g；注射剂：0. 5g。

美舒仿　Mexaforme

【药性与应用】　复合制剂，是治疗阿米巴痢疾较好的药物。适用于阿米巴痢疾、肠炎、细菌或寄生虫感染性结肠炎、未定型腹泻、手术后胀气。

口服：1 片，3 次/d。

【注意与禁忌】 久用可引起周围神经变性、骨髓病及眼神经病变。出现上述征象，应及时停药。对碘过敏、甲状腺功能亢进及肝功能损害者慎用。

【规格】 片剂：每片含氯碘喹 200mg，泛喹酮 20mg，奥芬溴铵 2mg。

依米丁[典][基] Emetime（吐根碱）

【药性与应用】 吐根植物中提取的生物碱，干扰溶组织内阿米巴滋养体的分裂与繁殖，将其杀灭。治疗浓度对包囊无作用。口服可引起难以忍受的恶心、呕吐。一般采用深部皮下注射，吸收良好。主要移行于肝、肾、肺、脾中，而肠壁、肠腔及脑组织中浓度较低。主要由肾缓慢排出，易在体内蓄积，结束治疗后 40~60d 仍可在尿中测得。主要用于急性阿米巴痢疾，迅速控制症状。常与四环素和其他肠道内抗阿米巴药物合用；也用于阿米巴肝脓肿，常与氯喹、甲硝唑合用。也有人用于蝎蜇伤及肺吸虫病。

治疗阿米巴痢疾：皮下注射，1mg/（kg·d），注意要深注。体重超过 60kg 者按 60kg 计，用量不可超过 60mg。分 1~2 次使用，连用 6~10d。第 2 个疗程应与第 1 个疗程间隔 2 周。治疗蝎蜇伤：以 30%~60%本品注射液注入蜇孔内即可。

【注意与禁忌】 毒性较大。常有局部疼痛、恶心、呕吐、眩晕、头痛、肌无力、肌压痛、肌僵硬、腹泻。严重不良反应为心肌损伤、心律失常、心力衰竭，甚至死亡。若有心电图改变，应立即停药。不可长期使用，易蓄积中毒。孕妇、儿童，心脏病、贫血及肝、肾功能减退者禁用。治疗期间禁酒及刺激性食品。禁用于口服、肌内注射、静脉注射。

【规格】 注射剂：30mg/1mL，60mg/1mL。

去氢依米丁 Dehydroemetine（去氢吐根碱）

【药性与应用】 依米丁衍生物，作用类似依米丁，但蓄积作用小，在体内消除较快，可较大剂量、较长时间使用。主要用于阿米巴痢疾和肝脓肿；也用于血吸虫病、毛囊癣及利什曼病。

深部皮下注射：60mg/d 或 1mg/（kg·d），连用 6~10d。第 2 个疗程应与第 1 个疗程间隔 2 周。

【注意与禁忌】 比依米丁不良反应少而轻，偶可引起血压下降和多发性神经炎。

【规格】 注射剂：30mg。

石蒜碱 Lycorine

【药性与应用】 抗阿米巴原虫，可用于阿米巴痢疾和肠外溶组织内阿米巴病。

皮下注射：25~50mg，1~2次/d，每日量50mg。

常见的不良反应为血压降低。

【规格】 注射液：25mg/1mL。

硝唑尼特　Nitazoxanide

【药性与应用】 为硝基噻唑苯酰胺类化合物，结构类似阿司匹林。临床用于治疗隐孢子虫、贾地鞭毛虫、阿米巴原虫引起的腹泻性疾病。$t_{1/2}$约为1~1.6h。

口服给药。治疗小儿隐孢子虫病性腹泻：1~4岁，5mL糖浆剂（100mg）；4~11岁，200mg。均为2次/d，疗程3d。治疗艾滋病性隐孢子虫病：500mg，2次/d，连服3个月。可改善症状。贾第鞭毛虫病：500mg，2次/d，连服3d。1~4岁，糖浆剂5mL；4~11岁10mL，2次/d。连服3d。

【注意与禁忌】 可有腹痛、腹泻、呕吐，偶见肝酶升高，可有巩膜黄染、头痛、低血压、心动过速。治疗前后应进行心电图、肝肾功能等有关监测。对本药过敏者禁用。对水杨酸类药物过敏、心血管疾病、肝肾功能不全、糖尿病、胃肠疾病患者及孕妇慎用。

【规格】 片剂：500mg。糖浆：2%。

烟曲霉素　Fumagillinum（Amebacilin，Amebex，Fugillin，Fumidil）

【药性与应用】 能直接杀灭阿米巴原虫，作用强度与巴龙霉素相似，但抗菌作用弱。用于治疗阿米巴病，治愈率达90%。与四环素合用，则疗效更佳。

口服：10~20mg，2~3次/d，连服10~14d。

【注意与禁忌】 不良反应主要有恶心、呕吐、腹痛、上腹部不适、大便不规则等胃肠道症状。此外尚有头晕、皮疹等。

【规格】 片剂：10mg。

氯苯草酰胺　Etophamidum

【药性与应用】 国外报道认为此药治疗肠道阿米巴疗效显著，能消除阿米巴滋养体和促进溃疡愈合。毒性低，适用于儿童。

口服：20mg/（kg·d），分2次服，连服3d。如不愈再复治第2个疗程。

【规格】 片剂：10mg。

呋喃二氯尼特 Diloxani Furoas（Furamide）

【药性与应用】 同二氯尼特。用于急慢性阿米巴痢疾和阿米巴肝脓肿。治疗阿米巴痢疾与依米丁合用；治疗阿米巴肝脓肿与氯喹合用效果会更好。

口服：成人，0.5g，3次/d；小儿，20mg/（kg·d），分3次口服。均10d为1个疗程。

不良反应与二氯尼特同。

【规格】 片剂：0.5g。

其他抗阿米巴药物

甲硝唑（Metronidazole）、哌硝噻唑（Piperanitrozole）、替硝唑（Tinidazole）、氯喹（Chloroquine）、米帕林（Mepacrine）均为治疗阿米巴病的重要药物，因兼有抗其他微生物或寄生性原虫作用而散见于各章节，可参阅，这里不再赘述。

第三部分 抗滴虫与贾第虫药

滴虫也叫毛滴虫，寄生于人体者有3种：①阴道毛滴虫，寄生于泌尿生殖系统；②人毛滴虫，寄生于肠道，系经食物、饮水或人手感染，是否致病，尚有争论；③口腔毛滴虫，寄生于口腔、齿垢及蛀穴，常伴生大量梭形杆菌及螺旋体，一般认为与口腔疾病无直接关系。临床上所谓滴虫病，主要指阴道毛滴虫所引起的疾患。

贾第虫病是由蓝氏贾第鞭毛虫（简称贾第虫）所致的一种肠道传染病。本病在我国的发病率较高，腹泻是主要症状。

甲硝唑[典][基] Metronidazole（甲硝基羟乙唑，灭滴灵，滴滴唑，Flagyl）

【药性与应用】 本品有强大杀灭滴虫作用，为治疗阴道滴虫的首选药。对肠内外阿米巴原虫均有杀灭作用。其优点是毒性小，疗效高，口服方便，适应范围广，并有抗贾第虫和治疗酒糟鼻的作用。至于其抗厌氧菌的作用，已在抗菌药物部分论及，这里不再赘述。本品口服吸收良好，生物利用度可达90%~100%，t_{max}为1~2h，有效浓度可维持12h。药物部分可由阴道分泌液中排出。$t_{1/2}$约为8h。

治疗滴虫病：成人200mg，3次/d，口服；另每晚以200mg栓剂放于阴道内，连用7~10d。须男女同治，以保持疗效。

治疗贾第虫病：常用量300~400mg，3次/d，口服。

注意与禁忌、药物相互作用及规格参阅第二章第二部分第三节该条。

哌硝噻唑　Piperanitrozole（Piperanitrozolum）

【药性与应用】5-硝基噻唑类抗原虫药，对阴道滴虫、肠道贾第虫均有抑制和杀灭作用。口服吸收良好，疗效确切，不良反应少。除应用于阴道滴虫和肠道贾第虫外，也用于慢性阿米巴痢疾和阿米巴肝脓肿的治疗。

口服：0.1g，3次/d，连用7~10d。原虫若未彻底转阴，可连服第2个疗程，直到痊愈为止。

【注意与禁忌】 一般无不良反应。但有肝病者服用本品后可致转氨酶升高，并有肝区痛。个别人可发生全身性紫癜及白细胞、血小板下降，停药后可恢复正常。须男女同治，以免交叉感染。

【规格】 片剂：0.1g。

替硝唑[典][基]　Tinidazole

【药性与应用】 对阴道滴虫、贾第虫均有抑制作用。疗效强于甲硝唑。$t_{1/2}$也较长。主要用于阴道滴虫和贾第虫病。也用于厌氧菌感染，可参考抗菌药物部分。

口服：2g/d，顿服，连服2~3d；或0.5g，2次/d，连服7d。视痊愈情况，可延长治疗时间，或进行复治。

注意与禁忌、药物相互作用及规格参阅第二章第二部分第三节该条。

硝唑吗啉　Nimorazole（硝吗唑啉，Nitrimidazine）

【药性与应用】作用与甲硝唑类似，对阴道滴虫、贾第虫、阿米巴原虫均有抑制作用。临床用于滴虫病、贾第虫病、阿米巴病和厌氧菌感染等。

口服：治疗阴道滴虫和贾第虫病，250mg，2次/d，6d为1个疗程；或1g，1次/12h，共3次。治疗阿米巴病，500mg，2次/d，连服5d。

【注意与禁忌】 同甲硝唑。

【规格】 片剂：500mg。

硝苯丙唑　Ornidazole

【药性与应用】 为广谱抗虫药，对滴虫、贾第虫、阿米巴及厌氧菌均有效。已在抗阿米巴药中述及。

口服：抗阴道滴虫，1.5g，顿服，或早晚各0.5~1g。静脉滴注：0.5~1g，1次/12h。

【注意与禁忌】 有头晕、头痛及胃肠功能紊乱。过敏者禁用。妊娠期慎用。

【规格】 片剂：0. 5g；注射剂：0. 5g。

乙酰胂胺 Acetarsol（滴维净，醋氨砷，阿西太松，Acetarsone，Osarsol，Devegan）

【药性与应用】 对阴道滴虫、肠道贾第虫均有抑制作用。也曾用于治疗阿米巴原虫病，但因毒性大，已淘汰全身用药。

治疗阴道滴虫：先用稀释消毒液冲洗阴道，然后将本品 0. 25~0. 5g 塞入阴道穹隆部，每晚 1 次，用药后次晨坐浴。

【注意与禁忌】 有刺激作用，月经期禁用。使用期间禁止性交。

【规格】 片剂：0. 25g。

抗阴道滴虫和贾第虫药尚有呋喃唑酮、曲古霉素，可参阅各相应章节。

第四部分 抗血吸虫药

血吸虫病是指血吸虫寄生在静脉系统而引起的疾病。寄生于人体的血吸虫主要有日本血吸虫、埃及血吸虫、曼氏血吸虫和湄公血吸虫 4 种。我国流行的主要为日本血吸虫。

酒石酸锑钾 Antimony Potassium Tartrate（吐酒石，Potassium Antimonyl Tartrate）

【药性与应用】 对血吸虫病及利什曼病均有效，主要抑制血吸虫的磷酸果糖激酶，干扰虫体的能量供应，使吸盘失去附着力进入肝脏而被白细胞、吞噬细胞吞噬消灭；还可抑制雌虫卵巢，使其黄体退化停止产卵。静脉注射的 t_{max} 为 15min。在肝脏、胆汁、红细胞中移行较多。有肠-肝循环作用，在体内易蓄积，停药 3 个月后，尿中仍有微量排出。为治疗血吸虫的首选药，治疗利什曼病的作用多被喷他脒取代。

20d 疗法：总剂量 25mg/kg，共分 20 次静脉注射。总剂量男性不超过 1. 5g，女性不超过 1. 3g。1 次/d，连用 6d 休息 1d，共 20d。注射液用葡萄糖溶液稀释。

3d 疗法：总剂量 12mg/kg，最高不超过 0. 7g，分 6 次给药，每天上下午各静脉注射 1 次，两次给药间隔不得少于 5h。用 1% 本品溶液，以葡萄糖溶液 20mL 稀释，经 10min 以上缓慢注入。注射后卧床休息 2h，治疗完毕需休息 3~5d。治疗期间如出现剧烈呕吐、极度疲劳等严重反应，应中止治疗。老人、幼儿以及妊娠、急性传染病、肝硬化、黄疸、腹水、呕血、高血压、心脏病、肾脏病等病人，均忌用本疗法。

【注意与禁忌】 本品只能用于静脉注射，对心脏有毒性，可引起心肌损伤、血压下降、心律失常，严重者可出现猝死。也可引起恶心、呕吐、咳嗽、上腹部痛、腹泻，以及发热、皮疹、肌肉关节酸痛、头晕，偶见肝、肾损伤。急性中毒可引起高热与昏迷。急性传染病、发热性疾病、上消化道溃疡或出血病人及孕妇、哺乳妇均忌用。静脉注射愈慢愈好，切勿漏出血管外，以免组织坏死。

【规格】 注射剂：0.1g/10mL。

没食子酸锑钠　Antimony Sodium Subgallate（次没锑钠，锑-273，Sb-273）

【药性与应用】 类似于酒石酸锑钾，疗效较差，可口服为其特点。口服后缓慢吸收，t_{max} 为 48h，移行浓度以肝脏中为最高。体内有蓄积，大部分由肠道排出。主要用于早期慢性血吸虫病，也用于晚期血吸虫病的腹水消退。

10d 疗法：适用于体质好的男性和儿童。中速片的总剂量为 0.35g/kg；缓释片的总剂量为 0.5g/kg。体重超过 50kg 者，按 50kg 计。10d 为 1 个疗程。2~3 次/d 分服，饭后 2h 服用。

15d 疗法：用于体质差的病人。中速片的总剂量为 0.4g/kg，缓释片的总剂量为 0.6g/kg，15d 为 1 个疗程。因对胃肠道的刺激大，应在疗程开始前 1d 先空腹服适应片 3 次，剂量分别为 10mg、20mg、40mg。服后 2h 内不饮水，不进食，以保持药物对胃肠道的刺激浓度，达到适应目的。

【注意与禁忌】不良反应类似于酒石酸锑钾而较轻，但胃肠和肝脏反应较重。肝、肾功能不良及心血管疾病、肺炎、活动性肺结核、急性传染病、发热、消化性溃疡与消化道出血病人及孕妇忌用。服药期间遇有发热、食量减少一半以上或出现各种类型的心律失常，应停药进行观察。

【规格】 片剂：0.2g；缓释片：10mg，20mg。

六氯对二甲苯　Hexachloroparaxylene（血防-846，Hexachloroparaxylol，Helol，HPX，846）

【药性与应用】 口服非锑剂抗血吸虫药，能引起血吸虫组织细胞变性，虫体性腺萎缩，肌肉活动力减弱，随血流进入肝脏而被消灭，服药后的 t_{max} 为 5~7h，主要分布于脂肪、肾上腺、神经系统等组织中。主要在肝脏代谢，由尿中排出。因消除较慢，有蓄积性。属广谱抗虫药。临床主要用于血吸虫病、华支睾吸虫病、肺吸虫病等；也用于姜片虫、阿米巴原虫、疟原虫、绦虫、钩虫、蛲虫的感染。

治疗血吸虫病：滴丸，100mg/（kg·d），1次/d，7d为1个疗程；乳干粉，50mg/（kg·d），1次/d，7d为1个疗程；片剂，80mg/（kg·d），每晚临睡前顿服。体重超过50kg者，按50kg计。治疗肺吸虫及华支睾吸虫病：片剂，50mg/（kg·d），分1~2次服用，6~12d为1个疗程。体重超过50kg者，按50kg计。治疗姜片虫病：片剂，50mg/kg，每晚1次顿服，1个疗程为1~2d。治疗阿米巴病：20%油剂10mL，1次/d，8~10d为1个疗程。

【注意与禁忌】 偶有胃肠道反应，如纳差、腹泻等。头晕、头痛、乏力、眼花、复视、夜盲、失眠多语也常见。少数也可有幻视、幻听。偶有皮疹、中毒性肝炎、溶血性黄疸等。治疗期间及其后1周禁止饮酒及高脂饮食，以免促进药物的吸收。有精神病史、癫痫、癔症、神经官能症、内耳眩晕症、周围神经炎、心或肾功能不良、血液病及妊娠、哺乳期均忌用。

【规格】 片剂：0.25g；滴丸：为含油40%滴丸；乳干粉：100g乳干粉含本品21g。

吡喹酮[典][基] Praziquantel（环吡异喹酮，Pyquiton，Embay-8440）

【药性与应用】 广谱抗寄生虫药。对日本血吸虫、绦虫、华支睾吸虫、肺吸虫、曼氏血吸虫、埃及血吸虫均有杀灭作用。主要干扰虫体的糖代谢，使虫体糖原耗竭。生物利用度好，80%自消化道吸收，t_{max}为0.5~1h。体内移行以肝、肾及脂肪组织含量最高。主要经肝代谢，在体内转化和排泄快，$t_{1/2}$约为1~1.5h。其治疗血吸虫病的特点为剂量小、疗程短、不良反应轻、近期疗效高、在体内无蓄积作用。口服1次在4d内排泄80%，其中的70%24h内从尿中排出。血吸虫半年粪检转阴率为97.7%~99.4%。对尾蚴及毛蚴也有杀灭作用。临床上用于各种血吸虫病的治疗与预防；也用于绦虫、华支睾吸虫、肺吸虫感染及脑囊虫病的治疗。

治疗晚期和慢性血吸虫病：轻度感染区，总量40mg/kg，1次/d，顿服；中度感染区，总量50mg/kg，分2次服；重度感染区，总量70mg/kg，2次分服。治疗急性血吸虫病：总量120mg/kg，4~6次分服；防护用1%吡喹酮涂搽皮肤，在12h内对血吸虫有可靠防护。治疗脑囊虫病：20mg/（kg·d）（体重60kg以上者，按60kg计），分3次服，9d为1个疗程，总量180mg/kg。复治疗程间隔3~4个月。

【注意与禁忌】 初服1h后可出现头昏、头痛、乏力，不需处理，1~2d内即消失。成人服后多有心率减慢，儿童则增快。可有心电图改变和转氨酶升高。可诱发精神失常及消化道出血、脑疝与过敏。有严重心、肝、肾疾病及神经精神病史者应慎用。

【规格】 片剂：0.2g；缓释片：0.2g。

硝硫氰酯 Nitroscanate（硝硫苯酯）

【药性与应用】 硝硫氰胺衍生物，有明显抗血吸虫作用，且毒性较低。主要是干扰虫体三羧酸循环，断绝其能量供应，将其杀灭。临床主要用于血吸虫病的治疗。

口服：总剂量 26mg/（kg·d）（60kg 以上者按 60kg 计算），不可超过此剂量，等分为 3 次服，3d 为 1 个疗程。胶囊或糯米纸包裹后于晚饭后 0.5h 服。

【注意与禁忌】 有头痛、头晕、步态不稳、腹胀、腹泻、恶心、呕吐等。一般在第 2 日出现，1 周前后消失。少数人可有轻度黄疸、心悸、期前收缩、皮疹、肌肉酸痛等。精神病者及孕妇、哺乳妇忌用。

【规格】 粉剂。

硝硫氰胺 Nithiocyanamine（异硫氰硝胺苯酯，Amoscanate，7505）

【药性与应用】 广谱杀虫药，对曼氏血吸虫、日本血吸虫、钩虫均有杀灭作用。对埃及血吸虫无效。对姜片虫、蛔虫、丝虫也有一定抗虫作用，主要干扰虫体三羧酸循环，使其能源枯竭而被动脱离原寄居处进入肝脏，被单核-吞噬细胞系统消灭。属脂溶性，口服吸收较快，迅速移行于各脏器，以肝中浓度最高。主要从消化道排出，因能形成肠-肝循环，故消除缓慢，有蓄积性。临床用于治疗血吸虫及十二指肠钩虫病。

治疗血吸虫病：片剂，125～175mg，分 3 次服，1 次/d，3d 服完；微粉胶囊，总剂量 6～7mg/kg，不得超过 350mg，分 3 次服，1 次/d，3d 服完。治疗钩虫病：125mg/d，分次口服。

【注意与禁忌】 可有头痛、头晕、失眠、共济失调、定向障碍、多梦、肌力差、视物模糊、记忆力下降；以及恶心、呕吐、腹胀、腹痛、纳差、肝区痛、黄疸等。肝功能障碍、官能症、神经病及孕妇、哺乳妇禁用。

【规格】 片剂：50mg；微粉胶囊：25mg，50mg。

呋喃丙胺 Furapromide（F-30066）

【药性与应用】 抗血吸虫药，干扰虫体糖代谢，阻断虫体营养，使其吸盘失能，被动流入肝脏而被吞噬细胞杀灭。对成虫、幼虫均可杀灭，能迅速改善临床症状；因此对急性期疗效较好，对慢性期则效果差。对华支睾吸虫、姜片虫也有效。可与微量敌百虫合用，促进虫体被动转移至肝脏，更充分发挥药效。临床用于急性血吸虫病。对肝功能尚好的晚期血吸虫病病人也可酌情应用。

治疗血吸虫及华支睾吸虫病：成人，第1日服1g，第2日服2g，均2次分服；第3日后1g，3次/d。14~20d为1个疗程。小儿，60~80mg/（kg·d），分3次服用，连服14~20d。与敌百虫栓剂合用时，在疗程的第2日，加栓剂150~200mg，10d为1个疗程。治疗姜片虫：成人，1~2g/d，分2次服，连服2~3d；小儿，40~60mg/（kg·d），方法同上。

【注意与禁忌】 常有恶心、呕吐、腹痛、腹泻、便血、肌痉挛，也可出现精神症状，如记忆力减退、情绪异常、兴奋狂躁等。也可出现血尿、蛋白尿。消化性溃疡、有消化道出血史、精神病及肝、肾功能障碍者忌用。片剂变为深黄或棕黄色应禁止服用。

【规格】 片剂：125mg，250mg，500mg。

锑波芬 Stibophen（锑酚，福锑，Fouadin）

【药性与应用】 抑制血吸虫，对埃及血吸虫效果比较好。疗效不如酒石酸锑钾，但毒性小，无严重心、肝不良反应。刺激性也比较小。本品尚可用于治疗腹股沟肉芽肿、红斑结节性麻风。临床用于血吸虫，尤其埃及血吸虫的治疗。

肌内注射或静脉注射：第1日100mg，第2日200mg，第3日300mg；然后1次/2d，300mg/次，至总量2.4~4.5g。

【注意与禁忌】 不良反应较少，有恶心、呕吐、心动过缓、上腹部疼痛。长期应用可引起心脏和肝脏损害。

【规格】 注射剂：300mg/5mL。

尼立达唑 Niridazole（硝噻哒唑，Ambihar）

【药性与应用】 抑制虫体葡萄糖-6-磷酸脱氢酶的活性，对血吸虫成虫和虫卵均有抑制作用，对埃及血吸虫尤其有效。对阿米巴病也有一定疗效。临床主要用于治疗埃及血吸虫病。

治疗血吸虫病：15~25mg/（kg·d），分2次服用，7~10d为1个疗程。治疗阿米巴病：500mg/d，2~3次/d，7~10d为1个疗程。

【注意与禁忌】 常有恶心、呕吐、腹泻、腹痛、头昏、头痛等。偶见失眠、轻微心律失常、焦虑、幻觉。缺乏葡萄糖-6-磷酸脱氢酶的病人，用后可引起溶血性贫血与黄疸。偶有过敏反应。肝功能不良者慎用。有精神病、癫痫、心脏病者忌用。服药时尿液呈棕色。在药物相互作用方面，不宜与异烟肼同用。

【规格】 片剂：100mg，500mg。

双羟萘酸副品红　Pararosaniline Embonate（副玫瑰苯胺，Pararosaniline Pamoate）

【药性与应用】　抑制虫体神经系统的胆碱酯酶，使其向肝脏转移，对埃及、曼氏及日本血吸虫病均有效。对伴有心、肝、肾及神经系统合并症的晚期血吸虫病人更为适用。

口服：35～40mg/（kg·d）（按盐基计），分3次服用；14d为1个疗程。休息1周后再开始第2个疗程。

【注意与禁忌】　常有恶心、呕吐、乏力、皮疹、视力模糊、头昏、剥脱性皮炎、精神失常、厌食等。严重肝功能障碍和心律失常者禁用。

【规格】　肠溶片剂。

美曲膦酯　Metrifonate（敌百虫，血防-702，Trichlorfon，Dipterex）

【药性与应用】　有机磷杀虫剂，抑制虫体胆碱酯酶，使血吸虫雌雄合抱分离，然后向肝转脏移、萎缩、退化，被吞噬细胞吞噬。不良反应较多，现已很少单独使用。目前的主要用途是制成栓剂直肠给药，使血吸虫从肠系膜下静脉脱离，以利于呋喃丙胺发挥作用。

治疗血吸虫病：用药当日上午先服用呋喃丙胺，3g/d，分3～4次服；然后用敌百虫栓剂，200mg或150mg，儿童用100mg，置入直肠，连用3d。

【注意与禁忌】　常有头痛、头昏、恶心、呕吐、乏力、腹痛、腹泻、多汗、流涎、失眠、心律失常。个别人可出现昏厥、肌张力减退及中枢神经系统紊乱，如烦躁、眩晕、意识模糊。严重者可引起呼吸及心血管系统抑制而死亡。

【规格】　栓剂：100mg，150mg，200mg。

第五部分　抗其他吸虫药

硫氯酚　Bithionol（硫双二氯酚，硫二氯酚，别丁，Bitin，Bitionol）

【药性与应用】　对肺吸虫囊蚴有明显杀灭作用。临床用于肺吸虫效果最佳。此外也用于牛肉绦虫、姜片虫病。对华支睾吸虫的疗效较差。还有抑制G^+菌的作用，可作为消毒防腐剂，但由于有光敏作用，限制了使用。

治疗肺吸虫病、华支睾吸虫病：50～60mg/（kg·d），分3次服用，1次/2d；10～15d为1个疗程。治疗姜片虫病：3g，1次/2d，共15次。治疗牛肉绦虫病：50mg/kg，分2次服用，间隔1h；服完第2次药3～4h后服泻药。

【注意与禁忌】　不良反应相对较少，有恶心、呕吐、胃肠道不适、腹泻、头晕、头痛、皮疹等。可有光敏反应和中毒性肝炎。病人若同时有蛔虫、钩虫感染，应先驱蛔虫、钩虫，再进行本品治疗。

【规格】 片剂：0.25g；胶囊：0.5g。

第六部分 抗丝虫药

丝虫病是由丝虫寄生于淋巴组织、皮下组织或浆膜腔所致的寄生虫病。对人致病的丝虫共有 8 种。在我国北起山东、河南，南至广东、广西，西至贵州、四川，东至台湾、福建、浙江、江苏等均有丝虫病流行。除山东、台湾两省是单纯班氏·吴策丝虫病流行外，其余均有两种丝虫病同时存在。寄生于淋巴系统的丝虫在我国占主导地位。主要临床表现为淋巴管炎、乳糜尿、象皮肿等。病人是本病的传染源。成虫所产微丝蚴，通过蚊虫叮咬吸血而传播。在我国主要丝虫病种有班氏·吴策丝虫、马来丝虫和帝汶丝虫。

治疗丝虫病常用的药物有：乙胺嗪、伊维菌素、呋喃嘧酮、左旋咪唑及卡巴胂等。后两种药因尚有其他功能，故在其他章节叙述。

乙胺嗪[典] Diethylcarbamazine（海群生，益群生，Banocide，Hetrazan）

【药性与应用】 对微丝蚴和成虫均有作用，能使血中微丝蚴迅速汇集到肝脏的微血管内，逐渐被吞噬细胞吞噬杀灭。对成虫的疗效较差。临床主要用于马来丝虫和班氏·吴策丝虫病。也用于嗜酸性粒细胞增多症和哮喘。本品口服在肠内迅速吸收，t_{max}为 3h。绝大部分在体内代谢后由肾脏排出，在 24h 内排出 70%。

大剂量短程疗法：睡前顿服，1~1.5g，1 次/d；1~2d 为 1 个疗程。一般疗法：0.2g，3 次/d，连服 7d。长期疗法：0.2~0.3g，1 次/周或 1 次/月，连服 10~20 次。预防：用于流行区，5~6mg/（kg·d），服 6~7d；或接上量 1 次/周或 1 次/月，直至总量达 70~90mg/kg 为止。

【注意与禁忌】 常见有恶心、呕吐、头痛、头昏、嗜睡，但较轻，不必停药。此外，虫体被杀死，释放出异体蛋白可引起过敏反应，表现为高热、畏寒、皮疹、瘙痒、血管神经性水肿、关节酸痛等。马来丝虫病反应较重。最好预先服用抗组胺药，并适当减少剂量。本品对蛔虫有刺激作用，可引起其游走和钻孔产生合并症，因而应先驱蛔虫，以策安全。偶可引起脑病和由盘尾丝虫病引起的失明。与卡巴胂合用，可提高对成虫的疗效。

【规格】 片剂：50mg，100mg。

呋喃嘧酮　Furapyrimidone（M-170）

【药性与应用】 抗丝虫合成药。对棉鼠丝虫成虫和微丝蚴均有杀灭作用，对成虫的作用更好。适用于治疗班氏·吴策丝虫病，对马来丝虫病也有肯定疗效。对两种丝虫的疗效均优于乙胺嗪。

口服：总剂量 140mg/kg，或 20~50mg（kg·d）；1 个疗程为 6~7d。每日剂量分 2~3 次，饭后 30~60min 服用。

【注意与禁忌】 可引起头痛、乏力、关节痛、恶心、呕吐。大量丝虫被消灭后释放出异体蛋白，可引起畏寒、发热、皮疹、关节肌肉酸痛及哮喘、过敏等反应。严重者须对症处理或停药。发热一般出现在服药后第 3 日，可持续 2~3d。消化道症状可为恶心、呕吐及厌食。少数病例有四肢麻木、皮疹、心悸、胸闷，转氨酶可轻度上升，个别心电图有 T 波改变。服药数日后由于成虫死亡，尚可出现局部淋巴管及淋巴结炎。若有蛔虫混合感染，应先驱蛔虫。

【规格】 肠溶片剂：50mg，100mg。

伊维菌素　Ivermectin（Stromectol）

【药性与应用】 属大环内酯类药物，能使氯离子穿过细胞膜汇集起来，造成多种线虫及节肢动物麻痹，在兽医领域中有多种用途。近来发现其对人类盘尾丝虫几乎都有效，并能医治大多数其他丝虫，如班氏·吴策丝虫、罗阿丝虫、奥氏曼森幼线虫等。但对培氏曼森线虫无效，对皮肤感染灶中盘尾丝虫第一阶段幼虫也完全没有作用。本品对人拟圆虫病及皮肤移行性幼虫疹有很好治疗效果。对线虫类中的蛔虫、鞭虫、蛲虫亦有效，对钩虫仅有部分作用。此外，还能治疗人类体外寄生虫，如螨、虱等。口服本品可吸收，几乎完全通过粪便排出。t_{max}约为 4h，$t_{1/2}$约为 12h。

治疗丝虫病：100~400μg/kg，单次口服治疗微丝蚴具有良好效果。据报道，以本品 200~400μg/kg 合用阿苯达唑 400mg，均单纯口服治疗微丝蚴，疗效优于单用伊维菌素。但对成虫均无效。治疗蛔虫感染：50~200μg/kg，1 次/周，连用 4 次，可获 100%疗效。治疗粪类圆线虫病：200μg/kg，间隔 2 周重复1 次，有效率可达 90%~95%。治疗蛲虫病：50~200μg/kg，1 次/周，连用 4 次，治愈率为 85%。治疗鞭虫病：400μg/kg，连用 2d，治愈率为 100%。若用 50~200μg/kg，则治愈率只有 55%。治疗钩虫病：效果较差，用 50~400μg/kg 治疗 74 例钩虫感染，1 个月仅治愈 20%。国外报道，本药与阿苯达唑合用，可增强对马来丝虫和班氏丝虫的疗效。

【注意与禁忌】 本品耐受性良好。仅少数人出现轻微不良反应，如发热、眩晕、无力，个别可出现体位性低血压。

【规格】 片剂：2. 5mg，5mg，6mg。

第七部分　抗黑热病药

黑热病是由杜氏利什曼原虫引起、经白蛉传播的地方性传染病，临床上以长期不规则性发热、消瘦、进行性肝脾肿大和全血细胞减少为特征。曾是我国五大寄生虫病之一，流行于长江以北16个省、市、自治区，现虽已基本消灭，但仍有散在病例发生。常用治疗药物为葡萄糖酸锑钠。

葡萄糖酸锑钠[典][基]　**Sodium Stibogluconate**（葡酸锑钠，斯锑黑克，斯锑康，**Sodium Antimony Gluconate，Solustibosan**）

【药性与应用】　为五价锑剂，在体内还原为三价锑，抑制利什曼原虫后，由单核-吞噬细胞系统将其杀灭。注射后肝、脾浓度最高，主要由肾脏排泄。治疗后病人体温迅速恢复正常，脾脏缩小，血常规恢复正常，近期疗效可达99%，复发率低于10%。复发者仍可用本品复治。

静脉注射或肌内注射：33%的溶液（含锑10%），6mL/次，1次/d，连用6~10d。必要时间隔10d开始第2个疗程。儿童，0.1mL/（kg·d），连用21d；最大剂量为6mL/d。

【注意与禁忌】　不良反应类似酒石酸锑钠，但较轻。偶有发热、咳嗽、恶心、呕吐、腹泻、腹痛、鼻出血、腿痛、脾区痛、粒细胞减少、大出血倾向、突发性高热等。肺炎、肺结核及严重心、肝、肾功能障碍者禁用。病情较重者，如严重贫血、感染等，应先治并发症，待情况改善后再用本品。

【规格】　注射剂：含五价锑0.6g/6mL，约相当于葡萄糖酸锑钠1.9g/6mL。

喷他脒　**Pentamidine**（戊烷脒，戊烷脒β-羟乙磺酸盐，羟乙磺酸戊氧苯脒）

【药性与应用】　对利什曼原虫有直接杀灭作用，为治疗黑热病的有效药物，但毒性较大。现多用于锑剂耐药、过敏或引起粒细胞缺乏的病人。还可用于非洲锥虫病早期和卡氏肺囊虫病的治疗。临床上主要用于锑剂治疗无效或不能耐受锑剂治疗的病例。

肌内注射：2~4mg/（kg·d），1次/d；15d为1个疗程。第2疗程应间隔1~2周。注射液应临时配成4%溶液。治疗锥虫病应早期应用，晚期达不到有效浓度。3~4mg/kg，肌内注射，1~2次/d，连用7~10d。

静脉注射：以上剂量加入5%葡萄糖溶液中配成1%溶液，1次/d。

【注意与禁忌】 不良反应较大，既可引起低血糖，又可引起高血糖。常见有恶心、呕吐、腹痛。偶见肝、肾功能损害。肌内注射可引起局部疼痛、硬结及血肿。静脉注射太快可引起血压骤降，大剂量可致畏寒。肺结核病人忌用，以免使原有病灶恶化。

【药物相互作用】 与西多福韦合用可增加肾毒性；与膦甲酸合用可致低血钙；与格帕沙星合用可增加心脏毒性；与司帕沙星合用可延长QT间期，或引起尖端扭转型室性心动过速；与扎西他滨合用发生胰腺炎的危险性增加。

【规格】 粉针剂：0.2g，0.3g。

第八部分　驱肠虫药

常见肠道寄生虫有蛔虫、蛲虫、钩虫、鞭虫、绦虫等。相当多的驱肠虫药属广谱性，可驱多种肠虫或其他病原虫，因而只能按其主要功能分别介绍。

第一节　驱蛔虫药及广谱驱虫药

哌嗪[典]　Piperazine（哌哔嗪，驱蛔灵，胡椒嗪）

【药性与应用】 仅对蛔虫、蛲虫有效，主要阻断虫体神经肌肉接头处的乙酰胆碱受体，使肌肉麻痹，不能附着肠壁而排出体外。使用安全，无虫体刺激性，不引起肠道、胆道梗阻。如无便秘，一般不需服用泻药，否则加服泻药，以利虫体的排出。

驱蛔虫：枸橼酸哌嗪，成人3～3.5g，睡前1次，连服2d；小儿100～160mg/（kg·d），不可超过3g/d，连服2d。磷酸哌嗪，成人2.5～3g，睡前1次服，连服2d；小儿80～130mg/（kg·d），不超过2.5g，连服2d。驱蛲虫：枸橼酸哌嗪，成人1～1.2g，2次/d，连服7～10d；小儿60mg/（kg·d），分2次服，总量不超过2g/d，连服7～10d。磷酸哌嗪，成人0.8～1g，2次/d，连服7～10d；小儿50mg/（kg·d），不超过2g，分2次服，连服7～10d。

【注意与禁忌】 不良反应少，用量过大可有恶心、呕吐、腹泻、上腹部痛、头痛。偶有荨麻疹，停药后消失。少见嗜睡、眩晕、眼球震颤、共济失调、肌肉痉挛、多动、震颤等。肝、肾功能不良及癫痫、神经精神疾病者禁用。

【药物相互作用】 与硫氯酚或左旋咪唑有协同作用；与恩波维铵合用可

治疗混合感染；与噻嗪类合用可增加各自的毒性。与双羟萘酸噻嘧啶合用有拮抗作用。与氯丙嗪合用可引起抽搐。与亚硝酸盐结合可在胃形成致癌的N,N-二硝基哌嗪或N-单硝基哌嗪。

【规格】 片剂：0.2g，0.25g，0.5g；糖浆：16g/100mL；小儿驱蛔糖片：0.2g。

六一宝塔糖：小儿驱虫药，每粒含磷酸哌嗪0.2g。小儿每岁1粒，1次服。2周后可重复治疗。

双羟萘酸噻嘧啶[典]　Pyrantel Pamoate（抗虫灵，噻嘧啶，Pyrantel Pamoate，Antiminth）

【药性与应用】 广谱驱肠虫药，抑制虫体胆碱酯酶活性，使虫体痉挛麻痹，随粪便排出体外。较为安全，不引起胆道或肠道梗阻。口服仅小部分从胃肠吸收，7%以代谢物或原形从尿中排出，大部分从粪便中排出。临床主要用于驱除蛔虫，对蛲虫、钩虫、鞭虫也有治疗效果。

驱蛔虫：5~10mg/kg，睡前1次顿服。驱蛲虫：5mg/（kg·d），连服7d。驱钩虫：5~10mg/（kg·d），1次/d，连服3d。剂量均按盐基计算。

【注意与禁忌】 可有呕吐、腹泻、上腹痛、眩晕、发热，偶见血清转氨酶升高、皮疹和嗜睡。肝功能不良、严重心脏病及发热者慎用。孕妇及严重溃疡病者禁用。与枸橼酸哌嗪有拮抗作用，不可合用。

【规格】 片剂：0.3g（相当于盐基0.104g），0.36g（相当于盐基0.125g）；颗粒：0.15g/10g；宝塔糖：0.2g。

抗蛲灵肛用软膏：含双羟萘酸噻嘧啶3%。用法：将软膏管拧上塑胶注入管，每晚睡前先以温水洗净肛门周围，然后挤出软膏少许涂于肛周，再注1~1.5g软膏入肛内；7d为1个疗程。一般1个疗程可愈。如2周后仍不愈应换药。

左旋咪唑[典]　Levamisole（左咪唑，左旋四咪唑，L-Tetramisole Hydrochloride，Levasole）

【药性与应用】 为噻咪唑的左旋体，属广谱驱虫药，选择性抑制虫体肌琥珀酸脱氢酶，使其不能进行无氧代谢，能量耗竭、麻痹而被排出体外。对蛔虫、钩虫、蛲虫、丝虫成虫及微丝蚴均有抗虫作用。不激惹蛔虫，因而也可应用于胆道蛔虫、蛔虫性肠梗阻。还可作为免疫增强剂，用于类风湿性关节炎、红斑狼疮及恶性肿瘤的治疗。

驱蛔虫：成人，120~150mg，睡前顿服；儿童，3mg/kg，睡前顿服。驱钩虫：1.5~2.5mg/kg，每晚1次，连服3d。驱蛲虫：0.1g，睡前顿服，连服7d。

治疗丝虫：4~8mg/（kg·d），分 2~3 次服，连服 3d。

【注意与禁忌】 常有恶心、呕吐、上腹部疼痛、疲倦、头痛、失眠、眩晕、药物热、肌肉酸痛、低血压、皮疹等。偶见白细胞减少、血小板减少、蛋白尿。肝肾功能不良及血液病者、孕妇禁用。

【药物相互作用】 可与双羟萘酸噻嘧啶合用治疗严重钩虫感染；与噻苯唑或恩波维铵合用治疗肠线虫混合感染；与枸橼酸乙胺嗪先后序贯应用于抗丝虫感染。与四氯化碳、四氯乙烯合用毒性增加。与华法林合用增加出血危险。

【规格】 片剂：15mg，25mg，30mg，50mg；肠溶片：25mg，50mg；颗粒：5mg/1g；糖浆：0.8g/100mL，4g/500mL，16g/2000mL。

搽剂：为左旋咪唑的 0.7%二甲亚砜溶液或硼酸乙醇溶液，用于治疗早期钩虫感染，3 次/d，搽皮炎区，连用 2d。

甲苯咪唑[典]　Mebendazole（甲苯达唑，二苯酮咪胺酯，安乐士，Antiox，Mebendacin，Noverme，Telmin，Vermirax，Vermox）

【药性与应用】 广谱驱肠虫药，抑制虫体的葡萄糖摄入，使其糖原耗竭而无法生存，杀灭幼虫，抑制虫卵发育，但不影响人体血糖水平。可用于防治钩虫、蛔虫、蛲虫、鞭虫、粪类圆线虫等肠道寄生虫。与左旋咪唑合用有强大的协同作用，既可消除甲苯咪唑的吐虫反应，又可减少左旋咪唑的剂量和不良反应，使排虫时间集中和提前，确保驱虫效果。

驱蛔虫：200mg，顿服。驱蛲虫：100mg，顿服；如未根治，在 2 周或 4 周后重复用药 1 次。驱钩虫与蛔虫、钩虫及鞭虫混合感染：100mg，2 次/d，连服 3d。以上为 4 岁以上者剂量，4 岁以下者酌减。如无便秘，可不服泻药，不忌饮食。

【注意与禁忌】 个别病人可有轻度腹痛、腹泻。孕妇忌用。2 岁以下小儿慎用。

【药物相互作用】 ①西咪替丁可减弱本药的代谢，增加其血药浓度。②卡马西平、苯妥英类可加速本药代谢，减少血药浓度。③食物可促进本药吸收，增加生物利用度。

【规格】 片剂：50mg，100mg；胶囊：50mg，100mg；口服混悬液：100mg/5mL，600mg/30mL，2g/100mL。

复方甲苯咪唑片（速效肠虫净片）：每片含甲苯咪唑 100mg、左旋咪唑 25mg。驱蛲虫：1 片，顿服；驱蛔虫：2 片，顿服；驱钩虫或蛔虫、钩虫与鞭虫混合感染：1 片，2 次/d，连服 3d。4 岁以下者遵医嘱。

复方甲苯咪唑丸：每丸含甲苯咪唑 5mg、盐酸左旋咪唑 1.25mg。驱蛲虫：20 粒，顿服；2 周和 4 周后各重复 1 次。驱蛔虫：40 粒，顿服。驱鞭虫、钩虫或蛔虫、鞭虫、钩虫混合感染，20 粒/次，2 次/d，连服 3d。

复方甲苯咪唑乳膏（海蜜克）：1g（含甲苯咪唑 0.15g、盐酸左旋咪唑 0.1g）。驱蛔虫、蛲虫：6 岁以上，1g；2~6 岁，0.5g。一次性涂于腹部或大腿内侧皮肤上，涂药面积为 20cm×20cm。第 3 日重复 1 次。

奥苯达唑 Oxibendazole（丙氧咪唑）

【药性与应用】 广谱抗虫药，对蛔虫、钩虫、鞭虫均有显著疗效。与其他驱钩虫药相比，不但对十二指肠钩虫疗效好，对美洲钩虫也有较好疗效。2d 和 3d 疗法的虫卵转阴率可达 56%~100%，对鞭虫的疗效也可达 70%。

口服：10mg/（kg·d），半空腹 1 次口服，连服 3d。

【注意与禁忌】 可有乏力及头昏，一般不需处理。对肝、肾、心脏均无不良影响。

【规格】 片剂（胶囊）：100mg。

噻苯唑[典] Tiabendazole（噻苯哒唑，噻苯咪唑，Mintezole，Thiabendazole）

【药性与应用】 广谱驱虫药，对蛲虫、蛔虫、圆线虫、匐行疹及鞭虫疗效均好，也用于毛线虫属感染。尚有抗真菌作用。本品在胃肠道吸收快，t_{max} 为 1h，48h 由尿中排出 90%。

口服：25mg/kg，早晚饭后各 1 次，连服 2~3d。剂量不超过 3g/d。

【注意与禁忌】 常有恶心、呕吐、厌食、上腹部不适、眩晕，偶见皮疹、腹泻、瘙痒、头痛、嗜睡、视觉障碍、白细胞下降、低血压、心动过缓、发热、寒战等。肝、肾功能不良者及有过敏史者禁用。有引起幻视的报道。此外，可导致注意力不集中，司机最好不要服用。服药期间不必忌食。孕妇慎用。

【规格】 片剂：0.25g，0.5g。

噻咪唑 Tetramisole（四咪唑，驱虫净）

【药性与应用】 左旋咪唑的消旋体，作用与左旋咪唑相同，但其活性仅为其 1/2。驱蛔虫效果最好，钩虫、蛲虫次之。

口服：2.5~5mg/kg，睡前 1 次顿服。

【注意与禁忌】 不良反应有恶心、呕吐、心悸、上腹痛、头痛等。少数人可有一过性肝功能障碍。肝病者慎用。

【规格】 片剂：25mg。

川楝素 Azadirachtin（印苦楝子素，苦楝素，Toosendanin）

【药性与应用】 从川楝根皮、树皮中提取的有效成分，有驱蛔虫、鞭虫、蛲虫的作用。对蛔虫作用最强，能够麻痹蛔虫头部，同时兴奋虫体，使其能量耗竭而不能附着于肠壁被排出体外。

口服：成人，250mg，顿服。儿童2~4岁，50~100mg；4~8岁，100~150mg；8~15岁，150~200mg；16岁以上，200~250mg。睡前顿服。复治应间隔2周以上。

【注意与禁忌】 有轻度恶心、腹泻、嗜睡。过量可引起周围神经炎、心律失常、血压下降。有严重胃病、心脏病者忌用。

【规格】 片剂：25mg。

己雷锁辛　Hexylresorcinol（六烷雷锁辛，己基间苯二酚，Hexylresorc Esil-resorcina）

【药性与应用】 广谱驱虫药，对蛔虫、绦虫感染有较好效果；对钩虫、蛲虫、鞭虫、肠道吸虫也有效。因大量新驱虫药的出现，现仅偶尔应用。本品也作为消毒防腐剂应用。0.1%水溶液（加30%甘油）用于皮肤、黏膜消毒。

口服：驱虫，0.5~1g，顿服；5h内不宜进食。必要时3~7d后复治1次。

【注意与禁忌】 不良反应较少。高浓度时有局部刺激作用，可使黏膜变白、上皮脱落。有消化性溃疡、肠炎者禁用。服药期间禁饮酒和吃油脂食品。

【规格】 肠衣片：0.1g。

美舌藻糖浆（鹧鸪菜糖浆，驱蛔糖浆）

【药性与应用】 麻痹蛔虫虫体，使之不能附着于肠壁而被排出，可用于蛔虫性肠梗阻为其特点。不良反应少，疗效可靠，适用于小儿。

口服：成人，20~30mL/次；小儿1~5岁，10~15mL/次；5~15岁，15~20mL/次。于睡前或晨起空腹顿服。

【规格】 糖浆：全草2g/1mL。

第二节　驱钩虫药及广谱抗虫药

阿苯达唑[典][基]　Albendazole（丙硫达唑，丙硫咪唑，抗蠕敏，扑尔虫，肠虫清，Zentel，Abentel，Valbazen，SKF62979）

【药性与应用】 苯骈咪唑类抗虫药，广谱、高效、低毒为其特点，是最优秀的驱虫药之一。对线虫、血吸虫、绦虫均有高度活性，对虫卵发育也具有显著抑制作用。在体内迅速代谢为丙硫唑砜和亚砜，抑制虫体肠壁细胞微管系统的聚合，使虫体不能吸收葡萄糖和其他物质而营养枯竭死亡。口服吸迅速，t_{max}为2.5~3h。$t_{1/2}$为8.5h。体内移行广泛，以肝、肾中分布较多。24h几乎全部代谢后由尿中排出。临床用于驱钩虫、蛔虫、蛲虫、鞭虫及粪类圆线虫；也用于脑型、肌型等各类囊虫病，疗效优于甲苯咪唑。

驱钩虫：首次服400mg，10d后重复给药1次。驱蛔虫、蛲虫及鞭虫：400mg，顿服。驱其他寄生虫（如粪类圆线虫等）：400mg/d，连服6d；必要时复治1次。12岁以下儿童减半，服法同成人。治疗囊虫病：15~20mg/（kg·d），分2次服；10d为1个疗程。间隔15~20d后可进行第2个疗程，一般为2~3个疗程。服药前不需要清肠或空腹，可嚼服、吞服或研碎后与食物同服。治疗包虫病：①口服本药乳剂，按10~12.5mg/（kg·d）分2次服，疗程1个月，一般需5个疗程以上。疗程间隔7~10d。②本药其他制剂均可按量计服，服法同上。

【注意与禁忌】 少数病人有轻度头痛、头昏、恶心、呕吐、腹泻、口干、乏力，可自行消失，主要在治疗囊虫病长期用药时出现。少数病人3~10d才出现驱虫效果，不要急于判断为治疗失败。本品有胚胎毒性和致畸作用，孕妇、哺乳妇及2岁以下儿童忌用。有严重肝、肾、心脏疾患者及精神病、癫痫、化脓性和弥漫性皮炎的病人不宜应用。重症囊虫病须住院治疗，如反应过大可给予地塞米松或20%甘露醇辅助治疗。对于皮肌型囊虫病则不必处理。

【药物相互作用】 ①与西咪替丁、地塞米松或吡喹酮合用可增加本药不良反应发生率。②本药抑制茶碱代谢，可增加茶碱毒性反应。③食物可增加本药的生物利用度。

【规格】 片剂：100mg，200mg，400mg；咀嚼片：75mg，100mg；胶囊：100mg，200mg；颗粒：100mg/1g，200mg/1g；干糖浆：200mg；口服液：400mg/10mL；口服乳剂：1.25%（250mL）。

氟苯达唑 Flubendazole

【药性与应用】 使虫体消化道内皮细胞解体、溶解、死亡，断绝营养来源而杀虫。对宿主无影响。口服吸收很少，血、尿中药物含量不到口服量的0.1%。口服给药量的80%随粪便排出。临床用于治疗钩虫、蛔虫、鞭虫、蛲虫感染；也用于治疗奥斯特它血毛线虫和矛线虫的治疗。

驱钩虫：100mg，2次/d；3~4d为1个疗程。驱蛲虫：200mg，顿服；15d后重复治疗1次。蛔虫、鞭虫、板口线虫感染：200mg，1次/d，3d为1个疗程，或300mg，2次/d，1d疗法。蠕幼虫移行症：300~400mg，1次/d；5~8d为1个疗程。

【注意与禁忌】 不良反应轻微，可见恶心、腹痛和消化不良，可自行消失。

【规格】 片剂：100mg，200mg。

对双异硫氰基苯 Bitoscanate（苯硫氰，Hoechst，16842）

【药性与应用】 对钩虫感染最有效；对线虫、绦虫也有驱除作用。口服从胃肠道吸收很少，且排泄缓慢。$t_{1/2}$约为26d。临床主要用于钩虫感染。

口服：100mg，1次/12h，3次为1个疗程；或顿服150mg。必要时可复治。

【注意与禁忌】 副作用轻微，主要有恶心、呕吐、上腹部痛、腹泻、头痛、头昏。孕妇、哺乳妇禁用。

【规格】 胶囊：50mg。

羟萘酸苄酚宁 Bephenium Hydroxynaphthoate（灭虫宁）

【药性与应用】 对钩虫、蛔虫、鞭虫均有效，驱虫效果较好。临床主要用于十二指肠钩虫病。

口服：空腹或饭后1h顿服5g（相当于盐基2.5g）；必要时3d后复治1次。儿童顿服1.25g（按盐基计算）。

【注意与禁忌】 有恶心、呕吐、腹泻、头痛等；偶见眩晕。服药期间忌酒。肝、肾功能障碍者，心律失常者及孕妇禁用。

【规格】 片剂：0.3g。

溴萘酚 Bromonaphthol

【药性与应用】 对钩虫、姜片虫均有抑制作用。对蛔虫、鞭虫感染也有一定疗效。临床主要用于钩虫和姜片虫病。

口服：睡前顿服1~3g，第2日晨起空腹再顿服1~3g。

【注意与禁忌】 可引起恶心、呕吐、上腹痛、纳差、头痛、眩晕等。

【规格】 片剂：0.5g。

四氯乙烯 Perchloroethylene（Tetrachloroethylene）

【药性与应用】 对钩虫、肠道吸虫、姜片虫感染均有较好疗效，但对其他无效。很少部分可从胃肠吸收，酒及高脂肪饮食可增加吸收。由于副作用较大，又有其他药物代替，现已少用。

口服：1~4mL，1次/d，睡前或晨起空腹服用。服药前后24h禁酒，禁油脂。必要时4~7d后复治1次。极量5mL/次。儿童，0.2mL，1次/d。

【注意与禁忌】 常有胃烧灼感、恶心、呕吐，偶可引起肝、肾损害，严重时可引起中枢神经系统抑制和呼吸衰竭。肝、肾功能不良者禁用，孕妇禁用。服药期间禁止饮酒、吃油腻食物。合并有蛔虫感染者亦禁用；或先驱蛔虫，然后再用本品治疗钩虫，以免刺激蛔虫引起胆道阻塞或肠梗阻。

【规格】 胶丸：0.2mL，0.5mL，1mL。

第三节　驱蛲虫药

恩波维铵　Pyrvinium Embonate（扑蛲灵，吡维氯铵，吡维铵恩波酸盐，扑蛲喹，Pyrvinium Pamonate，Povan）

【药性与应用】 干扰蛲虫等的呼吸酶系统，抑制其需氧呼吸和对葡萄糖的吸收利用，阻碍其生长繁殖，从而杀虫。为治疗蛲虫的首选药，对其他粪类圆线虫也有一定作用。

口服：儿童，5mg/kg（盐基），总剂量不超过0.25g，成人，0.25~0.3g，睡前1次服。为防止复发，可间隔2~3周再服2~3次。

【注意与禁忌】 本品对蛔虫无效。偶有恶心、呕吐、腹痛、腹泻、肌痉挛和荨麻疹。服药后粪便被染成红色。胃肠道有炎症时，可增加药物的吸收，引起严重反应。

【规格】 片剂：50mg（盐基）。

司替碘铵　Stilbazium Iodide（驱蛲净）

【药性与应用】 季铵类化合物，对蛲虫、蛔虫、鞭虫均有抑制作用，对蛲虫感染的疗效尤好。胃肠道吸收差。临床上主要用于驱蛲虫；也用于治疗蛔虫、鞭虫及其混合感染。

口服：10mg/kg，1~2次/d，连服3d。

【注意与禁忌】 不良反应较少，主要有恶心、呕吐、腹痛、眩晕。服后可染红大便，应事先告知病人。

【规格】 肠溶片：50mg。

噻乙啶　Thievinylpyridine（噻乙吡啶）

【药性与应用】 水溶性季铵型驱肠虫药，对蛲虫、钩虫、蛔虫抑制作用均可，以蛲虫为优，蛔虫为差。临床主要用于驱蛲虫、钩虫。

口服：成人0.25g，儿童5mg/kg，顿服。必要时可隔周复治。

【注意与禁忌】 可有神经和消化系统的不良反应，恶心、头昏、头痛、腹痛及流涎等，可自行消失。

【规格】 片剂：125mg。

己二酸哌嗪　Piperazine Adipate（哌嗪己二酸盐）

【药性与应用】 作用与哌嗪相似，对蛲虫与蛔虫有抑制作用。临床主要用于驱蛲虫、蛔虫。

驱蛲虫：成人，1～1.2g，2 次/d；儿童，30mg/kg，2 次/d，总剂量不超过 2g。驱蛔虫：成人，2.5～3.5g，顿服；儿童，100～150mg/kg，顿服，总剂量不超过 3g。

【注意与禁忌】 与哌嗪类似，可参阅。

【规格】 片剂：0.25g。

第四节　驱鞭虫药

奥克太尔　Oxantel（酚嘧啶，羟嘧啶，双羟萘酸酚嘧啶，奥克生太，间酚嘧啶，Oxantel Embonate）

【药性与应用】 较好的驱鞭虫药，疗效高于甲苯咪唑，且无明显毒性。临床主要用于驱鞭虫。

口服：总剂量为 20mg/kg，分 3 次服，1 次/d，半空腹服下。

【注意与禁忌】 少数病人可有轻度头昏、恶心、腹部不适及疼痛，可自行消失。个别人有轻度心电图变化，亦可自行恢复。孕妇、心脏病病人忌用。

【规格】 片剂：100mg，350mg。

碘二噻宁　Dithiazanine Iodiode（噻唑青胺）

【药性与应用】 抑制肠道寄生虫的氧代谢和糖酵解，对鞭虫、蛔虫、蛲虫、绦虫、钩虫及圆线虫感染皆有效，但对鞭虫作用最强。临床主要用于驱鞭虫。

口服：成人，0.2g，3 次/d；小儿，45mg/（kg·d），分 3 次服用。最大剂量不超过 0.6g/d。5～10d 为 1 个疗程。

【注意与禁忌】 偶有恶心、呕吐、腹泻、发热、水肿。药物可将粪便染成蓝绿色。

【规格】 片剂：0.2g。

第五节　驱绦虫药及广谱驱虫药

氯硝柳胺[典]　Niclosamide（灭绦灵，育末生，血防-67，Yomesan）

【药性与应用】 抑制绦虫线粒体的氧化磷酸化过程，断绝其能量来源，杀死其头节和颈节，为驱绦虫的首选药，对牛肉绦虫、猪肉绦虫、鱼绦虫均有效。还具有杀灭钉螺的作用，可用于防止血吸虫的传播。临床主要用于驱除各种绦虫，或作为灭螺剂。

将本品咬碎后用尽量少的水送下，服药的前晚开始禁吃固体食物。服药前先给止吐剂，以防虫卵逆流入胃。服药后 1~2h 再服泻药导泻。驱猪肉绦虫、牛肉绦虫：空腹咬碎服 1g，1h 后再服 1g。驱短膜壳绦虫：首剂 2g，以后 1g/次，1 次/d，连服 6d。

【注意与禁忌】 不良反应少，偶有恶心、腹部不适、瘙痒、药物热、头晕等，可自行消失。

【规格】 片剂：0. 5g；胶囊：0. 5g；糊剂（灭螺用）：50%。

二氯酚 Dichlorophen（甲双氯酚）

【药性与应用】 驱绦虫药。对猪肉绦虫和短膜壳绦虫均有效。

口服：成人，2~3g，3 次/d；儿童，1~2g，3 次/d。空腹服，服药前应先服止吐药，以防恶心、呕吐使虫卵逆流入胃。

【注意与禁忌】 可引起恶心、腹痛、腹泻，偶有荨麻疹。大剂量可引起黄疸。肝功能异常、妊娠后期、发热及严重心脏病病人禁用。

【规格】 片剂：0. 25g。

鹤草酚 Agrimophol

【药性与应用】 系由仙鹤草根芽中提取的有效成分，对绦虫有直接杀灭作用，可使虫体痉挛致死；也可抑制虫体细胞代谢，断绝营养供应而导致虫体死亡。对蛔虫、血吸虫、滴虫感染均有效。口服后胃肠道吸收缓慢，移行分布以肝脏最高，脑中最低。$t_{1/2}$为 75min，大部分由粪便中缓慢排出，尿中排泄极少。

驱绦虫：成人 0. 7~0. 8g/d，儿童 25mg/（kg·d），清晨空腹顿服。当天早上禁食，1. 5h 后用酚酞或硫酸镁导泻。驱牛肉绦虫：成人口服 1. 2g/d。治疗滴虫性肠炎：0. 3g，3 次/d，连服 14d。遇有蛔虫混合感染，应先服驱蛔药再用本疗法。

【注意与禁忌】 不良反应较小，有恶心、呕吐、头晕、冷汗等，重者可虚脱。服药期间禁油腻及烟酒。不能用蓖麻油导泻，以防吸收过多中毒。对体弱者宜用酚酞导泻。

【规格】 片剂：0. 15g；胶囊：0. 15g。

第六章 主要作用于神经系统的药物

第一部分 中枢兴奋药

中枢兴奋药能选择性地兴奋中枢神经系统，提高其功能活动，主要在中枢神经处于抑制或功能低下状态时使用，包括苏醒、兴奋、大脑功能复健诸方面。应选好适应证，不可滥用，因为兴奋是一种耗能过程，使用不当，将会使衰竭的器官功能更为低下，出现适得其反的效果，甚至引起死亡或精神、神经系统的紊乱。

第一节 大脑兴奋药

咖啡因[典] **Caffeine（咖啡碱，茶素，Anhydrous Caffeine）**

【药性与应用】 中枢兴奋作用弱，小剂量可兴奋大脑皮质，振奋精神。大剂量时，兴奋过程可扩散到延髓的呼吸和血管运动中枢，在抑制状态下作用更强。临床主要用于各种原因如感染、中毒等引起的大脑抑制状态和呼吸、循环中枢衰竭。也与溴化物合用治疗官能症，调整已经紊乱的大脑兴奋、抑制过程。与乙酰水杨酸组成复方治疗一般性头痛，与麦角胺合用治疗偏头痛，均为临床常用的治疗措施，但疗效一般。

解救中枢抑制：肌内或皮下注射安钠咖注射液 1～2mL，2～4mL/d；极量可达 3mL/次，12mL/d。调节大脑皮质功能：口服咖溴（巴氏）合剂 10～15mL，3 次/d。

【注意与禁忌】 小剂量仅有恶心、呕吐、头痛。大剂量时可有过度兴奋、焦虑不安、肌颤、耳鸣，甚至抽搐、惊厥。尚可刺激胃酸分泌，消化性溃疡者不宜久用。大量亦可引起流产，可致畸胎。哺乳妇慎用。

【药物相互作用】 ①异烟肼和甲丙氨酯增强本药的作用，使之在脑组织中浓度升高，而在肝、肾中浓度下降。②口服避孕药可减慢本药的代谢。③本药与麻黄碱有协同作用。

【规格】 安钠咖（苯甲酸钠咖啡因）注射液：1mL（含咖啡因0.12g，苯甲酸钠0.13g），2mL（含咖啡因0.24g，苯甲酸钠0.26g）。

咖溴（巴氏）合剂：200mL中含安钠咖0.05~2g及溴化钠（或溴化钾）1~10g。二药的比例视病情而定，用于抑郁型者咖啡因含量较多；用于兴奋型者溴化物含量较大。

氨乙异硫脲 Aminoethlisothiourea（克脑迷，抗利痛，Antiradon，AET，Sidrrectan）

【药性与应用】 在体内释放活性巯基促进脑细胞代谢，使外伤昏迷病人复苏；并有对抗中枢抑制药的作用。可用于外伤昏迷、脑外伤后遗症及各种昏迷、一氧化碳中毒、脑缺氧、安定镇静药中毒及放射性损伤。

静脉滴注：成人1g/d，溶于5%~10%的葡萄糖溶液250~500mL中，40滴/min。虚脱病人也可加快滴速达100滴/min，5min后如病人出现心动过缓、呼吸急促、面部潮红，应减至40滴/min或停药。1个疗程为9~12d，也可持续月余。

【注意与禁忌】 可引起静脉炎、猩红热样皮疹、药物热，停药可自愈，必要时再加以治疗，防止药液漏出静脉。孕产妇以及重症冠心病者忌用。

【规格】 注射剂：1g。

甲氯芬酯[典] Meclofenoxate（氯酯醒，遗尿丁，Centrofenoxate，Clophenoxine，Lucidril）

【药性与应用】 促进脑细胞代谢，增加对葡萄糖的利用，兴奋被抑制的中枢。临床用于外伤性脑昏迷、各类脑缺氧、遗尿症、老年性精神病、意识障碍、乙醇中毒和其他中枢、周围神经症状。

口服：成人，0.1~0.3g，3次/d；儿童，0.1g，3次/d。肌内注射或静脉滴注：成人，0.25g，1~3次/d，溶于5%葡萄糖溶液50~500mL使用。新生儿可注入脐静脉。小儿，60~100mg，2次/d。

【规格】 片剂（胶囊）：0.1g；注射剂：0.1g，0.25g。

胞磷胆碱[典][基] Citicoline（胞二磷胆碱，尼古林，胞胆碱，胞嘧啶核苷二磷酸胆碱，Cytidine Diphosphate Choline，DPC）

【药性与应用】 核苷衍生物，对改善脑组织代谢、促进大脑功能恢复与苏醒有一定作用。主要用于外伤性意识障碍，近期多用于脑血管疾病或中风后遗症的恢复。应用比较广泛，效果尚可。

肌内注射：200mg，1次/d。静脉滴注：200～600mg/d，亦可用至1000mg/d。1个疗程为5～10d。

【注意与禁忌】 中风急性期不宜大剂量应用。过大剂量有引起新的出血的可能。可有一过性低血压、潮红、兴奋、失眠等，一般不影响治疗。

【药物相互作用】 ①与脑多肽合用，对改善脑循环有协同作用。②与抗震颤麻痹药物合用可增强本药疗效。③与甘露醇或尿素合用治疗脑水肿，可激活下丘脑功能，改善脑血管张力，减轻脑水肿，降低颅内压。④与抗震颤麻痹药物合用时，不宜与左旋多巴合用，因可加重肌僵直。

【规格】 胶囊：100mg；片剂：200mg；注射剂：250mg，500mg。

醋谷胺 Aceglutamide（乙酰谷酰胺，Acetylglutamide）

【药性与应用】 谷氨酰胺的乙酰化物，有改善脑细胞代谢、维持神经应激能力和降低血氨的作用；并能通过血-脑脊液屏障，降低脑氨含量，因而也用于肝昏迷血氨高的病人。临床用于脑外伤昏迷、肝昏迷、瘫痪、小儿麻痹后遗症、神经性头痛、腰痛及各种无名神经痛。

肌内注射或静脉滴注：100～600mg/d。静脉滴注用5%或10%葡萄糖溶液250mL稀释，缓慢滴注。对神经性头痛、腰痛等神经痛，也可用穴位注射的方法。

【注意与禁忌】 滴注过快可引起血压下降。

【规格】 注射液：100mg/2mL，250mg/5mL，300mg/5mL，500mg/10mL；注射剂：100mg，200mg，250mg，300mg，600mg。

细胞色素C[典] Cytochrome C

【药性与应用】 由猪心中提取的细胞呼吸酶激活剂，为细胞氧化代谢过程中的电子递体，起辅酶作用，加速细胞的氧化还原过程。缺氧组织细胞膜通透性增高的情况更有益于本品的透过，起到改善脑呼吸、促进物质代谢的作用。临床用于各种组织缺氧的急救或辅助治疗，如一氧化碳中毒、各种镇静药中毒、新生儿窒息、严重休克、各种呼吸困难、高山缺氧、心脑疾病的各种缺氧，但效果均不明显。

静脉注射或滴注：成人，15～30mg，1～2次/d；儿童用量酌减。静脉注射加用25%葡萄糖溶液20mL混匀，缓慢注射。亦可用5%～10%葡萄糖溶液或生理盐水稀释后静脉滴注。

【注意与禁忌】 可引起过敏，用前应做皮试。治疗中止再次用药时，仍应皮试。皮试阳性及有过敏史者禁用。

【规格】 肠溶片：100mg；注射液：15mg/2mL；注射剂：15mg。

氨酪酸　Aminobutytric Acid（γ-氨基丁酸，γ-氨酪酸，γ-Aminobutyric Acid，GABA，Gammalon）

【药性与应用】 降低血氨，促进脑代谢，增加葡萄糖磷酸酯酶活性，恢复脑细胞功能。本品亦为一种中枢固有的介质。用于脑中风后遗症、脑动脉硬化、老年性痴呆、脑部外伤后遗症、偏瘫、记忆力障碍、语言障碍、精神幼稚症等。

口服：3g/d，分3次服。静脉滴注：0.75~1.0g/次，加入300~500mL生理盐水中，2~3h内滴完。

【注意与禁忌】 用药后偶见灼热感、恶心、头晕、失眠、便秘、腹泻。大剂量时可出现共济失调、肌无力、血压下降、呼吸抑制等，应立即停药。

【规格】 片剂：0.25g；注射液：1g/5mL。

吡硫醇[典]　Pyritinol（脑复新，Pyrithioxine Hydrochloride，Neuroxin）

【药性与应用】 维生素B_6衍生物，能促进脑内葡萄糖及氨基酸代谢，改善全身同化作用。增加颈和脑部动脉血流量，改善脑缺氧，促进脑功能。临床用于脑震荡综合征、脑外伤后遗症、脑炎及脑膜炎后遗症，因脑缺血引起的头胀、头痛、头晕、失眠、记忆力减退、注意力不集中、情绪变态，脑动脉硬化引起的老年性痴呆、精神病等，以及类风湿性关节炎等。

口服：成人，100~200mg，糖浆剂10~20mL，3次/d。小儿剂量减半，亦为3次/d。静脉滴注：200~400mg，1次/d。

【注意与禁忌】 少数人可有皮疹、恶心，停药后即消失。动物实验发现本品有致子代唇裂倾向，故孕妇忌用。

【规格】 片剂：100mg，200mg；胶囊：100mg；糖浆：10mg/1mL；注射剂：100mg，200mg，400mg。

吡拉西坦[典]　Piracetam（吡乙酰胺，乙酰胺吡咯烷酮，脑复康，Acetamide Pyrolidone）

【药性与应用】 氨酪酸的同系物，对被抑制和损伤的脑细胞具有激活、保护和修复作用，可提高大脑中ATP含量，从而增加ATP/ADP的比值，促进氨基酸和磷脂的吸收，增强蛋白质的合成和葡萄糖的利用。用于老年性精神衰退综合征、老年性痴呆、脑动脉硬化、脑组织脱髓鞘变、脑中风后遗症、一氧化碳中毒后遗症、儿童智力下降等。

口服：800~1000mg，3次/d；3~6周为1个疗程，亦可长期应用。儿童剂量减半。肌内注射：1g，2~3次/d。静脉注射：4g，1次/d。静脉滴注：4~8g，1次/d，用5%葡萄糖溶液或生理盐水稀释至250mL使用；老年人及儿童剂量减半。

【注意与禁忌】 本品易通过血-脑脊液屏障与胎盘屏障。在体内不降解、不转化，直接由肾脏排出。偶有口干、食欲减退、荨麻疹、记忆力减退、思维迟钝等症状。长期服用尚未见明显毒性。孕妇、新生儿及肝、肾功能不良者禁用。

【药物相互作用】 本药与华法林等香豆素类抗凝药联用，可延长凝血酶原时间，抑制血小板聚集。

【规格】 片剂：0.4g；口服液：0.4g/10mL；分散片：0.8g；注射液：1g/5mL，4g/20mL，10g/50mL；注射剂：2g，3g，4g，6g。

茴拉西坦[典]　Aniracetan（阿尼西坦，三乐喜）

【药性与应用】 改善记忆力，对抗因脑组织缺血、缺氧引起的记忆障碍，缓解健忘状态。作用强、起效快、毒性低为其优点。但 $t_{1/2}$ 平均仅为 22min，因而必须分次用药才能维持有效的血药浓度。

口服：0.3g，3 次/d；1 个疗程为 1~2 个月。安全用药范围：0.3~1.8g/d。

【注意与禁忌】 偶见口干与嗜睡。

【规格】 胶囊：0.1g，0.2g。

利斯的明　Rivastigmine（艾斯能，卡巴拉丁，重酒石酸利斯的明 Rivastigmine Hydrogen Tartrate Exelon）

【药性与应用】 抗早老性痴呆用药。通过抑制乙酰胆碱酯酶来增加脑中胆碱能神经的功能，从而改善老年性痴呆病人的认知能力。本品对脑的海马和皮质区有高度的选择性作用，这些区域是早老性痴呆的始发区。临床上适用于早老性或老年性痴呆的轻、中、重症的各个阶段，也用于治疗帕金森病相关的轻、中度痴呆。

口服：开始早、晚餐时各服 1.5mg，若耐受良好，可增加到 3mg，2 次/d；连服 2 周再增加至 4.5mg，2 次/d。最大剂量为 6mg/次，2 次/d。

【注意与禁忌】 不良反应可有恶心、腹泻、眩晕、呕吐和虚弱。对肝、肾无明显毒性。本品只作用于中枢，无外周活性，因而对躯体疾病是安全的。严重肝、肾功能不全者及哺乳妇禁用。本品与肌松剂、拟胆碱药和抗胆碱药有相互作用，不可同时应用。对本药、氨基甲酸盐衍生物过敏者禁用。对病窦综合征、重度心律失常、胃十二指肠溃疡活动期、呼吸系统疾病、尿道梗阻、癫痫患者慎用。

【药物相互作用】 ①与拟胆碱药（卡巴胆碱等）、神经肌肉阻滞剂（琥珀胆碱等）合用，可能出现协同效应，应避免同时服用。②与地高辛、华法林、地西泮或氟西汀合用，对本药代谢无显著影响。

【规格】 胶囊：1.5mg，3mg，4.5mg，6mg；口服液：240mg/120mL。

小牛血去蛋白提取物 Deproteinized Hemoderivative of Calf Blood（爱维治，Actovegin）

【药性与应用】 本药含有70%无机物（电解质、微量元素）和30%有机物（寡糖、核酸衍生物、氨基酸、低分子多肽、糖脂类、糖和类脂代谢中间产物等）。能改善氧和葡萄糖的吸收、利用，提高ATP的周转，为细胞提供较多能量，改善脑细胞的血液与营养供应。

临床用于：①脑部血液循环和营养障碍性疾病（脑卒中、外伤等），还可用于末梢循环障碍所致的动脉血管病和溃疡等。②全身或局部给药用于皮肤移植、烧伤、溃疡、压疮等，促进伤口愈合。③用于多种角膜、结膜疾病和眼科术后。④用于口腔炎症、创伤、溃疡，也可作为拔牙和牙石清除后的敷料。

口服：200~400mg，3次/d。肌内注射：5mL，1次/d。静脉注射：每次10~50mL不等，1周可进行数次，1周或数周为1疗程，可根据病情、伤情确定。外用酌情而定。

【注意与禁忌】 对本药及同类药物过敏者，严重肾功能不全者禁用。糖尿病患者慎用。对儿童用药的有效性、安全性尚无报道资料。孕妇、哺乳妇慎用本药。

本药罕见过敏反应。较大剂量可有胃部不适。软膏有刺激纤维母细胞生长的作用，初用可有烧灼感和分泌物增多。

【规格】 注射液：80mg/2mL，200mg/5mL，400mg/10mL，800mg/20mL；注射剂：400mg，800mg；软膏：10%（2g/20g）；眼膏：1g/5g；口腔膏：5%（0.25g/5g）。

脑蛋白水解物 Carebroprotein Hydrolysate（脑活素，脑神经生长素，Cerebrolysin）

【药性与应用】 本药是无蛋白、脂肪及其他抗原性物质的特异性氨基酸混合物的水解溶液。内含游离氨基酸及低分子肽。其中包含了人体多种必需氨基酸、非必需氨基酸，以及谷酰胺、门冬酰胺、γ-氨基丁酸和γ-氨基β-羟丁酸等，能改善脑功能，改善脑血液循环和能量代谢，增强脑组织的抗病、修复和记忆能力。

本药可迅速分布于各组织中，50%~80%的游离氨基酸可通过血-脑脊液屏障进入脑神经细胞，其$t_{1/2}$为数秒钟至数小时。

临床用于脑卒中、脑外伤术后、脑供血不足、脑膜炎、严重脑部感染、脑血管病后遗症等引起的脑功能障碍，以改善头晕、头痛、失眠、记忆力下降、注意力不集中等症状。

也用于多种类型痴呆症，以及儿童大脑发育不全、休克等。

口服：28.8~57.6mg（以总氮计），3次/d。

皮下注射：一次不超过2mL，1次/d。

肌内注射：对病情较轻或大剂量用药后维持疗效，一次不超过5mL（30mg），1次/d，连用10~20次，然后改为2~3次/周，可重复几个疗程，临床症状不再改善后停药。

静脉注射：病情较轻或维持治疗，一次不超过10mL，其余同肌内注射。

静脉滴注：推荐剂量10~30mL（60~180mg），1次/d，用生理盐水250mL稀释后缓慢滴注，60~120min滴完，10~14d为一疗程。

【注意与禁忌】 对本药过敏、严重肾功能不全、癫痫持续状态及大发作间歇期患者和孕妇均禁用。儿童、哺乳妇慎用。

不良反应可有过敏反应（寒战、高热、皮疹）、诱发癫痫、血尿素氮升高、呕吐、腹泻。注射过快可有轻中度灼热感等。

【药物相互作用】 ①与胞磷胆碱、复方丹参制剂、维生素B_{12}等合用具有协同提高疗效作用。②与单胺氧化酶抑制剂合用，具有相加作用，应该避免合用。③与抗抑郁药合用可导致精神紧张，必须合用时应减少后者剂量。

【规格】 片剂：14.4mg；注射剂：30mg，60mg，120mg，180mg；注射液：30mg/5mL，60mg/10mL，120mg/20mL。

盐酸多奈哌齐[典]　Donepezil Hydrochloride（多那喜，阿瑞斯，安理申，道尼陪齐，Arocept，Donepezil）

【药性与应用】 第二代胆碱酯酶抑制药，是一种长效的阿尔茨海默病对症治疗药，临床用于轻、中、重度阿尔茨海默病的症状治疗。本药口服吸收良好，3~4h达血药峰浓度，生物利用度100%，$t_{1/2}$约为70h。

口服给药。①轻、中度阿尔茨海默病：5mg，1次/d，临睡前服用，连用4~6周，疗效不明显时可增至10mg。②重症阿尔茨海默病：10mg，睡前1次。若为口腔崩解片，置于舌下溶解后服之。

【注意与禁忌】 对本药或哌啶衍生物过敏者忌用。对哮喘、阻塞性肺病、病窦综合征、室上性传导阻滞、有癫痫史、大手术、溃疡病或胃肠道其他疾病活动期患者慎用。不推荐儿童使用本药。妊娠安全性C级。哺乳妇应暂停哺乳。

不良反应：常见者为恶心、呕吐、腹泻、乏力、倦怠、肌痉挛、食欲缺乏、失眠等，多为一过性轻度反应，继续用药可自动缓解。还可出现瘙痒、焦虑、尿失禁、普通感冒、意外伤害、溃疡病、出血等。少见的有头晕、头痛、精神错乱、抑郁、多梦、嗜睡、体重下降、视力减退、胸痛、关节痛、消化功能紊乱、尿频或无规律。极少见的有昏厥、心动过缓或心律不齐、传导阻滞、心脏杂音、癫痫、黑便。罕见锥体外系症状、肝炎、肌酸激酶升高等。

【药物相互作用】 ①与拟胆碱药（如氨基甲酰甲基胆碱）、β受体阻滞剂、神经肌肉阻滞剂（琥珀胆碱等）有协同作用。②酮康唑、伊曲康唑、奎尼丁可抑制本药代谢，升高血药浓度。③与抗胆碱药有拮抗作用，不可合用。④苯妥英钠、苯巴比妥、卡马西平、地塞米松、利福平等可增加本药的清除率，降低其血药浓度。⑤饮酒可降低本药血药浓度，但不受饮食影响。

【规格】 片剂：2.5mg，10mg；口腔崩解片：5mg，10mg；胶囊：5mg；滴丸：2.5mg；口服液：300mg/300mL。

丁苯酞 Butylphthalide（思必普）

【药性与应用】 本药为人工合成的消旋体，可促进中枢神经功能改善和恢复。平均达峰时间为0.88~1.25h，平均消除$t_{1/2}$为7~13h。本药可迅速通过血-脑脊液屏障，大部分代谢产物经尿排出，少部分通过粪便和胆汁排出。药物在体内消除完全，不易蓄积。

口服给药，餐前服用，0.2g，3~4次/d，10~12d为一疗程。

【注意与禁忌】 对本药或芹菜（左旋芹菜素与本药的化学结构相同）过敏及有严重出血倾向者忌用。肝、肾功能不全，幻觉患者慎用。对妊娠和哺乳的安全性尚不明确。

本品不良反应较少，少数人可有转氨酶升高，偶有恶心、腹部不适、幻觉，停药后可恢复。

【药物相互作用】 本品与复方丹参注射液、尿激酶、阿司匹林、低分子肝素、蛇毒凝血酶、东菱精纯抗栓酶联用，无不良反应。食物可减少本药吸收，延迟达峰时间，降低血药峰浓度。

【规格】 软胶囊：0.1g。

三磷酸胞苷二钠 Cytidine Disodium Triphosphate（坤邦，三磷酸胞苷钠，纽枢通，斯替吡，维力安，新隆健，依美思）

【药性与应用】 本药系辅酶药，为核苷的衍生物，在体内参与磷脂类及核酸的合成与代谢，为脑磷脂合成及核酸代谢提供能量。临床用于脑外伤、中风后遗症的辅助治疗。

成人肌内注射：20mg，1~2次/d。静脉注射：20mg本药加入5%葡萄糖注射液或生理盐水250mL中，或40mg本药加入上述液体500mL中缓慢静脉滴注。

【注意与禁忌】 对本药过敏、病窦综合征、缓慢性心律失常患者及孕妇禁用本药。慎用于严重肝、肾功能不全，癫痫，心肌梗死，脑出血急性期。

不良反应：本药对窦房结有明显抑制作用，偶有发热、皮疹，停药后消失。偶有一过性转氨酶（ALT）升高。

【规格】 注射液：20mg/2mL，40mg/2mL；注射剂：20mg，40mg。

依达拉奉[典] Edaravone（易达生，必存，依达拉封，依达拉酮，Adaravone）

【药性与应用】 脑保护药，可清除自由基，抑制脂质过氧化而保护脑细胞、血管内皮细胞、神经细胞。临床用于急性脑梗死所致的神经症状，活动功能障碍，并抑制迟发性神经元死亡。

静脉滴注：30mg，2次/d。以适量生理盐水稀释后滴注，30min内滴完。14d为一疗程。

【注意与禁忌】 对本药过敏者、重度肾功能损害者、孕妇、计划妊娠妇女、哺乳妇、儿童忌用。慎用于中度肾功能损害、肝功能不全、心脏疾病及高龄患者（80岁以上）。

不良反应有血压升高、心律失常、发热、血清胆固醇升高或降低、甘油三酯升高、血清总蛋白降低、肌酸磷酸激酶（CPK）升高或降低、血钾及血钙降低、尿素氮及肌酐升高、蛋白尿、血尿、急性肾功能衰竭、肝酶升高，乳酸脱氢酶、碱性磷酸酶、γ-谷氨酰转肽酶（γ-GT）升高。可见胆红素升高，尿胆原阳性、胆红素尿及黄疸。

其他可有嗳气、血小板增多或减少、弥散性血管内凝血、红细胞减少、白细胞减少或增多、白细胞比容减少、血红蛋白减少、皮疹、皮肤潮红、肿胀、疱疹及瘙痒。

【药物相互作用】 与头孢唑林钠、盐酸哌拉西林钠、头孢替安钠等抗生素合用可导致肾功能衰竭。如必须合用应密切监测肾功能。

【规格】 注射液：10mg/15mL，30mg/20mL。

单唾液酸四己糖神经节苷脂 Monostalotetrahexo-Sylganglioside（施捷因，GML，Gronassial）

【药性与应用】 本药是存在于哺乳动物中的一种重要神经节苷脂，能促进遭受多种损害后的中枢神经进行功能修复，促进“神经重塑”。临床主要用于中枢神经系统损伤、脑血管意外的修复，以及改善帕金森病所致的行为障碍。

本药对神经组织有极大的亲合力，能透过血脑障碍。大部分在肝中代谢。血药清除缓慢，主要经肾脏排泄。

肌内注射：①中枢神经系统创伤或血管病变，20~40mg/d，一次或分次注射。②急性期后的维持治疗，40mg/d，维持6周。

静脉滴注：①中枢神经系统病变，20~40mg/d，一次或分次缓慢滴注。②急性期100mg/d，持续21d后改为维持量，见肌内注射。

【注意与禁忌】 出现皮疹样反应时，应停药。

【规格】 注射液：20mg/2mL，100mg/5mL。

复方甲磺酸二氢麦角隐亭 Compound α-Dihydroer-gocryptine Mesylate（复方麦角异碱，活血素，洛斯宝，Daverium）

【药性与应用】 本药主要成分为α-甲磺酸二氢麦角隐亭和咖啡因。临床应用于脑血管供血不足、神经系统功能障碍、周围血管性疾病（雷诺病、下肢血栓性静脉炎）、缺血性耳蜗、前庭功能障碍、糖尿病视网膜病变、老年性黄斑病以及阳痿、偏头痛等。

口服给药：2~4mg（以α-甲磺酸二氢麦角隐亭计），2~3次/d，饭前服用。

【注意与禁忌】 对本药过敏者忌用。对儿童、妊娠、哺乳的安全性、有效性尚不明确。不良反应可有胃肠道轻度反应，如恶心，多在空腹服用时发生。

【规格】 片剂：每片含α-甲磺酸二氢麦角隐亭4mg，咖啡因40mg；口服液：50mL（α-甲磺酸二氢麦角隐亭50mg，咖啡因500mg）。

乙哌立松 Eperisone（妙纳，宜宇，佐宁，艾哌瑞松，Apel，Atines，EMPD，Miolilark，Myonal，Mypnal）

【药性与应用】 中枢性肌肉松弛药，通过抑制脊髓反射，抑制γ运动神经元的自发性冲动，从而缓解骨骼肌的紧张状态。并可扩张血管平滑肌，改善血液循环，从而阻断“肌紧张亢进→循环障碍→肌痛→肌紧张亢进”的恶性循环。此外，本药尚有镇痛、抗眩晕及抑制疼痛反射的作用。

临床用于颈肩腕综合征、肩周炎、腰痛症的肌紧张状态，脑脊髓血管障碍、痉挛性脊髓麻痹、颈椎病、脑脊髓手术后遗症、肌萎缩性侧索硬化症、脑性瘫痪、脊髓小脑变性、亚急性脊髓神经症（SMON）及其他脑脊髓疾病所致的痉挛性麻痹等。

口服给药：50mg，3次/d，餐后服，可根据年龄、病情适当调整剂量。

【注意与禁忌】 对本药过敏，严重肝、肾功能障碍，休克患者及哺乳妇禁用本药。肝功能障碍者慎用。对儿童、妊娠的安全性、有效性尚未确立。

不良反应可有失眠、头痛、困倦、身体僵硬、四肢麻木、知觉减退、四肢颤抖、无力、站立不稳、恶心、呕吐、食欲缺乏、胃部不适、口干、便秘、腹泻、腹痛、腹胀、尿闭、尿失禁、尿不尽、皮疹、瘙痒、颜面潮红、出汗等。

偶有头晕、肌张力减退、肝功能异常、口炎、肾功能异常、血常规异常。

【药物相互作用】 本药的类似药物盐酸甲苯哌丙酮与甲氧卡巴莫合用时，曾有眼肌调节障碍的报道，应予注意。

【规格】 片剂：50mg；颗粒：50mg/1g。

利鲁唑[典] Riluzole（力如太，协一力，Rilutek）

【药性与应用】 本药是一种谷氨酸拮抗药，通过抑制谷氨酸发挥药理作用，用于治疗肌萎缩性侧索硬化症（ALS）。本药在肝脏广泛代谢，绝大部分随尿液排出，消除 $t_{1/2}$ 为 9~15 h。

口服给药：推荐剂量为每 12 h 50mg（50mg/12h），餐前 1 h 或餐后 2 h 服。

【注意与禁忌】 对本药过敏、转氨酶高于正常上限 3 倍以上者及孕妇、哺乳妇禁用。慎用于肾功能不全、中性粒细胞减少症、高血压、其他中枢神经系统疾病、肝脏疾病，必要时进行剂量调整。对儿童和青少年的有效性和安全性尚未确立，故不推荐儿童使用本药。

常见的不良反应有：疲劳、胃部不适、转氨酶升高。较少见的不良反应有胃痛、头痛、呕吐、心率加快、过敏反应及胰腺炎。偶见中性粒细胞减少。国外有发生高血压、肾损伤和瘙痒的个案报道。

【药物相互作用】 ①阿米替林、丙咪嗪、氟伏沙明、氯米帕明、环丙沙星等沙星类，非那西丁、双氯芬酸、尼麦角林、他克林等药物，可使本药的清除率降低，血药浓度升高，毒性增强。②茶碱与本药合用，二者的血药浓度均可升高，中毒风险加大。③利福平、奥美拉唑与本药合用时可导致本药血药浓度下降，疗效减弱。④尼古丁可增加本药的清除，降低疗效，用药期间应戒烟。

【规格】 片剂：50mg。

替扎尼定[典] Tizanidine（畅邦，痉痛停，松得乐，Mionidin，Sirdalud，Sirdalvo，Ternelin）

【药性与应用】 本药是中枢 α_2 肾上腺素受体激动药，具有中枢性骨骼肌松弛作用。其作用机制可能是增强运动神经元的突触前抑制作用，从而缓解强直性痉挛状态。本药可选择性抑制与肌肉过度紧张有关的多突触机制，减少中间神经元释放兴奋性氨基酸。本药耐受性较好，可减少被动运动的阻力，减轻痉挛和阵挛。本药不影响神经肌肉的传递，对单突触脊髓反射的影响少。

临床主要用于疼痛性肌痉挛、神经源性肌强直状态，也用于紧张性头痛和三叉神经痛。

口服吸收良好，1~2h 可达血药峰浓度。主要在肝脏中代谢为无活性产物，经肾脏排泄，少量由粪便排出。$t_{1/2}$ 为 2. 5h。

口服给药。

阵挛状态：①起始剂量4mg，以2~4mg的速度缓慢增加，直到可耐受剂量下肌紧张缓解到满意程度为限。可6~8 h重复1次，24h内最多用3次，每日量不得超过36mg。②研究认为治疗多发性硬化痉挛状态的有效中间剂量为17~24mg。③治疗多发性硬化和脑血管病所致的痉挛状态时，给予本药控释胶囊6~12mg，1次/d。常规剂量一般为6~18mg，1次/d；偶尔也可用到24mg/d。

紧张性头痛：开始2mg，3次/d；间隔2周后增加到4mg或6mg，3次/d。最大剂量为18mg/d。

【注意与禁忌】 对本药过敏者禁用。对肝病、低血压、肾病患者慎用。对儿童安全性尚无充分评估。妊娠安全性为C级。哺乳妇应用应权衡利弊。

不良反应值得注意的是直立性低血压、昏厥、偏头痛、心律失常；乏力、嗜睡或镇静、郁闷、焦虑、感觉异常；腹痛、腹泻、消化不良；皮疹、出汗、皮肤溃疡、发热等，均较为常见。少见或罕见的有心绞痛、心肌梗死、心力衰竭；痴呆、幻觉、肾上腺皮质功能不全、高血糖、高血钾、低血钠；肺炎、哮喘、贫血、血脂高、痤疮、秃顶、青光眼、视网膜出血、儿童、耳聋、败血症、自杀倾向等。但它们之间的一些因果关系尚不清楚。

【药物相互作用】 ①与氟伏沙明、环丙沙星合用可使本药血药浓度显著升高，禁止合用。②与避孕药合用，使本药的清除率下降50%，从而血药浓度明显升高。③与其他中枢神经抑制药合用（苯二氮䓬类等）可增强镇静作用。④与苯妥英类合用可增加后者中毒的危险，出现共济失调、反射亢进、眼球震颤、肌震颤等。⑤与对乙酰氨基酚合用无明显动力学影响。⑥乙醇可增强本药的不良作用，用药期间应禁酒。

【规格】 片剂：1mg，2mg，4mg。

环苯扎林 Cyclobenzaprine（胺苯庚烯，胺苯环庚烯，Cylobenzaprine Hydrochloride）

【药性与应用】 本药主要作用于中枢神经系统脑干部分，通过影响γ和α运动系统，降低强直躯体的运动能力，减轻局部骨骼肌痉挛而不影响肌肉功能，对中枢神经系统疾病引起的肌肉痉挛无效。本药尚具有一定的抗胆碱作用。

本药临床用于缓解局部肌肉痉挛及其伴随症状，如疼痛、活动受限，也作为休息和理疗时的辅助用药。应注意的是，本药对脑、脊髓疾病和儿童脑瘫引起的痉挛无效，不可盲目扩大治疗范围。

口服给药：10mg，3次/d。每日剂量不超过60mg，连续用药不超过2~3周。

【注意与禁忌】 对本药过敏、急性梗死恢复期、心律失常、传导阻滞、充血性心力衰竭、甲状腺功能亢进者禁用。慎用于闭角型青光眼及眼压升高者、前列腺增生或有尿潴留史者、正在接受抗胆碱药物治疗者。15 岁以下患者的安全性和有效性尚不明确。老年患者用本药，中枢神经系统的不良反应发生率增加，如幻觉、惊厥等。妊娠安全性为 B 级。哺乳期使用也应适当注意。

本药的常见不良反应是嗜睡、口干和头昏；其他尚有心动过速、乏力、恶心、消化不良、味觉异常、视物模糊、失眠等。罕见出汗、肌痛、腹痛、便秘及共济失调。国外报道尚可有心律失常、黄疸、舌炎、尿潴留、血管神经性水肿、昏厥、脑电图改变、锥体外系反应、男性乳腺雌化、性欲亢进或减退、脱发等。因果关系尚待进一步证明。

【药物相互作用】 ①中枢神经抑制药（催眠药、抗焦虑药、抗抑郁药等）可增强本药的作用。②抗胆碱药可增强本药的抗胆碱作用。③与曲马多合用增加癫痫发作的危险性。④本药在结构上与三环类抗抑郁药类似，合用时可引起高血压危象、严重惊厥甚至死亡。故两周内服用过单胺氧化酶抑制药者，禁用本药。⑤与氟西汀合用抑制本药代谢，有增加 QT 间期延长的风险。⑥本药可降低胍乙啶及同类药的抗高血压作用。⑦乙醇可增强本药的作用。

【规格】 片剂：10mg。

他替瑞林　Taltirelin

【药性与应用】 本品为人工合成的 TRH 类似物，作用则较其强 10～100 倍，作用持续时间则长 8 倍。临床应用于改善脊髓、小脑变性病人的共济失调。

口服给药：成人，0.5g，早、晚餐后各服一次。可根据病情与年龄适量增减。

【注意与禁忌】 可有恶心、呕吐、上腹部不适，但可耐受，停药后消失。肾功能不全者慎用。

【规格】 片剂：0.5g。

硫辛酸　Thioctic Acid（奥力宝，奥天利，二硫辛酸，凯抒汀，Acid Thioctique，Alpha Lipoic Acid，Thioc Saure）

【药性与应用】 本药是丙酮酸脱氢复合物、酮戊二酸和氨基酸氢化酶复合物的辅助因子，可抑制神经组织的脂质氧化，阻止蛋白质的糖基化，抑制醛基还原酶，阻止葡萄糖或半乳糖转化为山梨醇。动物试验显示本药可阻止糖尿病的发展，促进葡萄糖的利用，防止高血糖造成的神经病变。本药进入人体后还原为双氢硫辛酸，二者均可促使维生素 C、维生素 E 再生，发挥抗氧化作用。本药还增加细胞内谷胱甘肽及辅酶 Q_{10}，并可螯合某些金属离子。

本药的达峰时间为 2～4 h，$t_{1/2}$ 为 10～20 min，口服后生物利用度为 87%，食物可减少本药的吸收。

本药临床用于糖尿病周围神经病变引起的感觉异常。

口服：①起始量为600mg/d，分2~3次服。维持量为200~600mg/d，可顿服或分次服。②胃肠道外给药后改口服的维持治疗，200~400mg/d。③静脉滴注中断后，口服维持量为600mg/d。

肌内注射：300~600mg/d，连用2~4周，再改为口服维持治疗。每个部位的最大注射剂量为50mg，大剂量应多部位注射。

静脉注射：300~600mg/d，连用2~4周，再改为口服维持量。最大注射速度应限制在2mL/min。

静脉滴注：300~600mg/d，连用2~4周，再改为口服维持治疗。滴注时，以100~250mL生理盐水溶解，滴注30 min以上。

【注意与禁忌】 对本药过敏者、新生儿、孕妇、哺乳妇均禁用本药。慎用范围尚不明确。

本药的不良反应可有抽搐、紫癜、血小板功能异常引起的出血倾向。极少见复视、过敏反应、神经病变暂时性加重、痉挛、休克及苯甲醇过敏的个案报道。

【药物相互作用】 ①本药与抗糖尿病药合用，降糖作用加强。有出现低血糖的危险。②本药可抑制顺铂的作用，应避免合用。③乙醇可降低本药作用。

【规 格】 注射液：150mg/6mL，300mg/12mL，600mg/20mL；片剂：200mg，300mg，600mg。

重组人干扰素β-1b Recombinant Human Interferon β-1b（倍泰龙）

【药性与应用】 本药为重组无糖基化干扰素-β，与人天然干扰素生物学活性相似，具有抗病毒、抗增殖、抗肿瘤和免疫调节活性。临床用于治疗和缓解多发性硬化，以降低其恶化频率。对艾滋病卡波西肉瘤可能有效，可适用于恶性神经胶质瘤。

国外成人用量参考（皮下注射）：

多发性硬化：①0.25mg（800万国际单位），隔日1次。②复发型多发性硬化，初始剂量0.0625mg，隔日1次，以后逐渐增量，6周后达常规剂量。增量方案为：第1~2周一次0.0625mg；第3~4周，一次0.125mg；第5~6周，一次0.1875mg；7周以上，一次0.25mg。③非卧床的缓解-复发型多发性硬化，一次0.25mg，隔日1次，连用2年。④继发进展型多发性硬化，一次0.25mg，隔日1次。

艾滋病卡波西肉瘤：0.5mg/d，5次/周。

静脉给药治疗神经胶质瘤：0.5~3mg，3次/周。

【注意与禁忌】 对天然或重组干扰素-β和人类蛋白过敏者禁用。慎用于心血管和肺部疾病、肝病和肾病、抑郁症病史、自杀倾向、癫痫、骨髓抑制、酮症酸中毒倾向和糖尿病、水痘-带状疱疹病毒感染者。

对18岁以下人群的安全性尚未确立。妊娠安全性C级。哺乳妇应慎用。

不良反应：①心血管系统：可见高血压，常有心悸和胸紧感，罕见充血性心力衰竭、致死性毛细血管渗漏综合征。②中枢神经系统：可见头痛、疲乏、头昏、嗜睡、失眠、衰弱、兴奋和注意力减退，多与本药诱导的流感综合征相关。也可见抑郁、焦虑、自杀倾向、人格解体、精神错乱。大剂量可引起痴呆、头痛、定向障碍，停药后可消失。③代谢/内分泌：血钙降低、体重减轻、自身免疫性甲状腺功能减退（个案）。④呼吸系统：可有流感综合征样表现。⑤可有肌痛、关节痛、肌痉挛加重、血清肌酐升高、月经紊乱、阴道出血、转氨酶升高、血小板减少、血细胞减少、贫血、皮肤溃疡、视力下降、视网膜改变等。有致死性血小板减少的个案报道。

【药物相互作用】 本药可减弱免疫反应，与各种活菌苗、活疫苗合用，可增加这些疫苗感染的风险。应停药后间隔3个月以上才进行疫苗接种。

【规格】 注射液：0.25mg/1mL。

A型肉毒毒素[典]　Botulinum Toxin A（保妥适，衡力，肉毒杆菌A型毒素，Botox，TypeA，Dysport，Vistabel）

【药性与应用】 本药是一种神经肌肉阻滞剂，注入肌肉终板后，抑制周围神经末梢突触前膜乙酰胆碱的释放，从而导致肌无力，重建主动肌与拮抗肌之间的力量平衡，达到减轻症状，矫正姿势，提高和改善运动能力的目的。

临床用于：①成人眼睑、面肌痉挛及某些斜视，特别是急性麻痹性斜视、共同性斜视、内分泌斜视及手术效果不良的12岁以上的斜视患者。②用于治疗中至重度颜面部皱纹、眉间纹、痉挛性斜颈、严重腋窝多汗症等。

肌内注射用法如下。

眼睑痉挛：初始剂量为1.25~2.5单位，注入上眼睑中、侧部附骨眼轮匝肌和下眼睑侧部前附骨眼轮匝肌。最大治疗反应将出现在1~2周后，持续约3个月，可重复注射。如初次注射后治疗效果不充分，重复注射时剂量可增加至2倍。每个部位剂量高于5单位无益。30d内最大积累剂量为200单位。应注意不可注入上睑中部，以减少上睑下垂的风险。

颜面部中至重度皱纹、眉间纹：65岁以下患者，每5个部位各用4单位（每侧皱眉肌2处，眉间降肌1处），总剂量20单位。痉挛性斜颈：已用过本药患者，198~300单位（平均236单位），分处注射；未用过本药的患者，应用较低初始剂量，总剂量限制在100单位以下。这样可降低吞咽困难的发病率。斜视：①屈光度低于20：1.25~2.5单位，注入眼外垂直肌内。②屈光度20~50：2.5~5单位注入眼外垂直肌内。

皮内注射：用于严重腋窝多汗，推荐剂量为每侧腋窝50单位。用标准沾染技术识别发汗过多区，注射本药到真皮内，每个腋窝应平均多点注射（10~15点），点间距离1~2cm，注入深度约2mm，针头同皮肤表面呈45°角注射，尽量减少漏液，并确实注入真皮内。临床效果降低时，可重复注射。

【注意与禁忌】 对本药过敏、过敏性体质、重症肌无力或肌无力综合征、注射部位感染者禁用。慎用于心、肝疾病，活动性肺部疾病，血液病，肌萎缩性侧索硬化症或周围神经肌肉功能障碍性疾病。本药对12岁以下儿童的安全性、有效性尚未确立。妊娠安全性为C级。不推荐哺乳期使用本药。

不良反应：①中枢神经系统可有头痛、眩晕、感觉异常、焦虑、抽搐、局部麻木。②少见与用药相关的心律失常、心肌梗死、高血压。③较常见的不良反应有：眼睑下垂、点状角膜炎、兔眼症、干眼症、眼部刺激症状、畏光、流泪；不常见的有角膜炎、睑外翻、睑内翻、复视、视力障碍、弥散性皮疹/皮炎、面肌无力、面肌下垂、头晕、乏力、眼睑肿胀、闭角型青光眼、角膜溃疡。④呼吸系统可有支气管炎、鼻窦炎、咽炎、呼吸困难。⑤其他可有肉毒中毒样综合征、尿路感染、肝功能异常、胃肠功能紊乱、胆绞痛、皮肤瘀斑、皮疹、听力减退、发热、流感症状等。

【药物相互作用】 氨基糖苷类抗生素、大观霉素、影响神经肌肉传导药物（各种肌松剂）可加强本药的作用，禁止联用或序贯应用。

【规格】 注射剂：100单位。

第二节 延髓兴奋药

尼可刹米[典][基] Nikethamide（可拉明，二乙烟酰胺，Coramine）

【药性与应用】 选择性地兴奋延髓呼吸中枢、颈动脉化学感受器和主动脉化学感受器，反射性地兴奋呼吸中枢，使呼吸加深、加快。对血管运动中枢仅有微弱兴奋作用。一次静脉注射有效作用可维持5~10min，用于各种原因引起的中枢性呼吸、循环衰竭，如麻醉剂中毒、镇静剂中毒、休克等。对阿片类药物中毒的中枢兴奋作用比戊四氮好，对吸入麻醉药中毒次之，对巴比妥类药物中毒的解救则较印度防己毒素及戊四氮为差。口服、注射吸收均好。

常用剂量：皮下、肌内、静脉注射相同，均为0.25~0.5g/次。极量为1.25g/次。

【注意与禁忌】 不良反应少见。大剂量可引起血压升高、心悸、出汗、呕吐、震颤和肌强直，应及时停药，防止发展为惊厥。

【药物相互作用】 与其他中枢兴奋药合用有协同作用，可引起惊厥。

【规格】 注射液：0.375g/1.5mL，0.5g/2mL。

洛贝林[典][基]　**Lobeline（山梗菜碱，祛痰菜碱）**

【药性与应用】　兴奋颈动脉体化学感受器，反射性地引起呼吸中枢兴奋。临床用于各种原因引起的中枢性呼吸功能衰竭，如新生儿窒息、一氧化碳中毒、肺源性脑病、阿片类及巴比妥类药物中毒、感染性休克、精神神经性休克等。

皮下、肌内、静脉均可给药，视病情轻重缓急而定。用量基本相同。皮下或肌内注射：成人，3～10mg/次；儿童，1～3mg/次。静脉注射：成人，3mg/次；儿童，0.3～3mg/次。必要时30min可重复1次。极量：皮下或肌内注射，20mg/d或50mg/d；静脉注射，6mg/次，20mg/d。

【注意与禁忌】　大剂量可引起心动过速、传导阻滞、呼吸抑制，甚至惊厥。

【药物相互作用】　尚不明确，但用药后吸烟可导致恶心、出汗和心悸。

【规格】　注射液：3mg/1mL，10mg/1mL。

戊四氮　Pentetrazol（戊四唑，五甲烯四氮唑，卡地阿唑，Corazol，Leptazol，Metrazol，Cardiazol）

【药性与应用】　直接兴奋呼吸中枢和血管运动中枢，使呼吸增加、血压微升。用于各种原因引起的呼吸中枢抑制、急性循环衰竭，如中毒、外伤、感染中发生的休克、晕厥、昏迷等。因安全范围小，副作用多，现已少用。

皮下、肌内、静脉注射均可，视情况缓急而定。0.1～0.2g/次，1次/2h，至苏醒为止。

【注意与禁忌】　大剂量可致惊厥。静脉注射不超过0.5g/次、0.1g/min。最好采用维持性匀速静脉滴注给药。急性心内膜炎、主动脉瘤病人禁用。不宜用于解救吗啡、普鲁卡因中毒。

【规格】　注射液：0.1g/1mL。

贝美格　Bemegride（美解眠，Megimide）

【药性与应用】　中枢兴奋作用类似戊四氮，对巴比妥类催眠药有对抗作用，用于解救此类药物中毒引起的呼吸抑制和呼吸循环衰竭。亦用于加速麻醉剂的苏醒，如硫喷妥钠等。因本品作用快，多采用静脉滴注。常用量为50mg/10mL，用5%葡萄糖溶液稀释后匀速滴注。亦可3～5min静脉注射50mg，至病情改善或出现中毒症状为止。

【注意与禁忌】　静脉滴注不可太快，否则可引起恶心、呕吐、反射亢进、肌肉震颤，甚至惊厥。本品有迟发毒性，表现为不安、幻觉、精神错乱等。注射时准备好短效巴比妥类药物，以便解救惊厥。

【规格】　注射液：50mg/10mL。

多沙普仑[典] Doxapram（Dopram）

【药性与应用】 直接和通过颈动脉化学感受器兴奋呼吸中枢，同时增加心排出量。作用快而短，静脉注射后立即生效，仅维持5~12min。用于解救麻醉、镇静药等中毒引起的呼吸、循环中枢抑制。经肾排泄。

直接静脉注射或稀释后静脉滴注。剂量为1mg/kg，应控制在300mg/h以内。宜用5%葡萄糖溶液稀释至1mg/mL的浓度。抢救时间延长，滴速应保持均匀稳定。

【注意与禁忌】 可有头痛、无力、呼吸困难、心律失常、恶心、呕吐、腹泻及尿潴留等不良反应。有癫痫、惊厥史和呼吸系统重症者禁用。颅内压升高、重症高血压、重症冠心病、孕妇及12岁以下儿童慎用。禁与碱性药物合用。与拟交感胺、单胺氧化酶抑制剂合用应慎重并调整剂量。

【药物相互作用】 ①与碳酸氢钠合用时本药血药浓度升高，毒性明显增强，可导致惊厥。②与咖啡因、哌甲酯、匹莫林、肾上腺素受体激动药有协同作用，合用时应注意观察兴奋、激动、失眠、惊厥、心律失常等不良反应。③与单胺氧化酶抑制剂及升压药合用，使升压效应更加显著，合用时应谨慎。④肌松剂可暂时抑制本药的中枢兴奋作用。

【规格】 注射液：20mg/1mL，100mg/5mL。

二甲弗林[典] Dimefline（回苏灵）

【药性与应用】 呼吸中枢强兴奋剂，作用比尼可刹米强100倍，苏醒率可达90%~95%。用于各种原因引起的呼吸中枢抑制，如各种麻醉、催眠药中毒，以及外伤、手术操作、感染、重大精神刺激引起的晕厥、虚脱与休克等。

口服：8~16mg，2~3次/d；因作用缓慢，紧急情况下多不采用。肌内和静脉注射：8mg/次。静脉滴注：8~16mg/次，以注射用生理盐水或5%~10%葡萄糖溶液稀释。

【注意与禁忌】 不良反应较多而重，如恶心、呕吐、皮肤烧灼感等。剂量过大则引起肌肉震颤、惊厥。为此，应准备好短效巴比妥类药物急救，常用者为异戊巴比妥。因不良反应较多，静脉注射速度必须缓慢匀速，切忌过快过猛。有惊厥史及肝、肾功能不良者和孕妇均禁用本品。

【规格】 片剂：8mg；注射液：8mg/2mL。

二氧化碳[典] Carbon Dioxide

为机体内固有的生理性呼吸兴奋刺激物质，当浓度加大到1%时，可使正常人呼吸量增加25%；3%时增加2倍；但浓度大于25%时，则可引起呼吸中枢麻痹、酸中毒，甚至死亡。故有效治疗浓度宜保持在7%以下。临床多以本品 5%~7%与 93%~95%的氧气混合吸入，作为呼吸中枢兴奋剂应用于溺水昏迷、吗啡或一氧化碳中毒、新生儿窒息及高浓度氧中毒等。乙醚麻醉时，如以含有 3%~5%本品的氧气同时吸入，则可增加麻醉效果和减少呼吸道刺激。

氨　Ammonia

刺激性气体，有特异臭味，吸入或口服后刺激呼吸道或胃黏膜，反射性地兴奋呼吸、循环中枢。对一过性昏迷而无器质性损伤者效果较好，如惊吓性晕厥、血管神经性晕厥、虚脱、醉酒等。对器质性损伤效果多不可靠，如外伤、心脑血管意外等。外用可配成搽剂，作为刺激剂；或用其中和酸毒作用，治疗昆虫叮咬伤，多用其 25%的溶液。

稀氨溶液[典]：10g/100mL，对昏迷不醒病人，嗅入本品以催醒。对昆虫叮咬伤，用其涂搽局部，以解毒止痛。亦用于手术前医生手的消毒，每次用本品 25mL，加温开水 5000mL 稀释后使用。

氧[典]　Oxygen

【药性与应用】　氧在药理应用上主要是治疗各种原因引起的缺氧，以解除机体组织细胞的氧饥饿状态。对于气道梗阻者，应先解除气道梗阻才能有效给氧；细胞内呼吸障碍者亦须解除细胞内呼吸障碍后才能有效给氧，否则给氧再丰富，细胞亦不能加以利用。

治疗缺氧：将筒装或袋装含 5%二氧化碳的氧气连接导管或吸氧面罩，使病人吸入肺内，速度按缺氧程度而定。在给氧装置和吸氧装置之间，应设置洗氧瓶，以过滤和清洗吸入的氧和二氧化碳混合气体。

利用肠道蛔虫的厌氧特性，也可用氧气驱虫，其方法是：清晨空腹经胃管缓慢输入氧气，剂量为（年龄+1）×100mL，最多不超过1200mL，注入氧气后卧床休息 2~3h。

【注意与禁忌】　不可过急过速吸入纯氧，以免氧中毒和引起呼吸中枢抑制而死亡。长期用氧者，以 30%~40%的浓度较为适宜，并注意吸入气体中的水蒸气饱和度，避免过度干燥损伤呼吸道。有消化道溃疡和出血的病人忌用氧气驱虫。

香草二乙胺　Etamivan（益迷兴，Emivan，Ethamivan）

【药性与应用】　中枢呼吸兴奋剂，能增加呼吸中枢和颈动脉化学感受器对二氧化碳的敏感性。起效快，作用时间短，仅持续 2~10min。临床应用于各种致病因素，如中毒、休克、窒息、虚脱、晕厥、昏迷等引起的呼吸中枢抑制。

静脉注射或口服 5%溶液 5~10mL。

【注意与禁忌】　不良反应可参阅尼可刹米。癫痫病人禁用。禁止与单胺氧化酶抑制剂合用。

【规格】 口服液：5%溶液（溶于25%的乙醇中）；注射液：100mg/2mL。

士的宁[典] Strychnine（番木鳖碱，士的年）

【药性与应用】 由马钱子中提取的一种生物碱，对脊髓有选择性兴奋作用，主要是提高骨骼肌的肌张力，对大脑皮质也有一定的兴奋作用。用于对巴比妥类催眠药中毒的解救，效果不及贝美格。也用于瘫痪及链霉素引起的骨骼肌松弛、弱视等，但因安全范围小，临床医生很少用。

常用量：皮下注射，1~3mg/次；口服，1~3mg，3次/d；对链霉素引起的肌松弛，1mg/次，1次/d。极量：皮下注射，5mg/次。

【注意与禁忌】 易产生惊厥。因排泄缓慢，有蓄积作用，不可使用过久。如出现惊厥应注射戊巴比妥0.3~0.4g对抗，或用较大剂量水合氯醛灌肠。呼吸麻痹应进行人工呼吸。口服中毒惊厥控制后，应用0.1%高锰酸钾洗胃。吗啡中毒因本身处于脊髓兴奋状态，故不可用本品解救。高血压、动脉硬化，肝、肾功能不全，癫痫、破伤风、甲亢者均禁用本品，否则易使病情恶化。

【规格】 注射液：1mg/1mL，2mg/1mL；片剂：1mg。

一叶萩碱 Securinine

【药性与应用】 为脊髓兴奋剂，与士的宁作用相似，能兴奋脊髓。但毒性较低，在体内排泄较快，无蓄积作用。临床多用其代替士的宁对脊髓抑制性疾病进行治疗。动物实验证明，少量能增强心肌的收缩性，并有抑制胆碱酯酶的作用。用于治疗小儿麻痹后遗症、面神经麻痹。对神经衰弱、低血压、自主神经功能紊乱所引起的头晕、耳鸣、耳聋等有一定的效果。

小儿麻痹后遗症：进行穴位注射，0.2~0.4mg/kg，在所选穴位中轮流注射，1次/d或1次/2d。面神经麻痹：在患侧面部进行穴位注射，1次/d，12次为1个疗程。可选取3组穴位，1组/d，轮流进行注射，每穴注入0.8~1.2mg/次。神经疾患：肌内注射，8~16mg/次，1次/d；14次为1个疗程。

【注意与禁忌】 穴位注射时，不可注入血管内。穴位注射部位可出现肿痛，停药2~3d后可自愈。

【规格】 注射液：4mg/1mL，16mg/2mL。

阿莫达非尼 Armodafinil（Nuvigil）

【药性与应用】 本品为莫达非尼的右旋异构体，是一种中枢促醒药，尚不清楚其确切作用机制。本药口服易于吸收，达峰时间约为2 h，$t_{1/2}$为15h，老年人体内清除率下降。临床用于阻塞性睡眠呼吸暂停低通气综合征（OSAHS）、发作性睡病、倒班工作睡眠障碍（SWSD）患者的促醒（国外资料）。

口服：①OSAHS 或发作性睡眠病，150mg 或 250mg，1 次/d，晨起服用。②SWSD，150mg，1 次/d，在开始倒班工作前 1 h 服用。

【注意与禁忌】 对本药或莫达非尼过敏者禁用。慎用于有精神病、抑郁症、躁狂病病史者，有近期心肌梗死或不稳定心绞痛史者，左心肥大、中枢兴奋药诱发二尖瓣脱垂综合征者。对 17 岁以下患者用药安全性尚未确定，65 岁以上患者的用药安全性亦未确定。妊娠安全性为 C 级。哺乳妇用药应权衡利弊，必要时停止哺乳。

国外报道的不良反应有心悸、心动过速、呼吸困难、多尿、尿酸浓度下降、血管神经性水肿、过敏反应、头痛、眩晕、嗜睡、失眠、注意力不集中、震颤、偏头痛、感觉异常、焦虑、抑郁、兴奋、神经质，严重者可有自杀倾向，还可有狂躁、妄想、幻觉。肝脏可见 γ-谷氨酰转移酶、碱性磷酸酶升高；胃肠道可见恶心、呕吐、食欲缺乏、消化不良、腹泻、便秘等消化道功能紊乱情况。偶有全血细胞暂时性减少，停药后可恢复。皮肤可有接触性皮炎、多汗等症状，严重者偶有严重皮疹、中毒性表皮坏死溶解综合征。多发生于用药后 1~5 周。可见疲劳、流感样症状。

【药物相互作用】 ①可使苯妥英、地西泮、普萘洛尔、奥美拉唑、氯米帕明等药物清除时间延长，浓度升高，应注意毒性的发生。②长期使用可诱导环孢素、炔雌醇、咪达唑仑和三唑仑等药物的药效，应调整剂量。③本药可减弱激素避孕药的药效，其影响可延及停药后一个月，应及时改用其他避孕方法。④与卡马西平、苯巴比妥、利福平等 CYP3A 诱导药或抑制药酮康唑、红霉素等合用，均影响本药的血浆浓度，应予注意。

【规格】 片剂：50mg，150mg，250mg。

第二部分　作用于传出神经系统的药物

第一节　M 受体激动剂

卡巴胆碱[典] **Carbachol**（乌拉胆碱，氨甲酰甲胆碱，**Carbamylmethylcholine**，**Urecholine**）

【药性与应用】 激动 M 和 N 胆碱受体，对胃肠道和膀胱平滑肌选择性较高，对心血管系统无影响，可以口服，体内作用较持久。主要用于手术后腹胀、尿潴留和其他原因所致的胃肠道和膀胱功能失常。

口服：10~20mg，3次/d。皮下注射：5mg/次，必要时15~30min后复注1次。

【注意与禁忌】 过量可引起皮肤潮红、出汗、恶心、呕吐、流涎、腹部不适、哮喘、胸闷、心肌缺血、心绞痛、晕厥、心脏暂停、传导阻滞、呼吸困难、血压下降、大小便失禁等，严重时应用阿托品解救。严禁静脉或肌内注射，以免引起严重后果。禁用于甲亢、溃疡病、哮喘、心动过缓、冠心病、癫痫、震颤麻痹者、机械性肠梗阻、尿路梗阻及痉挛等患者及孕妇。

【药物相互作用】 局部（眼部）使用非甾体抗炎药时，本药可失效。

【规格】 片剂：2mg；注射液：0.1mg/1mL，0.25mg/2mL；滴眼液：0.75%~3%。

醋甲胆碱 Methacholine（乙酰甲胆碱，Mecholyl）

【药性与应用】 激动M胆碱受体，与卡巴胆碱相反，对心血管系统的平滑肌选择性较强，对消化道与泌尿道平滑肌作用则较弱，也可以收缩支气管平滑肌，使支气管分泌增加。可以口服，但吸收少而不规则，在体内被胆碱酯酶的灭活较慢，因而作用持久。可用于房性心动过速和外周血管痉挛性疾病，如雷诺病及血栓闭塞性脉管炎等。

口服：200~500mg，2~3次/d。皮下注射：10~25mg/次。

【注意与禁忌】 过量时可出现M胆碱受体激动症，参见卡巴胆碱。禁用于结下性心动过速，因无效并可诱发房颤。禁用于甲亢与哮喘病人。严禁静脉注射。

【规格】 片剂：200mg；注射剂：25mg/1mL。

毛果芸香碱[典][基] Pilocarpine（匹罗卡品）

【药性与应用】 兴奋M胆碱受体，缩小瞳孔、收缩平滑肌、出汗、使唾液腺流涎。临床主要用于治疗青光眼，降低眼压。

滴眼：1~2滴，2~6次/d，视眼压能否满意下降为准。

【注意与禁忌】 可影响远视力，对远处物体看不清。有时也出现眼睑及结膜过敏、红肿、瘙痒、流泪。长期滴用可引起瞳孔痉挛性收缩，影响眼肌的调节功能，出现视力障碍。滴眼时要压迫内眦，以免药液进入鼻孔和口腔吸收后中毒。禁用于虹膜睫状体炎与孕妇。

【药物相互作用】 ①与地匹福林合用可导致近视程度暂时增加。②与阿托品、环喷脱脂同用时，可干扰本药的抗青光眼作用。③本药可减弱拉坦前列素的作用。④磺胺醋酰钠滴眼液（pH8~9.5）能使结膜的 pH 值一过性升高，达 7.4，导致本药沉淀。

【规格】 滴眼液：100mg/5mL，50mg/10mL，100mg/10mL，200mg/10mL；眼膏：1%，2%，3%；注射液：10mg/1mL；片剂：50mg。

碘三甲糠胺 Furamon（青光安，Furanol）

【药性与应用】 拟胆碱作用类似毛果芸香碱，能缩小瞳孔，降低眼压，临床应用于各种类型的青光眼。因其作用快，尤适宜于青光眼的急性发作期。

滴眼：1~2 滴，2~6 次/d，可根据眼压下降情况确定滴眼次数。

【注意与禁忌】 长期应用可出现双眼结膜炎症样反应，如充血、水肿、流泪、泪道阻塞等；也可有远视力下降。

【规格】 滴眼液：2.5%，5%。

第二节 抗胆碱酯酶药

毒扁豆碱 Physostigmine（依色林，Eserine）

【药性与应用】 由豆科植物毒扁豆种子中提取的一种生物碱，有抗胆碱酯酶的作用，使胆碱能神经末梢释放的乙酰胆碱不被灭活而积聚起来继续发挥拟胆碱的作用，兴奋 M 胆碱受体，出现瞳孔缩小、流涎、胃肠蠕动增强、心率减慢等。临床主要用其 0.2%~0.5%的溶液滴眼治疗青光眼、调节眼肌麻痹，作用比毛果芸香碱强。对中枢神经系统有双向调节作用，即小剂量兴奋，大剂量抑制，较难掌握，现已很少用于全身给药，已成为治疗青光眼、调节眼肌麻痹的专用药。

滴眼的次数与剂量根据眼压的变化情况而定，没有固定的方案。可从小剂量、少次数开始。

【规格】 滴眼液：由水杨酸毒扁豆碱 0.25g，硼酸 1.8g，亚硫酸氢钠 0.1g，蒸馏水加至 100mL 配成；或由水杨酸毒扁豆碱 0.46g，氯化钠 0.8g，依地酸二钠 0.1g，羟苯乙酯 0.03g（加热溶解），蒸馏水加至 100mL 制成。

溴新斯的明[典] Neostigmine（溴化新斯的明，Prostigmine Bromide）

【药性与应用】 本药为新斯的明的溴化物，为胆碱酯酶抑制药。能可逆性抑制胆碱酯酶的活性，减慢乙酰胆碱的灭活，使其浓度增加而发挥疗效，对横纹肌有较明显的选择性兴奋作用。其作用主要表现为：缩瞳，减慢心率，提高胃肠道和支气管平滑肌的肌张力，收缩膀胱和子宫，增加唾液和汗腺分泌。

对血管、眼及支气管平滑肌作用较弱。

临床用于重症肌无力，手术后功能性胀气和尿潴留。

口服给药：对于重症肌无力，平均有效剂量为150mg/d，给药间隔应个体化。1d剂量范围在15~375mg之间。多数患者15mg/d就足以抑制症状。

皮下注射：①重症肌无力，一次0.5mg；②预防手术后腹胀或尿潴留：手术后给药，0.5mg/次，4~6h可重复给药，疗程2~3d；③术后腹胀：0.5mg/次；④术后尿潴留：初量0.5mg，膀胱排空后0.5mg/3h，至少给药5d。

肌内注射：同皮下注射。静脉给药：拮抗骨骼肌松弛作用，0.5~2mg/次，缓慢注射，必要时重复，总剂量一般不超过5mg。在逆转由维库溴铵引起的神经肌肉阻滞时，本药的最佳剂量为0.04mg/kg。

【注意与禁忌】 对溴化物过敏者对本品也过敏。禁用于对新斯的明或溴化物过敏者，机械性肠梗阻和尿路梗阻、腹膜炎患者，低血压患者，癫痫、心绞痛、心律失常、室性心动过速和支气管哮喘诸类患者。慎用于术后肺不张、肺炎、消化性溃疡、低血压、迷走神经功能亢进、甲状腺功能亢进、艾迪生病、帕金森病诸类患者。婴儿及儿童的 $t_{1/2}$ 明显缩短，但其作用时间缩短不明显，用药时应给予注意。本药口服剂对儿童的安全性和有效性尚未确立。对妊娠的安全性为C级。对哺乳的影响不明确。

本药的不良反应较溴吡斯的明、安贝氯铵为常见，但疗效好为其优点。本药常见的不良反应主要为胆碱能神经兴奋过度所致，如恶心、呕吐、腹痛、腹泻、流涎等。少见的不良反应有皮疹、尿频、瞳孔缩小和流泪。可致结肠、直肠手术缝合口裂开，阿托品不能有效对抗。国外报道的不良反应尚有：心动过缓、心脏停搏、低血压、眩晕、惊厥、意识丧失、支气管痉挛等，多限于个案。

【药物相互作用】 ①本药抑制血浆中胆碱酯酶的活性，使用酯类局麻药易致中毒反应，故应改用酰胺类局麻药。②本药降低琥珀胆碱的代谢，增加神经肌肉阻滞作用。③氨基糖苷类抗生素、卷曲霉素、林可霉素、多黏菌素、利多卡因静脉注射或奎宁肌内注射，均能作用于神经肌肉接头，使骨骼肌张力减弱，本类药对此可有不同程度的拮抗。④本药可减弱乙醚、恩氟烷、异氟烷、甲氧氟烷、环丙烷等吸入全麻药的肌松作用。⑤神经节阻滞降压药（胍乙啶、美卡拉明、米芬等）可减弱本药的效应。⑥即便是微弱的抗毒蕈碱样作用的药物（如普鲁卡因胺、奎尼丁等），也减弱本药对重症肌无力的疗效。

【规格】 片剂：15mg；注射液：0.2mg/1mL，0.5mg/1mL，1mg/1mL；滴眼液：3%。

新斯的明[典][基] Neostigmine（Prostigmin，Proserin）

【药性与应用】 抗胆碱酯酶常用药，对中枢神经系统的作用较毒扁豆碱弱。可直接作用于骨骼肌细胞的胆碱受体，故对骨骼肌作用强于毒扁豆碱，而缩瞳作用则较弱，因而多作为全身用药治疗重症肌无力和腹部手术后的肠麻痹。滴眼主要用于青少年假性近视。

口服其溴化物：15mg/次，45mg/d；极量，30mg/次，100mg/d。皮下注射和肌内注射用其甲硫酸盐：0.25～1.0mg，1～3次/d；极量，1mg/次，5mg/d（口服受生物利用度的限制，用量远较注射剂量为大）。以0.05%滴眼液治疗假性近视：1～2滴，1～2次/d；3个月为1个疗程。

【注意与禁忌】　大剂量可引起恶心、呕吐、腹泻、流泪、流涎，可用阿托品对抗。癫痫、心绞痛、室性心动过速、机械性肠梗阻、尿路梗阻及哮喘病人禁用。

【药物相互作用】　同溴新斯的明。

【规格】　片剂：15mg；注射液：0.5mg/1mL，1mg/2mL。

安贝氯铵　Ambenonium（美斯的明，酶司的明，酶抑宁，阿伯农，Ambestigmin，Mytelase）

【药性与应用】　抗胆碱酯酶药，作用类似新斯的明。临床上主要用于腹胀与重症肌无力。

口服：5～25mg，3次/d。

【注意与禁忌】　凡与平滑肌痉挛有关的疾病均忌用，如支气管哮喘、肠梗阻、胆道梗阻、尿路梗阻等。妊娠安全性为C级。

本药治疗量可引起头痛，大剂量可引起恶心、呕吐、腹泻、流涎、出汗、心动过缓等症状。也可有焦虑、惊恐、胃痉挛、尿急、视力模糊、震颤、运动麻痹、水肿等，不过不常见。

【药物相互作用】　与阿托品类药物合用，可因药理拮抗导致严重不良反应，如肌束震颤和随意肌麻痹等。故两者严禁合用。

【规格】　片剂：5mg，10mg，20mg，25mg。

溴吡斯的明[典][基]　Pyridostigmine（吡啶斯的明，溴化吡啶斯的明，溴吡斯的明，Pyridostigmine Bromide）

【药性与应用】　可逆性胆碱酯酶抑制剂，作用类似新斯的明而较弱，兴奋肠道平滑肌的作用仅为新斯的明的1/4。作用虽然慢而弱，但持续时间久。临床主要用于重症肌无力、手术后及其他原因引起的腹胀，以及尿潴留等。

重症肌无力：口服，60mg，3次/d；皮下或肌内注射，1～5mg/d，或根据病情确定治疗方案。腹胀和尿潴留：肌内注射，1～2mg/次。对抗非去极化型肌松药：静脉注射，2～5mg/次。

【注意与禁忌】 不良反应同新斯的明，但发生率较低。梗阻性疾病和支气管哮喘者忌用，心绞痛患者忌用。妊娠安全性为C级。

不良反应：本品单独使用时，可出现轻度抗胆碱酯酶的毒性反应，如腹痛、腹泻、唾液增多、气管黏液分泌增加、出汗、缩瞳、血压下降、心动过缓等，比溴新斯的明轻，一般均可自行消失。应注意血栓性静脉炎的发生。本药长期服用可出现溴化物反应，如皮疹、乏力、恶心、呕吐等，且比溴新斯的明严重。

【药物相互作用】 同溴新斯的明。

【规格】 片剂：60mg；糖浆：12mg/1mL；缓释片：180mg；注射液：1mg/1mL，5mg/1mL，10mg/2mL。

氢溴酸加兰他敏[典]　Galantamine Hydrobromide（尼瓦林，强肌片，Nivalin，Lycoramine，Jilkon）

【药性与应用】 可逆性胆碱酯酶抑制剂，可改善神经肌肉接头之间的传导，作用与新斯的明类似。临床主要用于重症肌无力、进行性肌营养不良、脊髓灰质炎后遗症、儿童脑型麻痹、各种神经疾病引起的感觉和运动障碍、多发性神经炎等。

口服：成人，10mg，3次/d；小儿，0.5～1mg/（kg·d），分3次服。皮下或肌内注射：成人，2.5～10mg，1次/d；小儿，0.05～0.1mg/kg，1次/d。脊髓灰质炎可连续服药40～50d，一般20～40d为1个疗程，间隔30～45d后再开始第2个疗程；经1～2个疗程仍未改善者，应停止用药；有效者可连用3个疗程。剂量逐渐增大，可减少不良反应。

【注意与禁忌】 对本药过敏、癫痫病、心绞痛、心动过缓、严重哮喘和肺功能障碍、严重肝肾功能不全、机械性肠梗阻、尿路梗阻以及膀胱术后恢复期均属本药的禁忌证。慎用本药的情况有：消化性溃疡病、使用非甾体抗炎药、中度肝肾功能不全、病窦综合征及其他室上性传导阻滞、帕金森病、低血压患者。妊娠安全性为B级。不推荐哺乳妇使用本药。

不良反应有：心律失常、房室传导阻滞、心悸、心肌缺血或梗死、体重下降、脱水、低血钾、鼻炎、尿路感染、发热、疲劳、眩晕、头痛、发抖、失眠、嗜睡、抑郁、梦幻、意识错乱及昏厥、口干、恶心、呕吐、反胃、腹胀、腹泻、畏食、消化不良、吞咽困难、消化道出血、贫血、血小板减少、耳鸣；常见血糖升高、过敏反应；罕见低血压、肌张力亢进、感觉异常、失语、癫痫发作、腿痛性痉挛、一过性脑缺血。

【药物相互作用】 ①与酮康唑、西咪替丁合用可提高本药的生物利用度。②与CYP2D6抑制药阿米替林、氟西汀、氟伏沙明、帕罗西汀及奎尼丁等合用可降低本药的清除率，升高血药浓度，增加不良反应发生率。③β受体阻滞剂可减慢心率，与本药合用，可致严重心动过缓。④本药可加强麻醉过程中肌松剂的作用。⑤本药抑制酯类局麻药的水解作用，产生中毒反应，宜改用酰胺类局麻药。⑥普鲁卡因胺可减弱本药对重症肌无力的疗效。⑦交感神经节阻滞降压药，如胍乙啶、美卡拉明、曲咪芬等可减弱本药的效应。⑧本药可减弱氨基糖苷类抗生素、卷曲霉素、林可霉素、多黏菌素、利多卡因、奎宁产生的肌松作用。⑨本药可减弱乙醚、恩氟烷、异氟烷、甲氧氟烷、环丙烷等吸代入全麻药的肌松效应。⑩与地高辛合用可见房室传导阻滞，但不影响后者的药代动力学。

【规格】 片剂：4mg，5mg，8mg；胶囊：5mg；注射液：1mg/1mL，2.5mg/1mL，5mg/1mL。

依酚氯铵　Edrophonium Chloride（腾喜龙，艾宙酚，Tensilon，Edrophone Chloride）

【药性与应用】 短效可逆性抗胆碱酯酶药，类似新斯的明的作用。特点为起效快，作用弱，持续时间短，对神经肌肉接头的作用选择性高。临床主要用于肌松剂中毒的解救和重症肌无力的诊断。

对抗肌松药中毒：静脉注射或肌内注射，10mg/次。重症肌无力的诊断：先静脉注射20mg，30s内未见肌力增加时再加注8mg，肌力增强者为阳性。

【注意与禁忌】 不良反应较少见，有流涎、支气管痉挛、心动过缓、心律不齐等。肺病、哮喘及心脏病者慎用。对本药或其他胆碱酯酶抑制药过敏者、对亚硫酸盐过敏者、手术后腹胀或尿潴留患者、机械性肠梗阻或尿路梗阻患者，国外均主张禁用。妊娠安全性属C级。对哺乳的影响不明确。

不良反应可有唾液分泌增加、支气管痉挛、心律失常、偶发室性早搏、惊厥、发音障碍、恶心、呕吐、腹泻、腹痛、尿频、尿失禁、流泪、复视、肌颤等。但均较少见，因本药时效短。

【药物相互作用】 同氢溴酸加兰他敏。

【规格】 注射液：10mg/1mL，20mg/2mL，100mg/10mL。

依可碘酯　Ecothiopate Iodide（碘化二乙氧磷酰硫胆碱，Ecostigmine，Phospholin Iodide）

【药性与应用】 为难逆性胆碱酯酶抑制剂，主要用于慢性单纯性青光眼的治疗。

滴眼液浓度为0.03%～0.06%，开始时，双眼各滴1滴，早、晚各1次，以后视疗效调节剂量。

【注意与禁忌】 毒性大，吸收后可引起睫状肌痉挛，引起头痛、眼痛、视力模糊。长期用药对眼有损伤，应尽可能用替代药物。药性不稳定，宜冷藏保存。

【规格】 滴眼液：0.03%~0.06%。

西维美林 Cevimeline（盐酸赛氟美林，Cevimeline Hydrochloride，Evoxac）

【药性与应用】 本药为胆碱受体激动剂，是乙酰胆碱的奎宁衍生物，对中枢神经系统有部分直接的M胆碱受体激动活性。对泪腺和唾液腺上皮 M_3 受体也显示较高的亲和力。也有人认为本药对其他类胆碱受体亚型也有不同程度的亲和力。临床主要用于干燥综合征患者口腔症状的治疗。

本药口服后吸收迅速，达峰时间为1~2 h，$t_{1/2}$约为3~5 h。

口服给药，30mg，3次/d。

【注意与禁忌】 对本药过敏、急性虹膜炎、闭角型青光眼、未控制的支气管哮喘患者均属本药的禁忌证。慎用于心血管疾病、心律失常、已控制的支气管炎与哮喘，胆、肾结石等病人。儿童用药的安全性和有效性尚未确立。妊娠安全性为C级。哺乳妇用时应权衡利弊。

国外报道的不良反应有胸痛、心悸、周围性水肿、潮热、咳嗽、上呼吸道感染、支气管炎、肺炎、鼻窦炎、鼻衄、肌肉关节痛、尿路感染、抑郁、感觉迟钝、震颤、眩晕、头痛、口炎、消化功能紊乱、淀粉酶升高、假丝酵母菌病、贫血、视力下降、结膜炎、过敏、耳痛等。但有些的因果关系尚不清楚。

【规格】 胶囊：30mg。

第三节 抗胆碱药

抗胆碱药能阻滞胆碱受体，使递质乙酰胆碱不能与受体结合而出现与拟胆碱药相反的作用。其代表药物为阿托品。

阿托品[典][基] Atropine

【药性与应用】 为阻断M胆碱受体的抗胆碱药，主要作用是解除平滑肌痉挛；抑制腺体分泌；解除迷走神经对心脏的抑制，使心跳加快；散大瞳孔使眼压升高；兴奋呼吸中枢。在临床上的主要用途有以下几方面。

抢救感染中毒性休克：成人1~2mg/次，儿童0.03~0.05mg/kg，静脉注射，15~30min1次；2~3次后，视病情变化调整剂量，至病情稳定好转后再考虑减量或停药。

治疗锑剂中毒引起的呼吸循环衰竭：如发现心律严重失常，立即静脉注射1～2mg，同时肌内注射或皮下注射1mg，15～30min后可再静脉注射1mg。以后可根据情况调整给药剂量与间隔，可每3～4h皮下或肌内注射1mg，以维持正常心律为限。48h如无异常心律，可逐渐减量、停药。

治疗有机磷中毒：应与肟类复能剂（解磷定、碘解磷定或双复磷等）合用。本品能有效阻断毒物的毒蕈碱样作用，解除对呼吸中枢的抑制，而肟类复能剂使被抑制的胆碱酯酶（ChE）复能，以彻底治愈病人，用药应及时，以免ChE老化，难以复能。切忌单独依靠阿托品类治疗。合用时阿托品的用法是，中度中毒每次皮下注射0.5～1mg。30～60min1次；严重中毒每次静脉注射1～2mg，15～30min 1次。根据有无异常分泌、体温、脉搏来调节阿托品的用量。此法比传统阿托品化法简易有效，死亡率低，用药量少，而无大脑兴奋作用。

解除空腔器官平滑肌痉挛性疼痛：如胃肠绞痛、胆绞痛、肾绞痛及消化性溃疡痛等。皮下注射，0.5mg/次。

麻醉前给药：用以减少支气管分泌物。皮下注射，0.5mg/次。

用于眼科散瞳、调节功能麻痹、验光、角膜炎、虹膜睫状体炎等：用1%～3%的眼药水滴眼或眼膏涂眼。滴药时不要忘记按压内眦部，以免被鼻黏膜吸收中毒。

【注意与禁忌】　常有口干、眩晕、瞳孔散大、心率加快、兴奋、烦躁、谵语、惊厥。青光眼、前列腺肥大、高热、急性五氯酚钠中毒、重症肌无力等病人禁用。心律失常、充血性心力衰竭、冠心病、二尖瓣狭窄、反流性食管炎、幽门梗阻、食管胃动力减弱、食管下括约肌松弛、溃疡性结肠炎、肠蠕动减弱、麻痹性肠梗阻、脑损伤、腹泻、溃疡病、发热等患者慎用。除解救有机磷中毒用量特殊外，一般口服极量1mg/次，3mg/d；皮下或静脉注射极量2mg/次。中毒量5～10mg。致死量80～130mg。

不良反应：常见的有便秘、出汗减少、口鼻咽喉干燥、视力模糊、皮肤潮红、排尿困难、胃动力低下、胃食管反流等。少见的有眼压升高、过敏性皮疹或疱疹、眼睑瘙痒红肿、结膜充血等过敏反应。

【药物相互作用】　①与异烟肼合用，本药的抗胆碱作用增强。②与盐酸哌替啶合用有协同解痉、止痛作用。③与奎尼丁合用可增强本药对迷走神经的抑制作用。④胆碱酯酶复活剂（碘解磷定、氯解磷定等）与本药合用有互补作用，可减少本药的用量和不良反应，增强治疗有机磷中毒的疗效。⑤抗组胺药可增强本药的外周和中枢效应，也可加重口干或一过性声音嘶哑、尿潴留及眼压增高等不良反应。⑥氯丙嗪可增强本药致口干、视物模糊、尿潴留及促发青光眼等不良反应。⑦与金刚烷胺、吩噻嗪类药物，扑米酮、普鲁卡因胺、三环类抗抑郁药合用，可增强本药的不良反应。⑧与碱化尿液类药物（镁、钙抗酸药，碳酸酐酶抑制剂、碳酸氢钠、枸橼酸钠等）合用时，本药排泄延迟，作用时间延长和毒性增加。⑨与单胺氧化酶抑制药（包括呋喃唑酮、丙卡巴肼等）合用时，可发生兴奋、震颤或心悸等不良反应，必须合用时，本药应减量。⑩本药可增加地高辛、维生素 B_2、镁离子的吸收。本药中毒忌用硫酸镁导泻。⑪本药可加重胺碘酮的致心动过缓作用。⑫普萘洛尔可拮抗本药所致心动过速。⑬地西泮、苯巴比妥钠可拮抗本药的中枢兴奋作用。⑭含重金属离子药物与本药合用易产生沉淀或变色反应，从而降低药效。⑮本药可拮抗丹参、人参的降压作用，可部分拮抗罗布麻的降压作用。⑯本药可解除槟榔中毒的毒蕈碱反应。⑰本药抑制麻黄的升压和发汗作用。⑱本药可拮抗巴豆的致肠痉挛作用。⑲本药可缓解大黄的致腹痛和腹泻作用。⑳本药可使左旋多巴吸收量减少。㉑在使用本药后，舌下含化硝酸甘油、戊四硝酯、硝酸异山梨醇的作用可减弱。可能与本药阻断 M 受体、减少唾液分泌，使上述制剂降解慢、吸收差有关。㉒本药可逆转甲氧氯普胺的作用，使食管下端张力降低。㉓抗酸药能干扰本药的吸收，应分开服用。

【规格】 片剂：0.3mg；注射液：0.5mg/1mL，1mg/1mL，2mg/1mL，5mg/1mL，1mg/2mL，5mg/2mL，10mg/2mL，20mg/2mL；滴眼液：50mg/10mL，100mg/10mL；眼膏：0.5%，1%，2%，3%；眼用凝胶：50mg/5g。

丁溴东莨菪碱[典] Scopolamine Butylbromide（解痉灵，Hyoscine Butylbromide）

【药性与应用】 阿托品类似药，散瞳、抑制腺体作用比阿托品强，对呼吸中枢有兴奋作用，但对大脑皮质有明显抑制作用。此外，尚有扩张毛细血管、疏通微循环及抗晕动病作用，临床常作为镇静药用，均与阿托品有所差异。在选择用药上应加以留意，以便取得更好的临床效果。主要用于麻醉前给药、晕动病、震颤麻痹、狂躁性精神病、有机磷农药中毒。由于既能兴奋呼吸中枢，又对大脑皮质的病理性兴奋起镇静作用，故常用于抢救极重型流行性乙型脑炎呼吸衰竭时（常伴有剧烈频繁的抽搐）。

口服：0.2~0.6mg/次，0.6~1mg/d；极量0.5mg/次，2mg/d。皮下注射：0.2~0.5mg/次；极量0.5mg/次，1.5mg/d。抢救乙型脑炎呼吸衰竭：0.3mg/1mL，直接静脉注射或稀释于10%葡萄糖溶液30mL内静脉滴注，常用量为0.02~0.04mg/kg，用药间隔一般为20~30min，用药总量应控制在0.3mg以内。

【注意与禁忌】 青光眼病人忌用，其他参阅阿托品。

【药物相互作用】 ①与吩噻嗪类药物合用时会增加毒性。②注射给药时与金刚烷胺合用，可增强本药的抗胆碱作用。③与三环类抗抑郁药（阿米替林等）合用时，因二者均具有抗胆碱作用，故口干、便秘、视物模糊与不良反应加剧，可使老年患者发生尿潴留、青光眼及麻痹性肠梗阻，故禁止合用。④与奎尼丁、丙吡胺等抗心律失常药合用时应谨慎，尤其老年人易导致口干、视物模糊、排尿困难。⑤与地高辛、呋喃妥因、维生素 B_2 等合用时可增加后者的吸收。⑥与拟肾上腺素药合用（如右苯丙胺 5mg）时可增强止吐作用，减少本药的嗜睡作用，但口干更显著。⑦用本药或其他抗胆碱药时唾液分泌减少，可影响含化类药物如硝酸甘油的吸收。⑧本药与促胃肠动力药多潘立酮、甲氧氯普胺、西沙必利等相互拮抗，不得合用。

【规格】 片剂（胶囊）：10mg；口服液：5mg/5mL；注射液：20mg/1mL。

晕动片：每片含本品 0.2mg、苯巴比妥钠 30mg、阿托品 0.15mg。对晕车、晕船、晕机引起的颠簸晕动有效，对旋转晕动效果差。

使保定（Scopoderm，TTS）：每贴含本品 1.5mg。

山莨菪碱[典][基] Anisodamine（654，654-1，654-2）

【药性与应用】 由我国特产植物山莨菪中提取的一种生物碱，总称“654”，天然品称 654-1，人工合成品称 654-2。阻断 M 胆碱受体的抗胆碱药，作用类似阿托品而稍弱。654-2 的副作用较大。3 种成分作用基本相似，主要药效是解除微小血管痉挛以解痛、扩瞳、抑制腺体分泌及解除空腔器官痉挛以缓解疼痛，中枢兴奋症状较少。口服吸收差，主要为注射给药。临床主要应用于感染中毒性休克、微血管闭塞与微循环障碍、血管性头痛、各种神经痛、内脏平滑肌痉挛、眩晕病、中心性视网膜炎、视网膜色素变性、视网膜动脉血栓、突发性耳聋。总之，这些作用的根本原因是解除各部位的平滑肌痉挛与疏通微循环。

肌内和静脉注射：成人一般剂量为 5～10mg/次，1～2 次/d，也可经稀释后静脉滴注。抢救感染中毒性休克：静脉注射，成人 10～40mg/次；小儿 0.3～2mg/kg，需要时 10～30min 1 次重复给药，必要时加量。好转后逐渐减量、停药。脑血栓：静脉滴注，30～40mg，加入 5%葡萄糖溶液中滴注，1 次/d。一般慢性疾病：肌内注射，5～10mg，1～2 次/d；1 个疗程可延续 1 个月以上。三叉神经痛：肌内注射，5～20mg/次。血栓闭塞性脉管炎：静脉注射，10～15mg，1 次/d。口服：5～10mg，3 次/d。皮肤或黏膜局部应用，无刺激性。

【注意与禁忌】 毒性低，一般不良反应有口干、面红、轻度散瞳、近视模糊。个别有心率加快和排尿困难。口干可口含维生素 C，排尿困难可用新斯的明或氢溴酸加兰他敏。脑出血急性期及青光眼者忌用。

【药物相互作用】 ①盐酸哌替啶与本药合用可增强抗胆碱作用。②维生素 K 与本药合用治疗黄疸型肝炎，在降低转氨酶与退黄疸方面，优于常规治疗。③本药可拮抗西沙必利的胃肠动力作用。④本药抑制唾液腺分泌，影响硝酸甘油等的抗心绞痛作用。⑤与甲氧氯普胺（胃复安）、多潘立酮（吗丁啉）等合用，均互相降低效用。⑥本药拮抗去甲肾上腺素所致的血管痉挛。⑦本药可拮抗毛果芸香碱的促分泌作用，但强度低于阿托品。⑧本药可减轻抗结核药的肝损害。

【规格】 片剂：5mg，10mg；注射液：5mg/1mL，10mg/1mL，20mg/1mL。

樟柳碱 Anisodine

【药性与应用】 从山莨菪中提取的另一种生物碱，属抗胆碱药，对震颤麻痹、平滑肌痉挛、哮喘、唾液腺过度分泌、有机磷农药中毒均有治疗作用，但作用较阿托品为弱，其毒性也相对较小，治疗范围与其他阿托品类药物相同，如血管性头痛、视网膜血管痉挛、中心性视网膜炎、缺血性视神经病变、急性瘫痪、震颤麻痹、支气管哮喘、颠簸性晕动、有机磷中毒等。此外，也用于扩大瞳孔、治疗某些结缔组织病和微循环障碍。

口服：1~4mg，3~4 次/d。肌内及静脉注射：1~2mg/次，1~3 次/d。儿童及老年人用量酌减。眼科也用于球后注射：0. 2~0. 75mg/次。

【注意与禁忌】 可有口干、面红、头昏、视力模糊、疲倦。偶有一过性黄视、意识模糊、排尿困难，减量或停药后可自行消失。也可参考山莨菪碱的处理方法。不可骤然停药，否则可引起头晕、呕吐。出血性疾病、脑出血急性期、青光眼者忌用。严重心衰及心律失常者慎用。

【规格】 片剂：1mg，3mg；注射液：2mg/1mL，5mg/1mL。

颠茄[典][基] Belladonna

【药性与应用】 作用与阿托品类似，但药效较弱。用于溃疡病和空腔器官的痉挛性疼痛。

口服：酊剂，0. 3~1mL/次；极量 1. 5mL/次；4. 5mL/d。浸膏，8~16mg/次；极量 50mg/次，150mg/d。

【注意与禁忌】 青光眼病人忌用。

【规格】 酊剂：含生物碱 0. 03%；浸膏：含生物碱 1%。

后马托品[典] Homatropine

【药性与应用】 作用与阿托品类似。散瞳、麻痹眼调节肌效果好为其特点，时间较短，一般只有 12~24h，并且无抑制腺体分泌的副作用。一般专用于眼科的验光检查，较为便利，用于滴眼。

【注意与禁忌】 滴眼时要按住眼内眦，以防流入鼻腔，被黏膜吸收中毒。

青光眼病人忌用。

【规格】 滴眼液：1%~5%。

红古豆碱 Cuscohygrine

【药性与应用】 阿托品类似物，有中枢镇静作用和外周抗胆碱作用。其药理活性一般较阿托品弱，但对胃肠蠕动和胃液分泌的抑制作用相对较强为其特点，尚有扩张小血管、增加冠状动脉血流量和扩张支气管的作用。临床主要用于消化性溃疡和各种空腔器官发作的痉挛性疼痛。

肌内注射、口服和肛门给药：50~100mg，3~4 次/d；3 周为 1 个疗程。可连用 2~3 个疗程。

【注意与禁忌】 常见口干、视力模糊、嗜睡。剂量超过 300mg/d、疗程超过 2 周以上，可能出现眩晕与昏厥。青光眼者禁用。低血压者慎用。

【规格】 注射液：50mg/1mL；片剂：50mg；栓剂：50mg。

第四节 拟肾上腺素药

本类药物激动肾上腺素受体，产生血管收缩、血压升高、瞳孔散大、支气管和胃肠平滑肌舒张、心率加快、心肌收缩力增强等作用。临床常用种类有：天然的肾上腺素、去甲肾上腺素、麻黄碱；合成的异丙肾上腺素、间羟胺等。本节只介绍萘甲唑啉、米多君，其余散见于抗休克血管活性药物等有关章节。

萘甲唑啉[典] Naphazoline（萘唑啉，鼻眼净，滴鼻净，拿发唑啉，Privine）

【药性与应用】 拟肾上腺素药与其他肾上腺素类药物一样，产生肾上腺素作用综合征。本药临床用其收缩血管作用，治疗各种原因引起的急慢性鼻、眼、咽黏膜充血，如过敏、炎症、病原微生物感染等，并有缓解睑肌痉挛的作用。对麻黄碱过敏者可选用本品。

治疗鼻充血：用 0.05%~0.1%溶液，每侧鼻孔滴 2~4 滴；治疗眼充血：用 0.1%溶液滴眼，1~2 滴/次。

【注意与禁忌】 药液过浓、滴药过多或吞服均可引起中毒。小儿更宜用最低浓度或再稀释后用。婴儿及高血压、甲状腺功能亢进者应慎用。萎缩性鼻炎病人禁用。滴药间隔应长于 4~6h。长期使用可引起萎缩性鼻炎。溶液应避光保存。

【规格】 滴鼻剂：0.05%，0.1%。

米多君[典]　Midodrine（管通，Gutron）

【药性与应用】 是一种前体药物，口服给药后在体内转化为脱甘氨酸米多君，发挥选择性 α_1 肾上腺素受体激动剂的作用，通过收缩动、静脉平滑肌而升高血压，对心肌 β 受体无活性。

口服有效量后，30min 达到血药峰浓度，$t_{1/2}$ 为 0.49h。本药主要分布于肾、肝和肾上腺髓质，不能通过血-脑脊液屏障。临床主要用于各种原发性低血压；亦可用于感染、血液透析、麻醉、精神病的药物治疗和脊髓损伤引发的继发性低血压、压力性尿失禁、射精功能障碍等。

口服给药：①直立性低血压，初次量为 2.5mg，2~3 次/d。必要时可逐渐增加到 10mg，3 次/d，作为维持量。②尿失禁：2.5~5mg，2~3 次/d。③逆向射精：5mg，3 次/d。

【注意与禁忌】 患有严重性心脏疾病、急性肾病、尿潴留、嗜铬细胞瘤和毒性甲状腺肿者禁用。

【药物相互作用】 ①去氧肾上腺素可增强本药的升压作用。②与双氢麦角胺、阿托品或保钠糖皮质激素、血管收缩药合用，可引起血压升高，应相对减少这些药物的剂量。③本药与三环类抗抑郁药、抗组胺药、甲状腺激素和单胺氧化酶抑制剂合用，可引起高血压，心律失常和心动过速。④与洋地黄类药物合用（如洋地黄毒苷、乙酰地高辛、毛花苷 C、地高辛或甲地高辛等），可增加心动过缓、房室传导阻滞或其他心律失常的发生率。⑤α 和 β 肾上腺素受体阻滞药（哌唑嗪、特拉唑嗪、多沙唑嗪、酚妥拉明等）可拮抗本品的作用，使之疗效下降，并可使心动过缓加重。

【规格】 片剂：2.5mg，5mg。

第五节　抗肾上腺素药

抗肾上腺素药又称肾上腺素受体阻滞剂或阻断剂，可分为 α 和 β 受体阻滞剂、α 受体阻滞剂、β 受体阻滞剂 3 大类。各类尚可再进一步细分。

一、α 和 β 受体阻滞剂

本类药品的选择性差，但对 β 受体的阻滞作用强于对 α 受体。

拉贝洛尔　Labetalol（柳胺苄心定，Ibidomide，Presdat，Trandate）

【药性与应用】 有 4 种主体异构体，临床上用的是 4 种异构体的消旋混合物，因而兼有 α、β 受体的阻断作用。它与单纯 β 受体阻滞剂不同之处在于它能降低卧位血压和周围血管阻力而不降低心排血量或每搏输出量。对卧位病人心率无改变，立位或运动时则心率减慢。对高血压的疗效比单纯β受体阻滞剂为优。对支气管平滑肌的收缩作用虽不强，但仍有一定的致哮喘性。口服的生物利用度约为70%；吸收迅速，t_{max} 1~2h，血浆蛋白结合率为50%。95%在肝中代谢。$t_{1/2}$为3.5~4.5h，有效作用可维持8h。适用于治疗各期高血压和心绞痛；静脉注射能治疗高血压危象。

口服：开始100mg，2~3次/d；若疗效差可逐渐增至200mg/次，3~4次/d。通常对轻、中、重度高血压的剂量依次为300~800mg、600~1200mg、1200~2400mg/d。如加用利尿剂，可适当减量。静脉注射或静脉滴注：100~200mg/次。

【注意与禁忌】 常有眩晕、乏力、幻觉、胃肠道功能障碍等。儿童、孕妇、哮喘、脑出血病人忌用静脉注射。注射液不能加到葡萄糖盐水中静脉注射或静脉滴注。

【药物相互作用】 ①西咪替丁可增加本药的生物利用度。②与三环类抗抑郁药联用时可产生震颤。③本药可减弱硝酸甘油的反射性心动过速，并具有协同降压作用。④本药可增强氟烷对血压的作用。

【规格】 片剂：100mg，200mg；注射剂：25mg，50mg。

盐酸阿罗洛尔　Arotinolol Hydrochloride（Almarl）

【药性与应用】 α、β受体阻滞剂，阻断α和β受体的比率为1∶8，发生体位性低血压的可能性甚小，而产生支气管痉挛的机会相应增大。无膜稳定作用，无内在活性。可使血压降低、亢进心肌功能降低、心肌耗氧量降低。滴眼后可降低眼压，其强度与噻吗洛尔相当。滴眼后1h生效。临床适用于轻至中度高血压、心绞痛、快速型心律失常。

口服：10mg/次，2次/d，可根据疗效将剂量逐渐增至15mg/次，2次/d。滴眼：0.5%溶液治疗青光眼，1滴，2次/d。

【注意与禁忌】 不良反应发生率为9%，主要有心动过缓、心悸、头痛、头晕、失眠、乏力、腹痛、稀便、纳差、恶心、肝功能异常。偶见过敏反应。滴眼后可有雾视和泪液分泌减少。严重心动过缓、Ⅱ°~Ⅲ°房室传导阻滞、窦房传导阻滞、充血性心力衰竭、心源性休克、支气管哮喘、糖尿病酮症酸中毒及哺乳妇均禁用。

【药物相互作用】 ①与降血糖药合用可增强降血糖作用。②与钙离子拮抗剂（如维拉帕米、地尔柳草等）合用可相互增强药效。③与抑制交感神经的药物（利血平等）合用，可过度抑制，应适当减量。④与丙吡胺、普鲁卡因胺、阿义马林合用，可过度抑制心功能，应适当减量。⑤本药可增强可乐定停药的反跳现象。

【规格】 片剂：5mg，10mg；滴眼液：0.5%。

氨磺洛尔 Amosulalol（Lovoagan）

【药性与应用】 α、β受体阻断剂，可降低血压，其作用为普萘洛尔的1/16~1/12。口服t_{max}为2~4h。在肝中代谢，25%以原形从尿中排出。$t_{1/2}$约为5h。临床主要用于原发性高血压及嗜铬细胞瘤性高血压，用药后血压下降迅速。

口服：自小剂量开始，逐渐增至20~60mg/d，分2次服。

【注意与禁忌】 不良反应发生率约为14%，主要有体位性头痛及胃肠道症状。过量易发生低血压及心动过缓。禁忌证同阿罗洛尔。

【规格】 片剂：10mg。

卡维地洛[典] Carvedilol（Kredex，Dilatrend，Dilmitone）

【药性与应用】 α、β受体阻滞剂，无体内活性；高浓度时尚有钙离子拮抗作用。对β受体的作用较强，为拉贝洛尔的33倍、普萘洛尔的3倍，通过扩张血管、减少外周阻力以降低血压；对心排出量影响不大。口服吸收迅速，约2h达峰值。生物利用度为30%，蛋白结合率为95%，具有较明显的首过效应。$t_{1/2\beta}$约为12h。临床用于原发性高血压、心绞痛。初始剂量25mg/d，1次服下，可根据疗效渐增至50mg/d，分1~2次服下。最大剂量不超过100mg/d。

【注意与禁忌】 常见头晕、头痛、乏力。可有心动过缓。肺气肿、肺心病、哮喘、糖尿病、肝功能障碍者及孕妇、哺乳妇均禁用。血压收缩压低于85mmHg和手术前48 h亦应禁用。下列情况应慎用：有过敏史、正在进行脱敏治疗、有个人或家族性银屑病史、甲状腺功能亢进、周围血管疾病、嗜铬细胞瘤、不稳定或继发性高血压、已控制的充血性心力衰竭、肾功能不全等。

不良反应：①少见四肢发凉、水肿、心绞痛、消化功能紊乱、转氨酶升高、过敏性皮疹、银屑病加重、血小板减少、白细胞减少。②偶见哮喘、呼吸困难、四肢痛。③罕见抑郁、睡眠紊乱、感觉异常、传导阻滞、心衰加重、排尿困难、性功能减退、肾功能不全、视觉障碍、眼部刺激感等。个别可有口干。

【药物相互作用】 ①本药可协同其他降压药加强降压作用，同时也可增加相应副作用。其中与地尔硫䓬合用口服时，曾出现过心脏传导障碍。②西咪替丁等肝酶抑制药可导致本药血药浓度升高。③与胺碘酮合用，心脏效应加强，可出现低血压、心动过缓，甚至停搏。④与醋甲胆碱合用可协同收缩支气管平滑肌，使支气管收缩时间延长。⑤米拉地尔抑制本药代谢，增强本药的心血管效应。⑥本药可增强降糖药的降糖效应，合用时应适时监测血糖水平。⑦本药抑制环孢素代谢，使其毒性增加。⑧与洋地黄类合用使其心脏作用增强，易引起中毒。⑨非甾体抗炎药能减弱本药降压作用。⑩利福平、利福布汀等肝酶诱导药诱导本药代谢，减弱本药药效。⑪本药的β受体阻滞作用可对抗阿布他明的心脏作用，干扰其测试结果。⑫本药可拮抗肾上腺素的过敏反应。⑬与麻醉药合用可导致负性肌力作用和低血压。⑭与莫索尼定合用，可出现反跳性高血压。⑮本药可降低利托君的保胎作用。⑯与奥洛福林合用，可引起心动徐缓性高血压或低血压。

【规格】 片剂：6.25mg，10mg，12.5mg，25mg；胶囊：10mg。

二、α受体阻滞剂

α受体阻滞剂竞争性地与α受体结合，拮抗α受体的激动作用，又分为α_1、α_2混合受体阻滞剂，α_1受体阻滞剂，α_2受体阻滞剂。

α_1、α_2混合受体阻滞剂代表药物有甲磺酸酚妥拉明、妥拉唑林、盐酸酚苄明、异克舒令、吲哚拉明；α_1受体阻滞剂代表药物为哌唑嗪，将在降压药中述及；α_2受体阻滞剂代表药物为育亨宾。

甲磺酸酚妥拉明[典][基]　Phentolamine Mesylate（甲苄胺唑啉，瑞支亭，利其丁，Regitin）

【药性与应用】 α_1、α_2受体阻滞剂，有血管舒张作用。临床用于血管痉挛性疾病，如雷诺病、手足发绀、感染中毒性休克的治疗。也用于嗜铬细胞瘤的诊断。对室性早搏也有疗效。

治疗血管痉挛性疾病：肌内注射或静脉注射，5～10mg/次；20～30min后可重复给药。抗休克：以0.3mg/min的速度滴注。治疗室性早搏：开始2d 50mg，4次/d，若无效可增至75mg，4次/d。仍无效应停药。诊断嗜铬细胞瘤：静脉注射5mg，测血压1次/30s，连续测10min；在2～4min内血压降低35/25mmHg以上为阳性。治疗阳痿：阴茎海绵体注射，使平滑肌松弛、扩张，阴茎勃起，1mg/次。

【注意与禁忌】 可有直立性低血压、鼻塞、瘙痒、恶心、呕吐等。低血压、重度动脉硬化、器质性心脏病、肾功能减退者忌用。近来发现胃炎或胃、十二指肠溃疡病患者用本药后病情恶化；因本药有拟胆碱及组胺样作用，可使胃肠平滑肌兴奋，胃酸分泌增加，故亦应禁用。对心肌缺血、精神病、糖尿病患者应慎用。妊娠安全性C级。用药期间应停止哺乳。

其他不良反应尚可有面色潮红、语言障碍、共济失调等。

【药物相互作用】 ①与纳洛酮合用可及时改善呼吸衰竭导致的心、脑功能低下，减少并发症，提高治愈率。②与多巴胺合用治疗有强烈血管收缩的休克患者，可以提高疗效。③抗高血压药利血平、降压灵等，镇静催眠药苯巴比妥、格鲁米特、甲喹酮等，均可加强本药的降压作用。④抗组胺药与本药有协同作用。⑤东莨菪碱与本药有协同作用，合用时可增强对 α 受体的阻断作用。⑥与胍乙啶合用，直立性低血压或心动过缓的发生率升高。⑦与强心苷合用，其毒性反应增强。⑧普萘洛尔可阻滞本药降压和加强心率的效应。⑨与二氮嗪合用可减弱后者抑制胰岛素释放的作用。⑩与拟交感胺类合用可使后者的周围血管收缩作用减弱或抵消。

【规格】 片剂：25mg，40mg；分散片：40mg，60mg；胶囊：40mg；注射液：5mg/1mL，10mg/1mL；注射剂：10mg。

妥拉唑林[典] Tolazoline（苄唑啉，Benzazoline，Priscoline）

【药性与应用】 α_1、α_2 受体阻滞剂，舒张外周血管降压，效果不稳定。临床主要用于血管痉挛性疾病：肢端动脉痉挛、手足发绀、闭塞性血栓性静脉炎等。

口服：25mg/次，3~4 次/d。肌内注射或皮下注射：25mg/次。

【注意与禁忌】 副作用较多，如潮红、畏寒、心动过速、恶心、上腹痛、直立性低血压等。消化性溃疡、低血压、脑血管意外、冠心病者忌用。二尖瓣狭窄、酸中毒、肾功能不全者慎用。

近期发现其他不良反应，较常见的有：胃肠道出血，严重者可致命；低氯性碱中毒（继发于胃的高分泌状态）；急性肾功能不全；血小板减少。较少见的有：皮肤鸡皮症、周围血管扩张、瞳孔扩大、反射性心动过速。有心律失常和心肌梗死的报道。

【药物相互作用】 ①大剂量的本药与肾上腺素或去甲肾上腺素合用，可导致反常性血压下降，随后发生反跳性剧烈升高。②有研究证实，与雷尼替丁合用可因阻断 H_2 受体而降低本药疗效。可推断其他 H_2 受体亦当如此。③本药可拮抗大剂量多巴胺所致的周围血管收缩作用。④本药可降低麻黄碱的升压作用。⑤与间羟胺合用可降低后者的升压作用。⑥使用本药后再使用甲氧明或去氧肾上腺素，可阻滞后者的升压作用，出现严重的低血压。⑦使用本药时饮酒可引起双硫仑样反应或乙醇耐受，表现为皮肤麻木感、潮红。

【规格】 片剂：25mg；注射液：25mg/1mL。

盐酸酚苄明[典] Phenoxybenzamine Hydrochloride（氧苯苄胺，酚苄胺，竹林胺，Dibenzylin）

【药性与应用】 α_1、α_2 受体阻滞剂，类似酚妥拉明，药效较持久，1 次用药持续 3~4d。主要用于治疗周围血管痉挛性疾病，也用于休克及嗜铬细胞瘤性高血压的治疗。此外尚可通过阻断 α 受体抑制输精管、精囊、射精管的蠕动，延缓射精、控制早泄，延长性交时间。

用于血管痉挛性疾病：口服，初始 10mg，1 次/d，隔日增加 10mg；维持量 20mg，2 次/d。用于早泄：口服，10mg，3 次/d。静脉注射：0.5~1mg/(kg·d)。静脉滴注（抗休克）：0.5~1mg/kg，加入 5% 葡萄糖溶液 250~500mL，2h 滴完，总量不超过 2mg/（kg·d）。

【注意与禁忌】 可有直立性低血压、心动过速、瞳孔缩小、鼻塞、口干。心、脑、肾血管疾病者慎用。本药长期服用可引起胃肠道肿瘤。偶可引起心绞痛和心肌梗死。

【药物相互作用】 ①β 受体阻断药可增强本药的首剂降压反应，如两者合用，本药用量应相应减少。②与胍乙啶合用易发生直立性低血压。③与拟交感胺类合用可致后者的升压效应减弱或消失。④与二氮嗪合用可拮抗后者的抑制胰岛素释放作用。⑤麻黄素拮抗本药的降压效应。⑥本药可阻断左旋去甲肾上腺素的升温作用和利血平的降温作用。⑦与甲基多巴合用可造成尿失禁。⑧与奥洛福林合用可导致低血压或高血压伴心动过缓。

【规格】 片剂：5mg，10mg；胶囊：5mg；注射液：10mg/1mL，100mg/2mL。

异克舒令　Isoxsuprine（异舒普林，苯氧丙酚胺，Duvadilan，Vasodilan）

【药性与应用】 阻断 α 受体，激动 β 受体，直接舒张血管、子宫平滑肌，从而舒张脑血管、骨骼肌及皮肤血管。也有正性肌力作用。口服吸收良好。t_{max}为 1h。$t_{1/2}$为 1.5h。临床用于治疗脑血管及外周血管痉挛性疾病，也可用于预防早产。

口服：20mg，4 次/d。肌内注射：10mg，3 次/d。防止早产：初始静脉滴注，200~300mg/min，渐增至 500mg/min。同时监护孕妇的血压、心率以及胎心情况。随后可改为肌内注射，第 1 日，10mg/3h；第 2~3 日，4~6h 10mg。再继以口服，40~80mg/d，分次服。

【注意与禁忌】 可有短时皮肤潮红及胃肠功能失调。罕见皮疹。大剂量可致心率加快及低血压。近期出血者禁用。心脏病与贫血者不宜注射给药。伴有感染的早产不可应用，以免感染扩散。

【规格】 片剂：10mg，20mg；注射液：10mg/2mL。

吲哚拉明　Indoramin（Baratol）

【药性与应用】 具有 α 受体阻断及膜稳定作用，从而舒张血管、降低血压。口服易吸收。t_{max}为 1~2h。血浆蛋白结合率为 92%。有明显的首过效应。

可单独或与利尿剂合用，治疗轻、中度高血压；也可用于偏头痛。

口服：初始剂量25mg，2次/d，最大量可达200mg/d。

【注意与禁忌】 不良反应较多，常见镇静、口干、鼻塞、眩晕、抑郁、射精困难与皮疹。肝、肾功能不全或帕金森病慎用。

育亨宾 Yohimbine（痿必治，安慰乐得，Aphrodine，Corynine，Yocon）

【药性与应用】 阻断突触前 α_2 受体，促进去甲肾上腺素的释放。可使海绵体神经末梢释放较多的去甲肾上腺素，减少阴茎静脉回流，利于充血勃起。少量应用时可使阴部胀满，刺激脊髓勃起中枢，使性功能亢进。临床上用于功能性阳痿的治疗。

口服：5~10mg，1~3次/d。其 $t_{1/2}$ 仅35min，需经2~3周的药量蓄积才能显效。重症也可皮下注射：10~20mg，2~3次/d；20次为1个疗程。

【注意与禁忌】 偶有轻微头痛、头晕、皮肤潮红、震颤、激动、失眠、恶心、呕吐等，以及由于释放抗利尿激素产生轻度抗利尿作用。严重肾病、肝病患者及孕妇、对本品过敏者禁用。

【规格】 片剂：5mg；注射液：10mg/0.5mL。

三、β受体阻滞剂

本类药物竞争性与β受体结合，阻滞神经递质的传递或β受体的激动效应。根据其功效，又可细分为 β_1 受体阻滞剂、β_2 受体阻滞剂2个类型。

普萘洛尔[典][基] Propranolol（心得安，萘心安，Inderal）

【药性与应用】 为β受体阻滞剂，即 β_1、β_2 受体均受到阻滞。阻断心肌的β受体，减慢心率，抑制心脏收缩与房室传导，使循环血量减少，心肌耗氧量降低。可抑制肾素的释放，使血浆肾素浓度下降。临床上用于治疗异位性或快速性心律失常，如房性期前收缩、室性期前收缩、室上性心动过速、心房颤动。但对室性心动过速基本无效，应慎用。对锑剂引起的心律失常也可试用。此外也用于心绞痛、高血压、嗜铬细胞瘤等。治疗心绞痛时应与硝酸酯类合用，以增强疗效，相互抵消副作用。对高血压，尤其高肾素型者有一定疗效，且不易引起直立性低血压。

口服：治疗心律失常，10~30mg/次，3~4次/d；对其他疾病的治疗，亦可参考此用量，如心绞痛、嗜铬细胞瘤手术前准备和高血压等。不过应先从低剂量开始，逐渐增加，以避免不良反应。如5mg，3~4次/d。静脉滴注：宜慎用。对麻醉过程中出现的心律失常，以1mg/min的速度为宜。2.5~5mg/次，以5%~10%葡萄糖溶液100mL稀释后滴注，并密切观察血压、心律、心率和心电图的变化，如出现异常，应立即停药。

【注意与禁忌】　本品属β受体阻滞药，除对心脏的β_1受体阻滞外，对支气管的β_2受体也有阻滞作用，可引起支气管痉挛和鼻黏膜血管收缩，故忌用于哮喘和过敏性鼻炎病人。忌用于窦性心动过缓、重度房室传导阻滞、心源性休克、低血压、非心动过速性心衰病人。不宜与乙醚等影响心脏的麻醉药合用。可增加洋地黄类药物的毒性。不宜与帕吉林等单胺氧化酶抑制剂合用。个体剂量差异较大，宜从最小有效剂量开始。长期用药者不可突然停药。副作用可见乏力、嗜睡、头昏、失眠、恶心、腹胀、皮疹、晕厥、低血压、心动过缓等。

有报道，心绞痛患者突然停用本药可出现心绞痛加剧，部分患者甚至出现心肌梗死。故计划停药时应逐渐减量，至少应在数周时间内完成。如心绞痛加剧，应恢复用药，同时采取其他相应措施。妊娠安全性C级。哺乳妇慎用。

【药物相互作用】　本药的应用广泛，涉及面广，应密切注意与其他药物的相互影响，以免酿成大错。①与奎尼丁合用时，后者的血药浓度明显升高，而本药的生物利用度也加强，必须合用时应注意监测并调整二者的用量。②与普罗帕酮合用时可引起体位性低血压。③与氢吡啶类钙通道阻滞药合用时可提高对心绞痛和高血压的疗效，但也可引起低血压和心脏储备功能下降。合用时应注意监测，尤其对那些有左心功能下降、心律失常或主动脉狭窄的病人。④地尔硫䓬可增强本药的β受体阻滞作用，对心功能正常患者理论上看似有利，但也有引起低血压、左室衰竭和房室传导阻滞的报道，应予注意。⑤肼屈嗪可增加本药的生物利用度，空腹时多见，但对本药的缓释剂无影响。⑥右丙氧芬可增加本药发生低血压和心动过缓的危险。⑦利托那韦增加本药的血药浓度和毒性反应。⑧齐留通可引起本药血药浓度明显升高。⑨西咪替丁可增加本药血药浓度，雷尼替丁则无此作用，抗酸用药应选择后者。⑩甲氧氯普胺为胃动力药，可增加本药的吸收速度，提高血药浓度。⑪环丙沙星可增加本药的血药浓度，引起低血压和心动过缓。⑫与呋塞米合用可提高本药血药浓度，导致低血压、心动过缓。⑬氟西汀可使本药血药浓度升高，毒性增大。⑭与氯丙嗪、肼屈嗪合用，均提高本药的血药浓度。⑮本药可通过减少肝清除率使利多卡因、安替比林血药浓度升高。⑯本药可使非去极化肌松药（氯化筒箭毒碱、戈拉碘铵等）药效增强，时间延长。⑰本药可增加利扎曲坦的生物利用度，增加丙咪嗪的血药浓度。⑱本药可延长溴西泮的半衰期，使其毒性增加。⑲本药可抑制佐米曲坦代谢，使其不良反应增加。⑳本药抑制硫利达嗪代谢，使其毒性增加，可引起严重心律失常，因此严禁二药合用。㉑与华法林合用有增加出血的危险。㉒与可卡因合用，降低冠脉血流量。㉓本药可延长降糖药物对胰岛素的作用，合用时应注意监测血糖，或换用心脏选择性β受体阻滞药。㉔与泛影酸盐类对比剂合用可增加后者的过敏反应。㉕与抗心律失常药胺碘酮、丙吡胺、氟卡尼合用，均可引起心动过缓，甚至心脏停搏。㉖与维拉帕米合用可使负性肌力作用加强，并可引起低血压、心动过缓、充血性心力衰竭和传导阻滞。㉗与米贝地尔合用可引起低血压、心动过缓、心储备力下降。与其他负性肌力药物合用虽无报道，也应加以注意。㉘与奥洛福林合用可引起低血压或高血压伴心动过缓。㉙用芬太尼麻醉再使用本药可引起严重低血压。㉚氟伏沙明可抑制本药代谢，导致心动过缓或低血压。㉛与当归提取物合用，可使本药代谢抑制，注意盐测血压。㉜与氢氯噻嗪合用可使血糖、甘油三酯、尿酸的水平升高。㉝与地高辛合用可引起房室传导延长、心率减缓和洋地黄毒性增加。㉞可加重 α 受体阻断剂的首剂反应。㉟与可乐定联用时，突然停用后者，可使高血压加重。应逐渐撤药。㊱与甲基多巴合用时极少数患者可出现异常儿茶酚胺反应，如血压升高、心动过速和心律失常。㊲与麦角衍生物合用可引起周围血管缺血或高血压发作。㊳与利血平合用可导致低血压、心动过缓。㊴与单胺氧化酶抑制剂合用可导致极度低血压。㊵与肾上腺素、苯福林或拟交感胺类合用可引起显著高血压、心动过缓，也可出现传导阻滞。㊶与氟哌啶醇合用可导致低血压及心脏停搏。㊷与甲状腺素合用可致 T_3 浓度降低。㊸抗酸药氢氧化铝凝胶等可降低本药的生物利用度，应分开服。㊹考来替泊可减少本药吸收，应分开服用。㊺利福平、利福布汀加速本药代谢，应增加本药剂量。㊻苯巴比妥、戊巴比妥对肝微粒体酶有诱导作用，可降低本药的血药浓度，应调整剂量，或换用阿替洛尔、噻吗洛尔等。㊼与非甾体抗炎药合用，可使血压升高。㊽麻黄碱或伪麻黄碱可降低本药的抗高血压疗效。㊾本药可降低异丙肾上腺素、黄嘌呤、茶碱的疗效。㊿肾上腺素受体阻断药与利托君有拮抗作用，应避免合用。51乙醇减慢本药的吸收速度。

【规格】 片剂：10mg；缓释片：40mg；缓释胶囊：40mg；注射液：5mg/5mL。

噻吗洛尔[典][基]　Timolol（噻吗心安，Blocardren，Temserin，Timoptic）

【药性与应用】 β 受体阻滞剂，作用为普萘洛尔的 8 倍，无选择性及膜稳定性，无内在拟交感活性，亦无抑制心脏和局部麻醉作用，且有抑制房水产生，明显降低眼压的作用。t_{max} 为 2h，$t_{1/2}$ 为 5h。临床用于治疗高血压、心绞痛、心动过速及青光眼。对轻、中度高血压疗效较好，无明显副作用，可与利尿剂合用。长期服用可降低心肌梗死的发生率和死亡率。对原发性开角型青光眼有良好效果，且副作用小，耐受性好，与其他抗青光眼药物合用有相加作用。此外，对无症状性和某些继发性青光眼、高血压也有一定疗效。

口服：5~10mg，2~3 次/d。滴眼：0. 25%眼药水，1 滴，2 次/d。疗效差可改用 0. 5%眼药水。

【注意与禁忌】 可产生心动过缓、支气管痉挛。心动过缓、心功能不全、哮喘病人忌用。滴眼可吸收，上述病人同样忌用。亦不可与其他β受体阻滞剂合用。

【药物相互作用】 ①与某些抗青光眼药物有药效相加作用。②对非去极化肌松药，如氯化筒箭毒碱、戈拉碘铵等有增效作用，时效也延长。③与氯丙嗪合用，二者的血药浓度均升高。④与利血平合用增强β受体阻滞作用，可导致心动过缓、低血压。⑤安替比林、利多卡因、茶碱类使本药清除减慢。⑥与钙拮抗剂合用，特别是维拉帕米静脉给药，应警惕对心肌传导系统的抑制。⑦与洋地黄糖苷合用可诱发传导阻滞、心动过缓。⑧与肾上腺素等交感或拟交感胺类合用可引起显著高血压、心动过缓、房室传导阻滞，应严密观察。⑨本药可影响血糖水平，与降糖药合用时应调节后者剂量。⑩与异丙肾上腺素或恩丙茶碱合用，可使二者疗效下降。⑪苯妥英钠、苯巴比妥、利福平可加速本药清除。⑫非甾体抗炎药可使本药效应减弱。

【规格】 片剂：2.5mg，5mg，10mg；滴眼液：6.25mg/2.5mL，12.5mg/2.5mL。

纳多洛尔　Nadolol（萘羟心安，康加多尔，Congard，Solgol）

【药性与应用】 作用类似普萘洛尔，但较之强2~4倍。主要使心肌收缩力减弱，心率减慢，心排出量减少，血压下降，血浆肾素活性降低。口服生物利用度约为30%，达峰值时间为3~4h，血浆蛋白结合率约为30%，无肝脏首过效应。$t_{1/2}$为14~24h。约70%以原形自尿中排出，其余由粪中排出。临床用于高血压、心绞痛、心律失常、甲状腺功能亢进的心动过速、偏头痛等。

口服：初始40mg/次，1次/d；视疗效逐渐增至80~320mg/d。

【注意与禁忌】 不良反应与普萘洛尔相似。肾功能减退者慎用。

【药物相互作用】 ①与苯乙肼合用，可致心动过缓，机制不明。②与胺碘酮合用，二者心脏作用叠加可致低血压、心动过缓、心脏停搏。③与二氢吡啶类钙通道阻断药（维拉帕米、地尔硫䓬等）合用作用叠加，可致低血压、心动过缓、心力衰竭，应严密监测。④与米贝地尔合用，心血管效应叠加，可致低血压、心动过缓、房室传导阻滞。⑤与苄普地尔、氟桂利嗪、加洛帕米、利多氟嗪、哌克昔林合用，心血管效应叠加，可致低血压、心动过缓、房室传导阻滞。⑥与麦角类药物合用，可致外周缺血。⑦与利尿剂合用可升高血脂。⑧用芬太尼麻醉期间合用钙通道阻断药和β受体阻断药，可致严重低血压，机制不明。⑨与地高辛合用，心脏作用叠加，心脏毒性增加，应注意监测。⑩与醋甲胆碱合用可导致后者疗效降低。⑪与可乐定合用可加剧可乐定撤药反应，产生急性高血压。⑫与莫索尼定合用时，突然停用后者，可产生反跳性高血压。⑬甘草制剂可减低本药疗效。⑭麻黄制剂与本药相互拮抗。⑮育亨宾拮抗本药疗效，应避免合用。⑯非甾体抗炎药降低本药降压效应，必要时应调整剂量。⑰与甲基多巴合用，可致高血压、心悸、心律失常加重，合用时应严密监测血压。⑱与利托君是否可以合用意见不一致，可在严密监测下试用。⑲与抗糖尿病药合用既可出现低血糖，也可出现高血糖，应注意监测。⑳与奥洛福林合用可出现心动过缓性低血压或高血压，合用时应密切监测血压与心率。

【规格】 片剂：10mg，20mg，40mg，80mg，120mg。

吲哚洛尔[典]　Pindolol（吲哚心安，心得静，Visken，Barblok）

【药性与应用】 对 β_1、β_2 受体无选择性，类似普萘洛尔，作用则比其强6~15倍，且有较强的内在拟交感活性，减慢心率及减少心排出量的作用较弱。降低肾素活性的作用也较弱。口服易于吸收，生物利用度为90%，t_{max} 为0.5~3h，蛋白结合率为50%，50%在肝中代谢。$t_{1/2}$ 为2~5h。临床用于高血压、心绞痛、心律失常、心肌梗死、甲状腺功能亢进的心动过速等。

口服：5~10mg/次，15~30mg/d；用于心绞痛，15~60mg/次。静脉注射或静脉滴注：0.2~1mg/次。

【注意与禁忌】 同普萘洛尔。

【药物相互作用】 ①当归制剂、齐留通均降低本药的清除率，使本药的药效增强，合用时应监测血压与心率。②合用阿芬太尼可增加心动过缓发生率。③与胺碘酮合用，心脏作用相加，可发生低血压、心动过缓或停搏。④与地尔硫䓬、米贝地尔、苄普地尔、氟桂利嗪、加洛帕米、利多氟嗪、哌克昔林、维拉帕米合用均有心血管药效叠加作用，易产生低血压、心动过缓、心律失常、心力衰竭等不良作用，应注意监测。⑤在芬太尼麻醉过程中钙通道拮抗药与本药合用，可致严重低血压。⑥与地高辛合用可增加地高辛的生物利用度与毒性，应注意监测心电图。⑦使用本药患者对 α 受体阻断药（以哌唑嗪最为明显）可有首剂反应，血压显著降低。⑧与可乐定合用可产生可乐定撤药反应，出现急性高血压。⑨在合用莫索尼定过程中，突然停用后者可诱发反跳性高血压，应先停前者，再逐渐停用后者。⑩甘草制剂、麻黄制剂和育亨宾均拮抗本药的降压效应。⑪非甾体抗炎药、利福布汀、圣・约翰草均降低本药的降压效应，不推荐联合应用，必要时可加大本药剂量，并注意监测。⑫与甲基多巴合用可导致高血压反应性加重、心悸和心律失常。⑬与醋甲胆碱合用可导致支气管解痉失效。⑭应避免与利托君合用，以免相互拮抗。⑮应停用本药至少48 h以后才使用阿布他明，因有可能减弱后者的治疗效果。⑯本品可显著降低氯噻嗪的利尿效果。⑰与肾上腺素合用可致高血压、心动过缓和肾上腺素抵抗。⑱与非诺多泮合用可抑制后者的交感神经反射效应，加重低血压反应。

⑲与抗糖尿病药合用，可致低血糖、高血糖和高血压。⑳与奥洛福林合用可出现心动过缓、高血压、低血压，应注意监测，及时处理不同患者情况。

【规格】　片剂：1mg，5mg，10mg；注射液：0.2mg/2mL，0.4mg/2mL；滴眼液：0.25%，0.5%，1%。

阿普洛尔　Alprenolol（烯丙洛尔，烯丙心安，心得舒，Aptin，Aptol，Gubernal）

【药性与应用】　非选择性β受体阻滞剂，有内在交感活性，作用强度为普萘洛尔的1/3。可使血压降低，但对心肌收缩力及房室传导的抑制作用较弱。口服吸收良好，但生物利用度较低；t_{max}为1h；血浆蛋白结合率为85%。$t_{1/2}$为3h。在肝中全部代谢成仍具活性的4-羟阿普洛尔从尿中排出。临床用于高血压、心绞痛、心律失常。

口服：25~50mg，3次/d，饭后服。对心绞痛，初始剂量50mg/次，4次/d，逐渐增至400mg/d。静脉注射：5~10mg/次，5~10min缓慢注入。

【注意与禁忌】　同普萘洛尔。

【规格】　片剂：50mg；注射液：1mg/1mL，5mg/1mL。

氧烯洛尔[典]　Oxprenolol（心得平，烯丙氧心安，Apsolox，Trasicor）

【药性与应用】　β受体阻滞剂，具有内在交感活性与膜稳定性。阻滞作用无选择性，类似普萘洛尔。还可降低血浆肾素活性、肾血流量及肾小球滤过率。口服吸收率为90%，t_{max}为1~2h，蛋白结合率为80%。在肝中代谢，肾脏排出。$t_{1/2}$为1~3h。可通过血-脑脊液屏障、胎盘及乳腺。临床用于高血压、心绞痛、心律失常。

口服：用于高血压，初始剂量，80mg/次，2次/d，可逐渐增量至320mg/d；不可超过480mg/d。也可与利尿剂合用以减量。用于心绞痛，40~160mg/次，3次/d。用于异位或快速型心律失常，20~40mg/次，3次/d。紧急情况下也可10~20min缓慢静脉注射，1~2mg，1~2次。

【注意与禁忌】　同普萘洛尔，但可偶见血小板降低。

【规格】　片剂：20mg，40mg，80mg；缓释片：80mg，160mg。

阿替洛尔[典][基]　Atenolol（氨酰心安，Tenormin）

【药性与应用】　选择性$β_1$受体阻滞剂，无膜稳定性及交感活性，无心肌抑制作用。主要作用于心脏，对血管、支气管影响较小。口服生物利用度为50%，t_{max}为1~3h，以原形从尿中排出。$t_{1/2}$为6~9h。作用较持久而安全。临床用于治疗高血压、心绞痛、心律失常。对青光眼也有效。

口服：100mg/d，顿服。用于心绞痛，可顿服，100mg/d；也可25~50mg，2次/d。用于高血压，50~100mg，1~2次/d。青光眼用4%滴眼液滴眼。

【注意与禁忌】 可有心动过缓。严重窦性心动过缓、支气管哮喘、病窦综合征、房室传导阻滞、心力衰竭者及孕妇禁用。糖尿病、肝肾功能不全、甲状腺功能低下、雷诺病或其他周围血管疾病慎用。妊娠安全性为D级。哺乳妇慎用。小儿安全性尚无评价。

特别警示：使用本药治疗冠心病时，不可突然停止治疗，因有出现心绞痛加重、心肌梗死、室性心律失常的报道。

【药物相互作用】 ①与哌唑嗪合用可出现首剂反应。②与胺碘酮合用可出现明显心动过缓和窦性停搏。③与丙吡胺合用可出现心排出量明显下降。④与苯乙肼合用可引起心率减慢。⑤与奎尼丁合用可引起直立性低血压，必须合用时二药均应减量。⑥与利血平合用作用相加，可出现心动过缓与低血压。⑦与二氢吡啶类钙通道阻滞药合用治疗心绞痛、高血压有效，但可引起心储备力下降。⑧与地尔硫䓬合用只适于心功能正常患者，对心功能下降者则不宜。⑨维拉帕米和本药均为负性肌力药物，合用时可能引起低血压、心动过缓、充血性心力衰竭和传导阻滞。⑩与米贝地尔合用可引起低血压、心动过缓或心储备力下降，应提前14d停用后者。必须合用时应监测心动能。⑪与奥洛福林合用可引起低血压、高血压和心动过缓。⑫用芬太尼麻醉时使用本药可引起严重低血压。⑬与地高辛合用可引起房室传导时间延长。⑭本药与可乐定联合治疗时，突然撤去可乐定时，可使高血压加重。应先撤本药，数日后渐停可乐定。⑮本药可增加静脉给药的多拉司琼的毒性反应。⑯使用本药时应避免吸入醋甲胆碱，以免加重或延长支气管痉挛。⑰本药可使非去极化肌松剂氯化筒箭毒碱、戈拉碘铵等的药效增强，时间延长。⑱与肾上腺素等拟交感胺合用，可引起血压显著升高、心动过缓、房室传导阻滞等。⑲与甲基多巴合用，极少数人可出现高血压、心动过缓、心律失常。⑳与非甾体抗炎药合用可引起血压升高。㉑含有氨苄西林制剂可降低本药血药浓度。㉒抗酸药可降低本药生物利用度，应间隔2 h分服。㉓阿布他明为β受体激动药，与本类药物的药理作用相反，应停用本药48h后再使用前者。㉔避免与利托君合用，以免拮抗。㉕本药可减弱异丙肾上腺素或恩丙茶碱的疗效。

【规格】 片剂：12.5mg，25mg，50mg，100mg；注射液：5mg/10mL；滴眼液：0.32g/8mL。

美托洛尔[典][基] Metoprolol（甲氧乙心安，美多心安，美多洛尔，美他新，Betaloc，Lopresor，Seloken）

【药性与应用】 β_1受体阻滞剂，无内在交感活性，有较弱的膜稳定性。较大剂量对血管、支气管平滑肌也有作用。可减慢心率、减少心排出量、降低收缩压、减慢房室传导。口服吸收迅速完全，首过效应50%；t_{max}为1.5h。血药浓度与肝脏代谢有关，个体差异很大。脑脊液中浓度为血浆浓度的70%。代谢物自尿中排出。$t_{1/2}$为3~4h。临床用于治疗各型高血压、心绞痛和伴有左心室收缩功能异常而症状稳定的慢性心力衰竭。静脉注射对室上性心律失常有效。

口服剂量需个体化。用于高血压：初始剂量，100mg/d，顿服；维持量，100~200mg/d；必要时增至400mg/d，早晚分服。用于心绞痛：100~150mg/d，分2~3次服；必要时可增至150~300mg/d。静脉注射：用于心律失常，开始5mg，1~2mg/min，隔5min后重复注射，直至生效；一般总量为10~15mg。

【注意与禁忌】　偶有胃部不适、眩晕、头痛、疲倦、失眠、噩梦等。有哮喘史病人应用小剂量，哮喘发作时禁用。糖尿病、甲亢者慎用。Ⅱ度及Ⅲ度房室传导阻滞、重度窦性心动过缓、孕妇及顽固性心衰者禁用。肝、肾功能不良者慎用。妊娠安全性为C级。

特别警示：突然停用本药可使缺血性心脏病患者的病情恶化。

【药物相互作用】　①利福平、利福布汀可诱导肝脏加速代谢本药，如合用本药应相应加量。②巴比妥类可诱导酶加速本药的代谢，降低药效，必要时可换用不受酶诱导的阿替洛尔、噻吗洛尔。③麻黄碱和伪麻黄碱降低本药抗高血压疗效，应避免合用。④普罗帕酮可增加本药浓度，引起卧位血压明显降低。⑤肼屈嗪可增加本药生物利用度，空腹时易发生，必要时进食时服用，或改用缓释剂。⑥西咪替丁、环丙沙星、苯海拉明、帕罗西汀、羟氯喹等均可增强本药的血药浓度或药效，合用时应注意监测。⑦氟西汀、利托那韦、氟伏沙明、安非拉酮、当归制剂、齐留通等均可增加本药的血药浓度、疗效与毒性，应注意监测，调节药量或避开合用。⑧禁止与单胺氧化酶抑制剂合用，否则可引起严重低血压。⑨与苯乙肼合用，可引起心率下降。⑩与右丙氧芬合用，可增加低血压和心动过缓的危险。⑪本药可增加利多卡因的血药浓度，应相应调整剂量。⑫注意与哌唑嗪合用时的首剂反应。⑬与非甾体抗炎药、去甲肾上腺素、利托君、异丙肾上腺素、恩丙茶碱、阿布他明、奎尼丁、地尔硫䓬、芬太尼、胺碘酮、二氢吡啶类钙通道阻滞剂、维拉帕米、米贝地尔、利血平、奥洛福林、地高辛、肾上腺素、可乐定、甲基多巴合用时的情况请参阅阿替洛尔的相关介绍。

【规格】　片剂：25mg，50mg，100mg；胶囊：50mg；酒石酸缓释片：50mg，100mg，200mg；琥珀酸缓释片：23.75mg，47.5mg，95mg，190mg；注射液：2mg/2mL（另含氯化钠18mg），5mg/5mL（另含氯化钠45mg）；注射剂：5mg。

倍他洛尔　Betaxolol（倍他心安，倍他索洛尔，Betoptic，Kerlone，Cycloprolol）

【药性与应用】 选择性 β_1 受体阻滞剂，有一定膜稳定性，无内在交感活性。作用类似阿替洛尔。口服吸收完全，首过效应少，生物利用度为80%~90%，蛋白结合率为50%。经肝代谢，从肾排泄。$t_{1/2}$为16~20h。可通过胎盘、乳腺。主要用于高血压，也用于开角型青光眼的治疗。

口服：20mg/d，顿服；7~14d可达良效，如需要可将剂量增至40mg/(次·d)。老年人初始剂量应酌减。用于青光眼：0.5%溶液滴眼，2次/d。

【注意与禁忌】 同阿替洛尔。

【规格】 片剂：20mg；滴眼液：0.25%，0.5%，1%。

富马酸比索洛尔[典][基]　Bisoprolol Fumarate（Concor，Emcor，Euradal）

【药性与应用】 选择性 β_1 受体阻滞剂，无内在交感活性与膜稳定性。对心脏选择性作用强，为普萘洛尔的4倍、美托洛尔的5~10倍。口服吸收完全，肝首过效应少，生物利用度为90%，t_{max}为4h，蛋白结合率为30%。50%由肝代谢，从肾排出。$t_{1/2}$为10~20h。临床用于高血压、心绞痛、心力衰竭。

口服：①高血压：初始剂量为5mg，1次/d。某些患者宜从2.5mg开始，如支气管痉挛患者。如果每日5mg的剂量抗高血压不够，可增至10~20mg/d。②心绞痛：起始剂量2.5mg，1次/d，最大剂量不超过5mg/d。③心力衰竭：慢性、稳定性心力衰竭，应从小剂量开始，如耐受性良好，则逐渐递增（每2~4周剂量加倍）至最大耐受量或靶剂量。最大靶剂量为10mg/d。起始剂量一般为靶剂量的1/8。

【注意与禁忌】 禁用于对本药过敏、严重支气管哮喘或严重梗阻塞性肺疾病、心源性休克、Ⅱ~Ⅲ度房室传导阻滞、急性或难治性心力衰竭、严重窦性心动过缓、病窦综合征和窦房结阻滞、低血压（收缩压低于100mmHg）、外周动脉阻塞性疾病和雷诺病、代谢性酸中毒、儿童、孕妇及哺乳妇。慎用于慢性阻塞性气道疾病，肺功能不全，未治疗的充血性心力衰竭，心动过缓，周围循环障碍，严重肝、肾功能不全，糖尿病，甲状腺功能亢进。

不良反应：①可有下肢水肿、嗜睡、麻刺感、四肢发凉、睡眠欠佳、抑郁。②少见胸闷、心悸、乏力、头晕、头痛、气道阻力增加及泪液减少。③罕见低血压、心动过缓、心脏传导阻滞、间歇性跛行或雷诺病加重、心功能不全、肌无力、肌痛性痉挛、恶心、腹痛、腹泻、便秘、红斑、瘙痒。

【药物相互作用】 ①本药可加重哌唑嗪等 α_1 受体阻滞剂的首剂反应。②与胺碘酮合用可出现明显的心动过缓和窦性停搏。③与硝苯地平等二氢吡啶类钙通道阻滞剂合用治高血压、心绞痛有效，为临床所乐用，但也可引起严重低血压或心储备力下降，应注意监测。④地尔硫䓬可增强本类药品的药理效应，对心功能正常者有利。但可引起低血压、左心功能不全和房室传导阻滞，应予注意。⑤维拉帕米与本药合用有直接的负性肌力作用。⑥与米贝地尔合用可引起低血压、心动过缓、心储备功能下降。⑦与奥洛福林合用可引起低血压或高血压伴心动过缓。⑧用芬太尼麻醉时使用本药可引起严重低血压。⑨与抗心律失常药及拟副交感神经药合用延长房室传导时间和增强负性肌力效应。⑩当归制剂抑制本药代谢，增加血药浓度。⑪与地高辛合用时应注意房室传导阻滞。⑫突然撤去合用的可乐定、莫索尼定可引起高血压加重或反跳。⑬使用本药治疗期间应避免吸入醋甲胆碱，以免支气管痉挛加重。⑭与非甾体抗炎药合用可引起血压升高。⑮本药可减弱阿布他明的受体激动作用，因此应提前 48h 停用本药。⑯本类药与利托君、麻黄制剂相拮抗，应避免合用。⑰本类药与利血平、氯苯醋胺咪、甲氟喹合用可减慢心率。⑱本药与麦角胺类衍生物合用可引起外周血循环紊乱。

【规格】 片剂：2. 5mg，5mg，10mg；胶囊：2. 5mg，5mg。

醋丁洛尔　Acebutolol（醋丁酰心安，Acecor，Monitan，Neptal）

【药性与应用】 选择性 $β_1$ 受体阻滞剂，具有一定的内在交感活性与膜稳定性，类似普萘洛尔强度的 1/2。生物利用度为 70%，肝首过效应 30%，故绝对生物利用度为 40%，t_{max} 为 2h。不易通过血-脑脊液屏障，但可通过胎盘与乳腺。约 70%在肝内代谢为仍具活性的二醋洛尔，原形及代谢物均有肠-肝循环，并均由肾排出。本品 $t_{1/2}$ 为 3~4h，代谢物 $t_{1/2}$ 为 8~13h。老人、肾功能低下者 $t_{1/2}$ 延长，应注意减量。临床用于高血压、心绞痛、心律失常的治疗。

口服：用于高血压，初始量 400mg/d，早餐时 1 次服下，需要时 2 周后将剂量增加至 400mg，2 次/d。用于心绞痛，400mg/d，早餐 1 次服下或 2 次分服；可将剂量增至 300mg，3 次/d。

【注意与禁忌】 肾功能低下者减量，老年人剂量不超过 800mg/d。静脉注射宜缓慢，12. 5~25mg/次，总量不得超过 95~100mg/24h。一般反应同普萘洛尔。

【规格】 片剂：400mg；胶囊：200mg；注射液：25mg/5mL。

艾司洛尔[典]　Esmolol（Brevibloc）

【药性与应用】 超短效 β 受体阻滞剂，选择性阻滞 $β_1$ 受体，内在交感神经活性较弱，仅为普萘洛尔的 1/30。与其他同类药不同之处为在体内持续作用时间很短，静脉给药后 6~10min 血流动力学作用最大，20min 基本消失。本品能明显降低心率与血压，能加快缺血和梗死心肌的恢复，并减少梗死面积。对心脏的电生理作用主要限于窦房结和房室性。迅速被红细胞内酯酶水解为无活性的代谢产物。$t_{1/2}$为9.2min。临床主要用于治疗室上性快速型心律失常及由心绞痛、心肌梗死引起的心肌缺血，还可迅速控制术后高血压等。也可作为测试其他β受体阻断药效果的试验用药。

本品的有效剂量为50~300μg/（kg·min），但多数人50~150μg/（kg·min）即可奏效。除5%碳酸氢钠外，本品可与多数常用注射液配伍。用于室上性快速心律失常：静脉滴注，50~150μg/kg。用于术后高血压：先以300μg/kg于1min内滴注，然后50μg/（kg·min）维持。

【注意与禁忌】 对本药过敏、难治性心功能不全、Ⅱ~Ⅲ度房室传导阻滞（安装起搏器者除外）、窦性心动过缓、心源性休克、严重心力衰竭、严重慢性阻塞性肺疾病、有哮喘史者禁用。

充血性心力衰竭、低血压、糖尿病、肾功能不全、甲亢、周围血管病、脑供血不足、围术期患者慎用。妊娠安全性C级。无儿童、哺乳妇用药可信资料。

不良反应多为轻度和一过性，如潮红、心动过速、胸痛、昏厥、传导阻滞；头晕、头痛、嗜睡、注意力不集中、乏力、感觉异常、情绪异常、幻想；哮喘、气短、鼻衄；恶心、呕吐、口干、便秘、腹部不适、味觉异常等。

【药物相互作用】 ①可加重哌唑嗪等α受体阻断药的首剂反应。②与胺碘酮合用可出现明显的心动过缓和窦性停搏。③与硝苯地平等二氢吡啶类钙通道阻滞剂合用，有效治疗心绞痛、高血压的同时，也可引起低血压和心脏储备功能下降，应予注意。④不可合用地尔硫䓬于心功能异常病人，以免病情恶化。⑤与维拉帕米、米贝地尔、奥洛福林合用时可使心动过缓、肌力下降，甚至诱发致命性心脏停搏，应予注意。⑥用芬太尼麻醉时使用本药可引起严重低血压。⑦吗啡可加重本药的毒性反应，合用时应减慢本药的输液速度。⑧与地高辛合用时可使其血药浓度升高，应注意房室传导阻滞的出现。⑨本类药品可使肌松剂作用时间延长。⑩避免与醋甲胆碱合用，以免加重支气管痉挛。⑪与甲基多巴合用，个别人可出现高血压、心动过速、心律失常。⑫与非甾体抗炎药合用，可使血压升高。⑬麻黄碱、伪麻黄碱可降低本药抗高血压疗效。⑭阿布他明、利托君、肾上腺素与本药相拮抗。

【规格】 注射液：100mg/1mL，200mg/2mL，100mg/10mL，250mg/10mL；注射剂：100mg。

苯呋洛尔　Befunolol（盐酸苯呋洛尔，青妥治，Betaclar，Befunolonum，Bentos）

【药性与应用】 阻滞$β_1$、$β_2$受体，无内在交感活性，作用类似普萘洛尔。能抑制房水产生，降低眼压，比普萘洛尔和阿普洛尔强数倍，但对中枢和副交感神经系统无明显影响。其降眼压作用比毛果芸香碱强，长期应用仍可保持最初降眼压效果。对瞳孔直径和视力也无影响。临床用于青光眼、眼压增高。

滴眼：0.5%~1%溶液，1~2 滴，2 次/d。

【注意与禁忌】 用后有短时的眼刺激症状。偶有视力模糊、结膜充血、眼痛、刺激感、异物感、瘙痒感、眼睑炎、结膜炎、眼干燥、表层角膜炎、眼分泌物增多等。少有心动过速、头痛、胸部不适。小儿及哮喘、支气管痉挛、严重阻塞性肺部疾病病人，心力衰竭未控制者，未充分控制的糖尿病者以及对本品或β受体阻滞剂过敏者均禁用。窦性心动过缓、肺动脉高压性心力衰竭、Ⅱ度以上房室传导阻滞者以及孕妇，均应慎用。心源性休克病人亦应慎用。

【规格】 滴眼液：0.25%，0.5%，1%。

喷布洛尔　Penbutolol（环戊丁心安，Betapressin，Betasemid，Betasilix，Blocotin，Ipobar）

【药性与应用】 本药为非选择性β受体阻断药，对 $β_1$、$β_2$ 受体均有阻断作用，作用为普萘洛尔的 4 倍。有内在拟交感活性，无膜稳定性。常规剂量能降低心率和心肌收缩力，较高剂量即显示降压作用。临床用于治疗高血压和心绞痛。口服生物利用度 100%，0.84~3 h 达峰浓度，1.5~3 h 显示最大降压效应，消除 $t_{1/2}$ 为 17~26 h，主要经肾排泄，约 90%。

口服：①高血压：200mg，1 次/d，也可增至 40~80mg/d；②心绞痛：10~40mg/d。

【注意与禁忌】 对本药过敏、充血性心力衰竭（继发于心动过速者例外）、哮喘及过敏性鼻炎、心源性休克、窦性心动过缓、Ⅱ度或Ⅲ度房室传导阻滞、低血压、已洋地黄化并伴心脏高度扩大而又心律不稳者禁用。手术麻醉期、糖尿病、甲亢、间歇性跛行等周围血管疾病病人慎用。妊娠安全性 C 级，儿童及哺乳妇的安全性尚未确定。

不良反应与普萘洛尔相似，主要为低血压、心动过缓、乏力、嗜睡、头晕、昏厥、失眠、恶心、腹胀、皮疹等。国外报道尚有房室传导阻滞、充血性心力衰竭、停药后心绞痛或高血压加重、心肌梗死、猝死等。

【药物相互作用】 同普萘洛尔。

【规格】 片剂：20mg。

塞利洛尔　Celiprolol（得来恩，诺曼地，苏亚，西利洛尔，Cardem，Corliprol，Daim，Selectol）

【药性与应用】 本药为高选择性β受体阻断药。通过阻断 $β_1$ 受体，扩张血管，降低血压，治疗心绞痛。口服后约 30%被吸收，2~4h 达峰浓度，能通过胎盘屏障。85%从粪便中排出，消除 $t_{1/2}$ 为 2~3h。临床主要用于治疗中、轻度高血压和心绞痛。

口服：①治疗轻、中度原发性高血压：100~300mg，1 次/d；②心绞痛：200~400mg，1 次/d。

【注意与禁忌】 对本药过敏，严重心力衰竭、肺动脉高压合并右心功能不全，重度窦性心动过缓，Ⅱ、Ⅲ度房室传导阻滞，心源性休克，哮喘发作期，过敏性鼻炎，洋地黄化的高度心脏扩大，心律不稳定，严重肾功能不全，肌酐清除率<15mL/min 者禁用。充血性心力衰竭、支气管哮喘史、外周循环障碍（雷诺病、间歇性跛行等）、低血糖、控制不良的糖尿病、肾功能不全（血清肌酐>40mg/L）、甲状腺功能低下、严重肝损害、围术期、脑缺血、肌无力等病人慎用。儿童安全性尚未确立，不推荐使用。老年人不应过度降压，以防脑梗死。孕妇不宜使用。哺乳妇用药应权衡轻重。

不良反应常有发生，如心悸、胸痛、胸部压迫感、面部潮红、头痛、头晕、眼花、失眠、困倦、嗜睡、震颤、肌酸磷酸激酶升高，鼻塞流涕、咳嗽、喘息、呼吸中断、关节痛、腓肠肌痉挛、血尿素氮和肌酐升高、恶心、上腹痛、泪液减少、皮疹、水肿等。罕见抑郁症。

【药物相互作用】 ①与钙拮抗剂如硝苯地平、乳酸普尼拉明等合用，药效均增强，故在本药治疗期间，不宜静脉给予钙拮抗剂。②白芷抑制本类药物的肝细胞代谢，增强本药的降压作用。③与丙吡胺、普鲁卡因胺、阿义马林等合用可过度抑制心功能，宜相应减少本药剂量。④与维拉帕米不可联用，换用时也应有停药间隔期，否则可延缓传导、抑制心肌收缩力。⑤与胺碘酮、氟桂利嗪、加洛帕米、哌克昔林、利多氟嗪、地尔硫䓬、米贝地尔、苄普地尔（理论上）合用，心肌效应相加，可引起低血压、心动过缓、房室传导阻滞。⑥与芬太尼合用于麻醉，可产生严重低血压。⑦与阿芬太尼合用可增加心动过缓发生率。⑧与 α 受体阻断药合用时应从低剂量开始，以避免其产生首剂低血压反应。⑨与肾上腺素能神经阻断药利血平等合用时可引起过度交感抑制，出现直立性低血压、心动过缓，甚至眩晕、晕厥。⑩本药治疗期间不可用乙醚麻醉，否则可引起过度交感抑制。⑪与奥洛福林合用可引起伴发心动过缓的低血压或高血压。⑫与醋甲胆碱合用可加重支气管痉挛。⑬与地高辛合用，心脏效应相加，可诱发房室传导阻滞和地高辛中毒。⑭与甲基多巴合用时可产生异常高血压反应、心动过速或心律失常。⑮本药可增强可乐定停药反跳。⑯与莫索尼合用，突然停用后者，可出现反跳性高血压。⑰圣·约翰草可使本药疗效下降。⑱非甾体抗炎药减弱本药的降压效应。⑲麻黄制剂减弱本药降压效应。⑳利福布汀、育亨宾、甘草制剂均减弱本药的降压作用。㉑与氯噻酮、氢氯噻嗪合用，本药的生物利用度减弱。㉒与利托君合用，可干扰利托君的保胎作用。

㉓阿布他明与本类药品有相反的心脏作用，两药联用可互相干扰。㉔与降糖药合用可出现作用紊乱现象，如高血糖、低血糖、高血压等。㉕本药宜餐后服用，不可饮用葡萄柚汁。

【规格】 片剂：50mg，100mg，200mg；胶囊：100mg。

奈必洛尔　Nebivolol（盐酸奈必洛尔，Nebivolol Hydrochloride）

【药性与应用】 本药为长效心脏选择性 β_1 受体阻断药，为消旋混合体，无膜稳定性和内源性拟交感活性。口服本药 2.4～3.1h 达 C_{max}，生物利用度 12%～96%，消除 $t_{1/2}$为 8～27h。本药主要在肝脏代谢。

本药主要用于治疗高血压，单用、联用均可；亦有用于治疗心绞痛、心肌梗死、充血性心力衰竭的报道，疗效有待进一步确定。

口服：①用于轻、中度高血压的治疗，5mg，1 次/d，但应个体化剂量，至达到最佳血压控制。获得最佳效果的时间可从数日到数周，应有足够的试验与耐心，不可轻下成功或失败的判断。约需 2 周逐渐减量，停止治疗。②心绞痛：1mg，1 次/d，即可有疗效。停止治疗时间约需 2 周，逐渐减量，停药后 2～3 周，应将体力活动降到最低，避免反跳和严重血管事件的发生，如心肌梗死、心律失常、猝死等。③心肌梗死：尚未确定常用有效剂量，停药时应逐渐减量。④心律失常：尚未确定常用有效剂量，逐渐停药时间应延长到 2 周。⑤充血性心力衰竭：有的资料认为 5mg，1 次/d，可能有效、安全。

【注意与禁忌】 对本药过敏，心源性休克，失代偿性心力衰竭，Ⅱ、Ⅲ度房室传导阻滞，重度窦性心动过缓者禁用。麻醉状态、支气管痉挛、脑供血不足、充血性心力衰竭、糖尿病、肝病、甲亢、重症肌无力、外周血管病等病人慎用。不推荐慢性肝病患儿使用本药。对孕妇、哺乳妇的影响不明确。

国外报道本药有下列不良反应：①心血管系统可见心率下降、低血压、传导阻滞、心衰、肢冷等。②精神神经系统最常见疲乏、嗜睡、头晕和头痛；较少见失眠、神经质和焦虑。③代谢和内分泌方面：β_2 受体阻断剂参与糖代谢，对 1 型糖尿病可导致低血糖；2 型糖尿病更常见的是血糖升高。本品属 β_1 受体阻断药，影响相对较少，故存疑。④其他方面，罕见肌痛、阳痿，偶有恶心的报道。

【药物相互作用】 ①与齐留通合用本品作用明显增强，应谨慎。②与当归制剂合用可致低血压。③与维拉帕米合用可导致低血压、心动过缓，对易发心衰患者应注意监测。④与米贝地尔、地尔硫䓬、苄普地尔、氟桂利嗪、利多氟嗪、加洛帕米、哌克昔林等合用可发生心脏效应叠加作用，出现多种心脏不良事件，应避免合用或注意监测。⑤与地高辛合用，心脏作用叠加，且增加地高辛的生物利用度，导致地高辛毒性增加。⑥与芬太尼在麻醉期联用，可产生严重低血压。⑦可加剧可乐定撤药反应，产生急性高血压，出现高血压危象。⑧合用的莫索尼定突然撤药时，也可产生反跳性高血压。⑨育亨宾、甘草制剂均与本药拮抗，应避免合用。⑩利福布汀、麻黄制剂、圣·约翰草、非甾体抗炎药均减弱本药的作用，不推荐合用。⑪与甲基多巴合用可致高血压反应加重，合用时应注意监测血压。⑫本药可使阿布他明试验结果不可靠，至少停用β受体阻滞剂48h后给予阿布他明。⑬不可与菲诺多巴合用，以免低血压反应加剧。⑭本类药与奥洛福林合用可导致低血压或高血压伴心动过缓，合用时应谨慎。⑮本类药物可引起糖代谢紊乱，其中阿替洛尔、美托洛尔较少影响糖代谢，应注意选用。

【规格】 片剂：5mg。

比索洛尔氢氯噻嗪 Bisoprolol Fumarate and Hydrochlorothiazide（富马酸比索洛尔氢氯噻嗪，诺释，诺苏，Lodoz）

【药性与应用】 本药是由富马酸比索洛尔与氢氯噻嗪组成的复方制剂。二者在药效上具有累加作用。两药仅使用最低剂量，富马酸比索洛尔/氢氯噻嗪≈2.5ng/6.25mg即可对轻、中度高血压产生疗效，可减少二药单用时产生的许多不良反应。临床用于轻、中度高血压的治疗。

口服：初始剂量1片，1次/d；疗效不良时可用加重片1片（5mg/6.25mg），1次/d，可于早餐时服用。

【注意与禁忌】 同富马酸比索洛尔。

【药物相互作用】 同富马酸比索洛尔。

【规格】 片剂（富马酸比索洛尔/氢氯噻嗪）：2.5mg/6.25mg，5mg/6.25mg。

美托洛尔氢氯噻嗪 Metoprolol and Hydrochlorothiazide（氢氯噻嗪酒石酸美托洛尔，Hydrochlorothiazide and Metoprolol Tartrate，Lopressor HCT）

【药性与应用】 本品为美托洛尔与氢氯噻嗪的复方制剂。临床用于高血压的非初始治疗。

口服：推荐剂量应个体化，以达到最佳血压控制。每日2片（50mg/25mg），或每日1~2片（100mg/25mg），或每日1片（100mg/50mg），均单次或分次服。氢氯噻嗪日剂量不超过50mg。

【注意与禁忌】 参阅成分药。

【规格】 片剂（酒石酸美托洛尔/氢氯噻嗪）：50mg/25mg，100mg/25mg，100mg/50mg。

四、其他β受体阻滞剂

其他β受体阻滞剂

药　名	药　理	应用及用法	注　意
帕非洛尔 Pafenolol	选择性阻断 β_1 受体，无内在拟交感活性，但作用为普萘洛尔的 1~3 倍	用于高血压：口服，1 次/d，50mg	同普萘洛尔
塞他洛尔 Cetamolol（醋胺洛尔）	选择性阻断 β_1 受体，具有内在拟交感活性	用于高血压：口服，1 次/d，15~60mg	同普萘洛尔
二醋洛尔 Diacetolol	为醋丁洛尔的代谢物，但作用持久	用于高血压：口服，1 次/d，200mg	同普萘洛尔
依泮洛尔 Epanolol（Visacor）	选择性阻断 β_1 受体，具有内在拟交感活性	用于轻度高血压：口服，1 次/d，100~200mg。也可用于心绞痛	同普萘洛尔
茚诺洛尔 Indenolol（茚心安，Pulasn，Secupres）	对 β_1 受体阻断作用无选择性，具有内在拟交感活性，但内在拟交感活性较弱。阻断β受体作用程度似普萘洛尔，可降低外周阻力，不影响心排出量，可降低血肾素活性	用于轻、中度高血压：60 ~ 120mg/次，1 次/d。用于心绞痛：60mg/次，2 次/d。用于抗心律失常：30~120mg/d。也用于全身麻醉时防止心律失常和血压、心率上升：静脉注射，0.04mg/kg	同普萘洛尔
甲吲洛尔 Mepindolol（甲吲哚心安，Betagon，Corindolan）	为吲洛尔的甲基化合物，作用也相似，但β受体阻断作用较之强 2.5 倍	用于高血压、心绞痛。口服：5~10mg/d	同普萘洛尔
硝苯洛尔 Nifenalol（硝苯心定，Inpea，Impeasel）	阻断 β_1、β_2 受体，具有内在拟交感活性，但作用仅为普萘洛尔的 1/25	用于心绞痛、心律失常：口服，150~300mg/d	同普萘洛尔
贝凡洛尔 Bevantolol（Ranestol）	选择性阻断 β_1 受体，无内在拟交感活性。作用为普萘洛尔的 1/3~1/2。亦具有较弱的 α_1 受体阻断作用	用于轻度或中度高血压：口服，200mg/次，1~2 次/d。用于心绞痛：口服，50mg/次，1~2 次/d	同普萘洛尔

续表

药 名	药 理	应用及用法	注 意
妥拉洛尔 Tolamolol（胺甲苯心安，Tolamidol	选择性阻断 β_1 受体，无内在拟交感活性，作用强度与普萘洛尔相似	用于高血压、心绞痛：口服，50~100mg/次，3次/d	同普萘洛尔
布非洛尔 Bufetolol（丁呋心安，Adobiol）	阻断 β_1、β_2 受体，无内在拟交感活性，作用与普萘洛尔相似	用于高血压、心绞痛、心律失常。口服：5~30mg/d，分3次服	同普萘洛尔
布库洛尔 Bucumolol（Bucumarol）	阻断 β_1、β_2 受体，无内在拟交感活性，作用为普萘洛尔的2倍	用于心绞痛、窦性心动过速、室上性或室性期前收缩。口服：5~10mg/次，3次/d	同普萘洛尔。也可有血象改变、肝功能变化
布拉洛尔 Bupranolol（氯甲苯心安，Betadran，Betadrenol）	阻断 β_1、β_2 受体，无内在拟交感活性	用于心血管疾病。口服：100~400mg/d。用于开角型青光眼，以0.05%~0.5%溶液滴眼	同普萘洛尔
丁非洛尔 Butofilolol	阻断 β_1、β_2 受体，无内在拟交感活性	用于高血压。口服：100mg/次，2次/d；某些人可用至400mg/d	同普萘洛尔
卡拉洛尔 Carazolol（卡唑心安，Conducton	阻断 β_1、β_2 受体，无内在拟交感活性，作用比普萘洛尔强	用于高血压。5~10mg/d，分次口服，也可增加至30mg/d	同普萘洛尔
氟司洛尔 Flestolol	作用与普萘洛尔相同，但作用持续时间很短。静脉注射 $t_{1/2}$ 为6.5min	用于心律失常及心绞痛。静脉注射或静脉滴注：0.5~10μg/min	同普萘洛尔
左布诺洛尔 Levobunolol（左丁萘酮心安，Betagan，Vistagan）	同普萘洛尔，但比之强20~40倍	用于高血压、心律失常。口服：1~5mg/次，3次/d。用于开角型青光眼，1~2次/d	同普萘洛尔
莫普洛尔 Moprolol（甲氧苯心安，Levotensin）	本品含左旋体和右旋体各半，仅前者具有β受体阻断作用，无内在拟交感活性。作用似普萘洛尔，但略强	用于高血压。口服：150mg/d	同普萘洛尔

续表

药　名	药　理	应用及用法	注　意
美替洛尔 Metipranolol（三甲醋心安，Disorat，Betaophtiole，Glauline）	与普萘洛尔相似	用于高血压：20mg/次，2~3次/d；用于心绞痛：5~10mg/次，2~3次/d。用于开角型青光眼，1次1滴，2次/d	同普萘洛尔
托利洛尔 Toliprolol（甲苯心安，Betasantin，Doberol）	与普萘洛尔相似	用于心绞痛、心律失常。口服：25~50mg/次，3次/d	同普萘洛尔
波吲洛尔 Bopindolo（吲苯脂心安，Sandonorm	对 β_1、β_2 受体阻断无选择性，具有一定的内在拟交感活性。作用类似吲哚洛尔，但强10倍，也具有降低血浆肾素活性的作用	用于高血压、心绞痛。口服：0.5~4mg/d	同吲哚洛尔
丁呋洛尔 Bufuralol（乙苯呋心安）	对 β_1 受体阻断作用无选择性，具有内在拟交感活性	用于轻、中度高血压	同普萘洛尔
布尼洛尔 Bunitrolol（丁苄腈心安，Stresson）	对 β_1 受体阻断作用无选择性，具有内在拟交感活性，但内在拟交感活性较弱	用于高血压、心绞痛。口服：15mg/d，分3次服	同普萘洛尔

第三部分　锥体外系疾病用药

第一节　抗震颤麻痹药

苯海索[典][基]　**Trihexyphenidyl（安坦，Benzhexol，Artane）**

【药性与应用】　对中枢纹状体胆碱受体有阻断作用，外周抗胆碱作用弱，约为阿托品作用的1/10~1/3，所以不良反应较轻，临床用于原发性帕金森病，或脑炎、动脉硬化引起的帕金森综合征。对改善流涎有效，改善震颤明显，但对缓解僵直、运动迟缓效果较差。总体疗效较左旋多巴、金刚烷胺为差。主要用于轻症和不能耐受左旋多巴的病人。一般与左旋多巴合用，以获得较好疗效。还可用于药物性锥体外系反应，如利血平、吩噻嗪类引起的运动失调，但对迟发运动失调无效。用于肝豆状核变性。

口服：第1日1~2mg，逐渐增至5~10mg/d，分次服用。对药物性锥体外系反应，1mg/d，逐渐增至5~15mg/d。极量，20mg/d。

【注意与禁忌】 老年人对药物较敏感，注意随时调整剂量，力求个体化。常见有口干、便秘、尿潴留、瞳孔散大、视力模糊等抗胆碱反应。青光眼、尿潴留、前列腺肥大、迟发性运动障碍及3岁以下儿童禁用。慎用于心血管功能不全，肝、肾功能障碍，高血压，肠梗阻，重症肌无力，有锥体外系反应（由吩噻嗪类及利血平引起的）的精神病患者、滥用药物倾向者、甲状腺功能亢进等。妊娠安全性C级。哺乳妇慎用。严重不良反应有意识紊乱、抑郁、精神错乱、幻觉、不自主肌肉运动、指（趾）麻木刺痛、心悸或异常兴奋。本药有致欣快和幻觉作用，国外有引起生理或心理依赖性的报道，值得注意。长期用药者可有戒断症状。

【药物相互作用】 ①与左旋多巴或其他复方制剂同用，可加强左旋多巴的疗效。但有精神病史者不宜合用。②与中枢抑制药同用，可增强抑制作用。③与金刚烷胺、抗胆碱药、单胺氧化酶抑制剂（呋喃唑酮、帕吉林、丙卡巴肼）同用，增强抗胆碱作用，并可诱发麻痹性肠梗阻。与单胺氧化酶抑制药应用，至少相隔14d。④与氟哌啶醇合用，抗胆碱作用增强，迟发运动障碍增加，有致精神分裂症恶化的报道。⑤与强心苷合用，因肠道滞留时间延长，易导致吸收中毒。⑥与抗酸药、吸附性止泻药同用应间隔1~2h，否则疗效减弱。⑦与吩噻嗪类药物（醋奋乃静、氯丙嗪、普罗吩胺、氟奋乃静、左美丙嗪、奋乃静、哌泊塞嗪、丙氯拉嗪、普马嗪、异丙嗪、丙酰马嗪、硫乙拉嗪、硫利达嗪、三氟拉嗪、三氟丙嗪等）合用时，本药可降低它们的吸收，减少它们的不良反应，但本药自身的不良反应加重。⑧本药拮抗西沙必利的胃肠动力作用，使其药效丧失。⑨与普鲁卡因胺合用可影响房室结的传导。⑩与乙醇同用中枢作用增强。

【规格】 片剂：2mg；胶囊：5mg。

丙环定 Procyclidine（开马君，卡马特灵，kemadrin）

【药性与应用】 有中枢抗胆碱和直接松弛平滑肌的作用，应用范围略同苯海索。用于帕金森病和药物性锥体外系反应。

治疗帕金森病：开始2.5mg，3次/d，饭后服；以后5mg，3次/d，必要时睡前加服5mg。每日总量20~30mg。药物性锥体外系反应：开始2.5mg，3次/d，如必要可增加至2.5mg/d。

【注意与禁忌】 与苯海索类似。老年病人注意剂量控制。青光眼、心动过速、尿潴留者禁用。其他可参阅苯海索。

【药物相互作用】 ①与帕罗西汀合用，本药血药浓度增加，抗胆碱作用加强。②与槟榔合用，互相拮抗，影响本药疗效。③其他参阅苯海索。

【规格】 片剂：2mg，5mg；注射液：10mg/2mL。

比哌立登　Biperiden（安克痉，Akineton）

【药性与应用】 类似苯海索，用于治疗帕金森病和药物性锥体外系反应。

治疗帕金森病：2mg，3~4 次/d。药物引起的锥体外系反应：2mg，1~3 次/d。肌内注射或静脉注射：成人，2~5mg/次；小儿，0.04mg/（kg·次），必要时可 0.5h 重复静脉注射 1 次，但不可超过 4 次/24h。

【注意与禁忌】 同苯海索。

【规格】 片剂（盐酸盐）：2mg；注射液（乳酸盐）：5mg/1mL。

苯扎托品　Benzatropine（苄托品，Benztropine，Cogentin）

【药性与应用】 有抗胆碱、抗帕金森病、抗组胺和局部麻醉作用。用于帕金森病和药物性锥体外系反应。

用于帕金森病：开始睡前服用 0.5~1mg，以后每日可增至 2~6mg，分 3 次服。必要时可肌内注射或静脉注射，1~2mg/d。用于药物性锥体外系反应：肌内注射或静脉注射，1~4mg/d，分 1~2 次。

【注意与禁忌】 ①禁忌证：对本药过敏、迟发型运动障碍、未经治疗的闭角型青光眼、3 岁以下儿童。②慎用证：心动过速、青光眼倾向、胃肠道梗阻、尿道梗阻。③妊娠安全性 C 级。对哺乳的影响不清。3 岁以上儿童权衡利弊应用。

不良反应：①常见的有口鼻或咽喉干燥、嗜睡、头晕、畏光、恶心、呕吐、便秘、出汗减少、排尿困难。②可见阿托品样反应，如瞳孔散大、视物模糊等，连续用药可逐渐适应。③可有幻觉、意识模糊、定向力障碍、语言障碍、情绪不稳等。④老年患者易促发青光眼。⑤国外报道可有心律失常、滥用成瘾、撤药反应等。

【药物相互作用】 ①与金刚烷胺合用，可增强抗胆碱不良反应，并出现意识模糊、幻觉等。②与颠茄合用可出现过度抗胆碱反应，出现严重口干、便秘、尿量减少、过度镇静、视物模糊等。③与氟哌啶醇、氯氮平等抗精神病药合用，可使抗胆碱作用叠加。④与普鲁卡因胺合用导致叠加的抗迷走神经作用。⑤与吩噻嗪类药物（奋乃静类、氯丙嗪、异丙嗪、普罗吩胺、美索达嗪、左美丙嗪、哌泊塞嗪、丙氯拉嗪、丙酰马嗪、硫利达嗪、硫乙拉嗪、三氟拉嗪或三氟丙嗪等）合用，本药可降低此类药品的血药浓度。⑥可使西沙必利失效。⑦与槟榔合用，本药的抗胆碱作用可被抵消。

【规格】 片剂：0.5mg，1mg，2mg；注射液：2mg/2mL。

普罗吩胺 Profenamine（爱普把嗪，Ethopropazine，Pasidol）

【药性与应用】 抗胆碱药，用于帕金森病和脑血管疾病引起的帕金森综合征。对僵直症状效果较好，对震颤、流涎也有一定效果。

口服：50mg，1~2次/d；中度病人可增至100~400mg/d；严重病人可达500~600mg/d。

【注意与禁忌】 常见不良反应有困倦、无力、口干、恶心、呕吐、复视等。青光眼、前列腺肥大者禁用。

【规格】 片剂：10mg，50mg。

二乙嗪 Diethazine（地乃嗪，二乙氨苯嗪，Eazamine，Dinezin）

【药性与应用】 中枢性抗胆碱、镇静、镇痛药。

用于帕金森病：可改善肌强直、震颤及运动障碍，0.1~0.5g/d，分4~5次服，逐渐增加剂量，以达到满意效果。

【注意与禁忌】 不良反应类似阿托品，如口干、复视、眩晕、上腹部烧灼感等。偶有粒细胞减少。

【规格】 片剂：20mg，25mg。

左旋多巴[典] Levodopa（左多巴，Larodopa，L-Dopa，Dopar）

【药性与应用】 本身并无药理性，主要为体内的去甲肾上腺素、多巴胺（DA）的合成提供前体物质。通过血-脑脊液屏障进入中枢，经多巴脱羧酶的作用，转化成DA发挥作用。对改善肌强直和运动迟缓有明显效果，若持续用药对震颤、流涎、姿势不稳及吞咽困难也有效。空腹服后1~2h可达到C_{max}。高蛋白、高脂肪饮食可影响其吸收。外周循环中的左旋多巴只有1%进入中枢转化成DA发挥药理作用，血浆$t_{1/2}$为1~3h。如合用外周多巴脱羧酶抑制剂，可使进入中枢的左旋多巴量增多，故可减少其用量，并减少外周DA引起的副作用。对轻、中度帕金森病效果较好，对重症或老年病人效果则较差。亦可用于肝昏迷，可使病人苏醒，症状得到改善。这可能与肝昏迷者脑中枢多巴胺递质异常有关，服后使中枢功能得到改善。也有人认为左旋多巴可提高大脑对氨的耐受性。

治疗帕金森病：第1日0.25~0.5g，每服2~4d增加0.125~0.5g；维持量3~6g/d，分4~6次服。2~3周后生效。在剂量递增过程中，如出现恶心应停止增量，待症状消失后再增加。治疗肝昏迷：静脉滴注，0.3~0.4g/d，加入

5%葡萄糖溶液中滴注；待完全清醒后减至 0.2g/d，继续 1~2d 后停药。或用本品 5g 加入 100mL 生理盐水中鼻饲或灌肠。

【注意与禁忌】 不良反应较多，主要是外周多巴胺作用引起。用药初期多为胃肠道症状，如恶心、呕吐、纳差等；3 个月后则出现精神症状，如不安、失眠、幻觉。尚可有体位性低血压、心律失常、不自主运动等，严重时应减量或停药。“开关”现象见于年龄较轻病人，约在用药后 8 个月左右出现（“开”指病人突然多动不安，“关”指而后出现的肌强直运动不能），可采用减少剂量或静脉注射左旋多巴控制。

【药物相互作用】 ①外周多巴脱羟酶抑制药如卡比多巴，可在脑外抑制本药脱羧变成多巴胺，使进入脑内的多巴胺增多，从而可减少本药用量的 75%。②与金刚烷胺、苯扎托品、环丙定或苯海索合用时，本药疗效可增强，但有精神病史患者则不宜合用。③与抗酸剂（特别是含钙、镁、碳酸氢钠者）合用时，本药因胃肠排空减缓而吸收增加。④溴隐亭可减少本药用量并增加疗效。⑤与甲氧氯普胺合用可增加小肠对本药的吸收。⑥恩他卡朋对左旋多巴-卡比多巴有促效作用，宜作为后者的辅助治疗药。⑦肾上腺素受体激动药与本药联用可增加心律失常发生率。⑧本药与甲基多巴共用虽可增强疗效，但也增加中枢毒性和促发精神病。⑨与培高利特合用，增加运动障碍发生率。⑩不可与单胺氧化酶抑制剂合用，否则可引起高血压危象，应先停用此类药 2~4 周，如氯吉兰、呋喃唑酮、异丙烟肼、异卡波肼、丙卡波肼、反苯环丙胺、吗氯贝胺、尼亚拉胺、帕吉林、苯乙肼等。⑪与降压药同用时可增强本药的降压作用。⑫与司来吉兰合用可增加本药的不良反应，如运动障碍、恶心、直立性低血压、精神紊乱、幻觉等，应在司来吉兰开始治疗 2~3h 内减少本药用量。⑬与安非他酮、西沙必利合用，不良反应增加。⑭应先停用本药 6~8h 始可用全身吸入麻醉药，否则可诱发心律失常。⑮与茚地那韦合用可引起严重运动障碍。⑯与异烟肼合用可使帕金森病恶化和血压升高。⑰美哌隆、甲硫氨酸与本药相拮抗。⑱可乐定、利血平可降低本药疗效。⑲铁剂可降低本药疗效。⑳三环类抗抑郁药可降低本药作用，诱发高血压或直立性低血压。㉑本药可降低机体对普罗瑞林的反应。㉒禁止本药与维生素 B_6 合用，以免降低疗效。但使用左旋多巴-卡比多巴时则应合用维生素 B_6 以提高疗效。㉓与溴哌利多合用，二者疗效均降低。㉔与维生素 C 合用可引起恶心。㉕与螺旋霉素合用，降低本药疗效。㉖苯二氮䓬类、乙丙酰脲类均降低本药疗效。㉗氟哌利多、氟哌啶醇、洛沙平、罂粟碱、利培酮、佐替平、吩噻嗪类及硫杂蒽类抗精神病药均可引起锥体外系症状，对抗本药疗效，使帕金森病症状恶化。㉘卡法根可能拮抗本药的多巴胺作用，从而降低疗效。㉙普拉克索与本药合用可升高本药血药浓度，缩短达峰时间。㉚高蛋白食物可降低本药疗效。

【规格】 片剂：50mg，100mg，125mg，250mg；胶囊：100mg，125mg，250mg；注射剂：50mg/20mL。

卡比多巴[典] Carbidopa（α-甲基多巴肼，α-Methyldopa Hydrazine，MK-486，Lodosyn）

【药性与应用】 外周脱羧酶抑制剂，不易进入中枢，仅抑制外周左旋多巴转化为多巴胺，从而使进入中枢的左旋多巴增加，既降低了左旋多巴的心血管系统不良反应，又减少了用量，因而是较好的左旋多巴配合用药。本品口服后吸收40%~70%，血浆蛋白结合率约为36%，约50%~60%以原形或代谢产物从尿中排出。

口服：开始1次剂量，卡比多巴10mg、左旋多巴100mg，4次/d；以后每隔3~7d增加卡比多巴40mg、左旋多巴400mg，直至每日量卡比多巴达200mg、左旋多巴达2g为限。多采用复方制剂成品。如病人已先用左旋多巴，须停药8h以上，再合用二药。

【注意与禁忌】 单用时副作用极少。与左旋多巴合用时可出现恶心、呕吐等，不随意运动、精神障碍等也可提前发生。常可引起精神抑郁，以及面部、舌、上肢及手部的不自主运动。妊娠期禁用卡比多巴和左旋多巴。不宜和金刚烷胺、苯扎托品、丙环定、苯海索合用。与左旋多巴合用，必要时可加服维生素B_6。青光眼、精神病者忌用或禁用。

【规格】 片剂：2mg。

复方卡比多巴[典] Compound Carbidopa and Levodopa（卡比多巴-左旋多巴，信尼麦片，森尼密特，西纳梅脱，森那特，心宁美片，帕金宁片，息宁控释片，Sinement）

【药性与应用】 卡比多巴与左旋多巴的复合片剂，利用卡比多巴作为外周脱羧酶抑制剂而又不透过血-脑脊液屏障的特性，抑制左旋多巴在外周形成多巴胺，增加其进入脑内和形成多巴胺的比率，以减少外周副作用，增加中枢效果。主要用于帕金森病或帕金森综合征，脑炎、中风、一氧化碳中毒、脑外伤和药物引起的一系列锥体外系反应，都可使用本品。对以前使用本品或含有左旋多巴制剂治疗而未能控制相应症状者，亦可使用本品，以减少“关”的时间。

口服：初始剂量，未接受过左旋多巴治疗病人，1片（25mg/100mg），2次/d；逐渐加量至8片，2~4次/d。正在服用左旋多巴者，先停用8h，然后，轻、中度病人1片，2~3次/d，再根据病情增减剂量和治疗间隔。一般2~8片/d，分次服用，白天给药，间隔4~12h。合用抗胆碱药、多巴胺受体激动剂者，应适当减少剂量。

【注意与禁忌】 除低剂量选择性 B 型单胺氧化酶抑制剂外，单胺氧化酶抑制剂不能与本品同时服用。已用者必须停药 2 周后再用本品。禁用于对成分药物过敏或闭角型青光眼病人。可诱发恶性黑色素瘤。可导致不自主运动和精神障碍，注意防止抑郁性自杀倾向。不可突然停药，以防出现肌强直、体温升高、血清 CPK 升高、精神异常等恶性精神抑制症状。严重心血管疾病、哮喘、肝肾疾病、消化性溃疡、有惊厥史及内分泌疾病者应慎用。应定期检查肝、肾、心血管及造血系统功能。其他见左旋多巴和卡比多巴。

【药物相互作用】 同左旋多巴。

【规格】 片剂（卡比多巴/左旋多巴）：10mg/100mg，25mg/100mg，25mg/250mg，50mg/200mg。

苄丝肼[典]　Benserazide（丝氯酰肼，色拉肼）

【药性与应用】 外周脱羧酶抑制剂，作用类似卡比多巴，口服吸收迅速，吸收率约为 80%，12h 由尿排泄约 90%。一般按 1∶4 与左旋多巴配伍，用于治疗帕金森病。

口服：开始时苄丝肼 25mg、左旋多巴 100mg，3 次/d，然后每隔 2~3d 增加 1 次剂量，苄丝肼为 25mg，左旋多巴为 100mg，直至苄丝肼 250mg/d、左旋多巴 1000mg/d 为止。仍分 3~4 次服用。

【注意与禁忌】 可加服维生素 B_6 以减轻反应，不过应注意剂量过大、用药过久时可引起维生素 B_6 中毒。25 岁以下及妊娠、骨质疏松症者慎用。

【规格】 片剂：125mg，250mg；胶囊：125mg，250mg；缓释片：125mg；分散片：125mg。

多巴丝肼[典][基]　（复方苄丝肼胶囊，美多巴，Medopa）

【药性与应用】 左旋多巴与苄丝肼的复合制剂。苄丝肼为外周多巴胺脱羧酶抑制剂，可抑制外周左旋多巴转化为多巴胺进入中枢的剂量，以减少外周副作用，提高中枢疗效，用以治疗帕金森病。

口服：宜从小剂量开始，1 片/次，2 次/d，根据反应情况，逐渐增至 1 片/次、3 次/d，最多可达 5 片/d。一般病人推荐剂量为 3~4 片/d，不追求大剂量最佳疗效。

【注意与禁忌】 参阅左旋多巴、苄丝肼。

【药物相互作用】 ①与甲基多巴合用可改变左旋多巴的抗震颤麻痹作用，并产生中枢神经系统毒性，促使精神病发作。同时甲基多巴的抗高血压作用增强。②利血平可抑制本药作用，禁止二者合用。③其他见左旋多巴条。

【规格】 片剂：125mg，250mg；胶囊：125mg，250mg；缓释片：125mg；

分散片：125mg。

美金刚　Memantine（二甲金刚胺，里根乐，美金刚胺，易信申，Akatinol，Ebixa，Mematine Hydrochloride）

【药性与应用】　本药为一种电压依赖性、中等程度亲合力的非竞争性N-甲基-D-门冬氨酸（NMDA）受体拮抗药，可以阻断谷氨酸浓度病理性升高导致的神经元损伤。临床用于治疗帕金森病、中至重度阿尔茨海默型痴呆，也用于多发性硬化症及痉挛状态。

本药与小脑组织的亲合力比前脑组织大。其绝对生物利用度为100%，3~8h达 C_{max}，$t_{1/2}$ 为60~100h。

口服：①帕金森病：第1周5mg/d，第2周10mg/d，第3周15~20mg/d。②中至重度阿尔茨海默病：推荐的初始剂量为5mg/d，靶剂量为20mg/d。以5mg的剂量递增，先增至100mg/d（5mg，2次/d），再增至15mg/d（一次5mg，一次10mg），最后达到20mg/d（10mg，2次/d）。推荐剂量的递增时间为1周。③多发性硬化症：通常剂量同帕金森病。用于治疗获得性眼球震颤时，建议初始剂量为5mg，3次/d；2~3周内增加到最大剂量20mg，3次/d，平均剂量为40mg/d。④痉挛状态：剂量同帕金森病。用于神经性膀胱功能障碍时，平均剂量为50mg/d，据报道有用至70mg/d者。但剂量必须缓慢递增。

【注意与禁忌】　①禁忌证：对本药或金刚烷胺过敏者、严重肝功能不全、孕妇、哺乳妇。②慎用证：癫痫、严重肾功能不全，有惊厥史、精神紊乱史者。

药物的不良反应主要表现为疲倦、眩晕、头痛、幻觉、意识障碍。少见者有焦虑、呕吐、膀胱炎、肌张力升高、性欲增加以及口干、坐立不安、兴奋过度、癫痫发作。国外报道尚可有高血压、心动过速、尿失禁、尿路感染、咳嗽、呼吸困难、步态异常、视力模糊等。

【药物相互作用】　①碱化尿液药物可降低本药的肾清除率，导致蓄积中毒。②西咪替丁、雷尼替丁、普鲁卡因胺、奎尼丁、奎宁可与本药竞争肾阳离子转运系统而导致本药血药浓度升高。③与金刚烷胺、氯胺酮、右美沙芬合用，可引起中毒性精神病。④本类药可使左旋多巴、多巴胺受体激动药和抗胆碱药物的药效增强。⑤与氢氯噻嗪合用可导致后者血药浓度降低。⑥本类药可使巴比妥类、神经阻滞类药作用减弱。⑦与氨苯蝶啶合用，二者的血浆浓度均改变。⑧与抗痉挛药（丹曲林、巴氯芬）合用可改变后者的作用，应及时调整剂量。⑨乙醇可加重本药的不良反应。尼古丁可导致本药血药浓度升高。

【规格】　片剂：5mg，10mg；胶囊：10mg；注射液：10mg/2mL。

溴隐亭　Bromocriptine（溴麦角隐亭，溴麦亭，溴麦角环肽，Bromoergocriptine，Parlodol）

【药性与应用】　选择性激动多巴胺（D）受体。一般剂量激动 D_2 受体，起抗帕金森病作用；小剂量激动突触前膜 D_3 受体，减少多巴胺的释放，用于治疗 Huntington 舞蹈病。也可激动垂体细胞的多巴胺受体，使垂体催乳素、生长激素减少，用于断乳。口服 t_{max} 为 2~3h，$t_{1/2}$ 约为 48h，约 90%由胆汁排出，血浆蛋白结合率为 90%~96%。临床有多种用途：①抗帕金森病的作用优于金刚烷胺及苯海索，常用于复方多巴胺制剂治疗无效者，显效快，维持时间长。②用于 Huntington 舞蹈病和各种原因引起的催乳素过高性疾病，如溢乳症、经前期综合征、乳房结节和乳房痛、肢端肥大症、垂体瘤的辅助治疗，以及女性不育症等。但对非周期性乳房痛和月经正常者多无效。

口服。用于帕金森病：开始 1.25mg，2 次/d；2 周后逐渐增加剂量，每 14~28d增加 2.5mg，以找到最佳、最低有效剂量为标准。用于溢乳、催乳素引起的闭经、月经病和生育能力低下：开始 0.125mg，2~3 次/d；如剂量不足可增加至 0.5mg，2~3 次/d，饭后服用，服用至泌乳停止；对于闭经者、功能性月经病和生育能力低下者，应持续到月经恢复正常。必要时可将疗程再延长数周，以防复发。抑制泌乳：0.25mg，2 次/d，早晚餐时服，连服 14d。如仍有少量泌乳，可继续服数日后停药。分娩后乳房充血：轻者口服 1 次，0.25mg；如无效，12h 后重复 1 次。催乳素引起的雄激素低下症：5~10mg/d。肢端肥大症：开始 2.5mg/d，7~14d 后，根据临床反应增至 10~20mg/d，分 4 次与食物同服。

【注意与禁忌】　主要不良反应有恶心、头痛、眩晕、疲倦、腹痛、呕吐等，也可有低血压、多动症、运动障碍及精神症状。不良反应发生率约为 68%，连续用药后可减轻，与食物同服也可减轻。约有 3%需中止用药。用于治疗闭经和溢乳，可产生短期疗效，不宜久用。治疗期间可以妊娠，如需避孕，应用不含雌激素的避孕药或物理性措施。对麦角类过敏、心脏病、周围血管性疾病者及孕妇禁用。

【药物相互作用】　①与左旋多巴合用治疗帕金森病时有协同作用，应酌情减量（用本药 10mg，须减少左旋多巴用量 12.5%）。②与红霉素、平滑肌解痉药异美汀、奥曲肽、大环内酯类抗生素、多巴胺拮抗药（如苯丁酮）合用可使本药浓度升高，毒性增强。③忌与降压药合用，以免发生低血压。④与麦角类衍生物合用时偶尔引起高血压恶化，但较罕见。⑤与氟哌啶醇、洛沙平、甲基多巴、甲氧氯普胺、吗茚酮、单胺氧化酶抑制剂、吩噻嗪类、H_2 受体阻滞剂、利血平、硫杂蒽类合用均可升高血清催乳素浓度，必须合用时应调整剂量。⑥口服激素类避孕药可致闭经或溢乳，干扰本药作用，不宜同时应用。

⑦本药与乙醇合用可出现双硫仑样反应：胸痛、精神错乱、心律失常、面红、出汗、恶心、呕吐、搏动性头痛、视物模糊、严重乏力等。

【规格】 片剂：2. 5mg。

培高利特 Pergolide（甲磺酸培高利特，硫丙麦角林甲烷磺酸盐，硫丙麦角林，Pergolide Mesylate）

【药性与应用】 多巴胺受体激动剂，兴奋大脑黑质和纹状体的多巴胺 D_1、D_2 亚受体，与左旋多巴联合用于治疗帕金森病，对糖代谢无影响，对轻症疗效较好，用药 14~20 周后，可改善病人的步态、震颤、僵直和运动障碍。与左旋多巴联合应用，可增加疗效，减轻或延缓左旋多巴的不良反应。另外尚可降低高血压病人的血压。低剂量可降低正常血压，但高剂量则升高血压，可能与其轻微兴奋 α 受体作用有关。对心率无明显影响。可降低血中催乳素的水平。健康人口服 100~400mg 后降低血浆催乳素水平持续 24h，且效应剂量相关。口服吸收好，t_{max}为 1~1. 5h，迅速分布于所有组织中，血浆蛋白结合率为 91%。在体内主要代谢成亚砜、砜、酚类等化合物，从尿、粪及呼吸中排出。

口服。用于治疗帕金森病：2~5mg/d，连服 6 周；最初用量 0. 05mg/d，2 周之内，每隔 3d 增加 0. 05~0. 15mg，而后每隔 3d 增加 0. 25mg，直至达到适宜剂量为止。用于溢乳和高催乳素血症：150~200mg/d。

【注意与禁忌】 部分病人服用后可出现轻度恶心、呕吐、头晕、乏力、皮肤瘙痒等症状，不必停药。偶可出现体位性低血压，继续用药后可消失。一般情况下用药 7 年亦未出现精神病学参数的改变。因精神紊乱或严重幻觉而停药者罕见。

【规格】 片剂：0. 05mg，0. 25mg，1mg。

α-二氢麦角隐亭 Cripar（克瑞帕）

【药性与应用】 麦角类多巴胺受体激动剂。对照实验疗效优于溴隐亭，同样疗效则用量少，维持好，时间长，且副作用低。临床主要用于帕金森病。

口服：30~50mg/d，分 3 次服用。一般先从小剂量开始，逐渐增量，至疗效满意而加以维持。

【注意与禁忌】 同溴隐亭。

【规格】 片剂：2. 5mg，5mg，20mg。

吡贝地尔 Piribedil（泰舒达，Trastal）

【药性与应用】 选择性多巴胺 D_2、D_3 受体激动剂。用于帕金森病，可单一用药，特别适用于以震颤为主要症状的病人；亦可与左旋多巴合并用药，作为初期或后期的治疗。

口服：从小剂量开始，逐渐增加。单一用药时，50mg，3 次/d；维持量 150~250mg/d，分 2~3 次餐后即刻服用。合并用药，从 50mg/d 开始，逐渐增加剂量，一般维持量 50~150mg/d。

【注意与禁忌】 偶有胃肠不适，如消化不良、恶心等。避免与中枢性多巴胺受体拮抗剂合用。虚脱、急性心肌梗死者禁用，孕妇不宜应用。

【药物相互作用】 ①本药与金刚烷胺合用可引起心动过速。②与氯丙嗪合用，降低本药疗效。③与精神安定药（不含氯氮平）等多巴胺受体拮抗药作用相拮抗，两者不宜合用。帕金森病患者必须使用时，应逐渐减少本药用量直至停药。

【规格】 片剂：20mg；缓释片：50mg。

普拉克索　Pramipexole（米拉帕，Mirapex，Firol，Sifrol）

【药性与应用】 为新的多巴胺 D_2、D_3 受体激动剂，可延缓多巴胺含量的衰减，对 γ-丁内酯引起的多巴胺合成抑制也有明显作用，对边缘系统的作用比纹状体更为明显。对解除帕金森病引起的临床症状极为有效。口服后 t_{max} 为 2h，$t_{1/2}$ 为 8~12h，约 90%以原形从肾脏排出。临床用于帕金森病的治疗。

口服：剂量范围为 1.5~4.5mg/d，分 3 次给药。可随病情调整剂量。

【注意与禁忌】 不良反应与其他多巴胺激动剂大致相似，如恶心、头晕、嗜睡、失眠。与左旋多巴合用的晚期病人可能出现锥体外系症状、运动障碍与幻觉。在开始治疗时可出现体位性低血压。应用本品期间应避免操纵机器和驾驶车辆。西咪替丁抑制肾小管分泌而增加本品的血浆浓度。甲氧氯普胺可降低本品的作用。

【药物相互作用】 ①本药应避免与紫草、蔓荆子合用，否则多巴胺效应增加，不良反应加大。②与西咪替丁、金刚烷胺合用，可抑制本药肾小管分泌，增加毒性。③本药与镇静药合用有叠加作用。④本药可使左旋多巴、卡比多巴血药峰浓度升高 40%，达峰时间由 2.5h 缩短到 0.5h，合用时在增加本药剂量的同时应相应减少后者的剂量。⑤卡法根具有多巴胺拮抗作用，应避免与本药合用。⑥多潘立酮、丙磺舒、司来吉兰与本药合用，对本药代谢无明显影响。

【规格】 片剂：0.125mg，0.25mg，0.5mg，1mg，1.5mg。

罗匹尼罗　Ropinirole（Requip）

【药性与应用】 多巴胺 D_2 受体激动剂，系选择性非麦角林多巴胺 D_2 受体激动剂。与其他多巴胺激动剂不同的是，本品有与天然多巴胺极相似的简单化学结构，作用于纹状体内突触后受体，补偿多巴胺的不足，提高交感神经紧张度。口服生物利用度约为 50%。口服剂量在 1.0~5.0mg 时，其血浆 C_{max} 与剂量呈正比关系，t_{max} 为 1.5h。体内无蓄积，主要被氧化代谢，经尿排泄。轻、中度肾功能不良者，不需调整剂量。清除时间约为 3.5h。主要用于治疗早期特发性帕金森病。

口服：成人从 0.25mg 开始，3 次/d，按周逐渐向上调整剂量，即第 1 周 3 次/d，餐时服本品 0.25mg；第 2 周 0.5mg，3 次/d；第 3 周 0.75mg，3 次/d；第 4 周 1mg，3 次/d。必要时可将剂量增至 3mg，3 次/d。常用维持量，3~9mg/d。最大剂量为 24mg/d。

【注意与禁忌】 本品耐受性良好，多数不良反应与其多巴胺活性有关。单用时常见不良反应为恶心、眩晕、嗜睡；与左旋多巴合用时常见不良反应为运动障碍、恶心、幻觉与意识模糊。其他不良反应尚有下肢水肿、腹痛、晕厥、低血压、心动过缓。严重肝、肾功能损害者及孕妇、哺乳妇、儿童禁用。严重心血管疾病和精神病患者慎用。应逐渐缓慢停药。与抗高血压、抗心律失常、精神抑制药物及高剂量雌激素、多巴胺激动剂、乙醇均有相互作用。

【药物相互作用】 ①与紫草或蔓荆子合用，本药多巴胺激动作用加强，不良反应加重。②环丙沙星抑制本药代谢，使本药不良反应（恶心、头晕、嗜睡等）增加。③炔雌醇降低本药清除率使上述不良反应增加。④与卡比多巴/左旋多巴合用，可升高左旋多巴稳态血药峰浓度。⑤卡法根拮抗降低多巴胺激动作用，降低本药疗效。

【规格】 片剂：0.25mg，0.5mg，1mg，2mg，3mg，4mg，5mg。

他利克索 Talipexole（多敏，阿非克索，Alefexole，Domin）

【药性与应用】 选择性多巴胺 D_2 受体兴奋剂。对帕金森病的震颤、肌强直、运动徐缓等症状有效，消化系统反应也较少。口服 t_{max} 约为 2h，$t_{1/2}$ 约为 5h。临床用于治疗帕金森病。

口服：通常成人以本品 0.2mg 或 0.4mg 开始，晚餐后口服。逐渐增加剂量，以确定维持量（一般标准为 1.2~3.6mg/d）。

【注意与禁忌】 与左旋多巴、金刚烷胺等配伍往往使幻觉、妄想加重。突然停药或减量可引起高热、意识障碍、重度肌强直、不随意运动、休克等，应重新给药、逐渐减量并进行物理降温、补液等处理。可有胃部不适、口渴、食欲差、呕吐、便秘、口炎，可有转氨酶、肌酸、肌酐、CPK 等生物标志物升高及红细胞、白细胞和血红蛋白降低。有时出现谵妄、兴奋、不安、焦躁、噩梦、运动障碍、失眠、倦怠、疲劳、头痛、头重、发呆、下肢感觉异常。也可有背痛、冷汗、舌刺痛、眼睑痉挛、眼干、视力异常、步态摇摆、催乳素分泌抑制、生长激素分泌异常、皮疹、网状皮斑，以及眩晕、直立性低血压、发热、胸部不适、心悸、肢端发冷、面色苍白等。对本品及可乐定过敏者禁用。服药期间不可操纵机器与驾驶车辆。不可饮酒，否则可加重镇静作用。孕妇及哺乳妇不可使用本品。小儿安全性尚未确定。

【规格】 片剂：0.4mg。

盐酸司立来林　Selegiline Hydrochloride（司立来林，Deprenyl，Eldepryl，Deprenaline，Jumex，Selegiline，E-250）

【药性与应用】 选择性单胺氧化酶 B（MAO-B）抑制剂。能抑制多巴胺受体突触前膜对多巴胺的再吸收，以加强脑中多巴胺的作用。与左旋多巴合用可提高纹状体细胞中的多巴胺浓度，增加左旋多巴的作用，对病史长、波动症状明显的帕金森病有效，且可减少左旋多巴的用量，因而临床常用作左旋多巴的辅助用药。口服吸收迅速，且可迅速通过血-脑脊液屏障，在脑中形成高浓度。临床用于治疗任何阶段的帕金森病或帕金森综合征。

口服：当已确定左旋多巴的最佳剂量后，可在早晨加服本品 5mg 的起始量。如症状严重或有“开关”反应，5mg/d 疗效不佳时，可在每晨增至 10mg/d。服用数周后，用量可减半。

【注意与禁忌】 个别病人可有低血压、恶心、精神错乱、兴奋、失眠、幻觉、妄想。患有锥体外系及与多巴胺缺乏有关疾病，如遗传性震颤、Huntington 舞蹈病者禁用。本品合用左旋多巴与脱羧酶抑制剂，可减少外周严重不良反应。

【药物相互作用】 ①炔雌醇抑制本药的首过代谢，使不良反应增加。②本药增强和延长赛庚啶的抗胆碱作用，禁止二者合用。③与间接拟交感神经药物（间羟胺、麻黄碱等）合用可引起严重高血压。④与非选择性 MAO（单胺氧化酶）合用可引起严重低血压。⑤与降糖类药物合用可引起重度低血糖、抑郁及癫痫发作。⑥与安非拉酮合用可引起中毒：惊厥、烦躁、精神症状。⑦与乙氯维诺合用可出现中枢抑制、呼吸抑制。⑧与哌替啶合用可引起严重反应，甚至虚脱死亡。停用本药 3 周内不应用哌替啶。⑨与三环类抗抑郁药合用可引起严重反应，停用本药 2 周内不可用三环类抗抑郁药。⑩与氟西汀、氟伏沙明、文拉法辛等选择性 5-羟色胺再摄取抑制剂（SSRI）合用时，可出现 5-羟色胺综合征。应停用本药至少 14d 后才可应用 SSRI。而氟西汀则应在停用本药 5 周后始可应用。⑪与左旋多巴合用，可加重左旋多巴异动症、低血压、精神错乱，合用时应在本药开始后 2~3d 内，按临床反应酌情减少左旋多巴用量。⑫本药与左旋多巴合用时不可饮酒，否则可发生疲劳、头晕、视物模糊，甚至意识障碍。⑬服用本药 20mg/d 以上，不宜进食含酪胺高的食物，否则易出现高血压危象。这类食物常见的有鱼、肉制品、豌豆、酸菜、腌菜、干酪、酒类、香蕉、过熟水果、酵母制品等。其严重程度与摄入的酪胺量有关。

【规格】 片剂：5mg，10mg；胶囊：5mg。

托卡朋 Tolcapone（答是美，Tasmar，R040-7592）

【药性与应用】 选择性儿茶酚氧位甲基转移酶（COMT）抑制剂，在脑内外均起作用。在脑外它能阻断左旋多巴转换成3-O-甲基多巴，增加左旋多巴的生物利用度，而并不增加药物的血浓度，使更多的左旋多巴经血-脑脊液屏障进入中枢，然后转变成多巴胺而改善“耗竭”现象；同时并不增加峰值剂量的不良反应。在脑内本品又可抑制尾状核和壳核中多巴胺的降解，从而加强左旋多巴的脑内疗效。与左旋多巴及多巴脱羧酶抑制剂联用，治疗两药单用无法有效控制的帕金森病。即此药对左旋多巴治疗帕金森病时出现的“剂末药效减退”和“开关”现象有效。$t_{1/2}$为2h。

口服：开始剂量100mg，3次/d；逐渐增加到200mg，3次/d。在减少左旋多巴的情况下，可增加为200mg，3次/d。左旋多巴服用量超过600mg或存在中至重度运动障碍的病人，更需减少左旋多巴的用量，一般减少30%。

【注意与禁忌】 耐受性好。主要不良反应是增加了左旋多巴生物利用度引起的，如运动过度病人再次出现运动障碍症状、恶心、睡眠障碍、厌食、腹泻、尿液变色、肝酶升高。中至重度肝损害病人应每月检查肝酶，如超过正常5倍或出现黄疸应中断用药。其他如严重肾功能损害、妊娠等亦应谨慎用药。儿童及哺乳妇禁用本品。本品与下列药物产生相互作用：非选择性单胺氧化酶抑制剂、苄丝肼、甲基多巴、多巴酚丁胺、阿扑吗啡、肾上腺素、异丙肾上腺素、华法林以及可影响儿茶酚胺水平的各种药物。

【规格】 片剂：100mg，200mg。

恩他卡朋 Entacapone

【药性与应用】 为高选择性强效COMT抑制剂，很少穿透血-脑脊液屏障，主要在肠道起作用。剂量相关性地降低血清和脑的3-OMD水平，并提高脑中左旋多巴、多巴胺和DOPAC的水平。临床主要作为治疗帕金森病的辅助用药。

口服：200mg，3~4次/d；同时口服左旋多巴/卡比多巴、左旋多巴/苄丝肼，以减少剂末症状波动和不宁腿综合征。

【注意与禁忌】 ①禁忌证：对本药过敏者、嗜铬细胞瘤患者（可增加高血压危象）、有精神安定药恶性综合征（NMS）者、非创伤性横纹肌溶解症。②慎用证：有酒精中毒及肝损伤史者及胆道阻塞者。不推荐儿童使用。妊娠安全性C级。用药期间停止哺乳。

不良反应可有直立性低血压、运动障碍、头晕、头痛、疲劳、意识模糊、梦魇、失眠、帕金森病症状加重、尿色异常、恶心、呕吐、腹泻、腹痛、口干、便秘、血红蛋白下降、出汗增加等。

【药物相互作用】①氨苄西林、氨苄西林/舒巴坦、氯霉素、考来烯胺、丙磺舒、利福平、红霉素、红霉素/磺胺异噁唑可减少本药的胆汁排泄，增加中毒危险。②阿扑吗啡、比托特罗、多巴酚丁胺、多巴胺、甲基多巴、肾上腺素类、异他林等药均由 COMT 代谢，而本药可抑制 COMT，如两者合用可出现上述药物的中毒症状。③与非选择性单胺氧化酶（MAO）抑制药合用可抑制 COMT 和 MAO，减少儿茶酚胺代谢，出现中毒症状。④本药与左旋多巴/卡比多巴合用，可使作用增强，因此本药可作为它们的治疗辅助药，为避免多巴胺的不良反应，应在数周内逐渐调整左旋多巴的剂量。⑤本药和多巴胺激动药（如溴隐亭）、司来吉兰、金刚烷胺合用，多巴胺能不良反应增加，在使用本药时应调整前者的剂量。⑥本药在胃肠道内能形成螯合物，影响吸收，因此二者应间隔 2~3h 时服用。

【规格】 片剂：200mg。

罗替戈汀　Rotigotine

【药性与应用】 本药为 D_3、D_2、D_1 受体激动药，通过对所有多巴胺受体激活发挥作用而起效。给药 16h 可达 C_{max}，$t_{1/2}$ 为 5~7h，71%经肾排泄，23%从粪便排出。本药的脑浓度较血浆浓度大 5 倍。临床用于轻至重度帕金森病和中至重度不宁腿综合征。

局部给药：①轻至中度帕金森病（早期），使用 $10cm^2$ 贴片，每次贴 1 处，于上下腹部轮流至少贴 14 处，24h 后取样。对于早期帕金森病，推荐的初始剂量为 2mg/24h。以 2mg/24h 为递增量，每周增加 1 次，直至达到最低有效量 4mg/24h。如患者能耐受，可增至最大量 8mg/24h。对多数患者的有效量为 6~8mg/24h。如要停药，以 2mg/24h 逐渐递减。②中至重度（晚期）帕金森病，1 贴/d。推荐初始剂量为 4mg/24h，以 2mg/24h 量每周递增 1 次，最大剂量为 16mg/24h。如需停药，应以 2mg/24h 逐渐减量，隔日 1 次。③中至重度不宁腿综合征，尚无足够的研究，使用最大剂量 $10cm^2$ 贴片/d。

【注意与禁忌】 禁用于对本药过敏者。慎用于孕妇、哺乳妇。

不良反应最多见的为胃肠道症状如恶心、呕吐、便秘、消化不良、口干、食欲缺乏；以及嗜睡、头晕、头痛、失眠、运动障碍、直立性低血压、异常步态；强迫行为（病理性赌博、性欲亢进、重复无意义动作等）、疲劳、危险幻觉、急性肝损害、视觉异常、急性肾损害、泌尿系感染、咽炎等。有些因果关系尚待进一步证实。

【药物相互作用】 ①与麦角衍生物的多巴胺受体激动药合用，可出现纤维变性样并发症，如腹膜后纤维变性、肺浸润、胸膜渗出、胸膜增厚、心包炎、心瓣膜病等。②与具有镇吐药的神经安定药合用，可能使本药疗效降低。

【规格】 透皮贴片：$10cm^2$（24h 释放至皮肤的罗替戈汀 2mg），$20cm^2$（24h 释放至皮肤的罗替戈汀 4mg），$30cm^2$（24h 释放至皮肤的罗替戈汀 6mg），$40cm^2$（24h 释放至皮肤的罗替戈汀 8mg）。

甲磺酸雷沙吉兰 Rasagiline Mesilate（雷沙吉兰，Rasagiline）

【药性与应用】 本药为不可逆、选择性单胺氧化酶（MAO）-B 抑制药。其在体内的强度比司来吉兰强 3~15 倍。口服后达峰时间为 1h，$t_{1/2}$0.6~2h。可通过血-脑脊液屏障。在肝中广泛代谢，代谢产物主要经尿排出，部分随粪排出。

临床主要用于治疗帕金森病。可单用，也可作为左旋多巴的辅助用药。

口服：①单药治疗：1mg/d。②与左旋多巴联合治疗：起始剂量为 0.5mg，1 次/d；维持量 0.5~1mg，1 次/d。

【注意与禁忌】 对本药过敏，中、重度肝功能不全，嗜铬细胞瘤，全麻择期手术者均应禁用。轻度肝功能不全者慎用。对儿童的安全性未确立。妊娠安全性 C 级。哺乳妇用药时应停止哺乳并权衡利弊。

国外报道的不良反应有：束支传导阻滞、高血压、心绞痛、脑血管意外、心肌梗死；颈痛、关节痛、关节炎；尿急、鼻炎、感觉异常、头痛、眩晕；食欲缺乏、消化不良、胃肠炎、胃肠道出血；白细胞减少、瘀斑；皮疹、黑色素瘤；结膜炎；发热、不适、意外伤害（跌倒）、流感样综合征。

与左旋多巴合用时可夹杂有左旋多巴的不良反应，可参阅左旋多巴。

【药物相互作用】 ①与环丙沙星或 CYP 1A2 抑制药合用可使本药血药浓度升高 2 倍，推荐本药的调整剂量为 0.5mg，1 次/d。②与苯丙胺及其衍生物及拟交感神经药合用，可导致高血压危象和 5-羟色胺综合征（肌阵挛、精神状态异常），故禁止合用，至少停用本药 14d 后方可使用上述药物。③禁止与环苯扎林合用，否则可产生高血压危象、严重抽搐、死亡。④禁止与右美沙芬合用，否则可引起严重并发症，甚至高热、心脏停搏、死亡。停用本药后 14d 后方可使用右美沙芬。⑤与选择性 5-羟色胺再摄取抑制剂（如氟西汀、帕罗西汀、氟伏沙明、舍曲林、度洛西汀）合用可导致中枢神经毒性或 5-羟色胺综合征，出现高热、强直、肌阵挛、生命体征波动、精神状态改变、极度兴奋、谵妄、昏迷。必须在本药停用 14d 后方可使用上述药物。⑥与哌替啶、美沙酮、右丙氧芬合用可致恶性高热、兴奋、外周血管塌陷、严重高血压或低血压、严重呼吸抑制、抽搐、昏迷甚至死亡。必须在本药停用 14d 后方可使用上述药物。⑦虽然无相应研究资料，仍禁与米氮平合用，因有产生严重并发症的可能。停用本药至少 14d 后方可用米氮平，停用米氮平 7d 后，方可用本药。⑧与吗啡、硫酸吗啡、曲马多合用，可导致低血压和中枢抑制、呼吸抑制，故禁止合用，两者至少停药间隔14d以上方可应用。⑨与苯乙肼合用，可致高血压危象，应间隔10~14d。⑩圣·约翰草合用本药可导致5-羟色胺综合征和高血压危象。应在停用圣·约翰草9d后才可使用本药。⑪与恩他卡朋合用，本药清除率增加28%。⑫其他参阅司来吉兰的药物相互作用。⑬用药期间应避免食用高酪胺食物。

【规格】 片剂：0.5mg，1mg。

布地匹尼　Budipine（丁二苯啶，布地品，Parkinsan）

许多动物模型显示，本品具有治疗帕金森病的作用。其作用机制是通过抑制5-羟色胺的释放和再摄取。临床主要用于帕金森病及帕金森综合征的治疗，有利于控制“开关”现象的出现，运动缓慢、僵化、震颤症状亦可得到改善。进行性增加剂量，并不能提高疗效，反而增加不良反应。

第二节　抗肝豆状核变性药

二巯丙醇[典]　Dimercaprol（巴尔，双硫代甘油，Dimercaptopropanol，BAL）

【药性与应用】 本品分子中的2个活性巯基与金属离子亲和力大，能夺取组织中酶结合的金属离子，形成络合物由尿中排出而解毒，因而使肝豆状核变性病人的铜排出增多而缓解临床症状。临床上主要用于砷、汞、金、铜等金属中毒的解救；也用于肝豆状核变性的治疗，对慢性震颤的初期症状疗效满意，但需长期多次肌内注射，易引起局部疼痛、硬结、脓肿，且不易维持铜的负平衡，已被其他药物代替。

肌内注射：2.5~4mg/kg，开始2d，4~6h 1次；第3日6~12h 1次；以后1次/d。7~14d为1个疗程。

【注意与禁忌】 收缩小动脉，升高血压，加速心跳；大剂量则损伤毛细血管，使血压下降。此外，尚有恶心、头痛、流涎、腹痛、口咽部烧灼感、视力模糊、手足麻木等。对肝、肾有损害，肝、肾功能不良者慎用。若同时碱化尿液，可以减少络合物的离解而减轻肾损害。

禁忌证：①严重肝功能不全（砷中毒性黄疸除外）；②铁、硒、镉中毒；③慢性甲基汞或其他有机汞中毒；④严重高血压；⑤心力衰竭、肾衰竭；⑥葡萄糖-6-磷酸脱氢酶缺乏症（危及生命者除外）。

以下情况慎用：心、肝、肾等主要脏器疾病；高血压和营养不良。本药的妊娠安全性为C级，用时应权衡利弊。本药是否进入乳汁，尚不明确。

【药物相互作用】 ①本药可减轻镉对肺的损害，但加重对肾的损害；对铁、硒、银、铀形成复合物加大毒性，应避免合用。②本药能减轻酒石酸锑钾的毒性，而增加锑波芬、新斯锑波散的毒性。

【规格】 注射液：100mg/1mL，200mg/2mL，300mg/3mL。

二巯丁二钠[典] **Sodium Dimercaptosuccinate**（二巯琥钠，二巯琥珀酸钠，DMS）

【药性与应用】 类似二巯丙醇，但对酒石酸锑钾的解毒力要比之强10倍，且毒性小，从血中4h排出率为80%。临床用于锑、铅、汞、砷中毒及镉、钴、镍中毒的预防。对肝豆状核变性病有一定驱铜、减轻症状的效果。

肌内注射：0.5g，2次/d，可加2%普鲁卡因2mL以缓解痛感。亦可缓慢静脉注射（但不可静脉滴注）：急性中毒，首次2g，用10~20mL注射用水稀释后注射；以后每次1g，1次/h，共4~5次。亚急性中毒，1g，2~3次/d，共3~5d。慢性中毒，1g，1次/d，5~7d为1个疗程。可间断应用2~3个疗程。肝豆状核变性采用慢性解毒疗法。

【注意与禁忌】 可有口臭、头痛、恶心、乏力、四肢酸痛，注射速度愈快反应也愈重，数小时内可自行消失。水溶液极不稳定，粉剂溶解后应立即应用，不可久置或加热，如呈土黄色或混浊则不可再用。

【规格】 注射剂：0.5g，1g。

青霉胺[典] **Penicillamine**

【药性与应用】 含巯基氨基酸的青霉素代谢产物，对铜、汞、铅等重金属离子有较强的络合作用，稳定、溶解度高，口服不易被破坏，且吸收良好。用于肝豆状核变性比二巯丙醇强。对铅、汞亦有解毒作用，但不及依地酸钙钠及二巯基丙磺钠。也可用于某些免疫性疾病，如类风湿性关节炎等。

治疗肝豆状核变性：开始250mg/d，分2次服用；每隔数日增加250mg，直到2g/d，分3次服用；1个月后减至1g/d，长期给药，待症状改善后可改为间歇给药。治疗铅、汞中毒：1g/d，分4次服；5~7d为1个疗程。停药2d，开始1个疗程。一般用1~3个疗程。

【注意与禁忌】 偶有头痛、咽痛、无力、恶心、腹痛、腹泻。还可有发热、皮疹、血小板减少。长期服用易致维生素B_6缺乏，可引起神经炎。可出现蛋白尿和肾病综合征，应注意尿检。用前应做青霉素皮试。中性粒细胞缺乏症、再生障碍性贫血、肾功能不全、红斑狼疮、重症肌无力及严重皮肤病患者、孕妇均禁用本药。过敏体质、肝损伤和血液疾病患者慎用本药。65岁以上老人使用本药后易出现血液系统毒性反应，应给予关注。哺乳期停止哺乳。

【药物相互作用】 ①吡唑类药物增加本药血液系统不良反应。②本药可加重抗疟药、金制剂、免疫抑制剂、保泰松对血液系统和肾脏的毒性。③与铁剂同服，本药吸收率减少 2/3。④含有铝、镁离子的抗酸药，影响本药吸收，应间隔 2h 后服。⑤本药拮抗维生素 B_6，长期用药者应加以补充。⑥可显著提高地高辛血药浓度。⑦进食时服药可减少本药吸收率 50%。

【规格】 片剂：100mg，125mg，250mg；胶囊：125mg，250mg；滴眼液：417mg。

硫酸锌[典]　Zinc Sulfate

【药性与应用】 主要补充缺锌病人的机体需要。口服本品只有少量经胃肠道吸收，仅有微量从尿中排出。因有收敛作用，也常外用治疗溃疡。临床主要用于补锌、预防感染和促进伤口愈合；也用于痤疮、类风湿性关节炎及肝豆状核变性。

补锌：口服，200~300mg，2~3 次/d；1~2 周后血锌即可恢复正常。肝豆状核变性：口服，200mg，3 次/d。类风湿性关节炎：200mg，3 次/d，连服 12 周。痤疮：100mg，3 次/d，连服 4 周，对寻常性者效果较好，对聚合性者效果差。预防感染和促进伤口愈合：可根据血锌情况，参考上述剂量应用。

【注意与禁忌】 服锌过量可影响铜、铁代谢，应查血锌含量，以免过量引起中毒。可有食欲不振、恶心、呕吐、腹痛、腹泻等消化道刺激反应，宜饭后服。锌与铬有生物拮抗作用，不可同服。

【规格】 片剂（胶囊）：50mg，100mg；口服液：500mg。

葡萄糖酸锌[典]　Zinc Gluconate

【药性与应用】 锌的生理功能多而复杂：①参与多种含锌酶和锌依赖酶的合成与激活，对蛋白质、核酸合成，肠道蛋白的吸收和消化均发挥重要作用，可促进生长发育。②通过合成味觉素，维持正常食欲与味觉。③增强吞噬细胞功能和超氧化物歧化酶保护吞噬细胞内自由基的水平，发挥杀菌作用，促进溃疡与创伤愈合。④抑制鼻腔病毒复制。⑤诱导 T 淋巴细胞活化。⑥增强胰岛素合成。⑦促进及维持性功能，稳定细胞膜，改善组织能量代谢及呼吸。外用尚有收敛、防腐、促进肉芽组织生成等作用。血锌达峰时间为 1h，约 2h 后开始下降，至 12h 恢复为给药前水平。主要由粪便排出，少量通过尿和乳汁排出。本药经鼻给药后可渗透并黏附于鼻黏膜上，可维持约 4h。鼻黏膜逐渐吸收锌离子，并可使局部锌离子浓度较高。

本品临床主要用途：①补锌：用于缺锌引起的生长发育迟缓、营养不良、游走性舌炎、畏食症、异食癖、结膜炎、口腔溃疡、痤疮、肠病性肢端皮炎、类风湿性关节炎、间歇性跛行及男性性功能低下等。②可用于不能用青霉胺治疗的肝豆状核变性。③本药喷鼻剂用于预防感冒，可缓解感冒初期鼻充血、鼻塞、喷嚏、流涕、咳嗽、咽喉肿痛、全身酸痛等症状，并可有效缩短病程。④用于治疗胰岛素依赖性糖尿病。⑤用于提高机体免疫力，延缓衰老。

口服给药：以下均以锌计。①片剂：10～20mg，3次/d；②胶囊：25mg，2次/d；③颗粒：10～20mg/d。

经鼻给药：本药为鼻喷剂，每2～4h双侧鼻孔各喷1次，1d不超过6次。症状消失后继续使用1d。

【注意与禁忌】 本药的主要不良反应可有胃部不适、恶心、呕吐，减量或停药后即可消失。本品可影响铁代谢，大剂量补锌可导致铁粒幼红细胞性贫血。也可出现严重淋巴细胞和多形核白细胞功能损伤，高密度脂蛋白低下。其他不良反应可有偶发性过敏性皮炎及鼻黏膜烧灼刺激感。

【药物相互作用】 本药不可与青霉胺、四环素及多价磷酸盐同用。

【规格】 片剂：35mg（相当于锌5mg），70mg（相当于锌20mg）；胶囊：174mg（相当于锌25mg）；颗粒：10g（相当于锌10mg），10g（相当于锌15mg）；合剂：35mg（相当于锌5mg）/5mL，50mg（相当于锌7mg）/10mL，70mg（相当于锌10mg）/10mL，350mg（相当于锌50mg）/100mL；糖浆：70mg（相当于锌10mg）/10mL，350mg（相当于锌50mg）/100mL；鼻喷剂：200mg。

第三节 抗原发性震颤药

普萘洛尔[典][基] Propranolol（心得安，萘心安，Inderal）

β受体阻滞剂，主要作用为阻断心肌的β受体，也用于原发性震颤的治疗。

治疗原发性震颤：口服，应从小剂量开始，10mg，3次/d，逐渐将剂量增加到能缓解震颤为止，曾有人用至120～180mg/d。其他可参阅本章第二部分第五节β受体阻滞剂中该条。

阿罗洛尔 Arotinolol（阿尔马尔片，Almarl）

β受体阻滞剂，有一定的抗震颤作用。主要用于治疗原发性高血压、心绞痛、心动过速；也用于原发性震颤的治疗。

治疗原发性震颤：口服，成人5mg，2次/d；必要时可增至10mg，2次/d，但不可超过30mg/d。其他可参阅本章第二部分第五节β受体阻滞剂中该条。

格鲁米特　Glutethimide（导眠能，Doriden）

【药性与应用】 类似巴比妥类，有镇静、催眠、抗惊厥等中枢抑制作用。临床用于催眠及手术前镇静，亦用于原发性震颤。

用于特发性震颤：口服，0.25g，1~3次/d。催眠：0.25~0.5g，睡前1次服用。麻醉前给药：手术前夜服0.5g，麻醉前1h再服0.5~1g。镇静：口服，0.25g，1~3次/d。

【注意与禁忌】 可有恶心、头痛、皮疹，久服有成瘾性。

【规格】 片剂：0.25g。

第四节　其他锥体外系用药

氟哌啶醇[典][基]　Haloperidol（氟哌丁苯，氟哌醇，卤吡醇，Serenase）

【药性与应用】 抗精神病药，药理作用类似氯丙嗪。临床主要用于各种急慢性精神分裂症、焦虑性官能症、呕吐与呃逆，与哌替啶合用加强镇痛作用、控制扭转性痉挛等锥体外系症状。

用于精神病：4~60mg/d，从1~2mg/次开始，逐渐增量。用于呕吐与焦虑：0.5~1mg。用于锥体外系症状：1mg，3次/d，逐渐增至疗效满意，最多可用至24mg/d。

【注意与禁忌】 多见锥体外系反应，降低剂量可减轻或消失。此外，尚有头痛、失眠、口干及消化道症状。大剂量可引起心律失常、心肌损伤。与麻醉剂、镇痛剂、催眠剂合用应减量。可损害肝功能，停药后可逐渐恢复。偶可引起呼吸肌运动障碍，应注意。

应特别注意过量使用或静脉注射本药可导致QT间期延长或尖端扭转型室性心动过速。因此在静脉给药时，应有心电图监测，尤其是那些有QT间期延长史、低钾血症、低镁血症、潜在性心脏病、甲状腺功能减退的患者。本药至今未被美国FDA批准用于静脉注射。

对本药过敏、重症肌无力、严重心脏病、帕金森综合征、严重中枢神经系统抑制状态及有骨髓抑制者禁用。慎用于心绞痛、癫痫、青光眼、肝功能不全、甲状腺功能亢进、肺功能不全、躁狂症、神经阻滞剂恶性综合征（NMS）诸类患者。

儿童用药后可引起严重的肌张力障碍，应特别谨慎。妊娠安全性为C级。哺乳妇不宜服用。老年人应从小剂量开始，以免出现锥体外系反应及持久性迟发性运动障碍。

【药物相互作用】 ①与异烟肼、奎尼丁合用时，本药血药浓度升高。②

与麻醉药、镇痛药、催眠药合用时，相互增效，应减量。③与高血压药合用可使血压过度降低。④本药增加其他中枢神经抑制药的药效。⑤与巴比妥、苯妥英类抗癫痫药合用可提高癫痫发作阈值和改变发作方式。合用时不应减少抗惊厥药用量。⑥与卡马西平合用本药血药浓度下降。⑦利福平可缩短本药半衰期。⑧本药可降低苯丙胺作用。⑨本药与抗胆碱药物合用时，可减少锥体外系反应，但有可能升高眼压或降低精神分裂症患者的血药浓度。⑩与肾上腺素类药合用时可引起血压下降。⑪与普萘洛尔合用可引起低血压和心跳、呼吸骤停。⑫与甲基多巴合用可产生意识障碍、思维迟缓、定向力障碍。⑬与氟西汀合用可加重锥体外系反应。⑭与锂盐合用应注意观察有无神经毒性与脑损伤。⑮与乙醇合用易产生严重低血压或深度昏迷。⑯吸烟可降低本药血药浓度，增加清除率。

【规格】 片剂：2mg，4mg，5mg；注射剂：5mg/1mL。

氯硝西泮[典][基] Clonazepam（氯硝安定，利福全，Clonopin）

【药性与应用】 地西泮、硝西泮类似药，但作用迅速，抗惊厥作用要比之强 5 倍。口服 t_{max} 为 1~2h，持续 6~8h。血浆 $t_{1/2}$ 为 22~38h。大部分在体内被代谢。用于各型癫痫及舞蹈症；对药物引起的多动症、僵人综合征及各类神经痛均有一定疗效。

口服：成人，初始量 0.75~1mg/d，分 2~3 次服用，逐渐增量；维持量，4~8mg/d，分 2~3 次服用。小儿，10~20μg/（kg·d），分2~3次服用，逐渐增量，维持量 100~200μg/（kg·d），亦分 2~3 次服用。肌内注射：成人，1~2mg/次，2~4mg/d。静脉注射：成人，1~4mg/次；小儿，0.02~0.06mg/(kg·次)。癫痫持续状态不能控制者，20min 后可重复原剂量 2 次；兴奋躁动者，可适当加大剂量。必要时可静脉滴注。

【注意与禁忌】 本药与其他苯二氮䓬类药物可能存在交叉过敏，对本药及其他苯二氮䓬类过敏者、新生儿、孕妇、哺乳妇禁用。对急性酒精中毒，有药物成瘾史，肝、肾功能损害，多动症，低蛋白血病，重症肌无力，长期卧床，卟啉病，闭角型青光眼诸类患者应慎用。对儿童禁用。老人慎用。

常见的不良反应有嗜睡、头昏、共济失调、行走不稳、异常行为、神经过敏、易激惹、肌力减退。少见的有行为障碍、思维不集中、易怒（儿童多见）、精神错乱、幻觉、抑郁、视物模糊、便秘、腹泻、眩晕、头痛、器官分泌物增多或流涎、恶心、呕吐、排尿困难、言语不清、口干。长期用药还可引起体重增加及产生药物耐受性。

【药物相互作用】 ①西咪替丁、普萘洛尔，减弱本药清除率和延长半衰期。②异烟肼抑制本药清除，使血药浓度增高。③中枢神经系统抑制药、阿片类镇痛药、单胺氧化酶抑制药合用本药，中枢抑制作用增强。④与三环类抗抑郁药合用可增加中枢抑制作用，大剂量则可降低惊厥阈值及抗惊厥效应。⑤与地高辛合用，可增加其血药浓度引起中毒。⑥与扑米酮合用可导致癫痫发作形式改变，必要时减少扑米酮的用量。⑦与利福平合用，本药血药浓度降低。⑧本药可降低左旋多巴的作用。⑨本药降低地昔帕明的稳态血药浓度。⑩与卡马西平合用，两药的血药浓度均降低。⑪与丙戊酸合用，少数患者可出现失神持续状态。⑫与氯氮平合用有导致心脏和呼吸骤停的危险。⑬与成瘾性药物合用有增加成瘾性的危险。⑭与乙醇合用，中枢抑制作用增强。

【规格】 片剂：0.5mg，2mg；注射剂：1mg/1mL。

硝西泮[典]　Nitrazepam（硝基安定，Mogadon）

【药性与应用】 安定、镇静、催眠。催眠作用类似短、中效巴比妥类，近似生理睡眠，无明显后遗效应。抗癫痫作用亦强。口服吸收 78%。t_{max} 为 2h。血浆 $t_{1/2}$ 为 21~25h。临床用于各类失眠，也用于癫痫，对阵挛性发作尤佳。对舞蹈病、扭转痉挛等锥体外系症状亦有一定疗效。

口服：催眠，5~10mg/晚。抗癫痫，15~30mg/d，分 3 次服用。控制锥体外系症状，5~7.5mg，3 次/d。

【注意与禁忌】 本药与其他苯二氮䓬类药物有交叉过敏反应。对本药过敏、重症肌无力、白细胞减少、肺功能不全者禁用。肝功能不全者慎用。

不良反应可有嗜睡、乏力、头痛、眩晕、恶心、便秘；偶有皮疹、肝损害、骨髓抑制、呼吸抑制。国外报道可出现定向障碍、大小便失禁、呼吸抑制等个案。

【药物相互作用】 ①与抗真菌药酮康唑、伊曲康唑合用，本药疗效增强，但毒性增加。②西咪替丁、西番莲可抑制本药的肝代谢，从而使血药浓度升高。③与炔雌醇、依托孕烯、甲醚、炔诺酮、炔诺孕酮等口服避孕药合用，本药稳态血药浓度可能升高。④丹参、厚朴、黄芩可增强本药的中枢抑制作用。⑤本药与羟丁酸钠有协同作用，合用时中枢抑制、呼吸抑制增强。⑥本药与全麻药、巴比妥类药、镇痛药、中枢性骨骼肌松弛药、单胺氧化酶抑制药、三环类抗抑郁药、可乐定、水合氯醛、乙氯维诺合用，可相互增加药效。⑦本药与抗高血压药、抗尿药合用，可增强降压作用。⑧利福平增加本药肝代谢，降低本药效用。⑨抗酸药延迟本药吸收。⑩与卡马西平合用，两者血药浓度均下降，半衰期缩短。⑪本药可降低左旋多巴疗效。⑫与普萘洛尔合用，可导致癫痫发作类型与频率改变，应及时调整剂量。⑬本药与成瘾性药物合用，成瘾危险性增加。⑭乙醇与本药相互增效。⑮咖啡因拮抗本药的抗焦虑与镇静作用。

【规格】 片剂：5mg，10mg；混悬液：2.5mg/5mL。

巴氯芬[典] Baclofen（力奥来素，脊舒锭，贝康芬，和路行，氯苯氨丁酸，氯苯氨酪酸，Baclon，Gabalon，Lioresal，Ba-34647）

【药性与应用】 γ-氨基丁酸（GABA）衍生物，系作用于脊髓的骨骼肌松弛剂，使锥体束受损后引起的骨骼肌痉挛缓解，恢复运动功能。亦能提高受损中间神经元和 α 运动神经元功能。还有抗感受性伤害作用，使疼痛减轻或消失。但对神经肌肉接头无作用。临床主要用于多发性硬化、脊髓肿瘤、脊髓空洞症、运动神经元病、横贯性脊柱炎、脊髓外伤引起的横纹肌痉挛；也用于脑瘫、脑卒中或脑外伤引起的肢体痉挛状态。

口服：应从小剂量逐渐递增至适当剂量。成人从 5mg、3 次/d 开始，每隔 2d 增服 1 次，直至适合剂量，约为 30～75mg/d，但不超过 80mg/d。2 岁以下者，10～20mg/d；2～10 岁者，30～60mg/d，不宜超过 60mg/d。餐时或牛奶送服。约 3～7d 起效。疗效最佳时间为 2～4 周。

【注意与禁忌】 可有嗜睡、乏力、头晕，偶见恶心、呕吐、腹泻、头痛。老年人可产生精神障碍，如欣快、抑郁、情绪紊乱、神志障碍与幻觉。罕见尿潴留。极少数可出现肌张力过低，严重时影响呼吸肌，可通过调整剂量加以改善，如减少日用量，增加夜用量。对本品过敏、帕金森病、指痉挛症、精神病者及妊娠头 3 个月均禁用。溃疡病、肾衰竭者慎用。驾驶员、操纵机器者慎用。可增强中枢神经抑制剂、乙醚、左旋多巴及降压药的作用，合用时应相应减量。

应特别注意：突然停止鞘内给药可引起高热、精神状态改变、痉挛反弹、肌肉强直。罕见横纹肌溶解、多器官功能衰竭和死亡案例。

国外报道尚有撤药时出现癫痫发作、肝酶升高、排尿紊乱、性功能障碍、视物模糊、斜视、复视、瞳孔扩大或缩小等。

【药物相互作用】 ①本药与卡马西平、苯妥英有协同作用。②与碳酸锂合用可出现运动功能亢进。③与降压药合用，降压作用增强，应适当调整降压药的剂量。④布洛芬加重本药的毒性作用，表现为运动失调、定向力障碍、心动过缓、低血压、体温过低等。⑤与抗抑郁药（如丙咪嗪、氯米帕明、阿米替林、阿米替林-氯氮䓬、阿米替林-奋乃静、去甲替林、普罗替林、地西帕明、曲米帕明、多塞平等）合用时可引起短期记忆力丧失。另外，与丙咪嗪合用尚可使肌肉松弛作用相加。

【规格】 片剂：10mg，25mg；注射剂：10mg/5mL，10mg/2mL。

第四部分　镇痛药

第一节　强镇痛药

盐酸吗啡[典][基]　**Morphine Hydrochloride**

【药性与应用】　阿片受体激动剂。有强大镇痛作用，对所有疼痛均有效，对持续性钝痛比间断锐痛、内脏绞痛效果尤好。药理机制为拟脑内啡肽样作用，激活中枢阿片受体起作用而镇痛。亦有显著镇静作用，产生欣快感，缓解疼痛造成的紧张情绪。抑制呼吸中枢的作用主要是降低其对二氧化碳的敏感性，大剂量足以引起呼吸衰竭死亡。可抑制咳嗽中枢的兴奋，产生镇咳作用，但因有成瘾性，很少应用。可引起平滑肌痉挛、便秘，并使胆道、输尿管、支气管平滑肌张力增加。对心血管系统，因可促进内源性组胺的释放，故扩张外周血管，降低血压和升高颅内压。也有镇吐作用，亦因成瘾性而不应用于临床。口服、皮下及肌内注射吸收均快，分布到各组织并通过胎盘。$t_{1/2}$为1h。血浆蛋白结合率约为1/3。主要经肝、肾代谢排出，少量通过乳腺排出。药效持续4~6h。主要用于各种原因引起的剧痛、心源性哮喘和麻醉前给药。

口服：5~15mg/次；15~60mg/d。皮下注射：5~15mg/次；15~40mg/d。极量，口服30mg/次，100mg/d；皮下注射20mg/次，60mg/d。

【注意与禁忌】　连续使用可成瘾。哺乳妇、临产妇禁用，否则易致胎儿、哺乳儿呼吸抑制。阻塞性肺疾病、支气管哮喘、肺源性心脏病、左心衰竭晚期出现呼吸衰竭、颅脑损伤、颅内压升高等病人禁用。肝功能减退者忌用。疼痛原因不明之前忌用，以防掩盖症状，贻误诊治，并禁与氯丙嗪（注射给药）合用。胆、肾等空腔脏器绞痛宜与阿托品合用，以防疼痛加剧。本品有眩晕、呕吐及便秘等副作用。

急性吗啡中毒症状有：瞳孔极度缩小至针尖大、昏睡、呼吸减慢、呼吸麻痹、体温下降。解救：可采用吸氧、人工呼吸，注射纳洛酮、烯丙吗啡、尼可刹米等。

【药物相互作用】　①与吩噻嗪类药、镇静催眠药、三环类抗抑郁药、抗组胺药、巴比妥类麻醉药、哌替啶、可待因、美沙酮、芬太尼等合用，呼吸抑制作用加剧和延长，本药应相应减量。②与艾司洛尔合用，本药的药浓度升高。③本药可增强香草醛类的抗凝血作用。④本药可增强硫酸镁静脉给药的中枢抑制作用。⑤本药增强氮芥、环磷酰胺的毒性。⑥静脉或肌肉给药，可增强氯化筒箭毒碱的神经肌肉阻断作用。⑦纳洛酮、烯丙吗啡拮抗本药作用。⑧生长抑素、利福布汀、利福平均降低本药疗效。⑨本药抑制并延缓美西律的吸收。⑩本药减弱曲伐沙星、利尿药的作用。⑪本药与单胺氧化酶抑制药合用可产生严重不良反应，表现为：狂躁、多汗、僵直、血压过高或过低、严重呼吸抑制、昏迷、惊厥、高热。停用单胺氧化酶抑制药（呋喃唑酮、西卡巴肼等）14~21d后，方可使用本药。⑫本药与二甲双胍合用，增加乳酸中毒的风险。⑬本药与M胆碱受体阻断药（尤其是阿托品）合用可加重便秘，增加麻痹性肠梗阻和尿潴留的风险。⑭降压药（如作用于神经节的胍乙啶、美卡拉明）、利尿药、金刚烷胺、溴隐亭、左旋多巴、利多卡因、亚硝酸盐、普鲁卡因胺、奎尼丁等药物与本药合用时，可发生直立性低血压。⑮本药与西咪替丁合用可引起呼吸暂停、精神紊乱和肌肉抽搐等。⑯本药与纳曲酮、卡马西平合用可出现戒断症状。⑰本药与抗生素（头孢菌素、林可霉素、青霉素等）合用可诱发伪膜性肠炎和严重水样腹泻。⑱与乙醇合用，镇静作用加强。

【规格】 片剂：5mg，10mg；缓释片：10mg，30mg，60mg；控释片：10mg，30mg，60mg；注射液：0.5mg/5mL，10mg/1mL。

盐酸哌替啶[典][基] **Pethidine Hydrochloride（度冷丁，唛啶，地美露，Meperidine，Dolantin，Demerol）**

【药性与应用】 吗啡的合成代用品，亦为阿片受体激动剂，作用弱于吗啡，对胆道、支气管平滑肌张力的增强亦弱。可致胆总管括约肌痉挛，对未妊娠子宫有一定兴奋作用，对妊娠晚期子宫有兴奋、增加收缩作用。可抑制呼吸中枢。可增强巴比妥类药物的催眠作用，镇静及镇咳作用较弱。临床主要代替吗啡控制各种原因如创伤、手术后、心肌梗死、晚期癌症引起的刺痛，以及内脏绞痛、分娩痛等。尚用于麻醉前给药及人工冬眠。对心源性哮喘的疗效不及吗啡。

口服：成人，50~150mg/次；极量，200mg/次，600mg/d。肌内注射：成人，25~100mg/次；极量，150mg/次，600mg/d。儿童，1~1.5mg/（kg·次），最大量100mg。用药间隔不得小于4h。

【注意与禁忌】 有头痛、眩晕、出汗、口干、恶心及呕吐。有成瘾性，但较吗啡轻。过量可出现瞳孔缩小、惊厥、心动过速、幻觉、血压下降、呼吸抑制与昏迷。不宜皮下注射。儿童慎用。1岁以内小儿不应静脉注射或用本品人工冬眠。肝功能不良者应减量或慎用。颅内压增高、对本品过敏、肺通气功能障碍、哮喘、休克、昏迷、心力衰竭、中毒性腹泻、排尿困难者禁用。有惊厥史、自杀倾向、甲状腺功能不全、高龄、恶病质者亦应禁用。

【药物相互作用】 ①巴比妥类药、吩噻嗪类药、三环类抗抑郁药、硝酸酯类抗心绞痛药可增强本药作用。②本药可增强抗凝药的作用，合用时应按凝血酶原时间调节药物用量。③本药可增强静脉给药硫酸镁的中枢抑制、呼吸抑制作用。④纳洛酮、尼可刹米、烯丙吗啡可降低本药的镇痛作用。⑤本药与全麻药、局麻药（静脉给药）、吩噻嗪类中枢抑制药合用时，呼吸抑制和低血压可更明显，便秘发生率上升，也更容易产生药物依赖性。⑥本药与 M 胆碱受体阻断药（尤其是阿托品）合用时，便秘加重，且可引起麻痹性肠梗阻和尿潴留。⑦抗高血压药（如作用于神经节的胍乙啶、美卡拉明等）、利尿药以及金刚烷胺、溴隐亭、左旋多巴、利多卡因、亚硝酸盐、普鲁卡因胺、奎尼丁等与本药合用时有发生直立性低血压的危险。⑧本药与单胺氧化酶抑制药合用，可发生难以预料的严重并发症，表现为多汗、肌强直、血压先升高后剧降、呼吸抑制、发绀、昏迷、高热、惊厥、休克而导致死亡。单胺氧化酶抑制药停用 14d 后方可使用本药，并应先用 1/4 常用量开始。⑨本药与西咪替丁合用可导致意识混乱，定向障碍和气喘。⑩本药与乙醇合用可引起严重嗜睡。

【规格】 片剂：25mg，50mg；注射液：50mg/1mL，100mg/2mL。

硫酸吗啡缓释片[典]　Morphine Sulfate Sustained-release Tablets（美施康定，Mscontin Tablets）

【药性与应用】 强效中枢镇痛药，药理作用同盐酸吗啡。作用时间可持续 12h。临床应用同盐酸吗啡。

口服：从 10~20mg/12h 开始，视止痛效果调整剂量。用过阿片类药品的人，可从 30mg/12h 开始，必要时可达 60mg/12h。要完整吞服，不可嚼碎。

【注意与禁忌】 同盐酸吗啡。

【规格】 片剂：10mg（浅棕色），30mg（紫色），60mg（橘红色）。

芬太尼[典]　Fentanyl（Sublimaze，Phentanyl）

【药性与应用】 强效阿片受体激动剂，镇痛作用较吗啡强 80 倍，有显效快、作用强、持续时间短、不良反应少诸特点。用于各种剧痛，也用于预防或减轻手术后谵妄和麻醉辅助用药。与氟哌啶醇制成“安定镇痛剂”，用于大面积换药或小手术引起的疼痛。

麻醉前给药：0.05~1mg，手术前 30~60min 肌内注射。诱导麻醉：静脉注射，0.05~0.1mg，2~3min 重复 1 次，直至达到要求。危重、年幼、体弱病人，可将剂量减少至 0.025~0.05mg。维持麻醉：病人出现苏醒状态时，静脉或肌内注射，0.025~0.05mg。一般手术后的镇痛：肌内注射，0.05~0.1mg，即可控制疼痛、烦躁、呼吸紧迫。必要时1~2h后重复给药。贴片，每3d用1贴，贴于锁骨下胸部皮肤。

【注意与禁忌】 可引起呼吸抑制、胆道括约肌痉挛及骨骼肌强直。偶有恶心、呕吐、支气管痉挛。对本品过敏及重症肌无力病人禁用。有弱成瘾性，不可大意。肝、肾功能不良者慎用。不宜与单胺氧化酶抑制剂合用。与中枢抑制剂合用应减少剂量的1/4~1/3。

【药物相互作用】 ①与中枢抑制药、抗精神病药、麻醉镇痛药有协同作用。与吩噻嗪类合用时，血压可出现大幅度波动。②利托那韦增加本药的中枢抑制、呼吸抑制。③与肌松药合用时，肌松药应减少剂量，以免出现呼吸暂停。④本药不宜与单胺氧化酶抑制剂合用，以免出现严重合并症引起死亡，单胺氧化酶抑制剂停用14d以后，才能以1/4常用量小心开始试用本药。⑤与CYP3A4抑制药（利托那韦、酮康唑、伊曲康唑、醋竹桃霉素、克拉霉素、奈非那韦和奈法唑酮等）合用时，可增加本药的血药浓度，增加药物的不良反应和潜在呼吸抑制。⑥与M胆碱受体阻滞药（尤其阿托品）合用时可加重便秘，以及麻痹性肠梗阻、尿潴留。⑦使用本药同时静脉注射硫酸镁，可加剧中枢抑制，诱发呼吸抑制和低血压。⑧与80%氧化亚氮合用，可诱发心率减慢，心肌收缩力减弱，心排血量减弱，左室功能下降。⑨与西布曲明合用有发生5-羟色胺综合征的风险：高血压、体温下降、肌阵挛等。⑩使用本药后再使用胺碘酮可出现心血管并发症，心排血量下降。⑪与纳曲酮合用，可引起急性阿片戒断症状。⑫纳洛酮等能拮抗本药呼吸抑制和镇痛作用。⑬利福布汀可增加本药代谢，降低药效。⑭与钙离子拮抗剂和β受体阻滞剂合用可引起严重低血压。

【规格】 注射液：0.05mg/1mL，0.1mg/2mL；贴片：4.2mg（25μg/h），8.4mg（50μg/h），12.6mg（75μg/h）。

阿芬太尼 Alfentanil（盐酸阿芬太尼，Alfentanil Hydrochloride，Rapifen）

【药性与应用】 强力麻醉止痛剂，为快速、超短时阿片受体激动剂，与芬太尼相似，能维持较稳定的循环状态。1min内达止痛高峰和抑制呼吸作用。用于全身或局部麻醉止痛，尤适于门诊小手术，也可作中、长手术辅助止痛剂和麻醉诱导剂。

静脉注射：10min以内手术，7~15μg/kg；10~30min手术，20~40μg/kg；30~60min手术，40~80μg/kg。超过60min者，可用80~150μg/kg。剂量超过120μg时，可引起睡眠和痛觉消失；随之改为1μg/（kg·min），连续静脉滴注，至手术终止前10min。

【注意与禁忌】 肝功能障碍者应减少剂量，以防蓄积中毒；合用催眠剂者，亦应减少剂量。出现呼吸抑制时，可用阿片受体拮抗剂。如出现低血压，应补充血容量。对阿芬太尼和其他阿片类过敏者，明显不能耐受吗啡类药品者禁用。慎用于肝肾功能受损、头部损伤、颅内压升高、肺部疾病、呼吸功能下降者及婴儿、老年体弱患者。妊娠安全性为C级。

【药物相互作用】 ①巴比妥类药、镇静药、阿片类药、吸入麻醉药（恩氟烷、异氟烷）会增强本药的作用。②红霉素、红霉素-磺胺异噁唑、地尔硫䓬、氟康唑、伊曲康唑可抑制本药代谢，毒性增加。③美索比妥、硫喷妥钠与本药合用，抑制呼吸作用加强。④纳曲酮与本药竞争阿片受体，合用时可引起阿片戒断症状。⑤丙泊酚可改变本药代谢，增强本药毒性，出现呼吸抑制、低血压、心动过缓等。⑥利福布汀可加强本药代谢，减弱药效。⑦长期使用β受体阻断药可增加心动过缓发生率。

【规格】 注射液：1mg/2mL，5mg/10mL。

舒芬太尼[典]　Sufentanil（噻哌苯胺，Sufenta）

【药性与应用】 阿片类强效麻醉止痛剂，镇痛强度为芬太尼的10倍。心血管作用类似芬太尼。作为平衡麻醉的镇痛药及诱导、维持麻醉用药。

辅助镇痛：麻醉时间在2h左右者，1～2μg/kg；2～8h者，2～8μg/kg。诱导或维持麻醉：10～30μg/kg，分次给予，初始剂量为2～5μg/kg。

【注意与禁忌】 可引起呼吸抑制、胆总管括约肌痉挛及骨骼肌强直。偶有恶心、呕吐、支气管痉挛、心动过速、心律失常、瘙痒、红斑。反复应用可成瘾。老年、体弱病人应减量。呼吸系统及肝、肾疾病者慎用。不可用于分娩过程。对本药或其他阿片类药品过敏、急性肝卟啉病、呼吸抑制、低血容量、低血压、重病肌无力、新生儿、孕妇、哺乳妇均禁用。昏迷、颅内压升高、阻塞性肺疾病等诸类疾病亦应禁用。

【药物相互作用】 ①与巴比妥类、苯二氮䓬类、中枢肌松药、水合氯醛、乙氯戊烯炔醇、羟丁酸钠、其他阿片类麻醉药合用时可加重中枢抑制、呼吸抑制，应相应减少剂量，并监测呼吸。②与缬草根合用时可出现协同中枢抑制效应，避免操作复杂的机械。③与卡法根合用可引起累加镇静作用，应避免合用。④与圣·约翰草合用，镇静程度增加，应注意过度镇静现象。⑤酮康唑、伊曲康唑抑制本药代谢，增加呼吸抑制，合用时应减少本药剂量。⑥人参抑制本药麻醉作用，应避免合用。⑦阿片受体激动药或拮抗药均与本药竞争阿片受体，合用时可迅速发生戒断综合征，应相应调整剂量。禁止本药与纳曲酮（阿片拮抗药）合用，应至少间隔7～10d。⑧本药与氧化亚氮大剂量合用可导致血压下降。⑨乙醇加强中枢和呼吸抑制作用。

【规格】 注射液：50μg10mL，100μg/2mL，250μg/5mL。

瑞芬太尼[典] Remifentanil Hydrochloride（Ultiva）

【药性与应用】 选择性 μ 阿片受体拮抗剂，用于诱导和维持全身麻醉和手术后病人的止痛。除镇痛作用外，还略有催眠和镇静作用。在体内消除较芬太尼快。本品的常用剂量范围为 0.025～2μg/（kg・min）。可根据麻醉或镇痛的程度选择剂量。本品主要用于静脉滴注，不可推注，以免引起呼吸抑制和过度镇静。

【注意与禁忌】 常见的不良反应有呼吸抑制、心动过速、低血压、骨骼肌强直、战栗、恶心与呕吐。与其他麻醉剂有协同作用，合用时应降低其他麻醉剂的剂量，最高可达 75%。纳洛酮为本品的特效拮抗剂，出现严重呼吸抑制、肌强直等严重反应时可应用。禁用于有芬太尼类过敏史和 2 岁以下儿童。禁止硬膜外和鞘内给药。滥用可产生成瘾性。对分娩、妊娠、哺乳的安全性尚未确定，应慎用。老年人对本品的敏感性增高，65 岁以上者剂量应减少一半。应清洗输液器具，消除药物残留，以免混入其他药物引起中毒。

【药物相互作用】 ①本药与硫喷托、异氟烷、丙泊酚等有协同作用，合用时应将后者减至原剂量的 50%～75%，给药应个体化。②与巴比妥类药物、苯二氮䓬类药物（如咪达唑仑）、中枢肌松药、水合氯醛、乙氯维诺、阿片类止痛药、羟丁酸钠等合用，呼吸抑制作用增强。

【规格】 注射剂：1mg，2mg，5mg。

右美托咪定 Dexmetomidine（右旋美托咪定，Precedex）

【药性与应用】 本药为咪唑类衍生物，为选择性 α_2 肾上腺素受体激动剂，但较高的心动过缓发生率和较强的镇静作用，限制了本药的临床应用。静脉给药后 30min 起效，60min 达血药峰浓度，作用持续 4h。临床用作麻醉辅助药和重病监护短期操作镇静药、术后镇痛药。

静脉给药：①镇静：开始 10min 内静脉给予负荷量 1mg/kg，随后静脉滴注维持量 0.2～0.7μg/（kg・h）。②麻醉辅助用药：0.5～0.6μg/kg，麻醉诱导前 10～15min 给予，推注时间应少于 1min。③术后镇痛一次 0.4μg/kg，2h 最多使用 5 次，无效时给予吗啡。肌内注射：麻醉辅助用药，0.5～1.5μg/kg，诱导麻醉前 60min 给药。白内障手术的推荐剂量为 1μg/kg。

【注意与禁忌】 对本药过敏者禁用。慎用于糖尿病、高血压、肝肾功能不全、低血容量、心血管疾病者及哺乳妇。妊娠安全性为 C 级。

国外报道的不良反应有低血压、房颤、一过性高血压、窦性过缓、焦虑、头晕、头痛、缺氧、口干、恶心等。

【药物相互作用】 与格隆溴铵合用可使心动过缓发生率下降，阿替美唑可阻滞本药的镇痛作用。

【规格】 注射液：200μg/2mL。

美沙酮[典]　Methadone（美散痛，非那酮，阿米酮，Phenadon，Amidon）

【药性与应用】 阿片受体激动剂。镇痛力等于或略强于吗啡。$t_{1/2}$为7.6h。血浆蛋白结合率为87.3%。适用于创伤、癌症、手术后引起的剧痛。服后5～30min起效。

口服：成人，5～10mg，3次/d；儿童，0.7mg/（kg·d），分4～6次服。极量，10mg/次，20mg/d。肌内或皮下注射：2.5～5mg/次，10～15mg/d；宜三角肌注射，作用快，血浆峰值高，极量值同口服。

【注意与禁忌】 抑制胎儿、幼儿呼吸，临产妇及幼儿禁用。可有较轻的头痛、眩晕、恶心、出汗、嗜睡等。不宜静脉注射。久用仍可成瘾。少数病人大剂量可引起失明、下肢瘫痪。

特别注意：本药可引起呼吸抑制、尖端扭转型室性心动过速，重症可出现死亡。慎用于心律失常、术后胃肠蠕动功能未恢复、有惊厥史、有自杀意图、颅内压升高、肝肾功能不全、甲状腺功能低下、老年体弱者。妊娠安全性为C级。

【药物相互作用】 ①氟伏沙明、酮康唑可增加本药的血药浓度。②异烟肼、吩噻嗪、尿液碱化剂可减少本药排泄，合用时应减量。③本药与其他镇痛、镇静、催眠、抗抑郁药合用，可加强这些药物的作用。④与抗高血压药合用，可使血压下降过快，重者可出现昏厥。⑤苯妥英钠、利福平加快本药代谢，合用时应相应增加本药剂量。⑥尿液酸化剂加速本药排泄，合用时适当增加本药剂量。⑦本药可增加齐多夫定毒性。⑧磷苯妥英、艾法韦仑、奈韦拉平、利托那韦可降低本药血药浓度，产生阿片戒断症状。⑨赛庚啶 、甲基麦角酰胺、利福布汀、卡马西平、氯化铵等可降低本药的效用。⑩本药降低去羟肌苷的生物利用度。⑪与纳曲酮合用，可引起急性阿片戒断症状。⑫与利培酮合用，发生阿片戒断症状的危险性增加。⑬与女性避孕药合用可致困倦无力。⑭与颠茄、阿托品类药剂合用可引起严重便秘。⑮与乙醇合用，本药的镇静作用加强。

【规格】 片剂：2.5mg；口服液：1mg/10mL，2mg/10mL，5mg/10mL，10mg/10mL；注射液：5mg/1mL。

左醋美沙朵　Levomethadyl Acetate（Orlaam，LAAM）

【药性与应用】 合成阿片受体激动剂，结构类似美沙酮，有镇痛作用，但主要用于治疗阿片成瘾性。其主要药理作用为封闭吗啡型阿片受体，抑制成瘾者的戒断状态；长期口服能阻断阿片类药品的耐受力。临床主要用于阿片类毒瘾者的戒毒。

口服：一般 3 次/周，周 1、3、5 或 2、4、6，周日间隔 72h。在间隔 72h 之前可增加剂量或给小剂量美沙酮。间日疗法也可取得更好效果。但不可每日给药，以防过量。多数病人用 60~90mg，3 次/周。最低剂量 10mg，最高剂量 140mg，3 次/周。室温条件下配制后即时服用。

【注意与禁忌】 不良反应发生率在 11%以上。可有腹痛、便秘、腹泻、口干、恶心、呕吐；咳嗽、鼻炎、哈欠；皮疹、出汗；射精困难、阳痿和心动过缓、关节痛、视力障碍、无力、背痛、畏寒、水肿、流感样反应等。因可影响中枢神经，减弱危险作业能力，如驾驶车辆、操纵机器等。用药期间及前后不可饮酒，因乙醇与本品有危险的相互作用。本品有耐受性和依赖性。戒断综合征多出现在长期用药后，但病情缓慢，症状较轻，因而出现药效也缓慢，易引起过量或蓄积中毒，可用纳洛酮解毒。肝、肾功能不良，孕妇、哺乳妇及 18 岁以下、有毒瘾者，均慎用本品。

【药物相互作用】 ①酶促药物如利福平、苯巴比妥、苯妥英钠、卡马西平等，可降低血浆美沙酮浓度，引起戒断症状。②酶抑制剂如西咪替丁、红霉素、酮康唑，拮抗剂如纳洛酮，激动拮抗混合剂如喷他佐辛，均可使病人出现戒断症状。③忌与哌替啶同时应用，以免增加其毒性。④其他参阅美沙酮。

【规格】 口服液：474mL（10mg/mL）。

丁丙诺啡[典] **Buprenorphine（布诺啡，Bupnenox，M6029）**

【药性与应用】 阿片受体部分激动剂，疗效优于哌替啶，成瘾性低于吗啡。对呼吸亦有抑制作用。主要用于术后、癌症、烧伤、肢体痛、冠心病的止痛；也可作为戒瘾的维持治疗。

肌内注射或缓慢静脉注射：0.15~0.3mg/次。舌下含服：0.2~0.8mg/次。均为 6~8h 1 次。

【注意与禁忌】 常见头晕、嗜睡、恶心、呕吐等。仍有依赖性，不可滥用。颅脑疾病与损伤、呼吸抑制、老弱病人慎用。与其他药物配伍易产生沉淀。4~6 岁以下小儿、孕妇、哺乳妇、轻微疼痛或疼痛原因不明者不宜应用。

【药物相互作用】 ①与单胺氧化酶抑制剂合用具有协同作用。②与中枢抑制药合用可使呼吸抑制作用加强，已接受中枢抑制药的患者应慎用本药。③与抗精神病药、催眠镇静药合用，可使嗜睡加重。其中与地西泮合用还可加重呼吸抑制。④在手术时肌内注射酮洛酸联合硬膜外使用本药，可引起严重呼吸抑制。⑤与其他阿片受体激动药合用可引起阿片戒断症状。⑥与大量麻醉药合用可能促发戒断症状，合用时应慎重。⑦与苯丙羟香豆素合用可引起紫癜。⑧乙醇可使本药呼吸抑制、嗜睡等不良反应加重。

【规格】 注射液：0.15mg/1mL，0.3mg/1mL，0.6mg/2mL；舌下含片：0.2mg，0.4mg，0.5mg，1mg，2mg。

二氢埃托啡[典] Dihydroetorphine（双氢乙烯啡，双氢MQQ，DHMQQ，908）

【药性与应用】 蒂巴因-东罂粟碱类高效镇痛药，为阿片受体纯激动剂，镇痛作用为吗啡的1.2万倍。作用时间较吗啡短，有时对平滑肌有解痉作用，对呼吸中枢的抑制较轻，兼有镇静催眠作用。也可产生依赖性。用于剧烈疼痛的止痛，尤其对其他强止痛剂无效者而诊断已明确时。也用于诱导麻醉、静脉复合麻醉、阻滞麻醉的辅助或阿片成瘾者的戒毒。

止痛：舌下含服，10~20μg，2~3次/d；5~10min见效，可维持3~6h。肌内注射：10~20μg/次；10~15min见效，维持4h。静脉注射：10μg/次；2min出现镇静、止痛作用，可维持3~6h。一般用量20μg即可，不得超过60μg/次，180μg/d。连续用药不可超过1周，否则易成瘾。对晚期癌症病人可达100μg/次，400μg/d。麻醉相关用药：0.2~0.4μg/kg，配伍氟哌利多，静脉内缓慢推注；静注复合麻醉：首次缓慢推注0.3~0.6μg/kg，以后每40~60min追加上述剂量的半量，手术结束前40min终止用药；辅助阻滞麻醉：肌内注射，0.1~0.2μg/kg。用于戒毒：舌下含片难以控制症状时，可肌内注射20μg，后改用100μg加入500mL葡萄糖盐水内6~12h滴完；第2、第3日逐日递减20μg；第4日改用舌下含片。也可酌情逐渐递减剂量或改用美沙酮或丁丙诺啡，递减剂量。

【注意与禁忌】 不良反应少而轻，偶有头晕、恶心、乏力、出汗或呕吐，卧床可减轻反应。若呼吸减慢到10次/min，可给予尼可刹米或吸氧。可有便秘或成瘾。极少数可出现心悸、排尿困难、语言错乱，休息后可缓解。急性中毒时可肌内注射纳洛酮0.4~0.8mg解救。偶有血压下降。脑外伤、神志不清、肺功能不全者禁用。肝、肾功能不全者慎用。严禁静脉快速推注。本品仅用于剧痛。

【药物相互作用】 ①中枢神经系统用药与本药有协同作用。对于晚期癌症所产生的剧痛，同服司可巴比妥或地西泮等，可使镇痛作用时间延长，但可加重呼吸抑制。②尼可刹米、洛贝林与呼吸兴奋剂均可对抗本药呼吸中枢抑制作用。

【规格】 片剂：20μg，40μg；注射液：10μg/1mL，20μg/1mL。

美普他酚 Meptazinol（甲氮酚，消痛定，Meptid）

【药性与应用】 阿片μ受体激动剂，亦为其拮抗剂，具有双向性，有强效镇痛作用。对呼吸抑制作用较弱，约为哌替啶的1.8倍。主要用于诊断明确的各种疾病、外伤引起的中度疼痛。

肌内注射：成人，75～100mg/次，2～4h后可重复使用。口服：成人，200mg/4h。静脉注射：50～100mg/次，应缓慢，2～4h后可重复。

【注意与禁忌】 过量亦可引起呼吸中枢抑制，如发生可用纳洛酮对抗。禁与碱性药物合用。禁用于孕妇、哺乳妇。肝、肾功能不良者慎用。

【规格】 片剂：200mg；注射液：100mg/1mL。

布桂嗪[典][基] **Bucinnazine（布新拉嗪，强痛定，丁酰肉桂哌嗪，Bucinperazine，Butycinamyplyrazine，Fortanodyn，AP-237）**

【药性与应用】 镇痛作用约为吗啡的1/3，显效迅速为其特点。对皮肤、黏膜、运动器官的痛觉抑制明显，对内脏的作用则较差。主要用于偏头痛、三叉神经痛、炎症性及外伤性痛、关节痛、痛经及癌性疼痛。

口服：成人，60mg/次，3～4次/d，90～180mg/d。小儿，1mg/（kg·次）。口服后10～30min见效，注射后10min内见效。

【注意与禁忌】 偶有恶心、头晕、困倦，停药后消失。有耐受性和成瘾性，不可久用和滥用。

【规格】 片剂：30mg，60mg；注射液：50mg/2mL，100mg/2mL。

喷他佐辛 Pentazocine（戊唑星，镇痛新，Talwin）

【药性与应用】 阿片受体部分激动剂，镇痛作用约为吗啡的1/3，呼吸抑制作用为其1/2，对胃肠平滑肌二者作用相似，但对胆道括约肌较弱。大剂量可引起血压升高、心率加快。主要用于诊断明确的内外科急慢性疾病、手术后、癌症、产科、口腔科出现的中度或剧烈疼痛，也用于辅助麻醉。

口服：25～50mg/次，3～4h后可重复。静脉、肌内、皮下注射：30mg/次。

【注意与禁忌】 可有眩晕、恶心、呕吐、出汗。大剂量可引起呼吸抑制、血压升高、心动过速。对吗啡已有耐受性的病人可减弱镇痛作用，促使成瘾或产生戒断症状。颅内压升高及肝、肾损害者和孕妇慎用。

【药物相互作用】 ①本药可使环孢素血药浓度增加。②吗啡拮抗药（纳布啡、丁西诺啡）可降低本药疗效，并促发戒断症状：哈欠、瞳孔散大、流泪、流涕、喷嚏、肌肉收缩、头痛、乏力、出汗、焦虑、失眠躁动、畏食、恶心、呕吐、体重下降、腹泻、脱水、四肢疼痛、咬肌痉挛、呼吸急促、体温升高、血压升高等。③本药可减弱吗啡镇痛作用（不对抗呼吸抑制），并可诱发上述戒断症状。④本药与吗啡衍生物、巴比妥类合用可增加呼吸抑制的危险。⑤有报道本药与氟西汀合用可出现血压升高、多汗、共济失调、面部潮红、恶心、眩晕、焦虑不安等不良反应。⑥本药与西布曲明合用可导致5-羟色胺综合征：高血压、低体温、肌阵挛、意识障碍。⑦应用本药同时静脉或皮下注射曲吡那敏，可出现精神障碍。⑧与乙醇合用，加重中枢抑制与镇静。⑨吸烟加速本药代谢。

【规格】 片剂：25mg，50mg；注射液：15mg/1mL，30mg/1mL。

地佐辛　Dezocine（Dalgan）

【药性与应用】 K受体激动剂和μ受体拮抗剂。作用强于喷他佐辛。皮下、肌内注射吸收迅速，成瘾性小，镇痛作用为哌替啶的10~15倍。主要用于术后、内脏、癌性疼痛及诊断明确的各类疼痛。

肌内注射：开始10mg，以后2.5~10mg/（3~6）h。静脉注射：开始5mg，以后2.5~10mg/（2~4）h。

【注意与禁忌】 有恶心、呕吐、镇静、头晕、定向力障碍、幻觉、出汗、心动过速等不良反应。静脉注射可引起呼吸抑制，用纳洛酮解救。冠心病者慎用。

【规格】 注射液：5mg/1mL，10mg/1mL。

依他佐辛　Eptazocine（氢溴酸依他佐辛，酚甲唑辛，Eptazocine Hydrobromide）

【药性与应用】 对阿片受体具有激动作用，经大缝际核达脊髓后角突触的下行抑制系统显示镇痛作用，镇痛力为喷他佐辛的1~2倍，耐受依赖性则轻于喷他佐辛及吗啡。常用于术后及癌症的镇痛，也可用于已明确诊断的疾病止痛。

肌内或皮下注射：15mg/次，可根据临床效果适量增减。

【注意与禁忌】 轻度抑制呼吸，偶见眩晕、失眠、蒙眬、心悸、血压上升、口渴及呕吐。禁用于严重呼吸抑制、颅脑损伤、神志不清病人。慎用于有药物依赖性者。哺乳妇用药后应停止哺乳。避免精细、危险机械操作以及驾驶车辆。

【规格】 注射液：10mg/1mL，15mg/1mL。

羟考酮[典]　Oxy Codone（奥昔康定，羟氢可待因酮，Thecodme）

【药性与应用】 为半合成的纯阿片受体激动药，其药理作用及机制与吗啡相似，通过激动中枢神经系统的阿片受体而起镇痛作用，镇痛效力中等。也可直接作用于延髓咳嗽中枢镇咳。此外，本品互有抗焦虑和镇静作用。用于缓解中至重度疼痛、手术后痛。口服吸收迅速，1h后达到最大效应，单剂作用可持续3～4h。

口服：①控释片：10mg/12h，可根据药效调整剂量。②速释片：单剂10～30mg，1次/4h；初次服药者药量减半。关节囊内注射：本药5mg、布比卡因10mL，注入关节囊内。

【注意与禁忌】 特别警示：80mg以上剂量仅用于阿片耐受者，否则可出现致命的呼吸抑制。禁用于对本药过敏、疑有麻痹性肠梗阻、阻塞性呼吸道疾病、呼吸抑制、颅内压升高、急腹症、胃肠排空延缓、肺心病、中至重度肝功能障碍、重度肾功能障碍、慢性便秘等患者及孕妇、哺乳妇。慎用于呼吸抑制相关疾病、急性酒精中毒、甲状腺功能低下、老年人或疲劳过度、贫血、休克、肾上腺功能不全、肝肾功能不全、尿路梗阻、肠炎等诸类患者。18岁以下人群不推荐使用。妊娠安全性B级。

不良反应可有血管扩张、低血压、头痛、嗜睡、乏力、意识模糊、感觉异常等。最常见的为消化系统症状，如便秘、呕吐、胆道痉挛、血清淀粉酶一过性升高。其他偶见或罕见现象有：抽搐、定向障碍、发热、脱水、支气管痉挛、味觉异常、视觉异常、戒断综合征等。此外，本药可产生耐受性和依赖性。

【药物相互作用】 ①中枢神经抑制药可加重本药的中枢抑制，合用时起始剂量应改为常用量的1/3。②本药与中枢性肌松药合用呼吸抑制作用增强。③本药与抗抑郁药、降压药合用有叠加作用。④单胺氧化酶抑制剂可增强本药的作用，导致意识紊乱、焦虑、呼吸抑制和昏迷，停药14d后始可用本药。⑤利福平、利福布汀可使本药的疗效下降。⑥纳曲酮可与本药争夺阿片受体，促发戒断综合征。⑦与舍曲林合用有引起5-羟色胺综合征的个案报道。⑧乙醇可加重本药的中枢抑制。

附注：约有7%高加索人、3%黑种人和1%亚洲人体内监测不到CYP206或对其缺乏代谢，因而使用本药微效或无效。

【规格】 片剂：5mg；控释片：5mg，10mg，20mg，40mg。

右吗拉胺 Dexfromoramide（吗散痛，右吗拉米，右吗酰胺，Dimorlin，Errecalma）

【药性与应用】 本品为强效阿片受体激动剂，作用与美沙酮相似，二者同为吗啡衍生物。本药镇痛效果较吗啡强，镇静作用轻微，不引起便秘。临床用于各种剧痛，也可用于镇咳。

本药皮下、肌内、口服、直肠均可给药。口服20～30min起效，作用维持2～3h。肌注或皮下注射起效快，但维持时间短，仅1～2h。在相同剂量不，口服和注射效果相似，且不良反应少。

口服：每次5~7.5mg，剧痛者可增至20mg/次。于饭前或饭后2h吞服。必要时可重复使用。肌内注射：5mg/次，必要时可增至15mg/次。皮下注射：同肌内注射。直肠给药10mg/次。

【注意与禁忌】 对吗啡过敏、颅脑创伤及颅内压高、急性酒精中毒及震颤、谵妄、惊厥、诊断不明的急腹症、严重肝功能不全者及早产儿、分娩第二产程孕妇均禁用本药。肝肾功能不全、老年患者、甲状腺功能减退、肾上腺皮质功能不全、休克、尿道及前列腺疾病患者均应慎用。

不良反应可出现恶心、呕吐、便秘、头晕、嗜睡、镇静、兴奋（老年多见）、潜在性呼吸抑制、低血压、心动过速、药物依赖和耐受、戒断综合征。

【药物相互作用】 ①与中枢神经抑制药合用可加重中枢抑制。②与其他吗啡类衍生物（美沙酮等）、苯二氮䓬类、巴比妥类合用，增加呼吸抑制危险，甚至致死。③与阿片受体拮抗药合用降低本药疗效，并可出现戒断综合征。④与乙醇合用增强镇静作用。

【规格】 片剂：5mg，10mg；注射液：5mg/1mL，10mg/2mL；栓剂：10mg。

布托啡诺[典]　Butorphanol（酒石酸布托啡诺，Butorphanol Tarfrate）

【药性与应用】 本药为合成阿片受体激动-拮抗药。主要通过激动K受体、部分激动δ受体而产生镇痛作用，对μ受体有弱拮抗作用。本药镇痛作用较吗啡强5~8倍，较哌替啶强30~50倍；镇咳作用为可待因的10倍，且作用持久。还具有一定的麻醉拮抗作用，与烯丙吗啡基本相当，为喷他佐辛的10倍、纳洛酮的1/40。口服1~1.5h血药浓度达峰值，单剂作用可持续5~6h，$t_{1/2}$为4~7h，老年人稍延长。

口服：4~16mg，每3~4h1次。肌内注射：①镇痛：1~2mg/次，必要时3~4h重复1次，单剂量不超过4mg。②麻醉前给药，术前60~90min，肌内注射2mg。静脉注射：0.5mg/次。经鼻给药：①一般镇痛：1~2mg，3~4次/d。初始剂量可喷1mg，1~1.5h后可重复使用。②剧痛：初始剂量2mg，效果好时，3~4h内不要重复给药。

【注意与禁忌】 禁用于对本药过敏、对那可丁依赖（本药具有阿片拮抗特征）、18岁以下患者。对阿片耐受、冠状动脉功能不全、心功能不全、脑损伤、颅内压升高、中枢或呼吸功能不全、高血压、肝肾功能不全等病人应慎用。老人对本药更为敏感，易导致中毒。妊娠安全性C~D级。哺乳妇的安全性尚未确定，用时应权衡轻重。

不良反应：常见的有血管扩张、心悸、低血压、晕厥，嗜睡、头晕、虚弱、焦虑、意识模糊、欣快感、失眠、神经质、感觉异常、震颤，支气管炎、呼吸困难、鼻衄、咽炎、上呼吸道感染、排尿困难、恶心、呕吐、厌食、口干、味觉异常、便秘、胃痛，热感、多汗/湿冷、瘙痒、皮疹。少见的有梦魇、幻觉、敌意、戒断状态、视觉模糊、耳痛、耳鸣、依赖性等。

【药物相互作用】 ①本药与中枢神经抑制药（镇静、催眠、抗组胺药）合用时中枢抑制作用增强。②与阿片受体拮抗药或激动药合用时可促发戒断症状。③纳洛酮可拮抗本药，引起呼吸抑制。④与影响肝脏代谢药物（西咪替丁、红霉素、茶碱等）合用，应降低本药起始剂量，延长给药间歇。⑤乙醇增加本药中枢抑制。

【规格】 片剂：4mg；注射液：1mg/1mL，2mg/1mL，4mg/1mL；鼻喷剂：25mg/2.5mL（每喷1mg）。

曲马多[典]　Tramadol（反胺苯环醇，Tramal，CG315）

【药性与应用】 人工合成非吗啡类阿片受体激动剂，为新型安全强效镇痛药，作用于中枢疼痛相关受体。有吗啡样作用，效力类似哌替啶。镇咳作用为可待因的50%。无呼吸抑制及便秘作用，对心、肝、肾均无影响，不引起欣快、幻觉与组胺释放，对平滑肌、横纹肌均无作用，耐受性、依赖性也很低。主要用于诊断明确的急慢性疼痛、诊断探查、麻醉前给药、手术后与外伤止痛、胆绞痛、妇科痛及心肌梗死、胰腺炎引起的剧痛。

口服：成人<100mg/次，400mg/d，连续用药不超过48h，累计用量不超过800mg。肌内注射：50~100mg/次，≤400mg/d。

【注意与禁忌】 常见眩晕、恶心、镇静、口干，大剂量可抑制呼吸。静脉注射过快可引起心悸、出汗。据报道有成瘾现象。肝、肾功能不全及心脏病者慎用。忌与单胺氧化酶抑制剂合用。对吗啡类过敏者慎用。

【药物相互作用】 ①奎尼丁、利托那韦可抑制或减少本药代谢，增加本药的血药浓度和潜在的不良反应，如呼吸抑制等。②本药与苯海拉明合用可增强中枢抑制作用。③与中枢抑制药（如地西泮等）合用时镇静、镇痛作用增强，应适当减量。④本药可延长巴比妥类麻醉持续时间。⑤与地高辛合用可增加恶心、呕吐、心律失常等不良反应发生率。⑥卡马西平降低本药血药浓度。⑦合用或应用过卡马西平可导致镇痛效果减弱，持续时间缩短。⑧纳洛酮消除本药镇痛作用。⑨合用苯丙羟香豆素、华法林可增加出血危险。⑩与吩噻嗪类或丁酰苯类抗精神病药、抗抑郁药合用，可诱发癫痫发作。⑪本药与单胺氧化酶抑制药（如呋喃唑酮、丙卡巴肼等）合用，可引起躁狂、昏迷、惊厥，甚至严重呼吸抑制死亡。禁止合用。⑫乙醇可引起中枢过度抑制，禁止合用。

【规格】 片剂：50mg，100mg；分散片：50mg；泡腾片：50mg；缓释片：100mg；胶囊：50mg；缓释胶囊：100mg；滴剂：100mg/1mL；栓剂：100mg；注射液：50mg/2mL，100mg/2mL，100mg/100mL。

阿片全碱 Opium Alkaloid（潘托邦，全阿片素，Omnopon，Narcopan）

【药性与应用】 同盐酸吗啡。用于各种诊断明确的疼痛和止泻。

皮下注射：6~12mg/次。口服：5~15mg，3次/d。极量，30mg/d。直肠给药：1粒/次，塞入肛门。

【注意与禁忌】 同盐酸吗啡。

【规格】 片剂：5mg；注射液：20mg/1mL；栓剂：20mg。

眼镜蛇毒 Corbratoxin（克痛宁，考拉托辛，眼镜蛇神经毒素）

【药性与应用】 有箭毒样神经肌肉阻断作用，属非麻醉性镇痛药，镇痛力强于吗啡，无成瘾性及耐受性。用于各种慢性顽固性疼痛，如血管性头痛、三叉神经痛、坐骨神经痛、关节痛、麻风反应性神经痛及晚期癌症疼痛。

肌内注射：首次0.5mL，0.5h后如无不良反应，再注入其余1.5mL，2mL/d；7d为1个疗程。隔3d后行第2个疗程。2个疗程后，可给予维持量：2mL/次，2次/周。一般用1~2个疗程。最大剂量6mL/d。

【注意与禁忌】 个别人有一过性口干、头晕、血压降低。大剂量可使膈肌麻痹出现呼吸抑制。过敏体质、孕妇、青光眼者禁用。严重高血压、冠心病者慎用。偶有用药后疼痛加重，继续用药则效果明显。0~10℃保存。

【规格】 注射液：70μg/2mL。

3-乙乌头碱 3-Acetylaconitine（新乌痛宁）

【药性与应用】 提高痛阈，镇痛作用强于吗啡，起效慢而持续时间长，中等强度，无成瘾性。用于已诊断明确的难忍性中度疼痛，如肩关节周围炎、颈椎痛、肩背腰痛、关节扭伤、风湿性关节炎、类风湿性关节炎、坐骨神经痛、带状疱疹、小手术后等。

口服：0.3mg/次，1~2次/d，饭后服；每次量≤0.3mg，不超过2次/d，间隔6h。1个疗程为10d。疗程间隔3~5d。肌内注射：0.3mg/次，1~2次/d，以2%苯甲醇或注射用水稀释至2mL后注射。小儿、老人，1~2d1次。

【注意与禁忌】 少数有头晕、恶心、双手发麻、胃部烧灼感；个别有心悸、寒战、胸闷、注射部位麻木胀痛，停药或减量可消失。若出现心电图变化应停药，用维生素C、高渗葡萄糖及阿托品救治。

【规格】 片剂：0.3mg；注射液：0.3mg/1mL。

高乌甲素 Lappaconitine（拉巴乌头碱）

【药性与应用】 为非麻醉性镇痛剂，作用类似3-乙乌头碱，镇痛作用强。用于已诊断明确的各类中度以上疼痛。

口服：5~10mg/次，1~3次/d。肌内注射或静脉滴注：4mg/次，1~2次/d。

【注意与禁忌】 同3-乙乌头碱。

【规格】 片剂：5mg；注射液：4mg/2mL。

奈福泮[典] Nefopam（平痛新，Acupan，Bezoxazocine，Fenazoxine）

【药性与应用】 新型镇痛药，结构属于环化邻甲基苯海拉明，所以异于非甾体抗炎药和阿片受体激动剂的作用原理。用于诊断已明确的中、重度疼痛，镇痛作用弱于吗啡而强于哌替啶。其特点是无呼吸抑制和成瘾性，但可产生蓄积中毒。临床多用于手术后痛、癌性痛、急性外伤痛；亦用于急性胃炎、胆道蛔虫、输尿管结石等平滑肌痉挛性痛；也作为针麻、局麻等的辅助用药。

口服：20~60mg/次，60~180mg/d。肌内注射或静脉注射：20mg/次，必要时1次/（3~4）h。

【注意与禁忌】 常有嗜睡、恶心、出汗、口干、头晕、头痛，多为一过性。如过量引起兴奋，可用安定等镇静药对抗。严重的心血管疾病、有惊厥史者禁用。青光眼、尿潴留和肝、肾功能不全者慎用。

【规格】 片剂（胶囊）：20mg；注射液：20mg/1mL，20mg/20mL。

夫罗曲坦 Frovatriptan（夫罗曲普坦，Frova）

【药性与应用】 本品为5-羟色胺（5-HT）选择性受体激动剂，$t_{1/2}$约为26h。临床主要用于治疗偏头痛。

口服：2.5mg/d，头痛缓解后，可再服2.5mg，但两次用药应间隔2h以上。每日总用量不得超过7.5mg。

【注意与禁忌】 可有头晕、头痛、感觉异常、恶心、呕吐、口干、消化不良、疲劳、胸痛、体温改变、嗜睡、骨骼疼痛、心前区不适、冠脉痉挛。也有室颤的报道。本品只用于诊断明确的偏头痛，不可用于预防。治疗过程中，应进行全程心脏监测。一般不应用于冠心病及高血压、高血脂、吸烟、肥胖、糖尿病等与心脏病相关的患者。本品为妊娠安全性C级药物，孕妇、哺乳妇均应慎用。65岁以上、18岁以下人群不推荐使用。本品无特殊解毒剂，中毒后只能采用支持疗法。

【药物相互作用】 与普萘洛尔合用可增加本药的生物利用度。与选择性5-HT再摄取抑制剂合用可有虚弱、反射亢进。与麦角类衍生物合用，可延长血管痉挛反应。在使用阿莫曲坦24h内，禁止使用本药。与5-HT受体激动剂合用，可延长血管痉挛反应。

【规格】 片剂：2.5mg。

利扎曲坦　Rizatriptan（利扎曲普坦）

【药性与应用】　本品激动偏头痛发作时扩张的脑外、颅内血管及三叉神经末梢上的5-HT受体导致颅内血管收缩，抑制三叉神经疼痛通路中神经肽的释放和传递而发挥治疗作用。临床用于成人急性发作的偏头痛治疗。

口服：5~10mg/次。用药时间间隔应大于2h。每日最高剂量不应高于30mg。

【注意与禁忌】　本品耐受性较好，不良反应轻而短暂。可有虚弱、疲劳、嗜睡、疼痛、压迫感、眩晕。偶有心脏意外事件发生，应予注意。用药前后应进行心脏监测。禁用于冠心病、高血压、脑缺血患者。不可同时服用MAO抑制剂并在停服MAO两周后应用本品。在服用本品治疗24h内，禁止服用其他5-HT受体激动剂，以及含有麦角胺或麦角类药物，如双氢麦角胺、美西麦角等。

【药物相互作用】　普萘洛尔可使本品血浆浓度增加70%。

【规格】　片剂：5mg，10mg。

第二节　弱镇痛药

可待因[典][基]　Codeine（甲基吗啡，Paveral）

【药性与应用】　中枢抑制药，作用类似吗啡而较弱；直接抑制延髓咳嗽中枢，止咳作用强大而迅速。呼吸抑制、便秘等副作用及耐受性、成瘾性均较吗啡弱。主要用于止咳及中等程度疼痛。

口服：成人，15~30mg/次，30~90mg/d；极量，0.1g/次，0.25g/d。小儿，镇痛，3mg/（kg·d）；止咳，1~1.5mg/（kg·d），分3~4次服。皮下注射：成人，15~30mg/次，30~90mg/d。

【注意与禁忌】　偶有恶心、呕吐、便秘、眩晕。1次口服60mg，可有兴奋与烦躁不安。长期应用易产生耐受性和成瘾性。有痰者慎用，痰多者禁用。1岁以下小儿不用。与中枢抑制药合用，可加重便秘与呼吸抑制。

【规格】　片剂：15mg，30mg；缓释片：45mg；糖浆：0.5%；注射液：15mg/1mL，30mg/1mL。

阿法罗定　Alphaprodine（安侬痛，阿那度尔，安那度，Anadol，α-prodine，Nisentil）

【药性与应用】　阿片受体激动剂，起效时间速于吗啡，但效力弱于哌替啶，呼吸抑制轻微。临床用于短效止痛，如小手术、术后引起的疼痛；也可与阿托品合用于空腔脏器的平滑肌痉挛性疼痛。

皮下注射：10~20mg/次，20~40mg/d。静脉注射：20mg/次。极量，

30mg/次，60mg/d。

【注意与禁忌】 有耐受性和成瘾性，不可久用。有轻微一过性眩晕、无力、多汗。分娩时慎用，可引起胎儿窒息。产前2h内不可与阿托品类合用。

【规格】 注射液：10mg/1mL，20mg/1mL，40mg/1mL。

罗通定[典] Rotundine（颅通定，左旋四氢帕马丁）

【药性与应用】 兼有镇痛、催眠作用。其催眠作用服后15min出现，2h后消失。多适用于因疼痛而失眠的病人。临床用于消化性溃疡痛、痛经、分娩后宫缩痛、紧张性失眠、痉挛性咳嗽等。

镇痛：口服，60~120mg/次，1~4次/d；肌内注射：60~90mg/次。催眠：睡前服，30~90mg/次。

【注意与禁忌】 可有嗜睡、眩晕、乏力、恶心。

【规格】 片剂：30mg，60mg；注射液：60mg/2mL。

四氢帕马丁 Tetrahydropalmatine（延胡索乙素）

【药性与应用】 作用同罗通定而较弱，有镇痛、镇静、催眠、安定诸作用。镇痛作用虽不及哌替啶，但较一般解热镇痛剂强。临床主要用于胃肠、肝、胆等脏器的钝痛，也用于分娩、痛经及镇静、催眠。对外伤、癌性疼痛效果差。

镇痛：口服，100~150mg/次，2~4次/d；皮下注射，60~100mg/次。痛经：口服，50mg/次。催眠：100~200mg/次。

【注意与禁忌】 偶有恶心、眩晕。大剂量对呼吸中枢有一定抑制。尚可引起锥体外系症状。孕妇慎用。

【药物相互作用】 ①东莨菪碱可增强本药引起僵住的作用。②毒扁豆碱可降低本药引起僵住的作用。

【规格】 片剂：50mg；注射液：60mg/2mL，100mg/2mL。

苯噻啶[典] Pizotifen（新度美安，Pizotiline）

【药性与应用】 5-HT拮抗剂，有强抗组胺和弱抗乙酰胆碱作用。临床用于各型偏头痛，可减轻症状与发作次数；也用于红斑性肢痛、血管神经性水肿、慢性荨麻疹及房性、室性早搏。

口服：0.5~1mg/次，1~3次/d。为减轻嗜睡副作用，第1~3日，0.5mg/晚；第4~6日，每日早、晚各0.5mg；第7日以后，每日早、中、晚各0.5mg。病情控制后减至维持量。对房性或室性早搏：0.5mg，3次/d。

【注意与禁忌】 常有嗜睡，偶有头晕、口干。驾驶员、机械操纵者慎用。

长期应用应注意血象变化。闭角型青光眼、前列腺肥大者及孕妇忌用。

【药物相互作用】 ①本药与普鲁卡因胺合用有相加的抗迷走神经效应，从而影响房室结传导。②本药可降低西沙必利疗效，可能是药物的相互拮抗。③本药可降低胍乙啶的降压作用。④不可与 MAOI 合用。

【规格】 片剂：0. 5mg。

舒马曲坦　Sumatriptan（英明格，舒马坦，舒马普坦，Imigran）

【药性与应用】 高度选择性 5-HT 受体激动剂，主要作用于收缩颈总动脉的 $5\text{-}HT_1$ 受体，调节颈总动脉的收缩以缓解偏头痛。用于周期性头痛及丛集性偏头痛的急性发作。

口服：100mg/次，2～3 次/d；皮下注射：6mg/次，发作后尽早使用，如未控制。1h 内再次注射，但 24h 内至多用 2 次。

【注意与禁忌】 注射处痛、麻、烧灼感，面部潮红、眩晕、无力、嗜睡、疲劳。也可有血压一过性升高和肝功能轻度异常。缺血性心脏病、高血压者禁用。偏瘫性偏头痛，以及应用单胺氧化酶抑制剂、选择性 5-HT 吸收抑制剂或接受锂治疗者，应避免服用。不宜静脉注射。不可与麦角胺合用，否则可出现血管痉挛反应。肝、肾功能不良者及孕妇、哺乳妇禁用。65 岁以上者不宜服用。

【药物相互作用】 ①本药与其他曲坦类（阿莫曲坦、那拉曲坦、佐米曲坦、利扎曲坦等）5-HT 受体激动剂同时使用，有增加血管痉挛的危险。故使用本药 24h 内，不宜使用其他 5-HT 受体激动剂。②与麦角碱类药物合用可引起血管痉挛效应延长。故使用本药后间隔 6h 才可使用含麦角胺的制剂；使用麦角胺制剂后需间隔 24h 时才可使用本药。③口服或经鼻给药时，本药忌与 MAO-A 抑制药合用，停用 MAO-A 抑制药两周也不能使用本药，否则可引起 5-HT 综合征。必须合用时，本药的注射量也应减少。④与 5-HT 再摄取抑制剂（右芬氟拉明、西酞普兰、氯伏胺、依地普仑、非莫西汀、氟西汀、氟伏沙明、奈法唑酮、帕罗西汀、舍曲林、文拉法辛、石布曲明、圣・约翰草）合用药理作用累加，有引起 5-羟色胺综合征的危险。⑤本药与氟桂利嗪、赛洛唑啉、普萘洛尔、苯噻啶 、萘普生之间没有相互作用。

【规格】 片剂：25mg，50mg，100mg；注射液：6mg/0. 5mL；喷雾剂：5mg，20mg。

麦角胺[典]　Ergotamine（贾乃金，Ergate）

【药性与应用】 使过度扩张与搏动的脑动脉恢复正常，主要用于偏头痛，但无预防和根治作用。与咖啡因合用有协同作用，可提高疗效，减少副作用。

也用于其他神经性头痛。

口服：1~2mg/次，不超过 6mg/d、10mg/周。皮下注射：效果较口服为好，0.25~0.5mg/次，不超过 1mg/d。早期给药效果较好，但无预防和根治作用。

【注意与禁忌】 剂量过大或皮下注射可有恶心、呕吐、上腹部不适、腹泻、肌无力、胸前区痛。孕妇、哺乳妇及周围血管疾病、冠心病，肝、肾疾病者禁用。

【药物相互作用】 ①本药与咖啡因合用有协同作用，可提高疗效，减少不良反应。②与硝酸甘油、戊四硝酯、硝酸异山梨酯、单硝酸异山梨酯等合用，本药的生物利用度提高。③舒马曲坦可延长本药致血管痉挛作用。④本药与普奈络尔、噻吗洛尔、纳多洛尔、氧烯洛尔等合用，可导致外围血管缺血，可能与血管协同收缩有关。⑤本药与强效 CYP3A4 抑制药（如四环素、红霉素、地红霉素、克拉霉素、红霉素-磺胺异噁唑、安普那韦、地拉费定、依法韦恩茨、茚地那韦、尼非那韦、利托那韦、沙奎那韦等）合用可引起麦角中毒，表现为恶心、呕吐、血管痉挛。⑥本药能减少他克类司代谢。⑦本药与多巴胺合用可引起外周血管痉挛，发生坏疽。⑧本药与西布曲明合用有诱发 5-羟色胺综合征的危险，表现为高血压、体温降低、肌阵挛和精神改变。⑨本药大剂量与二甲麦角新碱合用有引起动脉闭塞的报道。⑩吸烟可加强本药的致血管痉挛作用。

【规格】 片剂：0.5mg，1mg；注射液：0.25mg/1mL，0.5mg/1mL。

麦角胺咖啡因片[典][基]（Ergotamine and Caffeine Tablets，麦咖片）：每片含酒石酸麦角胺 1mg、咖啡因 100mg。偏头痛发作时立即服 2 片，但不得超过 6 片/d、10 片/周。

氟吡汀 Flupirtine（Katadolon）

【药性与应用】 本药为选择性神经元钾通道开放药，属非阿片类镇痛药，镇痛作用较美沙酮稍弱。口服吸收好，20~30min 起效，维持 3~5h。多用于术后、外伤、烧伤性疼痛。

口服：100mg/次，3~4 次/d，最大剂量 600mg/d。栓剂：150mg/次，3~4 次/d，最大剂量 900mg/d。用药不宜超过 8d。

【注意与禁忌】 常有疲倦、头晕、恶心、胃部不适、便秘、腹泻、出汗、口干、转氨酶升高、视觉障碍。孕妇、哺乳妇、胆汁淤积症者禁用。本品尚可增加抗凝血药的作用，应予注意。

【药物相互作用】 ①本药可使华法林等抗凝药的作用增强，应监测凝血酶原时间，以防出血。②本药可使镇静药、肌松药的作用增强，使地西泮、艾司唑仑等的作用加强。③可增强乙醇的作用，用本药治疗期间不得饮酒。

【规格】 胶囊：100mg。

氯唑沙宗　Chlorzoxazone（肌柔，氯羟苯噁唑）

【药性与应用】 本药为中枢肌松药，不直接对肌肉产生作用。可能作用于中枢神经系统的多突触通道，发挥松弛肌肉、解痉止痛的作用。口服有效剂量后1h开始起效，3~4h血药浓度达峰值，$t_{1/2}$约为66min。临床用于多种急慢性软组织损伤、肌肉劳损引起的疼痛或运动后肌肉酸痛和中枢神经系统病变引起的肌肉痉挛、慢性筋膜炎等。

口服：200~400mg，3次/d。症状严重者可酌情加量。

【注意与禁忌】 忌用于对本药过敏者。慎用于肝、肾功能不全和儿童。老年患者用药后可能加重器质性脑病的症状。妊娠安全性C级。哺乳妇慎用。

不良反应：常见嗜睡；偶见偏头痛、胃肠刺激；也可见胃肠出血、过敏、肝功能异常等。国外有致痉挛性斜颈的报道，可静脉给予苯扎托品控制其发作。

【药物相互作用】 ①中枢神经抑制药（催眠药、抗焦虑药、抗精神病药等）、单胺氧化酶抑制剂可增强本药的药效。合用时应密切监控或减少用量。②本药与对乙酰氨基酚合用，可引起梦样状态、感觉异常、记忆缺失、精神紊乱、斜颈及角弓反张。③乙醇增强本药作用与毒性。

【规格】 片剂：200mg，250mg，500mg；胶囊：200mg。

氨基葡萄糖　Glucosamine

【药性与应用】 本药为天然氨基单糖，为合成蛋白多糖的前体物质，能提高软骨细胞的修复能力，抑制损伤关节软骨的酶类胶原酶和磷脂酶 A_2 等。同时可防止超氧化物自由基对细胞的损伤，促进软骨基质的修复和重建，缓解关节疼痛，改善其功能，延缓病理过程的发展。临床用于全身所有部位骨性关节炎的防治，如膝、髋、脊柱、肩、手、腕、踝关节等。

口服给药，根据需要可延长疗程，每年亦可复治2~3个疗程。①片剂：0.75g，2次/d，6周为一疗程；也可0.24~0.48g，3次/d，连服4~12周。②胶囊：盐酸盐制剂，0.24~0.48g，3次/d，连服4~12周；硫酸盐制剂，0.5g，3次/d，6周或以上为一疗程。③颗粒：0.75g，2次/d，6周为一疗程。

【注意与禁忌】 对本药过敏者忌用。肝、肾功能不全者慎用。对孕妇、哺乳妇无可信资料，用时应权衡利弊。

不良反应少见，可有恶心、便秘、腹胀、腹泻等消化道症状，均不严重。部分患者可出现过敏反应，皮疹、瘙痒、红斑等。

【药物相互作用】 ①与四环素类合用可使胃肠道增加对后者的吸收。②与非甾体抗炎药合用可使后者的抗炎作用增强，应减少其一的用量。③与抗糖尿病药合用可使后者的作用减弱。④与阿霉素、依托泊苷、替尼泊苷合用，上述药物的作用可被减弱。⑤本药可减少口服青霉素、氯霉素的吸收。⑥与利尿药合用可能需增加利尿药的剂量。

【规格】 片剂：0.24g，0.75g；胶囊：0.24g，0.25g；颗粒：0.75g。

阿司待因 Aspirin and Codeine Phosphate（阿司匹林可待因，联佳，西司奇）

【药性与应用】 为阿司匹林和磷酸可待因的复方制剂。临床用于缓解骨科慢性疾病、肿瘤及术后的中至重度疼痛。

口服：1~2片，3~4次/d。偶可根据疼痛程度和对可待因的耐受程度增加剂量。

【注意与禁忌】 禁忌证：①对阿司匹林、磷酸可待因过敏或不能耐受者。②严重出血体质或凝血障碍。③消化性溃疡与胃肠道严重疾病。④青少年水痘或流感患者有诱发瑞氏综合征的报道。

下列情况应慎用，或权衡利弊后使用：①对水杨酸敏感，尤其是鼻息肉和哮喘患者。②消化道感染性疾病。③胆囊炎及结石。④呼吸障碍。⑤心律失常。⑥艾迪生病。⑦甲状腺功能减退。⑧前列腺肿大或尿道狭窄。⑨痛风。⑩头部、肠道损伤或手术。⑪葡萄糖-6-磷酸脱氢酶缺乏病。⑫严重肝、肾功能不全。⑬体质衰弱。

不良反应可参阅阿司匹林和磷酸可待因。

【药物相互作用】 ①本药可增强其他非甾体抗炎药、麻醉性镇痛药、全身麻醉药、单胺氧化酶抑制药、口服抗凝药、口服降糖药或胰岛素、抗肿瘤药、青霉素类及磺胺类、镇静药、肾上腺皮质激素等的作用。②对氨基水杨酸、维生素C、呋塞米可引起阿司匹林及其代谢产物在体内蓄积，甚至可达到中毒的浓度。③本药可减弱丙磺舒、磺吡酮等尿酸促排药的作用。④其他可参阅阿司匹林、磷酸可待因。

【规格】 片剂：每片含阿司匹林325mg，磷酸可待因15mg。

第三节 其他镇痛药

白屈菜碱 Chelidonine

【药性与应用】 类似吗啡的中枢作用，属麻醉性镇痛剂。主要用于脏器平滑肌痉挛引起的绞痛，如胆绞痛、肾绞痛、胆道蛔虫症痛、消化性溃疡痛及痛经等；辅助局麻可用于妇女绝育术。也用于外伤及癌性疼痛。

肌内注射：1~2mL/次，1~2 次/d。

【规格】 注射液：1mL，含白屈菜碱 0.6mg，汉防己全碱 3mg，延胡索全碱 2.4mg，巴比妥 15mg。

千金藤啶碱　Stopholidine

【药性与应用】 脑内 D_1、D_2 受体阻断剂。用于血管性头痛：25~75mg，3 次/d，饭后服；治疗急性发作：25~100mg，顿服。治疗多动症：25~100mg，3 次/d，饭后服。治疗儿童抽动秽语综合征：按成人量 1/2~1/3 计算。

【注意与禁忌】 少数可有胃部不适、腹胀、恶心、口干、头昏。大剂量可引起嗜睡、血压降低。有心、肝、肾疾病者及孕妇禁用。消化性溃疡及低血压者慎用。

【规格】 片剂：25mg。

匹米诺定　Piminodine（去痛定）

【药性与应用】 强效麻醉镇痛剂。用于胆囊炎合并胆结石、胰腺炎、癌症等引起的剧痛。

皮下或肌内注射：10~20mg/次，1 次/4h。口服：25~50mg/次。

【注意与禁忌】 有成瘾性，应避免长期应用。

【规格】 片剂：25mg；注射液：10mg。

西马嗪　Simazin（镇痛安）

【药性与应用】 镇痛作用比对乙酰氨基酚、安乃近强。用于术后、外伤及其他疾病引起的疼痛。

口服：0.4~0.8g/次，小儿酌减。

【规格】 片剂：0.4g。

氯美扎酮　Chlormezanone（芬那露，氯甲噻酮，氯苯甲酮，Fenarol，Chlormethazanone，Rexan）

【药性与应用】 有镇静、安定、轻度镇痛、松弛肌肉等作用。用于慢性疲劳、精神性神经病、轻度失眠、焦虑、痛经、腰痛。与阿司匹林、非那西丁、咖啡因、哌替啶等配伍，可加强镇静、镇痛作用。

口服：0.2~0.8g/d，分 3~4 次用。

【注意与禁忌】 不可与吩噻嗪类、单胺氧化酶抑制剂、乙醇等同用。可有嗜睡、乏力、眩晕、恶心、口干、皮疹、皮肤潮红等副作用，但均较轻。偶有胆汁淤积性黄疸。

【规格】 片剂：0.2g。

苯噻丙酸　Artifiam（安得返，枭刚片，Tiaprofenic Acid，Surgan Tablets）

【药性与应用】 非甾体抗炎药，抑制环氧酶，减少前列腺素合成以止痛、抗炎。用于术后痛、急性风湿痛、急性关节痛、创伤痛等。

肌内注射：200~400mg/d，最多 600mg/d。应溶解在苯甲醇溶剂内。口服：200~400mg/次，3 次/d。

【注意与禁忌】 不良反应主要为胃肠道表现，如消化不良、腹痛、胃灼热、恶心、呕吐、腹泻、便秘。其次有嗜睡、疲劳、头痛、眩晕、过敏性休克、水肿、口腔溃疡、皮肤干燥、皮肤瘙痒、白细胞增多、嗜酸性粒细胞增多、一过性血清转氨酶升高及血小板凝聚抑制性出血等。溶剂苯甲酸可引起局部注射硬结。

【规格】 注射剂：200mg；片剂：100mg，200mg。

氟喹氨苯酯　Floctafenine（伊达拉克，Idorac）

【药性与应用】 单纯性作用于周围神经的止痛药，无解热、抗炎作用，不会掩盖发热症状而干扰诊断。主要机制为抑制前列腺素的合成，因而无成瘾性。其周围止痛作用强而快，0.5~1h 即可达到最高血药浓度，有良好耐受性。适用于各类疼痛疾患的对症治疗。特别适用于急性疼痛、慢性关节痛及癌性疼痛的治疗。

口服：急性疼痛，400mg/次；慢性疼痛，400~600mg/d。

【注意与禁忌】 主要为过敏引起的各种症状，如荨麻疹、喉头水肿、呼吸道哮喘样不适；也可因同服其他药物诱发过敏。对本品及其同类药物如甘氨苯喹、喹氨哌酯等过敏者均禁用。肾功能不全可使血药浓度上升，应减少药量。过敏症状可发展成休克，应予注意。白天可有昏睡，驾驶车辆及操纵机器者应特别注意。哺乳妇慎用。避免与 β 受体阻滞剂同时应用。

【规格】 片剂：200mg。

氨酚待因片[典]　（博纳痛）

用于各种疼痛。口服：1 片/次。

片剂：每片含对乙酰氨基酚 0.5g，可待因 8.4mg。

荷包牡丹碱　Dicentrine（山乌龟碱，痛可宁）

有一定镇静、镇痛作用。用于头痛、腰痛、牙痛、小手术后疼痛及神经衰弱等。口服：20~60mg/次。

片剂：20mg。

第五部分　解热与抗炎镇痛药

第一节　阿司匹林类

阿司匹林[典][基]　**Aspirin（乙酰水杨酸，Acetylsalicylic Acid）**

【药性与应用】 解热镇痛作用温和确实，抗炎、抗风湿作用较强，并可促进尿酸排泄和抗血小板聚集，为治疗冠心病的常用药。口服吸收迅速，酸性环境可促进吸收，服后 2~3h 血浆浓度达高峰，其蛋白结合率约为 50%~90%，游离型可迅速分布全身，肝内代谢。90%以结合型、10%以游离型由肾脏排泄。尿液碱化后，游离型可增加 3~5 倍。属临床多功能常用药，为发热、头痛、神经肌肉痛、风湿、类风湿疾病的常选药，可迅速缓解症状，重症者可配伍应用糖皮质激素。用于痛风，用于各部位动脉粥样硬化的预防血栓形成，胆道蛔虫症，也可外用其粉末治疗足癣。

解热镇痛：0. 3~0. 6g/次，3 次/d 或临时酌情服用。抗风湿、类风湿：0. 6~1g/次，3~4g/d；宜嚼碎后服，可合用保护胃黏膜药，以防刺激。小儿，0. 1g /（kg · d），分 3 次服，前 3d 先服半量可减少反应。3 个月为 1 个疗程。预防血栓形成：75~300mg/d。预防暂时性脑缺血：0. 3~0. 6g/d。治疗胆道蛔虫症：1g，2~3 次/d，连用 2~3d，阵发性绞痛停止 24h 后停药，进行常规驱虫。治疗放射性腹泻：0. 6~0. 9g/次，4 次/d。治疗足癣：消毒液洗涤患部后，撒布本品粉末。

【注意与禁忌】 年老、体弱、体温在 40℃以上者，解热剂量宜小，以防虚脱和水电解质失衡。可有恶心、呕吐、胃黏膜及皮下黏膜出血，可服用维生素 K。特异体质者，可引起皮疹、血管神经性水肿、哮喘、休克、大面积出血，甚至死亡。消化道溃疡者慎用或与保护胃黏膜药同用。长期、大量服用，可引起急性中毒：头痛、眩晕、耳鸣、视力减退、呕吐、大汗，甚至高热、脱水、虚脱、昏迷、死亡，称水杨酸中毒综合征。可采取洗胃、导泻、输注大量葡萄糖盐水及口服碳酸氢钠解救。如有酸中毒，可输注碳酸氢钠纠正，但要注意避免碱中毒。高热采用物理降温。

应注意本药与其他非甾体抗炎药（NSAID）之间可能有交叉过敏现象，凡属过敏相关疾病均应禁用。对于剂量相关的合并症则应权衡利弊决定应用与否。由于在心脑血管疾病治疗、预防上的老药新用，为阿司匹林的小剂量应用带来了极其广阔的空间，也带来了许多争议，总而言之应对疾病有利为原则。故列出下面一些禁忌证和慎用证以供读者参考。

禁忌证：①对本药或其他 NSAID 过敏（尤其是出现哮喘、血管神经水肿或休克者）。②消化性溃疡或其他出血性疾病。③先天性或后天性凝血机制异常（血友病、血小板减少症、凝血酶原时间重度延长等）。④支气管哮喘。⑤鼻息肉综合征。⑥严重肝、肾功能不全。⑦孕妇、哺乳妇。

慎用证：①对全部类型镇痛药、抗炎药、抗风湿药过敏者。②有其他过敏史者。③花粉性鼻炎、鼻出血或慢性呼吸道感染患者。④葡萄糖-6-磷酸脱氢酶缺陷（蚕豆病）。⑤痛风（本药拮抗排尿酸药作用，小剂量时就可引起尿酸潴留）。⑥肝功能不全。⑦心功能不全或高血压（大量用药可引起心力衰竭或肺水肿）。⑧肾功能不全（本药可加重肾脏毒性）。⑨慢性或复发性胃及十二指肠病变。⑩月经过多。⑪有胃或十二指肠溃疡病史、出血史、溶血性贫血史。

发热、脱水、儿童使用本药易出现毒性反应，尤其是流感及水痘患者易出现瑞氏综合征，国外多有报道。

妊娠安全性，早期为 C 级，晚期足量给药为 D 级。本药可经乳汁排泄，长期大量应用可对婴儿产生不良反应，故哺乳妇列为禁用。

由于本药是应用最广泛的药物之一，有必要将其不良反应详述。用于解热镇痛的常规剂量较少引起不良反应，但长期大量用药（尤其是血药浓度大于 200μg/mL 时）较易出现下列不良反应。且血药浓度愈大，不良反应愈明显。

胃肠道：本药对胃肠道黏膜有直接刺激作用，所以胃肠道的不良反应也最为常见，如上腹痛、恶心、呕吐等，停药后可消失。少见的有消化道出血、溃疡或穿孔。

本药抑制血小板聚集，长期使用可增加出血倾向，并促使葡萄糖-6-磷酸脱氢酶患者发生溶血性贫血。对类风湿性关节炎的治疗，因服用剂量大、时间长，可发生因叶酸缺乏造成的巨幼红细胞性贫血，也有发生粒细胞、血小板减少和再生障碍性贫血的报道。

剂量超过 1g/d，偶见收缩压和舒张压升高。

中枢神经系统可出现听力下降、可逆性耳聋、头晕、头痛、精神障碍等，多在长期服用，血液浓度达 200~300μg/mL 后出现。

肝功能损害存在剂量相关性，多在血药浓度达 250μg/mL 时发生，是可逆性的，停药后恢复。

肾功能损害也存在着剂量依赖性，也多在血药浓度达 250μg/mL 发生，停药后可恢复。但有肾乳头坏死的报道。剂量超过 1g/d 时，可有尿素氮和肌酐升高。

呼吸系统可诱发严重的哮喘和鼻息肉。

在代谢及内分泌方面：①小剂量用药可引起血浆胰岛素浓度升高、尿酸排泄减少；易感者可出现痛风发作；中至大剂量用药可引起糖尿病患者血糖降低；大剂量用药可引起血浆胆固醇浓度下降。②可引起基础代谢、耗氧量和 CO_2 排出增加，以及有机酸代谢产物积聚。③治疗剂量下可引起胶原酶抑制，创伤愈合延迟。④抑制白细胞对维生素 C 的摄取。

过敏反应：少数人可见支气管痉挛性哮喘、皮肤过敏性皮疹、阿司匹林哮喘（表现为服药后迅速出现呼吸困难），严重者可死亡。有的患者可出现阿司匹林三联征（过敏、哮喘和鼻息肉）。

【药物相互作用】 ①甲氧氯普胺增加本药的吸收。②尿液酸化可减少本药的排泄，导致本药毒性加重。③本药可增加氨基糖苷类抗生素血药浓度。也可增强磺胺、磺胺甲噁唑-甲氧苄啶的药效。④本药可增强口服降糖药或胰岛素的降血糖作用。⑤本药可增加水杨酸类、甲氨蝶呤、巴比妥类、苯妥英类等药物的作用和毒性。⑥本药可增强三碘甲腺原氨酸（T_3）的作用。⑦本药可增强糖皮质激素的作用，而后者又可增加本药的排泄，故一般不主张两者同用。⑧碱化尿液可促进本药的排泄，使血药浓度下降；反之，当本药浓度已达稳态，停用碱性药物时，又可使本药血药浓度升高达到毒性水平，故二者不宜合用。⑨本药可降低干扰素-α、降压药、利尿药的作用。⑩本药与其他 NSAID（除外水杨酸类）合用，后者的生物利用度降低，胃肠道不良反应增加；还会因抑制血小板作用增强，增加出血危险。本药与对乙酰氨基酸长期大量应用，可引起泌尿系病变（包括肾乳头坏死、肾癌、膀胱癌）。另外，布洛芬与本药竞争性占据血小板环氧合酶乙酰化位点，影响本药低剂量抗血小板聚集的作用。故服用本药速释剂与单剂量布洛芬（400ng）时，至少应在服用本药 30min 再服布洛芬，或至少在服用本药前 8h 服用布洛芬；对乙酰氨基酚对低剂量本药的抗血小板活性没有影响。超出非处方的萘普生，可能影响本药的抗血小板聚集活性。⑪本药拮抗丙磺舒或磺吡酮的排尿酸作用；当水杨酸盐血浓度大于 50μg/mL 时降低明显，大于 100～150μg/mL 时更明显，同时使本药的血药浓度升高。⑫与各种抗凝药、溶栓药共用，可增加出血的危险。⑬本药加强地高辛、锂和丙戊酸的作用，使后者中毒的危险性增加。⑭可导致出血时间延长及胃出血，饮酒前后不应服用本药。

【规格】 片剂：25mg，100mg，200mg，300mg，500mg；咀嚼片：75mg，500mg；泡腾片：100mg，300mg，500mg；分散片：50mg；缓释片：50mg，75mg；肠溶片：25mg，40mg，100mg，150mg，300mg，500mg；肠溶缓释片：

50mg；缓冲片：162mg；肠溶胶囊：40mg，150mg，300mg，500mg；缓释胶囊：50mg，162.5mg；肠溶微粒胶囊：100mg；散剂：100mg，500mg；栓剂：100mg（儿童用），300mg，450mg，500mg；锌胶囊：300mg。

新阿司匹林片　（阿司匹林钙片）

每片含阿司匹林 0.324g、枸橼酸 0.0324g、碳酸钙 0.0972g、糖精钠 0.0033g。1~3 片/次。对胃肠刺激较小，长期大量使用副作用少。适用于急性风湿病，12~24 片/d，分 3~4 次服。

精氨酸阿司匹林　Aspirin Arginine

【药性与应用】　同阿司匹林，有解热、镇痛及抗炎作用。可供肌内注射，宜于儿童使用为其特点。毒性低，使用较安全，用于发热、头痛、神经痛、牙痛、肌痛、急性风湿病、类风湿性关节炎、创伤及术后疼痛。

肌内注射：成人，1g，1~2 次/d，或遵医嘱；儿童，10~25mg/kg。临时配制，每瓶加注射用水 2~4mL 溶解后注入。

【注意与禁忌】　注射局部可有疼痛。年老、体弱或体温超过 40℃者注意虚脱的出现。特异质、有过敏史及哮喘者禁用。10 岁左右小儿禁用。3 个月以下婴儿禁用。

【规格】　注射剂：0.5g（相当于阿司匹林 0.25g），1g（相当于阿司匹林 0.5g）。

赖氨匹林[典]　Aspirin Dl-Lysine（赖氨酸阿司匹林，Dl-lysine-acetylsalicylate，Aspisol，Venopirin，Aspegic）

【药性与应用】　阿司匹林与赖氨酸复合盐制剂，作用与阿司匹林同，适用于注射用药，血药浓度高，副作用小。用于治疗多种原因引起的发热和疼痛，疗效较单用阿司匹林为好。

肌内或静脉注射：成人，0.9~1.8g/次，2 次/d；儿童，10~25mg/(kg·d)。以 4mL 注射用水或 0.9%氯化钠注射液溶解后注入。

【注意与禁忌】　同阿司匹林。

【规格】　注射剂：0.9g（相当于阿司匹林 0.5g），0.5g（相当于阿司匹林 0.28g）。

卡巴匹林钙　Carbaselate Calcium（阿司匹林钙脲，乙酰水杨酸钙脲，速克痛，Carbaspirin Calcium）

【药性与应用】　具有解热镇痛作用。用于牙痛、感冒发热、头痛、神经痛、关节肌肉痛、痛经等。

口服：溶于水中服用。成人，0.6～1.2g/次，必要时2～4h后重复，最大量3.6g/d。儿童：初生～6个月，50mg/次；6个月～1岁，50～100mg/次；1～4岁，0.1～0.15g/次；4～6岁，0.15～0.2g/次；6～9岁，0.2～0.25g/次；9～14岁，0.25～0.3g/次。需要时2～4h后重复服用。

【注意与禁忌】 久服可致贫血。其他同阿司匹林。拔牙后不可立即服本药。饮酒前忌服。孕妇、哺乳妇禁服。水痘、感冒幼儿慎服。

【规格】 散剂（袋）：0.05g，0.1g，0.15g，0.2g，0.3g，0.6g。

水杨酸钠　Sodium Salicylate（柳酸钠，杨曹，撒曹）

【药性与应用】 作用与阿司匹林相似，但解热镇痛作用弱，抗风湿作用强。主要用于活动性风湿、类风湿病，对急慢性痛风也有一定疗效。

口服：0.5～1g/次，3次/d；与等量抗酸药，如碳酸氢钠、碳酸钙或氢氧化铝同服。静脉注射：2～4g/d，以5%葡萄糖盐水或生理盐水稀释后缓慢注入；同时服碳酸氢钠3g，多饮水，用于不能口服者。

【注意与禁忌】 胃肠道反应较阿司匹林重，头痛、眩晕、恶心、呕吐、耳鸣、视力及听力减退更为常见。其他见阿司匹林。碳酸氢钠降低血药浓度，改用碳酸钙、氢氧化铝较妥当。

【规格】 片剂：0.3g；注射液：1g/1mL。

贝诺酯[典]　Benorilate（扑炎痛，对乙酰氨基酚乙酰水杨酸酯，Benoral，Benortan，Benorylate，Fenasprate，Benasprate）

【药性与应用】 阿司匹林与对乙酰氨基酚的酯化物，镇痛、解热、消炎。用于急慢性风湿及类风湿、骨关节炎、头痛、牙痛、术后痛及各类神经痛。

口服：风湿、类风湿病，6～8g/d，分3～4次服。止痛，1g/次，3～4次/d。解热，1～1.5g/次，4次/d。小儿，3个月～1岁，25mg/（kg·次），4次/d；1～2岁，0.25g/次，4次/d；3～5岁，0.5g/次，3次/d；6～12岁，0.5g/次，4次/d。

【注意与禁忌】 可有轻微恶心、消化不良、胃灼热、便秘，偶有嗜睡、头晕、定向障碍。大剂量少数人可有耳鸣、耳聋。对阿司匹林过敏者禁用。肝、肾功能不良者禁用。

【药物相互作用】 ①阿仑膦酸钠用量超过10mg/d时，与本药合用，胃肠道不良反应发生率升高。②本药合用口服抗凝药，增加出血危险，一般不宜合用，必要时应监测凝血酶原时间。③本药与水痘疫苗合用，发生瑞氏综合征的危险增加。二者的使用应间隔6周以上。

【规格】 片剂：0.2g，0.5g；分散片：0.2g，0.5g；颗粒：0.5g；口服混悬液：10g/50mL。

百乐来片 Bailelai Tablets

【药性与应用】 贝诺酯的新型速溶片，口服后水解为阿司匹林和对乙酰氨基酚。用于感冒、发热、头痛、手术后痛、牙痛、咽喉肿痛、神经痛，也用于风湿、类风湿疾病。

口服：0.4~1.2g/次，3~4次/d；治疗口腔疾病亦可含化。

【规格】 片剂：400mg。

双水杨酯[典] Salsalate（水杨酰水杨酸，Salicyl Salicyclic Acid，Salicyl Salicylate，Salysal，Sasapyrin）

【药性与应用】 消炎镇痛药，类似阿司匹林。用于普通感冒、流行性感冒，急慢性风湿、类风湿疾病，以及头痛、牙痛、肌肉关节痛、腰痛、各种神经痛。对痛风也有较好疗效。

口服：解热镇痛，0.3~0.6g/次，1~3次/d；抗风湿，0.9~1.2g/次，2~3次/d。

【注意与禁忌】 对胃肠虽无明显刺激，但消化性溃疡及慢性肾功能不全者仍应慎用。与抗凝剂合用可诱发出血倾向。对阿司匹林过敏者禁用。

【规格】 片剂：0.3g，0.5g；胶囊：0.5g。

三柳胆镁 Choline Magnesium Trisalicylate（三水杨酸胆碱美，痛炎宁）

【药性与应用】 解热镇痛作用类似阿司匹林，但无抑制血小板聚集作用，因而无出血倾向。临床主要用于类风湿疾病、骨关节炎、肌痛等。对阿司匹林耐受不良时可采用本品。

口服：1.5g（按水杨酸计）/次，2次/d。治疗骨关节炎，1g（按水杨酸计）/次，2次/d。

【注意与禁忌】 可有皮肤烧灼感、头眩、耳鸣、皮疹、恶心，偶见出血等类阿司匹林反应。出现耳鸣应减量。活动性溃疡病、血友病、对阿司匹林过敏者忌用。孕妇、12岁以下者禁用。肾功能不全者慎用。

【规格】 片剂：每片含水杨酸胆碱293mg、水杨酸镁362mg，或水杨酸胆碱440mg、水杨酸镁544mg。

水杨酸镁[典] Magnesium Salicylate

【药性与应用】 作用原理与阿司匹林同，抗炎、解热、镇痛。用于类风湿病、结缔组织病、风湿病、骨关节痛，也用于滑囊炎。

口服：0.5~1g/次，3次/d。

【注意与禁忌】 可有上腹部不适、眩晕、恶心、耳鸣。消化性溃疡，肝、肾功能不全者，对阿司匹林过敏者禁用。本品不含钠，对高血压及心力衰竭病人较为适宜。

【规格】 片剂：250mg；胶囊：250mg。

二氟尼柳[典]　Diflunisal（双氟尼酸，二氟苯水杨酸，Dolobid）

【药性与应用】 抑制前列腺素的合成，发挥镇痛、抗炎及解热作用。用于骨及类风湿性关节炎的轻、中度疼痛的镇痛，也用于半月板、矫形外科手术后的止痛及关节、肌肉扭伤性和癌性疼痛。

口服：开始1g，以后0.5g/（8~12）h。骨关节炎0.5~1g/d，分次服，维持量不超过1.5g/d。

【注意与禁忌】 不良反应发生率为3%~9%，可有恶心、呕吐、腹痛、腹泻、头痛、头晕及皮疹。可损害肾功能，应注意药物蓄积。消化道溃疡、对阿司匹林过敏、心功能不全、高血压、有体液潴留倾向者及哺乳妇均禁用。不可与抗凝药物同服，以免诱发出血。

【规格】 片剂：0.5g，1g。

第二节　乙酰苯胺类

对乙酰氨基酚[典][基]　Paracetamol（扑热息痛，醋氨酚，Acetaminophen，Paradol）

【药性与应用】 非那西丁或乙酰苯胺在体内的代谢产物，有解热镇痛作用，但效果较阿司匹林为差。对胃肠道刺激小，不诱发出血。无消炎、抗风湿作用。用于感冒发热、骨关节痛、肌痛、头痛、偏头痛、各类神经痛。适用于对阿司匹林过敏、止血障碍、出血体质及胃肠病者。

口服：0.25~0.5g/次，3~4次/d，不宜超过2g/d，1个疗程限于10d以内。

【注意与禁忌】 可有厌食、恶心、呕吐、皮疹，偶可引起正铁血红蛋白血症性发绀。肝、肾功能不全者慎用。3岁以下小儿不宜用。

【药物相互作用】 ①二氟尼柳与本药合用时，前者血药浓度不变，本药血药浓度上升50%，曾有引起肝毒性的报告。②美替拉酮抑制本药葡萄糖醛酸结合物的形成，影响本药代谢，使本药中毒的危险性增加。③本药与齐多夫定合用，相互降低清除率，使毒性增加。④本药抑制华法林等香豆素类抗凝血药的代谢，增加出血危险性。⑤本药与白消安合用，可使后者的肾清除率下降，毒性增加。⑥本药与氯霉素合用，可延长后者的半衰期，增强其毒性。⑦本药可能增加炔雌醇的血药浓度，而本药浓度被降低。⑧考来烯胺减少本药吸收，使本药疗效下降。⑨苯妥英类、磺吡酮、大量卡马西平的应用，均使本药对肝脏的毒性增加。⑩本药促进拉莫三嗪清除，使其疗效下降。⑪异烟肼使本药的肝毒性增加。⑫本药长期大量与阿司匹林或其他非甾体抗炎药合用，如每年积累量达到1000g，连用3年以上，可明显增加肾毒性（肾乳头坏死、肾及膀胱肿瘤）。⑬长期大量肝酶诱导药（苯巴比妥等抗惊厥药）和本药合用，可发生肝毒性。⑭嗜酒使本药对肝脏毒性加大。⑮碳水化合物使本药血药峰浓度下降。

【规格】 片剂：100mg，300mg，500mg；咀嚼片：80mg，160mg；分散片：100mg；泡腾片：500mg；缓释片：650mg；胶囊：300mg；糖浆：5g/100mL；凝胶：120mg/5g；颗粒：100mg/2g；泡腾颗粒：100mg（小儿用），500mg（成人用）；混悬剂：500mg/6.5g；混悬液：960mg/30mL，3.2g/100mL；口服液：250mg/100mL；滴液：1g/10mL，1.6g/16mL；栓剂：150mg，300mg，600mg；注射液：75mg/1mL，250mg/2mL。

百服宁 Bafferin（对乙酰氨基酚薄膜衣片，Paracetamol）

【药性与应用】 作用同对乙酰氨基酚。

口服：成人，0.5～1g/次，3～4次/d。1个疗程为10d以内，小儿不超过3d。

【注意与禁忌】 同对乙酰氨基酚。不可与含对乙酰氨基酚的药物同服。

【规格】 片剂：0.5g。

非那西丁 Phenacetin（Acetophenetidin，Phenedin）

【药性与应用】 解热镇痛作用类似阿司匹林，抗炎、抗风湿作用弱。主要用于一些止痛、镇静药的复方制剂中。用于发热、头痛、神经肌肉痛、牙痛及痛经。

口服：成人，0.3～0.6g/次，3次/d。极量，1g/次，3次/d。小儿，30～60mg/（kg·d），分3～6次服。

【注意与禁忌】 贫血及内脏功能障碍者不宜重复应用。久用易产生依赖性及高铁血红蛋白血症。长期或大剂量应用，可引起呕吐、眩晕、皮疹、发绀、呼吸困难及肾脏损害。

【规格】 片剂：0.3g。

第三节　吡唑酮类

氨基比林　Amidopyrine（匹拉米洞，Amidazophen，Pyramidon）

【药性与应用】　解热镇痛、消炎、抗风湿药。用于头痛、偏头痛、肌肉关节痛、牙痛、痛经及急性风湿性关节炎。

口服：成人，0.3g/次，1~3 次/d；小儿，20mg/（kg·d），分 3~4 次服。

【注意与禁忌】　可有呕吐、皮疹、发热、大量出汗、口炎。偶见粒细胞缺乏、再生障碍性贫血、渗出性红斑、荨麻疹、口腔溃疡、龟头糜烂、剥脱性皮炎及发绀。用药期间应勤查血象，如有血象变化，立即停药。

【规格】　片剂：0.1g，0.3g。

安乃近　Metamizole Sodium（安乃静，罗瓦尔精，诺瓦经，Analgin，Noramidopyrine，Dipyrone，Novalgin）

【药性与应用】　氨基比林与亚硫酸钠的结合物。作用与氨基比林相同，但解热镇痛作用较快而强，解热作用尤为显著。用于感冒、头痛、发热、肌肉关节痛、牙痛、痛经、风湿及类风湿关节痛等。

口服：成人，0.25~0.5g/次，0.75~1.25g/d；小儿，8~10mg/kg，3 次/d。肌内注射：0.25~0.5g/次，宜深部臀肌注射；小儿，5~10mg/（kg·次）。滴鼻：15%~25%水溶液，5 岁以下 1~2 滴/次；6 岁以上 3~4 滴/次。

【注意与禁忌】　忌用于穴位注射，因可产生肌肉萎缩和关节功能障碍。体温在 40℃以上和肌内注射者，应缓慢谨慎，以免造成不良后果。长期用药可诱发粒细胞和血小板减少、再生障碍性贫血，应勤查血象，及时停药。注射局部可产生红肿疼痛，虽数日后可消退，但个别人可出现毒血症状、皮下出血或有紫色脓液，常需数月痊愈。特异体质者可出现药物热和皮肤过敏性皮疹，如荨麻疹、渗出性红斑，甚至剥脱性皮炎、大疱性表皮松解症，严重者可发生死亡。偶有过敏性休克产生呼吸循环衰竭者。对药物过敏，尤其对吡唑酮类过敏者应禁用，也不得与其他药物混合注射。临床医生应警惕，本品并不是一个很安全的药物，切不可滥用。用前应详细询问病人，同时应严格控制剂量，成人不得超过 0.5g/次，小儿不得超过 10mg/（kg·次）。

【规格】　片剂：0.25g，0.5g；注射液：0.25g/1mL，0.5g/2mL；滴鼻剂：10%~20%。

保泰松 Phenylbutazone（布他唑立丁，布他酮，Butadion，Butalidon，Butazolidin）

【药性与应用】 类似氨基比林，但解热镇痛作用弱而抗炎作用强，可促进尿酸排泄。口服吸收完全，但增加剂量，血药浓度并不增加，$t_{1/2}$为56～86h。肝内代谢，代谢物仍有药理活性。用于风湿、类风湿病引起的各种症状。也用于治疗痛风。对丝虫性急性淋巴管炎而无继发感染者亦有效。

治疗关节炎：开始0.3～0.6g/d，分3次饭后服，总量不宜超过0.8g/d。治疗丝虫性急性淋巴管炎：0.2g/次，3次/d，1个疗程总量控制在1.2～3g；急性症状控制后，应及时应用乙胺嗪等抗丝虫药治疗。

【注意与禁忌】 副作用发生率约为10%～20%，如短程使用则可减少这一比率。对胃肠道刺激性较大，可出现恶心、呕吐、腹痛、便秘，过量可致消化道溃疡，出现便血。对其他系统也有损害，如皮疹、眩晕、血尿、肝炎等。可抑制骨髓引起粒细胞减少，甚至发生再生障碍性贫血，如能及时停药则多可恢复，因而应勤查血象，1周内无效果者，不应再用。与双香豆素类抗凝血药、磺胺类、甲苯磺丁脲降糖药合用，血药浓度增加，毒性增大。有钠、氯潴留作用，高血压、水肿、心力衰竭病人禁用，并在用药期间限制食盐摄入量。有肝肾损害及药物过敏史、溃疡病、骨质疏松症者禁用或酌情慎用。

【药物相互作用】 同阿司匹林。

【规格】 片剂：100mg，200mg；胶囊：100mg，200mg；栓剂：25mg；注射液：600mg/3mL。

附：解热镇痛复合剂

解热镇痛复合剂

药名	成分(g)							用法
	阿司匹林	氨基比林	安替比林	非那西丁	咖啡因	苯巴比妥	其他	(片/次)
复方阿司匹林(解热止痛片，APC)	0.226			0.162	0.035			(1～2)/3
扑尔感冒片	0.226			0.162	0.0324		氯苯那敏0.002	(1～2)/3
氨非咖片(PPC片)		0.1		0.15	0.03			(1～2)/3
散痛片(优散痛片)		0.1	0.1	0.125	0.05			(1～2)/3
索米痛片(Somiton，去痛片)		0.15		0.15	0.05	0.015		(1～2)/3

续表

药　名	成　分(g)							用　法
	阿司匹林	氨基比林	安替比林	非那西丁	咖啡因	苯巴比妥	其他	(片/次)
使痛宁片		0.1		0.15	0.045			(1~2)/3
速效伤风胶囊					0.015		对乙酰氨基酚0.25,氯苯那敏0.003,人工牛黄0.01	(1~2)/3
脑宁片		0.15			0.04		甘油磷酸钙0.035	(1~2)/3
安痛定注射液		0.1	0.04				巴比妥钠0.02	肌内注射2mL/次
安痛定片		0.02		0.2		0.005		(1~2)/3

长期使用氨基比林、非那西丁均可引起中毒。如氨基比林引起的血液疾病、非那西丁引起的肾脏损害均有报道。常服复方阿司匹林片则可导致药物依赖性的产生。

第四节　芳基烷酸类

吲哚美辛[典][基]　Indometacin（消炎痛，Indocin）

【药性与应用】　在体内抑制前列腺素合成产生解热、镇痛、消炎作用。同时有抗血小板聚集作用，防止血栓形成。用于急慢性风湿、类风湿性关节炎和癌性疼痛，也用于滑囊炎、腱鞘炎、关节囊炎。对 Behcet 综合征退热效果较好；对 Batter 综合征效果更好。由于其具有抗前列腺素作用，国内也有用于治疗慢性肾炎者。对胆绞痛、肾绞痛、偏头痛、痛经均有一定疗效。口服吸收良好，部分药物在肝内代谢。$t_{1/2}$为 7~12h。

口服：开始 25mg/次，2~3 次/d，饭时或饭后立即服；如无明显副作用，可逐渐增至 100~150mg/d，分 3~4 次服。若用胶丸或栓剂，可延长药效。直肠给药：50mg/次，50~100mg/d；10d 为一个疗程。控释胶囊：75mg，1 次/d；或 25mg，2 次/d；必要时 75mg/次，2 次/d。

【注意与禁忌】　有恶心、呕吐、腹泻、腹痛、消化道溃疡、胃出血及穿孔，故应饭后服。头痛、眩晕的发生率为 2%~50%。持续头痛应停药。可损害肝功能，引起黄疸及转氨酶升高。可见粒细胞减少，偶尔发生再生障碍性贫血。与阿司匹林有交叉反应，常有皮疹、哮喘等过敏反应，对阿司匹林过敏者不应使用本药。溃疡病、帕金森病、精神病、癫痫、哮喘，肾、肝功能不全者及孕妇忌用。儿童对本药较敏感，可引起潜在性感染导致死亡，应慎用。

【药物相互作用】 ①与二氟尼柳合用，本药肾清除率下降，血浆浓度升高，曾有致死性胃肠出血的报道。②与齐多夫定合用，本药清除率下降，毒性增加。③与降糖药或胰岛素合用，降糖效应增强，应适当调整药量。④与地高辛等洋地黄类强心苷合用，可使其血药浓度升高，毒性加强。⑤与抗凝药合用，可使抗凝作用增强增加出血倾向，应监测凝血酶原时间。⑥本药可增加硝苯地平、维拉帕米的血药浓度和毒性。⑦本药可减弱锂盐的排泄，增加其毒性。⑧丙磺舒增加本药的血药浓度与毒性。⑨本药可增高甲氨蝶呤的血药浓度与毒性。⑩铝、镁等抗酸药可减慢本药的吸收。⑪本药有致水、钠潴留特性，与双嘧达莫、呋塞米合用，这种作用更为明显，在治疗高血压、冠心病时，应充分考虑这一因素。⑫本药与对乙酰氨基酚长期合用可增加肾毒性；与其他NSAID、糖皮质激素、促糖皮质激素合用可增加消化性溃疡的发生和出血倾向。⑬与秋水仙碱、磺吡酮合用增加胃肠道溃疡与出血的发生。⑭与氨苯蝶啶合用可损害肾功能，引起肌酐和尿素氮的升高。⑮饮酒可增加胃肠溃疡和出血的发生率。

【规格】 片剂：25mg；肠溶片：25mg；缓释片：25mg，75mg；控释片：25mg（绿色），50mg（红色）；胶囊：25mg；缓释胶囊：75mg；控释胶囊：25mg，75mg；胶丸：25mg；混悬液：20mg/10mL；贴片：每片 7. 2cm×7. 2cm，含吲哚美辛 12. 5mg；贴膏：12. 5mg；乳膏：100mg/10g；搽剂：200mg/10mL，50mg/50mL；滴服液：40mg/8mL；栓剂：25mg，50mg，100mg。

苄达明 Benzydamine（炎痛静，消炎灵，Benzyrin）

【药性与应用】 消炎、解热、镇痛。抗炎作用与保泰松相似或稍强。此外尚有罂粟碱样解痉作用。可用于外伤、术后、炎症引起的各种疼痛。治疗关节炎、气管炎、咽炎有细菌感染者，可合用抗菌药物。

口服：25~50mg/次，3 次/d，饭后服。

【注意与禁忌】 可有轻度食欲不振、腹泻、胃酸、头晕、失眠等，以及粒细胞减少。

【规格】 片剂：25mg。

阿西美辛 Acemetacin

【药性与应用】 抗炎镇痛，口服吸收。$t_{1/2}$为 2. 6h。主要代谢产物为吲哚美辛。99%由肾脏排出。用于类风湿性关节炎、骨关节炎。

口服：30mg/次，3 次/d。

【注意与禁忌】 常见上腹部不适、恶心、呕吐，少有头痛、头晕、面肿、口鼻黏膜干燥、心悸、皮疹。对阿司匹林类过敏者忌用。不可与非甾体抗炎药同服。定期检查血、尿及肝功能，出现异常应减量或停药。消化道溃疡病人、孕妇、哺乳妇禁用。

【药物相互作用】 ①本药使青霉素清除延迟。②丙磺舒使本药清除减慢。③本药可使抗凝、溶栓药作用加强，可增加出血倾向。④可使降糖药降糖作用加强。⑤本药可使甲氨蝶呤、地高辛类、硝苯地平、维拉帕米、锂盐、齐多夫定、环孢素等的血药浓度升高，毒性加强，合用时应注意不良作用并调整剂量。⑥阿司匹林可降低本药的血药浓度。⑦本药可降低降压药和利尿药的降压作用。⑧呋塞米可加快本药排出。本药与保钾利尿药合用可诱发高血钾。⑨本药与糖皮质激素、其他非甾体抗炎药合用，有增加胃肠道溃疡和出血的危险性。⑩与左氧氟沙星合用，可增加发生癫痫的危险性。

【规格】 胶囊：30mg；缓释胶囊：90mg。

氨糖美辛　Glucosamine Indomethacin

【药性与应用】 本药在体内同时发挥吲哚美辛和氨基葡萄糖的作用，临床用于强直性脊柱炎，颈椎病，也用于风湿性和类风湿性关节炎等疾病。

口服：1~2 片，1~2 次/d，进食时或进食后立即服用。

【注意与禁忌】 胃功能不全、精神病、癫痫、活动期胃十二指肠溃疡、孕妇、儿童忌用。对哺乳期的影响尚不明确。从事危险或精细工作的人禁用本药。

【规格】 肠溶片：每片含吲哚美辛 25mg、盐酸氨基葡萄糖 75mg。

酮洛芬[典]　Ketoprofen（酮基布洛芬，优洛芬，Profenid）

【药性与应用】 芳基烷酸类化合物，有镇痛、消炎、解热作用。消炎作用较布洛芬强，副作用小，毒性低。口服吸收好，0.5~2h 达 C_{max}。$t_{1/2}$为 1.6~1.9h，24h 尿中排出率为 30%~90%。用于风湿病、类风湿病、骨关节炎、关节强直性脊柱炎、痛风等。

口服：50mg/次，3 次/d；或开始 100mg，3 次/d，后改为 2 次/d。饭后吞服，以避免刺激胃肠。

【注意与禁忌】 主要为胃肠道反应，少数可有嗜睡、头痛、心悸。消化性溃疡，对本药或其他 NSAID 过敏，使用其他前列腺素合成酶抑制药引起哮喘、荨麻疹或急性鼻炎，冠状动脉搭桥围术期，皮肤破损或感染患者均禁用。哮喘，心、肝、肾功能不全，高血压，出血性疾病，14 岁以下儿童均应慎用。

妊娠安全性 C 级。哺乳妇不宜使用。

【药物相互作用】 ①维拉帕米、硝苯地平、丙磺舒与本药合用，可使本药血药浓度升高，毒性增加。②本药可增强口服降糖药的作用。③本药可升高甲氨蝶呤血药浓度，使其达到中毒水平，合用时应相应减少后者的剂量。④本药降低肾血流灌注，与利尿药合用危险性增加，并降低呋塞米的排钠和降压作用。⑤本药可降低降压药的降压效果。⑥与其他 NSAID 合用，可增加消化道和肾脏不良反应，因此不推荐合用。⑦本药与抗凝药合用增加出血危险。⑧本药和其他 NSAID 一样，影响锂盐稳态浓度。⑨饮酒增加胃肠道不良反应，增加消化道溃疡的发生率。

【规格】 肠溶胶囊：20mg，25mg，50mg；缓释胶囊：200mg；缓释片：75mg；贴片：7cm × 10cm（含酮洛芬 20mg）；凝胶：300mg/10g；搽剂：300mg/10mL，900mg/30mL，1500mg/50mL。

布洛芬[典][基] Ibuprofen（异丁洛芬，异丁苯丙酸，拔怒风，芬必得，Brufen，Fenbid）

【药性与应用】 类似酮布洛芬，但消炎作用较弱。其整体作用比阿司匹林、保泰松、对乙酰氨基酚均强。用于治疗风湿及类风湿病、骨关节炎、神经痛与神经炎。适用于对阿司匹林和保泰松不能耐受者。

口服：抗风湿，0.4~0.8g/d，3~4 次/d；止痛，0.2~0.4g/次，1 次/（4~6）h。饭后或饭时吞服。

【注意与禁忌】 偶有轻度消化不良、皮疹、消化道溃疡及出血、转氨酶升高。消化性溃疡，对本药、阿司匹林或其他 NSAID 过敏，消化性溃疡，出血倾向，冠状动脉搭桥围术期，孕妇、哺乳妇、脱水小儿，皮损或感染者禁用。有过敏史，心、肝、肾严重功能不全，高血压，出血倾向，红斑狼疮或其他免疫系统疾病者及 6 个月以下小儿要慎用本药。

【药物相互作用】 ①与维拉帕米、硝苯地辛、丙磺舒同用可使本药血药浓度升高和毒性增加。②可增强抗糖尿病药的降糖药效。③可增加地高辛、甲氨蝶呤、苯妥英的血药浓度与毒性。④本药可降低降压药、利尿药的降压效应，并可减低呋塞米的排钠作用。⑤本药与其他 NSAID、糖皮质激素合用，有增加溃疡病和出血的危险。⑥与抗凝药合用，有增加出血的危险。⑦长期与对乙酰氨基酚合用可出现肾毒性。⑧服药期饮酒有致消化道溃疡的危险。

【规格】 片剂：100mg，200mg；分散片：50mg；泡腾片：100mg；胶囊：100mg，200mg；缓释胶囊：300mg；颗粒：100mg，200mg；混悬剂：1.2g/34g；糖浆：200mg/100mL；口服液：100mg/10mL；口服混悬液：100mg/5mL，1.2g/60mL，2g/100mL；缓释混悬剂：3g/100mL；混悬滴剂：600mg/15mL；

滴剂：800mg/20mL；搽剂：250mg/5mL，2.5g/50mL；乳膏：1g/20g；栓剂：100mg；小儿栓剂：50mg，100mg。

第五节　其他解热与抗炎镇痛药

萘普生[典]　**Naproxen（甲氧萘丙酸，消痛灵，Naprosyn）**

【药性与应用】　前列腺素合成抑制剂，有抗炎、解热、镇痛作用。口服吸收迅速完全，2~4h 即达 C_{max}，血浆蛋白结合率为 99%，$t_{1/2}$ 为 13~14h。95% 以原形自尿中排出。对类风湿性关节炎、骨关节炎、强直性脊柱炎、痛风和其他关节、肌肉、肌腱炎症和轻中度疼痛、痛经等均有肯定疗效。各类中度疼痛服后 1h 即可缓解，疗效达 7h 以上。对风湿性关节炎、骨关节炎的疗效类似阿司匹林。对因贫血、胃肠系统等原因不能耐受阿司匹林等其他消炎镇痛药的病人，均可用本品获得满意疗效。与糖皮质激素合用亦较安全，但疗效不比单用糖皮质激素好。与阿司匹林类虽可合用，但并不比单用好，且阿司匹林可加速其排泄。

口服：0.2~0.3g/次，2~3 次/d。亦可 0.5~0.75g/d 作为开始剂量，后改为 0.375~0.75g/d 维持，分早晚 2 次服。镇痛开始用 0.5g，必要时 6~8h 后再服 0.25g，但不可超过 1.25g/d。肌内注射：100~200mg/次，1 次/d。栓剂直肠给药：0.25g/次，0.5g/d。

【注意与禁忌】　耐受性好，副作用主要为胃肠道轻度不适。偶有恶心、呕吐、消化不良、便秘、胃肠道出血、失眠或嗜睡、头痛、头晕、耳鸣、瘙痒、皮疹、血管神经性水肿、视觉障碍及出血时间延长，一般不需中断治疗。与阿司匹林等非甾体抗炎药有交叉过敏反应。

特别警示：NSAID 随着用药持续时间的增加，心脑血管严重事件（血栓、心肌梗死、卒中）的发生率也随之增加，胃肠道疾病风险增加。本药禁用于对同类药物过敏、消化性溃疡、孕妇、哺乳妇、2 岁以下儿童、冠状动脉搭桥围术期。慎用于凝血功能障碍，哮喘，心、肝、肾功能不全，胃肠道疾病，老年患者，脱水患者，有贫血史患者。

【药物相互作用】　①与丙磺舒合用，本药血药浓度升高，不良反应随之增加。②碳酸氢钠加快本药吸收。③与口服降糖药合用有发生低血糖风险。④与有抗凝血作用的药物合用可增加出血的倾向。⑤本药可增强甲氨蝶呤、环孢素的血药浓度与毒性。⑥本药与达那帕特合用可增加出血和椎管内麻醉血肿的发生率。⑦本药可抑制锂、钾从尿中排出，从而使其血药浓度升高。⑧含铝、镁药物影响本药吸收。⑨本药可减弱阿米洛利、坎利酸钾、螺内酯、氨苯蝶啶的利尿作用，并使血钾升高和使肾中毒。⑩本药可降低普利类药物、塞米类药物、噻嗪类药物和布美他尼、依他尼酸、氨噻酮、帕胺类、美托拉宗、吡咯他尼、喹乙宗等药物的降压利尿作用。⑪本药可减弱β受体阻滞剂洛尔类的抗高血压作用。⑫与地平类药物、地尔硫䓬、氟桂利嗪、利多氟嗪、加洛帕米、维拉帕米合用，可降低后者的降压作用，增加胃肠道出血风险。⑬与NSAID合用，不良反应增多，并有致溃疡发作的危险。⑭与β-葡聚糖合用可导致严重胃肠道损害。⑮与他克莫司合用有导致急性肾衰竭的报道。⑯与黑叶母菊合用有增加胃肠与肾脏不良反应的风险。⑰与酮洛酸合用可增加本药不良反应发生率。⑱与蚂蟥合用可增加胃黏膜损伤。⑲与氧氟沙星类合用可增加癫痫发生率。⑳饮酒增加胃肠道不良反应发生率，食物减少本药吸收。

【规格】 片剂：0.1，0.125g，0.25g；分散片：0.25g；胶囊：0.125g，0.2g，0.25g；肠溶微丸胶囊：0.125g；颗粒：0.25g/10g；口服混悬液：0.25g/10mL，2.5g/100mL；缓释片：0.25g；注射液：0.1g/2mL，0.2g/2mL；钠片：0.1g，0.275g；钠胶囊：0.1g，0.275g；钠颗粒：0.1g/1g（相当于萘普生0.091g）；钠注射剂：0.275g（相当于萘普生0.25g）。

双氯芬酸钠[典][基] Diclofenac Sodium（双氯灭痛，扶他林，Voltaren）

【药性与应用】 新型强效消炎镇痛药，作用比吲哚美辛强2~2.5倍，比阿司匹林强26~50倍，不良反应少。口服吸收迅速，1~2h内达C_{max}。排泄快，无蓄积作用。用于类风湿性关节炎、神经炎、红斑狼疮及癌症、手术后、骨关节肌痛，以及各种原因引起的发热。

口服：25mg/次，3次/d；栓剂：50mg/次，2次/d；肌内注射：75mg，1次/d，深部臀肌注入。

【注意与禁忌】 可引起胃肠道功能紊乱、头晕、头痛、皮疹。有肝、肾功能损害及消化道溃疡史者慎用。妊娠头3个月避免使用。

【药物相互作用】 ①与丙磺舒、维拉帕米、硝苯地平合用，本药血药浓度升高，毒性增加。②本药使地高辛血药浓度升高，合用时地高辛应减量。③本药增强口服降糖药的作用，但可降低胰岛素的作用。④本药可使锂制剂、甲氨蝶呤、苯妥英的血药浓度升高，毒性加大。⑤本药和保钾利尿药合用时可引起高钾血症，也减弱呋塞米的排钠降压作用。⑥与阿司匹林等水杨酸药物合用疗效不仅不增反而加重胃肠道反应和出血倾向。⑦与其他NSAID药物合用增加胃肠道不良反应，与对乙酰氨基酚长期合用还可增加肾的不良反应。⑧与抗凝血药合用，增加出血危险。⑨与齐多夫定合用可致贫血。⑩糖皮质激素可使本药的不良反应发生率增加。⑪本药影响抗高血压药的降压效果。⑫有报道与氨苯蝶啶合用引起急性肾衰竭。⑬饮酒增加胃肠道不良反应发生率，影响本药吸收。

【规格】　肠溶片：25mg，50mg；含片：2mg；缓释片：50mg，75mg，100mg；肠溶微粒胶囊：50mg；缓释胶囊：50mg，100mg；搽剂：200mg/20mL；乳膏：750mg/25g；凝胶：200mg/20g，300mg/30g；栓剂：50mg，100mg；注射液：50mg/2mL；滴眼液：5mg/5mL，8mg/8mL；喷雾剂：80mg/8mL（每揿含双氯芬酸钠 0.5mg）。

双氯芬酸钠米索前列醇　Diclofenac Sodium and Misoprostol（奥斯克，Arthrotel Arthrotec）

【药性与应用】　本药为双氯芬酸钠和米索前列醇的复方制剂，临床主要用于骨性关节炎和类风湿性关节炎的治疗，可改善症状。其中米索前列醇可用于预防非甾体抗炎药诱发的胃及十二指肠溃疡。

成人常规口服剂量：50mg/0.2mg，2~3 次/d。

【注意与禁忌】　应特别注意，米索前列醇可导致孕妇流产、早产、子宫破裂和胎儿出生缺陷，育龄妇女应避免使用本药。禁用于对本药组成成分和 NSAID、前列腺素过敏者及消化性溃疡和胃肠道出血活动期、严重肝肾功能不全、有可能受孕者。

慎用于心、肝、肾功能不全，凝血功能障碍，水电解质失衡，高血压和高龄体弱患者。

本药的不良反应主要表现在消化道，如腹痛、腹泻、恶心、呕吐、消化不良、腹胀、胃炎、便秘、嗳气，偶可引起肝功能异常。其次为月经失调、白带增多、痛经、绝经后阴道出血。其他可有头痛头晕、皮疹、过敏反应及水肿等。

【药物相互作用】　参阅双氯芬酸钠和米索前列醇。

【规格】　片剂：每片含双氯芬酸钠 50mg、米索前列醇 0.2mg；或每片含双氯芬酸钠 75mg、米索前列醇 0.2mg。

异丙安替比林　Propyphenazone

【药性与应用】　类似安替比林，有解热镇痛作用。临床用于发热、头痛、神经痛、牙痛、痛经等。

口服：0.15~0.3g/次。

【注意与禁忌】　同氨基比林。

【规格】　片剂：0.15g。

乙水杨胺　Ethenzamide（邻乙氧苯甲酰胺）

【药性与应用】　类似阿司匹林，有解热、镇痛作用。用于发热、头痛、神经痛、类风湿痛、骨关节痛、牙痛、痛经等。

口服：0.05~0.5g/次，0.1~1.5g/d。

【注意与禁忌】 同阿司匹林。

【规格】 片剂：0.05g。

羟布宗 Oxyphenbutazone（羟保泰松，Tandearil）

【药性与应用】 类似保泰松，具有解热、镇痛、消炎、抗风湿作用。用途与保泰松基本相同。

口服：0.1~0.2g/次，3次/d，饭后服。1周后逐渐减量，最低维持量为0.1~0.2g/d。2~3周为1个疗程。1周后症状无改善即停药。

【注意与禁忌】 除胃肠道刺激较小外，其他同保泰松。

【规格】 片剂：0.1g。

氯芬那酸 Clofenamic Acid（抗风湿灵，氯灭酸，抗炎灵）

【药性与应用】 属灭酸类消炎镇痛药，具有消炎、镇痛、解热作用。用于风湿病、类风湿病、神经痛及其他非感染性炎性疼痛。

口服：0.2~0.4g，3次/d。

【注意与禁忌】 偶有头痛、头晕、嗜睡、恶心、呕吐及腹泻，个别出现皮疹、尿道刺痛。

【规格】 片剂：0.2g。

氟芬那酸 Flufenamic Acid（氟灭酸，Acidum Flufenamicum，Arlef，Flufacid）

【药性与应用】 属灭酸类抗炎镇痛药，作用同氯芬那酸。临床应用同氯芬那酸。

口服：0.2g/次，3次/d，饭后服。

【注意与禁忌】 偶有上腹部不适、腹泻、皮疹、蛋白尿、血尿、水肿，毒性较大，溃疡病者忌用。肝、肾功能障碍及哮喘者慎用。孕妇、哺乳妇不宜用。

【规格】 片剂：0.2g。

甲芬那酸[典] Mefenamic Acid（扑湿痛，甲灭酸，Penstel）

【药性与应用】 属灭酸类抗炎镇痛药，作用与用途均同氯芬那酸。

口服：首剂0.5g，以后0.25g/6h。1个疗程不超过1周。

【注意与禁忌】 偶有腹部不适、腹泻、皮疹。可加重哮喘及肝、肾功能损害。胃肠道溃疡者忌用。

【规格】　片剂：0.25g。

甲氯芬那酸　Meclofenamic Acid（甲氯灭酸，甲氯氨苯酸，抗炎酸钠，Arquel）

【药性与应用】　属灭酸类，有抗炎、镇痛、解热作用。其抗炎作用比阿司匹林、氨基比林、保泰松、吲哚美辛均强；但镇痛作用不及氨基比林；解热作用则比保泰松强。用于风湿及类风湿痛、骨关节肌痛和其他非感染性炎性疼痛。为灭酸类中值得优选者。

口服：200~400mg/d，分3~4次服。开始用小剂量，以后增加剂量至症状改善为止。不可超过400mg/d，应使用能控制临床症状的最小剂量。除少数病人可在服药数日后病情得到改善外，一般需2~3周始获最佳疗效。

【注意与禁忌】　较少，仅为一般胃肠道反应。

【规格】　胶囊：50mg，100mg。

氟比洛芬[典]　Flurbiprofen（Froben）

【药性与应用】　属洛芬类镇痛、抗炎、解热药。临床主要用于风湿、类风湿性关节炎的治疗。

口服：150~200mg/d，分次服。

【注意与禁忌】　同布洛芬。

【药物相互作用】　同布洛芬。

【规格】　片剂：50mg，100mg；缓释片：100mg，200mg；注射剂：50mg；滴眼液：1.5mg/5mL，3mg/10mL。

非诺洛芬钙[典]　Fenoprofen Calcium（苯氧苯丙酸，苯氧布洛芬，Nalfon）

【药性与应用】　为苯丙酸衍生物，作用类似布洛芬，其作用机制与其他NSAID相同，尚有抑制血小板聚集作用，具有解热、镇痛作用。临床用于各种关节炎的治疗，包括类风湿关节炎、骨关节炎、强直性关节炎、痛风性关节炎。也用于缓解疼痛，如软组织痛、血管性头痛、痛经、牙痛、损伤及创伤性痛等。

成人常规口服剂量：①抗风湿：0.2~0.6g，3~4次/d；②镇痛：0.15~0.3g，4~6h一次；③关节炎：0.6g，3次/d，4周为一疗程，④急性痛风：0.8g，4次/d。1d最大剂量为3.2g。

【注意与禁忌】　同布洛芬。

【药物相互作用】　同布洛芬。

【规格】　片剂：0.2g，0.3g，0.6g；胶囊：0.2g，0.3g；肠溶胶囊：0.15g。

洛索洛芬 Loxoprofen（安普洛，倍珞，Loxonin，Xilofen）

【药性与应用】 本药为苯丙酸类非甾体抗炎药，具有镇痛、抗炎及解热作用。临床用于多种急慢性关节炎、软组织风湿症、手术后疼痛，以及急性上呼吸道炎症的解热与镇痛。

口服：①镇痛消炎：60mg，3次/d，也可顿服60~120mg；②急性上呼吸道炎的解热镇痛：一次60mg，症状出现时服，通常2次/d，1d最大剂量为180mg。

【注意与禁忌】 禁忌证：对本药或阿司匹林类过敏，消化性溃疡，出血体质，严重心、肝、肾功能不全，妊娠后期妇女。

慎用证：支气管哮喘，轻中度血液异常，轻中度心、肝、肾功能不全，血容量不足或正在使用利尿剂的患者，年老体弱者。

本药的不良反应发生率不足3.1%，主要为消化系统症状，也可出现血清转氨酶升高，失眠，头痛，嗜酸性粒细胞增多，白细胞、血小板减少，罕见再生障碍性贫血发生。可引起哮喘，间质性肺炎，水肿，肾炎，皮疹等。

【药物相互作用】 ①本药可增加磺酰脲类降糖药的血药浓度，增强其降糖作用。②本药可增强香豆素类抗凝药的抗凝作用，合用时应减量。③本药与依诺沙星等新一代喹诺酮类药物合用，可诱发痉挛发作。④本药与碳酸锂等锂制剂合用可增加血锂浓度，引起中毒。⑤本药可抑制肾前列腺素的生物合成，减少水、钠排泄，从而影响噻嗪类药物的利尿作用。

【规格】 片剂：60mg；胶囊：60mg；颗粒：100mg/1g。

吡罗昔康[典] Piroxicam（炎痛喜康，Feldeen）

【药性与应用】 抗炎镇痛药，疗效略强于吲哚美辛，有明显的镇痛、抗炎及一定消肿作用，副作用较轻。用于治疗风湿、类风湿性关节炎，近期有效率达85%。有人认为疗效优于萘普生。其抗炎作用与抑制前列腺素的合成有关。20mg/d，4~7d可达到稳态血药浓度。$t_{1/2}$为45h。无蓄积作用，主要经肝代谢。并有抗痛风作用。

口服：抗风湿，20mg/d；抗痛风，40mg/d，连服4~6d。肌内注射：10~20mg/d。

【注意与禁忌】 偶有头晕、水肿、腹部不适、腹泻、便秘、粒细胞减少、再生障碍性贫血，停药后多可自行恢复。不宜长期服用，否则有发生消化道溃疡及大出血的可能，应密切注意，定期检查血象及肝、肾功能与潜血。对本品过敏、消化性溃疡、冠状动脉搭桥围术期、儿童及孕妇禁用。在用药期间尤应注意心肌梗死、脑卒中等心脑血管不良事件的发生。

【药物相互作用】 ①与野甘菊合用，本药的不良反应增加。②本药可使锂剂、甲氨蝶呤的血药浓度与毒性增加。③本药与阿仑膦酸钠均刺激胃肠道，合用时应注意。④考来烯胺抑制本药的吸收。⑤本药抑制前列腺素合成，从而可拮抗血管紧张素转换酶抑制剂、β 受体阻滞剂、袢利尿剂、噻嗪类利尿剂的降压作用。⑥本药可降低保钾利尿剂的利尿作用，引起高血钾和肾损害。⑦本药与左氧氟沙星、氧氟沙星合用，可诱发癫痫发作。⑧本药与抗凝药合用，出血危险增加。⑨本药增加环孢素中毒的危险：肾功能不全、胆汁淤滞、感觉异常等。⑩与磺脲类降糖药合用可诱发低血糖。⑪与其他 NSAID、钙通道阻滞药、酮洛酸合用，可诱发溃疡与胃肠道出血等消化道不良反应。⑫他克莫司与本药合用，可诱发急性肾衰竭，应避免。⑬饮酒加重消化道不良反应。

【规格】 片剂：10mg，20mg；胶囊：10mg，20mg；口服液：0.9%；注射液：10mg/1mL，20mg/2mL；凝胶：50mg/10g，60mg/12g；搽剂：0.5g/50mL；软膏：0.1g/10g，0.2g/20g。

氯诺昔康[典] Lornoxicam（达路，劳诺昔康，正庭，chlorfenoxicam）

【药性与应用】 本药属非甾体抗炎药，为噻嗪类衍生物，有镇痛抗炎作用。临床用于手术后疼痛、外伤引起的中至重度疼痛、神经痛、腰痛、癌痛、骨性关节炎、类风湿性关节炎、强直性脊柱炎、痛风性关节炎及腱鞘炎等。

口服：①关节炎：4mg，3 次/d；或 8mg，2 次/d。②慢性疼痛：8mg，2 次/d。③急性疼痛：可根据程度单次或多次给药，剂量不超过 32mg/d。④术后疼痛：4~8mg/次。

静脉注射：术后痛给 8mg，可再次给药，当日最大剂量为 24mg/d。其后剂量为 8mg，1~2 次/d，最大剂量 16mg/d。肌内注射：同静脉注射。

【注意与禁忌】 对本药及其他 NSAID 过敏，出血性疼痛，血容量下降，活动性胃肠溃疡，严重心、肝、肾功能不全，孕妇，哺乳妇，均属禁用。对于轻中度心、肝、肾功能不全，有胃肠道病史，骨髓抑制，高血压，哮喘患者用时要慎重。不推荐 18 岁以下者应用。

常见的不良反应主要出现在胃肠道：恶心、呕吐、胃烧灼感、胃痛及消化不良等。其他可有眩晕、嗜睡、头痛、皮肤潮红、心悸、寒战、多汗、白细胞及血小板减少、排尿障碍、消化道出血、溃疡及穿孔等，但不多见。

【药物相互作用】 ①西咪替丁减少本药代谢，升高血药浓度。②本药增加锂、甲氨蝶呤、地高辛血药浓度与毒性。③本药增加抗凝剂的作用，增加出血危险。④本药降低 β 受体阻滞剂的降压作用。⑤本药与血管紧张素转换酶抑制剂合用，可降低后者降压和排钠作用。⑥本药降低袢利尿剂呋塞米等的降压、利尿作用，合用时应调整剂量。⑦本药与酮洛酸合用，增加胃肠道的溃疡、出血和穿孔发生率。⑧与苯茚二酮、双香豆素、依替巴肽、钙通道阻滞药等合用增加出血危险。⑨与环孢素合用可诱发后者中毒。⑩与左氧氟沙星、氧氟沙星合用，发生惊厥的危险性增加。

【规格】 片剂：4mg，8mg；注射剂：8mg。

美洛昔康[典] Meloxicam

【药性与应用】 本药为烯醇酸类非甾体抗炎药，具有消炎、镇痛和解热作用。临床用于治疗类风湿性关节炎、疼痛性骨关节炎，可缓解其症状。

口服：最大剂量为15mg/d，对敏感者应半量给药。①骨关节炎：7.5mg/d，必要时可增至15mg，1次/d。②类风湿性关节炎：15mg，1次/d，效果好可减至7.5mg/d。

【注意与禁忌】 本药有导致血栓、心肌梗死、脑卒中等风险，并随用药时间延长而增加。禁用于对本药及NSAID过敏，活动性消化道溃疡，严重心、肝、肾功能不全，孕妇，哺乳妇，15岁以下患者及冠状动脉手术围术期。对幽门螺杆菌感染，凝血功能障碍，溃疡病，轻中度心、肝、肾功能不全，水钠潴留者用药要慎重。

不良反应主要在消化系统，表现为不同形式的消化道功能紊乱、肝功能障碍、穿孔、出血等。可有血液系统的改变，如贫血、白细胞、血小板减少；皮疹、多形性红斑；哮喘、耳鸣、眩晕；心悸、血压升高；血清肌酐、尿素氮升高；视觉障碍等。但发生率均不高。

【药物相互作用】 ①本药可使锂剂、环孢素、甲氨蝶呤血药浓度升高、毒性加强。②考来烯胺可加速本药排泄。③本药可降低β受体阻滞剂、血管紧张素转换酶抑制剂、袢利尿剂（呋塞米除外）、噻嗪类利尿剂的降压和利尿作用。④本药与保钾利尿剂合用可引起高血钾和中毒性肾病。⑤与左氧氟沙星、氧氟沙星合用可诱发癫痫。⑥与磺脲类降糖药合用增加低血糖危险。⑦与其他NSAID、钙通道阻滞剂合用，消化道不良反应增加。⑧与免疫抑制剂合用可引起急性肾功能不全，应特别注意。⑨与氨苄噻哌啶、口服抗凝药、溶栓药合用，出血危险性增加，必要时应监测。

【规格】 片剂：7.5mg，15mg；分散片：7.5mg；胶囊：7.5mg。

托美汀钠 Tolmetin Sodium（痛灭定，托麦汀，Tolectin）

【药性与应用】 吡咯醋酸的衍生物，为新型消炎镇痛药，其效用与阿司匹林相似，但副作用轻，易为病人接受。其抗关节炎作用比阿司匹林强而比吲哚美辛、保泰松弱。镇痛作用与布洛芬相当，比阿司匹林强，比吲哚美辛弱。解热作用也较强。本品可逆性地抑制前列腺素的合成，亦有短效的抗血小板聚集作用。口服吸收完全，20~60min达到C_{max}，$t_{1/2}$为1~4.5h。24h由尿中排出99%。临床主要用于类风湿性关节炎、强直性脊柱炎、髋或膝关节的退行性变、非感染性肌肉关节痛及内脏痛。

口服：成人，400mg/次，3次/d，奏效后根据病情调整剂量，一般600~1800mg/d，分次给予。儿童，开始15~30mg/(kg·d)，平均20mg/(kg·d)，奏效后调整剂量。非关节性痛：600mg/d，分次服。

【注意与禁忌】 最常见的副作用为上腹部不适、食欲不振、恶心、呕吐，但较阿司匹林为轻；其次为胃肠黏膜出血、头痛、头晕、耳鸣、耳聋；其他尚有面部潮红、荨麻疹、水肿。值得注意的是本类药品的心、脑血管风险。这种风险随着用药时间的延长而增加，如血栓、心肌梗死、脑中风等。故本药禁用于冠状动脉手术围术期的止痛、消化道出血穿孔、阿司匹林或其他NSAID引起的过敏性哮喘、休克、皮疹。慎用于有胃肠道病史、凝血障碍、哮喘、高血压、水钠潴留、充血性心力衰竭、脱水、贫血、肝肾功能障碍诸类病人。本药的妊娠安全性为C级。哺乳妇应权衡利弊使用。2岁以下儿童的安全性尚未确立。

【药物相互作用】 ①与钙通道阻滞药合用呈相加作用，可加重胃肠道出血和拮抗降压作用。②与依替巴肽合用呈相加止血作用。③与酮洛酸合用呈相加的胃肠道刺激作用，禁止联用。④与黑叶母菊合用呈相加的前列腺素和环氧合酶抑制作用，不良反应增加，要避免合用。⑤与抗凝药合用有增加出血的风险，应调整抗凝药的剂量。⑥与选择性5-羟色胺再摄取抑制剂合用有增加出血的风险，如西酞普兰、氯伏胺、文法拉辛、舍曲林、齐美定、帕罗西汀、奈法唑酮、氟伏沙明、氟辛克生、氟酊、非莫西汀等。⑦与磺脲类降糖药合用有增加低血糖的风险。⑧与锂剂、甲氨蝶呤合用可增加后两者的血药浓度与毒性。⑨与环孢素合用可增加后者的血药浓度与毒性。⑩与他克莫司合用增加肾毒性，甚至可诱发急性肾功能不全。⑪与喹诺酮类合用可诱发癫痫。⑫与银杏叶、绣线菊合用出血风险加大。⑬与棉酚合用胃肠道不良反应增加。⑭与麻黄合用可出现胃黏膜病变。⑮与β-菊聚糖合用可出现严重胃肠道损害。⑯与阿司匹林合用可使本药血清浓度降低，而不增加疗效。⑰与β受体阻滞剂合用可降低降压作用。⑱与血管紧张素转换酶抑制剂合用，可使降压和促尿钠排泄作用均减弱。⑲与噻嗪类、托塞米、依他尼酸、帕胺类、阿佐塞米、美托拉宗、布美他尼、吡咯他尼、喹乙宗合用，可使利尿、降压作用均减弱。⑳与保钾利尿药合用使利尿作用减弱，出现高钾血症和中毒性肾损害。㉑进食时服药，血药峰浓度与生物利用度均下降。

【规格】 片剂：200mg，600mg；胶囊：400mg。

酮咯酸氨丁三醇　Ketorolac Tromethamine（酮洛酸，Ketorol，Toradol，Toratex）

【药性与应用】 吡咯酸衍生物，抑制前列腺素合成，具有镇痛、抗炎、解热作用，抑制血小板聚集。肌内注射镇痛作用近似中等量吗啡。口服吸收完全，24h 达稳态血药浓度。用药后镇痛作用持续 6~8h。关节腔药物浓度为血药浓度的 1/2。可通过胎盘。肝代谢产物羟基酮咯酸仍有药效。以原形由肾脏排泄。用于中、重度疼痛，如术后、骨折、扭伤、牙痛、癌症等的止痛。与吗啡或哌替啶合用，可减少二者的用量。

口服：10mg/次，1~4 次/d；严重疼痛，20~30mg/次，3~4 次/d。肌内注射：中度疼痛，30mg/次；重度疼痛，60mg/次。最大量 90mg/次，不超过 150mg/d。首次注射以后可 20~30mg/6h。静脉注射：用于重度疼痛，10~30mg/次。

【注意与禁忌】 副作用常见有嗜睡、头晕、头痛、思维异常、抑郁、欣快、失眠。剂量过大可产生呼吸困难、苍白、呕吐。注射局部有刺激，偶见皮下出血、青紫等。对阿司匹林过敏者及孕妇禁服。肝、肾疾病及心脏病、高血压者忌服。不宜用于产科止痛。忌空腹和长期服用。与非甾体抗炎药合用副作用增加。

应特别注意：本药不适于轻度或慢性疼痛。总疗程不应超过 5d。口服剂型仅用于注射剂后的持续治疗。

【药物相互作用】 ①合用利尿药可使本药不良反应增加。②食物可影响本药的吸收速度，但不影响吸收率。

【规格】 片剂：10mg；注射剂：10mg/1mL，30mg/1mL；滴眼液：8mg/8mL，25mg/5mL。

锌布 Zinc Gluconate Ibuprofen and Chlorphenamic Maleafe（臣功再欣，锌可康）

【药性与应用】 本品的主要成分为葡萄糖酸锌、布洛芬、马来酸氯苯那敏。临床用于治疗非细菌引起的普通感冒和流行性感冒，可缓解发热、头痛、全身酸痛、喷嚏、流涕、鼻塞、咽喉痛等症状。

口服：1~2 袋（粒、片）/次，3 次/d，日最大量不超过 3 袋（粒、片），疗程不超过 7d。

【注意与禁忌】 可有头晕、嗜睡、皮疹及胃肠道反应，偶见肝、肾功能损害，粒细胞和血小板下降。其他可参阅葡萄糖酸锌、布洛芬、氯苯那敏。

【药物相互作用】 与镇静药和乙醇合用可诱发嗜睡症状。

【规格】 颗粒：每袋含葡萄糖酸锌 100mg、布洛芬 150mg、马来酸氯苯那敏 2mg。胶囊每粒成分含量、片剂每片成分含量与颗粒一袋相同。

美息伪麻　Compound Pseudoephedrin Hydrochloride（白加黑，达诺，泰康新，益爽）

【药性与应用】 分日用、夜用片二种。日用片中含对乙酰氨基酚、盐酸伪麻黄碱、氢溴酸右美沙芬。夜用片中含除上述成分外，加有盐酸苯海拉明。临床用于治疗感冒、流行性感冒，以缓解症状带来的痛苦，如发热、头身痛、喷嚏、流泪、鼻塞、咳嗽等。

口服：①日用片、软胶囊，白天 6h 服一次，1 片/粒，2 次/d。②夜用片夜晚或睡前服 1 片。12 岁以上用成人剂量。

【注意与禁忌】 对本药成分过敏者禁用。老年心脏病，高血压，糖尿病，甲状腺病，青光眼，前列腺肥大，呼吸困难，重度吸烟，哮喘，肺心病，肝、肾功能不全者慎用。孕妇、哺乳妇慎用。

【药物相互作用】 ①与其他解热镇痛药合用可增加肾毒性。②催眠、镇静药可引起嗜睡，应避免同服。③不可饮酒，以免引起嗜睡。

【规格】 日用片：每片含对乙酰氨基酚 325mg、盐酸伪麻黄碱 30mg、氢溴酸右美沙芬 15mg；夜用片：每片含对乙酰氨基酚 325mg、盐酸伪麻黄碱 30mg、氢溴酸右美沙芬 15mg、盐酸苯海拉明 25mg；胶囊：每粒含对乙酰氨基酚 325mg、盐酸伪麻黄碱 30mg、氢溴酸右美沙芬 15mg。

贝敏伪麻[典]　Composyte Benorglate Pseudoephedrine（备疏）

【药性与应用】 本药主要成分为贝诺酯、盐酸伪麻黄碱、马来酸氯苯那敏。临床用于缓解感冒引起的发热、头身痛、喷嚏、流泪、流涕、鼻塞等。

口服：1 片，3 次/d。每日剂量不超过 8 片，疗程不超过 7d。

【注意与禁忌】 禁用于对本药中成分过敏者、出血性疾病、孕妇、哺乳妇、重症心脏病高血压、哮喘、肺心病、前列腺肥大、排尿不畅。慎用于肝、肾功能不全和有严重溃疡病史者。

不良反应可有嗜睡、头晕、定向障碍。少见恶心、呕吐、便秘、心悸等。

【药物相互作用】 与其他解热镇痛药合用，可增加不良反应而不增加疗效。服药期间不可饮酒，以免引起嗜睡。

【规格】 片剂：每片含贝诺酯 300mg、伪麻黄碱 30mg、马来酸氯苯那敏 2mg。

氨酚拉明　Paracetamol and Diphenhydramine Hydrochloride（泰诺安）

【药性与应用】 本药主要成分为对乙酰氨基酚和盐酸苯海拉明。临床用于治疗偶发性头痛及失眠伴随的轻度疼痛。

口服：①片剂，睡前 2 片。②溶液，睡前 15~30mL。

【注意与禁忌】 禁用于对本药成分过敏者、重症肌无力、12岁以下儿童。孕妇权衡利弊。哺乳妇不宜使用。

不良反应少见头痛、嗜睡、轻微口干、消化道不适。偶见贫血、粒细胞缺乏、血小板减少。长期大剂量应用可致肝、肾功能损害。

【药物相互作用】 参阅对乙酰氨基酚、苯海拉明。

【规格】 片剂：每片含对乙酰氨基酚500mg、盐酸苯海拉明25mg。口服液：100mL（每15mL含量与片剂相同）。

芬布芬[典] Fenbufen（联苯丁酮酸，喜宁保，Bufemide，Cinopal，Lederfen，Naponol）

【药性与应用】 本药为长效非甾体抗炎药（NSAID），在体内代谢为联苯乙酯，减少前列腺素的合成而发挥抗炎作用。本药的抗炎、镇痛作用弱于吲哚美辛，强于阿司匹林；毒性弱于吲哚美辛；胃肠道不良反应弱于阿司匹林及其他NSAID。临床用于治疗类风湿性关节炎、风湿性关节炎、骨性关节炎、脊柱关节病、痛风性关节炎等。也用于镇痛，如牙痛、外伤痛、手术后痛等。

口服：0.6g/d，单次或分2次服。最大日剂量为1g。

【注意与禁忌】 本药对其他NSAID有交叉过敏现象，因而有此类药品过敏史，消化性溃疡活动期，严重肝、肾功能不全，儿童，孕妇，哺乳妇均禁用。有胃肠道病史，肝、肾功能不全，钠水潴留性高血压，心脏病患者用时要慎重考虑。

本药的不良反应相对较少，主要表现为消化道反应，如胃痛、胃烧灼感、恶心，少有胃溃疡、出血、穿孔发生。少见头晕、皮疹、白细胞轻度减少、血清转氨酶轻度升高。国外尚有变应性肺泡炎、肺浸润、肺嗜酸性粒细胞增多、间质性肾炎、红细胞再生障碍、再生障碍性贫血、过敏性皮炎的报道。

【药物相互作用】 同阿司匹林。

【规格】 片剂：0.15g，0.3g；胶囊：0.15g，0.3g。

吡洛芬 Pirprofen

【药性与应用】 通过抑制前列腺素合成，抗炎、镇痛、退热、抑制血小板聚集第二相，同时抑制白细胞趋化性。$t_{1/2}$为6~7h，血浆蛋白结合率为99.5%，24h内由尿及粪便中排出约80%。临床用于风湿热、类风湿病、骨关节炎、强直性脊柱炎、术后痛及癌性疼痛。

口服：开始800mg/d，分2次服，症状改善后600mg/d维持。类风湿和强直性关节炎，1000mg/d，分3次服，1个疗程为1~2周；镇痛，200~400mg/次，1200mg/d。肌内注射：400mg/次；数小时后可重复应用。

【注意与禁忌】 胃肠道反应、耳鸣较阿司匹林少。有引起药物性肝炎的报道。

【规格】 片剂：200mg。

丁苯羟酸　Bufexamac

【药性与应用】 非甾体抗炎药，效用类似保泰松。用于类风湿性关节炎及结缔组织病等。

口服：0.75～1.5g/d，分次服用。外用：霜剂，治疗各种皮肤病、瘙痒、牛皮癣、湿疹、神经性皮炎及风湿病，局部涂搽。也可采用分子透入、超声、按摩辅助治疗。

【注意与禁忌】 口服刺激胃肠道，对有消化性溃疡者尤为明显。使用霜剂可有局部疼痛、烧灼感。有过敏及接触性皮炎的报道。肝病患者避免使用。

【规格】 片剂：0.25g；霜剂：5g。

环氯茚酸　Clidanac（Brital）

【药性与应用】 抑制前列腺素合成，阻断炎性介质发挥解热、镇痛、抗炎作用。用于变形性关节炎、肩关节炎、颈肩腕综合征、腰痛。

口服：30～45mg/d，分2～3次餐后服。

【注意与禁忌】 少数可有水肿、尿素氮增加、蛋白尿、粒细胞减少、皮疹等。消化道溃疡，肝、肾疾病，对阿司匹林过敏者均禁用。忌与其他消炎镇痛药合用。

【规格】 片剂：15mg。

萘丁美酮[典]　Nabumetone

【药性与应用】 抑制前列腺素合成，阻断炎性介质以抗炎、镇痛、解热。口服易吸收，$t_{1/2}$为24h，主要由肾脏排出。用于风湿及类风湿性关节炎、骨关节炎。

口服：1.0g/晚，睡前服。最大日剂量2g，分2次服。

【注意与禁忌】 少数有胃痛、烧灼感、纳差、腹胀、便秘、头痛、嗜睡等。孕妇禁用。消化道溃疡，肝、肾疾病及对本药物过敏者慎用。对心血管风险应保持足够警惕，因为随着用药时间的延长，血栓、心肌梗死、脑中风的危险性也随着增大。冠状动脉旁路手术围术期应列为用药禁忌。不推荐哺乳妇使用本药。

【药物相互作用】 ①不主张同时应用二种以上NSAID药物，因为并不能增加明显疗效，反而不良反应增加不少。②抗酸药不影响本药疗效。

【规格】 片剂：0.25g，0.5g，0.75g；胶囊：0.2g，0.25g；分散片：0.5g；干混悬剂：0.5g。

咪唑酯 Imidazate（Selezen）

【药性与应用】 有抗炎、镇痛、解热作用。对胃刺激性小，不易引起胃溃疡，对孕妇、胎儿均无影响。口服和直肠给药吸收迅速并达到治疗浓度。口服生物利用度为80%左右，直肠给药在50%左右。主要由肾排泄。适用于关节炎、风湿及炎性疼痛、发热等症，包括肌肉、韧带的急慢性疼痛与非感染性炎症，如有感染应配伍抗感染药物。

口服：成人，500～1500mg/次，1～2次/d；6～12岁，250～500mg/次。栓剂：成人，500mg栓剂，1～3个/d；或750mg栓剂，1～2个/d。儿童，100mg栓剂，1～3个/d。肌内注射：500～1000mg/d。凝胶剂：局部少量涂敷，轻轻按摩。

【注意与禁忌】 少数人可有胃肠功能紊乱、眩晕、凝血时间延长，偶有出血现象。过敏者可出现皮疹、鼻塞、哮喘、血管神经性水肿。偶见过敏性休克。消化性溃疡、活动性胃肠道出血、对阿司匹林类和咪唑衍生物过敏者禁用。胃炎、哮喘病人慎用。

【规格】 片剂：0.5g，0.75g；滴剂：40%（40g/100mL），栓剂：0.1g，0.5g，0.75g；针剂：0.5g；凝胶：5g/100g。

金诺芬 Auranofin（瑞得，醋硫葡金，Ridaura）

【药性与应用】 含金制剂，有抗炎作用。口服后所含金的25%被吸收，其中60%与血浆蛋白结合，40%与细胞结合，主要由粪便排出。12周可达C_{max}并保持稳定。主要用于活动性类风湿性关节炎，又宜用于对非甾体抗炎药效果不明显或不能耐受者，可延缓病情的进展，降低致残率，且耐受性好。

口服：6mg/d，早饭后服或分2次早晚饭后服。初始量3mg/d，2周后增至6mg/d。如服6个月效果不明显，可增至9mg/d，分3次服；如3个月后效果仍不明显，应停药。

【注意与禁忌】 常有腹泻、腹痛、恶心、腹部不适。可有皮疹、瘙痒。口炎、结膜炎少见。偶有粒细胞减少、血小板减少、紫癜、单纯红细胞发育不全、一过性蛋白尿、血尿及肝功能异常。对金过敏、坏死性肠炎、肺纤维化、剥脱性皮炎、骨髓再生障碍、活动性肾炎、严重肝病以及孕妇、哺乳妇慎用。服本品前后应定期检查血、尿、便及肝、肾功能。

应注意，本药可以引起金中毒，症状包括：血红蛋白降低，蛋白尿、血尿、瘙痒、皮疹、口炎、持续性腹泻。

【药物相互作用】　本药与青霉胺合用有导致皮疹和骨髓抑制的报道。两者合用应监测对骨髓的毒性，必要时停药。

【规格】　片剂：3mg；胶囊：3mg。

泰必治　Trabit Ampoules（Amebene，Trabit）

【药性与应用】　为复方双针制剂。A 针含有保泰松 40mg、地塞米松 4mg、盐酸利多卡因 2mg；B 针含维生素 B_{12} 2.5mg、盐酸利多卡因 2mg。具有消除局部水肿及炎症、解除神经一过性压迫、止痛、缓解肌痉挛等作用。适用于骨关节和神经痛，对急性非感染性关节炎、类风湿性和强直性脊柱炎、颈椎病、急性腰扭伤、坐骨神经痛的近期疗效尤佳。

肌内注射：取 A、B 针各 1 支，用同一注射器抽吸混合均匀后，臀肌深部注射，1 次/d。急性病 1~3 次为 1 个疗程，症状缓解即停药。慢性病第 1 个疗程后间隔 10~14d，再开始第 2 个疗程。

【注意与禁忌】　过量或长期应用可有上腹部不适、胀痛、恶心、呕吐、消化性溃疡恶化（甚至出血、穿孔）、颜面肿胀、半身麻木、全身无力、局部发热等，停药后逐渐消失。消化性溃疡、高血压及肝、肾功能不全者忌用。用药期间出现双睑或下肢水肿，应中止用药。注意补钾。定期行血常规检查，如有粒细胞减少，应停药。用药期间忌食酸辣食品，以免对抗药物作用或增加不良反应。

【规格】　双针剂：A、B 针各 1 支。

吲哚拉新　Indolacin（吲嗪拉新，桂吲乙酸，桂美辛，吲哚拉斯，Indolacinum，Cindomet，Cinmetacin）

【药性与应用】　吲哚芳香基乙酸衍生物，抗炎作用为羟基保泰松的 5~10 倍，抗水肿、抗炎、镇痛作用均较优，且毒性较低。治疗风湿及类风湿性关节炎、强直性脊柱炎及其他炎性疼痛的效果优于吲哚美辛和吡罗昔康。临床适用于风湿及类风湿病和其他骨关节、肌肉的炎性疼痛。

口服：150~300mg/次，3 次/d，饭后服；3~4 周为 1 个疗程。

【注意与禁忌】　主要为轻度胃部不适及疼痛，饭后服用可减轻；其次尚有恶心、呕吐、食欲不振、嗜睡、眩晕，但可耐受。当有大便潜血阳性、心悸、皮疹、尿痛及水肿时，应停药，可自行恢复。结核和消化性溃疡者禁用。

【规格】　胶囊：150mg。

舒洛芬　Suprofen（噻丙芬，噻吩甲酰布洛芬，Maldocil，Sutoprofen，Surfrex，Suprol，R-25061，TN-762）

【药性与应用】　麻醉性镇痛药，通过抑制前列腺素的合成并拮抗其效应而发挥作用，属新型前列腺素抑制剂。镇痛性大于消炎性，比阿司匹林、保泰松均强。临床上对炎性红疹、发热、水肿的消退作用显著。口服后吸收迅速，t_{max}为 1h，2h 显示最高镇痛效果，并维持 4h。$t_{1/2}$为 2h。主要代谢产物从尿中排出。用于外周神经性中度疼痛，如肌肉骨骼痛、外阴切开术后痛、各科手术后痛、骨关节炎、类风湿病、痛经等。

口服：200mg，3~4 次/d。

【注意与禁忌】 仅少数病人有轻微肠胃反应，尚无胚胎毒性、致畸、致癌的报道。活动性消化性溃疡、过敏、解热镇痛药诱发性哮喘、鼻炎、荨麻疹等禁用。

【规格】 胶囊：200mg。

吡喃洛芬 Pranoprofen（普拉洛芬，尼呋喃，Pranoprofenum，Niflan，Y-8004）

【药性与应用】 镇痛、抗炎、解热作用均较吲哚美辛、布洛芬、阿司匹林为强，对各种炎性疼痛的有效率为 63. 0%。主要用于外周炎症性疼痛，如一般外伤、小手术后、拔牙后疼痛。

口服：75mg/次，3 次/d，饭后服。

【注意与禁忌】 罕见消化性溃疡、胃肠道出血，如出现应停药。偶见纳差、恶心、呕吐、便秘、口炎及皮疹。少数人可有头痛、头晕、耳鸣、水肿。极少数人可有转氨酶、碱性磷酸酶和血尿素氮升高。消化性溃疡、严重血象异常及严重肝、肾疾病和对本品过敏者禁用。

【药物相互作用】 可增强双香豆素类的抗凝作用。应避免与其他消炎镇痛药合用。应适当配伍抗感染药物，以防继发感染。

【规格】 胶囊：75mg。

阿米洛芬 Alminoprofen（阿明洛芬，米兰芬，Alminoprofenum，Minalfene，EB-382）

【药性与应用】 抗炎、镇痛、退热、无成瘾性麻醉药。能预防急性积液，对全身多发性关节炎有效。消化道吸收迅速，0. 5~1. 5h 后达血浆有效浓度，$t_{1/2}$为 3h。以原形或与葡萄糖醛酸结合从尿中排出。适用于慢性风湿及类风湿性腰椎关节炎、神经根炎、肌腱炎、口腔科手术、骨折、挫伤、扭伤、产后子宫绞痛等的短期对症治疗。

口服：饭前首次 300mg，以后根据效果减少剂量，2 次/d。治疗子宫绞痛，400~600mg/d，分 2 次饭前服。

【注意与禁忌】 可引起嗜睡、头痛、恶心、呕吐、腹痛等。偶见消化性溃疡和消化道出血、皮疹、转氨酶一过性升高。消化性溃疡及严重肝、肾功能障碍者禁用。使用本品前应控制感染。用药期间应定期检查血、尿、粪及肝、肾功能。避免与其他解热镇痛药合用。

【规格】 片剂：150mg。

吡酮洛芬　Piketoprofen（吡优布芬，吡优洛芬，吡酮托胺）

【药性与应用】 非甾体外用速效、长效抗炎镇痛退热剂。缓解各类创伤或风湿、类风湿疾病的症状，优于阿司匹林和保泰松类制剂。能迅速透过皮肤聚集于周围的皮下组织而起效，且作用持久。外敷后15min皮肤吸收达30%，60min吸收达50%。80h后方可在血液中测出其代谢产物，说明蓄积释放过程十分缓慢。适用于骨关节、肌肉、肌腱等运动系统非感染性炎症的止痛，如风湿及类风湿性关节炎、肌炎、腰痛等。

霜剂：局部涂敷，3次/d；气雾剂：1~2撳/次。

【注意与禁忌】 偶有皮肤过敏，如瘙痒、红斑等。对本品过敏者禁用。不能用于伤口及黏膜。

【规格】 霜剂：1.8%；气雾剂：2%。

尼氟灭酸　Niflumic Acid（阿克通，Acidum Niflumicum，Niflam，Actol，Ferenol，JD-37，R-368C，UP-83）

【药性与应用】 非甾体抗炎药，并有消肿作用。不引起钠潴留，毒性小，耐受性好，可用于老年病人。直肠给药受特异性酯酶作用，血药浓度较口服为高，疗效持续较久。适用于各类急慢性外周炎症，如各种关节炎、五官科炎症、创伤、骨折、扭伤、挫伤等；术后炎症；急性、亚急性浸润性炎症；支气管与肺病变、胸膜炎；急性浅表性血栓性静脉炎；儿科常见病如腮腺炎、淋巴腺炎、支气管肺炎及疫苗反应的防治等。

口服：250mg/次，3次/d；严重炎症，4次/d。直肠给药：500mg/次，2次/d。

【注意与禁忌】 可见恶心、呕吐、胃灼热、腹泻、上腹痛，多为一过性，不影响治疗。罕见头痛、目眩、白细胞减少、血尿、皮肤反应。消化性溃疡及对本品过敏者禁用。孕妇、哺乳妇慎用。长期用药应定期检查血、尿、粪和肝、肾功能。抗凝剂与本品合用，应减量并保持警惕。

【规格】 胶囊：250mg；栓剂：500mg，285mg。

依莫法宗　Emorfazone（Pentoil）

【药性与应用】 镇痛抗炎药。对血管壁有稳定作用为其特点，可抑制血管通透性亢进和白细胞游走，尤其能抑制激肽游离，拮抗缓激肽的致痛作用，但不抑制前列腺素的合成。适用于治疗腰痛、颈肩腕综合征、肩周炎、术后痛、风湿痛、变形性关节炎及急性上呼吸道感染等。

口服：成人 200mg，3 次/d。

【注意与禁忌】 罕见过敏性皮疹，如出现应停药。偶见胃部不适、纳差、恶心、呕吐及口渴。少数人有嗜睡、头痛、心悸。消化性溃疡、严重血液异常，严重肝、肾疾病及对本品过敏者禁用。有消化性溃疡史者、老人、儿童、孕妇、哺乳妇慎用。避免与其他消炎镇痛药合用。

【规格】 片剂：100mg，200mg。

非普拉宗 Feprazone（戊烯松，戊烯那宗，非普拉酮，戊烯保泰松，Pnenazone，Methrazone）

【药性与应用】 吡唑酮类抗炎镇痛药，具有较好的抗炎镇痛作用。适用于关节、肌肉疼痛及腰痛的治疗，一般 1～2 周开始缓解。对发热、晨僵、关节功能障碍也有效。疗效较佳，尤以镇痛效果为优。从肠道中迅速吸收，进入血液后大部分与血浆蛋白结合，$t_{1/2}$在 20h 以上，体内转化后以代谢形式排泄。适用于治疗风湿及类风湿性关节炎、牙周炎、血栓性静脉炎，也用于上呼吸道感染的辅助治疗。

口服：200mg，2 次/d。维持量为 100～200mg/d。

【注意与禁忌】 不良反应较其他常用同类药少而轻，少数人可有纳差、恶心、呕吐、头痛、皮疹、瘙痒、面部水肿，不影响治疗，停药后可消失。肝功能不良者慎用。

【药物相互作用】 本药可增强口服香豆素类抗凝药、降糖药、甲氨蝶呤和苯妥英钠的作用。

【规格】 片剂：50mg，100mg，200mg。

地夫美多 Difmedol

【药性与应用】 具有羟布宗和哌嗪结构的新药，抗炎、退热、镇痛作用强于其他同类药。局部或全身用药耐受性好。适用于炎性风湿及类风湿疾病、退行性关节疾病、代谢性关节疾病、内分泌性关节疾病及其他原因引起的关节疼痛。

口服：成人 120mg/次，4～6 次/d；维持量 2～3 次/d。直肠给药：成人 300mg/次，1～2 次/d。

【注意与禁忌】 可见胃肠道刺激症状，如呕吐、腹泻等。罕见消化性溃疡复发，黑便、黄疸。偶见肾损害，如蛋白尿、血尿、无尿、肾衰竭伴氮质血症、肾病综合征及粒细胞减少、血小板减少性紫癜、再生障碍性贫血等血液系统疾病。极少数人可引起视神经炎、视力模糊、视网膜出血和听力损害。禁用于水肿、高血压，严重肝、肾疾病，消化性溃疡、皮疹、甲状腺疾病和70岁以上者。如出现咽喉疼痛、颊黏膜出血、呼吸困难、胃部不适、消化道出血及水肿，应停药。慎用于孕妇。

【规格】 片剂：120mg；栓剂：300mg。

替诺昔康　Tenoxicam

【药性与应用】 抑制前列腺素合成和血小板聚集，清除活性氧自由基或抑制自由基的产生，抑制白细胞的趋化及吞噬作用，以发挥抗炎、镇痛与解热作用。给药30min即可解除疼痛，服后2h达峰值浓度，$t_{1/2}$为57h，主要随胆汁和尿液排泄。临床适用于类风湿性关节炎、退行性关节病、强直性脊柱炎、肌腱炎、黏液囊炎、肩或髋关节周围炎、关节劳损及扭伤、急性痛风等。

口服：成人20mg，1次/d，每日于同一时间服用。痛风性关节炎急性发作，40mg，1次/d，共2d；然后改为20mg，1次/d。5d为1个疗程。

【注意与禁忌】 偶见皮疹、湿疹、红斑、头痛、耳鸣、心悸、转氨酶升高、尿素氮升高。少数病人可有血红蛋白、白细胞、红细胞及血小板减少与水肿。对本品过敏和上消化道疾病严重者禁用。避免与抗凝剂和口服降糖药同时使用。肾功能不全者、孕妇、哺乳妇、老人及儿童慎用。慢性或退行性关节炎长期服药，应定期检查尿常规及肝功能，如有异常，应减量或停药。出现消化性溃疡，应立即停药。

【规格】 片剂：10mg，20mg，30mg。

依托度酸[典]　Etodolac（安通停，吡喃吲哚乙酸，Etodolic Acid）

【药性与应用】 非甾体抗炎药，主要作用机制是选择性地在炎症部位抑制前列腺素的合成。口服本品200mg 1h后达C_{max} 18.6μg/mL。1次给药量在25~160mg，其C_{max}及利用度与服用剂量成比例。$t_{1/2}$约为7h。无药物蓄积现象。适用于类风湿性关节炎、骨关节炎、变形性关节疾病、各类轻至中度疼痛。

口服：长期应用，200mg，2次/d，可增加至600mg/d。急性疼痛，推荐剂量为200mg，1次/（6~12）h。

【注意与禁忌】 可见一过性恶心、消化不良、呕吐、头痛、头晕、皮疹、瘙痒、全身不适、尿频及耳鸣，一般不影响治疗。禁用于活动性消化性溃疡及对本品过敏的病人。妊娠末3个月不宜用。肝、肾功能受损可干扰药物代谢，应酌情调整剂量。因抑制前列腺素合成，可干扰血小板的聚集功能。孕妇、哺乳妇慎用。本药与其他 NSAID 有交叉过敏。

应特别注意本药的心血管风险和胃肠道风险。这两种风险随着用药时间的延长而增加。心血管风险指血栓、心肌梗死、脑卒中；胃肠道风险指胃肠道出血、溃疡和穿孔。这也是 NSAID 类药物的共同缺点，可以无警示症状地发生在用药的任何阶段。

【药物相互作用】 ①与环孢素、地高辛、锂剂、甲氨蝶呤合用，可使这些药物的血药浓度升高，毒性增加。②本药可降低 β 受体阻滞剂、血管紧张素转换酶抑制剂的抗高血压作用。③本药与抗凝药合用可增加出血倾向，必要时调整后者的剂量。④本药与阿仑膦酸钠合用，胃肠道刺激症状加重。⑤本药禁止与酮洛酸合用，否则会出现严重的胃肠道症状。⑥本药与 β-葡聚糖合用，胃肠道不良反应发生率升高。⑦与棉酚合用，胃肠道不良反应加重。应间隔服用。⑧钙通道阻滞药、氯吡格雷易增加胃肠道出血风险，合用时应谨慎。⑨与黑叶母菊合用，出血等不良反应增加，应避免合用。⑩与喹诺酮类药物合用，惊厥阈值降低。⑪与免疫抑制剂合用，可导致急性肾衰竭。⑫高脂饮食可使血药浓度明显升高。

【规格】 片剂：0.2g，0.4g；胶囊：0.2g；缓释片 0.4g。

依托芬那酯　Etofenamate（澳托芬，代迈，Afrolate，Algesalona E，Baynogel）

【药性与应用】 本药属乙酸类非甾体抗炎药，有降低前列腺素和其他炎症介质的作用。临床用于骨骼肌系统的软组织风湿病，如肌肉风湿病、肩关节周围炎、腰痛、坐骨神经痛、腱鞘炎、滑囊炎及各种慢性关节炎、脊柱炎、软组织劳损、挫伤、扭伤、拉伤等。本药属外用药。

踝扭伤：局部使用 5% 凝胶涂布，一次 3g，不包扎，共用 14d。软组织风湿性疼痛：局部使用本药 50% 凝胶，每日 2 次，共用 7d。疼痛脊柱综合征：采用本药 10% 软膏与经皮电神经刺激（TENS）联合治疗。TENS 治疗隔日 1 次，共 20d；本药软膏在 TENS 治疗的当日局部应用于疼痛部位，在 TENS 治疗的第 2 日再使用 2 次。

【注意与禁忌】 禁用于对本药、氟芬那酸和其他 NSAID 过敏者，鼻炎、荨麻疹、血管神经性水肿、哮喘患者，孕妇、儿童。

慎用于凝血机制障碍、重症高血压、心脏病、消化性溃疡、溃疡性结肠炎或其他上消化道疾病、肝肾功能不全。

不良反应多为局部反应，少有皮肤发红；极少有过敏性皮疹。停药后多可迅速消失。

【规格】 乳膏：2g/20g，4g/40g；霜剂：0.1g/1g，4g/40g。

醋氯芬酸[典] Aceclofenac（乙酰氯芬酸，Airtol，Biofenac）

【药性与应用】 新合成口服苯乙酸类抗炎解热镇痛药，具有明显、广泛的抗炎作用和强力镇痛解热作用。其特点是胃毒性低。临床上适用于治疗风湿及类风湿性关节炎、骨关节炎、强直性脊柱炎，也适用于各种疾病引起的疼痛和发热。

口服：100mg/次，2次/d。

【注意与禁忌】 偶有消化不良、腹部不适、胃灼热；罕见消化性溃疡和出血。孕妇及对本品或非甾体抗炎药过敏者禁用。消化性溃疡者慎用。本品可抑制血小板聚集，延长出血时间，接受抗凝治疗或有出血倾向者慎用。

【药物相互作用】 本药相互作用均与NSAID风险相关，无个体特异性，不过多重复，可参阅阿司匹林。

【规格】 片剂：50mg，100mg；分散片：100mg；肠溶片：25mg，100mg；胶囊：50mg，100mg；溶胶囊：100mg。

氟比洛芬乙酰氧基乙酯 Flurbiprofen Axetil（力扑能，Liplen，Ropion）

【药性与应用】 非甾体抗炎药，静脉注射后在体内形成氟比洛芬起作用，通过抑制前列腺素的合成发挥药理作用。临床主要应用其镇痛作用，缓解手术后和各种癌性疼痛。详情可参阅氟比洛芬。

【注意与禁忌】 给药过程中要密切观察，凡出现胸闷、恶寒、冷汗、呼吸困难、四肢麻木感及血压降低时，应立即停止给药，进行抗休克处理。罕见瘙痒和皮疹。偶有急性肾功能不全发生，要进行监护。有时出现嗳气、呕吐、腹泻。可有转氨酶及碱性磷酸酶的升高。可有热感、睡意、恶寒感，亦可出现头痛及倦怠。有时出现血压上升与心悸。注射部位可有疼痛和皮下出血。消化性溃疡、血象严重异常，严重肝、肾功能障碍及心功能不全，对本品及阿司匹林类过敏者均禁用本品。老年人、小儿、孕妇安全性尚未确立，应慎用。本品仅用于静脉注射，而且要很慢。

【药物相互作用】与类似化合物和喹诺酮类合用有出现惊厥的报道。可增强双香豆素类的抗凝作用而诱发出血。

【规格】 静脉注射脂肪乳剂：50mg。

吲哚美辛法呢酯 Indomethacin Farnesil Infee

【药性与应用】 新型非甾体抗炎药，由脂溶性法呢醇与吲哚美辛经酯化而成，能良好分布于炎性组织，有高度亲和力。口服后部分在炎症部位转化为吲哚美辛发挥作用。口服 t_{max} 为5~6h，24h后从血中消失。临床主要用于类风湿性关节炎、骨关节炎、腰痛、肩关节周围炎及颈肩腕综合征的治疗。

口服：成人200mg/次，2次/d，一般在早晨和晚餐后服。

【注意与禁忌】 主要副作用为胃肠道功能紊乱，其他尚可见皮疹、面部水肿、瘙痒、眩晕和头晕等。也可有血清转氨酶和尿素氮的升高。偶有耳鸣、眩晕、头痛、心悸、水肿及疲倦等。孕妇、对阿司匹林及本品过敏者，严重心、肝、肾功能障碍者均禁用本品。高血压、胰腺炎、中枢神经系统疾病（癫痫、帕金森病等）、哮喘、全身性红斑狼疮、溃疡性结肠炎、克罗恩病、高龄，均不宜使用。儿童安全性尚未确立。对慢性进展期病人应考虑联合治疗，并定期进行实验室检查。本品不可与其他非甾体抗炎药合用。因可致嗜睡和眩晕，应避免精细和危险工作。其他参阅吲哚美辛。

【规格】 胶囊：0.1g。

扎托布洛芬 Zaltoprofen（Soleton）

【药性与应用】 三环结构戊酮酸类，非甾体抗炎药，主要抑制环氧合酶使前列腺素的合成减少，以发挥抗炎镇痛作用。适用于治疗慢性风湿及类风湿性关节炎、腰痛、肩周炎、颈肩腕综合征及手术、外伤、拔牙后的疼痛。

口服：80mg/次，3次/d；也可80~160mg顿服。

【注意与禁忌】 不良反应主要是消化系统症状（胃部不适、疼痛、消化不良）以及头痛、嗜睡、皮疹、水肿、转氨酶及尿素氮的升高，均为一过性改变，一般不影响治疗。消化性溃疡、血液病，严重肝、肾功能障碍，严重心功能不全，对本品及阿司匹林过敏者均应禁用。有消化性溃疡、血液病史、过敏史、哮喘，肝、肾功能不良，心功能不全者均应慎用。老年人应减量。儿童、孕妇、哺乳妇慎用。治疗期间应定期检查血、尿常规及肝、肾功能，如发现异常应减量或停药。本品可使甲苯磺丁脲降血糖作用及双香豆素类的抗凝作用增强，与大剂量喹诺酮类并用可诱发惊厥，均应慎重。

【规格】 片剂：80mg。

奥沙普秦[典] Oxaprozin（噁丙嗪，奥沙新，诺德伦，诺松，Actirin，Alvo，Daypro，Durapro）

【药性与应用】 抑制前列腺素合成以消炎、镇痛与解热。对消化道损害极弱而疗效持久。适用于慢性风湿及类风湿性关节炎、变形性关节炎、腰痛、强直性脊柱炎、颈肩腕综合征、肩关节周围炎、痛风发作、外伤及手术后的消炎镇痛。

口服：400mg/d，分1~2次，最大量不超过600mg/d。

【注意与禁忌】 有时出现胃和腹部不适、疼痛、恶心、呕吐、纳差、便秘及腹泻；皮疹、瘙痒；嗜睡、头痛、头晕；转氨酶及碱性磷酸酶升高；水肿、口炎、舌裂、口渴、疲倦、出汗、胸闷、耳鸣、蒙眬。极少数人可有尿沉渣异常。消化道损害，严重肝、心、肾功能障碍，过敏及哮喘病人禁用。

值得注意的是与其他 NSAID 一样有心血管风险和胃肠道风险，在用药过程中应密切注意。

【药物相互作用】 ①本药可使地高辛、锂剂、抗凝血药、甲氨蝶呤清除率下降，血药浓度升高，毒性增强。②本药与阿司匹林合用增加后者的毒性而不增加疗效，故不推荐合用。③本药降低利尿药利尿与排钠效果。④本药降低β受体阻滞剂、血管紧张素转换酶抑制剂的降压效果。⑤与喹诺酮类药物合用易诱发惊厥。⑥与免疫抑制剂合用，可能诱发急性肾衰竭。⑦对蛛网膜下隙阻滞、硬膜外麻醉患者合用肝素或多磺基黏多糖（聚硫酸脂多糖），都有增加硬膜外或脊椎血肿发生的风险。⑧本药与酮洛酸合用，胃肠道不良反应可加重。

【规格】 片剂：200mg；分散片：200mg；胶囊：200mg；肠溶胶囊：200mg。

肝蛋白 Orgotein（奥古蛋白，奥美蛋白，Ometein，Superoxide dismutase，Sod）

【药性与应用】 牛肝制得的水溶性蛋白酶，有强大抗炎活性，并有抗过氧化物歧化酶活性。适用于类风湿性关节炎及放射性膀胱炎。

慢性类风湿性关节炎：肌内注射，8mg，3～4 次/周；骨关节炎：关节腔内注射 2mg，1 次/2 周；放射性膀胱炎：放疗后 15～30min，深部皮下注射 4mg。

【注意与禁忌】 偶见肌内注射局部疼痛、蛋白尿、荨麻疹。对本品或异性蛋白过敏者禁用。

【规格】 针剂：4mg，8mg。

舍雷肽酶 Serrapeptase（达先，Dasen）

【药性与应用】 由沙雷杆菌培养液提取出的蛋白水解酶，有抗炎和消肿作用，对多种外周性炎性肿痛有效。对足关节挫伤病人，服 10mg，3 次/d，2 周后踝周径明显缩小；用于甲状腺次全切除术前 2d 至术后 6d，术后肿胀消退亦迅速而明显；用于分娩会阴切开，也有很好效果。对乳汁滞留性乳腺炎，有明显去痛消肿作用；尚可使慢性支气管炎病人症状明显改善。本品临床适用于术后、外伤的消肿、消炎和镇痛，以及五官、口腔、乳腺、膀胱、附睾、肺、支气管炎症水肿病人症状的改善。

口服：成人 15～30mg/d，分 3 次餐后服用。

【注意与禁忌】 偶见皮疹、皮肤发红、食欲差、胃部不适、恶心、呕吐。罕见鼻出血及痰中带血。凝血功能异常及严重肝、肾疾病者慎用。本品有增强抗凝剂作用的效应，合用时要慎重。

【药物相互作用】 ①本药可增强抗凝血药的作用，与抗凝血药合用时应慎重。②本药可促进青霉素类对组织的渗透，有利于增加抗菌作用。③本药与促凝血药有部分药理拮抗性。④本药与抗生素类药、化疗药、非甾体抗炎药合用可引起下列反应：皮肤黏膜眼综合征及中毒性皮肤坏死、间质性肺炎、嗜酸性粒细胞浸润综合征、休克。

【规格】 肠溶片：5mg（1000 单位），10mg。

酚麻美敏 Paracetamol，Pseadoephedrine Hydrochloride，Dextromethorphan Hydrobromide and Chlorphenamine Maleate（氨酚伪麻美那敏，蓓力德，泰诺，康得，克止，雷蒙欣，立林，美扑伪麻）

【药性与应用】 本药为复方药，由对乙酰氨基酚、盐酸伪麻黄碱、氢溴酸右美沙芬、马来酸氯苯那敏等组成。具有解热、镇痛、减轻鼻黏膜充血、镇咳和抗组胺的作用。临床用于缓解由感冒或流行性感冒引起的发热、头痛、咽痛、肌痛、鼻塞、流涕、喷嚏、咳嗽等症状。

口服：片剂，1~2 片，1 次/6h，2h 内不超过 8 片。胶囊，2~4 粒，1 次/6h，2h 内不超过 16 粒。颗粒，1 袋，3 次/d，服用间隔至少 6h，24h 不超过 4 袋。口服溶液（成人用），15~30mL，1 次/4~6h，24h 内不超过 4 次。

【注意与禁忌】 禁用证：对本药或其他解热镇痛药过敏、对其他拟交感神经药（肾上腺素、异丙肾上腺素等）过敏者。

慎用证：心脏病、高血压、甲状腺疾病、糖尿病、慢性支气管炎、呼吸困难、哮喘、肺心病、青光眼、抑郁病、排尿困难，肝、肾功能不全，高龄、孕妇、哺乳妇。

不良反应：偶有轻度嗜睡、多汗、头痛、乏力、恶心、上腹部不适、口干、食欲下降、皮疹等，多可自行恢复。也可出现充血、肿胀、兴奋（见于儿童）。

【药物相互作用】 与其他镇痛解热药合用，有增加肾毒性的危险，故不主张合用。

【规格】 片剂：每片含对乙酰氨基酚 325mg、盐酸伪麻黄碱 30mg、氢溴酸右美沙芬 15mg、马来酸氯苯那敏 2mg；咀嚼片：每片含对乙酰氨基酚 80mg、盐酸伪麻黄碱 7.5mg、氢溴酸右美沙芬 2.5mg、马来酸氯苯那敏 0.5mg；颗粒：每包含对乙酰氨基酚 650mg、盐酸伪麻黄碱 60mg、氢溴酸右美沙芬 30mg、马来酸氯苯那敏 4mg；口服液（成人用）：120mL（每 30mL 含对乙酰氨基酚

650mg、盐酸伪麻黄碱 60mg、氢溴酸右美沙芬 30mg、马来酸氯苯那敏 4mg）；口服液（小儿用）：100mL（每 5mL 含对乙酰氨基酚 160mg、氢溴酸右美沙芬 5mg、盐酸伪麻黄碱 15mg、马来酸氯苯那敏 1mg）；混悬液：100mL（每毫升含对乙酰氨基酚 32mg、氢溴酸右美沙芬 1mg、盐酸伪麻黄碱 3mg、马来酸氯苯那敏 0.2mg）。

舒林酸[典]　Sulindac（甘乐利，硫茚酸，奇诺力，Arthrobid，Arthrocine，Antribid）

【药性与应用】　本药为非甾体抗炎药，结构与吲哚美辛相似，临床用于多种关节炎，如类风湿性关节炎、骨性关节炎、强直性脊柱炎、肩关节周围炎、颈肩腕综合征等，以及腱鞘炎等的消炎、镇痛；也用于多种原因引起的疼痛，如痛经、牙痛、外伤、手术后，以及轻中度癌性疼痛。

口服：抗风湿，0.2g，早晚各 1 次，最大日剂量不超过 0.4g。疗程根据病情确定。镇痛，药剂 0.2g，8h 后重复。

【注意与禁忌】　要特别注意心血管风险与消化道风险。本药与其他 NSAID 有交叉过敏反应。活动期消化性溃疡、冠心病旁路手术围术期及过敏者均禁用。心、肝、肾功能不全，凝血功能障碍，水钠潴留的高血压，心脏病，尿路结石患者，用时要慎重。孕妇、哺乳妇不宜使用。不推荐 2 岁以下幼儿使用。

不良反应主要是胃肠道反应，比阿司匹林轻。可有头晕、头痛、嗜睡或失眠。少见发热、皮疹、耳鸣。偶有晕厥、麻木、无菌性脑膜炎和精神障碍。罕见间质性肾炎和急性肾衰竭。

【药物相互作用】　①本药与野甘菊、锂剂、甲氨蝶呤合用，可增加它们的血药浓度与毒性。②与磺脲类合用有发生低血糖危险。③二甲亚砜降低本药作用。④与阿司匹林、二氟尼柳合用，影响本药疗效和出现周围神经病变。⑤与丙磺舒合用可影响后者的促排尿酸作用。⑥本药降低血管紧张素转换酶抑制剂和 β 受体阻滞剂的降压作用。⑦本药降低噻嗪类药的降压和利尿作用。⑧本药可降低保钾利尿药的利尿作用，导致高血压的产生与肾损害。⑨本药与喹诺酮类合用可诱发癫痫。⑩本药与利尿药合用增加出血危险。⑪与酮洛酸、钙通道阻滞剂合用，增加消化道不良反应。⑫与环孢素合用可损害肾功能，产生胆汁淤滞与感觉异常。⑬与免疫抑制剂合用可导致急性肾衰竭。

【规格】　片剂：0.1g，0.15g，0.2g；胶囊：0.1g。

塞来昔布　Celecoxib（塞来考昔，西乐葆，Celebrex）

【药性与应用】　本药是昔布类非甾体抗炎药，能特异性抑制环氧酶－2

（COX-2）以消炎镇痛。临床用于缓解骨性关节炎症状与体征，以及类风湿关节炎、幼年型类风湿关节炎、家族性肠息肉、强直性脊柱炎、原发性痛经、急性疼痛等。

口服：①强直性脊柱炎，初始剂量200mg，1次/d；或100mg，2次/d；若6周后无效，可增至400mg/d；再6周仍无效，放弃治疗，改用他法。②骨性关节炎，200mg，1次/d；或100mg，2次/d。③家族性肠息肉辅助治疗，推荐剂量为400mg，2次/d，进餐时服用。④原发性痛经和急性疼痛：第1日首剂400mg，必要时加强200mg，之后根据需要，一次200mg，2次/d。⑤类风湿关节炎：100mg或200mg，2次/d。

【注意与禁忌】 注意心血管风险与胃肠道风险，禁用于冠状动脉旁路手术围术期。上述情况出现突发事件，一般都无预示征象。

禁忌证：对本药及其他NSAID过敏，哮喘，支气管痉挛，血管神经性水肿，严重肝、肾疾病等。

慎用证：胃肠病史，重症高血压，心绞痛，心力衰竭，出血性疾病，脑血管疾病，轻中度肝、肾功能不全等。

发生率大于1%的不良反应有无力、疲乏、头晕、下肢水肿、高血压、消化不良、胃灼热、恶心、头晕、转氨酶升高等。此外，本药上市后有下列不良反应报道：过敏；精神异常、焦虑、失眠、味觉障碍、嗜睡；充血性心力衰竭、高血压危象；支气管痉挛；腹痛、口腔溃疡、消化性溃疡、穿孔、出血、呕吐、腹泻；药物性肝炎；肾功能不全；血管神经性水肿、瘙痒、皮疹、风疹史-约综合征。

【药物相互作用】 ①与选择性5-羟色胺再摄取抑制剂（如西酞普兰、氯伏沙明、氟辛克生、氟西丁、氟伏沙明、奈法唑酮、帕罗西汀、舍曲林、文拉法辛、齐米利定）合用，可增加出血危险。②与阿司匹林、其他NSAID、皮质类固醇激素合用，增加胃肠道不良反应发生率。③本药与抗凝药联用时，应测定凝血酶原时间国际标准化比值（INR）。④与利福平合用，降低本药的血浆浓度。⑤与甲氨蝶呤合用时，后者的副作用增加。⑥与血管紧张素转换酶抑制剂合用时，应注意相互作用。⑦本药可使血浆中的锂盐水平升高。⑧与口服避孕药合用时，应考虑静脉血栓的发生。⑨绝经期激素替代治疗时若合用，应考虑该激素血药浓度的升高。⑩饮酒、吸烟均可加重本药的胃肠道不适反应。

【规格】 片剂：60mg，90mg，120mg。

齐可诺肽 Ziconotide

【药性与应用】 本药可阻断传输疼痛信号的N型钙通道而发挥镇痛作用。临床用于严重慢性疼痛，如需要鞘内给药或对全身性镇痛药、辅助治疗或鞘内注射吗啡耐受不良或无反应者。

鞘内给药初始日剂量不高于 2.4μg（0.1μg/h），直至患者疼痛缓解。然后以 2.4μg（0.1μg/h）/d 的速度增加剂量。每周增加剂量不应超过 2～3 次，直至 21d 时达到推荐最大日剂量 19.2μg（滴注速度 0.8μg/h）。

【注意与禁忌】　特别注意：本药可能导致严重的精神症状和神经损害，对有精神病史者尤应注意。要经常监测患者的认知、幻觉表现、精神意识状态。一旦发现精神、神经症状，立即撤药，本药无撤药反应。

禁忌证：对本药过敏、有精神病史、微量输液位点感染、未控制的出血倾向、椎管阻塞诸类患者。

慎用证：脑膜炎和其他感染性疾病、血清肌酸激酶升高。儿童安全性尚未确立。妊娠安全性 C 级。哺乳妇应用应权衡利弊。

不良反应国内的经验不多，国外报道可供参考：有不低于 2%患者出现高血压、低血压、昏厥、心动过速、血管扩张；也可出现房颤和心电图异常。40%以上患者血清肌酸激酶（CK）升高。多于 2%患者可出现支气管炎、呼吸困难、咽炎、鼻炎、严重咳嗽或喷嚏、关节痛、关节炎、大脑痛性痉挛和肌无力。可有尿潴留、排尿困难；头晕、嗜睡、意识错乱、共济失调、步态异常、记忆损害、张力亢进、焦虑、语言失常、眼球震颤、感觉迟钝、幻觉、神经质。消化系统可有恶心、腹泻、呕吐、食欲减退、肝酶升高。可有皮肤外科综合征、皮肤干燥、瘙痒、皮疹、出汗多等。也可出现视力异常，2%以上的人可出现复视或畏光。偶有肾恶性肿瘤的报道，但因果关系尚不能确立。

【药物相互作用】　与中枢抑制药合用，可使意识抑制的风险增加，应相应调整剂量或停药。

【规　格】　鞘内注射液：100μg/1mL，200μg/2mL，500μg/5mL，500μg/20mL。

鹿瓜多肽　Cervus and Cucumis Polypeptide（骨益佳，丽生斯利，脉锐，绵舒，星邦健，星尤菲）

【药性与应用】　本药是由梅花鹿骨骼和甜瓜种子中提取的多肽物制成的，主要作用是促进细胞有丝分裂、分化、趋化作用及溶骨活性，促进局部血运障碍恢复，改善受损部位的局部血液循环，为受损骨关节创造修复条件。临床用于风湿性关节炎、类风湿性关节炎、强直性脊柱炎、多种类型骨折、创伤修复及腰腿痛等。

肌内注射：4～8mg，2 次/d。用适量注射用水稀释。静脉滴注：16～24mg/d，用 5%葡萄糖注射液或 0.9%氯化钠注射液 250～500mL 稀释后滴注。10～

15d 为一疗程。

【注意与禁忌】 忌用于对本药过敏者，对孕妇、哺乳妇、儿童的影响均不明确。本品的不良反应较少，可能出现发热与皮疹。采用静脉给药时应单独使用，不宜与其他药物混用。

【规格】 注射剂：4mg，8mg，16mg，24mg。

卫矛醇 Dulcitol（Dulcite）

【药性与应用】 为昆明山海棠根中的有效成分，用于类风湿性关节炎有效，但效果不如昆明山海棠原药。主要用于类风湿性关节炎。

口服：100mg/次，3 次/d，3 个月为 1 个疗程。肌内注射：25mg，1 次/d，30d 为 1 个疗程；也可 50mg/次，加 2%普鲁卡因 6mL，直接注入关节腔，但疗效不肯定。

【注意与禁忌】 个别人可有口干、瘙痒、胸闷。症状在用药 3~5d 内出现，5~7d 可自行消失。

【规格】 片剂：50mg；注射液：25mg/2mL。

豆腐果苷 Helicid（昆明神衰果素）

【药性与应用】 系从山龙眼科植物萝卜树果中提取的有效成分。其化学结构类似天麻，有较强的止痛、镇静、安眠作用。用于神经衰弱、神经衰弱综合征、官能症、血管性头痛、三叉神经痛。对神经衰弱引起的头痛、头昏、睡眠障碍有明显效果。

口服：75~100mg/d，饭后服，重症者可饭前加服 25mg，1 个月为 1 个疗程。

【注意与禁忌】 常见口干、嗜睡，但不影响治疗。

【规格】 片剂：25mg。

昆明山海棠片[典] Tabellae Tripterygii Hypoglauci（紫金藤片，六方藤片，721 片）

【药性与应用】 用于类风湿性关节炎、风湿性关节炎、红斑狼疮、跌打损伤、骨结核。

口服：片剂，2 片，3 次/d；酒剂，10~20mL，3 次/d。

【注意与禁忌】 可有胃痛、闭经、心悸、面部色素沉着等。孕妇慎用。有毒，不可过量。

【规格】 片剂：0.25g；酒剂：10%。

雷公藤总苷[基]

【药性与应用】 具有抗炎、抑制体液和细胞免疫作用。用于类风湿性关节炎、各型肾炎、白塞病、红斑狼疮、自身免疫性肝炎等。

口服：1~1.5mg/（kg·d），开始也可加大到1.8~2mg/（kg·d），病情控制后逐渐减量、停药。

【注意与禁忌】 可引起胃肠反应、粒细胞减少、月经紊乱和精子活力降低、数目减少，停药后可恢复。

【规格】 片剂：10mg。

呱西替柳　Guacetisal

【药性与应用】 本品为乙酰水杨酸邻甲氧苯酯，具有非特异性抗炎解热作用。临床用于感冒、急性支气管炎、慢性支气管炎急性发作引起的头痛、发热、咳嗽、多痰等症状的对症治疗。

口服：成人，0. 5g，3次/d。儿童酌减。

【注意与禁忌】 偶见食欲不振、上腹部不适、血小板减少、肝酶升高。对水杨酸类药物及本品过敏者禁用。胃及十二指肠溃疡、肝功能严重损害、出血倾向者慎用。

【规格】 胶囊：0.125g，0.25g，0.5g；片剂：0.25g。

双醋瑞因　Diacerein（安必丁）

【药性与应用】 本品为骨关节炎IL-1的首要抑制药，可诱导软骨生成，具有镇痛、抗炎、解热作用。对骨关节炎有延缓进程的作用，$t_{1/2}$约为2.4h，服用2~4周后开始显效，4~6周表现明显。连续治疗3个月后停药，疗效可保持一个月。临床主要用于退行性骨关节疾病的治疗。

应长期治疗，一般不少于3个月：1粒，1~2次/d，餐后服用。头4周可每日一粒，晚饭后服用，以减缓腹泻症状。待患者适应后，改为每日2次。若与其他药物合用长期治疗，应每6个月进行一次肝功能、血象、尿液的全面检查。由于本药疗程长，头2~4周可与其他镇痛药或非甾体抗炎药联合应用。

【注意与禁忌】 腹泻、上腹痛、恶心、呕吐均可发现，但发生率并不高，可在治疗中逐渐消失。本品不可用于15岁以下儿童，不宜用于孕妇。对本品或蒽醌衍生物过敏者禁用。哺乳妇慎用。肌酐清除率<30mL/min应减量，尤其是70岁以上老年人应减半量或遵医嘱。过量服用导致的腹泻无特殊治疗方法，应注意维持水电解质平衡。

【药物相互作用】 服用致泻药物者，禁用本药。氢氧化铝、氢氧化镁影响本药的生物利用度，应避免合用。本品有增加使用抗生素、化疗病人肠炎的可能性。

【规格】 胶囊：50mg。

复方骨肽注射液 Compound Ossotide Injection

【药性与应用】 本品是由健康猪四肢骨与全蝎提取物制成的复方药。其中含有多种骨生长因子，可调节骨代谢、促进骨修复。临床用于风湿或类风湿性关节炎、骨质疏松、颈椎病、骨折、骨手术后的治疗。

肌内注射：30～60mg，1 次/d。静脉滴注：60～150 mg，1 次/d。15～30d为一疗程，或遵医嘱。也可在痛点或穴位注射。

【注意与禁忌】 对本品过敏者，严重肝、肾功能不全者及孕妇禁用。过敏体质者、哺乳妇、儿童慎用。不可与氨基酸类药物、碱性药物同时使用。

【规格】 注射液：30mg/2mL，75mg/5mL。

第六部分 抗偏头痛药

麦角胺[典] Ergotamine（贾乃金，Ergate）

参见本章第四部分第二节该条。

双氢麦角胺 Dihydroergotamite（氢麦角胺，Dihydroergotamine）

【药性与应用】 α 受体阻滞剂，作用类似氢麦角碱，对血管运动中枢的抑制作用较麦角胺强，能缓解脑血管痉挛。用于偏头痛急性发作及血管性头痛。口服吸收差，生物利用度极低，因而采用注射给药较妥当。

肌内注射：2mg，1～2 次/d。口服：1～3mg，2～3 次/d。

【注意与禁忌】 可有恶心、呕吐、腹泻、水肿等。冠心病多不主张用此药，必要时也只能口服给药。

【药物相互作用】 ①本药与可卡因、肾上腺素、去甲肾上腺素、利多卡因、氯雷他定、米多君、二乙酰麦迪霉素、丙己君、伪麻黄碱、利托那韦、沙拉新合用，可因协同作用，使血压骤升。②本药与 5-羟色胺受体激动剂（佐米曲坦、琥珀酸舒马曲坦、利扎曲坦、那拉曲坦）合用，可因协同作用而致血管痉挛反应延长。因此，24h 内使用过后者的患者禁用本药。③与右苯丙胺合用，可致 5-羟色胺综合征：意识障碍、精神状态改变、出汗、震颤、肌阵挛、寒战、反射亢进及高血压。④强效 CYP3A4 抑制药（安普那韦、那非那韦、沙奎那韦、印地那韦、硝酸甘油、地拉费定、克拉霉素、地红霉素、伊法维仑、红霉素、红霉素-磺胺异噁唑、醋竹桃霉素等）可减少本药代谢，导致麦角中毒：恶心、呕吐、血管痉挛性缺血等。禁止合用。

【规格】 片剂：1mg；口服液：2mg/1mL；注射液：1mg/1mL。

氢麦角碱 Dihydroergotoxine（氢化麦角碱，海特琴，Hydergine，DHE）

【药性与应用】 为3种麦角碱的双氢衍生物的等量混合物，有较强的α受体阻滞作用。能改善脑细胞的葡萄糖利用，改善神经元功能，继而改善微循环。激活突触传递功能，因其与多种生物胺的化学结构类似而与机体中的生物胺受体结合，产生部分或完全激动或拮抗，可代替老年人或病人脑部减弱的神经递质功能。改善脑血液循环，增加缺血脑的氧利用率。本品尚具有阻断血管α受体和5-羟色胺受体的作用，抑制血管收缩，降低收缩压与舒张压。本品从胃肠道吸收迅速，t_{max}为0.6~13h。但本品有首过效应，进入体循环量低于治疗剂量的50%。$t_{1/2}$为26~51h。临床用于急性缺血和出血性脑血管疾病、中风后遗症、脑功能衰退、老年性痴呆、血管痉挛性头痛等。

肌内注射、静脉滴注或静脉注射：0.3~0.6mg/d。口服：1~2mg，2~3次/d。用于老年性痴呆时，疗程应在3个月以上。

【注意与禁忌】 副作用很小，最严重者为体位性低血压。禁用于低血压、严重动脉粥样硬化、心脏器质性损害、肾功能障碍及孕妇。可见一过性恶心、呕吐、面红、眩晕、皮疹、鼻塞。口服大剂量时，尤其同时饮酒或合用中枢抑制药，可影响注意力集中，不宜驾驶或操纵机械。避免与利尿剂或降压药合用。急慢性精神病及对本品过敏者亦禁用。高龄病人应慎用。

【规格】 片剂：1mg；注射液：0.3mg/1mL。

舒脑宁 Ischelium（Retard）

【药性与应用】 3种麦角生物碱的氢化体变性硫酸盐等量混合的半合成制剂，直接作用于血管运动中枢，抑制血管收缩，抑制交感神经兴奋及肾上腺素的过度活动，消除血管痉挛因子，扩大周围及脑、肾血管流量，改善微循环，但不影响正常血压。具有改善脑细胞代谢、增加氧利用率、减少脑血管阻力、增大脑血流量4项独特功能。对老年慢性脑血管疾病、周围血管疾病、心脏病等均有良好效果，对老年痴呆症有益智作用，为欧美流行药。实质上本品具有抗α受体作用，双相调节小动脉血流量，即在血管处于紧张状态时呈现解痉作用，而在处于扩张状态时，则显示紧张效应；增加小静脉的紧张度，促进静脉回流，改善脑代谢。本品适用于脑血管疾病，如动脉粥样硬化、中风引起的颅内压升高；头外伤后遗症的各种表现，如头痛、头晕、头重、恶心；退行性脑循环功能不全引起的各种症状，如疲倦、感觉异常、失眠、麻木、耳鸣、情绪不稳定、抑郁、不安、恐惧、无欲等；消除特发性高血压的主观症状；周围性血管疾病，如闭塞性血栓性脉管炎及静脉曲张性溃疡等；偏头痛的预防与治疗。

长效片：晨、晚饭后各服1片；亦可据情适量增减。耐受性好，可以长期服用。一般3~4周后疗效开始明显。针剂：1mg/d，肌内或皮下注射。

【注意与禁忌】 在服药第1周，偶有一过性恶心与呕吐。低血压、严重心动过缓、肾功能减退者及孕妇禁用。

【规格】 片剂：1mg；针剂：1mg。

苯噻啶[典] Pizotifen（新度美安，Pizotiline）

参见本章第四部分第二节该条。

舒马曲坦 Sumatriptan（英明格，舒马坦，舒马普坦，Imigran）

参见本章第四部分第二节该条

苯乙肼 Phenelzine（Nardil）

【药性与应用】 单胺氧化酶抑制剂。其治疗偏头痛的机制为推迟5-HT向羟吲哚酸的转化过程。

口服：10~15mg，3次/d。初始剂量可略大，但不宜超过60mg/d。2~3周后无效应停药。

【注意与禁忌】 常见的副作用为直立性低血压、水肿、便秘、恶心等。超量可致晕厥、多汗、心动过速与呼吸浅表，可肌内注射氯丙嗪对抗。肾功能减退及癫痫病人慎用。不能突然停药。不能与丙米嗪前后和同时用，以免产生毒性。本品可增强巴比妥类和麻醉剂的作用。与降压药同用时要注意监测血压。肼类药物对肝脏有毒性，长期应用应检查肝功能；肝功能不良者禁用。

【规格】 片剂：25mg，50mg，100mg。

普萘洛尔[典][基] Propranolol（心得安，萘心安，Inderal）

参见本章第二部分第五节β受体阻滞剂该条。治疗偏头痛主要利用其降低血浆肾素的特性。一般属辅助用药。

盐酸氟桂利嗪[典][基] Flunarizine Hydrochloride（氟桂嗪，氟脑嗪，西比灵，脑灵，Sibelium）

【药性与应用】 二苯烷基胺化合物，一种选择性钙离子拮抗剂，对动脉有选择作用，但不影响心率与血压。对缺血及病理状态下开放的钙通道有阻滞作用；对神经系统作用广泛，能解除血管痉挛性收缩，增加血流量，改善脑部血氧供应。能抑制钙离子进入红细胞，增加其变形能力，降低血液黏稠度，改善末梢血液循环，增加脑氧供应。当脑组织缺氧时，能抑制钙离子流入脑细胞，防止脑细胞受损、死亡，增加脑细胞抗缺氧能力。口服后 t_{max} 为 2～4h。$t_{1/2}$ 为 2～4h。用于典型、非典型性偏头痛的防治；对前庭神经功能紊乱性眩晕及缺血性脑血管疾病均有防治作用。

口服：5～10mg，睡前服用。

【注意与禁忌】 副作用主要有嗜睡、疲倦、口干，偶见体重增加。长期用药偶见抑郁症及锥体外系症状。哺乳期慎用，驾驶和操纵机械者慎用。抑郁症、帕金森病及有各种锥体外系症状者禁用。与乙醇、镇静催眠药合用时，可加重中枢神经系统的镇静作用。

【药物相互作用】 ①在用抗癫痫药物治疗的基础上加用本药，可以提高抗癫痫效果。②与催眠或镇静药合用，可加强镇静效果。③与胺碘酮合用，可引起心动过缓、窦房传导阻滞。④与 β 受体阻滞剂合用，可引起低血压、心动过缓和房室传导阻滞。⑤卡马西平合用，既降低本药血药浓度，又增加卡马西平毒性。⑥与 NSAID、抗凝药合用，可增加消化道出血风险。⑦与苯妥英钠合用，降低本药血药浓度。⑧与利福平合用，降低本药疗效。

【规格】 片剂：5mg，6mg；胶囊：3mg，5mg；口服液：10mg/10mL。

尼莫地平[典][基]　Nimodipine

【药性与应用】 第二代二氢吡啶类拮抗剂，可有效调节细胞内钙水平，保持其正常生理功能。对脑血管的作用有较强的选择性，能预防和治疗蛛网膜下隙出血性脑血管痉挛及脑组织各种缺血性损害，改善脑血流量，促进脑组织康复。

临床用于：①脑血管疾病及其所致的脑供血不足、脑血管痉挛、缺血性继发性神经元损伤；也用于轻、中度原发性高血压，如合并脑血管疾病者，可优先选用本药；还可用于血管性头痛、偏头痛、缺血性突发性耳聋、多型痴呆等。

口服：①急性脑血管疾病恢复期：30～40mg，4 次/d，或 1 次/4h。②缺血性脑血管病：片剂，30～120mg/d，分 3 次服用，连用 1 个月。缓释胶囊或缓释片，60mg，2 次/d，连用 1 月。③血管性头痛：片剂，40mg，3 次/d，12 周为一疗程。缓释胶囊或缓释片，60mg，2 次/d，12 周为一疗程。④蛛网膜下隙出血所致脑血管痉挛：片剂，40～60mg，3～4 次/d，3～4 周为疗程。如手术，当时停药，后继续。胶囊，用于注射液的后续治疗，60mg，6 次/d，服用

7d，连续服药间隔不少于4h。缓释胶囊或缓释片，60mg，2次/d，3~4周为一疗程。如手术，当日停药，后继续。⑤多型痴呆：30~60mg，3次/d，1个月为一疗程。⑥缺血性突发性耳聋：片剂，40~60mg，分3次服用。5d为一疗程，一般持续3~4个疗程。缓释胶囊或缓释片，60mg，1次/d，5d为一疗程，一般用3~4个疗程。⑦轻、中度原发性高血压：40mg，3次/d，最大日剂量为240mg。

静脉滴注：①蛛网膜下隙出血性血管痉挛：应于出血后4d内开始，用药持续5~14d，以后可改为口服给药。具体给药剂量为：体重低于70kg（或血压不稳定）者，开始2h可按0.5mg/h给药。如耐受良好，2h后可增至1mg/h。体重大于70kg者，开始2h按1mg/h给药。如耐受良好，2h后剂量可增至2mg/h。若出现不良反应应减量或停药。②急性脑供血不足：每分钟0.5μg/kg，同时监测血压，以下降或略降为宜。病情稳定后改为口服。

【注意与禁忌】 特别注意：本药胶囊剂只能用于口服，严禁静脉或其他非口服途径给药。

禁忌证：对本药过敏、严重肝功能损害、颅内压升高明显、孕妇、哺乳妇。

慎用证：肝功能损害、严重肾功能损害、严重心血管功能不全、重度低血压。

不良反应：血小板减少（偶有升高），偶可有贫血、弥散性血管内凝血、血肿、深静脉血栓；血压下降、心动过速或过缓、期前收缩、高血压、充血性心力衰竭、反跳性血管痉挛、血压下降（静滴多见）；头痛、眩晕、嗜睡、激动、易怒、抑郁、震颤等；恶心、呕吐、腹泻、胃肠道出血、麻痹性肠梗阻、转氨酶升高、肝炎、黄疸等；呼吸困难、喘息、血尿、尿素氮和肌酐升高，以及皮疹、瘙痒、皮肤刺痛等；其他尚可有外周水肿、肌痛、肌痉挛、苯妥英毒性，偶有血糖升高。

【药物相互作用】 ①与氟西汀合用，本药血浓度可升高50%，而后者则明显减少。②与西咪替丁、奎奴普汀达福普汀、沙奎那韦、丙戊酸、甲硫双喹脲合用可增加本药血药浓度与毒性。③奎尼丁可能减慢本药代谢。④与钙离子拮抗剂合用，可使后者的作用增强。⑤与降压药合用，可增强降压作用。⑥与芬太尼合用，可引起严重低血压。⑦动物实验证明本药可加强齐多夫定的作用。⑧与胺碘酮合用可减慢心率或加重房室传导阻滞。⑨与NSAID或抗凝药合用，可加重胃肠道出血。⑩与氨基糖苷类、头孢菌素类、呋塞米等合用可引起肾功能减退。⑪与β受体阻滞剂合用可引起低血压、心功能减退。⑫与有酶诱导作用的抗癫痫药（苯妥英、苯巴比妥、卡巴西平、扑米酮等）合用，可导致本药血药浓度下降。⑬与利福平、圣·约翰草合用，本药疗效下降。

⑭麻黄减低本药降压作用。⑮进食时服用减弱本药疗效，葡萄柚汁可使本药血浓度升高。

【规格】 片剂：10mg，20mg，30mg；分散片：20mg，30mg；缓释片：60mg；控释片：60mg；胶囊：20mg，30mg；缓释胶囊：60mg；胶丸：10mg，30mg；注射液 2mg/10mL，4mg/20mL，8mg/40mL，10mg/50mL，25mg/50mL，120mg/100mL；注射剂：2mg，4mg，8mg，10mg。

可乐定[典] Clonidine（氯压定，可乐宁，血压得平，110 降压片，Catapres，Catapresan）

【药性与应用】 中枢性 α_2 受体激动剂，通过抑制血管运动中枢以降低外周交感神经的功能，解除小血管的痉挛，使小血管舒张而降低血压和治疗血管性头痛。服后 0.5~1h 出现药理作用，t_{max} 为 2~3h，可持续 4~6h。对多种高血压有效，对原发性高血压尤好。对预防偏头痛亦有效。同时可降低眼压，用于治疗开角型青光眼。

治疗高血压：口服，0.075~0.15mg，3 次/d；可逐渐增加剂量，维持量为 0.2~0.8mg/d，极量为 0.8mg/次。缓慢静脉注射，0.15~0.3mg/次，加于 50% 葡萄糖溶液 20~40mL 中；多用于危重或Ⅲ期高血压。预防偏头痛：0.1mg/d，分 2 次口服，8 周为 1 个疗程；第 4 周以后剂量可增至 0.15mg/d。治疗青光眼：0.25%滴眼液滴眼。

【注意与禁忌】 副作用较多，主要为口干、便秘、嗜睡、乏力、心动徐缓，少数人出现头晕、头痛、恶心、纳差。偶有阳痿，停药后消失，一般不影响治疗。现临床上治疗高血压本药已被其他药物代替而非常用药。其价值主要在于治疗、预防偏头痛和青光眼。在治疗过程中，应注意低血压的预防。本品有使钠水潴留的现象，长期使用应配伍利尿药。不可突然停药，以免引起撤药性交感神经亢进症状，超过 1.2mg/d 更应注意。

【药物相互作用】 ①与中枢神经抑制药（如巴比妥类或镇静药等）合用，使本药的中枢抑制作用增强。②与 β 受体阻滞剂合用，可增加本药撤药综合征危象发生率。应先停 β 受体阻滞剂，然后停用本药。③三环类抗抑郁药减弱本药的降压作用。④非甾体抗炎药减弱本药的降压作用。⑤饮酒加强本药的中枢抑制作用。

【规格】 片剂：0.075mg，0.15mg；注射液：0.15mg/1mL；滴眼液：2.5mg/5mL；贴片：2mg，2.5mg。

复方可乐定：每片含本品 0.075mg、降压灵 4mg、氢氯噻嗪 25mg、芦丁 20mg、维生素 C 50mg、吡斯的明 30mg。口服：1 片，1~2 次/d。疗效较可乐定好，副作用较轻。

珍菊降压片（菊乐宁降压片）：由珍珠层粉、野菊花、槐米、氢氯噻嗪等复方配伍制成。每片含可乐定 30μg。用于各类高血压，对Ⅱ期高血压尤宜。口服：1 片，3 次/d；对顽固性高血压可加倍。待血压稳定后减量维持。

降压气雾剂：含本品及环戊噻嗪、维生素 E 等的复方制剂。每瓶 14g，含可乐定 3mg。对原发性高血压有较好疗效，副作用小，偶有头晕、嗜睡。肝昏迷病人禁用。喷射吸入：2 喷/次，3 次/d。待血压下降后改为维持量，2 喷/次，1 次/d。

散利痛　Saridon（撒烈痛）

【药性与应用】　复方片剂，每片含对乙酰氨基酚 250mg、异丙氨基比林 150mg、咖啡因 50mg。前两药有解热镇痛作用，少量咖啡因可加速疼痛症状的缓解。适用于各种疼痛症状，如头痛、偏头痛、牙痛、痛经、手术后痛及感冒发热等。

口服：成人，1～2 片/次，1～3 次/d，24h 内不可超过 6 片；12～16 岁儿童，1 片/次，24h 内不可超过 3 片。

【注意与禁忌】　副作用很少，罕见过敏反应。孕妇、哺乳妇、12 岁以下儿童不宜使用。

【规格】　片剂：450mg。

路盖克　Galake（双氢可待因-对乙酰氨基酚复方片）

【药性与应用】　双氢可待因和对乙酰氨基酚的复方片，有强力镇痛作用，同时可退热、镇咳。用于包括偏头痛在内的多种疼痛及感冒引起的各种症状。

口服：成人，1～2 片，1 次/（4～6）h，最大剂量 8 片/d。老年人适当减量。10 岁以下儿童不宜服用。

【注意与禁忌】　少数人会出现恶心、头痛、晕眩，也可出现便秘。过敏体质及肝、肾功能不良者慎用。有哮喘、呼吸抑制史者禁用。孕妇、哺乳妇慎用。

【药物相互作用】　①本药与巴比妥类肝酶诱导剂合用，导致对乙酰氨基酚代谢产物增加，中间产物增多，对肝脏毒性增加。②与抗凝药合用，增加抗凝作用。③长期大量服用本药，并与阿司匹林等 NSAID 合用，肾毒性明显增加。④本药中的对乙酰氨基酚延长氯霉素的半衰期，增强其毒性。⑤与抗病毒药齐多夫定合用，增加不良反应率。⑥与中枢抑制药合用，增加中枢抑制强度。⑦与乙醇合用有镇静相加作用，使警觉性下降。

【规格】　片剂：每片含酒石酸双氢可待因 10mg、对乙酰氨基酚 500mg。

罗通定[典]　Rotundine（颅痛定，左旋四氢帕马丁）

参见本章第四部分第二节该条。

第七部分　抗精神失常药

第一节　吩噻嗪类

氯丙嗪[典][基]　Chlorpromazine（冬眠灵，氯普马嗪，可乐静，Vintermine，Aminazine）

【药性与应用】　中枢多巴胺受体阻断剂，吩噻嗪类代表药。此外尚有α受体阻滞作用，抑制脑干网状结构上行激活功能；抑制延髓呕吐中枢，产生镇吐作用，抑制下丘脑体温调节中枢，使体温降低，配合物理降温产生人工冬眠状态：镇静、嗜睡、体温下降、基础代谢率降低、器官活动减少。还可加强催眠、麻醉、镇静药的作用。对内分泌有一定影响，抑制催乳素抑制因子释放，出现乳房肿大、溢乳；抑制促性腺激素释放，使促皮质激素及促生长激素分泌延迟。临床用于各种精神病的治疗，如精神分裂症、躁狂抑郁症、反应性精神病、更年期精神病；麻醉前给药及进行人工冬眠；镇吐、抗呃逆，但对晕动病呕吐无效；作为癌症镇痛的辅助用药以治疗剧痛；治疗心力衰竭；治疗巨人症等。

口服：用于治疗呕吐，12.5~50mg/次。用于精神病，开始25~50mg/d，分次服；逐渐增至300~450mg/d；症状减轻后再减至100~150mg/d。肌内或静脉注射：用于治疗呕吐，25~50mg/次。用于治疗精神病，25~100mg。用于治疗心力衰竭，小剂量肌内注射，5~10mg/次；也可静脉滴注，0.5mg/min。

【注意与禁忌】　长期大量应用可产生锥体外系反应，常表现为静坐不能、震颤、运动障碍、流涎等；可用苯海索对抗。可引起晶状体混浊。可引起迟发性持久运动障碍，表现为不自主刻板运动，停药后不消失，抗胆碱药可加重这种反应。可有口干、上腹部不适、乏力、嗜睡、便秘、心悸、泌乳、乳房肿大、肥胖、闭经。对肝功能有一定影响，偶可引起阻塞性黄疸、肝肿大，停药后可恢复。常见的过敏反应有皮疹、接触性皮炎、剥脱性皮炎、粒细胞减少。大剂量应用可引起体位性低血压，因而用药后应静卧1~2h；如仍过低，可用去甲肾上腺素或麻黄碱升压，但忌用肾上腺素，以免使血压进一步下降。有过敏史、锥体外系疾病、肝功能障碍、尿毒症、高血压、冠心病者均应慎用。肝功能严重减退、有癫痫史、昏迷病人禁用。骨髓造血功能不良者忌用。前列腺肥大、青光眼者不宜用。本品刺激性大，静脉注射可引起血栓性静脉炎，肌内注射局部疼痛较重，可配合10%普鲁卡因作深部肌内注射。有时可引起抑郁状态。与苯海索、丙咪嗪合用，可使不良反应加重。

【药物相互作用】①与三环类抗抑郁药，如阿莫沙平、度硫平、多塞平、阿米替林、氯米帕明、曲米帕明、洛非帕明、地昔帕明、丙米嗪、去甲替林、普罗替林等合用，可以互相导致血药浓度升高、毒性增强。②与颠茄类合用，抗胆碱作用增强。③槟榔具有胆碱受体激动效应，与本药合用时，可增加本药的锥体外系反应。④与卡托普利类、曲唑酮合用，产生协同降压作用，导致低血压。⑤与普萘洛尔、阿替洛尔、美托洛尔合用，相互抑制代谢，导致低血压、毒性增加。⑥与西沙必利、多非利特、索他洛尔、匹莫齐特、司帕沙星、加替沙星、莫西沙星、格帕沙星、左氧氟沙星、左美沙酮、卤泛群等不宜合用，否则增加毒性。⑦与二氮嗪合用，可引起高血糖。⑧本药抑制苯妥英代谢，合用时苯妥英血浓度升高，而本药则降低。⑨与肾上腺素合用，可导致低血压与心动过速。⑩与尹布利特合用，心律失常风险增大。⑪与卡法根合用，对多巴胺拮抗作用加强，可导致本药治疗作用与毒性均增加。⑫与锂剂合用，当本药用量较大时，可导致运动障碍、锥体外系反应加重、脑损伤等。⑬与哌替啶合用，加重呼吸抑制。⑭与卟吩姆钠合用，二者的光敏作用叠加，加重光敏感细胞损害。⑮与氨甲环酸合用治疗蛛网膜下隙出血，可引起脑血管痉挛。⑯与苯丙胺合用，相互抑制疗效，易发生惊厥。⑰抗酸药降低本药吸收，应间隔2小时服药。⑱苯扎托品、奥芬那君、环丙定、盐酸苯海索延迟胃排空，导致本药血浓度下降，首效减弱而抗胆碱作用加强。⑲卡麦角林不应与本药合用，否则两者药效均下降。⑳西咪替丁、普拉睾酮均降低本药疗效。㉑本药拮抗右苯丙胺，故常用于治疗后者的过量中毒。㉒本药降低胍乙啶、去甲肾上腺素、芬美曲秦药效，并可使左旋多巴失效。㉓苯巴比妥诱导肝微粒体酶，降低本药药效。㉔本药降低苯丙羟香豆素、华法林药效，机制不明。㉕长期使用本药可显著降低促甲状腺素对普罗瑞林的反应。㉖本药可能抑制胍那决尔的降压作用。㉗与月见草、甲泛葡胺、曲马多、佐替平合用，发生惊厥的危险性增加。㉘饮酒增强本药中枢抑制作用。

【规格】 片剂：25mg，50mg；注射液：10mg/1mL，25mg/1mL，50mg/1mL。

奋乃静[典][基] Perphenazine（羟哌氯丙嗪，Trilafon）

【药性与应用】 作用与氯丙嗪相似，安定、止吐作用较强，镇静作用较弱，毒性为氯丙嗪的1/3。对幻觉、妄想、焦虑、紧张、激动等症状有效。临床用于各种急慢性精神分裂症、躁狂症、焦虑症及中毒性精神病；也用于恶心、呕吐、呃逆。严重兴奋、躁动者宜选氯丙嗪。

口服：成人2~4mg，3次/d。治疗精神分裂症，口服，10~20mg，2~3次/d。肌内注射：用于精神病，5~10mg；兴奋躁动或不合作时先肌内注射10mg，2~3次/d。用于呕吐，5mg/次。

【注意与禁忌】 副作用主要为锥体外系反应、运动障碍和静坐不能，可用苯海索或东莨菪碱加以解除。其余不良反应同氯丙嗪。肝病病人、孕妇慎用。忌与肾上腺素合用。有吩噻嗪类药物过敏史或锥体外系疾病者禁用。

【药物相互作用】 ①与哌替啶合用，可加强本药的镇静、镇痛作用。②本药可增强单胺氧化酶抑制剂、三环类抗抑郁药、洛尔类、苯妥英类的不良反应。③与锂剂合用可导致锥体外系反应增强和脑损伤。④与抗酸药应间隔1h以上服用，否则影响本药吸收。⑤抗胆碱药颠茄、苯扎托品、邻甲基苯海拉明、环丙定、盐酸苯海索等明显延缓本药吸收。⑥与双硫仑合用可使本药浓度降低达失效水平。⑦本药逆转肾上腺素作用而引起严重低血压。⑧本药降低苯丙胺、胍乙啶、左旋多巴及抗惊厥药的药效。⑨与曲马多合用，可诱发癫痫。⑩与司氟沙星、索他洛尔、匹莫齐特、左氧氟沙星、卤泛群、格帕沙星、帕罗西汀、舍曲林等合用，可出现严重急性帕金森综合征。⑪饮酒可导致中枢抑制，槟榔可增强锥体外系反应，二者均不宜与本药同服。

【规格】 片剂：2mg，4mg；注射液：5mg/1mL，5mg/2mL。

氟奋乃静[典] Fluphenazine（氟非拉嗪，Permitil，Prolixin）

【药性与应用】 作用与奋乃静相似，但抗精神病作用较强而持久；镇静、降压作用微弱。用于妄想、紧张型精神分裂症。

口服：成人1~10mg/次，10~30mg/d。肌内注射：25~50mg/次，2~3次/周。

【注意与禁忌】 锥体外系反应较为常见，其中以静坐不能、运动障碍及类震颤麻痹为多见；偶有低血压、粒细胞减少。对血液、肝、肾无明显影响。老年体弱以及严重心、肝、肾器质性疾病者慎用。应从小剂量开始，逐渐增加用量。

【药物相互作用】 ①三环类抗抑郁药与本药合用可出现过度嗜睡等不良反应。②西沙必利与本药合用，对心律失常有叠加作用，引起QT间期延长、停搏。与加替沙星、莫西沙星、格帕沙星也有上述类似作用，应警惕。③多非利特、卤泛群不宜与本药合用，否则可引起QT间期延长。④匹莫齐特与本药合用增加心脏毒性。⑤单胺氧化酶抑制药（如氯吉兰）延长本药作用，增加不良反应。⑥与哌替啶合用，增加中枢抑制和呼吸抑制。⑦卡麦角林与本药拮抗，不能合用。⑧维生素C降低本药血浓度，减弱抗精神病作用。⑨抗胆碱药降低本药血药浓度，增加抗胆碱不良反应。⑩磷苯妥英、苯妥英与本药互相影响血药浓度，造成疗效不稳定。⑪本药降低苯丙胺、右苯丙胺、左旋多巴、胍乙啶治疗效果。⑫与氟西汀、帕罗西汀合用，可使帕金森综合征恶化。⑬与伊布利特合用，心律失常危险性增加。⑭锂剂与本药合用可引起运动障碍、锥体外系反应和脑损害。⑮本药与甲泛葡胺合用，可诱发癫痫。⑯与卟吩姆钠合用可引起严重光敏反应。⑰饮酒加重中枢抑制与锥体外系反应。

【规格】 片剂：2mg，5mg；注射液：2mg/1mL，5mg/1mL，10mg/2mL。

癸氟奋乃静[典][基] Fluphenazine Decanoate（癸酸羟哌氯丙嗪，癸酸羟哌氟丙嗪，Prolixin Decanoate）

【药性与应用】 长效抗精神病药，作用与氯丙嗪相似，但抗精神病作用为其20~40倍，镇静作用则较弱。用于慢性精神分裂症，对幻觉、妄想、孤独、退缩、违拗、被动等效果较好；对急性躁动型疗效较差。

肌内注射：开始剂量12.5~25mg，以后根据病情与药物疗效，调整剂量。一般精神分裂症，成人25~50mg/次，2~4周注射1次；维持量25mg/次，1次/(3~4)周。

【注意与禁忌】 头痛、头昏、思睡乏力、恶心、呕吐、皮疹等较为常见。锥体外系反应发生率可达50%~60%。还可引起药源性抑郁或兴奋状态，应及时减量或停药。原有抑郁症状者禁用。老年、器质性疾病者慎用。应牢记本品是长效剂，应间隔用药，以免蓄积中毒。6岁以下儿童慎用。

【药物相互作用】 同氟奋乃静。

【规格】 注射液：25mg/1mL。

三氟拉嗪[典] Trifluoperazine

【药性与应用】 作用与氯丙嗪相似，但安定作用较强，镇静、催眠、解痉、抗组胺作用较弱；抗精神病作用则强20倍以上。主要用于急慢性精神病，对妄想型与紧张型尤好。

口服：5~10mg/次，15~30mg/d。也用于镇吐，1~2mg/次，2~4mg/d。平均维持量10~20mg/d。

【注意与禁忌】 锥体外系症状明显，主要表现为帕金森综合征。可有心动过速、失眠、烦躁；偶见皮疹、肝功能损害。老年体弱者用量酌减。肝病者不宜使用。

【药物相互作用】 ①与中枢抑制药合用，增强中枢抑制。②与槟榔合用，锥体外系反应加重。③与卡法根合用，本药的治疗作用和不良反应均增强。

④与月见草油、佐替平合用，易发生惊厥。⑤与舒托必利、伊布利特合用，心律失常发生率增加，甚至可致尖端扭转型心律失常。⑥与卟吩姆钠合用，可致光敏反应叠加。⑦与文拉法辛合用发生神经阻滞剂恶性综合征危险性增加。⑧与西沙必利、匹莫齐特、左氧氟沙星、司氟沙星、卤泛群、索他洛尔合用，心脏毒性增加。⑨与降压药合用，可出现直立性低血压。⑩与甲基多巴合用，可使血压升高。⑪锂剂加重本药不良反应。⑫本药可使肾上腺素、单胺氧化酶抑制剂不良反应发生率增加，使用相隔时间应在14d以上。⑬与苯妥英合用，后者的血药浓度升高、降低不等，而本药的降低。⑭抗胆碱药降低本药吸收率，同时增强抗胆碱作用。⑮普拉睾酮减弱本药疗效。⑯抗酸药、止泻药影响本药吸收。⑰与卡多麦角林合用，二者疗效均下降。⑱本药减弱苯丙胺、胍乙啶、左旋多巴和抗癫痫药的疗效。⑲饮酒增强中枢抑制作用。

【规格】 片剂：1mg，5mg。

三氟丙嗪　Triflupromazine（Vesprin）

【药性与应用】 抗精神病作用较氯丙嗪强，镇吐作用亦强，但镇静作用弱。主要用于精神分裂症，也用于镇吐。

口服或肌内注射：30～150mg/d。

【注意与禁忌】 主要为类帕金森综合征的锥体外系反应；其次为困倦、体位性低血压、口干、视力模糊等。

【规格】 片剂：10mg，25mg；注射液：10mg/1mL。

丙氯拉嗪　Prochlorperazine（甲哌氯丙嗪，丙氯比拉嗪，普氯拉嗪，Compazine）

【药性与应用】 抗精神病作用比氯丙嗪强，比三氟拉嗪弱；有显著镇静和较强镇吐作用。用于急慢性精神病、神经官能症及止吐；亦用于梅尼埃病。

口服：用于精神病，50～100mg/d，分次服用；用于止吐，5～10mg，3次/d；用于梅尼埃病，15～30mg/d，分次服。肌内注射：用于精神病，12.5～25mg，2～3次/d。用于止吐，5～10mg，1次/（4～6）h；最大剂量40mg/d。栓剂直肠给药：止吐，25mg，2～3次/d。

【注意与禁忌】 可见锥体外系反应，以儿童为多见；还可见口干、心动过速、白细胞减少。2周岁以下及骨髓抑制者禁用。肝功能不良者慎用。老人减量。

【规格】 片剂：5mg，10mg，25mg；注射液：5mg/1mL；栓剂：2.5mg，5mg，25mg。

硫利达嗪[典] Thioridazine（甲硫达嗪，甲硫哌啶，硫醚嗪，**Thioril**，**Mellaril**）

【药性与应用】 抗精神病作用类似氯丙嗪，镇静作用弱。临床用于急性精神分裂症、躁狂症、官能症。

口服：用于精神病人，以 50～100mg、3 次/d 开始；病情严重者可达 800mg/d。用于官能症，30～200mg/d。

【注意与禁忌】 长期用药可见口干、心动过速、体位性低血压、白细胞减少等。锥体外系反应少见。

特别提示：本药可导致剂量依赖性 QT 间期延长、尖端扭转型室性心动过速及猝死。故本药仅用于其他抗精神病药无效或不能耐受的精神分裂症患者。严重心血管疾病、昏迷、白细胞减少患者禁用。肝、肾功能不全，癫痫，脑病，重症肌无力，乳腺癌，神经阻滞剂恶性综合征及有运动障碍史的患者亦应慎重考虑后应用。本药的妊娠安全性 C 级。哺乳妇应停止哺乳。

【药物相互作用】 ①氟西汀、帕罗西汀、氟伏沙明、安非他酮、吲哚洛尔、普萘洛尔等均抑制本药代谢，增强本药毒性。②利托那韦减慢本药代谢，提高本药血药浓度，增强毒性。③沙星类药物、罗红霉素、螺旋霉素、克林霉素、多非利特、尹布利特、司美利特、乙酰胆碱、阿义马林、胺碘酮、阿普林定、三氧化二砷、阿司咪唑、西沙必利、安非拉酮、氟哌利多、卤泛群、碘帕醇、酮色林、芦贝鲁唑、美索达嗪、喷他脒、匹莫齐特、普罗布考、丙卡特罗、索他洛尔、特非那定、齐拉西酮、佐米曲坦等与本药合用，可以叠加心脏毒性，导致 QT 间期延长、尖端扭转型室性心动过速、心脏停搏。④三环类抗抑郁药与本药合用，相互干扰对方代谢，导致其中的一种血药浓度升高或者产生抗胆碱相加作用。⑤与颠茄合用，抗胆碱作用相加，可导致兴奋、激动。⑥槟榔的拟胆碱作用加重本药的锥体外系反应。⑦与卡法根合用，可相加多巴胺拮抗作用，增加不良反应发生率。⑧与哌替啶合用增强抑制中枢作用。⑨与卟吩姆钠合用，增强光敏作用。⑩与曲唑酮合用，降压作用叠加，可导致低血压。⑪与月见草油、甲泛葡胺、曲马多、佐替平合用，可诱发癫痫发作。⑫与锂剂合用，可导致运动障碍、锥体外系症状增加和脑损害。⑬苯丙氨酸与本药合用，使迟发运动障碍的发生率增加。⑭与苯扎托品、奥芬那君、丙环定、苯海索合用，降低本药浓度与药效。⑮卡麦角林与本药拮抗，合用时二者疗效均下降。⑯与苯巴比妥合用，二者疗效均下降。⑰与普拉睾酮合用，降低本药疗效，而后者血药浓度升高。⑱苯丙胺、右苯丙胺与本药合用可导致前二者的疗效下降。⑲溴隐亭与本药合用，前者的疗效降低。⑳本药与左旋多巴合用，后者失效。㉑本药与喹硫平合用，可降低后者的药效。㉒本药可使苯妥英、磷苯妥英的血药浓度升高或降低。㉓与普罗瑞林合用，可降低其促甲状腺素反应。

【规格】 片剂：25mg，50mg。

乙酰丙嗪　Acepromazine（乙酰普马嗪，Plegicil）

【药性与应用】 与氯丙嗪类似，抗精神病作用较弱，疗效较差。

口服：10mg，3 次/d。静脉滴注：20mg/次，稀释至 0.1~0.2mg/mL 应用。

【注意与禁忌】 不良反应及局部刺激性比氯丙嗪少，故至今仍应用。

【规格】 片剂：10mg；注射液：20mg/2mL。异丙嗪 50mg、哌替啶 100mg、本品 20mg、5%葡萄糖溶液 250mL 可制成冬眠合剂。

美索达嗪　Mesoridazine（甲砜达嗪，Serentil）

【药性与应用】 硫利达嗪的代谢产物，抗精神病作用类似氯丙嗪，锥体外系反应较少。用于精神分裂症与官能症。

口服：治疗精神病，50mg，3 次/d；必要时可增至 400mg/d，分次服。肌内注射：以 25mg 开始，必要时 30~60min 重复注射，直至 200mg/d。

【注意与禁忌】 同硫利达嗪。

【规格】 片剂：10mg，25mg，50mg，100mg；注射液：25mg/1mL。

第二节　硫杂蒽类

氯普噻吨[典]　Chlorprothixene（氯丙硫蒽，泰尔登，Tardan）

【药性与应用】 与氯丙嗪的作用相似，具有安定、镇静、抗抑郁、松弛平滑肌及降温作用。抗胆碱和肾上腺素作用较弱。临床用于抑郁症、分裂型情感精神病及焦虑型精神病。对改善焦虑、紧张、抑郁、消极和睡眠障碍有明显效果；对木僵、淡漠症状疗效则差；对单纯型、紧张型精神分裂症效果尤差。

口服或肌内注射。用于精神病：口服，75~200mg/d，必要时增至 400mg/d；对兴奋、躁动不合作者，开始肌内注射 90~150mg/d，分次给予；好转后改口服。用于官能症：口服，5~25mg，3 次/d。

【注意与禁忌】 不良反应与氯丙嗪相似，但锥体外系反应较少。可有肝功能受损、粒细胞减少及皮疹。大剂量可诱发癫痫发作。休克病人，以及应用中枢抑制性药物（如安眠药、吗啡）引起中毒的病人忌用。

【药物相互作用】 ①本药可加强中枢抑制药的药效，合用时应将后者减少到常用量的 1/4~1/2。此外，也应注意苯巴比妥等长效制剂可加快本药代谢速度，使本药药效下降，且可降低癫痫的发作阈值。②与阿替洛尔、美托洛尔等合用时，导致二者作用加强，出现中毒反应。③与卡法根合用，对多巴胺拮抗作用增强，导致本药的治疗作用与不良反应同时增加。④三环类抗抑郁药或单胺氧化酶抑制剂与本药合用，镇静和抗胆碱作用均增强。⑤与抗胆碱药合用，两者的药效均增强。⑥锂剂与较大剂量本药合用，可导致虚弱、运动障碍、锥体外系反应加重和脑损害。⑦曲马多、佐替平与本药合用，诱发惊厥的危险性增加。⑧普拉睾酮降低本药药效。⑨抗酸、止泻药减少本药吸收。⑩本药可使左旋多巴抗帕金森病作用下降。⑪本药降低胍乙啶降压作用。⑫本药降低苯丙胺疗效。⑬与肾上腺素合用可引起血压下降。⑭与卡麦角林合用，二者的疗效均下降。⑮本药降低惊厥阈值，使抗惊厥药药效下降。⑯本药可掩盖耳毒性药物的耳毒性。⑰服药期间饮酒可引起过度镇静。

【规格】 片剂：12.5mg，15mg，25mg，50mg；注射液：30mg/2mL。

氯哌噻吨 Clopenthixol（氯噻吨，抗高素，Clopenthixolum，Ciatyl，Sordinol）

【药性与应用】 长效抗精神病药，作用类似氯丙嗪。镇静作用较强，对自主神经的影响较弱。具有中度抗精神病作用。主要用于精神分裂症及偏执型精神病，尤适用于老年、心功能不全者、需长期治疗或拒药病人。

口服，从小剂量开始调整到所需剂量。开始 10mg/d，直到 75mg/d 或更多，可分次服用。维持量，10~40mg/d。10 周为 1 个疗程。

【注意与禁忌】 常见帕金森综合征，可用抗帕金森病药对抗。偶见出汗、视力模糊、食欲减退、口干、嗜睡、排尿困难、便秘、心动过速、体位性低血压。有惊厥史，心、肝、肾功能不良，孕妇、哺乳妇、驾驶及操作机器者禁用。

【药物相互作用】 ①与催眠、镇静、镇痛药合用可相互增效。②可增强降压药的作用。③可增加戊四氮的致痉挛作用。④与左旋多巴合用，可减弱后者的作用。⑤与哌嗪合用，可增加锥体外系反应的发生率。

【规格】 片剂：10mg；速效针剂：50mg/1mL；长效针剂：200mg/1mL。

珠氯噻醇 Zuclopenthixol（Sedanxol，Cisordinol，Clopixol）

【药性与应用】 氯哌噻吨的顺式异构体，有抗哌甲酯引起的刻板症的作用和抗阿扑吗啡的作用。能抑制条件回避反应与僵住症。抗组胺作用强，抗胆碱作用弱。

糖衣片：口服，住院剂量为 75~150mg/d，门诊剂量为 10~40mg/d。膜包衣片：口服，2~6mg/d。10mg 膜包衣片：急慢性精神病为20~70mg/d，精神因素引起的激动、不安和错乱为 10~40mg/d；25mg 膜包衣片：急性精神分裂症和躁狂症为25~50mg，服用2~3d后可根据需要增加到75mg/d或更多；慢性病人的维持量为25~50mg/d。滴剂：用于急慢性精神病人，20~75mg/d；精神因素性不安、激动和错乱，根据轻重服2~40mg（滴）/d。各种膜包衣片或滴剂可每晚1次服或白天分次服。

【注意与禁忌】 偶见锥体外系反应、运动困难、静坐不能、循环障碍、唾液及汗腺分泌失调、胃肠功能障碍、胆汁淤积、癫痫发作、角膜或晶状体混浊、心脏传导障碍、闭经、溢乳和用药初期疲倦等。禁用于急性乙醇中毒，催眠、镇痛和精神病药物中毒，休克，昏迷，以及对噻嗪、噻吨类过敏的病人。妊娠初期慎用。应定期检查心电图、血象、肝功能；长期应用，可6~12个月检查1次。

【药物相互作用】 ①与中枢抑制剂，如镇静、催眠、镇痛药同用，有叠加效应。②增加降压药的疗效。③与三环类抗抑制药相互抑制代谢，增加药效与毒性。④本药与抑制CYP2D6药物合用，因本药清除率下降而血药浓度升高。⑤与卡麦角林之间有药理拮抗，相互降低疗效。⑥本药减弱左旋多巴、肾上腺素类药物作用。⑦与哌嗪合用增加锥体外系不良反应发生率。⑧与锂剂合用导致运动障碍、锥体外系反应和脑损害增加。⑨与曲马多合用，易诱发癫痫。⑩本药影响胰岛素、葡萄糖的作用，对糖尿病患者应注意调整剂量。⑪饮酒可互增毒性。

【规格】 片剂：2mg，10mg，25mg；滴剂：20mg/1mL，100mg/2mL；注射液：25mg/1mL，50mg/1mL，200mg/1mL。

氟哌噻吨　Flupentixol（盐酸二氟噻吨，复康素，Flupenthixol Hydrochloride，Fluanxol，Depixol）

【药性与应用】 具有较强的抗精神病作用，比氯普噻吨强4~8倍，同时还有抗焦虑、抑郁作用。镇静作用较弱。用于急慢性精神分裂症、抑郁性神经官能症。

口服：用于精神病，3mg，2次/d；常用量3~9mg，2次/d。用于抑郁性神经官能症，1mg，2次/d；最大剂量3mg/d，用至最大剂量无效者停药。

【注意与禁忌】 常见锥体外系反应。偶见皮疹、便秘、疲倦。也可引起不安、失眠或抑郁。不宜用于兴奋躁动病人。严重心、肝、肾功能损伤病人和妊娠头3个月禁用。

【药物相互作用】 ①本药可加强巴比妥类等中枢抑制药的抑制作用。②与锂剂合用导致运动障碍、锥体外系症状增加和脑损害。③与曲马多、佐替平合用，可增加癫痫发作的危险。④本药与三环类抗抑郁药合用，二者可相互干扰代谢，增加血药浓度和毒性，并增强抗胆碱效应。⑤与卡麦角林相互拮抗，二者疗效均下降。⑥本药降低胍乙啶、肾上腺素及左旋多巴的作用。⑦与甲氧氯普胺、枸橼酸哌嗪合用，增加锥体外系不良反应发生率。⑧本药可影响胰岛素、葡萄糖的作用，对糖尿病患者注意调整治疗方案。⑨本药可加强乙醇中枢抑制作用，用药期间不可饮酒。

【规格】 片剂：0.5mg，3mg，5mg；注射液：20mg/1mL。

替沃噻吨 Tiotixene（甲哌硫丙硫蒽，氨砜噻吨，Thiothixene，Navane）

【药性与应用】 有较强抗精神病作用。用于急慢性精神病的淡漠、孤独、主动性减退症状；也用于焦虑症。

口服：精神病人，5mg，2 次/d，逐渐增加到 20～30mg/d，重症可达 60mg/d。肌内注射：4mg，2～4 次/d，必要时可达 80mg/d。焦虑症，2～12mg/d。

【注意与禁忌】 锥体外系反应少见。

【药物相互作用】 ①与槟榔合用，加重椎体外系反应。②与锂剂合用，易引起运动障碍、锥体外系反应与脑损害。③与曲马多、佐替平合用，增加癫痫发作的危险。④与卡麦角林合用，相互拮抗，相互降低疗效。⑤与酮洛酸合用可引起幻觉。⑥与苯二氮䓬类药物合用，可引起食管松弛与扩张。⑦与颠茄合用，抗胆碱作用相加，可引起严重口干、便秘、少尿、过度镇静、视物模糊。

【规格】 片剂：5mg，10mg；胶囊：5mg，10mg；注射液：4mg/2mL。

氟哌噻吨美利曲辛 Flupentixol and Melitracen（黛安神，黛力新，Deanxit）

【药性与应用】 用于治疗神经症如神经衰弱、慢性疲劳综合征、神经性抑郁症、焦虑症等；也用于治疗多种焦虑抑郁状态，包括更年期、经前期、嗜酒、药瘾者等所致的焦虑状态，以及神经性头痛、偏头痛、紧张性头痛、某些顽固性痛及慢性疼痛等。

口服：2 片/d，早晨顿服，或早晨、中午各服 1 片。病情严重者 3 片/d，早晨 2 片，中午 1 片。维持剂量为 1 片/d，早晨服。老年患者晨起服 1 片。

【注意与禁忌】 严重心脏病（如心肌梗死恢复早期、传导阻滞），未经治疗的闭角型青光眼，精神亢奋，急性酒精、巴比妥类、鸦片中毒，造血功能障碍，前列腺癌等患者禁用。癫痫、肝肾功能损害、心脏病患者慎用。不推荐儿童使用本药。孕妇、哺乳妇慎用。

不良反应可有直立性低血压、房室传导阻滞、心动过速、锥体外系反应、神经阻滞剂恶性综合征、多汗、排尿困难、白细胞异常、接触性皮炎、光敏感度增加、皮肤和眼球色素沉着、便秘、眼肌调节障碍、耳鸣等。不过发生率不高。

【药物相互作用】 ①本药可增加机体对中枢抑制药的反应。②本药与三环类抗抑郁药相互影响，增加二者的血药浓度与毒性。③本药与卡麦角林相互拮抗，减弱作用。④合用锂剂可引起运动障碍、锥体外系症状加重和脑损害。⑤与曲马多、佐替平合用，增加癫痫发作危险和引起中枢抑制。⑥与单胺氧化酶抑制剂合用，可出现高血压危象。

【规格】 片剂：每片含氟哌噻吨 0.5mg、美利曲辛 10mg。

第三节　丁酰苯类

氟哌啶醇[典][基]　Haloperidol（氟哌丁苯，氟哌醇，卤吡醇，Serenase）

【药性与应用】 丁酰苯类抗精神病药的代表药物，作用与原理均与氯丙嗪相似。抗焦虑、抗精神病作用特别强，对控制精神分裂症及躁狂症均有效。对幻觉、妄想也有明显的作用。对慢性退缩病人，有一定激活作用。与氯丙嗪比较，本品的镇静作用弱，止吐作用强，对体温、血压无影响，对自主神经有弱抗胆碱及α受体作用。临床用于精神分裂症，尤适用于青春型和伴有敌对、攻击行为的偏执型精神分裂症。也用于吩噻嗪类治疗失败的其他类型或慢性精神分裂症，以及锥体外系疾病，如舞蹈病、扭转痉挛、指划运动等。

精神分裂症和躁狂：口服，成年人开始剂量 2~4mg，2~3 次/d，逐渐增至 8~12mg，2~3 次/d；一般剂量 20~30mg/d，分 2~3 次服用；维持量 2~4mg，2~3 次/d；儿童及老人适当减量。肌内注射用于控制急性兴奋症状：5~10mg，3~4 次/d；或 20~30mg 加入 5%葡萄糖溶液中静脉滴注。

【注意与禁忌】 参阅本章第三部分第四节该条。

【药物相互作用】 参阅本章第三部分第四节该条。

【规格】 片剂：2mg，4mg，5mg；注射液：5mg/1mL。

癸酸氟哌啶醇　Haloperidol Decancate（安度利可，长安静，哈力多，Haldol Decanoate）

【药性与应用】 氟哌啶醇长效酯类化合物，在体内水解出氟哌啶醇发挥药效。临床用于急、慢性精神病的维持治疗。

肌内注射：急性精神分裂症的维持治疗，深部肌内注射，轻度者起始剂量为一次 50~100mg；重度者可增至 150~200mg。剂量酌情调整，通常每 4 周 1 次。其他急慢性精神病的维持治疗，轻度者一次 50~100mg；中度者 100~200mg；重度者 250~300mg。剂量酌情调整，通常每 4 周 1 次。

【注意与禁忌】 同氟哌啶醇。

【药物相互作用】 同氟哌啶醇。

【规格】 注射液：50mg/1mL，50mg/2mL，100mg/2mL。

氟哌利多[典] Droperidol（氟哌啶，哒罗哌丁苯，哒哌啶醇，Dridol，Inapsine）

【药性与应用】 与氟哌啶醇基本相同，为典型的神经安定药。用于精神分裂症的急性精神运动型兴奋躁狂状态。用于麻醉前给药，有较好的抗紧张、抗休克和镇吐作用。

治疗精神分裂症：10~30mg/d，分1~2次肌内注射；安定镇痛：5mg加入芬太尼0.1mg，2~3min内缓慢静脉注射，在5~6min内如未达到一级浅麻醉状态，可增加0.5~1倍量；麻醉前给药：手术前0.5h肌内注射2.5~5mg。

【注意与禁忌】 本药最值得注意的是用药后出现QT间期延长和尖端扭转型室性心动过速，可造成病人死亡。因此，禁用于心律失常的病人。本药应用于其他药物治疗无效或不能耐受的病人。用药前要对病人心电图进行严密监测，凡心电图有QT间期延长者皆应禁用本药。用药应从小剂量开始，并进行心电图监测。

禁忌证：除上述情况外，下列情况均属本药禁忌证。对本药过敏、严重中枢抑制、抑郁症、嗜铬细胞瘤（可引起恶性高血压）、重症肌无力、帕金森综合征。

慎用证：冠心病，高血压，甲状腺功能亢进，休克，肺功能不全，肝、肾功能不全，青光眼，儿童与老人。妊娠安全性C级。哺乳期停止哺乳。

本药的不良反应有：锥体外系反应、QT间期延长、尿潴留、男子乳房发育、泌乳、月经失调、闭经、视力模糊，也可有血管神经性水肿、神经阻滞剂恶性综合征、幻觉、运动过度、高热、呼吸抑制等，但多属国外报道。

【药物相互作用】 ①本药能增强巴比妥类和麻醉、镇痛药的作用。②本药与枸橼酸芬太尼的合剂可增强巴比妥类药物和麻醉药的呼吸抑制作用，可引起致命的呼吸抑制。③本药与卡麦角林相互拮抗，效果都下降。④本药可减弱肾上腺素的升压作用。⑤与左旋多巴合用，可引起肌肉强直、肺水肿。⑥与锂剂合用可引起肌无力、运动障碍、锥体外系症状和脑损害。

【规格】 注射液：5mg/1mL，5mg/2mL，10mg/2mL。

五氟利多[典][基] Penfluridol（Semap）

【药性与应用】 口服长效非镇静抗精神病药，能控制幻觉、妄想、兴奋、冲动等症状。适用于各型不同程度精神分裂症。

口服：1次/周。首剂20mg，每周递增20~40mg。一般剂量为120mg/周。

【注意与禁忌】 以锥体外系反应多见。个别有尿潴留、心电图异常。长期应用对肝、肾无损害。少数可有一过性转氨酶升高。孕妇慎用。

【药物相互作用】 ①与各种短效抗精神病药物之间有协同和相互强化作用，另可产生锥体外系反应，应避免合用。②三环类抗抑郁药与本药相互抑制代谢，增强各自的不良反应。此外，二者均有抗胆碱作用，合用后也增强抗胆碱作用。③本药与催眠镇静药、麻醉药、抗组胺药和镇痛药合用时，中枢抑制作用增强，应适当减量。④与锂剂合用，尤其是大剂量时，可引起无力、运动障碍、锥体外系反应增多、脑损伤等。⑤本药与曲马多合用，可诱发癫痫的发生。⑥与抗组胺药合用，有发生直立性低血压的可能。⑦抗酸、止泻药影响本药的吸收。⑧用药期间饮酒可加重中枢系统抑制。

【规格】 片剂：5mg，20mg。

三氟哌多　Trifluperidol（三氟哌啶醇，三氟哌丁苯，Triperidol）

【药性与应用】 作用类似氟哌啶醇，但抗精神病作用更强而迅速，镇静作用较弱，毒性反应仅为其 1/10。对抗精神病有兴奋与抑制的双相特点，能迅速控制急性精神分裂症的兴奋躁动、幻觉及妄想等症状；对慢性精神分裂症的淡漠、退缩等症状也有较好疗效。用于急慢性精神分裂症，躁狂抑郁症的躁狂状态，以及脑损伤性呆滞症，镇静和辅助止吐。

口服：2~4mg/d。肌内注射：2.5~10mg/d，分 1~3 次用。控制精神运动兴奋可先用注射剂，症状控制后改口服维持。

【注意与禁忌】 锥体外系反应多见；少数人有失眠、一过性转氨酶升高。大剂量长期服用可引起心律失常、心肌损伤；也可影响肝功能，须定期检查。心、肝、肾功能不全者及孕妇忌用。肌内注射后可引起呼吸肌运动功能障碍，应加以注意。

【规格】 片剂：0.5mg；注射液：2.5mg/1mL。

替米哌隆　Timiperone（硫咪哌隆，Tolopelon，Timiperonum）

【药性与应用】 有较强的抗去氧麻黄碱、抗阿扑吗啡作用，以及条件回避反应抑制作用。对精神分裂症，尤其幻觉、妄想、兴奋、自发运动迟钝及接触型障碍等症状有明显改善作用。对与锥体外系不良反应有关的症状，如强直性昏厥、协调运动抑制等非特异性表现则作用较弱。临床用于精神分裂症。

口服：自 0.5~3mg/d 开始，渐增至 3~12mg/d，分次服用，并据病情、年龄适当增减。

【注意与禁忌】 常见不良反应为震颤麻痹、静坐不能等锥体外系症状及口渴、便秘、焦躁、困倦等。偶见血压波动、心律不齐、心电图改变、胸闷等。如出现无动性缄默、强烈退缩、心动过速、出汗、发热等症状应停药。偶见视力调节障碍、皮疹、贫血、粒细胞减少、血小板增加或减少、血糖不稳、月经异常、泌乳、乳房痛、头痛、头重、意识障碍、冲动、感觉异常、错乱、性欲亢进等表现。帕金森病、对丁酰苯类过敏、昏迷、安眠药抑制者及孕妇、哺乳妇均禁用。心血管疾病、低血压倾向、癫痫、痉挛、甲亢、肝病病人及老人、小儿等慎用。用药期间不可进行危险操作。不可同用巴比妥类或饮酒。其止吐作用可掩盖中毒、脑瘤、肠梗阻等的相关症状，应予注意。

【规格】 片剂：0.5mg，1mg，3mg；颗粒：1%（每克中含本品10mg）。

溴哌利多 Bromperidol（溴哌醇，Bromperidolum，Azurene，Impromen）

【药性与应用】 对阿扑吗啡、苯丙胺有对抗作用，对条件回避反应有抑制作用，但对强直性晕厥作用较弱。具有促进脑内多巴胺代谢和阻断其受体的作用。临床用于精神分裂症。

口服：成人常用量3~18mg/d，分次服，最大剂量36mg/d。可根据年龄、症状调整。

【注意与禁忌】 主要不良反应为帕金森综合征、静坐不能、睡眠障碍、便秘、乏力、倦怠，偶见丙氨酸氨基转移酶升高。禁用于昏迷、使用中枢抑制药、心功能不全、帕金森病、对丁酰苯类过敏者及孕妇、哺乳妇。肝肾功能不良、心血管疾病、低血压倾向、癫痫、有痉挛史、甲亢、高龄者及小儿慎用。避免危险操作。与巴比妥类中枢抑制药共用或饮酒时应减量。

【规格】 片剂：1mg，3mg，6mg；颗粒：1%。

匹莫齐特 Pimozide（哌迷清，Opiram，Orap）

【药性与应用】 具有长时效抗精神病作用。用于急慢性精神分裂症，对幻觉、妄想、淡漠症状效果较好。对退缩性病人尤为适用。

口服：开始4~8mg/d，1次顿服；必要时可达20mg/d。

【注意与禁忌】 常有锥体外系反应；其他可有口干、乏力、失眠等。

【规格】 片剂：2mg，4mg，10mg。

第四节 其他抗精神失常药

利血平[典][基] Reserpine（血安平，利舍平，蛇根碱，Serpasil）

【药性与应用】 有安定与降低血压两种药效。中枢镇静与安定作用可能与其耗竭脑组织中去甲肾上腺素和5-HT有关，对精神病躁狂症状有安定作用。临床用于氯丙嗪类药物失效或不能耐受者；偶用于躁狂型精神病；也可用于轻、中度早期高血压。

安定：0.5~5mg/d。降压：0.25~0.5mg顿服或分3次服。长期应用，应减量维持药效。口服、肌内注射、静脉应用均可。

【注意与禁忌】　消化性溃疡病人可诱发出血；妊娠期应用可增加胎儿呼吸窘迫综合征发生率。一般剂量可引起鼻塞、乏力；较大剂量可引起嗜睡、体重增加、阳痿、噩梦、注意力不集中，严重者有26%出现抑郁症，甚至有自杀倾向，以及帕金森病。禁用于有抑郁症、溃疡性结肠炎史和活动性溃疡病的病人；也禁用于帕金森病病人和孕妇、哺乳妇。出现不良反应时，应及时停药。

【药物相互作用】　①与中枢神经抑制药合用，可使中枢抑制作用加重。②与利尿药或其他降压药合用，可使降压作用增强。③可使β受体阻滞剂作用增强，导致心动过缓。④胍乙啶及其同类药与本药合用，可增加直立性低血压、心动过缓及精神抑郁等不良反应。⑤与洋地黄、奎尼丁合用，可诱发心律失常，尤其在较大剂量时。⑥与肾上腺素类、间羟胺等合用，可使拟肾上腺素作用增强和延长。⑦与左旋多巴合用，可因多巴胺耗竭而致帕金森病发作。⑧与麻黄碱、苯丙胺合用，可使儿茶酚胺耗竭，使拟肾上腺素作用受到抑制。⑨与三环类抗抑郁药合用，可使降压及抗抑郁作用减弱。⑩与布洛芬合用，使本药降压效果减弱。⑪本药可耗竭肾上腺素而使美芬胺失效。⑫乙醇可使本药中枢抑制作用加重。

【规格】　片剂：0.1mg，0.25mg；注射液：1mg/1mL，2.5mg/1mL。

舒必利[典][基]　Sulpiride（硫苯酰胺，舒宁，止吐灵，消呕宁，Dogmatil，Equilid）

【药性与应用】　抗精神病与止吐药。对精神病木僵、幻觉、退缩、精神错乱作用较强，并有一定的抗抑郁作用。属中枢性强力止吐药，口服比氯丙嗪强166倍，皮下注射强142倍，比甲氧氯普胺强5倍。

用于精神病，对老年性精神障碍、幻觉、妄想状态、智能发育障碍和人格障碍也有疗效。

治疗精神病：口服，100~800mg/d，分次服；开始300~600mg/d，1周内增至600~1200mg/d。肌内注射，200~600mg/d，分2次给药。静脉滴注，300~600mg/d，稀释后缓慢滴注，时间不应少于4h。一般应选择口服途径，对拒药者，前1~2周内可采用注射给药，以后改为口服。用于呕吐：口服，600~1200mg/d。

【注意与禁忌】 偶有失眠、焦虑、发热、倦怠、低血压。少有锥体外系反应。尚可有月经异常、泌乳、射精不能、体重增加。增量过快可有一过性心电图改变。如出现皮疹、瘙痒等过敏反应，应停药。对孕妇、新生儿安全性尚未确定，应慎用。幼儿、重症心血管病、低血压、肝功能障碍严重、帕金森病、嗜铬细胞瘤均禁用。用药期间不可从事危险操作。

【药性与应用】 ①与曲马多、佐替平合用，可增加癫痫发作风险。②抗帕金森病药物可减少本药的锥体外系症状等不良反应。③与硫糖铝合用时，本药吸收率降低40%。④抗酸药、止泻药均减少本药的吸收率。⑤与中枢抑制药、三环类抗抑郁药合用，可导致过度嗜睡。⑥锂剂加重本药不良反应及降低药效。⑦国外文献强调锂剂与抗精神病药合用可导致脑损伤的各种症状。一般而言，多与锂剂的剂量相关，机制不明，期待进一步探索。⑧本药与乙醇合用，可引起过度镇静。

【规格】 片剂：10mg，100mg；注射液：50mg/2mL，100mg/2mL。

左舒必利 Levosulpiride（可人，Levobren）

【药性与应用】 本药系苯甲酰胺衍生物，为舒必利的左旋对应异构体，具有生物活性，能阻断多巴胺受体而产生抗精神病、抗抑郁症、止呕、助消化的作用。低剂量时有兴奋作用，高剂量时可产生抑制作用。临床用于治疗精神系统疾病，如抑郁症、精神分裂症、躯体形式障碍；也用于治疗胃肠道疾病，如消化不良、肠易激综合征、糖尿病性胃轻瘫、反流性食管炎、化疗所致的呕吐、胰岛素依赖性糖尿病、早泄等。

口服：①精神分裂症：100mg，2次/d；②胃肠道疾病：推荐剂量为25mg，3次/d。

静脉注射：①化疗所致呕吐：1mg/kg，3次/d；②预防手术后呕吐：全身麻醉前单剂量50~100mg，可取得良好疗效。

【注意与禁忌】 对本药过敏、嗜铬细胞瘤、帕金森病患者均禁用。对苯酰胺类衍生物（舒必利、甲氧氯普胺、硫必利、舒托必利等）有过敏史者、心血管疾病、肺部疾病、肾功能不全、癫痫、躁狂症、甲状腺功能亢进、尿潴留者均应慎用（以上选自国外资料）。对妊娠的影响情况不明。哺乳期应停止哺乳。

不良反应与舒必利相似：可有兴奋、失眠、精神错乱、情绪低落、易怒、震颤、嗜睡、高催乳素血症、声音嘶哑、月经失调、黄疸、口干、唾液增多、恶心、便秘、腹泻、白细胞增多、皮肤潮红、荨麻疹、视物模糊等。

【规格】 片剂：25mg，50mg，100mg；口服滴剂：2.5g/100mL；注射液：25mg/1mL，50mg/1mL。

舒托必利　Sultopride（乙基舒必利，吡乙磺苯酰胺，Barnetyl）

【药性与应用】 类似舒必利，有多巴胺受体阻断作用和明显的镇静作用。具有抗躁狂、精神运动抑制、幻觉和妄想作用。其控制精神运动兴奋作用较舒必利强。对意志缺乏及情感迟钝作用也很好。对阿扑吗啡诱发呕吐的抑制和交感神经末梢多巴胺受体的阻断作用较舒必利强3倍，比氟哌啶醇强7~19倍。主要用于急性精神分裂症的控制。

口服：0.4~1.2g/d，最多可用到2.4g/d，分次服用。急性症状改善后改为维持量，0.4~0.6g/d，分次服用。

【注意与禁忌】 对本药过敏，心、肝、肾功能不全，抑郁症，帕金森病，病情不稳定癫痫，中枢抑制状态，有脑损伤史，低钾血症，孕妇，哺乳妇均应禁用。心血管疾病、甲状腺功能亢进、脱水、营养不良及高龄患者应慎用。

常见不良反应主要为锥体外系反应，如运动困难、躁动、静坐不能。较少见的有口干、失眠、便秘、心悸、头痛、头昏、倦怠、胃肠道反应等。

国外报道尚有直立性低血压、QT间期延长、震颤、惊厥、高催乳素血症等。

【药物相互作用】 本药与Ⅰ、Ⅲ类抗心律失常药或三环类抗抑郁药合用，可因延长QT间期而导致心血管毒性反应，如尖端扭转型室性心动过速、心室颤动、心脏停搏等。应予严密注意。服药期间饮酒，可增加中枢抑制。

【规格】 片剂：50mg，100mg，200mg，400mg；注射剂：200mg，400mg。

硫必利[典]　Tiapride（泰必利，泰必乐，胺甲磺回胺，Tiapridal，Tiapredex，Tiapridum）

【药性与应用】 精神安定剂，作用于中脑边缘区，有抗多巴胺活性，对感觉运动性神经病和精神运动性行为障碍有良效。尚可阻滞痛觉冲动经脊髓、丘脑向网状结构传导，因而具有镇痛作用。具有镇吐、兴奋胃肠平滑肌的作用。临床用于舞蹈病、抽动-秽语综合征、老年性精神病、迟发运动障碍及乙醇中毒所致的障碍；也用于多种疼痛，如三叉神经痛、血管性头痛、神经性头痛、典型性偏头痛、脑外伤后头痛、坐骨神经痛等神经痛。

口服：常用量为100mg/次，3次/d，1周为1个疗程。抽动-秽语综合征、舞蹈病：开始150~600mg/d，分3次服；待症状控制后2~3个月酌情减量，维持量150~300mg/d。用于老年性精神运动障碍：静脉注射或肌内注射，200~400mg/d，根据病情缓解程度逐渐减量，然后改为口服。用于各种疼痛：开始200~400mg/d，连服3~8d；严重病例肌内注射，200~400mg/d，连续3d，维持量50mg，3次。用于急慢性乙醇中毒：急性者开始肌内或静脉注射，600~1200mg/d，1次/(4~8)h，3~4d后减量再给药数日，改为口服，150~800mg/d。

慢性乙醇中毒：一般150mg/d口服；严重者可静脉注射，400mg/d，然后改为口服。7~12岁的精神运动不稳定或抽搐-秽语综合征：50mg，1~2次/d。

【注意与禁忌】 思睡、轻度头昏与乏力。偶见恶心、胸闷、闭经、溢乳、荨麻疹，减量或停药后消失。严重肝损害、白细胞减少或造血功能不良者慎用。

【药物相互作用】 ①本药有增强中枢抑制的作用，可与镇痛、催眠、安定、抗抑郁药、抗震颤麻痹药、抗癫痫药合用，以增强疗效，但在开始时，应减少中枢抑制药剂量，以免加重不良反应。②左美沙酮与本药合用时，心脏毒性增加，可致QT间期延长、尖端扭转型室性心动过速、心脏停搏，机制不明。③与锂剂合用，可出现疲乏、运动障碍、锥体外系症状加重及脑损伤，大剂量时最易发生。

【规格】 片剂：100mg；注射液：100mg/2mL。

奈莫必利 Nemonapride（Emonapride，Emirace）

【药性与应用】 有较强抗精神病作用，能改善幻觉和妄想症状，对脱氧麻黄碱和阿扑吗啡引起的刻板动作及运动过度有明显抑制。其作用类似氟哌啶醇，强于氯丙嗪。作用机制为选择性强力抑制脑内多巴胺D_2受体，对α肾上腺素受体与M胆碱受体则作用极弱。临床用于精神分裂症。

口服：成人9~36mg/d，分3次饭后服。剂量可根据病情及年龄适当调整，但最大剂量为60mg/d。

【注意与禁忌】 不良反应轻微，锥体外系症状少。可有恶心、呕吐、头痛、头昏及体重改变。少见嗜睡、失眠、注意力不集中、多动、口干、便秘、尿潴留、视物模糊。罕见低血压、溢乳及肝、肾功能异常。可诱发心律失常、心电图异常。长期用药可引起不可逆性延迟性运动障碍及月经失调。伴有帕金森病、强直症、不稳定癫痫史者慎用。有时可加剧病人的兴奋、激动、攻击状态，必要时应减量。治疗过程中出现不明原因的高热时，应停止用药。心血管疾病、低血压、肝功能异常、营养不良、孕妇、哺乳妇慎用。避免危险操作。

【药物相互作用】 本药与中枢神经抑制药（如巴比妥酸盐衍生物）有协同作用，合用时应调整剂量。服药期间不应饮酒，以免与乙醇相互增效。

【规格】 片剂：3mg，10mg。

氨磺必利 Amisulpride（索里昂，Solian）

【药性与应用】 本药为苯甲酰胺替代物类抗精神病药，可选择性地与边缘系统的多巴胺D_2、D_3受体结合；与5-羟色胺、α肾上腺素、组胺、胆碱受体则无结合力。

临床用于治疗精神疾病，尤其是伴有阳性症状（谵妄、幻觉、认识障碍）和/或阴性症状（如反应迟缓、情感淡漠及社会能力退缩）的急、慢性精神分裂症。国外还有人试用于治疗心境恶劣等。剂量应个体化，维持最低有效剂量。

精神分裂症急性期，治疗开始时，可先以最大剂量400mg/d肌内注射数日，然后改为口服给药。

口服：①精神分裂症阴性症状占优势阶段，50～300mg/d，最佳剂量约为100mg/d。不过剂量应尽量个体化。②精神分裂症阳性及阴性症状混合阶段，以控制症状为主，一般400～800mg/d。可根据病情逐渐调整至合适剂量。③精神分裂症急性期，由肌内注射改为口服给药，剂量为400～800mg/d，可根据患者反应调整剂量，但最大剂量不应超过1200mg/d。

【注意与禁忌】　对其他苯甲酰胺衍生物（硫必利、舒必利、舒托必利、甲氧氯普胺等）过敏者，对本药也可过敏。

禁忌证：对本药过敏、嗜铬细胞瘤、催乳素瘤、乳腺瘤、孕妇、哺乳妇、5岁以下儿童、严重肾功能不全（肌酐清除率小于10mL/min）。

慎用证：对其他苯甲酰衍生物过敏、轻至中度肾功能不全、癫痫患者。

常见的不良反应有：催乳素水平升高、锥体外系反应、体重增加。中等程度反应不必停药，使用抗胆碱类抗震颤麻痹药可部分缓解。很少发生的不良反应：嗜睡、胃肠功能紊乱、便秘、恶心、口干等。极少发生的不良反应：①急性肌力障碍：痉挛性斜颈、牙关紧闭等。不必停药，服用抗胆碱类抗震颤麻痹药可缓解。②迟发性运动障碍：不自主的舌、面部运动。抗胆碱药可加重症状。③低血压、心动过缓。④QT间期延长，极个别出现尖端扭转型室性心动过速。⑤过敏、惊厥、神经阻滞剂恶性综合征等，多见于个案报道。

【药物相互作用】　①与抗高血压药合用可增强疗效，但也可以出现直立性低血压。②与中枢神经系统抑制药合用，可增加中枢抑制。③红霉素、克拉霉素、克林霉素、螺旋霉素、氟康唑、Ⅰ类和Ⅱ类抗心律失常药、氯丙嗪、氟哌啶醇、氟哌利多、利多氟嗪、美索达嗪、丙氯拉嗪、舒托必利、硫利达嗪、三氟拉嗪、司帕沙星、莫西沙星、佐替平、利培酮、三环类抗抑郁药、氟西汀、文拉法辛、氟烷、异氟醚、安氟醚、腺苷、三氧化二砷、阿司咪唑、苄普地尔、水合氯醛、氯喹、西沙必利、多拉司琼、膦甲酸、伊拉地平、卡法根、左美沙酮、甲氟喹、奥曲肽、喷他脒、达莫齐特、西丁酚、舍吲哚、特非那定、加压素、佐米曲坦、氟美马嗪、二苯马尼、咪唑斯汀、长春胺等药物与本药同用，可增加心脏毒性（QT间期延长、峰值扭转、心脏停搏），故不推荐合用。④与降血钾药合用，可增加发生室性心律失常的风险。⑤与心率减慢药物合用，增加发生室性心律失常的风险。⑥紫草属植物、贞浆果降低本药疗效。⑦本药与左旋多巴相互拮抗，所以本药引起的锥体外系症状，不应使用左旋多巴治疗，须用抗胆碱药物加以治疗。用于治疗帕金森病患者时应使用两种药物的最低有效剂量。⑧与多巴胺激动剂合用，相互拮抗，故应避免。⑨乙醇可增强本药精神抑制作用。

【规格】 片剂：200mg。

氯氮平[典][基] **Clozapine（氯扎平，Leponex）**

【药性与应用】 新型抗精神病药，疗效高，收效快，锥体外系症状轻。作用与吩噻嗪类类似，有较强的抗精神病作用。此外尚有解痉、抑制肾上腺素和去甲肾上腺素升压的作用。用于急慢性精神分裂症，对幻觉妄想型、青春型疗效好；对兴奋躁动、幻觉、妄想、接触被动及拒食等症状效果满意。

口服：开始 50~100mg/d，分 2~3 次，逐渐递增，最高量 600~800mg/d，维持量 100mg/d。对兴奋躁动病人，肌内注射，50mg，1~3 次/d，4~7d 见效，其他症状控制多在 1~2 周内。

【注意与禁忌】 不良反应可有流涎、嗜睡、乏力、多汗及消化道症状，如恶心、呕吐、便秘、腹胀、腹痛、纳差。少数人可有虚脱、遗尿、心动过速、视物模糊、皮疹、意识障碍；用量过大（大于 500mg/d）可引起癫痫发作；增量过快可致体位性低血压。个别有发热、粒细胞减少。锥体外系反应少见。冠心病病人慎用。

【药物相互作用】 ①西咪替丁可使本药血药浓度升高。②氟伏沙明可使本药血药浓度升高并引起锥体外系反应。③氟西汀、帕罗西汀使本药血药浓度升高，不良反应增加。④大环内酯类可使本药浓度显著升高并诱发癫痫。⑤文拉法辛与本药相互抑制代谢，导致二者血药浓度均升高。⑥舍曲林抑制本药代谢，使中毒危险性增加。⑦与抗肿瘤药、抗甲状腺素药、硫唑嘌呤、氯霉素、秋水仙碱、氟胞嘧啶、干扰素、齐多夫定合用，加重本药的血细胞毒性。⑧与锂剂合用，可导致运动障碍、锥体外系反应、脑损伤、惊厥、神经阻滞剂恶性综合征等。⑨颠茄与本药合用，可导致过度抗胆碱作用。⑩与苯扎托品等抗胆碱药合用，抗胆碱作用增加。⑪与中枢神经抑制药合用，可显著加重中枢抑制作用。⑫与曲马多、佐替平、月见草油合用，发生惊厥的危险性增加。⑬有报道与丁螺环酮合用可导致胃肠道出血和严重高血糖（个案）。⑭与降压药合用，可有直立性低血压发生。⑮本药联用苯二氮䓬或其他抗精神病药，有虚脱、呼吸停止、心脏停搏的可能。⑯与地高辛、肝素、华法林合用，可加重骨髓抑制。⑰与利培酮长期合用，可减少利培酮的清除率。⑱与卡马西平、苯妥英合用，加重骨髓抑制，并使本药血药浓度降低。⑲与磷苯妥英、利福平、静脉催眠药（如苯巴比妥）合用，降低本药血药浓度。⑳普拉睾酮、圣·约翰草减弱本药作用。

【规格】 片剂：25mg，50mg。

奥氮平[典] Olanzapine（奥拉扎平，Lanzac，Zyprexa）

【药性与应用】 为非典型抗精神病药，是噻嗯苯二氮䓬衍生物。口服吸收良好，5~8h 可达血药峰浓度，消除 $t_{1/2}$ 38.6h。

临床用于：①治疗精神分裂症，有助于阳性症状和阴性症状的改善。②控制精神分裂症或Ⅰ型双相情感障碍患者躁狂发作时的激越行为。

口服：①Ⅰ型双相情感障碍急性混合型或躁狂发作：单用本药，10~15mg，1次/d。与锂剂或丙戊酸盐合用，10mg，1次/d。可按 5mg/d 增加或减少剂量。剂量调整间隔至少 1d。常规有效剂量范围为 5~20mg。②Ⅰ型双相情感障碍的维持治疗：单用本药，5~20mg/d。达有效反应剂量平均在 2 周以后。③精神分裂症：初始剂量为 5~10mg，可按 5mg/d 增加或减少剂量，调整剂量间隔至少 1d。常规有效剂量为 10~15mg/d。

肌内注射：躁狂症、Ⅰ型双相情感障碍及精神分裂症患者的激越，初始剂量为 10mg。如果适宜，可采用 5mg 或 7.5mg 的较低剂量。常规有效剂量范围为 2.5~10mg。最后可增至 10mg。最大给药量为一次 10mg，每 2~4h1 次，共 3 次。重复给药前，应观察有无直立性低血压。

【注意与禁忌】 本药不得用于治疗痴呆相关的精神病，有致死的风险。对本药过敏及闭角型青光眼者忌用。有低血压倾向、心血管疾病、高血压、糖尿病、帕金森病、与多巴胺激动剂相关精神病、痴呆症、肝或肾功能损害、前列腺增生、麻痹性肠梗阻、癫痫相关疾病、血细胞减少、骨髓抑制、嗜酸性细胞增多症、骨髓增生、骨髓抑制、闭角型青光眼、乳腺癌史、迟发性运动障碍均不推荐使用本药。18 岁以下患者、孕妇、老年人均不宜使用本药。哺乳妇应停止哺乳。

不良反应可有心动过缓、QT 间期延长、直立性低血压、水肿、体重增加、血糖升高、甘油三酯升高、肌酸磷酸激酶升高、血浆泌乳素水平升高、头晕、嗜睡、静坐不能、衰弱、帕金森病症状、运动障碍、一过性肝酶升高、便秘、口干、食欲亢进、红细胞增多、嗜酸性粒细胞增多等。

【药物相互作用】 ①环丙沙星、氟伏沙明等可抑制本药代谢，增强本药毒性。②与其他中枢抑制药合用，可增强药效。③诱导 CYP1A2 活性药物卡巴西平、奥美拉唑、利福平等可增加本药清除率，减弱其疗效。④普拉睾酮可减弱本药疗效。⑤与氯米帕明合用，可诱发癫痫。⑥乙醇可增强本药的中枢神经系

统作用。，

【规格】 片剂：2. 5mg，5mg，7. 5mg，10mg。

利培酮[典][基] Risperidone（维思通，瑞思哌酮，利司培酮，利哌利酮，利司环酮，Risperdal）

【药性与应用】 苯并异羟噁唑衍生物，属新型抗精神病药。具有强烈的中枢性抗5-HT和儿茶酚胺作用，对精神分裂症的阳性和阴性症状均有效。小剂量为有效的5-HT受体拮抗剂，大剂量为有效的多巴胺 D_2 受体拮抗剂。用于慢性精神分裂症及其急性恶化者。

口服：首次1mg，2次/d；老人0. 5mg，2次/d。以后每日增加1mg，至第3日为3mg，2次/d。最大剂量不超过20mg/d。

【注意与禁忌】 一般可见嗜睡、疲倦、失眠、流涎、月经失调、性功能障碍、体重增加、血清催乳素水平升高。偶见血清转氨酶、转肽酶轻度升高。少数有注意力不集中和记忆障碍、直立性低血压、反射性心动过速。肝功能障碍者、孕妇慎用。哺乳妇应停止授乳。

【药物相互作用】 ①与利托那韦合用，可使本药血药浓度升高而导致中毒。②与肝酶抑制药，如三环类抗抑郁药、β受体阻滞药合用，本药血药浓度升高，从而加重前者的不良反应。③与降压药合用增强本药降压作用。④与中枢神经抑制药合用，中枢抑制作用相互增强。⑤与单胺氧化酶合用，加重后者的不良反应。⑥与双丙戊酸钠合用，可引起水肿伴体重增加。⑦与锂剂合用，可引起运动障碍、锥体外系症状和脑损害。⑧与帕罗西汀合用，可出现5-羟色胺综合征。⑨与曲马多、佐替平合用，可诱发癫痫发作。⑩老年痴呆症者合用呋塞米，死亡率增加。⑪与肝酶诱导药合用，可使本药清除率升高。⑫长期与卡马西平、氯氮平合用，可使本药清除率升高。⑬抗震颤麻痹药可对抗本药部分不良反应。⑭本药拮抗左旋多巴及其促效药的作用。⑮与左啡诺、美沙酮合用，可加速后二者代谢。⑯乙醇与本药相互加重中枢抑制作用。

【规格】 片剂：1mg，2mg；胶囊：1mg；口服液：30mg/30mL，100mg/100mL；口腔崩解片：0. 5mg，1mg，2mg；注射剂：25mg，37. 5mg，50mg。

瑞莫必利 Remoxipride

【药性与应用】 对脑内 D_2 多巴胺受体有较高选择性阻断作用，而对5-HT、NA、ACH、组胺及GABA等受体几乎无作用。用于急慢性精神分裂症和以妄想、幻觉、思维紊乱为主要症状的其他精神病。

口服：初始为300mg/d，分2次服，根据病人反应调整剂量。一般剂量为150~450mg/d，最大600mg/d。病情急可肌内注射，最高剂量400mg/d，一般不超过1周。控释胶囊：300mg/d，可根据个体反应调整用量，多数为150~450mg，个别可用至600mg，1次或分2次服。老人的初始剂量可酌减。严重肝、肾功能不全者的初始剂量亦应控制在150mg左右。

【注意与禁忌】　不良反应较轻，多为暂时性。锥体外系反应比氟哌啶醇少。可有恶心、呕吐、头晕、头痛、体重改变。少见嗜睡、失眠、注意力不集中、多动、焦虑、口干、便秘、排尿困难、视物模糊。罕见低血压、男子溢乳、丙氨酸氨基转移酶升高。伴有帕金森病、强直症、不稳定癫痫史者慎用。本品有时可加剧兴奋、激动、攻击状态，必要时应减量。若出现不明原因高热，应停药。用药期间避免危险操作。

【规格】　胶囊：75mg，150mg，300mg；控释胶囊：150mg，300mg；注射剂：100mg/1mL；口服混悬液：25mg/1mL，110mg/1mL。

曲美托嗪　Trimetozine（三甲氧啉，Sedoxazin，Trioxazine）

【药性与应用】　为镇静安定剂，可减轻紧张与焦虑症状，对病人的生活无明显影响。用于恐惧、紧张、情绪激动的神经精神症状及儿童的行为障碍；也用于神经质综合征的病人，可有效消除兴奋。在精神病的治疗中一般作为维持治疗用药。

口服：300mg，3~6次/d。

【注意与禁忌】　一般耐受好，大剂量可见乏力、倦怠、恶心、嗜睡。少数人可见过敏反应。

【规格】　片剂：300mg。

氟司必林　Fluspirilene（氟司必灵，利多帕丁，依马帕，Redeptin，Imap）

【药性与应用】　长效抗精神病药，疗效与三氟拉嗪相似，而锥体外系反应则较小。用于急慢性精神分裂症、躁狂症、痴呆、中毒性精神病；也用于制止恶心与呕吐。

肌内注射：6.5mg，1次/周。

【注意与禁忌】　肌内注射12h内可出现锥体外系反应，24~48h内可消失，也可用抗震颤麻痹药对抗。

【规格】　注射剂：6.5mg。

莫沙帕明　Mosapramine（Clospipramine，Cremine）

【药性与应用】　新的二苯并氮杂䓬类衍生物，有抗精神分裂症的作用，可对抗阿扑吗啡与脱氧麻黄碱引起的动作刻板行为或运动过度。主要机制是选择性阻断脑内多巴胺 D_2 受体与 5-HT 受体。临床用于精神分裂症。

口服：成人 30~150mg/d，分 3 次服用。可根据年龄、病情适当调整，最大剂量可达 300mg/d。

【注意与禁忌】 可出现心绞痛、心悸、面部潮红，若出现缄默、严重肌强直、吞咽不能、心动过速、血压变化、出汗等症状，应停药。罕见肝功能障碍。可引起帕金森综合征。出现麻痹性肠梗阻、皮疹，应停药。有时可有嗜睡、眩晕、头痛、共济失调、性欲异常、感觉迟钝、排尿困难。亦可引起低钠、疲劳、多尿、抽搐、神志丧失及抗利尿激素分泌异常等。不宜与中枢抑制药合用。

【规格】 片剂：10mg，15mg，25mg；颗粒：10%。

佐替平 Zotepine（唑替平，泽坦平，佐特平，苯塞庚乙胺，Zodopin，Zotepinum）

【药性与应用】 阻断中枢系统的多巴胺受体，并有较强的抗中枢5-HT 作用，可使痉挛阈值下降，加重戊四氮的作用。临床用于精神分裂症。

口服：75~100mg/d，分次服。可根据年龄及症状适当调整。最高量 450mg/d。

【注意与禁忌】 主要为疲倦、失眠、乏力、便秘、头晕、血压下降、心律失常、心电图改变。偶有转氨酶升高。可引起抗利尿激素分泌异常综合征、锥体外系反应。其他可参阅替米哌隆。

【药物相互作用】 ①与香豆素类抗凝药合用，增加出血危险性。②与氯丙嗪、左美丙嗪、三氟丙嗪、三氟拉嗪、丙氯拉嗪、硫丙拉嗪、硫利达嗪、美索达嗪、醋奋乃静，奋乃静、溴哌利多、氯普噻吨、替沃噻吨、氟哌噻吨、氟哌啶醇、氯氮平、洛沙平、美哌隆、吗茚酮、匹莫齐特、利司哌酮、舒必利等合用，有诱发癫痫的风险。③本药可使苯妥英、磷苯妥英毒性增加，出现共济失调、反射亢进、眼球震颤、震颤等。④所有巴比妥类药物及卡马西平、扑米酮等均可诱导肝微粒体酶，增加本药代谢，降低本药浓度。因而禁止本药与其合用。也不可与麻醉药及其他中枢抑制药合用。⑤金刚烷胺、左旋多巴、溴隐亭与本药相互拮抗，合用时前三者药效下降。⑥本药降低可乐定、胍乙啶的抗高血压作用。⑦本药与肾上腺素相互拮抗，合用时可导致反常低血压。并可能引起反转现象。⑧与比哌立登、氟奋乃静合用，可导致体温过低。⑨与锂剂合用，可导致虚弱、运动障碍、锥体外系反应增加和脑损害。⑩用药期间不可饮酒，以免增强本药药理作用。⑪咖啡因可降低本药药效，故服用期间不可饮茶与咖啡。

【规格】 片剂：25mg，50mg，100mg；颗粒：100mg/1g，500mg/1g。

氯噻平　Clotiapine（Clothiapine）

【药性与应用】 有较好抗幻觉、妄想、兴奋躁动作用。用于精神分裂症。

口服：60~120mg/d，剂量逐渐增加，最高可达240mg/d。

【注意与禁忌】 偶有倦怠。剂量过大、增量过快，可出现体位性低血压。

【规格】 片剂：25mg，50mg。

奥昔哌汀　Oxypertine（氟苯哌吲哚，澳泼定，Equipertine，Forite）

【药性与应用】 抗精神病作用类似氯丙嗪。用于精神分裂症与焦虑症。

口服：80~120mg/d，分次服。最大剂量为200mg/d。治疗焦虑症，30~40mg/d。

【注意与禁忌】 小剂量出现多动、激动；大剂量引起嗜睡。偶有恶心、呕吐、头昏、低血压、运动失调。锥体外系反应较少。

【规格】 片剂：40mg。

吗茚酮　Molindone（吗啉吲酮，吗啉啶醇，吗啉酮，Lidone，Moban）

【药性与应用】 抗精神病作用比氯丙嗪强，但有兴奋作用，不能用于兴奋、躁动型精神病的治疗。主要用于急慢性精神分裂症的治疗。

口服：初始剂量50~75mg/d，3~4d内增加到100mg/d，分2~4次服。维持量15~20mg/d。控制急性症状，也可注射给药。

【注意与禁忌】 锥体外系反应比氯丙嗪多。可有恶心、呕吐、激动、欣快、抑郁、皮疹、肝功能异常、体重变化，偶有白细胞数量的改变。

【规格】 片剂：5mg，10mg，15mg，25mg，50mg，100mg；注射液：20mg/2mL。

哌泊噻嗪棕榈酸酯　Pipotiazine Palmitate（安棕酯，安乐嗪棕榈酸酯）

【药性与应用】 哌泊噻嗪的长效酯化物，新的抗精神病药，并有抗组胺作用。有较强的抗精神病作用和镇静作用。主要用于精神分裂症，对各型均有一定疗效。对妄想型疗效较好。对拒绝服药难以维持治疗的病人效果尤好。

深部肌内注射：初始量50mg，1周后根据症状及反应再注射50~100mg。一般1次/（3~4）周，50~200mg/次。8~16周为1个疗程。巩固期病人酌情减少用量，并延长时间。

【注意与禁忌】 主要为锥体外系反应。偶可引起失眠。有时可出现焦虑、嗜睡、疲倦、无力。心、肝、肾严重疾病及老年、体弱者慎用或禁用。

【药物相互作用】 ①三环类抗抑制药与本药合用，二者代谢均受影响，血药浓度升高，抗胆碱作用增强，毒性增强。②卡法根不可与本药合用，因为二者的抗多巴胺作用可以协同，导致本药的血药浓度与不良反应增加。③本药与锂剂合用可导致虚弱无力，运动障碍、锥体外系症状加重及脑伤害等。④与哌替啶合用，可加强神经中枢和呼吸中枢的抑制。⑤与卟吩姆钠合用，可增加光敏损害。⑥与苯扎托品、奥芬那君、苯海索、丙环定等合用，虽可降低本药的锥体外系反应，但可增加本药的抗胆碱作用，故不可合用。⑦与颠茄合用，抗胆碱作用增强。⑧西沙必利、多非利特、沙星类喹诺酮药品、卤泛群、匹莫齐特、索他洛尔等与本药合用，具有心脏毒性，可导致 QT 间期延长、尖端扭转型室性心动过速、室性停搏等。⑨伊布利特与本药合用，可诱发心律失常，应避免。⑩槟榔可增加本药的锥体外系反应。⑪与磷苯妥英、苯妥英合用，后二者的血药浓度均升高或降低，而本药则降低。⑫与卡麦角林合用，二者疗效均减弱。⑬本药可使左旋多巴的作用消失。⑭本药与苯丙胺、右苯丙胺合用，相互抑制药效。⑮普拉睾酮降低本药药效。⑯本药与曲马多、甲泛葡胺等合用，增加惊厥的危险性。⑰与曲唑酮合用，可引起低血压。⑱饮酒可导致中枢抑制、锥体外系反应增加，故应禁酒。

【规格】 注射液：25mg/2mL，50mg/2mL，100mg/4mL。

洛沙平　Loxapine（克噻平，Lederle, Doxolin, Oxilapin, Desconex, Loxapac, Loxitane, CL-62362）

【药性与应用】 属于以神经安定剂为主的抗精神病药，具有与氯氮平相似的化学结构；药理机制、临床疗效和不良反应也与氯丙嗪相近。在治疗精神分裂症的阴性症状方面有一定的优越性。口服吸收良好，t_{max} 为 2h，与血浆蛋白结合后可迅速通过血-脑脊液屏障，在间脑和中脑的浓度为大脑皮质的 2 倍，在人体内代谢完全，代谢产物大多经尿排出，主要为羟基洛沙平和去甲洛沙平。对急性精神分裂症疗效达 70%，对偏执型可能优于其他药物；对强迫症疗效较好。对慢性精神分裂症或精神发育迟滞的损伤和自损行为有一定疗效。对焦虑症也有一定疗效。临床适用于精神分裂症、偏执症、损伤行为和焦虑症。

口服：开始 20～50mg/d，分 2～4 次服。7～10d 后剂量可增至50～100mg/d，最大剂量为 250mg/d。急性情况下，肌内注射 12.5～50mg，1 次/（4～6）h。老年、体弱病人剂量酌减。在肌内注射控制急性症状的同时给予口服，是较佳的治疗方案。在 3～6d 症状得到控制后完全改为口服。

【注意与禁忌】 锥体外系反应比较常见，且多见于剂量超过 150mg/d 时。

少见不良反应有恶心、呕吐、体重增加或减轻、呼吸困难、上睑下垂、高热、头痛、感觉异常、烦渴、激动不安及射精困难。与碳酸锂合用易引起锂中毒，也可诱发中枢抑制性昏迷、运动性大发作。过量时常见的毒性反应有：心动过速、血压过高和体重下降。处理主要是支持和对症疗法。早期洗胃是有效措施，如抽搐不止，可用安定或短效巴比妥类对抗。锥体外系反应用抗震颤麻痹药对抗。轻度血压下降可通过静脉补液纠正，严重者可用去甲肾上腺素或去氧肾上腺素，但禁用肾上腺素。

【药物相互作用】 ①与颠茄及其衍生物合用，可出现过度抗胆碱活性：重度口渴、便秘、排尿困难、过度镇静、视物模糊等。应立即停药。②与锂剂合用，可导致虚弱、运动障碍、锥体外系症状加重和脑损伤，应严密监测。③与曲马多合用，可诱发癫痫。④与佐替平合用，增加癫痫发作风险。⑤与槟榔合用，增加锥体外系不良反应发生率。⑥本药可增加卡马西平中毒风险（共济失调、眼球震颤、复视、头痛、呕吐、呼吸暂停、癫痫发作、昏迷），应注意监测并调整剂量。⑦与抗胆碱药物合用，可出现闭角型青光眼和尿潴留。⑧去氢表雄酮减弱本药疗效。

【规格】 胶囊：5mg，10mg，25mg，50mg；片剂：2.5mg，5mg，10mg，25mg，50mg；注射液：50mg/1mL，500mg/10mL。

碳酸锂[典][基]　Lithium Carbonate

【药性与应用】 抗躁狂症用药，对躁狂症有明显抑制作用并改善精神分裂症的情感障碍，治疗量对正常人的精神活动无明显影响。其作用机制可能是抑制脑内神经突触部位去甲肾上腺素的释放和促进其再摄取，以及促进5-HT的合成增加，共同使情绪安定。此外尚有升高外周白细胞的作用，以治疗再生障碍性贫血、放疗副作用等病理或医源性白细胞减少症。治疗由于子宫肌瘤、功能性子宫出血等引起的月经过多症，有一定疗效。尚可用于治疗细菌性痢疾，近远期均有较好疗效。口服易吸收，t_{max}为0.5~2h。主要经肾排泄，速度因人而异，与血浆钠离子浓度有关，钠多则锂浓度低，反之则高。$t_{1/2}$为24h。

躁狂症：口服，20~25mg/（kg·d），分2~4次服用。一般剂量为0.125~0.5g，3次/d。开始用较小剂量，然后逐渐加量至1.5~2g/d，甚至3g/d。症状控制后维持量为0.75~1.5g/d。粒细胞减少、再生障碍性贫血：口服，300mg，3次/d。月经过多：月经第1日服0.6g，以后0.3g/d，均分为3次服，共3d；总量1.2g为1个疗程。每个月经周期服1个疗程。急性细菌性痢疾：0.1g，3次/d，首剂加倍。对少数症状较重者，开始1~3d均可加倍，至症状及粪便明显好转后以原剂量维持2~3d，再递减剂量，约3~4d停药。除体温过高时加用解热药外，不加其他药物。总疗程 7~10d。

【注意与禁忌】 有头晕、恶心、呕吐、腹痛、腹泻等副作用。蓄积中毒时可出现脑病综合征、昏迷、休克。应严密观察，及时减量。脑病综合征一旦出现，应立即停药，补充钠盐，静脉注射氨茶碱，以促进锂的排泄。用药期间保持正常食盐摄入量，以促进锂的经肾排泄。每周应停药 1d，以策安全。定期监测血锂浓度，超过 1.5mmol/L，不良反应增多。老年人易蓄积中毒，应用最低有效剂量。不可与吡罗昔康合用，以免血锂过高中毒。严重心血管疾病、肾病、脑损伤、脱水、低钠及使用钠利尿剂者禁用。

【药物相互作用】 ①与抗利尿药合用，阻碍本药经肾排出，易出现锂中毒。②本药与利尿剂或血管紧张素转换酶抑制剂合用，易引起锂中毒。③吲哚美辛和富马酸比索洛尔可显著增加锂的血药浓度；其他非甾体抗炎药也有类似作用，应注意监测血锂浓度。④与肌松药合用，肌松作用增强，时效延长。⑤与氨茶碱、咖啡因、茶碱或碳酸氢钠合用，本药尿排出量增加、血药浓度降低。⑥本药可使氯丙嗪的血药浓度降低 40%。⑦本药与吩噻嗪类合用，出现胃肠道症状如恶心、呕吐等为锂中毒先兆。⑧本药使去甲肾上腺素降压作用减弱。⑨碘化物与本药合用，可促使甲状腺功能低下。

【规格】 片剂：125mg，250mg，500mg；缓释片：300mg；胶囊：250mg，500mg。

齐拉西酮[典] Ziprasidone（力复君安，思贝格，卓乐定，Zeldox）

【药性与应用】 本药为非典型抗精神病药，其作用机制尚不清楚，初步认为是通过拮抗多巴胺 D_2 和 5-HT_2 受体而发挥抗精神分裂症的作用。对其他相似受体亲和力的拮抗作用，可能是其导致其他治疗作用和不良反应的原因。

临床主要用于治疗精神分裂症和情感性精神障碍的躁狂期。

口服给药治疗精神分裂症：初始治疗 20mg，2 次/d，进餐后服用；部分患者可将剂量调整至 80mg，2 次/d；调整剂量间隔不得少于 2d。

肌内注射：①精神分裂症：推荐剂量 10~20mg，必要时可将剂量增加到 40mg/d。每隔 2h 10mg，或隔 4h 给予 20mg，但日剂量不超过 40mg。疗程一般 3d。3d 以上者，尚无经验。②情感性精神障碍躁狂期：一次 10mg，必要时 4h 后重复 1 次。

【注意与禁忌】 不良反应：①心血管系统：QT 间期延长、心动过缓或过速、心绞痛、房颤、传导阻滞、高血压或低血压、心脏肥大、心肌炎、静脉炎、肺栓塞、脑梗死、血栓性静脉炎等。②代谢/内分泌系统：体重增加、面部水肿、甲状腺功能亢进或减退、甲状腺炎等。③呼吸系统：呼吸道感染、过敏性鼻炎、呼吸困难、肺炎、咯血、咳痰、喉痉挛等。④精神神经系统：焦虑、激越、妄想、敌意；失眠、嗜睡、静坐不能、锥体外系症状、震颤、头晕、头痛、无力、昏厥、脑张力减退或亢进、感觉异常、意识混乱、运动功能减退、动眼神经危象、共济失调、舞蹈症、角弓反张、NMS 等。⑤泌尿生殖系统：阳痿、异常射精、性快感缺失、男子乳房发育；女性性功能障碍、泌乳、月经失调、子宫阴道出血、多尿或少尿、血尿、尿潴留、夜尿等。⑥其他：关节痛、黄疸、肝酶升高、肝肿大、口干、流涎增加、吞咽困难、舌水肿、消化不良、恶心、呕吐、呕血、腹痛、腹泻或便秘、直肠出血、贫血、白细胞减少、嗜酸性或嗜碱性粒细胞增多、血小板减少或增多、红细胞增多；各种皮疹；视觉异常、复视、视野缺失、白内障、脑出血、脑炎；耳鸣；感冒症状、发热、体温过低等。多种相互矛盾的症状出现为本药特有现象。

【药物相互作用】 ①可延长 QT 间期的药物，不可与本药合用，否则可因毒性相加作用引起致命的心律失常如 QT 间期严重延长、尖端扭转型室性心律失常、心脏停搏等。这些药物是：Ⅰ和Ⅱ类抗心律失常药、吩噻嗪类抗精神病药、三环类抗抑郁药、氟哌啶醇、舒托必利、西沙必利、氨磺必利、匹莫齐特、利培酮、硫利达嗪、佐替平、氟西汀、文拉法辛、红霉素、克拉霉素、螺旋霉素、克林霉素、磺胺甲噁唑、甲氟苄啶、多拉司琼、昂丹司琼、氟康唑、酮康唑、加替沙星、莫西沙星、司帕沙星、氯喹、卤泛群、奎尼丁、腺苷、阿司咪唑、苄普地尔、水合氯醛、氯丙嗪、膦甲酸、伊拉地平、利多氟嗪、甲氟喹、奥曲肽、喷他脒、普罗布考、舍吲哚、特非那定、血管升压素等。②本药可诱发低血压，使用降压药时慎用本药。③本药拮抗左旋多巴和多巴胺的激动作用。④与食物同服可增加本药的吸收。

【规格】 胶囊：20mg，40mg，60mg，80mg；片剂：20mg；注射液：10mg/1mL；注射剂：20mg。

帕潘立酮　Paliperidone（Invega）

【药性与应用】 本药为利培酮的主要活性代谢产物，尚不明确本药与其他治疗精神分裂症药物之间的作用机制，但初步认为本药的治疗作用是由于中枢多巴胺 D_2 和 5-HT_2 受体联合拮抗作用介导的。本药也具有抗肾上腺素 α_1 和 α_2 受体及抗组胺 H_1 受体活性。

单次给药，24h 达 C_{max}，4~5d 达稳态血药浓度。本药的末端 $t_{1/2}$ 因肾功能不同而异，可为 24~51h。

本药主要用于精神分裂症的紧急治疗和维持治疗。

口服：6mg，1 次/d。肾功能不全者，可递减为半量。

【注意与禁忌】 应特别注意，本药不可用于治疗痴呆相关性精神病，否则致死风险加大，主要致死原因是心力衰竭和猝死等，其次为感染。

对本药或利培酮过敏、严重胃肠道狭窄、QT 间期延长、有心律失常史者禁用。心脑血管疾病、低血压倾向、疑似癫痫、有吸入性肺炎风险者慎用。18 岁以下患者、哺乳妇慎用。妊娠安全性 C 级。

本药上市后报道的不良反应有高血糖症。临床试验中出现的不良反应有：①心血管系统：QT 间期延长、直立性低血压、脑卒中、传导阻滞、心动过速或过缓。②代谢与内分泌系统：高血糖、高催乳素水平、生殖功能抑制、体重增加。③神经系统：静坐不能、锥体外系反应、帕金森病样反应、嗜睡、头晕、头痛、震颤、判断与思考力下降等。这些不良反应呈剂量相关性。④胃肠道：上腹痛、口干、舌肿、唾液分泌过多、胃肠道梗阻（罕见）、食管运动障碍等。⑤其他尚有肌肉迟发性运动障碍、过敏反应、抗精神病药恶性综合征、急性肾衰竭、疲劳、虚弱等；虽发病率不高，但应警惕，加强临床监测。

【药物相互作用】 ①由于本药可导致 QT 间期延长，应避免与 QT 间期延长药物合用（参见齐拉西酮）。②与其他中枢神经系统药物联用应谨慎。本药可能有拮抗左旋多巴或其他多巴胺受体激动药的作用。③本药有致直立性低血压的可能，要预防与其他致低血压药物联用发生的积累效应。

【规格】 缓释片：3mg，6mg，9mg。

阿立哌唑[典][基] Aripiprazole（安律凡，奥派，博思清，郝尔宁，Abilify，Brisking）

【药性与应用】 本药是一种非典型精神抑制药，通过对多巴胺 D_2 和 5-HT_{1A}受体的部分激动作用及对 5-HT_{2A}受体的拮抗作用产生抗精神分裂症作用。

口服吸收良好，t_{max}为 3~5h，$t_{1/2}$ 75~94h。主要用于治疗精神分裂症，对急性复发、慢性和分裂情感性精神病均有效。其次是用于双相情感障碍的急性躁狂发作或混合性发作。也用于辅助治疗严重抑郁症（MDD）。

急性复发性精神分裂症或分裂情感性精神病：初始治疗 10mg 或 15mg，1 次/d，治疗的前 2 周不调整剂量；也有人主张不需剂量滴定，直接给予 30mg/d。维持治疗与疗程尚不明确，但服用其他抗精神病药至少 3 月且病情稳定后停药的患者，给予本药 15mg/d，连用 26 周，证明对维持治疗有益。是否继续用药，没有经验，应根据临床具体情况进行评估。

双相情感障碍的急性发作或混合发作：初始剂量 30mg/d，将剂量降至 15mg/d 后，维持治疗 6 周。若需继续治疗，应进行临床评估。

【注意与禁忌】 本药不可用于痴呆相关性精神病（原因同帕潘立酮）。短期研究发现，以抗抑郁药用于 MDD 或其他精神障碍儿童、少年、青年，可增加自杀倾向。此药尚未被美国FDA批准用于儿童抑郁症。

对本药过敏者禁用。慎用于老年精神病、体温升高倾向、抗精神病药恶性综合征、迟发性运动障碍、自杀倾向、糖尿病、心血管病、高或低血压倾向、吸入性肺炎可能、癫痫易发（如阿尔茨海默病）诸类患者。本药的妊娠安全性C级。哺乳期停止哺乳。

本药不良反应的研究报道如下（但有些因果关系尚不明确）：

心血管系统：常见高血压或低血压、心动过速或过缓；少见心悸、出血、心肌梗死、QT间期延长、心脏停搏、房颤、心衰、传导阻滞、心肌缺血、静脉炎、深静脉血栓、期前收缩；罕见血管迷走神经反应、心脏扩大、房扑、血栓性静脉炎。

精神神经系统：常见头痛、焦虑、失眠、抑郁、神经过敏、唾液分泌过多、敌意、自杀倾向、躁狂、异常步态、齿轮样强直；少见肌张力障碍、注意力涣散、血管舒张、感觉迟钝、四肢震颤、阳痿、运动迟缓、惊恐、淡漠、嗜睡、眩晕、发音困难、迟发性运动障碍、共济失调、记忆障碍、昏迷、性欲增强、脑血管意外、人格解体、静坐不能、烦躁、反射亢进、运动过度、思维迟钝、感觉过敏、眼动危象；罕见谵妄、欣快、颊舌综合征、情感木讷、意识障碍、运动失调、脑缺血、反射减弱、强迫思维、颅内出血等。

代谢内分泌系统：常见体重下降、肌酸磷酸激酶增多；少见甲状腺功能低下、脱水、水肿、高胆固醇血症、高血糖、低血钾、肝酶升高、低血糖、尿素氮升高、低血钠、缺铁性贫血、胆红素升高、肌酐升高、肥胖；罕见甲状腺肿大或功能亢进、高血钾、痛风、高血钠、高尿酸血症、低血糖反应。

呼吸系统：常见鼻炎、咳嗽、呼吸困难、肺炎；少见哮喘、鼻衄、喉炎；罕见咯血、多痰、吸入性肺炎、鼻腔干燥、肺水肿、肺栓塞、缺氧、呼吸困难、呼吸暂停。

肌肉骨骼系统：常见肌痛性痉挛；少见骨关节痛、肌无力、关节炎、滑囊炎、痉挛；罕见横纹肌溶解、肌腱腱鞘炎。

泌尿生殖系统：常见尿流中断；少见膀胱炎、尿潴留、尿频、尿急、血尿、多尿、排尿困难、白带增多、停经、月经过多、阴道出血、阴道真菌感染、子宫出血、异常射精、蛋白尿、肾结石、肾衰竭；罕见乳房痛、泌乳、宫颈炎、男性乳房发育、性高潮缺乏、尿道灼痛、糖尿、尿结石。

胃肠道：常见肠胃功能紊乱；少见口炎、口腔真菌感染、吞咽困难、嗳气、味觉改变、胃肠道出血、胃肠炎、肠梗阻、胆囊炎、胰腺炎、肝炎等。

血液系统：常见瘀斑、贫血；少见低色素性贫血、白细胞减少或增多、血小板减少；罕见嗜酸性粒细胞增多、血小板增多、巨幼红细胞性贫血。

皮肤：常见皮疹、皮肤干燥、溃疡、瘙痒、多汗；少见痤疮、水泡大疱疹、湿疹、脱发、银屑病、脂溢性皮炎；罕见斑丘疹、剥脱性皮炎、风疹。

眼：常见视物模糊、结膜炎；少见眼干、眼痛、白内障、眼睑炎；罕见多泪、眨眼、畏光、弱视、近视、眼出血。

耳：常见耳痛；少见耳鸣、中耳炎；罕见外耳炎、耳聋。

【药物相互作用】 ①CYP2D6 抑制药（氟西汀、帕罗西汀等）可抑制本药代谢，导致本药血药浓度升高。②酮康唑、奎尼丁均可使本药血药浓度升高，合用时可将本药剂量减半。③与中枢神经抑制药合用，可增强中枢抑制。④本药拮抗 α_1 肾上腺素受体，因而可增强某些降压药的降压作用。⑤与卡马西平合用，可降低本药血药浓度。⑥本药与乙醇合用，增加中枢神经系统不良反应发生率。

【规格】 片剂：5mg，10mg；口腔崩解片：5mg，10mg，20mg。

舍吲哚 Sertidole（Serdolect，Serlect）

【药性与应用】 本药为苯吲哚衍生物，对 5-HT_{2A}受体、5-HT_{2C}受体、多巴胺 D_2 受体、α_1 肾上腺素受体均有较强亲和力。其控制精神分裂阳性症状的作用与氟哌啶醇相似，且改善阳性症状的作用较强。

本药临床被用于控制精神分裂症阳性及阴性症状。口服后 t_{max} 为 10h，生物利用度 74%，$t_{1/2}$55~90h。

口服：初始剂量 12mg/d，然后每隔 3d 增加 4mg，直到获得满意疗效。一般不超过 24mg/d。

【注意与禁忌】 对本药过敏、心脏病、低血钾患者禁用。肝、肾功能不全者慎用。对妊娠、哺乳的影响不明确。

不良反应可有 QT 间期延长、体重增加；剂量增加过快时可有低血压与心动过速。国外有尖端扭转型室性心动过速、鼻充血、射精减少、头痛、失眠、嗜睡、锥体外系症状、转氨酶升高、便秘等的报道。

【药物相互作用】 ①与可延长 QT 间期药物合用，可增加心脏毒性（QT 间期延长、尖端扭转型室性心动过速、停搏），故禁止合用。②与锂剂合用可出现虚弱、运动障碍、锥体外系症状和脑损害，应定期监测血锂浓度。

【规格】 片剂：4mg，12mg，20mg。

第八部分　抗焦虑药

第一节　苯二氮䓬类

地西泮[典][基]　**Diazepam（安定，苯甲二氮䓬，Valium）**

【药性与应用】　苯二氮䓬类抗焦虑药中的代表药和常用药，有抗焦虑、镇静、催眠、抗惊厥、抗癫痫和中枢性肌肉松弛作用。抗焦虑作用选择性强，为氯氮䓬的5倍。大剂量可诱导睡眠，与巴比妥类相比，有治疗指数高、对呼吸影响小、对快波睡眠几乎无影响、对肝酶无影响、大剂量不引起麻醉等特点。对癫痫持续状态极为有效，静脉注射可使70%～80%的发作中止。其中枢性肌松及抗惊厥作用，分别是氯氮䓬的5和10倍。口服吸收快，t_{max}约为1h；肌内注射后吸收不规则而慢；静脉注射可迅速进入中枢神经生效，并快速再分布而持续作用时间短。经肝代谢为奥沙西泮而仍有活性，故有蓄积作用。主要从肾排泄，也可进入乳汁。可通过胎盘屏障。用于焦虑症、各种官能症与失眠；与其他抗癫痫药联合应用治疗癫痫大、小发作，是中止癫痫持续状态静脉注射的首选药物。

抗焦虑：口服，2.5～5mg，3次/d，极量25mg/d。催眠：5mg，睡前顿服。抗癫痫：2.5～5mg/次。癫痫持续状态：缓慢静脉推注，5～10mg/次，1次/15min，累加剂量不超过30mg；静脉滴注，50mg加入5%葡萄糖溶液50mL中5h滴完。麻醉前给药：口服，10mg。

【注意与禁忌】　不良反应有嗜睡、乏力、老年人便秘；大剂量可见共济失调、皮疹、手震颤及白细胞减少等。妇女偶有月经不规则。宜从小剂量开始，长期服用可造成耐受性和依赖性。静脉注射过快，可引起呼吸抑制，甚至死亡，配伍呼吸抑制药可引起呼吸暂停。肺心病者使用不当，可引起肺性脑病。本品不可与其他药品混合滴注。青光眼及重症肌无力者禁用。新生儿、孕妇、哺乳妇及肝功能减退者慎用。老龄减半。

【药物相互作用】　①本药与全麻药、镇痛药、单胺氧化酶抑制药、三环类抗抑郁药及可乐定等合用可互增药效。与阿片类镇痛药合用，后者至少减至1/3剂量，然后再逐渐增加。②丙泊酚可延长本药镇静效应的持续时间。③与安普那韦、利托那韦合用，本药血药浓度升高，可过度镇静与抑制呼吸。④大环内酯类抗生素抑制本药的肝酶代谢，使本药血药浓度升高。⑤西咪替丁、双硫仑、依索莫拉唑、奥美拉唑、氟伏沙明可使本药清除率降低，$t_{1/2}$延长。⑥普萘洛尔使本药的清除率降低，$t_{1/2}$延长，导致癫痫的发作类型与频率改变。⑦伊曲康唑、酮康唑升高本药血药浓度，增加不良反应发生率。⑧口服避孕药、丙戊酸、异烟肼使本药代谢减慢和血药浓度升高。⑨本药可减慢扑米酮的代谢，导致癫痫的发作类型与频率改变。⑩本药可使酮洛芬、苯妥英钠、地高辛清除率降低，血浓度升高。⑪本药可增强氯化筒箭毒碱的作用，但减弱琥珀胆碱的肌松作用。⑫与钙通道阻滞剂合用，加重血压下降。⑬与易成瘾药物合用，成瘾性增加。⑭与卡马西平合用，本药的血浓度下降，$t_{1/2}$缩短。⑮雷尼替丁使本药的稳态血浓度下降，清除率升高。⑯与利福平、利福布汀合用，本药的排泄增加，血浓度降低。⑰抗酸药延迟本药吸收。⑱茶碱可逆转本药的镇静作用。⑲本药减弱左旋多巴疗效。⑳与芬太尼合用，全身血管舒张，血压明显下降。㉑与丁丙诺啡合用，可引起呼吸、循环衰竭。㉒乙醇增强本药中枢抑制作用，吸烟减弱本药作用，均应避免。

【规格】 片剂：2.5mg，5mg；注射液：10mg/2mL。

氯氮䓬[典] Chlordiazepoxide（利眠宁，甲氨二氮䓬，Librium）

【药性与应用】 属苯二氮䓬类化合物，具有抗焦虑、镇静、松弛肌肉、抗惊厥等作用。用于焦虑性和强迫性官能症、癔症、神经衰弱性失眠、烦躁、高血压头痛；与抗癫痫药合用，治疗癫痫大、小发作。

口服：镇静、抗焦虑，5~10mg，3次/d；催眠，10~30mg，睡前0.5h服；抗癫痫，5~10mg，3次/d。肌内或静脉注射：25~50mg/次，2h后可重复。

【注意与禁忌】 有嗜睡、便秘、恶心、呕吐、头晕等不良反应，大剂量可出现共济失调、皮疹、尿闭等。大量长期服用可产生耐受性并成瘾，少数可出现月经失调、阳痿。骤停可引起惊厥。老龄、幼儿，肝、肾功能不全，重症肌无力、青光眼及孕妇、哺乳妇慎用。本药有一定成瘾性与撤药反应。

【药物相互作用】 ①与全麻药、镇痛药、单胺氧化酶抑制药、三环类抗抑郁药、可乐定合用时，药理作用相互增强。②西咪替丁升高本药血浓度。③抗真菌药酮康唑、伊曲康唑增高本药血浓度与毒性。④当归增强本药的肌松作用。⑤双硫仑增高本药血浓度。⑥与抗高血压药合用，降压作用增强。⑦本药与卡马西平合用，二者血浓度均下降、$t_{1/2}$缩短。⑧本药降低左旋多巴的疗效。⑨抗酸药减缓本药吸收。⑩圣·约翰草降低本药生物利用度。⑪茶碱、咖啡因降低本药的镇静和抗焦虑作用。⑫本药降低华法林的抗凝效应。⑬本药与普萘洛尔合用，可导致癫痫发作类型与频率的改变。⑭本药可加重成瘾性药物的成瘾性。⑮缬草属植物既可增加也可降低本药的生物效应。⑯本药可增加苯妥英及其前体的血浓度，但也可减少，具有双重性，应注意。

【规格】 片剂：15mg，10mg；注射剂：50mg，100mg。

奥沙西泮[典] **Oxazepam**（去甲羟基安定，羟苯二氮䓬，舒宁，Adumbran，Serax，Seranid，Vaben，Oxepam）

【药性与应用】 属二氮䓬类抗焦虑药，为地西泮的主要代谢产物，具有较强的抗焦虑、松弛肌肉和抗惊厥作用，但催眠作用不明显。口服吸收差，t_{max}为4h，半衰期短，清除快。用于躯体不适性焦虑症，对更年期焦虑症也有效，对顽固性焦虑效果尤好；亦有人用于多动症和三叉神经痛。

口服：15~30mg，2~3次/d。

【注意与禁忌】 偶有恶心、头昏、皮疹、白细胞减少和肝功能受损。嗜睡、共济失调等副作用较地西泮轻。肝、肾、脑有器质性损害者慎用。本药有成瘾性，不宜长期大量服用。长期服用，骤然停药，可发生撤药症状。

【药物相互作用】 ①与全麻药、镇痛药、单胺氧化酶A型抑制药、三环类抗抑郁药、可乐定合用可相互增效。阿片类镇痛药应至少先减至1/3，然后再逐渐加量。②西咪替丁升高本药血浓度。③全麻时本药与抗高血压药或利尿药合用，降压作用增强。④与钙通道阻滞剂合用，加强降压作用。⑤抗酸药延迟本药吸收。⑥卡马西平使本药的血浓度下降，$t_{1/2}$缩短。⑦普萘洛尔与本药合用可导致癫痫的发作类型与频率改变。⑧本药降低左旋多巴的疗效。⑨与扑米酮合用可引起癫痫类型的改变。⑩与成瘾性药物合用，使成瘾性增加。⑪乙醇增强本药作用；吸烟明显减弱本药治疗效果。

【规格】 片剂：15mg，30mg。

劳拉西泮[典][基] **Lorazepam**（氯羟安定，罗拉，氯羟二氮䓬，Ativan，Lorax，Quait）

【药性与应用】 有较强催眠、中枢镇静和松弛肌肉作用，可引起记忆缺失，术前给药可消除病人对手术的记忆。在体内与葡萄糖醛酸结合，产生无活性代谢产物，经肾排出体外。主要用于焦虑症或心理紧张而引起的失眠。

焦虑症：口服，1mg，3次/d。中及重度慢性焦虑症可分别给予2~4mg/d或3~7mg/d。失眠症：口服，2~4mg，睡前服。术前肌内或静脉注射：0.05mg/kg。

【注意与禁忌】 不良反应主要有嗜睡、共济失调、肌力减弱、疲劳等。偶见精神错乱、激动、视力模糊。儿童过量可致幻听、幻视。久用可产生依赖性。

【药物相互作用】 ①丙磺舒、丙戊酸使本药血药浓度升高引起嗜睡。②本药增强洛沙平、氯氮平镇静作用，引起流涎和共济失调。③应用芬太尼衍生物行麻醉诱导前应用本药，可缩短诱导时间，并减少前者的剂量。④口服避孕药降低本药疗效。⑤与乙胺嘧啶合用可导致肝毒性。⑥乙醇增强本药中枢抑制作用；烟草降低本药疗效。

【规格】 片剂：0.5mg，1mg，2mg；注射液：2mg/1mL，4mg/1mL，2mg/2mL，4mg/2mL。

三唑仑[典] Triazolam（三唑苯二氮䓬，海乐神，Clorazolam，Halcion）

【药性与应用】 与地西泮相似，但其催眠作用比之强45倍，肌松作用强30倍，安定作用强10倍。服用后15~30min起效。经肝代谢。连续用药无蓄积性。主要用于失眠，特别是入睡困难与早醒；也用于焦虑与精神紧张。

口服：0.25~0.5mg，睡前顿服。

【注意与禁忌】 不良反应同地西泮。对过敏、重症肌无力、急性闭角型青光眼、哺乳妇均禁用。孕妇、高龄、小儿及肝、肾功能不全者慎用。大剂量连续用药可致依赖性，不可突然停药。服药期间不可饮酒、驾驶及高空作业。

【规格】 片剂：0.25mg，0.5mg。

卤沙唑仑 Haloxazolam（溴氟唑仑，Somelin）

【药性与应用】 催眠作用比氟西泮强而相似于硝西泮，引起的睡眠近似于正常睡眠，并有抗焦虑作用。其药理作用部位在大脑边缘系统和下丘脑，阻滞各种情绪刺激传向醒觉系统而引起睡眠。口服吸收迅速，60min达到峰浓度，3d后在体内全部消失。主要由肝脏代谢，肾脏排出。临床用于治疗精神障碍所致失眠、焦虑、抑郁症。

睡前口服：5~10mg。

【注意与禁忌】 本品的不良反应较少，但大量长期服用，突然停药，可有戒断现象。因此要逐渐减量停药。可有头痛、眩晕、焦躁、口干、恶心、呕吐、便秘、呼吸抑制、肌无力、肝酶升高、黄疸、步态不稳等。

禁用于闭角型青光眼、重症肌无力。原则上不用于肺源性心脏病、肺气肿、支气管哮喘和脑血管疾病。

高龄体弱、心脏病、肝肾功能不全、妊娠期和哺乳妇均应慎用。服药第二天早晨应避免驾车和操作机器。

【药物相互作用】 合用吩噻嗪类、巴比妥类、单胺氧化酶抑制剂可增强本品的作用。

【规格】 片剂：5mg，10mg；颗粒：10mg/g。

硝西泮[典]　Nitrazepam（硝基安定，Mogadon）

【药性与应用】 与地西泮相似，但催眠及抗癫痫作用较强，抗焦虑作用较弱。优点为产生类似生理性睡眠而无后遗作用。口服 t_{max}为 2h。为肌阵挛性癫痫及婴儿痉挛的首选药，也用于催眠。

催眠：睡前服 5~10mg。抗癫痫：5~10mg，3 次/d，极量 200mg/d。婴儿，2.5~7.5mg/d；幼儿，5~15mg/d。分 3 次服用。

【注意与禁忌】 不良反应为嗜睡、共济失调、头痛，也可有唾液及支气管分泌物增多。久用可产生耐受性。服药期间避免饮酒。不可与单胺氧化酶抑制剂或氯噻嗪类药合用。重症肌无力、青光眼、妊娠头 3 个月、哺乳妇禁用。本药有成瘾性，长期应用后突然停药，可出现戒断现象。

【药物相互作用】 ①与抗真菌药酮康唑、伊曲康唑合用，疗效增强，毒性增加。②西咪替丁、西番莲使本药清除减慢、血浓度升高。③与口服避孕药合用，本药稳态血浓度可能升高。④丹参、厚朴、黄芩增强本药的中枢抑制作用。⑤本药与羟丁酸钠有协同作用，可增强中枢和呼吸抑制。⑥本药与全麻药、巴比妥类药、镇痛药、中枢骨骼肌松弛药、单胺氧化酶抑制药、三环类抗抑郁药、可乐定、水合氯醛、乙氯维诺合用，相互增效。⑦本药与抗高血压药、利尿药合用，可增强降压作用。⑧利福平增强肝代谢，降低本药作用。⑨抗酸药延迟本药吸收。⑩与卡马西平合用，二者血药浓度均下降，$t_{1/2}$ 均缩短。⑪本药降低左旋多巴疗效。⑫本药与普萘洛尔合用，可使癫痫的发作类型或频率改变。⑬本药与易成瘾药合用，成瘾的危险增加。

【规格】 片剂：5mg，10mg；混悬液：2.5mg/5mL。

艾司唑仑[典][基]　Estazolam（三唑氯安定，三唑氮革，舒乐安定，忧虑定，Eurodin）

【药性与应用】 苯二氮革类新型抗焦虑药，有较强的镇静、安眠、抗惊厥、抗焦虑作用，较弱的中枢性肌松作用和抗胆碱作用。镇静、催眠作用比硝西泮强 2.4~4 倍。用于焦虑、失眠、紧张、恐惧及癫痫大、小发作，也用于术前镇痛。

镇静：口服，1~2mg，3 次/d。催眠：2~4mg，睡前顿服。抗癫痫：2~4mg，3 次/d。麻醉前给药：术前 1h 顿服 2~4mg。

【注意与禁忌】 可有疲倦、嗜睡、无力等反应，1~2h 后可自行消失。老、幼、弱及高龄高血压者，应酌情减量。重症肌无力、孕妇、哺乳妇禁用。心、肝、肺、肾重症者慎用。长期大量应用可致依赖性。用药期间不可饮酒和进行危险作业。

【药物相互作用】 ①与全麻、镇痛、镇静、单胺氧化酶抑制、三环类抗抑郁诸类药物和可乐定合用，相互增效。尤其是阿片类药物，应减至原量的1/3，然后根据情况再逐渐增加。②与西咪替丁、酮康唑、利托那韦合用，均增加本药的血药浓度。尤其是后者，尚可引起呼吸抑制。③与钙通道阻滞剂合用，可加重血压下降。④可增强药物的依赖性。⑤与卡马西平合用，本药的血浓度下降，消除半衰期缩短。⑥与普萘洛尔合用，可导致癫痫发作类型与频率的改变，并显著降低二者的血药浓度，合用时应及时调整普萘洛尔的剂量。⑦与扑米酮合用，可引起癫痫发作类型的改变，应调整扑米酮的用量。⑧乙醇增强本药的作用；烟草加速本药代谢。

【规格】 片剂：1mg，2mg；注射液：2mg/1mL。

氟西泮[典] Flurazepam（盐酸氟苯安定，氟安定，Dalmadorm，Dormodor，Felison）

【药性与应用】 强效催眠镇静药。催眠作用比氯氮䓬、地西泮、苯巴比妥均强。特点为可缩短入睡时间、延长总睡眠时间及减少觉醒次数。用于各种失眠症。

口服：睡前服15~30mg，高龄、体弱者宜从15mg开始。

【注意与禁忌】 常见副作用有眩晕、嗜睡、恶心、呕吐、神经质、多语等。严重抑郁症、高龄、体弱及肝、肾功能明显障碍者慎用。15岁以下者及孕妇不宜服用。不宜与酒类及中枢抑制药同用。

【药物相互作用】 参阅地西泮。用药前4h不可饮茶与咖啡，以免减弱本药疗效。

【规格】 胶囊：15mg，30mg。

阿普唑仑[典][基] Alprazolam（甲基三唑安定，佳静安定，Xanax）

【药性与应用】 苯二氮䓬类，具有抗焦虑、抗惊厥、镇静、催眠等作用。抗焦虑作用比地西泮强10倍。口服吸收快而完全，t_{max}为1~2h。老年妇女比青年吸收快。经肝代谢为有活性的α-羟三唑安定，经肾排出体外。青年人排出时间平均为10~12h；老年人为19h。本品可通过胎盘及乳腺。用于焦虑、抑郁、失眠症。

口服：抗焦虑，0.4mg，3次/d，可酌情增减；最大剂量4mg/d。老年人可从0.25mg/d开始，逐渐增加。催眠，0.4~0.8mg，睡前顿服。镇静，0.25mg，3次/d。

【注意与禁忌】 不良反应与地西泮类似，但较轻微。久用有戒断症状，应避免长期使用。重症肌无力、急性闭角型青光眼及哺乳妇禁用。肝、肾功能不全及孕妇、幼儿慎用。与中枢抑制剂及含乙醇饮料合用，可增强中枢抑制作用。用药期间不可进行危险作业。

【药物相互作用】 ①与全麻药、镇痛药、单胺氧化酶抑制、三环类抗抑郁药合用，相互增效。②与西咪替丁、异烟肼、西沙必利合用，血药浓度升高。③与抗高血压药合用，抗高血压作用增强。④本药增高地高辛血药浓度，合用可导致后者中毒。⑤可增加成瘾药的成瘾性。⑥与卡马西平合用，二者血药浓度均下降。⑦与利福平合用，本药血药浓度下降。⑧本药降低左旋多巴血药浓度。⑨与普萘洛尔合用，可改变癫痫的发作类型与频率。⑩与扑米酮合用，可改变癫痫发作类型，应调整后者的剂量。⑪服药过程中不可饮酒，以免加强中枢抑制。也不可吸烟，以免降低本药疗效。

【规格】 片剂：0. 25mg，0. 4mg，0. 5mg，1mg；胶囊：0. 3mg。

溴西泮 Bromazepam（溴安定，溴吡三氮䓬，宁神定，Lectopam，Lexotanil）

【药性与应用】 强效苯二氮䓬类抗焦虑药，作用类似地西泮，但作用较强。口服吸收快而完全，全部以结合形式自肾脏排泄。用于抗焦虑、镇静和催眠。

口服：1. 5~3mg，3 次/d；重症可用到 6~12mg/d，分 3 次服。

【注意与禁忌】 大剂量服用可有嗜睡、乏力等不良反应。长期用药可致依赖性。重症肌无力、青光眼、妊娠头 3 个月内及哺乳妇均禁用。高龄、体弱者减量。肝功能不全者及幼儿慎用。用药期间不可饮酒和进行危险作业。

【药物相互作用】 同地西泮。

【规格】 片剂：1. 5mg，3mg。

氯氟乙酯䓬 Ethyl Loflazepate（西泮酸乙酯，Victan）

【药性与应用】 二氮䓬类抗焦虑药，有镇静、肌松、抗痉挛等作用。口服 t_{max} 为 1. 5h。$t_{1/2}$ 为 77h。能通过胎盘与乳腺。用于焦虑性不安、肌紧张、肌痉挛、失眠等症。

口服：常用量 2mg，1 次或分次服。病情重者可加量。治疗焦虑性睡眠障碍，2mg，睡前顿服。

【注意与禁忌】 可见嗜睡、无力、健忘；偶见皮疹、轻度兴奋与梦呓。突然中断用药，可产生戒断症状。妊娠头 3 个月及驾驶员慎用。与其他中枢抑制药合用，停药后可加重戒断症状并增强镇静作用。与肌松剂合用可加强肌松作用。

【规格】 片剂：2mg。

依替唑仑 Etizolam（乙噻二氮䓬，乙替唑仑，Depas）

【药性与应用】 明显延长健康人总睡眠时间，抗焦虑作用比地西泮强3~5倍，但机制不同。本品具有很强的中枢性肌松作用。口服后经肝代谢，从粪及尿中排出。长期服用无蓄积性。用于各种原因引起的焦虑、紧张、抑郁、失眠等症状。

口服。治疗身心疾患、腰痛、颈椎病、肌肉收缩性头痛：0.5mg，3次/d。官能症、抑郁症：1mg，3次/d。睡眠障碍：1~3mg，睡前顿服。老人最大剂量1.5mg/d。

【注意与禁忌】 副作用发生率较低，偶有失眠、不安、兴奋、谵妄、妄想、焦躁、呼吸困难、心悸、便秘、排尿困难等。长期大量应用可出现依赖性。其他注意事项见阿普唑仑。

【规格】 片剂：0.5mg，1.0mg；颗粒：10mg。

美沙唑仑 Mexazolam（美唑仑，Melex，Mexazolamum）

【药性与应用】 抗焦虑、镇静、抗痉挛作用均比地西泮强，并有肌松作用。毒性较低，对慢性胃炎、高血压、心脏神经官能症有效率分别为85.7%、75.0%、72.7%。对恐惧症、抑郁症、强迫症及睡眠障碍等精神症状有明显的改善作用。主要用于不安、紧张、抑郁、强迫、恐惧及睡眠障碍等症状；亦用于自主神经失调及身心疾病。

口服：成人一般0.5~1.0mg，3次/d；高龄者剂量减至1.5mg/d。

【注意与禁忌】 长期大量应用可产生依赖性，突然停药或急速减量可出现戒断症状。偶有口渴、纳差、消化不良、血压下降与转氨酶升高。急性闭角型青光眼、重症肌无力及婴幼儿禁用。心、肝、肾、脑等有器质性疾病及高龄者慎用。妊娠头3个月慎用。用药期间不宜进行危险操作。

【规格】 片剂：0.5mg，1mg。

二钾氯氮䓬 Clorazepate Dipotassium（安定羧酸钾盐，Tranxene）

【药性与应用】 类似地西泮，但疗效弱，毒副作用小。口服后在肝内分解出去甲氨定，重吸收后经肝代谢，再由肾排泄，能通过胎盘和乳腺。用于焦虑症状明显的官能症或其他疾病。

口服：15~30mg/d，分次服；亦可15mg睡前顿服。老人剂量减半。

【注意与禁忌】 嗜睡、口干、视力模糊、胃肠不适、精神错乱可偶尔发生，但比地西泮轻。其他注意事项见地西泮。

【规格】 片剂：11.25mg，22.5mg；胶囊：3.75mg，7.5mg，15mg。

氯噁唑仑 Cloxazolam（甲安定，氯唑安定，氯䓬去甲安定，Enadel，Tolestam）

【药性与应用】 类似地西泮，但作用强而迅速。主要用于焦虑症和焦虑状态。

口服：3~12mg/d，分次服。

【注意与禁忌】 常有嗜睡、头晕、口干等不良反应。其他注意事项参阅地西泮。

【规格】 片剂：1mg。

艾司佐匹克隆 Eszopiclone（右佐匹克隆，厄唑匹隆，Dexzopiclone）

本品是佐匹克隆的右旋异构体，用于短期治疗失眠。一般常用量是睡前服2mg，可逐渐增至3mg。高龄人群的入睡性失眠，可从1mg开始，逐渐增加到2mg。对于易醒性失眠，开始即可用2mg。对于同时服用抑制CYP3A4酶的药物者，起始剂量应减量，从不超过1mg开始，逐渐增加到2mg。肝功能轻中度受损者，不必改变剂量；重度损害者应从1mg开始。

【规格】片剂：1mg，2mg，3mg。

丁溴比妥 Tempidorm（替吡度尔）

【药性与应用】 本品为L-色氨酸制剂，可促进睡眠，缩短入睡时间。睡前20~30min，口服1~2片。

用药3~4周后，应决定是否继续用药。

【注意与禁忌】 超量后可引起头晕、头痛。偶有血压波动。服用本品期间不可驾车、操作机器和饮酒。

【药物相互作用】 本品与三环类抗抑郁药、锂盐、MAOI、洋地黄毒苷等有相互作用。合用时应调整剂量。

【规格】 片剂：500mg。

氟地西泮 Fludiazepam

【药性与应用】 中枢抑制药，作用强度与剂量相关。吸收迅速，主要由肝代谢，经肾排泄。抗焦虑及解除紧张作用强，7.5mg/d即可收效。抗焦虑作用比地西泮强约8倍，但镇静、催眠作用仅为其1/4。用于身心疾病、自主神经功能紊乱、脑性麻痹等所致的焦虑、紧张、抑郁、失眠等焦虑症状。

口服：成人0.75mg/d，分3次服，可根据病情适量增减。

【注意与禁忌】 偶有口渴、纳差、疲劳、皮疹；罕见黄疸、性欲减退、排尿困难、毛发脱落。大量长期口服可产生依赖性，急剧减量或突然停药可出现戒断症状。其他注意事项参见地西泮。

【规格】 片剂：0. 25mg；颗粒：1mg。

哈拉西泮 Halazepam（三氟安定，三氟甲安定，氟乙安定，帕克西泮，Paxipam）

【药性与应用】 中枢抑制药，剂量与作用强度相关。吸收迅速，主要由肝代谢，形成有活性的去甲氨定和三羟基哈拉西泮，最后由肾脏排出体外。用于与焦虑有关症状的短期治疗。

口服：20~40mg，3 次/d。高龄体弱者初始宜从 20mg、1~2 次/d 开始，亦可根据病情进行适当调整。成年人最佳剂量为 80~160mg；高龄、衰弱病人，则应控制在最低有效剂量范围内。

【注意与禁忌】 同地西泮。

【规格】 片剂：20mg，40mg；胶囊：5mg，10mg。

去甲西泮 Nordazepam（Nordaz）

【药性与应用】 具有抗焦虑、松弛肌肉、镇静及抗惊厥作用。口服吸收快而完全，经肝代谢成奥沙西泮，仍有抗焦虑作用。用于各种病所致的焦虑症。

口服：严重焦虑症，7. 5~15mg，睡前顿服，维持量为 3. 75mg/d。可视病情增减。

【注意与禁忌】 偶见嗜睡、恶心、震颤、乏力。突然停药可出现戒断症状。妊娠头 3 个月及哺乳妇禁用。肌无力及肌疲劳者，应在监护下用药。中枢性肌松药可增加本品的镇静作用。治疗期间不宜饮酒。

【规格】 片剂：7. 5mg。

氟司必林 Fluspirilene（氟司必灵，利多帕丁，依马帕，Redeptin，Imap）

【药性与应用】 本品为二苯丁基哌啶类长效抗精神病药，为强 D_2、弱 D_1 受体拮抗药，具有较强的抗精神病作用。镇静作用弱。肌注用药。药效长达 1~2 周。$t_{1/2}$约 3 周。临床用于急、慢性精神分裂症。对控制幻觉、妄想，改善淡漠及退缩症状作用好。尤其适用于维持治疗和预防复发。

肌内注射：首次剂量 2mg，每周一次，逐渐增至 6~12mg，最高周剂量不可超过 20mg。维持量每周 2~8mg。

【注意与禁忌】 锥体外系反应多见。可有腹痛、恶心、食欲减退、视力模糊、头痛、头晕、乏力。少数人可有嗜睡。偶见窦性心动过速和可逆性 T 波变化。

锥体外系疾病、癫痫、内因性抑郁症慎用。高龄者酌减剂量。妊娠头 3 月妇女慎用。

【规格】 注射液：0. 5mg/0. 75mL，1. 5mg/0. 75mL，2mg/1mL，6mg/3mL。

噁唑仑　Oxazolam（甲噁安定，甲噁唑去甲安定，Serebon，Convertal，Hializan，Quiadon，Serenal）

【药性与应用】 化学结构和药理作用均相似于地西泮，但作用强、毒性低。口服吸收快，t_{max}为 0. 5~1h，分布于全身组织。用于官能症、焦虑症，也用于麻醉前给药。

口服：抗焦虑，10~20mg，3 次/d；麻醉前给药，1~2mg/kg。

【注意与禁忌】 偶见嗜睡、头痛、恶心、便秘、口渴与皮疹。大量长期用药可产生依赖性，应逐渐减量停药。急性闭角型青光眼、重症肌无力者禁用。肝、肾、脑器质性改变以及体弱、小儿、孕妇、哺乳妇慎用。中枢镇静药、催眠药、乙醇均可增强本品的作用，不可合用。

【规格】 片剂：5mg，10mg，20mg；胶囊：10mg；散剂：10%。

氟他唑仑　Flutazolam（氟太唑仑，氟噁唑兰，Coreminal，Flutazolamum）

【药性与应用】 可抑制中脑网状结构-下丘脑-大脑边缘系统。中枢作用与地西泮相似，抗焦虑作用几乎等于后者，而肌肉松弛作用则较弱。主要用于过敏性大肠综合征、慢性胃炎、消化性溃疡引起的焦虑、紧张及抑郁。

口服：12mg/d，分 3 次服；可根据年龄、病情适当调整剂量。

【注意与禁忌】 常有困倦、站立不稳、视物模糊、纳差、口干、血压下降、皮疹等不良反应，偶见转氨酶升高。长期大剂量应用可产生依赖性，突然停药可出现戒断现象。其余注意事项参阅地西泮。

【规格】 胶囊：4mg。

第二节　其他抗焦虑药

甲丙氨酯　Meprobamate（甲丁双脲，氨甲丙二酯，眠尔通，Miltown，Equanil，Hormonin，Mepantin）

【药性与应用】 弱安定药，具有抗焦虑、镇静、抗惊厥和中枢性肌松作用。口服 2~3h 达到血药浓度高峰。主要由肝代谢，肾排泄，10%以原形从肾排泄。主要用于官能症性紧张、焦虑状态及轻度失眠；也用于情绪紧张性头痛及破伤风杆菌引起的肌痉挛。

镇静：口服，0.2g，3 次/d。催眠：口服，0.2~0.4g，睡前 0.5h 顿服。抗惊厥：肌内或静脉注射，0.4g，1 次/（4~6）h。

【注意与禁忌】 不良反应主要为嗜睡和共济失调；少数人可有过敏反应，表现为皮疹；重者则可有紫癜、药物热、水肿、哮喘；偶见粒细胞减少、血小板减少和再生障碍性贫血。癫痫者禁用。孕妇慎用。

【药物相互作用】 ①与单胺氧化酶抑制药、三环类抗抑郁药、乙氯维诺、全麻药（羟丁酸钠）、巴比妥类、苯二氮䓬类、水合氯醛及其他中枢抑制药合用时，可加重中枢抑制和呼吸抑制。一旦出现头晕与嗜睡等症状应减量或停药。②与阿片类镇痛药、卡立普多合用时，可出现呼吸抑制。③与戊四硝酯（长效硝酸甘油）合用，可使后者血药浓度升高。④用药期间饮酒，可导致过度镇静。

【规格】 片剂：0.2g，0.4g；注射剂：0.1g。

卡立普多 Carisoprodol（卡来梯，肌安宁，Rela）

【药性与应用】 甲丙氨酯衍生物，有抗焦虑及镇静作用。中枢性肌肉松弛作用较甲丙氨酯强。对局部肌肉痉挛及某些神经疾病有一定疗效。用于焦虑症、急性肌肉痉挛及扭伤。

口服：0.35g，3~4 次/d。

【注意与禁忌】 偶有嗜睡、疲倦与眩晕。服药期间应避免危险与精细操作。孕妇慎用。

【规格】 片剂：0.35g。

羟嗪 Hydroxyzine（安泰乐，安他乐，Atarax，Vistaril）

【药性与应用】 有镇静、弱安定及中枢性肌松作用；亦有抗组胺与胆碱作用。用于轻度焦虑、紧张症候群，如绝经期的焦虑不安、因焦虑而加重病情的消化道溃疡等。对过敏性皮肤病与晕动病也有效。

口服：片剂 25~50mg，3 次/d；糖浆剂 15mL，3~4 次/d。

【注意与禁忌】 有一过性口干、嗜睡；偶有颤抖和惊厥；肌内注射可引起显著的局部肿痛。本品不能静脉注射，否则可引起溶血。久服可产生耐受性。有癫痫史、6 岁以下者及孕妇慎用。婴儿忌用。

【规格】 片剂：25mg；糖浆：200mg/100mL；注射液：2mL/200mL。

米安色林 Mianserin（米塞林，甲苯吡，美安适宁，Bencard，Bolvidon，Narval，Organon）

【药性与应用】 四环类抗抑郁药，作用与丙米嗪或阿米替林相似，但抗胆碱作用较小。抗抑郁的机制为抑制突触前膜的 α_2 受体，促进 NA 释放；并阻断 5-HT 受体。此外，尚具有与地西泮相似的抗焦虑作用。在外周可对抗组胺与 5-HT 的作用，而无抗胆碱作用。对心血管的作用小，很少引起低血压。由于抗胆碱作用小，老人和心脏病者易耐受。口服易吸收，t_{max} 2～3h。口服的生物利用度低，仅为 30%。可能有首过效应。可分布全身，易透过血-脑脊液屏障。经肝代谢。代谢产物及少量原形（4%～7%）自肾脏排泄。$t_{1/2}$ 为 10～17h。用于抑郁症；亦用于原发性焦虑症，或伴有抑郁的焦虑症。

口服：初始 30mg/d，然后根据病情调整用量。一般剂量范围40～80mg/d；多数人 60mg/d 已足用。对住院病人可用至 120mg/d，睡前顿服或日间分次服。

【注意与禁忌】 副作用一般少而轻。大剂量可有困倦、劳累、失眠、口干、便秘、焦虑等症状。青光眼、排尿困难、癫痫、痉挛病史、脑器质性病变、未控制的糖尿病、高龄、儿童慎用。

【药物相互作用】 ①与氟哌利多合用，可增加心脏毒性（QT 间期延长、尖端扭转型室性心动过速、心脏停搏等）。②卡马西平可降低本药血药浓度。③对合用降压药的患者应监测血压。④用药期间避免饮酒，以免加强中枢抑制。

【规格】 片剂：10mg，30mg，60mg。

苯佐他明　Benzoctamine（太息定，苯环辛胺，Tacitin）

【药性与应用】 四环类化合物，有较强的抗焦虑、抗抑郁作用。口服易吸收，t_{max} 为 2h。经肝代谢，由肾排出。主要用于抗焦虑及紧张状态。

口服：10～20mg，3 次/d。

【注意与禁忌】 可有口干、嗜睡、头痛。

【规格】 片剂：10mg。

依替福辛　Etifoxine（乙氨伏克辛，Hoe-3608，Stresam）

【药性与应用】 具有抗焦虑作用。不仅对焦虑引起的反常行为有拮抗作用，对其引起的生化、生理方面的异常现象也有效。口服吸收良好，不与血液成分结合。一般不影响机体的主要功能，但对自主神经系统有调节作用。本品无依赖性，能通过胎盘屏障，主要经肾排泄。用于焦虑引起的各种身心症状，尤其心血管方面的异常。

口服：0. 15g/d，分 3 次服；连用 7～10d。

【注意与禁忌】 可引起轻度嗜睡，继续用药则自行消失。休克，肝、肾及呼吸系统严重功能不全者禁用。孕妇、哺乳妇不宜服用。不宜与乙醇、中枢抑制药合用，以免互相增强作用，引起中毒。重症肌无力病人用药时应进行监护。

【规格】 胶囊：0.05g。

丁螺环酮[典] Buspirone（布斯哌隆，布斯帕，Buspar，MJ-9022）

【药性与应用】 作用于突触前膜上的多巴胺受体而产生抗焦虑作用。口服吸收快，t_{max}为0.5～1h。经肝代谢，只有少量以原形自肾排出，大部分经肝代谢排出，故肝功能状态影响本药的代谢及清除率。用于各种焦虑症。

口服：一般20～30mg/d。可从10mg开始逐渐加量，如达到40mg仍无效，即应放弃使用本品。一般用药2周后起效。

【注意与禁忌】 少数人有眩晕、头痛、腹泻、兴奋、出汗等不良反应。无依赖性。对苯二氮䓬类抗焦虑药的作用影响很小。对本品过敏及严重肝、肾功能不全，重症肌无力、18岁以下、分娩期禁用。

【药物相互作用】 ①本药剂量超过30mg/d时，与其他中枢抑制药合用，易产生过度镇静，应注意避免。②西咪替丁可升高本药血药浓度40%。但对曲线下面积影响极小。③氟伏沙明影响本药首过代谢，升高血药浓度。④地尔硫䓬抑制本药首过代谢，增强本药药效。⑤维拉帕米抑制本药首过代谢和增加本药不良反应。⑥红霉素、红霉素-磺胺异噁唑、伊曲康唑、奈法唑酮等可抑制本药代谢，升高血药浓度，增加不良反应。⑦本药增加洋地黄类药物的血药浓度和毒性。⑧本药增加氟哌啶醇的不良反应。⑨利福平降低本药抗焦虑作用。⑩口服避孕药降低本药作用。⑪与降糖药合用，增加心血管毒性。⑫与氯氮平合用，可增加胃肠道出血和高血糖风险。⑬与单胺氧化酶抑制剂合用，可发生高血压危象。⑭与曲唑酮合用可升高谷丙转氨酶。⑮与氟西汀合用，可使焦虑症状加重。⑯与西酞普兰合用，可出现5-羟色胺综合征（高血压、高热、肌阵挛、腹泻）。⑰与乙醇合用，极易产生过度镇静，服药期间禁止饮酒。

【规格】 片剂：5mg。

半琥珀酸布酰胺 Butoctamide Semi Succinate（羟丁酰辛，Butoctamidum，Listomins）

【药性与应用】 抗焦虑药，可诱导近似生理性的睡眠。服用本品后可缩短入睡时间及延长总睡眠时间，减少觉醒次数。停药无反跳。口服易吸收，可透过血-脑脊液屏障与胎盘屏障。作用时间短，24h全部由肾脏排出。用于焦虑引起的失眠。

口服：200mg，睡前顿服。

【注意与禁忌】 用药期间可见头痛、头晕，偶见恶心、胃部不适、皮疹。

肝功能不良者及孕妇慎用。用药期间不宜进行危险与精细操作。与中枢抑制药或酒类同服，可增加本品的作用，宜减量。

【规格】 胶囊：200mg。

氯美扎酮　Chlormezanone（芬那露，氯甲噻酮，氯苯甲酮，Fenarol，Chlormethazanone，Rexan）

【药性与应用】 具有镇静、弱安定及肌松作用。用于慢性疲劳和由焦虑、激动、某些疾病引起的烦躁不安；也用于官能症、紧张、恐惧，以及脑震荡后遗症、血管硬化等。

口服：0.2g，3次/d。

【注意与禁忌】 不良反应有嗜睡、药疹、厌食、潮红及抑郁等。不宜与单胺氧化酶抑制剂、氯丙嗪类药物合用。

【规格】 片剂：0.2g。

谷维素　Oryzanol

【药性与应用】 认为能调整自主神经功能，减少内分泌平衡障碍，改善神经精神状态，但临床效果并不肯定，多作为辅助药物应用。

口服：10~20mg，3次/d，有时用到90mg/d或更多。1个疗程一般为3个月左右。肌内注射：40mg，1次/d，用于原发性神经痛，20d一疗程。

【注意与禁忌】 服后多有胃部不适、恶心、呕吐、口干、皮疹、皮肤瘙痒、乳房胀痛、油脂分泌过多、脱发、体重增加等反应。停药后均可消失。

【规格】 片剂：10mg；注射液：40mg/2mL。

托莫西汀　Atomoxetine（斯德瑞，泽思达，Strattera，Attentin）

【药性与应用】 甲苯氧苯丙胺衍生物，为选择性NA再摄取抑制剂。正常$t_{1/2}$为4~5h，身体弱者可达22h。临床主要用于成人和儿童注意力缺陷-多动症（ADHD）。

急性期：成人及体重超过70kg的儿童和青少年，起始剂量40mg/d，3d后逐渐增加到靶剂量80mg/d。可晨起顿服或分2次服。连续服用靶剂量2~4周后，如效果不明显，可增加剂量到100mg/d。儿童与青少年起始剂量为0.5mg/（kg·d），3d后可逐渐将药量增加到靶剂量1.2mg/（kg·d），每日最大剂量不得超过100mg。

维持期及长期治疗：经验表明6~15岁的儿童患者口服1.2~1.8mg/(kg·d)可有明显效果。维持期的剂量一般不必调整，但应定期体检，必要时调整剂量。

中度肝功能不全者，可将剂量调整到正常的 50%，重度肝功能不全者，调整到正常的 25%。

【注意与禁忌】 本品可有心悸、口干、恶心、呕吐、便秘、腹痛、消化不良、食欲减退、疲倦、紧张、眩晕、迟钝、嗜睡、震颤、睡眠失调、欲望下降、排尿失常、勃起障碍、月经失调、射精障碍、多汗、皮疹、血管神经性水肿、潮热、荨麻疹。

儿童和青少年可有易激惹、易怒、感觉异常或减退、头痛、淡漠、体重减轻、皮疹等。

对本品过敏、闭角型青光眼、先天性心脏病、严重心脏病患者禁用。

服用本品可诱发自杀倾向，应密切注意。肝肾功能不全者慎用。注意区别 CYP2D6 低代谢者。孕期、哺乳期慎用。用药初期要避免驾驶和操纵器械。

【药物相互作用】 ①与 MAOI 合用有发生致死性 5-羟色胺综合征风险。②本品有升高血压作用，不可与升压药合用。③与 CYP2D6 抑制剂（帕罗西汀、氟西汀、奎尼丁等）合用时可增加本药的血药浓度。

【规格】 胶囊：5mg，10mg，25mg，40mg，60mg。

第九部分 抗抑郁药

第一节 三环类

丙米嗪[典] Imipramine（米帕明，Deprinol，Tofranil）

【药性与应用】 三环类抗抑郁药的代表性药物。有较强的抗抑郁作用，但兴奋作用不明显，镇静作用弱。用于各种类型的抑郁症，如对内源性抑郁症、反应性抑郁症、更年期抑郁症等均有效，但作用较慢，要在 1 周后才出现效果。尚可用于小儿遗尿症。对于精神分裂症伴发的抑郁状态则几乎无效。

口服：成人 12.5～25mg，3 次/d；渐增加到 50mg/次，3 次/d。最高剂量可达 200～300mg/d。维持量 75～150mg/d。小儿遗尿：5 岁以上，12.5～25mg，每晚 1 次顿服。

【注意与禁忌】 有弱阿托品样作用。较常见的不良反应有口干、心动过速、出汗、视力模糊、眩晕、便秘、尿潴留、失眠、精神紊乱、皮疹、震颤、心肌损害；大剂量可引起癫痫样发作。偶见粒细胞减少。高血压，心、肝、肾严重功能不全，青光眼、孕妇、甲状腺功能亢进、尿潴留者均禁用。癫痫样发作倾向、前列腺炎、膀胱炎、严重抑郁症及5岁以下者慎用。长期、大剂量应用，应定期检查肝功能与白细胞。也不得与单胺氧化酶抑制剂合用。

【药物相互作用】 ①与哌甲酯合用，血药浓度升高，抗抑郁作用增强。②可增强拟肾上腺素类药物升压作用，禁止合用。③与异烟肼、安普那韦合用，本药作用增强，毒性增加。④与抗凝药合用，出血危险增加。⑤与奋乃静类、氯丙嗪、氟哌噻吨、氟哌啶醇、美索达嗪、五氟利多、哌泊塞嗪、丙氯拉嗪、丙嗪、硫利达嗪、三氟丙嗪等合用，可相互干扰代谢。⑥苄普地尔与本药协同使QT间期大为延长，不可合用。⑦西咪替丁、氟西汀、帕罗西汀、文拉法辛、舍曲林、奎尼丁、酮康唑、普罗帕酮、维拉帕米、拉贝洛尔、普萘洛尔，均可减少本药代谢，导致本药中毒（口干、视物模糊、尿潴留）。⑧苯丙胺类药物与本药合用可出现高血压等心血管异常、中枢神经系统兴奋等，应避免合用。⑨有报道本药合用甲状腺素，可增加二者的毒性效应。⑩本药与苯妥英类合用，增加后者中毒风险。⑪巴比妥类可增加本药代谢和中枢神经不良反应。⑫性激素、避孕药既降低抗抑郁疗效，又可导致三环类药物中毒。⑬卡马西平降低本药血药浓度与疗效。⑭氯吉兰、异丙烟肼、异卡波肼、吗氯贝胺、尼亚拉胺、帕吉林、司来吉兰、苯乙肼、丙卡巴肼、托洛沙酮、反苯环丙胺与本药合用，可改变儿茶酚胺的摄取与代谢，导致神经毒性、癫痫发作，严重者可产生5-羟色胺综合征：高血压、高热、肌阵挛、精神异常等。⑮与胍那决尔、胍乙啶、胍法辛、可乐定、倍他尼定、利血平合用，降低抗高血压作用。⑯苯海拉明与本药合用，抗胆碱不良反应增加。⑰西沙必利、多非利特、格帕沙星、莫喜沙星、卤泛群、伊布利特、匹莫齐特、索他洛尔、司氟沙星等与本药合用时，可协同延长QT间期，诱发尖端扭转型室性心律失常、心脏停搏等严重事件。⑱使用本药同时服用奈福泮、鞘内注射碘海醇，可降低癫痫发作阈值。用药应间隔48h以上，并考虑预防性抗惊厥治疗。⑲曲马多与本药合用，增加癫痫发作危险。⑳沙美特罗与本药合用，有使心血管异常兴奋的危险。㉑饮酒加强对中枢的抑制，吸烟降低本药血浓度，均应禁止。

【规格】 片剂：10mg，12.5mg，25mg，50mg；胶囊：75mg，100mg，125mg，150mg；注射液：25mg/2mL。

地昔帕明[基]　Desipramine（去甲丙米嗪，Desmethylimpramine，Norpramin，Pertofrane）

【药性与应用】 丙米嗪的代谢产物，具有较强的抗抑郁作用，但镇静与抗胆碱作用弱。用于内源性、更年期、神经性抑郁症。

口服：初始25mg，3次/d，渐增至50mg，3次/d。维持量100mg/d。老人、幼儿，25~50mg/d。根据对药物的耐受情况可增至100mg/d。

【注意与禁忌】 不良反应轻微，主要有口干、头晕、失眠等。其他参见丙米嗪。

【药物相互作用】 ①安普那韦可使本药血药浓度升高，毒性增强。②布洛芬增加本药毒性，改变意识状态，诱发癫痫、心律失常。③舍曲林与本药合用可引起5-羟色胺综合征。④本药与阿普唑仑合用，本药血浓度升高，应减少本药用量。⑤盐酸安非拉酮升高本药血浆浓度，应减少本药用量。⑥西酞普兰、美沙酮、帕罗西汀、莫达非尼均升高本药血浓度。⑦西咪替丁可引起本药毒性反应：口干、视力模糊、尿潴留。⑧利托那韦可能增加本药毒性，引起口干、尿潴留、镇静、视物模糊。⑨苄普地尔，西沙必利、美索达嗪、匹莫齐特、司帕沙星、特非那定、硫利达嗪、齐拉西酮、莫西沙星、红霉素、格帕沙星与本药，均可引起QT间期延长，合用时有出现尖端扭转型室性心律失常、心脏停搏的危险。禁止二者合用。⑩本药与Ⅲ类、Ⅰ类抗心律失常药及抗精神病药或其他可导致QT间期延长的药物均不可合用，否则易引起QT间期延长、尖端扭转型室性心律失常或心脏停搏。⑪与安非他明、右芬氟拉明、芬氟拉明、右哌甲酯、哌甲酯、右苯丙胺、安非拉酮、马吲哚、美芬丁胺、去氧麻黄碱、匹莫林、苯甲曲秦、芬美曲秦、芬特明合用可导致高血压、心血管或神经中枢异常兴奋。⑫与左醋美沙朵合用，可引起QT间期延长、尖端扭转型室性心动过速和停搏。⑬与颠茄类合用可出现过度抗胆碱活性。⑭与圣·约翰草、腺苷、甲硫氨酸合用，可诱发5-羟色胺综合征。⑮与曲马多合用，可诱发癫痫。⑯与奈福泮合用，二者协同降低癫痫发作阈。⑰与巴氯芬合用，可致记忆丧失、肌张力丧失。⑲与大麻合用可致心动过速与谵妄。⑳与拟交感神经药物合用，可导致高血压、心律失常。㉑与口服抗凝药合用，可增加出血危险。㉒与阿福特罗（或福莫特罗）合用，可致心血管系统肾上腺素能作用增强。㉓本药可增加苯妥英类药物的毒性。㉔与唑吡坦合用，可增加幻觉。㉕与单胺氧化酶抑制剂合用，可导致神经毒性、癫痫发作或5-羟色胺综合征。㉖与巴比妥类药物合用，可降低本药血药浓度，协同中枢镇静和呼吸抑制作用。㉗与倍他尼定、可乐定、胍那决尔、胍乙啶或胍法辛合用，可降低上述药物的抗高血压作用。㉘雌激素可增加或降低三环类抗抑郁药的药理作用，引起各种矛盾效果与中毒。应密切监测药效，调整剂量或撤药。㉙饮酒可引起行为改变与中毒，用药期间应禁酒。

【规格】 片剂：10mg，25mg，50mg，75mg，100mg，150mg。

氯米帕明[典][基]　Clomipramine（氯丙米嗪，安拿芬尼，Chlorimipramine，Anafranil，Hydiphen）

【药性与应用】　一种安全可靠、起效迅速的抗抑郁药，通过突触前膜对 NA 与 5-HT 的摄取产生抗抑郁作用；同时有抗焦虑与镇静作用。用于内源性、反应性、神经性、隐匿性抑郁症及各种疾病所致的抑郁状态；伴有抑郁症的精神分裂症、强迫症、恐惧症以及多种疼痛。

治疗抑郁症、强迫症：口服，初始 25mg，3 次/d；如为缓释片，75mg，1 次/晚。1 周内渐增至最适宜的剂量（即剂量个体化）。最大剂量为 250mg/d。小儿或青年，200mg/d。症状好转后，改为维持量 50~100mg/d；缓释片 75mg/d。肌内注射，初始 25~50mg，渐增至 100~150mg/d，症状好转后改为口服维持量。静脉注射，初始 25~75mg，溶于 250~500mL 等渗盐水或 5%葡萄糖溶液中滴注，1 次/d，1~3h 内输完，晨起进行较好，一般 1 周后见效；见效后继续滴注 3~5d，然后改为口服维持量。老年人，从 10mg/d 开始，10d 内逐渐增加至 30~50mg/d，然后改为维持量。小儿主张口服：10mg/d；10d 后，5~7 岁渐增至 20mg，8~14 岁增至 20~25mg，14 岁以上增加到 50mg，分次口服。治疗慢性疾病引起的疼痛：10~150mg/d，同时服用有关止痛剂。

【注意与禁忌】　主要不良反应有口干、出汗、眩晕、震颤、视力模糊、排尿困难、体位性低血压；偶有皮肤过敏、粒细胞减少；大剂量可产生心律失常、传导阻滞、失眠等；罕见肝损伤、发热、癫痫发作。严重心脏病、循环障碍、急性心梗、传导阻滞、低血压、青光眼、排尿困难、白细胞过低、对本品过敏者禁用。癫痫患者及孕妇慎用。

【药物相互作用】　①依那普利、费洛克汀、氟伏沙明、帕罗西汀、普罗帕酮、利托那韦、舍曲林、丙戊酸、安普那韦、奎尼丁等可抑制本药代谢，增强其毒性。②醋奋乃静、氯丙嗪、氟氧噻吨、氟非那嗪、美索达嗪、五氟利多、奋乃静制剂、哌泊塞嗪、丙氯拉嗪、丙嗪、三氟拉嗪、三氟丙嗪与本药合用，互相影响代谢，使两者血药浓度均升高，不良反应增加。③苄普地尔、西沙必利、多非利特、加替沙星、格帕沙星、卤泛群、伊布利特、莫西沙星、匹莫齐特、索他洛尔、司氟沙星与本药合用，QT 间期延长，重者出现尖端扭转型室性心动过速、心脏停搏。④本药与抗组胺药互相增效。⑤与甲状腺素制剂合用，相互增效，致心律失常。⑥本药增强沙美特罗对心血管的病理兴奋性。⑦本药增强苯妥英类药物毒性。⑧与抗凝药合用，增加出血危险。⑨巴比妥酸盐降低本药血药浓度而增加不良反应。⑩与雌激素制剂合用，抗抑郁作用降低，而不良反应增加。⑪本药降低胍乙啶、倍他尼定、可乐定、胍那决尔的降压作用。⑫本药降低癫痫发作阈值，降低抗癫痫药的作用。⑬奥昔布宁增加本药代谢，降低本药疗效。⑭本药与碘海醇、奈福泮、奥氮平、曲马多合用，可诱发癫痫。⑮与单胺氧化酶抑制药（如氯吉兰）合用，可产生致死性高血压。⑯与肾上腺素激动药合用，引起严重高血压与高热。⑰与异烟肼、异卡波肼、吗氯贝胺、烟肼酰胺、帕吉林、苯乙肼、丙卡巴肼、司来吉兰、托洛沙酮、反苯环丙胺合用，可产生神经毒性、癫痫发作、5-羟色胺综合征。⑱用药期间与前后不可饮酒，否则产生中枢抑制。

【规格】 片剂：10mg，25mg；缓释片：75mg；注射液：25mg/2mL。

曲米帕明 Trimipramine（三甲丙米嗪，Sapilent，Surmotil）

【药性与应用】 抗抑郁作用类似丙米嗪，但副作用少，无明显中枢抑制作用，有抗多巴胺的作用。其作用机制与其他抗抑郁药不同，不影响NA与5-HT的再摄取和释放，不激动肾上腺素受体；可能直接作用于某些脑内受体。此外，本品还有镇静及抗阿扑吗啡、增强巴比妥类与吗啡药效的作用。口服可迅速被胃肠道吸收，t_{max}为2~4h，$t_{1/2}$为8h，血药浓度与剂量呈线性关系。经肝代谢，自肾排出。用于抑郁、焦虑、失眠与精神分裂症等。

口服：成人，75mg/d，逐渐调整至维持量75~150mg/d。老人、幼儿，可将初始剂量减至30mg/d，以后调整至20mg/d，分2次服。12岁以下者剂量尚未确定。最大剂量：门诊病人≤200mg/d；住院病人≤300mg/d；老人、幼儿，≤100mg/d。

【注意与禁忌】 不良反应少而轻，偶有体位性低血压，可很快恢复。有癫痫史、青光眼者禁用。

【规格】 片剂：10mg，25mg。

卡匹帕明 Carpipramine（卡比咪嗪，卡哌咪嗪）

【药性与应用】 三环类抗抑郁药，具有抗抑郁、抗精神分裂症的作用。用于抑郁症、意识衰退、慢性精神分裂症。用于其他抗精神病药疗效不明显时。

口服：75~225mg/d，分3次服。

【注意与禁忌】 不良反应主要为震颤麻痹。其他注意事项见丙米嗪。

【规格】 糖衣片剂：50mg，片剂：25mg。

阿米替林[典][基] Amitriptyline（阿密替林，依拉维，氨三环庚素，Amitid，Amitril，Elavil，Tryptizol）

【药性与应用】 临床常用的三环类抗抑郁药，选择性抑制中枢突触对NA的再摄取。抗抑郁症作用类似丙米嗪，提高抑郁症病人的情绪，对思维缓慢、行为迟钝、纳差等症状可改善。用药后一般7~10d可产生明显效果。其镇静与抗胆碱作用比丙米嗪强。口服吸收完全，8～12h 达峰值。经肝脏代谢，主要产物为去甲米林，仍有活性。原药有代谢产物分布全身，可通过胎盘屏障和乳腺。终末产物由肾排泄。$t_{1/2}$为 9～25h。停药 3 周后仍可在尿中检出。用于各种抑郁症或抑郁状态，对内因性和更年期抑郁症疗效较好；对反应性和官能症抑郁状态疗效亦好；对既有焦虑又抑郁的病人，疗效优于丙米嗪；也用于小儿遗尿症。

抑郁症：口服，25mg，2 次/d；渐增至 150～300mg/d，分次服；维持量 50～150mg/d。老人、幼儿，剂量减至 50mg/d，分次或夜间 1 次服。小儿遗尿症：口服，10～25mg，睡前 1 次服；11 岁以上，25～50mg，睡前顿服。

【注意与禁忌】 不良反应轻或少于丙米嗪。常有口干、嗜睡、视力模糊、排尿困难、便秘、心悸；偶见心律失常、眩晕、运动失调、癫痫样发作、体位性低血压、肝功能异常与迟发性运动障碍。严重心脏病、青光眼、排尿困难者禁用。其他注意事项参见丙米嗪。

【药物相互作用】 ①氯氮䓬、奥芬那君可增强本药抗胆碱作用。②甲状腺素、吩噻嗪类药物、西咪替丁、哌甲酯、抗精神病药、钙通道阻滞剂、抑制细胞色素 P450 同工酶药物均增高本药血药浓度，引起中毒症状。③本药增强中枢抑制药的作用。④三环类药可增强本药的抗胆碱作用。⑤单胺氧化酶抑制剂与本药合用或序贯应用，增加不良反应，应间隔 2 周应用。⑥巴比妥等酶诱导剂可使三环类药血浓度降低，作用减弱。⑦本药抑制去甲肾上腺素的释放。⑧三环类抗抑郁药减弱胍乙啶的降压作用。⑨本药与抗惊厥药合用，降低癫痫发作阈值。⑩与双硫仑合用，可引起谵妄。⑪三环类抗抑郁药与延长 QT 间期药合用，可发生严重心律失常。⑫饮酒易致中毒，吸烟降低本药血药浓度。

【规格】 片剂：10mg，25mg；缓释片：5mg；注射液：20mg/2mL。

去甲替林 Nortriptyline（去甲阿米替林，Nortrilen，Pamelor，Sensival）

【药性与应用】 阿米替林的代谢产物，抗抑郁作用起效快。用于紧张兼有焦虑的抑郁症和焦虑状态。

口服：10mg，3～4 次/d；必要时可渐增至 25mg，3 次/d。

【注意与禁忌】 同阿米替林。

【规格】 片剂：10mg，25mg。

普罗替林 Protriptyline（丙氨环庚烯，Corcordin，Vivactil）

【药性与应用】 类似于阿米替林，但精神兴奋作用强而镇静作用弱。用于以退缩少动为主的内源性抑郁症和抑郁状态。

口服：5～10mg，3～4 次/d。最高剂量可达 60mg/d。老年和幼童，5mg，

3 次/d；也可每晚 1 次服。

【注意与禁忌】 可有焦虑、激动、心动过速、低血压等。

【规格】 片剂：5mg，10mg。

盐酸米那普林 Minaprine Hydrochloride（米那吗啉，苯哒吗啉，米那匹林，康多尔片，Minaprinum，Cantor，CB-30038，Agr-1240）

【药性与应用】 增加脑组织内乙酰胆碱含量，间接作用于多巴胺受体，并增加下丘脑内 5-HT 的含量，因而具有抗抑郁作用。口服吸收迅速，1h 后达峰值，$t_{1/2}$为 2.5h，6h 内有 50%随尿排出；也有部分代谢产物经胆道排出。对妊娠、分娩无不良影响。适用于各种原因引起的抑郁综合征。

口服：50mg，3～4 次/d。

【注意与禁忌】 偶见神经紧张、易激动及入睡困难等不良反应；罕见恶心、胃痛、头痛，多可自行消失。

【规格】 片剂：50mg。

阿莫沙平 Amoxapine（氯氧平，氯哌氧䓬，Asendin，Demolox，Moxadil）

【药性与应用】 二苯并氧氮䓬三环类抗抑郁药，作用与丙米嗪相似，但起效快，心脏毒性低，抗胆碱与镇静作用弱。通过抑制脑内突触前膜对 NA 的再摄取，产生较强的抗抑郁作用和精神兴奋作用。口服吸收完全，1～2h 达峰值，在肺、心、肾、脑、脾组织中浓度较高。组织浓度比血浆浓度高 10 倍。经肝代谢为 7-羟基阿莫沙平和 8-羟基阿莫沙平后仍有抗抑郁活性。$t_{1/2}$为 6.5h 和 30h。大部分代谢产物与葡萄糖醛酸结合后由肾排泄，少量可从粪中排出。用于各型抑郁症；对其他抗抑郁药物治疗无效的内源性抑郁症亦有效；但对精神病性抑郁症疗效较差。

口服：开始 50mg，3 次/d；以后逐渐加量至 100mg，3 次/d。严重病例可增至 600mg/d。

【注意与禁忌】 不良反应较轻，常见的是消化道反应，如口干、便秘等；偶有眩晕、嗜睡、肌震颤。长期大量应用可出现锥体外系症状。罕见心率轻度加快。禁用于严重心、肝、肾功能失常者。

【药物相互作用】 ①安普那韦、西咪替丁、氟西丁、帕罗西汀、奎尼丁、舍曲林可增加本药血药浓度与不良反应。②苄普地尔与本药协同延长 QT 间期。③苯丙胺类药物与本药合用可导致高血压和心血管其他不良反应。④奋乃静、醋奋乃静、奋乃静、阿米替林、氯丙嗪、氟哌噻吨、氟奋乃静、氟哌啶醇、美索达嗪、五氟利多、哌泊塞嗪、丙氯拉嗪、丙嗪、硫利达嗪、三氟丙嗪等与本药合用，相互影响代谢，可导致血药浓度和不良反应增加。⑤本药与甲状腺素合用，可有叠加效应，发生心律失常。⑥与口服抗凝药合用，增加出血危险。⑦与苯妥英类合用，后者有中毒危险性。⑧与卡马西平合用，本药浓度降低，卡马西平浓度增加。⑨巴比妥类降低本药血浓度，增加中枢神经不良反应。⑩雌激素类药物降低本药抗抑郁疗效，增加不良反应。⑪胍那决尔、胍乙啶、胍法辛、可乐定、倍他尼定、利血平合用本药，抗高血压的性能下降。⑫氯吉兰、异丙烟肼、异卡波肼、吗氯贝胺、尼亚拉胺、帕吉林、司来吉兰、苯乙肼、丙卡巴肼、托洛沙酮、反苯环丙胺与本药合用，可导致神经毒性、癫痫发作或5-羟色胺综合征。⑬与拟交感神经药合用，可导致高血压与心律失常。⑭与苯海拉明合用，增加抗胆碱不良反应。⑮西沙必利、多菲莱德、格帕沙星、莫喜沙星、卤泛群、伊布利特、匹莫齐特、索他洛尔、司氟沙星等与本药合用使QT间期延长，可发生致命性室性心律失常。⑯奈福泮、鞘内注射用碘海醇与本药合用，癫痫发作阈值降低，造影影像失真。不应合用。停药48h后始可造影。⑰曲马多与本药合用，可诱发癫痫。⑱沙美特罗与本药合用，可增加心血管异常兴奋性。⑲本药与单胺氧化酶抑制药合用，可引起高血压、高热、抽搐、死亡。⑳饮酒可导致嗜睡、运动功能损害。

【规格】 片剂：25mg，50mg，100mg，150mg。

多塞平[典][基]　Doxepin（多虑平，Aponal，Prethiadan，Sinequan）

【药性与应用】 三环类抗抑郁药，化学结构与阿米替林相似；其抗抑郁作用与丙米嗪相似而效力较差，抗焦虑作用较强，与氯氮䓬有等效作用。能加强苯丙胺的兴奋作用，拮抗利血平的镇静作用；并有解痉、肌松等作用。用于各种抑郁症及神经官能症，尤其伴有焦虑症状者。

口服：轻症，25mg，1～3次/d；重症，25～50mg，2～3次/d；或按病情调整剂量，最多可达300mg/d。肌内注射：用于严重焦虑抑郁状态、有自杀倾向或拒药病人的初期，12.5～25mg/次，2～3次/d。

【注意与禁忌】 偶见倦怠、嗜睡、口干、视力模糊、头晕、便秘等。青光眼、严重排尿困难者和孕妇忌用；儿童慎用。单胺氧化酶抑制剂至少停服2周后才可使用本药。

【药物相互作用】 ①西咪替丁可使三环类抗抑郁药血药浓度升高，出现严重抗胆碱症状。如两者合用，三环类抗抑郁药浓度达稳态后，再停用西咪替丁，治疗效果减弱。②合用三环类抗抑郁药和需P4502D6代谢的药物，应减少用量。③其他参阅丙米嗪条。

【规格】 片剂：25mg，50mg，100mg；注射液：25mg/1mL；乳膏：0.5g/10g。

度硫平　Dosulepin（二苯噻庚英）

【药性与应用】　为三环类药物，具有抗抑郁作用，用于抑郁症的治疗。

口服：75～150mg/d，分2～3次服用。

【注意与禁忌】　同阿米替林。

【规格】　胶囊：25mg。

奥匹哌醇　Opirpamol（阿丙哌醇，因息顿，Insidon，Ensidon）

【药性与应用】　三环类抗抑郁药，作用类似丙米嗪，并有中度安定作用。用于伴有焦虑和紧张的抑郁症和抑郁状态。

口服：150～300mg/d，分2～3次服。维持剂量，50mg，2次/d。

【注意与禁忌】　主要有嗜睡、口干、疲倦、头晕等。

【规格】　片剂：50mg。

第二节　四环和双环类

马普替林[典]　Maprotiline（麦普替林，路滴美，Ludiomil）

【药性与应用】　四环类抗抑郁药，药理作用及临床应用均与三环类相似，为广谱抗抑郁药。抗抑郁作用：抗抑郁效果与丙米嗪、阿米替林相似，但收效快，副作用少。用药后精神状态、对环境的适应能力及自制能力均有改善。安定作用：正常人口服50mg后，安静、有倦怠感，脑电图显示α波轻度改变，睡眠明显改善，夜间觉醒少。有抗组胺及抗胆碱作用。口服、注射均可迅速吸收，分布到全身各组织，其中在肺、肾上腺、甲状腺中浓度较高；脑、脊髓和神经组织中较低。静脉注射后2h海马浓度最高；其次为大脑皮质、小脑皮质、丘脑和中脑。血中浓度极低。经肝代谢，57%自肾排泄，30%从粪中排出。口服t_{max}为12h，$t_{1/2}$为51h。用于各型抑郁症，如内源性、反应性、更年期、迟钝性抑郁症以及激越型抑郁症；亦用于疾病、精神因素引起的焦虑、抑郁，如产后、脑动脉硬化、精神分裂症等伴发的抑郁状态。还用于伴有抑郁、激越行为障碍的儿童遗尿症。

口服：100～250mg/d，分2～3次服。门诊病人开始50～75mg/d，分2～3次服；以后逐渐增至150～225mg/d，分2～3次服；住院病人开始50～100mg/d；以后可渐增至225～300mg，分2～3次服。60岁以上，从50mg/d开始，酌情增至150mg/d。一般2～7d生效，少数可推迟至2～3周生效。长期维持用量为75～150mg/d。

【注意与禁忌】　副作用与三环类相似，但小而轻。副作用以胆碱阻断症状最为罕见，如口干、便秘、视力模糊等，尚可见嗜睡。可诱发躁狂症、癫痫大发作。用于双相抑郁症时，应注意躁狂症的发生。癫痫病人禁用。青光眼、前列腺肥大及心、肝、肾功能严重不全者慎用。

【药物相互作用】 ①抗组胺药可增强本药的抗胆碱作用，合用时应调节二者剂量。②西咪替丁提高本药血浓度。③β受体阻滞剂可使本药血药浓度升高，如普萘洛尔。④氟伏沙明减少本药代谢，引起口干、尿潴留、镇静等。⑤氟西汀与本药合用，二者血浓度均升高。⑥西沙必利与本药合用，可诱发QT间期延长等严重心律失常、停搏。⑦与苯二氮䓬、肌松药、镇静药、麻醉药、镇痛药、吩噻嗪类和三环类抗抑郁药合用，可导致过度镇静、癫痫发作阈下降。⑧可加强拟交感神经药对心血管的作用。⑨可加强抗胆碱药和左旋多巴的作用。⑩激活肝酶的药物可减弱本药抗抑郁作用，并可使苯妥英的血浓度升高毒性增加。⑪本药降低倍他尼定、可乐定、胍乙啶、胍那决尔的抗高血压作用，并加重利血平或甲基多巴的中枢镇静作用。⑫本药有增加癫痫发作的危险，可降低抗癫痫药疗效。⑬与单胺氧化酶抑制剂合用，可出现5-羟色胺综合征，甚至死亡。⑭与甲状腺素合用，增加心律失常发生率。⑮与奎尼丁合用，可诱发本药中毒。⑯与乙醇合用可导致过度嗜睡。

【规格】 片剂：10mg，25mg，50mg，75mg；滴剂：1mg/50mL；注射液：25mg/5mL。

维洛沙秦　Viloxazine（Vivalan）

【药性与应用】 二环类新结构抗抑郁药，阻断脑内神经突触对儿茶酚胺类神经介质的再摄取，与去甲丙米嗪相似而较弱。还有某些苯丙胺的作用，但区别甚大。有极少外周抗胆碱作用，但能阻断中枢神经毒蕈碱受体。用于抑郁症，也有人用于癫痫。

口服：初始剂量50mg，3次/d，与食物同服。2周后最大剂量可达400mg/d。维持量，150~300mg/d。

【注意与禁忌】 有困倦、嗜睡和类似抗胆碱药的副作用。恶心、呕吐较常见。与苯妥英钠或抗高血压药同用，后二者必须减量。禁与单胺氧化酶抑制剂同用，后者停用10d后才可使用本品。妊娠头3个月禁用。

【规格】 片剂：50mg，100mg。

溴苯丙啶　Zimelidine

【药性与应用】 二环类新结构抗抑郁药，侧链与一般三环类抗抑郁药相似。其特点是有选择性地抑制脑内神经突触对5-HT的再摄取，而对其他生理系统则甚少影响。临床效果与阿米替林相当，而副作用较少。因其半衰期长，体内代谢产物也有抗抑郁活性。每日服药1次即可。临床用于抑郁症的治疗。

口服：25~150mg/d。

【注意与禁忌】 抗胆碱作用轻微。癫痫病人禁用。

【规格】 片剂：25mg。

第三节 单胺氧化酶抑制剂

吗氯贝胺[典] Moclobemide（Manerix，Aurorix）

【药性与应用】 单胺氧化酶抑制剂（MAOI）通过可逆性抑制A型单胺氧化酶（MAO-A）提高脑内NA、DA和5-HT的水平，产生抗抑郁作用。与不可逆MAOI比较，具有抑酶作用快，停药后酶活性恢复快的特点。口服吸收快而完全，分布广。几乎全部经肝代谢，只有很少部分原形自肾排出。$t_{1/2}$ 1~3h。因代谢快，应注意开始治疗时对剂量的调整。用于内源性抑郁症、轻度抑郁症、精神性或反应性抑郁症的长期治疗。

口服：300mg/d，分次饭后服，可根据病情增减，剂量范围为150~600mg/d。高龄、肾功能减退者不可增加剂量；严重肝功能不良者，剂量应减至1/3~1/2。

【注意与禁忌】 不良反应少，偶见血压升高、失眠和其他MAOI不良反应。服用本品时应避免食用富含酪胺的食物，如干酪、酵母和大豆发酵制品、干鱼等。儿童不宜应用。甲状腺功能亢进者、孕妇慎用。精神分裂症、急性精神紊乱、嗜铬细胞瘤者禁用。不可与哌替啶、可待因及5-HT再摄取抑制剂合用；亦应避免与麻黄碱或伪麻黄碱合用。

【药物相互作用】 ①安普尼定可增强单胺氧化酶抑制剂的作用。②西咪替丁与本药合用时，本药剂量应减为1/3~1/2。③本药增强芬太尼、布洛芬的作用，合用时适当减少后者剂量。④本药可增强安非拉酮的不良反应，诱发癫痫、激动、精神异常。⑤与苯丙胺、右苯丙胺、苄非他明合用，可引起去甲肾上腺素效应增强，引发高血压危象。⑥与赛庚啶合用，可延长和加强抗胆碱效应。⑦与环苯扎林合用，可引起高血压危象或严重癫痫发作。⑧与丁螺环酮合用，可引起高血压危象。⑨与溴莫尼丁、肾上腺素类合用可引起急性高血压。⑩与卡马西平合用，可引起急性高血压、高热、癫痫发作。⑪与β受体激动剂合用，可引起激动、心悸与轻度躁狂。⑫与氟哌利多合用可引起QT间期延长、扭转型室性心律失常与停搏。⑬与吗啡合用加重高血压、中枢和呼吸抑制。⑭与六甲蜜胺合用加重高血压、中枢和呼吸抑制。⑮与抗糖尿病药合用，因刺激胰岛分泌，可引起严重低血糖、抑郁与癫痫发作。⑯阿米替林、阿莫沙平、氯米帕明、地昔帕明、氯氮䓬、氯氟胺、右美沙芬、多塞平、非莫西汀等与本药合用，可改变儿茶酚胺的摄取与代谢，引起中枢不良反应、癫痫发作及5-羟色胺综合征。⑰与右芬氟拉明合用，可抑制5-羟色胺代谢，引起中枢不良反应与5-羟色胺综合征。⑱与西酞普兰合用，可引起5-羟色胺综合征。

【规格】 片剂：75mg，100mg，150mg；胶囊：100mg；薄膜包衣片：150mg。

托洛沙酮　Toloxatone（Humoryl，Perenum）

【药性与应用】 新结构抗抑郁药，选择性抑制MAO-A的活性，阻止5-HT和NA的代谢，发挥抗抑郁的药理特性。这种选择性抑制是可逆的。本品与食物无相互影响，可与各种药物配合使用。口服吸收迅速，30~60min达峰值。体内代谢快，自尿中排出，以代谢产物为主，原形仅占5%~10%。用于官能症、神经质、非神经质、退化性等类型的抑郁症及躁狂抑郁性精神病人的抑郁发作；也用于精神病的抑郁或痴呆期。

口服：200mg，3次/d，进餐时服。

【注意与禁忌】 偶有消化不良、恶心、呕吐、头痛、眩晕，精神病人可出现谵妄。禁止与其他MAOI合用，后者停用后15~20d始可开始使用本品。躁狂与谵妄病人禁用。孕妇慎用。因药理上的可逆性，本品有脱抑制作用，对精神分裂症病人使用时要特别注意监护。注意血压变化。用药期间禁用含乙醇饮料。全麻应在停药6h以后始可进行。

【规格】 胶囊：0.2g。

苯乙肼　Phenelzine（Nardil）

【药性与应用】 单胺氧化酶抑制剂，抗抑郁作用与尼亚拉胺相似。用于内源性抑郁症，尤其伴有焦虑症状者。对外源性或反应性抑郁症则效果不明显；也可缓解心绞痛。

口服：10~15mg，3次/d。开始剂量可略大，但不可超过60mg/d。3~4周后如不见效，应停药。

【注意与禁忌】 常见直立性低血压、水肿、便秘、恶心等。超量可导致昏厥、多汗、脉数、呼吸浅表等，可肌内注射氯丙嗪对抗。因有依赖性，不可突然停药。肾功能减退及癫痫病人慎用。在用丙米嗪前后或同时均不能使用本品，以免中毒。本药能增强巴比妥类及麻醉药的作用，应注意减量。与降压药同用时注意监测血压。肼类药物对肝脏有毒性，肝功能不良者禁用，并注意监测肝功能。

【规格】 片剂：25mg，50mg，100mg。

反苯环丙胺 Tranlcypromine（苯环丙胺，Pranate，Tylciprine）

【药性与应用】 非肼类单胺氧化酶抑制剂，较肼类抑制剂作用为快。与其他单胺氧化酶抑制剂一样，疗效均较三环类抑制剂为差。但比苯乙肼作用强，副作用也较严重。仅用于对本药敏感或三环类药物无效的病人和不宜用休克疗法治疗的严重抑郁症。

口服：10mg，2~3 次/d。

【注意与禁忌】 可升高血压，引起颅内出血，高血压病人禁用。其余同苯乙肼。

【规格】 片剂：10mg。

异卡波肼[典] Isocarboxazid（异唑肼，异羧肼，异唑酰肼，异羟唑酰肼，闷可乐，Marplan）

【药性与应用】 单胺氧化酶抑制剂，作用类似于苯乙肼。用于治疗抑郁症。

口服：初始剂量 10mg，3 次/d；维持量 10~20mg/d。剂量不宜超过 30mg/d。

【注意与禁忌】 长期服用易引起蓄积中毒。心脑血管疾病、高血压、嗜铬细胞瘤者禁用。癫痫、青光眼，肝、肾功能不全及高龄患者慎用。其余同苯乙肼。

【规格】 片剂：10mg。

第四节 5-羟色胺再摄取抑制剂

氟西汀[典] Fluoxetine（氟苯氧苯胺，Prozac）

【药性与应用】 非三环类抗抑郁药，选择性抑制中枢神经系统 5-HT 再摄取，延长和增加 5-HT 的作用以产生抗抑郁作用。抑制去甲肾上腺素或多巴胺的再摄取，仅为抑制 5-HT 作用的 1/100。口服吸收良好，生物利用度为 100%。经肝代谢后变成去甲氟西汀仍有抗抑郁活性。用于伴有焦虑的各种抑郁症。

口服：20mg，1~2 次/d。病情需要时可增至 80mg/d。

【注意与禁忌】 副作用较轻，大剂量时耐受性较好。常见不良反应有失眠、恶心、易激动、头痛、运动性焦虑、精神紧张、震颤等，多发生于用药初期。有时有皮疹。大剂量用药（40~80mg/d）可出现精神症状。长期用药常发生食欲减退和性功能下降。

【药物相互作用】 ①与 CYP 抑制药合用可升高本药血浓度。②与口服抗凝药合用，增加出血风险。③与降糖药合用，可发生低血糖，停用本药时血糖升高。④与三环类抗抑郁药、地西泮、氟哌啶醇、洛沙平、吗茚酮、吩噻嗪类、丁酰苯类抗精神病药合用，可加重抗精神病药不良反应。⑤与氟伏沙明合用，可加重 5-羟色胺效应。⑥本药加重洋地黄类药物毒性。⑦与单胺氧化酶抑制剂合用，可能发生 5-羟色胺综合征。⑧与 5-HT 受体激动剂（如曲马多、曲坦类）合用，增加 5-羟色胺综合征发生危险。此外与曲坦类合用尚有发生高血压和急性冠脉综合征风险。⑨与色氨酸合用，可出现 5-羟色胺综合征。⑩与锂盐合用可导致 5-羟色胺综合征及锂中毒。⑪与圣·约翰草合用，可降低本药血药浓度。⑫与 CYP 诱导药合用，可降低本药血药浓度。⑬乙醇增加本药中枢抑制作用。

【规格】 片剂：10mg；分散片：20mg；肠溶片：90mg；胶囊：20mg。

帕罗西汀[典][基]　Paroxetine（氟苯哌苯醚，Paxil，Seroxst）

【药性与应用】 有很强的阻止 5-HT 再摄取的作用，常用剂量对其他递质无影响。5-HT 再摄取被阻滞后，提高了突触间隙内 5-HT 的浓度，产生抗抑郁作用。口服可完全吸收，有首过效应，食物、其他药物均不影响其吸收。血浆蛋白结合率为 95%。可分布到全身各器官，并通过乳腺。主要经肝代谢，经肾排泄，小部分经胆汁分泌从粪便排泄。用于抗抑郁症，作用比三环类药物快，远期疗效比丙米嗪好。

口服：剂量范围为 20~50mg，在开始进餐时服。连续用药 3 周。以后根据临床反应增减剂量，1 次增减 10mg，间隔不得少于 1 周。

【注意与禁忌】 副作用轻微而短暂，常见的是恶心。1 次性给药后可出现心率减慢、血压波动，一般无临床意义。但对有心血管疾病，尤其新近发生心肌梗死者，应注意其反应。严重肝、肾功能不良者，虽可应用，但应减少剂量。

【药物相互作用】 ①与 CYP 抑制药合用，增加本药血药浓度。②与安非拉酮、利托那韦、奎尼丁、西咪替丁合用，均增加本药血药浓度。其中西咪替丁增加可达 50%。③与 5-HT 神经功能增强药合用，易导致 5-羟色胺综合征。④本药与右美沙芬合用，相互抑制代谢，可出现后者毒性反应与 5-羟色胺综合征。⑤与中枢神经抑制药合用，增加中枢抑制作用。⑥本药显著增加环丙定血浆浓度，出现抗胆碱作用，应减少后者用量。⑦与口服抗凝药合用增加出血危险。⑧本药可增加硫利达嗪、利培酮、普罗帕酮的血药浓度。⑨本药增强地高辛等洋地黄类药物药效。⑩本药可增加卡马西平、美沙酮、茶碱的血药浓度，出现各自的中毒症状。⑪本药与地昔帕明、氟卡尼、阿米替林、阿莫沙平、氯米帕明、度硫平、多塞平、丙米嗪、洛非帕明、去甲替林、奋乃静-阿米替林、普罗替林、曲米帕明等合用时，后者的代谢率降低，不良反应增加。⑫本药抑制氟奋乃静、奋乃静、派克昔林、氯氮平等的代谢，使它们的血浆浓度与不良反应增加。⑬赛庚啶降低本药药效。⑭苯妥英类、苯巴比妥类降低本药药效而不良反应增加。⑮本药与单胺氧化酶抑制剂合用，可出现5-羟色胺综合征。两药两周内不可联用。⑯本药不能与那拉曲坦、利扎曲坦、舒马曲坦、佐米曲坦合用，否则可引起高血压、冠脉收缩、5-羟色胺综合征。⑰奥氮平、文拉法辛、碳酸锂、酪氨酸与本药合用，可出现5-羟色胺综合征。⑱本药与曲马多合用，可引起癫痫发作与5-羟色胺综合征。⑲本药与奈法唑酮合用可引起中枢神经毒性或5-羟色胺综合征。⑳本药禁与硫利达嗪、阿司咪唑合用，否则可引起严重不良反应。㉑本药与含5-羟色胺药物不可合用，以免发生严重不良反应。

【规格】 片剂：20mg。

舍曲林[典] Sertraline（Lustral）

【药性与应用】 选择性对抗脑内5-HT的耗竭，抑制5-HT的再摄取，使突触间隙5-HT浓度升高发挥抗抑郁作用。无抗胆碱活性，副作用比三环类抗抑郁药少。口服易吸收，吸收缓慢而恒定。用于治疗和预防抑郁症的发作。

口服：开始50mg/d，一次与食物同服；数周后增加至100～200mg。常用剂量为50～100mg/d，最大剂量为150～200mg/d（连续使用不得超过8周）。需长期应用者，须用最低有效剂量。

【注意与禁忌】 副作用少，偶见恶心、呕吐、口干、射精困难、消化不良等。对本品过敏、肝功能不良者禁用。肾功能不良者、孕妇、哺乳妇不宜使用。有癫痫史者慎用。服本品不宜进行精细、危险操作。

【药物相互作用】 ①与安非他酮、西咪替丁、红霉素、红霉素-磺胺异噁唑合用，抑制本药代谢、升高其血药浓度，加重本药不良反应。②与甲氧氯普胺合用，可引起锥体外系症状。③利托那韦降低本药代谢，增加其血药浓度与毒性。④与右苯丙胺、芬氟拉明、羟色氨酸等5-HT活性药合用可诱发5-羟色胺综合征。⑤与抗凝药合用，增加出血危险。⑥与茶碱合用，可增加茶碱中毒危险。⑦本药可中度升高阿莫沙平、氯米帕明、洛非帕明、地昔帕明、丙米嗪、曲米帕明、度硫平、多塞平、普罗替林等的血药浓度。⑧本药可升高阿米替林、去甲替林血药浓度，诱发5-羟色胺综合征。⑨本药可抑制阿普唑仑、氯氮平、多非利特、氟卡尼、氟非那嗪、拉莫三嗪、普罗帕酮、卡马西平等药代谢，引起中毒。⑩本药抑制磷苯妥英、苯妥英代谢，合用时出现后二者中毒症状。⑪与阿司咪唑、特非那定合用，可延长QT间期，出现尖端扭转型室性心律失常与停搏。⑫与单胺氧化酶抑制剂合用，可引起中枢中毒和诱发 5-羟色胺综合征。⑬与那拉曲坦、利扎曲坦、舒马曲坦、佐米曲坦合用，可发生虚弱、反射亢进和共济失调。⑭利福平诱导本药代谢，使其失效。⑮饮酒可增加精神和运动功能伤害。

【规格】 片剂：50mg，100mg。

氟伏沙明　Fluvoxamine（三氟戊肟胺，氟戊肟胺，Floxytral）

【药性与应用】 通过抑制神经细胞对 5-HT 的再摄取发挥抗抑郁作用，而不影响对 NA 的再摄取。其优点是既无兴奋、镇静作用，又无抗胆碱、抗组胺作用，亦不影响 MAO 的活性，对心血管系统无影响，也不引起体位性低血压。口服吸收快而完全，用药 10d 之内达到血浆稳态浓度。经肝代谢，经肾排泄。$t_{1/2}$为 15~20h。用于各类抑郁症。

口服：100~200mg/d，分 1~2 次进餐时或餐后服用。可根据病情调整剂量，不超过 300mg/d。

【注意与禁忌】 耐受性好，常见不良反应有困倦、恶心、呕吐、口干、过敏等，连续使用 2~3 周后逐渐消失。用于有自杀倾向的抑郁症病人时，应特别注意监护。癫痫者、孕妇慎用。肝功能异常者应减量并严加监护。禁做精细和危险工作。

【药物相互作用】 ①苯二氮䓬类药物使本药血药浓度升高。当治疗抑郁症时，可与之合用。②与阿米替林、氯氮唑-阿米替林、奋乃静-阿米替林、马普替林、氯米帕明、地昔帕明、地尔硫䓬、丙米嗪、氟哌啶醇合用，血药浓度均明显升高。③本药可使美沙酮血药浓度升高，容易出现戒断症状。④本药可使丁螺环酮、利托那韦、阿普唑仑血药浓度升高，活性代谢产物增多。⑤本药可增加奎尼丁的毒性。⑥本药可降低 β 受体阻滞剂，如普萘洛尔的肝代谢，升高血浓度。⑦本药降低抗凝药的肝代谢，增加出血倾向。⑧与西沙必利、硫利达嗪、特非那定、阿司咪唑、匹莫齐特合用，增强肝毒性、心脏毒性，诱发 QT 间期延长，心脏停搏。⑨与单胺氧化酶抑制药不可合用，用药间隔也应在 14d 以上，否则可引起 5-羟色胺综合征等严重不良反应。⑩与银杏叶制剂、芬氟拉明、氯吉兰、曲马多、羟色氨酸、托洛沙酮、锂剂、右苯丙胺、反苯环丙胺、吗氯贝胺、尼亚拉胺、异丙烟肼、异卡波肼、苯乙肼、丙卡巴肼、帕吉林、司来吉兰等合用，可诱发 5-羟色胺综合征。⑪与色氨酸合用，可引起严重呕吐。⑫与那拉曲坦、利扎曲坦、舒马曲坦、佐米曲坦合用，可引起虚弱、反射亢进、动作失调。⑬本药可抑制 CYP 的活性，故与 CYP 代谢有关药合用时应谨慎。⑭用药期间避免饮酒，以免加重中枢抑制；吸烟降低本药药效。

【规格】 片剂：50mg，100mg。

茚达品 Indalpine

【药性与应用】 5-HT 再摄取抑制剂。通过抑制突触前膜对 5-HT 的再摄取，使突触间隙中的 5-HT 含量升高，促进突触间的传递，发挥抗抑郁作用。不影响其他递质的再摄取。口服吸收快，2h 达峰值，很快在脑内达到稳态；在血中 3d 后才达到平衡。主要通过肾排泄。$t_{1/2}$ 为 10 h。用于各类抑郁症的治疗。

口服：100~150mg/d，分 2~3 次，进餐时服用。

【注意与禁忌】 常见不良反应有嗜睡、颤抖、白细胞减少、粒细胞减少，偶见丙氨酸氨基转移酶升高，停药后可恢复。有自杀倾向及进行精细、危险操作者不宜用本品。禁用于白细胞、粒细胞减少病人。不可与影响白细胞药和 MAOI 合用。有癫痫史者、孕妇、哺乳妇慎用。

【规格】 片剂：50mg。

奥沙氟生 Oxaflozane（氟苯吗啉，Conflictan）

【药性与应用】 新型抗抑郁药，主要机制是发挥 5-HT 作用。无增强食欲、抗胆碱或交感神经阻滞作用。对心肌无毒性。口服吸收迅速，很快代谢，在尿中的主要代谢产物为 N-去烷基衍生物。用于抑郁症，对反应性、神经性抑郁效果尤好。

口服：成人通常为 15~30mg/d。最初 3~4d 早晨服 10 滴，晚上服 20 滴；以后每日早上服 20 滴，晚上服 40 滴。8 岁以上儿童剂量为成人的一半，可逐渐增加剂量达到治疗目的。老人早上服 5 滴，晚上服 10 滴。静脉注射：成人 5~150mg/d，以 250mL 等渗液稀释，于 2~3h 内缓慢滴注。

【注意与禁忌】 有嗜睡、下肢无力，数日后可自行消失。偶有口干、头痛、直立性低血压等。禁用于肾衰竭者与孕妇、哺乳妇。进行精细、危险操作者慎用。不宜与 MAOI 合用，且必须在后者停药 15d 后方可使用。亦不可与乙醇、巴比妥、三环类抗抑郁药、苯丙胺及其他中枢抑制药合用。

【规格】 口服液：5mg/10 滴；注射剂：50mg。

曲唑酮 Trazodone（三唑酮，Desyrel，Pragmazone）

【药性与应用】 三唑吡啶类抗抑郁药，作用类似于三环类和 MAOI。对心血管系统毒性小，无抗胆碱作用，较适用于高龄和心血管病人。抗抑郁机制是选择性阻断 5-HT 的再吸收，并可有微弱阻滞 NA 重吸收的作用，但对多巴胺、组胺、乙酰胆碱和脑内 MAO 活性均无影响。本品还具有中枢镇静、轻微松弛肌肉作用，但无抗痉挛和中枢兴奋作用。对心脏无影响，但可引起血压下降并与剂量相关。口服吸收良好，2h达峰值。吸收后多分布于肝、肾，经肝代谢，代谢产物仍有明显活性。易通过血-脑脊液屏障，但很少通过胎盘屏障。代谢产物最后经肾排泄。很少以原形排泄。肾功能损伤也不影响其排泄。$t_{1/2}$为4.1h。用于抑郁症。顽固性抑郁症经其他抗抑郁治疗无效时用本品仍有效；也用于焦虑症，尤适用于高龄或心脏病病人。

口服：从小剂量开始，逐渐增加剂量。一般成人开始50~100mg/d，分次服；3~4d后剂量可增加50mg。最大剂量：门诊病人可达400mg/d，住院病人600mg/d。不可将此量用于18岁以下者。高龄者应从25mg开始，2次/d；3~5d后增加至50mg，3次/d；很少超过200mg/d。

【注意与禁忌】 副作用少而轻微，最常见的是嗜睡、困倦；偶见皮肤过敏、视力模糊、便秘、口干、高血压或低血压、心动过速、头晕、头痛、腹痛、恶心、呕吐、肌肉痛、震颤、协同动作障碍等。癫痫、肝肾功能不良者慎用。应注意儿童、青少年的自杀倾向。

【药物相互作用】 ①氟西汀降低本药清除率，引起中毒和5-羟色胺综合征。②与氯丙嗪、三氟拉嗪、奋乃静、氟奋乃静、美索达嗪、哌泊噻嗪、丙氯拉嗪、硫乙拉嗪、硫利达嗪协同降压，合用可引起低血压。③本药可使地高辛、苯妥英钠血药浓度升高。④本药可增强巴比妥类药物中枢抑制作用。⑤本药抑制卡马西平代谢，使其发生中毒。⑥本药抑制可乐定降压作用。⑦与丁螺环酮合用，或可使血清转氨酶升高。⑧与氟哌利多合用可诱发QT间期延长、室性扭转心率与停搏。⑨与帕罗西汀合用，引起严重5-羟色胺综合征，甚至死亡。⑩与口服抗凝血药合用，可引起凝血酶原时间（PT）延长。⑪与单胺氧化酶抑制药不可合用。⑫本药加强乙醇中枢抑制作用。

【规格】 片剂：50mg。

第五节 5-羟色胺及去甲肾上腺素再摄取抑制剂

文拉法辛[典] Venlafaxine（万拉法新，益福乐，Efferor）

【药性与应用】 可抑制NA和5-HT的再摄取，对多巴胺的再摄取也略有抑制。在体外对胆碱受体、组胺受体、α_2受体均无亲和力。胃肠道吸收良好，在肝脏被CYP 11D6代谢，由尿排泄。主要活性代谢产物的$t_{1/2}$为5~11h。3周后达到稳态浓度。用于抑郁症的治疗。

口服：推荐初始量，75mg/d，分2~3次服；每隔4周，可酌情增加75mg/d，至最大剂量225mg/d。某些住院者可能只对最大剂量有反应，最大剂量375mg/d，或遵医嘱。

【注意与禁忌】 最常见恶心、头痛、焦虑、厌食、神经过敏、出汗、失眠、嗜睡。口干、便秘也多见。性功能障碍、体重减轻也有发生。某些病人可出现持续性舒张压升高，特别是剂量超过300mg/d时，应监测血压。少数也可有癫痫发作。在药物相互作用上，可抑制CYP 11D6的药物，如奎尼丁等可升高本药的血清浓度并增加毒性。由于本品对肾上腺素和5-HT作用的影响，须在停用MAOI 14d后始可使用本品，或在使用MAOI前7d停药。

【药物相互作用】 ①与酮康唑、西咪替丁、利托那韦合用，本药血药浓度增高，毒性增强。②本药与三环类抗抑郁药、氯氮平、右美沙芬合用，二者均代谢下降、血药浓度升高、毒性增强。③本药减少氟哌啶醇代谢，增加其血药浓度。④与口服抗凝血药合用，凝血酶原时间延长。⑤本药可抑制CYP3A4介导的多非利特的代谢。⑥本药与单胺氧化酶抑制剂合用易出现中枢抑制和5-羟色胺综合征。⑦苯巴比妥类降低本药血药浓度与效用。⑧本药与那拉曲坦、舒马曲坦合用，可引起虚弱、反射亢进和动作失调。⑨本药与5-HT受体激动药合用，有导致5-羟色胺综合征的危险。⑩本药与金丝桃素、帕罗西汀合用，有发生5-羟色胺综合征的危险。⑪与三氟拉嗪、丙氯拉嗪合用，可引起神经阻滞剂恶性综合征。⑫与唑吡坦合用，可引起幻觉。⑬本药与卡马西平、地西泮、阿普唑仑、锂剂合用，药效不受影响。

【规格】 缓释胶囊：75mg，150mg；胶囊：12.5mg，25mg。

安非他酮[典] **Amfebutamone（丁氨苯丙酮，Bupropion，Wellbutrin）**

【药性与应用】 5-HT与NA再摄取抑制剂，对DA受体有选择性抑制作用。具有抗抑郁作用。临床用于对其他抗抑郁药疗效不明显或不能耐受的抑郁症病人。

口服：开始225mg/d，分3次服，然后根据病情适当调整剂量，但总量不超过450mg/d。

【注意与禁忌】 常有激动、口干、失眠、恶心、便秘等。有引起癫痫发作的危险，有惊厥史者禁用。孕妇、哺乳妇禁用。18岁以下者不宜使用。应注意儿童与青少年自杀倾向。

【药物相互作用】 ①达哌啶醇与本药合用，心脏毒性相加，易出现致命性心律失常。②西咪替丁可抑制本药代谢，使不良反应增加，如兴奋、焦虑、失眠、幻觉等。③利托那韦与本药合用，可诱发癫痫和中毒现象。④本药与茶碱、全身用皮质激素、苯并二氮䓬类联合应用，易诱发癫痫。⑤与胍法辛合用，可发生无病史性癫痫。⑥本药与去甲替林、丙米嗪、地昔帕明、帕罗西汀、氟西汀、舍曲林，氟哌啶醇、利培酮、硫利达嗪，美托洛尔、普罗帕酮、氟卡尼合用，可升高其血药浓度。⑦本药与单胺氧化酶抑制剂合用，可引起本药急性中毒，禁止二者合用，间隔期应在2周以上。⑧与右旋多巴、金刚烷胺、唑吡坦合用，不良反应增加，应调整剂量。⑨与卡比马唑合用，增加肝毒性。⑩本药与CYP诱导药如苯妥英、巴比妥类合用，可降低本药血药浓度。⑪卡马西平降低本药疗效。⑫与乙醇合用，降低癫痫发作阈值。吸烟可导致急性高血压发生率增加。

【规格】 片剂：75mg，100mg；缓释片：150mg。

诺米芬新　Nomifensine（氨苯甲异喹，Merital，Alival）

【药性与应用】 四氢异喹啉衍生物，抑制脑内神经突触对NA和DA的再摄取，类似苯丙胺。但不抑制5-HT的再摄取，稍有抗胆碱作用。用于内源性抑郁症、躁狂抑郁症、焦虑抑郁症。

口服：开始50mg/d，分2～3次服用；7～10d后，可根据病情调整剂量。有些人可能需用至200mg/d。老年人剂量减半。

【注意与禁忌】 不良反应有焦虑不安、恶心、呕吐、口干；罕见溶血性贫血。可加重精神分裂症，精神病病人禁用。应用MAOI者在停药14d后方可使用本品。

【规格】 胶囊：25mg，50mg。

第六节　苯丙胺类和其他精神运动兴奋剂

苯丙胺[典]　Amfetamine（安非他林，苯齐巨林，非那明，Amphetamine，Benzedrine，Phenamine）

【药性与应用】 与麻黄碱相似，为拟肾上腺素药。对中枢神经的兴奋作用较强，能加强大脑皮质的兴奋过程，并使抑制过程易于集中。能使人清醒，解除疲劳，增加活动能力和有欣快感。用于发作性睡眠、麻醉药及其他中枢抑制药中毒、精神抑郁症等。

口服：常用量2～10mg/次；极量20mg/次，30mg/d。皮下注射：常用量2～20mg/次；极量10mg/次，20mg/d。

【注意与禁忌】 超量或反复使用可产生病态嗜好，并引起兴奋-抑制过程的平衡失调导致精神症状，使用时应严加控制。副作用有疲倦、头痛等。高血压、动脉硬化、冠心病、甲状腺功能亢进、高龄者与小儿禁用。处于激动状态的患者禁用本药。其他参阅二甲磺酸赖右苯丙胺。

【药物相互作用】 ①与尿液碱化剂合用，作用增强。②与MAOI合用，可引起头痛、心律失常、呕吐等，间隔用药应在14d以上。③与全麻药合用，可导致室性心律失常。④与β受体阻滞剂合用，升压作用强，易出现严重心动过缓、房室阻滞。⑤与中枢兴奋药咖啡因、哌甲酯，抗震颤麻痹药金刚烷胺可相互增效，出现激动、易怒、失眠、惊厥等。⑥与甲状腺素相互增效，引起冠心病恶化。⑦锂盐拮抗本药中枢兴奋作用。⑧降压药、利尿药与本药合用，降压作用下降或消失。⑨丁酰苯类（如氟哌啶醇）、吩噻嗪类、噻吨类、洛沙平等与本药合用，作用减弱。⑩本药延长苯巴比妥、苯妥英胃肠道吸收时间，不可合用。⑪与洋地黄、左旋多巴合用，心律失常发生率增加。

【规格】 片剂：5mg，10mg；注射液：5mg/1mL，1mL/10mg。

二甲磺酸赖右苯丙胺 Lisdexamfetamine Dimesylate（Vyvanse）

【药性与应用】 本药为右苯丙胺的前体药物，口服后在胃肠道迅速吸收并转化为右苯丙胺而发挥药效。

临床用于治疗6~13岁儿童及成人注意缺陷多动障碍（ADHD）（国外资料）。其他略同于右苯丙胺。

口服：①成人：30mg，1次/d，清晨给药。根据需要，日剂量可每隔1周增加10mg或20mg，最大剂量为70mg/d。②儿童：应以最低有效剂量给药。6~12岁ADHD儿童，首次推荐剂量30mg，1次/d，清晨给药。如进行剂量调整，可给予更低剂量20mg，1次/d。日剂量可每隔一周增加10mg或20mg。最大日剂量为70mg/d。

【注意与禁忌】 滥用苯丙胺可引起严重心血管不良反应与猝死；长期使用此类药，可引起依赖性。对拟交感胺类过敏或有特异反应者，有药物滥用史者，晚期动脉粥样硬化、有症状心血管疾病、中重度高血压、甲状腺功能亢进、青光眼患者禁用。抽搐、有精神病史、双相障碍、睡眠脑电图异常、有惊厥史、抽动-秽语综合征患者禁用（以上为国外资料）。妊娠安全性C级，哺乳妇避免使用。

不良反应可有猝死、心肌梗死、心悸、心动过速、血压升高、阳痿、性欲改变、失眠、易怒、头痛、眩晕、情感不稳定、食欲下降、腹痛、恶心、呕吐、口干、便秘、过敏、视物模糊等。

【药物相互作用】 ①与单胺氧化酶抑制剂合用可引起高血压危象和恶性高热。用药间隔应在14d以上。②与过量丙氧芬合用可发生致死性惊厥。③苯丙胺类药可增强镇痛药的作用。④苯丙胺类药可能增加三环类抗抑郁药的活性，使其毒性增加。⑤与苯巴比妥、苯妥英合用，可产生协同抗惊厥作用。

⑥本类药延迟乙琥胺的肠道吸收。⑦酸化尿液药可降低本类药疗效。⑧氯丙嗪抑制苯丙胺中枢兴奋作用，可治疗本类药中毒。⑨氟哌啶醇可抑制苯丙胺类的中枢神经兴奋作用。⑩碳酸锂可能抑制本类药的食欲下降与中枢兴奋作用。⑪苯丙胺类药可抑制降压药、藜芦碱的降压作用与肾上腺素受体阻断药的作用。⑫苯丙胺类药可能抵消抗组胺药的镇静作用。

【规格】 胶囊：20mg，30mg，40mg，50mg，60mg，70mg。

哌甲酯[典]　Metylphenidate（哌醋甲酯，利他林，利太林，Ritalin）

【药性与应用】 精神兴奋药。能振作精神，对抗抑郁。作用比苯丙胺弱，毒副作用也较少。口服易吸收，1 次服药可维持 4h 左右。在体内迅速代谢，经尿排出。$t_{1/2}$为 30min。主要用于轻微的脑功能失调。

口服：10mg/次，20~30mg/d。6 岁以上儿童，开始 5mg，1~2 次/d，于早、午餐前服用；以后根据疗效调整剂量，每隔 1 周递增 5~10mg，总量不超过 60mg/d。

【注意与禁忌】 不良反应与剂量相关。一般 30mg/d 应用副作用很少。最常见的副作用为纳差；其次为口干、头晕、恶心、头痛、失眠、嗜睡、运动障碍、神经质、皮疹、心律失常、心悸等。有的不良反应仅在初期出现，坚持服药可自行消失。可引起依赖性。6 岁以下者免用。为了延缓耐受性的产生和减少副作用，患儿休息日可以停药。傍晚以后不宜服药，避免引起失眠。癫痫、高血压病人慎用。严重焦虑症、青光眼、激动、过度兴奋者禁用。

【药物相互作用】 ①与抗癫痫药、抗凝药、保泰松合用，本药血浓度升高，出现毒性反应。②与 MAOI 合用，可出现高血压危象，用药间隔应在 14d 以上。③与中枢兴奋药、肾上腺素受体激动药合用，作用叠加，可诱发紧张、激动、失眠、惊厥、心律失常。④本药抑制香豆素类抗凝药、抗惊厥药、抗抑郁药的代谢，增加其血药浓度，出现各自的相应毒性。应监测、减量用药。⑤本药增加抗 M 胆碱受体药的药效。⑥本药减弱降压药的药效。⑦与可乐定合用，可发生严重不良反应，原因不清楚。

【规格】 片剂：5mg，10mg，20mg；缓释片：20mg；控释片：18mg，36mg；注射液：20mg/1mL；注射剂：20mg。

哌苯甲醇　Pipradrol（米拉脱灵，匹普鲁多，Meratean）

【药性与应用】 精神兴奋药，药理作用同哌甲酯。用于轻微脑功能失调症。

口服：1~2mg，2~3 次/d。

【注意与禁忌】 超量可引起失眠、恶心、纳差、焦虑，一般停药后即可消失。焦虑与烦躁不安等病人忌用。

【规格】 片剂：1mg。

匹莫林 Pemoline（苯异妥英，Deltamine，Cylert）

【药性与应用】 中枢兴奋药，作用温和，强度介于苯丙胺与哌甲酯之间，相当于咖啡因的5倍。尚具有弱拟交感作用。口服20~30min起效。多次给药后2~3d可达到稳态血药浓度。24h内自尿中排出75%，约43%以原形排出。用于轻微脑功能失调、轻度抑郁与发作性睡眠、遗传过敏性皮炎。

轻微脑功能失调：口服，每日晨起20mg，一般不超过60mg。用于遗传过敏性皮炎：从20mg/d开始，每2~3d递增20mg，直到止痒或剂量达到80mg/d为止；每周用药6d，停药1d，共2周。

【注意与禁忌】 最常见的副作用为失眠，多在治疗初期未出现疗效前发生，多为一过性，持续用药或减量可自行消失。为避免失眠，午餐后不再服药。治疗开始数周内可出现食欲减退并伴有体重减轻，也多为一过性。对儿童进行短期治疗是一种安全有效的药物，但6岁以下者的安全性尚未证实，应避免使用。为避免耐药，每周可只服药5~6d。肝、肾功能损害者应慎用本品，并定期检查肝、肾功能。孕妇、哺乳妇慎用。其他的副作用有眼球震颤及运动障碍；偶见头痛、头昏、恶心、胃痛、皮疹、嗜睡、烦躁不安、易激动及轻度抑郁症等，减量或停药后可消失。

【规格】 片剂：20mg。

第七节 其他抗精神病药物

色氨酸[典] Tryptophan

【药性与应用】 是复方氨基酸制剂的成分之一。进入机体后与血浆蛋白结合，代谢为5-HT，引起“自然睡眠”。用于5-HT缺乏的抑郁症；对服用复方多巴胺的帕金森病患者出现的躁动、不安，亦有良好的镇静作用。

口服：治疗5-HT缺乏性抑郁症，1~2g，3次/d；用于催眠，每晚睡前服5~10g。

【注意与禁忌】 无特殊注意事项与不良反应。

【规格】 片剂：0.5g。

富马酸喹硫平[典][基] Quetiapine Fumarate（富马酸奎的平，富马酸喹噻平，喹硫平，Seroauel Seroquel）

【药性与应用】 本药是二苯氧氮杂䓬类药，为典型抗精神病药。其结构与氯氮平与奥氮平相似，为脑内多种神经递质受体拮抗药，主要是阻断中枢多巴胺 D_2 受体和 5-HT_2 受体而起抗精神病作用。

临床用于精神分裂症，对分裂症的阳性症状和阴性症状均有效。也可以减轻其伴发的抑郁、焦虑及认知缺失症状。也用于双相情感障碍的急性躁狂发作。

口服：初始剂量 25mg，2 次/d。第 2 或第 3 日增量为 20~50mg，2~3 次/d；若能耐受，第 4 日可增至治疗量 300~400mg，分 2~3 次服。若需进一步调整剂量，间隔时间不少于 2d。推荐的剂量增减方案为 25~50mg，2 次/d。

【注意与禁忌】 应特别注意，本药不得用于治疗痴呆相关精神病，否则有引起死亡的危险。对儿童、青少年应严密预防自杀行为的发生。儿童、孕妇、哺乳妇不可应用本药。心血管疾病、肝或肾功能不全、甲状腺疾病、低血压倾向、肺心病、癫痫、阿尔茨海默病、吞咽困难、昏迷、白细胞减少者均应慎用。

不良反应常见的有头昏、嗜睡、直立性低血压、心悸、口干和食欲减退、便秘；少见的有体重增加、腹痛、碱性磷酸酶升高、血胆固醇甘油三酯升高。偶见锥体外系反应、兴奋与失眠。长期用药可出现晶状体病理变化。

【药物相互作用】 ①酮康唑、氟康唑、伊曲康唑、红霉素、氯氮平、奈法唑酮、氟伏沙明、卡马西平、西咪替丁均使本药血浓度升高。②与其他中枢神经药合用应谨慎，防止叠加作用。③本药升高劳拉西泮的血药浓度。④与口服抗凝药合用，抗凝作用增强，注意出血倾向。⑤与抗高血压药合用，可诱发直立性低血压。⑥与苯妥英、磷苯妥英、硫利达嗪合用，可使本药血浓度降低。⑦与左旋多巴、多巴胺受体激动药合用，可相互减弱效用。⑧普拉睾酮减弱本药药效。⑨与月见草油合用，可诱发癫痫发作。⑩与苯丙氨酸合用，使迟发性运动障碍增加。⑪与锂剂合用，可导致无力、运动障碍、锥体外系反应增加。⑫本药增加乙醇对运动协调和认识的伤害。

【规格】 片剂：25mg，100mg，200mg。

西酞普兰[典] Citalopram（百无忌，乐心透，迈克伟，氢酞氟苯胺，喜普妙，喜太乐，一泰钠，易特安，Cipram，Cipramil，Nitalapram）

【药性与应用】 本药是一种二环氢化酞类衍生物，为选择性 5-HT 再摄取抑制剂，提高突触间隙 5-HT 浓度，增强其传递功能而产生抗抑郁作用。

临床用本药治疗多种类型抑郁症。

口服：初始剂量为 20mg，1 次/d；必要时可逐渐增至最大剂量 60mg，1 次/d。增量应间隔 2~3 周。

【注意与禁忌】 本药用于儿童、少年、青年会增加自杀倾向，用时应权衡利弊，并进行密切监控。禁用于过敏者、孕妇。慎用于心血管疾病、肝或肾功能不全、自杀倾向、躁狂、有癫痫病史诸类患者。

本药的不良反应多轻微、短暂，开始1~2周较为明显，随着抑郁症状的改善，不良反应逐渐消失。常见的不良反应有恶心、呕吐、口干、腹泻、多汗、涎液减少、震颤、头痛、头晕、失眠、嗜睡。可有内分泌功能紊乱、躁狂、心动过速及直立性低血压。可有性功能障碍。也有引起癫痫的个案报道。

【药物相互作用】 ①与阿利马嗪合用，本药血药浓度可升高36%。②与丁螺环酮合用，可引起5-羟色胺综合征，甚至死亡。③与右芬氟拉明、芬氟拉明、银杏、5-HT、异卡波肼、吗氯贝胺、氯米帕明、阿米替林、苯丙胺、单胺氧化酶抑制剂、曲马多合用，均可引起5-羟色胺综合征。不可合用，用药间隔也应在14d以上。④与氟哌利多合用可出现QT间期延长、尖端扭转型室性心律失常和心脏停搏。⑤与阿莫曲坦、那拉曲坦、呋喃唑酮合用，可出现乏力、反射亢进、动作失调。⑥卡马西平可降低本药血浓度。⑦有报道与舒马曲坦合用，可有乏力、反射亢进，应予注意。⑧饮酒可增加精神和运动功能损害，应禁酒。

【规格】 片剂：20mg；口服液：20mg/10mL。

米氮平 Mirtazapine（米塔扎平，派迪生，瑞美隆，辛乃静，Meprzepine，Remeron）

【药性与应用】 本药属于哌嗪氮䓬类衍生物，为强力肾上腺素α_2受体和5-HT受体阻断药，主要作用于5-HT_2和5-HT_3受体。本药可阻断突触前肾上腺素α_2受体，强化去甲肾上腺素及5-HT的释放。本药同时对组胺H_1受体有阻滞作用，对外周α_1受体及胆碱受体也有一定阻滞作用。

本药适用于治疗抑郁症。

口服吸收快而完全，2h达C_{max}，$t_{1/2}$ 37h。15mg，1次/d，睡前服用。根据病情可逐渐增加剂量（剂量改变间隔1~2周）。有效剂量通常为15~45mg/d。

【注意与禁忌】 应特别注意：本药用于儿童、少年、青年可增加自杀倾向。对有自杀倾向者应用时应权衡利弊。对肝或肾功能不全、传导阻滞、心绞痛、癫痫、粒细胞缺乏、高胆固醇血症、躁狂症、苯丙酮尿症、高血压患者要慎用。孕妇、哺乳妇不宜应用。

本药常见不良反应有嗜睡、食欲增加、体重增加、头晕、便秘、口干；少见意识错乱、焦虑、不安、兴奋、皮疹、水肿、呼吸困难、低血压、肌痛、感觉迟钝、疲劳、噩梦、恶心、呕吐、腹泻、尿频。此外，也有双相情感障碍、躁狂、惊厥、肌痉挛、水肿、急性骨髓抑制、转氨酶升高的报道。

【药物相互作用】 ①与西咪替丁合用，可显著升高本药曲线下面积和血药浓度。②本药可加强苯二氮䓬类中枢镇静作用，应避免与地西泮等联用。③个案报道本药与可乐定合用时，降血压作用减弱。④与 MAOI 合用可导致严重神经毒性与癫痫发作。

【规格】 片剂：15mg，30mg。

瑞波西汀　Reboxetine（叶洛抒）

【药性与应用】 本药为二环吗啉衍生物，是一种选择性去甲肾上腺素再摄取抑制药。临床用于治疗抑郁症。口服后 1.5~2.4h 达 C_{max}，$t_{1/2}$12~14h，口服吸收良好，生物利用度为 92~94%。

口服：初始剂量 4mg，2 次/d，可根据临床效果增至 10mg/d，分次给药。多数患者用初始剂量即可收效。一般剂量不宜超过 12mg/d。

【注意与禁忌】 对本药过敏、有惊厥史、青光眼、前列腺性排尿困难、低血压、心脑血管意外、严重肝或肾功能不全、孕妇、哺乳妇禁用。双相情感障碍者慎用。儿童不宜应用。

不良反应可有口干、便秘、多汗、失眠、勃起障碍、排尿困难、尿潴留、心率增快、静坐不能、眩晕、直立性低血压等。

【药物相互作用】 ①抗真菌药酮康唑、氟康唑与本药合用，可增加本药血药浓度。②与 MAOI 合用，可出现 5-羟色胺综合征，应列为禁用。③本药与下列药物有协同作用：锂制剂、三环类抗抑郁药、普萘洛尔、阿普洛尔、红霉素、环孢素、降压药、美沙酮、利多卡因等。

【规格】 片剂：4mg；胶囊：4mg；软胶囊：4mg。

噻奈普汀钠　Tianeptine Sodium（达体朗，噻奈普汀，Tatinol）

【药性与应用】 为噻奈普汀钠盐，是一种三环类抗抑郁药。临床用于治疗多种抑郁症，如神经源性反应性抑郁症、躯体（尤指胃肠）不适性焦虑抑郁症、酒精戒断焦虑抑郁症等。胃肠吸收迅速完全，1.8h 可达 C_{max}，$t_{1/2}$2.5h。

口服：12.5mg，3 次/d，于早、中、晚餐前服用。

【注意与禁忌】 对本药过敏者和 15 岁以下儿童禁用。有三环类抗抑郁药过敏史、心血管疾病、胃肠道疾病、严重肾功能不全及老年患者慎用。孕妇应避免使用本药，哺乳妇应停止哺乳。谨防自杀倾向。

不良反应少见，一般有轻度上腹部不适、腹痛、口干畏食、恶心、呕吐、腹胀；心动过速、期前收缩、心前区痛；失眠、嗜睡、噩梦、无力、眩晕、头痛、晕厥、震颤、发热、面部潮红、呼吸困难、咽部阻塞感和发痒；肌痛、腰痛等。

【药物相互作用】 ①避免与非选择性 MAOI 合用，以免诱发 5-羟色胺综合征。两药使用必须间隔14d以上。②圣·约翰草与本药合用，可诱发5-羟色胺综合征。③同时服用大剂量水杨酸时，应减少本药用量，以免引起中毒。④与大麻属药物合用，可引起心动过速与谵妄。

【规格】 片剂：12.5mg。

米那普仑 Milnacipran（米西普朗，Ixel，Midalcipran）

【药性与应用】 本药为第四代抗抑郁药，可同时抑制神经元对5-HT和去甲肾上腺素（NA）的再摄取，从而使突触间隙递质浓度升高，促进突触传递功能而发挥抗抑郁作用。

本药口服生物利用度为85%，t_{max}为0.5～4h，90%经肾脏排出。口服2～3周后起效，6周达到最大疗效。临床用于治疗抑郁症。

口服：5mg，2次/d。不宜空腹服用，以免嗳气、呕吐。

【注意与禁忌】 对本药过敏、尿路梗阻者忌用，哺乳妇忌用。高血压及心血管疾病、肝肾功能不全、脑器质性疾病、青光眼或眼压升高者，均应慎用。孕妇应权衡利弊后应用。

不良反应为头痛、焦虑、多汗、面部潮红及排尿困难。偶见恶心、呕吐、口干、便秘、震颤与心悸。

【药物相互作用】 ①与MAOI或其他抗抑郁药合用时，可出现5-羟色胺综合征样反应。间隔2周始可应用本药。停用本药2～3d始可开始应用上述药物。②与巴比妥类可相互增效，故而宜合用。③与卡马西平合用时，本药血浓度轻度降低。④本药可减弱降压药的效用。⑤与乙醇合用，二者相互增效，毒性增强，故用药期不可饮酒。

【规格】 片剂：25mg，50mg；胶囊：25mg，50mg。

度洛西汀 Duloxetine（欣百达，盐酸度洛西汀，Duloxetine Hydrochloride）

【药性与应用】 本药为选择性5-羟色胺和去甲肾上腺素再摄取抑制剂。用于治疗抑郁症、广泛性焦虑障碍、糖尿病周围神经病、女性中至重度应激性尿失禁。

本药口服治疗抑郁症3周内起效，4～6 h达C_{max}，$t_{1/2}$11～16h。

口服：抑郁症推荐剂量40mg/d，分2次服，至60mg/d（分1～2次服用）。用药剂量和疗程根据患者病情调整。

【注意与禁忌】 本药用于抗抑郁症时，儿童、少年、青年可增加自杀倾向，应严密监控。儿童不推荐使用。对本药过敏、未控制的闭角型青光眼、肝功能不全者禁用。有躁狂史或癫痫史、已控制的闭角型青光眼、自杀倾向的抑郁症、肾功能不全、胃排空减缓者慎用。孕妇禁用，哺乳妇禁用。

不良反应多而广泛。

心血管系统：面部潮红、血压升高、肌酸磷酸激酶轻度升高、心率轻度增加；不常见的有心房、心室颤动，右束支阻滞，充血性心力衰竭，冠心病，高血压危象，心肌梗死，水肿，静脉炎。

代谢/内分泌系统：常见食欲减退、体重增加、低血糖、食欲亢进；可见体重下降；不常见水肿、脱水、高脂血症。

肌肉骨骼系统：常见僵直；不常见肌无力。

泌尿生殖系统：常见排尿困难；可见性欲减退、性高潮异常、勃起障碍、射精异常；不常见血肌酐水平升高、排尿减少、肾病、尿急、尿失禁、尿潴留。

神经系统：常见疲乏、眩晕、嗜睡、感觉减退；可见震颤；不常见共济失调、构音障碍。

精神状态：常见失眠、易激动、紧张、噩梦、静坐不能；可见焦虑。

消化道：恶心（可导致停药）、口干、便秘最为常见。常见胃炎；可见腹泻、呕吐；不常见口干、疱疹性口炎、牙龈炎、吞咽困难、食管狭窄、胃刺激、胃排空减缓、溃疡病、结肠炎、肠道憩室炎、肠道易激综合征、下腹痛、便血、黑便。常见各类肝酶升高；不常见肝脂肪变性。

可有贫血、白细胞减少或增加、血小板减少、淋巴结病。

皮肤常见多汗、盗汗、瘙痒、皮疹、皮肤溃疡；不常见痒疹、湿疹、红斑、痤疮、脱发、瘀斑、剥脱性皮炎、颜面水肿、过度角化、光敏。

眼：常见视物模糊；不常见复视、幻觉、青光眼、干性角膜结膜炎、黄斑变性、视网膜剥离。

可有流感样症状出现。

【药物相互作用】 ①本药与 MAOI 合用，可引起严重 5-羟色胺综合征，甚至死亡。②卷曲霉素、西咪替丁、氟伏沙明、奎尼丁、喹诺酮类药物，均可引起本药血药浓度升高，毒性加强。③本药与氟西汀、帕罗西汀合用，相互抑制代谢，增加血药浓度与毒性。④本药抑制三环类抗抑郁药代谢，使后者血药浓度升高，诱发中毒。如必须合用，应调整剂量，加强监护。⑤本药抑制吩噻嗪类药物（如奋乃静）代谢，增加其毒性。⑥本药抑制硫利达嗪代谢，增加其心脏毒性，导致 QT 间期延长、尖端扭转型心动过速、停搏。⑦本药抑制 I_C 类抗心律失常药，增加其浓度与心脏毒性。⑧与通过 CYP2D6 代谢药物合用，可使后者的曲线下面积和 C_{max} 增加，合用时应谨慎。⑨本药禁止与中枢神经抑制药合用，否则可引起精神运动障碍恶化。⑩尼古丁可使本药生物利用度减少 1/3，故用药者应禁烟。

【规格】 肠溶胶囊：30mg，60mg。

圣·约翰草提取物 Extract of St. John's Wort（海拉利，路优泰）

【药性与应用】 本提出物含有三种有效成分：金丝桃素、伪金丝桃素和贯叶金丝桃素。具有多重抗抑郁作用：可同时抑制突触前膜对去甲肾上腺素（NA）、5-HT和多巴胺的再摄取，使突触间隙内3种递质浓度增加。本药还可轻度抑制儿茶酚胺氧位甲基转移酶（COMT）的作用，可抑制神经递质的过度代谢。本药对单胺氧化酶A和B（MAO-A，MAO-B）的抑制作用，可在较高药物浓度下出现。其活性成分贯叶金丝桃素对γ-氨基丁酸（GABA）和L-谷氨酸的再摄取也有抑制作用，且对后者的作用更强。还可提高大脑皮质5-HT_2受体的密度。本药可抑制应激所致的皮质醇升高，并增强NA的功能，同时提高夜间退黑素水平，调节昼夜节律而改善睡眠，对中枢神经系统也有激活松弛作用，可改善抑郁症患者的情绪。

本药由于成分不同，其药代动力学指标也参差不齐，t_{max}大致在3~6h之间，$t_{1/2}$3~41h，主要由肝脏代谢。临床主要用于治疗抑郁症、焦虑和烦躁不安。

口服：300mg，2~3次/d。不超过1800mg/d。维持剂量为300~600mg/d。疗程3~6个月。

【注意与禁忌】 对本药过敏者、12岁以下儿童禁用。皮肤光过敏，严重肝、肾功能不全者慎用。孕妇、哺乳妇应避免使用。

本药的不良反应：在强阳光下出现类似晒伤的反应。罕见胃肠道不适、皮肤红肿过敏、疲劳、不安、头晕、过度镇静等。有报道尚可引起高血压、躁狂、体温升高、尿频、性快感缺失等。

【药物相互作用】 ①与氨基乙酰丙酸合用，光毒性反应增强。②与MAOI、5-HT受体激动剂合用，可引起5-羟色胺综合征。③本药可增强右美沙芬的5-HT作用。④与阿片类镇痛药合用，可出现中枢神经过度镇静。⑤本药可改变卡马西平的血药浓度，合用时应注意监测不良反应。⑥本药可减弱氯唑沙宗、西罗莫司、他克莫司、环孢素、依托泊苷、雌激素、紫杉醇、巴比妥类、羟甲基戊二酰辅酶A还原酶抑制剂、非核苷类反转录酶抑制剂、蛋白酶抑制剂、钙通道阻滞剂、伊马替尼、抗凝药、左甲状腺素、苯妥英、他莫昔芬、维拉帕米、苯二氮䓬类、β受体阻滞剂、美沙酮、米非司酮的血药浓度与药效。其中与雌激素合用有导致皮下出血的个案报道。故本药应避免与上述药物合用。⑦本药可减弱伊立替康、环磷酰胺、异喹胍、茶碱、氯氮平、奥美拉唑、地高辛、胺碘酮、安吖啶、利血平等药的血药浓度与药效，应避免合用。⑧本药与抗糖尿病药合用可引起低血糖。⑨与麻醉药合用可增加休克、行动过缓的风险。用药间隔应在5d以上。⑩与洛哌丁胺合用可引起谵妄、意识模糊、激动与定向障碍。⑪与含酪胺的食物同用，有发生高血压危象的风险。

【规格】 片剂：300mg（其中贯叶金丝桃素含量不少于0.9mg，总金丝桃素含量不少于 0.4mg)。

奥氮平盐酸氟西汀　Flaoxetine Hydrochloride and Olanzapine（Symbyax）

【药性与应用】　本品为复方药。奥氮平和氟西汀联用的确切作用机制不明。临床用于双相情感障碍引起的抑郁发作。

口服：初始剂量，一次 6mg 奥氮平、25mg 氟西汀，每晚 1 次。维持量，一次 6~12mg 奥氮平、25~50mg 氟西汀，每晚 1 次。

【注意与禁忌】　在儿童、少年、青年中应用本药要预防自杀倾向。本药不得用于治疗与痴呆相关的疾病，否则死亡率将明显增加。对本药成分过敏者禁用。对心脑血管疾病、低血压倾向、高血糖、老年患者均应慎用。孕妇、哺乳妇用药应权衡利弊。

不良反应可见直立性低血压、体温升高、高血糖、低血钠、抗精神病药恶性综合征、体重增加、酮症酸中毒（罕见)、高渗性昏迷；鼻炎、咽炎、呼吸困难；性功能障碍；皮疹、荨麻疹；脑卒中、一过性脑缺血、嗜睡、头痛、衰弱、震颤、焦虑、眩晕、失眠、神经质、认知障碍、癫痫发作、迟发性运动障碍（罕见)；躁狂、自杀倾向与自杀；肝酶升高；吞咽困难、口干、恶心、腹泻、消化道出血。

【药物相互作用】　参阅奥氮平、氟西汀。

【规格】　胶囊：每粒含奥氮平 6mg、盐酸氟西汀 25mg，奥氮平 6mg、盐酸氟西汀 50mg，奥氮平 12mg、盐酸氟西汀 25mg，奥氮平 12mg、盐酸氟西汀 50mg。

第十部分　抗癫痫药

第一节　乙内酰脲类

苯妥英钠[典][基]　Phenytoin Sodium（大仑丁，Diphenylhydantoin，Dilantin）

【药性与应用】　乙内酰脲类，临床广泛用于抗癫痫，对大脑皮质运动区有高度选择性抑制作用，阻止脑局灶性异常电活动向周围正常组织扩散而抗癫痫。对正常活动无影响，也无催眠作用。用于癫痫大发作或精神运动性发作的防治；治疗三叉神经及坐骨神经痛；治疗室性早搏和室上性心动过速，尤其强心苷中毒引起的室速、室上速；降低血压。

抗癫痫：口服，50~100mg/次，100~300mg/d；极量300mg/次，500~600mg/d。宜从小剂量开始，酌情增加。体重低于30kg以下小儿，5~10mg/(kg·d)，分2~3次服用。用于癫痫持续状态：缓慢静脉注射、静脉滴注或肌内注射，125~250mg，以灭菌注射用水20~30mL稀释后缓慢注入，以25~50mg/min的速度为宜；若未完全控制，30min后再注入0.1g。小儿，3~5mg/(kg·次)。如属第1次用本药，可用150~250mg，加5%葡萄糖20~40mL，6~10min缓慢推注。治疗三叉和坐骨神经痛：口服，100~200mg，2~3次/d。治疗心律失常：100~200mg，2~3次/d；或将125~250mg加入灭菌注射用水适量溶解，不超过50mg/min的速度静脉注射。必要时1次/（5~10）min，100mg，但不超过500mg/d。治疗高血压：100mg，3次/d。

【注意与禁忌】 有效血药浓度范围（10~20μg/mL）内很少有不良反应。超量则可见眩晕、震颤、头痛、恶心、呕吐、共济失调、构音障碍、复视、眼球震颤。罕见不良反应有可逆性小脑综合征、不自主运动、周围神经病、肝功能损害、骨髓抑制；严重时有视力障碍、紫癜及精神错乱。长期服用可引起软骨病，可用维生素D预防。也可引起淋巴结肿大，甚至恶变，应及时停药。儿童多见牙龈增生。静脉注射时不宜过快，否则可引起房室传导阻滞、低血压、心动过缓和呼吸抑制。久服不可骤停，否则可使发作加剧或引起癫痫持续状态。孕妇、哺乳妇及肝、肾功能严重损害，心血管病、糖尿病、嗜酒者均慎用。久服应定期检查血象。

【药物相互作用】 ①抗凝药（香豆素类、噻氯匹定）、磺胺类、西咪替丁、甲硝唑、氯霉素、克拉霉素、异烟肼、吡嗪酰胺、氟康唑、维生素B_6、保泰松、氯苯那敏、舍曲林、地昔帕明、奈法唑酮、氟伏沙明、维洛沙秦、氟西汀、舒噻美、右旋哌甲酯、氯巴占、奥卡西平、甲琥胺、苯琥胺、萘米酮、地尔硫䓬、硝苯地平、替尼酸、尼鲁米特等均可降低本药代谢、增强本药疗效与毒性。其中与香豆素类合用，开始尚可加强抗凝作用，尔后则完全相反。②加巴喷丁增加本药毒性反应。③布洛芬、阿扎西宗、卡培他滨、阿奇霉素可提高本药血药浓度，出现中毒。④氟烷、MAOI与本药合用，增加肝毒性，甚至引起肝坏死。⑤本药增强胺碘酮、苯丙胺酯代谢，使其疗效下降，而本药则因代谢减少而增加毒性，出现共济失调、反射亢进、眼球和肢体震颤等。⑥长期用对乙酰氨基酚患者，使用本药可增加肝毒性。⑦长期应用多巴胺的患者静注本药可出现突发性血压下降与心率变慢。⑧本药静注合用利多卡因或普萘洛尔，可加重心脏抑制。⑨本药具有肝微粒体酶诱导作用，可降低下列药物的药效；肾上腺皮质激素与促激素、雌激素（含避孕药）、溴芬酸、芬太尼、安非拉酮、环孢素、白消安、紫杉醇、咪达唑仑、氯氮平、哌替啶、沙贝鲁唑、帕罗西汀、左旋多巴、卡马西平、拉莫三嗪、乙琥胺、洋地黄类、非洛地平、尼莫地平、维拉帕米、奎尼丁、美西律、辛伐他汀、茚地那韦、地拉费定、多西环素、甲苯达唑、吡喹酮、伊曲康唑、酮康唑等。⑩博来霉素、卡铂、卡莫司汀、长春碱、氨茶碱、阿昔洛韦及含镁、铝、碳酸钙制剂均降低本药生物利用度，应间隔2~3h用药。⑪本药可升高血糖，用降糖药时应予注意。⑫本药消耗体内叶酸，但加用叶酸则降低本药血药浓度与疗效。⑬与乙酰唑胺合用，钙、磷排泄增加，可发生低磷血症和骨质软化症。⑭本药可拮抗多库溴铵、哌库溴铵等非去极化肌松药的肌肉阻滞作用。⑮本药合用贝克拉胺可引起白细胞减少。⑯顺铂、多柔比星、利福平、利托那韦、氨己烯酸、二氮嗪等，降低本药血药浓度。⑰氯法齐明增加本药清除率，降低本药血药浓度与疗效。⑱本药降低多奈哌齐疗效。⑲本药降低呋塞米在胃肠道吸收，从而降低其疗效。⑳月见草油降低癫痫发作阈，与本药合用可能诱发癫痫。㉑本药与大量的抗精神病药或三环类抗抑郁药合用，可诱发癫痫。必须用时应调整药量。㉒与美沙酮合用，可产生美沙酮戒断症状。㉓苯巴比妥、扑米酮、氯硝西泮、地西泮、环丙沙星、流感病毒疫苗、吩噻嗪类诸药可改变本药血药浓度（升高或降低），因而要不断监测。㉔丙戊酸或丙戊酸钠、替尼达帕、氯贝丁酯与本药合用时，有竞争蛋白结合率的作用，应经常监测血药浓度，调整用量。㉕长期饮酒降低本药血药浓度和疗效。但用药同时大量饮酒则升高本药血药浓度。㉖本药可加快味精（谷氨酸钠）的吸收，引起乏力、心悸、颈后麻木等。

【规格】 片剂：50mg，100mg；注射剂：100mg，250mg。

甲妥英　Mesantoin

【药性与应用】 与苯妥英钠相同，但有镇静作用。仅用于苯妥英钠疗效差的病人。对小发作无效。

口服：50~100mg/d。

【注意与禁忌】 有嗜睡、再生障碍性贫血、粒细胞减少、中毒性肝炎、精神错乱等严重反应。

【规格】 片剂：50mg。

乙苯妥英　Ethotion

【药性与应用】 抗癫痫作用类似苯妥英钠，但副作用较小。多与另一类抗惊厥药联合应用。对小发作无效。

口服：开始1g/d，分次服，逐渐增加剂量；维持量2~3g/d，分4~6次服。

【注意与禁忌】 偶有皮疹、恶心、呕吐、眩晕、头痛、嗜睡。

【规格】 片剂：50mg。

第二节 巴比妥类

苯巴比妥[典][基] Phenbarbital（鲁米那，Luminal）

【药性与应用】 阻断脑干网状系统上行激活系统，使大脑细胞从兴奋转入抑制而引起睡眠。长效类药。有催眠、镇静和抗癫痫作用。临床用于镇静，如焦虑不安、紧张、烦躁、甲亢、高血压。用于催眠，偶用于顽固性失眠症。抗惊厥。抗癫痫，用于癫痫大发作、局限性发作与癫痫持续状态。麻醉前给药。与解热镇痛药配伍应用，以增强其作用。用于新生儿核黄疸。

口服：常用量 15~150mg/次，30~200mg/d；极量 250mg/次，500mg/d。皮下、肌内或缓慢静脉注射：常用量 0.1~0.2g/次，1~2 次/d；极量 0.25g/次，0.5g/d。

镇静、抗癫痫：口服，成人，15~30mg，2~3 次/d；小儿 1~2mg/（kg·次），2~3 次/d。催眠：成人，0.03~0.09g，睡前顿服；极量 0.25g/次，0.5g/d。小儿 3~6mg/（kg·次）。抗惊厥：肌内注射其钠盐，0.1~0.2g；必要时 4~6h 后重复 1 次。麻醉前给药：肌内注射，术前 0.5~1h，0.1~0.2g。癫痫持续状态：肌内注射，0.1~0.2g/次。

【注意与禁忌】 用药后可出现嗜睡、乏力、头痛、精神不振，久用可产生耐受性、依赖性，多次连续应用应注意蓄积中毒。少数人可出现皮疹、药物热、剥脱性皮炎等过敏反应，且与其他巴比妥类药物有交叉反应。少见腹泻、呕吐、关节肌肉酸痛、语言不清。可引起叶酸缺乏、维生素 D 缺乏、中毒性肝炎、粒细胞缺乏症、免疫功能抑制。严重肺功能不全、哮喘、颅脑损伤性中枢抑制，肝、肾功能严重不全，肝硬化、卟啉病者禁用。孕妇、哺乳妇不用或慎用。长期应用易蓄积中毒，最好在连续用药 4~5d 后，停药 1~2d；并应小剂量应用。脑功能轻度失调儿童用药后，多动性可见加重。

与皮质激素、性激素类、口服避孕药、洋地黄毒苷、奎尼丁、多西环素、氯霉素、灰黄霉素、口服抗凝药、氨基比林、中短效巴比妥类药合用，由于酶诱导作用，使这些药物代谢加快，疗效降低。也能使体内活化的药物，如环磷酰胺的作用增强。

【规格】 片剂：15mg，30mg，100mg；粉针剂：50mg，100mg，200mg。

扑米酮[典] Primidone（扑痫酮，去氧苯巴比妥，密苏林，Mysoline）

【药性与应用】 基本结构、作用机制与苯巴比妥相似，但作用与毒性均较低。用于癫痫大发作和精神运动性发作，尤适用于苯巴比妥或苯巴比妥钠不能控制者，但所需剂量较大。对小发作疗效差，可与苯妥英钠合用，但不宜与苯巴比妥合用。

口服：成人，开始 0.05g/次，1 周后渐增至 0.25g/d。极量 1.5g/d。儿童，12.5~25mg/（kg·d），分 2~3 次服。

【注意与禁忌】 常见嗜睡、共济失调、眩晕、头痛、恶心、呕吐、皮疹、视力障碍、全身不适、疲劳、性功能减退，偶见巨细胞性贫血。长期服用可引起白细胞减少、肝功能减退、血小板减少、骨质疏松。严重肝、肾功能障碍者禁用。治疗宜从小剂量开始，逐渐增量。

【药物相互作用】 ①与全麻药、中枢抑制类药、硫酸镁注射剂合用增加中枢与呼吸抑制。②异烟肼、MAOI、丙戊酸与本药合用均有可能导致中毒。③本药可减少维生素 B_{12}、灰黄霉素的吸收，使其疗效下降。④利福平、利福布汀、卡马西平均使本药疗效降低。⑤由于本药在体内代谢为苯巴比妥，诱导肝代谢酶，在与抗凝药、皮质激素、洋地黄、地高辛、维生素 D、盐酸多西环素、三环类抗抑郁药合用时均降低其疗效。⑥本药使维生素 C 排泄增加。⑦与垂体后叶素伍用可诱发心律失常和心肌缺血。⑧可导致口服避孕药失效。⑨与其他抗癫痫药合用，可引起癫痫发作形式改变。⑩高浓度的甲酰四氢叶酸可拮抗本药的抗癫痫作用，以儿童最为显著。⑪饮酒可加重中枢或呼吸抑制。

【规格】 片剂：50mg，100mg，250mg。

第三节　噁唑烷酮类

三甲双酮　Trimethadione（解痉酮，三甲氧唑三酮，Tridione，Troxidone）

【药性与应用】 降低大脑皮质和间脑的兴奋性，缩短后放电活动；能改变癫痫小发作时脑电活动，使癫痫发作中止或明显减轻。对癫痫小发作较好，对精神运动性发作效果不佳，对大发作无效甚至恶化。用于原发性癫痫小发作。久用可致蓄积中毒。由于毒性大，故对小发作也不作首选，仅在乙琥胺或苯琥胺疗效差时选用。

口服：成人，0.15~0.3g，3 次/d。根据病情每周可增加 300mg，直至 2.4g/d。儿童，初始剂量 40mg/（kg·d），分次服用。

【注意与禁忌】 常有恶心、呕吐、嗜睡及视力模糊。偶有嗜酸性粒细胞增高和药物热。少数严重者可有皮疹、再生障碍性贫血、粒细胞缺乏、中毒性肝炎及肾损害。注意可诱发大发作，应加用苯巴比妥预防。胃肠道反应常为严重反应的前驱症状。不宜与卡马西平合用。肝、肾、造血功能严重减退者及视神经疾病者均忌用。治疗期间应经常检查血象。

【规格】 片剂：0. 15g；胶囊：0. 3g。

第四节 琥珀酰胺类

乙琥胺[典] Ethosuximide（Zaromtin，Ethymal）

【药性与应用】 可能通过增强中枢抑制性递质 GABA 的作用，直接或间接增强脑内氯化物导电，增加细胞的抑制性而抗癫痫。用于癫痫小发作，为首选药，尤适用于儿童点头状和肌阵挛性癫痫。对典型或复合型小发作疗效甚佳。但常诱发癫痫大发作，需合用苯妥英钠或苯巴比妥加以预防。

口服：3~6 岁儿童，0. 25g，顿服；6 岁以上儿童及成年人，0. 25g，2 次/d。以后可酌情增加剂量；一般每 4~7d 增加 0. 25g，至满意控制症状而不良反应最小为止。一般 6 岁以下儿童，剂量不超过 1. 08g/d；6 岁以上及成年人，不超过 1. 5g/d。

【注意与禁忌】 常见恶心、呕吐、上腹部不适、食欲减退；其次有眩晕、头痛、嗜睡、幻觉、呃逆、复视、共济失调。偶见皮疹、畏光、粒细胞减少、再生障碍性贫血和肝功能损害。个别可出现荨麻疹、红斑狼疮等过敏反应。对本品过敏者禁用。肝、肾功能异常者及孕妇慎用。

【药物相互作用】 ①与碱性药物合用，减弱本药的肾排出，血药浓度升高，作用增强。②丙戊酸、利托那韦升高本药血药浓度，增加中毒危险。③本药可使苯妥英钠血药浓度升高。④氟哌啶醇与本药合用可改变癫痫发作频率与形式，并使氟哌啶醇血药浓度下降。⑤与三环类抗抑郁药、吩噻嗪类抗精神病药合用时，抗惊厥作用下降。⑥本药与卡马西平合用，血药浓度均下降。⑦与酸性药物合用，疗效下降。⑧与月见草油合用，降低癫痫发作阈值。

【规格】 胶囊：0. 25g；糖浆：5g/100mL。

苯琥胺 Phensuximide（Milontin）

【药性与应用】 作用与乙琥胺相似。用于癫痫小发作，效果不及三甲双酮，但毒性低，对精神发作也有效。

口服：成人，0. 5g，2~3 次/d；儿童，20~50mg/（kg · d）。分2~3 次服。从小剂量开始，3~4 周加到足量。

【注意与禁忌】 可见恶心、呕吐、肌无力、嗜睡、皮疹，偶见血象异常，肝、肾功能损伤。长期应用，应定期检查血、尿、肝功能。肝、肾功能不全者慎用。

【规格】 片剂：0. 25g，0. 5g。

甲琥胺　Methsuximide（Celontin）

【药性与应用】 与乙琥胺相似，但疗效差，毒性较三甲双酮为低。用于精神运动性发作，可与其他抗癫痫药合用。

口服：初始剂量 300mg/d，每周增加 300mg，直至 1.2g/d。

【注意与禁忌】 同乙琥胺。

【规格】 胶囊：0.3g。

第五节　其他抗癫痫药

卡马西平[典][基]　Carbamazepine（酰胺咪嗪，痛惊宁，痛痉宁，叉颠宁，得理多，氨甲酰苯䓬，卡巴咪嗪，Tegretol）

【药性与应用】 亚氨基苯乙烯衍生物，作用机制类似苯妥英钠，抑制突触点，抑制癫痫的异常放电扩散。有人认为，其特点是抑制视丘腹前核的传导。具有镇静、抗抑郁、抗惊厥、抗利尿、抗胆碱能活动、抑制周围神经痛、抑制神经肌肉接头传递和抗心律失常作用。临床用于抗癫痫，对精神运动性发作最有效。对大发作、局限性发作和混合型癫痫也有效。能减轻精神异常，对伴有精神症状的癫痫更为适宜，对三叉神经痛、舌咽神经痛的效果比苯妥英钠优越。治疗神经性尿崩症。预防和治疗躁狂抑郁症。抗心律失常。

治疗癫痫、三叉神经痛：口服：300～1200mg/d，分 2～4 次服；开始 100mg，2 次/d，以后 3 次/d。个别三叉神经痛的剂量达 1000～1200mg/d。1 个疗程最短为 1 周；最长 2～3 个月。治疗神经性尿崩症：口服，600～1200mg/d。抗躁狂症：300～600mg/d，分 2～3 次服；最大剂量 1200mg/d。抗心律失常：300～600mg/d，分 2～3 次服。

【注意与禁忌】 常见头晕、嗜睡、乏力、恶心、呕吐；偶见粒细胞减少、可逆性血小板减少，甚至再生障碍性贫血和中毒性肝炎；偶见过敏反应。可致甲状腺功能减退。近期报道本药有致红斑狼疮样综合征的不良作用，应予注意。大剂量可引起房室传导阻滞。心、肝、肾功能不全者及孕妇、哺乳妇忌用。青光眼、高龄者慎用。定期查血象、肝功能及尿液。

烟酰胺、抗抑郁药、大环内酯类抗生素、异烟肼、西咪替丁等药可使本品血浓度升高，易出现毒性反应。本品也减弱华法林的抗凝血作用。

【药物相互作用】 ①三环类抗抑郁药、洛沙平、马普替林、红霉素、竹桃霉素、右丙氧芬、西咪替丁、异烟肼、维拉帕米、地尔硫䓬、维洛沙秦、氟西汀、西咪替丁、乙酰唑胺、达那唑、地昔帕明等可提高本药血浓度，引起毒性反应。②与氯磺丙脲、氯贝丁酯、加压素、垂体后叶素等合用，加强抗利尿作用。③与对乙酰氨基酚合用，有肝中毒危险，后者疗效也同时减弱。④与腺苷合用，可发生心脏传导阻滞。⑤与碳酸酐酶抑制剂合用，可造成骨质疏松。⑥与锂剂、甲氧氯普胺、精神安定药合用，增加中枢神经不良反应。锂剂可减轻本药抗利尿作用。⑦本药可使除地高辛外的洋地黄类、乙琥胺、茶碱、扑米酮、苯二氮䓬类、丙戊酸、多西环素、皮质类固醇、左甲状腺素、奎尼丁等疗效下降。⑧本药减弱诺米芬新的吸收并加快消除。⑨与MAOI合用，可引起5-羟色胺综合征，甚至死亡。⑩本药拮抗去极化肌松药的作用。⑪本药与排钠利尿剂合用，可引起低钠血症。⑫与雌激素制剂合用可诱发阴道大出血。⑬本药可减弱香豆素类抗凝药的作用。⑭苯巴比妥、苯妥英可使本药半衰期缩短。⑮本药降低患者的乙醇耐受性。

【规格】 片剂：100mg，200mg，400mg；胶囊：200mg；缓释片：200mg，400mg；咀嚼片：100mg，200mg；糖浆：20mg/mL；栓剂：125mg，250mg。

丙戊酸钠[典][基]　Sodium Valproate（二丙二乙酸钠，α-丙戊基酸钠，敌百痉，Depakene，Leptilan）

【药性与应用】 丙戊酸的酰胺衍生物，有广谱抗癫痫作用。一般认为它能影响脑内GABA的代谢，抑制癫痫灶的异常放电和扩散，缓解癫痫发作。用于各型癫痫，对顽固性癫痫也有效，以小发作为最佳；对儿童大发作、小发作为最佳。

口服：成人，200~400mg/次，400~1200mg/d；小儿，20~30mg/（kg·d），分2~3次服。一般宜从低剂量开始。如原服其他抗癫痫药者，可合并应用，并减少原药用量。

【注意与禁忌】 常见胃肠道反应，如厌食、恶心、呕吐等；也可见脱发、嗜睡、乏力与共济失调。极少数可出现肝毒性、碱性磷酸酶升高、转氨酶升高及黄疸，多属可逆性；少数可发生致命性肝坏死，且多见于30岁以下病人。用药期间或停药后的一段时间内，应定期检查肝功能，如发现异常，应及时停药并加以处理。血液病、肾功能损害、器质性脑病及孕妇慎用。严重肝功能不全者禁用。因毒副作用较大，应控制使用，仅限于其他抗癫痫药治疗无效的病例。

【药物相互作用】 ①西咪替丁、红霉素、克拉霉素、苯丙胺酯等因抑制本药肝代谢而增加本药血浓度。②与血浆蛋白结合力高的药物，如阿司匹林等合用，可升高本药血浓度。③与麻醉药、中枢抑制药合用，中枢抑制作用加强。④与阿司匹林、双嘧达莫合用，减少血小板聚集，延长出血时间。⑤本药增加齐多夫定生物利用度和毒性。⑥本药增加维生素K依赖性药、溶栓药作用，增加出血危险。⑦与肝毒性药合用，加重肝毒性。⑧与氟哌啶醇、洛沙平、马普替林、MAOI、吩噻嗪类、噻吨类、三环类抗抑郁药合用时可加重中枢抑制、降低惊厥阈，并减低本药药效。⑨考来烯胺减弱本药吸收。⑩青霉素类、短杆菌类抗生素降低本药血浓度。⑪甲氟喹增加本药代谢，本药增加甲氟喹的致惊厥作用。⑫本药易致苯妥英、苯巴比妥、扑米酮、氯硝西泮、氯米帕明、拉莫三嗪诸药中毒，不可合用。⑬与卡马西平合用，二者血药浓度均下降。⑭与托吡酯合用，可发生高氨血症脑病。⑮与氯喹合用，降低癫痫发作阈值。⑯乙醇加重本药镇静作用，围用药期不可饮酒。

【规格】 片剂：100mg，200mg，500mg；肠溶片：250mg，500mg；胶囊：200mg，250mg；糖浆：50mg/1mL，200mg/5mL，500mg/5mL；口服液：12g/300mL；注射剂：400mg。

丙戊酰胺　Valpromide（丙缬草酰胺，二丙基乙酰胺，癫健安）

【药性与应用】 动物实验证明，其抗戊四氮惊厥作用为丙戊酸钠的2倍。临床用于多种癫痫均有较好疗效，为广谱、高效、速效而毒性低的新型抗癫痫药。用于治疗各种癫痫。

口服：成人，0.6~1.2g/d，分3次服；儿童，10~30mg/（kg·d），分次服用。

【注意与禁忌】 少数人可有纳差、恶心、头晕、头痛、乏力及皮疹等反应，大都1周后自行消失。应注意：本品属于新药，临床实践病例不多，应密切注意观察用药后的变化，以防不测，并参考丙戊酸钠的注意事项。

【药物相互作用】 ①与全麻药、中枢抑制药合用，加强后二者的药效。②本药使苯妥英钠、苯巴比妥血药浓度升高。③本药使扑米酮血药浓度升高，易中毒。④与氟哌啶醇、洛沙平、马普替林、MAOI、吩噻嗪类、噻吨类、三环类抗抑郁药合用，增强中枢抑制作用、降低惊厥阈及丙戊酸效应。⑤与抗凝药、溶栓药合用，出血危险性加大。⑥与阿司匹林、双嘧达莫合用，减少血小板聚集，延长出血时间。⑦与卡马西平合用，二者的血药浓度与半衰期均降低。⑧与氯硝西泮合用防治失神发作，曾出现过诱发失神状态。⑨与肝毒性药物合用，要严防肝中毒。⑩饮酒加强镇静作用。

【规格】 片剂：100mg，200mg；栓剂：100mg，200mg，400mg，600mg。

奥卡西平[典]　Oxcarbazepine（确乐多，Trileptal）

【药性与应用】 本品及其在体内代谢的羟基衍生物都具有抗惊厥活性，其作用可能为阻滞脑细胞钠通道，从而阻断病灶的放电与散布。可用于局限性及全身发作性癫痫。临床多与其他抗癫痫药合用于防治局限或全身性癫痫发作。

口服：成人，开始 300mg，1 次/d；以后可逐渐增加剂量至 900~3000mg。小儿，可从 30mg/（kg·d）开始，逐渐增加 1~10mg/（kg·d）。

【注意与禁忌】 常有乏力、头晕、头痛，偶见胃肠功能障碍，可有皮肤潮红、血细胞计数下降。

【药物相互作用】 ①本药降低苯妥英、苯妥英钠、苯巴比妥代谢，使其血药浓度升高，毒性增加。②与锂剂合用，神经系统不良反应发生率增加。③本药可使口服避孕药失效，应改用其他方法避孕。④与卡马西平、拉莫三嗪等抗癫痫药合用时，二者血药浓度均下降。⑤乙醇使本药镇静作用增强。

【规格】 片剂：150mg，300mg，600mg；口服液：300mg/5mL。

加巴喷丁[典] Gabapentin（Neurontin）

【药性与应用】 具有明显抗癫痫作用，对部分性癫痫发作和继发性全身强直性阵挛性癫痫发作有效。小剂量有镇静作用并可改善精神运动性功能。用于常规治疗无效的部分性癫痫发作，进行辅助性治疗；亦用于部分性癫痫继发全身性发作。

口服：200~600mg，3 次/d。

【注意与禁忌】 常见嗜睡、头晕、运动失调、疲劳；可使某些癫痫加重，故对包括失神性发作在内的混合性癫痫慎用。如换药或停药，应逐渐减量，至少在 1 周内逐步进行。肾功能不全者须减量。最好不与抗酸药合用。

【药物相互作用】 ①可产生中枢依赖的药物，如吗啡、阿片等，可升高本药血药浓度与中枢毒性。②与西咪替丁、丙磺舒同服，本药血药浓度可轻度升高。③与月见草油合用，可诱发癫痫发作。④镁、钙等抗酸药，可降低本药生物利用度，应间隔 2h 用药。⑤与银杏制剂合用，可引起惊厥发作。⑥饮酒可加重中枢不良反应，如嗜睡、共济失调等。

【规格】 胶囊：100mg，300mg，400mg。

拉莫三嗪 Lamotrigine

【药性与应用】 苯基三嗪类化合物，新兴抗癫痫药，可抑制戊四氮、电刺激所致惊厥，缩短病灶、皮质、海马区兴奋后的放电时间，对抗部分和全身性癫痫发作。作用机制可能是通过抑制脑内兴奋性氨基酸（如谷氨酸、门冬氨酸）的释放，产生抗癫痫作用。用于其他抗癫痫药不能控制的部分性和全身性癫痫发作的辅助治疗。

口服：宜从小剂量开始，50mg/d；治疗 2 周后将剂量增加至 50~100mg，2 次/d，维持治疗。服用其他抗癫痫药的病人，开始剂量 50mg，2 次/d；维持量 100~200mg，2 次/d。2 岁以上儿童，开始剂量 2mg/（kg·d），维持量为

5~15mg/（kg·d）；若与丙戊酸钠合用，开始剂量为0.5mg/（kg·d），维持量1~5mg/（kg·d）。如症状得到控制，应用最低有效量。

【注意与禁忌】 有恶心、头痛、眩晕、视物模糊、共济失调等；偶见皮疹，反应不严重时，可不撤药；罕见神经性水肿和史-约综合征。妊娠早期不宜用。

【药物相互作用】 ①与舍曲林合用，使其毒性增强，导致疲乏、镇静、意识混乱。②与丙戊酸钠合用，本药平均半衰期延长2倍，丙戊酸钠血浓度下降。③激素类避孕药可使本药血药浓度明显下降、雌激素浓度下降。④与部分肝酶诱导代谢抗癫痫药，如苯妥英、卡马西平、苯巴比妥、扑米酮等合用可增强本药代谢。与其中的卡马西平合用，可出现恶心、头痛、复视、共济失调、视物模糊等。⑤与甲琥胺、利托那韦合用，可降低本药血浓度与抗癫痫疗效。⑥利福平可降低本药血浓度，缩短半衰期。

【规格】 片剂：25mg，50mg，100mg，150mg，200mg。

丙戊酸镁[典]　Magnesium Valproate

【药性与应用】 新型广谱抗癫痫药，药理作用同丙戊酸钠。用于各种类型的癫痫，对癫痫大发作、小发作、精神运动性发作均有治疗作用，可代替乙琥胺治疗小发作；对婴儿痉挛和顽固性癫痫也有治疗作用。

口服：成人，0.2~0.4g，3次/d。视病情可用至0.6g/次，1.8g/d。儿童，20~30mg/（kg·d），分次服。

【注意与禁忌】 不良反应有轻度恶心、呕吐、胃肠道不适、纳差、大便稀薄、嗜睡、头昏。多在早期出现，多为暂时性。孕妇及肝病、血小板减少者慎用。服药期间应注意检查肝功能、血常规、血小板计数。

【药物相互作用】 同丙戊酸钠。

【规格】 片剂：0.1g，0.2g。

唑尼沙胺　Zonisamide（Excergran）

【药性与应用】 作用与苯巴比妥相似。具有磺酰胺结构，对碳酸酐酶有抑制作用，对癫痫病灶的异常放电有明显抑制作用。用于癫痫大发作、小发作、局限性发作、持续状态及精神运动性发作。

口服：成人，100~300mg/d，1~3次分服；1~2周内增加至200~400mg，1~3次分服。最大剂量600mg/d。小儿，2~4mg/（kg·d），1~3次分服；1~2周内增至4~8mg/（kg·d），1~3次分服。最大剂量12mg/（kg·d）。

【注意与禁忌】 常见昏睡、疲劳、共济失调和厌食；尚可引起记忆力减退、失眠和兴奋；偶见过敏反应及复视。连续用药时不可骤减、骤停。服药期间应进行肝、肾功能及血液检查；肝、肾功能障碍时慎用；孕妇、哺乳妇慎用。用药期间避免精细或危险操作。

【药物相互作用】 与磷苯妥英、苯巴比妥、苯妥英、卡马西平合用，可降低本药血药浓度。

【规格】 片剂：100mg，400mg；胶囊：25mg，50mg，100mg。

氨己烯酸 Vigabatrin（Sabril）

【药性与应用】 对酶活性有高度选择性，不可逆地抑制GABA氨基转移酶（GABA-T），提高脑内GABA浓度而发挥作用。用于顽固性部分癫痫发作，尤其对顽固性儿童癫痫发作适用。

口服：9岁以上者，2g/d，分2次服；需要时可增加到4g/d。3~9岁，剂量减半。

【注意与禁忌】 常见倦怠、头晕、头痛、共济失调、激动、体重增加和轻微胃肠不适。儿童可出现兴奋与焦虑。孕妇、哺乳妇禁用。高龄及肝、肾功能不良者慎用。本药可有撤药反应。

【药物相互作用】 ①本药可降低卡马西平代谢，使其血浓度升高，引起卡马西平中毒、共济失调、眼球震颤、复视、头痛、呕吐、呼吸暂停、惊厥、昏迷等。②与月见草油合用，可降低惊厥阈值，诱发惊厥。③本药可使苯妥英钠、苯巴比妥、扑米酮的血药浓度分别降低20%，7%，11%。

【规格】 片剂：500mg。

普洛加胺 Progabide（卤加比，普洛加比，哈罗加比，Halogabide，Gabrene）

【药性与应用】 本品是一种拟氨基丁酸药，可直接激动GABA受体，$t_{1/2}$约为10~12h。对癫痫、痉挛状态、运动失调均有良好效果。故本品适用于治疗癫痫，也用于治疗痉挛性疾病和帕金森病。

口服：癫痫，10~30mg/(kg·d)，分3次服用。痉挛性疾病，24mg/(kg·d)。帕金森病，900~2100mg/d，或遵医嘱。

【规格】 片剂：150mg，300mg，600mg；散剂：50mg。

氯巴占 Clobazam（氧异安定，Frisium）

【药性与应用】 具有抗焦虑和抗惊厥作用。用于其他抗癫痫药治疗无效的难治性癫痫，可单独应用，亦可作为辅助治疗用药；对复杂性部分发作继发全身发作者和Lennox-Grass-Laut综合征效果更佳。

口服：从小剂量开始，20~30mg/d，逐渐加量。如与其他抗癫痫药合用，则应减少本品剂量，5~15mg/d。

【注意与禁忌】　不良反应与其他苯二氮䓬类相似，但均较轻微；偶见轻度镇静、焦躁、抑郁和肌无力。如连续应用，抗惊厥作用逐渐减弱，可采用“放假疗法”：如女性病人，月经开始时，可在来潮前2d或3d开始用药，10d后停药。

【药物相互作用】　①与西咪替丁合用，本药的血药浓度升高，半衰期延长。②非尔氨酯可引起本药血药浓度显著升高，导致本药代谢产物在体内蓄积。③巴比妥类、中枢性肌松药、阿片类镇痛药、水合氯醛、乙氯维诺、羟丁酸钠等与本药合用时，中枢和呼吸抑制作用增强。④磷苯妥英、苯妥英与本药合用可能增加苯妥英毒性。⑤卡马西平降低本药血浓度，本药对卡马西平影响尚不明确。⑥大剂量咖啡可影响本药的镇静与抗焦虑作用。

【规格】　片剂：10mg，20mg；胶囊：10mg。

舒噻美　Sultiame（硫噻嗪，磺斯安，Sulthiame）

【药性与应用】　新抗癫痫药，为碳酸酐酶抑制剂，对脑细胞的碳酸酐酶有较强抑制作用。主要用于精神运动性发作，也用于局限性发作和大发作的控制。常与其他抗癫痫药合用。

口服：成人，200mg，3次/d；如与其他抗癫痫药合用，则开始100mg，2次/d。儿童，1岁25mg，2~5岁100mg，6~12岁200mg，3次/d。如已用其他抗癫痫药再用本品，开始宜用1/3量。

【注意与禁忌】　常见共济失调、面部或肢端感觉异常；因酸中毒而发生呼吸过度、呼吸困难，尤以儿童多见。偶见腹痛、流涎、失眠、白细胞减少及癫痫持续状态。肾功能不良者禁用。与扑米酮合用常导致精神症状加重。

【规格】　片剂：50mg。

伊来西胺　Ilepcimide（抗痫灵，Antiepilepsirin）

【药性与应用】　广谱抗癫痫药，对大发作疗效好，对混合型发作亦有效。

口服：50~150mg，2次/d。儿童酌减。

【注意与禁忌】　改用本品治疗癫痫时，应逐步用本药取代其他药，不可突然换药，以防癫痫发作。

【规格】片剂：50mg。

香草醛　Vanillinc（香荚兰醛，抗癫香素片）

【药性与应用】　能对抗戊四氮引起的惊厥，抑制由戊四氮诱发的癫痫样脑电波。具有镇静与抗癫痫作用。用于各型癫痫，尤适用于小发作。

口服：100~200mg，3次/d。

【注意与禁忌】 个别人服后出现头昏等。

【规格】 片剂：100mg，200mg。

青阳参总苷

【药性与应用】 为青阳参根粉经氯仿提取的总苷。对听源性惊厥发作有对抗作用。有效作用可持续24h。对各种癫痫均有效，对大发作疗效较好。主要与苯妥英钠或苯巴比妥等抗癫痫药合用，治疗顽固性或难治性癫痫；亦可单用，治疗一般性癫痫。

口服：成人，15~20mg/kg，1次/d；一般连服2次，停服1d。儿童剂量减半。

【注意与禁忌】 口服用药毒性低。临床常用剂量在治疗期间未发现毒性。但加大剂量达103mg/kg时，可出现恶心、呕吐、眩晕；继而出现抽搐、昏迷。对人有明显的蓄积作用，因而应采用间断给药，剂量不超过20mg/kg。

【规格】 片剂：70mg，80mg，100mg。

噻加宾 Tiagabine（硫加宾，替加宾，替佳平，Gabitril）

【药性与应用】 本药为抗癫痫的二线药物，为选择性γ-氨基丁酸（GABA）再摄取抑制药，通过抑制神经元及神经胶质细胞对GABA的再摄取，增加突触部位的GABA水平而发挥抗惊厥作用。本药t_{max}0.5~2h，$t_{1/2}$5~8h。

临床与其他抗癫痫药合用于12岁以上人群难治性部分发作和继发性全身发作。

口服：难治性部分发作，初始剂量12mg/d，分2次服用。一周可增加12~24mg。有效剂量为24~60mg/d，分2~4次服。继发性全身发作，初始剂量5mg，3次/d。维持量为10~15mg（与肝酶诱导药合用）或5~10mg（不与肝酶诱导药合用），3次/d。

【注意与禁忌】 本药可诱发自杀行为，应严密监控。对本药过敏者禁用。肝脏疾病和脑电图异常者慎用。对12岁以下儿童无确信资料。妊娠安全性C级。哺乳妇慎用。

不良反应可有高血压、心悸、心动过速、水肿；常见眩晕、注意力不集中、无力、嗜睡、语言障碍、抑郁，也可见癫痫持续状态、失眠、意识、混乱、晕厥、偏头痛、木僵、健忘、攻击行为、幻觉、偏执、人格障碍、妄想；体重增加；恶心、呕吐、腹泻、腹痛、味觉改变；排尿困难、尿失禁、子宫不规则出血等；少见睑缘炎、眼痛、角结膜炎、畏光、视野缺损；鼻炎多见，可有支气管炎、呼吸困难、鼻衄；可有严重皮疹、重症多形性红斑、脱发、皮肤干燥、大疱疹及囊肿；肌痛、耳痛、中耳炎、流感样症状等。

【药物相互作用】 ①与丙戊酸合用，可增强本药毒性。②与卡马西平、苯妥英钠、苯巴比妥、扑米酮等肝酶诱导药合用，本药疗效下降。③与月见草油合用，增加癫痫发作危险性。

【规格】 片剂：2mg，4mg，5mg，10mg，12mg，15mg，16mg。

托吡酯　Topiramate（妥普迈，妥泰，Epitomax，Topamax，Topimax）

【药性与应用】 本药是一种新型抗癫痫药物，其抗惊厥作用有多重机制：①选择性阻断电压依赖钠通道，限制反复放电；②增强γ-氨基丁酸神经抑制作用；③阻断谷氨酸介导的神经兴奋作用。因而对多种发作类型癫痫有效，且少产生耐药性。

本药临床用于成人及2岁以上儿童癫痫发作的辅助治疗，包括单纯部分性发作、复杂部分性发作、全身强直阵挛发作、林-戈综合征及婴儿痉挛症。也用于偏头痛的预防。

口服：成人，作为辅助治疗，起始剂量为每晚50mg，一周后增加为100mg/d，分2次服。此后一周增加一次剂量50mg，直到良好控制症状，每日总剂量不超过400mg，分2次服用。儿童，作为辅助治疗，起始剂量1~3mg/(kg·d)，或25mg/d，每隔1~2周增加一次剂量，一次增量为1~3mg/kg，每日服药2次，直到症状控制良好，总量5~9mg/（kd·d），分2次服用。成人偏头痛预防，100mg/d，分2次服，推荐逐渐增量法：晚上25mg，给药一周；25mg，2次/d，给药一周；早25mg，晚50mg，给药一周；以后50mg，2次/d。

【注意与禁忌】 本药可使人产生自杀倾向，应予严密注意，2岁以下儿童不宜用，妊娠安全性为C级。哺乳妇应停止哺乳。慎用于以下情况：行为障碍及认知缺陷、尿路结石、感觉异常、酸中毒倾向和肝、肾功能不全。

不良反应主要见于精神神经系统，如头晕、头痛、疲乏、嗜睡、感觉异常、共济失调、语言障碍、注意力不集中、意识模糊、情绪不稳、抑郁、焦虑、失眠等。

其他系统可有恶心、食欲减退、味觉异常；复视、眼球震颤、视敏度减退、急性近视、假性近视、闭角型青光眼等；代谢性酸中毒、高氯血症、体重减轻、高热、无汗、过敏性皮疹等。

【药物相互作用】 ①个别情况下本药偶可升高苯妥英钠血药浓度。此外，苯妥英钠及卡马西平可降低本药血浓度，应注意根据血药浓度调整剂量。②本药可降低地高辛血药浓度。③本药降低口服避孕药血浓度，可致非经期阴道流血。④与乙酰唑胺、双氯非那胺、醋甲唑胺、多佐胺联用有增加尿路结石风险。⑤与氢氯噻嗪合用，本药 C_{max} 升高27%，曲线下面积增加29%，血钾也下降明显。

【规格】 片剂：25mg，50mg；胶囊：15mg，25mg，100mg，300mg，400mg。

非尔氨酯 Felbamate（非巴马特，非马特，Felbatol）

【药性与应用】 本药的化学结构与甲丙氨酯相似，抗癫痫的机制尚不清楚，目前认为其抗惊厥作用可能与N-甲基-D门冬氨酸受体相关。动物实验证明本药明显提高惊厥发作阈值。

本药在临床上单用或辅助治疗伴或不伴全身发作的癫痫部分性发作，也用于林-戈综合征的辅助治疗。口服吸收良好，1~4h达C_{max}，$t_{1/2}$20~23h。

口服：初始剂量1.2g/d，分3~4次服用，每隔1~2周增加0.6~1.2g/d。常用剂量为2.4~3.6g/d。

儿童林-戈综合征：2~14岁儿童15mg/（kg·d）（需与其他抗癫痫药配合）分3~4次口服，隔周增加15mg/kg，日最大剂量45mg/kg。14岁以上儿童剂量同成人。

【注意与禁忌】 本药可显著增加再生障碍性贫血的发生率，故仅能用于严重癫痫患者。可导致急性肝坏死，故仅能用于肝功能正常患者。本药有致自杀风险，应严密监控。

禁用于对本药过敏、血液系统疾病、肝功能不全患者。肾功能不全、青光眼、心血管患者慎用。妊娠安全性C级，哺乳妇应权衡利弊应用。用药前应检查血象与肝、肾功能。

不良反应常见恶心、呕吐、畏食、便秘、腹泻、头晕、头痛、失眠、嗜睡；少见流感样症状、步态异常、视物模糊、复视、呼吸困难、手足麻木、心悸、震颤、尿失禁；偶见皮疹、光敏性增加。

【药物相互作用】 ①与丙戊酸钠合用，二者血药浓度均增加。②与氯巴占、苯巴比妥合用可增加后二者的血药浓度。③可增强华法林等的抗凝血作用。④与中枢神经抑制药、三环类抗抑郁药合用，可导致过度嗜睡。⑤与月见草油合用，可致惊厥。⑥与苯妥英、磷苯妥英合用，本药血浓度下降，后二者血浓度升高和毒性增强。⑦与卡马西平合用，相互减弱生物学效应。⑧银杏减弱本药药效。⑨本药减弱雌激素避孕药效果。⑩与乙醇合用导致过度嗜睡。

【规格】 片剂：400mg，600mg；口服液：0.6g/5mL。

左乙拉西坦 Levetiracetam（司锐，乐凡替拉西坦，利维西坦，Keppra，Sibs）

【药性与应用】 本药为吡咯烷酮衍生物，其化学结构有别于传统的抗癫痫药，有较强的抗癫痫作用，但机制不明。本药口服吸收迅速，1.3h达C_{max}，$t_{1/2}$6~8h，老年患者可延长到6~11h。

本药临床被用于成人和4岁以上儿童癫痫部分发作的辅助治疗，也用于成人全身发作。也用于肌阵挛发作、原发性全身强直性阵挛发作的辅助治疗。

口服：部分发作及继发性全身发作的辅助治疗，起始剂量1g/d，分2次服用。以后，每隔2周增加1g/d。维持量1~4g/d。

静脉给药：癫痫部分发作，0.5g，2次/d。每2周增加1g/d（分2次用）。最大剂量3g/d。静注15min。

【注意与禁忌】 有致自杀风险，应严密监控。本药与其他吡咯烷酮衍生物有交叉过敏。禁用于对本药过敏者与4岁以下儿童。慎用于肾功能不全。妊娠安全性C级。哺乳期停止哺乳。

不良反应可有嗜睡、头痛、头晕、哮喘。国外报道尚有共济失调、幻觉、激动、淡漠、抑郁；体重增加；腹痛、腹泻、便秘、消化不良、恶心、呕吐、复视；咽炎、鼻炎、支气管炎；肌痛、皮疹、停药反应等。

【药物相互作用】 ①与月见草油合用，可诱发癫痫发作。②与其他抗癫痫药、避孕药、洋地黄、抗凝药尚未发现相互作用。

【规格】 片剂：0.25g，0.5g，0.75g，1g；口服液：47.3g/473mL；注射液：0.5g/5mL。

普瑞巴林　Pregabalin

【药性与应用】 本药为γ-氨基丁酸类似物，结构与作用和加巴喷丁相似，具有抗癫痫、镇痛和抗焦虑活性。本药口服用于牙痛，30min内起效，用于糖尿病神经病变1周起效。t_{max} 1h，$t_{1/2}$ 5~6.5h。生物利用度90%。

本药临床用于神经性疼痛、癫痫部分发作辅助治疗、焦虑症、社交恐惧症、关节炎、纤维肌痛综合征。

口服：①癫痫部分发作辅助治疗：75mg，2次/d或50mg，3次/d；对于顽固性癫痫患者可用150~600mg/d，每2~3次服用。②糖尿病神经痛：初始剂量50mg，3次/d；根据疗效与耐受性，一周内可增至100mg，3次/d。③疱疹后遗性神经痛：初始剂量75mg，2次/d；或50mg，3次/d。根据疗效与耐受性，可于一周内增至300mg。维持量75~150mg，2次/d或50~100mg，3次/d。④广泛性焦虑障碍：300~600mg/d。⑤社交恐惧症：200mg，3次/d。⑥术后牙痛，单次300mg，6h后可重复1次。

【注意与禁忌】 有自杀倾向，应严密监控。禁用于对本药过敏者。慎用于充血性心力衰竭、眼科疾病、糖尿病患者。对儿童、妊娠、哺乳的安全性尚未确定。建议至少在一周内逐渐停药。

不良反应可见周围神经性水肿、PR间期延长；头晕、嗜睡、共济失调、头痛、语言障碍、健忘、震颤、精神错乱、思维紊乱；体重增加；肌阵挛、肌酸激酶升高、横纹肌溶解（个案）；唾液缺乏、便秘；血小板减少；视物模糊、复视、弱视等。

【药物相互作用】 ①与噻唑烷二酮类抗糖尿病药合用，有体重增加和周围神经水肿发生。②本药可增加中枢神经抑制药的作用。③增加乙醇镇静作用。④食物降低本药生物利用度。

【规格】 胶囊：25mg，50mg，75mg，100mg，150mg，200mg，300mg。

第十一部分　镇静、催眠及抗惊厥药

第一节　苯二氮䓬类

氯氮䓬[典]　Chlordiazepoxide（利眠宁，甲氨二氮䓬，Librium）

参见本章第八部分第一节该条。

夸西泮　Quazepam（四氟硫安定，Prosedar）

【药性与应用】 选择性与苯二氮䓬Ⅰ型受体结合，发挥镇静、催眠、抗焦虑、抗惊厥、抗癫痫作用及中枢性肌肉松弛作用。可减少睡眠潜伏期，加速睡眠，减少觉醒次数，延长总睡眠时间。用于各种失眠及术前给药，尤其适用于习惯性失眠、入睡困难、睡眠时间短、易醒等。

口服：15~30mg，睡前顿服；老年人推荐剂量为7.5mg。术前可用30mg。

【注意与禁忌】 服用15mg时耐受良好；若增至30mg则副作用增加，如白天困倦、头晕等。很少有兴奋过度、健忘等不良反应。

【药物相互作用】 ①利托那韦可使本药血药浓度升高，导致过度镇静与呼吸抑制。②中枢抑制药、肌松药、阿片类、MAOI、水合氯醛、羟丁酸钠与本药合用，中枢抑制加强。阿片类镇痛药至少减量2/3。③与卡法根合用，中枢抑制增强，应避免。④木兰、并头草属、丹参皆具有中枢抑制作用，与本药合用则加重中枢抑制。⑤西咪替丁、当归均降低本药代谢，增高血药浓度。⑥吡咯类抗真菌药升高本药血浓度，增加不良反应。⑦缬草与本药合用既可加强中枢抑制作用，也可减弱本药疗效。⑧茶碱可部分阻断本药的镇静作用，合用时应增加本药剂量，停药时应逐渐减量。⑨乙醇增加本药中枢抑制作用，用药期间不可饮酒。

【规格】 片剂：7.5mg，15mg，20mg。

地西泮[典][基]　Diazepam（安定，苯甲二氮䓬，Valium）

参见本章第八部分第一节该条。

咪达唑仑[基]　Midazolam（速眠安，Dormicum）

【药性与应用】 具有典型苯二氮䓬类活性，有较强催眠及诱导麻醉作用，可产生抗焦虑、抗惊厥及肌肉松弛作用。可加速入眠时间，延长总睡眠时间，醒后有轻松与精力充沛感，亦无耐药性、戒断症状与反跳。

治疗失眠：15mg，睡前顿服。必要时数小时后可重复用药。麻醉前给药：成人，10~15mg/次，肌内注射，于麻醉前30min施行。单用或与镇静药合用均可。儿童剂量可稍高，0.15~0.2mg/（kg·次）。用于儿童诱导麻醉时，用本品与氯胺酮50~100mg合用。术前给药：静脉注射，术前5~10min注射2.5~5mg。单用或与抗胆碱药合用均可。

【注意与禁忌】 不良反应少见，极少数病人可短时间呼吸功能受影响，多为剂量过高或静脉注射过快所致。高龄与循环系统疾病者慎用，用药后应留观3h，12h内不做精细或危险操作。妊娠前3个月、重症肌无力、对苯二氮䓬类过敏者禁用。口服不适用于精神分裂症、严重抑郁症的失眠。

【药物相互作用】 ①本药与其他中枢抑制药合用，增强中枢抑制，表现为呼吸抑制、血压下降、麻醉复苏延迟，应适当减量。②与麻醉剂合用可增强麻醉剂的镇痛作用。③与西咪替丁、法莫替丁、雷尼替丁、尼扎替丁合用，本药血药浓度升高，$t_{1/2}$延长。④与安普那韦、艾法韦仑合用可导致本药血药浓度升高，毒性增强，故禁止合用。⑤红霉素、醋竹桃霉素等大环内酯类药物可提高本药血药浓度。⑥地拉费定可导致本药血药浓度升高。⑦与地尔硫䓬合用，可过度镇静。⑧卡马西平使本药血浓度下降，半衰期缩短。⑨左旋多巴降低本药疗效。⑩乙醇增强本药作用，用药12h内不可饮酒。

【规格】 片剂：7.5mg，15mg。

三唑仑[典]　Triazolam（三唑苯二氮䓬，海乐神，Clorazolam，Halcion）

参见本章第八部分第一节该条。

卤沙唑仑　Haloxazolam（溴氟唑仑，Somelin）

参见本章第八部分第一节该条。

艾司唑仑[典][基] **Estazolam（三唑氯安定，三唑氮䓬，舒乐安定，忧虑定，Eurodin）**

参见本章第八部分第一节该条。

阿普唑仑[典][基] **Alprazolam（甲基三唑安定，佳静安定，Xanax）**

参见本章第八部分第一节该条。

氟西泮[典] **Flurazepam（盐酸氟苯安定，氟安定，Dalmadorm，Dormodor，Felison）**

参见本章第八部分第一节该条。

依替唑仑 Etizolam（乙噻二氮䓬，乙替唑仑，Depas）

参见本章第八部分第一节该条。

劳拉西泮[典][基] **Lorazepam（氯羟安定，罗拉，氯羟二氮䓬，Ativan，Lorax，Quait）**

参见本章第八部分第一节该条。

氯普唑仑 Loprazolam（氯硝唑仑，Dormonoct）

【药性与应用】 中效苯二氮䓬类催眠药，白天不易产生困倦，亦不易产生反跳，但易耐受。用于失眠症的短期治疗。

口服：1mg，睡前顿服，必要时可增至1.5~2mg；高龄或体弱者初次量宜从0.5mg开始，不应超过1mg。

【注意与禁忌】 不良反应与苯二氮䓬类相同，服用过量时最易发生。不良行为罕见，如攻击、激动、精神错乱、抑郁、自杀倾向等。更少见低血压、皮疹、尿潴留、性欲改变和黄疸。对本品过敏、急性肺功能不全、重症肌无力及孕妇、哺乳妇禁用。慢性肺功能不全、脑血管疾病，慢性肝、肾功能受损者慎用。有依赖性的病人，应逐渐减量撤药。不得进行精细、危险操作。

【药物相互作用】 本药与其他中枢抑制药合用可互增疗效。乙醇可增强本药中枢抑制作用。

【规格】 片剂：1mg。

溴替唑仑 Brotizolam（溴噻二氮䓬，Ladormin，Lendormin，Indomyl）

【药性与应用】 具有苯二氮䓬类共有的镇静、催眠、抗激动、抗惊厥及骨骼肌松弛作用。小剂量即有良好催眠作用。可加速入睡时间，减少觉醒次数。用于各种失眠症，尤其适合入睡困难、午夜醒后不易再入睡者。

口服：成人 0.25mg，老年半量，睡前顿服。

【注意与禁忌】 偶有胃肠不适、头痛、眩晕。大剂量时可有醒后疲倦和注意力不集中。重症肌无力、急性闭角型青光眼、急性呼吸功能不全者及孕妇、哺乳妇、对苯二氮䓬类过敏者禁用。

【药物相互作用】 ①与中枢抑制药、西咪替丁、水合氯醛、巴比妥类、阿片类镇痛药、乙氯维诺、羟丙酸钠等合用，本药作用增强，应慎重。②当归抑制本药代谢，导致过度肌肉松弛和中枢抑制。③卡法根、厚朴、西番莲、丹参等与本药合用，可增强中枢抑制。④缬草根既增强中枢抑制，又降低本药疗效。⑤茶碱降低本药疗效。⑥乙醇增强本药中枢抑制作用。⑦大量咖啡降低本药疗效。

【规格】 片剂：0.25mg。

硝西泮[典] Nitrazepam（硝基安定，Mogadon）

参见本章第八部分第一节该条。

氟硝西泮 Flunitrazepam（氟硝安定，Rohypnol，Darkene）

【药性与应用】 具有镇静、催眠、抗焦虑、抗惊厥及松弛肌肉作用；镇静作用尤为显著。用于各种类型失眠，特别是神经或精神性失眠；也用于麻醉前给药、麻醉诱导和维持麻醉。

催眠：口服，成人 1～2mg，睡前顿服；老人 0.5～1mg，睡前顿服。麻醉前给药：肌内注射，成人 1～2mg，麻醉前 30min 注射。诱导麻醉：成人 1～2mg，缓慢静脉注射；儿童 0.03～0.05mg/kg，静脉滴注或缓慢静脉注射。

【注意与禁忌】 有倦怠及运动失调，如出现皮疹应停药。年老、体弱，心、肝、肾疾病，脑器质病变者及孕妇、小儿慎用。

【药物相互作用】 ①具有中枢抑制作用的药物，如抗抑郁药、抗组胺药、全身麻醉药、镇静药、安定药、阿片类镇痛药都可加重本药的中枢抑制作用和呼吸、循环系统的抑制作用。②丹参、当归均可加重本药的中枢抑制作用。当归尚可引起肌肉过度松弛。③黄芩中的某些成分可与苯二氮䓬类竞争 GABA-A 受体结合位点，增强中枢抑制作用。④丙戊酸、西咪替丁均可抑制本药的代谢，使血药浓度升高，半衰期延长。⑤肝素可使本药血浆结合率下降。⑥茶碱降低本药镇静效应。⑦在用药期间饮酒，可出现过度镇静与精神运动损害。

【规格】 片剂：1mg，2mg；注射剂：2mg。

第二节 巴比妥类

苯巴比妥[典][基] **Phenobarbital（鲁米那，Luminal）**

参见本章第十部分第二节该条。

异戊巴比妥[典] **Amobarbital（阿米妥，Amytal）**

【药性与应用】 与苯巴比妥作用机制相似，但属中效催眠药。作用快而持续时间较短。具有镇静、催眠、抗惊厥等作用。用于入睡困难的单纯失眠、小儿高热惊厥、子痫、破伤风、脑膜炎、脑炎、中枢兴奋药中毒引起的惊厥；也用于癫痫持续状态及麻醉前给药。

口服：常用量0.1~0.2g/次；极量0.2g/次，0.6g/d。肌内注射或缓慢静脉注射：0.1~0.25g/次；极量0.25g/次，0.5g/d。

镇静：0.02~0.04g/次，2~3次/d。催眠：0.1~0.2g，睡前顿服。适用于难入睡者。抗惊厥：静脉注射或肌内注射其钠盐，0.3~0.5g。

【注意与禁忌】 不良反应较苯巴比妥轻，但用量过大或静脉注射过快易出现呼吸抑制及血压下降。久服可产生耐药性或成瘾，过量可致急性中毒。不宜长期服用，连服14d以上可迅速耐药，常用量不再显效。严重肝功能不全者禁用。肺、肾功能不全者慎用。宜深部肌内注射，成人静脉注射速度不应超过0.1g/min。

【药物相互作用】 ①全麻药、中枢神经抑制药、MAOI等与巴比妥类合用，相互增强效能。②巴比妥盐类与卡法根合用应谨慎。③胡椒碱可增强本药生物利用度。④与生长激素合用，本药 $t_{1/2}$ 延长。⑤桉油醇、利福平可降低本药血浓度与疗效。⑥贯叶连翘拮抗本类药的中枢抑制作用。⑦灰黄霉素、口服抗凝药、雌激素或口服避孕药、皮质激素、洋地黄、土霉素、三环类抗抑郁药、奎尼丁、卡马西平等，均可被本药降低疗效。⑧肝功能不全时巴比妥类药可增强或减弱苯妥英的药效。⑨乙醇增强本药中枢抑制作用，用药期间不可饮酒。

【规格】 片剂：100mg；胶囊：100mg；注射剂：100mg，250mg，500mg。

司可巴比妥[典] **Secobarbital（速可眠，Seconal）**

【药性与应用】 短效巴比妥类催眠药，其作用机制类似苯巴比妥。作用出现快，服药后15~20min即入睡，持续时间短，维持3h。用于入睡困难以及焦虑、过度兴奋、癔症、麻醉或手术前镇静及脑电图检查的睡眠诱发试验。

口服：常用量0.1g/次，极量0.3g/次。睡前顿服0.1~0.2g。尚可皮下注射：0.1g/次。

催眠：口服，成人0.1~0.2g，睡前顿服；肌内注射，成人0.1~0.2g/次；静脉注射，0.05~0.2g/次；皮下注射，成人0.1g/次。镇静：口服，成人0.03~0.05g，3~4次/d；肌内或静脉注射，成人1.1~2.2mg/kg。麻醉前给药：成人0.2~0.3g；小儿2~3mg/kg。

【注意与禁忌】 副作用较少，可有皮炎、关节痛、血小板减少。肝、肾、肺功能严重减退及对巴比妥类过敏者禁用。久用可产生耐受性和成瘾。

【药物相互作用】 ①与卡法根合用，增加γ-氨酪酸受体结合力，应谨慎。②碳酸酐酶抑制药增强本药药效。③与钙通道阻滞药合用，引起血压下降。④与麻醉药合用，增加肝毒性。⑤与吩噻嗪类、四环类抗抑郁药合用，可降低惊厥抽搐阈值；与其中的马普替林合用，还可增加中枢抑制作用。⑥与氯霉素合用，本药代谢减少，氯霉素代谢增加。⑦与乙内酰类药如苯妥英、磷苯妥英等合用，对血药浓度影响的变数大，须密切监测血药浓度。⑧与乙琥胺或卡马西平合用，后二者血浓度降低，$t_{1/2}$缩短。⑨与丙戊酸合用，本药血药浓度升高，神经中枢抑制增强。⑩本药减弱肾上腺皮质激素、环孢素、洋地黄、奎宁等的药效。⑪本药可引起灰黄霉素吸收不良，疗效下降。⑫本药与乙酰氨基酚类药(对乙酰氨基酚、酚麻美敏等)、口服避孕药、雌激素、阿普洛尔、普萘洛尔、茶碱、佐替平等合用，导致上述药物代谢增加，疗效下降。⑬与抗凝药合用，可诱发出血倾向，应监测凝血酶原时间。⑭本药减弱奎尼丁疗效，应调整其剂量。⑮与多西环素长期合用，可提高其血浆清除率。⑯本药减弱胍法辛、布洛芬类药的疗效，并缩短它们的$t_{1/2}$。⑰与氟哌啶醇合用，可引起癫痫发作形式的改变。⑱乙醇加强本药中枢抑制作用，应避免饮酒。

【规格】 胶囊：100mg；注射剂：50mg，100mg。

第三节　其他镇静、催眠及抗惊厥药

甲喹酮　Methaqualone(安眠酮，海米那，眠可欣，Hyminal)

【药性与应用】 长效非巴比妥类催眠药，可维持6~8h，起效快。用于神经衰弱、失眠、麻醉前给药。

镇静：0.1g/次，3次/d。催眠：0.1~0.2g。

【注意与禁忌】 偶有轻度不适，如头晕、嗜睡等；少数可出现皮疹、麻木；个别有心悸、恶心、呕吐及全身无力等反应。较大剂量连续应用数周可产生耐受性、依赖性，不可滥用。服药不宜超过3个月。肝功能不良者慎用。孕妇忌用。有精神病史及躯体剧痛者不宜用。

【规格】 片剂：0.1g，0.2g。

水合氯醛[典] **Chloral Hydrate（水化氯醛，含水氯醛）**

【药性与应用】 长效催眠药，具有烃类麻醉剂的典型中枢抑制作用，并有抗惊厥作用，不易蓄积中毒。临床用于镇静、催眠、抗惊厥，尤适用于入睡困难及对巴比妥类耐受差的病人，如老人与小孩；也用于神经性失眠伴有显著的精神病、破伤风痉挛、士的宁中毒等。

催眠：口服或灌肠，成人0.5~1.5g/次，极量2g/次，4g/d；或10%溶液5~15mL（一般10mL）睡前1次服用或灌肠。小儿10~15mg/（kg·次），临睡前用药。镇静：口服，小儿4~10mg/（kg·次）。抗惊厥：灌肠，成人1.5g/次，必要时6~8h重复使用；极量1.5g/次，3g/d。小儿40mg/（kg·次），总量不超过1.0g。

【注意与禁忌】 对胃肠道黏膜有强烈刺激作用，口服易引起恶心、呕吐，胃炎及消化道溃疡病人不可口服。常用量虽无毒性，但严重心、肝、肾功能不全者仍应慎用。长期服用有耐受性和成瘾性。过量可出现持续性精神错乱、吞咽困难、严重嗜睡、体温降低、顽固恶心呕吐、上腹痛、癫痫样发作、呼吸困难、心动过缓、心律失常、严重乏力，并可能有肝、肾功能损害；在恢复期可出现一过性黄疸、蛋白尿。

与乙醇合用时，对中枢神经的抑制特别强。

【规格】 糖浆：10%（其中加有20%单糖浆矫味及22%淀粉）；合剂：内含5%水合氯醛、5%溴化钠。

佐匹克隆[典][基] **Zopiclone（吡嗪哌酯，Imovance，Imovane）**

【药性与应用】 催眠、镇静、抗焦虑、松弛肌肉、抗惊厥。其催眠作用迅速，并延长睡眠时间，提高睡眠质量，减少觉醒次数及早醒。用于失眠，包括时差性、工作性及术前焦虑等失眠。

口服：7.5mg，临睡者顿服。老年人开始服3.75mg，必要时可加至7.5mg。肝功能不良者宜用3.75mg（其疗效相当于硝西泮5mg，三唑仑0.5mg，氟西泮30mg）。

【注意与禁忌】 长期用药后突然停药可有戒断现象，有轻度激动、焦虑、肌痛、失眠反跳、噩梦等。过量可导致昏睡及昏迷，但比苯二氮䓬类轻，毒性也小。可出现白天嗜睡、头昏、口苦、口干、肌无力、健忘、易怒、好斗、精神紊乱。对本品过敏、呼吸功能不全者禁用。15岁以下者不宜用。严重肝功能不良者应减量。严禁饮用含乙醇饮料。孕妇、哺乳妇不宜用。精细或危险工作者慎用。

【药物相互作用】 ①与神经肌肉阻滞剂、中枢抑制药合用，镇静作用增强。②与催眠药合用，可诱发戒断症状。③红霉素、红霉素-磺胺异噁唑，增加本药血药浓度。④静脉给予甲氧氯普胺会升高本药血药浓度。⑤与卡马西平合用，本药 C_{max} 升高，而卡马西平的 C_{max} 下降。⑥阿托品、利福平降低本药血药浓度。⑦用药期间严禁饮酒，否则中枢神经过度抑制。

【规格】 片剂：3.75mg，7.5mg；胶囊：7.5mg。

酒石酸唑吡坦[典]　Zolpidem Tartrate(思诺思，安必思，乐坦，Stilnox，Ambien)

【药性与应用】 咪唑吡啶类药物，有迅速催眠作用。用于失眠症的短期治疗。

口服：65 岁以下成人，通常 10mg 睡前顿服，也可根据病情增加到 15～20mg；65 岁以上老年人，开始治疗剂量推荐用 5mg 而不超过 10mg，睡前 1 次顿服。

【注意与禁忌】 副作用与剂量及病人个体敏感性有关，可有眩晕、嗜睡、恶心、呕吐、头痛等。重症肌无力、肝功能不全者应减量或慎用。对精细与危险操作有影响。15 岁以下不宜使用。

【药物相互作用】 ①与其他催眠药、抗焦虑药、麻醉药、抗癫痫药和有镇静作用的抗组胺药合用，增强中枢抑制作用。与丁丙诺啡合用，有增加致命性呼吸抑制的危险。②利托那韦可升高本药血药浓度，增加过度镇静、呼吸抑制风险。③抑制肝酶(特别是 CYP)的药物，可加强本药作用。④伊曲康唑、氟康唑、酮康唑可使本药血药浓度升高。⑤抗抑郁药与本药合用，可出现幻觉。⑥与氯丙嗪合用，可延长 $t_{1/2}$，减少警醒性。⑦利福平降低本药血药浓度。⑧本药降低丙米嗪 C_{max}，但减少警醒性。⑨乙醇增强中枢抑制，应避免用药期间饮酒。

【规格】 片剂：5mg，10mg；分散片：10mg。

替马西泮　Temazepam（甲基舒宁，甲羟安定，羟苯甲二氮䓬，羟基安定，Levanxol，Restoril）

【药性与应用】 为二氮䓬类镇静、催眠药，为地西泮的代谢产物，其作用与硝西泮相似，有催眠作用，有较好的抗焦虑作用。

临床用于睡眠习惯突然改变的预防和治疗失眠；也用于手术前催眠，以及焦虑症。

口服：失眠症常用剂量为 7.5～30mg，睡前服；一过性失眠者，可临睡前服 7.5mg。

【注意与禁忌】 不良反应较少，常用可产生依赖性。

本药与苯二氮䓬类其他药物有交叉过敏性。对本药过敏、重症肌无力、严重呼吸功能不全、睡眠呼吸暂停综合征、儿童、孕妇、哺乳妇禁用。严重抑郁症、自杀倾向、酗酒、药物滥用、肝肾功能不全及老年患者慎用。

【药物相互作用】 ①本药与全麻药、巴比妥类、阿片类、中枢类肌松药、水合氯醛、中枢神经系统抑制药合用，可加重中枢和呼吸抑制。②西番莲、卡法根可增强本药的中枢抑制作用。③缬草根可增加中枢抑制或减弱本药疗效。④茶碱类、雌激素、口服避孕药可减弱本药的作用。⑤乙醇与本药相互增效并导致精神运动损害，故用药期间禁止饮酒。

【规格】 片剂：7.5mg，15mg；胶囊：10mg，20mg。

氯䓬酸钾 Dipotassium Clorazepate（安定羧酸钾盐，氯氮䓬二钾，Belscren，Enadine，Tranxene）

【药性与应用】 本药为二氮䓬类抗焦虑药，与地西泮相比，本药作用强度小而不良反应也少。

临床用于轻症焦虑症。国外也用于减轻酒精戒断综合征急性症状和部分性癫痫发作的辅助治疗。

口服：①抗焦虑症：常用剂量为15～30mg/d，分次服用；也可15mg晚间顿服。②酒精戒断综合征急性症状：第1个24h初始量30mg，随后给予30～60mg，分次服用；第2个24h，45～90mg，分次服用；第3个24h，22.5～45mg，分次服；第4个24h，15～30mg，分次服用。而后，逐渐减量至7.5～15mg/d。一旦患者稳定，立即停药。最大剂量为90mg/d，最后的数日治疗中，不应突然大幅度降低剂量。③抗癫痫辅助用药：初始剂量7.5mg，3次/d。以后可根据患者病情逐渐增加剂量，但幅度应超过每周7.5mg，日剂量不应超过90mg。

【注意与禁忌】 本药不良反应较少，常见嗜睡，偶见胃肠道不适、口干、视物模糊、精神错乱等，均较地西泮轻。长期服用本药，可导致乙醇-巴比妥样依赖性。对本药过敏、闭角型青光眼、孕妇、哺乳妇均禁用。老年体弱者、9岁以下儿童慎用。

【药物相互作用】①中枢抑制药或具有中枢抑制作用的药物，以及西咪替丁、水合氯醛、乙氯维诺、羟丁酸钠等药，可增强本药作用。②安普那韦、利托那韦可提高本药血药浓度，增加其毒性。③酮康唑抑制本药代谢，增加不良反应，如过度镇静、言语不清、中枢抑制等。④当归抑制本药代谢，导致过度肌松作用和中枢过度抑制。⑤卡法根、厚朴、西番莲、丹参与本药合用，增加中枢抑制作用。⑥月见草油与本药合用可降低癫痫发作阈值，增加发作危险。⑦缬草根与本药合用增加中枢抑制作用，或降低本药疗效。⑧烟草、氨茶碱、圣·约翰草降低本药疗效。⑨用药期间饮酒可出现中枢和呼吸抑制。

【规格】　片剂：11.25mg，22.5mg；胶囊：3.75mg，7.5mg，15mg。

扎来普隆[典]　Zaleplon（安己辛，安维得，安云，二叶梦，Hegon，Hipnodem，Sonata，Stamoc，Zerene）

【药性与应用】　为催眠药，其化学结构新而独特，具有镇静、催眠、抗焦虑、肌松、抗惊厥诸多作用。本药临床用于入睡困难失眠症的短期治疗，能缩短入睡时间。

口服30min见效，t_{max}为1h，生物利用度30%，$t_{1/2}$ 1h。

口服：一次5~10mg，睡前或入睡困难时顿服。持续用药时间不应超过10d。服药10d后，睡眠仍无改善，应重新查找病因。

【注意与禁忌】　禁用于对本药过敏者、睡眠呼吸暂停综合征、严重呼吸困难或胸部疾病、重症肌无力、严重肝肾功能不全、儿童及孕妇、哺乳妇。有药物滥用史者、抑郁症者应慎用。

本药较常见的不良反应有头痛、嗜睡、眩晕、乏力、记忆障碍、多梦、情绪低落、精神错乱、震颤、站立不稳、复视及其他视力障碍、多汗、口干、食欲差、恶心、呕吐、腹痛。剂量在10~20mg时，服药1h后可出现短暂记忆缺失、精神障碍；2h后作用消失。可有反跳性失眠，20mg时可见，5mg、10mg时少见，但第2晚即消失。大剂量40mg单剂应用时，可导致语言功能与记忆力下降。偶见一过性血细胞增多和转氨酶升高。长期应用可致药物依赖性。

【药物相互作用】　①西咪替丁使本药作用增强，本药的起始剂量应为5mg。②本药与硫利达嗪、丙咪嗪合用可导致清醒度下降，精神运动能力损害。③苯海拉明与本药可能存在着药效相加作用，应谨慎。④利福平降低本药疗效。⑤本药可加重乙醇对中枢神经的损害，用药期间应禁酒。

【规格】　片剂：5mg；分散片：5mg；胶囊：5mg，10mg。

坦度螺酮　Tandospirone（律康，坦道匹朗，坦多吡酮，希德，Sediel）

【药性与应用】　本药为嘧啶哌嗪的氮杂螺酮衍生物，属5-HT受体部分激动剂，从而产生抗焦虑作用。与苯二氮䓬类药相比，本药作用靶点相对集中，抗焦虑作用选择性更高。本药t_{max} 0.8~1.4h，$t_{1/2}$ 1.2~1.4h。本药无蓄积作用。

本药临床被用于广泛性焦虑症，以及原发性高血压、消化性溃疡等与焦虑有关的疾病。

口服：10mg，3次/d，可根据病情、年龄适当增减，但最大剂量不超过60mg/d。

【注意与禁忌】　禁用于对本药及1-嘧啶-哌嗪有过敏史者。慎用于对其他杂螺酮衍生物（丁螺环酮、伊沙匹酮、去哌隆）有过敏史者，以及器质性脑功能障碍、中重度呼吸功能衰竭、心肝肾功能不全、老年患者。尚无本药用于婴幼儿、孕妇、哺乳妇的相关报道。

本药的不良反应可见心悸、心动过速、胸闷；尿素氮升高；情绪低落；肝酶升高；口干、恶心、呕吐、食欲缺乏、腹痛、腹胀、便秘、腹泻；嗜酸性粒细胞增多；眼蒙眬；过敏反应、多汗等。但均无超过1%者。

【药物相互作用】 ①与钙拮抗剂（尼卡地辛、氨氯地平、硝苯地平等）合用，增强降压作用。②与丁酰苯类药（氟哌啶醇、螺哌隆）合用，增强锥体外系反应。

【规格】 胶囊：5mg；片剂：10mg。

雷美替胺 Ramelteon（Rozerem）

【药性与应用】 本药属于非巴比妥类催眠药，系退黑素受体激动剂，参与正常睡眠-觉醒周期生理节律的维持而对睡眠有促进作用，从而能有效治疗以睡眠诱导困难为特征的慢性和一过性失眠症。缩短持续睡眠平均潜伏期。临床用于失眠症。

本药有首过效应，t_{max} 0.75h，$t_{1/2}$ 1~2.6h。

口服：推荐剂量8mg，睡前30min内服用。

【注意与禁忌】 禁用于对本药过敏、严重肝功能不全者。慎用于抑郁症（可能出现抑郁加重和自杀倾向）、严重阻塞性肺疾病、严重睡眠呼吸暂停综合征、中度肝功能不全。孕妇、哺乳妇不宜使用本药。儿童与青少年避免使用本药，以免影响生殖发育。

本药不良反应可有头晕、疲乏、嗜睡、失眠加重、抑郁；恶心、味觉改变；关节、肌肉痛；血肾上腺皮质水平下降；过敏、上呼吸道感染、流行性感冒等。发生率均不高。

【药物相互作用】 ①氟伏沙明抑制本药代谢，明显提高本药血药浓度，增加本药毒性。②氟康唑、酮康唑均抑制本药代谢，合用时易出现中毒症状。③利福平降低本药生物利用度与血药浓度。

【规格】 片剂：8mg。

天麻素 Gastrodine（天麻苷）

【药性与应用】 具有镇静、催眠、扩张血管、改善心肌微循环、增加心肌营养性血流量、提高供氧能力及降低血压的作用。用于神经衰弱、神经衰弱综合征、血管性头痛、三叉神经痛、坐骨神经痛、眩晕及高脂血症。

口服：25~50mg，3次/d；失眠病人睡前加服25mg。肌内注射：10~20mg，1次/d；10d为1个疗程。

【注意与禁忌】 少数人有口鼻干燥、头昏、胃部不适。

【规格】 片剂：25mg；注射液：10mg/1mL。

蜜环菌　Armillaria Mellea

【药性与应用】 与天麻素有相同药理活性，对中枢神经系统有抑制作用，产生镇静及抗惊厥效果。并能改善微循环，增加冠脉血流量。用于各种眩晕、神经衰弱、失眠、耳鸣、四肢麻木等症。

口服：3~5 片，2~3 次/d；10d 为 1 个疗程。

【规格】 片剂：每片含蜜环菌发酵物（蜜环粉）250mg。

格鲁米特　Glutethimide（导眠能，Doriden）

【药性与应用】 中效非巴比妥类催眠药，具有镇静、催眠、抗惊厥等中枢抑制作用，但作用强度仅为巴比妥类药的 1/2。临床用于神经性失眠、夜间易醒及麻醉前给药。

口服：催眠，成人 250~500mg/次，睡前服。起始量宜酌减。老年人应减量。麻醉前给药，手术前晚服 0.5g；麻醉前 1h 再服 0.5~1g。镇静，0.25g，1~3 次/d。

【注意与禁忌】 常见嗜睡；其他如皮疹、咽痛、发热、异常出血、瘀斑、极度乏力、反常性兴奋、视力模糊、动作笨拙不稳、精神错乱、头痛及头昏均少见。久用可出现耐药性或成瘾性，突然停药可出现撤药综合征，表现为：精神错乱、幻觉、多梦、肌痉挛、恶心、呕吐、梦魇、胃痛、发抖、睡眠障碍、心动过速。孕妇、哺乳妇慎用；严重肝、肾功能损害，卟啉病、消化性溃疡、前列腺肥大、心律失常、青光眼、幽门及膀胱颈梗阻、药物滥用或成瘾者均应慎用。

【规格】 片剂：250mg。

副醛　Paraldehyde（聚乙醛，Paracetaldehyde，Paral）

【药性与应用】 药理作用同水合氯醛，但催眠作用强，可维持 8h，并有镇静、安眠、抗惊厥作用。临床用于催眠，也用于抗惊厥、破伤风、子痫、癫痫发作与惊厥药中毒的急救。

灌肠：成人 5~10mL/次，小儿 0.3mL/（kg·次），用温开水稀释至 30~50mL 应用。深部肌内注射：4~6mL/次；小儿 0.1mL/（kg·次），最多不超过 5mL/次。

【注意与禁忌】 本品部分经肺排出，有气管、肺等呼吸道疾病者不宜应用。对胃肠道刺激性大，不宜口服。大剂量可抑制呼吸及血管运动中枢。肌内注射应远离神经干，以免损害神经，引起麻痹。可在配制好的灌肠液中加入

1mL 苯甲醇，以减轻对直肠黏膜的刺激。

【规格】 溶液：10%；注射液：2mL，5mL。

阿达林 Adalinum（Carbromal，Tildin，Bromadal）

【药性与应用】 具有镇静和温和的催眠作用。用于神经衰弱引起的各种官能症、神经调节紊乱及不同原因引起的失眠症。

口服：镇静，0.25g，3 次/d。安眠，睡前 0.5～1g。

【注意与禁忌】 长期应用可引起溴中毒样症状：严重精神抑郁、兴奋不安、语言含混、皮疹等。停药可逐渐消失。

【规格】 片剂：0.5g。

溴化钾 Patassium Bromide

【药性与应用】 在体内释出溴离子，增强大脑皮质的抑制过程，使皮质的兴奋抑制过程达到平衡，恢复正常的生理过程。用于神经衰弱引起的各种官能症、癔症、神经性失眠、精神兴奋状态。

口服：10%溶液 5～10mL，3 次/d，饭后服。

【注意与禁忌】 长期服用可蓄积中毒，其早期症状为皮疹（溴痤疮）、记忆力减退、精神抑郁。如出现早期症状，应立即中止用药，并在饮食中增加食盐量，可服用氢氯噻嗪、呋塞米等利尿药，促进其排泄。高血压、水肿、忌盐疾病者禁用。不宜空腹服。

【规格】 溶液：10%。

三溴片 Triple Bromide Tablets

【药性与应用】 由溴化钾、溴化钠、溴化铵 3 种溴剂组成，由三者在体内分解释放出溴离子发挥药理作用，药理作用同溴化钾。

口服：1～3 片，3 次/d，饭后温水溶解后服下。

【注意与禁忌】 不良反应同溴化钾。不宜用于水肿、少尿和癫痫病人。其他注意事项参阅溴化钾。

【规格】 片剂：每片含溴化钾、溴化钠各 0.12g，溴化铵 0.06g。

戊巴比妥钠 Pentobarbital Sodium（Nembutal）

【药性与应用】 同异戊巴比妥。临床用于催眠、麻醉前给药。

催眠：0.1～0.2g，睡前顿服。麻醉前给药：手术当日清晨服 0.1g，必要时术前 0.5h 再服 0.1g。极量，0.2g/次，0.6g/d。

【注意与禁忌】 同异戊巴比妥。

【规格】 片剂：0.05g；注射剂：0.1g，0.5g。

度氟西泮　Doxefazepam（Doxans）

【药性与应用】 具有较强镇静、催眠作用，优于氟西泮。用于治疗失眠症。

口服：10～20mg，睡前顿服。

【注意与禁忌】 开始用药或药量过高时可出现头晕、嗜睡，偶见口干、共济失调、恶心、腹泻、视力模糊等。对本品过敏、重症肌无力者禁用。孕妇、哺乳妇慎用。不可与含乙醇饮料同期服用。长期大量服用可出现依赖性。

【规格】 胶囊：10mg，20mg。

替吡度尔　Tempidorm

【药性与应用】 L-色氨酸制剂，具有催眠作用。可促进入眠，缩短入睡时间。临床用于入睡困难症。

口服：500～1 000mg，睡前 20～30min 服。用药 3～4 周后，应检查判定是否需要继续用药。

【注意与禁忌】 超量可出现头晕、头痛。偶见血压波动。用药期间不可饮用含有乙醇的饮料，不宜做精细或危险操作。

与三环类抗抑郁药、锂盐、MAOI、洋地黄制剂等有相互作用，注意调整剂量。

【规格】 薄膜片：500mg。

氯美噻唑　Clomethiazole（噻唑乙二磺酸盐，Chlormethiazole，Hemineurin）

【药性与应用】 具有镇静、催眠、抗惊厥作用。吸收迅速而完全，有首过效应。经肝代谢后由肾排泄。$t_{1/2}$为 7～8h。用于治疗精神焦虑性失眠、老年性失眠。亦可用于治疗乙醇、药物成瘾的急性戒断症状。静脉注射可控制癫痫持续状态、子痫毒血症。

口服：催眠，500mg 睡前顿服。镇静，250mg，3 次/d。治疗戒断症状，750mg，1 次/6h，共用 2d；然后 500mg，1 次/6h，共 3d；再后 250mg，1 次/6h，共 4d。

静脉注射：子痫前期毒血症，开始滴注 0.8%溶液 30～50mL，滴速为 60 滴/min，直到病人入睡；然后减至 10～15 滴/min。癫痫持续状态，滴注 0.8%溶液 40～100mL，滴注 5～10min 以上，直到惊厥控制。

【注意与禁忌】 常见不良反应为鼻内刺麻感、喷嚏与结膜刺激。大剂量可引起呼吸抑制、血压下降。长期服药有依赖性。

【药物相互作用】 ①与西咪替丁合用可使本药清除率下降，毒性增加，引起过度镇静与呼吸抑制，必要时可换用雷尼替丁、法莫替丁等对本药影响较小的 H_2 受体拮抗剂。②用药期间应避免饮酒。③本药不宜与吩噻嗪类、丁酰苯类、巴比妥类药物合用，以免增加毒性反应。

【规格】 片剂：500mg；注射剂：8mg/1mL。

三氯福司 Triclofos（三氯磷酯钠，三氯乙磷酸钠，Triclos）

【药性与应用】 水合氯醛衍生物，有镇静、催眠作用。在体内分解成三氯乙醇起作用。作用类似水合氯醛，但无不快气味，对胃刺激性小。临床用于镇静、催眠。

口服：催眠，成人 1g，睡前顿服；必要时可用至 2g。镇静，成人，500mg，1~2 次/d。小儿 1 岁，25~30mg/kg；1~5 岁，250~500mg；6~12 岁，0.5~1g。

【注意与禁忌】 同水合氯醛。

【规格】 片剂：750mg；溶液：100mg/1mL。

第七章 麻醉及其辅助用药

第一部分 局部麻醉药

普鲁卡因[典][基] Procaine（奴佛卡因，Novocaine）

【药性与应用】 常用优良局部麻醉药，主要用于浸润麻醉。由于其对皮肤、黏膜的穿透力差，不适用于表面麻醉。属酯类短效麻醉药，具有一定血管扩张作用。静脉注射小剂量［<0.2mg/（kg·min）］对神经中枢起抑制作用，表现为痛觉迟钝，故也用于复合麻醉。可被血浆胆碱酯酶水解，因而与抗胆碱酯酶药合用可增加其毒性。维持45~60min，$t_{1/2}$为7.7min。代谢产物由肾脏排出。溶液浓度多为0.25%~0.5%（口腔科可用到40%）。用量0.05~0.25g/次，不可超过1.5g/h。如嫌其麻醉时间短和易于引起出血，可加入1:(10万~20万)的肾上腺素。

局部浸润或封闭：常用浓度为0.25%~0.5%。若浸润范围小，用量少，也可用1%。极量1g/次。神经干阻滞（如臂丛神经阻滞）：1.5%~2%，30~40mL。成人腰麻：3%~5%，80~150mg，极量200mg/次，维持45~60min。硬膜外麻醉：1%~2%，10~20mL/次。现已少用。静脉复合或静脉吸入复合麻醉：在硫喷妥钠诱导麻醉后，可用1%~2%普鲁卡因与镇痛药、肌松药配伍，静脉滴注维持麻醉。小儿腰麻：用于大于5岁的小儿，3%，8mg/岁或2~3mg/kg。

【注意与禁忌】 用量愈大，毒性愈大。可引起恶心、出汗、心动过速、呼吸困难、颜面潮红、谵妄、兴奋、惊厥。血药浓度突然升高者，甚至可引起心脏骤停。有时出现过敏性休克，应询问过敏史并做皮试。腰麻时常出现血压下降，可在麻醉前肌内注射麻黄碱15~20mg加以预防。出现惊厥时可静脉注射异戊巴比妥解救。不宜与葡萄糖溶液配伍，以免局部麻醉效果减弱。

【药物相互作用】 ①与肌松药合用有两种不同的情况：与琥珀胆碱合用，增强肌松作用；与氯化琥珀胆碱合用，增强二者各自的麻醉与肌松作用。②与奎宁有协同作用，可配制成长效麻醉剂，但不可应用于蛛网膜下隙阻滞和静脉麻醉。③将少量肾上腺素加入本药，可延长麻醉时间。④镇痛催眠药可加强本药局麻作用，减少不良反应。⑤青霉素与本药形成的盐具有长效性。⑥右旋糖酐可使本药麻醉时间延长。⑦与其他局部麻醉药合用，药效与毒性均呈叠加作用。⑧毛果芸香碱、毒扁豆碱与本药合用，可加剧毒性反应。⑨玻璃酸酶可促进本药扩散与吸收，但也可增加中毒反应，应予注意。⑩本药水解产物二乙氨乙醇能增强洋地黄作用，应注意中毒反应。⑪MAOI 可减少本药的代谢灭活。⑫杏仁与本药合用，可加重呼吸中枢抑制。⑬依可碘酯降低拟胆碱酯酶活性而使本药水解减少。⑭本药可使磺胺药减效，不宜合用。⑮本药为酸性药，不宜与碱性液体或药物合用。⑯在缺氧情况下，不可用麻黄碱或肾上腺素预防低血压，因可引起致命的室颤。

【规格】 注射液：100mg/20mL，50mg/20mL，100mg/10mL，40mg/2mL；注射剂：150mg，1g。

普鲁卡因维生素 C 注射剂：20mL，含普鲁卡因 50mg、维生素 C 100mg。用于封闭疗法及皮肤科止痒。静脉注射，20mL/次。

长效普鲁卡因注射液：5mL。用盐酸普鲁卡因 200g、盐酸奎宁 27.2g、咖啡因 7.2g、乌拉坦 5.6g、硫脲 0.2g、依地酸二钠 0.008g、无水乙醇 400mL，共制成 10000mL。各药之间有协同作用，能延长局麻药效时间至 3~5d。用于浸润麻醉、阻滞麻醉及封闭疗法。浸润麻醉：0.25%~0.5%溶液（按盐酸普鲁卡因计），不超过 0.75g/h。阻滞麻醉：1%~2%溶液（按盐酸普鲁卡因计），不超过 1g/次。注意：本品不宜用于腰麻。

利多卡因[典][基] Lidocaine

【药性与应用】 属酰胺类中效局部麻醉药。水溶液性能较稳定，麻醉强度大，单独应用时麻醉作用持续 60~75min，较普鲁卡因长 1 倍。起效快，弥散力、穿透力强。$t_{1/2}$为 96min。肝内微粒体酶降解。主要用于阻滞麻醉与硬膜外麻醉。尚具有抗心律失常作用，对室性心律失常疗效较好，作用时间短，无蓄积性，不抑制心肌收缩力，治疗剂量不降低血压。主要用于室性心动过速及频发性室性早搏。静脉注射对中枢神经系统有明显的兴奋和抑制双相作用：血药浓度较低时表现为镇静和思睡，痛阈升高；血药浓度>5μg/mL 时可出现中毒反应，引起惊厥；能有效抑制咳嗽反射。

2%~4%溶液用于口腔、咽喉和气管内的黏膜麻醉。局部浸润麻醉：用 0.25%~0.5%溶液，极量 400mg/次。神经阻滞：用 1%~2%浓度。腰麻：用 2%溶液，100~200mg；由于其弥散力强，麻醉平面不易控制，应慎用。硬膜外麻醉：常用浓度为 1%~2%，1 次用量≤350mg，1 次极量 400mg；加肾上腺素可至 500mg。小儿硬膜外麻醉：1~3 岁 0.8%~1.0%，8mg/kg；3~7 岁 1%~

1.5%，8~10mg/kg。或与丁卡因混合使用，前者 1%，6~8mg/kg；后者 0.1%~0.2%，1mg/kg。小儿（>5 岁）臂丛神经阻滞：1%，8~10mg/kg。局麻：可加 1:(20 万~50 万）万肾上腺素。治疗室性心律失常：静脉注射，50~100mg/次或 1~2mg/（kg·次）；见效后可改为 100mg 加 5%葡萄糖 100mL 稀释，静脉滴注，滴速为 1~2mL/min［15~50μg/（kg·min）］。

【注意与禁忌】 静脉注射可有麻醉样感觉、头晕、眼黑，若改为静脉滴注，可缓解症状。高浓度误注入静脉，可致心脏骤停。心、肝功能不全者应适当减量。Ⅱ度及Ⅲ度房室传导阻滞、对本品过敏、有癫痫大发作史、严重肝功能不全者禁用。加用 1:(25 万~50 万）肾上腺素可延长时效。

【药物相互作用】 ①中枢神经抑制药如帕吉林可使本药麻醉作用增强和延长，纳洛酮尚可减少静注本药所致的呼吸频率减慢。②氨基糖苷类抗生素可增强本药的神经阻滞作用。③与普鲁卡因合用，可增强局麻效果。④可增强静脉全麻药丙泊酚的催眠效应。⑤与局麻药比卡因合用，可发生高铁血红蛋白血症；若再加肾上腺素三药合用，则有发生恶性高热的报道。⑥可使神经肌肉阻滞剂增效。其中的氯化琥珀胆碱，还可控制本药产生的惊厥。⑦本药可降低氧化亚氮麻醉阈值，导致窒息。⑧与抗心律失常药合用应十分慎重与警惕，因可产生多种毒性反应，有些甚至是致命的。⑨玻璃酸酶可促进本药的扩散与吸收，但也可增加不良反应，应注意其双重性。⑩与抗惊厥药合用，可导致心脏停搏和增加中枢神经系统的不良反应。⑪西咪替丁可导致本药中毒，诱发神经毒性、心律失常、癫痫发作。可用雷尼替丁代替。⑫安普那韦、利托那韦、奎奴普汀达福普汀可抑制本药代谢，诱发神经毒性、癫痫发作、低血压与心律失常。⑬与阿布他明合用，可诱发心律失常。⑭与左醋美沙朵、多非利特合用可出现严重和致命的心律失常：QT 间期延长、尖端扭转型室性心动过速、心脏停搏。⑮去甲肾上腺素使本药总清除率下降。⑯异丙肾上腺素、多巴胺使本药总清除率升高，从而减弱本药的抗心律失常作用。⑰与可乐定联合用于硬膜外给药可导致本药吸收率下降。⑱禁与双氢麦角胺合用，否则可导致血压极度升高。⑲金属离子可加重本药的局部刺激，故本药忌与金属接触。

【规格】 注射液：50mg/5mL，100mg/5mL，200mg/10mL，400mg/20mL；碳酸注射液：86.5mg/5mL，173mg/10mL；胶浆：2%（200mg/10g）；外用溶液：4%；气雾剂：2%，4%；喷雾剂：2.5g/25g（内含利多卡因 1.75g）；贴片：5%。

碳酸利多卡因[典]　Lidocaine Carbonate

【药性与应用】 同利多卡因，起效快，阻滞作用强，肌肉松弛好。临床用于低位硬膜外麻醉，1.6%10~15mL；神经阻滞<15mL；牙槽神经阻滞 2mL。

【注意与禁忌】 对利多卡因过敏者禁用。有人认为碳酸利多卡因并不比盐酸利多卡因起效更快，碳酸盐分解后释放的 CO_2 在人体内被迅速排出体外，不足以改变细胞内的 pH 和增加局部阳离子的浓度，因而无法达到更快起效。

抽药后立即使用，尽量减少与空气接触的机会，以免分解。

其他注意事项均同利多卡因。

【规格】 注射液：80mg/5mL。

辛可卡因 Cinchocaine（地布卡因，沙夫卡因，纽白卡因，Sovcaine，Dibucaine，Percaine，Nupercaine）

【药性与应用】 在体内远较普鲁卡因稳定，作用持续时间为后者的 3 倍，适用于硬膜外麻醉及腰麻。易于通过黏膜进行表面麻醉，但因其毒性大于普鲁卡因 15 倍而较少应用。

硬膜外麻醉及腰麻：0.2%~0.25%溶液，总剂量为 7.5~12mg。表面麻醉：用 0.05%~0.2%溶液。浸润麻醉：用 0.01%~0.1%溶液，可与肾上腺素合用，总剂量不得超过 15mg。

【注意与禁忌】 Percaine 与 Procaine（普鲁卡因）的名称极易相混，且前者的毒性远大于后者，误用可造成严重后果，必须警惕。

【规格】 注射剂：10mg。

布比卡因[典][基] Bupivacaine（丁吡卡因，麻卡因，Marcain）

【药性与应用】 长效酰胺类局麻药，麻醉力强于利多卡因 4 倍，水溶液性能稳定。其 0.125% ~ 0.5% 的溶液对感觉神经的阻滞良好，可维持 4 ~ 10min。用 0.75%溶液可产生良好的运动神经阻滞作用，但几乎无肌松作用。用其 0.5%溶液加肾上腺素作硬膜外阻滞麻醉，可维持 5h。由于在血液中的浓度低、体内蓄积少、作用持续时间长，为比较安全的长效局麻药。$t_{1/2}$ 为 162min。由肝脏代谢，经肾排出体外。

神经阻滞：临床常用 0.25%~0.5%溶液，成人安全剂量 150mg，一次极量为 225mg。0.75%溶液用于眼球后阻滞。硬膜外阻滞：可用 0.75%布比卡因与 2%利多卡因各半混合液，也可单用 0.5%布比卡因液；需加强肌松时，可用 0.75%布比卡因。起效时间 5~7min，15~25min 达高峰。上腹部手术不采用此项麻醉。蛛网膜下隙阻滞：0.75%布比卡因 2mL 加 10%葡萄糖 1mL，配制成 0.5%布比卡因溶液。常用剂量 8~15mg，1 次极量 20mg。3~5min 起效，维持 3~4h，其中腰骶部可达 5~6h。0.125%~0.25%溶液可用于局部浸润、硬膜外术后镇痛和分娩镇痛，2~4mL/次。小儿腰麻：1~3 岁，0.2%，0.1~0.2mg/kg；3~7岁，0.3%，0.15~0.25mg/kg 或 0.12~0.15mg/cm 椎长。小儿硬膜外麻醉：1~3 岁，0.1%~0.15%，2~3mL/次；3~7 岁，0.15%~0.25%，3~5mL/次。

【注意与禁忌】 一般剂量偶见精神兴奋、低血压等反应。但对心脏的毒性值得重视，中毒时心脏的毒性症状出现较早，往往虚脱与惊厥同时发生，易引起严重室性心律失常；一旦室性停搏，复苏困难。毒性与浓度成正比，上腹部手术硬膜外麻醉用药浓度应低于 0.5%。用于妇产科麻醉时，对胎儿是安全的。混用肾上腺素目前尚有争议。

【药物相互作用】 ①鞘内注射本药的同时，硬膜外给予罗哌卡因，可使本药药效延长。②本药增强顺阿曲库铵、拉帕溴胺的神经肌肉阻滞作用。③治疗前给予本药，丙泊酚的催眠作用增强而用量减少。④与普萘洛尔合用，本药清除率下降，毒性反应加大。⑤本药与利多卡因合用，可诱发高铁血红蛋白血症。⑥与抗心律失常药合用，心律失常的危险性增加。⑦使用哌唑嗪的患者用本药行硬膜外麻醉，有出现严重低血压的个案报道。⑧与血管紧张素转换酶抑制剂合用，可加重心动过缓、低血压，引起意识丧失。⑨与伊曲康唑合用，本药清除率下降、血药浓度升高，应予注意。⑩玻璃酸酶促进本药扩散、吸收，但也可增加全身毒性，故应注意其双重性。⑪西咪替丁、雷尼替丁均对本药无影响，可以合用。

【规格】 注射液：12.5mg/5mL，25mg/5mL，37.5mg/5mL。

丁卡因[典] Tetracaine（地卡因，潘托卡因，四卡因，Amethocaine，Dicaine，Pontocaine，Pantocaine，Decicaine）

【药性与应用】 酯类长效局麻药，效果与毒性均为普鲁卡因的 10 倍。能透过黏膜，主要用于黏膜麻醉。作用迅速，1~3min 即生效，维持 20~40min。

眼科用 0.5%~1%溶液作角膜表面麻醉；鼻和气管黏膜表面麻醉用 1%~2%溶液。极量 50mg/次。

硬膜外阻滞：可用 0.2%~0.33%溶液；常以 0.3%~0.6%溶液与利多卡因 2%溶液混合成 0.2%~0.3%丁卡因溶液使用。极量 75mg/次。腰麻：特制丁卡因粉剂 10mg，用 10%葡萄糖溶液、麻黄碱、脑脊液各 1mL，配成 1∶1∶1 溶液；或用 5%葡萄糖溶液配成 1%丁卡因针剂 2mL。成人一般剂量 8~12mg，极量 15mg/次。臂丛神经阻滞：0.5%溶液与 2%利多卡因各半混合液 20~30mL。1 次用量应少于 75mg。小儿麻醉：1~3 岁腰麻，0.3%，0.15~0.25mg/kg 或 0.8mg/岁；硬膜外麻醉，0.1%~0.2%，1.0~1.5mg/kg。4~7 岁腰麻，0.5%，0.2~0.3mg/kg 或 0.8mg/岁；硬膜外麻醉，0.1%~0.25%，1.2~1.5mg/kg。

【注意与禁忌】 毒性大、作用慢，不单独用于浸润麻醉。毒性反应发生率比普鲁卡因高。丁卡因溶液不太稳定，储存 3~6 个月易变质。用粉剂作蛛网膜下隙麻醉时，可用脑脊液或5%~10%葡萄糖溶解药物。溶液遇碱性物质效力降低或失效。加用1‰肾上腺素0.1~0.2mL可延长麻醉时间30%~50%。大剂量可致心脏传导系统或中枢神经系统抑制。

【药物相互作用】 ①本药增强顺阿曲库铵的神经阻滞作用，合用时应减少后者的剂量。②与肾上腺素合用，可延长麻醉时间而减少急性中毒，但不适用于心血管疾病、高血压与甲亢。③玻璃酸酶可增加本药的扩散作用，起效快，但也可使毒性增加。④本药与磺胺药物合用时，妨碍后者的抗菌作用。

【规格】 注射液：30mg/3mL，50mg/5mL，30mg/10mL；注射剂：10mg，15mg，20mg，25mg，50mg；滴眼液：0.5%；眼膏：0.5%；软膏：0.5%；乳膏：1%；溶液：40mg/2mL，50mg/5mL；片剂：10mg；凝胶：70mg/1.5g。

甲哌卡因 Mepivacaine（卡波卡因，Carbocaine）

【药性与应用】 局部麻醉作用强，作用迅速、持久，毒性及副作用小。不扩张血管，不需加肾上腺素。适用于腹部、四肢及会阴等部位的手术。

浸润麻醉：0.25%~0.5%。表面麻醉：1%~2%。硬麻外麻醉：1.5%~2.0%，首次注药最大范围5~24mL。一般用量10~15mL。臂丛神经阻滞：1%，总量40mL；1.5%者为30mL；2%者为20~24mL。

【注意与禁忌】 因能通过胎盘屏障影响胎儿，故孕妇忌用。

【药物相互作用】 ①本药可增强顺阿曲库铵的神经肌肉阻滞作用，合用时应降低后者的剂量。②可乐定可延长本药感觉和运动神经的阻滞作用。③肾上腺素降低本药的吸收率和血药浓度。④玻璃酸酶既可促进本药的扩散与吸收，又可增加全身中毒的概率。⑤合用维拉帕米，可能诱发心脏传导阻滞。⑥和血管收缩药合用，可发生严重而持久的高血压，尤其是麦角衍生物和肾上腺素类药物。

【规格】 注射液：40mg/20mL。

依替卡因 Etidocaine（Duranest）

【药性与应用】 局部麻醉作用2~4min生效，作用强度为利多卡因的4倍，毒性二者相似。对运动神经作用强，先于感觉神经。与肾上腺素配伍，既可加强其局麻作用又可延长作用时间。主要用于硬膜外麻醉，用0.5%溶液。浸润麻醉亦用0.5%溶液。最大剂量300mg/次。

【规格】 注射液：300mg/30mL。

罗哌卡因[典] Ropivacaine（罗吡卡因，耐乐品，Naropin）

【药性与应用】 新型长效酰胺类局麻药，具有依赖性，为纯左旋式异构体，毒性低，作用时间长。具有高度感觉-运动神经阻滞分离特性。高浓度、剂量较大时，同时阻滞感觉和运动神经，产生可靠的长时间麻醉作用；低浓度、小剂量时，近乎只阻滞感觉神经，用作有效的镇痛药。对中枢神经系统和心脏的毒性低，胎儿也易耐受。起效时间4~10min，感觉神经阻滞可达5~8h。$t_{1/2}$为110min。经肝代谢。

腰段硬膜外麻醉：0.75%~1%，10~20mL（100~200mg）。剖腹产硬膜外麻醉：0.5%~0.75%，15~20mL（100~150mg）。胸段硬膜外麻醉：0.5%~0.75%，5~15mL。镇痛：首次，0.2%，10~20mL（20~40mg）。追加，0.2%，10~15mL（20~30mg）/次；或0.2%，6~14mL/h持续输注。神经区域阻滞：0.5%~0.75%，1~30mL。局部浸润：0.2%，1~100mL（2~200mg）。

【注意与禁忌】 对酰胺类局麻药过敏者禁用。严重肝病慎用。硬膜外麻醉可产生低血压、心动过缓，可用麻黄碱10~15mg或阿托品0.5mg静脉注射纠正；也可预先输液扩容预防。不宜静脉输注，大剂量或意外将药物注入血管可发生急性全身中毒反应：四肢麻木、头昏、语言障碍；严重者肌肉僵直、惊厥等。

【药物相互作用】 ①硬膜外给予本药，可延长鞘内给药的布比卡因的作用。与其他局麻药或酰胺类似结构药合用时，毒性可能累加。②与抑制CYP 1A2代谢药物（氟伏沙明、维拉帕米等）合用时，本药血药浓度增加。③丙米嗪、茶碱可竞争性抑制本药代谢，导致本药血浓度升高。④玻璃酸酶可促进本药扩散与吸收，也增加了全身中毒的危险性。

【规格】 注射液：20mg/10mL，75mg/10mL，100mg/10mL，40mg/20mL，150mg/20mL，200mg/20mL。

苯佐卡因[典] Benzocaine（阿奈司台辛，氨苯甲酸乙酯，Anaesthesine，Ethyl Aminobenzoate）

【药性与应用】 麻醉作用弱于普鲁卡因。因不溶于水，故不能用作浸润麻醉。多配成5%~10%软膏或撒布剂用于外伤表面止痛、止痒。其栓剂（含0.2~0.3g）用于痔核止痛。用于胃溃疡、胃炎等引起的疼痛，0.3~0.5g/次，并配成雾剂用于喉部，配成滴剂用于耳部。

【注意与禁忌】 本药与其他酯类局麻药（如普鲁卡因、丁卡因、盐酸氯普鲁卡因等）有交叉过敏反应；可能与磺胺类药物、对氨基染料、对氨基苯甲酸甘油酯、对氨基苯甲酸、对氨基水杨酸及美普卡因有交叉过敏。与酰胺类局麻药（如利多卡因、丙胺卡因、依替卡因、地布卡因之间）无交叉反应。

禁用于对本药及其他酯类局麻药过敏、感染或开放性皮肤创伤、鼓膜穿孔或耳部有分泌物者。慎用于过敏性体质者。

妊娠安全性为C级。对哺乳妇的影响尚不明确。美国规定，2岁以上小儿可以使用本药。

不良反应偶见头晕、恶心、局部或全身过敏反应。近期有报道认为用本药喷雾于口腔、咽喉部，可引起高铁血红蛋白血症，应注意观察。

【药物相互作用】 ①玻璃酸酶可促进本药局部扩散与吸收，同时也增加了中毒的机会。②圣·约翰草可使本药起效时间延长和增加低血压的危险。③本药与磺胺类竞争二氢叶酸合成酶，从而减弱了后者的抗菌性。

【规格】 糊剂：20%（1g/5g）；软膏：10%，20%；凝胶：5%（小儿用），20%；气雾剂：20%；栓剂：0.2g，0.3g；滴耳液：20%。

丙美卡因 Proxymetacaine（爱尔卡因，丙对卡因，丙氧苯卡因，Aktaine，Alcaine，Diocaine）

【药性与应用】 本药为酯类麻醉药，麻醉强度略高于丁卡因，作用快。0.5%滴眼液滴眼后20s起效，麻醉作用可维持15min。

临床用于眼科手术的表面麻醉，如白内障摘除、结膜与角膜刮片、手术缝合、取异物、测眼压、三面镜检查等。

眼表面用药：①短时间麻醉：0.5%滴眼液，用于操作前滴1~2滴，必要时可追加1滴。②长时间麻醉：0.5%滴眼液，每5~10min滴1~2滴，可重复3~5次。③拆缝线或取异物等小手术：0.5%滴眼液，每5~10min滴1~2滴，可重复1~3次。

【注意与禁忌】 禁用于过敏者。慎用于甲状腺功能亢进和心脏病患者。本药对儿童的安全性尚未确定。妊娠安全性为C级。是否经乳汁分泌尚不清楚。

不良反应轻微。偶有短暂刺痛、灼痛、流泪。长期反复应用可有角膜损伤、结膜红肿、急性角膜炎、视力减退及伤口延迟愈合。

【药物相互作用】 ①与玻璃酸酶合用，可增强本药全身毒性反应。②本药与去氧肾上腺素合用，可出现瞳孔散大。③本药可诱发托吡卡胺散瞳及睫状肌麻痹。

【规格】 滴眼液：75mg/15mL。

利丙双卡因 Lidocaine and Prilocaine（恩钠，复方利多卡因，Emla）

【药性与应用】 本药系由利多卡因、丙胺卡因复方组成。利多卡因与丙胺卡因均为酰胺类局部麻醉药，二者通过阻滞神经离子流而稳定细胞膜电位产生局部麻醉作用。麻醉效果取决于乳膏或贴片使用的时间与剂量。

临床上将乳膏用于皮肤穿刺、浅层外科手术或浸润麻醉，贴片用于无破损皮肤小手术的表面麻醉，乳膏用于牙科手术的牙周局部麻醉。

小手术：①乳膏：在皮肤表面涂一层厚乳膏，上盖一密封薄膜。每 $10cm^2$ 约涂 1.5g，涂后保持 1~5h（5h 以后麻醉效果下降）。②贴片：将贴片贴于操作皮肤表面（最短 1h）。

大面积皮肤手术：每 $10cm^2$ 涂乳膏 1.5~2g，涂药后保持 2~5h。

生殖器黏膜局部损伤的外科治疗：涂乳膏 5~10g，不覆盖，5~10min 后开始手术。

腿部溃疡清创术，在溃疡处涂一层厚乳膏，每 $10cm^2$ 涂 1~2g，最多 10g，保持 30~60min，清除乳膏后即可手术。

【注意与禁忌】 禁用于对本药成分过敏者、先天性或特发性高铁血红蛋白血症、妊娠不足 37 周的早产儿。慎用于特应性皮炎、急性病、年老体弱者、药物过敏史未确定原因者和严重肝病。

不良反应很少。常见的局部反应有苍白、水肿、红斑、瘙痒。罕见过敏性休克。小于 3 个月的幼儿可出现一过性无临床意义的高铁血红蛋白增加。对破损鼓膜可有耳毒性。

【药物相互作用】 ①可促进高铁血红蛋白的形成，因而不可与促高铁血红蛋白药物合用。②与类似药合用（如妥卡因），可有毒性叠加作用。③与Ⅰ类抗心律失常药合用，可有协同毒性作用。④其他参阅利多卡因。

【规格】 乳膏：5g（利多卡因 0.125g，丙胺卡因 0.125g），30g（利多卡因 0.75g，丙胺卡因 0.75g）；贴片：每片 $10cm^2$。

左布比卡因　Levobupivacaine（奥迪圣，速卡，伊捷卡，Chirocaine）

【药性与应用】 本药为酰胺类局部麻醉药，通过增加神经电刺激阈值、减慢神经传导、减少动作电位来产生麻醉作用。

临床用于硬膜外阻滞麻醉或成人神经阻滞或浸润麻醉。

硬膜外阻滞：50~100mg 可致中部至全部运动阻滞；神经阻滞：一次最大剂量 150mg；浸润麻醉：一次最大剂量 150mg。

【注意与禁忌】 禁用于对本药或其他酰胺类局麻药过敏者、严重肝肾功能不全者、低蛋白血症以及 12 岁以下儿童。对孕妇的应用应权衡利弊，妊娠安全性在美国被定为 B 级。对哺乳妇没有确切可信资料，亦应权衡利弊应用。

不良反应可见低血压、发热、头痛、眩晕、婴儿窘迫综合征、疼痛、恶心、呕吐、便秘、贫血、瘙痒。偶尔有心律失常、期前收缩、房颤、停搏、少动症、意识模糊、晕厥、水肿、多汗、哮喘、肺水肿、支气管痉挛、呼吸困难、窒息、呼吸功能不全、肌肉不随意收缩、痉挛、震颤、胆红素升高、肠梗阻和皮肤变色。

【药物相互作用】 与CYP3A4诱导药（苯妥英、苯巴比妥、利福平等）、CYP3A4抑制药、CYP1A2诱导药（如奥美拉唑）和CYP1A2抑制药合用，可能影响本药的代谢。

【规格】 注射液：37.5mg/5mL，50mg/10mL。

利多卡因丁卡因 Lidocaine and Tetracaine（Synera）

【药性与应用】 本药为利多卡因与丁卡因组成的复方药。用于表皮手术和建立表皮静脉通路前的表面麻醉。

表面麻醉贴片：单次20~30min。儿童与成人相同。

【注意与禁忌】 禁用于对本药成分和对氨基苯甲酸过敏者。

【药物相互作用】 参见利多卡因、丁卡因。

【规格】 贴片：每片含利多卡因70mg，丁卡因70mg。

苯甲醇[典] Benzyl Alcohol

【药性与应用】 有局部麻醉作用和防腐作用。皮下或肌内注射其1%~4%的水溶液1~5mL，可局部止痛。也用于治疗牙痛，其10%软膏或洗剂（本品：醇:水=1:1:1）可作为局部止痒剂。

【注意与禁忌】 本品2%的注射液曾用作青霉素止痛溶剂，因其有溶血作用并对肌肉有刺激性，是否值得继续采用，仍有争议。

【规格】 注射液：2%×2mL。

达克罗宁 Dyclonine（达可隆）

常用其盐酸盐，溶于水。毒性较普鲁卡因低，局部麻醉作用较持久，对黏膜穿透力强，作用迅速，用作表面麻醉剂。对皮肤有止痛、止痒、杀菌诸作用。可用于烧伤、擦伤、痒疹、虫咬、痔瘘、溃疡、压疮，以及喉镜、气管镜、膀胱镜检查前的准备。一般制成1%软膏、乳膏和0.5%溶液。

皮下注射有局部刺激性，不宜用作浸润麻醉。

可卡因[典] Cocaine（古柯碱）

一种古老的局部麻醉药。曾用于表面麻醉，配成1%~10%水溶液涂抹、喷雾、贴敷、填塞黏膜表面。极量30mg/次。

氯普鲁卡因 Chloroprocaine（纳塞卡因，Nesacaine）

麻醉力强于普鲁卡因，与利多卡因相似，穿透力强，作用迅速、持久，毒性小，用于各种手术麻醉。

浸润麻醉：0.5%～1%溶液；硬膜外麻醉：2%溶液；臂丛神经阻滞麻醉：2%溶液；蛛网膜下隙神经阻滞麻醉：5%溶液。

丙胺卡因　Prilocaine（Citanest）

【药性与应用】　结构与利多卡因相似，易于分解，但作用时间较长，毒性较小，蓄积性也较小。$t_{1/2}$为96min。肝内代谢。适合门诊用药，最常用于口腔科的浸润麻醉。

局部浸润：0.5%～1%，1次最大用量小于400mg。硬膜外麻醉：2%～3%，1次最大用量为600mg。

【注意与禁忌】　3%溶液适宜于对肾上腺素有禁忌的病人（如甲亢病人）。1次最大剂量不得超过600mg。贫血、先天性或自发性变应性血红蛋白症病人禁用。因能通过胎盘屏障，孕妇亦应禁用。

【规格】　注射液：400mg/20mL。

三甲卡因　Trimecaine（美索卡因，Mesocaine）

作用比利多卡因强、快、持久，毒性比利多卡因、丁卡因低。适用于浸润麻醉、传导麻醉、硬膜外麻醉等。

浸润麻醉：配成0.125%～1%溶液备用。阻滞麻醉：通常配成1%～2%溶液备用。

第二部分　全身麻醉药

第一节　吸入麻醉药

麻醉乙醚[典]　Anesthetic Ether

【药性与应用】　比较安全的全身麻醉药，麻醉效能强，对中枢神经系统产生下行抑制，使患者失去意识、痛觉，反射消失，肌肉松弛，便于手术。分期典型，便于临床掌握麻醉深度。它首先抑制大脑皮质，使各种感觉及判断力逐渐消失，意识仍然存在；因麻醉药的局部刺激作用，表现为流涎、流泪、呼吸道分泌物增多，是为诱导期。其后，意识完全消失，对刺激易呈过度兴奋，呼吸不规律，肌张力增强，各种反射亢进，是为兴奋期。再次，作用于脊髓，反射功能消失；瞳孔先缩小、后逐渐扩大，眼球开始固定；呼吸、脉搏徐缓，呼吸加深而有规律；肌肉松弛，即达外科麻醉期，适于进行外科手术。维持血中乙醚这一浓度，即可保持病人处于外科麻醉期。如不加以控制，继续乙醚的吸入，可使麻醉程度加深，渐进入延髓麻醉期，最终可因呼吸麻痹而死。常用开放点滴法，通过麻醉面罩吸入。

【注意与禁忌】 在吸入前1h，皮下注射阿托品0.3mg与吗啡15mg，可抑制呼吸道黏液的过多分泌并减少乙醚用量。为预防呕吐，麻醉前必须空腹6h以上。禁用于有急性上呼吸道疾病、糖尿病、代谢性酸中毒，肝、肾功能严重损害，明显黄疸及颅内高压病人。本品为易燃、易爆物，手术中不能使用电刀，手术室不能有明火。本品以前为最普遍应用的吸入麻醉剂，因上述不足之处，现已少用。

【储存】 本品遇日光、空气、潮湿易变质；易挥发、引火、爆炸；能溶解有机物，对软木、橡皮、火漆等均可溶解，在包装储藏上应着重注意。宜少量（125~150mL）装在有色瓶内或内壁镀铜的金属罐内，并应满装以免氧化，远离火源，置于阴冷处。储存超过期限（一般2年），应重新检查，符合药典规定才能使用。为防止氧化，可添加没食子酸丙酯、对苯二酚等，但其总量不应超过0.02mg/mL；或加入纯净金属，如铁末或锌末、铜末少许。

恩氟烷[典] Enflurane（安氟醚，易使宁，Ethrane）

【药性与应用】 非易燃卤化醚类吸入麻醉药，麻醉效能比乙醚强，对黏膜无刺激性，血/气分配系数小，诱导与苏醒均较快，约5~10min，无不快感。诱导的吸气内浓度为2%~2.5%，4.5%为极限；维持麻醉的吸气内浓度为1.5%~2%。肺泡的最低有效浓度为1.68%。

麻醉时无交感神经兴奋现象，可使心脏对肾上腺素的作用稍增敏，不增加毛细血管出血，不延长出血时间，心率及血压稍有下降。本品的肌松作用较明显，对子宫平滑肌也有松弛作用。对神经中枢的抑制与剂量有关，深麻醉时脑电波出现惊厥性棘波为其特征。血压正常时，脑血管扩张，血流量增加而使颅内压升高，但耗氧量减少。

麻醉复苏较快，吸入后82.7%以原形从肺中排出，故对肝脏的毒性很小。

临床适应证较广。可用于各部位、各年龄段的手术及重症肌无力和嗜铬细胞瘤病人的手术。低流量紧闭或半紧闭麻醉，以氧气混合2%~4.5%浓度的恩氟烷诱导，以0.5%~3%浓度维持。也可与多种全身静脉麻醉剂和全身麻醉辅助用药联用或合用。

【注意与禁忌】 术后有恶心症状。有少数病人全麻后有后遗性中枢兴奋。

避免高浓度吸入，严防麻醉过深。不宜过度通气。严重心、肝、肾疾病及颅内压升高病人禁用。

【药物相互作用】①与抗生素，尤其是氨基糖苷类抗生素共用，可增强本药的肌松作用。②与抗凝药合用，麻醉过程中抗凝作用增加，麻醉终止后消失。③增加抗高血压药的作用，麻醉愈深，作用愈强，呈剂量依赖性。④与中枢抑制药合用，药效与毒性均叠加。⑤与氯胺酮合用，$t_{1/2}$延长，苏醒推迟。⑥与非去极化肌松药合用，可造成作用叠加与协同，出现呼吸抑制与暂停。故后者的剂量须减少 1/3～1/2。但对去极化肌松作用影响不明显。⑦与异烟肼或其他肼类合用，增加肾毒性。⑧与黄嘌呤类药物合用，易致心律失常。⑨与乙酰唑胺合用，偶可出现心律失常，甚至呼吸心跳停止。⑩与拉贝洛尔合用，可导致低血压与心搏出量下降。⑪与维拉帕米、地尔硫䓬合用，可因叠加效应而过度抑制心肌收缩力。⑫抗重症肌无力药可减弱本药的肌松作用。⑬与阿米替林、甲泛葡胺合用，可减弱癫痫发作阈值。

【规格】 溶液：25mL，250mL。

异氟烷[典][基]　Isoflurane（异氟醚，活宁，Forane）

【药性与应用】 恩氟烷的同分异构体，药理性质与恩氟烷相似，属非易燃的卤化醚类吸入全麻药。血/气分配系数仅为 1.4，诱导和苏醒较快。在体内很少分解，以原形从呼吸道排出。对中枢神经系统的抑制作用与吸入浓度相关。有一定的镇痛和肌松作用。具有较大的心血管安全性，心脏麻醉指数大于恩氟烷、氟烷。对呼吸道有明显抑制，使 $PaCO_2$ 升高。可引起脑血管扩张、颅内压增高。对肝、肾功能无明显影响。临床适用于各部位、不同年龄段的麻醉诱导与维持，包括老年人及冠心病、重症肌无力、糖尿病、支气管哮喘、癫痫病人均可使用。

成人诱导麻醉的吸入气体内浓度一般为 1.5%～3%；维持麻醉时的气体内浓度为 1%～1.5%。

【注意与禁忌】 麻醉较深时对循环及呼吸系统均有抑制作用。高浓度吸入对冠心病易引起窃血综合征。对颅内压高的病人，应开颅后使用。深度麻醉时可使产科手术出血增多。苏醒时可出现躁动、恶心与呕吐。

【药物相互作用】 ①与抗生素，尤其是氨基糖苷类抗生素合用，可相互影响，抑制呼吸和延长神经肌肉阻滞时间。②本药协同或叠加非去极化肌松药的神经肌肉阻滞效应，导致呼吸抑制或暂停，应将后者的用量减少 1/3～1/2。③本药可增强抗高血压药的作用。④与中枢神经抑制药有协同作用，可延长术后呼吸抑制和增加心动过缓的发生率。⑤本药对口服抗凝药有一定的增效作用。⑥与氯胺酮合用半衰期延长，苏醒推迟。⑦与氯化筒箭毒碱合用，加重血管扩张。⑧与黄嘌呤合用，可诱发心律失常。⑨与乙酰唑胺合用，偶有心律失常与停搏。⑩本药可提高小剂量琥珀胆碱Ⅱ相阻滞发生率。⑪与维拉帕米有叠加作用，可过度抑制心肌。⑫胆碱酯酶抑制药减弱本药的肌松作用。⑬本药可减弱缩宫药的缩宫力，合用时宜酌增后者的剂量。

【规格】 溶液：100mL。

氟烷[典] Halothane（三氟氯溴乙烷，Fluothane）

【药性与应用】 非易燃卤化碳氢类麻醉药，麻醉效能高，血/气分配系数2.3。诱导迅速、舒适、平稳，苏醒快。镇痛作用差。可显著延长和增强氯化筒箭毒碱和泮库溴铵的肌松作用。对循环、呼吸抑制明显，麻醉加深血压下降。可降低脑代谢，扩张脑血管，增加脑血流量，使颅内压升高。12%～20%经肝代谢，具有较大肝潜在毒性。80%～90%原形经肺排出。

临床用于各种手术，包括手术中须用电刀、电灼的病人及糖尿病、哮喘、慢性支气管炎和肺部液体渗出性疾病病人。

半紧闭或全紧闭的吸入麻醉，以氧气流或氧化亚氮-氧混合气流蒸发氟烷到1%～4%浓度，可用于诱导麻醉。维持麻醉可用0.5%～2%浓度。

【注意与禁忌】 急慢性肝脏疾病、剖腹产、心功能不全、休克、中毒性心肌疾病均禁用。需用肾上腺素的病人禁用。严禁1个月内施行2次氟烷麻醉，应3个月以后才能再次使用氟烷麻醉。避免与铜器接触，以免铜器被腐蚀。近年来由于新的吸入麻醉药的出现，本品已经少用。

【药物相互作用】 ①与抗生素，尤其氨基糖苷类合用，可致呼吸抑制或肌肉阻滞延长。②本药增强非去极化肌松药的神经肌肉阻滞效应，后者的用量应减少1/3～1/2。③本药增强抗高血压药的降压作用。④本药与中枢抑制药有协同作用，后者的用量宜酌减。⑤本药对口服抗凝药有一定增效作用。⑥本药提高患者对氯丙嗪、六甲溴铵的敏感性。⑦与儿茶酚胺类药合用可致期前收缩或其他心律失常，故禁止同用。⑧个案报道苯妥英、磷苯妥英合用本药可致重度肝损害。⑨与黄嘌呤合用，可诱发心律失常。⑩个案报道合用芬氟拉明可出现心脏停搏。⑪3%浓度的本药与拉贝洛尔合用，可出现明显血压下降和心脏抑制。⑫本药增加丙泊酚血药浓度，诱发呼吸抑制。⑬麻醉后立即给予利福平加异烟肼出现严重肝中毒（个案）。⑭与茶碱合用增加心律失常。⑮与维拉帕米合用，可致心脏过度抑制。⑯与乙酰唑胺合用偶可致心跳、呼吸停止。⑰与氯胺酮合用可使苏醒推迟。⑱阿托品减弱本药心脏抑制作用。⑲本药浓度大于1%，可使缩宫药麦角新碱等效用减弱，导致子宫出血。⑳用多沙普仑应在本药停用10min以后开始。

【规格】 溶液：20mL，100mL。

甲氧氟烷 Methoxyflurane（Penthrane）

【药性与应用】 对呼吸道的刺激轻于乙醚，全麻效能强，镇痛效果好，沸点104.6℃，血/气分配系数为13，麻醉诱导期及恢复期均较慢。常伴有兴奋期，故不被临床所乐用。最小肺泡深度为0.16%，故麻醉作用很强，可在静脉或基础麻醉后作全麻维持。吸气内本品的蒸气浓度不得大于2%。深麻醉时，骨骼肌松弛才能达到手术要求，可用非去极化肌松药辅助，以减少麻醉深度。对循环系统的抑制类似氟烷，对呼吸的抑制则较弱。开放、半关闭、关闭式吸入方式均可采用。

【注意与禁忌】 可损伤肝、肾，有肝、肾疾病者禁用。可强烈抑制呼吸。深麻醉下可出现心律失常，降低心排血量，引起血压下降。避光冷暗处保存。

【规格】 吸入剂：20mL，150mL。

七氟烷[典] Sevoflurane（七氟醚，七氟异丙甲醚，Sevofrane，Travenol）

【药性与应用】 非易爆卤化醚类吸入麻醉剂，全麻效能高，血/气分配系数很低，最小肺泡浓度（MAC），在氧及氧化亚氮的混合气体中为0.66%，在纯氧中为1.7%。诱导、苏醒迅速，诱导平稳，麻醉深度容易控制。增加脑血流量，可增加颅内压，有一定的肌松作用，能增强并延长非去极化肌松药的作用。对循环系统有剂量依赖性作用，不增加心肌对儿茶酚胺类药物的敏感性。对呼吸有抑制作用，但对支气管平滑肌有松弛作用，故可应用于有哮喘的病人。绝大多数本品以原形经肺排出。$t_{1/2}$呈三相：2.7min、9.04min、30.7min。临床用于各部位和年龄的手术，尤适用于门诊和小儿手术。

静脉诱导插管后维持，或用4.5%七氟烷-氧、2%七氟烷-氧化亚氮-氧诱导插管。维持浓度1.5%~2.5%。

【注意与禁忌】 主要副作用为血压下降、心律失常、恶心、呕吐，其发生率约为13%。可产生重症恶性高热，可能与抑制体温调节中枢有关，应立即停药，采用肌内注射肌松药、全身冷敷及吸氧等急救措施，对卤化麻醉药过敏者禁用本品。肝、肾功能障碍者慎用。可引起子宫平滑肌松弛，产科慎用。与肌松剂合用时应减少后者的用量。

【药物相互作用】 同氟烷。

【规格】 吸入剂：120mL，250mL。

地氟烷 Desflurane（脱氟烷，去氟烷，地氟醚，Suparne）

【药性与应用】 新研制出的较理想的氟类吸入麻醉剂，为异氟烷的氟代氯化物。沸点仅为23.5℃，17%浓度时可自燃，血/气分配系数为0.42，比其他含氟吸入麻醉剂均低，故麻醉诱导及苏醒均短快，易于调整麻醉深度。其

MAC 为 5.6%~6%，故麻醉效力较低。对中枢神经系统的抑制与剂量相关，大剂量可引起脑血管扩张，增高颅内压，可产生手术所需的肌肉松弛。对循环和呼吸的抑制较轻，但深麻醉时，能减少心肌收缩力。对肝、肾无影响。有轻度呼吸道刺激。为已知体内生物转化率最小的吸入麻醉剂，在体内无代谢。临床单独或与氧气合用于麻醉的诱导和维持，或加用 60%氧化亚氮同用，或静脉与吸入复合同用。较适合于心血管手术的麻醉和小儿、高龄者的麻醉，门诊小手术麻醉，控制性降压。

【注意与禁忌】 沸点低，不能使用标准蒸发器，需用电子控温蒸发器。单独用本品加氧进行麻醉时易引起咳嗽、分泌物增多，甚至喉痉挛，因而有呼吸道疾病的儿童不宜用。不推荐本品用于 12 岁以下儿童。不可用于神经外科。有诱发恶性高热的可能，疑有恶性高热遗传易感者禁用。

【药物相互作用】 ①与中枢神经抑制药合用，有协同作用，故后者宜适当减量。②抗生素类药，尤其氨基糖苷类，可增强本药的肌松作用。③本药与非去极化肌松药之间有叠加或协同作用，应减少后者用量的 1/3~1/2。④本药可使口服抗凝药和扩血管药增效。⑤本药与氯胺酮合用，可使后者半衰期延长、苏醒推迟。⑥本药与维拉帕米有叠加效应，可使心脏过度抑制。⑦与黄嘌呤类药合用可诱发心律失常。

【规格】 吸入剂：240mL，250mL。

氧化亚氮[典] Nitrous Oxide（笑气，Laughing Gas，N_2O）

【药性与应用】 应用最广泛的非燃爆气体吸入麻醉药。麻醉作用弱，即使吸入浓度高达 80%也难达到有效麻醉深度，一般只作辅助麻醉药，不单独使用。由于其溶解度很低，故诱导、苏醒迅速，停药后1~4min 内完全清醒。吸入 30%~50%氧化亚氮有镇痛作用。有人认为 20%氧化亚氮产生的镇痛作用与 15mg 吗啡相同，并随浓度的增加而增加。对呼吸和循环无抑制作用。可使脑血管扩张，脑血流增多，颅内压升高，并增加脑代谢。吸入的气体绝大部分以原形从肺中排出。临床与其他吸入麻醉药或静脉麻醉药、肌松药复合配伍用于各类大小手术的麻醉诱导和维持。也可用于休克和危重病人。用于分娩镇痛。通常用 30%~70%的氧化亚氮，加用其他吸入麻醉剂或复合静脉全麻药物进行麻醉维持。

【注意与禁忌】 麻醉作用弱，使用过高浓度易致缺氧。只要不缺氧，氧化亚氮本身并无毒性。可使含气体腔容积增大，禁用于肠梗阻、气腹、空气栓塞及气脑造影病人。长期应用可引起骨髓抑制。使用氧化亚氮麻醉需要用专用设备及性能良好的麻醉机。

【药物相互作用】 ①本药与阿芬太尼有协同作用，可诱发其中毒反应；

心动过缓、呼吸抑制。②与泮库溴铵、维库溴铵可能有协同作用，增加呼吸抑制危险。③与氯化筒箭毒碱可有协同作用，可引起呼吸抑制。④与顺阿曲库铵有协同作用，合用时可使神经肌肉阻滞时间过度延长。⑤本药可增加琥珀胆碱的神经肌肉阻滞作用，但不影响最大阻滞作用出现的时间。⑥本药与七氟烷可能有协同抑制心肺的作用，可引起深度麻醉。⑦与维拉帕米合用，可引起心血管抑制。⑧利多卡因有增大本药毒性的危险，可引起窒息。⑨本药可减轻卤类吸入麻醉药对心血管的抑制。⑩麻醉性镇痛药可抑制本药的交感神经兴奋作用。⑪维生素 B_{12} 可部分对抗本药的骨髓抑制作用。⑫有人报道在使用 MAOI 的情况下使用本药、氟烷、恩氟烷、异氟烷是安全的。

【规格】 压缩气体专用标志钢瓶。

第二节 静脉麻醉药

硫喷妥钠[典] Thiopental Sodium

【药性与应用】 属超短效巴比妥类药，易通过血-脑脊液屏障，降低大脑皮质的兴奋性，抑制网状系统上行激活系统。小剂量引起镇静、嗜睡，稍大剂量（3~5mg/kg）使意识丧失。大剂量起麻醉作用，常用于静脉麻醉、诱导麻醉、基础麻醉、复合麻醉以及抗惊厥。硫喷妥钠无镇痛作用，小剂量反而使痛阈降低。本品使脑血管收缩，脑血流量减少，颅内压下降并降低脑代谢率和脑耗氧量。尚有降低眼压作用。大剂量快速静脉注射可抑制心血管系统而使血压下降，心率增快。不增强心肌应激性，可使冠脉血流量增加。降低呼吸中枢对 CO_2 刺激的敏感性而使呼吸减慢，潮气量减少，甚至呼吸暂停。增加迷走神经张力而诱发喉和支气管的痉挛。易透过胎盘屏障。静脉注射 1 次经臂-脑循环约 10s 起作用。快速分布 $t_{1/2}$ 为 8.5min；消除 $t_{1/2}$ 为 11.6min。几乎全部由肝脏代谢。

目前最常用作全麻诱导药。诱导迅速、安静，病人舒适。用法：2.5%硫喷妥钠 3~7mg/kg 静脉缓注，1 次用量<0.5g，术中追加 2.5%，3~5mL/次，总量<1g。尤适用于颅脑手术和脑损伤病人。静脉麻醉：一般多用 5%或 2.5%溶液，缓慢注入。成人，4~8mg/（kg·次），经 30s 左右即进入麻醉，病人神志完全消失，但肌肉松弛不完全，也不能随意调节麻醉深度，故多用于小手术。如病人有呼吸快、发声、移动等现象，即为苏醒的表现，可再注射少量以持续麻醉。极量 1g，即 5%溶液 20mL。

小儿基础麻醉：1 岁以下不用。1~3 岁，2%~2.5%，15~20mg/kg，肌内注射；或用 1%~1.25%，3~5mg/kg，静脉缓慢推注。3~5 岁，1.5%~2%，

3~5mg/kg，静脉缓慢推注。治疗局麻药中毒惊厥、破伤风抽搐、癫痫、高热痉挛：2%~2.5%，3~5mL，静脉缓慢推注至抽搐停止。一般用量，2~5mg/kg。

【注意与禁忌】 潮解或配成溶液后，易变质而增加毒性；若安瓿已破裂或其中有沉淀、变色，均表示变质，不宜再用。注射宜缓慢，以免引起呼吸抑制与喉痉挛，如有征兆，应立即停止注射；如出现呼吸停止，应立即气管插管给氧。可在麻醉前注射阿托品加以预防。本品属强碱性，pH值10~11，对组织刺激性强，不可与酸性药物相混或漏出血管外，更不能注入动脉。严重肝功能不良、心功能不良、支气管哮喘、休克、肾上腺皮质功能不全、甲状腺功能不全、对巴比妥类过敏者均禁用。新生儿禁用。本品有蓄积作用，尤其肥胖病人，嗜睡时间延长。部分病人可出现过敏反应，如颈及胸前皮肤红斑、喉头水肿、支气管痉挛等。

【药物相互作用】 ①甲氧氯普胺可加强本药的催眠作用。②培拉嗪延长本药的作用时间。③胡椒碱增加本药生物利用度，增强中枢神经系统抑制。④与磺胺异噁唑合用，可减少本药用量和缩短复苏时间。⑤与各类降压药合用，可造成急剧血压下降或休克，应将后者减至最低有效量，但不要随意停药。本药剂量也应酌减，并减缓注射速度。⑥与钙通道阻滞剂合用，可引起严重的血压下降，处理同上条。⑦与大量氯胺酮合用可出现低血压与呼吸抑制，二者均应减量。⑧与静注硫酸镁合用，增强中枢抑制。⑨与卡法根合用要慎重，避免引起中枢神经抑制。⑩与丙磺舒合用，可使麻醉持续时间延长。⑪与缬草合用，可出现过度镇静和其他中枢神经抑制症状。⑫本药可增加七氟烷代谢，引起无机氟血浓度升高。⑬与吩噻嗪类，尤其是氯丙嗪合用时，血压下降过程中，中枢神经先兴奋，而后转为抑制。⑭利福平、利福喷汀降低本药血药浓度与疗效。⑮本药可显著缩短胍法辛半衰期而影响其疗效。⑯圣·约翰草拮抗本药中枢抑制作用，合用时应注意不良反应。⑰本药能降低三环类抗抑郁药的血药浓度。⑱饮酒可加强和延长中枢抑制作用，且有可能引起呼吸抑制。

【规格】 注射剂：0.5g，1g。

美索比妥 Methohexital（甲己炔巴比妥钠，戊炔巴比妥钠，Brevital Sodium）

【药性与应用】 巴比妥类静脉麻醉药，效力强于硫喷妥钠2.5~3倍。不增加迷走神经张力，很少引起喉痉挛与支气管痉挛。对呼吸有不同程度的抑制，低血压少见。快速分布 $t_{1/2}$ 为5.6min，消除 $t_{1/2}$ 为1.6h，几乎全部经肝代谢。临床主要应用于诱导麻醉。

诱导麻醉：成人，1%溶液1~1.5mg/kg，静脉注射；小儿，6mg/kg，肌内注射。也用于门诊小手术。

【注意与禁忌】 注射部位疼痛、呛咳发生率高。有精神运动性癫痫者建议用硫喷妥钠。

【规格】 粉针剂：0.5g，2.5g，5g。

氯胺酮[典][基]　Ketamine（凯他敏，Ketalar，C1-581）

【药性与应用】 为一种较新型非巴比妥类静脉麻醉药，抑制丘脑-新皮质系统，而对边缘系统则有兴奋作用，因而产生独特的麻醉状态，表现为木僵、镇静、遗忘和显著的镇痛作用。意识消失后眼球震颤、喉反射存在。苏醒时出现躁动，并伴有幻觉、谵妄与恐惧感。对心肌有直接抑制作用，可兴奋交感神经而使心率增快、血压升高，外周血管、肺动脉、肺静脉血管阻力均增加。对危重病人，心血管抑制作用更为明显。临床剂量下对呼吸无明显抑制，可使支气管平滑肌松弛，但同时唾液腺和支气管分泌物增加，使眼压升高。对肝、肺功能无影响。静脉注射1min、肌内注射5min血药浓度达到峰值。易通过血-脑脊液屏障。主要在肝内代谢，由肾脏排出。因本品的优缺点均突出，是有争议的药物，目前临床已少应用。

全麻诱导：静脉注射，成人常用量1～2mg/kg，缓慢注射，要在1min以上；维持，0.5～1mg/（kg·次）。小儿基础麻醉：肌内注射，4～8mg/（kg·次）。小手术、清创、更换敷料、烧伤切痂及野战条件下的静脉麻醉：可用2mg/kg静脉注射，应缓慢注射（1min以上）；静脉滴注与咪达唑仑或异丙酚等静脉复合或作静吸复合麻醉。四肢手术、术中辅助用药：肌内注射，2～5mg/kg。

【注意与禁忌】 麻醉前应用足量阿托品。高血压、脑血管意外、颅内压升高、青光眼、休克者忌用。呼吸抑制时应用人工辅助呼吸，不可用呼吸兴奋剂。精神过度紧张、情绪极度不稳定者慎用或不用。对喉和支气管手术应加用肌松剂。麻醉恢复期中少数人出现恶心、呕吐，个别人可出现梦幻、错觉、谵妄、躁动、精神错乱，甚至精神分裂症。应避免外界包括语言的各种刺激。必要时另用注射器静脉注射少量短效巴比妥。喉反射存在并非有益，有引起喉痉挛的危险，须警惕。

【药物相互作用】 ①本药可导致阿曲库铵使用者的神经肌肉阻滞增强，要调整剂量并注意呼吸抑制的发生。②与氯化筒箭毒碱合用，可导致神经肌肉阻滞增强。③与氟烷等含卤素全麻药合用，本药半衰期延长，苏醒期推迟。④与抗高血压药或中枢神经抑制药合用，可导致血压急速下降与呼吸抑制。⑤与甲状腺素合用，可引起血压过高和心动过速。⑥与泛影葡胺合用可诱发癫痫。⑦与地西泮或咪达唑仑合用，可减轻本药的心血管反应和精神症状，但本药宜减量应用。⑧本药与氨茶碱合用，可能降低惊厥发作阈值，应予注意。

【规格】 注射液：100mg/2mL，100mg/10mL，200mg/20mL。

依托咪酯[典] Etomidate（甲苄咪唑）

【药性与应用】 咪唑类衍生物，对中枢神经系统的作用与巴比妥类相似。催眠作用强，其效价约为硫喷妥钠的12倍，无镇痛作用。麻醉起效快，苏醒迅速。静脉麻醉时，可增加冠脉血流的19%，阻力减少19%。其突出优点是对心血管系统无负面影响，毒性很低；对呼吸系统也无明显抑制作用。可影响肝脏和肾脏功能，并减少脑耗氧量，降低脑血流量和颅内压。临床一般用量为0.1~0.4mg/kg，7~14min自然苏醒。分布半衰期为2.8min，消除半衰期为160min。在肝和血浆内水解，绝大部分代谢产物经肾排泄。本品的主要缺点是抑制肾上腺皮质功能，尤其在长期用药后。

诱导麻醉：安静、舒适，心率、血压稳定。常用剂量为0.2~0.3mg/kg。高龄、体弱或危重病人可减至0.1~0.15mg/kg，静脉滴注。更适用于心血管疾病、心脏储备力差和危重病人。短时间手术或较短时间心脏直视手术的静脉复合全麻或静吸复合麻醉的维持：静脉滴注，0.1~0.2mg/（kg·h）。门诊小手术或特殊检查：静脉注射，0.2~0.3mg/kg。

【注意与禁忌】 约有15%~30%病人注射后发生疼痛。静脉慢推，不宜长期使用。诱导期肌震颤、局部静脉炎、术后恶心呕吐的发生率较高，乳剂不良反应较少。如麻醉前应用氟哌利多或芬太尼，可减少肌震颤的发生。有免疫抑制、脓毒血症、器官移植病人禁用或慎用。

【药物相互作用】 ①阿片类镇痛药、镇静药可增强本药的催眠效果。②若把本药作为氟烷的诱导麻醉药，宜减少氟烷用量。③与芬太尼合用，可增加恶心、呕吐的发生率。④乙醇可增强本药的催眠效果。

【规格】 注射液：20mg/10mL。

羟丁酸钠[典] Sodium Hydroxybutyrate（γ-羟基丁酸钠，Sodium Oxybate）

【药性与应用】 非巴比妥类羟丁酸盐，无镇痛作用，抑制中枢神经活动，引起生理性睡眠，是一种催眠性静脉全麻辅助药，有一定的抗惊厥作用，无明显毒性，轻度兴奋心血管系统。对呼吸系统无明显影响。用药后咽反射抑制，下颌松弛，表面麻醉后即能进行插管。单用本品副交感神经兴奋，呼吸道分泌物增多。静脉注射10min后即进入麻醉状态，呼吸减慢。1次静脉注射可维持1~3h，适用于较长时间的手术。肌肉松弛不好，必要时可与其他麻醉剂、箭毒类、安定药等合用。常用于全身麻醉或诱导麻醉，以及局麻、腰麻的辅助用药，适用于老人、儿童及脑外科手术、神经外科手术、外伤、烧伤病人的麻醉。

诱导麻醉：成人 50~80mg/kg，小儿 80~120mg/kg，静脉缓慢推注；间隔 40~60min 追加 10~40mg/kg。须与镇痛药复合应用。基础麻醉：80~100mg/kg，静脉注射；与氯胺酮 3~4mg/kg 合用，肌内注射，作小儿基础麻醉，用于特殊检查。维持麻醉：12~80mg/（kg・次）。极量，300mg/（kg・次）。

【注意与禁忌】 不宜单独用于全麻。单用或注射过快可出现运动性兴奋、谵妄、肌肉抽搐等，甚至呼吸停止。本品能抑制氮的分解代谢，促进钾离子进入细胞而引起血钾过低，故需同时给予钾盐。严重高血压、酸血症、低血钾、房室传导阻滞、癫痫病人禁用。麻醉诱导期和苏醒期可出现锥体外系症状，应缓慢推注或加用镇痛药。麻醉前用药阿托品的用量要足够。

【药物相互作用】 ①与肌松药合用，可增强肌肉的松弛作用。②与阿片等麻醉性镇痛药合用，易发呼吸抑制。③与阿托品等合用，可减少本药的副交感神经兴奋，防止心率减慢。④与巴比妥、苯二氮䓬类药物合用，可减少锥体外系反应发生率。⑤乙醇可引起叠加镇静作用，应禁酒。

【规格】 注射液：2.5g/10mL；口服液：9g/180mL。

阿法双酮　Alphadione（安泰酮，爱舒新，Althesin）

【药性与应用】 新型固醇类麻醉药，由阿法沙龙和阿法多龙组成，前者起麻醉作用，后者起助溶作用。起效迅速，静脉注射后 0.5min 入睡，5~10min 意识消失，麻醉持续时间 5~25min，视剂量大小而定。苏醒后舒适，意识迅速恢复。镇痛作用不强，与肌松剂无协同作用。对呼吸循环抑制作用不严重，静脉注射后有一过性血压下降。对肾上腺素引起的心律失常有拮抗作用。主要经肝代谢灭活。可用于全麻的诱导麻醉、短小手术与外科处置，或作为全麻的辅助药。不适用于有强烈疼痛手术的麻醉。首次剂量 0.05~0.1mL/kg，于 1min 左右注射完毕；维持量为首次剂量的 1/2。

【注意与禁忌】 其最主要的缺点为过敏反应的发生率高。严重肝功能不全者及孕妇禁用。

【规格】 注射剂：每 1mL 含阿法沙龙 9mg，阿法多龙 3mg。

丙泮尼地　Propanidid（普尔安）

【药性与应用】 超短作用时静脉麻醉药，麻醉迅速，持续时间短，效能与硫喷妥钠相仿，镇痛作用不佳。对呼吸和循环系统有明显抑制。呼吸常先短暂增快而后微弱、间断、暂停；血压有一过性骤降。可延长琥珀胆碱的肌松作用。适用于短小手术、检查、外科处理等的麻醉，也可作为诱导麻醉药。

首次剂量：静脉注射，5~7mg/kg，20s 以上注完；追加剂量：为首次剂量的 1/2~3/4。

【注意与禁忌】 不适用于长时间麻醉。不良反应有过敏反应、虚脱、注射部位血管痛、呼吸抑制。偶可引起无意识肌肉运动、手指僵硬和震颤。术后也可发生恶心、呕吐。

【规格】 注射液：0.5g/10mL。

依诺伐　Innovar（氟芬合剂，Thalmonal）

【药性与应用】 为强安定药氟哌利多与强镇痛药芬太尼按50∶1组成的制剂。

静脉注射依诺伐可使病人精神恍惚、活动减少、表情淡漠、闭目似睡眠状、痛觉消失，但呼之能发生反应，称为神经安定镇痛术。对循环系统的影响较小，可降低心肌对肾上腺素的敏感性。主要用于各种手术的麻醉前给药，适用于颅脑外科、胸外科、老年及中毒性休克病人。诱导麻醉时成人2~3mL/次，稀释后以小剂量分次注射。对于高龄、体弱者，上述诱导剂量即可产生良好的安定、镇痛效果。

【注意与禁忌】 禁用于剖腹产、孕妇、婴幼儿、新生儿、酗酒者、帕金森综合征及癫痫病人。常见不良反应为锥体外系症状、血压下降及呼吸抑制、心动过缓。

【规格】 注射液：每1mL含氟哌利多2.5mg及枸橼酸芬太尼0.05mg。

丙泊酚[典][基]　Propofol（异丙酚，丙扑佛，普罗弗尔，二异丙酚，普鲁泊福，得普利麻，Disoprofol，Diprivan）

【药性与应用】 烷基酚类短效静脉麻醉剂。麻醉效价为硫喷妥钠的1.8倍，镇痛作用不明显。无抗惊厥作用，无中枢性抗胆碱作用，无明显蓄积，无毒性症状。持续时间短，苏醒快而完全，无兴奋现象。静脉快速给药，对心血管有一定程度的抑制，可使外周血管扩张、阻力下降，导致低血压。对呼吸中枢有较明显的抑制，呼吸减慢，潮气量下降，有时有呼吸暂停。对喉反射有一定抑制，喉痉挛少见。快速分布 $t_{1/2}$ 为2.5min；消除 $t_{1/2}$ 为54min。停药后6~10min清醒。在体内迅速完全代谢，产物经肾排泄。如与芬太尼合用，则本品的血药浓度升高。临床主要用于全身麻醉的诱导与维持。常与硬膜外或脊髓麻醉同时应用；也常与镇痛药、肌松药及吸入性麻醉药同用。适用于门诊病人。

全身诱导麻醉：诱导迅速，安静舒适。静脉注射，成人2~2.5mg/kg，>60岁或体弱者1.5~1.8mg/kg，小儿1~3mg/kg。静脉复合麻醉或静吸复合麻醉维持：常用于颅脑、胸科和腹部手术（配合肌松药）。负荷量9~12mg/（kg·h），10min，维持6~8mg/（kg·h），或200mg+芬太尼0.1~0.3mg稀释至50mL，微泵输注，负荷量 100μg/（kg · min），10～20min，维持量 40～80μg/（kg · min）。小儿 1～7 岁，负荷量 150～200μg/（kg · min），10～20min，维持 100～120μg/（kg · min）。局麻或区域麻醉辅助用药：本品 200mg＋芬太尼 0.1mg，微泵输注；或静脉滴注 25～40μg/（kg · min），并需常规吸氧。刮宫术或内窥镜检查：本品 2～2.5mg/kg，单次静脉注射，3～5min，追加 1～2mg，需面罩给氧，辅助呼吸。术后或监护镇静：本品 200mg+芬太尼 0.1mg 稀释至 50mL，微泵输注，25～80μg/（kg · min）。

【注意与禁忌】　诱导麻醉时可出现轻度兴奋现象。如出现低血压或暂时性呼吸停止时，须加用静脉输液或减慢给药速度。心脏、呼吸系统疾病，肝、肾疾病及体弱者慎用，大于 55 岁的病人用量应减少 20%。不宜用于颅内压升高、脑循环障碍病人及产科麻醉。本品为脂肪乳剂，脂肪代谢紊乱者慎用。

【药物相互作用】　①阿片类镇痛药可加重本药的呼吸抑制作用。②本药可增加阿芬太尼的血药浓度，诱发中毒症状：低血压、呼吸抑制、心动过缓。③布比卡因、利多卡因加重本药催眠作用。④本药延长地西泮作用时间，增强其中毒危险，出现中枢神经过度抑制。⑤芬太尼增加本药血药浓度，合用时本药宜减量。⑥氟烷增加本药血药浓度，诱发中毒。⑦与咪达唑仑合用，可产生协同催眠作用。⑧本药加强维库溴铵的神经肌肉阻滞作用。⑨本药与琥珀胆碱合用，可致心动过缓。⑩与茶碱相互拮抗，合用降低本药药效。

【规格】　注射液：100mg/10mL，200mg/20mL，500mg/50mL，1000mg/100mL。

米那索龙　Minaxolone（胺乙氧孕烷酮，明醇酮）

【药性与应用】　麻醉效能强，无镇痛作用。麻醉效果出现迅速，用药后 10～15min 神志消失。作用持续 6～84min。对呼吸、循环系统影响微弱。用于全身麻醉诱导和小手术。

诱导麻醉：静脉注射，一般剂量为 0.5mg/kg；最大剂量为 1mg/kg。

麻醉过程中可出现兴奋现象。可发生过敏反应。

【规格】　注射液：5mg/1mL。

第三节　骨骼肌松弛药

氯化筒箭毒碱[典]　Tubocurarine（管箭毒碱，d-Tubocurarine）

【药性与应用】　由南美数种马钱子科及防己科植物中提取的一种生物碱，属非去极化型肌松剂。作用于骨骼肌的神经肌肉接头，阻断肌纤维的正常神经冲动传递，造成骨骼肌松弛。现主要用于腹部外科手术，以获肌肉松弛，便于手术。

用于手术：成人，1 次静脉注射 6~9mg，必要时可追加 3~4. 5mg；若用乙醚麻醉，用量须减至 1/3。作用维持时间为 20~40min。根据时间的长短及肌肉松弛的需要，可重复注射，剂量为首次剂量的 1/2。用于电休克：0. 165mg/(kg·次)，30~90s 内给药。诊断重症肌无力：0. 004~0. 033mg/kg。

【注意与禁忌】 有呼吸肌麻痹的危险，应预先做好急救准备。如呼吸停止，可给氧、气管插管、人工呼吸或同时注射新斯的明或依酚氯铵加以对抗。重症肌无力病人忌用。

【规格】 注射液：10mg/1mL。

氯甲左箭毒 Dimethyl-L-Curine Dimethochloride（氯二甲箭毒，银不换Ⅱ）

【药性与应用】 非去极化型肌肉松弛剂，与氯化筒箭毒碱相似，但治疗指数为氯化筒箭毒碱的 1. 4 倍。临床用于静脉复合麻醉、中药麻醉、乙醚麻醉，也用于气管插管、胸腹部手术，效果良好。生效快，持续 30~60min。

静脉注射：0. 4~0. 5mg/kg；静脉滴注：0. 2~0. 3mg/kg。也可根据需要追加剂量。

【注意与禁忌】 不良反应较少，累计用量达 100mg 时可不出现毒性反应。部分病人可有轻度血压波动、心率增快、呼吸减慢。对心脏及肝、肾功能未见明显不良影响。

戈拉碘铵 Gallamine Triethiodide（加拉碘铵，弛肌碘，三碘季铵酚，Pyrolaxon，Flaxedil）

【药性与应用】 肌肉松弛作用与氯化筒箭毒碱相似而较弱，80mg 约与氯化筒箭毒碱 15mg 相当。能被新斯的明对抗。用于全身麻醉时使肌肉松弛。

静脉注射：1mg/kg，30~50min 后根据手术情况与肌肉松弛程度可再行补充 0. 5~1mg/kg。

【注意与禁忌】 重症肌无力、高血压、心或肾功能不全者、甲状腺功能亢进、年老体弱者禁用。电解质紊乱、败血症、重度烧伤、周围神经疾病、长期使用肌松药者慎用。

【药物相互作用】 ①β 受体阻滞剂可增强并延长本药的肌松作用。②本药可增强琥珀胆碱的作用，合用时应注意。③氨基糖苷类抗生素可增强和延长本药的神经阻滞作用，并可导致呼吸抑制。④可降低血钾的利尿剂、两性霉素 B 可导致本药肌松作用增强。⑤克林霉素与本药合用，可加强或延长本药的肌松作用。⑥多肽类抗生素可增加或延长本药的肌松作用。⑦静注硫酸镁、普鲁卡因胺与本药合用时可造成神经肌肉阻滞过度。⑧本药与奎尼丁使用，可发生呼吸抑制。⑨七氟烷增加本药的药效与毒性。⑩糖皮质激素、克霉唑可使本药作用下降。

【规格】 注射液：40mg/2mL，80mg/2mL。

泮库溴铵 Pancuronium Bromide（潘可罗宁，本可松，巴活朗，Pavulon，Myoblock）

【药性与应用】 较长效非去极化型肌松药，肌松作用类似氯化筒箭毒碱而较之强5倍。静脉注射后1min出现肌松，2～3min达到高峰，持续约20～40min。20%经肝代谢，40%由肾排出，40%由胆汁排出。无神经节阻滞作用，不促进组胺释放。治疗剂量对心血管无大影响，很少通过胎盘，对胎儿几乎无影响。剂量较大时可使心率加快，心脏收缩力减弱，外周阻力增加。主要用作手术麻醉辅助用药。

静脉注射：成人用量40～100μg/kg；儿童用量60～100μg/kg。与乙醚、氟烷合用时应将剂量酌减。

【注意与禁忌】 重症肌无力者慎用。肾功能不全者慎用。过量中毒时可静脉注射新斯的明及阿托品解救。

【药物相互作用】 ①与氨基糖苷类抗生素、枸橼酸钠血、全麻药、局麻药合用时，本药的肌松效应增强，产生呼吸抑制、暂停。②长期应用锂盐者可使本药时效延长。③与静注硫酸镁、普鲁卡因胺、奎尼丁合用，本药神经肌肉阻滞作用延长。④本药可加重地高辛等药的心脏效应，导致突发性心律失常。⑤本药可因血钾下降而作用增强，用药期间导致低血钾诸因素均应排除。⑥肾上腺受体阻断剂可使本药增效。⑦硝酸甘油、维拉帕米与本药有相加效应，从而延长本药的作用时间。⑧氯化筒箭毒碱显著增强本药神经肌肉阻滞效应。⑨气管插管所用琥珀胆碱，也有可能导致本药毒性反应。⑩本药小剂量即可使阿片类镇痛药出现呼吸抑制。⑪本药可延长美维库铵麻醉效应。⑫本药虽能逆转或防治芬太尼、舒芬太尼引起的肌肉强直，但可使呼吸抑制提前出现。舒芬太尼尤为显著，小剂量即可出现，故并不推荐采用。⑬肾上腺皮质激素能使本药减效。⑭氨茶碱对本药诱发的神经肌肉传导阻滞有拮抗作用。⑮卡马西平缩短本药的持续时间。⑯本药与茶碱、雷尼替丁合用，可相互拮抗。⑰钙盐可逆转本药的效应。⑱磷苯妥英、苯妥英可减弱或增强本药效应。

【规格】 注射液：4mg/2mL，10mg/5mL，10mg/10mL。

维库溴铵[典][基] Vecuronium Bromide（维库罗宁，诺科隆，Norcuron，Nolcuron）

【药性与应用】 中效非去极化型肌松药，类似泮库溴铵，但药力稍强，持续时间为后者的 1/3~1/2。

静脉注射给药。常用量为 70~100μg/kg。肝、胆严重疾病或肾功能不全时，持续及恢复时间均延长。孕妇、儿童不宜使用。

【药物相互作用】 同泮库溴铵。

【规格】 注射液：4mg/2mL；注射剂：2mg，4mg，10mg。

阿库氯铵 Alcuronium Chloride（爱肌松，Alcloferin，Toxiferene）

【药性与应用】 非去极化型肌松药，类似泮库溴铵，药效比氯化筒箭毒碱强 1.5~2 倍。静脉注射后 30s 开始肌松，2~3min 达到高峰，维持 20~30min。在体内不被代谢，主要经肾排出，部分由胆汁排出。用于手术时肌肉松弛。

静脉注射：首剂 150μg/kg，随后为 300μg/kg，1 次/（15~25min）。对心脏病者尤为适用。

【注意与禁忌】 对本药过敏者禁用。对其他肌松药过敏、心血管疾病、呼吸道疾病、儿童、肝肾疾病、肿瘤、电解质紊乱及神经肌肉疾病诸类患者慎用。对孕妇、哺乳妇的用药情况不明。

不良反应可有血压明显下降、呼吸肌无力、支气管痉挛，以及腹泻、皮肤潮红等。

【药物相互作用】 ①与氨基糖苷类抗生素、克林霉素、林可霉素、卷曲霉素、多黏菌素、全麻药、局麻药、大量枸橼酸钠库存血等同用，本药效应增强，可有不同程度的呼吸抑制、暂停或自主呼吸恢复时间延长。②β 受体阻滞剂可使本药增效。③能引起血钾下降的各种因素，均可使本药增效。④较小剂量的本药即可使阿片类镇痛药明显抑制呼吸，延长时效。⑤皮质激素可降低本药药效，延长肌无力时间，应注意调整剂量。⑥钙盐可逆转本药的肌松作用。

【规格】 注射液：10mg/2mL。

哌库溴铵[典] Pipecuronium Bromide（溴化吡哌尼，阿端，Pipecurium Bromide，Arduan，RGH-1106）

【药性与应用】 长效非去极化肌松药，为泮库溴铵的衍生物，肌松持续时间约为 20min，但无心率加快、心肌收缩力减弱等不良反应。85% 由肾排出。用作手术麻醉辅助用药。气管插管时间在静脉注射后 3min，剂量为 0.08~0.1mg/kg；肾功能不全者不可超过 0.04mg/kg。

【注意与禁忌】 对含溴离子药物过敏者，也可对本药过敏。对本药过敏及重症肌无力患者禁用。慎用于肝肾功能不全、神经肌肉疾患、小于 1 岁婴儿、电解质紊乱、抗肌松作用患者（败血症、重度烧伤、外周神经病变等）。

【药物相互作用】 同泮库溴铵。

【规格】 注射液：4mg/1mL，10mg/10mL；注射剂：4mg。

阿曲库铵　Atracurium（阿曲可宁，卡肌宁，Tracrium）

【药性与应用】 常用剂型为苯磺酸盐。非去极化肌松药，作用与氯化筒箭毒碱相似，起效时间为1min，持续时间为15min。治疗剂量不影响心、肝、肾功能。无蓄积性。大剂量时可促使组胺释放。用于手术需肌肉松弛或控制呼吸时。

静脉注射或静脉滴注给药。静脉注射初始剂量0.3～0.6mg/kg，然后5～10μg/（kg·15min），静脉滴注维持。

【注意与禁忌】 禁用于对本药过敏、支气管哮喘、重症肌无力患者。慎用于电解质紊乱、神经肌肉接头疾病。对1岁以下婴儿的安全性尚未确定。妊娠安全性C级。对哺乳妇的用药不明确。

【药物相互作用】 ①与抗生素，尤其氨基糖苷类抗生素，以及局麻药、枸橼酸钠库存血（大量）、苯酚等合用，肌松作用增强。②长期使用锂盐者，延长本药时效。③静脉用硫酸镁、普鲁卡因胺、奎尼丁等与本药合用，肌松时限延长。④β受体阻滞剂使本药增效。⑤降血钾的诸多因素均使本药增效，应注意补钾。⑥氨胺酮增强本药的肌松作用。⑦酮咯酸有可能增强本药活性。⑧小剂量本药可增强阿片类的中枢呼吸抑制。⑨琥珀胆碱与本药有协同作用，可导致呼吸抑制与暂停。⑩芬太尼、舒芬太尼与本药合用，少量即可引起呼吸抑制。⑪皮质激素类药使本药减效。⑫卡马西平缩短本药作用时间。⑬雷尼替丁降低本药疗效。⑭钙盐逆转本药药效。⑮磷苯妥英、苯妥英对本药有双向性，既可降低也可增加药效。

【规格】 注射剂：10mg，25mg，50mg。

苯磺顺阿曲库铵[典]　Cicatracurium Besilate（赛松宁，Nimbex）

【药性与应用】 本药具有异喹啉苄酯结构，为中效非去极化神经肌肉阻滞药，在运动终板上与胆碱受体结合，拮抗胆碱的作用，竞争性阻滞神经肌肉传导，故易被抗胆碱酯酶药新斯的明、依酚氯铵等所拮抗。

临床作为麻醉辅助用药用于多种手术和重症监护患者的处置（气管插管、机械通气等）。

静脉注射：①气管插管：单次0.15mg/kg，120s后即可达到良好的插管条件。可用丙泊酚行诱导麻醉。②手术中维持用量：0.03mg/kg，可产生约30min有效的神经肌肉阻滞作用。

【注意与禁忌】 对阿曲库铵、苯磺顺阿曲库铵及其他双苄基异喹啉类药物过敏者禁用。慎用于恶性肿瘤、电解质紊乱、低体温、肾功能损害患者。2岁以下儿童慎用。孕妇不宜使用。哺乳妇慎用，应权衡利弊。

不良反应可有皮肤发红、皮疹、心动过缓、低血压、支气管痉挛。重症监护长期使用或与类固醇合用者，可有肌无力、肌痛、癫痫。有报道与麻醉药合用可有严重过敏反应。

【药物相互作用】 ①与镁盐、锂盐、神经节阻滞药、麻醉药、低钾利尿药、抗生素、抗心律失常药合用，可增强本药的作用。②与两性霉素 B 合用，应测定血钾，以防低血钾加重本药毒性。③使用本药手术前 5d 即应停用金丝桃，否则在麻醉期间可引起血压过低和苏醒延迟。④苯妥英、磷苯妥英、卡马西平可使患者对非去极化肌松药耐受性增加，减弱本药疗效。⑤皮质激素可拮抗本药。⑥琥珀胆碱虽然不影响本药效应，但合用后产生的神经肌肉阻滞作用难以用抗胆碱酯酶药逆转。

【规格】 注射液：5mg/2.5mL，10mg/5mL，20mg/10mL，150mg/30mL；注射剂：5mg。

米库氯铵 Mivacurium Chloride（美维松，Mivacurin）

非去极化肌松药。注射后 2min 起效，持续 15min。常用剂量对心血管系统无影响。促进组胺释放作用较小，对颅内压及眼压均无影响。用于气管插管所需肌松，静脉注射 0.15～0.2mg/kg。短小手术在应用上述剂量后，0.1mg/(kg·次)，1～3 次即足以完成手术所需肌松时间。

己氨胆碱 Hexcarbacholine（己氨胆，氨酰胆碱，印巴梯，Imbretil）

【药性与应用】 常用其溴化物，双相型肌松剂。首先去极化，几分钟后产生非去极化氯化筒箭毒碱样持久性麻痹，可维持 40～60min。

静脉注射：2～4mg/次，极量 8mg/次。重复应用时，一般不宜超过 40μg/kg。

【注意与禁忌】 肾功能不全、妊娠分娩前禁用。可使眼压升高，青光眼病人慎用，眼内手术不宜用。麻醉结束后常发生通气不足，手术结束前 1h 不宜再用。中毒时先用 0.5～1mg 阿托品静脉注射，再静脉注射 1～2.5mg 新斯的明。

与氯丙嗪类或六甲溴铵等合用时应减量。

【规格】 注射液：4mg/2mL，8mg/2mL。

琥珀胆碱[典] Suxamethonium（琥胆，司可林，Succinylcholine Chloride，Scoline，Midarine）

【药性与应用】 常用其氯化物，去极化肌松剂，作用快，持续时间短，易于控制，适用于外科手术，可使气管插管易于进行。大剂量可引起呼吸麻痹，应注意。

成人静脉注射，1～2mg/（kg・次）。小儿肌内注射，2～4mg/(kg・次)。多用其2%～5%溶液。注射后1min出现肌松，持续2min，如需维持，用其0.1%～0.2%溶液，以2.5mg/min速度静脉注射。亦可静脉滴注，用生理盐水或5%葡萄糖溶液稀释至0.1%浓度。极量250mg/次，静脉注射。

【注意与禁忌】大剂量可引起呼吸麻痹，应预先做好急救准备。忌与硫喷妥钠配伍。呼吸麻痹时不能用新斯的明对抗。脑出血、青光眼、视网膜剥离、白内障摘除、高血钾者均禁用。孕妇、使用抗胆碱酯酶药者，慎用。

【药物相互作用】①本药可导致细胞失钾，因而用强心苷治疗的患者容易出现心律失常。②硫唑嘌呤、氯胺酮可使本药作用增强。③糖皮质激素、烷基化疗药、锂盐、班布特罗、环孢素、己芴铵、普马嗪、他克林可延长本药的阻断作用。应避免与普马嗪合用，必要时应备用人工呼吸器。④氨基糖苷类抗生素、四环素、多黏菌素、杆菌肽、林可霉素、克林霉素均具有神经肌肉阻滞作用，可协同或叠加本药的作用。⑤两性霉素B因引起低血钾而增强本药的肌松作用。⑥奎尼丁可协同本药产生肌松作用。⑦亚硝氧化物、氯喹、卷曲霉素、万古霉素、异氟磷、缩宫素、普鲁卡因胺、特布他林、维拉帕米、朵列哌啶，增强本药的神经肌肉阻滞作用，与普鲁卡因胺合用时，本药应减量，并密切观察呼吸抑制的情况。⑧樟磺咪芬减少胆碱酯酶，使本药毒性增加。⑨西咪替丁、雷尼替丁可延迟本药肌松作用的恢复。⑩异氟烷、地氟烷、恩氟烷、氟烷可增强本药的Ⅱ相神经肌肉阻滞作用。⑪依可碘酯明显延长本药作用时间。⑫局麻药普鲁卡因、可卡因、氯普卡因可竞争性延长本药的作用。⑬芬太尼-氟哌利多与本药合用时，本药的阻滞恢复时间延长1倍。⑭马拉硫磷可显著延长阻断作用时间，近期用此类农药者宜慎重。⑮苯乙肼显著延长本药肌松作用。⑯咪噻吩增强本药阻断作用，延长呼吸抑制时间。⑰注射用硫酸镁增强并延长本药的阻断作用。⑱甲氧氯普胺可增强并延长本药的神经肌肉阻滞作用，必要时应备呼吸器。⑲抑肽酶使近期应用本药的患者呼吸暂停，故两药应间隔3d以上应用。⑳近期内避免与右旋泛酰醇合用，以免产生呼吸窘迫。㉑含雌激素药物可延长本药作用。细胞毒、免疫抑制药也因相同原因延长本药的肌松作用。㉒毒扁豆碱、新斯的明、溴吡斯的明、依酚氯铵、二乙氧磷酰胆碱等可使本药引起的肌肉成束收缩更强烈。㉓较小剂量的肌松药与阿片类镇痛药合用，即可引起中枢性呼吸抑制并延长其时效。㉔本药与泮库溴铵有协同作用，合用时导致后者毒性增强。㉕本药可使维库溴铵作用加强。㉖阿曲库铵、米库氯铵拮抗本药的神经肌肉阻滞作用，合用时应加大剂量并随时调整。㉗艾司洛尔可使插管诱导的心动过速减慢。㉘呋塞米在高剂量时抑制磷酸二酯酶，改变本药的神经肌肉阻滞作用。㉙丙泊酚合用本药，可引起心动过缓。

【规格】 注射液：50mg/1mL，100mg/2mL。

罗库溴铵[典] Rocuronium Bromide（爱可松，Esmeron，Zemuron）

【药性与应用】 本药为非去极化型神经肌肉阻滞药，能竞争性地与运动神经末梢突触后膜上的 N_2 胆碱受体结合，阻断乙酰胆碱的去极化作用，使骨骼肌松弛。其作用强度约为维库溴铵的1/5～1/6。起效较快，单次静脉注射0.6mg/kg后60～90s内即可插管。作用可持续30～45min。

静脉注射：①气管内插管：单次0.6mg/kg，60～90s后可达到良好的插管状态，作用可持续30～45min。剂量增至0.9mg/kg，45s后即可达到良好插管状态，作用可持续约75min。②肌松作用维持：间断追加0.15mg/kg。长时间应用吸入麻醉剂的患者，用量应减半。

静脉滴注：用于维持手术中的肌肉松弛，也可持续静脉滴入。静脉全麻时剂量为5～10mg/（kg·min）；吸入全麻时剂量为5～6mg/（kg·min）。

【注意与禁忌】 本药与其他肌松药之间可能存在着交叉过敏。对本药或溴化物过敏者禁用。慎用于肌松药过敏、神经肌肉疾病、严重肝胆疾病、肾功能不全、心脏瓣膜疾病，尤其是肺动脉高压患者。本药可引起严重的烧灼样痛，应在深度意识丧失时使用。

【药物相互作用】 ①吸入麻醉药增强本药作用。其中的恩氟烷、异氟烷还可延长本药作用时间。②琥珀胆碱增强本药作用，故应在前者作用消失后再用本药。③甲乙炔巴比妥钠、氯胺酮、芬太尼、γ-羟基丁酸钠、依托醚酯、异丙酚、大剂量硫喷妥钠均可增强本药的作用。④氨基苷类抗生素、万古霉素、四环素类、杆菌肽、多黏菌素、黏菌素、大剂量甲硝唑均可增强本药的作用。⑤利尿剂、硫胺、MAOI、奎尼丁、硫酸鱼精蛋白、β受体阻滞剂、镁盐、钙离子阻断剂、锂盐都增强本药的作用。⑥新斯的明、依酚氯铵、溴吡斯的明、氨基吡啶生物可减弱本药的作用。⑦去甲肾上腺素、硫唑嘌呤、茶碱、氯化钙可减弱本药的作用。⑧长期应用类固醇激素、苯妥英钠、卡马西平可减弱本药的作用。⑨临床经验证明：所有肌松药恢复期注射奎尼丁，都可再次引起肌肉麻痹。

【规格】 注射液：25mg/2.5mL，50mg/5mL，100mg/10mL，250mg/25mL。

肌安松 Paramyon

静脉注射后肌肉松弛持续约30～60min。用于外科手术。静脉注射或快速静脉滴注，成人2～4mg/次。

大剂量可引起呼吸麻痹。重症肌无力，肝、肾功能异常。高龄老人禁用。

注射剂：2mg，4mg。

汉肌松　Tetrandrie Dimethiodid

有肌肉松弛作用，给药后 2~3min 起作用，维持 40min 左右。用于外科手术，0.6~0.8mg/（kg·次），稀释至 5~10mL 静脉推注，2min 内注完或滴注。

给药过快可引起血压降低，经 10~20min 可自行回升。少数人可出现呼吸抑制。与乙醚有协同肌松作用。

注射液：10mg/2mL。

傣肌松　Cissampelosine Methiodide（Hayatin Methiodide）

非去极化骨骼肌松弛药。用于外科手术，静脉注射，0.2~0.3mg/（kg·次），3~5min 出现肌松，维持 20~30min。

注射液：10mg/2mL。

八角枫碱　dl-Anabasin（消旋毒藜碱）

有明显骨骼肌松弛作用，属双相型肌松剂。有一定镇痛作用。用于外科手术，静脉滴注 0.3~0.6mg/（kg·次）。

对呼吸抑制作用较强、较长，应做好急救准备。给药过多或过快，可使血压急剧升高和心律失常。

第八章　循环系统用药

第一节　钙拮抗剂

盐酸维拉帕米[典][基]　Verapamil Hyolrochloride（异搏定，异搏停，凡拉帕米，戊脉安，Iproveratril，Isoptin）

【药性与应用】　苯烷胺类钙通道阻滞剂，抑制细胞膜钙通道，使钙离子内流受阻，抑制慢反应细胞，如窦房结、房室结的舒张期除极化，降低自律性并抑制动作电位 0 相除极上升速度与振幅，减慢冲动传导和窦性心率，延长房室传导时间，即 AH 间期延长；尤其使房室结有效不应期显著延长，由单相阻滞变为双相阻滞，消除折返型心律失常。同时降低心肌收缩力、扩张冠状动脉及周围动脉，但作用较硝苯地平及地尔硫䓬弱。口服后吸收完全，达峰时间为 30~45min。血浆中 90%与血浆蛋白结合。$t_{1/2}$为 3~7h。静脉注射后 1~2min 起效，达峰时间为 10min。肝内代谢，20%从肾排泄。此外，尚有抗血小板聚集作用。临床用于房室结及房室折返型心动过速；房速、房扑、房颤时减慢心率。也用于室上性期前收缩，以及各型冠心病心绞痛、轻中度高血压、肥厚性心肌病等。

口服：40~120mg，3~4 次/d；维持量 40mg，3 次/d。长效缓释剂，240mg，1 次/d，总量不超过 480mg/d。静脉给药：以 5~10mg 加入 5%~10%葡萄糖溶液 20mL 稀释，在心电监护下缓慢静脉注射，总量 50~100mg/d。小儿，3~5mg/次，静脉注射。

【注意与禁忌】　不良反应有心动过缓、房室传导阻滞、窦性停搏、低血压、心力衰竭加重等。长期用药可致眩晕、头痛、潮红、乏力、恶心、呕吐、便秘、心悸、神经过敏、红斑性肢痛、感觉异常、呼吸困难、踝部水肿等。极少见肌肉关节痛、过敏性皮肤反应、男子乳房发育、可逆性血清酶升高、牙龈增生等。禁用于支气管哮喘、充血性心力衰竭、低血压及休克、病窦综合征、高度房室传导阻滞、分支型以外的室速、1 岁以内小儿，以及预激综合征合并房颤经旁路前传导。

【药物相互作用】 ①西咪替丁使本药血药浓度升高，毒性增强。②本药可使卡马西平、环孢素、氨茶碱、奎尼丁、丙戊酸血浓度增加，毒性增强。③服用本药应减少地高辛等强心苷的剂量，以免引起后者的血药浓度升高与毒性增加。④β受体阻滞药使用几小时后不可使用本药，以免引起心脏急性血流动力学紊乱和传导功能受损。有传导功能障碍和心功能不全的患者，不可将二者同期合用。⑤本药与丙吡胺均为负性肌力药物，围用药期48h内不可合用。⑥与血管扩张药、血管紧张素转换酶抑制剂、利尿剂等抗高血压药合用，有叠加作用，应小心调整剂量。⑦心脏对比剂的心血管作用与本药相似，合用时可直接影响和抑制心脏的传导与收缩力，并引起周围血管扩张。⑧与氟卡尼合用，对心肌收缩力、房室传导和复极化均有叠加影响。⑨在使用吸入性全身麻醉剂时，应调整两药剂量，以防心脏过度抑制。⑩与减弱肾上腺素效应药物联用，可加强低血压效应。⑪本药可延长阿司匹林的抗凝血时间。⑫与胺碘酮合用，增加心脏毒性。⑬本药与卡马西平合用，可增加后者的毒性。⑭本药增加锂剂的神经毒性。⑮本药可增强神经肌肉阻滞剂活性，合用时应相应减少剂量。⑯苯巴比妥、维生素D、磺吡酮、异烟肼均可增加肝脏代谢而降低本药血浓度。⑰环磷酰胺、长春新碱、甲基苄肼、泼尼松、长春碱酰胺、阿霉素、顺铂等细胞毒性药物可减少本药的吸收。⑱利福平明显减少本药口服的生物利用度。⑲使用本药治疗高血压时不可使用麻黄制剂，以免发生拮抗。⑳服药期间不宜饮酒，以免乙醇中毒、血压过低。

【规格】 片剂：40mg，80mg，120mg；缓释片：120mg，180mg，240mg；缓释胶囊：120mg，180mg，240mg；注射剂：5mg，10mg；注射液：5mg/2mL。

加洛帕米　Gallopamil（甲氧异搏定，甲氧戊脉安，心钙灵，棓帕米，倍帕米，Algocor，Corgal，Procorum，Wingom）

【药性与应用】 比维拉帕米多1个甲氧基，药理作用与之相似，但效力强3~4倍。可舒张血管，使血压下降。可抑制窦房结的自律性，减慢心率。口服吸收率为90%，0.5~1h起效。生物利用度为25%。血浆蛋白结合率为90%。主要经肝代谢。与维拉帕米作用相同，可用于抗心律失常及治疗心绞痛。常用作研究钙通道的标志药。

口服：25~50mg，3次/d；不超过400mg/d。肝病病人适当减量。

【注意与禁忌】 与维拉帕米相同，但不良反应较轻。严重肝、肾功能障碍，Ⅱ度及Ⅲ度房室传导阻滞者禁用。

【药物相互作用】 同盐酸维拉帕米。

【规格】 片剂：25mg。

噻帕米 Tiapamil（RO-11-1781）

维拉帕米类钙通道阻滞剂，对缺血心肌有保护作用，能减少室性早搏的发生率，缩小梗死心肌面积。既用于治疗室上性心动过速、室上性或室性早搏，也用于治疗心绞痛和高血压。

口服：200~600mg/d，分次服。可根据血压降低情况于4周内将剂量递增至900mg/d。用于心律失常时可静脉注射1~1.5mg/kg。用于急性心肌梗死时可静脉滴注25~50μg/（kg·min）。

不良反应较少，有时可发生头痛、头晕、疲劳、恶心、上腹部不适、颜面潮红、心悸等。

法利帕米 Falipamil（$AQ-A_{39}$）

维拉帕米类钙通道阻滞剂，对心脏有选择性，对窦房结的抑制作用可明显对抗心动过速，也降低正常心率，减少心肌耗氧量，对缺血心肌有保护作用。可用于窦性心动过速和心绞痛的治疗。口服：100~200mg/次。

阿尼帕米 Anipamil（安尼帕米，Lu-42668）

维拉帕米类钙通道阻滞剂，作用类似维拉帕米而首过效应低，有保护缺血性心肌和降压作用。用途同维拉帕米。不良反应较少。口服：40~120mg，1次/d。

硝苯地平[典][基] Nifedipine（心痛定）

【药性与应用】 二氢吡啶类钙拮抗剂，主要抑制心肌、血管平滑肌细胞膜储钙或与钙结合的能力，使膜动作电位2相钙离子经慢通道流入肌细胞的数量减少，使心肌收缩力减弱、耗氧量减少，心率减慢，血管平滑肌松弛，外周小动脉扩张，周围血管阻力降低，血压下降，冠状动脉扩张，缓解冠状动脉痉挛，增加冠状动脉流量，改善心肌缺氧。本品对血管平滑肌有一定选择性，对心脏的直接负性肌力作用及变性作用较弱，故全身给药不引起心率减慢而表现为心率反射性增加。口服吸收良好，t_{max}为1~2h，血浆蛋白结合率为90%，主要经肝代谢后由肾排泄。$t_{1/2}$为2~4h。控释制剂t_{max}延长，表观消除$t_{1/2}$为17h。临床适用于各种类型高血压病及肾性高血压的治疗，对顽固性、重症高血压及伴有心力衰竭的高血压病人也有较好疗效。本品也适用于防治心绞痛，特别是变异型心绞痛和冠状动脉痉挛性心绞痛。对呼吸功能亦无不良影响，故适用于患慢性阻塞性肺疾病的心绞痛病人。对上两类疾病目前均属于首选药。其控释剂产生的反射性心动过速较轻。本品亦可用于治疗尿道梗阻和防治运动性哮喘。

口服：10~20mg，3~4 次/d。对急需降压或心绞痛发作时，可舌下含服 10mg，5~10min 生效。控释片口服：30~60mg，1 次/d。

【注意与禁忌】 不良反应一般较轻，主要有头痛、乏力、颜面潮红、心悸、嗜睡、眩晕、恶心、呕吐、口干、便秘、食欲减退、腿部痉挛、舌根麻木、牙龈肿胀等。长期服用可能引起水钠潴留，水肿多发生于踝部，偶见于脸部及眶周；剂量过大可引起心动过缓与低血压。少数人初次服用本品后有首剂现象，表现为头痛、眩晕、心绞痛或心肌梗死、急性尿潴留等，故对心功能减退者应慎用；一旦发生心肌缺血症状，应立即停药。剂量大于 120mg/d 时，突然停药会产生撤药综合征，主要表现为心绞痛的复发或频繁发作。其原因为心肌细胞长期缺钙后处于高效状态，一旦停药，正常数量钙离子进入细胞内即产生过量反应。孕妇、心源性休克病人忌用。

长期服药时应与利尿剂合用。

【药物相互作用】 ①与胺碘酮合用，可进一步抑制窦性心律或加重房室传导阻滞，病窦综合征或不完全性房室传导阻滞者，应避免二药合用。②二氢吡啶类钙通道阻滞药与 β 受体阻滞剂合用，虽可有效治疗心绞痛和高血压，但也有严重低血压和心动过缓风险。左室功能下降、心律失常、主动脉狭窄患者更为明显，应严密监测。③与米贝地尔合用，可引起严重低血压和心动过缓，用药间隔应在数日。④与地尔硫䓬合用，本药血浓度增加 100%~200%，不良反应也增加。⑤使用芬太尼麻醉，合用钙通道阻滞药或 β 受体阻滞剂，可导致严重低血压。⑥H_2 受体拮抗药，以西咪替丁最为明显，可使多数钙通道阻滞剂血药浓度升高，毒性加大。⑦环孢素增加本药血浓度与毒性，合用应减少用量。⑧地拉费定、沙奎那韦、利多那韦升高本药血药浓度，增加不良反应。⑨口服避孕药减少本药代谢物形成。⑩三唑类（伊曲康唑、氟康唑）和咪唑类（酮康唑）抗真菌药与本药合用后可增加本药血药浓度和不良反应。⑪奎奴普汀达福普汀抑制本药代谢，增加毒性，宜将本药减量。⑫镁剂与本药合用可引起低血压和神经肌肉阻滞。⑬本药可增加丁咯地尔的低血压效应。⑭本药导致地高辛血药浓度升高，毒性增强。合用时应调整剂量。⑮本药可引起二甲双胍血药浓度升高，诱发低血糖。⑯本药降低苯妥英钠代谢，增加其毒性反应。⑰本药竞争性抑制他克莫司代谢，增加其毒性，诱发肾毒性、高血钾、高血糖。⑱本药增加长春新碱的毒性反应，尤其是肾毒性、心律失常和高尿酸血症。⑲本药可改变茶碱血浆浓度，应注意监测。⑳本药与非甾体抗炎药或抗凝药合用，可增加胃肠道出血的可能。㉑与奎尼丁合用，奎尼丁疗效下降，本药不良反应增加。㉒萘夫西林降低本药疗效。㉓利福平亦降低本药疗效。㉔麻黄制剂降低本药抗高血压疗效。㉕本药降低去甲替林的抗抑郁作用。

【规格】 片剂：5mg，10mg；缓释片：20mg；控释片：30mg，60mg；

胶丸：5mg；胶囊：5mg；缓释胶囊：20mg；注射液：2.5mg/5mL；气雾剂：100mg。

盐酸尼卡地平[典] Nicardipine Hydrochloride（硝苯苄安啶，Perdipine）

【药性与应用】 新型第2代二氢吡啶类钙通道阻滞剂，抑制钙离子内流，使血管平滑肌扩张，血压下降。本品对冠状动脉有特殊亲和力，可同时扩张冠脉主干及其小分支，使冠脉血流量增加。对脑血管也有特异性扩张作用，使脑缺血区血流量增加，并防止过多钙离子进入脑细胞，对脑细胞起保护作用。能特异性地扩张肾动脉，使肾血管阻力下降、血流量增加，肾小球滤过率增加。对心肌收缩力影响较小，对心脏血流动力学产生有利影响；在降低收缩压、舒张压、平均动脉压的同时，使总的外周血管阻力下降，心排出量增加，肺动脉和肺毛细血管楔压下降，心肌耗氧量下降。口服吸收迅速完全，20min后血浆浓度达峰值。由于有肝脏的首过效应，生物利用度为30%。血浆蛋白结合率为90%。主要在肝内代谢，$t_{1/2}$为44～107min。代谢产物无药理活性。临床用于高血压，既可作为基础用药，又可用于顽固性高血压，特别适用于有心肌缺血的高血压病人，尚可逆转由高血压引起的左室肥厚；用于心肌缺血，既增加心肌供氧，又减少心肌耗氧，使临床症状得到改善，尚可改善运动耐量；用于心力衰竭，可作为血管扩张药与强心利尿药合用；用于缺血性脑血管疾病，可防止脑血管痉挛。

口服：40mg，1～2次/d。

【注意与禁忌】 副作用少，偶有面部潮红、头痛、眩晕、下肢水肿、心悸、心动过速，一般在用药后1～3周出现，一般无须停药。

【药物相互作用】 治疗心肌缺血与高血压，可与β受体阻滞剂合用；治疗心力衰竭，可与强心利尿药合用。与其他血管扩张药合用，应注意低血压的发生。①西咪替丁、地拉费定、氟康唑、酮康唑、伊曲康唑、HIV蛋白抑制药均可通过不同途径升高本药的血药浓度，使毒性增强，应予注意。②与免疫抑制药环孢素、他克莫司等合用后，通过竞争性抑制，与本药的血药浓度同时升高，出现肾毒性、血压降低、心动过速等。③本药使地高辛血药浓度升高，毒性增加。④与降压药合用，降压作用叠加。⑤有报道与硝酸甘油合用，可出现房室传导阻滞。⑥与胺碘酮合用可诱发或加重房室传导阻滞。⑦与镁剂合用，可引起明显低血压和神经肌肉阻滞。⑧用芬太尼麻醉时，合用β受体阻滞剂与钙通道阻滞剂，可引起低血压，宜补充液体加以纠正。⑨与非甾体抗炎药、抗凝药合用，可诱发胃肠道出血。⑩钙通道阻滞药可增强非去极化肌松药的神经肌肉阻滞作用，合用时应将肌松剂适当减量。⑪本药可升高苯妥英钠血药浓度，诱发神经性中毒，同时本药药效下降。⑫麻黄制剂使本药抗高血压作用下降。

【规格】 片剂：10mg，20mg，40mg；缓释片：20mg；缓释胶囊：20mg，40mg；散剂：10mg；注射液：2mg/2mL，5mg/5mL，25mg/10mL，10mg/100mL，20mg/100mL，25mg/100mL。

尼鲁地平 Niludipine（硝苯丙氧乙啶）

【药性与应用】 1，4-二氢吡啶类，药理作用与硝苯地平相似，但扩张冠状动脉的作用要较之强3~10倍，持续时间也延长1倍；且当减慢心率、血压下降时，冠脉血流量仍增加，可能与静脉回流增加相关。本品对心肌耗氧量无影响，可能是由于交感神经兴奋，抵消了其降低后负荷产生的耗氧量下降的缘故。对肾动脉亦有较强扩张作用。本品有明显的降压作用，且维持血压下降的时间较之扩张冠状动脉的时间为长。负性心率及肌力作用均弱。但对房室传导的抑制作用仍比硝苯地平为强，因而具有抗心律失常作用。其抗心绞痛作用肯定，且易为病人耐受。临床应用于治疗心绞痛和高血压。口服15min即产生效果，作用维持4h。

口服：60~120mg/d，分1~2次服。

【注意与禁忌】 副作用较少，可见轻度腹胀、便秘、皮疹等。

【规格】 片剂：20mg。

尼群地平[典][基] Nitrendipine（硝苯甲乙吡啶）

【药性与应用】 硝苯地平类钙拮抗剂。其特点是开始作用慢，持续时间长。对血管平滑肌钙通道有高度选择性抑制作用，其强度为抑制心肌钙通道的10倍。其降压作用除主要由于钙拮抗作用外，与长期应用本品后血管平滑肌突触后α受体的抑制及轻度排钠作用亦有关。对血脂、血糖均无不良影响。口服吸收率为80%。t_{max}为30min。生物利用度为14%~55%。血浆蛋白结合率为98%以上。$t_{1/2}$为12~14h，肝功能减退者延长。本品主要在肝内代谢失活，代谢产物多从尿中排出。治疗剂量的血药浓度与降压作用相关。临床适用于轻、中度高血压和继发性高血压的治疗。疗效与硝苯地平、普萘洛尔或阿替洛尔相当。对50岁以下病人疗效较佳。每日服1次即可收效，可作为轻、中度高血压的首选药。

口服：于每晨早餐时服5~10mg，以后视血压下降情况，可逐步增加至20mg/d，分1~2次服。剂量超过20mg/d，疗效不再增加，而不良反应明显加剧。高龄及肝功能减退者，5mg，1~2次/d为宜。

【注意与禁忌】 不良反应与硝苯地平相似，但较轻，多随用药时间的延长而减轻或消失，须停药者为极少数。主要不良反应有颜面潮红、头痛、心悸、踝部水肿、眩晕、恶心、乏力、过敏（面部红斑或肿胀）、多尿等。孕妇及哺乳妇禁用。肝功能减退者除减量外，应经常监测血压，调整剂量。

【药物相互作用】①与胺碘酮合用，可抑制窦性心律、诱发或加重传导阻滞。②与β受体阻滞药合用虽可纠正本药降压后心动过速，但也可诱发严重低血压、左心功能下降、心律失常，故合用时应注意监测。③西咪替丁、地拉费定、沙奎那韦、奎奴普汀达福普汀均可通过不同机制与渠道升高本药血浓度与毒性，应予注意。④本药增加环孢素的血浓度与毒性（肾衰竭、胆汁淤积与麻痹）。如需合用，应注意监测。⑤本药是否增加地高辛的浓度与毒性，存在着争论，应注意监测，不可大意。⑥与非甾体抗炎药、抗凝药合用，可诱发胃肠道出血。⑦麻黄制剂拮抗本药的降压作用，应避免同时服用。

【规格】片剂：10mg，20mg；胶囊：10mg，20mg。

尼索地平[典] Nisoldipine（硝苯异丙啶）

【药性与应用】硝苯地平类钙拮抗剂，为其中作用最强者。具有选择性扩张冠状动脉的作用，比硝苯地平强4~10倍。对小动脉血管平滑肌有选择性松弛作用，对心肌的直接抑制作用较弱。对脂类代谢及肾功能无不良影响。能降低心肌耗氧量与总外周阻力，也可增加冠脉侧支循环，使冠脉流量增加。口服易吸收，t_{max}为0.5~1.5h，生物利用度为4%左右，$t_{1/2}$为3~4h。肝内代谢，长期用药无明显蓄积。血浆中蛋白结合率较高。临床适用于轻、中度高血压病的治疗。疗效及安全性与硝苯地平无显著差异，而略优于阿替洛尔。心绞痛病人服用本品可减少绞痛发作频率及硝酸酯类用量。本品也用于慢性充血性心力衰竭的治疗，一般用作二线药物。

口服：5~10mg，1次/d。可根据血压或心绞痛情况适当增减剂量。

【注意与禁忌】不良反应主要有颜面潮红、发热、心悸、头晕、步履蹒跚、倦怠、腹痛等，少数人可见血清酶升高，尿素氮及肌酐升高，红细胞、血红蛋白及血细胞压积下降。对本品过敏者、孕妇、心源性休克病人禁用。肝功能减退者慎用。停用本品时应逐渐减量，否则可引起病情恶化。

【药物相互作用】①与胺碘酮合用可进一步抑制窦性心律或加重传导阻滞。②地拉费定、奎奴普汀达福普汀、沙奎那韦、酮康唑、西咪替丁均可增加本药的血药浓度与毒性。③β受体阻滞剂与本药合用虽有益于心绞痛、高血压，但也可导致严重低血压（如在芬太尼麻醉时）或心脏储备下降，诱发心律失常，应予注意。④与米贝地尔合用可引起严重低血压和心动过缓，两者用药应间隔7d以上。⑤与非甾体抗炎药、口服抗凝药合用，有诱发胃肠出血的可能。⑥苯妥英诱发本药首过代谢，降低合用时血药浓度，且个体差异大，应避免合用。磷苯妥英亦同。⑦利福平降低本药浓度与疗效，合用时应调整本药剂量。⑧麻黄制剂拮抗本药抗高血压作用，应避免合用。⑨本药与奎尼丁合用，本药生物利用度下降，奎尼丁浓度增高，毒性加强。⑩本药升高地高辛血药浓度，增加其毒性。

【规格】 片剂：5mg，10mg；缓释片：10mg，20mg，30mg，40mg；胶囊：5mg；缓释胶囊：10mg。

非洛地平[典] **Felodipine（费乐地平，二氯苯吡啶，波依定，Plendil）**

【药性与应用】 硝苯地平类钙拮抗剂。其特点是对小动脉具选择性扩张作用，对冠脉及外周血管均有扩张作用；高浓度时抑制钙调素从而干扰细胞内钙的利用。可增加冠状窦的血流量，降低全身及冠脉血管阻力，使血压下降。在治疗剂量时对心肌无负性肌力作用。长期应用有利于左心室肥厚的逆转。对肾小管及集合管的水、钠重吸收有轻度抑制作用。在心绞痛及心力衰竭病人可增加心肌供氧及减少耗氧。口服吸收完全，生物利用度为 10%～25%。t_{max} 为 1h，缓释片可延长至 3～5h。同时进食可增加生物利用度及推迟 t_{max}。血浆蛋白结合率为 99%以上。$t_{1/2}$为 11～17h，随年龄增长而下降。本品适用于各期高血压病的治疗，尤适于伴有肾功能减退、雷诺病、哮喘、痛风及糖尿病的高血压病人，对肺动脉高压或肾性高血压也有效。对高血压的疗效与硝苯地平或阿替洛尔相同或略优，但不良反应轻，不易产生水钠潴留。目前主要作为硝苯地平的替代药或与其他降压药合用，治疗顽固性高血压。也用于治疗心力衰竭和心绞痛。

口服：普通片 5～10mg，2～3 次/d；缓释片 10mg，1 次/d。

【注意与禁忌】 不良反应主要有头痛、眩晕、热感、颜面潮红、心悸、乏力、踝部水肿等。有严重牙龈炎或牙周炎者可引起牙龈增生，大剂量可引起低血压与心动过速。约 7%的病人因明显不良反应，不宜应用本品。孕妇及哺乳妇禁用。严重肝、肾功能减退者慎用。老年人因清除速度减慢，剂量应减少。

【药物相互作用】 ①胺碘酮与钙通道阻滞剂合用可减慢窦性心律，加重房室传导阻滞。②与 β 受体阻滞剂合用，耐受性良好，对治疗心绞痛、高血压有利。但在左室功能失常、心律失常、主动脉狭窄的情况下，则容易引起严重低血压和心脏抑制，应予注意。③西咪替丁、地拉费定、红霉素、伊曲康唑、氟康唑、酮康唑均可通过不同渠道与机制引起本药血浓度升高、毒性增强，应予注意。④在使用芬太尼麻醉时，合用本药等钙通道阻滞剂与 β 受体阻滞剂，可引起严重低血压，应补液加以纠正。⑤静脉合用镁剂，可引起明显低血压和神经肌肉阻滞。⑥本药与米贝地尔合用，可引起严重心动过缓与低血压。⑦本药可增强丁咯地尔的降压作用。⑧可引起地高辛血药浓度升高。⑨可使环孢素血药浓度升高。⑩与非甾体抗炎药和口服抗凝药合用，可诱发胃肠道出血。⑪卡马西平、奥卡西平、苯妥英、磷苯妥英、巴比妥可诱导本药代谢，降低疗效。⑫麻黄制剂可拮抗本药的抗高血压疗效。⑬本药降低茶碱的吸收与疗效。⑭与利福平合用的相互作用无报道，但可能降低本药的浓度与疗效，应注意监测。

【规格】 片剂：2. 5mg，5mg，10mg；缓释片：2. 5mg，5mg，10mg。

苯磺酸氨氯地平[典][基] **Amlodipine Besilafe（阿莫洛地平，安洛地平，络活喜，Istin，Norvasc）**

【药性与应用】 硝苯地平类钙拮抗剂，作用与硝苯地平类似，但扩血管作用为后者的2倍。其特点是与受体结合和解离速度均较慢，因而药效出现迟而维持时间长。对血管平滑肌的选择性大于硝苯地平。可增加缺血心脏的输出量及冠脉流量，增加心肌供氧量和减少耗氧量，改善运动能力。此外，本品尚可激活LDL受体，减少脂肪在动脉壁上的累积及抑制胶原合成，因而具有抗动脉硬化作用。口服吸收缓慢，t_{max}为6~8h，生物利用度为64%。大部分在肝内代谢。$t_{1/2}$为36h，老年人及肝功能减退者消除缓慢，$t_{1/2}$可延长到48~60h。临床用于轻、中度高血压的治疗，其疗效与阿替洛尔、卡托普利、地尔硫䓬、纳多洛尔等相当。与维拉帕米相比，本品降压作用更为持续稳定，为治疗高血压的二线药物。本品也用于慢性稳定型心绞痛的治疗，尤其对硝酸酯类或β受体阻滞剂治疗不敏感者，可减少心绞痛发作频率和延长病人的运动时间。

口服：起始剂量5mg，1次/d，以后根据需要，可逐渐增至10mg/d，老年人、肾功能减退者，以及合并应用其他降压药或抗心绞痛药时，不必调整剂量。

【注意与禁忌】 不良反应可有水肿、头痛、眩晕、乏力等。一般较轻，可耐受。肝功能减退者慎用。

【药物相互作用】 ①与胺碘酮合用，可进一步抑制窦性心律或加重房室传导阻滞。②与硝酸酯类合用，可增强抗心绞痛作用，但停药前要逐渐减量。③氟康唑、伊曲康唑、酮康唑、沙奎那韦、地拉费定均可使本药血药浓度升高，毒性增强。④磺吡酮可增加本药蛋白结合率，引起血药浓度变化，注意监测。⑤钙通道阻滞剂均可增强丁咯地尔的降压效应，本药不应例外，应加以注意。⑥拟交感胺类可拮抗本药的降压作用。⑦利福平与本药的合用尚无报道资料，推论可能使本药疗效下降。⑧麻黄制剂可拮抗本药的降压作用。⑨萘夫西林降低本药疗效。⑩非甾体抗炎药、口服抗凝药与本药合用，有增加胃肠道出血的风险。⑪本药与β受体阻滞剂合用可引起严重低血压、心动过缓、左室功能下降，合用时应密切监测心脏功能。⑫与镁剂合用，可引起神经系统中毒，出现恶心、呕吐、腹泻、共济失调、震颤、麻木等。⑬与雌激素合用可增加水钠潴留而升高血压。

【规格】 片剂：2. 5mg，5mg，10mg；胶囊：5mg。

伊拉地平　Isradipine（依拉地平，导脉顺，Comir，Dynacirc，Prescal）

【药性与应用】　二氢吡啶类新型钙通道阻滞剂，对血管平滑肌选择性高，可扩张外周血管、冠状动脉和脑血管。对心率、心肌收缩力、心脏传导系统影响较小。可抗动脉粥样硬化，抑制粥样斑块的增生，保护心脏，使缺血心肌收缩力增加，心肌酶释放减少，脑梗死范围减少，抑制血小板聚集。本品尚对心脏的血流动力学发挥有利影响，使收缩压、舒张压下降，心率减慢，总外周血管阻力下降，心排出量不变或略有增加，心肌耗氧量减少。也可使肾血管扩张，血管阻力下降，肾血流量增加，肾小球滤过率轻度增加，并有一定的排钠利尿作用。口服后吸收良好，有明显首过效应，生物利用度为 17%，t_{max}为 90~12min。$t_{1/2}$为 8~9h。肝内代谢完全，代谢产物 70%经肾排泄，30%从粪便中排出，仅 1%以原形从肾脏中排出。临床上用于治疗高血压，既可作为一线降压药，又可用于顽固性高血压；并可与其他药物合用，使高血压引起的左室肥厚减轻或逆转。用于冠心病心肌缺血，可减少心绞痛发作次数和硝酸酯类的用量，使心电图 ST 段恢复正常。降低血脂中总胆固醇和极低密度脂蛋白，升高高密度脂蛋白，降低冠心病的危险指数。在抗心力衰竭的治疗中，作为血管扩张剂应用，使心功能得到改善而不反射性地增加心率。

口服：2. 5~20mg，1~2 次/d。在上述剂量范围内，可采取剂量逐渐递增的方式给药。

【注意与禁忌】　副作用小而轻微，主要由血管舒张引起，如心悸、头痛、眩晕、面部潮红。偶有肝功能异常，多为短暂性，有时出现胃肠道不适。副作用与剂量相关，当剂量在 5mg/d 以下时，副作用明显降低。一般不会因副作用而停药。开始要用小剂量，效果不明显时，再逐渐加大剂量。与其他扩血管药合用要防止低血压。治疗心力衰竭可与强心药、利尿药合用。用于心绞痛时不可突然停药。主动脉狭窄、病窦综合征、收缩压低者慎用。

【药物相互作用】　与 β 受体阻滞剂合用，对治疗高血压和心肌缺血有协同作用。与血管紧张素转换酶抑制剂合用，可对血流动力学发挥更有利的影响。

【规格】　片剂：2. 5mg，5mg；缓释胶囊：2. 5mg，5mg。

尼伐地平　Nivaldipine（Nivadil）

【药性与应用】　新型二氢吡啶类钙拮抗剂，结构及钙通道阻滞作用与硝苯地平相似，但作用强 10 倍，持续时间延长 2~3 倍，能扩张所有动脉，尤其对椎动脉、冠状动脉更具特异性扩张作用，增加其血流量与供氧。防止和逆转左室肥厚。有抗动脉粥样硬化、减轻血管内膜增厚的作用。口服后，t_{max}为 1~2h，血浆蛋白结合率为 98%。$t_{1/2}$约为 10h。长期服用无蓄积作用。临床用于治疗高血压、冠心病心绞痛和心力衰竭。治疗高血压可作为基础降压药，也可用于顽固性高血压；可与β受体阻滞剂合用以增加疗效；也可与血管紧张素转换酶抑制剂合用治疗重症高血压，可减轻左室肥厚和延迟冠心病的发生。治疗冠心病心绞痛可减少发作次数与硝酸酯类用量，减轻ST段压低程度与提高运动耐量。治疗心力衰竭主要是作为血管扩张药来应用，不引起反射性心率增加。也用于治疗脑血管痉挛。

口服：2~4mg，2次/d。

【注意与禁忌】 偶见心悸、头痛、头晕、步态不稳、失眠、纳差、腹痛、恶心、呕吐、便秘、皮疹、面部潮红、疲倦、耳鸣、转氨酶升高等，停药后可减轻或消失，一般不需停药。不宜与其他钙拮抗剂合用。逐步减量后停药。肝功能不全者慎用。用药后转氨酶升高应停药。孕妇、哺乳妇、小儿及过敏者禁用。

【药物相互作用】 对肝脏药物代谢酶系无影响。治疗高血压可与β受体阻滞剂或血管紧张素转换酶抑制剂合用，以增加降压效果。

【规格】 片剂：2mg，4mg。

马尼地平 Manidipine（Calslot）

【药性与应用】 二氢吡啶类钙拮抗剂，对血管的选择性高，降压作用强而持久，能增加肾血流量，对心脏的作用较弱。口服易吸收，t_{max}为1~2h。血浆蛋白结合率为97%。$t_{1/2}$为5h。用于高血压的治疗。

口服：开始5mg，1次/d；然后根据需要递增至10~20mg，1次/d。

【注意与禁忌】 不良反应类似硝苯地平，偶见肝、肾功能异常和白细胞减少。

【规格】 片剂：5mg。

拉西地平 Lacidipine（Lacidil）

【药性与应用】 一种新型二氢吡啶类，具有高度血管选择性的钙通道阻滞剂，可扩张外周血管和冠状动脉平滑肌，增加冠脉流量。排钠利尿，消除水钠潴留。抗氧化作用明显优于其他钙通道阻滞剂，可减少或消除氧自由基对细胞膜的损害作用。对心脏、血管的血流动力学有益：降低收缩压、舒张压、平均动脉压、总血管外周阻力和左室舒张末期压，心率增快、心排出量增加、左室收缩时间缩短。口服吸收良好。有肝脏首过效应，生物利用度为2%~9%，吸收药物90%与血浆蛋白结合。全部经肝代谢，并通过肠-肝循环，最终从粪便中排出。$t_{1/2}$为1~3h。部分药物渗入脂质中缓慢释放，故维持时间较长。临床用于高血压、心绞痛及心力衰竭的治疗。高血压：对原发性、继发性均有效，并对左室肥厚与增大有抑制作用。心绞痛：可减少发作次数与硝酸酯制剂的用量，尤其对合并高血压者更为有效。心力衰竭：作为血管扩张药可与强心剂、利尿剂合用，缓解临床症状，改善心功能。

口服：4~8mg，1次/d。老年人起始量为2mg，1次/d。

【注意与禁忌】 不宜与其他钙通道阻滞剂合用。与其他血管扩张药合用时，要防止血压过低。肝功能不全者减量；肾功能不全者则不需。

【药物相互作用】 ①胺碘酮与本类钙通道阻滞剂联用可进一步减慢窦性心律，加重房室传导阻滞。②与β受体阻滞剂合用耐受性良好，有益于治疗心绞痛与高血压，不过可引起明显血压下降与心脏抑制，因而对左室功能不全、心律失常、主动脉瓣狭窄，应严密注意，以防病情恶化。③在用芬太尼麻醉时，合用本药等钙通道阻滞剂与β受体阻滞剂可引起严重低血压。建议在术前36h停用本药。可预先补充液体加以预防。④西咪替丁、地拉费定均可通过不同机制升高本药血药浓度。⑤沙奎那韦与本药合用时，可能增加本药血药浓度与毒性，应予注意。⑥钙通道阻滞药可增加非甾体抗炎药、口服抗凝药诱发胃肠道出血的概率。⑦利福平有可能引起本药血药浓度下降。⑧麻黄制剂拮抗本类药抗高血压疗效，不可合用于降压。

【规格】 片剂：2mg，4mg。

贝尼地平　Benidipine（Coniel）

【药性与应用】 二氢吡啶类钙拮抗剂。扩张血管、降低血压和增加冠状动脉流量的作用比硝苯地平强。口服吸收迅速，但生物利用度低，仅10%左右在肝代谢。$t_{1/2}$为2h。用于治疗高血压、心绞痛。

口服：2~4mg，1次/d，早饭后服。可按治疗需要将剂量增至8mg，1次/d。

【注意与禁忌】 不良反应与马尼地平相似。严重肝功能不全者慎用。心源性休克者、孕妇禁用。

【规格】 片剂：2mg，4mg，8mg。

巴尼地平　Barnidipine（Hypoca）

【药性与应用】 二氢吡啶类钙拮抗剂，扩张血管、增加冠状动脉流量。降压作用强而持久，可维持24h。口服吸收良好，t_{max}为1~6h。$t_{1/2}$约为10h。主要用于高血压的治疗。

口服：10~15mg，1次/d，从小剂量开始，逐渐增量。

【注意与禁忌】 孕妇和可能妊娠妇女禁忌。严重肝肾功能低下者慎用。儿童的安全性尚未确立。老人应谨慎。

不良反应可有胸痛、心悸、水肿、血压低、心动过速、肌酸磷酸激酶升高。偶见呼吸困难。可有尿酸、尿素氮、肌酐和肝酶升高。

【药物相互作用】 ①与西咪替丁合用，可使本药血药浓度升高。②本药可使地高辛血药浓度升高，毒性增强。③与苯妥英合用，本药血药浓度下降，血中游离苯妥英增加，出现中毒。④利福平使本药血药浓度下降。

【规格】 缓释胶囊：5mg，10mg，15mg。

乐卡地平 Lercanidipine（Zandip，Lerdip）

【药性与应用】 亲脂性二氢吡啶类钙拮抗剂，口服具有降低全身动脉血压的活性，作用发生缓慢而持久。有选择性扩张血管平滑肌的作用，对心肌收缩力无影响；可直接引起冠状血管和周围血管的扩张，作用强度与药物浓度密切相关。乐卡地平特有的亲脂性，使之可以透过血管内壁的脂肪空腔而进入细胞膜，因而适用于动脉粥样硬化的高血压和冠心病人的治疗；长期使用能保护血管壁不受胆固醇的侵害，延缓动脉粥样硬化速度，降低中风和心肌梗死的发病率。对心肌具有保护作用，对缺血再灌注的心肌有保护作用，对治疗充血性心力衰竭具有潜在的价值，特别适用于伴有左室功能不全或充血性心力衰竭的高血压病人。临床适用于轻、中、重度动脉硬化性高血压及收缩期高血压。本品不会在血浆中蓄积，故特别适合于老年人和有肝、肾损害的高血压病人。

口服：10mg，1次/d。若初始剂量不能有效地降低血压，可增加到20mg，1次/d。

【注意与禁忌】 本药耐受性良好，不良反应类似于硝苯地平，多为轻中度，如面部潮红、踝部水肿、心悸、心动过速、头痛、眩晕；偶见胃肠道反应、皮疹、疲劳、嗜睡；偶可出现低血压。

禁忌证：对二氢吡啶类药物过敏、左室流出道梗阻、未经治疗的充血性心力衰竭、不稳定型心绞痛、严重肝肾疾病、1d以内的心肌梗死、孕妇及育龄妇女、哺乳妇、18岁以下者。慎用证尚不明确。

【药物相互作用】 ①胺碘酮与本药合用时可引起房室传导阻滞、窦性心动过缓；重者可有心脏毒性，如QT间期延长、尖端扭转型室性心动过速，甚至心脏停搏。②本药与β受体阻滞剂有协同作用，可引起低血压、心动过缓。③地拉费定、茚地那韦增加本药血药浓度。④本药与表柔比星合用有协同作用，增加心脏毒性，甚至引起充血性心力衰竭。⑤麻黄制剂拮抗本药的抗高血压作用。⑥圣·约翰草可减弱钙通道阻滞剂的药效。⑦育亨宾由于通过增加去甲肾上腺素释放发挥作用，所以合用时可减弱钙通道阻滞剂的降压疗效。

【规格】 片剂：10mg。

西尼地平[典] **Cilnidipine（舒泰宁，西乐，息纳平，欣无忧，致欣，Cinalong，Siscand）**

【药性与应用】 本药为亲酯性二氢吡啶类钙通道阻滞剂，其作用机制有三：①与血管平滑肌细胞膜上的L型钙通道二氢吡啶位点结合，抑制Ca^{2+}通过L型钙通道跨膜内流，舒张血管平滑肌，扩张血管以降压；②抑制交感神经细胞膜上N型钙通道跨膜电位的Ca^{2+}内流，抑制交感神经末梢释放去甲肾上腺素，减弱其交感活性；③降低脂质过氧化酶浓度，抗动脉粥样硬化。

与其他钙通道阻滞药相比，本药的降压活性与硝苯地平、尼卡地平类似，但起效慢、维持时间长，对心肌抑制弱，且有较强的扩张冠状动脉的作用。

本药主要经肝代谢。临床用于原发性高血压。

口服：初始剂量5mg，1次/d，早餐后服用。以后可根据患者的临床反应增加剂量，最大可增至10mg，1次/d。

【注意与禁忌】 对本品过敏、对其他钙通道阻滞剂过敏、重度主动脉瓣狭窄、孕妇、不稳定型心绞痛、左室流出道梗阻、心肌梗死后一月内均忌用本药。对钙通道阻滞剂有不良反应、肝功能不全、慢性肾功能不全、充血性心力衰竭者应慎用。

本药的不良反应有：血小板减少，中性粒细胞计数异常，还可发生红细胞计数、血细胞比容、嗜酸性粒细胞及淋巴细胞异常；心悸、胸闷、低血压、心电图ST段压低、T波倒置、心率增快、期前收缩；头痛、头晕、肩部肌肉僵硬感、嗜睡、失眠、手颤、健忘；口干、腹痛、腹胀、呕吐、便秘、黄疸、转氨酶升高；尿频、尿糖阳性、尿蛋白阳性，尿酸、肌酸、尿素氮升高；皮肤红肿、瘙痒、药疹；面部潮红、燥热、畏寒、水肿、疲倦、腓肠肌痉挛、味觉异常、眼干充血、血胆固醇升高，血钾、血磷、血钙异常等。

【药物相互作用】 ①金丝桃类（如圣·约翰草）药品可能增强本类钙通道阻滞剂的降压作用，应避免合用。②西咪替丁、酮康唑、伊曲康唑均可增加本类药的血药浓度与药效。③其他降压药与本类降压药可有叠加作用，导致血压过度降低。④本类药可使地高辛血药浓度升高，毒性增强，应密切观察。⑤本类药与利福平合用作用减弱。⑥麻黄制剂、育亨宾可拮抗本类药的降压作用。⑦其他影响本类药物代谢的尚有红霉素、氟西汀、HIV蛋白酶抑制剂、苯妥英类、卡马西平、环孢素、奥美拉唑等，均应加以注意。

【规格】 片剂：5mg，10mg；胶囊：5mg。

地尔硫䓬[典][基] **Diltiazem（硫氮䓬酮，哈氮䓬，恬尔心，合心爽，Cardizem，Dilthiazem，Herbesser，CRD401）**

【药性与应用】 苯噻氮䓬类钙拮抗剂，具有非特异性拮抗交感神经兴奋作用，电生理效应与维拉帕米类似。主要作用于动作电位2相，使窦房结和房室结的自律性降低。轻度延长房室结的有效不应期，使心肌收缩力减弱，冠状动脉及周围动脉血管扩张。减轻心脏负荷，降低心肌耗氧量，解除冠状动脉痉挛。其直接减慢心率的作用较强。对心脏及血管平滑肌的作用强度介于硝苯地平和维拉帕米之间。尚可保护心肌线粒体、缩小心肌梗死范围、抑制血小板聚集等。口服80%吸收，2～3h达到血药浓度峰值，生物利用度为40%，血浆蛋白结合率为80%，$t_{1/2}$为4h。由肝灭活约65%，2%～4%以原形由肾排泄。可通过乳腺。不能用血液透析法除去。临床适用于冠心病各种心绞痛的治疗；对预防变异型心绞痛发作安全有效；对轻、中度高血压也有较好疗效，尤适用于老年病人。静脉注射或滴注，适用于高血压急症、房室结折返性室上速、心房颤动伴快速心率等。也用于肥厚性心肌病、肺动脉高压、雷诺病、偏头痛等的治疗。本品尚能阻止心肌缺血后再灌注所致大量钙离子的反常内流，故用于心脏停搏液的配制。对心肌梗死治疗可能有益，对心力衰竭的治疗尚无定论。

口服：常用量30～60mg/次，90～180mg/d；如服缓释剂，90mg，1～2次/d。静脉注射：75～150μg/（kg·次）；也可用20mg加入5%葡萄糖溶液250mL中，于90min内静脉滴注。

【注意与禁忌】 不良反应：①心血管系统：偶见心动过缓、潮红、房室传导阻滞；很少出现心悸、水肿、心电图异常、低血压，如出现应减量或停药。②中枢神经系统：出现疲倦、头痛、眩晕、头重感；少有嗜睡、失眠、乏力。③消化系统：偶有上腹部不适、便秘、腹痛、厌食；极少见口干、腹泻。④其他：可有关节痛、胸痛。如有黄疸、肝肿大、药疹或血清丙氨酸氨基转移酶、碱性磷酸酶升高，应停药。病窦综合征、Ⅱ度及Ⅲ度房室传导阻滞、心动过缓、低血压、严重心力衰竭、对本品过敏者禁用。可致畸胎或死胎，孕妇禁用。肝、肾功能不全者慎用。本品可经乳腺分泌，哺乳妇不要应用；如若应用，应停止哺乳。长期服药者，应适当延长投药时间。减量时应逐渐减少，并加强观察。射血分数在30%以下者无明显充血性心力衰竭，也应慎重使用。

过量或中毒时，除洗胃、输液等支持疗法外，如有严重心动过缓可注射阿托品。如为Ⅱ度或Ⅲ度房室传导阻滞，需用异丙基肾上腺素滴注，必要时安装临时起搏器。有症状性低血压者，可用多巴胺、多巴酚丁胺静脉滴注，也可用葡萄糖酸钙静脉注射。

【药物相互作用】 ①本药有β受体阻滞药的作用，有益于心脏功能，但也可引起低血压、左心衰竭和传导阻滞。所以老年、左心功能不全、主动脉瓣狭窄患者不宜合用。②本药可增强罗芙木剂类如利血平等的作用，出现心动过缓、传导阻滞。③本药与抗心律失常药胺碘酮、盐酸美西律等有协同作用，减慢心率，加重传导阻滞，并增加奎尼丁的毒性。④麻醉药与本类制剂有协同作用，药效与毒性均增强。⑤本药增强硝酸酯类的降压作用，合用时应适当调整剂量。⑥西咪替丁使本药血药浓度及曲线下面积均增加，合用时应调整剂量，必要时以雷尼替丁代替。⑦与盐酸阿普林定联用可相互影响代谢，使其血药浓度上升，诱发心律失常、手颤、眩晕、头痛、传导阻滞等。⑧HIV 蛋白酶抑制剂如利托那韦、沙奎那韦等抑制本药代谢，以致血药浓度升高。⑨本药明显提高阿夫唑嗪血药峰浓度，增强降压效应。⑩本药可抑制二氢吡啶类钙通道阻滞剂代谢，使其血药浓度上升。⑪本药抑制免疫抑制剂代谢，使其血药浓度升高，诱发肾功能障碍。⑫本药抑制卡马西平代谢，使其血药浓度升高。⑬本药抑制苯妥英代谢使其血药浓度升高。⑭本药抑制三唑仑、咪达唑仑代谢，使其血药浓度上升，应从小剂量开始，出现异常则应及时停药。⑮本药可增强肌松剂的作用，合用时应减少用量，并注意及时停药。⑯本药增强辛伐他汀的作用，既可加强降胆固醇的作用，也可增加发生肌病和横纹肌溶解的危险。⑰本药延长阿芬太尼的半衰期，合用时应注意中毒的发生。⑱与非甾体抗炎药、口服抗凝药合用，增加消化道出血发生率。⑲利福平降低本药血药浓度。⑳麻黄制剂拮抗本药抗高血压作用。㉑本药增加强心苷的血药浓度，可引起心动过缓、传导阻滞，甚至洋地黄中毒。

【规格】 片剂：30mg，60mg，90mg；缓释片：30mg，60mg，90mg；缓释胶囊：60mg，90mg，120mg，180mg，240mg；注射剂：10mg，50mg。

桂利嗪[典]　Cinnarizine（肉桂苯哌嗪，桂益嗪，脑益嗪，Midronal）

【药性与应用】 哌嗪类钙拮抗药，有扩张血管平滑肌的作用，能改善脑及冠状动脉循环，改善动脉硬化。用于脑梗死、脑栓塞、脑动脉硬化、脑出血恢复期、蛛网膜下隙出血恢复期、脑外伤后遗症、内耳眩晕、冠状动脉硬化及末梢循环不良引起的各种疾病。

口服：25~50mg，3 次/d，饭后服。静脉注射：20~40mg/次，缓慢注入。

【注意与禁忌】 偶见嗜睡、皮疹、胃肠道反应。静脉注射可使血压短暂下降。

【药物相互作用】 ①与催眠或镇静药合用，可加重后者的镇静作用。②与苯妥英钠、卡马西平合用，可降低本药的血药浓度。③与乙醇合用，可加重镇静作用。

【规格】 片剂：5mg，25mg；胶囊：25mg，75mg；注射液：20mg/20mL。

马来酸桂哌齐特　Cinepazide Maleate（桂哌酯，克林澳，心脑通，Vascoril，Vasodistal）

【药性与应用】 本品为哌嗪类钙离子通道阻滞药，能高度选择性作用于脑血管、冠状动脉和周围血管，尤其对脑血管作用最显著。又因其有弱钙通道阻滞的特点，故对血压及脉搏影响较小，所以较单纯钙通道阻滞剂更为安全。

服药后30~45min可达血峰浓度，消除半衰期为100~120min，主要以原形从尿中排出。

临床用于脑血管疾病、心血管疾病、周围血管疾病，如雷诺病、血栓闭塞性脉管炎、动脉炎、下肢动脉粥样硬化、糖尿病性周围血管病变及微循环障碍、眼底动脉硬化及栓塞、缺血性耳蜗疾病、突发性耳聋及耳鸣等。

肌内注射：80mg，1次/d。静脉注射：160mg，1~2次/d，稀释后缓慢推注。根据病情10~45d为一疗程。静脉滴注：160~320mg，1次/d，用10%葡萄糖注射液或0.9%氯化钠注射液稀释后滴注，滴速为100mL/h。

【注意与禁忌】对本药过敏、白细胞减少或有白细胞减少史、脑内出血止血不完全者均禁用。孕妇、哺乳妇慎用。儿童无安全资料，不推荐使用。

不良反应可有头晕、头痛、失眠、嗜睡、神经衰弱；偶见肝酶升高、胃胀、腹痛、腹泻、便秘，白细胞、粒细胞、血小板减少，尿素氮升高、皮疹、瘙痒、发热、乏力等。

【规格】 注射液：80mg/2mL。

法舒地尔[典] Fasudil（川威，依立卢，Eril）

【药性与应用】 本品为血管扩张药，可抑制细胞内钙离子导致的血管收缩而不降低细胞内钙离子浓度；可抑制平滑肌收缩，使血管扩张，可缓解脑血管痉挛，改善脑缺血，提高脑组织葡萄糖利用率，抑制脑细胞受损。

临床用于改善和预防蛛网膜下隙出血患者术后脑血管痉挛和脑缺血症状。

静脉滴注：30mg，2~3次/d，给药时以50~150mL生理盐水或葡萄糖液稀释后静脉滴注，每次持续30min。

【注意与禁忌】 颅内出血或有此病史者、低血压患者禁用。慎用于合并糖尿病、脑主干动脉硬化、严重意识障碍、蛛网膜下隙出血合并重症脑血管障碍（如烟雾病、巨大脑动脉瘤等）、肾功能不全、肝功能不全等。儿童安全性尚未确立。70岁以上老人的安全性和有效性均未确定。孕妇、哺乳妇应避免使用本药。

【不良反应】 脑血管系统可见颅内出血（1.63%）、消化道出血、肺出血、鼻出血、皮下出血（0.29%）等；偶见低血压、颜面潮红。消化系统可见肝酶升高；少见恶心、呕吐、腹胀。其他可有头痛、意识障碍；少见呼吸抑制；偶见发热，肌酐、尿素氮升高，多尿、贫血、白细胞减少、血小板减少、皮疹等。

【规格】 注射液：30mg/2mL。

洛美利嗪　Lomerizine（后普，罗美达，恼思清，清天，绍容，特苏欣，希静，亚伊加，盐酸洛美利嗪，Lomerizine Hydrochloride）

【药性与应用】　本药为二苯哌嗪类钙通道阻滞药，具有选择性舒张脑血管、增加脑血流量的作用。

t_{max}约为 4. 8h，主要由肝脏代谢，85%随大便排出体外，10%随尿排泄。

临床用于偏头痛的预防性治疗。

口服：5mg，2 次/d，早饭及晚饭后（或睡前）服用。剂量可根据病情适当加减，但不超过 20mg/d。

【注意与禁忌】　对本药过敏、颅内出血及有倾向者、脑梗死急性期、孕妇及可能妊娠者均禁用。应慎用于严重肝功能不全、QT 间期延长、震颤麻痹、抑郁状态者。老年患者应严密监测。儿童用药安全性尚不明确。哺乳妇宜避免使用，必须用时应停止哺乳。

不良反应可有血压下降；困倦、头痛、头昏、蹒跚、背部刺感、发热；尿频、尿阻；肝酶升高、恶心、食欲下降、口炎、腹痛、腹泻、便秘；过敏性皮疹；胸痛、出汗、畏寒发热、水肿、乳头肿大等。

【规格】　片剂：5mg；胶囊：5mg。

利多氟嗪　Lidoflazine（利多福心，立得安，Calnium，Corflazine，Ordiflazine）

【药性与应用】　哌嗪类钙拮抗剂，选择性地扩张冠状动脉，并增强腺苷扩张冠状动脉的作用，明显增加冠脉流量，并能促进其侧支循环的发展。降低心脏前、后负荷，减慢心率。口服 t_{max} 为 2~4h，持续作用 12~24h。主要用于心绞痛的治疗。

口服：60mg，3 次/d。

【注意与禁忌】　耐受性良好，不良反应少。偶有头痛、耳鸣、胃肠道反应。急性心肌梗死、传导阻滞者禁用。

【规格】　片剂：60mg。

普尼拉明　Prenylamine（心可定，双苯丙胺，Segontin）

【药性与应用】　普尼拉明类钙拮抗剂的代表药，阻止钙离子向细胞内流，具有抑制磷酸二酯酶和抗交感作用。降低心肌收缩力，松弛血管平滑肌，增加冠状动脉血流量，降低心肌耗氧量和促进侧支循环的形成，用于心绞痛的防治。其抑制心肌的传导作用，可用于期前收缩和室性心动过速的治疗，有一定效果。

口服：15~30mg，3 次/d。症状减轻后，15mg，2~3 次/d。

【注意与禁忌】 服药后病人有食欲不振、皮疹和疲劳感，减量后可逐渐消失。肝功能异常、心力衰竭、高度房室传导阻滞者忌用。

【规格】 片剂：15mg。

哌克昔林 Perhexiline（双环己哌定，沛心达，心舒宁，Pexid）

【药性与应用】 阻止 Ca^{2+} 内流，舒张血管平滑肌，明显扩张冠状动脉，增加冠脉流量，且无负性肌力作用。近10年来用于防治劳力型心绞痛，具有良好的效果，能使此类病人的运动耐量增加30%，运动时心率减慢。这可能与其促进心肌细胞葡萄糖的摄取与减少脂肪酸的分解代谢有关。由于本品不抑制心肌收缩力，故可应用于心功能明显受损的持续性心绞痛。作用缓慢而持久，用药后需2~4周才能达到最大效果，且由于人体对其代谢是可饱和的，不宜在短期内经常增加剂量。也用于室性心律失常。

口服：开始100mg/次，2次/d，以后可渐增至300~400mg/d。最大剂量可用至600mg/d。1个疗程一般不超过3个月。用药期间应经常检查肝功能。

【注意与禁忌】 本品不良反应较多，限制了它的应用。常见副作用有眩晕、头痛、恶心、呕吐、纳差。少数有无力、步态不稳、嗜睡或失眠、精神错乱、肝功能障碍、周围神经炎、颅内压升高等。

【规格】 片剂（胶囊）：50mg。

吗多明 Molsidomine（脉导敏，吗导敏，脉心导敏，吗斯酮胺，Molsidolat，Monsydomine，Motazomin，Dilatcor）

【药性与应用】 钙拮抗剂，扩张血管平滑肌，尤其是静脉、小静脉的平滑肌，使血压轻度下降，回心血量减少，心排血量减少，心负荷减轻，心肌耗氧量减少。此外，尚能扩张冠状动脉，促进侧支循环，改善缺血心肌的血液分布，作用迅速而持久。临床用于心绞痛的防治。

口服：1~2mg，2~3次/d。舌下含化：2mg/次。喷雾吸入：揿吸1~2次，0.2~0.4mg/次，每日次数根据病情酌定。

【注意与禁忌】 一般不良反应有头痛、面部潮红、眩晕等，停药后自行消失。低血压、青光眼者忌用。

【规格】 片剂：1mg，2mg；气雾剂：42mg（可揿吸200次左右）。

苄普地尔 Bepridil（苄丙洛，双苯吡乙胺，Angopril，Cordium）

【药性与应用】 新型长效钙拮抗剂，具有阻滞钙、钠、钾通道的作用；还具有抑制钙调蛋白的作用，可降低窦房结的自律性，减慢心率、延缓房室传导，具有Ⅰ、Ⅱ及Ⅳ类抗心律失常药的电生理特性。能舒张血管平滑肌，使血压下降，且作用温和，不引起反射性交感神经兴奋。还有使冠状动脉血流增加的作用。其电生理作用主要表现在：①膜稳定作用：抑制 Na^+ 内流，降低 0 相动作电位的最大上升速率，减慢传导速度。②复极抑制作用：抑制 K^+ 外流，延长动作电位时程和不应期，提高心室致颤阈值。同时抑制 Ca^{2+} 内流，降低自律性，消除迟发后除极。此外，还延长心室不应期、房室旁路组织逆向传导不应期，延长 QT 间期。其抑制心肌收缩力产生的负性肌力作用比维拉帕米弱，但仍有一定影响；亦可增加心肌供氧和减少其耗氧量。口服吸收完全，达 99%，t_{max} 为 2h。主要经肝代谢，肝脏首过效应强，生物利用度为 62%，血浆蛋白结合率为 98%~99%，$t_{1/2}$ 为 33h±15h，代谢产物主要从肾脏排出，但原形不足 1%。临床适用于预激综合征伴室上性心动过速，对房室结折返性心动过速效果较好。对室性早搏有明显效果，对持续性心动过速有效率达 50%。也用于治疗稳定型心绞痛，能有效减少发作次数和硝酸酯制剂用量，并提高运动耐量。也可试用于高血压。

口服：150~800mg，1 次顿服或 2 次分服。静脉注射：2~4mg/（kg·次），10min 注射完。

【注意与禁忌】 常见不良反应为腹泻，多可耐受；还可出现震颤、软弱、头眼昏花、窦性心动过速、交界性心律、期前收缩二联律。偶见 QT 间期延长、尖端扭转型室性心动过速。少数可致猝死。其致心律失常发生率达 9.5%。也有麻痹性肠梗阻的报道。Ⅱ度及Ⅲ度房室传导阻滞、心力衰竭、窦房结功能低下者禁用。因心律失常发生率较高，应经常心电监护。治疗期间应严密观测血钾浓度。

【药物相互作用】 与地高辛、利多卡因、普鲁卡因胺、奎尼丁、普萘洛尔、甲基多巴、呋塞米、氢氯噻嗪、水杨酸之间无明显的相互作用。

【规格】 片剂：50mg，100mg；注射液：100mg/2mL。

第二节　治疗心功能不全药

洋地黄毒苷　Digitoxin（狄吉妥辛，Digotin）

【药性与应用】 洋地黄的提纯剂，选择性作用于心脏，治疗剂量可增强心肌收缩力，减慢心率，抑制心脏的传导系统，使心脏搏出量和输出量均增加，改善肺循环及体循环，从而使慢性心功能不全的各种临床表现，如呼吸困难、水肿、体弱无力等减轻或消失。中毒剂量则因抑制心脏的传导系统和兴奋异位节律点而发生各种心律失常等中毒症状。临床用于治疗各种原因引起的慢性心功能不全、阵发性室上性心动过速、心房颤动、心房扑动等。

主要采用口服给药，不宜口服者可以肌内注射，必要时静脉注射。全效量：成人，0.7～1.2mg；于48～72h内分次服用。小儿2岁以下，0.03～0.04mg/kg；2岁以上，0.02～0.03mg/kg。维持量：成人，0.05～0.1mg/d；小儿，为全效量的1/10，1次/d。

【注意与禁忌】 本品排泄缓慢，易于蓄积中毒。故用药前应询问服药史，只有2周内未用过慢效洋地黄制品者，才能给予本品，否则应调整剂量。强心苷治疗量和中毒量之间相差很小，每个人的耐受性与消除速度又有很大差异，故应在治疗过程中摸清病人的特性，尽量使剂量个体化，以取得最佳治疗效果。对阵发性室性心动过速、房室传导阻滞、主动脉瘤及小儿急性风湿热所引起的心力衰竭，忌用或慎用强心苷类；心肌炎、肺心病病人对强心苷敏感，应慎用或注意用量。用药期间忌用钙剂。

强心苷中毒，一般会有恶心、呕吐、厌食、头痛、眩晕。应首先确定是由于心功能不全加重，还是强心苷过量所致。如属中毒，必须立即停药，并根据情况选用下列药物：①轻症：口服氯化钾1g，3次/d；如病情紧急，出现精神失常及严重心律失常，则用1.5～3g氯化钾溶于5%葡萄糖溶液500mL中，缓慢静脉滴注；并同时补充镁盐，可用硫酸镁或门冬氨酸钾镁，但重症房室传导阻滞者不宜用钾盐。②强心苷引起的房室传导阻滞、窦性心动过缓、窦性停搏等：可静脉注射阿托品1～5mg，2～3h后重复1次。③洋地黄引起的室性心律失常：以苯妥英钠效果较好，在紧急情况下，先静脉滴注250mg，然后再根据病情继续静脉滴注或肌内注射100mg，以后可改为口服，400mg/d，分次服。对非紧急病例，仅口服即可。利多卡因也可用于本品中毒的室性心律失常，包括室颤。

本品尚可引起非中毒性恶心、呕吐、黄视，不可视为中毒。不可与酸、碱类配伍。严重心肌损害及肾功能不全者慎用。

【药物相互作用】 同时服用苯妥英钠、苯巴比妥、保泰松、利福平，会使血中洋地黄毒苷浓度降低50%。其他参阅地高辛。

【规格】 片剂：0.1mg；注射液：0.2mg/1mL。

地高辛[典][基] Digoxin（狄戈辛，Lanoxin）

【药性与应用】 毛花洋地黄中提纯制得的中效强心苷。特点是排泄快，蓄积性小，临床使用比洋地黄毒苷安全。口服吸收不规则，不完全。吸收率为50%～70%。起效时间1～2h，t_{max}3～6h，作用维持4～7d。静脉注射10～30min生效，2～4h达最大效应，3～6d作用最后消失。地高辛主要以原形从尿中排出，少量为代谢物。生物利用度为75%～88%。临床适用于各种急慢性心功能不全、室上性心动过速、房颤、房扑等。通常采用口服法给药；对严重心力衰竭者，可采用静脉注射。

全效量：成人，口服 1~1.5mg，24h 内分次服。小儿 2 岁以下，0.06~0.08mg/kg；2 岁以上，0.04~0.06mg/kg。不宜口服者可静脉注射，以 10%或 25%葡萄糖溶液稀释后应用，常用静脉注射量 0.25~0.5mg/次，极量 1mg/次。维持量：成人，0.125~0.5mg/d，分 1~2 次服用；小儿，为全效量的 1/4。近年来全效量法已逐渐为逐日给予一定剂量法所代替，因其更安全可靠，即病情不急者按 5.5μg/（kg·d）给药，经 6~7d 也能达到稳定浓度而发挥全效作用。

【注意与禁忌】 过量可有恶心、呕吐、食欲不振、心动过缓等，由于本品蓄积性小，停药 1~2d 后即可消失。近期内用过其他洋地黄制剂者慎用。不宜与酸、碱类配伍。严重心肌损害及肾功能不全者慎用。其余见洋地黄毒苷。

【药物相互作用】 ①与奎尼丁合用，可使本药血浓度提高一倍，可达中毒程度，且与奎尼丁呈剂量依赖，本药用量一般应减小 1/3~1/2。②本药口服后部分可被肠道菌分解而失效，故肠道抑菌药物可因消灭肠道菌而增加地高辛的血药浓度与毒性。③维拉帕米、地尔硫䓬提高本药血浓度，引起严重心动过缓，应减量。④胺碘酮可使本药吸收增加，合用时本药剂量应减半。⑤阿托品提高本药消化道吸收率，治疗剂量也可引起本药不良反应与中毒。⑥哌唑嗪可使本药稳态浓度上升 50%以上。⑦尼卡地平可使本药血浓度不同程度增加。⑧溴丙胺太林（普鲁苯辛）因抑制肠蠕动而提高本药 25%生物利用度。⑨本药与普萘洛尔合用治疗快速房颤有协同作用，但也可发生缓慢心律失常和加重心力衰竭，应注意监测，并注意降低普萘洛尔剂量。⑩普罗帕酮降低本药肾清除率，从而升高本药血浓度。⑪血管紧张素转换酶抑制剂、血管紧张素受体拮抗剂可升高本药血浓度。⑫硝苯地平减少本药肾清除率，而使之血浓度升高。⑬双嘧达莫增强本药治疗心衰疗效。⑭吗多明与本药合用适用于治疗缺血性心肌病合并心力衰竭。⑮肼屈嗪与本药合用治疗心衰有协同作用。⑯本药与非强心苷类（多巴胺、多巴酚丁胺、氨力农、米力农等）合用治疗充血性心力衰竭有协同作用。⑰本药与酚妥拉明合用治疗心衰有协同作用，偶可引起快速型心律失常。⑱利血平与本药合用可引起严重心动过缓和传导阻滞，甚至异位心律，但加用适量利血平也可获得一定疗效。关键在于临床随机掌握。⑲两性霉素 B、皮质激素、排钾利尿剂可因引起低血钾而导致洋地黄中毒。⑳吲哚美辛延长本药半衰期，可引起本药中毒。㉑本药与胍乙啶合用易发生传导阻滞。㉒螺内酯延长本药半衰期。㉓依酚氯铵与本药合用，可导致明显心动过缓。㉔β 受体阻滞剂与本药合用可导致传导阻滞与心动过缓，但不排除用于不能控制的室上性快速心律失常。㉕洋地黄化时静脉应用硫酸镁应极谨慎，以免影响心脏传导。㉖肾上腺素类药与本药合用，易引起心律失常。但不排除在密切观察下静脉滴注异丙肾上腺素治疗洋地黄引起的窦房结功能低下或房室传导阻滞。㉗琥珀胆碱合用洋地黄易发生室性早搏。㉘对氨基水杨酸减少本药的吸收。㉙硝普钠可使本药血浓度下降。㉚抗酸药、止泻药、阴离子交换树脂、消化道吸附药、黏膜保护药等均影响本药吸收，降低血浓度。㉛甲氧氯普胺降低本药生物利用度25%。㉜硝酸甘油使本药浓度下降。㉝普尼拉明合用可抵消本药对室壁动脉的收缩作用。㉞溴苄铵可用于消除本药中毒所致的各种快速心律失常，但近期亦有报道两药合用可引起新的心律失常。㉟钾离子与洋地黄竞争洋地黄受体，减弱强心苷的作用。㊱缺镁可降低洋地黄疗效，并易发生洋地黄中毒。故非高镁血症、昏迷及严重肾功能障碍的洋地黄中毒患者，也可补镁治疗。㊲洋地黄的正性肌力作用通过钙离子实现，故高钙引起洋地黄中毒，低钙使洋地黄失效。㊳本药可部分抵消肝素的抗凝作用。㊴丙吡胺与本药合用有使心率增快的潜在危险，故不宜合用。

【规格】 片剂：0.25mg；注射液：0.5mg/2mL；酊剂：0.5mg/10mL，1.5mg/30mL，5mg/100mL；口服液：2.5mg/50mL。

甲地高辛[典]　Metildigoxin（甲基狄戈辛，Medigoxin，β-Methyldigoxin，Digcor，Lanitop）

【药性与应用】 地高辛的甲基衍生物，因其极性降低，亲脂性相应提高，故具有吸收好、起效快、蓄积性小、毒性小、安全性大等优点。口服吸收完全而规则，吸收率高达91%~95%，消除率为22%。口服后10~20min起作用，静脉注射后1~2min起作用，30~40min达峰值，4h后血药浓度降低，作用持续约6d。$t_{1/2}$为54~67h，为地高辛的1.5倍。生物利用度为70%~80%，22%由肾排泄。适用于急慢性心力衰竭，对合并房颤伴快速心率的病人可减慢心率。对心力衰竭合并肾功能不全者，可能较地高辛安全。总疗效明显高于地高辛。

口服或静脉注射：0.1~0.2mg，2~3次/d，2~3d后改为维持量。维持量：口服，0.05~0.1mg，2次/d；静脉注射，0.2~0.3mg/d。

【注意与禁忌】 不良反应偶见食欲不振、恶心、呕吐、腹泻。少数有头晕、头痛、心前区不适。偶见男子乳房发育。极少数出现黄视或精神错乱，必须立即停药。低钾血症、高钙血症、心动过缓、房室传导阻滞、室性心动过速、原发性肥厚性心肌病者禁用。如发现严重恶心、呕吐、黄视、精神错乱，应立即停药，采取相应措施。肾衰竭者应减少用量。慢性肺心病对本品较敏感，静脉给药应慎重。本品0.2mg相当于地高辛0.375mg。

【药物相互作用】 本品与维拉帕米、地尔硫䓬、奎尼丁、胺碘酮合用，可升高血清地高辛浓度，有协同强心作用。本品与利尿剂、缓泻剂、青霉素、两性霉素B、糖皮质激素、促肾上腺皮质激素、水杨酸合用，有诱发低血钾的可能，从而增强地高辛的毒性。本品与钾制剂、苯妥英钠、活性炭、考来烯胺、抗酸合剂合用，可减少强心苷的吸收，影响疗效。此外，有人认为静脉注射葡萄糖酸钙可增强本品的强心作用。其他见地高辛条。

【规格】 片剂：0. 1mg；注射液：0. 2mg/2mL。

毛花苷丙 Lanatoside（毛花洋地黄苷，西地兰，Cediland，Digilanid C）

【药性与应用】 由毛花洋地黄中提取的速效强心苷，作用较洋地黄毒苷、地高辛快，比毒毛花苷K稍慢。口服2h见效，作用维持3~6d；静脉注射开始作用为5~30min，维持2~4d。排泄较快，蓄积性小。临床用于急慢性心力衰竭、心房颤动和阵发性室上性心动过速。由于本品在溶液中不稳定，故注射多采用去乙酰毛花苷，本品仅用于口服，现已少用。

缓慢全效量：口服，0. 5mg，4次/d。维持量：1mg/d，2次分服。静脉注射：成人常用量，全效量1~1. 2mg，首次剂量0. 4~0. 6mg；2~4h后可再给予0. 2~0. 4mg，用葡萄糖溶液稀释。

【注意与禁忌】 过量可有恶心、食欲不振、头痛、心动过缓、黄视等。

【规格】 片剂：0. 5mg；注射液：0. 4mg/2mL。

去乙酰毛花苷[典][基] Deslanoside（毛花强心丙，西地兰D，Cidilanid D，Deacetyldigilanid C）

【药性与应用】 毛花苷丙衍生物，性质类同，但比较稳定，作用迅速，常以注射给药达到全效后，继用其他慢、中速类强心苷作维持治疗。静脉注射后5~30min生效，1~2h达到最大效应，$t_{1/2}$为33h。3~6d后作用完全消失。临床用于急性心力衰竭与心房颤动、扑动。

静脉注射：0. 4~0. 8mg/次，用葡萄糖溶液稀释。全效量1~1. 6mg，24h内分次缓慢注射。儿童20~40μg/（kg·d），分1~2次给药。

【注意与禁忌】 可有恶心、呕吐、食欲不振、头痛、心动过缓等。禁与钙剂合用。严重心肌损害及心功能不全者慎用。

【药物相互作用】 同地高辛。

【规格】 注射液：0. 2mg/1mL，0. 4mg/2mL。

毒毛花苷K Strophanthin K（毒毛旋花子苷K，毒毛苷K，Strofan-K，Strophantin K）

【药性与应用】 由夹竹桃科绿毒毛旋花种子中提取的各种苷的混合物，是常用速效强心苷的一种。口服不易吸收。静脉注射较毛花苷丙、地高辛快，排泄快，蓄积性小，5~15min 生效，1~2h 达最大效应。维持 1~4d。临床用于急性心力衰竭、冠心病心力衰竭而心率不快者。

静脉注射：首剂 0.125~0.25mg，加入等渗葡萄糖溶液内缓慢注入，时间不少于 5min。1~2h 后重复 1 次，总量 0.25~5mg/d。病情好转后改用其他口服洋地黄制剂，以达全效量。小儿，静脉注射，0.007~0.01mg/（kg·次）。

【注意与禁忌】 近 1~2 周内用过洋地黄制剂者不可用，以防中毒。不宜与碱性药液配伍。其余见洋地黄毒苷。

【药物相互作用】 同地高辛。

【规格】 注射液：0.25mg/1mL，0.5mg/2mL。

羊角拗苷 Divasid

【药性与应用】 夹竹桃科种子提取物，作用与毒毛花苷 K 相似，用于充血性心力衰竭，尤适用于急性病人。

静脉注射：首剂 0.25mg，3h 后再注 0.125~0.5mg。

【注意与禁忌】 同毒毛花苷 K。

【规格】 注射液：0.25mg/1mL。

万年青总苷 Rodealin

【药性与应用】 一种百合科植物根茎中的提取物，可增强心肌收缩力，扩张冠状动脉，减慢心率，并有利尿作用，用于心力衰竭与心房颤动。

口服：0.3~0.4g/d，分 3 次服。肌内注射：0.1~0.2g/次。静脉注射：0.1~0.4g/次，葡萄糖溶液 5~10mL 稀释后缓慢注入。

【注意与禁忌】 大剂量可见胃肠道反应。偶见室性早搏。室性心动过速、风湿性心肌炎等病人忌用。

【规格】 片剂：0.1g；注射液：0.1g/1mL。

残余蟾蜍配基 Resibufogenin（脂蟾毒配基，蟾力苏）

【药性与应用】 中药蟾酥中的提取物，有强心、升压和呼吸兴奋作用。强心作用与毒毛花苷 K 近似，但作用迅速。用于心力衰竭、呼吸抑制、外伤性休克等。

静脉注射：2~4mg/次，重复给药间隔 10~20min。

【注意与禁忌】 静脉注射过快，可引起短暂发热、恶心、眩晕、抽搐甚至窒息。应用不广泛，经验不多，不易控制，须注意。

【规格】 注射剂：2mg。

黄夹苷　Thevetosid（强心灵，Thevetin）

【药性与应用】　由黄花夹竹桃果仁中提取，作用同洋地黄毒苷，但迅速。蓄积性和副作用均较小。注射液与毒毛花苷 K 的疗效相似。片剂则与地高辛相似。

口服：全效量 1.5～2mg，0.25mg/次，3 次/d。维持量，0.25mg，1～2 次/d。静脉注射：0.25mg/次，根据病情可重复 1 次。

【注意与禁忌】　同洋地黄毒苷。

【规格】　片剂：0.25mg；注射液：0.25mg/1mL。

铃兰毒苷　Convallatoxin

【药性与应用】　由铃兰全草中提取，作用类似洋地黄毒苷，但较强，蓄积作用小。口服吸收差，采用静脉注射法给药。用于急慢性充血性心力衰竭。

静脉注射：全效量，0.2～0.3mg，24h 内分 2～3 次注入。维持量，0.05～0.1mg，1 次/d。

【注意与禁忌】　同洋地黄毒苷。

【规格】　注射液：0.1mg/1mL。

依诺昔酮　Enoximone（Fenoximone，Perfane）

【药性与应用】　咪唑类衍生物，磷酸二酯酶Ⅲ型抑制剂，有明显增加心肌收缩力和扩张血管作用。正性肌力作用与剂量相关。还能直接兴奋窦房结而增快心率，显著改善血流动力学效应，包括心排出量、心脏指数、左室心搏做功指数增加，右房压、毛细血管楔压、平均肺动脉压及平均动脉压均降低。口服后 10min 生效，1h 达血浆峰值，血流动力学效应可维持 8h。$t_{1/2}$ 为 20h。临床适用于严重充血性心力衰竭，使左室充盈压及平均动脉压均降低，较多巴酚丁胺为优。对心脏指数、心搏做功指数的提高优于硝普钠。本品短期疗效肯定，长期疗效尚待进一步观察。

口服：150～200mg，3 次/d。静脉注射：首剂 0.5mg/kg，以后每隔 15min 可再注 1 次，每次递增 0.5mg/kg，最大剂量 3mg/kg。

【注意与禁忌】　长期服用可有恶心、呕吐等胃肠道反应。少数有发生血小板减少症和体液潴留的倾向，偶有白细胞增多、高血糖、腹泻等。静脉注射本品时，必须慎重，短程剂量不宜超过 0.5mg/kg，同时应密切监测血压。

本品与儿茶酚胺类并用，可明显增加心排出量和每搏量，但对动脉血压无变化。

【规格】　片剂：50mg，100mg；注射剂：50mg，100mg。

氨力农[典]　Amrinone（氨利酮，氨双吡酮，氨吡酮，Inocor，Vincoram）

【药性与应用】 双吡啶类衍生物，是一种有别于强心苷、儿茶酚胺的新型正性肌力药物，具有正性肌力和扩张血管作用。其正性肌力作用主要与抑制磷酸二酯酶（PDE），特别是 PDE－Ⅲ，使心肌内的 cAMP 浓度增高有关。因而使心肌细胞内的 Ca^{2+} 浓度增加，心肌收缩功能加强。其扩张血管作用可能是直接作用于血管平滑肌和心脏功能改善所致。静脉注射本品后可使每搏量、心脏指数、每搏做功指数增加，肺动脉楔压、右心房压、左室舒张末期压下降，周围血管阻力减小，从而降低心脏的前、后负荷，降低心肌耗氧量和提高运动耐力。口服吸收良好，1h 开始起作用，1～3h 达峰值，持续 4～6h，$t_{1/2}$ 为 2.6h±1.4h，蛋白结合率为 10%～22%。单剂静脉注射 2min 内起效，2～10min 达峰值，$t_{1/2}$ 为 5～10min，持续 30～120min，其时间长短与所给剂量相关。无快速耐药性。大部分从肾脏以原形排出，小部分以 N－乙酰代谢产物排泄。临床适用于各种原因所致的急慢性心力衰竭，尤适用于传统方法治疗无效的难治性心力衰竭。因其不增加甚或降低心肌耗氧量，因而更适于冠心病所致心力衰竭的治疗。本品疗效显著，适用范围广，可作为治疗心力衰竭的替代药物。

口服：100～200mg/次，1 次/8h。静脉注射：按 0.5～1mg/kg 给予，一般为 50mg，溶于生理盐水 20mL 中稀释后静脉推注。间隔 5～10min，以 150mg 溶于生理盐水 250mL 中静脉滴注。速度为 5～10μg/（kg · min）。

【注意与禁忌】 不良反应主要见于应用较大剂量时，如低血压、心率增快、室性早搏、恶心、呕吐、食欲减退、血小板减少。过敏反应如心包炎、胸膜炎、腹水。其他如发热、胸痛、球结膜充血、肌炎、泪腺分泌减少、注射部位烧灼感等。如有血清丙氨酸氨基转移酶升高，需立即停药。

【药物相互作用】 ①与血管紧张素转换酶抑制药、硝酸酯类合用于心力衰竭患者，有协同作用。②与儿茶酚胺类强心药、硝苯地平合用，可增强疗效。③与肼屈嗪合用治疗心力衰竭，可增强疗效，并减少不良反应，但需要减量。④本药可增强洋地黄的正性肌力作用，故用本药时，不必停用洋地黄。⑤与丙吡胺合用，可导致血压过低。⑥与其他常用强心药、利尿药、血管扩张药合用，尚未见到有不良相互作用的报道。但在合用强力利尿剂时，可出现左室充盈过度下降。此时应注意水、电解质平衡。

【规格】 注射液：50mg/2mL，100mg/2mL，50mg/10mL；注射剂：50mg。

米力农[典]　Milrinone（甲氰吡酮，米利酮，Corotrope，Primacor，Win47203）

【药性与应用】 氨力农衍生物，具有正性肌力和血管扩张作用。作用机制同氨力农，可参阅。其正性肌力作用较氨力农强 10～40 倍。其扩张外周血管的作用也较强。心血管效应与剂量大小有关。小剂量时表现为正性肌力作用；剂量增大，逐渐达到稳定状态的最大正性肌力效应时，扩张血管作用也随着加强。口服吸收良好，给药后血药浓度峰值与剂量相关。一般在口服后0.5h开始生效，1～3h达峰值，持续4～6h。生物利用度为92%。心力衰竭病人的$t_{1/2}$为2.3～2.7h。主要在肝代谢失活，80%以原形从尿中排出。临床主要用于重症充血性心力衰竭，也可在应用洋地黄、利尿剂的基础上加用本品。本品同氨力农一样，短期作用明显，长期疗效有待进一步证实，但副作用小。

口服：2.5～7.5mg，1次/6h。静脉注射：25～75μg/（kg·次）。静脉滴注：0.25～1.0μg/（kg·min），24h后停药或改为口服。

【注意与禁忌】　副作用较少见。可有低血压、头痛、胸痛、无力、失眠、震颤、血小板减少、低血钾、室性心律失常。对本品过敏者禁用。急性心肌梗死早期及孕妇慎用。治疗期间应密切注意心率、血压、电解质、肾功能等的变化，以便随时调整剂量。不可突然停药，否则易引起血流动力学的变化，但恢复用药后症状可继续得到改善。

【药物相互作用】　同氨力农。

【规格】　片剂：2.5mg，5mg；注射剂：5mg，10mg，20mg；注射液：5mg/5mL，10mg/10mL，200mg/20mL，20mg/100mL。

左西孟旦　Levosimendan（左西孟坦，Simdax）

【药性与应用】　本药为达嗪酮-二腈衍生物，是西孟旦的活性异构体，具有正性肌力和扩张血管作用。本药能增强心肌收缩蛋白对钙离子的敏感性，使心肌收缩力增强而不改变心肌细胞中的钙离子浓度。体外研究表明，本药呈钙离子依赖性与心肌蛋白结合，增强心肌收缩力，但不影响心脏舒张。

静脉注射后10～20min起效，持续时间24h。口服1mg后1.4h达到峰浓度。生物利用度85%，食物可使生物利用度下降。本药通过肝脏代谢。

临床用于充血性心力衰竭。

静脉注射：初始剂量，10min内给予6～24μg/kg。静脉滴注：作为维持量，持续给药速率为0.05～0.2μg/（kg·min）。口服：依赖胃肠外肌力药的心衰患者，可口服本药代替胃肠外肌力药。最初48h内，每8h服用2mg，并同时使用胃肠外肌力药；48～120h逐渐减少胃肠外肌力药。当完全停止使用胃肠外肌力药时，本药剂量减少一半。本药完全代替胃肠外肌力药的常规剂量为1mg，2～3次/d。

【规格】　注射液：12.5mg/5mL，25mg/10mL。

奈西立肽　Nesiritide（人体B型脑利钠肽，Natrecor）

【药性与应用】　本药通过与利钠肽A型和B型受体结合，增加靶细胞环鸟苷酸的水平，从而促进平滑肌细胞舒张，使静脉和动脉血管扩张，发挥利钠、利尿、血管扩张、平滑肌松弛的作用。本药尚能抑制肾素-醛固酮系统，与心房利尿钠肽（阿那立肽）有类似作用。

静脉注射90~120min达到稳态血浓度，分布半衰期为3min。主要经肾代谢，消除半衰期为18~23min。用于急性失代偿性心力衰竭。

静脉给药：推荐剂量为2μg/kg，于60s内静脉弹丸注射，随后以0.01μg/(kg·min)的速度静脉滴注。参考计算公式：

静脉弹丸注射容积（mL）=患者体重（kg）/3；输液速度（mL/h）=0.1×患者体重（kg）。

也可使用下述速度：0.1mL/（kg·h）或0.01μg/（kg·min）。

【注意与禁忌】　对本药过敏、心源性休克、收缩压低于90mmHg的患者禁用。房或室性心律失常及传导阻滞、缩窄性心包炎、肝肾功能不全、低血压、心包填塞、限制性或梗阻性心肌病、有心脏充盈低倾向、瓣膜口狭窄明显者，应慎用。以上均为国外资料。对儿童的安全性、有效性尚未确立。孕妇、哺乳妇均应慎用，权衡利弊。

不良反应：可有不低于1%患者出现室性心律失常；11%~35%患者可出现低血压；至少有1%患者出现咳嗽增加、呼吸暂停或咯血；至少有1%患者出现腓肠肌痉挛、肌酐水平升高、意识错乱、感觉异常、嗜睡和震颤；其他尚可有头痛、头晕、贫血、皮疹、多汗、弱视等。或可增加死亡风险。

【药物相互作用】　①与口服血管紧张素转换酶抑制剂合用，有协同降压作用，也有症状性低血压的风险。②与三氧化二砷合用，可使QT间期延长，主要原因是后者可造成低血钾与低血镁。③甘草可诱发低血钾，应避免与本药合用。

【规格】　注射剂：1.5mg。

多巴酚丁胺[典][基]　Dobutamine（杜丁胺，Dobutrex，Inotrex）

【药性与应用】　多巴胺衍生物，合成β_1受体激动剂。对心肌β_1受体有相对选择性，使其收缩力增强，心排出量增加，左室舒张末压下降，肺毛细血管楔压、肺血管阻力、右房压下降。对α及β_2受体作用弱。对心肌有正性肌力和较弱的正性频率作用。能激活腺苷环化酶，使ATP转化为cAMP，促进Ca^{2+}进入心肌细胞膜，从而增强心肌收缩力。较少引起心动过速。静脉给药后1~2min生效，10min达峰值，$t_{1/2}$为2min，代谢产物大多由尿排出，少量由粪排出。临床用于心肌收缩力减弱性心力衰竭，尤其是急性心梗性心力衰竭和难治性心力衰竭。对心脏手术后引起的低排综合征、扩张型心肌病、风湿性心脏病及心率减慢的心力衰竭也有效。对洋地黄治疗无效或易于洋地黄中毒的顽固性心力衰竭病人，均可用本品治疗。对心源性休克及急性肺水肿的抢救治疗，收效迅速。

静脉滴注：临用前先用葡萄糖或氯化钠溶液稀释，再以 20~40mg 加入 5% 葡萄糖溶液 100mL 中，按 2.5~10μg/kg 滴注。从小剂量开始，根据病情调整剂量。最大剂量不超过 10μg/（kg·min），总量 40~120mg/d。

【注意与禁忌】 不良反应偶有恶心、呕吐、头痛、心绞痛、非特异性胸痛、心悸、呼吸急促等。对特发性肥厚性心肌病主动脉瓣狭窄者禁用。不宜与碳酸氢钠等碱性药物混合使用，不可与 β 受体阻滞剂合用。对房颤伴心室率增快者，应先用洋地黄，后用本品治疗。在静脉滴注过程中，要严密观察心率、血压、心电图等变化，随时调整剂量。用量超过 10μg/（kg·min），可出现血压下降、心律失常，但比异丙基肾上腺素轻。

【药物相互作用】 ①与地高辛合用治疗心力衰竭有协同作用，但易引起心律失常，可适当减量加以预防。②与依诺西酮合用，有协同扩张血管作用。③与硝普钠合用，可使心排血量微增，肺楔压略降。④本药与三氯乙烯合用，可预防麻醉过程中出现心力衰竭。⑤与全麻药合用，尤其是环丙烷或氟烷，可增加室性心律失常。⑥与 β 受体阻滞剂合用，可使 α 受体占优势，引起周围血管总阻力加大。

【规格】 注射液：20mg/2mL，250mg/5mL，50mg/100mL，125mg/250mL，250mg/250mL，500mg/250mL；注射剂：20mg，125mg，250mg。

多培沙明　Dopaxamine

【药性与应用】 一种同时兴奋心脏 β_2 受体和多巴胺受体的抗心力衰竭新药。其正性肌力作用是通过间接兴奋 β_1 受体，提高压力感受器的反射活性，抑制去甲肾上腺素的再摄取，以及直接兴奋 β_2 受体产生的。此外，还能改善血流动力学，扩张动脉血管，降低后负荷，使心率增快、心肌收缩力增强。此外，通过多巴胺 DA_1 受体兴奋作用，扩张肾血管，增加肾血流量、肌酐清除率和肾滤过分数，并有轻微的排钠利尿作用。静脉注射后立即生效，迅速达到稳定浓度，停药后很快恢复到用药前的血流动力学水平。$t_{1/2}$ 为 7min。临床适用于心脏手术后低排量性心力衰竭和缺血性心脏病引起的心力衰竭，尤适用于心肌梗死早期并发心力衰竭的病人。也用于急性肾衰竭时扩张肾血管。对于慢性心力衰竭病人，改善急性血流动力学的作用与多巴酚丁胺相似；其降低慢性心力衰竭病人心脏负荷的作用与硝普钠相似，但变力作用更加明显，且不易发生心动过速。对左室功能不全的病人，产生的变时作用和降低前负荷的作用均大于多巴胺。

静脉滴注：从0.5μg/(kg·min) 开始，逐渐增加剂量到1μg/(kg·min)，最大剂量可达到6μg/（kg·min)。

【注意与禁忌】 不良反应少见，偶有恶心、呕吐、心动过速、室性早搏、室颤（发生率2%~5%)、一过性低血压、胸痛。多在较大剂量时发生，停药后可消失。血小板减少病人禁用。缺血性心脏病病人慎用。高血糖、低血钾病人亦慎用。

【规格】 注射液：50mg/5mL。

地诺帕明 Denopamine

【药性与应用】 选择性激动 β_1 受体，使心肌收缩力持续增强，对 β_2 和 α 受体几乎无兴奋作用。其作用特征是扩张冠状血管，与洋地黄类相比，不易发生心律失常。口服吸收迅速，1h达峰值，$t_{1/2}$ 为4h。连续给药无蓄积性。可通过胎盘屏障和乳腺。临床对于慢性充血性心力衰竭有较好疗效。

口服：5~10mg，3次/d。可根据年龄、症状适当调整剂量。

【注意与禁忌】 偶尔出现心动过速、期前收缩等心律失常。当出现心悸、胸痛、心前区不适等症状时，应严密观察，必要时应减量或停药。少数人可发生恶心、呕吐等消化道症状及皮疹等过敏反应。哺乳妇禁用。如必须用应停止授乳。急性心肌梗死、心律失常者慎用。儿童用药的安全性尚未确定。孕妇应权衡利弊后应用。用药期间应定期检查心电图，心律如有失常，应及时处理。对严重病例可合用洋地黄、呋塞米、硝酸异山梨醇。

【规格】 片剂：5mg，10mg；颗粒：50mg。

异波帕明 Ibopamine（Inopamil，Scandine)

【药性与应用】 去氧肾上腺素前体，可激活多巴胺和肾上腺素受体，有正性肌力和血管扩张作用。主要通过激活β肾上腺素受体增强心肌收缩力和减少外周血管阻力。口服吸收后被血浆酯酶水解为麻黄宁。麻黄宁兴奋多巴胺β及α受体，产生良好的血流动力学效应，使每搏量、心排出量、心脏指数均增加；使右心房压、肺血管阻力降低。尚可特异性激活肾小管组织的多巴胺受体，增加肾血流量，使肾小球滤过率增加，引起利尿和排钠，拮抗抗利尿激素的作用。口服吸收可达79%~94%，给药后15~45min达峰值。$t_{1/2}$ 为1.5h。葡萄糖醛酸结合物75%以上经尿排出，其他从粪便排出。临床用于治疗慢性充血性心力衰竭和肾小球滤过率减少所致的水钠潴留。能有效改善左室功能，是传统治疗心力衰竭药物的有效替代药。无耐药性及致心律失常作用，但有待于进一步临床实践。

口服：100mg，3次/d。肾衰竭和肝硬化病人口服50mg，3次/d。

【注意与禁忌】 不良反应少见，偶有胃部烧灼感。对本品过敏和嗜铬细胞瘤病人禁用。孕妇及哺乳妇慎用。心绞痛、心肌梗死病人减量服用。

【药物相互作用】 本品与地高辛、利尿剂及血管扩张药合用，可提高疗效。

【规格】 片剂：100mg。

扎莫特罗　Xamoterol（Corwin）

【药性与应用】 选择性β受体激动剂，对血管平滑肌无直接作用。具有双相作用，即当交感神经张力低下时，激动β受体，有正性肌力和频率作用；当交感神经张力增强时则有拮抗作用，表现为负性的肌力和频率作用。运动后心排出量不变，且耗氧量下降。口服吸收较差，仅为9%。静脉推注后，α相$t_{1/2}$为2.05min±1.08min；β相$t_{1/2}$为2.6h±0.27h。注射4h后约69%以原形从尿中排出，24h后81%排出。临床适用于治疗慢性充血性心力衰竭，尤适用于劳力型心力衰竭。具有休息时正性肌力作用、运动时心肌耗氧量降低作用，因之也适用于交感神经功能低下的心力衰竭病人。本品还能改善左室舒张功能，并降低运动时的血压与心率，是治疗心力衰竭的有效药物。

口服：200mg，2次/d。静脉注射：0.2mg/（kg·次）。

【注意与禁忌】 不良反应偶见恶心、呕吐、头痛、头晕、胸部绞痛、心悸、肌肉痉挛、皮疹、急躁等。主动脉瓣狭窄、肥厚性梗阻性心肌病、慢性阻塞性肺疾病、严重心力衰竭者慎用。哺乳妇不宜服用。对孕妇安全性未定。对肾功能不全者应随症调整剂量；对肾小球滤过率低者，应将剂量降至200mg/d。

【药物相互作用】 与地高辛合用，加强心肌作用。与卡托普利合用，有不利的相互作用。

【规格】 片剂：200mg。

普瑞特罗　Prenalterol（对羟苯心胺，Hypernan）

【药性与应用】 新合成选择性β_1受体激动剂，属拟交感胺类药物。具有明显的正性肌力作用，可使心排出量和射血量增加，对心率影响较小，使肺毛细血管楔压下降，周围血管阻力不变或下降。射血分数和平均周径纤维缩短率增加，运动耐量也增加。口服后吸收迅速，0.5h达峰值，作用持续4~6h。静脉注射后5min达峰值，持续时间为3h。生物利用度为25%。$t_{1/2}$为2h±0.2h，16%以原形从尿中排出。临床应用于病窦综合征合并心力衰竭或房室传导阻滞合并心力衰竭者，而不适用于用洋地黄治疗的病人；重度充血性心力衰竭应用强心利尿药治疗效果不良者，均可加用本品治疗。也可作为洋地黄辅助药或代替药，治疗各种原因引起的急慢性心力衰竭。对洋地黄治疗后有心动过缓而心力衰竭未能控制者更为适宜。此外，也适用于对选择性 β_1 受体阻滞剂（如醋丁洛尔、阿替托尔、美托洛尔）等过量中毒时的拮抗。对非选择性 β 受体阻滞剂如普萘洛尔引起的急性中毒也可应用。对胸段硬膜外麻醉时引起的心排出量下降，静脉注射本品有效。对急性心肌梗死时的心力衰竭及心源性休克的治疗，也比异丙肾上腺素为优。

口服：从 5~10mg、3~4 次/d 开始，逐渐增加到最适有效剂量；总量不超过 200mg/d。静脉注射：0.25~10mg/次，或 75~225μg/（kg·次），或 15μg/（kg·min）静脉滴注，以使心率不超过 100 次/min 为宜。

【注意与禁忌】 不良反应少见，大剂量可引起心肌缺血，偶见心律失常、心悸、胸痛、精神紧张等。有严重心律失常者禁用。非紧急情况下，以静脉滴注较为安全。要严格控制剂量，以免诱发心肌缺血。

【药物相互作用】 本品与洋地黄合用，可加强正性肌力作用而不增加致心律失常作用。

【规格】 片剂：10mg；注射剂：5mg，10mg。

硫马唑 Sulmazole（磺甲唑，Vardax）

【药性与应用】 苯并咪唑类衍生物，有茶碱样抑制磷酸二酯酶的作用，有明显的正性肌力和血管扩张作用。其扩张血管作用的持续时间比正性肌力作用时间要短，对容量血管的作用较慢，但维持时间要长。可明显改善血流动力学状态，使心排出量、射血分数、心脏指数增加；降低左室舒张末压、肺动脉压。偶可出现正性心率作用，但并不增加心肌耗氧量。口服后吸收迅速，1~2h 达峰值，1.5h 后作用开始降低，5h 后完全消失。静脉注射后 5min 生效，10min 作用最强，可持续 25min。$t_{1/2}$ 为 50min。无快速耐受性。临床用于治疗快速型心力衰竭，反复应用亦无失效现象。长期口服可使射血分数增加。

口服：50~200mg，3 次/d。静脉注射：0.1~0.4mg/（kg·次）；继以静脉滴注，滴速为 0.35mg/min，每隔 30min 增加 0.35mg/min，直至最大速度 1.4mg/min 为止，持续 72h。

【注意与禁忌】 不良反应可有视力模糊、一过性色盲、血小板减少和严重胃肠道反应。肝、肾功能严重减退者及孕妇、哺乳妇、小儿慎用。应用本品期间，不必停用原有洋地黄和利尿剂。定期检测血小板与肝、肾功能。治疗期间应严密观测心率、血压、电解质变化。剂量过大时应注意不良反应。

【药物相互作用】 与洋地黄合用，可增强其强心作用。与肼屈嗪合用，可使心脏指数增加。与硝酸异山梨醇合用，可增加本品活性。

【规格】 片剂：50mg；注射剂：50mg。

果糖二磷酸钠　Fructose-1，6-Diphosphate Sodium（FDP）

【药性与应用】 人体细胞代谢调节药，通过刺激磷酸果糖激酶和丙酮酸激酶的活性，使细胞内三磷酸腺苷和磷酸肌酸浓度增加，促进 K^+ 内流，有益于缺氧状态下细胞能量和葡萄糖的利用，减轻缺血心肌的损伤。此外，还能防止细胞氧自由基的产生，对再灌注损伤细胞起保护作用。尚能改善心肌代谢功能，增强心肌收缩，增加心脏每搏量，提高平均动脉压，促进脂肪酸、甘油三酯和磷脂的合成。临床用于冠心病心绞痛、急性心肌梗死、心力衰竭和心律失常等的辅助治疗。近来也用于高钾血症所致的心肌损伤、急性成人呼吸窘迫综合征、扩张型心肌病、胃肠外营养、心脏手术体外循环的辅助治疗。

静脉滴注：10g/次。临用前，用原附灭菌注射用水 100mL 溶解后，于 14min 内滴完，2 次/d。

【注意与禁忌】 不良反应有口唇麻木、注射局部痛感，与滴速有关。偶有头晕、胸闷及过敏反应，如皮疹等，一般不影响治疗。本品不易溶于其他药物，尤其忌与碱性溶液、钙盐混合使用。对本品过敏、高磷酸血症、严重肾功能不全者禁用。有心力衰竭者剂量减半。

【药物相互作用】 与抗休克药、正性肌力药合用，可提高疗效。

【规格】 粉针剂：5g。

氟司喹南　Flosequinan（Manoplax）

【药性与应用】 新型独特血管扩张药，能同时扩张周围动脉和静脉，可能与抑制三磷酸肌醇和细胞内蛋白激酶 C 的合成，从而影响细胞内钙的释放有关。在心力衰竭病人中，本品对心脏具正性肌力作用。其作用力相当于扩血管作用的 4～5 倍，可使心脏左心室 dp/dt 增加，充盈压降低，心脏指数及心搏出量增加，右心房压力降低，但心率改变不大。口服吸收迅速，1～2h 达峰值，生物利用度为 72%。剂量增加，利用度增加。肝内代谢产物仍具有生物活性。$t_{1/2}$ 为 1.7h，心力衰竭时有不同程度延长。其磺基化代谢产物由肾脏排出，$t_{1/2}$ 为 30～40h。临床应用于充血性心力衰竭和高血压病的治疗。长期应用无明显耐药现象。主要用在其他药物治疗不满意时，作为替代或添加药使用。

口服：50～75mg，1 次/d。当与血管紧张素转换酶抑制剂和（或）利尿剂合用时宜减少剂量。剂量不得大于 100mg/d。

【注意与禁忌】 对本品及 4-喹诺酮类抗菌药过敏者忌用。孕妇、哺乳妇、18 岁以下者均忌用。一般反应轻微，能为病人耐受。主要有头痛、胸痛、心悸、体位性低血压、心动过速、恶心、呕吐、高血糖、眩晕、乏力及味觉改变等。

【药物相互作用】 西咪替丁能减少本品在肝内的代谢。本品及其磺基化代谢产物能增强华法林等抗凝药的作用，合用时应注意减量。

【规格】 片剂：50mg，75mg。

胰高血糖素 Glucagon（果开康，高血糖素，升血糖素）

【药性与应用】 胰岛 α 细胞所分泌激素，能提高细胞内 cAMP 量而增加心肌收缩性，增加心排出量和每搏量。但作用时间短，必须静脉给药。注射给药后可引起胃、十二指肠、小肠及结肠平滑肌松弛。$t_{1/2}$为 3~6min。其正性肌力作用在给足强心苷后仍能发挥作用，而不引起心律失常。临床可用于急性心力衰竭，而对慢性心力衰竭的疗效较差。可增加心肌收缩力，增加心率。用于洋地黄治疗无效的心力衰竭及伴有心源性休克者。

静脉注射：3~5mg/次，用5%葡萄糖溶液稀释。静脉滴注：3~5mg/h；如病情需要，可以持续 24h。

【注意与禁忌】 不良反应有恶心、呕吐、高血糖及血钾过低。偶见全身性过敏反应。对本品过敏者禁用。

【药物相互作用】 与抗凝剂合用，有增加出血的危险。

【规格】 注射剂：1mg，10mg。

肼屈嗪[典] Hydralazine（肼酞嗪，肼苯达嗪，Apresoline）

【药性与应用】 本品原为降压药，现亦用于治疗慢性充血性心力衰竭。其主要药理作用是舒张血管，减少外周阻力。扩张静脉的作用较强，故舒张压的降低比收缩压的降低尤为明显。在降压的同时，心排血量增加，心率略加快。而对心力衰竭的病人，本品几乎不影响其动脉压及心率。本品尚能增加肾血流量。本品单独使用时，因能使心率加快、心排出量增加，因而增加心肌的耗氧量，诱发心绞痛与心力衰竭。若与 β 受体阻滞剂合用，加用利尿剂，往往可以克服上述缺点，并有协同作用。

治疗心力衰竭：常用初始剂量 25mg，3~4 次/d，然后递增；平均维持量为 50~75mg，4 次/d。

【注意与禁忌】 不良反应可有心动过速、心悸或心绞痛，若继续用药或适当减少剂量，此种不良反应可自行消失。可有头痛、胃肠道反应、鼻黏膜充血、眩晕，极少数出现精神障碍、肝功能损害、皮肤过敏、发热、贫血、白细胞及血小板减少等，一旦出现，应及时停药。大剂量长期应用，可发生系统性红斑狼疮综合征，一般剂量少于 200mg/d，则很少发生。对本品过敏者、孕妇及心动过速者禁用。严重冠心病病人慎用。高肾素活性的高血压病人慎用；心绞痛、心肌梗死、二尖瓣狭窄者，宜与β受体阻滞剂合用；有心、脑血管粥样硬化者，应避免血压骤降；严重肾功能不全者，应减量，以防蓄积；用药妇女应停止授乳；长期服药者定期检查血中抗核抗体，预测红斑狼疮发生的可能性，以便及早采取措施。

【药物相互作用】 ①二氮嗪类或其他降压药可增强本药的降压作用。②拟交感胺类药及非甾体抗炎药可使本药的降压作用减弱。③食物可增加本药的生物利用度，宜餐后服用。

【规格】 片剂：10mg，25mg，50mg；缓释片：50mg；注射液：20mg/1mL。

硝普钠[典][基]　Sodium Nitroprusside（Sodium Nitroferricyanide）

【药性与应用】 消化道不吸收，是一种速效、强效静脉用药，既用于治疗高血压，也用于治疗急慢性心力衰竭。其药理活性来自亚硝基（NO-），直接松弛小动脉和静脉血管平滑肌，使小动脉扩张，外周血管阻力下降；静脉扩张，静脉回心血量减少，减少右室充盈压，减轻心脏前负荷。在人体用药血压下降时，心排出量有升有降。一般没有心力衰竭者，心排出量不变或稍减，但有心力衰竭而左心室充盈压增高或心动过速者，本品能使心排出量增加，并减慢心率。对左室充盈压减低的病人，则需同时增加血容量才能达到增加心排出量的目的。由于本品扩张容量血管及小动脉的作用可使回心血量减少，动脉压与左室射血量减少，结果同时降低心脏的前、后负荷，因而使心力衰竭病人的心功能迅速得以改善，增加心排出量，减轻肺淤血。静脉滴注后迅速在1~2min内起效，并在5~15min恢复至用药前水平，在体内很快转变为硫氰化物自肾脏缓慢清除排泄。肾功能不全者可引起体内硫氰酸盐蓄积，再生成氰化物引起中毒。

临床适用于伴有心力衰竭的高血压危象、其他措施降压无效的高血压危象、急性心肌梗死、充血性心力衰竭；外科手术时用本品控制低血压，以减轻出血。因能减低心脏前、后负荷，使心肌耗氧量下降，从而缓解心绞痛，更有利于高血压伴有心力衰竭病人的治疗。

静脉滴注：50mg，临用前用5%葡萄糖溶液3~5mL溶解，再用500mL葡萄糖溶液稀释，在避光输液瓶中静脉滴注。按1μg/（kg·min）速度输入，一般不要超过3μg/（kg·min），总量不超过500μg/kg。应严密监测血压变化。用于心力衰竭或心源性休克时，开始静脉滴注速度宜慢（10滴/min），以后再酌情加快滴速。一般用药不宜超过72h。

【注意与禁忌】 常见不良反应有呕吐、出汗、不安、头痛、心慌等，多与滴速过快有关，停止或减量可以消失。使用本品时间过长、用量过大，或肾功能减退时，可造成体内硫氰酸盐浓度过高，产生乏力、厌食、恶心、耳鸣、肌痉挛、定向障碍、精神障碍、癫痫发作，甚至昏迷等中毒症状。长期使用可导致甲状腺功能减退、维生素 B_{12} 缺乏、变性血红蛋白症和乳酸中毒等。代偿性高血压病人禁用。维生素 B_{12} 缺乏者及儿童忌用。肝功能不良、甲状腺功能减退、孕妇及老年人均应慎用。本品不宜长期使用，使用超过 48h 以上者，应监测血中硫氰酸盐浓度。本品见光易分解，静脉滴注应用黑纸包裹，停药应逐渐减量，并加用血管扩张药口服，以免出现反跳。

【药物相互作用】 ①与其他降压药合用，可使血压急剧下降。②与多巴酚丁胺合用，可使心排血量增加而肺毛细血管楔压降低。③西地那非可加重本药的降压作用，临床上严禁合用。④与维生素 B_{12} 合用，可预防本药诱发的氰化物中毒及维生素 B_{12} 缺乏。⑤类交感胺类药可使本药的降压作用减弱。

【规格】 注射剂：50mg。

劳普力农 Loprinone（Coretec）

【药性与应用】 磷酸二酯酶（PDE）抑制剂，选择性抑制 PDE 同工酶 PDE-Ⅲ，抑制对 cAMP 的酶解，提高 cAMP 的浓度水平，从而提高心肌收缩力并使血管扩张。本品对心肌有直接正性变力作用，对动脉与静脉也均有扩张作用。因此，通过左心室收缩力的增大，使前、后负荷均降低而改善心脏功能，并无致心律失常作用。本品的代谢产物胺类也有增加心肌收缩力的作用，其作用约为本品的 1/10~1/3。$t_{1/2}$ 为 3.6h。在体内无蓄积现象，以原形从肾脏排泄 45%，粪便排出 52%。临床适用于急性心力衰竭其他药物治疗无效时。

通常成人以本品注射，或以生理盐水、葡萄糖溶液等稀释后按 10μg/(kg·5min）缓慢注入静脉，继之以 0.1~0.3μg/（kg·min）静脉点滴。剂量可根据病情适当增减，必要时可增加到 0.4μg/（kg·min）。

【注意与禁忌】 不良反应在 5%以下，可有室上性或室性早搏、心动过速及血压下降。有时有呕吐、头痛、头重、热感和白细胞增多。用药期间应监护血液、心率、心电图、尿量、体液及电解质，出现异常时，应减量或停药处理。用药 120min 若无临床改善，应停药。不宜用于重症主动脉瓣狭窄、二尖瓣狭窄病人。应用本品时可引起利尿与低钾血症，接受洋地黄治疗的病人，要十分谨慎。对急性心力衰竭心律失常者，有可能加重，要充分注意。严重肾功能低下、高龄及心、肝、肺功能低下者应减量并加强监护。孕妇、哺乳妇不宜用。肥厚性、梗阻性心肌病禁用。对小儿的用药尚无经验。

【药物相互作用】 与儿茶酚胺类配伍，可加重心律失常。与氨力农、丙吡胺合用，可引起低血压。本品输注稀释只能用生理盐水、葡萄糖溶液，不可与尿激酶等合用。

【规格】 注射剂：5mg。

环磷腺苷[典]　Adenosine Cyclophosphate（cAMP）

【药性与应用】 本品是参与细胞内物质代谢和各类生物学功能的重要物质，是生命信息传递的“第二信使”。在细胞内 cAMP 可以直接或间接激活一系列蛋白激酶，促使 Ca^{2+} 内流，增加磷酸化作用，调节细胞理化及生物学功能。具有营养心肌、正性肌力、舒张血管、抗心律失常诸作用。临床用于治疗因缺血导致的心肌梗死、心绞痛和心功能不全；对洋地黄类药物不敏感或容易引起中毒的充血性心力衰竭、儿童肺炎并发心力衰竭，可在用洋地黄治疗后，对心肌进一步维护。也作为心律失常的辅助用药。

肌内注射：20mg/次，40mg/d。静脉滴注：40mg/次。7～10d 为 1 个疗程。儿童，0.5～1.0mg/（kg・d）。

【注意与禁忌】 偶有发热、皮疹，停药后消失。急性期配合能量合剂使用，疗效更佳。孕妇及癌症病人禁用。

【药物相互作用】 与氨茶碱合用可增强本药疗效。

【规格】 注射剂：20mg，40mg；注射液：20mg/2mL，40mg/250mL。

肉毒碱　Carnitine（卡尼汀，康胃素，维生素 B_T）

【药性与应用】 本品存在于生物体内，为胃肠功能调节剂，能促进消化液分泌及增强消化酶活性，是脂肪酸代谢的必需辅助因子，参与脂肪代谢。近年来作为心血管系统用药应用于临床。临床适用于原发和继发性肉毒碱缺乏、休克、急慢性心功能不全、缺血性心肌病、心肌炎、心律失常、心绞痛、心肌梗死；缺血性脑血管疾病、肌肉萎缩；急慢性肝病；糖尿病，慢性尿毒症，尤其长期透析病人；全胃肠外营养与创伤；新生儿营养不良；胃酸缺乏、消化不良、食欲减退和慢性胃炎等。

用于急性心肌梗死、急性心力衰竭：肌内注射，3～6g/d，分 2～3 次注射。用于消化系统：口服，100～600mg/d，分 2～3 次用药。1 个疗程为 3d 至 2 个月。

【注意与禁忌】 忌与碱性药品合用。本品促进消化液分泌，故胃酸过多症、慢性胰腺炎均不宜用。

【规格】 片剂：50mg；注射剂：1g。

磷酸肌酸[典]　Creatine Phosphate（护心通，里尔通，磷酸肌酸钠，纳斯达欣，Creatine Phosphate Sodium，Neoton）

【药性与应用】 本品为心肌保护剂，在肌肉收缩能量代谢中发挥重要作用。肌内注射500mg，30min达血药峰浓度，静脉给药时为30～120min。消除半衰期约为0.09～0.2h。

临床用于：①缺血状态下心肌代谢异常，横纹肌活性不足，可作为心脏代谢的辅助治疗药物。②心脏手术时加入心脏停搏液中保护心肌。③作为营养补充药治疗代谢性疾病。

静脉给药：①心脏手术：术前2d，2g/d，缓慢静脉注射，连用2d；开始手术时，在主动脉被钳前，患者被麻醉的同时，以1g/h的速度静脉滴注，直到应用停搏液时中止；进行手术时，把本药加入心脏停搏液中，每1kg停搏液加入本药2.5g（浓度为10mmol/L），温度为4℃，输入冠状动脉，开始剂量为15mL/kg，然后以每30min 10mL/kg的剂量滴注（也可每1kg停搏液中加入本药2.5g，再按常规使用停搏液），直至主动脉钳夹结束；手术完成后，连续滴注本药48h，剂量为8g/d，每4g溶于5%葡萄糖注射液500mL中，滴速为40mL/h。②心力衰竭：最初14d，静注1g（推注时间2min），2次/d。第15～44日，视患者情况，于第15日开始，静脉推注0.5～1g/d或肌内注射0.5g/d，连用30d。若使用肌注剂型，先将本药溶于附加的4mL溶剂中（内含40mg盐酸利多卡因，可以减轻肌注处的疼痛）。③心肌梗死：第1日，先静脉推注2g，2h后静脉滴注5g（可溶于5%葡萄糖注射液30mL中），1h内滴注完毕；第2～5日，视情况，静脉滴注5g/d，连用4d。若患者病情急危或效果不理想，可将剂量增加到10g。

肌内注射剂量同静脉给药。

【注意与禁忌】 对肌酸或本药过敏者禁用本药。对孕妇、哺乳妇及儿童的影响尚不明确。

不良反应可有血压下降、体重增加、水潴留、腹泻，偶有肾功能下降。

【药物相互作用】 ①咖啡因可影响肌酸的补充，抑制再合成。②西咪替丁等干扰肌酐分泌的药物可竞争本药从肾小管中的分泌，增加本药的不良反应。③脱水药可增加本药的不良反应。④非甾体抗炎药可增加本药的不良反应。⑤丙磺舒可增加本药的不良反应。

【规格】 注射剂：0.5g，1g。

七叶皂苷钠 Sodium Aescinate（艾辛可，β-七叶皂苷钠，麦通钠，欧开，七叶皂苷，Aescine）

【药性与应用】 本药是从七叶树科植物天师栗的干燥成熟种子中提取的三萜皂苷的钠盐，具有降低血管通透性、抑制血清溶酶体活性、减少静脉充血与组织肿胀、减少血栓体积、增加静脉回流、增强血管弹性的作用。

临床用于脑水肿、创伤手术水肿和静脉回流障碍性疾病。

本药静脉注射后的作用时间可维持16h，血浆蛋白结合率高于90%，几乎不代谢。注射1h后，有1/3给药量被排泄，其中2/3由胆汁、1/3从尿中排出。消除半衰期为1.5h。

外用：适量涂搽于患处，每次搽2遍，以不溢出为度，2～4次/d，疗程1周。

口服：30～60mg，早、晚各1次，进餐时或餐后服用，20d为1疗程。

静脉注射：0.1～0.4mg/（kg·d）或5～10mg/（kg·d）。重症者可多次给药，但不得超过20mg/d。静脉滴注同静脉注射。

【注意与禁忌】 禁用于对本药过敏、肾功能不全、孕妇、皮肤黏膜破损。哺乳妇慎用。不宜用于治疗儿童心脏手术后水肿。

不良反应可有注射部位疼痛、肿胀，偶有过敏反应，极少数人可有轻度胃肠不适。有静脉注射引起急性肝肾功能损害的报道。

【药物相互作用】 与肾毒性药物合用，可导致急性肾衰竭。

【规格】 片剂：30mg；注射剂：10mg，15mg，25mg；搽剂：150mg/15mL。

复方地奥司明　Compound Diosmin（爱麦朗，地奥司明-陈皮苷，Alvenon）

【药性与应用】 本药为黄酮类衍生物，对微循环、水肿形成、淋巴功能及毛细血管通透性、脆性均有调节作用。尚可降低白细胞和血管内皮细胞的黏附与移行，减少崩解后炎性物质的释放，降低血液黏滞度，改善微循环与淋巴循环等多方面的作用。

本药口服吸收良好，口服约1h起效，消除半衰期为11h。

临床主要用于静脉功能不全、痔疮、关节水肿、静脉性下肢溃疡、经前综合征、糖原病性微血管病变与继发性上肢淋巴水肿。

口服：①慢性静脉功能不全：0.5g，2次/d。②痔疮：0.5g，2次/d。急性发作前4d，3g/d；后3d，2g/d；然后1g/d维持到症状消失。③妊娠后痔疮：前4d，3g/d；后3d，2g/d；维持量，1g/d，直到产后30日。

【注意与禁忌】 对本药过敏者忌用。慎用证尚不明确。本药用于妊娠后期痔疮具有明显疗效、可靠性和安全性。

本药的耐受性良好，不良反应少，但可有自主神经功能紊乱症状，如恶心、呕吐、腹痛、消化不良、腹泻、失眠、头晕、头痛、嗜睡及焦虑等，一般不需停药。

【规格】 片剂：0.5g（地奥司明0.45g、陈皮苷0.05g）。

曲普替尼　Treprostinil

【药性与应用】 本药是依前列醇的三环类苯并茚类似物。皮下给药较静脉给药具有更长的血浆半衰期。本品对肺动脉平滑肌有抗增生活性。在肺动脉高压或充血性心力衰竭患者中均有治疗效用。但本药的效价低于依前列醇。

本药大量通过肝脏代谢，79%通过肾脏排泄，13%通过粪便排出。消除半衰期为4h。临床用于治疗肺动脉高压症。

皮下注射：①初始剂量：1.25ng/（kg·min）持续注射，如不能耐受则改为0.625ng/（kg·min）。②调节剂量：开始4周，每周剂量增量不超过1.25ng/（kg·min），以后每周增量不超过2.5ng/（kg·min）。③由使用依前列醇改为使用本药：本药初始剂量为依前列醇当前剂量10%，同时不改变依前列醇的作用。增加本药至依前列醇初始量的30%，减少依前列醇到本药初始剂量80%；增加本药至依前列醇初始剂量的50%，减少依前列醇至本药初始剂量60%；增加本药至依前列醇初始剂量的70%，减少依前列醇至本药初始剂量的40%；增加本药至依前列醇初始剂量的90%，减少依前列醇至本药初始剂量的20%；增加本药到依前列醇初始剂量的110%，减少依前列醇至本药初始剂量的5%；然后以5%~10%增量增加本药，停用依前列醇。

静脉注射同皮下注射。

【注意与禁忌】 对本药过敏者禁用。有肝功能损害者慎用。对儿童的安全性和有效性尚未确定。老年患者应慎用。尚未证实孕妇的用药安全性。哺乳妇用药应权衡利弊。

常见的不良反应有注射部位疼痛、硬结、腹泻、恶心、水肿、皮疹、血管扩张、低血压、头痛、头晕、下颌痛；其他可有皮肤蜂窝织炎、面部潮红、呕吐、胃肠道出血等。偶须停止治疗。

【药物相互作用】 ①与抗凝药合用，呈相加的血小板抑制作用。②与茴香、紫云英、越橘、红醋栗、墨角藻、琉璃苣、辣椒素、波尔多、姜黄素、蒲公英、芹菜、小槲树、丁香油、小白菊、银杏叶、山楂、卡法根、大蒜、生姜、绣线菊、甘草、猫爪草、月见草、益母草、黄芩、丹参合用，有增加出血的风险。③与替伊莫单抗联用，增加出血的风险。

【规格】 注射液：20mg/20mL，50mg/20mL，100mg/20mL，200mg/20mL。

波生坦 Bosentan（全可利，Trcleer）

【药性与应用】 本药是一种双重内皮素受体拮抗药，具有对内皮素A（ETA）和内皮素B（ETB）受体的亲合作用。可降低肺和全身血管阻力，从而在不增加心率的情况下，增加心脏输出量。长期服用本药，可减少肺血管阻力，逆转肺血管阻力和右心室肥大。

口服后3~5h达到最大血药浓度，消除半衰期为5.4h。本药在肝中代谢。

临床用于治疗Ⅲ期和Ⅳ期原发性肺动脉高压症和硬皮病引起的肺动脉

高压。

口服：初始剂量为 62.5mg，2 次/d，持续 4 周；随后增加到维持量 125mg，2 次/d。餐前、餐后和早、晚用药均可。

【注意与禁忌】 应特别注意，本药可导致肝损伤，孕妇用药可导致胎儿出生缺陷。因此，对本药过敏、妊娠或怀疑妊娠、中或重度肝功能损害者应禁用。血红蛋白降低、体液潴留、肝功能轻度损害、收缩压低于 85mmHg 的患者慎用。儿童的安全性和有效性尚未确立。哺乳期用药应权衡利弊。对老年人应慎重。

不良反应：①心血管系统：发生率高于 1%的有心房颤动、心动过缓、心力衰竭、心绞痛、胸痛、水肿、潮红、心悸、肺高压恶化、低血压和昏厥；发生率不足 1%的有：完全性房室传导阻滞、心脏停搏、脑血管病、脑积水、心肌梗死、室性心律失常、心动过速和昏迷。②代谢/内分泌系统：发生率低于 1%的有碱性磷酸酶、乳酸脱氢酶、血尿素氮、血糖、出汗等增加，并可出现腹水、脱水、痛风、血尿、虚弱、体液潴留、体重下降等。③呼吸系统可有支气管炎、呼吸困难、鼻塞、鼻衄、呼吸道感染、流感、哮喘、肺炎、呼吸衰竭等。④肌关节系统：四肢关节痛、肌痉挛、胸痛、不宁腿综合征等。⑤泌尿生殖系可有尿路感染、排尿困难、肾衰竭等。⑥神经系统可有头晕、头痛、视物模糊、中枢抑制、感觉异常和轻度偏瘫等。⑦精神方面可有注意力不集中、激动、梦魇等。⑧可有肝功能异常、酸痛、腹胀、腹泻、便秘、恶心、呕吐、十二指肠溃疡、畏食、胃肠炎等。⑨可有贫血、凝血时间延长、瘀斑、嗜酸性粒细胞增加、血小板减少、血红蛋白下降等。⑩皮肤可有皮肤挫伤、口腔溃疡、皮肤干燥、湿疹、荨麻疹等。⑪其他可有眼刺激、结膜炎、眼干、耳鸣、感染、发热与过敏性休克，发生率均很低。

【药物相互作用】 ①与酮康唑合用，本药血浓度可加大 2 倍，但不必调整剂量。②本药可使环孢素血浆浓度降低而本药浓度升高，禁止合用。③与降血脂药他汀类合用，可降低它们及其代谢产物的血浓度，必要时增加他汀类的剂量。④本药可降低雌激素类药物的避孕效果，导致避孕失败。⑤本药与格列本脲合用，可诱发转氨酶升高，应改用其他降糖药。⑥本药降低华法林的抗凝效果，应注意监测，随时调整药量。

【规格】 片剂：62.5mg，125mg。

安贝生坦　Ambrisentan（Letairis）

【药性与应用】 本药为选择性内皮素受体拮抗药，从而延迟肺动脉高压的进一步恶化。

本药口服后吸收迅速，达峰时间约为 2h，消除半衰期为 9h。

临床用于治疗肺动脉高压，改善其症状与运动能力，延迟临床恶化时间。口服：起始剂量 5mg/d，若能耐受，可增加到 10mg/d。

【注意与禁忌】 本药可引起肝损害，要适时检查肝功能，以便监测。用于孕妇，可导致严重胎儿畸形。禁用于孕妇和怀疑妊娠的妇女以及中、高度肝功能损害者。轻度肝功能损害亦应慎用。对儿童的安全性和有效性尚不明确。老年患者用药后易出现周围水肿。不推荐哺乳妇使用本药。

不良反应可有心悸、周围水肿；鼻充血、鼻窦炎、鼻咽炎、呼吸困难；头痛；肝功能损害；腹痛、便秘；血红蛋白浓度与血细胞比容下降。发生率较高，多在 10%以上。可见面部潮红。

【药物相互作用】 ①环孢素 A 可增加本药血药浓度，用时应注意。②CYP2C19 抑制药（如奥美拉唑）可抑制本药代谢，增加其血药浓度，合用时应慎重。

【规格】 片剂：5mg，10mg。

第三节 抗心律失常药

心脏的起搏传导系统包括窦房结、房室结、房室束（希氏束）、左右束支及其分支和浦肯野纤维网。正常心律起源于窦房结，频率为60~100次/min，比较规则。窦房结到房室结的传导时间成年人恒定为 0.12~0.21s。房室结经房室束、束支及其分支、浦肯野纤维到达心肌的传导时间也恒定为少于 0.10s。

心肌细胞有自律性、兴奋性、传导性和收缩性。前三者与心律失常有关，为特化了的一组心肌细胞构成的起搏传导系统所专有。

心肌细胞的电生理特性是由心肌细胞膜跨膜电位，即膜电位不断地有规律变化所引起的。这种规律性的破坏，是心律失常发生的基础。膜电位的电势状态共分为 5 相：0 相——除极或动作电位升支；1 相——起始快速复极；2 相——平台期；3 相——终末快速复极；4 相——舒张期除极。膜电位的这些相期变化是由细胞膜上的离子通道及其离子流的作用引发的。干预这种离子通道及其离子流的病理状态即为现代药物治疗心律失常的药代动力学基础。

抗心律失常药物可分为两大类：治疗快速心律失常药物和治疗缓慢心律失常药物。前者又可分为下列 4 类。

Ⅰ类：为钠通道阻滞剂。能阻滞钠通道，抑制 0 相去极化速率，并延缓复极过程。本类又可根据作用特点分为 3 组：

$Ⅰ_a$ 组：对 0 相去极化与复极化过程抑制均强的药物。有奎尼丁、普鲁卡因胺、丙吡胺、阿义马林、吡美诺、阿普林定。

I_b组：对0相去极化及复极化过程抑制作用均弱的药物。有利多卡因、苯妥英钠、美西律、妥卡尼。

I_c组：明显抑制0相去极化，对复极化抑制作用较弱的药物。有恩卡尼、氟卡尼、劳卡尼、普罗帕酮、莫雷西嗪。

Ⅱ类：为β受体阻滞剂。有普萘洛尔、阿替洛尔、美托洛尔等。

Ⅲ类：为动作电位延长剂。有胺碘酮、索他洛尔等。

Ⅳ类：为钙通道阻滞剂。有维拉帕米、地尔硫䓬、苄普地尔等。

硫酸奎尼丁[典]　Quinidine Sulfate

【药性与应用】　属I_a类抗心律失常药的经典代表，可延长心肌的不应期，降低传导速度、自律性和心肌收缩力，抑制异位节律点的冲动发生。主要用于阵发性心动过速、心房颤动与期前收缩。

口服：第1日0.2g，1次/2h，连续用药5次；如效果和毒性均不明显，第2日增至0.3g/次，第3日增至0.4g/次，均为1次/2h，连续5次。总量一般不应超过2g/d。恢复正常心律后改为维持量，0.2~0.4g/d。若连续服药3~4d无效或有毒性反应，应停药。静脉注射：在十分必要时始采用，并在心电严密监护下进行。0.25g/次，以5%葡萄糖溶液稀释至50mL缓慢静脉注射。小儿，2mg/（kg·次）。

【注意与禁忌】　服后有恶心、呕吐、腹泻、头痛、耳鸣、视觉障碍等金鸡纳样反应；特异体质者可有呼吸困难、发绀、心室颤动和猝死。用于纠正房颤、房扑时，应先给洋地黄全效量，以预防心律转变后心跳加快引起心力衰竭。奎尼丁与洋地黄合用时可引起后者的血药浓度升高，故应减少其用量。应注意观察心律与血压，并避免夜间给药。有心房血栓病人，应注意预防其脱落，并严密观察是否有脑、肠系膜等部位动脉的栓塞。对于有用药指征而又血压偏低或处于休克状态的病人，应先纠正低血压与休克，然后再用奎尼丁。严重心肌损伤病人和孕妇忌用。静脉注射危险性大，应尽量避免。

【药物相互作用】①与其他抗心律失常药合用，有叠加作用；维拉帕米、胺碘酮尚可使本药血浓度上升。②尿液碱化药、抗酸药可增加肾小管对本药的重吸收，常规用量即可中毒。③与钾剂合用可增加本药疗效。④西咪替丁可减少本药代谢而引起血药浓度升高。⑤大剂量抗组胺药增强本药作用。⑥异丙肾上腺素可能加重本药过量所致的心律失常，但对避免因QT间期延长出现“RonT”诱发室性多形性心动过速有益。⑦氯丙嗪等吩噻嗪类药的抑制传导作用，可加重本药传导阻滞。⑧本药加剧降压药的扩血管作用；对β受体阻滞剂，尚可加重窦房结、房室结的抑制作用。⑨本药加重地高辛等强心苷血药浓度，合用时应削减剂量。⑩本药可加强抗胆碱药的抗胆碱效应。⑪本药增加和延长神经肌肉阻滞剂的呼吸抑制作用。⑫本药与口服抗凝药合用，可使凝血作用进一步下降，本药蛋白结合也减少。⑬肝酶诱导药（苯巴比妥、苯妥英钠、利福平等）降低本药血浓度，应注意调整剂量。⑭本药减弱拟胆碱药或抗胆碱酯酶药的药效，应适当调整剂量。

【规格】 片剂：0.2mg。

双氢奎尼丁 Dihydroquinidine

【药性与应用】 长效奎尼丁制剂，I_a 类抗心律失常药，主要抑制钠通道开放，使其失活后恢复时间延长，降低 Na^+ 的通透性而起作用。此外，还有抗迷走神经和轻度 α 受体阻滞作用，因而降低异位起搏点细胞 4 相坡度，消除异位心律；使心室和心房肌细胞动作电位 0 相上升速度减慢、冲动传导减慢，降低心房和心室肌的兴奋性；减慢细胞的复极化，延长动作电位时程和有效不应期。口服吸收后经肝代谢，$t_{1/2}$ 为7~9h。排泄物为代谢产物和奎尼丁，尿液碱化后和肾滤过率减退时，排泄速度减慢。临床用于治疗房性和室性早搏、心房颤动或扑动、房性心动过速；并用于复治后窦性心律的维持，或预防室性和室上性心动过速的发生。

口服：成人，0.3g，2 次/d，早晚服用，间隔 12h；如心律仍未控制，剂量可加倍。小儿，6mg/（kg·次），2 次/d。

【注意与禁忌】 不良反应最常见消化道反应，如厌食、恶心、腹泻、呕吐等。其次为毒性反应，如窦性心动过速、窦性心动过缓、房室和室内传导阻滞、室性早搏。严重的可有尖端扭转型室性心动过速、室颤和停搏、奎尼丁晕厥、低血压，甚至猝死。大剂量也可引起精神障碍、谵语、幻觉。较少出现血管神经性水肿、皮疹、血小板减少、自身免疫性溶血性贫血。严重心肌病变、Ⅱ度或Ⅲ度房室传导阻滞、病窦综合征、心源性休克、洋地黄中毒，严重肝、肾损害，QT 间期延长、血小板减少、妊娠、对本品过敏者禁用。Ⅰ度房室传导阻滞、显著心动过缓、低血压、低血钾者慎用。用于转复心房颤动、扑动时，应先给地高辛减慢心率，以防心律转复后心率增快。应预先纠正低血钾。服本品前应做过敏试验，先服 300mg，观察 1h 有无头晕、耳鸣、面部潮红、低血压等反应，并观察 24h 内心电图有无 QRS 间期增宽、QT 间期延长，如有此类反应，不应服用。

【药物相互作用】 本品与洋地黄制剂合用，可提高后者的血清浓度，易致洋地黄中毒。与巴比妥、苯妥英钠、利福平合用，可降低前者血清浓度，降低疗效。与抗胆碱药、抗凝药、麻醉药、心肌抑制药、箭毒类、降压药、血管扩张药合用，可增加这些药物的作用。与 β 受体阻滞剂合用，可明显降低肝血流量及奎尼丁在肝中的代谢，从而加重对窦房结、房室结的抑制作用。本品不可与普鲁卡因胺、苯噻啶、三环类抗抑郁药合用，因可延长 QT 间期。

【规格】 胶囊：300mg。

普鲁卡因胺[典][基]　Procainamide（普鲁卡因酰胺）

【药性与应用】 属 I_a 类抗心律失常药，延长心房不应期，降低房室传导速度及心肌的自律性。对心肌收缩力的影响较奎尼丁为弱。临床用于阵发性心动过速、频发性房性和室性早搏，对室性早搏以及心房的颤动与扑动效果尤好，可与双氢奎尼丁交替使用。

口服：0.5~0.75g，3~4 次/d，心律正常后逐渐减至 0.25g，2~6 次/d。静脉滴注：0.5~1g，溶于 5%~10%葡萄糖溶液 100mL 中，1h 内滴完；无效者，1h 后再给 1 次，总量不超过 2g/24h。静脉滴注仅限于紧急情况，如急性心梗合并室性阵发性心动过速，同时密切观察血压、心率改变。心律恢复后停止滴注。静脉注射：0.1~0.2g/次，更应从严掌握。肌内注射：0.25~0.5g/次，因较难控制，临床应用很少。

【注意与禁忌】 有厌食、恶心、呕吐、腹泻等副作用。特异质病人可有发冷、发热、关节痛、肌痛、皮疹及粒细胞减少等症。偶有幻视、幻听、精神抑郁等症状。静脉滴注可有血压下降、虚脱，要注意观察并立即停药。对心率较快的房颤与房扑，应先用洋地黄制剂将心率控制在 70~80 次/min，再用本品。用药 3d 无效应停药。对低血压而有用药指征者，应先升高血压。严重心力衰竭、完全性房室传导阻滞、束支阻滞，肝、肾功能严重损害者忌用。

【药物相互作用】 ①与其他抗心律失常药有叠加作用，合用时应减量。②与抗胆碱药合用，二者的抗胆碱效应相加。③与降压药合用，降压作用增强，尤其本药静脉注射时应注意。④西咪替丁抑制本药排泄，延长其半衰期。雷尼替丁也有此作用，但较弱。⑤口服胺碘酮可改变本药静脉用药时的药代动力学特性，使其清除率降低和半衰期延长。⑥甲氧苄啶降低本药的肾清除率，合用时应减少本药用量。⑦本药可增强各类神经肌肉阻滞药的作用，并延长其半衰期。⑧本药可抑制拟胆碱药对横纹肌的效应。⑨抗酸药降低本药的生物利用度。

【规格】 片剂：0.125g，0.25g；注射液：0.1g/1mL，0.2g/2mL，0.5g/5mL，1g/10mL。

乙酰卡尼　Acecainide（乙酰普鲁卡因胺，乙酰卡因胺，N-Acetylprocainamide）

【药性与应用】 为普鲁卡因胺的主要代谢产物，对心肌的电生理作用几乎同普鲁卡因胺，但安全范围窄，有正性肌力作用，$t_{1/2}$较长，约为 6~22h，偶有类红斑狼疮综合征；长期用药可产生耐药性，且增加剂量无效。可用于期前收缩、心动过速。

口服：0.5~1.0g，3~4次/d。

【注意与禁忌】 不良反应有恶心、腹泻、头晕、神经过敏、视力模糊等。其他参阅普鲁卡因胺。

丙吡胺[典] Disopyramide（双异丙吡胺，吡二丙胺，异脉停，达舒平，诺佩斯，Norpace，Rythmodan）

【药性与应用】 I_a 类抗心律失常药，电生理效应与奎尼丁相似。主要降低0相最大上升速度与幅度，减慢传导速度，降低4相舒张期自动除极坡度，部分抑制2相 Ca^{2+} 流入。延长动作电位时程、心房有效不应期和希-普传导网的相对不应期。本品对抗胆碱和抑制心肌收缩的能力较奎尼丁强。口服吸收迅速而安全，吸收率达80%，t_{max} 为1~2h。肝脏首过效应小，25%在肝代谢，代谢产物仍有药理活性。$t_{1/2}$ 为6~10h。50%从尿中排出，30%经胆道排出，10%由粪便排出。临床用于房性、室性早搏较好，尤适用于心率偏慢的期前收缩病人，也适用于预防电击房颤的复发和心肌梗死后的心律失常。静脉推注适用于对利多卡因或电击复律治疗无效的室性心动过速。对预激综合征伴室上性心动过速者，可减慢心率或中止发作。但对房室折返性心动过速、房颤、房扑的疗效较差。

口服：成人，100mg，3次/d；如无效，改为100mg，4次/d；如再无效可改为200mg，3~4次/d。最大剂量800mg/d。儿童1岁以下，10~30mg/(kg·d)；其余为6~15mg/（kg·d）。静脉注射：先以50~100mg加入25%葡萄糖溶液20mL中推注；再以200~400mg加入5%葡萄糖溶液500ml中静脉滴注。一般剂量20~30mg/h，待心律稳定后改为口服维持。

【注意与禁忌】 常见的不良反应有口干、便秘、视力模糊、排尿不畅，甚至尿潴留。消化道症状有恶心、呕吐、腹痛、腹泻等，均较奎尼丁少见。少见眩晕、疲倦、乏力、水肿、皮疹、神经过敏等。偶见胆汁淤积性黄疸、粒细胞缺乏症。长期服用可致心功能减退。青光眼、前列腺肥大、心源性休克、心功能不全、Ⅱ度以上房室传导阻滞、病窦综合征、对本品过敏者禁用。肝、肾功能不全者慎用。注意防止低血钾和心脏功能改变。

【药物相互作用】 与奎尼丁、普鲁卡因胺、利多卡因或普萘洛尔合用，可出现QRS间期增宽，或QT间期延长。与华法林合用，可增强抗凝作用。

【规格】 片剂：100mg；注射液：50mg/2mL，50mg/5mL，100mg/2mL。

吡美诺　Pirmenol（吡哌醇）

【药性与应用】　甲基吡啶醇类衍生物，I_a类抗心律失常药，电生理效应与奎尼丁相似。主要降低0相最大上升速率与幅度，延长有效不应期，缩短动作电位时程，延长房室结、心肌传导纤维、心室内传导和心室复极期。其他尚有抗胆碱、增快心率、缩短窦房结周期长度诸作用。口服吸收迅速而完全，1~2h达峰值，生物利用度为80%~90%，血浆蛋白结合率为83%~90%，在组织中的浓度高于血浆浓度。$t_{1/2}$为4~17h。23%~31%以原形从尿中排出。少数由胆汁分泌，并有部分进入肠-肝循环，相当部分由粪便排出。临床用于各种病因所致的房性和室性心律失常，对器质性心脏病引起者效果更佳。对低血钾引起的心律失常，优于其他抗心律失常药。静脉推注可使60%房颤复律，效果类似普鲁卡因胺、丙吡胺或胺碘酮。最大优点是不受血钾浓度的影响。不少人认为本品可作为预防性抗心律失常药长期应用。

口服：0.1~0.2g，2次/d。静脉推注：2.5mg/（kg·次），或以0.25mg/min静脉滴注维持。

【注意与禁忌】　长期服用可致味觉改变、咽干、眩晕、头痛、失眠、尿潴留、便秘和疲倦。严重不良反应罕见，可致心律失常、晕厥、传导阻滞等。静脉推注可出现面部潮红、紧张、窦性心动过速。静脉推注时应缓慢，并密切注意心率和心律的变化。因本品有一定致心律失常作用，用量过大或时间过久，应注意心律的变化。在血液浓度较高时，可出现PR、QRS、QT间期延长及低血压、心功能抑制等。房室传导阻滞、心功能不全者慎用。

【规格】　片剂：100mg；注射剂：10mg。

西苯唑啉　Cibenzoline（环苯唑啉，Cipralan，Cifenline）

【药性与应用】　咪唑类衍生物，属I_a类抗心律失常药，也有人将其归入I_c类，同时又有Ⅲ类和Ⅳ类的特点。其电生理特点为：膜稳定作用，抑制Na^+通道，减少Na^+内流，降低0相最大上升速率和幅度，减慢传导速度；抑制K^+通道，减少K^+外流，延长动作电位时程；抑制Ca^{2+}通道，减少Ca^{2+}内流，减弱心肌收缩力。口服吸收完全迅速，1.5h达峰值，肝脏首过效应不强，生物利用度为98%，血浆蛋白的结合率为60%。$t_{1/2}$为7~15h，随年龄增长及肾功能减退而延长。48%~60%以原形从尿中排出。临床适用于治疗频发性室性早搏、预激综合征伴室上性心动过速，对顽固性室性心律失常有明显效果。也常用于新发的心肌梗死后的心律失常、心房颤动及扑动复律后的维持治疗。

口服：首剂188mg，以后改为4~6mg/(kg·d)，分次服用。静脉注射：1~2mg/(kg·次)；也可先静脉注射0.25mg/(kg·次)，然后1.0~1.5mg/(kg·h)，1h后改为0.2~0.5mg/（kg·h）维持。

【注意与禁忌】 常见的不良反应有口干、恶心、呕吐、腹泻等；其次为头晕、视力模糊。少见暂时性血清丙氨酸氨基转移酶升高、气短、胸痛、疲倦与嗜睡。长期口服可致低血糖。Ⅱ度或Ⅲ度房室传导阻滞、双或三束支传导阻滞、严重心力衰竭、孕妇禁用。80岁以上高龄者减量应用，一般2.5mg/(kg·d)。心脏传导阻滞或尚未控制的心力衰竭病人必须用药时应严密监护。肾衰竭病人，如肌酐清除率为0.668mL/（s·1.73m^2），0.334mL/（s·1.73m^2）或少于0.167mL/(s·1.73m^2）时应将剂量调整为3mg/(kg·d)、2.5mg/（kg·d）或2mg/（kg·d）。本品有致严重心律失常的危险，其发生率可达22%，应引起注意。

【规格】 胶囊：94mg（相当于盐基65mg）。

利多卡因[典][基] Lidocaine

【药性与应用】 属 I_b 类抗心律失常药。主要作用于浦肯野纤维网和心肌，抑制 Na^+ 内流，促进 K^+ 外流；降低4相除极坡度以降低自律性；明显缩短动作电位时程，相对延长有效不应期和相对不应期；降低心肌兴奋性；减慢传导速度；提高室颤阈。静脉注射后15min生效，2h达峰值。血浆蛋白结合率为50%~80%。$t_{1/2}$为1~2h。肝内代谢产物仍具药理活性。10%以原形从肾中排出。临床用于心肌梗死、洋地黄中毒、锑剂中毒、外科手术等各种疾病与原因所致的室性早搏、室性心动过速与室颤。

静脉注射：1~2mg/kg，继以0.1%溶液静脉滴注，不超过100mg/h。也可肌内注射：4~5mg/kg，60~90min重复1次。

【注意与禁忌】 不良反应有头晕、嗜睡、欣快、恶心、呕吐、吞咽困难、烦躁不安等。剂量过大可引起惊厥与心跳骤停。严重房室传导阻滞、室内传导阻滞者禁用。

【药物相互作用】 与奎尼丁、普鲁卡因胺、普萘洛尔、美西律、妥卡尼合用则本品毒性增加，可引起窦性停搏。

【规格】 注射液：0.1g/5mL，0.4g/20mL。

苯妥英钠[典][基] Phenytoin Sodium（大仑丁，Diphenylhydantoin，Dilantin）

【药性与应用】 I_b 类抗心律失常药，作用类似利多卡因，但膜效应与细胞外 K^+ 浓度、心肌电生理状态、血药浓度均有关。当细胞外 K^+ 浓度低时，低浓度药物可增加0相除极速度，加快房室传导和室内传导；当细胞外 K^+ 浓度正常或升高时，高浓度的血药浓度则起抑制作用，能降低心肌自律性，缩短动作电位时程，相对延长有效不应期。尚有抑制 Ca^{2+} 内流的作用。本品主要用于洋地黄中毒引起的室上性和室性心律失常，以及对利多卡因无效的心律失常。

口服：0.1~0.2g，2~3次/d。极量，0.3g/次，0.5g/d。静脉注射：0.125~0.25g/次，缓慢注入。总量不超过0.5g/d。

【注意与禁忌】 静脉注射过快可出现低血压、心动过缓、房室传导阻滞，甚至心脏骤停、呼吸抑制。口服可有恶心、呕吐、嗜睡等副作用。严重心力衰竭、心动过缓、低血压、严重房室传导阻滞者禁用。

其他参见第六章第十部分第一节该条。

【规格】 片剂：0.05g，0.1g；注射剂：0.1g，0.25g。

妥卡尼[典]　Tocainide（妥卡胺，室安卡因，Tonocalp，W-36095）

【药性与应用】 利多卡因的伯胺类似物。电生理效应与利多卡因类似。主要降低0相最大上升速度，缩短3相和有效不应期及动作电位时程，并能降低膜反应性，提高室颤阈，能轻度增快房室传导时间，缩短QT间期。对窦房结的自律性无明显影响。口服后吸收迅速而完全，1~1.5h达峰值。生物利用度为90%~100%。血浆蛋白结合率为4%~22%。$t_{1/2}$为12~18h，肾衰竭病人为30h。60%经肝代谢而不具药理活性。60%以原形从肾中排出。临床适用于慢性室性心律失常，包括室性早搏、室性心动过速。静脉注射适用于急性室性心律失常。对室上性心律失常疗效较差。对室性心律失常的有效率在60%左右。对恶性心律失常也有效。

口服：成人，0.4g，3次/d。或先用0.4g，3~4h后再重复1次；以后0.2~0.4g，1次/（8~12）h维持。最大剂量2.4g/d。儿童，7.5mg/（kg·次）。静脉注射：0.1~0.2g/次，15~30min注完。静脉滴注：0.5~0.75mg/（kg·min），共15min。一般总量0.5~0.75g。

【注意与禁忌】 不良反应轻微而短暂，多不影响治疗，常见有厌食、恶心、呕吐、便秘、口干、头痛、嗜睡、耳鸣等；也可出现震颤、眩晕、步态不稳、记忆力减退、焦虑、梦魇、反应迟钝、思想不集中、感觉异常、惊厥、皮疹、出汗等。偶有严重肺纤维化、粒细胞缺乏病、贫血和肝功能异常，停药后可迅速消失。静脉注射偶可加重心力衰竭、传导阻滞或出现低血压。房室和双束支传导阻滞、窦性心动过缓、哺乳妇禁用。对本品过敏、肺动脉高压，肝、肾功能不全，全心衰竭、孕妇、小儿慎用。服药期间应定期检查肝功能。应严密观察：血浆浓度超过10μg/mL时，毒副作用明显增加。

【药物相互作用】 本品与美托洛尔合用对心脏指数的影响有相加作用，与华法林、地高辛、β受体阻滞剂之间无相互作用。

【规格】 片剂：200mg；注射液：0.1g/5mL，0.2g/10mL，0.75g/15mL。

恩卡尼 Encainide（恩卡胺，英卡胺，Enkaide）

【药性与应用】 苯甲酸基苯胺衍生物，I_c 类抗心律失常药。抗心律失常作用较强，能降低浦肯野纤维 0 相去极速度及幅度；延缓希-普传导网的传导，轻度至中度延长动作电位时程和有效不应期，提高心室致颤阈，延长房室结及旁路传导速度。此外，尚有轻度负性肌力、增加周围血管阻力、抗胆碱及 β 受体阻滞作用。由于其短期或长期应用后血流动力学变化不大，因而应用于慢性心功能不全，比其他Ⅰ类抗心律失常药效佳。口服吸收良好，1~2h 达峰值，生物利用度为 42%±24%。主要经肝代谢，代谢产物均有较强的药理活性。$t_{1/2}$ 为 3~4h。37%~78%经尿排出，5%~35%经粪便排出。临床用于威胁生命的心律失常，如持续性室性心动过速、室颤，也用于症状性非持续性室性心动过速和频发性室性早搏的治疗。也可用于治疗室上性心动过速，对折返性心动过速，尤其预激综合征有效。但对原有心肌梗死伴有持续性室性心动过速者疗效不佳。

口服：25mg，1 次/d；3~5d 后可增至 35mg，3 次/d。如需要，隔 3~5d 再增至 50mg，3~4 次/d；一般不需超过 75mg，4 次/d。静脉注射：0. 5~1mg/kg，15~20min 内注完。小儿，口服 60~120mg/（m^2·d）或 2~7mg/（kg·d），分 3~4 次服。应在严密观察下逐渐增加剂量。

【注意与禁忌】 口服不良反应有头晕、头痛、恶心、呕吐、皮疹、震颤、视力障碍、共济失调、小腿痉挛、口腔金属味等。静脉注射可致室内传导阻滞、窦性心动过缓、暂时性低血压、室性心动过速，甚至室颤。可使 10%的病人室性心律失常加重。原有Ⅱ度或Ⅲ度房室传导阻滞、左束支传导阻滞、心源性休克及对本品过敏者禁用。充血性心力衰竭或扩张型心肌病者慎用。孕妇、哺乳妇慎用。儿童用药经验不足。肾功能不全者应减量和延长增加剂量的时间，并减少给药次数。心电图 QRS 间期超过 0. 20s、PR 间期超过 0. 28s 者应减量或停药。本品的致心律失常作用多发生在开始治疗的第 1 周，剂量超过 200mg/d 时。若从 75mg/d 开始，逐步调整剂量，则可降低致心律失常的危险。药物过量可致死。急性药物过量可洗胃后给予活性炭，并采用支持疗法。

【药物相互作用】 与奎尼丁合用，可明显延长 HV 间期（希-室间期）和 QRS 间期，有一定危险性，对希-普传导网障碍者更应注意。与西咪替丁合用，可增加本品血清浓度。与胺碘酮合用，可加强抗心律失常作用。与 β 受体阻滞剂合用，可增加头晕、感觉异常发生率。与维拉帕米合用，偶可致心脏传导阻滞，甚至停搏。

【规格】 片剂：25mg，50mg；胶囊：25mg，35mg，50mg；注射液：25mg/1mL，50mg/2mL。

氟卡尼　Flecainide（氟卡律，氟卡胺，Tambocor，Ecrinal，Apocard，Flecaine）

【药性与应用】　属Ⅰ$_c$类局部麻醉类型的抗心律失常药，具有高效、强效、广谱的特点。其电生理效应与恩卡尼相似，能降低0相最大上升速率，轻度降低希-普传导网的4相除极坡度，延长前向和逆向传导的有效不应期。有中度负性肌力或频率作用。尚能提高室颤阈。口服后吸收良好，吸收率达90%，3h达峰值。生物利用度为90%~95%，血浆蛋白结合率为40%。首过效应小，主要经肝代谢，代谢产物无明显药理活性。$t_{1/2}$为17~22h。约30%以原形从尿中排出。临床适用于治疗室性早搏、室性心动过速、房室结内折返性心动过速、预激综合征伴室上性心动过速、未控制的心房颤动伴快速室率，其疗效优于奎尼丁、美西律和普罗帕酮。

口服：成人，200mg，2次/d；1周后改为100~150mg，2次/d。需要时可增至250mg，2次/d。儿童，50~100mg，2次/d。静脉注射：成人，1~2mg/（kg·次），缓慢静脉推注，至少5min以上；需要时可隔15~20min后再注射0.5mg/kg。儿童，2mg/（kg·次），10min内滴完。

【注意与禁忌】　口服不良反应有中枢神经系统症状，包括头痛、头胀、眩晕、耳鸣、视觉障碍、感觉异常。个别有精神错乱、失明、语言障碍、震颤等。还可引起窦房结恢复时间延长、房室和左右束支阻滞，并可加重心力衰竭。长期服用可有血清碱性磷酸酶升高，可能与氟离子的释放有关。快速静脉推注可引起胸痛、全身灼热、四肢麻木、血压下降等。致心律失常率为8%~12%。各类心脏传导阻滞、充血性心力衰竭、严重肝功能不全、心源性休克、孕妇、哺乳妇均禁用。窦房结功能低下、老年人慎用。肾衰竭，肌酐清除率≤0.334mL/（s·1.73m^2）者应减量。本品血浆浓度超过1 mg/mL，可出现致命性心律失常，应严加注意。

【药物相互作用】　与地高辛合用，可提高地高辛血浆浓度。与胺碘酮合用，可使本品的血浆浓度升高。与普萘洛尔合用，可加强对心功能的抑制。与西咪替丁合用，可减慢本品的排泄。总之，由于本品的独特电生理效应和血流动力学改变，与其他心脏活性药物（抗心律失常药、β受体阻滞药、钙拮抗剂等）合用时要特别谨慎。

【规格】　片剂：100mg，200mg；注射液：50mg/5mL，100mg/10mL。

劳卡尼　Lorcainide（氯卡胺，劳卡胺，Lopantrol，Remivox）

【药性与应用】　新型乙酰苯胺衍生物，属Ⅰ$_c$类抗心律失常药。其电生理效应主要是降低0相最大上升速率和幅度，轻度延长动作电位时程、有效不应期、QT间期，减慢传导进度，提高致室颤阈，对PR间期无明显影响。此外，还有强烈的局部麻醉作用，轻度抗胆碱作用和负性肌力作用。毒性小。口服吸收良好，1~4h达峰值，血浆蛋白结合率为85%。主要在肝内代谢。$t_{1/2}$为5~8h。代谢产物仍有轻度抗心律失常作用。药物62%由尿中排出，35%随粪便排出。临床用于治疗室性心律失常，对频发性室性早搏和复发性室性心动过速疗效显著。对房性期前收缩及室上性心动过速也有效。但由于副作用较多，使用上受到限制。

口服：50~100mg，2~3次/d；也可增至100mg，3~4次/d。静脉注射：1~2mg/（kg·次），于10min内缓慢注入；隔8~12h可重复1次，最大剂量为200mg。

【注意与禁忌】 神经系统的不良反应有失眠、多梦、复视、记忆力障碍、口渴、精神异常、嗅觉或味觉异常、语言障碍、局部麻木，严重者可致惊厥或昏迷。消化道有胃部不适或黄疸。心血管系统可引起QRS间期增宽、QT间期延长、心源性休克、房室传导阻滞、束支传导阻滞、窦性停搏，重者出现室颤。静脉注射后可有头晕、眼花、肌肉震颤、视力模糊等，停药后消失。房室结和室内传导阻滞者禁用。严重心动过缓、低血钾和孕妇慎用。如QRS间期较原来增宽25%以上，应减量或停药。本品致心律失常率约为10%。治疗第1日最好在心电监测下进行。

【规格】 片剂：100mg，200mg；注射液：10mg/1mL，50mg/5mL，100mg/10mL。

阿普林定[典]　Aprindine（茚满丙二胺，茚丙胺，Amidonal，Fibocil）

【药性与应用】 $\mathrm{I_b}$类抗心律失常药。其局部麻醉作用约为利多卡因的24倍，其电生理效应类似利多卡因。主要缩短心肌传导纤维的动作电位时程，延长不应期，降低0相最大速率和4相舒张期自动除极，减慢传导速度，延长心房及心室的有效不应期、房室结的功能不应期和有效不应期。阻滞旁路传导，对前向阻滞大于逆向阻滞，并有轻度负性肌力作用和降低血压作用。口服吸收良好，2h达峰值，生物利用度为80%~90%。蛋白结合率为85%~90%。主要在肝内代谢，65%由尿排出，35%由粪排出，肝代谢物仍有药理活性。$t_{1/2}$为13~50h。临床主要用于防治室性心律失常。对洋地黄中毒引起的心律失常也有效，尤适用于急性心肌梗死早期，用于预防室性早搏、室性心动过速和室颤。也用于预激综合征伴有室上性心动过速。对顽固性室性早搏效果显著。由于不良反应较多，且有致心律失常作用，目前只作为二线药物使用。

口服：50mg，3次/d；有效后改为25mg，4次/d；再以后改为25mg，3次/d；再改为25mg，1~2次/d维持。静脉注射：25~50mg/次。静脉滴注：以200mg加入5%葡萄糖溶液500mL中，按2mg/min的速度滴注。

【注意与禁忌】 治疗剂量与中毒剂量相近，副作用多见，如恶心、腹泻等。当血浆浓度在2μg/mL时，可出现头晕、神经过敏、记忆力障碍等。当血浆浓度在3μg/mL时，可出现共济失调、颤抖、复视、幻觉、癫痫发作等。还可引起淤滞性黄疸和粒细胞缺乏症，有人认为此属特异质反应。也可见暂时性肝功能减退。窦性心动过缓、Ⅱ度或Ⅲ度房室传导阻滞、严重室内传导阻滞、束支传导阻滞、重症癫痫、黄疸、白细胞减少者禁用。心力衰竭属相对禁忌证。高龄，肝、肾功能不全，帕金森病者慎用。用药前应详细询问病史，如有上述病史应慎用。服药期间可口服地西泮与维生素 B_6，以预防癫痫样抽搐发作。如有癫痫发作，应立即肌内注射地西泮，同时减量服用。服药期间应避免服钾盐与镁盐。

【药物相互作用】 本品易致脑部副作用，不宜与麻醉药或中枢抑制药合用。也不宜与利多卡因共用，因可引起惊厥。

【规格】 片剂：25mg，50mg；注射液：100mg/10mL。

盐酸美西律[典][基]　Mexiletine Hydrochloride（慢心律，脉律定，脉舒律，Mexitil，Mexitilen，Kö1173）

【药性与应用】 $Ⅰ_b$ 类抗心律失常药，其结构与利多卡因相似，具有抗惊厥与局部麻醉作用。主要用于急慢性室性心律失常，如室性早搏、室性心动过速、室颤及洋地黄引起的中毒性心律失常。对心肌的抑制作用较小。其电生理特性主要是能显著延长希-普网的相对不应期，延长房室结有效不应期，降低0相最大上升速度与幅度，降低心房、心室及心肌传导纤维动作电位的膜反应性，提高致室颤阈。口服吸收快而完全，15min起效，2～4h达峰值，作用持续8h以上，生物利用度为90%。$t_{1/2}$为10～25h。主要经肝脏代谢，可通过胎盘屏障与乳腺，以原形从尿中排出不足10%。口服适用于慢性室性心律失常。静脉注射适用于急性室性心律失常与利多卡因治疗无效的室性心律失常。对一般心律失常的有效率为60%左右，恶性心律失常的有效率为20%～30%。长期服用疗效降低。对顽固性室性心律失常多与其他抗心律失常药联合应用，以提高疗效。

口服：先给负荷量，0.2g，3次/d；见效后改为0.15g，3次/d；然后以0.1g，3次/d维持。静脉注射：0.1g/次加入25%葡萄糖溶液20mL中缓慢注射；如无效，5～15min内再给予0.05～0.1g；其后以1.5～2.0mg/min的速度静脉滴注，再以0.75～1.0mg/min的速度维持；收效后改为口服维持。

【注意与禁忌】 副作用多见，且与药物的血药浓度相关，当浓度大于1.5～2.0μg/mL时，不良反应多见，常见的胃肠道反应有恶心、呕吐、消化不良。当浓度达到2.25～2.75μg/mL时，可出现神经系统反应，如震颤、复视、眩晕、构音困难、感觉异常、共济失调、精神错乱、嗜睡、昏迷等。大量快速静脉注射可致低血压、口周及全身麻木、窦性心动过缓、窦性静止、房室传导阻滞等。严重心力衰竭和窦房结功能障碍、Ⅱ度及Ⅲ度房室传导、双束支传导阻滞，严重肝、肾功能障碍，心源性休克、低血压者禁用。孕妇、哺乳妇慎用。帕金森病用药后可使震颤加重。急性心肌梗死者须用负荷量。出现惊厥时可肌内注射地西泮。严重过量可引起心脏骤停。口服过量，可洗胃；严重心动过缓与低血压，可静脉注射阿托品或安装临时起搏器。

【药物相互作用】 ①与其他抗心律失常药可有协同作用，对于顽固性室性心律失常，可试以合用，但不宜与其他 16 类抗心律失常药合用并应密切监护，因为抗心律失常药也有致心律失常作用。②利托那韦可使本药血药浓度升高，毒性增强。③抗酸药降低本药生物利用度，但也可因尿液的碱化而提高本药血浓度。④西咪替丁可使本药血浓度升高 40%。⑤碱化尿液的药物均可使本药血浓度升高。⑥本药可使茶碱血浓度升高，毒性增强。⑦苯妥英钠、苯巴比妥、利福平、利福布汀等肝酶诱导药可加快本药代谢，降低其血药浓度。⑧酸化尿液药使本药血药浓度下降。⑨吗啡使本药吸收延迟并减少。⑩阿托品延迟本药吸收。

【规格】 片剂：50mg，100mg，250mg；胶囊：50mg，100mg，200mg，400mg；注射液：50mg/2mL，100mg/2mL，250mg/10mL。

莫雷西嗪[典] Moracizine（吗拉西嗪，乙吗噻嗪，安脉静，Aetmozine，Ethmozine，Moricizine，Morazin）

【药性与应用】 吩噻嗪类衍生物，具有 $\mathrm{I_b}$ 和 $\mathrm{I_c}$ 类抗心律失常药的特性，电生理效应主要是降低 0 相最大上升速率和幅度，对缺血性心肌传导细胞能降低 4 相除极坡度，相对延长心房及心室的有效不应期。有轻度负性肌力作用，尚可轻度扩张冠状动脉，并有一定抗胆碱活性。口服吸收完全，1～2h 起效，3～4h 达峰值，作用持续 8h，心肌内分布浓度最高。血浆蛋白结合率为 94%。主要经肝代谢，尿、粪排出原形药物不到 1%。$t_{1/2}$ 为 5h，肝、肾功能严重不全者可达 10～40h。在临床应用上，口服对房性及室性早搏均有较好效果，对高血压、冠心病患者尤好。静脉推注适用于阵发性室上速、预激综合征伴室上速、短阵性室速的治疗。但对甲亢、官能症、风湿病引起的各类快速型心律失常疗效较差。目前治疗各种快速型心律失常多选用本品。

口服：150mg，3～4 次/d；如无效可增至 200mg，3 次/d。有效后可改为 100mg/次维持。最大剂量不超过 800mg/d。静脉注射：50mg 加入 25% 葡萄糖溶液 20mL 中推注。

【注意与禁忌】　口服所致的常见不良反应有口干、轻度恶心、呕吐、腹泻、上腹部不适、眩晕、视力减退和轻度低血压，早期可有口唇麻木和欣快感。静脉注射后可有短暂头重感、眩晕、耳鸣、眼黑、恶心，不影响治疗。偶可引起低血糖，尚可加重传导阻滞，抑制窦房结功能，加重室性心律失常。房室传导阻滞、病窦综合征、严重低血压者禁用。心、肝、肾功能障碍者慎用。本品应避免接触皮肤、黏膜，并避光保存。

【药物相互作用】　①与普鲁卡因胺合用，药效相加，但易导致低血压、心律失常、房室传导阻滞，所以合用时应加强监测。②地尔硫䓬抑制本药代谢，本药诱导地尔硫䓬代谢，故本药浓度升高而地尔硫䓬则下降，在合用时应注意。③西咪替丁可提高本药浓度达 1.4 倍。④本药与华法林合用，有增加出血的危险，合用时应监测。⑤本药可使茶碱类清除率增加，半衰期缩短。⑥本药与地高辛无明显互相作用，但监测仍属必要。

【规格】 片剂：50mg；注射液：50mg/3mL，150mg/3mL。

普罗帕酮[典][基]　Propafenone（丙胺苯丙酮，心律平，Baxarytmon，Berarytmon，Fenopraine，Rytmonorm）

【药性与应用】　I_c 类抗心律失常药，有局部麻醉作用。电生理特性是直接稳定膜电位及阻滞 β 受体；抑制快速 Na^+ 内流，降低 0 相最大上升速度；抑制慢速 Ca^{2+} 内流，降低慢反应细胞的最大上升速率，减慢传导速度。轻度延长动作电位时程和有效不应期。主要延长房室结和希-浦网传导速度及有效不应期；其次也延长心房、房室结、心室不应期，阻断旁路前向和逆向传导作用，从而提高阈电位。尚可显著扩张冠状动脉，增加血流量；也轻、中度抑制心肌收缩力。口服吸收良好，首过效应明显。口服 0.5~1h 生效，2~3h 达峰值，作用持续 8h。生物利用度为 50%，蛋白结合率为 97%。$t_{1/2}$ 为 3.5~7h。主要经肝代谢，代谢产物仍具药理活性。90% 以氧化代谢产物经肠道及肾排出，仅 1% 以原形从肾中排出。口服适用于期前收缩，预防室上性心动过速的发生。对房颤、房扑的效果差。静脉注射适用于中止阵发性室上速、室速、预激综合征伴室上速，并使房颤、房扑的室率减慢。主要用于预激综合征伴室上性心律失常及房室结折返性室上速。

口服：150~200mg，1 次/6~8h；有效后改为 100mg，3 次/d 维持。总量不超过 900mg/d。静脉注射：70mg 或 1.0~1.5mg/kg，溶入 25% 葡萄糖溶液 20mL 中缓慢静脉推注；必要时隔 20min 再复注 1 次。以后，0.5~1.0mg/(kg · h)，静脉滴注维持。

【注意与禁忌】　不良反应有口干、唇舌麻木、头痛、眩晕、眼花、嗜睡、恶心、呕吐、便秘等，减量或停药后消失。较大剂量时个别人可出现手指震颤、心动过缓、窦性静止、窦房结或房室传导阻滞、精神障碍、低血压、血清丙氨酸氨基转移酶升高、胆汁淤积性肝炎。严重心力衰竭、心源性休克、显著心动过缓、各类传导阻滞、病窦综合征、明显电解质紊乱、重度阻塞性肺病、哮喘、重度低血压者禁用。孕妇、哺乳妇及肝肾功能损害者慎用，除非特殊情况并在心电监护下，一般剂量不超过600mg/d。服药期间QRS间期增宽25%以上或QT间期延长，应予减量，直至心电图恢复正常。肝、肾功能损害必须用药者，应在心电监护下应用，并且剂量减半。甲亢、甲减、低血钾应先控制原发病再用本药。出现心动过缓、窦房结或房室传导阻滞，一般应减量或停药。若出现Ⅱ度以上房室传导阻滞，可静脉注射乳酸钠、阿托品、异丙基肾上腺素或安装临时起搏器解救。

【药物相互作用】①与其他抗心律失常药合用，可提高抗心律失常的疗效，但也可增加不良反应，剂量宜减少，奎尼丁还可抑制肝脏羟化代谢，使本药代谢减弱。②利托那韦、氟西汀、曲合林使本药血浓度升高，毒性增强。③西咪替丁虽可升高本药稳态血药浓度，但对电生理无影响。④降压药可增强本药降压作用。⑤与利多卡因合用，可出现头昏和感觉异常。⑥多非利特可延长QT间期，不宜与本药合用。⑦地高辛可剂量依赖性地升高本药血药浓度。⑧本药可增加普萘洛尔和美托洛尔的血药浓度及消除半衰期。⑨本药使华法林、苯丙羟香豆素血药浓度升高，凝血酶原时间延长。⑩本药升高环孢素的血药浓度，增加其毒性反应，应调整用量。⑪本药升高茶碱血药浓度，增强其毒性反应。⑫本药与地昔帕明（三环类抗抑郁药）合用，可引起后者毒性反应。⑬苯巴比妥、利福平等酶诱导药可使本药血药浓度下降。

【规格】片剂：50mg，100mg，150mg；胶囊：100mg，150mg；注射液：17.5mg/5mL，35mg/10mL，70mg/20mL。

胺碘酮[典][基] **Amiodaron（乙胺碘呋酮，安律酮，可达龙，Atlansil，Cordarone，Sedacoron）**

【药性与应用】苯并呋喃衍生物，Ⅲ类广谱抗心律失常药。具有轻度非竞争性α、β受体阻滞作用，对血管平滑肌有特殊松弛作用。电生理效应为延长窦房结、心房、房室结及心室动作电位时程和有效不应期。尚可减慢传导速度、降低膜反应性、延长旁路有效不应期，对前向或逆向传导均可延长，且抑制前向传导作用大于逆向。尚可抑制窦房结、心房、房室结功能。选择性扩张冠状动脉，增加血流量，降低心肌耗氧量，因此曾被用作治疗冠心病。口服吸收率大于90%，但较慢，6~8h达峰值。起效慢，平均起效时间为4~7d，停药后可持续8~10d，有达45d者。生物利用度为30%~50%。蛋白结合率为

95%。经肝代谢，部分代谢产物仍有药理活性。静脉注射 5min 起效，1h 达峰值，停药后可持续 20min 至 4h。$t_{1/2}$ 为 18d±4.6d；长期口服延长为 53d±24d。临床用于期前收缩、短暂性房性心动过速、反复发作性室上性心动过速。对持续性心房颤动或扑动疗效较差，不及奎尼丁。对房颤复律后维持窦性心律效果差。静脉注射适用于阵发性室上速，对伴有预激综合征者效果更佳。也用于利多卡因治疗无效的室速病人。本品为广谱抗心律失常药，疗效显著，但因副作用较多，目前被列为二线药物。

口服：200mg，3 次/d；1 周后可改为 200mg，1~2 次/d；高龄者适当减量。静脉注射：150mg 或 3mg/kg，加入 25%葡萄糖溶液 20mL 中推注。静脉滴注：5mg/kg 或以 450~600mg 加入 5%葡萄糖溶液 500mL，静脉滴注。

【注意与禁忌】 不良反应有口干、恶心、呕吐、便秘、腹胀、食欲不振、失眠、多梦、头昏、头痛、视力模糊、眼眶痛、感觉异常、共济失调、震颤、角膜微小沉淀，偶可影响视力。少数有皮肤呈石板蓝样沉着、甲状腺功能紊乱、肺泡炎、肺纤维化、肾功能暂时性损害。心电图可显示 QT 间期延长、T 波低平或有切迹、U 波明显、窦性心动过缓、房室传导阻滞以及低血钾。个别可引起尖端扭转型室性心动过速，甚至诱发室颤、窦性静止。静脉推注可引起房室阻滞、低血压，重者可致心源性休克。甲状腺功能异常、室内或房室传导阻滞、病窦综合征、QT 间期延长、碘过敏者禁用。肝、肾功能不全，孕妇、哺乳妇慎用。对疑有隐性病窦综合征合并室上速者慎用。心脏显著增大、心肌病属静脉注射相对禁忌证。用药期间 QT 间期>0.48s 者，心率<60 次/min 者，应停药。

【药物相互作用】 ①本药增强其他抗心律失常药对心脏的作用，与 I_a 类药及美西律合用可加重 QT 间期延长，极少数患者可出现尖端扭转型室性心动过速，应引起重视。一般要求，从加用本药起，原抗心律失常药应减少 30%~50%，并逐渐停药。如必须合用，应将常用药量减少一半。②与 β 受体阻滞剂合用，可加重对窦房结、房室结和心肌的抑制，出现窦性心动过缓、窦性停搏及房室传导阻滞加重。若出现这种情况，应停联用。③与其他延长 QT 间期药物（如吩噻嗪、三环类抗抑郁药、索他洛尔等）合用时，QT 间期可进一步延长，增加心律失常风险。④长春胺、舒托必利、红霉素（静脉注射）、喷他咪合用应禁止，因可导致尖端扭转型室性心动过速。⑤刺激性泻药与本药合用，可引起尖端扭转型室性心动过速，可致命。⑥与致低血钾药物，如排钾利尿药、皮质激素、替可克肽、两性霉素 B（静脉注射）合用，可引起严重心律失常。⑦本药可增高地高辛等强心苷的血药浓度，可达到中毒水平。⑧本药可增加华法林的抗凝作用。⑨本药与辛伐他汀合用，有导致横纹肌溶解的风险，并可诱发肾衰竭。合用时辛伐他汀剂量不可超过 20mg/d。⑩本药增强光敏性药物的光敏作用。⑪本药增强环孢素的血药浓度，合用时应调整剂量。⑫单胺氧化酶抑制药可使本药代谢减慢，血药浓度增加。⑬本药可抑制甲状腺摄取 ^{123}I、^{133}I 及 ^{99m}Tc。

【规格】 片剂：100mg，200mg；胶囊：100mg，200mg；注射液：150mg/2mL，150mg/3mL；注射剂：150mg。

盐酸索他洛尔[典] **Sotalol Hydrochloride（济迪，金绿欣，诺思，施太可，索他洛尔，Betades，Betapace，Cormedigin，Darob，Jusotal，Losotal）**

【药性与应用】 本药为唯一兼有Ⅱ类和Ⅲ类抗心律失常药特点的非选择性β受体阻滞剂。本药尚具有明显的抗心肌缺血作用，并降低高血压患者的收缩压与舒张压。口服吸收完全。口服后2.5~4h达到峰浓度，主要经肾脏排泄。半衰期的β相为12h。肾功能减退的老年患者半衰期延长。

临床应用范围较为广泛。

用于心律失常，适应证：①危及生命的室性心动过速；②症状性非持续性整速型心律失常和症状性室性早搏；③心脏手术后阵发性房性心动过速、阵发性房窦、阵发性房室结折返性心动过速、阵发性房室旁路折返性心动过速的预防；④房颤、房扑复律后窦性心律的维持；⑤循环血中儿茶酚胺过多以及对儿茶酚胺高敏引起的心律失常。

用于心绞痛，以降低心绞痛的发生率及发作程度。

用于心肌梗死，在急性心肌梗死发生后的5~14d给予本药，可以显著降低梗死的再发生率，并有使梗死后第1年死亡率降低的趋势。

用于高血压，本药可逐步降低仰卧或直立位血压，每天服用1次即可有效控制高血压。

口服：起始量160mg/d，分2次服，间隔12h。必要时剂量可逐渐增至240~320mg/d。大多数患者日总剂量160~320mg，分2次服，即可得到满意效果。对某些有生命危险的顽固性室性心律失常，所需剂量可高达480~640mg/d，但只有评估利大于弊时才可用此高剂量。本药极量为640mg/d。

静脉给药：0.5~1.5mg/（kg·次），10min内静脉注射，继以10mg/h的速度静脉滴注维持。

【注意与禁忌】 为尽量减少诱导心律失常风险，患者开始或重复开始使用本药时，应在监护室至少监测3d。用前应进行肌酐清除率测定。

禁忌证：对本药过敏、支气管哮喘、过敏性鼻炎、严重慢性阻塞性肺疾病、窦性心动过缓、Ⅱ或Ⅲ度房室传导阻滞（安装心脏起搏器者除外）、QT间期延长综合征、心源性休克、未控制的充血性心力衰竭（继发于心动过速者除外）、低血压、低血钾、肌酐清除率小于40mL/min、病窦综合征。

慎用证：已用地高辛控制的心力衰竭、电解质紊乱、Ⅰ度房室传导阻滞、糖尿病、自发性低血糖发作、甲状腺功能亢进、肾病、周围血管疾病、手术期患者。

本药对 15 岁以下患者的安全性、有效性尚不明确。妊娠安全性为 B 级。哺乳妇慎用。

不良反应：本药可致心律失常，其类型多种多样，从室上性心动过速到尖端扭转型室性心动过速、室颤等均可出现，还可有胸痛、心悸、晕厥、低血压、呼吸困难、心力衰竭加重、水肿等。此外尚可有疲劳、虚弱、乏力、眩晕、头晕、头痛、睡眠障碍、抑郁、感觉异常、情绪改变、焦虑、恶心、呕吐、腹泻、消化不良、腹痛、胃肠胀气、性功能紊乱，发热、哮喘、皮疹、视力障碍、味觉异常、听力障碍、肌肉痉挛、肢体疼痛等。

【药物相互作用】 ①本药与 I_a 类抗心律失常药合用，有协同作用，可导致不应期延长，不宜合用。与其他Ⅱ类抗心律失常药合用，可导致心律失常的累加。②本药能使 QT 间期延长，凡已知能延长 QT 间期的药物，如吩噻嗪类、三环类抗抑郁药、特非那定或阿司咪唑等，均不宜与本药合用。③与钙通道阻滞药如维拉帕米、地尔硫䓬等合用，对房室传导阻滞和心室功能均有负性相加作用，可引起心脏功能的进一步抑制，血压降低、心动过缓、传导障碍和心力衰竭，故应避免合用。④本药可增加洋地黄的毒性作用，对已洋地黄化而心脏高度扩大、心律不稳定的患者忌用。⑤可引起低血钾、低血镁的药物与本药合用，均有发生尖端扭转型室性心动过速的危险。⑥本药与儿茶酚胺类药物（利血平、胍乙啶等）合用，可引起静息时交感神经张力下降，导致严重低血压和心动过缓。⑦本药可升高血糖，合用降糖药时应注意剂量。

【规格】 片剂：30mg，40mg，80mg，160mg，200mg，240mg；注射液：20mg/2mL；注射剂：10mg。

溴苄铵　Bretylium（甲苯磺酸溴苄乙铵，特兰新，Darenthin，Bretylan）

【药性与应用】 Ⅲ类抗心律失常药。抗肾上腺素，提高心室致颤阈，适于各种室性心律失常，增强心肌收缩力，改善房室传导。临床用于频发性室早、阵发性室速、室扑与室颤；对锑剂中毒所致阿-斯综合征效果尤好；对器质性心脏病、电解质紊乱，以及洋地黄与奎尼丁等药物中毒引起的心律失常也有一定疗效，为较优良的抗心律失常药物。现已很少用于高血压的治疗。

静脉注射或肌内注射：3~5mg/kg，静脉注射以 5%葡萄糖溶液稀释后缓慢推注，在 10~20min 内注完；4~6h 后可重复，取得疗效后，以肌内注射维持。治疗阿-斯综合征采用口服法：0.1g，3 次/d，递增至有效量后，即以该剂量维持，最高剂量 1.5g/d。

【注意与禁忌】 有胸闷、心悸、恶心、呕吐、腹部不适等反应；注射后可有血压暂时升高，但轻微，不必停药。t_{max}长，宜尽早用药。与钙离子拮抗，不可与钙剂配伍。

【规格】 片剂：0.1g；注射液：0.25g/2mL。

依地酸二钠[典] Disodium Edetate（依地钠，EDTA-2Na）

【药性与应用】 与钙离子结合成可溶性络合物，减少钙离子浓度，治疗洋地黄中毒所致心律失常。

静脉注射：1~3g，以50%葡萄糖溶液20~40mL稀释后注入。静脉滴注：4~6g加入5%~10%葡萄糖溶液500mL中，1~3h内滴完。

【注意与禁忌】 心律失常纠正后，须口服钠盐维持疗效。

【规格】 注射液：1g/5mL。

蝙蝠葛碱 Dauricine（北豆根碱，利心）

【药性与应用】 由蝙蝠葛（北豆）根提取的生物碱，是一种广谱抗心律失常药，对K^+、Na^+、Ca^{2+}跨膜离子流均有抑制作用。电生理效应类似奎尼丁，但无抗迷走神经作用。此外，尚有降压、局麻、镇痛、利尿诸作用。适用于期前收缩及室性心动过速。

口服：0.3g，3次/d；以后改为0.15~0.6g/d维持。

【注意与禁忌】 不良反应较少，可有消化道不适，肝病者禁用。

【规格】 片剂：0.05g，0.1g。

阿义马林 Ajmaline（阿马灵，缓脉灵，西萝芙木碱，Rauwalfine，Aritmina，Ritmos）

【药性与应用】 由萝芙木中提取的一种生物碱，属I_a类抗心律失常药。电生理效应类似奎尼丁，主要降低心肌细胞膜的钠通透性，降低0相最大上升速率与幅度，延长4相舒张期自动除极，减慢房室和室内传导，延长复极时间，对Ca^{2+}内流也有一定阻滞作用，并能延长有效不应期与旁道不应期，且较显著，尚有轻度抗交感作用。口服后20min起作用，40~60min达峰值，持续5~6h。$t_{1/2}$为8h。主要由肝代谢，可有肠-肝循环。66%分泌至胆汁，16%以原形从肾脏排泄。临床用于治疗期前收缩、室性心动过速、预激综合征伴室上性心动过速。对阵发性房颤和窦性心动过速效果较差。对房室结、房室旁道有很强抑制作用，因而主要用于预激综合征伴发的心律失常。

口服：50~100mg，3~4次/d；以50~100mg/d维持。极量，150mg/次，450mg/d。静脉注射：50mg/次，5~10min注完。

【注意与禁忌】 最常见的不良反应有恶心、呕吐、头痛、胃肠道不适、纳差、腹泻、眩晕、耳鸣、发热感与虚弱。少见光敏、眼球震颤、复视。偶见抽搐、呼吸抑制、精神错乱、粒细胞缺乏。快速静脉推注可致血压下降或加重室性心律失常，甚至室颤和停搏。偶可致完全性房室传导阻滞。严重低血压、心动过缓、房室传导阻滞、心肌炎、循环衰竭、妊娠早期禁用。重症肌无力、心力衰竭者慎用。静脉注射速度宜缓慢，并密切观察心率、血压。长期大量口服应注意胃肠道症状。

【药物相互作用】 与肾上腺素类药，如肾上腺素、去甲肾上腺素、麻黄碱等合用，可影响后者的药效。与奎尼丁合用，本品的 $t_{1/2}$ 延长 1 倍，而奎尼丁不受影响。

【规格】 片剂：50mg；注射液：50mg/2mL。

门冬氨酸钾镁　Potassium Magnesium Aspartate（脉安定，潘南金，Aspara，Panangin，Perikursal）

【药性与应用】 本品在体内是草酰乙酸的前体，是三羧酸循环中的重要成分；同时也参与鸟氨酸循环，促进氨和二氧化碳的代谢，使其生成尿素，降低血氨与二氧化碳含量，促使坏死心肌与肝细胞的再生。并可作为 K^+ 的载体使之重返细胞内，促进细胞膜的除极化与代谢，维持正常功能。K^+ 为高能键合成与分解的催化剂，促进细胞的除极化，改善心肌收缩功能，降低心肌耗氧量。Mg^{2+} 是糖原与高能磷酸酯不可缺少的成分，是心肌细胞膜 Na^+-K^+-ATP 酶和心肌细胞腺苷环化酶所必需的激活因子，并激活心肌线粒体的氧化磷酸化反应。Mg^{2+} 还抑制房室和室内传导，降低心肌应激性，扩张小血管，增加心肌供氧，同时畅通气道，降低肺动脉压，减轻心脏负荷与氧耗量。临床用于治疗心血管疾病：对低血钾引起的顽固性心力衰竭、心肌炎后遗症、洋地黄中毒、肺心病引起的房性及室性早搏，在一般抗心律失常药治疗无效时，有时可取得良好效果。也可用于治疗急慢性肝炎、重症乙型脑炎。

口服液：成人，10~20mL，3 次/d。注射液：10~20mL 加入 5%或 10%葡萄糖溶液 250~500mL，缓慢静脉滴注，1 次/d。儿童用量酌减。对重症肝炎、低血钾者可适当加大剂量。

【注意与禁忌】 偶有轻度腹泻与胃部不适。本品不能用于肌内注射或静脉注射。肾功能不全和高血钾者禁用。洋地黄中毒以外的房室传导阻滞，均应慎用。

【药物相互作用】 ①与四环素、铁盐、氟化钠同用，这些药物的吸收，可被本药抑制，故联用时应间隔 3h 以上。②本药与保钾利尿剂或血管紧张素转换酶抑制药（ACEI）同用，可发生高钾血症。

【规格】 口服液：10mL；注射液：10mL（内含钾盐及镁盐各 500mg）。

氟司洛尔 Flestolol

【药性与应用】 超短效 I_a 类抗心律失常 β 受体阻滞药。对心脏无选择性，无内源性拟交感活性。对心房阻滞作用较普萘洛尔强 3 倍，较艾司洛尔强 10 倍。还能明显延长窦性周期及窦房结恢复时间，对 QT 间期无变化。静脉注射后 20min 内达稳态血药浓度，停药后 30min 恢复到原有水平。$t_{1/2}$ 为 4. 8~9. 7min。主要经肝外途径消除，从尿中以原形排出仅 2%~3%。临床适用于治疗快速型心律失常、不稳定型心绞痛和急性心肌梗死，能迅速有效地控制房颤、房扑性快速心率，改善缺血心肌的血流动力学状态，缓解不稳定型心绞痛。作用短暂，易于掌握。

静脉滴注：0. 5~1. 0μg/（kg・d）。

【注意与禁忌】 耐受性良好，无严重副作用。仅个别有轻度头痛、恶心、胃痛与胸痛，停药后即恢复正常。静脉滴注过程中，应密切注意心率、心律、血压等变化。有潜在病窦综合征者慎用。原有Ⅱ度以上房室传导阻滞、心功能不全、心源性休克者禁用；哮喘及阻塞性支气管、肺疾病患者相对禁用。

【规格】 注射剂：100mg。

腺苷 Adenosine（艾吉伴，安诺克，新速平）

【药性与应用】 本药主要由三磷酸腺苷（ATP）降解形成，是一种能中止阵发性室上速的独特药物，但不适合通常抗心律失常药的分类。本药的选择性抗心律失常作用，可用于鉴别宽 QRS 波心动过速为室性心动过速还是室上性心动过速伴室内差异传导。本药对预激综合征无效。另外，本药持续静脉给药可产生强烈的血管舒张作用，用药后正常冠状动脉血流量增加，狭窄冠状动脉增加或不增加，故也可用于辅助铊-201 对心肌灌注的显影。

本药体内代谢迅速，起效快，作用时间仅 10~20 s。本药经静脉注射后，很快进入血循环，并被很快代谢，而不经过肝、肾。因而肝、肾功能不全对本药的药效与耐受性无影响。

静脉注射给药，须在 2 s 内快速冲击推注。初始剂量为 3mg，第 2 次给药剂量为 6mg，第 3 次为 12mg，间隔时间 1~2min。若出现重度房室传导阻滞时，不得再增加剂量。

【注意与禁忌】 对本药过敏，病态窦房结综合征未安置心脏起搏器，未安置心脏起搏器的Ⅱ、Ⅲ度房室传导阻滞，心房颤动或扑动伴异常旁路，估计有支气管狭窄、痉挛的肺部疾病禁用。慎用于 QT 间期延长、高血压、低血压、心肌梗死、不稳定型心绞痛、心脏传导阻滞、心脏停搏以及心脏移植诸种疾病。

本药对儿童的安全性不确定，除非必须。妊娠安全性分级为 C 级。对哺乳妇的安全性不明确。

不良反应：常见面部潮红、呼吸困难、支气管痉挛、胸部紧缩感、恶心和头晕。罕见出汗、心悸、过度换气、头部压迫感、焦虑、眩晕、视物模糊、烧灼感、心动过缓、心脏停搏、头颈痛、手臂痛、背痛、腹痛等，均较短暂，易耐受。有过严重心动过缓须临时起搏的报道。在转为正常窦性心律后，心电图可出现期前收缩（房性、室性）、窦性心动过缓或过速、窦性停搏或传导阻滞。诱发的心动过缓可引起心室应激异常，出现心室颤动和尖端扭转型室性心动过速。曾有颅内压升高恶化的报道。

【药物相互作用】 ①双嘧达莫可减少本药代谢、增加本药疗效并引起不良反应，合用时应减少本药剂量，如减至 0.5～1mg。②与卡马西平合用，可加重传导阻滞。③茶碱等甲基黄嘌呤类药物可拮抗本药作用，合用时应加大本药剂量。

【规格】 注射液：6mg/2mL，20mg/10mL。

多非利特　Dofetilide（度非替利，Tikosyn）

【药性与应用】 本药是甲磺酸苯胺衍生物，为Ⅲ类抗心律失常药。能选择性抑制钾离子通道，明显延长动作电位时程和有效不应期，但不影响传导速度。本药呈剂量依赖性地延长动作电位时间、房室有效不应期和旁道有效不应期。本药比其他Ⅲ类抗心律失常药（如索他洛尔）的作用更强，选择性更高。此外，本药不影响钠通道、钙通道，对 α、β 肾上腺素受体亦无作用。

本药口服 2h 起效，静脉注射立即起效。口服达峰时间为 1～3h，持续时间 4h（静脉为 3h）。口服吸收良好，生物利用度大于 90%，食物不影响本药的生物利用度。消除半衰期为 7.5～10h。

本药临床用于治疗心房扑动、心房颤动及室上性心动过速。

口服：①心房扑动、心房颤动：QT 间期小于 440ms 时，初始剂量为 0.5mg，2 次/d。给药 2～3h 后如 QT 间期升高小于 15%，继续使用同样剂量；如 QT 间期升高大于 15%，或大于 500ms 时，可将剂量减少到 0.25mg，2 次/d。在第 2 次给药后，如果 QT 间期大于 500ms（室上速异常者，大于 550ms），应立即停药。②预防室性心动过速：0.25～1mg，2 次/d。给药后如 QT 间期升高大于 15%，则剂量减为 0.25～1mg，1 次/d。调整后剂量，如 QT 间期升高大于 15%或大于 500ms，则应停药。

【注意与禁忌】 为尽量减少诱导心律失常的风险，患者开始或重新开始应用本药时，应在监护室中监测 3d。禁用于对本药过敏、心动过缓、QT 间期延长综合征、严重肾功能不全患者。慎用于房室传导阻滞、心动过速、电解质紊乱（低钾、低镁等）、肾功能损害、肝病、中度 QT 间期延长。

对儿童的安全性与疗效尚不明确。对妊娠的安全性为 C 级。对哺乳妇的使用应权衡利弊。

不良反应主要为尖端扭转型快速心律失常。其他可见房室传导阻滞、节律异常、QT 间期延长和室性心律失常以及头痛、头晕、胸痛、胃肠胀气和腹胀等。

【药物相互作用】 ①氢氯噻嗪类利尿药可导致低血钾、低血镁，并升高本药血药浓度，诱发致命心律失常，禁止合用。②与维拉帕米合用，可诱发尖端扭转型室性快速心律失常，应禁止合用。③西咪替丁使本药血药浓度升高，毒性增强，应改用奥美拉唑。④甲地孕酮、丙氯拉嗪、磺胺甲噁唑、甲氧苄啶抑制本药肾排泄，禁止合用。⑤阿米洛利、氨苯喋啶、二甲双胍可使本药血浓度升高，心脏毒性增加。⑥与排钾利尿剂合用，可使本药平均清除率下降16%，低血钾与低血镁有增加尖端扭转型心律失常的风险，应谨慎并密切监测。⑦与大环内酯类抗生素合用，延长 QT 间期，增加心脏毒性，不推荐合用。⑧禁止与苄普地尔合用，以免延长 QT 间期。⑨左醋美沙朵与本药合用使心脏毒性增加，应禁止。⑩禁止与三氧化二砷合用，以免 QT 间期延长，产生尖端扭转心律。⑪西沙必利本身可导致严重心律失常，与本药合用进一步增加了心脏毒性，应禁止。⑫司帕沙星可延长 QT 间期诱发尖端扭转心律，合用本药更增加了这种毒性，故应予禁止。⑬与多拉司琼合用，双重引起 QT 间期延长。⑭罗哌卡因合用本药，两药心脏毒性叠加。⑮氯丙嗪与本药合用，双重延长 QT 间期。⑯氟哌利多为延长 QT 间期药，不可与本药合用。⑰喹诺酮类药延长 QT 间期，诱发心律失常，不推荐与本药合用。⑱禁止伊曲康唑、酮康唑与本药合用，以防增加心脏毒性。⑲禁止匹莫齐特、特非那定与本药合用，因有可能加重 QT 间期延长。⑳美索达嗪、硫利达嗪、齐拉西酮生产厂家声明，禁与延长 QT 间期药物联用，故本药不应例外。㉑本药与其他Ⅲ类抗心律失常药合用，延长 QT 间期特性相加，心脏毒性相加，故不推荐。㉒与Ⅰ类抗心律失常药合用，也有 QT 间期延长相加作用，不推荐合用。㉓I_a 类抗心律失常药和Ⅲ类抗心律失常药在使用推荐剂量时，均可延长 QT 间期，在理论上不推荐与本药合用。㉔三环类抗抑郁药有延长 QT 间期特性，故不推荐与Ⅲ类抗心律失常药合用，其中包括本药。㉕与氨磺必利、氧哌啶醇、喹硫平、利培酮、金刚哚、舒托必利、佐替平合用，有引起 QT 间期延长可能，故不推荐合用。㉖本药与磷酸钾、加替沙星、先米沙星、卤泛群、伊拉地平、莫西沙星合用在某些患者中可引起严重心律失常，故不推荐合用。㉗与阿司咪唑、水合氯醛、氯喹、克拉霉素联用应慎重，可引起 QT 间期延长。㉘在理论上本药和恩氟烷、氟烷、异氟烷、秦利霉素合用，不排除 QT 间期延长相加作用，故不应联用。㉙理论上不推荐本药与已知能延长 QT 间期药物联用，如氟西汀、利多氟嗪、甲氟喹丁、奥曲肽、喷他脒、普罗布考、螺旋霉素、佐米曲坦、文拉法辛、血管升压素等。

【规格】 胶囊：125μg，250μg，500μg。

安他唑啉[典]　Antazoline（安他啉，安他心，安太林，盐酸安他唑啉，磷酸安他唑啉，Antisine，Azalone，Histostab）

【药性与应用】 本药为乙二胺的衍生物，属 I_a 类抗心律失常药。原本用于抗组胺，治疗皮肤黏膜过敏症，现用于治疗心律失常。其药理作用类似于奎尼丁，干扰心肌细胞膜对 Na^+、K^+ 的渗透，减慢心房传导，增加心室对心房扑动的反应。同时有轻度交感神经兴奋作用，增加周围血管阻力，降低心排血量。本药也是一种 H_1 受体拮抗剂，用以对抗组胺引起的黏膜、皮肤过敏和抗组织排异的免疫抑制治疗。

临床主要用于房性、室性早搏，室性心动过速，心房颤动等心律失常；亦用于缓解过敏性结膜炎和皮肤刺激症状。

口服给药治疗心律失常：100~200mg，3~4 次/d，餐后服用。

静脉给药：①治疗心律失常：国外治法是每分钟弹丸或静脉注射 50mg，直至达到最大量 400mg，再改为口服维持。最大维持量为 1200mg/d，分次服用。② 免疫抑制治疗：国外报道 69 例肾移植的治法为，每日 300mg，连用 23d，然后改为口服，100mg，3 次/d，连用 1 年。

经眼给药：过敏性、炎症性或感染性眼病，推荐用 0.5%磷酸安他唑啉及 0.05%盐酸萘甲唑啉滴眼液滴眼，每次 1~2 滴，1 次/3~4h。

【注意与禁忌】 对本药过敏、闭角型青光眼、新生儿禁用。慎用于心力衰竭、心功能不全或器质性心脏病、高血糖、甲状腺功能亢进、外伤或感染患者。妊娠安全性为 C 级。对哺乳的影响不明确。

不良反应偶见恶心、呕吐、嗜睡和粒细胞减少。长期应用可致免疫性血小板减少性紫癜。

【规格】 片剂：100mg；注射剂：100mg；滴眼液：含 0.5%磷酸安他唑啉及 0.05%盐酸萘甲唑啉。

第四节 防治心绞痛药

硝酸甘油[典] **Nitroglycerin（Nitroglycerol，Glyceryl Trinitrate）**

【药性与应用】 直接松弛血管平滑肌，尤其小血管平滑肌，扩张周围血管，减少外周阻力与心排血量。减轻心肌负荷与心肌耗氧量，从而缓解心绞痛。尚可促进冠状动脉侧支循环的形成。临床主要用于防治心绞痛。发作时舌下含服1片，2~5min即发挥作用，可维持30min。应用时半坐或卧位较好，以防直立性晕厥。因对其他平滑肌也有松弛作用，可用于缓解胆绞痛、幽门痉挛、肾绞痛，但作用均较短暂。

用法：舌下含片，1片（0.3mg、0.5mg、0.6mg）/次。

【注意与禁忌】 用药后有头胀、头内搏动性痛、心跳加快，甚至晕厥。可先含化半片，以减轻副作用。心绞痛频发者可在大便前含化，以预防发作。不可吞服。青光眼病人忌用。长期服药可产生耐受性，并在突然停药后出现戒断症状。

【药物相互作用】 ①与降压药或扩血管药合用，可使本药的体位性降压作用增强。②枸橼酸西地那非可增强硝酸酯类降血压效应，严禁本药与之合用。③乙酸半胱氨酸可使本药扩张动脉效应增强，导致严重低血压反应。④有报道阿司匹林可使本药血药浓度增加，同时阿司匹林抗凝作用加强。⑤本药可加强三环类抗抑郁药的降压作用和抗胆碱效应。⑥本药与普萘洛尔合用有协同作用，可抵消各自的缺点。但后者可致冠脉血流量下降，有一定风险。⑦本药可使双氢麦角胺血药浓度升高，毒性增加。⑧本药延长泮库溴铵的作用时间，二者一般不合用，必须合用时应调整剂量，监测呼吸，预防呼吸抑制与暂停。⑨乙酰胆碱、组胺减弱本药的作用。⑩拟交感胺类药物降低本药的抗心绞痛效应。⑪静脉滴注本药合用肝素，可降低肝素抗凝作用。⑫本药增加肝血流量，使阿普替酶的清除加快，血药浓度降低，造成冠脉再冠注减少，再梗死的可能性加大，应尽量避免二者合用，必要时采取最低有效剂量。⑬本药与吲哚美辛合用可抑制前列腺素介导的血管扩张，降低冠脉流量。⑭饮酒可降低本药血浓度。

【规格】 片剂：0.3mg，0.5mg，0.6mg；缓释片：2.5mg；溶液：1%；注射液：1mg/1mL，2mg/1mL，5mg/1mL，10mg/1mL；敷贴剂：2.5mg，5mg，7.5mg，10mg，15mg；气雾剂：14g（含硝酸甘油0.1g）。

硝酸甘油控释口颊片　Nitroglycerin Sustained-release Buccal Tablets

【药性与应用】 兼有速效和长效作用的新型硝酸甘油控释口颊片剂。由口腔给药，起效迅速，作用时间长。其作用及血流动力学效应与硝酸甘油相同。口腔黏膜吸收，3min 起作用，10～20min 达峰值，持续 3～5h。不受肝首过效应的影响，药物经肝内麦甘胱肽硝酸酯还原酶代谢，生成二硝酸甘油、单硝酸甘油及无机硝酸盐，由尿排出。用于防治心绞痛，尤适用于半夜发作和长期服药的冠心病心绞痛病人。其缓解心绞痛急性发作效果显著，总有效率可达 97%，心电图改善率为 66.7%。

可间歇给药，1 片/次，粘于上唇和齿龈之间的黏膜间，用手指或舌尖将其移至舒适位置。初始剂量 1mg。如效果不明显，可增至 2.5mg。对急性心绞痛病人，于发作时使用 1 片；如需增加剂量，可在对侧加放 1 片。

【注意与禁忌】 初次使用可有头痛、面红或麻刺感，不久即会适应。青光眼、颅内压增高、严重贫血、严重低血压、快速型心律失常、肥厚性心肌病者禁用。一般不影响进食，也可在进食前去掉，食后另贴 1 片。如出现副作用，可随时取出药片。不可将药片置于舌下、咀嚼或吞服。

【规格】 片剂：1mg，2.5mg。

硝酸甘油贴膜　Nitroglycerin Adhesive Patch

【药性与应用】 硝酸甘油透皮剂，用于抗心绞痛，机制及动力学效应与硝酸甘油相同。本品贴敷后 1h 可达峰值，持续可达 24h，$t_{1/2}$很短，可避免肠-肝循环及首过效应。临床用于防治心绞痛和慢性充血性心力衰竭，可避免胃肠道反应，尤适宜于预防夜间心绞痛发作。

临用时，揭去保护层，贴于左前胸皮肤，1 张/次，1 次/d。

【注意与禁忌】 不良反应可有头痛、皮炎、心率加快、血压降低等。如有头痛或皮炎时，应停用。严重贫血、青光眼、脑出血、颅内压增高、低血压者禁用。皮肤过敏者不宜用。

【药物相互作用】 与 β 受体阻滞剂合用，可引起血压明显下降。

【规格】 贴膜：2.5mg。

戊四硝酯[典]　Pentaerythrityl Tetranitrate（硝酸戊四醇酯，长效硝酸甘油，硝酸季戊醇，四硝基季戊醇，Nitropentytrit，Pentanitrlol，Pentritol，Peritrate）

【药性与应用】 作用与硝酸甘油相似，但缓慢持久，服后 40min 起效，维持 4～6h。用于预防心绞痛发作。

口服：10～30mg，3～4 次/d。

【注意与禁忌】 服后可出现头痛、视力紊乱、昏睡、恶心。青光眼禁用。

【规格】 片剂：10mg，20mg。

戊四硝酯粉：为戊四硝酯 1 份、乳糖 3 份、淀粉 1 份的混合物。口服：10~20mg，3~4 次/d。

复方戊四硝酯片（复硝片，复方硝酸甘油片 C）：每片含戊四硝酯 20mg、硝酸甘油 0.5mg。用于预防和缓解心绞痛发作。口服或口含：1 片，3 次/d。欲求速效，可嚼碎后服下。

硝酸异山梨酯[典][基]　Isosorbide Dinitrate（硝异梨醇，硝酸脱水山梨醇酯，异舒吉，消心痛，Sorbide Nitrate，Isoket，Sorbitrate，Carvasin，Nitorol）

【药性与应用】 为硝酸酯类的一种，作用机制和血流动力学效应同硝酸甘油，可直接松弛平滑肌，尤其对血管平滑肌、毛细血管后静脉的舒张作用较小动脉更为持久，对心肌则无明显直接作用。由于容量血管的扩张，回心血量减少，心脏的前负荷降低；同时外周阻力下降，血压下降，左心室射血阻力减少，使心脏的后负荷也下降，心脏耗氧量减少。作用可维持 4h 以上。口服胃肠道吸收完全，15~20min 起效，30~120min 达峰值。经肝代谢后产生的 2-单硝酸异山梨酯和 5-单硝酸异山梨酯仍有活性，$t_{1/2}$为 1.5~4h。最终经肾排出。舌下含化 2.5~5mg，6min 达峰值，$t_{1/2}$为 45min，有效作用 10~60min。缓释剂单次口服后 2~5h 达到最大疗效，作用持续 8h。口腔喷雾剂 5min 内达峰值。临床用于冠心病心绞痛、急性心肌梗死、充血性心力衰竭的治疗、预防与急救。

口服：片剂，5~20mg，3~4 次/d；分别于 7 时、12 时和 17 时口服，可减少耐药性的发生。缓释片，20mg，1 次/12h；为防止耐药性，可 8 时、12 时各服 1 次，需要时可增至 4 片或更多。缓释胶囊，20mg，2~3 次/d；或 40mg，1~2次/d。喷雾：心绞痛时喷 1~3 次，1 次/30s，喷入口腔；在急性心肌梗死或急性心力衰竭时，开始喷 1~3 次，5min 内无反应可再喷 1 次；10min 内仍无改善，在严密监测血压条件下，也可继续喷入；为预防导管引起的冠状动脉痉挛，在插入导管前可喷 1~2 次。预防给药随时应用，治疗给药 3~4 次/d。针剂剂量可根据病人反应调整，有效剂量为 2~7mg/h；最优浓度：5mg 加入 500mL 生理盐水或 5% 葡萄糖溶液中，配成 10μg/mL 浓度。为减少输液量，可用输液泵按 2~7mg/h 输入。

【注意与禁忌】 与其他硝酸酯类一样，在使用初期可因血管扩张出现头痛、恶心等症状。禁用于贫血、头部创伤、脑出血、严重低血压、血容量不足及对硝酸酯类过敏的病人。严密观察血压与心率的变化。如非必需，不可用于孕妇、哺乳妇。甲状腺功能减退，严重肝、肾疾病，过度消瘦者慎用。闭角型青光眼慎用。

【药物相互作用】　①与降压药或扩血管药合用，可出现直立性低血压。②本药可增强三环类抗抑郁药的低血压和抗胆碱效应。③本药可升高双氢麦角胺的血药浓度，增强降压作用。④严禁西地那非与任何硝酸制剂合用，因均可引起严重低血压。⑤与乙酰胆碱、组胺、类固醇类抗炎药合用，可减弱本药疗效。⑥拟交感胺类可降低本药的抗心绞痛疗效。⑦饮酒可导致本药引起中度低血压。⑧其他参阅硝酸甘油相关内容。

【规格】　片剂：2.5mg，5mg，10mg；缓释片：20mg，40mg；缓释胶囊：50mg；注射液：5mg/5mL，10mg/10mL，50mg/50mL，10mg/100mL，20mg/200mL，25mg/250mL；喷雾剂：96.2mg/10mL，375mg/15mL，250mg/20mL；乳膏：1.5g/10g。

单硝酸异山梨酯[典]　Isosorbide Mononitrate（异乐定，安心脉，鲁南欣康，长效心痛治－20，可力新，Elantan，ISMN，Isosorbide 5－Mononitrat，Etimons，Corangin Monomack，ISMO－20）

【药性与应用】　长效硝酸酯类抗心绞痛药，作用机制及血流动力学效应与硝酸甘油类似。主要扩张静脉，减轻前负荷，减少回心血量，降低心脏机械功及氧耗量；并可扩张动脉，降低心脏后负荷，且作用较持久。口服吸收良好，10min即出现疗效，30min达峰值。它与硝酸甘油、硝酸异山梨酯不同，口服后无肝脏首过效应，生物利用度可达100%。作用持续时间较长，$t_{1/2}$为9～12h。经肝脏后无变化，排泄缓慢。主要由肝脏代谢。有肠-肝循环现象。临床用于治疗和预防冠心病，尤其对血管痉挛型和混合型心绞痛，可防止进一步衍变为心肌梗死。也可用于治疗慢性充血性心力衰竭、肺动脉高压、心绞痛伴一过性左心衰，其疗效优于其他长效硝酸酯类。本品毒性低，临床疗效高，是一种有希望的口服抗心肌缺血药物。

口服：20mg/次，2次/d，需要时再增加剂量。应饭后服，不可嚼碎。长效缓释片，50mg，1次/d。

【注意与禁忌】　治疗初期可有血压下降、短暂头痛、恶心和轻度头晕，一般不影响治疗。急性心肌梗死、急性左心衰伴低充盈压、严重低血压者禁用。孕妇慎用。急性心绞痛时不适宜应用。

【药物相互作用】　①西地那非可增强硝酸酯类药的降压作用，故严禁此药与本药合用。②本药与降压药、β受体阻滞剂、钙拮抗剂、扩张血管药及安定类药合用，可使体位性降压作用增强。③本药加剧三环类抗抑郁药的降血压与抗胆碱效应。④本药增强双氢麦角胺的升压效应。⑤与乙酰胆碱、组胺合用，本药疗效下降。⑥与交感胺类合用，本药的抗心绞痛作用被拮抗。⑦同时服用非甾体抗炎药、抗风湿药可使本药疗效下降。⑧乙醇增强本药的降血压效应，中度以上饮酒可致血压过低。

【规格】 片剂：10mg，20mg，40mg，60mg；分散片：20mg；缓释片：40mg，50mg，60mg；胶囊：10mg，20mg；缓释胶囊：25mg，40mg，50mg；胶丸：10mg，20mg；喷雾剂：90mg/5mL；注射液：10mg/1mL，20mg/2mL，25mg/2mL，20mg/5mL，10mg/100mL，20mg/100mL，20mg/250mL，50mg/250mL；注射剂：20mg，25mg，50mg。

亚硝酸异戊酯 Amyl Nitrite（亚硝戊酯）

与硝酸甘油类似，作用更快，用于防治心绞痛的急性发作和氰化物中毒。将含药液安瓿裹在手帕内打碎用鼻吸入。注意事项同硝酸甘油。吸入剂：0.2mL/支。

亚硝酸辛酯 Octyl Nitrite

类似亚硝戊酯，毒性较小，每次吸入 0.2~0.4mL。注意事项同硝酸甘油。吸入剂：1%（0.2mL）。

丁四硝酯 Erythrityl Tetranitrate（四硝赤醇，Tetranitrol）

长效硝酸酯类，作用与硝酸甘油相同，用于预防和治疗心绞痛的发作。舌下含化：5~10mg。口服：10mg，3 次/d；可增加至 30mg，3 次/d。注意事项同硝酸甘油。片剂：10mg。

奥昔非君 Oxyfedrine（安心酮，安蒙痛，奥昔麻黄碱，心酮胺，麻黄苯丙酮，Myofedrin，Ildaman，Modacor）

【药性与应用】 去甲麻黄碱衍生物，选择性 β 受体激动剂。能选择性地直接扩张冠状动脉，降低冠脉阻力，增加其血流量，改善心肌能量代谢，减小心室容积，降低室壁张力，增强心肌收缩力，增快心率，从而平衡心肌的氧代谢，提高心肌抗颤能力；并有抑制血小板聚集作用。口服吸收良好，4~8min 起效，持续 4~6h。8h 后约有 50%药物经肝还原成去甲麻黄碱等产物。通过肠-肝循环，原药与代谢产物由尿中排出。临床用于冠心病心绞痛、心肌缺血、轻度心力衰竭，尤适于心功能不全、心动过缓的老年冠心病心绞痛病人，可有较满意的疗效。

口服：8~16mg，3 次/d，饭前服。静脉注射：4mg/次，缓慢推注。

【注意与禁忌】 口服后少数人有口干、头昏，个别人有腹胀、恶心、味觉异常。长期服用有色觉减退、药疹、室性早搏，甚或诱发支气管哮喘，停药后可恢复。伴有明显血流动力学改变的主动脉瓣关闭不全的心绞痛病人禁用。

哮喘病人慎用。

【药物相互作用】 与β受体阻滞剂合用，可引起心动过缓。

【规格】 片剂：8mg；注射液：4mg/2mL。

依他苯酮　Etafenone（乙胺苯乙酮，Baxacor，Dialicor，Paganocor）

【药性与应用】 化学结构与作用均类似奥昔非君，为其同系物。临床用于治疗冠心病、心绞痛及冠脉功能不全。

口服：10~30mg，3次/d。静脉注射与肌内注射：10~20mg，2~3次/d。

【注意与禁忌】 可有胃肠道反应、下肢水肿、面部潮红等。其他参阅奥昔非君。

【规格】 片剂：10mg；注射剂：10mg。

卡波罗孟　Carbocromen（延通心，卡波孟，乙氧香豆素，乙胺香豆素，隐痛散，Chromonar，Intensain，Cromene）

【药性与应用】 选择性扩张冠状动脉，开始作用慢，逐渐加快，持续时间长。长期服用可促进侧支循环的形成。可抑制血小板的聚集，防止血栓形成。临床用于慢性冠状动脉功能不全，预防心绞痛的发作和促进闭塞冠状动脉的侧支形成。也用于麻醉、手术引起的冠状血管的循环障碍及心律失常。

口服：75~150mg，3次/d。重症开始可口服150mg，4次/d；症状改善后减至75mg，3~4次/d。肌内注射或静脉注射：20~40mg，1~2次/d。必要时采用静脉滴注：40~80mg/次。喷雾吸入：每次吸2~3揿（相当于本品3~5mg），3次/d。

【注意与禁忌】 可产生食欲不振、恶心、呕吐、失眠、头痛等。静脉注射过快，可引起一过性面部潮红、胸部热感、心悸等。静脉注射液以5%葡萄糖溶液10~20mL稀释，3~5min推注。

【规格】 片剂：75mg；注射液：40mg/2mL；气雾剂：14g/瓶，内含本品350mg，约200揿。

乙氧黄酮　Efloxatem（乙酯黄酮，心脉舒通，立可定，Recordil，Oxyflavil）

【药性与应用】 冠脉扩张剂，能选择性扩张冠状血管，增加其血流量，而不增加心肌耗氧量。可促进侧支循环的形成。对周围血管、呼吸、血压、心律、心排出量、心功能均无影响，尚可降低血脂。适用于治疗冠状动脉功能不全、心绞痛。长期服用可预防心肌梗死。

口服：60mg，2~3次/d；重症剂量可增加。预防及维持量：30~60mg，2~3次/d。

【注意与禁忌】 偶有恶心、呕吐、面部潮红、失眠等。

【药物相互作用】 与硝酸甘油合用，对自觉症状的改善效果更好。

【规格】 片剂：30mg。

曲美他嗪[典] Trimetazidine（冠脉舒，心康宁，三甲氧苄嗪，Vastarel，Idaptan，Vastazin）

【药性与应用】 较强的抗心绞痛药，起效虽较硝酸甘油慢，但持续时间较长，能对抗儿茶酚胺类的作用，降低血管阻力，增加冠脉及周围血管流量，促进心肌代谢及能量的产生；同时降低心脏负荷、心肌耗氧量及能量的消耗，改善心肌氧与能量的供需平衡；也能增加其对强心苷的耐受性。临床用于心肌供血不足、冠心病、心肌梗死后遗症与心绞痛。可与洋地黄合用于严重心功能不全者。

口服：2~6mg，3 次/d，饭后服；总剂量不超过 18mg/d。静脉注射：8~20mg/次，加入 25%葡萄糖溶液中。静脉滴注：8~20mg，加入 5%葡萄糖溶液 500mL 中。

【注意与禁忌】 个别人可有头晕、食欲差及皮疹等。近期发生急性心肌梗死者忌用。慎用于肝、肾功能不全患者，不稳定型心绞痛以及高血压患者。

【药物相互作用】 ①与地尔硫䓬合用可增强抗心绞痛作用。②与洋地黄合用，可使洋地黄的不良反应减轻，疗效增强。

【规格】 片剂：2mg，3mg；注射液：4mg/2mL。

雷诺嗪 Ranolazine（盐酸雷诺嗪，Ranexa，Ranolazine Hydrochloride）

【药性与应用】 本药为哌嗪衍生物，为选择性心血管抗缺血药。临床用于慢性心绞痛，与氨氯地平、β 受体阻滞剂或硝酸类药联合用于其他药疗效不佳的心绞痛。

口服后 2.5h 即可出现疗效，使用缓释剂达峰时间为 2~5h。食物不影响药物吸收，75%经肾排泄。本药的缓释剂及速释剂的消除半衰期分别为 7~8.9h，1.4~1.9h。

口服：初始剂量 500mg，2 次/d；必要时增至最大推荐剂量 2000mg，2 次/d。

【注意与禁忌】 QT 间期延长综合征、低血钾、肝损害重者均忌用。室性心动过速、剂量相关性 QT 间期延长、严重肾损害者慎用。儿童安全性和有效性未确定，妊娠安全性为 C 级，哺乳妇应停止哺乳。

不良反应可有 QT 间期延长、晕厥、头晕、头痛、衰弱以及血尿素氮、肌酐升高。

【药物相互作用】 ①与大环内酯类抗生素（克拉霉素、红霉素等）、HIV蛋白酶抑制剂（安普那韦、阿托那韦、福沙那韦、茚地那韦、洛匹那韦、利托那韦、奈非那韦、沙奎那韦等）、地尔硫䓬、韦拉帕米、伊曲康唑、氟康唑、酮康唑及其他吡咯类抗真菌药等合用，可抑制 CYP3A 介导的本药代谢，使本药血药浓度升高，增加心脏毒性风险，如 QT 间期延长、尖端扭转型室性心动过速、心脏停搏等，故上述药物禁止与本药合用。②环孢素可使本药血药浓度升高，诱发 QT 间期延长。③帕罗西汀可使本药血药浓度升高，一般不需调整剂量。④与Ⅲ类抗心律失常药、I_a 类抗心律失常药合用，对 QT 间期的延长呈相加作用，有增加致命心律失常的风险，故禁止合用。⑤本药可使地高辛血药浓度升高，诱发中毒，应降低地高辛剂量。⑥与可延长 QT 间期的抗精神病药物阿立哌唑、硫利达嗪、齐拉西酮等合用，可增加 QT 间期延长作用，故应禁止合用。⑦本药可使辛伐他汀血药浓度升高，增加肌痛、横纹肌溶解风险。

【规格】 片剂：500mg。

地拉䓬　Dilazep（地拉齐普，克冠䓬，克冠二氮䓬，双酯嗪，扩冠嗪，Cormelian，Coratoline）

【药性与应用】 具有明显、持久地选择性扩张冠脉的作用，降低其阻力，增加其血流量，因而为缺血性心脏病的防治药物。此外尚可促进冠脉侧支循环、抑制血小板聚集。主要是抑制腺苷分解酶，使腺苷含量增高，以扩张冠状血管。口服吸收良好，2~6h 达峰值，$t_{1/2}$ 为 24h。心肌血药浓度高于脑的 2~6 倍。临床用于冠状动脉供血不足、冠心病心绞痛，并预防心肌梗死和心肌梗死后遗症，与强心苷配伍，用于治疗慢性心力衰竭。

口服：60mg，3 次/d；2 个月为 1 个疗程。静脉注射：10mg/次，加入 25%葡萄糖溶液中，1~2 次/d。

【注意与禁忌】 偶有头晕、胃肠道不适。近期心肌梗死者忌用。

【规格】 片剂：30mg；注射液：10mg/1mL。

双嘧达莫[典][基]　Dipyridamole（潘生丁，双嘧哌胺醇，哌醇定，Persantin）

【药性与应用】 对冠状动脉有较强扩张作用，可明显增加其血流量与供氧量。临床上对其评价好坏参半。有人认为，其只扩张健康冠状动脉，而不扩张病损的分支，因而出现窃血现象，使缺血区更加缺血；有人认为，可利用其这一特点，对缺血区进行预应力负荷，促进冠脉侧支循环的形成。本品尚能抑制血小板聚集，防止血栓形成，故对冠心病的治疗仍有一定意义。

口服：25~100mg，3 次/d，饭前 1h 服；在症状改善后，可改为50~100mg/d，2 次分服。深部肌内注射或静脉注射：10~20mg/次，1~3 次/d。静脉滴注：30mg/d。

本药的不良反应呈剂量依赖性，停药后可消除。常见的有头痛、头晕、恶心、呕吐、腹部不适、腹泻、面红、皮疹、荨麻疹、瘙痒；偶有肝功能异常，罕见心绞痛、肝功能不全；长期大量应用可有出血倾向或出现冠状动脉窃血现象。

【注意与禁忌】 对本药过敏、休克患者禁用本药。低血压、出血倾向者慎用本药。对12岁以下儿童的安全性、有效性尚未确立。妊娠安全性为B级。哺乳妇应慎用。

【规格】 片剂：25mg；缓释胶囊：25mg；注射剂：5mg，10mg，20mg；注射液：10mg/2mL。

尼可地尔 Nicorandil（硝烟酯，烟浪丁，Perisacol，Sigmart）

【药性与应用】 钾通道激活剂，能较强地选择性扩张冠状动脉，增加冠脉流量与供氧量，持续时间较长，且有剂量依赖性，其效应超过硝酸甘油、硝酸异山梨醇等硝酸酯类。对平均肺动脉压、肺毛细血管楔压均有轻度降低作用。还可控制冠状动脉痉挛，对血压、心律、房室传导和心肌耗氧量均无影响。其作用机制主要是增加K^+的细胞膜通透性，从而抑制冠脉痉挛并扩张之。本品尚有细胞保护作用。单次口服，30min达峰值。无广泛肝首过效应，生物利用度为75%以上。$t_{1/2}$为50min。肝代谢产物无药理活性。食物可减少吸收速度，但不减少吸收程度。临床主要用于冠心病心绞痛的治疗。对劳力型与变异型均有明显效果，可减少发作次数、程度及硝酸酯类药物的用量。对缺血性ST-T有一定改善作用，并能提高运动耐力，对缓解冠脉痉挛有一定作用，也可改善左室收缩功能，是一新型抗心绞痛药物。

口服：5mg，3次/d。如果症状改善不明显，可增至10mg，3次/d。最大剂量为60mg/d。

【注意与禁忌】 循环系统偶见心悸、面部潮红、全身倦怠、下肢水肿、体位性低血压等。神经系统开始有头痛，继续用药后消失，偶见头重、眩晕、耳鸣、失眠等。消化系统偶见恶心、呕吐、嗳气、纳差、消化不良、腹泻、便秘、胃痛、腹部胀满感。可有过敏、皮疹、口角炎、血清丙氨酸氨基转移酶升高或门冬氨酸氨基转移酶升高。青光眼、孕妇及严重肝、肾功能障碍者慎用。如出现皮疹、转氨酶升高，应及时停药。

【规格】 片剂：5mg。

前列腺素E_1 Prostaglandin E_1（保达新）

【药性与应用】 直接作用于血管平滑肌，扩张血管，提高血流量，改善微循环灌注；并抑制血小板聚集和血栓素 A_2 生成，抑制动脉粥样硬化、脂质斑与免疫复合物形成；扩张外周小血管和冠状动脉，降低外周血管阻力与血压，保护血小板细胞膜，防止血栓形成；保护缺血心肌，缩小心肌梗死面积；抗心力衰竭；扩张肾血管，增加肾血流量，清除非蛋白氮，调节水钠平衡，具有利尿和保护肾功能的作用。$t_{1/2}$为5～10min。68%经肝代谢后由肾排出。临床用于冠心病心绞痛、心肌梗死、肺动脉高压、慢性动脉闭塞等。

静脉滴注：一般剂量为0.05～0.5μg/（kg·min），先用2mL生理盐水溶解，心绞痛100μg/d加入5%葡萄糖溶液250mL中滴注；心肌梗死100～200μg/d加入5%葡萄糖溶液250mL中滴注，重症可用至400μg/d。1个疗程为7～10d。

【注意与禁忌】　对静脉有刺激作用，可出现红、肿、热、痛等炎症刺激症状，可引起静脉炎。此时应减慢滴注速度或停药。青光眼者慎用。孕妇禁用。本品稀释后应在3h内用完。

【规格】　注射剂：100μg。

前列环素　Prostacyclin（依前列醇，环依前列烯醇，前列腺素 I_2，Epoprostenol，Prostaglandin I_2，PGX，Cycloprostin，Flolan，PGI_2）

【药性与应用】　可抑制ADP、胶原、花生四烯酸等血小板诱导聚积物的释放，且有解聚作用；具有较强的扩血管作用，静脉注射后可使血压下降；也可降低血小板的促凝作用，使释放的肝素中和因子减少。临床用于不稳定型心绞痛、心肌梗死等。

静脉滴注：2～16μg/（kg·min），在严密观察下逐渐增加滴注速度，一般不超过30μg/（kg·min）。

【注意与禁忌】　可有头痛、腹部不适、高血糖等；还可出现血压下降、心率减慢，甚至晕厥。有出血倾向者禁用。临用时以含甘氨酸的专用缓冲剂溶解。

【药物相互作用】　①与其他抗血小板、抗凝药合用，增加出血的危险。②与利尿药、抗高血压药或其他扩血管药合用，可使血压明显降低。③与地高辛合用，虽可降低地高辛与本药的清除率，但无明显临床意义。

【规格】　粉针剂：500μg。

克朗宁　Kelangning（莨菪类生物碱）

【药性与应用】　含有莨菪碱、东莨菪碱、山莨菪碱和樟柳碱等诸种天然生物碱成分。既能对抗儿茶酚胺引起的血管痉挛，又能对抗乙酰胆碱所造成的血管扩张；并能降低全血黏度与血脂，改善微循环与血流变，增加供心血量，降低心脏前后负荷以改善心脏功能；兴奋呼吸、循环中枢；解除血管、胃肠道、支气管等处的平滑肌痉挛；抑制血栓素的合成，以抑制粒细胞和血小板的聚集。同时具有调节免疫的作用。用药后 1h 达峰值。$t_{1/2}$为 1.4h。代谢后经肾排泄，24h 排泄率为 98.92%。临床用于冠心病心绞痛的预防和治疗。

口服：135mg，3 次/d。

【注意与禁忌】 不良反应可有口干、头晕、视力模糊、面红、疲倦。偶见腹胀、排尿不畅，多为一过性。

【规格】 片剂：45mg。

硝乙醇胺 Itramine

中效抗心绞痛药，作用较硝酸甘油弱。舌下含服 2min 生效。口服作用持续 4h。口服：2~4mg，3~4 次/d。不良反应与硝酸甘油相似。急性心肌梗死者禁用。片剂：2mg。

凯林 Khellin（基林，凯利素，Aspas）

能解除冠状动脉痉挛，改善心肌供氧，作用比硝酸甘油弱而持久。用于防治心绞痛发作。口服：25~50mg，3~4 次/d。肌内注射：50~100mg。可有消化系统不适。

苯碘达隆 Benziodarone

扩张冠状动脉作用比硝酸甘油强而持久。适用于预防心绞痛、治疗急性心肌梗死后慢性冠脉功能不全。口服：开始 0.3g，2 次/d；维持量0.3~0.4g/d。可有消化功能不良、甲状腺功能减退等不良反应。碘过敏者慎用。片剂：100mg。

曲匹地尔 Trapidil（乐可安，Locorunal，Recornal）

具有选择性扩张冠状动脉的作用。口服 2h 后达峰值。$t_{1/2}$为 12h。用于心绞痛的治疗。口服：150~300mg/d。静脉注射：100~150mg/d。可引起血压下降，应注意。

对本药过敏、肝脏疾病、休克、妊娠早期禁用本药。有出血倾向或同时使用抗凝药时要慎重。哺乳妇应暂时停止哺乳。

不良反应少见，偶可引起胃肠道反应及血压下降。减量或停药后自行缓解。本药与抗高血压药合用，可增强降压作用。

【规格】 片剂：50mg；注射液：50mg/5mL，100mg/5mL。

海索苯定 Hexobendine（克冠二胺，优心平，Foussicor，Reoxyl，Ustimon）

扩张冠状动脉作用较强，可增加冠状动脉血流量，降低心肌耗氧量，改善心肌代谢。降低脑血管阻力，改善脑循环。适用于治疗心绞痛、冠状动脉功能不全及脑循环障碍。口服：60～120mg，3 次/d。肌内注射：10～20mg/次。静脉注射：10mg/次。不良反应可有恶心、纳差、出汗、鼻出血等。静脉注射可出现心悸、头痛、胸痛等。大剂量可产生心动过缓。

美普地尔 Mepramidil（双苯克冠胺，心痛平，Diphenamildar）

直接扩张冠状动脉，增加冠状动脉血流量，并轻度抑制心肌收缩力及降压。可缓解心绞痛，减少硝酸酯类用量。口服：50～100mg，3 次/d。肌内注射：5mg，1～2 次/d。可有轻度消化道反应、心悸、血压下降；偶有肝功能障碍、胆固醇升高。低血压及肝、肾功能异常者忌用。片剂：50mg；注射剂：5mg。

环磷腺苷[典] Adenosine Cyclophosphate（cAMP）

改善心肌缺氧，扩张冠状动脉，增强心肌收缩力，增加心排血量。用于心绞痛、急性心肌梗死的辅助治疗。但作用持续时间短。肌内注射或静脉注射：20mg/次，溶于生理盐水 20mL 中，2 次/d。静脉滴注：40mg/d，溶于 5%葡萄糖溶液 250～500mL 中滴注。偶见发热、皮疹。

双丁酰环磷腺苷 Dibutyryl Cyclic Adenosine Phosphate（双丁酰环化腺苷酸，DBC，DBcAMP）

为环磷腺苷衍生物，作用与用途也相同。亦可用于心肌炎、心源性休克和手术后网膜下出血。肌内注射和静脉注射：20mg，2 次/d；15d 为 1 个疗程。静脉滴注：40mg，1 次/d。用量过大时可有嗜睡、恶心、呕吐、皮疹。注射剂：20mg。

丹参酮ⅡA 磺酸钠 Sodium Tanshinon ⅡA Silate

【药性与应用】 从丹参中分离出的二萜醌类化合物，能增加冠脉流量，改善缺氧后的心肌代谢紊乱，提高心肌的抗缺氧能力，并有显著保护红细胞膜的作用。能缩小心肌梗死面积。尚可增加心肌的收缩力。毒性很小。适用于冠心病心绞痛、心肌梗死。也有助于室性早搏的改善。对冠心病的疗效与复方丹参注射液相似。

肌内注射、静脉注射或静脉滴注：40～80mg，1 次/d。静脉注射用 25%葡萄糖溶液 20mL 稀释。静脉滴注用 5%的葡萄糖溶液稀释成 250～500mL。

【注意与禁忌】 肌内注射可有局部疼痛。个别人可出现皮疹，停药后消失。

【规格】 注射液：10mg/2mL。

川芎嗪[典] Ligustrazine（Tetramethylpyrazine）

【药性与应用】 为中药川芎的成分之一，现已人工合成。有抗血小板聚集作用，对已聚集的血小板有解聚作用；扩张小动脉，改善微循环和脑血流，抗血栓形成，对已形成血栓有溶解作用。适用于闭塞性脉管炎、脑梗死、脉管炎、冠心病心绞痛。对缺血性脑血管疾病的急性期、恢复期及后遗症均有较好疗效，能改善这些疾病引起的各种症状，如偏瘫、失语、吞咽困难、肢体麻木、无力、头痛、头晕、失眠、耳鸣、步态不稳、记忆力减退等。

口服：磷酸盐片剂，2 片，3 次/d。肌内注射：盐酸盐注射液 2mL，1~2 次/d；磷酸盐注射液 2~4mL，1~2 次/d。15d 为 1 个疗程。宜缓慢推注。静脉滴注：盐酸盐注射液 2~4mL 或磷酸盐注射液 4~6mL，1 次/d，均稀释于 5%~10%葡萄糖溶液或生理盐水或低分子右旋糖酐注射液 250~500mL，缓慢滴注，宜在3~4h内滴完；10~15d 为 1 个疗程。

【注意与禁忌】 口服可有胃部不适、口干、嗜睡等，饭后服可减少或避免副作用。注射一般无明显毒副作用。脑出血及有出血倾向者忌用。在脑出血与脑血栓鉴别困难时慎用。本品的磷酸盐有给药方便、收效快、疗效好、副作用少等优点。

【规格】 片剂：50mg；注射剂：40mg/2mL，50mg/2mL。

毛冬青

为毛冬青（毛披树）的干燥根或叶，所含黄酮苷有扩张血管、增加冠脉血流与降压作用。用于冠心病、血栓闭塞性脉管炎与脑血栓。有多种制剂。

毛冬青注射液：2mL，含黄酮苷 40mg。用于冠心病、心绞痛、血栓闭塞性脉管炎、中心性视网膜炎。肌内注射，2mL，1~2次/d。

毛冬青冲剂：每袋相当于毛冬青根 120g。口服：1 袋/d，分 2 次服。

毛冬青片：每片含黄酮苷 100mg。用于治疗冠心病、脉管炎。口服：4~5 片，3 次/d。

毛冬青糖浆：每 1mL 相当于毛冬青根 3g。用途同毛冬青片。口服：20~30mL，3 次/d。

心脉宁：每片含毛冬青黄酮、氯贝丁酯（安妥明）各 50mg 及适量肌醇、维生素 B_6、磷脂、烟酸、维生素 C 等。用于冠心病伴高血脂者。口服：2~3 片，3 次/d，饭后服。

毛冬青甲素 Ilexonin A

【药性与应用】 五环三萜类化合物，具有明显抗血栓形成作用，可使血栓组成松动，血小板数目减少及变形程度减轻。通过抑制磷酸二酯酶使血小板内的 cAMP 含量升高、抑制血小板生成血栓素 A_2，抗血小板聚集，以阻止血栓形成。尚可降低心肌耗氧量，保护缺氧所致的心肌损伤，使心肌梗死范围缩小。此外，尚有一定的抗炎作用。临床用于治疗冠心病、心绞痛、心肌梗死、脑血管疾病、周围血管疾病、中心性视网膜炎。对缺血性脑血管疾病，能促进瘫痪肢体功能的改善。对冠心病能改善头痛、头晕、心悸、气促。对中心性视网膜炎，可消除视网膜水肿并提高视力。如加用激素、血管扩张剂，则效果更好。对周围血管疾病，能缓解疼痛、消除水肿和促进溃疡愈合。

口服：40mg，3 次/d。静脉注射或肌内注射：10～20mg/d。

【注意与禁忌】 应用注射用水或葡萄糖溶液溶解。忌用生理盐水溶解，以避免盐析混浊。

【规格】 片剂：40mg；注射液：10mg/2mL。

青心酮（秃毛冬青Ⅱ号）

【药性与应用】 秃毛冬青叶中的一种有效成分，能扩张冠状动脉，降低心肌耗氧量，改善心肌微循环，增加心肌营养性血流；以及扩张脑血管、抗血小板聚集、抗心律失常。肌内注射后吸收与排除均迅速，3～5min 达峰值，30min 后由肾脏基本排除。对冠心病、心绞痛有较好疗效，能改善心悸、胸闷、气短等症状。副作用不明显。临床用于劳力型及病程较短的心绞痛病人。

肌内注射：80mg，1～2 次/d；4 周为 1 个疗程。静脉滴注：80～120mg/次，稀释于 5%～10% 葡萄糖溶液 250～500mL 中滴入。

【注意与禁忌】 少数人有口干、头晕及局部注射处疼痛，但不影响治疗。个别可有一过性转氨酶升高。

【规格】 注射液：40mg/2mL。

三七冠心宁

【药性与应用】 主要成分为由三七中提取的皂苷，能扩张冠状动脉，增加其血流量；降低血管阻力和主动脉压；减慢心率，降低心肌耗氧量，提高缺氧耐力；抗血小板聚集，降低血液黏滞度。无明显毒副作用。用于冠心病、心绞痛有较好效果，可改善胸闷、气短、乏力等症状。也有一定降胆固醇和甘油三酯作用。可使病人精神体力改善、睡眠良好、食欲增加。

口服：2～4 片，3 次/d，饭后服，1～6 个月为 1 个疗程。

【注意与禁忌】 少数人可有口干、恶心、胃部不适、头痛等。偶见红细胞、血小板减少，停药或减量后消失，一般不影响治疗。

【规格】 片剂（胶囊）：0.1g。

愈风宁心片[典]

从豆科植物葛根中提取的总黄酮，有增加冠状动脉和脑动脉血流量的效用。可缓解高血压颈项强痛。治疗心绞痛与突发性耳聋，有一定疗效。口服：300mg，3次/d。

【规格】 片剂：60mg。

麝香酮 Muscone

【药性与应用】 人工合成剂，扩张冠状动脉，增加其血流量，可缓解心绞痛。舌下含服或气雾吸入后5min见效。缓解心绞痛的程度略近于硝酸甘油。

舌下含化：15~30mg/次。气雾吸入：1~3揿/次。

【规格】 舌下含片：30mg；气雾剂：80mg/瓶。

心乐片（大豆总黄酮片）

大豆有效成分提取物，主要成分有大豆苷、大豆苷原、丁香酸等，能明显增加冠脉和脑血管血流量，并减慢心率、降低心肌收缩力与血压，有利于心肌氧的供需平衡。主要用于治疗轻症冠心病、心绞痛、高血压所致的心前区不适、头晕、头痛、失眠、肢体麻木等。对高血脂、动脉硬化也有一定疗效。虽起效慢，但使用安全，可作为长期治疗的辅助用药。除少数人可有轻度心率减慢和血压下降外，一般无其他不良反应。

口服：2~3片，3次/d。每片50mg。

银杏叶提取物[典] Ginkgo Biloba Extract（银杏叶浸膏，舒血宁，冠心酮，梯波宁，天宝宁，银可络，达纳康，百路达，Teponin，Tebonin，Tanakan，Rokan，EGB761）

【药性与应用】 本品为从银杏叶中提取的天然活性物质，其主要成分为黄酮类和银杏苦内酯。为专一性PAF（platelet-activating factor，血小板活化因子）受体拮抗剂。其药理活性有：改善脑循环与细胞代谢；提高红细胞超氧化物歧化酶（SOD）、谷胱甘肽过氧化物酶（GSH-px）活性，降低细胞膜过氧化脂质（MDA）的产生，清除自由基，防止心肌细胞和血管内皮细胞受损；选择性拮抗血小板PAF引起的血小板聚集、微血栓形成和脂质代谢紊乱；改善心脏的冠脉循环，对缺血心肌起保护作用；增加红细胞变形能力，降低血液黏度，消除微循环障碍；抑制血栓素（TXA_2）合成，刺激血管内皮细胞释放前列腺素 I_2。经胃和小肠吸收60%以上，1.5~2h达峰值，$t_{1/2}$ 为2~4h。与腺体、神经元组织、胰脏有较高的亲和力。临床应用于冠心病心绞痛：对心绞痛、胸闷、气短有明显改善，可减少心绞痛发作次数、程度和硝酸酯类用量，改善心电图表现，降低血液黏滞度，提高 SOD 活性，降低脂质过氧化酶，可作为冠心病、高黏血症的首选药。用于脑血管疾病：如脑梗死、脑血管痉挛，能改善眩晕、耳鸣等症状，对脑血管疾病的治疗可作为首选药。用于老年性脑功能紊乱、脑动脉硬化、脑萎缩：对认知、记忆、情感、睡眠障碍及老年性痴呆等均有一定疗效。对上述疾病，是目前长期应用较安全而有效的制剂。

口服：40~80mg，3 次/d。

【注意与禁忌】 不良反应偶有胃肠道不适，如纳差、恶心、便秘、便稀、腹胀等；也可有心率增快、乏力等，但都不影响治疗。长期口服应定期复查血流变有关指标。有胃肠道症状者，可改为饭后服。

【药物相互作用】 本品与其他降低血黏度药物，如藻酸双酯钠、心脑舒通等合用，有协同作用，可提高疗效。

【规格】 片剂（胶囊）：40mg（其中银杏总黄酮醇苷 9.6mg）。

黄杨宁片[典]　（环常绿黄杨碱 D，Cyclovirubuxine D）

【药性与应用】 中国黄杨同科植物的木质部分提取物，行气活血，祛瘀通络，能降低心肌耗氧量，轻度增加冠脉血流量，增强心肌收缩力，防止实验性心律失常，使心肌动作电位持续时间延长，有效不应期延长，对缺血心肌有保护作用。改善心脏泵功能，使每搏、每分输出量均增加，缩小心肌梗死范围，抑制血小板聚集。口服吸收良好。口服给药 21d 总排泄量达 98%，其中粪便排出 58.6%，尿排泄 39.5%，以原形排出占 20%。t_{max}为 3d。临床用于治疗冠心病心绞痛、心功能不全。对脑动脉硬化、脑梗死等卒中后遗症所造成的脑缺血症状有较好改善作用。对心绞痛急性发作，采用嚼服法起效较快，能迅速缓解症状。一般服用可减少心绞痛发作次数及硝酸酯类制剂用量。

口服：1.5~2.0mg，3 次/d。心绞痛急性发作时，将药片含于舌下或嚼碎后咽下，2mg/次，效果更好。

【注意与禁忌】 少数人口服后有轻微四肢麻木、头晕、恶心、腹泻、皮疹。继续服用可自行消失。肝、肾功能不全者慎用。心功能不全对地高辛敏感时，可加用本品口服。对心动过缓者，剂量可加大至 3~6mg/次。

【药物相互作用】 与地高辛合用，可有协同强心作用。

【规格】 片剂：0.5mg。

灯盏花素[典]　Breviscapine

【药性与应用】 从中药灯盏细辛中提取的有效成分（灯盏乙素和少量灯

盏甲素)，具有下列药理作用：扩张脑血管，增加脑血流量，降低脑血管阻力，改善微循环，提高血-脑脊液屏障通透性；减慢心率，降低心肌收缩力，降低外周血管阻力，减少心肌耗氧量；促进侧支循环的建立；降低血液黏度与血小板聚集；降低血栓烷 B_2，提高 6-酮-PGF_{1a}水平；也有抗自由基、减轻缺氧心肌细胞膜损伤程度的作用。肌内注射与口服分布相同，以肝、肾、胆中分布较多，脂肪中分布较少。临床用于冠心病心绞痛伴高黏血症：效果显著，既可缓解心绞痛发作，减少发作次数与程度，又可降低血液黏滞度及血小板聚集率，也可改善心电图的缺血表现；用于缺血性脑血管疾病：对脑梗死、脑栓塞、脑出血后遗症有较好疗效，对头晕、肢体麻木也有一定缓解作用。目前本品可作为心脑血管疾病的主要用药之一。

口服：片剂 40～60mg，3 次/d；颗粒剂 3 粒，3 次/d。静脉滴注：54～72mg 加入 5% 葡萄糖溶液 500mL 中缓慢滴注，1 次/d。肌内注射：2～4mL，1～2次/d。

【注意与禁忌】 口服可引起口干、上腹部不适，一般不影响治疗。偶见皮疹。静脉滴注偶可引起头晕、面部潮红，但不影响治疗。脑出血急性期或有出血倾向者禁用。

【药物相互作用】 与降血黏度药合用，如地奥心血康、藻酸双酯钠，有协同作用。

【规格】 片剂：20mg；颗粒：45mg；注射液：9mg/2mL。

地奥心血康胶囊[典][基]

【药性与应用】 由我国特产植物中提取的总皂苷制成，有降低血压，减少心脏负荷和心肌耗氧量，增加冠脉流量和心肌营养血流量，降低血脂、血液黏度和血小板聚集作用。并可缩小心肌梗死范围、减轻心肌损伤程度。疗效优于丹参制剂，可作为缺血性心肌疾病的选择药物之一。临床用于冠心病心绞痛伴高黏血症：可减少心绞痛的发作次数与程度，减少硝酸酯类的用量，改善心电图的缺血程度，降低血黏度，改善左室功能，减慢心率，降低心脏后负荷和血浆胆固醇；对各种原因所致的胸闷，有明显缓解作用。

口服：200mg，3 次/d；有效后可改为 100mg，3 次/d。

【注意与禁忌】 偶见腹胀与胃内不适。心动过缓、病窦综合征、慢性胃炎、消化性溃疡者，用时应注意。

【药物相互作用】 本品与心脑舒通、藻酸双酯钠、灯盏花素合用，有协同降血黏度作用。

【规格】 胶囊：100mg。

辅酶Ⅰ Nadide（烟酰胺腺嘌呤二核苷酸，Nicotinamide Adenine Dinucleoticle，NAD，Coenzyme Ⅰ）

【药性与应用】 生物体内必需辅酶，生物氧化过程中起递氢作用，活化各种酶系统，促进核酸、蛋白质、多糖的合成及代谢，增加物质转运和调节控制，改善代谢功能。临床作为辅助治疗用于冠心病，可改善胸闷、心绞痛等症状。

肌内注射：5mg/次，溶于生理盐水2mL中；14d为1个疗程。一般用2个疗程。

【注意与禁忌】 偶见口干、头晕、恶心。

【规格】 注射剂：5mg。

心脑舒通 Tribulus Terrestris L（蒺藜总皂苷）

【药性与应用】 吉林蒺藜地上全草提取物，含有呋固醇、螺固醇2种皂苷，增加血中环鸟苷酸（cGMP）、环腺苷酸（cAMP）的含量，提高抗凝血酶Ⅲ的活力，降低血栓烷 B_2（TXB_2），改善血液流变性、微循环，提高抗氧自由基能力，改善心、脑功能。此外，尚可改善脑循环，有保护缺血脑组织的作用。临床用于冠心病心绞痛伴高黏血症：能降低心绞痛发作次数与程度，减少硝酸酯类用量，改善心电图缺血改变，提高运动耐量，降低血黏度，改善左室功能。用于脑血管疾病：如脑动脉硬化、一过性脑缺血、脑梗死及各种中风后遗症，能改善头晕、麻木等症状。用于慢性肺心病伴高黏血症：可降低血液黏滞度，改善微循环障碍，改善缺氧状态。还可预防小动脉系统疾病的发生与发展。本品适用于长期服用，可防治心脑血管疾病的发生与发展。

口服：30~45mg，3次/d。

【注意与禁忌】 偶见胃部不适，但不影响治疗。有慢性胃炎、消化性溃疡者，服用时应注意。服药期间应定期检查血流变。

【药物相互作用】 与藻酸双酯钠合用，可能会增加出血倾向。

【规格】 胶囊：15mg。

第五节 扩张周围血管与脑血管药

本节主要介绍直接扩张小血管平滑肌的药物，但其中α受体阻滞剂、钙拮抗剂、氢麦角碱已在有关章节中介绍过，可参阅，这里不再重复介绍。

烟酸[典] Nicotinic Acid（尼古丁酸，Niacin）

【药性与应用】 在体内变为烟酰胺，作为辅酶Ⅰ、Ⅱ的组成部分，参与体内生物氧化过程，具有类似维生素的性质，缺乏时产生糙皮病。过去曾一度用于糙皮病的治疗，但由于其有导致面部潮红的副作用，现已被烟酰胺所代替。现在临床上主要用其较强的扩张周围血管的作用。口服后数分钟即生效，可维持数分钟到1h。用于治疗血管性偏头痛、头痛、脑血栓、肺栓塞、内耳眩晕症、冻伤、中心性视网膜脉络膜炎。2~6g/d 的大剂量可降低甘油三酯，适用于Ⅱ、Ⅲ、Ⅳ、Ⅴ型高脂血症病人，但因反应较大，现临床很少采用。其代谢产物烟酰胺无扩张血管及降血脂作用。

口服：50~200mg，3~4 次/d，饭后服。用于降血脂，3~6g/d，分 3~4 次于饭后服。静脉注射或肌内注射：10~50mg，1~3 次/d。用于脑血管疾病，50~200mg，加入 5%~10%葡萄糖溶液 100~200mL 中滴注，1 次/d。

【注意与禁忌】 有皮肤潮红、热感、瘙痒，有时可引起荨麻疹、恶心、呕吐、心悸、轻度肝功能减退、视觉障碍。饭后服可减少副作用。消化性溃疡者禁用。

【药物相互作用】 ①与树脂类（如胆酸螯合剂）或纤维碱类（如苯氧酸类）药合用使本药疗效增加。②与阿司匹林合用，可降低本药的代谢与清除率。③本药可使吩噻嗪衍生物作用增强。④与降压药合用，可引起直立性低血压。⑤与羟甲基戊二酸单酰辅酶 A（HMG-COA）还原酶抑制药合用，有引起横纹肌溶解的可能性。⑥与异烟肼合用，可致体内烟酸缺乏。

【规格】 烟酸片：50mg，100mg；缓释片：250mg，375mg，500mg，750mg，1000mg；注射液：10mg/1mL，50mg/1mL，100mg/1mL，20mg/2mL，100mg/2mL，50mg/5mL；注射剂：25mg，50mg，100mg。

烟酸肌醇酯 Inositol Nicotinate（烟肌酯，meso-Inositol，Hexanicotinate，Hexanicotol，Linodil，Hexopal）

【药性与应用】 较缓和的血管扩张药，在体内水解为烟酸和肌醇，有烟酸与肌醇二者的药理作用。其血管扩张作用较烟酸缓和而持久，而没有后者的面部潮红与胃部不适。本品有选择性扩张病变血管的特性，尚有溶栓、抗凝、抗脂肪肝、降低毛细血管脆性的作用。现临床上主要应用于高脂血症、冠心病、各种末梢血管障碍性疾病的辅助治疗，如闭塞性动脉硬化症、肢端动脉痉挛、雷诺病、冻伤、血管性偏头痛等。

口服：0.2~0.6g，3 次/d；1 个疗程为 1~3 个月。

【注意与禁忌】 服药后可有轻度恶心、发汗、瘙痒等反应。胃酸缺乏者应同时服用稀盐酸或柠檬汁，以减少副作用。

【规格】 片剂：0.2g。

烟酸生育酚酯　Tocopheryl Nicotinate（维生素 E 烟酸酯，Vitamine E Nicotinate，Renascin）

【药性与应用】 直接作用于血管壁，舒张周围血管，促进脑、皮肤、肌肉的血液循环，持久稳定地增加血流量。其增加脑和末梢血管血流的作用比维生素 E 为优。对激肽酶引起的毛细血管通透性亢进有特异性抑制作用。此外，尚能抑制胆固醇的合成，并促进其排到胆汁中，防止胆固醇沉积于血管壁。适用于治疗脑动脉硬化、脑中风、脑外伤后遗症、脂质代谢异常、高血压、冠心病及循环障碍引起的各种疾病。疗效好、毒性低、副作用小，无烟酸引起的面部潮红等不良反应。

口服：100~200mg，3 次/d，饭后服用。

【注意与禁忌】 偶有轻度头昏、胃部不适；也可有便秘、腹泻、胃痛、纳差、恶心等。

【药物相互作用】 ①本药与胍乙啶等肾上腺素受体阻滞剂合用抗高血压，可因协同作用，产生体位性低血压。②本药适当剂量可促进维生素 A 的吸收，但超量则减少其体内储存。③与洋地黄制剂合用，可减少其不良反应而不影响疗效。④大量氢氧化铝可减少本药吸收。⑤树脂性降血压药、矿物油、硫糖铝可影响本药吸收。⑥异烟肼与本药合用，可引起烟酸缺乏。⑦本药与香豆素类衍生物合用，可引起低凝血酶原血症。

【规格】 片剂：100mg；胶囊：100mg；胶丸：100mg。

己酮可可碱[典]　Pentoxifylline（己酮可可豆碱，Torental）

【药性与应用】 扩张周围血管与支气管，能改善四肢的血液循环，降低外周血管阻力，对血压无影响。用于血栓性闭塞性脉管炎、脑血管障碍、血管性头痛等。

口服：0.1~0.2g，3 次/d。静脉注射：100~200mg/次，应缓慢。静脉滴注：100~400mg/d，溶于 5%葡萄糖溶液 250~500mL 中，滴注 90~180min。

【注意与禁忌】 少数人服后有胃部不适、恶心、头痛、头昏等。急性心肌梗死、严重冠状动脉粥样硬化者及孕妇禁用。低血压者慎用。

【药物相互作用】 ①与茶碱类药物合用有协同作用，可增加茶碱的药效与毒性。②大剂量本药肠外给药可增强胰岛素及口服降糖药的降糖作用。③西咪替丁可增加本药的血药浓度与毒性。④与抗凝药合用，可使凝血时间延长。⑤与 β 受体阻滞剂、洋地黄、利尿药、抗心律失常药合用，无明显药理学相互作用。⑥食物可影响本药的吸收和降低本药的血药浓度。

【规格】 肠溶片：100mg，400mg；缓释片：400mg；注射液：100mg/2mL，100mg/5mL，300mg/5mL，300mg/15mL；注射剂：100mg，300mg。

罂粟碱[典] Papaverine（帕帕非林）

【药性与应用】 阿片中异喹啉类生物碱，对血管、支气管、胃肠道、胆管等部位的平滑肌均有松弛作用，从而使冠脉扩张、外周阻力及脑血管阻力降低。主要用于脑梗死、肺栓塞、肢端动脉痉挛、动脉栓塞性疼痛。对高血压、心绞痛、幽门痉挛、胆绞痛、肠绞痛、支气管痉挛，在一般剂量下治疗意义不大。

口服：常用量30~60mg，3次/d；极量，200mg/次，600mg/d。肌内注射或静脉滴注：30mg/次，90~120mg/d，不超过300mg/d。

【注意与禁忌】 静脉注射过量或滴速过快可引起房室传导阻滞、心室颤动，甚至猝死。因而应充分稀释后缓慢注入。

【规格】 片剂：30mg；注射液：30mL/1mL。

环扁桃酯[典] Cyclandelate（三甲基环己扁桃酸，安脉生，Cyclospasmol）

【药性与应用】 钙离子拮抗型血管扩张药，直接作用于血管平滑肌，显著扩张脑血管、冠状动脉、肾及四肢末梢血管，促进血液循环，增加血流量。其扩张血管作用持久。对呼吸、血压、心律、心肌耗氧量等几乎无影响。口服后从胃肠道吸收，10~15min生效，1.5h达峰值，1次口服可维持4~6h。在体内代谢为杏仁酸和三甲环己烷由尿排出，约5%由粪排出。临床主要用于脑动脉硬化、高血压性心脏病、雷诺病、梅尼埃病、静脉栓塞、视网膜炎、四肢血管循环障碍、冻疮等。

口服：600~900mg/d，分3~4次服。维持量，300~400mg/d。饭前及睡前服效果较好。

【注意与禁忌】 偶有面部潮红、眩晕、头痛、热感、心悸、皮疹、胃肠道障碍；大剂量可出现低血压。脑血管意外急性期病人、孕妇、围产期及哺乳妇禁用。伴有出血或出血倾向的青光眼、严重闭塞性冠状动脉痉挛者禁用。

【规格】 片剂：100mg。

长春西汀 Vinpocetine（阿扑长春胺酸乙酯，长春乙酯，卡兰，Ethyl Apovincaminate，Cavinton，Calan，RGH-4405）

【药性与应用】 由小蔓长春花提取的生物碱，现已人工合成。其药理作用：①增加脑血流量：通过抑制Ca^{2+}依赖性磷酸二酯酶活性，增加环磷鸟苷的作用，选择性松弛平滑肌，增加脑血管血流量；②改善血液流动性与微循环，通过增强红细胞的变形力，降低血黏度，抑制血小板聚集以起到这一作用；③改善脑代谢：增加脑氧供应，促进脑组织摄取葡萄糖，促进脑内单胺代谢转化，抑制缺血脑的乳酸代谢，增加和提高ATP含量，加大血红蛋白的氧解离度；④增加脑抗缺氧能力，抑制缺血脑血管痉挛的发生和过氧化脂质的产生。口服吸收良好，1h达峰值。$t_{1/2}$为1h。连续给药4周，在体内无蓄积。临床用于脑梗死后遗症、脑出血后遗症、脑动脉硬化、脑血管痉挛、脑动脉内膜炎引起的眩晕、耳鸣、头痛、头昏、四肢麻木、大小便失禁等临床表现，以及抑郁、焦虑、睡眠障碍等精神症状。临床经验表明，无论病程长短、症状是否已固定，均有效。

口服：适用于慢性病人，5～10mg，3次/d；维持量，5mg，3次/d。静脉注射或滴注：适用于急性病人，10mg，1～3次/d；用时以生理盐水稀释5倍。

【注意与禁忌】 有时出现皮疹，甚至荨麻疹、瘙痒，应停药；可有困倦感，偶尔出现侧肢麻木、乏力加重；有时出现恶心、呕吐，甚至纳差、腹痛、腹泻；可有颜面潮红、头昏、血压降低、心动过速；可有白细胞减少；有时可出现肝功能障碍，表现为丙氨酸氨基转移酶、门冬氨酸氨基转移酶、γ-谷氨酰转肽酶升高，偶有碱性磷酸酶升高；偶可出现血尿素氮升高。脑内出血未控制者、孕妇禁用。长期应用应注意血象变化。

【药物相互作用】 不能与肝素同时应用，以免发生出血。

【规格】 片剂：5mg；注射液：10mg/2mL。

托哌酮 Tolperisone（甲苯哌丙酮，甲哌酮，脑脉宁，N-553，Mydocalm）

【药性与应用】 扩张血管及中枢性松弛肌肉。直接扩张血管平滑肌并抑制多突触反射，降低骨骼肌张力，缓解脑及脊髓损伤性肌肉强直、阵挛等，并使外周血流量增加。口服吸收迅速，1～2h达峰值。临床用于治疗闭塞性血管疾病，如动脉粥样硬化、血管内膜炎等；治疗卒中后遗症、脑性麻痹，以及脊髓与末梢神经疾病。对脑血管病引起的头痛、眩晕、失眠、肢体麻木、记忆力减退、耳鸣等症状均有一定疗效。

口服：50～100mg，3次/d。可根据病情与身体状况适当调整剂量。

【注意与禁忌】 少数人可有纳差、腹痛、头晕、嗜睡、面部潮红、患肢肿痛、下肢无力、疲倦等，多为一过性，停药后1～2d消失。

【规格】 片剂：50mg。

倍他司汀[典][基] Betahistine（抗眩啶，培他啶，甲胺乙吡啶，Betaserc）

【药性与应用】 组胺类药物，作用较持久，能扩张毛细血管，增加脑血流量及内耳血流量，消除内耳眩晕、耳鸣、耳闷感。可抑制组胺的释放，产生抗过敏作用。临床主要用于梅尼埃病；也用于脑动脉粥样硬化、缺血性脑血管病、头部外伤或高血压所致直立性眩晕、耳鸣等。

口服：4～8mg，2～4次/d。肌内注射：2～4mg，2次/d。

【注意与禁忌】 偶有口干、胃部不适、心悸、皮肤瘙痒等。消化性溃疡、哮喘、嗜铬细胞瘤者慎用。

【药物相互作用】 抗组胺药可拮抗本药部分或全部作用，二者不宜合用。

【规格】 片剂：4mg，6mg；口服液：4mg；注射液：2mg/2mL，4mg/2mL，4mg/4mL；注射剂：20mg。

盐酸地芬尼多[典][基] **Difenidol Hydrochloride（二苯哌丁醇，眩晕停，戴芬逸多，Cephadol，Vontrol）**

【药性与应用】 扩张痉挛血管，增加脑动脉特别是椎-基底动脉血流量；调整前庭神经异常冲动；抑制呕吐中枢；改善眼球震颤，因而对有眩晕、呕吐症状者适用。无抗组胺、镇静及麻醉强化作用。口服由胃肠道吸收，血中1.5~3h达峰值，代谢物由尿中排出。临床用于各种原因引起的眩晕，如椎-基底动脉供血不足、梅尼埃病、自主神经功能紊乱、颈椎病、晕动病等。其优点为疗效高而不引起嗜睡或过度兴奋等不良反应，对正常工作无影响。

口服：25~50mg，3次/d。肌内注射：10~20mg，1~2次/d。

【注意与禁忌】 不良反应主要为口干、胃部不适；少数人可有耳鸣、药疹、手足冷感、纳差、嗜睡、心悸，但均不影响治疗，停药后消失。青光眼者慎用。严重肾衰竭、过敏者禁用。

【药物相互作用】 与其他增加脑供血的药物合用，可增强其抗眩晕能力。

【规格】 片剂：25mg；注射液：10mg/1mL。

血管舒缓素 Kallidinogenas（舒血管素，胰激肽释放酶，Kallikein，Padutin，TPK）

【药性与应用】 一种蛋白水解酶，其药理作用为：降解激肽原释放出激肽，直接作用于小血管和毛细血管使其扩张，同时增加血管网交通，改善血管通透性和血流量。本品主要作用于大脑和四肢末梢血管，对大脑的选择性尤高。降低肾血管阻力，增加肾血流量，抑制血管紧张素Ⅰ转化为血管紧张素Ⅱ，减少肾素和醛固酮的生成，抑制钠的再吸收，利尿，有利于防治高血压。通过缓激肽和组氨酸多肽对$Ⅻ_a$的负反馈，抑制Ca^{2+}和凝血时间，促使血管内皮细胞产生PGI_2，抑制血小板聚集，防止凝血。激活纤溶酶原变成纤溶酶，提高纤溶活性，防止血栓形成。促进肾髓质分泌前列腺素，促进骨髓和胸腺细胞的有丝分裂，促进男性生殖细胞的增生与修复。小剂量对心脏有正性肌力作用，大剂量则产生负性效应。口服后经肠道吸收，4h达峰值。$t_{1/2}$为7h左右。24h后肝脏浓度最高，最后由肾脏排出。临床应用于：治疗心脑血管疾病，对轻、中度原发性高血压和继发性高血压作用明显；治疗心肌缺血和梗死的总有效率达80%；改善脑血管循环，降低血黏度，对老年性痴呆有一定作用；改善微循环，用于治疗眼底动脉硬化、缺血性视网膜乳头疾病、视神经萎缩和糖尿病眼底疾患。还可用于治疗血栓闭塞性脉管炎、结节性血管病、多发性大动脉炎、慢性下肢溃疡等周围血管疾病，疗效显著。治疗糖尿病，对早期糖尿病性肾病效果较好，对蛋白尿的逆转作用显著。对男性不育症有一定疗效，能促进前列腺素的合成，扩张精索静脉，增加睾丸供氧、精子活性和生成数量，改善精囊的新陈代谢。对斑秃也有一定疗效，机制尚不清楚。

口服：1~2片，3次/d；效果不显著可增加至2~4片/次，餐前服用。

【注意与禁忌】 目前临床实践中尚未见不良反应。

【规格】 片剂：10单位。

尼麦角林　Nicergoline（麦角溴烟酯，脑通，瑟米恩，Sermion）

【药性与应用】 半合成麦角衍生物，有较强的α受体阻滞作用，降低脑血管阻力，显著增加脑血流量，加强脑细胞代谢，增加氧及葡萄糖的利用，改善智能障碍。还可刺激多巴胺代谢，有效刺激神经传导，改善精神和情绪上的异常。改善肢体供血，而在治疗剂量下并不影响动脉压的变化。有一定抗血小板聚集和血栓形成的作用。口服吸收较迅速，1.5~2h达峰值。主要在肝脏代谢失活。临床用于急慢性或代谢性脑供血不足产生的症状，如头晕、耳鸣、视力障碍、失眠、记忆力衰退、抑郁、不安等；也用于急慢性外周血管供血不足。

口服：10~20mg，3次/d。肌内注射：2~4mg，1~2次/d。静脉滴注：2~4mg溶入100mL生理盐水中缓慢滴注，1~2次/d。严重病例，10mg/d，静脉注射或肌内注射。

【注意与禁忌】 一般无严重不良反应，偶有头晕、嗜睡、低热、轻微胃肠道不适及血压下降。孕妇慎用。注射给药后应静卧数分钟，以防直立性低血压与晕厥发生。

【药物相互作用】 ①本药能增强α受体阻断药或β受体阻断药（如普萘洛尔）对心脏的抑制作用，故禁止二者合用。②与降压药合用，可加强降压作用。

【规格】 片剂：5mg，10mg，30mg；分散片：10mg；胶囊：2mg，4mg，8mg；注射液：2mg/1mL，2.5mg/1mL，4mg/1mL，4mg/2mL，8mg/2mL，8mg/2mL。

长春胺　Vincamine

【药性与应用】 由夹竹桃科植物中提取的一种生物碱，为血管扩张剂，适用于脑血流受阻性疾病，如脑梗死、脑栓塞、卒中后遗症。对动脉粥样硬化引起的脑缺血的治疗效果比氢麦角碱、罂粟碱强，但疗程长。

口服：5~20mg，2~3 次/d。肌内注射：5~15mg，2~3 次/d。

【规格】 片剂：5mg；注射液：5mg/2mL。

长效长春胺 Vincadar（适脑脉-30，Aethroma-30，Cetal，Perval）

【药性与应用】 从小长春花中提炼出的生物碱，含有长春花素。维持及恢复葡萄糖的氧化分解代谢，使乳酸代谢恢复正常，二氧化碳释放恢复正常，维持和恢复脑血管的生理性扩张，增加脑缺血区的血流量，维持正常的微血管水平，临床用于脑缺血、中风后出现的失语、吞咽困难、偏瘫、记忆力减退、失眠、工作能力下降，以及由此而产生的精神症状，如抑郁、焦虑不安、孤僻猜疑、情绪不稳等，以及视网膜中央动脉栓塞、急性视网膜病、光感闪烁、内耳眩晕综合征等。适用范围广，可作为脑血管疾病所致精神障碍、智力减退的主要治疗药物。

口服：30mg，早晚各 1 次，严重病例可增至 90mg/d；服用 3~6 周后，改为 30mg/d 维持。

【注意与禁忌】 本品不能用于颅内肿瘤、颅内压升高者和孕妇。

【药物相互作用】 对心力衰竭病人，本品可与洋地黄合用，有协同作用。

【规格】 片剂：30mg。

艾地苯醌 Idebenone（羟癸甲氧醌，雅伴，Avan）

【药性与应用】 激活脑细胞线粒体，改善缺氧引起的脑代谢与功能障碍。口服吸收良好，0.5h 起效，3.1h 达峰值。$t_{1/2}$ 为 7.69h。体内无明显蓄积作用。临床适用于脑梗死、脑出血后出现的瘫痪等后遗症及脑动脉硬化症性情绪障碍、智能减退等。

口服：30mg，3 次/d，饭后服用。可根据年龄、症状适当调整剂量。

【注意与禁忌】 偶尔出现皮疹、恶心、食欲减退、胃痛、腹泻、兴奋、颤抖、失眠、白细胞减少、红细胞减少、血尿素氮升高，以及转氨酶、γ-GT、乳酸脱氢酶的增高。对孕妇的安全性尚未确定。哺乳妇应慎用，因可向乳汁中转移。

【规格】 片剂：30mg。

溴长春胺 Brovincamine

【药性与应用】 由夹竹桃科植物中提取的一种生物碱，为脑血管扩张药。选择性作用于椎动脉、颈内动脉，阻断血管平滑肌钙离子的内流，松弛血管平滑肌，增加脑血流量，特别是缺血部位的血流量。增加脑内葡萄糖和氧的利用率，增加 ATP 含量，改善脑的能量代谢。抑制因过度刺激引起的大脑糖代谢亢进，促进脑内 5-羟色胺、去甲肾上腺素的代谢。直接刺激中脑网状激活系统，作用大小与剂量相关。抑制血小板聚集，降低血黏度，改善红细胞变形能力。口服后 1h 达峰值，血药浓度变化呈二相型，$t_{1/2}$分别为 6h 及 17h。大部分经尿排泄，小部分从粪便排出。本品疗效显著，适用范围广泛，可用于脑动脉硬化引起的各种变化，以及脑梗死、脑出血等的后遗症，对改善症状、恢复功能均有帮助。

口服：3.56mg，3 次/d。可根据年龄、症状、疗效适当改变剂量。

【注意与禁忌】 偶见过敏性皮疹、困倦、耳鸣、纳差、胃部不适、恶心、呕吐、便秘；少数有眩晕、胸闷；偶见血清转氨酶升高，减少剂量或停药后可缓解。颅内出血者禁用。孕妇、哺乳妇，脑梗死急性期、肝功能障碍、低血压者慎用。儿童用药剂量尚未确定。

【规格】 片剂：3.56mg。

复方阿米三嗪　Compound Almitrine（二甲磺酸烯丙哌三嗪-阿吗碱，都可喜，阿米三嗪-萝巴新　Almitrine Bismesylat-Raubasine Duxil）

【药性与应用】 抗缺氧药，改善脑代谢与微循环。主要成分为烯丙哌三嗪和阿吗碱。前者提高肺泡-毛细血管交换效率，提高血氧含量，提高脑组织中的氧浓度；后者改善微循环，使高血氧浓度可以持久维持。本品口服经胃肠道吸收。阿米三嗪在血中的 t_{max} 为 3h，$t_{1/2}$为 4～8h；萝巴新 t_{max} 为 1～2h，$t_{1/2}$为 7～15h。本品及其代谢产物主要经胆道排出。临床主要用于老年人的智能和精神行为障碍、脑血管意外后遗症、视网膜脉络膜缺血性疾病、缺血性耳蜗前庭功能障碍。实践经验亦表明，本品对脑缺血性头晕、老年性痴呆确有一定疗效，可长期应用而很少有不良反应。

口服：1 片/次，早晚各 1 次，餐后服用较好；维持量，1 片/d。若无明显副作用，可以长期服用。

【注意与禁忌】 副作用罕见。极少发生消化系统和中枢神经系统紊乱症状。可有体重下降、下肢持续性针刺感。过量时副作用主要有心动过速、低血压、呼吸急促与呼吸性碱中毒。孕妇，尤其在孕早期不宜口服。若持久出现下肢麻木，或体重下降超过 5%，应暂时停药。

【药物相互作用】 ①本药与其他增加脑供血药合用，有协同作用。②本药不可与含烯丙哌三嗪的药物和单胺氧化酶抑制剂同时服用。③与茶碱合用，可诱导茶碱中毒。④与硝苯地平合用，可降低本药疗效。

【规格】 片剂：每片含二甲磺酸阿米三嗪 30mg、萝巴新 10mg。

富马酸尼唑苯酮 Nizofenone

【药性与应用】 新型咪唑类缺血性脑血管疾病改善药，改善脑功能，抑制脑梗死形成；改善缺血后脑电图，恢复椎体束功能，改善脑细胞缺氧引起的一系列症状。成人静脉内滴注 30min 后，血药浓度呈二相型变化。$t_{1/2}$分别为 0.3h 和 0.5h。大部分从粪便中排出，其余从尿中排泄。临床用于缺血性脑功能障碍，尤其是蛛网膜下隙出血急性期，以及其他脑出血造成的急性脑缺血。

静脉滴注：5~10mg，3 次/d，加入点滴液中。于发病 1d 内开始给药，2 周为 1 个疗程。

【注意与禁忌】 偶见意识低下、嗜睡、镇静、偏瘫，少数可有血压下降、贫血、血小板减少、尿素氮升高，以及血清丙氨酸氨基转移酶，门冬氨酸氨基转移酶升高，极少数可见呼吸抑制。禁用于重症病人。孕妇慎用。小儿安全性尚未确定。老年病人易出现意识低下，应注意观察意识水平的变化，出现时应减量，并注意呼吸改变。

【药物相互作用】 与巴比妥类合用，可增加中枢抑制。

【规格】 注射：5mg。

氯苄苷 Clobenoside

【药性与应用】 周围血管扩张药，使毛细血管壁渗透性正常化，并降低内壁孔隙数量。也能通过抑制细胞内空泡形成保护内皮细胞，提高毛细血管抗血栓形成能力，且略有止痛功效。口服后经胃肠道吸收，有明显首过效应。主要在肝内代谢。不能透过血-脑脊液屏障。$t_{1/2}$为4~5h。蛋白结合率为 90%。代谢产物主要从尿中排出，原形不到 1%。本品可被皮肤吸收，每搽 1 次可吸收 0.12%。临床主要用于治疗慢性静脉功能不全。治疗血栓后遗症也有一定效果。

外用：涂搽患部，2 次/d。涂后轻轻按摩，以利吸收。用量与患处面积相关。

【注意与禁忌】 耐受性良好，偶有皮肤过敏，停药后迅速消失。禁用于下肢溃疡。

【规格】 凝胶：1g。

莫西赛利 Moxisylyte（百里胺）

【药性与应用】 烷基百里胺衍生物，选择性作用于椎动脉、颈内动脉及脑皮质微小血管，阻滞突触后 α_1 受体，扩张脑血管，增加脑血流量，促进脑组织代谢，尤其对缺血区有保护作用，与其能促进病灶区脑细胞线粒体呼吸功能有关。抗血栓形成，能抑制血小板聚集并生成前列腺素。对血压无明显影响。口服吸收后 1h 达峰值。$t_{1/2}$为 67min。以肝脏分布最高，其次为心、脾、脑、肌肉。大部分经尿排泄，其余从粪便排出，未发现体内蓄积。临床用于治疗脑中风后遗症，如脑梗死、脑栓塞、脑出血等，对病程短的病例疗效明显，但3年以上者也有良效。

口服：30mg，3次/d。

【注意与禁忌】 少数人出现血清转氨酶升高，偶见胃部不适、纳差、恶心、腹痛、便秘和腹泻，其他有头痛、头重、嗜睡、疲倦、心悸、四肢麻木、皮肤瘙痒，血压下降也偶有发生，停药后可自行消失。颅内出血、脑中风急性期、肝功能异常、有肝炎史者禁用。孕妇、哺乳妇不宜使用。低血压、心绞痛、新近心肌梗死者慎用。应经常注意血清酶学的变化。

【药物相互作用】 与拟肾上腺素药物，如异丙肾上腺素、奥西那林、沙丁胺醇合用，增强药效，引起支气管扩张。与抗高血压药合用，可增强降压药的药效。避免与镇静药、乙醇或抗抑郁药合用。

【规格】 片剂：30mg。

尼可占替诺　Xantinol Nicotinate（占替诺烟酸，烟胺羟丙茶碱，脑脉康）

【药性与应用】 直接作用于动脉平滑肌，属外周血管扩张剂，降低脑血管和周围血管阻力，改善血液循环，促进组织代谢，改善脑功能，作用大小与剂量成正比。对冠状动脉的扩张作用同茶碱，并有一定的抗炎作用。适用于脑循环障碍性疾病，如脑梗死、脑出血、脑外伤、脑手术等的后遗症与各种原因引起的脑动脉供血不足，以及周围血管障碍性疾病，如血栓闭塞性脉管炎、静脉炎等。对外周血管障碍引起的疾病疗效确切。

口服：100~200mg，3次/d，饭后服用。

【注意与禁忌】 副作用少，偶有皮肤潮红、口干、唇麻、瘙痒，均为一过性，不影响治疗。脑及其他部位急性出血期、心肌梗死急性期、左房室瓣狭窄、心功能不全者禁用。消化性溃疡病人慎用。

【药物相互作用】 ①本药不宜与神经节阻断药（如樟脑磺酸咪芬、美卡拉明、潘必啶、酒石酸喷托铵）及抗交感神经药（如哌唑嗪、麦角碱）合用。②饮酒可使皮肤发红加重。

【规格】 片剂：100mg，150mg；注射液：300mg/2mL，300mg/100mL，300mg/250mL；注射剂：300mg。

丁咯地尔　Buflomedil（甲氧吡啶苯，活脑灵）

【药性与应用】 血管活性物质，有效增加末梢血管和脑缺血组织的血液与营养供应。非特异性抑制α受体，抑制血小板聚集，提高红细胞变形能力，增加血氧供应。口服吸收迅速，吸收率约为70%，药物动力学参数不受饮食的影响。静脉注射的 $t_{1/2}$ 为 3h；口服 $t_{1/2}$ 更短，为 2.1~2.5h。临床适用于脑供血不足、脑动脉硬化、脑梗死、老年性痴呆；末梢血管疾病，如运动性跛行、足部坏死、伤口愈合迟缓、雷诺病、耳蜗-前庭病、耳鸣、头痛、眩晕等，以及冻疮与缺氧导致的疼痛。本品应用范围广，适应证多，凡脑部及四肢缺氧性疾病均可应用。

口服：150~200mg，2~3 次/d。静脉或肌内注射：200~400mg/d。静脉滴注：可用 200~400mg，加入生理盐水或葡萄糖溶液中缓慢滴入。

【注意与禁忌】 不良反应常见眩晕、头痛、胃肠道不适、消化不良、腹泻，少数人可致停药。也可有皮肤瘙痒。超剂量应用，可引起痉挛性运动、肌痉挛、焦虑不安等症状，以及周围血管扩张、窦性心动过速、呕吐、嗜睡、昏迷、激动与惊厥。有对本品或配方成分过敏史、产后、严重动脉出血、脑出血者禁用。肝病、肾功能减退（肌酐清除率≤10mL/min）者须减少剂量。孕妇、哺乳妇、儿童、肾功能不全者慎用。

【药物相互作用】 与苄那普利和钙通道阻滞剂（如氨氯地平、非洛地平、硝苯地平、尼莫地平、地尔硫䓬、维拉帕米等）合用，降压作用可增强，导致低血压，故在合用时应慎重，要密切监测心律与血压。

【规格】 片剂：150mg，300mg；注射剂：50mg。

羟乙基芦丁 Hydroxyethylrutin（曲克芦丁，托克芦丁，维脑路通，维生素 P_4，Trioxyethylrutin，Venoruton，Troxerutin，Vitamin P_4）

【药性与应用】 芦丁羟乙基化制成的半合成黄酮化合物，抑制红细胞和血小板聚集，防止血栓形成，增加血氧含量，改善微循环，促进血管新生，增加侧支循环。对内皮细胞有保护作用，能对抗 5-羟色胺和缓激肽引起的血管损伤，增加毛细血管抵抗力，降低其通透性，预防水肿，并有抗放射损伤、抗炎、抗过敏、抗消化道溃疡病等作用。口服吸收良好，2~9h 达峰值。主要由胆汁排泄，尿排泄量仅占 3%~6%。临床适用于脑动脉硬化引起的梗死前综合征，脑梗死所致的偏瘫、失语，以及血栓性静脉炎、静脉曲张、慢性静脉功能不全、中心性视网膜炎、糖尿病性视网膜炎、血管性水肿等。对闭塞性脑血管疾病尤好。

口服：0.2~0.3g，3 次/d。肌内注射：0.1~0.2g，2 次/d。静脉滴注：0.4g，1 次/d，用 5%~10% 葡萄糖溶液稀释。20d 为 1 个疗程。用 1~3 个疗程，每疗程间隔 3~7d。儿童用量酌减。

【注意与禁忌】 可有胃肠道不适及过敏；个别可引起心血管系统及肝脏毒性反应、急性脑水肿、心律失常；严重者可有一过性精神失常，停药后可自愈。一旦有过敏反应，应立即停药。

【规格】 片剂：100mg；注射液：100mg/2mL。

布酚宁　Buphenine（苄丙酚胺，脑清）

【药性与应用】 β受体兴奋药，但扩张支气管和兴奋心脏的作用明显减弱，只保留了较强的扩张血管作用。能广泛扩张周围血管、毛细血管床及骨骼肌微血管，同时降低周围血管阻力，增加其血流量。尚可扩张冠状动脉及脑血管，增加冠脉流量与脑血流量；兴奋心肌，增加心脏瞬间血流量，增加心排出量达34%，并稳定动脉血压。

临床用于脑血管疾病的治疗，对脑动脉硬化、血管性头痛、一过性脑缺血、高血压脑病、突发性耳聋、脑血栓形成均有明显治疗作用；用于静脉曲张性溃疡、血栓性静脉炎、中心性弥散性视网膜病变、早产、先兆流产、产后胎盘出血。局部组织损伤如冻疮、软组织挫伤，以及促进移植组织生长和血管、神经损伤后的恢复。

口服：4~6mg，3次/d。

【注意与禁忌】 偶有心悸、乏力、眩晕、食欲不振、恶心、呕吐、面色潮红，但不增加心率。停药后不良反应可消失。急性心肌梗死、严重心绞痛、消化性溃疡、中毒性甲状腺炎者慎用。

【药物相互作用】 与具有吩噻嗪结构的抗组胺药，如异丙嗪、甲地拉嗪、阿利马嗪等合用，可增强它们的药效。

【规格】 片剂：6mg；注射液：5mg/1mL。

阿魏酸钠[典]　Sodium Ferulate

【药性与应用】 抑制血小板聚集及释放花生四烯酸；抑制血栓素 A_2（TXA_2）的生成，并对抗其聚集血小板及促血管痉挛作用。还可抑制磷酸二酯酶（PDE）分解环磷腺苷（cAMP），增高cAMP含量，抑制血小板聚集。抑制肾上腺素促血小板聚集与缩血管作用。降低血细胞压积、增强造血功能、抗辐射。

临床主要用于治疗各种脑血管疾病，如脑梗死、脑出血后遗症、一过性脑缺血，以及脑动脉硬化、头痛、头晕、失眠、记忆力下降；治疗冠心病，扩张冠脉，增加其血流量，改善心肌营养；也用于白细胞减少症、脉管炎和苯中毒。

口服：200~400mg，3次/d。肌内注射：100~200mg，1~2次/d。静脉注射：100~200mg，1次/d。

【注意与禁忌】 个别人有胃痛、上腹部不适；少数人有皮肤过敏、嗜睡，停药后可消失。长期使用应定期检查血小板及肝、肾功能，有异常应立即停药。本药对妊娠、哺乳的影响尚不明确。

【药物相互作用】 ①本药可明显降低庆大霉素毒性。②本药与阿司匹林合用，对抑制血小板聚集有协同作用。

【规格】 片剂：10mg，50mg；散剂：20mg，50mg；注射剂：100mg。

前列地尔[典]　Alprostadil（前列腺素 E_1，Prostavasin，Prostaglandin　E_1）

【药性与应用】 人工合成前列腺素类药，直接作用于血管平滑肌，扩张周围血管和冠状血管，降低外周阻力，降低血压，提高血流量；抑制血小板聚集、抑制 TXA_2 生成，保护缺血心肌、缩小梗死面积、抑制动脉粥样硬化脂质斑块及免疫复合物的形成。静脉注射后血药浓度迅速达峰值。$t_{1/2}$ 为 5~10min。代谢产物68%经肾脏排泄。临床用于血栓性脉管炎、慢性动脉闭塞（三、四期）、心肌梗死、心力衰竭、视网膜中央静脉血栓；还用于体外循环时保护血小板，动脉造影、血管重建术后等。其中对心肌梗死、心力衰竭、闭塞性脉管炎疗效较好。

静脉滴注：开始时 0.1μg/（kg·min），不超过 1μg/（kg·min）。动脉输注：开始 0.15~0.2μg/（kg·min）。间歇动脉注射：推荐剂量开始 0.1μg/（kg·min），5~10min 后 0.15μg/（kg·min），再过 5min 后 0.2μg/（kg·min）。心肌梗死，100~200μg/d，重症可适当增加，但不超过 400μg/d。血栓闭塞性脉管炎，40~100μg/d。视网膜中央静脉血栓，100~200μg/d。

尿道给药：用于阴茎勃起功能障碍，用微型丸剂于尿道前端给药，开始用低剂量（125μg 或 250μg）并监测血压，以预防低血压的发生。一般给药 5~10min 起效，持续 30~60min，最大用药频率 24h 内不得超过 2 次。

【注意与禁忌】 常见不良反应有头痛、食欲减退、腹泻、低血压、心动过速、C-反应蛋白异常、可逆性骨质增生，停药后可逐渐消失。注射局部可发炎，应减慢输注速度或停药。孕妇、哺乳妇禁用。青光眼、眼内压增高者禁用。本品可溶于5%葡萄糖溶液、生理盐水、6%右旋糖酐溶液中，均应新鲜配制。

【药物相互作用】 ①与磷酸二酯酶抑制药（如双嘧达莫）合用时，可相互增强疗效，使细胞内环磷腺苷的浓度倍增。②可增强降压药、血管扩张药和治疗冠心病药的药效，合用时注意观察心功能。③与抗凝剂合用，可增加出血倾向。④本药不宜与非甾体抗炎药合用，因相互拮抗。

【规格】 注射液：5μg/1mL，10μg/2mL，20μg/2mL；注射剂：20μg，30μg，100μg，200μg；尿道栓：125μg，250μg，500μg，1000μg。

前列地尔脂肪乳剂 Lipo-Alprostadil

【药性与应用】 以脂肪颗粒为载体的静脉注射用前列腺素 E_1（PGE_1）制剂，与 PGE_1 的药理作用相当。体内不易失活，对注射局部刺激性小，容易分布于严重阻塞血管内，使 PGE_1 有效地聚集在病变部位，小剂量即可显示出良好效果，有安全、滴注时间短和能静脉注射的优点。静脉注射 5min 达峰值。反复给药未见蓄积现象。给药后 16h 内随尿排泄 59%，随粪便排出 24%，呼吸排出 8%，参与肠-肝循环，48h 内有 28%随胆汁排泄。临床用于治疗慢性动脉闭塞性疾病，如血栓闭塞性脉管炎、闭塞性动脉粥样硬化，对肢体溃疡和静息肢痛等合并症疗效更好；改善系统性红斑狼疮合并皮肤、黏膜溃疡；改善晕动病、雷诺病产生的外周血流障碍；用于依赖导管的动脉导管未闭。

静脉注射：以 25% 葡萄糖溶液加本品 1～2mL（5～10μg）静脉注射，1 次/d。或以本品 5～10μg 加 5% 葡萄糖溶液混合后静脉滴注。用于先天性心脏病时，先以 5μg/（kg · min）速度静脉滴注，以后逐渐增加，调整到最低有效剂量。

【注意与禁忌】 偶见注射部位血管痛、发红、硬结、瘙痒，潮红；胸部紧缩感、心悸；腹泻、腹痛、腹胀、纳差；眩晕、头痛、发热、倦怠、皮肤瘙痒；血清转氨酶增高、嗜酸性粒细胞增多、白细胞减少；视力降低、口腔肿胀、毛发脱落。妊娠或可能妊娠妇女禁用。心功能不全、青光眼、眼压增高、溃疡病、有间质性肺炎史者慎用。停药后症状有复发现象。先天性心脏病患儿给药时要密切观察，一旦发现异常，应停药或减慢输液速度。有时会引起新生儿窒息，应备有呼吸器。部分新生儿会出现低钠、低氯，长期应用可引起患儿长骨骨膜肥厚。除了葡萄糖溶液、生理盐水外，本品不可与其他药液混合。配制好的注射液应在 24h 内用完，否则应废弃。本品结晶后不能再用。用药过程中出现不良反应，应停药或减慢注射速度。

【规格】 脂肪乳剂：5μg/1mL，10μg/1mL。

脑蛋白水解物 Cerebroprotein Hydrolysate（脑活素，脑神经生长素，Cerebrolysin）

【药性与应用】 为动物脑蛋白经人工酶解处理产生的氨基酸、多肽复合物。其中 85%为氨基酸，15%为小分子多肽，比例与正常脑组织相同，分子量低于 9912，无抗原性。药理特性：能通过血-脑脊液屏障进入神经元，促进蛋白质合成并影响其呼吸链；增加脑组织抗缺氧能力；促进脑葡萄糖代谢正常化；提供神经递质、肽类激素及辅酶的前体物质；激活腺苷酸环化酶和催化其他酶系统；改善记忆，对神经功能障碍，如偏瘫、失语、感觉迟钝，有促进康复作用。经过脑活素治疗的病人，可使血清和尿中过高的苏氨酸转为正常；也可提高亮氨酸、门冬氨酸、缬氨酸、胱氨酸的血液水平，并有选择特异性。本品注射后的最高浓度分布在视丘与视丘下部。$t_{1/2}$从数秒到数小时。临床作为辅助治疗药物可治疗下列疾病：器质性脑病的精神症状、注意力集中困难及记忆障碍、神经衰弱、轻型婴幼儿大脑发育不全、内源性抑制与癫痫的支持疗法、脑供血不足、中风、颅脑术后、脑炎、脑膜炎与严重脑感染、脑震荡和挫伤后遗症。

皮下注射：2mL/次。肌内注射：5mL/次。静脉注射：10mL/次。静脉滴注：10～30mL溶于5%～10%葡萄糖溶液或生理盐水50～250mL中缓慢静脉滴注，60～120min滴完。10～20次为1个疗程。开始1次/d，后改为2～3次/周；也可静脉注射，1次/d，连续10d。

【注意与禁忌】 一般耐受性良好，但注射过快可发生中度热感。偶有过敏反应、畏寒、寒战、轻度发热。过敏体质者慎用。严重肾功能障碍者、孕妇禁用。

【药物相互作用】 ①与胞磷胆碱、复方丹参、维生素B_{12}等合用，具有协同提高疗效作用。②与单胺氧化酶抑制剂合用，具有相加作用，不可合用。③与抗抑郁药合用，可致精神紧张，建议减少后者的用量。④本药与低分子右旋糖酐、强心剂及心血管系统药物有协同作用。

【规格】 片剂：14.4mg（以总氮计，若以氨基酸计为6.5mg）；注射剂：30mg（以总氮计，若以氨基酸计为17.5mg），60mg，120mg，180mg。

血栓通（血塞通）

【药性与应用】 三七总皂苷注射液。增加机体功能，增加冠脉血流量，扩张血管，降低动脉压与心肌耗氧量，抑制血小板聚集，降低血黏度。临床用于脑血管疾病，适用于急性脑缺血，如脑梗死、脑栓塞、一过性脑缺血。对脑出血后遗症也有一定疗效。也可用于视网膜血管阻塞。经验表明，对眩晕、头痛、头胀的疗效最佳；对共济失调、肢体震颤、瘫痪、语言障碍也有明显改善。对视网膜中央静脉阻塞也有较好疗效。

肌内注射：2～4mL，1～2次/d。静脉注射：2～6mL，1～2次/d，加入25%葡萄糖溶液或生理盐水20～40mL注入。静脉滴注：上述剂量加入10%葡萄糖溶液250mL静脉滴注。15d为1个疗程。停药1～3d后可进行第2个疗程。

【注意与禁忌】 副作用少，个别可有头昏、心率加快或白细胞下降，停药后恢复正常；部分人可有注射局部痛感。均不影响继续进行治疗。静脉用药时应避免与其他药品混合。对妊娠的安全性尚未确定，孕妇、哺乳妇应慎用。

【规格】 注射液：100mg/2mL。

脑力隆

【药性与应用】 由桂利嗪、维生素 B_6、维生素 E、三七提取物组成的缓释口服复方丸剂。适用于脑动脉硬化、一过性脑缺血、脑梗死及其后遗症、冠心病心绞痛、高血压、糖尿病多发性神经炎等的治疗。也可降血脂，防止血管脆化。

口服：1 丸，4 次/d；30d 后改为 1 丸，2 次/d。或遵医嘱。

【注意与禁忌】 少数有口干、头昏、嗜睡、胃部轻度不适，减量或继续服药可自行消失。颅内出血未止、疑有出血倾向者及孕妇禁用。

【规格】 丸剂：每丸含桂利嗪 30mg、三七提取物 150mg、维生素 $B_6$10mg、维生素 E 15mg。

萘呋胺 Naftidrofuryl（草酸萘呋胺酯，克拉瑞啶 Clarantin，Naftidrofuryl Oxalate，Praxilene）

【药性与应用】 极易透过血-脑脊液屏障，直接促进脑细胞对氧的利用，使三羧酸循环和葡萄糖的转运加快，显著增加缺血区脑细胞的 ATP 浓度，减少乳酸生成，使缺血状态下的脑细胞氧化作用恢复到正常水平，延缓脑细胞衰老，恢复神经元功能及改善智能；作用于血管平滑肌，恢复生理状态下的血液供应；选择性地拮抗位于血管平滑肌上的5-HT_2受体，抑制 5-HT 及缓激肽等物质释放，抑制肾上腺素、ADP 及 5-HT 介导的血小板聚集，增强红细胞变形性，降低血液黏度，防止血管痉挛，改善微循环，缓解疼痛，减轻炎症等。口服易吸收，生物利用度为 80%，易通过血-脑脊液屏障。$t_{1/2}$为 60min，主要经胆汁分泌、肠道排泄，体内无蓄积。适用于脑血管疾病，如脑动脉硬化、脑梗死、脑血管意外等的恢复期与后遗症；部分脑外伤和术后恢复期、老年性痴呆、老年性精神病、脑功能不全、梅尼埃病；外周血管疾病，如间歇性跛行、疼痛性痉挛、糖尿病性脉管病、雷诺病、脉管炎、毛细血管炎、营养性溃疡、早期坏疽等。

急性脑血管意外：160~200mg/d（重症 320mg/d），加入生理盐水或 5% 葡萄糖溶液或低分子右旋糖酐注射液 500~1000mL，静脉滴注，1 次/d；10 次为 1 个疗程。慢性缺血性脑血管疾病：口服，100mg，3 次/d；30d 为 1 个疗程。外周血管疾病：静脉滴注，160mg/d，加入生理盐水 250~500mL 中滴注，1 次/d；30d 为 1 个疗程。肌内注射，40~80mg/d；10d 为 1 个疗程。口服，100mg，3 次/d；30d 为 1 个疗程。

【注意与禁忌】 本品的总有效率为 85%，副作用小，安全性好，无明显降低血压作用，并可降低血胆固醇，改善病人智能和提高其生活质量。一般耐受性良好。偶见恶心、上腹部疼痛、失眠，停药后消失。超大剂量服用可引起心脏传导阻滞与惊厥。严重心、肝、肾功能不全者慎用，必要时先行心电图检查。妊娠期应权衡利弊应用。如出现心脏传导阻滞可注射异丙肾上腺素或电起搏，惊厥可用安定。静脉滴注应缓慢，持续 90min 以上。不能与含 Ca^{2+} 溶液混合。对本品过敏及房室传导阻滞病人禁用。

【药物相互作用】 与 β 受体阻滞剂和抗心律失常药有相加作用。

【规格】 片剂：200mg；胶囊：100mg；缓释胶囊：200mg；注射液：40mg/5mL，200mg/10mL。

第六节 降低血压药

高血压病是多因素的，因而降压药也多种多样，作用于构成高血压的不同环节，以达到降压的治疗目的，如中枢性降压药、肾上腺素受体阻滞剂、影响交感神经递质药、神经节阻滞剂、钙拮抗剂、血管紧张素转换酶抑制剂及血管紧张素Ⅱ受体阻滞剂、钾离子通道开放剂、利尿剂、其他类等。其中 β 受体阻滞剂、α 及 β 受体阻滞剂和钙拮抗剂大部分已在以前相关章节中述及，利尿剂将另章专门述及，请参阅相关章节，不再重复论述。本节仅介绍其他章节未涉及者。

可乐定[典] Clonidine（氯压定，可乐宁，血压得平，110 降压片，Catapres，Catapresan）

【药性与应用】 中枢性 α_2 受体激动剂，抑制血管运动中枢，使外周交感神经活动降低引起降压。口服 0.5~1h 时显效，2~3h 达峰值，持续 4~6h。对原发性高血压疗效较好，无直立性低血压的弊病。本品也用于治疗开角型青光眼和预防偏头痛。

治疗高血压：口服，0.075~0.15mg，3 次/d；可逐渐加量，维持量0.2~0.8mg/d；极量 0.8mg/次。缓慢静脉注射，0.15~0.3mg，加入 50%葡萄糖溶液 20~40mL 推注，多用于危重及Ⅲ期高血压。预防偏头痛：0.1mg/d，分 2 次服；8 周为 1 个疗程。4 周以后剂量可增至 0.15mg/d。治疗青光眼：用 0.25%溶液滴眼。低血压者慎用。

【注意与禁忌】 副作用多为口干、便秘、嗜睡、乏力、心动过缓，少数病人出现头晕、头痛、恶心、便秘、食欲不振；男性偶有阳痿，停药后很快消失，多不影响治疗。有水钠潴留现象。不可突然停药，以免引起交感神经亢进综合征。

【药物相互作用】 与利尿剂或其他降压药合用，有明显的协同作用，可以提高降压疗效，尤其与利尿剂（如氢氯噻嗪）合用，还可消除水钠潴留。其他参阅第六章第六部分该条。

【规格】　片剂：0.075mg，0.15mg；注射液：0.15mg/mL；滴眼液：2.5mg/5mL；贴片：2mg，2.5mg。

复方可乐定：片剂。每片含本品 0.075mg、降压灵 4mg、氢氯噻嗪 25mg、芦丁 20mg、维生素 C 50mg、吡斯的明 30mg。口服：1 片，1~2 次/d。疗效优于可乐定，副作用轻。

珍菊降压片（菊乐宁降压片）：片剂。由珍珠层粉、野菊花、槐米、氢氯噻嗪等中西药物配制，每片含可乐定 30μg。用于高血压的治疗。口服：1 片，3 次/d；对顽固性病例可增至 2 片，3 次/d。待血压稳定后，改为 1 片，1~2 次/d 维持。

降压气雾剂：含本品及环戊噻嗪、维生素 E 等的复方制剂，14g/瓶，含可乐定 3mg。对原发性高血压效果较好。降压快，副作用比单用可乐定小，偶尔出现头晕、嗜睡。肝昏迷病人禁用。2 揿/次，3 次/d。维持量：待血压降至正常后，2 揿/次，1 次/d。

莫索尼定　Moxonidine（Cynt）

【药性与应用】　第 2 代中枢性降压药，与中枢咪唑啉 I_1 受体的亲和力为可乐定的 10 倍，而与中枢 α_2 受体的亲和力则仅为 I_1 受体的1/600。现在已认识到中枢性降压药的降压作用主要通过兴奋 I_1 受体使交感神经活动抑制，儿茶酚胺释放减少，肾素-血管紧张素系统活性降低。中枢 α_2 受体的兴奋则与镇静、口干等不良反应有关。故本品降压作用强于第 1 代的可乐定，而不良反应则轻于后者。停药后血压逐渐恢复，不产生反跳。本品吸收迅速、完全，15~30min 达峰值。吸收率为 90%，无首过效应，生物利用度为 88%。$t_{1/2}$ 为 2~3h。可维持 24h，可能与脑内浓集及与 I_1 受体结合度高相关。饮食对本品的代谢影响不大。本品大部分以原形经肾小管主动分泌排出体外，严重肾功能减退者消除减慢。本品适用于临床各期高血压，疗效可达 70%，可望取代可乐定成为主要中枢降压药。

口服：0.2mg，1~2 次/d；不超过 0.4mg/次，0.6mg/d。肾功能减退者不超过 0.2mg/次。

【注意与禁忌】　不良反应一般较轻，主要有口干、镇静、头痛、头晕、睡眠障碍、水潴留等。病窦综合征、Ⅱ度及Ⅲ度窦房结传导阻滞、房室传导阻滞、静息心率小于 50 次/min、严重心律失常、充血性心力衰竭、不稳定型心绞痛，严重肝、肾功能减退，血管神经性水肿者禁用；孕妇、哺乳妇、儿童禁用。间歇性跛行、雷诺病、帕金森病、癫痫、青光眼、抑郁症者慎用。

【药物相互作用】 ①与其他降压药、镇静药或麻醉药合用，本药的降压效应可增强。②与β受体阻滞剂合用，可致反跳性高血压。两药联用后，应β受体阻滞剂先停药，然后于几日内逐渐停用本药，同时严密监测血压。③本药可使劳拉西泮诱导的认知功能障碍加重。④与托拉唑林或三环类抗抑郁药合用，可使本药降压作用减弱。本药不宜与三环类抗抑郁药合用。⑤乙醇能增强本药降压效应。

【规格】 片剂：0.2mg，0.4mg；胶囊：0.2mg。

噻美尼定　Tiamenidine（Sundralen）

化学结构、作用机制、降压效果、不良反应均类同于可乐定。

口服后吸收迅速、完全。由肾排泄。$t_{1/2}$约为4h，主要用于高血压。口服：1mg，2次/d。常见不良反应为口干。突然停药可产生血压反跳。

片剂：0.5mg，1mg。

利美尼定　Rilmenidine（Hyperium）

【药性与应用】 新型α_2受体阻滞剂。兴奋中枢α_2受体，使交感神经发放冲动减少、心律减慢、血管平滑肌舒张；兴奋突触前膜α_2受体，使去甲肾上腺素释放减少。在收缩压、舒张压、平均动脉压降低的同时，心率、心肌收缩力、每搏量、每搏指数、心脏指数均无变化。口服吸收快而完全，生物利用度为100%。服药后2h达峰值。无肝脏首过效应。药物在血液循环中很少代谢。$t_{1/2}$为8h。主要经肾排泄，长期用药无蓄积现象。本品是新型中枢降压药，具有独特的降压作用，作用比可乐定强而副作用小，在临床应用上可完全取代可乐定。既可与其他药作为一线降压药合用，又可用于顽固性高血压，是所有降压药中对心脏血流动力学影响最小的药物。尚可用于治疗吗啡类停药后的戒断症状。

口服：1mg，1~2次/d。

【注意与禁忌】 副作用少而轻，偶有口干、乏力、胃痛、心悸、头晕、失眠等。大中手术前不宜用本药，如已应用，应在术前3d停用，改用其他药。服用时间较长时，应逐渐减量停药，否则可引起焦虑、出汗、心动过速、血压过高等。如出现上述现象，可再使用本药或拉贝洛尔加以缓解。

【药物相互作用】 与其他降压药合用可加强其降压作用，如与利尿剂合用，降压作用持久而稳定；与各种血管扩张药合用，降压作用强烈。长期应用可引起失眠，可与安眠药合并使用。一般不与利血平合用，否则可相互影响疗效。

【规格】 片剂：1mg。

托洛尼定　Tolonidine（Euctan）

本品降压作用、作用机制、应用及不良反应均类似于可乐定。

口服：0.75~1.5mg/d，分2次服。

【规格】　片剂：0.25mg。

胍法辛　Guanfacine（胍法新，氯苯乙胍）

【药性与应用】　中枢α_2受体激动剂。作用相似于可乐定而较弱，中枢性副作用也小。有效剂量可致心率缓慢，但不影响心排出量和肾小球滤过率。口服吸收迅速而完全。蛋白结合率低，大部分药物被肝灭活。$t_{1/2}$为21h。临床用于治疗中重度高血压。

口服：0.5~1mg，1次/d，睡前服。可逐渐将剂量增加至3mg/d。

【注意与禁忌】　常见的不良反应与可乐定相似但较轻，撤药症状出现也晚。可与利尿剂合用。

【规格】　片剂：1mg。

胍那苄　Guanabenz（氯苄氨胍）

【药性与应用】　中枢性α_2受体激动剂，尚有胍乙啶样抑制去甲肾上腺素外周释放作用，使总外周阻力下降，降压作用良好。对心脏功能、心搏出量、心排出量和肾小球滤过率均无明显影响。口服吸收良好，3h达峰值。肝脏首过效应较明显，血浆蛋白结合率为90%。$t_{1/2}$为12~14h。用于轻、重度高血压。

口服：剂量范围8~64mg/d。初始一般4mg，1~2次/d。每1~2周增加4~8mg/d，直至64mg/d。

【注意与禁忌】　不良反应同可乐定，但较少见，突然停药后少数人可出现撤药症状。用于治疗重症高血压时，宜与利尿剂合用。

【规格】　片剂：4mg。

哌唑嗪[典][基]　Prazosin（脉宁平，Minipress，Furazosin，Hypovase）

【药性与应用】　选择性突触后α_1受体阻滞剂，能同时扩张阻力血管与容量血管。对突触前α_2受体无明显作用，不引起反射性心动过速与肾上腺素分泌增加。同时降低心脏的前、后负荷，有利于治疗顽固性充血性心力衰竭，可调节血脂代谢，降低LDL胆固醇，增加HDL胆固醇，且可轻度缓解哮喘发作。对尿酸、血钾、糖代谢均无不良影响。口服吸收良好，1~3h达峰值。经肝脏首过效应后，部分代谢产物仍有药理效应。蛋白结合率高达97%。$t_{1/2}$为2~3h，老年人延长，充血性心力衰竭者明显延长。在治疗剂量范围内，药物浓度与降压效应呈正比关系。长期用药有效性下降20%～30%。临床用于治疗轻、中、重度各型高血压，为首选药物之一。尤适于伴有血脂升高的病人。尚用于治疗顽固性充血性心力衰竭、前列腺肥大、变异型心绞痛、哮喘、雷诺病、门静脉高压等症。

口服：高血压或充血性心力衰竭，首剂0.5mg，睡前服，然后2～3次/d；每隔2～3d递增0.5～1mg，总量应维持在6～15mg/d，大于20mg/d疗效不再增加。急进型高血压，嚼服1mg，在5min内起效。变异型心绞痛，8～30mg/d，或加少量利尿剂、硝酸酯类同服。良性前列腺肥大，0.5mg，2次/d。

【注意与禁忌】 首次给药或剂量递增过快时，可致严重体位性低血压、晕厥、心悸等“首剂现象”。其他不良反应多轻微，主要为头晕、头痛、嗜睡、乏力、恶心、口干、鼻塞、腹泻或便秘、视力模糊、皮疹、瘙痒、尿频、耳鸣、阳痿等。长期应用可发生体液潴留。为避免发生“首剂现象”，用前必须停服利尿药，首次剂量不超过1mg。一旦发生，应立即仰卧，必要时行抗休克治疗。对本品过敏者、孕妇、儿童禁用。严重心脏病、精神病者慎用。服药期间不可随意服用抗感冒、镇咳及抗过敏药，以免干扰本品的作用。

【药物相互作用】 ①与β受体阻滞剂或利尿剂合用，降压作用加强而水钠潴留减轻，应将剂量调整至最小有效量。②与钙拮抗剂合用，降压作用增强，易致首剂现象，应适当调整剂量。与其他降压药合用时也应注意这种情况。③与拟交感胺类药物合用，作用减弱。④与非甾体抗炎药合用，尤其是吲哚美辛，降压作用减弱。

【规格】 片剂：0.5mg，1mg。

复方哌唑嗪 Prazosin Compound

【药性与应用】 为哌唑嗪和氢氯噻嗪组成的复方制剂。前者为突触后α_1受体阻滞药，后者为利尿剂。两者组成复方，具有剂量小、不良反应轻、降压效果强等优点。适用于治疗各期高血压、高血压所致左心衰竭及缺血性心脏病。亦可用于已有肾功能改变的高血压的治疗。

口服：首次半片，睡前服用，如无明显不良反应，可逐步增加剂量至2～3片，3次/d，但不宜超过9片/d。

【注意与禁忌】 与哌唑嗪类似，主要为口干、乏力、头昏及胃肠道反应，亦有“首剂现象”。本剂中含有氢氯噻嗪，长期应用应预防低血钾。

【规格】 片剂：每片含哌唑嗪1mg，氢氯噻嗪5mg。

盐酸特拉唑嗪[典][基]　Terazosin Hydrochloride（四喃唑嗪，高特灵，降压宁，Heitrin，Hytrinex，Hytrin，Vasocard）

【药性与应用】　选择性突触后 α_1 受体阻滞剂，作用类似于哌唑嗪，与 α_1 受体的亲和力为哌唑嗪的 1/3。主要通过扩张小动脉使血压下降，作用出现较慢、持续时间较长。水溶性大，能静脉给药。对血脂有良好调节作用，可降低总胆固醇及 LDL、VLDL 胆固醇的血浆含量，并提高 HDL 胆固醇与总胆固醇的比值。降压同时肺毛细管楔压及肺血管阻力下降，左室射血分数增加。长期应用有利于左室肥厚的逆转。停药后无血压反跳现象。口服吸收良好，1～2h 达峰值，生物利用度为 90%。$t_{1/2}$ 为 9～12h。大部分经肝脏代谢，原药的 10% 及代谢产物的 40% 由尿排泄，其余从粪便中排出。进食不影响本品代谢。高血压病人 $t_{1/2}$ 延长。治疗剂量下，血药浓度与疗效成正比。临床适用于轻、中度高血压，长期应用虽有轻度耐药性，但有效率仍维持 50% 以上，类似于哌唑嗪。目前一般作为二、三线降压药应用。也用于前列腺增生患者，改善排尿症状。

口服：首剂 0.5～1mg，睡前服。以后根据疗效逐步增加剂量。常用量 5mg，1 次/d，最大量不超过 10mg/d。静脉注射：适用于重症，5mg，1 次/d。

【注意与禁忌】　不良反应类似于哌唑嗪，但较轻。首剂后可能出现低血压及晕厥。其他不良反应有头晕、头痛、乏力、鼻塞、心悸、胃肠道不适、恶心、呕吐、腹泻或便秘、水肿、皮肤反应及肢体痛。首剂及递增剂量宜小，以免产生首剂现象。静脉注射速度宜慢，并密切观察血压变化与病人反应。孕妇、哺乳妇、儿童禁用。

【药物相互作用】　①与噻嗪类或其他降压药合用，降压作用增强。②吲哚美辛或其他非甾体抗炎药与本药合用，本药降压作用减弱。③拟交感胺类药物与本药合用，本药降压作用减弱。④雌激素与本药合用，减弱本药降压作用。

【规格】　片剂：0.5mg，1mg，2mg，5mg，10mg；胶囊：1mg，2mg，5mg，10mg。

多沙唑嗪　Doxazosin（Cardura）

【药性与应用】　选择性突触后 α_1 受体阻滞剂，作用类似于哌唑嗪。特点是药效较慢，较少出现“首剂反应”，卧立位血压差别较小，对交感神经无明显反射性增强。长期用药无耐药性。对血脂代谢有有益影响，与其能增加 LDL 受体活性、减少细胞内胆固醇合成、增加脂蛋白酶活性等多种因素有关。口服吸收良好，2h 达峰值，血浆蛋白结合率达 98%。大部分在体内代谢，仅 5% 以原形从体内排出。$t_{1/2}$ 为 10～18h，多次用药后可延长至 22～24h。临床用于各种类型及不同程度的高血压，伴有高脂血症者更为适宜。抗高血压效果及安全性与依那普利、哌唑嗪、阿替洛尔相当。一般作为二线药物使用。

口服：初始剂量 1mg，1 次/d。以后视病人反应每 1~2 周递增 1~2mg。可加用利尿剂或 β 受体阻滞剂。

【注意与禁忌】 首剂反应发生率为 0.7%。其他不良反应有体位性低血压、口干、视力模糊、头痛、便秘、水肿、体重增加、嗜睡、心悸、心律失常及皮疹。因不良反应停药者可达 2%。对哌唑嗪类药物过敏者禁用。孕妇、哺乳妇、儿童、肝功能减退者慎用。

【药物相互作用】 ①本药与其他降压药物合用，降压作用增强，应调整剂量。②与 β 受体阻滞剂合用，可使首剂低血压反应加剧。③与吲哚美辛等非甾体抗炎药合用，本药降压作用减弱。④雌激素可因水钠潴留使本药降压作用减弱。⑤与拟交感胺合用，作用相互减弱。⑥育亨宾因能增加去甲肾上腺素释放而降低本药抗高血压作用。⑦本药可降低米多君疗效。⑧麻黄可使本药首剂反应减轻。

【规格】 片剂：0.5mg，1mg，2mg，4mg，8mg。

布那唑嗪 Bunazosin（Detanto）

【药性与应用】 作用机制与哌唑嗪相同，为选择性 α_1 受体阻滞剂，抑制去甲肾上腺素和肾上腺素的升压反应。对 α_2 受体无明显作用，不引起反射性心动过速与心排出量的增加。口服吸收迅速，1h 达峰值。$t_{1/2}$ 为 2.2h。90% 以上经肝代谢，由粪便排出。肝功能减退者 $t_{1/2}$ 明显延长。临床用于原发性、肾性、嗜铬细胞瘤性高血压，有效率在 60% 以上。作为三线药物应用。

口服：初始剂量 0.5mg，3 次/d，饭后服。可逐渐增加至 1~2mg，2~3 次/d。最大量为 12mg/d。

【注意与禁忌】 类似哌唑嗪。主要有头痛、头晕、心悸、鼻塞、耳鸣、嗜睡、口干、出汗、气短、恶心、纳差、疲倦、皮疹、水肿、颜面潮红、视物模糊、胸闷、腹泻或便秘、直立性低血压。对本品过敏者忌用。孕妇、哺乳妇、儿童禁用。本品不适用于高空及危险作业者。用药期间应测卧立位血压，避免剂量递增过快。服药后应静卧片刻。肝功能减退者减量或慎用。

【药物相互作用】 ①利尿药或其他降压药与本药合用使本药作用加强，应适当减量。②利福平对肝酶有诱导作用，从而使本药作用减弱。

【规格】 片剂：0.5mg，1mg；3mg；缓释片：3mg，6mg；颗粒：0.5%。

乌拉地尔[典][基] Urapidil（优匹敌，Eupressyl，Ebrantil）

【药性与应用】 阻断突触后 α_1 受体和外周 α_2 受体，并激活中枢 $5\text{-}HT_{1A}$

受体，降低延髓心血管调节中枢交感反馈产生降压作用。对静脉的舒张作用大于对动脉的作用，降压时不影响颅内压。同时降低心脏前、后负荷和平均肺动脉压，增加心搏出量和输出量，降低肾血管阻力，对心率无明显影响。口服缓释胶囊后，生物利用度为72%。$t_{1/2}$为 5h。主要在肝内代谢，部分代谢产物仍有活性。用于各类高血压及高血压危象和手术过程中对血压的控制。

口服：开始 60mg，早晚各 1 次，血压下降后可逐渐减量，可减量至 30mg/次。维持量，30～180mg/d。静脉注射：一般剂量为 25～50mg，如用 50mg，应分 2 次给药，间隔 5min。静脉滴注：将 250mg 溶于 500mL 输液中，开始滴速 6mg/min，维持滴速 120mg/h。

【注意与禁忌】 不良反应较少，偶有头痛、头晕、恶心、疲倦、心悸、心律失常、瘙痒、失眠等。体位性低血压较哌唑嗪少，无首剂反应。孕妇、哺乳妇、主动脉峡部狭窄、动静脉分流者禁用。

【药物相互作用】 ①与其他降压药合用，有降压叠加作用。②排钠利尿剂、β 受体阻滞剂、肌源性血管扩张剂、钙离子拮抗剂等与本药合用，增强本药的降压作用，并注意首剂降压反应。③西咪替丁可使本药血药浓度上升 15%，其临床意义不明显。④同时服用奥洛福林与 α 受体阻断药，可能产生低血压或心动过缓伴高血压。⑤应避免饮酒，因可加重降压与不良反应。

【规格】 缓释片：30mg；缓释胶囊：30mg，60mg；注射液：25mg/5mL，50mg/10mL。

萘哌地尔[典] Naftopidil（博帝，帝爽，格瑞佳，君列欣，来络尔，利尔哌，Avishot，Eapiail，Flivas）

【药性与应用】 本药为选择性 α_1 受体拮抗药，可抑制 α_1 受体引起的血压上升，降压作用持续时间长，不引起反射性心动过速，可降低周围血管阻力，扩张血管，对心排血量无明显影响。通过阻断 α_1 受体，可缓解前列腺和尿道紧张，改善排尿障碍。

本药达峰时间有剂量依赖性，约 1h，用药 4 次后可达稳态血药浓度，消除半衰期 20h 左右。主要经肝代谢。

本药临床主要用于治疗原发性高血压；也用于缓解良性前列腺增生症（BPH）引起的排尿障碍。

口服：①原发性高血压，初始剂量 25mg，3 次/d，用药 2 周后可根据血压下降的程度调整剂量。推荐剂量为 25～50mg，2 次/d。②BPH 引起的尿路梗阻，初始剂量 25mg，1 次/d，间隔 1～2 周后可根据临床症状作适当剂量调整，最大剂量不超过 75mg/d。

老人应从 12. 5mg/d 开始。

【注意与禁忌】 对本药过敏、低血压患者禁用。肝功能不全、严重心血管疾病、血压偏低者慎用。

不良反应可有心悸、直立性低血压、头晕、头痛、水肿、血钾升高、尿酸升高、肝酶升高、胃部不适、便秘、嗜酸性粒细胞增多、耳鸣、畏寒等。

【药物相互作用】 与利尿药、其他降压药有协同降压作用，合用时应适当减量。

【规格】 片剂：12.5mg，25mg；胶囊：25mg；分散片：25mg。

利血平[典][基] Reserpine（血安平，利舍平，蛇根碱，Serpasil）

【药性与应用】 萝芙木中提取的生物碱，有降压与安定作用。主要药理作用是耗竭交感神经末梢内的递质去甲肾上腺素，产生降压作用。降压作用缓慢、温和而持久，适用于轻、中度早期高血压，疗效显著，对伴有精神紧张者效果尤好。

口服：作为降压药，0.25~0.5mg/d，顿服或3次分服。如长期服用，应减为最低有效量加以维持。作为安定药，0.5~5mg/d。也可肌内注射或静脉注射。

【注意与禁忌】 久用无效者，应配伍其他降压药，如氯噻嗪、肼屈嗪等，不可盲目增加本品剂量，因为并不能增加疗效，反而增加副作用。剂量超过0.5mg/d时，即出现鼻塞、嗜睡、腹泻等。大剂量可引起帕金森病；长期应用则能引起抑郁症。用本品后消化性溃疡病人可发生出血，妊娠期可增加胎儿呼吸道并发症的发生率，应密切注意。

【药物相互作用】 ①与利尿药或其他降压药合用，降压作用加强，应注意调整剂量。②与中枢抑制药合用，可使中枢抑制作用加重。③胍乙啶类药物与本药合用，可增加直立性低血压、心动过速、抑郁等不良反应。④与β受体阻滞药合用可导致心动过缓。⑤与洋地黄、奎尼丁合用，可引起心律失常。⑥本药可使拟交感作用时间延长。⑦与左旋多巴合用，可诱发帕金森病。⑧与麻黄碱、苯丙胺等合用，可耗竭儿茶酚胺，使拟肾上腺素作用受抑制。⑨与三环类抗抑郁药合用，二药药效均降低。⑩布洛芬减弱本药降压作用。⑪本药可因耗竭儿茶酚胺使美芬丁胺失效。⑫育亨宾减弱本药降压作用。⑬乙醇使中枢抑制作用加重。

【规格】 片剂：0.1mg，0.25mg；注射液：1mg/1mL，2.5mg/1mL。

安达血平片（阿达芬）：每片含利血平0.1mg、双肼屈嗪10mg。用途同利血平。两种成分有协同作用，具有剂量少、副作用轻的特点。口服：1~2片，3次/d。

新降片：每片含利血平0.04mg、双肼屈嗪4mg、夏天无250mg、枸杞根提取物 5g、珍珠母提取物 5g、车前子提取物 5g。适用于原发性高血压或继发性高血压。口服：2 片，3 次/d；1 个月为 1 个疗程。

降压静片：每片含利血平 0. 1mg、双肼屈嗪 10mg、氢氯噻嗪 12. 5mg。口服：1~2 片，2~3 次/d。

复方利血平片：每片含利血平 0. 125mg、双肼屈嗪 12. 5mg、氢氯噻嗪 12. 5mg、氯化钾 100mg。口服：1~2 片，1~2 次/d。

复降片（复方降压片）：每片含利血平 0. 03125mg、双肼屈嗪 3. 125mg、氢氯噻嗪 3. 125mg、异丙嗪 2. 083mg、氯氮平 2mg、维生素 B_1 1mg、维生素 B_6 1mg、泛酸钙 1mg、氯化钾 30mg、三硅酸镁 30mg。口服：1~2 片，3 次/d。

脉舒静：每片含利血平 0. 15mg、氢氯噻嗪 10mg、罗通定 5mg、维生素 B_6 10mg、甲基橙皮苷 10mg、氯化钾 30mg。口服：2 片，3 次/d。

降压灵 Verticil

【药性与应用】 由萝芙木中提取的总生物碱，其中的主要降压成分是利血平，但鼻塞较轻。对头痛、头晕、耳鸣、心悸症状也有一定改善。适宜于早期高血压。

口服：8mg，3 次/d；血压稳定后改为 4mg/次。

【规格】 片剂：4mg。

降压平 Resernine

【药性与应用】 催吐萝芙木提取利血平以后的剩余生物碱。降压作用比降压灵强而迅速，服后 1~2d 即显效。尚有镇静与轻微利尿作用。适用于原发性、肾性高血压。

口服：4~8mg，3~4 次/d，必要时可将剂量增加至 16mg/次。

【注意与禁忌】 偶见胃部不适。消化性溃疡者慎用。

【规格】 片剂：4mg。

帕吉林 Pargyline（优降宁，巴吉林，Eutonyl）

【药性与应用】 单胺氧化酶抑制剂，具有明显的降压作用，但机制至今无定论。降压作用出现较慢，但较强。一般在 1~2 周始出现作用，维持时间较久，每日服药 1~2 次即可。临床上主要用于重症高血压其他药物无效者，尤其是自觉症状多、精神差、情绪差、对利血平有较重副作用者。

口服：开始剂量 10mg，1~2 次/d；适应后逐渐将剂量增加至 30~40mg/d，分 1~2 次服。血压下降过大时应适当减量。维持量，10~20mg，1 次/d。

【注意与禁忌】 剂量过大时可引起体位性低血压；有时有口干、胃肠不适、失眠、多梦等。降压效果出现较慢，作用时间较长，机体反应个体差异性大，初始剂量宜少，调整剂量宜缓慢，以保持适当血压水平。甲状腺功能亢进、肝功能障碍、嗜铬细胞瘤者忌用。服药期间，忌食含酪胺量高的食物（扁豆、红葡萄酒、干酪等），否则易引起高血压危象。

【药物相互作用】 本品不宜与麻黄碱、苯丙胺、乙醇、甲基多巴、利血平、降压灵、胍乙啶等合用。

【规格】 片剂：10mg，20mg。

地巴唑 Bendazol（Dibazol）

【药性与应用】 对血管平滑肌有直接松弛作用，使血压略有下降，可用于轻度高血压、脑血管痉挛。对内脏平滑肌有解痉作用，可用于内脏平滑肌痉挛，如消化性溃疡病、幽门痉挛及肠痉挛。对中枢神经系统有轻度兴奋作用，故亦用于神经系统疾病，如脊髓灰质炎后遗症、面神经麻痹等。

高血压、胃肠痉挛：口服，10~20mg，3次/d；或皮下注射10~20mg。神经疾患：5~10mg，3次/d。脑血管痉挛：静脉注射，10~20mg/次。

【注意与禁忌】 血管硬化、有单纯疱疹病毒发病史（鼻翼两侧或四周有成簇性水泡者）者禁用本药。对妊娠、哺乳的影响不明确。

不良反应可有多汗、头痛、发热等。大剂量可引起多汗、面部潮红、轻度头痛、头晕、恶心、血压下降。滴眼可见眼部刺激反应。

【规格】 片剂：10mg，20mg，30mg；注射液：8mg/8mL。

肼屈嗪[典] Hydralazine（肼酞嗪，肼苯达嗪，Apresoline）

【药性与应用】 其药理作用是直接舒张周围血管平滑肌引起血压下降。有中度降压作用，有显著降低舒张压与增加肾血流量的特点。用药后30~40min出现药效。降压作用主要表现在小动脉扩张、外周总阻力降低。临床主要用于肾性高血压和高舒张压病人。

口服、静脉注射、肌内注射均可。从小剂量开始，10mg，3~4次/d，用2~3d；以后逐渐增加剂量。维持量，30~200mg/d，分次服用。

【注意与禁忌】 可出现耐药性及头痛、心悸、恶心。长期大剂量使用，可引起类风湿性关节炎、红斑狼疮样反应。冠心病、脑动脉粥样硬化、心动过速、心功能不全者慎用。

【药物相互作用】 单用效果差，可与利血平、氢氯噻嗪、胍乙啶、普萘洛尔等合用，以增加疗效。

其他参阅第八章第二节该条。

【规格】 片剂：10mg，25mg，50mg；缓释片：50mg；注射液：20mg/1mL。

双肼屈嗪[典]　Dihydralazine（双肼苯达嗪，双肼酞嗪，血压达静，Nepresol）

【药性与应用】 作用及药理与肼屈嗪相似，但作用缓慢持久。多与其他降压药合用，以提高疗效。

口服：12.5~25mg，2次/d。如出现耐受性，可增加剂量达50mg，3次/d。

【注意与禁忌】 可出现头痛、头胀、足软、面部发热、胃部不适、食欲减退、心悸、恶心、体位性低血压等。长期大剂量（50mg/次）服用，可诱发类风湿性关节炎与红斑狼疮，应立即停药，并用皮质激素治疗。冠心病、脑动脉硬化及心动过速者禁用。

【药物相互作用】 可与利血平或氯噻嗪类合用，以降低利血平用量，并避免耐受性。亦可与β受体阻滞剂合用，起协同降压作用，并相互抵消副作用。

【规格】 片剂：12.5mg，25mg；注射剂：25mg。

安速降压片：每片含本品4mg、普萘洛尔10mg、呋塞米5mg、黄豆苷元25mg，以及氯氮平、氯化钾、维生素B_1、维生素B_6、三硅酸镁等。口服：成人2片，3次/d；待血压稳定后，可减至1次/d。偶尔有口干、思睡、胃部不适、稀便等副作用，不需停药。哮喘、心功能不全、房室传导阻滞、心动过缓、急性心肌梗死者忌用。慢性支气管炎者慎用。

卡屈嗪　Cadralazine（肼酯达嗪，Cadral）

结构与肼屈嗪略异，但降压作用、机制、临床应用及不良反应均类似。口服吸收迅速。少部分由肝代谢，大部分由肾排泄。部分代谢产物仍有药理活性。

口服：10~20mg/d。

片剂：5mg，10mg。

布屈嗪　Budralazine（Buterazine）

作用、临床应用、不良反应均类似肼屈嗪。口服吸收良好，2h后达峰值。$t_{1/2}$约为6h。

口服：用于高血压，90~180mg/d，分2~3次饭后服。

片剂：30mg，60mg。

米诺地尔[典]　Minoxidil（长压定，敏乐啶，Loniten）

【药性与应用】 其降压作用是通过直接松弛血管平滑肌实现的。起效快，作用持久，1次用药维持24h以上。对顽固性和肾性高血压效果好，为其优点。无直立性低血压，无耐药性。配成溶液可促进毛发生长，治疗秃发。

口服：开始 2.5mg，2 次/d；以后逐渐增加至 5~10mg，2~3 次/d。

【注意与禁忌】 可有心动过速、钠潴留、多毛症。肾功能不全者应加利尿剂。嗜铬细胞瘤者禁用。肺心病、心绞痛、充血性心力衰竭、严重肝功能不全者慎用。

【药物相互作用】 ①与其他降压药、硝酸酯类合用时，降压作用加强。②与 β 受体阻滞剂合用，疗效增加，不良反应减少。③巴氯芬能增强本药的降压作用。④三环类抗抑郁药使本药的降压作用增强。⑤与噻嗪类、呋塞米等利尿药合用，可减少和纠正水钠潴留，但可引起低血钾。⑥非甾体抗炎药、拟交感胺类、皮质激素等与本药合用，可减弱本药的降压作用。⑦同时服用外周血管扩张药可诱发直立性低血压。⑧急进性高血压、正在使用胍乙啶的患者，谨防直立性低血压的产生。

【规格】 片剂：2.5mg，5mg，10mg；酊剂：3g/60mL；洗剂：1%~5%；溶液：2g/100mL。

二氮嗪 Diazoxide（降压嗪，氯甲苯噻嗪，Hyperstat）

【药性与应用】 松弛血管平滑肌，降低周围血管阻力，可使血压急剧下降。用药后可在 5min 内出现降压高峰，将血压降至正常，并可维持 2~18h 或更长。降压时不降低心排出量，不影响脑、肾、心的血流供应。临床用于高血压危象的控制。尚可抑制胰岛素的分泌，用于幼儿型特发性低血糖、胰岛 β 细胞瘤引起的严重低血糖。

将本品溶于专用溶剂，病人卧位快速静脉注射。症状缓解后改口服降压药维持。快速静脉注射：200~400mg/次，15~20s 注完。对高血压危象，可在 0.5~3h 复注 1 次。总量不超过 1200mg/d。儿童，5mg/kg。

【注意与禁忌】 可引起钠水潴留，多次使用可引起水肿、充血性心力衰竭；过量可引起低血压、休克。对糖尿病或多次应用本品者，应补充胰岛素或口服降糖药以控制血糖。用药后可能出现一过性心、脑动脉缺血，以及热感、头痛、恶心、失眠、便秘、腹部不适、听觉异常、静脉灼痛等。充血性心力衰竭、糖尿病、高血压性肾功能不全、哺乳妇忌用。

【药物相互作用】 ①与麻醉药、其他降压药、血管扩张药合用，加强降压作用，应加强监测。②与 β 受体阻滞剂合用可引起反射性心动过速。③与呋塞米、依他尼酸或噻嗪类合用，可增强降压作用，但也增高血糖与尿酸，应注意调整剂量。④本药加强口服抗凝药的抗凝作用，应调整抗凝剂剂量。⑤吲哚美辛等非甾体抗炎药减弱本药降压作用。

【规格】 胶囊：50mg，100mg；注射剂：300mg（附专用溶剂 20mL）。

卡托普利[典][基]　**Captopril（甲巯丙脯酸，巯甲丙脯酸，开搏通，刻甫定，Tensiomin，Capoten，Lopirin，SQ-14225）**

【药性与应用】　血管紧张素转换酶（ACE）抑制剂。其降压作用主要通过对血管紧张素转换酶的抑制，阻止体内最强缩血管物质血管紧张素Ⅱ由血管紧张素原转换而成，并抑制醛固酮的分泌，防止体内水钠潴留、心肌细胞肥大增生、心肌肥厚。本品尚有下述降压机制：抑制激肽酶Ⅱ，延长激肽、缓激肽的扩血管作用；增加前列腺素的释放；直接抑制血管紧张素Ⅱ兴奋神经所致的血管收缩反应；抑制突触前去甲肾上腺素的释放。在心力衰竭时，本品可显著降低外周血管阻力、肺毛细血管楔压及肺血管阻力，增加心排出量及运动耐受量。口服吸收迅速，吸收率可达70%，1～1.5h达峰值。但进食可使吸收率减少30%～40%。$t_{1/2}$为2h。24h内吸收量的95%从尿中排泄，40%～50%为原形，余为代谢产物。肾功能减退者可产生蓄积。临床适用于不同程度的各类高血压，包括顽固性高血压、肾血管性高血压，对高肾素型高血压疗效尤佳，为治疗各类高血压的首选药，亦用于急慢性心力衰竭的治疗。在洋地黄、利尿药、血管扩张药药效不佳时，加用或改用本品常可奏效。应用于急性心肌梗死可防止充血性心力衰竭的出现，改善左心室功能，提高梗死后存活率。

口服：治疗高血压通常从小剂量开始，12.5mg，2～3次/d，于进食前1～2h服用；以后可逐渐递增到高血压的满意控制，但不可超过450mg/d。严重高血压可舌下含服或咀嚼吞服25mg，或静脉注射25mg。急性心肌梗死，25～150mg，2～3次/d。

【注意与禁忌】　服药期间应定时复查白细胞总数及分类。用药3个月后应每2周复查1次。长期服药须定期复查尿蛋白。严重自身免疫性疾病、孕妇、哺乳妇禁用。单肾、肾脏疾病引起的高血压不宜使用本品。肾功能严重减退者慎用。突然停药可引起血压反跳与高血压危象。本品低剂量时不良反应轻微，但高剂量时不良反应发生率高，有时十分严重。主要不良反应为皮疹、难以控制的咳嗽、支气管哮喘、呼吸困难、味觉改变、恶心、呕吐、腹泻、腹痛、蛋白尿、肾功能减退甚至衰竭、白细胞或中性粒细胞减少、溶血性贫血等。

【药物相互作用】　①与氯丙嗪相互协同，可导致低血压，合用时应谨慎。②与利尿药合用可增强降压作用，引起低血压，宜调整剂量，从小剂量开始。如与保钾利尿药（常用的如螺内酯、氨苯蝶啶、阿米洛利）或含钾药、库存血合用，应注意高血钾。③与其他降压药合用，可增强降压作用；与引起肾素释放或交感神经活性药物合用，降压作用大于两者相加作用；与β受体阻滞剂合用，降压作用则少于两者相加作用。④与丙磺舒合用，可抑制肾脏对本药的排泄。⑤与其他扩血管药合用，宜从小剂量开始，以免引起低血压。⑥与布比卡因合用，由于对肾素-血管紧张素系统的抑制，可引起严重心动过缓与低血压，重者可丧失意识。⑦与锂剂合用，可引起血锂浓度升高和肾毒性，出现蛋白尿和血肌酐升高。⑧与骨髓抑制药合用可引起贫血。⑨与环孢素合用，影响肾功能。⑩与别嘌醇合用，可引起过敏反应。⑪与抗酸药合用，本药吸收减少，疗效降低。⑫与麻黄制剂合用，降低本药疗效。⑬与内源性前列腺素抑制药，如吲哚美辛等合用，减弱本药的降压作用。⑭硫酸亚铁降低本药的生物利用度，可致血压升高。⑮与洋地黄类合用，一般无大影响，但有肾损害者，可能升高地高辛的血药浓度。⑯食物可影响本药吸收，宜在餐前 1h 服用。

【规格】 片剂：12.5mg，25mg，50mg，100mg；缓释片：37.5mg；注射液：25mg/1mL，50mg/2mL；注射剂：12.5mg，25mg，50mg。

依那普利[基] Enalapril（恩纳普利，苯丁酯脯酸，苯酯丙脯酸，益压利，悦宁定，Innovace，Inovoril，Invoril，Vasoyec，Renitec，MK-421）

【药性与应用】 血管紧张素转换酶抑制剂，口服后在肝内水解为依那普利拉而发挥作用。后者的作用为卡托普利的 8 倍，二者的降压机制相同，但本品的作用时间持久。在降压的同时保持心肌的收缩力，不影响心排出量。在充血性心力衰竭病人，能使外周阻力和肺毛细血管楔压降低，从而降低心脏前、后负荷，改善心脏功能。能增加肾血流量而对血糖、胆固醇代谢无明显影响。口服吸收率在 50%以上，生物利用度为 40%，1h 达峰值。饮食对吸收率无明显影响。其活性型依那普利拉达峰值时间为 3.5~4.5h。$t_{1/2}$为 1h，多次用药后增加至 30~35h。肾功能严重衰退者可出现药物蓄积。药代动力学研究表明，依那普利拉血药浓度与降压效应关系符合最大药理效应模型。临床适用于各种程度的高血压病、肾血管性高血压及糖尿病合并高血压的治疗；也用于慢性充血性心力衰竭的治疗，尤其正规应用洋地黄及利尿剂无效者。效果优于卡托普利而副作用较轻，为首选药之一。

口服：肾功能正常者从 5mg/次逐渐增加剂量，2 次/d；一般不超过 20mg/次，2 次/d。肾功能减退、血容量减少或已用利尿剂者及治疗心力衰竭时，宜从 2.5mg 开始。

【注意与禁忌】 不良反应主要有皮疹、味觉障碍、头昏、头痛、咳嗽、嗜睡、口干、上腹部不适、恶心、胸痛、胸闷、蛋白尿、乏力、疲劳、血压过低等，一般能耐受。偶见尿素氮和转氨酶升高。若出现白细胞减少、血管神经性水肿，尤其喉水肿者应立即停药。应定期检测白细胞与肾功能。对本品过敏及双肾动脉狭窄者忌用。孕妇、哺乳妇、儿童及肾、肝功能严重减退者慎用。肾功能减退出现药物蓄积时，应进行血液透析。

【药物相互作用】 ①与其他降压药合用，作用相加，若为肾素释放或交感神经活性药，则大于相加作用；若为 β 受体阻滞剂则小于相加作用。②与利尿剂合用，宜从小剂量开始，剂量过大可引起严重低血压。③与排钾利尿剂合用可减少钾丢失；与保钾利尿剂合用可致高血钾。④与锂剂合用可引起锂中毒。⑤与别嘌醇合用应警惕过敏反应。⑥硫唑嘌呤与本类药，血管紧张素转移酶抑制剂（ACEI）合用，可引起过敏反应。⑦本药与卡托普利系 ACEI 同系列药，也应注意与布比卡因合用时引起的心动过缓、低血压与意识丧失。⑧本药可增加氯米帕明的毒性。⑨甲氧苄啶与 ACEI 合用，可引起明显高血钾。⑩与环孢素合用可使肾功能下降。⑪有同时使用本药与二甲双胍引起高钾性乳酸中毒的个案报道。⑫利福平降低本药疗效。⑬阿司匹林明显减弱本药的降压作用。⑭麻黄制剂降低本药抗高血压疗效。⑮本药与地高辛、米贝地尔、司维拉姆、坦洛新等无明显相互作用。

【规格】 片剂：2.5mg，5mg，10mg，20mg；胶囊：5mg，10mg。

依那普利拉　Enalaprilat（马来酸依那普利，Enalapril Maleate）

【药性与应用】 为依那普利的活性型，强力 ACE 抑制剂。仅供静脉注射，口服无效。扩张高血压病人的周围血管，降低血压。充血性心力衰竭者注射本品后，冠状血管扩张，平均动脉压下降，肺毛细血管楔压下降，心肌耗氧量减少，心脏指数及搏出量增加。临床适用于急进型或危象型高血压及稳定型心力衰竭，特别适用于不能口服给药的病人。本品无降低脑血流量的弊端。

静脉注射：高血压，10～40mg/次，约 30min 内起效；剂量超过 40mg/次，作用不再增强，但可延长维持时间；也可用 1.25～5mg，1 次/6h 给药的方式。充血性心力衰竭，一般 2.5～5mg，1 次/d。病情控制后，改服依那普利。本品 1mg 相当于依那普利 2mg。

【注意与禁忌】 严重肾功能不全者宜减量并慎用。低血压者禁用。

【药物相互作用】 ①与其他降压药合用，作用加强；与 β 受体阻滞剂合用作用小于二者相加。②与利尿剂合用，作用加强，开始宜小剂量，以后再递加，以免引起严重低血压。③与排钾利尿剂合用，可保钾；与保钾利尿剂、补钾药或库存血合用，可引起明显高血钾。④与锂剂合用，可引起锂中毒。⑤与别嘌醇合用，可引起过敏反应。⑥与硫唑嘌呤合用，可加重骨髓抑制。⑦与布比卡因合用可引起心动过缓、低血压，甚至意识丧失。⑧与氯米帕明合用，可增加其毒性。⑨应注意与甲氧苄啶合用引起的高钾血症。⑩与环孢素合用可引起肾功能下降。⑪与二甲双胍合用可出现高钾性乳酸性酸中毒。⑫利福平降低本药疗效。⑬阿司匹林拮抗本药的降压作用。⑭麻黄制剂降低本药抗高血压疗效。⑮本药与地高辛、米贝地尔、司维拉姆、坦洛新等无明显相互影响。

【规格】 片剂：2.5mg，5mg，10mg，20mg；胶囊：5mg，10mg。

赖诺普利[典] **Lisinopril（苯丁赖脯酸，Carace，Liprene，Tersil，Zestril）**

【药性与应用】 依那普利拉的赖氨酸衍生物，为第三代ACE抑制药，具有强力的ACE抑制作用，不经肝内转化即可生效。作用时间持久，药效时间长而平稳。口服6～8h达峰值，生物利用度为25%，食物不影响利用度，给药3～4d可达稳态血药浓度。体内不被代谢，也不与血浆蛋白结合，主要从肾排泄。$t_{1/2}$为12.6h，严重肾功能减退者，可延长至40h以上。可发生体内蓄积，中毒时可经透析除去。老年人t_{max}延长。充血性心力衰竭的生物利用度及清除率均下降。临床单用或合用治疗其他药物无效的各种程度的高血压和肾性高血压；可单用，也可与利尿剂和/或洋地黄合用治疗充血性心力衰竭。本品单用治疗轻、中度高血压疗效略优于阿替洛尔或氢氯噻嗪，对重症高血压与美托洛尔或硝苯地平相同。治疗充血性心力衰竭优于卡托普利，且可增加左室射血分数，增进活动耐力和提高生活质量。为治疗高血压及充血性心力衰竭的二线药物。

口服：高血压，起始剂量5～10mg，1次/d；逐渐增加到80mg，1次/d。充血性心力衰竭，从2.5mg开始，逐渐增加到20mg，1次/d。高龄与肾功能减退者应减量使用。

【注意与禁忌】 偶见头晕、头痛、咳嗽、恶心、腹泻、心悸、胸闷、乏力、低血压或体位性低血压、皮疹、血管神经性水肿、血钾升高等；罕见血尿素氮或肌酐升高。约有5%的病人因不良反应停药。对本品过敏、主动脉瓣狭窄及肺心病者禁用。孕妇、哺乳妇、儿童慎用。用本品前应先停用利尿剂。

【药物相互作用】 同依那普利拉。

【规格】 片剂：5mg，10mg，20mg；胶囊：10mg。

培哚普利 Perindopril（哌林多普利，普吲哚酸，雅施达，Conversum，Procaptan，Conversyl，Acetril）

【药性与应用】 长效ACE抑制剂。本身无活性，体内水解成培哚普利拉后发挥作用，每日给药1次即可收效。在降压的同时本品能改变小动脉的病理结构，减轻左室肥厚，使小动脉及心脏恢复应有弹性。对充血性心力衰竭有良好的血流动力学效应。口服吸收迅速，吸收率可达60%～80%，约1h达峰值。吸收后17%～20%转变成培哚普利拉，其t_{max}为3～4h。培哚普利及培哚普利拉主要通过肾脏排泄，二者的清除率分别为3～3.7L/h及6.1～10.3L/h。$t_{1/2}$分别为1.5～3h及25～30h。老年人及肾功能减退者清除率下降。进食可降低培哚普利向培哚普利拉的转化。长期应用，培哚普利拉有蓄积作用。本品适用于轻、中度高血压。长期用药后效果不变。在高龄、糖尿病或肾功能减退者，本品无不良代谢，可作为一、二线药物使用。

口服：初始剂量2~4mg，晨起早饭前服用，以后视病情逐渐调整剂量，可达8mg/d。老年与肾功能减退者减量服用。

【注意与禁忌】　不良反应一般较轻，仅少数须停药。主要有咳嗽、头痛、胃肠道不适、月经紊乱、失眠、皮疹、瘙痒、味觉改变、低血压或体位性低血压、出汗、潮红、蛋白尿、水肿、心悸、乏力；偶见可逆性血尿、肌酐增高、血红蛋白减少及血小板减少性紫癜。儿童、孕妇、哺乳妇、对本品过敏者禁用。治疗前后应定期检查肾功能。服本品前停服利尿剂3d以上。肾性高血压、肾功能减退及手术麻醉者减量慎用。

【药物相互作用】　①与其他降压药合用增强降压作用；与β受体阻滞药合用，作用小于相加作用。②与利尿剂合用，作用增强，宜从小剂量开始，否则可引起严重低血压。③与排钾利尿剂合用，可有保钾作用；与保钾利尿剂、含钾药物合用，可引起高钾血症。④与抗抑郁药、镇静药合用，可增强降压作用，应注意体位性低血压。⑤与巴氯芬、氨磷汀合用，增强降压作用。⑥与锂盐合用，可有锂中毒。⑦与硫唑嘌呤合用，可加重骨髓抑制。⑧与雌二醇、氮芥合用可加重血管神经性水肿。⑨与吲达帕胺合用，可引起低血钾。⑩降糖药与本药合用，注意出现低血糖。⑪与布比卡因合用要警惕严重心动过缓、低血压及意识丧失。⑫与其他ACEI一样，与别嘌醇合用，可引起超敏反应。⑬与环孢素合用，可损伤肾功能。⑭与其他扩血管药合用，可引起低血压，必须合用者，可从小剂量开始。⑮与非甾体抗炎药合用要注意钠水潴留、急性肾衰竭与降压效果下降。⑯麻黄制剂可拮抗本药的降压作用。⑰饮食可使本药的生物利用度下降，故宜在餐前1h服用本药。

【规格】　片剂：2mg，4mg，8mg。

雷米普利[典]　Ramipril（Altace，Triatec）

【药性与应用】　非巯基ACE抑制剂的前体药物，在体内水解成雷米普利拉发挥作用。本品血清浓度与ACE活性显著相关，当血清浓度为10ng/mL时，ACE活性几乎被完全抑制。高血压者服本品10~20mg后4h，血压下降15%~20%，维持24~48h。慢性充血性心力衰竭者口服5~20mg后，心率、肺动脉压、肺毛细管楔压、动脉压、右心房压及心脏指数均有明显下降。口服吸收率为60%，1h达峰值。原药部分在肝脏内酯解成雷米普利拉后t_{max}为3h。前者由尿及粪便排出；后者及其他代谢产物均从尿排泄。雷米普利与雷米普利拉的$t_{1/2}$分别为3h及15h。肾衰竭者雷米普利拉清除率明显减退。临床用于轻、中、重度高血压，肾性高血压，以及中、重度充血性心力衰竭的治疗。目前用作二线药物。

口服：高血压，初始剂量2.5~5mg，1次/d，可视病情逐步增加剂量。常用量5~10mg/d。充血性心力衰竭及肾功能减退，初始剂量宜从1.25mg开始。

【注意与禁忌】 不良反应与依那普利基本相似而较轻，能为病人耐受。主要有头晕、头痛、乏力、恶心、咳嗽、皮疹、瘙痒、味觉障碍、低血压及血管神经性水肿。对电解质、尿素氮、肌酐等无明显影响。若出现面、唇部血管神经性水肿，应立即停药。

【药物相互作用】 与其他ACEI类似。①与其他降压药合用降压作用增强；与β受体阻滞剂合用，降压作用小于相加作用。②与催眠、镇静、麻醉药合用，明显降低血压。③与钾剂或保钾剂合用，可引起高血钾。④与降糖药合用可引起血糖过低。⑤与锂盐合用，可引起锂中毒。⑥与其他扩血管药合用，可导致低血压，宜从小剂量开始。⑦非甾体抗炎药降低本药降压效果，并可增加肾损害和血钾升高。⑧麻黄制剂可拮抗本药降压效果。⑨氯化钠可减弱本药的降压效果和缓解心力衰竭作用。⑩拟交感神经药可抵消本药的降压作用。⑪与普鲁卡因胺、细胞生长抑制剂、免疫抑制剂、皮质类固醇等合用，可引起血常规变化，尤其是白细胞减少。⑫与环孢素合用，可损伤肾功能。⑬与别嘌醇合用，可引起白细胞减少等血常规变化和超敏反应。⑭与肝素合用，可引起血钾升高。⑮使用本药治疗期间合用昆虫毒素脱敏治疗，可有严重过敏反应，甚至过敏性休克。⑯本药与乙醇作用相互增强。

【规格】 片剂：1.25mg，2.5mg，5mg，10mg。

西拉普利 Cilazapril（抑平舒，Ihibace）

【药性与应用】 新型ACE抑制剂。其主要作用为：抑制ACE，使血管紧张素Ⅱ生成减少，产生扩血管效应；通过血管紧张素Ⅱ生成使醛固酮分泌减少，减少钠水潴留，从而进一步降压和减轻心脏负荷。总体上对心脏血流动力学产生有利作用，使收缩压、舒张压、平均动脉压、总外周血管阻力下降；心排出量和心率略有增加，并使肾血流量增加，肾小球滤过率轻度增加。口服98%吸收，经酶解转变成有活性的西拉普利酸，生物利用度为52%，1~2h达峰值。初始$t_{1/2}$为1.5~2h，终末$t_{1/2}$为40~50h。93%代谢产物经肾排出。临床用于高血压，轻、中、重度均有效，可作为首选；也用于其他降压药疗效不佳时；尚可降低高血压性左室肥厚。对心肌缺血，增加心肌供氧和减少心肌耗氧；可减少心绞痛发作次数和硝酸酯类用量，并提高运动耐量。对心力衰竭可扩张血管和减轻水钠潴留。也可防止冠状动脉扩张术后再狭窄。

口服：2.5mg，晨起1次口服。如效果不理想，可增加至5mg，1次/d；最大剂量7.5mg，1次/d。

【注意与禁忌】 不良反应轻微，常见咳嗽、头晕、皮疹、瘙痒、血清胆红素轻度升高、肝功能异常、肾功能异常、血钾升高。对本品过敏者、孕妇、哺乳妇、儿童禁用。高龄或肾功能不全者减量。严重肾功能不全者慎用。长期应用，应注意高血钾。开始宜采用小剂量，然后逐步增加剂量。

【药物相互作用】 ①与其他降压药合用，作用加强；与β受体阻滞剂合用，少于相加作用。②与利尿剂合用，降压作用增强，其中与保钾利尿剂或钾剂合用，可引起高钾血症；与排钾利尿剂合用，则可保钾。故宜从小剂量开始。③与其他扩血管药合用，可致低血压，宜从小剂量开始递增。④ACEI与降压性外科麻醉剂合用，可导致动脉性血压过低，应及时补充血容量。⑤要警惕本药与布比卡因合用引起的严重心动过缓、低血压，甚至意识丧失。⑥与别嘌醇合用可引起超敏反应。⑦与硫唑嘌呤合用，可引起骨髓抑制。⑧与环孢素合用可损害肾功能。⑨阿司匹林等非甾体抗炎药可降低本药降压效果。⑩麻黄制剂拮抗本药的降压作用。⑪服用ACEI期间，进行蜂毒脱敏治疗，注意发生过敏反应，甚至超敏反应。也不可用其他β受体阻滞剂代替本药。

【规格】 片剂：0.5mg，1mg，2.5mg，4mg。

福辛普利钠　Fosinopril Sodium（福辛普利，蒙诺，Monopril）

【药性与应用】 新型ACE抑制剂，主要作用为：抑制ACE，使血管紧张素Ⅱ生成减少，血管平滑肌扩张；由于血管紧张素Ⅱ减少，引起醛固酮分泌减少，从而减少钠水潴留。对心脏血流动力学产生有利影响：降低收缩压、舒张压和平均动脉压的同时，减少总外周血管阻力，使心排出量、左室射血分数增加；并减少脑、肾血管阻力，有利于脑、肾的血流灌注。口服吸收缓慢而不完全，在胃肠道黏膜和肝脏酯化后转变为有活性的二酸化合物福辛普利拉。生物利用度为25%~29%。2.8~3.1h达峰值。终末$t_{1/2}$为11.5~12h。可同时从肝脏和肾脏排泄，不到1%的药物原形从粪、尿中排出。临床用于：①轻、中、重度高血压：既可作为首选药，又可用于其他降压药疗效不佳时；②心肌缺血：可降低心肌耗氧量、增加心肌供氧量，双向治疗心肌缺血，减少心绞痛发作次数和硝酸酯类用量；③治疗心力衰竭：通过扩张血管和降低水钠潴留发挥作用，可作为首选药使用。

口服：10mg，1次/d。

【注意与禁忌】 不良反应常见眩晕、头痛、咳嗽、疲乏、腹泻、恶心、呕吐、皮疹、味觉障碍、性功能减退、低血压，但均比含巯基的ACE抑制剂为少，一般不需停药。长期应用，应注意低血钾。由于本品可通过肝、肾两个渠道排泄，故单纯肝或肾功能不全者可以安全使用。

【药物相互作用】 ①与利尿药合用，作用增强，可引起严重低血压，宜从小剂量开始递增。②与其他降压药合用，降压作用增强。与影响肾素释放和交感活性的药物合用作用大于相加；与β受体阻滞剂合用，作用小于相加。③与其他血管扩张药合用，可致低血压，宜从小剂量开始递增。④本药可减轻利尿药诱发的低血钾，也可加重钾剂或保钾剂造成的高血钾。⑤与锂盐合用，可致血锂升高。⑥吲哚美辛等非甾体抗炎药引起的钠水潴留，可减弱本药的降压作用。⑦胃肠抗酸药可降低本药的吸收，应间隔2h以上服用。⑧麻黄制剂拮抗本药的抗高血压作用。

【规格】 片剂：10mg，20mg，40mg。

盐酸贝那普利 Benazepril Hydrochloride（苯那普利，苯扎普利，洛汀新，Cibacon，Cibacene，Lotensin，Zinadril，Briem）

【药性与应用】 不含巯基的强效、长效ACE抑制剂，在体内水解成有活性的贝那普利拉而生效。本品对心功能指标有良好的改善作用，改善充血性心力衰竭患者的临床症状与运动能力。口服吸收率为40%，0.5h达峰值。口服后约18%转化为贝那普利拉，其t_{max}为1.5h。进食能降低吸收速度，但不减少吸收率。贝那普利拉的$t_{1/2}$为22h，主要从尿及粪中排除，极少量通过乳汁分泌。肾功能减退时清除率下降。临床用于轻、中度高血压，疗效与卡托普利、依那普利、硝苯地平、尼群地平、普萘洛尔相似。作为二线降压药物应用。

口服：起始剂量5～10mg，1次/d；以后可根据治疗情况逐渐增至40mg，1次/d。1次/d控制血压不佳者，可改用2次/d。严重肾功能减退、心力衰竭或暂不能停用利尿剂者，初始剂量宜从2.5mg开始。

【注意与禁忌】 不良反应发生率约为20%。主要为头痛、头晕、乏力、咳嗽、恶心、失眠、体位性低血压、面部及唇部肿胀、肌痛、鼻炎、咽炎、呼吸道阻塞和背痛等。对本品过敏者忌用。肾衰竭及双侧肾动脉狭窄者慎用，并监测肾功能。老年、严重心力衰竭、脑及冠状动脉硬化者慎用。在用药过程中一旦发现面或唇部肿胀，立即停药，否则将引起喉及咽部水肿、呼吸道阻塞，甚至危及生命。手术麻醉前3d应停用本药。

【药物相互作用】 ①与其他降压药合用作用加强；β受体阻滞药与本药合用，作用小于相加。②与利尿剂合用，增加降压作用，引起严重低血压，宜从小剂量开始递增。其中与钾盐或保钾利尿剂合用可引起高血钾；与排钾利尿剂合用，可减少低血钾。③与扩血管药合用，可致低血钾，宜从小剂量开始递增。④与硫唑嘌呤合用，可加重骨髓抑制。⑤与锂盐合用可引起血锂升高。⑥与环孢素合用可损伤肾功能。⑦与吲哚美辛等非甾体抗炎药合用，可引起水钠潴留，从而减弱本药的降压作用。⑧麻黄制剂拮抗本药的降压作用。

【规格】 片剂：5mg，10mg。

喹那普利[典]　Quinapril（Accupril，Accuprin）

【药性与应用】 ACE 抑制剂。有组织特异性，对主动脉壁的 ACE 抑制作用最强；原药及代谢产物喹那普利拉均有活性。原药活性约为后者的 1/3。除降压作用外，对充血性心力衰竭可使血压、肺毛细血管楔压、周围血管阻力及心率下降，心排出量增加；还有扩张肾血管及降低血脂作用。口服吸收迅速，吸收率约为 60%。在肝脏和消化道内部分水解为喹那普利拉。原药 t_{max} 为 1h，喹那普利拉为 2h。二者的 $t_{1/2}$ 分别为 0. 89h±0. 06h 和 2. 2h±0. 2h。肝功能减退者原药水解减少，肾功能减退者清除率下降。进食对本品的药效动力学影响不大，临床适用于常规抗高血压药治疗效果不满意或不良反应较多的高血压及充血性心力衰竭者。对前者本品疗效与依那普利相当，优于卡托普利；对于后者，长期应用后效果不减，能明显改善症状及增加运动耐量。

口服：初始剂量 5mg，1 次/d，以后根据病情可逐渐增加剂量。常用量 10～20mg，1～2 次/d；最大剂量不超过 80mg/d。对已用过利尿剂、心力衰竭、高龄及肾功能减退者，初剂量宜从 2. 5mg，1 次/d 开始。

【注意与禁忌】 与其他 ACE 抑制药基本相同，但发生率低而较轻。主要有血管神经性水肿、低血压、眩晕、头痛、乏力、鼻炎、恶心、呕吐、咳嗽、腹痛、血肌酐及尿素氮增加等。肾功能减退者，严重的可引起中性粒细胞减少或缺乏。本品不易透过血-脑脊液屏障，中枢性不良反应少见。孕妇及对本品过敏者禁用。肾功能减退者，除降低剂量外还应及时检查肾功能及血象。在用本药前尽可能停用利尿剂，否则初始量应减少。

【药物相互作用】 ①与利尿药合用，可因血容量不足或血钠低而引起低血压，如与保钾利尿剂合用，可使血钾升高，应避免联用。②与洋地黄类药如地高辛、β 受体阻滞药如普萘洛尔、钙离子拮抗剂如硝苯地平等合用，尚未观察到相互影响。

【规格】 片剂：10mg。

群多普利　Trandolapril（Odrik）

【药性与应用】 为 ACE 抑制剂，本身无活性，在体内转变成群多普利拉后发挥作用，其转化率相当于依那普利的 2. 3～10 倍。出现疗效时间迟而作用时间长。群多普利拉具有较强的亲脂性，组织穿透力大，与 ACE 亲和力高。吸收率为 40%～50%，不受食物影响。在肝内水解成群多普利拉后的 t_{max} 为 6h，血浆蛋白结合率为 94%。原药的 $t_{1/2}$ 为 0. 7h，群多普利拉则为 24h，且主要经尿和粪便排出，肾功能减退者清除率减慢。适用于治疗各种程度的高血压，有效率为60%～70%，相当于阿替洛尔或硝苯地平缓释剂。其特点为末次给药后作用可维持 48h 以上，停药后血压反跳，1 次/d 给药血压波动小。目前作为

二、三线降压药。

口服：0.5~2mg，1次/d。

【注意与禁忌】 不良反应发生率较低，极少需要停药。主要有咳嗽、头痛、乏力、心悸、低血压、恶心、胃肠功能紊乱、瘙痒、皮疹等。每日剂量不宜超过2mg。因为超过此剂量疗效不再增加而肾素作用明显增强。

【药物相互作用】 与利尿剂合用，可提高疗效，但须注意防止血压下降过低。

【规格】 片剂：0.5mg，1mg，2mg。

阿拉普利 Alacepril（Cetapril）

【药性与应用】 一种含巯基的新型ACE抑制剂。抑制血管紧张素Ⅰ转变为血管紧张素Ⅱ，并抑制血管紧张素Ⅰ的升压作用，使外周血管扩张；通过减少血管紧张素Ⅱ的生成，使醛固酮分泌减少，水钠潴留减轻。对心脏血流动力学有有益影响，可使收缩压、舒张压、平均动脉压降低，总外周血管阻力降低，心率和心排出量增加，肺毛细血管楔压降低，左室舒张末期压降低。口服吸收好，生物利用度为67%。药物在体内去乙酰化后迅速转变为卡托普利拉，作用比卡托普利强3倍。1h达峰值。血中游离、蛋白结合和总的卡托普利的$t_{1/2}$分别为1.9h、4.2h和5.2h。药物分别从肾和肠道中排出。24h尿总排除率为59%。临床用于高血压、心肌缺血和心力衰竭的治疗。用于高血压：降压作用明显，既可作为首选，又可作为其他药物疗效不佳时的代替药。用于心肌缺血：既可降低心肌耗氧量，又可增加心肌供氧；能减少心绞痛的严重程度和发作次数，又可提高运动耐量，尤适合用于伴有高血压的心绞痛病人。对心力衰竭：可扩张血管、减轻水钠潴留，可作为首选药应用。

口服：25~50mg，3次/d。

【注意与禁忌】 偶见咳嗽、上腹部不适、皮疹、肾功能损害、头晕，均较轻，停药后可恢复。与其他血管扩张药合用时，要防止低血压。不可与保钾利尿剂合用。长期用药要定期监测血钾，以防高钾血症的发生。本品可由肠道和肾双途径排泄，单纯性肝或肾功能损害者可安全使用本品。

【药物相互作用】 ①本药可增高血钾，与补钾药或保钾利尿药合用，如螺内酯、氨苯蝶啶、阿米洛利等合用，可致高钾血症。②与阿司匹林等非甾体抗炎药合用，可降低本药的降压作用。③与硫唑嘌呤合用，可加重骨髓抑制。④与别嘌醇合用，可引起超敏反应。⑤与布比卡因合用，可引起严重心动过缓、低血压，甚至意识丧失。⑥与环孢素合用可致肾损伤。⑦与锂剂合用可致血锂升高引起中毒，出现蛋白尿与肌酐升高。⑧麻黄制剂拮抗本药的抗高血压作用，应避免合用。

【规格】 片剂：12.5mg，25mg。

莫维普利　Moveltipril

【药性与应用】 一种含巯基的ACEI，卡托普利同类物。抑制ACE，使血管紧张素Ⅱ产生减少，发挥强大的舒血管作用。通过减少血管紧张素Ⅱ的生成，减少醛固酮的分泌，使水钠潴留减轻，有利于心脏血流动力学的改善，使收缩压、舒张压、平均动脉压下降，总外周血管阻力下降，心率、心排出量略有增加，肺动脉压、毛细血管楔压、左室末期舒张压下降。口服吸收良好，吸收后在体内迅速转变为含巯基的活性代谢产物及卡托普利而发挥作用。起效慢，作用持续时间长，主要经肾排泄。临床用于高血压、心绞痛、心力衰竭的治疗。对于高血压：可用于轻、中、重各型高血压，降压作用持久而稳定，又可用于其他药无效病例。对于心绞痛：有降低心肌耗氧量、增加心肌供氧量双重作用，可减少心绞痛发作次数和硝酸酯类的用量，又能提高运动耐量和改善心电图的缺血程度。对于心力衰竭：既扩张血管，又减轻水钠潴留，可作为首选药应用。

口服：10mg，1~2次/d。

【注意与禁忌】 不良反应较少见，可有过敏反应、皮疹、味觉改变、低血压、高血钾、血管神经性水肿、肾功能损害。对本品过敏、肾功能不全、儿童禁用。孕妇、哺乳妇慎用。单独长期应用本品要注意防止高钾血症的发生。与其他血管扩张剂合用时，要防止低血压。

【药物相互作用】 治疗高血压可与氢氯噻嗪、呋塞米等排钾利尿剂合用；治疗心力衰竭可与强心药、呋塞米或氢氯噻嗪合用，均可提高疗效。但不可与保钾利尿剂合用，以免诱使高血钾的发生。

【规格】 片剂：10mg。

佐芬普利　Zofenopril（佐芬普利钙，Zofenoprilcalcium）

【药性与应用】 一种新型含巯基ACEI，抑制ACE，使血管紧张素Ⅱ生成减少，发挥扩血管作用。血管紧张素Ⅱ的减少又使醛固酮的分泌减少，水钠潴留减轻，既起到进一步降低血压的作用，又使心率、心排出量略有增加，左室舒张末压、肺毛细血管楔压下降，对衰竭的心脏产生良好的血流动力学作用。口服吸收良好，不受食物影响，生物利用度为78%。体内水解成活性代谢产物，分子量大，脂溶性强。口服后1h达峰值。$t_{1/2}$为5.5h。持续作用24h，尿中排出药物65%，肠道排出35%。肾功能障碍时，肠道排出增加。临床用于治疗高血压、心肌缺血、心力衰竭。治疗高血压：可作为首选，也可用于其他药物治疗无效的病例，并可减轻左室肥厚的程度。用于心肌缺血：既可降低耗氧量，又可增加供氧量，减轻心绞痛的发作频率与程度，减少硝酸酯类的用量，改善机体运动耐量。治疗心力衰竭：可扩张血管，减少水钠潴留，改善心脏功能而作为首选药。

口服：①高血压：30～60mg，1次/d，可有效控制Ⅰ级或Ⅱ级（轻至中度）高血压。最低有效剂量为15mg/d。②充血性心力衰竭：第一种服法为7.5mg，1次/d，逐步增加7.5mg，2次/d，然后根据患者耐受力将剂量递增到30mg，2次/d，为目标剂量；第二种方法是本药10～15mg/d，与洋地黄（地高辛）和利尿剂联用。上述二法治疗均有效。

【注意与禁忌】 对本药或其他ACEI过敏及过敏体质、血管神经性水肿、孕妇均应禁忌。肝肾功能不全及用右旋糖酐硫酸酯进行膜脂质血浆分离置换期间发生过过敏反应、昆虫脱敏治疗过敏、主动脉瓣狭窄、高钾血症、低血压、中性粒细胞减少、蛋白尿、肾动脉狭窄、咳嗽、手术或麻醉状态的患者慎用。药物对哺乳的影响不明确，应慎重。

常见的不良反应有皮疹、瘙痒、味觉障碍。干咳可达20%。个别患者可有蛋白尿、粒细胞缺乏或中性粒细胞减少，但减少剂量或停药可避免或消失。同类药有导致高钾血症、性功能障碍、血管神经性水肿、光过敏及过敏反应的报道。

【药物相互作用】 ①与奈西立肽合用，二者的降压效应叠加，应从小剂量开始递增。②与利尿剂合用，可发生直立性低血压，应从小剂量开始递加剂量。③与辣椒素合用可增加咳嗽风险。④与布比卡因合用应警惕心动过缓、低血压与意识障碍。⑤与别嘌醇合用应警惕过敏反应。⑥不可与硫唑嘌呤合用，以免产生骨髓抑制。⑦与环孢素合用，可致急性肾功能衰竭。⑧与锂剂合用，可致锂中毒。⑨阿司匹林降低本药药效。⑩与补钾及保钾剂合用可致严重高血钾。⑪甘草制剂有皮质激素样作用，降低ACEI疗效。⑫麻黄制剂拮抗本类药的抗高血压作用。⑬育亨宾降低本药疗效。⑭非甾体抗炎药降低ACEI的降压效应，并应注意监测高钾血症。⑮ACEI使用期间应用重组人促红细胞生成素（rhEPO）的患者，可能需要更大剂量的rhEPO，应注意监测与调整剂量。

【规格】 片剂：7.5mg，15mg，30mg，60mg。

地拉普利 Delapril（压得克，Adecut）

【药性与应用】 一种不含巯基的新型ACEI。抑制血管紧张素Ⅰ转变为血管紧张素Ⅱ，使血管平滑肌扩张；血管紧张素Ⅱ生成减少，引起醛固醇分泌的减少和水钠潴留的减轻，从而使收缩压、舒张压、平均动脉压、总外周血管阻力均下降；肺动脉压、肺毛细血管楔压、左室舒张末压也随之降低，而心率和心排出量则轻度增加。因而既有益于高血压的治疗，也有益于心力衰竭和心肌缺血的治疗。口服吸收快而完全。吸收后在肝内酯化，转变为地拉普利酸、5羟衍生物及无活性的二酮类化合物。活性产物的药理作用为卡托普利的4倍。口服60min达峰值。$t_{1/2}$为1.8h。主要经肾排出，肾功能正常者长期服用体内无蓄积。临床用于高血压、心肌缺血和心力衰竭。对轻、中、重度高血压均有效，可作为首选药。对其他药物无效病例也可试用，并能减轻左室肥厚的程度。对心肌缺血，既增加供氧，又降低心肌耗氧量；可减少心绞痛发作频度和严重程度，改善心电图缺血程度，减少硝酸酯类用量和提高运动耐量。对心力衰竭，本品可起到扩张血管和降低水钠潴留的作用，可作为治疗心力衰竭的首选药。

口服：15~30mg，2次/d。

【注意与禁忌】　不良反应少而轻微，偶见咳嗽、皮疹、胃肠道不适、恶心、肾功能减退、高血钾、血压过低等，一般不需停药。长期服药要防止高血钾。与其他血管扩张药合用时要注意低血钾的发生。对本品过敏者禁用。轻度肾功能不全者适当减量。严重肾功能不全者慎用。

【药物相互作用】　在治疗各型高血压时可与氢氯噻嗪、呋塞米等排钾利尿剂合用，但不可与保钾利尿剂如螺内酯、氨苯蝶啶等合用，否则易产生高钾血症。

【规格】　片剂：7.5mg，15mg，30mg。

螺普利　Spirapril

【药性与应用】　为一种新型不含巯基ACEI，结构类似于依那普利。使血管紧张素Ⅱ生成减少，扩张血管平滑肌。血管紧张素Ⅱ的减少使醛固酮分泌减少，水钠潴留减少。其综合效应是使收缩压、平均动脉压、总外周血管阻力、肺动脉压、肺毛细血管楔压下降，心排出量减少，心肌耗氧量减少。口服吸收快，吸收率为50%~60%。吸收后在体内迅速分解为螺普利酸而发挥作用。口服2h达峰值。$t_{1/2}$为1.7~1.9h。长期给药浓度不变，但ACE抑制作用减少30%。这可能与酶诱导作用有关。本品主要经胆汁排泄。临床应用于高血压、心肌缺血和心力衰竭的治疗。对轻、中、重度高血压均有效，并可作为其他药物无效时的选用药。可通过增加供氧和降低耗氧双通道治疗心肌缺血，减少心绞痛的发生次数和硝酸酯类的用量，尤适于伴有高血压的冠心病者。在心力衰竭的治疗中，既扩张血管又减少水钠潴留，可作为一线抗心力衰竭药物。

口服：25~50mg，1次/d。

【注意与禁忌】　不良反应较少见，偶有低血压、咳嗽、高血钾、血管神经性水肿、肾功能损害、皮疹、味觉改变，均较轻微，不需停药。长期应用要注意防止高血钾，并逐渐减量停药。肝、肾功能不全者慎用。

【药物相互作用】 在治疗高血压时，可与氢氯噻嗪、呋塞米等排钾利尿剂合用。治疗心力衰竭时，可与排钾利尿剂、强心药合用，以提高疗效。一般不可与保钾利尿剂或补钾药合用，以防止高钾血症。在与其他血管扩张药合用时，要注意低血压的发生。

【规格】 片剂：25mg。

咪达普利 Imidapril（达爽，伊米普利，依达普利，易米达里，Tanapril）

【药性与应用】 本药为ACEI，口服药在体内转换成活性代谢产物咪达普利拉发挥药理作用。其活性代谢产物6~8h可达血药峰浓度，再经8h可衰减一半，3~5h后可达到稳态血药浓度。药物主要经肾脏排出。

临床主要用于原发性高血压、肾性继发性高血压、1型糖尿病肾病、急性心肌梗死、慢性心力衰竭。

口服：①原发性高血压：10~40mg，1次/d。一般而言，10mg，1次/d的剂量已足够。②急性心肌梗死：对于12h内的急性心肌梗死，5mg，2次/d。在心肌梗死的急性期可促进纤维蛋白溶解，改善左心室功能。③慢性心力衰竭：2.5~5mg，1次/d。

【注意与禁忌】 禁忌证：对本药或其他ACEI过敏者、有血管神经性水肿史者、用葡萄糖硫酸纤维素吸附器治疗患者（可引起休克）、用丙烯腈甲烯丙基磺酸钠膜（AN69）进行血液透析患者（可能出现过敏）、孕妇或可能妊娠妇女，均忌用。

慎用证：肾动脉狭窄、高钾血症、肾功能不全、脑供血障碍类患者用药均应慎重。

对儿童的安全性、有效性尚不明确。哺乳妇用药期间应暂停哺乳。

不良反应：出现血象异常者少于0.1%；出现肾损伤者亦少于0.1%，但肌酐、尿素氮升高者可达5%。可有头痛、眩晕、疲劳、倦怠、蹒跚、震颤和嗜睡；低血压、心悸；咳嗽、咽部不适；恶心、呕吐、口干、味觉异常、腹部不适、腹痛、食欲缺乏、腹泻；肝酶升高与黄疸；血钾升高，甚至导致高钾血症。其他可见血清肌酸磷酸激酶升高、耳鸣、皮肤潮红、脱毛，偶见剥脱性皮炎、史-约综合征、皮疹、瘙痒、光敏感、荨麻疹、胸部不适、水肿、呼吸困难、呼吸道血管神经性水肿、胰腺炎等。

【药物相互作用】 ①与降压药、硝酸酯类合用，有相加降压作用，注意剂量调整。②与保钾利尿剂或钾剂合用，可引起高钾血症。③与利尿剂合用宜小剂量递增给药，否则可引起血压急剧下降。④与锂剂合用可引起锂中毒。⑤与血管舒缓素合用，可致血压过度降低。⑥与麻醉剂（如布比卡因）合用，可引起明显心动过缓、低血压，甚至意识丧失。⑦与辣椒素合用，可增加咳嗽的发生率。⑧与吲哚美辛等非甾体抗炎药合用，可减弱本药的降压作用。⑨地高辛可减弱本药的胃肠吸收和生物利用度。⑩麻黄制剂拮抗本药的降压作用。⑪育亨宾减弱 ACEI 的降压作用。

【规格】 片剂：2.5mg，5mg，10mg。

氯沙坦钾 Losartan Potassium（芦沙坦，洛沙坦钾，洛沙坦，科素亚，Cozzar，Avastar，DuP753，MK-954）

【药性与应用】 新型非肽类血管紧张素Ⅱ（AngⅡ）受体 AT_1 拮抗剂。它具有口服有效，对 AT_1 受体有较高亲和力，有专一选择性及无激动活性的特点。由于其不抑制可降解缓激肽的 ACE，故没有 ACE 抑制剂引起的咳嗽反应。应用本品后体内血浆肾素活性增加，血浆的 AngⅡ水平也升高，当停用本品后，AngⅡ及血浆肾素水平也在 3d 内恢复到治疗前水平，并不引起血压突然反弹。口服吸收良好，不受食物影响，经肝代谢成活性产物 E-3174（EXP_{3174}）和其他 2 种无活性的代谢产物。生物利用度为 33%。本品及代谢产物分别在 1h 和 3~4h 达峰值；$t_{1/2}$ 也分别为 2h 和 6~9h，蛋白结合率达 99%，几乎不通过血-脑脊液屏障。本品及其代谢产物经肝脏和肾脏排泄。E-3174 可以降低血压；纠正心力衰竭；防治高血压引起的血管壁增厚和心肌肥厚；保护肾脏，增加肾血流量和肾小球滤过率，增加尿液和尿钠、尿酸的排出；可减少肾上腺醛固酮和肾上腺素的分泌。但增加血浆肾素和 AngⅡ活性为其不利之处。临床用于治疗高血压和充血性心力衰竭。

口服：用于充血性心力衰竭和高血压的治疗方法基本相同。通常起始剂量和维持量均为 50mg，1 次/d。治疗 3~6 周后达到最大治疗效应。对部分病人剂量增加到 100mg/d，始可产生进一步降压效应。

【注意与禁忌】 耐受性良好，副作用轻微而短暂，总的发生率与安慰剂相似。已报道的不良反应有过敏、腹泻、偏头痛、皮疹。血容量不足者可发生低血压，双侧肾动脉狭窄者可引起血尿素氮和肌酐增加，停药后可恢复。禁用于孕妇。高龄、肾衰竭透析者也不必调整起始剂量。对肝功能障碍者应适当减量。

【药物相互作用】 ①与利尿剂合用，降压作用增强。②与补钾剂或保钾利尿剂合用，可引起血钾升高。③本药增加锂剂的毒性作用。④氟康唑可抑制本药转化为活性代谢产物而使之失效。⑤吲哚美辛减弱本药疗效，机制不明。⑥利福平可使本药血浓度下降，疗效减弱。⑦苯巴比妥降低本药血浓度，但无临床意义。⑧麻黄制剂可拮抗本药的降压作用。

【规格】 片剂：25mg，50mg，100mg。

缬沙坦[典][基] Valsartan（Diovan）

【药性与应用】 非肽类口服有效血管紧张素Ⅱ受体拮抗剂，对其中的AT_1有高度选择性，可竞争性拮抗而无任何激动作用。还可抑制肾上腺球状带细胞释放醛固酮，但对钾所致的释放无抑制作用。动物模型实验证明，缬沙坦有良好的降压作用，对心肌收缩功能与心率无明显影响，对血压正常动物也不产生降压作用。口服吸收迅速，生物利用度为23%，血浆蛋白结合率为94%~97%。约有70%自粪便、30%自尿中以原形排出。高血压者1次服药后2h血压开始下降，4~6h达到高峰。疗效可维持24h。连续服药2~4周，降压效果最明显。临床用于高血压的治疗。

口服：80~160mg，1次/d。

【注意与禁忌】 不良反应有头痛、头晕、咳嗽、腹泻、恶心、腹痛。也可发生中性粒细胞减少。偶有肝功能异常。低钠、血容量不足、肾动脉狭窄、肾功能不全、肝功能不全者慎用。

【药物相互作用】 ①与利尿剂合用，可增强本药的降压作用。②与保钾利尿剂或补钾剂合用，可诱发高钾血症。③本药可增加锂剂的毒性反应。④与麻黄制剂合用，可拮抗本药的降压作用。⑤本药基本不被代谢，细胞色素P450酶系统诱导药或抑制药均不会对本药产生影响。

【规格】 胶囊：40mg，80mg，160mg；分散片：80mg。

厄贝沙坦[典] Irbesartan（安博维，安来，甘悦喜，格平，海正贝沙，吉加，科苏，普利宁，若朋，苏适，伊贝沙坦，伊达力，伊康宁，伊泰青，Aprovel，Greats）

【药性与应用】 本药为血管紧张素Ⅱ受体拮抗药，通过选择性地阻断血管紧张素Ⅱ与AT_1受体的结合，抑制血管收缩与醛固酮的释放，从而产生降压作用，且对心率影响较小。最新研究显示，本药还有独立于降压作用之外的肾脏保护作用，可减缓肾脏疾病的进展。

本药口服迅速吸收，生物利用度60%~80%，食物不影响本药的吸收。口服后1.5~2h达血峰浓度。原形及代谢产物经胆道与肾排泄，消除半衰期为11~15h。血液透析不能清除本药。

本药临床被用于治疗原发性高血压，糖尿病肾病，合并高血压的2型糖尿病肾病。

口服：①高血压：150mg，1次/d。最大剂量300mg，1次/d。②糖尿病肾病：300mg，1次/d。

【注意与禁忌】 应特别注意：中晚期孕妇服用本药时，药物直接作用于肾素-血管紧张素系统，可对胎儿造成伤害，甚或死亡。对本药过敏者、妊娠中晚期妇女及哺乳妇禁用。

慎用于主动脉瓣或左房室瓣狭窄、梗阻性肥厚型心肌病、高钾血症、血管神经性水肿，有 ACEI、阿司匹林或青霉素过敏史，肝肾功能不全、肾动脉狭窄，待全麻手术患者。

本药的不良反应短暂、轻微。可有心悸、心动过速、低血压；高钾血症；咳嗽、咽炎、上呼吸道感染；肌痛、关节痛、胸痛；肾功能损害；眩晕、头晕、头痛；焦虑、神经质；肝功能异常、肝炎；消化不良、恶心、呕吐、胃部灼热、腹痛、腹泻；血红蛋白与血细胞比容轻度下降；以及耳鸣、荨麻疹、血管神经性水肿、虚弱、疲乏等。

【药物相互作用】 ①与其他降压药合用，可增强降压作用。②与保钾利尿剂、补钾剂合用，可导致高血钾。③与锂剂合用可诱发锂中毒。④麻黄制剂可拮抗本药的降压作用。⑤育亨宾增加去甲肾上腺素的释放，从而减弱本药降压作用。

【规格】 片剂:75mg，150mg，300mg；胶囊：75mg，150mg；分散片：75mg。

厄贝沙坦氢氯噻嗪　Irbesartan and Hydrochlorothiazide（安博诺，安利博，Coaprovel）

【药性与应用】 本药主要成分为厄贝沙坦与氢氯噻嗪，临床用于治疗原发性高血压。

口服，常用剂量为厄贝沙坦 150mg/氢氯噻嗪 12.5mg，1 次/d。可空服或进餐时用。每日剂量不宜超过厄贝沙坦 300mg/氢氯噻嗪 25mg，必要时可加用其他降压药。300mg/12.5mg 的规格可用于单独使用厄贝沙坦 300mg 或使用 150mg/12.5mg 复方剂不能控制的高血压患者。

【注意与禁忌】 参阅厄贝沙坦。对 18 岁以下患者使用本药的安全性和有效性尚未确定。禁用于对本药成分或其他磺胺衍生物过敏、妊娠中晚期妇女及哺乳妇、严重肾功能损害（肌酐清除率<30mL/min）、严重肝功能损害、胆汁淤积征、高钙血症及无尿患者。

慎用于轻中度肝肾功能损害及主动脉瓣或二尖瓣狭窄、梗阻性肥厚型心肌病、糖尿病、电解质紊乱、肾动脉狭窄、高尿酸血症、变态反应性哮喘、交感神经切除病人。

不良反应可有头痛、头晕、疲劳、恶心、呕吐及尿液异常，发生率大于 1%；水肿、肢端水肿、性功能障碍、性欲改变、腹泻、体位性头晕、面部潮红、心动过速，发生率 0.5%~1%。更少见的反应可有皮肤过敏、虚弱、消化不良、高血钾、肌痛、肝功能异常、肾功能损害。其他可参阅厄贝沙坦和氢氯噻嗪。

【药物相互作用】 ①本药与其他降压药合用时，其降压作用可能增强，对已使用大量利尿剂者，应注意血容量不足的危险。②本药与锂剂合用时，有增加锂中毒的风险。③与排钾药物合用时，仍应注意对低血钾的警惕。

【规格】 片剂（厄贝沙坦/氢氯噻嗪）：75mg/6.25mg，150mg/12.5mg，300mg/12.5mg，300mg/25mg；胶囊（厄贝沙坦/氢氯噻嗪）：150mg/12.5mg。

氯沙坦钾氢氯噻嗪 Losartan Kalium and Hydrochlorothiazide（海捷亚，洛沙坦钾双氢克尿噻，Hyzaar）

【药性与应用】 本药主要成分为氯沙坦钾和氢氯噻嗪。本药口服吸收良好。治疗高血压时，最大效应出现在服药后的3~6周。临床用于治疗高血压。

口服：对于单用氯沙坦钾或氢氯噻嗪不能获得满意治疗效果的患者，可改用本药62.5mg，1次/d。如果治疗3周血压仍高，剂量可改为125mg/d。约3周时间可达最大降压效应。每日最大剂量不超过125mg。

【注意与禁忌】 特别注意，本药可致胎儿损伤，甚至死亡。本药禁用于对本药及ACEI过敏者、严重肾衰竭者、孕妇、哺乳妇。

对以下情况应慎重应用：血管神经性水肿、胆汁淤滞症、糖尿病、电解质紊乱、系统性红斑狼疮、交感神经切除术后、肾动脉狭窄。

不良反应多数轻微、短暂，不影响治疗，主要为头晕，很少出现血管神经性水肿，个别有血钾升高，偶可引起丙氨酸氨基转移酶升高。

【药物相互作用】 参阅氯沙坦钾与氢氯噻嗪。

【规格】 片剂：62.5mg（氯沙坦钾50mg、氢氯噻嗪12.5mg），125mg（氯沙坦钾100mg、氢氯噻嗪25mg）。

替米沙坦[典] Telmisartan（安亚，Micardis）

【药性与应用】 本药为特异性非肽类血管紧张素Ⅱ受体拮抗剂，可选择性与AT_1结合，抑制血管紧张素Ⅱ和降低血中醛固酮的水平而产生降压作用。本药可使收缩压、舒张压均降低而不影响心率。其干咳的发生程度较其他ACEI为轻。

口服吸收迅速，生物利用度50%，肝功能不全患者则高达100%。口服后3h起效，4~8周后可发挥最大药效。几乎完全以原形随粪便排出，随尿排出不足2%。消除半衰期大于20 h。

口服：高血压常用起始剂量为40mg，1次/d，维持剂量为20~80mg，1次/d。剂量超过80mg/d，并不能增强疗效。

【注意与禁忌】 要特别注意：本药直接作用于肾素-血管紧张素系统，孕妇妊娠中晚期用本药，可致胎儿损伤、死亡。对本药和其他ACEI过敏、胆道淤滞、严重肝肾功能不全、妊娠中晚期妇女、哺乳妇禁止应用本药。

下列情况要慎用本药：轻中度肝功能不全、肾动脉狭窄、梗阻性肥厚型心肌病、冠心病、血管神经性水肿、需进行全麻手术者，以及老年患者。

不良反应可有：心悸、心绞痛、心动过速、心动过缓、低血压、水肿；痛风、血胆固醇升高、糖尿病、尿酸升高；干咳、鼻衄、鼻炎、咽炎、流感样症状、支气管炎、哮喘、呼吸困难；关节痛、关节炎、腿痛、腿痉挛、肌痛、腱鞘炎；尿频、膀胱炎、阳痿、血肌肝升高；头痛、失眠、嗜睡、眩晕、感觉异常、自发性肌收缩、感觉减退、背痛、胸痛；焦虑、抑郁、神经质；肝酶升高；口干、牙痛、消化不良、呕吐、胃食管反流、腹胀、胃肠炎、便秘、痔疮、腹痛、腹泻、胃肠功能紊乱；嗜酸性粒细胞增多、血小板减少、血红蛋白浓度下降；多汗、皮疹、瘙痒、血管神经性水肿；视觉异常、结膜炎；中耳炎、耳鸣、耳痛，以及潮红、发热、感染、过敏反应、虚弱等。

【药物相互作用】 ①与噻嗪类利尿药合用，具有协同降压作用。②巴氯芬、氨磷汀可增强本药的降压作用。③合用镇静催眠药、抗抑郁药可增加直立性低血压的发生率。④本药可增强其他降压药的降压效果。⑤与保钾利尿剂、钾剂合用，可诱发高钾血症。⑥本药可升高地高辛浓度而引起中毒。⑦与锂剂合用，可升高锂的血药浓度而引起中毒。⑧与麻黄制剂合用，可使本药的降压作用被拮抗。⑨本药可引起华法林血药浓度轻度降低。⑩乙醇可增强本药直立性低血压的发生率。

【规格】 片剂：20mg，40mg，80mg；胶囊：40mg。

坎地沙坦酯[典]　Candesartan Cilexetil（奥必欣，必洛洛斯，搏力高，Blopress）

【药性与应用】 本药在体内被迅速水解成有活性的坎地沙坦。坎地沙坦为血管紧张素Ⅱ受体 AT_1 拮抗剂，通过与血管平滑肌 AT_1 结合，降低血管阻力，产生降压作用。

口服给药 2~4h 达血药峰浓度。口服 2~4h 起效，6~8h 达到最大效应。大多数患者在 2~4 周显示疗效，4 周后达完全疗效。口服生物利用度 15%。消除半衰期为 5.1~10.5h。

本药临床用于治疗原发性高血压和充血性心力衰竭。单用、合用均可。

口服：通常剂量为 4~8mg，1 次/d；必要时可以 12mg，1 次/d。

【注意与禁忌】 应特别注意，在妊娠中晚期用药，可使胎儿损伤甚至死亡。对本药过敏、妊娠或计划妊娠妇女、严重肝功能不全或胆汁淤滞者禁用本药。

下列情况要谨慎应用：有药物过敏史、肾动脉狭窄、肝功能不全、严重肾功能不全、血管神经性水肿、主动脉或二尖瓣狭窄、梗阻性肥厚型心肌病、高血钾、全麻手术、近期肾移植、轻中度肾上腺皮质激素过多等患者。

对儿童的安全性尚不明确。哺乳妇应中止哺乳。对高龄患者不应过度降压，以防止脑梗死。

不良反应一般少于5%，可有头晕、蹒跚、心悸、发热、期前收缩、房颤，罕有心绞痛、心肌梗死。其他有头重、失眠、嗜睡、舌部麻木、肢体麻木；恶心、呕吐、食欲缺乏、胃部不适、剑突下痛、腹泻、口炎；肝酶升高；贫血、白细胞减少或增多、血小板减少；尿素氮、肌酐升高，蛋白尿、尿频、尿急、肾衰竭；湿疹、皮疹、荨麻疹、瘙痒、光过敏；偶有血管神经性水肿；可有横纹肌溶解、发热、咳嗽、呼吸困难、间质性肺炎，以及倦怠、乏力、鼻衄、水肿和血钾、总胆固醇、尿酸升高，血清总蛋白减少、低钠血症等。

【药物相互作用】 ①与保钾利尿药、补钾剂合用可致高钾血压。②不接受利尿降压药者使用本药应从小剂量开始，逐渐递增，以防血压骤降。③麻黄制剂（麻黄碱、伪麻黄碱等）可拮抗本药的降压作用。④育亨宾减弱本药的降压效应。

【规格】 片剂：4mg，8mg，16mg，32mg。

奥美沙坦酯 Olmesartan Medoxomil（傲坦，奥美沙坦，澳克兰，Benicar，Olmesartan）

【药性与应用】 本药为一种前体药，在体内水解为奥美沙坦而发挥作用。奥美沙坦为选择性血管紧张素Ⅱ受体 AT_1 拮抗剂，阻断血管紧张素的血管收缩作用，以扩张血管，降低血压。

本药口服被吸收后，迅速完全地去酯化，水解为奥美沙坦发挥降压作用，1~2h后即达到 C_{max}，3~5d内达到稳态血药浓度。食物不影响本药的生物利用度。35%~50%药物随尿排出，其余随粪便排出。消除半衰期约为13h。

本药临床用于治疗高血压。

口服：初始剂量20mg，1次/d，共2周。维持剂量，20~40mg，1次/d。最大剂量40mg，1次/d。

【注意与禁忌】 应特别注意：妊娠中晚期服用本药可引起胎儿损伤，甚至死亡。对本药过敏、妊娠中晚期妇女禁用本药。

下列情况应慎用本药：对ACEI、阿司匹林、青霉素过敏，有血管神经性水肿史、主动脉瓣和二尖瓣狭窄、肾动脉狭窄、肝病、糖尿病等诸种疾病。

对18岁以下患者不推荐使用。哺乳妇权衡利弊使用。

不良反应可有心动过速、高血糖、高血脂、高尿酸血症，外周水肿，面部水肿；流感症状、支气管炎、咽炎、鼻炎、鼻窦炎、咳嗽；肌痛，肌酸磷酸激酶升高，背痛、咽痛、关节痛，关节炎；血尿；头晕，乏力，头痛；肝酶、血胆红素升高；恶心、消化不良、胃肠炎、腹泻、腹痛，以及皮疹、少尿、氮质血症、急性心衰（罕见）等。

【药物相互作用】 ①与氢氯噻嗪合用，可增强降压效果。②与甘草制剂合用，可降低本药疗效。③与麻黄制剂合用可拮抗本药降压效果。④与育亨宾合用，可减弱本药及其他 ACEI 疗效。

【规格】 片剂：5mg，20mg，40mg。

依普罗沙坦　Eprosartan（甲磺酸依普罗沙坦，依普沙坦，Eprosartan Mesylate，Teveten）

【药性与应用】 本药为非肽类 AT_1 选择性血管紧张素Ⅲ受体拮抗剂（ARA），无内在激动活性，口服有效。本药通过选择性结合 AT_1 型受体，阻断血管紧张素Ⅱ的升压效应而降低血压。

本药口服后吸收迅速，服药后 4h 达 C_{max}。给药量 90%经粪便排泄，3%～7%经肾随尿排出。

本药临床用于治疗原发性高血压，可单独用作一线治疗，也可与噻嗪类利尿药联合应用。

口服：①无血容量不足患者，单用本药治疗，初始剂量为 600mg，1 次/d。1d 给药总量为 400～800mg/d，分 1～2 次服用。剂量超过 800mg 的使用经验很少。②对波谷时测量血压无充分治疗反应患者，每天 2 次的给药方法或增加剂量可能产生更佳的治疗效果，2～3 周可达到最大降压效果。③400～800mg/d，1 次或分 2 次服用，对降低舒张压至目标水平的疗效相似。

【注意与禁忌】 应特别注意：本药直接作用于肾素-血管紧张素系统，妊娠中晚期孕妇如果用药，可致胎儿损伤或死亡。故对本药过敏者、孕妇禁止应用。

下列情况应慎用：主动脉瓣或二尖瓣狭窄、肥厚性心肌病、低血压、肝功能不全或胆汁淤阻、肾功能不全或肾动脉狭窄、高钾血症、需全身麻醉手术者。

国外报道的不良反应：可致麻醉期低血压发生率增加；头痛、眩晕、疲乏、咳嗽、肌痛、水肿。但这些反应与对照组无明显差异。

【药物相互作用】 ①甘草制剂降低本药疗效，因其有诱盐皮质激素升高的作用。②麻黄制剂拮抗本药疗效，不可联用。③育亨宾降低本药疗效，不可联用。④食物，尤其是高脂早餐，可使 C_{max}增加 80%，AUC 增加 55%。

【规格】 片剂：300mg，400mg，600mg。

吡那地尔　Pinacidil（Pinac）

【药性与应用】 钾通道开放剂。通过钾通道的开放，使平滑肌内 K^+外溢，细胞膜负电位下降，细胞处于超极化状态，从而使电位依赖的钙通道难以开放或激活，致使细胞的兴奋性下降，肌肉松弛，血管扩张，产生降压作用。在治疗剂量，对毛细血管前小动脉有一定的选择性，对心肌无直接作用。长期应用后有轻度降血脂及改善左心舒张功能作用。在用药过程中也可引起反射性的心率增加。口服吸收完全，0.5~1h达峰值，生物利用度为80%~100%，不受饮食影响。血浆蛋白结合率为60%~65%。本品主要由肝脏代谢，经肾排泄，代谢物N-氧化物仍有活性。总清除率为31L/h。$t_{1/2}$为4h左右。肝、肾功能减退时，原药及代谢产物可能蓄积。本品主要应用于轻、中度高血压，疗效相当于哌唑嗪或硝苯地平。口服片剂降压作用可维持6h；口服缓释胶囊则可维持12h。

口服：12.5~25mg，2次/d。无效时可加用氢氯噻嗪12.5mg，2次/d。

【注意与禁忌】 可有心悸、头晕、头痛、胃肠道刺激、毛发增生（面部、前臂明显）、心电图T波改变及水肿。剂量不宜超过25mg、2次/d，否则水肿发生率明显升高。本品也可以试用于其他平滑肌痉挛性疾病，如支气管痉挛、应激性膀胱综合征等。

【药物相互作用】 氢氯噻嗪可使本品清除率下降；吸烟可使清除加快。

【规格】 片剂：12.5mg，25mg；胶囊：12.5mg，25mg，37.5mg。

酮色林 Ketanserin（酮舍林，凯坦色林，氟哌喹酮，Ritanserin，Sufrexal，Serefrex）

【药性与应用】 选择性5-羟色胺S_2受体拮抗剂，兼有较弱的α_1和H_1受体阻滞作用，以及极微弱的钙通道阻滞作用。无论口服或静脉注射均可有效地降低高血压者的血压，而对正常血压无影响。可能与其同时抑制血管平滑肌细胞S_2和α_1受体，使阻力血管和容量血管同时扩张有关。口服吸收迅速而完全，0.5~2h达峰值，生物利用度为50%。几乎全部在肝内代谢，大多数随尿排出。总清除率为400~600mL/min。$t_{1/2}$为12~20h。老年人口服本品生物利用度提高。本品主要用于轻、中度高血压及老年性高血压。目前主要用作三线药物，亦可试用于手术前后、子痫前期急性高血压的控制。

口服：20mg，2次/d，以后视血压下降情况可逐渐增加至40mg，2次/d；继续增加剂量并不能增加疗效，而不良反应明显增加。高龄及肝、肾功能减退者应减量服用。肌内注射：5~30mg/次（一般10mg/次），15~30min后无效可重复1次。静脉滴注：3μg/（kg·min）。静脉注射：开始10mg，以3mg/min的速度注射，直至出现疗效，最大剂量可达30mg。

【注意与禁忌】 不良反应一般较轻，主要有嗜睡、乏力、头晕、头痛、口干、消化不良及轻度足部水肿。可出现可逆性心律失常及QT间期延长。为防止本品可能引起的室性心律失常，应注意失钾的监测与补充；Ⅱ度及Ⅲ度房室传导阻滞或服用抗心律失常药者应严密监护。孕妇、哺乳妇慎用。本品需在胃酸中溶解后才能吸收，服用抗酸药或 H_2 受体阻滞剂 2h 后方可服用本品。

【药物相互作用】 本品与 β 受体阻滞剂或利尿剂合用有相加增效作用。

【规格】 片剂：20mg，40mg；注射液：10mg/2mL，25mg/5mL。

吲达帕胺[典][基] Indapamide（吲达胺，吲满速尿，吲满胺，钠催离，寿比山，Indamol，Lozide，Lozol，Natrilix，Veroxil，Arifon）

【药性与应用】 降压利尿剂，低剂量时以降压为主。降压作用与钙拮抗有关。通过选择性地扩张血管平滑肌，使外周阻力血管下降而降压。高剂量时，抑制肾远曲小管近侧段对水、钠的重吸收而产生利尿作用。在治疗剂量，对神经系统、心脏、肾脏及血糖、血脂代谢均无不良影响。口服吸收迅速、完全，0.5~1h 达峰值，生物利用度在 90%以上。$t_{1/2}$ 为 14~18h。在体内广泛代谢，代谢产物由尿及粪便排出。尿中原药仅占 5%。肾功能减退者清除率不受影响。临床用于轻、中度高血压，给药 1 次可维持 24h 疗效，为此类病人的首选药。对充血性心力衰竭、肝脏疾病引起的水肿，本品可作为辅助用药。

口服：2.5mg，1 次/d，早餐后服用。效果不明显时将剂量增加至 2.5mg，2 次/d。6~8 周为 1 个疗程。剂量超过 5mg/d，疗效不再增加。

【注意与禁忌】 不良反应轻微，不影响治疗。主要有眩晕、头痛、复视、上腹部不适、恶心、便秘、直立性低血压、性欲减退、阳痿。大剂量时可因过度利尿引起电解质紊乱、低血压、肌无力等，应补充相应电解质。无尿、对本品过敏、脑血管疾病及严重肝、肾功能障碍者禁用。对轻中度肝、肾功能障碍，因本品可加重氮质血症和肝性脑病的发生，仍应慎用。孕妇、哺乳妇慎用。长期应用应定期检查血钾及尿酸，注意防止低血钾及高尿酸血症的发生。

【药物相互作用】 ①与多巴胺合用，本药利尿作用增强。②与其他类降压药合用时降压作用增强，应先用半量观测效果，然后再递增剂量。③与致低血钾药物合用，易诱发低钾血症。④与巴氯芬合用，可加强降压作用，应注意补充水分，监测肾功能。⑤与地高辛类合用可因失钾导致洋地黄中毒。⑥与 ACEI 合用时，低钠血症患者（尤其肾动脉狭窄患者）可突然出现低血压和（或）急性心功能衰竭。应停用本药 3d 后再用 ACEI。⑦与二甲双胍合用易出现乳酸性酸中毒。血肌酐水平男性超过 15mg/L（135μmol/L），女性超过 12mg/L（110μmol/L），不应使用二甲双胍。⑧与碘对比剂合用，发生急性肾衰竭的危险性增加。使用碘化物前应充分补充水分。⑨与保钾利尿剂合用，可能导致低血钾或高血钾。对肾衰竭或糖尿病患者，更易出现高血钾，应注意监测。⑩与三环类抗抑郁药或镇静药合用，易出现直立性低血压。⑪与环孢素合用可导致血清肌酐浓度升高。⑫与锂剂合用，可致血锂浓度升高和中毒。⑬与下列药物合用，可引起扭转性室性心动过速：Ia类抗心律失常（奎尼丁、二氢奎尼丁、丙吡胺）药、胺碘酮、溴苄铵、索他洛尔、阿司咪唑、苄普地尔、红霉素（静脉用）、卤泛群、喷他脒、舒托必利、特非那定、长春胺。⑭与替可克肽、肾上腺糖皮质激素、肾上腺盐皮质激素合用，可减弱本药的降压作用，增加发生低血钾的危险性。⑮与拟交感神经药合用，降压作用减弱。⑯本药减弱口服抗凝药的抗凝作用。⑰非甾体抗炎药可使本药的利钠作用减弱。大剂量水杨酸盐用于脱水患者，可诱发急性肾衰竭。

【规格】 片剂：2. 5mg；胶囊：2. 5mg；缓释片：1. 5mg。

洛非西定[典]　Lofexidine（氯苯乙唑啉，Britlofex，Loxacor）

【药性与应用】 类似可乐定，能选择性激活中枢 α_2 受体，降低中枢神经系统去甲肾上腺素的释放与更新，从而产生降压作用，并同时增加肾血流量。口服吸收良好、完全，2~5h 达峰值。主要由肾排泄，48h 可累积排出 80%以上。$t_{1/2}$为 9~18h。适用于轻、中度高血压的治疗，总有效率为 50%，降压幅度为 4. 5~45mmHg/7~25. 5mmHg，为三线抗高血压用药。尚可控制阿片戒断综合征。

口服：0. 2~0. 8mg，2 次/d。

【注意与禁忌】 主要适用于轻、中度高血压，与可乐定相比，一般反应较轻，主要有口干、乏力、眩晕、头痛、鼻塞、抑郁、恶心、心悸、心动徐缓、呼吸困难等。孕妇忌用。肝、肾功能明显减退者慎用。

【药物相互作用】 与氢氯噻嗪合用可提高疗效，降低因不良反应停药的比率。

【规格】 片剂：0. 2mg。

曲帕胺　Tripamide（Normonal）

【药性与应用】 具有缓和利尿和血管平滑肌松弛作用。后一作用可能与钙通道阻滞有关。对正常血压无影响，对高血压则有明显的降压作用。本品口服后 3~4h 达峰值。$t_{1/2}$为 9. 5h。给药量的 1%~2%以原形从尿中排出，22%~45%以羟基化代谢物排出。用于各期高血压的治疗，有效率约为 70%。可改善头痛、手足麻木等自觉症状。连续用药无明显耐药现象，为治疗高血压的三线药物。

口服：15mg，1~2 次/d。可根据症状与年龄增减剂量。

【注意与禁忌】 不良反应有皮疹、瘙痒、眩晕、步态不稳、乏力、恶心、呕吐、纳差、腹胀、便秘及代谢异常，如低钠、低钾、低氯性碱中毒、高钙血症、高胆固醇血症、高尿酸血症及高血糖等。偶有尿素氮上升与肝功能异常。严重肝、肾功能减退，对噻嗪类药物过敏、无尿、严重冠心病、严重脑动脉硬化、孕妇、哺乳妇及儿童禁用。痛风、糖尿病、高钙血症、甲状旁腺功能亢进及正在使用洋地黄类、糖皮质激素类或 ACTH 等药物者慎用。因本品的利尿作用强，应注意水、电解质平衡，最好从小剂量开始，并注意监测。

【药物相互作用】 本品可增强其他降压药的作用。与阿片生物碱、巴比妥类合用及饮酒可引起体位性低血压。本品能减低血管壁对去甲肾上腺素的收缩反应和增加箭毒类肌松剂的作用，故手术前数日应停服本药。本品尚可增强洋地黄对心脏的作用，与糖皮质激素或 ACTH 合用可引起低血钾及减弱抗糖尿病药的作用。

【规格】 片剂：15mg。

利降平片

【药性与应用】 由噻嗪类利尿剂、氨苯蝶啶等组成的复方利尿降压药。通过利尿减少血容量及心排血量达到降压目的。由于配方中有保钾利尿剂氨苯蝶啶，可以减少低血钾的发生。适用于水钠潴留及水肿型轻、中度高血压的治疗。对原发性高血压、肾性高血压及神经、心、肝、肾疾病引起的水肿较为适宜。对顽固性高血压疗效较差，但可作为辅助用药并降低剂量使用。

口服：1 片，2 次/d；产生满意疗效后，改为 1 片，1 次/d。

【注意与禁忌】 偶有口干、恶心、头晕、皮疹等，多在 2~3d 内消失，不必停药。

【规格】 片剂：每片含氨苯蝶啶 50mg、氢氯噻嗪 25mg。

复方氨苯蝶啶　Triamterene Compound（Maxzide）

【药性与应用】 本品与利降平片相似，为由氨苯蝶啶和氢氯噻嗪组成的复方利尿降压药，仅配方比例不同而已。氢氯噻嗪在配方中起主要作用，加入氨苯蝶啶主要抵消前者排钾的不良反应，起辅助作用。实验表明，氨苯蝶啶与氢氯噻嗪按1.5∶1组成配方，正好能抵消后者的排钾作用而又不引起高血钾。氨苯蝶啶 t_{max} 为 1h，主要由肝内代谢；氢氯噻嗪的 t_{max} 为 2h，大部分以原形从尿中排出。两药无药代动力学方面的相互作用。生物利用度不受饮食影响。临床主要用于轻、中度高血压和水肿病人的治疗，也用于单用氢氯噻嗪易产生低血钾、用洋地黄治疗有心律不齐史者的治疗，为二线用药。

口服：1~2 片，1 次/d（指氨苯蝶啶 37.5mg、氢氯噻嗪 25mg 之配方）。若 2 次/d，有增加电解质失衡的危险。若 2 片/次不满意，应加用其他降压药。

【注意与禁忌】 不良反应有眩晕、乏力、失眠、肌软或痉挛、头痛、恶心、呕吐、纳差、腹泻、便秘、性功能减退、尿色变蓝、心动过速、口干、气急、胸痛、抑郁、焦虑；偶有间质性肾炎或急性肾衰竭、直立性低血压、过敏反应及贫血。高血钾、甲状旁腺功能亢进、高尿酸血症者、哺乳妇、对本品过敏者禁用。孕妇慎用。肾功能减退者一旦出现电解质、尿素氮的变化，应立即停药。

【药物相互作用】 与其他降压药合用，有协同降压作用，应相应减少用量。本品能减少组织对去甲肾上腺素的反应，增强箭毒类肌松剂的作用。与非甾体抗炎药合用可增加发生急性肾衰竭的危险。与保钾利尿剂如阿米洛利或螺内酯等合用，有引起高钾血症的可能。饮酒、巴比妥类及那可丁类药物能加重直立性低血压。

【规格】 片剂：每片含氨苯蝶啶 37.5mg、氢氯噻嗪 25mg，或氨苯蝶啶 75mg、氢氯噻嗪 50mg。

复方卡托普利片[典] Compound Captopril Tablets（Capozide）

【药性与应用】 卡托普利与氢氯噻嗪的复方制剂。前者为ACEI，后者为利尿降压药。两药组成复方可协同增加降压作用和减少不良反应。研究表明，前后两药以10∶6之比最为合适。两药配伍不产生药代动力学的相互作用。临床适用于轻、中、重度高血压的治疗，比两药单用优点与疗效均明显，被认为是抗高血压的一线药物。

口服：1～2 片，2～3 次/d。

【注意与禁忌】 可有轻度乏力、头晕、头痛、恶心、呕吐、食欲减退、咳嗽、皮疹、瘙痒、味觉障碍；少数有血清转氨酶升高、中性粒细胞减少、蛋白尿或肾功能损害。孕妇及哺乳妇禁用。肾功能减退及严重自身免疫疾病者慎用。食物能减少本品吸收，应在饭前 1h 服用。高龄者起始剂量宜小，服药期间应严密监测血压。若有呕吐、腹泻、盗汗等丧失体液情况，血压会过度下降，故应及时补液。

【药物相互作用】 参阅卡托普利与氢氯噻嗪。

【规格】 片剂：每片含卡托普利 10mg、氢氯噻嗪 6mg。

复方盐酸阿米洛利片[典] Compound Amiloride Hydrochloride Tablets（蒙达清）

【药性与应用】 本品为阿米洛利与氢氯噻嗪的复方药物。前者系保钾利尿药，本身具有微弱抗高血压作用，与氢氯噻嗪组成复方可拮抗后者引起的低钾效应。本品的降压作用除主要与利尿排钠有关外，还与增加前列腺素 E_2 合成、轻微钙拮抗及 α_1 受体阻滞作用相关。阿米洛利口服吸收率约为 50%，

3～4h达峰值。在体内不被代谢，主要由肾排泄。$t_{1/2}$为6～9h。临床用于治疗高血压病及充血性心力衰竭；也适用于治疗肾、心、肝等原因引起的水肿。单用或与其他抗高血压、抗心力衰竭药物合用。

口服：1～2片，1次/d，与食物同服。

【注意与禁忌】　不良反应主要有口干、恶心、腹胀、头晕、厌食、皮疹、鼻塞等，一般不需停药。对本品过敏、高钾、正在用保钾利尿剂或补钾、严重肾功能减退者禁用。长期应用，应定期检查电解质情况。

【药物相互作用】　不宜与保钾利尿剂或钾盐合用；也不宜与锂剂合用，以免引起锂中毒。

【规格】　片剂：每片含阿米洛利2.5mg、氢氯噻嗪25mg。

地来洛尔　Dilevalol（DIC）

【药性与应用】　本品是拉贝洛尔的RR-立体异构体，为非选择性β受体阻滞剂，效力类似于普萘洛尔而强于拉贝洛尔3～6倍；兼有部分β_2受体兴奋和轻度α_1受体阻滞作用。降压主要是通过外周血管扩张、体循环阻力降低而起作用。心率基本保持不变，且可改善左室功能。此外，还有降低肾素、增加HDL、降低LDL、保持有效肾血流量和肾小球滤过率的作用。口服吸收完全，但有广泛首过效应。生物利用度≤30%，尿中仅有1.25%的原形药物。$t_{1/2}$为8～12h，严重肾功能不全者延至19h，血液透析者可达29h。主要由肾排出。临床用于轻、中度高血压。本品200～1600mg、1次/d相当于100～400mg、1次/d的美托洛尔，或20～40mg、1次/d的依那普利，或50mg、2次/d的卡托普利，或20～40mg、2次/d的硝苯地平降压作用。本品100～800mg、1～2次/d，可使收缩压下降8%～13%、舒张压下降11%～16%；约60%的病人舒张压下降至≤90mnHg。重症高血压可静脉给药。

口服：200～400mg，1次/d。如需要可增至800mg/d。

【注意与禁忌】　100～1600mg/d时，人体的耐受性良好。少数人可有眩晕、头痛、腹泻、肢端发冷、呼吸困难。可有2%～3%的人血清转氨酶升高、抗核抗体阳性。心动过缓和心脏传导阻滞的发生率明显低于美托洛尔或普萘洛尔。极少数可出现直立性低血压。对终末期肾功能不全者，应减量应用。

【药物相互作用】　与氢氯噻嗪合用，有协同降压效果。

【规格】　片剂：200mg。

克罗卡林　Cromakalin（BRL34915）

【药性与应用】　钾通道开放激活剂。平滑肌、心肌、神经细胞、胰岛、肾上腺皮质等细胞膜上存在ATP敏感性K^+通道，其活性可被细胞质表面的

ATP 所抑制。本品激活 ATP 敏感性 K^+通道，导致 K^+电导增强，细胞膜超极化，引起电压依赖性 Ca^{2+} 通道关闭，细胞膜的 Na^{2+}/Ca^{2+} 交换加强，细胞内 Ca^{2+}减低，结果使平滑肌张力降低、心肌抑制等生物效应产生。实验表明，本品有 5 种特性：①舒张血管平滑肌，降低血压：其扩张血管的机制不同于 Ca^{2+} 通道阻滞剂，对冠脉具有直接扩张和血流依赖特性。②抑制心肌，保护心脏：其直接效应是通过开放 K^+通道，使局部缺血组织呈现复极化。③扩张支气管：对过敏原引起的支气管收缩具有更强的预防作用。④松弛膀胱：降低膀胱逼尿肌自发性收缩频率和幅度。⑤松弛肠道平滑肌和子宫。由于上述药理特性，本品临床用于高血压、心绞痛、哮喘、膀胱激惹综合征、阳痿、惊厥等的治疗。此外，也用于治疗充血性心力衰竭，但应注意其对心肌的抑制作用。本品能增加缺氧骨骼肌的血流，可用于治疗间歇性跛行等外周血管疾病。尚试用于治疗脑血管痉挛性疾病及慢性阻塞性动脉疾病。

口服：成人 1~2mg/d。

【注意与禁忌】 偶有头痛与心动过速。

【药物相互作用】 不可与降糖药物磺酰脲类如格列吡嗪等合用，以免引起拮抗。

【规格】 片剂：1mg。

粉防己碱 Tetrandrine（汉防己甲素）

【药性与应用】 防己科植物粉防己的主要生物碱，对心脏有负性肌力、负性频率与负性传导作用，同时降低心肌耗氧量。可延长心肌不应期和房室传导。可增加心肌血流量。降低外周血管阻力，使血压下降。降压时无反射性心率增快。由于后负荷的降低，心排出量可增加。这可能与钙拮抗相关。临床主要用于早期轻度高血压，亦可用于高血压危象。

口服：100mg，3 次/d。静脉注射：用于高血压危象，120~180mg，2 次/d。

【注意与禁忌】 不良反应较轻、较少。可有轻度嗜睡、乏力、恶心、腹部不适；个别人可有大便次数增多。停药后可消失。静脉注射可发生疼痛或静脉炎。

【规格】 片剂：20mg，50mg；注射液：30mg/2mL。

环轮宁 Cycleanine Dimethobromide（溴化二甲基轮环藤宁）

【药性与应用】 神经节阻滞剂，有明显的降压作用，伴心率减慢。其降压机制为阻断交感神经节、释放组胺、降低血管总外周阻力。尚具有非去极化型肌松作用，也有利于血压的下降。用于手术期间控制血压，效果满意。静脉注射后 1min 血压下降，2~5min 降至坪值，有效降压时间 8~20min。停药后

5min 血压自行回升，8~20min 恢复到原有水平。其降压作用的可控性和可逆性均较好，且对心、肾、肝的功能均无影响，是一种较好的控制性降压药。

单次静脉注射：成人，0.4~1.2mg/kg；小儿，0.8~1.2mg/kg。若降压效果不理想，可用开始量的 1/2~2/3 复注 1 次。连续静脉滴注：用 0.05%~0.2%等渗液，开始为 30 滴/min，逐渐加快到 100 滴/min；最快为 150 滴/min。单次静脉注射 0.5mg/kg，继以 0.05%~0.1%注射液连续静脉滴注维持。也可在此基础上，酌情补充单次静脉注射。

【注意与禁忌】 静脉注射常可引起呼吸抑制。应用新斯的明可以加速呼吸的恢复。心率略有减慢、瞳孔略有散大，停药后 4~6h 可恢复。少数人有颜面潮红。一般不影响视力。

【规格】 注射液：10mg/2mL。

八厘麻毒素 Rhomotoxine

【药性与应用】 八厘麻（闹羊花）果实的提取物。有较强的降压和减慢心率作用。静脉注射本品后 10min 开始降压，幅度平均为 70/37mmHg，持续 1.5~2h 以上。由于降压幅度大、速度快、维持时间长，适用于重症高血压病人的快速降压。

静脉滴注：1.5~2.5mg 加入 5%~10% 葡萄糖溶液 200~500mL，以 30~40μg/min 滴入。当血压下降到所需水平或出现不良反应时，应立即停药；必要时再继续滴注。静脉注射：0.75~1.5mg，一般为 1mg 加入 50% 葡萄糖溶液 40mL 中，于 5~8min 内均匀注入。如血压下降过度或出现明显不良反应，应立即停止静脉注射。口服：0.5~0.75mg，3 次/d，空腹服。极量，1mg/次。

【注意与禁忌】 不良反应以烧灼、麻木感多见；其次为头晕、口干、恶心、呕吐、眼花、胸闷、心跳缓慢、血压过低、重度烧灼麻木感等。血压过低可用麻黄碱，心率过缓时可用阿托品对抗。加服氢氧化铝可减轻胃部不适。降压作用在停药 0.5~1h 后仍继续加深，不可用完一定剂量后因血压尚未达到满意水平再继续加量，以免引起血压过度下降与休克。继发性与恶性高血压者慎用。危重病人禁用。肌内注射易引起局部疼痛。

【药物相互作用】 普鲁卡因可减弱本品的降压作用，故不宜合用。

【规格】 片剂：0.25mg；注射液：1mg/1mL。

苦木总碱

由苦木中提取的总生物碱，降血压作用温和、徐缓而比较持久。用于高血压毒副反应轻微，远期疗效良好。

口服：5~10mg，2~3 次/d。

片剂：5mg。

钩藤总碱

由钩藤中提取的总生物碱，对肾性高血压大鼠有明显降压作用。主要作用于中枢与交感神经阻滞，适用于一、二期高血压。

口服：1~20mg，3 次/d。

片剂：10mg。

甲基多巴[典] Methyldopa（Aldomet）

【药性与应用】 激动血管运动中枢的 α 受体，从而抑制外周交感神经，使血压下降。用于中、重度恶性高血压，尤适用于肾性高血压。

口服：250mg，3 次/d。

【注意与禁忌】 禁忌证：对本药或亚硫酸盐过敏、活动性肝病（急性肝炎、肝硬化活动期）、直接抗人球蛋白（Coombs）试验阳性。

慎用证：冠心病、有免疫性疾病史、有溶血性贫血史、有肝病史或肝功能异常、帕金森病、有抑郁病史、嗜铬细胞瘤、肾功能不全。

对儿童的安全性缺少研究。老人对降压作用敏感，应适当减量。妊娠安全性为 B 级。哺乳妇应慎用。

不良反应常见有水钠潴留所致下肢水肿，口干，嗜睡，直立性低血压；较少见的有药物热、嗜酸性粒细胞增多、肝功能改变、抑郁、失眠、性功能减退、恶心、呕吐、腹泻、乳房增大、晕厥等；少见的有颈动脉窦敏感性减退、直立性低血压持续时间延长、体重增加、窦性心动过缓、肝功能损害、胰腺炎、结肠炎、唾液腺炎、舌痛或舌黑、便秘、腹胀、高催乳素血症、骨髓抑制、血小板减少、溶血性贫血、白细胞减少、抗核抗体阳性、IE 细胞阳性、类风湿因子阳性、心肌炎、心包炎、血管炎、狼疮样综合征、帕金森病、反应迟钝、舞蹈病、脑缺血、多梦、衰弱、感觉异常、尿素氮升高、关节痛、肌肉痛、鼻塞、表皮坏死、皮疹、闭经、男性乳腺发育、泌乳等。偶尔可有心绞痛与心力衰竭加重。

其他可有过度镇静、头痛、乏力，多于治疗开始或药品加量时出现，多为一过性。也可有血钾、血钠升高。

【药性相互作用】 ①与其他降压药可有协同作用，合用时本药应从小剂量开始。②与利血平合用可加重中枢抑制，宜避免。③本药可增强口服抗凝药的抗凝作用。④与中枢抑制药有相加作用。⑤与左旋多巴合用，中枢毒性增强。⑥本药可增强氟哌啶醇的抗精神失常作用。⑦三环类抗抑郁药、非甾体抗炎药、拟交感胺可减弱本药的降压作用。⑧本药可增高血中催乳素的浓度，干扰溴隐亭的作用。⑨本药可降低多巴胺、去甲肾上腺素、肾上腺素和5-羟色胺在组织中的浓度。⑩与单胺氧化酶抑制剂（MAOI）如帕吉林合用，可诱发中枢兴奋和血压升高，应避免合用。

【规格】 片剂：125mg，250mg，500mg；注射液：250mg/5mL。

胍乙啶[典]　Guanethidine（Ismelin）

【药性与应用】 有较强而持久的降压作用。药理作用主要是抑制交感神经末梢去甲肾上腺素的释放并耗竭其储存。用于中、重度舒张期高血压。

口服：开始10mg/d，以后视病情每隔5~7d递增10mg，分次服。不可超过100mg/d。

【注意与禁忌】 主要不良反应为直立性低血压；其次为乏力、疲倦、呕吐、腹泻、心动过速、呼吸困难、鼻塞、口干、阳痿、小便失禁、皮炎等。充血性心力衰竭、高血压危象、嗜铬细胞瘤者忌用。

【药物相互作用】 不得与单胺氧化酶抑制剂合用。

【规格】 片剂：10mg，25mg。

胍氯酚　Guanoclor

药理作用略同胍乙啶。

口服：10~20mg，3~4次/d。

可有直立性低血压、头晕、恶心、肌无力等。心脏功能不全、脑栓塞、脑梗死、嗜铬细胞瘤者等忌用。

片剂：10mg。

倍他尼定　Betanidine（苄胍，Esbatal，Regalin）

药理作用与胍乙啶相似，降压作用生效快，但持续时间短。

口服：开始10mg，3次/d；维持，20~200mg/d。

不良反应同胍乙啶，但腹泻较少。

片剂：10mg，50mg。

异喹胍　Debrisoquine（胍喹啶，Decline，Equitonil）

药理作用同胍乙啶。注意事项也相同。

口服：开始10mg，1~2次/d；维持量，40~120mg/d。

片剂：10mg，20mg。

胍那克林　Guanacline（胍乙宁，Cyclazenin）

药理作用和注意事项均同胍乙啶。

口服：30~60mg/d。

片剂：10mg，30mg。

胍那决尔　Quanadrel

药理作用和注意事项均同胍乙啶，但 $t_{1/2}$ 较短。

口服：可达 400mg/d。

片剂：20mg。

喷托铵　Pentolonium（潘托铵，安血定，潘托林，戊双吡铵）

神经节阻滞药，用于重症高血压。

口服：开始 20mg，3 次/d；以后可酌情增量。

可有视力模糊、口干、头晕、便秘、排尿困难、阳痿等。近期心肌梗死、肾功能减退者忌用。

片剂：20mg，40mg。

美卡拉明　Mecamylamine（Inversine）

神经节阻滞药，用于重症高血压。可有口干、便秘、尿潴留、直立性低血压、恶心、性功能障碍、眩晕、肌震颤、运动失调等。青光眼、冠心病、肾功能减退者忌用。

口服：2.5~5mg，2~3 次/d；由小剂量开始逐渐增加剂量。

片剂：2.5mg，5mg。

潘必啶　Pempidine（五甲哌啶）

神经节阻滞药，用于重症高血压。不良反应略同美卡拉明，但较少见。严重心肌损伤、肾功能减退、脑动脉硬化、习惯性便秘者忌用。

口服：1.25~2.5mg，3~4 次/d；可递增至 20~25mg/d。

片剂：2.5mg。

六甲溴铵　Hexamethonium Bromide（溴化六烃季铵，C_6）

神经节阻滞药，用于重症高血压。不良反应略同潘必啶。易产生耐药性。青光眼、动脉硬化、尿毒症者忌用。

肌内注射：5~10mg/次，以后递增至 50mg/次。静脉滴注：25mg/次。

注射液：25mg/1mL。

咪酚　Trimetaphan（咪噻芬，阿方那特，Arfonad）

【药性与应用】　短效交感神经节阻滞药，静脉滴注 3~5min 生效；停药后 10~15min 血压回升。主要用于手术麻醉时控制血压与高血压危象。

静脉滴注：按 1mg/mL 的比例加入 5%葡萄糖溶液内，以 1~4mg/min 速度给予。根据血压变化，随时调整滴速。

【注意与禁忌】　不良反应略同六甲溴铵。严重动脉硬化、贫血、休克及肝、肾疾病者忌用。

【规格】　注射剂：250mg。

非诺多泮　Fenoldopam（甲磺酸非诺多泮，Corrlopam，Fenoldopam Mesylate）

【药性与应用】　本药为作用快速的血管扩张药，能激活多巴胺-1（DA_1）受体，与 α_2 肾上腺素受体有中度结合力，与 DA_2 受体、α_1 和 β 肾上腺素受体、$5HT_1$ 和 $5HT_2$ 受体或毒蕈碱受体无明显亲合力，对 ACE 无活性。通过激活 DA_1 受体，可诱导小动脉扩张，从而降低动脉压，扩张肾血管使肾血流量增加。此外，可作用于肾小细胞，具有直接促尿钠排泄和利尿作用，对高血压患者的作用更为明显。还可使血浆去甲肾上腺素和醛固酮的浓度明显增加。

口服后 45~60min 起效，40~60min 达 C_{max}。口服吸收良好。静脉注射后 5~15min 起效，约 20min 达稳态血药浓度，30~120min 达峰值。药物在肝脏代谢，经肾排泄，半衰期为 5~10min。

临床用于重症高血压。

口服给药 100mg，4 次/d，效果不稳定，临床症状多变，故多采用静脉给药。

静脉给药用于急进型高血压：有效剂量范围为 0.1~1.6μg/（kg·min）。初始剂量常为 0.1μg/（kg·min）。在达到降压目标前，每隔 15~20min 增加 0.05~0.1μg/（kg·min）。通常用较低的起始剂量 0.03~0.1μg/（kg·min），缓慢地改变剂量，以避免引起反射性心动过速。待血压控制后，宜继续输注 1~6h，缓慢减量（通常 2h 或每隔 15~30min 减量 12%），并开始口服降压药。有效的血压降低至少维持 24h。有人采用另外一种减量方法：逐渐减少维持量的 50%，经 1h 后再减少 50%，然后停止输注。

【注意与禁忌】　对本药或亚硫酸盐制剂过敏者禁用本药。肝硬化、心动过速、心绞痛、眼压高或青光眼、低血钾、低血压患者应慎用本药。

国外报道的不良反应有心绞痛、心动过速、心律失常、低血压、周围水肿、一过性 T 波改变；头痛、晕厥；雌激素血药浓度改变；肾血流量下降、门静脉压升高；恶心、呕吐、腹泻、口干、皮肤潮红、眼内压升高、视物模糊等。

【药物相互作用】 ①与对乙酰氨基酚合用，可使本药血药浓度升高，合用时应注意监测。②与β受体阻滞剂合用，可能导致低血压，有待进一步研究。

【规格】 注射液：10mg/1mL，20mg/2mL，50mg/5mL。

赖诺噻嗪 Hydrochlorothiazide Lisnopr（Innozide，Novazyd，Prinzide，Zestoreic）

【药性与应用】 本药主要成分为氢氯噻嗪和赖诺普利，临床用于单用氢氯噻嗪或赖诺普利治疗无效的高血压。两药合用除有利于协同降压作用外，还有助于逆转氢氯噻嗪引起的钾流失。

本药起效时间为1h，持续作用时间为24h，消除半衰期为12h。

口服：①氢氯噻嗪/赖诺普利12.5mg/10mg或12.5mg/20mg，1次/d，应视病情增加至25mg/20mg。②若病情已控制，患者出现失钾情况，则改用12.5mg/10mg剂型，1次/d，以减少钾丢失。

【注意与禁忌】 妊娠中晚期使用可造成胎儿损伤或死亡。对本药成分或其他ACEI过敏、无尿、血管神经性水肿、孕妇均禁用。电解质紊乱、有呼吸道手术史、主动脉瓣或二尖瓣狭窄、肥厚性梗阻型心肌病、骨髓抑制、有脑血管疾病史、胶原病、重度心衰、脱水、脱敏治疗、糖尿病、肝病、冠心病、交感神经节切除、肾动脉狭窄与肾功能损害、哮喘、系统性红斑狼疮、透析治疗、手术麻醉诸类患者均应慎用。

不良反应可有直立性低血压、昏厥、胸痛、夜间呼吸困难、外周血管水肿、心悸、心绞痛、血管炎、脑血管事件、肺梗死、心衰恶化、各类心律失常；抗核抗体阳性、血沉升高、肌肉关节痛、高血钾、痛风、血管神经性水肿；肺水肿、感冒症状；性功能障碍，尿路感染；以神经系统症状最多，可有头晕、头痛、疲乏、衰弱。罕见肝酶升高、胆红素升高；恶心、呕吐、消化不良、腹泻、胃肠痉挛、口干、便秘和胃灼热；中性粒细胞减少、血小板减少、骨髓抑制；皮疹、潮红、瘙痒、多汗、光敏、银屑病，以及视力模糊，耳鸣、耳痛等。

【药物相互作用】 ①氢氯噻嗪与托吡酯合用，可增加后者的血药浓度，并有血钾降低。②考来替泊和考来烯胺减弱氢氯噻嗪作用。③氢氯噻嗪与普萘洛尔合用可出现高血糖、高甘油三酯。④与多非利特和氟哌利多合用，可因低血钾增加心脏毒性。⑤噻嗪类利尿药与钙泊三醇合用，作用相加，可引起高血钙。⑥氢氯噻嗪与美金刚合用，两者血浆水平改变，氢氯噻嗪生物利用度降低30%。⑦癫痫联用氢氯噻嗪与卡马西平，可出现低血钠。⑧噻嗪类利尿药与肾上腺皮质激素合用，可出现低血钾。⑨噻嗪类利尿药与锂剂合用，易导致锂中毒，宜降低后者剂量。⑩噻嗪类利尿药可增强抗肿瘤药的骨髓抑制作用。⑪噻嗪类利尿药与碳酸钙联用，可出现乳碱综合征（高血钙、代谢性碱中毒、肾衰竭）。⑫噻嗪类利尿药与强心苷合用，可诱发洋地黄中毒。⑬噻嗪类利尿药与二氮嗪、格列吡嗪、格列苯脲、甲苯磺丁脲、氯磺丙脲联用，可使胰岛素分泌下降，导致高血糖。⑭噻嗪类与非甾体抗炎药合用，可减弱抗高血压作用，并导致肾前列腺素生成减少，应监测对赖诺普利降压作用的减弱、高血钾与急性肾衰竭。⑮噻嗪类利尿药与卟吩姆联用，可诱发光敏反应。⑯噻嗪类利尿药与银杏叶制剂联用，可出现血压升高。⑰麻黄制剂可对抗本药降压效果。⑱利尿药与苄普地尔联用可出现低血钾及由此引起的心脏毒性。⑲利尿药与三氧化二砷、左醋美沙朵、索他洛尔联用，可延长 QT 间期，引起严重心律失常。⑳利尿剂与甘草制剂合用，可加重低血钾。㉑与利尿药合用，可引起血管扩张与相对血容量不足，出现直立性低血压。㉒排钾利尿药与酮色林合用，可因低血钾、QT 间期延长而诱发室性心律失常。㉓赖诺普利与替丁扎定合用，可致低血压反应增强。㉔ACEI 与奈西利肽合用有降压相加作用。㉕ACEI 与环孢素合用，可诱发急性肾衰竭。㉖ACEI 与布比卡因合用，可出现心动过缓、低血压和意识丧失。㉗与保钾利尿剂合用，可出现高血钾。㉘ACEI 与辣椒素合用，可增加咳嗽发生率。㉙育亨宾可减弱 ACEI 药物降压疗效。㉚血液透析同时使用 ACEI 和重组人红细胞生成素时，可能需要加大后两者的剂量。㉛本药与别嘌醇联用可能出现皮疹、史-约综合征与肾衰竭，应予注意。

【规格】　片剂(氢氯噻嗪/赖诺普利)：12.5mg/10mg，12.5mg/20mg，25mg/20mg。

阿利吉仑　Aliskiren

【药性与应用】　本药为强效人肾素竞争性抑制药，对肾素有较高的选择性，可降低血浆肾素活性和抑制血管紧张素原向血管紧张素 I 的转变。本药是通过直接抑制肾素活性，从源头上抑制高血压的发生，因而在机制上和作用上均与 ACEI 有所不同，而且相互之间也无亲合力。

本药口服 2 周后可完全起效，持续至少 24h。给药后 1～3h 可达血药峰浓度。生物利用度为 2.5%。高脂饮食可减少本药吸收。消除半衰期为 20～45h。

口服：初始剂量 150mg，1 次/d。根据临床反应，剂量可增至 300mg/d。

【注意与禁忌】　应特别注意：妊娠中晚期可造成胎儿损伤及死亡。一旦发现妊娠或准备妊娠即应禁止用药。禁忌证尚不明确。以下情况应慎用：糖尿病、低钠或低容量血症。

对儿童的安全性和有效性尚未确定。哺乳期用药应权衡利弊。

不良反应可有严重低血压、皮疹、高钾血症、高尿酸血症、腹痛、腹泻、胃食管反流、消化不良、贫血、痛风、肌酸激酶升高、肾结石，不过均不超过1%。超过1%的不良反应有头痛、头晕、咳嗽。偶见血管神经性水肿，可发生在面部、四肢、嘴唇、舌、声门或喉部。

【药物相互作用】 ①与阿伐他汀、酮康唑合用，可使本药血药浓度增加。②与呋塞米合用，可使后者血药浓度降低，机制不明，有待探讨。合用时应谨慎。③高脂饮食和进食时服用，可使本药血药浓度下降80%以上。故应空腹时服用本药。

【规格】 片剂：150mg，300mg。

第七节 抗休克血管活性药物

去甲肾上腺素[典][基] Noradrenaline（Levarterenol，Norepinephrine）

【药性与应用】 临床常用其重酒石酸盐。主要激动α受体，对β受体作用很弱。除冠状动脉外，强烈收缩全身小动脉与小静脉，使外周阻力升高，血压增高。临床主要用其升压作用，除出血性休克外，静脉滴注用于治疗各种休克，以保证脑等重要器官的血液供应。

静脉滴注：用前稀释，以4~10μg/min速度滴注，根据血压情况，随时调整滴速，将血压维持在正常范围内。效果不好应改药。对危急病例可用静脉注射：1~2mg稀释于10~20mL溶液中徐缓推注，待血压回升后改用滴注法维持。口服：治疗上消化道出血，每次服注射液1~3mg，3次/d。可加入冷盐水中服下。

【注意与禁忌】 本品的副作用很大，主要由于其强烈的血管收缩作用，用药时间稍久，即可引起心、肾等重要器官灌注不良，进而出现弥散性血管内凝血（DIC），导致不可逆性休克。浓度高时，注射局部与周围发生反应性血管痉挛，局部皮肤苍白，稍久即可引起缺血性坏死。故滴注时应严防药液外漏，受压部位应垫棉垫。如一旦发现坏死，除使用血管扩张剂外，应及时热敷并给予大剂量奴夫卡因封闭。小儿应选用粗大静脉注射，并更换注射部位。高血压、严重动脉硬化、无尿病人忌用。本品遇光即变色，应避光保存。如注射液呈棕色，即不可再用。

【药物相互作用】 ①与甲基多巴合用可使本药升压作用增强。②与其他拟交感胺类合用，可增强心血管作用。③与三环类抗抑郁药合用，可增强本药心血管作用，引起心律失常、心动过速、高血压或高热。必须合用时，应严密监测。④与麦角制剂或其他缩血管药合用，缩血管作用加强，引起严重高血压，并使周围血管容量锐减。⑤与甲状腺素合用，二者作用均加强。⑥与全麻药合用，可使心肌敏感性增强，诱发室性心律失常。⑦与洋地黄苷类合用，易致心律失常。⑧与β受体阻断药合用，二者疗效相互抵消。但α受体作用突出，可发生高血压、心动过缓。⑨与降压药合用可减弱或抵消降压药作用。⑩与妥拉唑林合用，可引起血压下降，并继以反跳性血压上升。故妥拉唑林过量时不宜用本药。

【规格】 注射液：0.1%(1mg/1mL)，0.2%(2mg/1mL)，0.5%（10mg/2mL）。

去氧肾上腺素[典] Phenylephrine（新福林，新辛内弗林，新交感酚，苯肾上腺素，Neo-Synephrine）

【药性与应用】 常用其盐酸盐。主要激动α受体，作用同肾上腺素，有明显的收缩血管作用，但较弱而持久。可反射性地兴奋迷走神经，减慢心率，并有短暂的散瞳作用。对心肌无兴奋作用。临床用于感染性、中毒性及过敏性休克，室上性心动过速，防治全麻、腰麻时的低血压，以及散瞳检查。

肌内注射：2～5mg/次。静脉滴注：10～20mg/次，稀释后缓慢滴注。极量，肌内注射10mg/次，静脉滴注0.1mg/min。滴眼：用2%～5%溶液，用于散瞳，作用时间短，不麻痹眼调节肌，不引起眼内压升高，耐煮沸。

【注意与禁忌】 甲状腺功能亢进、高血压、心动过缓、严重动脉硬化、器质性心脏病、糖尿病者慎用。

【药物相互作用】 ①与三环类抗抑郁药合用，可增强本药的升压作用。②与甲状腺素合用，二者作用均显著增强。③与全麻药合用，易引起室性心律失常。④与胍乙啶合用，可降低胍乙啶的作用。⑤与MAOI合用，可引起高血压、蛛网膜下隙出血、室性心律失常，故在使用MAOI后14d内禁用本药。⑥与催产药合用可引起严重高血压。⑦与拟交感神经药合用，可加重交感神经的不良反应。⑧先用α受体阻滞药（如吩噻嗪类、酚妥拉明、酚苄明或妥拉唑林等）后再用本药，可减弱本药的升压作用。⑨与硝酸酯类合用，可使二者的作用相互减弱。⑩可减弱降压药的降压作用。⑪本药滴眼剂与缩瞳药有拮抗作用。

【规格】 注射液：10mg/1mL；滴眼液：2%～5%溶液；滴鼻液:0.25%～0.5%。

甲氧明[典] Methoxamine（甲氧胺，美速胺，美速克新命，凡索昔，Vasoxine，Vasoxyl）

【药性与应用】 α受体激动剂，收缩周围血管作用比去甲肾上腺素弱而持久，对心脏无直接作用。注射后血压升高，反射性引起心律减慢。常用于外科手术，尤适用于脊髓麻醉所造成的血压降低；也用于其他病因引起的低血压及室上性心动过速。

肌内注射：10~20mg/次，极量20mg/次。静脉滴注：20~60mg/次，稀释后缓慢滴注，根据病情随时调整速度；极量10mg/次。对血压极低病人，可缓慢静脉注射5~10mg；继以肌内注射维持疗效，但不超过60mg/d。

对室上速：用10~20mg，以5%葡萄糖溶液100mL稀释，静脉滴注。也可用10mg加入5%~10%葡萄糖溶液20mL中缓慢静脉注射，当心率突然减慢时即应停止注射。对心肌梗死性休克：开始肌内注射15mg；接着静脉滴注，以5%~10%葡萄糖溶液500mL稀释60mg本品。滴速随血压而定，但不宜超过20滴/min。

【注意与禁忌】 动脉硬化、器质性心脏病、甲状腺功能亢进、严重高血压者禁用。可引起肾血管痉挛，大剂量时可能引起持续性血压升高、头痛、心动过速、毛发竖立、恶心、呕吐等。

【药物相互作用】 ①与胍乙啶合用，可使本药升压作用加强。②与甲状腺素合用，二者作用均增强。③与催产药合用，血压将剧烈升高。④与局麻药合用，局部血循环流量下降。⑤与洋地黄合用可诱发心律失常。⑥与左旋多巴合用，可致心律失常，宜减少本药用量。⑦禁与麦角胺合用，否则可引起缺血性坏疽。⑧用三环类抗抑郁药5~7d后应用本药，可诱发高血压、心动过速、心律失常与高热。⑨先用α受体阻滞药（酚妥拉明、酚苄明、妥拉唑林、吩噻嗪类、哌唑嗪、氟哌啶醇等）后再用本药，本药部分作用将被拮抗而时效缩短。⑩与降压药或利尿剂合用，后二者的作用减弱。⑪本药与硝酸酯类的作用相互拮抗。

【规格】 注射液：10mg/1mL，20mg/1mL。

间羟胺[典][基]　Metaraminol（阿拉明，Aramine）

【药性与应用】 常用其重酒石酸盐。主要激动α受体，升压作用弱于去甲肾上腺素而较持久。有中度增加心脏收缩力的作用。无局部刺激，供皮下、肌内、静脉注射。可增加脑、冠状动脉血流量。肌内注射后，5min血压升高，可维持1.5~4h。静脉滴注1~2min内即见效。适用于休克、手术时低血压的治疗。因一般剂量不引起心律失常，也用于心肌梗死时休克的治疗。

肌内注射：10~20mg/次。静脉滴注：10~40mg稀释后缓慢滴注。如以15~100mg溶入生理盐水或5%~10%葡萄糖溶液250~500mL中静脉滴注，一般20~30滴/min，具体滴速应根据血压情况而定。极量，静脉滴注100mg/次，0.2~0.4mg/min。

局部鼻充血：用0.25%~0.5%的等渗缓冲液（pH值为6）喷入或滴入，

2~3滴/h，不超过4次/d；7d为1个疗程。

【注意与禁忌】 甲状腺功能亢进、高血压、充血性心力衰竭、糖尿病者慎用。连续应用可引起快速耐受性。有蓄积作用，如用药后血压上升不明显，应观测10min以上才可决定是否调整剂量；避免贸然增加，致使血压上升过高。

【药物相互作用】 ①MAOI可增强本药升压作用，合用时可导致严重高血压、高血压危象。②不可与环丙烷、氟烷、氯仿或其他卤代烃类麻醉药合用，以免引起心律失常。③不宜与碱性药物共同滴注，以免引起分解。④与洋地黄、拟肾上腺素合用，可引起异位心律。⑤与胍乙啶类药物合用，可减弱本药升压作用。

【规格】 注射液：10mg/1mL，50mg/5mL。

肾上腺素[典][基]　Adrenaline（副肾素，副肾碱，Epinephrine，Suprarenaline）

【药性与应用】 由牛、羊肾上腺髓质提取或人工合成。对α_1、β受体均有激动作用，使心肌收缩力加强、心率加快、心肌耗氧量增加；使皮肤、黏膜、内脏小血管收缩，但冠状动脉和骨骼肌血管则扩张。在常用剂量下，收缩压上升而舒张压不升高；剂量增大时，收缩压、舒张压均上升。还有舒张支气管和胃肠道平滑肌的作用。常用量：皮下注射0.25~1mg，极量1mg；心室内注射0.25~1mg。临床用于抢救过敏性休克、心脏骤停；治疗支气管哮喘；辅助局部麻醉、制止黏膜出血；以及荨麻疹、花粉症、血清反应等。

过敏性休克：常为青霉素过敏性休克。皮下或肌内注射，0.5~1mg；也可用0.1~0.5mg溶于生理盐水10mL稀释，缓慢静脉注射。疗效差时可改用4~8mg溶入5%葡萄糖溶液500~1000mL中，静脉滴注。心脏骤停：以0.25~0.5mg心室内注射，伴以心脏按压与人工呼吸。支气管哮喘：皮下注射，0.25~0.5mg，3~5min显效，仅能维持1h。必要时可复注1次。辅助局部麻醉：将本品1∶(20万~50万)药液加入局麻药液普鲁卡因等内，可收缩血管，减少吸收而延长药效，并可减少毒副作用及手术部位的出血。制止黏膜出血：将浸有1∶(20 000~1000)溶液的纱布填塞鼻、口腔、牙龈、肛门、阴道等出血处。荨麻疹、花粉症、血清反应等：皮下注射，1‰溶液0.2~0.5mL，必要时再复注1次。

【注意与禁忌】 高血压、器质性心脏病、冠心病、糖尿病、甲状腺功能亢进、洋地黄中毒、外伤性休克、出血性休克、心性哮喘者慎用。剂量过大或误注入血管中，可引起血压骤升导致脑出血。常见副作用为心悸、头痛、心律失常，甚至室颤。局麻每次用量不可超过300μg，否则可引起心悸、头痛、血压升高。避光、密闭保存，如已变色即不可再用。

【药物相互作用】 ①MAOI 可增强本药的升压作用。②三环类抗抑郁药可增强本药的心血管作用，引起心律失常、高血压。③应用 β 受体阻滞剂患者，使用含本药的局麻药时，可引起局部组织缺血坏死，因此二药使用间隔应在 3d 以上。④与其他交感胺类合用，心血管作用加剧，不良反应增多。⑤与全麻药氯仿、环丙烷、氟烷合用，可使心肌增敏，引起严重室性心律失常、肺水肿等。⑥与洋地黄合用，可导致心律失常。⑦与麦角胺类合用，可导致严重高血压和周围组织缺血。⑧与利血平、胍乙啶合用，可引起后二者降压作用减弱，而本药升压效应增强，并出现心动过速。⑨与硝酸酯类合用可抵消本药升压作用而产生低血压，同时硝酸酯类抗心绞痛效应减弱。⑩α 受体阻断药及各种血管扩张药可与本药的升压作用相互抵消。⑪与降糖药合用，可减弱后者的降糖作用。⑫与氯丙嗪合用，可引起严重低血压。

【规格】 注射剂：每 1mL 含本品 1mg、氯化钠 8mg、焦亚硫酸钠 1mg。供皮下、肌内或静脉注射用。溶液：由本品 1g、三氯叔丁醇 5g、氯化钠 9g、焦亚硫酸钠 0.5g、稀盐酸 3mL 及蒸馏水适量配成，其中肾上腺素含量为 0.1%，用于非注射用途，如滴鼻等。油注射剂：为本品的无菌油混悬液，药效较弱，但作用持久，用于肌内注射，0.5~1mg/次。

美芬丁胺 Mephentermine（恢压敏，硫酸甲苯丁胺，Wyamine）

【药性与应用】 常用其硫酸盐，主要激动 β 受体，增强心肌收缩力，收缩静脉，增加回心血量和心脏排血量，从而升高血压。对周围血管作用较小，不减少脑、肾、冠状动脉的血流量。升压作用弱于去甲肾上腺素，但作用持久而不诱发心律失常、血压骤升及引起组织坏死。适用于治疗心源性休克、疾病性低血压、麻醉后低血压、鼻黏膜充血等。由于其作用弱，且过量抑制心脏，故现已少用。

肌内或静脉注射：15~20mg/次。静脉滴注：60~100mg/次，稀释后滴注，滴速根据血压变化调整。口服：12.5~25mg，2~3 次/d。滴鼻：用 0.5%溶液。

【注意与禁忌】 高血压、甲状腺功能亢进、2 周内用过单胺氧化酶抑制剂者禁用。失血性休克慎用。重复应用可产生耐受性。

【规格】 注射液：20mg/1mL；片剂：12.5mg。

多巴胺[典][基] Dopamine（3-羟酪胺，儿茶酚乙胺）

【药性与应用】 体内合成肾上腺素的前体，具有 β 受体激动作用，也有一定的 α 受体激动作用。增强心肌收缩力，增加心肌排血量，加快心率作用弱于肾上腺素；对周围血管有轻度收缩作用，升高动脉压；对肾、肠系膜、冠状动脉等内脏血管则使之扩张，增加血流量，从而使肾小球滤过率增加，尿量增加，钠排泄量增多；改善微循环而不明显增加心率等，均为优于其他收缩或扩张血管药之处，为临床乐用的血管活性药。用于各种原因及类型的休克。特别对伴有肾功能不全、排出量降低、周围血管阻力增高而已补足血容量的病人，更有意义。

静脉滴注：20mg/次，稀释后缓慢滴注，极量 20μg/（kg · min）。可将本品 20mg 加入 5%葡萄糖溶液 200~300mL 中静脉滴注，开始 20 滴/min左右，以后可根据血液情况调整或加大剂量。

【注意与禁忌】 大剂量可使呼吸加速、心律失常，停药后即消失。过量可致快速型心律失常。使用本品之前应补充血容量、纠正酸中毒。静脉滴注时应观察血压、心率、尿量和一般情况。避光保存。

【药物相互作用】 ①与其他正性肌力药、血管扩张药、利尿药及心血管活性药合用比单用本药可产生更有益的血流动力学效应。②与 MAOI 合用，可增强和延长本药效应。用本药 2~3 周前曾接受过 MAOI 治疗者，使用本药时，初始剂量应减少 1/10 以上。③与胍乙啶合用，可加强本药升压效应，减弱胍乙啶降压效应，导致高血压与心律失常。④三环类抗抑郁药可增强本药的心血管效应，引起心律失常和血压升高。⑤与利尿剂合用一方面可增强利尿作用，另一方面本药尚有利尿作用，故加强利尿作用是双重性的。⑥与全麻药（尤其是环丙烷或卤代碳氢化合物）合用，可使心肌对本药异常敏感，易致室性心律失常。⑦与苯妥英钠同时静脉注射可产生低血压性心动过缓。必要时应交替使用。⑧β 受体阻滞剂拮抗本药对心脏 β 受体的作用。⑨与硝酸酯类合用可减弱硝酸酯类的抗心绞痛作用及本药的升压效应。⑩大剂量本药与 α 受体阻断药（酸苄明、酚妥拉明、妥拉唑林等）合用，后者的扩血管效应可被本药缩血管作用所拮抗。⑪与硝普钠、异丙肾上腺素、多巴酚丁胺合用，可引起心排血量的改变，应予注意。

【规格】 注射液：20mg/2mL；注射剂：5mg，10mg，20mg。

增压素　Angiotensinamide（血管紧张素胺，增血压素，Hypertensine）

【药性与应用】 合成八肽物质，与天然血管紧张素Ⅱ的结构略有不同，但药理作用基本相似，直接兴奋小动脉平滑肌，使小动脉强力收缩以升高血压，作用强于去甲肾上腺素，但维持时间短，多采用缓慢静脉滴注以维持药效。对骨骼肌、脑血管收缩作用较小，对心肌兴奋作用微弱，治疗剂量不引起心律失常。用于创伤、手术、麻醉所致低血压的控制。

静脉滴注：1~1.25mg/次，溶于 5%葡萄糖溶液或生理盐水 500mL 中，以 3~10μg/min 的速度滴注。应随时测定血压，调整滴速。

【注意与禁忌】 不可突然停药。失血性低血压应先补充血容量。不可与血制品混合滴注。有时可引起眩晕、头痛，偶可引起心绞痛。过量可致心动过缓。心功能不全者慎用。

【规格】 注射剂：1mg。

苯赖加压素 Felypressin（Octapressin，PLV-2）

【药性与应用】类似加压素的合成多肽，可收缩外周血管、升高血压及止血。升压作用缓慢、持久。可用于休克、血压下降及止血。

静脉滴注：5~10 单位，以生理盐水稀释 100~200 倍，缓慢滴入并监测血压变化。

【注意与禁忌】 不良反应有面色苍白、尿急、腹痛、腹泻。过量时可产生呕吐。冠心病者禁用。孕妇、高龄者慎用。

【规格】 注射液：5 单位/1mL，10 单位/2mL。

茶碱那林 Theodrenaline

【药性与应用】具有升压作用，与咖啡因配伍，升压迅速持久。对肾血管无收缩作用。可增加冠脉流量、加强心肌收缩及加速心率。用于休克、血压下降与循环衰竭。

皮下、肌内、静脉注射：0.5~2mL。必要时可重复注射。

【注意与禁忌】 有时可产生心律失常。如果发生，应立即停药并注射 β 受体阻滞剂。

【规格】 注射液：每 1mL 含本品 5mg、咖啡因 100mg。

第八节 调节血脂及抗动脉粥样硬化药

脂质胆固醇（C）、甘油三酯（TG）为疏水性，与血中载脂蛋白（apo）结合成脂蛋白而随血循环运转。血浆脂蛋白为球形颗粒，核心含胆固醇酯和甘油三酯，外绕一层脂质，主要为未酯化胆固醇与磷脂，载脂蛋白位于表面，与脂质形成非共价键结合。血浆脂蛋白密度取决于其含蛋白质与脂质的比例。根据其密度范围和电泳迁移性，血脂蛋白可分为高密度脂蛋白（HDL）、低密度脂蛋白（LDL）、中密度脂蛋白（IDL）、极低密度脂蛋白（VLDL）和乳糜微粒（CM）。HDL 又分为 HDL_2、HDL_3，血浆 HDL 波动主要由 HDL_2 的变动引起。

血脂增高是加速动脉粥样硬化诸多因素中最重要的危险因素。特别是高胆固醇血症、高甘油三酯血症［尤其伴有载脂蛋白 B（apo-B）增高者］，可使动脉粥样硬化症提前。业已证明，致动脉粥样硬化性蛋白为 LDL、IDL 和 VLDL。特别是前二者是血浆胆固醇的主要载体，与动脉粥样硬化的关系最为密切。LDL 的蛋白部分可在周围组织细胞内降解，而胆固醇则不能，如无将其运回肝脏处理的机制，则胆固醇将堆积、沉着在动脉壁，形成动脉粥样斑块。如沉着在皮肤、肌腱处的巨噬细胞内，则形成黄色瘤。HDL 有助于减少胆固醇经 LDL 进入细胞的速率和增加其离开的速率，因而有抗动脉粥样硬化的作用。

高脂血症一般分为下列几种类型：①Ⅰ型：甘油三酯特别高，胆固醇正常。②$Ⅱ_a$型：胆固醇显著升高，甘油三酯正常。③$Ⅱ_b$型：胆固醇显著升高，甘油三酯稍高。④Ⅲ型：胆固醇与甘油三酯均明显升高。⑤Ⅳ型：甘油三酯显著升高，胆固醇正常或稍高，又称内源性高甘油三酯血症。⑥Ⅴ型：甘油三酯很高，胆固醇稍高，又称混合型高甘油三酯血症。其中以$Ⅱ_a$、$Ⅱ_b$、Ⅳ型较多见，其他型少见。

调整血脂药可分为：

（1）影响脂质合成、代谢和清除的药物。又可细分为：①烟酸类：如烟酸、烟酸肌醇酯、阿昔莫司等。②氯贝丁酯类及苯氧乙酸类：前者如氯贝丁酯、非诺贝酯等；后者如吉非贝齐等。③β 羟基 β 甲基戊二酰辅酶 A（HMG-CoA）还原酶抑制剂：如洛伐他汀、辛伐他汀等。

（2）影响胆固醇及胆酸吸收的药物。如考来烯胺等。

（3）多烯脂肪酸类药物。如亚油酸、二十五碳烯酸等。

（4）其他。

阿昔莫司[典]　Acipimox（吡莫酸，氧甲吡嗪，乐脂平，Olbemox，Olbetam）

【药性与应用】 烟酸衍生物，为一种抗酯化的降脂新药。抑制全身脂肪组织释放游离脂肪酸，使胆固醇和甘油三酯合成原料减少，从而使血浆总胆固醇、甘油三酯、LDL、VLDL 含量降低；增加血浆 IDL、HDL 含量，有利于胆固醇的转运和清除；增加肝糖原合成，使血糖含量减少，并促使脂肪酸分解以维持血糖，从而使胆固醇、甘油三酯合成原料更加不足；抗氧化作用，抑制细胞膜脂质的氧化，保护细胞膜。口服吸收迅速完全，2h 后达峰值。$t_{1/2}$为 4h。药物在体内很少代谢，绝大部分以原形从肾脏排出体外。临床用于各种原发性和继发性高脂血症，以降低血浆胆固醇、甘油三酯、LDL 和 VLDL 的含量，提高 HDL 的含量。作用持久稳定。本品既可作为首选降脂药物治疗轻度高脂血症，又可作为基础药物与其他降血脂药合用以提高疗效。尚可作为降糖药在糖尿病的治疗中发挥辅助作用。也可作为抗氧化剂应用。

口服：250mg，1～2 次/d。

【注意与禁忌】 不良反应少而轻，偶见皮肤毛细血管扩张、瘙痒、上腹部烧灼感、头痛、乏力，停药即可消失，但多不需停药。对本品过敏、消化性溃疡、严重肾功能不全者禁用。孕妇、哺乳妇慎用。轻度肾功能不全者应减量或慎用。用药期间最好进低脂和低胆固醇饮食。

【药物相互作用】 可与非诺贝特、洛伐他汀等强效降血脂药合用，以增强疗效，并减少药物的剂量与副作用。本品可提高降糖药物的疗效，故须减少降糖药的剂量，根据病人的血糖调整剂量。在抗氧化治疗中，可与普罗布考合用。

【规格】 胶囊：250mg。

氯贝丁酯[典] Clofibrate（氯苯丁酯，安妥明，降脂乙酯，祛脂乙酯，冠心平，Atromid-S，CPIB）

【药性与应用】 抑制胆固醇与甘油三酯的合成，增加固醇类的排泄，降甘油三酯的作用比降胆固醇作用大，对Ⅲ、Ⅳ、Ⅴ型高脂血症疗效较好。也降低血浆纤溶蛋白含量和血小板黏度，减少血栓形成因素，需长期服用，否则血脂尤其胆固醇反弹。临床上主要用于以甘油三酯升高为主的高脂血症及心、脑动脉粥样硬化疾病的预防。

口服：0.25~0.5g，3次/d，饭后服。

【注意与禁忌】 个别人可有恶心、呕吐、纳差，应从小剂量开始逐渐增量，停药也应递减。治疗8周后，转氨酶偶尔轻度上升，应定期检查肝功能、白细胞、血脂等。肝功能差者慎用。严重肝、肾功能不全者禁用。孕妇禁用。

【药物相互作用】 ①与丙磺舒合用，使本药代谢清除率降低。②与HMG-CoA还原酶抑制药（阿伐他汀、丙伐他汀、普伐他汀、辛伐他汀、氟伐他汀、洛伐他汀等）合用，发生肌病或横纹肌溶解的风险性增大，应避免合用。如需合用时应减量，并监测转氨酶、CPK、肾功能与临床肌病表现。③与呋塞米合用应避免，必须合用时应监测肌病症状与体征、肾功能、转氨酶水平与CPK。④与衣折麦布合用可促进胆固醇排入胆汁，增加胆石症风险。⑤本药可替换磺酰脲类药物与蛋白结合位点结合，竞争肾小管分泌，导致低血糖。⑥本药可增加胰岛素与其他受体结合，导致低血糖。⑦本药与苯妥英钠竞争受体，引起苯妥英钠中毒。⑧本药与抗凝药合用可增加出血风险。应监测凝血酶原时间，随时调整剂量。⑨利福平、利福喷汀诱导本药代谢，降低本药疗效。⑩与普罗布考合用可诱发HDL胆固醇血浓度显著下降。⑪口服避孕药改变本药疗效。

【规格】 胶囊：0.25g，0.5g。

复方氯贝丁酯钙片（降脂平）：0.2g，含氯贝丁酯钙、司坦唑醇、烟酸、二异丙胺乐、维生素 B_6 诸成分。增加了抗胆固醇作用，降低了对肝脏的不良影响。适用于Ⅱ、Ⅳ型高脂血症。口服：1~2 片，3 次/d，饭后服。

脉康片（复方槐芹片）：氯贝丁酯钙、芹菜籽等组成的复方制剂。适用于Ⅱ、Ⅲ、Ⅳ型高脂血症，心脑血管动脉粥样硬化。口服：2 片，3 次/d，饭后服。

心脉康片：含氯贝丁酯丙二酯、灵芝、山楂、三七、双嘧达莫诸成分。用于高脂血症、冠心病、动脉硬化、高血压等症。口服：4 片，3 次/d。1 个疗程为 3 个月。肝功能不良者慎用。

脉舒片：含氯贝丁酯丙二酯、烟酸肌醇酯、银杏黄酮、维生素 C、维生素 B_6 等诸成分。用于高脂血症及心、脑动脉粥样硬化症。口服：3片，3 次/d，饭后服。

非诺贝特[典]　Fenofibrate（苯酰降脂丙酯，普鲁脂芬，立平脂，Procetofeme，Lipantil，Lipidex，Lipifen，Lipoclar，Tilene，Fenobrate，Procetoken，Lipanthyl）

【药性与应用】　氯贝丁酯类降血脂药，为第 3 代纤维酸类降脂药，具有作用好、毒副作用较小等特点。主要作用：竞争性抑制胆固醇合成酶，使胆固醇合成减少；增加 LDL 受体数量，使肝细胞的清脂能力增强；增加脂蛋白酶活性使 VLDL 清除率增加。亦可降低血黏度、改善微循环等。口服吸收良好，1~6h 达峰值。吸收后在组织酯酶作用下迅速水解为非诺贝特酸，与血浆蛋白结合牢固。大部分以结合形式经尿排出。肾功能正常时，体内无蓄积。对正常人、非遗传或遗传性高脂血症均有作用。对胆固醇、甘油三酯、VLDL 和 apo-B 等均有降低作用；对高密度脂蛋白胆固醇（HDL-C）、载脂蛋白 A（apo-A）等抗动脉粥样硬化成分均有升高作用。可作为一线降脂药，也可作为其他降脂药失败后的代替药物。疗程越长，降血脂、抗动脉粥样硬化效果越好。

口服：0.1g，3 次/d。

【注意与禁忌】　长期用药可有口干、胃肠不适、纳差、腹泻、便秘、腹胀、肌痛、头痛、失眠、头晕、疲乏、皮疹，转氨酶和肌酸磷酸激酶升高，血浆尿素、肌酐升高；偶可见蛋白尿、白细胞减少、体重减轻。一般不影响治疗。对血脂轻度增高者，可先用作用轻、副作用弱的药物治疗，如效果差再考虑本药。孕妇及肝、肾功能不良者慎用。用前先查肝功能，然后 2 周复查 1 次，如转氨酶升高，应停药。血脂降至正常后，2~4 周后停药。

【药物相互作用】　①本药能增强香豆素类等口服抗凝药的疗效，合用时应减少后者的剂量，并监测凝血酶原时间。②本药可使其他高蛋白结合率药物

（如磺酰脲类降糖药、苯妥英、呋塞米等游离型增加，药效增强。③与其他贝特类药物合用，可增加横纹肌溶解等不良反应和药效拮抗的发作，应禁止合用。④与他汀类抗血脂药物合用，可引起肌痛、横纹肌溶解、血肌酸磷酸酶增高等，应慎用或不用。⑤与考来烯胺等树脂类降脂药合用，可减少本药吸收，应间隔 4~6h 服用本药。⑥本药主要经肾排泄，与环孢素或其他肾毒性药物合用时，可使肾功能恶化，应调整剂量或停药。

【规格】 片剂：100mg，200mg，300mg；胶囊：100mg，200mg，300mg；微粒化片：160mg；微粒化胶囊：100mg，160mg，200mg；咀嚼片：100mg，200mg；分散片：100mg。

利贝特　Lifibrate（降脂哌啶，降脂新）

【药性与应用】 作用与氯贝丁酯相似，但作用要强 8~9 倍，可能与其能增加胆固醇的氧化与胆酸的排泄有关。尚有明显降低 apo-B 的作用。临床用于高脂血症，对氯贝丁酯无效的 $Ⅱ_a$ 型高脂血症也有效。也可使部分高血压病人的血压下降。

口服：25mg，3 次/d。

【注意与禁忌】 可有转氨酶一过性升高，停药后恢复正常。偶见胃肠道不适。肝、肾功能不全者慎用。

【规格】 片剂：12.5mg。

环丙贝特　Ciprofibrate（Lipanor）

【药性与应用】 一种新型纤维酸类降脂药。主要作用为：竞争性抑制 HMG-CoA 还原酶，使胆固醇合成减少；增加肝细胞表面 LDL 受体数目，使肝细胞清除 LDL-C 的能力增加；增加脂蛋白酶活性，使 VLDL 的清除率升高；降低血液黏度，增加纤溶酶活性，改善微循环。口服吸收好，2h 达峰值。$t_{1/2}$ 为 17h。主要经肾排泄，肾功能正常者长期服用无蓄积现象。对一般人、非家族性或家族性高脂血症均有降脂作用，可降低胆固醇、甘油三酯、LDL、VLDL 和 apo-B；对 HDL、apo-A_1 有升高作用。既可作为一线降脂药，也可作为其他降血脂药失败时的替代药。疗程越长，原血脂水平越高者治疗效果越佳。本品尚可清除血管壁上的粥样斑块和肌腱、皮肤上的黄色瘤，减少冠心病危险因素。

口服：100mg，1 次/d。

【注意与禁忌】 不良反应较少，长期应用可有恶心、呕吐、腹胀、血沉加速、头痛、乏力、皮疹、肝区痛、转氨酶上升等，一般不需停药。对血脂轻微升高者，可先用作用轻微、副作用小的药物治疗，疗效欠佳时始用本药。孕妇、哺乳妇及严重肝、肾功能不全者禁用。儿童慎用。用药前先查肝功能，然后2周复查1次，如发现转氨酶升高，立即停药。

【药物相互作用】 可与考来替泊合用，增加疗效、降低副作用；对升高HDL-C有效。本品能增加抗凝作用，合用时要减少后者的剂量，并根据凝血酶原时间再调整剂量。

【规格】 胶囊：100mg。

吉非贝齐　Gemfibrozil（二甲苯氧戊酸，吉非罗齐，吉非洛齐，博利脂，诺衡，Gevilen，Ipolipid，GEM，Lopid）

【药性与应用】 苯氧芳酸衍生物，其主要药理作用为：提高脂蛋白酯酶活性，使血浆甘油三酯清除率增加；抑制外周血液中脂肪酸分解，减少肝脏中游离脂肪酸的分泌，使胆固醇、甘油三酯的合成原料减少，胆固醇、甘油三酯合成减少；抑制VLDL和apo-B合成，升高HDL-C，有利于胆固醇的转运与清除。口服吸收良好，1~2h达峰值，血浆浓度与剂量呈正比。每日口服2次，1~2周后血浓度达到稳定状态。$t_{1/2}$为1.3~1.5h。药物的66%由肾脏排泄，6%通过粪便排出。无论肾功能是否正常，均无蓄积现象。本品是一种有效的降脂药，可作为降低甘油三酯的首选药。可降低总胆固醇和LDL-C，升高HDL-C，但效果均不及降低甘油三酯。用于治疗非胰岛素依赖型糖尿病、肾病综合征、胰腺炎等引起的继发性高脂血症。

口服：300~600mg，2次/d。

【注意与禁忌】 不良反应较少，常见一过性转氨酶升高、房颤、急性阑尾炎、消化不良、胸痛、非特异性皮疹等。本品对高甘油三酯血症效果较好。一般多用于单纯高甘油三酯血症和合并存在高甘油三酯血症和高胆固醇血症，不用于单纯高胆固醇血症。对本品过敏、孕妇、哺乳妇、严重肾功能不全者禁用。用药前先检查肝功能，用药2~4周复查1次肝功能，异常者应停药。

【药物相互作用】 ①本药明显增加口服抗凝药的抗凝作用，应测定凝血酶原时间以调整剂量。②与他汀类降脂药合用时，有横纹肌溶解风险，应监测肌酸磷酸激酶及肾功能，警惕急性肾衰竭。③本药有轻度降血压作用，合用时应相应调整降压药剂量。

【规格】 片剂：0.15g，0.3g，0.6g，0.9g；胶囊：0.15g，0.3g，0.6g。

洛伐他汀[典]　Lovastatin（美维诺林，美降脂，乐瓦停，脉温宁，Mevinolin，Mevinacor，Mergadow，Monakolink，Mevacor，MB-530B）

【药性与应用】 乙曲霉素培养液中分离出的六氢萘脂类物质，是HMG-CoA还原酶的竞争性抑制剂，美伐他汀的同类物，但作用更强，副作用更少。

尚能增加肝细胞表面 LDL 受体，通过降低胆固醇合成和增加胆固醇清除率两条途径降低血浆胆固醇浓度。还有增加 HDL-C 的作用。仅口服有效，吸收率为 30%，为无药理活性物质，经肝代谢转变成 β 羟基形式产生药理活性，在血浆中与蛋白质紧密结合。口服 2 周内出现明显效果，4~6 周达到最大药效。未经吸收药物从肠道排泄；吸收后以代谢产物从胆道排泄，不足 10% 代谢产物从肠道排泄。临床适用于各种类型的高脂血症。如杂合子家族性高胆固醇血症、纯合子家族性高胆固醇血症、家族性异常 β 脂蛋白血症、原发性高胆固醇血症、非胰岛素依赖型糖尿病异常脂血症。对正常人、普通高脂血症者和家族性高脂血症者的血浆总胆固醇和甘油三酯均有作用，但降低胆固醇的效果尤好。可作为高胆固醇血症病人的首选药，也可用于其他降脂药物疗效不佳者。

口服：20~40mg，1~2 次/d。

【注意与禁忌】 直接副作用如白内障、腹胀、腹泻、便秘、消化不良、一过性转氨酶升高、恶心、呕吐、皮疹、肌痛、失眠，但均少见，且不严重；间接副作用主要是胆固醇水平过低引起的细胞膜代谢障碍和类固醇水平降低出现的系列症状，如头晕、疲乏、纳差、反应迟钝等。注意：本品只用于高胆固醇血症或合并存在高胆固醇和高甘油三酯血症者，不用于单纯高甘油三酯血症。对胎儿、幼儿影响不清，孕妇、哺乳妇、幼儿禁用。用药前检查肝功能，用药后每 2 周检查 1 次，出现转氨酶异常应停药。

【药物相互作用】 ①与胆汁酸螯合剂合用，可增强降胆固醇效应。②与抗凝剂合用，可使凝血酶原时间延长。③与环孢素、红霉素、吉非贝齐、烟酸等合用，可使横纹肌溶解、急性肾衰竭的发生概率增加。④考来烯胺、考来替泊可使本药的生物利用度降低，故应间隔 4h 后服药。⑤与普萘洛尔合用，本药疗效明显降低。⑥与树脂类降脂药合用，可产生协同作用，并可阻止后者引起的肝细胞内代偿性胆固醇合成增加。

【规格】 片剂：10mg，20mg，40mg；分散片：20mg；胶囊：2mg，4mg，10mg，20mg；颗粒：20mg/1g。

辛伐他汀[典][基] Simvastatin（新伐他汀，塞瓦停，斯伐他汀，舒降脂，舒降之，Synvinolin，Sinvacor，Sivastatin，Valastatin，Zocord）

【药性与应用】 新型半合成降脂药。竞争性 HMG-CoA 还原酶，使胆固醇合成受到抑制；增加肝细胞表面的 LDL 受体，使 LDL-C 清除率增加，同时也使 LDL 的前体 VLDL 清除率增加；增加 HDL-C 合成，有利于胆固醇的转运和清除。口服吸收良好，2h 达峰值。药物大部分与血浆蛋白紧密结合。$t_{1/2}$ 为 4h。代谢产物主要通过肠-肝循环从肠道排泄。本品是一种强效降脂新药，适用于各种家族性、非家族性高脂血症，可降低总胆固醇、LDL、apo-B、甘油三酯；

升高 HDL-C 水平。可作为中、重度高脂血症的首选药，也可作为其他降脂药物疗效不佳的替代药。可延迟动脉粥样硬化的发展，预防冠心病的发生。还可用于肾病综合征合并高脂血症的治疗，以及胆固醇性胆石症的辅助治疗。

口服：10~20mg，1 次/d。

【注意与禁忌】 副作用轻微，偶有头痛、腹胀、便秘、恶心、腹泻、腹痛、肝功能损害。一般只用于中、重度高脂血症，不用于单纯高甘油三酯血症。服药前检查肝功能，服药后每 2 周检查 1 次肝功能，发现转氨酶升高，立即停药。禁用于孕妇、哺乳妇。服药期间禁酒。

【药物相互作用】 ①与抗凝药合用，可延长凝血酶原时间。②与环孢素、红霉素、酮康唑、烟酸、吉非贝齐等合用，可使发生横纹肌溶解、急性肾衰竭的概率增加。③本药可使地高辛的血药浓度轻度提高。④考来替泊、考来烯胺可使本药的生物利用度降低，应间隔 4h 用药。⑤与树脂类降脂药合用，可以增加降脂效果，并可减少药量与副作用。在预防动脉粥样硬化中可与普罗布考合用。

【规格】 片剂：5mg，10mg，20mg；胶囊：5mg，10mg；分散片：5mg，10mg，20mg；咀嚼片：20mg；胶丸：5mg。

普伐他汀[典] Pravastatin（帕瓦停，普拉司丁，萘维太定，帕伐他丁，美百乐镇，Elisor，Eptastatin，Pravacol，Provachol，Mevalotin）

【药性与应用】 从真菌培养液中分离出的降脂药。抑制 HMG-CoA 还原酶，使胆固醇合成减少；增加肝表面 LDL 受体的合成，使其清除率增加，胆固醇清除率增加；增加 HDL 合成，有利于脂蛋白的转运。口服吸收好，蛋白结合率高。代谢主要在肝内进行，经胆汁由粪便排出，仅 2%~13%以原形从肾排泄。临床作为强效降脂药用于各种家族、非家族性高脂血症，可降低血浆总胆固醇、LDL、IDL 和 VLDL，升高 HDL。既可作为首选药，又可用于其他药失效时的替代药。延迟或逆转动脉粥样硬化，预防冠心病的发生，减少危险因素。

口服：5mg，2 次/d。

【注意与禁忌】 不良反应少，较常见的有皮疹、腹痛、腹泻、心肌酶上升、肝功能异常、血尿素氮升高、血尿酸升高、粪便潜血试验阳性等，一般不影响治疗，停药后消失。对本品过敏者禁用。不单纯用于高甘油三酯血症。用药前查肝功能，用药后每 2 周查肝功能 1 次，转氨酶升高者立即停用。活动型与重症肝炎者禁用。

【药物相互作用】 ①与环孢素、红霉素、吉非贝齐、盐酸、免疫抑制剂及其他 HMG-CoA 还原酶抑制剂合用，可使横纹肌溶解、急性肾衰竭的概率增加。②考来替泊、考来烯胺使本药生物利用度降低，应间隔 4h 以上服用。

③与氯贝丁酯合用，可损伤肾功能。

【规格】 片剂：5mg，10mg，20mg。

氟伐他汀 Fluvastatin

【药性与应用】 一种新的合成降脂药。竞争性抑制 HMG-CoA 还原酶，使胆固醇合成减少；增加肝细胞表面 LDL 受体的合成，使 LDL 和胆固醇清除率增加；增加 HDL 含量，有利于胆固醇的清除与转运。口服后吸收完全而迅速。有肝首过效应，生物利用度低，给药 96h 后达到体内平衡。$t_{1/2}$为 7h。部分药物经肝代谢后排泄，大部分经肠-肝循环排出体外，不足 8%由肾脏排泄。降脂作用强于洛伐他汀。用于治疗各种高脂血症，使血浆总胆固醇、甘油三酯、LDL-C、VLDL-C 下降，HDL-C 上升，可作为首选降脂药，也用于其他药疗效不佳的顽固性高脂血症。可延迟动脉粥样硬化的进展，预防冠心病的发生。

口服：10~20mg，2 次/d。

【注意与禁忌】 不良反应较少见，偶有腹泻、腹胀、便秘、消化不良、恶心、呕吐、皮疹、血清转氨酶升高。如长期大剂量使用，可引起血浆胆固醇过度降低，出现疲倦、反应迟钝、头晕等副作用。一般只用于中、重度高脂血症，不用于单纯性高甘油三酯血症。服药前查肝功能，服药后每 2 周查 1 次肝功能，发现转氨酶上升，立即停药。活动性肝炎、重症肝炎、孕妇、哺乳妇禁用。

【药物相互作用】 ①与本扎贝特合用，可使本药的生物利用度增加 50%。②与抗凝药合用，可使凝血酶原时间延长。③考来烯胺、考来替泊降低本药的生物利用度，应间隔 4h 以上用药。④与利福平同用，本药的血峰浓度、生物利用度均下降。⑤与环孢素等免疫抑制剂、吉非贝齐、红霉素合用，发生肌病的概率增加。⑥体外研究显示，本药可能影响 CYP2C 的活性，因之从理论上应注意与华法林、甲苯磺丁脲、双氯芬酸、苯妥英等对本药的影响。

【规格】 片剂：20mg，40mg；胶囊：20mg，40mg。

美伐他汀 Mevastatin（Compactin，ML236-B）

【药性与应用】 从真菌培养液提取的新型降脂药。竞争性抑制 HMG-CoA 还原酶，使血浆总胆固醇浓度下降；增加肝细胞表面 LDL 受体的数量，使 LDL 清除率增加；降低血浆 LDL、VLDL 浓度；增加 HDL 含量，有利于胆固醇的转运和清除，使血管壁粥样斑块和肌腱、皮肤黄素瘤消退。口服用药。有首过效应，生物利用度低，起效时间慢，作用时间长。大部分药物通过肠-肝循环经肠道排泄。临床用于各种原因引起的高胆固醇血症，但降低甘油三酯的能力较差。减少动脉粥样斑块，减少心脑血管病的危险因素。由于毒性较大，临床已较少应用。

口服：50mg，1~3 次/d。

【注意与禁忌】　副作用有恶心、呕吐、腹胀、皮疹、转氨酶上升。长期使用对人体毒性尚不清楚。不用于单纯高甘油三酯血症的治疗。用药前查肝功能，用药后每 2 周查 1 次肝功能，发现转氨酶上升，立即停药。孕妇、哺乳妇、儿童、活动性及严重肝病者禁用。

【药物相互作用】　与树脂类降脂药合用，有协同作用，并可降低剂量和减少副作用。在心、脑血管粥样硬化性疾病的预防和治疗中，可与普罗布考等药物合用。与华法林等香豆素类抗凝制剂合用可增加抗凝作用，应适当减少后者的用量，以免出血发生。

【规格】　片剂：50mg。

益多酯　Etofylline Clofibrate（特调酯，羟乙茶碱安妥明，羟乙茶碱氯贝丁酯，多利平酯，Theofibrate，Duolip）

【药性与应用】　氯贝丁酯衍生物。副作用少、剂量小为其特点。抑制脂肪细胞膜上的腺苷酸环化酶，使 cAMP 生成减少，从而提高脂蛋白酶活性，使 VLDL 和甘油三酯清除率增加。通过减少 cAMP 使游离脂肪酸减少，使肝细胞 VLDL 合成减少。通过抑制 HMG-CoA 还原酶，抑制胆固醇的合成。促进肠道排泄胆固醇增加。抗凝、抗微血栓形成。降低血中尿酸。口服吸收好，在血中分解为氯苯氧丁酸和羟二基茶碱，其 t_{max} 分别为 4h 和 6h。$t_{1/2}$ 分别为 7h 和 4h。主要经肾排出体外。临床用于包括甘油三酯和胆固醇在内的高脂血症，可作为一线药物，也可作为替代药物使用，并有提高 HDL 的功用。也用于继发性高脂血症与痛风。作为治疗血管栓塞的辅助用药。

口服：0.25mg，2~3 次/d。

【注意与禁忌】　不良反应较少，常见胃肠道不适、恶心、白细胞下降、转氨酶上升、肾功能恶化，均轻微，不必停药。一般不与其他强效降脂药合用。用药前先查肝功能，用药后每 2~4 周复查 1 次，如有转氨酶上升，应暂时停药。肝、肾功能不全，溃疡病、急性心肌梗死者慎用。孕妇慎用。与抗凝剂合用应注意检查凝血酶原时间。

【药物相互作用】　治疗高尿酸血症时，可与别嘌呤醇等合用。抗凝、抗栓治疗时，可与华法林等香豆素类合用，有协同作用。

【规格】　片剂：0.25g。

克利贝特　Clinofibrate

【药性与应用】　新型纤维酸类降脂药。竞争性抑制 HMG-CoA 还原酶，使胆固醇合成减少；增加肝细胞表面 LDL 受体数量，使肝脏对其清除率增加；增加血液中脂蛋白酶和卵磷脂-胆固醇酰基转移酶的活性，使 VLDL 和 LDL 清除率增加；使 HDL 和 apo-A_1 含量升高，使胆固醇的运转和清除增加。口服吸收好，4~6h 达峰值。$t_{1/2}$为 10h。本品可通过胎盘屏障和乳腺，主要从肠道排泄。对各种类型的高脂血症均有效，可降低血浆总胆固醇、甘油三酯、LDL、VLDL 和 apo-B 的浓度；升高 HDL 和 apo-A 的浓度。既可作为一线降脂药，又可用于其他降脂药无效时。疗程愈长、原来血脂水平愈高，降脂效果愈佳，从而延迟动脉粥样硬化的进程，减少冠心病的发生。

口服：200mg，3 次/d。

【注意与禁忌】 不良反应较少，偶见乏力、头痛、皮疹、出汗、口角炎、恶心、呕吐、腹泻、腹胀、上腹疼痛、食欲不振、便秘、转氨酶升高和肌酸磷酸激酶上升，一般不需停药。孕妇、哺乳妇、小儿与肝、肾功能障碍者禁用。对轻症高脂血症先用其他作用轻、副作用小的药物，如无效时再用本品。用药前先查肝功能，以后每 2 周复查 1 次，如有转氨酶升高应停药。

【药物相互作用】 可与考来替泊合用，有协同作用，并可减少副作用。与抗凝剂合用须减少后者的剂量，或根据凝血酶原时间加以调整。

【规格】 片剂：200mg。

苯扎贝特[典] Bezafibrate（必降脂，必利脂，降脂苯酯，Bezalip）

【药性与应用】 新型纤维酸类降脂药。抑制 HMG-CoA 还原酶，使胆固醇合成减少；增加肝 LDL 受体，使其清除率增加；抑制乙酰辅酶 A 还原酶，使甘油三酯合成减少；活化肝脂蛋白酯酶，使甘油三酯清除增加；增加 HDL 含量，加速胆固醇运转，使过多胆固醇从血管壁运出；减少空腹血糖含量。口服吸收好，94%~96%与血浆蛋白结合，0.5~2h 达峰值。长期服药血浆浓度稳定在 4.2mg/L。$t_{1/2}$为 2.1h。半数药物在代谢中失去活性，大部分从肾脏排泄，仅 3%从肝脏排泄。临床可用于各种原因引起的高脂血症，对降低胆固醇和甘油三酯均有效。既可作为一线药，又可作为备用替代药。更适合于糖尿病性高脂血症。明显降低动脉粥样硬化的临床发病率。

口服：200~400mg，3 次/d。

【注意与禁忌】 不良反应较少而轻微，可有恶心、呕吐、腹胀、肌炎、性功能障碍、皮疹、转氨酶上升，多在长期或大剂量服用时出现，停药后即消失。一般应用于中、重度高脂血症，而不用于轻型者。用药前先查肝功能，然后每 2 周查 1 次，出现转氨酶升高者应停药。除脂肪肝外，对原有肝、肾功能障碍及胆囊炎者，一般不用本品。孕妇、哺乳妇、儿童禁用。

【药物相互作用】 与华法林等香豆素类制剂合用可加强抗凝作用，应将后者的剂量减少30%~50%，并定期检查凝血酶原时间，随时调整剂量。与胰岛素、磺酰脲类及其他降糖药合用有协同作用，应根据血糖监测，相应减少后者的剂量。

【规格】 片剂：200mg。

氯贝酸铝　Aluminum Clofibrate（安妥明铝，氯贝丁酯铝，降脂铝，Alufibrate）

在胃中不分解，对胃无刺激。在肠道碱性环境中分解为氯贝丁酯而起作用。应用同氯贝丁酯，尤适用于有胃肠疾患者。注意事项同氯贝丁酯。

口服：0.25~0.5g，3次/d。

片剂：0.125g，0.25g。

双贝特　Simfibrate（安妥明丙二酯，降脂丙二醇，双安妥明，冠心平Ⅱ号，Diclofibrate，Cholesolvin）

作用同氯贝丁酯，但强而持久。注意事项同氯贝丁酯。

口服：0.25~0.5g，3次/d。

胶囊：0.25g。

苄氯贝特　Beclobrate（Beclipur）

作用、注意事项同氯贝丁酯。但效长，$t_{1/2}$约为16h。

口服：每晚餐后服200mg。

胶囊：100mg。

萘酚平　Nefenopin（萘苯丁酸，降脂萘，纳芬诺平）

氯贝丁酯的类似药物，作用、用途及注意事项均同氯贝丁酯。

口服：100mg，3次/d。

片剂：0.1g。

泛硫乙胺　Pantethine（潘托新，潘特生，Pantetina，Pantomin，Pantosin）

【药性与应用】 辅酶A的组成部分，增加脂蛋白的活性，加速肝脏清除LDL和VLDL，阻止胆固醇沉积于血管壁上形成粥样斑块；加速脂肪酸的氧化，减少胆固醇合成的来源，使胆固醇合成减少；抗氧化，抑制氧自由基对细胞膜的破坏，减少和防止氧化脂质的形成，保护细胞膜功能；抑制血小板聚集，抗血栓形成。临床作为基础降血脂药应用，以降低血浆总胆固醇、甘油三酯、LDL、VLDL，升高HDL。其降脂作用温和、持久、副作用小，可与其他降脂药物合用，延迟动脉粥样硬化的发展；预防血栓的形成与辅助溶栓。总的作用是预防心、脑血管阻塞性疾病的发生和发展。也可作为泛酸缺乏、代谢障碍有关疾病的辅助治疗，如氨基糖苷类药物引起的副作用、急慢性湿疹、甲亢等。

口服：30~200mg，3 次/d。

【注意与禁忌】 不良反应极少，偶见口干、食欲亢进、头晕、胃部不适、腹胀、失眠、头痛、恶心、乏力、荨麻疹等，均很轻，不需特殊处理和停药。轻症高脂血症可单用，中、重度者应与其他药物合用。治疗前先检查肝功能，以后每 4 周检查 1 次，转氨酶上升应停药。肝功能异常者不宜用本品。治疗期间不可饮酒、茶、咖啡，以免降低疗效。

【药物相互作用】 可与洛伐他汀、非诺贝特等强效降脂药合用，以减少药量与副作用。在抗血栓形成治疗中可与组织纤维蛋白溶酶原激活剂、尿激酶等合用。在预防动脉粥样硬化中，可与普罗布考合用。

【规格】 片剂：30mg，60mg，100mg，200mg；颗粒：30mg；胶囊：100mg。

瑞舒伐他汀 Rosuvastatin（可定，罗舒伐他汀，罗素他汀，罗索伐他汀，瑞舒伐他汀钙，止宁，Crestor，Rosuvastaitin Calcium）

【药性与应用】 本药属于他汀类药物，其降血脂作用强于其他他汀类药物。

临床用于饮食控制或其他药物治疗无效的原发性（$Ⅱ_2$ 型）或混合型（$Ⅱ_b$ 型）高胆固醇血症；用于纯合子家族性高胆固醇血症的辅助治疗；用于高甘油三酯血症；以及减缓高胆固醇血症动脉粥样硬化的进程。

口服：起始剂量 5mg，1 次/d；病情较重者起始剂量可以增加到 10mg，1 次/d。必要时可在用药 4 周后再增加剂量，每日最大剂量为 20mg/d。

【注意与禁忌】 对本药过敏、肌肉疾病、严重肾功能不全、活动性肝病、妊娠及有可能妊娠妇女、哺乳妇禁用。肾功能不全、过量饮酒、有肝病史、易患肌病者及不明原因蛋白尿者慎用。儿童的安全性、有效性尚未确定。

不良反应常见的有肌痛、轻度蛋白尿、头痛、头晕、便秘、恶心、腹痛与无力。少见的有瘙痒、皮疹、荨麻疹。罕见有肌瘤、横纹肌溶解、关节痛、过敏反应、多发性神经病、剂量相关性转氨酶升高。极罕见的有黄疸、肝炎。

【药物相互作用】 ①与环孢素合用，本药 C_{max} 和 AUC 增加 7 倍，故应禁止。②本药不宜与烟酸、氯贝丁酸类衍生物合用，也不宜与蛋白酶抑制药、吡咯类抗真菌药、大环内酯类抗生素合用，因为理论上可增加肌病的发生概率。③与铝、镁等抗酸药合用，本药血药浓度下降。必须合用时应间隔 2h 以上服药。④圣·约翰草可能会降低本药疗效。⑤与香豆素类合用时，应监测凝血酶原时间，以防出血发生。

【规格】 片剂：5mg，10mg，20mg，40mg。

阿托伐他汀钙 Atorvastatin Calcium（阿伐他汀，阿伐他汀钙，阿乐，阿托伐他汀，多华，金雪脂，立普妥，尤佳，Ale，Lipitor）

【药性与应用】 本药为 HMG-CoA 还原酶抑制药。通过竞争性抑制减少内源性胆固醇合成，降低其血浆水平。

临床用于高胆固醇血症；与其他降脂疗法合用或用于其他疗法无效的高胆固醇和低密度脂蛋白胆固醇血症；用于心脑血管疾病的治疗与预防；用于防治老年性骨质疏松症。

口服：①原发性高胆固醇血症和混合型高脂血症：10mg，1 次/d。②杂合子家族性高胆固醇血症：初始剂量 10mg/d，随后根据需要，可在 4 周内逐步加量至 40mg/d；若仍未达到治疗要求，可将剂量加大到 80mg/d 或用本药 40mg 配合胆酸螯合剂进行治疗。③纯合子家族性高胆固醇症：10~80mg/d。

【注意与禁忌】 对本药过敏、活动性肝炎或不明原因的转氨酶持续升高超过正常上限 3 倍以上、肌病患者、孕妇、围产期妇女、未采取适当避孕措施育龄妇女、哺乳妇均应禁用。过量饮酒、有肝病史、有脑梗死史、有横纹肌溶解症倾向者应慎用。对儿童的治疗经验仅限于少数 4~17 岁患者，无大样本长期资料。

不良反应可有直立性低血压、心悸、卒中风险；高血糖、低血糖；CPK 升高、肌关节痛；肝酶升高、口干、畏食、恶寒、呕吐、消化不良、胃肠胀气、胃肠炎、腹痛、腹泻、便秘、胰腺炎；血小板减少；脱发、瘙痒、皮疹。偶有肝炎、淤积性黄疸、乙肝复发；罕见血管神经性水肿、大疱性皮疹、光敏反应（肌炎与肌溶解），以及发热、胸痛、耳鸣、外周水肿、体重增加等。

【药物相互作用】 ①与 CYP 抑制药合用，本药血浓度可增高，不良反应可增加，必须合用时本药宜从小剂量开始逐渐递增。②与夫西地酸合用，二者血药浓度均升高。③与地高辛合用，后者血药浓度升高。④与华法林合用，凝血酶原时间可缩短，但 15d 后恢复正常。⑤大量饮用葡萄汁可增加本药生物利用度，发生肌病、横纹肌溶解的危险性增加。

【规格】 片剂：10mg，20mg，40mg；胶囊：10mg。

匹伐他汀钙 Pitavastatin Calcium（力清之，利维乐，Livalo）

【药性与应用】 本药为 HMG-CoA 还原酶抑制剂，可减少肝脏合成胆固醇，增加 LDL-C 清除率。其降低甘油三酯的强度强于普伐他汀、氟伐他汀和辛伐他汀。但对降低死亡率尚无可信资料。

临床用于治疗高脂血症。

口服：2mg或4mg，1次/d。较大剂量疗法有待进一步探索。

【注意与禁忌】 对本药过敏及活动性肝病禁用。既往用他汀类药物出现严重不良反应、有肝病史、有诱发横纹肌溶解性血红蛋白尿性肾衰竭危险因素（低血压、急性感染、电解质失衡、手术外伤等）者应慎用。

不良反应与用量无明显相关性。治疗后3d至14个月常出现易激惹，停药2d至6周可消失；罕见头痛；可有5%人出现肌酸激酶升高；偶见肝酶升高和丙肝病情加重；偶有腹痛、便秘；少见皮疹。

【规格】 片剂：1mg，2mg。

考来烯胺 Colestyramine（消胆胺，降胆敏，消胆胺脂，Cuemid，Cholestyramine Resin）

【药性与应用】 阴离子交换树脂，口服后与肠道胆酸结合，阻碍其通过肠黏膜吸收入血，减少血中胆酸含量，促使胆固醇转化为胆酸，从而降低血中胆固醇含量。用于Ⅱ型高脂血症、动脉粥样硬化，以及肝硬化、胆石症引起的瘙痒。用量大，可使2%的病人产生肠道反应为其主要缺点。

治疗动脉粥样硬化：4~5g，3次/d。止痒：开始量6~10g/d，维持量3g/d，分3次服。

【注意与禁忌】 长期应用可引起脂肪吸收不良，应适量补充脂溶性维生素A、维生素D、维生素K及钙盐。本品气味难闻，可加服调味剂。不可加大剂量，以免引起胃肠道不适、腹泻等。

【药物相互作用】 本药可使多种药物吸收减少，疗效降低，合用时应适当增加剂量。

【规格】 散剂：4g。

地维烯胺 Divistyramine（Ipocol）

【药性与应用】 高分子聚合物，口服在胃肠道不被吸收，直接与肠道中的胆酸结合成不溶性复合物随粪便排出体外，除去从肠-肝循环不断分泌到肠道中的胆酸，并阻止其被重吸收，从而减少了脂肪的重吸收。由于血液中胆酸的减少，胆固醇分解为胆酸的过程增加，血浆中胆固醇含量减少。本品不被吸收入血，不存在药代动力学的问题。临床作为降脂辅助药，可用于$Ⅱ_a$、$Ⅱ_b$型高胆固醇血症，使血浆中胆固醇降低。本品在单独使用时仅用于轻型高胆固醇血症；亦用于胆道梗阻引起的瘙痒症以及肠道重吸收障碍引起的腹泻。

口服：3~6g，1~2次/d。

【注意与禁忌】 不良反应较少见，主要有脂溶性维生素吸收障碍，如维生素 K、维生素 D、维生素 E 等缺乏出现的相应症状，如视力模糊、骨质疏松、生长发育迟缓、凝血功能障碍等。本品长期服用可出现恶心、呕吐、腹胀、便秘、腹泻及脂肪肝。本品只用于与高胆固醇血症有关的高脂血症，不用于单纯性高甘油三酯血症。应至少服用 3 个月。肠道完全梗阻者禁用。服用其他药物时，应在服用本品前 1h 或后 4h。

【药物相互作用】 可与非诺贝特、洛伐他汀等强效降脂药物合用，以增加疗效，减少副作用和用量。

【规格】 粉剂：3g，6g。

普罗布考[典]　Probucol（丙丁酚）

【药性与应用】 本为一般降脂药，现发现有抗氧化和延迟动脉粥样硬化斑块形成作用，被认为是最有希望的预防动脉粥样硬化的药物。其主要作用机制为：抑制 HMG-CoA 还原酶，使胆固醇生成减少；增加肝细胞表面 LDL 受体数量，使 LDL 清除率增加；降低 HDL-C 含量，但使其颗粒变小，数目不减少，活性增加，更有利于发挥转运作用；抑制氧自由基对 LDL 的修饰作用，从而抑制其致动脉硬化作用；抑制血管壁泡沫细胞的形成，进一步推迟动脉粥样硬化灶的形成。口服吸收差，饭后服可增加吸收。在体内代谢缓慢，$t_{1/2}$ 为 23d。大多数药物经肠道排出，极少数从肾排泄。临床适用于各类轻、中度高脂血症，并在治疗重度高脂血症中与其他药物配伍应用；用于动脉粥样硬化高危病人，并对动脉壁细胞即内皮细胞的氧化起保护作用，从而使动脉粥样硬化斑块减退或消失。

口服：500～1000mg，1～2 次/d。

【注意与禁忌】 不良反应较少，偶有腹泻、便秘、腹胀、胃灼热、呃逆、头痛、眩晕、关节僵硬，但均少见，不严重，不必停药，减量或停药后即可消失。可作为基础降脂药，也可与其他强降脂药合用，待血脂降到所需程度后再单独采用本药。用药前先查肝功能，而后每 4 周复查 1 次。肾功能不全者可安全使用本品。

【药物相互作用】 与其他降脂药配伍，可加强降脂作用。如与考来烯胺或氯贝丁酯合用，使血浆总胆固醇下降幅度更大；并使 HDL 下降程度缓解。

【规格】 片剂：500mg。

谷固醇　Sitosterol（麦固醇）

有降低血清胆固醇的作用，用于Ⅱ型高脂血症及预防动脉粥样硬化。大剂量可出现食欲减退、胃肠痉挛、腹泻等。

口服：20～30mL，3 次/d，饭前或饭后即服。

混悬剂：20%。

猪去氧胆酸　Hyodesoxycholid Acid（异去氧胆酸）

能抑制胆酸的形成，主要降低血中胆固醇。用于Ⅱ$_a$或Ⅱ$_b$型高脂血症。偶可引起胃肠道不适、轻泻。

口服：0.15~0.3g，3次/d。

片剂：0.15g。

降胆葡胺　Saphadex（降脂3号树脂）

作用同考来烯胺，用于Ⅱ型高脂血症。与氯贝丁酯有协同作用，可合用。注意事项同考来烯胺，可参阅。

口服：4~16g，3~4次/d。

块剂：4g。

亚油酸　Linoleic Acid

【药性与应用】　由大豆油提取的不饱和脂肪酸，并加有维生素E作为抗氧化剂。能与胆固醇结合成酯，使其降解为胆酸被排泄，亦可降低甘油三酯含量，维持血脂代谢平衡，防止胆固醇在血管壁上沉积，产生动脉粥样硬化。

口服：0.2~0.4g，3次/d，饭后服。

【规格】　丸剂：0.2g。

益寿宁：包括益寿宁甲胶丸（含50%亚油酸0.2g、醋酸维生素E 0.667mg）和益寿宁乙片（含维生素C 20mg、维生素B_6 2mg、芦丁10mg）。用途同亚油酸。口服：每次服甲胶丸3粒、乙片1片，二者饭后同服，3次/d。

脉通（Beniol）：一种含亚油酸及维生素B_6等的胶丸或胶囊；每3粒含亚油酸750mg、卵磷脂72mg、肌醇30mg、维生素B_6 6mg、维生素C 70mg、甲基橙皮苷30mg、维生素E 5mg。另一种为含亚油酸乙酯、烟酸等的胶丸。用于动脉硬化的防治，心肌梗死、心力衰竭、心绞痛、脂肪肝、肝硬化等的辅助治疗。口服：1粒，3次/d，饭后服。

心脉乐：为亚油酸乙酯、卵磷脂、肌醇、维生素B_6、维生素C、芦丁、维生素E的复方胶丸。用途同脉通。口服：2~4丸，3次/d。

月见草油　Oenothera Biennis Oil（Evening Primrose Oil）

【药性与应用】　新天然降脂药，由柳叶菜科植物或成熟种子中提取的油性物质。其有效成分为γ亚麻酸和亚油酸，有纠正体内脂质代谢紊乱和促进体内前列腺素E_1合成的作用。其总的作用是松弛血管平滑肌，激活环磷腺苷

(cAMP)，抑制血小板聚集及血栓素 A_2 的合成；降低血清甘油三酯、总胆固醇和 apo-B，升高 HDL-C。从而防止动脉粥样硬化和保肝祛脂。临床用于各种类型的高脂血症，如高甘油三酯、高胆固醇、高 β 脂蛋白、动脉粥样硬化、肥胖症等，并有升高 HDL-C 的作用。

口服：1.5g，2 次/d。

【注意与禁忌】 长期服用可有恶心、胃部不适、稀便；偶有肝区痛或下肢水肿，均不影响治疗。有慢性胃炎、出血性疾病者慎用。

【药物相互作用】 与其他强效降脂药合用，可提高降脂疗效。

【规格】 胶丸：350mg。

ω-3 脂肪酸　Omega（ω）-3 Fatt Acid

【药性与应用】 含不饱和键较多，有两种成分：二十碳五烯酸（EPA）、二十二碳六烯酸（DHA）。有较强的调整血脂作用，并有扩张血管、抗血栓形成作用。其机制主要为：促进中性或酸性胆固醇自粪便排除，抑制肝内脂质与脂蛋白的合成，从而降低血浆中甘油三酯、胆固醇、LDL、VLDL，增加 HDL。参与花生四烯酸代谢。生成 PGI_2 及 TXA_3，二者虽对血管舒张、血小板聚集的作用相互拮抗，但总的作用是舒张血管、抗血小板聚集与抗血栓形成。可用于高脂蛋白血症、心脑动脉粥样硬化性疾病的治疗，如脑动脉硬化、冠心病等。含有本品的药物有多种临床制剂。

多烯康胶丸：300mg（含 EPA 和 DHA 甲酯或乙酯 210mg），450mg（含 EPA 和 DHA 甲酯或乙酯 315mg）。口服：0.9~1.8g，3 次/d。

Max EPA 丸：1200mg（含 EPA 180mg、DHA 120mg）。口服：1~2 丸，3 次/d。

Super EPA 丸：1000mg(含 EPA 225mg、DHA 150mg)。口服：2 丸，1 次/d。

Promega 丸：1000mg(含 EPA 350mg、DHA 150mg)。口服：1~2 丸，3 次/d。

Proto-Chol 丸：1000mg(含 EPA 180mg、DHA 120mg)。口服：2~3 丸，3 次/d。

Epanol 丸：1000mg(含 EPA 180mg、DHA 120mg)。口服：2~3 丸，3 次/d。

不良反应较少。大剂量可有消化道不适。出血性疾病者禁用。

【药物相互作用】 本药能增强香豆素类及阿司匹林的抗凝作用，合用时应注意出血倾向。

依折麦布　Ezetimibe（益适纯，Ezetrol，Zetia）

【药性与应用】 为选择性胆固醇吸收抑制药，可附着于小肠绒毛刷状缘，局部作用于小肠上皮细胞，选择性抑制小肠中胆固醇和相关植物固醇的吸收。

临床用于原发性高胆固醇血症、家族性高胆固醇血症、纯合子谷固醇血症

（植物性谷固醇血症），以及混合型高脂血症。可单用，也可与其他降血脂药联合应用。

口服：10mg，1次/d。单用或与他汀类药合用。

【注意与禁忌】 对本药过敏、活动性肝病、原因不明的转氨酶持续升高、中度或重度肝功能不全患者忌用。胆道梗阻患者慎用。

不推荐用于10岁以下儿童。妊娠安全性C级。哺乳妇用时应权衡利弊。

不良反应：可有肌肉、关节痛，CPK升高。罕见肌病与横纹肌溶解症；头痛、乏力；肝酶升高、肝炎、胆结石、胆囊炎；恶心、呕吐、腹胀、腹痛、腹泻、便秘、胰腺炎；血小板减少；速发型过敏反应、血管神经性水肿、皮疹、荨麻疹。

【药物相互作用】 ①与环孢素合用，可提高本药血药浓度。②本药与贝特类药合用的安全性、有效性尚未确定，不推荐合用，以防出现胆结石症。③与考来烯胺合用，作用相互减弱。

【规格】 片剂：10mg。

降脂宁

【药性与应用】 猪肠黏膜提取物，主要成分为酸性黏多糖。刺激脂蛋白酶释放，促进脂性血浆的净化，降低血胆固醇及甘油三酯。用于动脉粥样硬化有效。

口服：20mg，3次/d；1~2个月为1个疗程。

【注意与禁忌】 一般无明显不良反应，耐受性好。个别可有轻度恶心、腹胀、乏力等，能自行消失，不影响治疗。出血性疾病者慎用。

【规格】 片剂：10mg。

脑心舒

由健康猪十二指肠提取物制成。具有降低心肌耗氧量、增加脑血管搏动血容量、降血脂、减少动脉粥样硬化斑块、抗凝血、增快血流速度、解除血小板聚集、减轻脑水肿、减少纤维蛋白原在微血管沉积诸作用。主要用于缺血性脑血管疾病。

口服：20~30mg，3次/d；1个疗程为1~3个月。

少数人服药后可有皮疹、月经增多、腹痛、胃痛等。

片剂：10mg。

糖酐酯 Dextran Sulfate Sodium（右旋糖酐硫酸酯钠，DS-Na）

【药性与应用】 降低血浆胆固醇、活化组织及血浆中脂蛋白酶、增强纤维蛋白溶解酶活性、防止纤维蛋白沉积、改善毛细血管壁通透性。临床用于 II_a、II_b 型高脂血症，动脉粥样硬化及动脉粥样硬化引起的心、脑及周围血管疾病产生的诸多症状，如头痛、头重、眩晕、耳鸣、肩肌僵硬、气喘、心悸、胸闷、手颤等症状，可获明显改善。也用于急慢性肝炎、糖尿病性视网膜炎等。

口服：150~450mg，3 次/d，饭前服；重症可增至 1350mg/d。连服 4 周，停药 2 周，再继续按此法服用。

【注意与禁忌】 有出血倾向者慎用。

【规格】 片剂：150mg。

硫酸软骨素 A　Chondroitine Sulfate A（康得灵，CSA）

【药性与应用】 一种酸性黏多糖，具有降低血脂、抗动脉粥样硬化斑块形成的作用，并有抗凝血作用，对心肌细胞有抗感染、修复作用。用于动脉粥样硬化、冠心病心绞痛，有一定疗效，但收效缓慢，在较大剂量下，对供血不足心电图有明显改善，血脂亦有下降。

口服：600mg，3 次/d。肌内注射：40mg，2 次/d。1 个疗程均为 3 个月。

【规格】 片剂：120mg，300mg；注射液：40mg/1mL，80mg/2mL。

藻酸双酯钠　Polysaccharide Sulphate（破栓开塞，多糖硫酸酯，PSS，Paskins）

【药性与应用】 由海洋生物中提取的酸多糖类药物，作用类似肝素，可降低血浆中胆固醇、甘油三酯、LDL、VLDL 水平，升高 HDL 水平；并降低血黏度、扩张血管、改善微循环。临床用于高脂血症。对缺血性心、脑及周围血管疾病和高血压有一定疗效。可口服，也可静脉滴注。

口服：50~100mg，3 次/d。静脉滴注：1~3mg/kg，溶于葡萄糖溶液中，缓慢静脉滴注，1 次/d；10~14d 为 1 个疗程。

【注意与禁忌】 不良反应发生率为 5%~23%，可有发热、白细胞减少、血小板减少、血压降低、肝功能异常、心电图异常、黏膜下出血、过敏反应、头痛、心悸、烦躁、乏力、嗜睡。有出血史及严重肝、肾功能不全者禁用。

【药物相互作用】 ①对多柔比星肾病有显著的保护作用，可显著降低肾病尿蛋白排泄，纠正脂质代谢紊乱，保护肾小球电荷屏障，延缓肾病发展。②与硝苯地平合用可引起牙龈增生或口唇肿胀。

【规格】 片剂：50mg；注射液：50mg/1mL，100mg/2mL，100mg/100mL，100mg/250mL，100mg/500mL；注射剂：50mg，100mg。

夫拉扎勃　Furazabol（呋咱甲氢龙，去脂舒，Androfurazanol）

【药性与应用】 蛋白同化激素，有降血脂作用。促进体内蛋白合成并抑制其分解。降胆固醇作用起始于乙酸转变为甲羟戊酸的过程，使胆固醇转化成胆酸而排泄。抑制脂肪组织释放的脂肪酸进入肝脏，阻止肝脏合成甘油三酯，从而降低甘油三酯。临床用于高脂血症及动脉粥样硬化症。

口服：0.5mg，3次/d，待血脂明显下降后可减至1~2次/d；1个月为1个疗程。若作为蛋白同化剂，2~6mg/d。

【注意与禁忌】 偶有男性化、月经异常、水肿、转氨酶上升等。前列腺肥大者、孕妇忌用。

【规格】 片剂：0.5mg。

右甲状腺素钠　Dextrothyroxine Sodium

【药性与应用】 人工合成品，与天然左旋品略有不同，其降低胆固醇的作用仅为后者的1/5，但其影响代谢的作用仅为前者1/10~1/20。本品能促进胆固醇转化为胆酸而排泄，并加速LDL的分解，降低血浆中胆固醇和LDL水平。适用于Ⅱ、Ⅲ型高脂血症，以Ⅱ型为佳。

口服：开始宜小剂量，1~2mg/d；以后每月递增1~2mg，最大可用至8mg/d，分次服。

【注意与禁忌】 不良反应有类似甲状腺功能亢进症状，也可有神经过敏、失眠、震颤、多汗。长期应用可出现心律失常。对碘过敏者可出现皮疹与瘙痒。孕妇、哺乳妇慎用。冠心病、心功能不全、心律失常者忌用。高血压及肝、肾功能异常者慎用。

【规格】 片剂：1mg，2mg，4mg，6mg。

吡卡酯　Pyricarbates（吡醇氨酯，血脉宁，安吉宁，Pyridocarbates，Anginin）

【药性与应用】 缓激肽拮抗剂，可抗动脉粥样硬化、抗炎、抗凝血。能使动脉粥样硬化进程明显减缓，使大动脉内粥样斑块数量和大小明显减小。尚能降低二磷酸腺苷引起的血小板聚集，作用可维持3h；抗凝作用虽比香豆素类弱，但有较强的纤溶作用。本品对人体激肽系统和与激肽形成过程有关的微循环障碍性疾病最为有效，而对心脑血管疾病的疗效较差。适用于治疗周围血管闭塞性疾病，如间歇性跛行综合征、血栓闭塞性脉管炎、营养性肢体溃疡等。对动脉粥样硬化、糖尿病性肾病和视网膜炎，以及黄斑区动脉硬化性脉络膜视网膜营养障碍等均有良好效果。另外，对肾病综合征、纤维空洞型肺结核也有效。

口服：250~500mg，3 次/d；1.5~6 个月为 1 个疗程。用药 2~4 周见效，2 个月达最大效应。每疗程疗效可维持 6~12 个月。

【注意与禁忌】 个别人可有食欲不振、恶心、腹泻、过敏反应性红斑、头痛、无力，减量或停药后即消失。肝功能不良者慎用。

【规格】 片剂：250mg。

弹性酶　Elastase（胰肽酶 E，Pancreatopeptidase E）

【药性与应用】 从动物胰腺中提取的一种酶，能溶解弹性蛋白而得名，由 240 个氨基酸组成。能阻止主动脉、冠状动脉内粥样斑块的形成，增强心肌抗缺氧能力，保护缺血心肌，增加冠脉流量，促进肝糖原积累，防止脂肪肝的形成。尚可阻止胆固醇合成和使其转化为胆酸而被排泄，以及显著分解乳糜微粒，促使脂质从血中清除而不沉积于动脉管壁。服药后 12h 达峰值。$t_{1/2}$ 为 19.4h。临床用于高脂血症，对Ⅱ、Ⅳ型高脂血症效果较好，但总降血脂效果稍差于非诺贝特。防止或延缓动脉粥样硬化的进展。治疗脂肪肝，减少脂肪在肝内的沉积。作为高血压、糖尿病伴随高脂血症的辅助治疗。

口服：30~60mg，3 次/d；如效果不显著可增加至 600~1200mg，3 次/d。肌内注射：15mg，1 次/d。

【注意与禁忌】 偶有瘙痒、胃部不适、食欲不振等。瘙痒可暂时停药；胃部不适不影响治疗。

【药物相互作用】 与其他强效降脂药合用，可提高降脂疗效。

【规格】 片剂：10mg，15mg；肠溶丸：10mg；注射剂：15mg。

鱼油烯康

【药性与应用】 系海鱼脂肪油精制并加适量稳定剂制成的胶丸，主要成分为 EPA 和 DHA，是 ω-3 型必需脂肪酸。二者均可降低血浆甘油三酯、胆固醇及 LDL，并有抗炎、溶解纤维蛋白原和抑制血小板聚集的作用。此外，尚可降低血栓素 B_2（TXB_2）、提高 6-酮-$PGF_{1α}$、扩张血管和防止血栓形成。适用于治疗高甘油三酯、高胆固醇和高黏血症，以及血小板黏附率高等症。也可用于治疗老年性痴呆，促进婴儿智力发育。

口服：1g，3 次/d。

【注意与禁忌】 长期服用，偶可引起出血时间延长，有出血性疾病者禁用。

【规格】 胶丸：250mg。

第九章　呼吸系统疾病用药

第一部分　祛痰药

氯化铵[典]　Ammonium Chloride（氯化铔）

【药性与应用】　口服后刺激胃黏膜迷走神经末梢，引起轻度恶心，反射性地引起气管、支气管腺体分泌增加。本品部分入血又经呼吸道排出，通过渗透压升高带出水分，使痰液变稀，易于咳出，起到祛痰作用。入血氯化铵能增加肾小管 Cl^- 的浓度，增加钠、水的排出，起到利尿作用。临床用于稀释黏稠痰液，使之易于咳出；治疗碱中毒；酸化尿液，增强乌洛托品、汞利尿剂、四环素类、青霉素类的抗菌、利尿作用；还可促进碱性药物，如哌替啶、苯丙胺的排泄。

口服：成人，0.3~0.6g，3 次/d；儿童，30~60mg/（kg·d）。

【注意与禁忌】　吞服或剂量过大时可引起恶心、呕吐、胃痛等刺激症状；宜溶于水中，饭后服用。肝、肾功能不全及消化性溃疡者慎用。代谢性酸中毒者忌用。

【药物相互作用】　①与阿司匹林合用，可减慢其排泄而增强其疗效。②本药可增强四环素与青霉素的抗菌作用。③本药可增强利尿剂的利尿作用。④与口服降糖药氯磺丙脲合用，可明显增强其降糖作用，诱发低血糖。⑤本药可酸化尿液，促进某些弱碱性药物的排泄，如哌替啶、苯丙胺，使其血药浓度下降，显效时间缩短。⑥本药可减弱氟卡尼的抗心律失常作用。⑦本药可增加氟卡尼的肾脏排泄，从而降低其疗效。⑧本药加快美沙酮的清除率而降低其疗效。⑨与伪麻黄碱合用，可使其疗效下降。

【规格】　片剂：0.3g；溶液：10%。

溴己新[典][基]　Bromhexine（溴己铵，必消痰，必嗽平，溴苄环己铵，Bisolvon）

【药性与应用】　属黏液调节剂，对黏痰溶解作用较弱。主要作用于气管、支气管黏液腺细胞，分泌黏性较低的低分子黏蛋白，使痰液的黏性降低而易于咳出。其祛痰作用尚与其能促进呼吸道黏膜的纤毛运动及恶心性祛痰作用有关。主要用于有黏痰不易咳出的疾病，如急慢性支气管炎、哮喘、支气管扩张、矽肺等。

口服：成人 8~16mg，儿童 4~8mg，3 次/d。肌内注射：4~8mg，2 次/d。也可气雾吸入给药。

【注意与禁忌】 偶有恶心、胃部不适，减量或停药后消失。溃疡病者慎用。

【药物相互作用】 本品能增加四环素类抗生素在支气管中的浓度，二者合用，可加强后者的抗菌作用。

【规格】 片剂：4mg，8mg；气雾剂：14g：420mg；注射液：2mg/1mL，4mg/2mL；注射剂：4mg。

乙酰半胱氨酸[典]　Acetylcysteine（痰易净，易咳净，Mucomyst，Airbron，NAC）

【药性与应用】 黏液溶解剂，分子中所含巯基能降低痰液的黏性并使之液化。还能使 DNA 纤维断裂，故又可溶解脓性痰。适用于大量黏痰阻塞引起的呼吸困难。本品尚可用于乙酰氨基酚中毒的解毒。

喷雾：用于非紧急情况下，以 10%溶液喷雾吸入，1~3mL，2~3 次/d。气管滴入：急救时以 5%溶液经气管插管或直接滴入气管内，1~2mL，2~6 次/d。气管注入：急救时以 5%溶液用注射器从甲状软骨、环状软骨膜处注入气管腔内，0.5~2mL/次，婴儿 0.5mL，儿童 1mL，成人 2mL。

【注意与禁忌】 本品直接滴入呼吸道，可产生大量痰液，需用吸痰器吸引排痰。用药时可引起呛咳、支气管痉挛、恶心、呕吐、胃炎等不良反应，一般减量可缓解，否则暂停给药。支气管痉挛，可用异丙肾上腺素。不宜与金属、橡皮、氧化剂、氧气接触，故喷雾器须用玻璃或塑料制品。本品应临用前配制，用剩药液应密封储于冰箱中，48h 内用完。支气管哮喘者禁用。

【药物相互作用】 ①与异丙肾上腺素合用或交替使用，可提高本药疗效，减少不良反应的发生。②与硝酸甘油合用，可增加头痛和低血压的发生率。③酸性药物可降低本药作用。④本药能明显增加金属制剂的排泄。⑤本药能减弱青霉素、四环素、头孢菌素类的抗菌活性，不宜合用。必要时可间隔 4h 交替使用。⑥本药对多西环素、红霉素、羟氨苄青霉素的吸收无影响。

【规格】 片剂：500mg；颗粒：100mg，200mg；胶囊：300mg；泡腾片：600mg；喷雾剂：500mg，1g。

羧甲司坦[典]　Carbocisteine（羧甲半胱氨酸，强利灵，强利痰灵，S-Carbomethylcysteine，S-CMC，Mucodyne）

【药性与应用】　为黏液调节剂，主要从细胞水平影响支气管腺体的分泌，使低黏度的黏蛋白分泌增加，高黏度的岩藻黏蛋白产生减少，因而使痰液易于咳出。对慢性支气管炎能促进支气管黏膜的修复，抑制支气管黏膜的肥厚，使支气管黏膜合成蛋白异常恢复正常。故又称之为黏膜正常化药。本品口服有效，起效快，服后 4h 即有明显疗效。2h 达峰值。$t_{1/2}$为 1. 39h。适用于慢性支气管炎、支气管哮喘、支气管扩张、肺部感染、肺癌等呼吸道疾病引起的痰液黏稠；治疗和预防手术后咳痰困难和并发肺炎；防止儿童非化脓性耳聋；尚可用于分泌性中耳炎、慢性鼻窦炎等。

口服：成人，0. 5g，3 次/d；儿童，30mg/（kg・d）。

【注意与禁忌】　偶有恶心、胃部不适、腹泻、头痛、头晕、皮疹及胃肠道出血，心、肝功能不全者慎用；有消化性溃疡史者慎用，以防发生急性溃疡。孕妇不宜使用。

【药物相互作用】　①与强镇咳药合用，可使稀化的痰液堵塞气道。②本药与氨基糖苷类、β-内酰胺类抗生素之间无相互影响。

【规格】　片剂：250mg，600mg，100mg（儿童用）；口服液：200mg/10mL，500mg/10mL；糖浆：20%（20mg/mL）；泡腾散：0. 25mg/5g；泡腾片：500mg。

杜鹃素　Farrerol

【药性与应用】　本品可能是直接作用于呼吸道黏膜，或是通过反射产生祛痰作用。可促进纤毛运动，增强气管、支气管机械清除异物的功能，逐渐减少呼吸道排出蛋白质，使分泌物中的蛋白成分下降，非特异性炎症渗出液减少。对慢性气管炎病人的祛痰效果确切，疗效持久、稳定，使痰液量明显减少，黏稠度降低，症状减少。临床适用于慢性支气管炎、迁延期慢性支气管炎的祛痰止咳。

口服：50~100mg，3 次/d；10d 为 1 个疗程，连服 3 个疗程。

【注意与禁忌】　可有口干、食欲不振、胃灼热等胃肠道反应，不影响继续治疗。大剂量时可能对肝脏有害。肝病、有肝病史、肝功能减退者慎用，或减少剂量使用。

【规格】　片剂：25mg。

舍雷肽酶　Serrapeptase（达先，Dasen）

【药性与应用】　分解慢性支气管炎的黏痰，使其黏度下降，易于咳出。

临床用于治疗慢性支气管炎。

口服：5~10mg，3 次/d，饭后服。可依病情增减剂量。

【注意与禁忌】 有时可出现皮疹、皮肤潮红、腹泻、食欲不振、恶心、呕吐、鼻出血等。本品作用机制、量效关系尚未完全阐明，不可长期应用。血液凝固功能异常者及严重肝、肾功能障碍者慎用。

【药物相互作用】 ①本药可增强抗凝药的作用，合用时应慎重。②连续应用本药，能促进青霉素、氨苄西林、磺苄西林等抗生素对组织的穿透，从而增强其抗菌作用。③本药与促凝药在药理上部分相拮抗。④本药与抗生素、化疗药、非甾体抗炎药合用可引起如下反应：皮肤黏膜眼综合征及中毒性皮肤坏死、间质性肺炎、嗜酸性粒细胞浸润综合征、休克。

【规格】 肠溶片：5mg（1000 单位），10mg。

碘化钾[典] Potassium Iodide

【药性与应用】 祛痰剂，使痰液变稀，易于咳出。又可配成 0.001%~0.02%的含碘食盐供食用，预防地方性甲状腺肿。注意：遇酸性药物能使碘游离出。

口服：6~10mL，3 次/d。

【注意与禁忌】 对碘过敏者、婴幼儿、孕妇、哺乳妇应禁用。口腔疾病（浓碘液可使唾液腺肿大、分泌增加）、急性气管炎、肺水肿、肺结核、高钾血症、肾功能不全者慎用。

可有过敏反应、关节疼痛、恶心、呕吐、腹痛、腹泻、甲状腺肿、甲状腺功能紊乱。罕见动脉周围炎、类白血病样嗜酸性粒细胞增多症。

【药物相互作用】 ①与其他抗甲状腺药或锂盐合用，可致甲状腺功能低下与肿大。②与 ACEI 或保钾利尿剂合用，易致高钾血症。③与^{131}I 合用时，可减少甲状腺组织对^{131}I 的摄取。

【规格】 片剂：10mg；合剂：每 100mL 中含碘 5g，碳酸氢钠 0.5g，氯仿适量。

愈创甘油醚 Guaifenesin（愈创木酚甘油醚，Guiphenesin，Guaiacol Glycerol Ether）

恶心祛痰剂，兼有轻微防腐作用。用于慢性支气管炎的多痰咳嗽。多与其他平喘镇咳药合用，配成复方制剂。与镇咳、平喘药合用，可增强疗效。

口服：片剂，0.2g，3~4 次/d；糖浆剂，10~20mL，3 次/d。

【规格】 片剂：0.1g，0.2g；糖浆：20mg/10mL；颗粒：800mg。

愈创木酚磺酸钾　Sulfoguaiacol（Potassium Guaiacolsulfonate）

刺激性祛痰药，促进支气管分泌，使痰液变稀，易于咳出。兼有微弱抗感染作用。用于慢性支气管炎、支气管扩张。多与其他镇咳、平喘药配成复方应用。

口服：0.5~1g，3次/d。

【规格】 片剂：0.5g。

半胱甲酯　Mecysteine（半胱氨酸甲酯，Methyl Cysteine）

黏液溶解剂，用于大量痰液引起的呼吸困难，尤其痰黏稠者。注意事项参阅乙酰半胱氨酸。

喷雾：用10%溶液气管滴入或注入，2次/d。

【规格】 粉剂：0.5g。

标准桃金娘油　Myrtol Standardized（吉诺通，强力稀化黏素，桃金娘科树标准提取物，桃金娘油，Gelomyrtol，Gelomyrtol Forte，Gelomyrtol Forte Children，Gelomyrtolum，Myrtol）

【药性与应用】 本药为桃金娘科树叶的标准提取物，是一种脂溶性挥发油，具有溶解黏液，刺激腺体分泌，促进呼吸道黏膜上皮纤毛摆动，加速液体流动，促进分泌物排出等作用。可改变鼻黏膜的酸碱环境，促进鼻黏膜上皮组织重建与功能的恢复。

除上述作用外，本药尚有消炎作用，能减轻支气管黏膜的肿胀而扩张支气管，有利于排痰。也有抗菌与杀菌作用。

临床用于治疗急慢性鼻窦炎、急慢性支气管炎、支气管扩张、慢性阻塞性肺疾病、肺部真菌感染、肺结核、矽肺；也可用于支气管造影术后，以促进对比剂的排出。

口服：①急性炎症，300mg，3~4次/d；②慢性炎症，300mg，2次/d；③支气管造影术后，服用240~360mg。

【注意与禁忌】 对本药过敏者忌用。孕妇慎用。

不良反应轻微，偶有恶心、胃部不适；肾结石或胆结石患者服后可诱发结石移动。

【规格】 肠溶胶囊：300mg（成人用），120mg（儿童用）。

盐酸氨溴索[典][基]　Ambroxol Hydrochloride

【药性与应用】 本药为溴己新在人体内的代谢产物，为黏液溶解药，作用较溴己新强。能促进呼吸道黏膜浆液腺的分泌，减少浆液腺的分泌，减少或碎裂痰液中的黏多糖纤维，使痰液黏度下降、变稀，易于咳出。本药尚可改善纤毛区与无纤毛区的黏液通道，以利痰液排出，以保护和改善肺的呼吸功能。其镇咳作用相当于可待因的1/2。

本药口服吸收迅速而完全，t_{max}为0.5~3h，血浆半衰期7~12h。本药从组织进入血液的再分布速度慢，不能经透析或强迫性利尿消除，但尚未发现本药的蓄积性。

口服：①口服溶液，12岁以上，30mg，3次/d；5~12岁15mg，3次/d；2~5岁，7.5mg，3次/d；2岁以下，7.5mg，2次/d。餐后服用。长期服用者，可减为2次/d。②缓释胶囊，1.2~1.6mg/（kg·d）。

静脉注射：用于术后肺部炎症的预防性治疗，15mg，2~3次/d，严重者可增至300mg/次。12岁以下者，按体重递减。

肌内注射、皮下注射，剂量同静脉注射。

【注意与禁忌】 对本药过敏者忌用。肝、肾功能不全，溃疡病，恶性纤毛综合征等有大量呼吸道分泌物患者，青光眼，12岁以下儿童慎用。妊娠早期不用本药，中、晚期慎用。哺乳妇慎用。

不良反应：罕见有头痛与眩晕；偶见恶心、呕吐、食欲差、消化不良、腹痛、腹泻、便秘、胃部灼热感；极少数人可出现过敏反应；少数人可有呼吸困难、面部肿胀、发热寒战、口腔及气道干燥、唾液及鼻腔分泌物增加、排尿困难。有报道，快速静注可引起腰部疼痛与疲乏。

【药物相互作用】 ①与β受体阻滞药、茶碱等支气管扩张药合用，有协同作用。②与多种抗生素合用，可使其在肺组织中分布浓度升高，有助于消炎。③与镇咳药合用，有造成分泌物阻塞气道的风险，应予避免。

【规格】 片剂：5mg，30mg；分散片：30mg；口腔崩解片：30mg；胶囊：30mg，75mg；口服液：3mg/1mL，15mg/5mL，30mg/5mL，30mg/10mL，180mg/60mL；糖浆：0.6g/100mL；注射剂：15mg，30mg；注射液：15mg/2mL，30mg/4mL，15mg/100mL，30mg/100mL；气雾剂：15mg/2mL。

氨溴特罗　Ambroxol　Hydrochloride and Clenbuterol Hydrochloride（易坦静，Ambroxol and Clenbuterol）

【药性与应用】 本药主要成分为盐酸氨溴索与盐酸克仑特罗，其药性详见各成分药的论述。

临床用于急慢性呼吸道疾病，如急慢性支气管炎、支气管哮喘、支气管扩张、肺气肿等引起咳嗽、喘息、痰液黏稠、排痰困难等类疾病。

口服：20mL，2次/d。

【注意与禁忌】 对本药成分过敏者、肥厚性心肌病忌用。高血压、糖尿病、甲状腺功能亢进、重度肾功能不全、心功能不全、心律失常等患者慎用。

不良反应：偶见血压升高、心悸、心动过速、心律失常；倦怠、嗜睡、失眠、头痛、头晕、兴奋、焦虑不安；手指颤抖、四肢麻木；转氨酶升高；胃肠道不适；过敏性皮疹。部分特异质患者可发生全身性过敏反应（瘙痒、哮喘、低血压、休克等）。

【药物相互作用】 ①与 MAOI、三环类抗抑郁药合用，可增强本药的心血管系统作用。②与肾上腺素、异丙肾上腺素等儿茶酚胺类药物合用，可导致心律失常，应予避免。③黄嘌呤类药物、甾体类药物以及利尿药可能加剧 β_2 受体激动药降低血清钾的作用，从而诱发心律失常，故合用时应监测血清钾。

【规格】 口服液：100mL，含盐酸氨溴索 150mg、盐酸克仑特罗 0.1mg。

第二部分 镇咳药

可待因[典][基] Codeine（甲基吗啡，Paveral）

【药性与应用】 直接抑制延髓咳嗽中枢，有强大而迅速的止咳作用，强度约为吗啡的 1/4。镇痛作用约为吗啡的 1/12~1/7，但强于一般解热镇痛药。呼吸抑制、便秘、耐受性与成瘾性也均较吗啡为弱。口服吸收快而完全，生物利用度为 40%~70%，1h 达峰值。$t_{1/2}$ 为 3~4h。主要经肝脏与葡萄糖醛酸结合，经尿排泄。约有 15%脱甲基变为吗啡。临床用于各种原因引起的剧烈干咳和刺激性咳嗽，尤适用于有胸痛的剧烈干咳。本品可抑制呼吸道腺体分泌和纤毛运动，对有痰液者应先祛痰后用本药；对痰少者始可二者并用。也用于中等度疼痛的镇痛。

口服或皮下注射：15~30mg/次，30~90mg/d。极量，100mg/次，250mg/d。儿童口服镇痛，1mg/（kg·次），3 次/d；镇咳用镇痛剂量的 1/3~1/2。

【注意与禁忌】长期应用可产生耐受性、成瘾性，也可引起便秘。1 次口服超过 60mg 时，对某些人可引起烦躁不安。多痰者禁用，否则痰液潴留妨碍呼吸，甚至引起继发感染。

【药物相互作用】 ①与甲喹酮合用，可增强本药的镇咳与镇痛作用，对疼痛引起的失眠也有协同作用。②与解热镇痛药合用有协同镇痛作用。③与抗胆碱药合用，可加重便秘与尿潴留等不良反应。④与美沙酮或其他吗啡类药合用，可加强中枢性呼吸抑制作用。⑤与肌松剂合用，呼吸抑制更为明显。⑥在服用本药前后 14d 内给予 MAOI 可导致难以预料的严重不良反应。⑦与巴比妥类合用，可加重中枢抑制作用。⑧与西咪替丁合用，能诱发精神错乱、定向力障碍和呼吸急促。⑨与阿片受体激动药合用，可出现戒断综合征。⑩乙醇增强本药镇静作用。⑪尼古丁降低本药止痛作用。

【规格】 片剂：15mg，30mg；缓释片：45mg；糖浆：0.5%；注射液：15mg/1mL，30mg/1mL。

酒石酸双氢可待因[典] Dihydrocodeine Bitartrate（二氢可待因，双磷酸可待因，双克因，西盖克，Dihydrocodeine，Dihydrocodeine Tartrate）

【药性与应用】 本药为可待因的氢化物，属阿片类生物碱，作用机制与可待因相似而有较强的镇咳与镇痛作用。本药的镇痛作用介于吗啡与可待因之间，镇咳作用较可待因强1倍。

本药口服吸收迅速，t_{max}0.45~1.7h。1.25~3h镇痛作用最强。镇痛作用可维持3~6h。消除半衰期为3.4~4.5h。

临床用于中枢性镇咳和缓解中度以上疼痛。

口服：①用于镇咳，10~30mg，3次/d；②用于镇痛，30~60mg，3次/d。

【注意与禁忌】 对本药或其他阿片制剂过敏、呼吸抑制、呼吸道阻塞、慢性肺功能障碍、诊断不明的急腹症、失血性大肠炎及细菌性痢疾、休克、昏迷、心力衰竭、急性酒精中毒、抽搐、支气管哮喘诸类患者禁用。

慎用于肾功能障碍、肾上腺皮质功能低下、前列腺增生性排尿障碍、尿道狭窄、尿路术后、肝功能障碍、甲状腺功能低下、脑器质性变、头外伤或颅内压升高、心功能不全、呼吸功能不全、胆囊病与结石、器质性幽门狭窄、麻痹性肠梗阻、近期胃肠手术、严重炎症性肠道疾病、代谢性酸中毒、休克状态、有药物依赖史、有抽搐史、体弱诸类病人。

12岁以下患者不推荐使用。妊娠安全性小剂量为B级，大剂量则为D级。哺乳妇不宜用。

不良反应可有便秘、恶心、呕吐、胃部不适、皮肤瘙痒、注意力不集中、困倦、眩晕、头痛、尿潴留等。

【药物相互作用】 ①与中枢抑制剂、三环类抗抑郁药、吸入性麻醉剂、MAOI、β受体阻滞剂合用，可加强中枢抑制作用。②本药可增强香豆素类的抗凝作用。③本药增强抗胆碱药物的抗胆碱作用。④利福平降低本药血药浓度与疗效，推测利福喷汀亦然。⑤本药与阿片受体激动剂或拮抗剂（纳曲酮）同用，可竞争阿片受体，诱发戒断症状。⑥与西地那非合用，有导致阴茎异常勃起的报道。⑦与乙醇合用，加强中枢抑制作用。

【规格】 片剂：30mg；控释片：60mg。

福尔可定[典] Pholcodine（吗啉吗啡，福可定，Pholcod，Ethnine，Pholdine，Adaphol，Pholevan）

【药性与应用】 中枢镇咳药，兼有镇静、镇痛作用，但成瘾性较可待因弱。用于剧烈干咳与中等度疼痛。婴幼儿易耐受本品，不引起便秘和消化功能紊乱。

口服：5～10mg/次。极量，60mg/次。

【注意与禁忌】 偶见恶心、嗜睡，可产生依赖性。本品有吸湿性，遇光易变质，在干燥、避光处保存。

【规格】 片剂：5mg，10mg，15mg。

喷托维林[典][基] Pentoxyverine（维静宁，咳必清，托可拉斯，Carbetapentan，Toclase）

【药性与应用】 选择性抑制咳嗽中枢，兼有轻度阿托品样和局部麻醉作用。大剂量对支气管平滑肌有解痉作用。兼有中枢和末梢镇咳作用。镇咳强度约为可待因的1/3，无成瘾性为其优点。一次给药作用可维持4～6h。主要用于各种原因引起的无痰干咳。

口服：成人，25mg，3～4次/d；5岁以上小儿，6.25～12.5mg，2～3次/d。

【注意与禁忌】 偶有轻度头晕、恶心、腹胀、便秘，系阿托品样作用所致。青光眼、心功能不全有肺淤血者慎用。

【药物相互作用】 ①有痰者应先祛痰后用本药，或二者合用。②与马来酸醋奋乃静、阿伐斯汀、阿吡坦、异戊巴比妥、安他唑啉、阿普比妥、阿扎他定、巴氯芬、溴哌利多、溴苯那敏、布克利嗪、丁苯诺啡、丁螺环酮、水合氯醛合用，使本药的中枢神经和呼吸系统抑制增强。

【规格】 片剂：25mg；滴丸：25mg；冲剂：10g；糖浆剂：0.145%，0.2%，0.25%。

复方咳必清糖浆：每100mL中含本品0.2g，氯化铵3g。口服：10mL，3～4次/d。

复方咳必清片：含本品及愈创甘油醚。口服：1片，3次/d。

氯哌斯汀 Cloperastine（氯哌啶，氯苯息定，咳平，Chloperastine，Hustazol）

【药性与应用】 非成瘾性中枢镇咳药，兼有H_1受体阻断作用，能轻度缓解支气管平滑肌痉挛、充血、水肿。镇咳作用较可待因弱，无耐受性与成瘾性为其优点。服药后30min生效，可维持3～4h。用于急性上呼吸道感染、慢性支气管炎、肺结核所致的频繁咳嗽。

口服：成人，10～30mg，3次/d；儿童，0.5～1.0mg/kg，3次/d。

【注意与禁忌】　副作用很少，偶有轻度口干、嗜睡等。

【药物相互作用】　与中枢镇静药合用，可加重嗜睡症状。

【规格】　片剂：5mg，10mg。

苯丙哌林[典]　Benproperine（咳快好，咳哌宁，苯哌丙烷，Cofrel，Pirexyl，Blascorid）

【药性与应用】　非麻醉性镇咳药，降低咳嗽中枢兴奋性，阻断肺及胸膜牵张感受器产生的迷走神经反射作用，抑制咳嗽冲动的传导，产生镇咳作用。对咳嗽中枢也有直接抑制作用。尚具有罂粟碱样平滑肌解痉作用。对呼吸无抑制，也不引起便秘。临床用于各种原因引起的刺激性干咳。

口服：20～40mg，3次/d。儿童酌情减量。

【注意与禁忌】　偶见轻度口干、乏力、头昏、胃部烧灼感、纳差、药疹等。本品对口腔黏膜有麻醉作用，应整片吞服，不可嚼碎，以免引起口腔麻木。对本品过敏者禁用。孕妇慎用。

【规格】　片剂：30mg；分散片：20mg；泡腾片：10mg；缓释片：40mg；胶囊：20mg；口服液：10mg/10mL，20mg/10mL；颗粒：20mg。

普罗吗酯　Promolate（咳必定，咳吗宁，Morphethylbutyne）

【药性与应用】　非成瘾性中枢镇咳药，但作用弱，约为可待因的1/10。尚可缓解组胺、乙酰胆碱等引起的平滑肌痉挛，并有一定镇静作用。口服后30～60min显效，持续4～6h。临床用于各种原因引起的干咳。由于有一定镇静作用，更适合因咳嗽影响睡眠的病人。

口服：250mg，3次/d。

【注意与禁忌】　偶有口干、恶心、胃部不适等不良反应。

【规格】　片剂：250mg。

奥昔拉定　Oxeladin（咳乃定，压咳定，Neobex，Pectamol，Silopentol）

【药性与应用】　非麻醉、非成瘾性中枢镇咳药，能选择性抑制咳嗽中枢，而不抑制呼吸中枢。其镇咳作用约为可待因的1/5，并且尚有一定表面麻醉作用和很强的罂粟碱样解痉作用。其解痉作用约为罂粟碱的2.5倍。口服后15min起效，60min达峰值。可用于各种原因引起的咳嗽，但临床效果较可待因差，而比喷托维林强。适用于呼吸道感染，如鼻咽炎、喉炎、支气管炎等引起的咳嗽；亦用于肺气肿或胸膜刺激引起的各种咳嗽，如吸烟者的痉挛性咳嗽，肿瘤、支气管扩张等引起的咳嗽。

口服：成人，10～20mg，3～4 次/d。儿童剂量减半。

【注意与禁忌】 可有恶心、呕吐、嗜睡、头晕及皮疹等。心功能不全、肺淤血者慎用。

【规格】 片剂：10mg，20mg。

二氧丙嗪[典] Dioxopromethazine（双氧异丙嗪，克咳敏，Prothanon）

【药性与应用】 具有较强的镇咳作用，其镇咳效果较可待因强数倍。并能抗组胺、解除平滑肌痉挛，对组胺性哮喘有较强的预防作用。尚具有类似保泰松的消炎作用和相当于半量可待因的局部麻醉作用。口服后 30～60min 见效，作用可维持 4～6h，最长可达 7～8h。临床适用于急慢性气管炎和各种原因引起的咳嗽、荨麻疹、皮肤瘙痒、过敏性鼻炎等。

口服：5～10mg，2～3 次/d；每次剂量不宜超过 10mg，每日剂量不宜超过 30mg。

【注意与禁忌】 本品无耐药性与成瘾性。耐受性好，少数出现镇静、困倦、乏力、嗜睡。本品的治疗量与中毒量接近，应掌握好用量。本品有较强的催眠作用，慎用于精细与危险操作工作者。癫痫、肝功能不全者慎用。

【药物相互作用】 本品可使利血平的降压作用减弱，高血压服利血平者慎用。

【规格】 片剂：5mg。

齐培丙醇 Zipeprol（镇咳嗪，双苯哌丙醇，Mirsol，Respilene）

【药性与应用】 中枢非麻醉性镇咳药，镇咳作用强于喷托维林，但弱于可待因。尚有局麻、松弛支气管平滑肌、抗胆碱、抗组胺、溶解黏液性痰的作用，故镇咳兼具祛痰，不抑制呼吸，亦无成瘾性。可用于各种原因及类型的咳嗽。

口服：75mg，3 次/d。

【注意与禁忌】 未见有明显不良反应。

【规格】 片剂：75mg。

右美沙芬[典] Dextromethorphan（美沙芬，右甲吗喃，Dexmetrorphen，Romilar，Tussad）

【药性与应用】 抑制咳嗽中枢而镇咳，强度相当或略强于可待因，无耐受性与成瘾性，不抑制呼吸。口服吸收好，15～30min 起效，可维持 3～6h。$t_{1/2}$ 为 5h。主要用于干咳。适用于上呼吸道感染、急慢性支气管炎、咽喉炎、结核引起的干咳。

口服：15～30mg，3～4 次/d。不可超过 120mg/d。

【注意与禁忌】 偶有口干、头晕、倦意、便秘。孕妇、痰多病人慎用。痰多病人应先祛痰后应用。妊娠头3个月、精神病者禁用。

【药物相互作用】 ①胺碘酮可提高本药血药浓度。②奎尼丁显著提高本药血药浓度，合用将出现中毒反应。③氟西汀、帕罗西汀可加重本药的不良反应。④与MAOI合用，可出现痉挛、反射亢进、高热，重者可致死亡。⑤与阿片受体拮抗药合用，可出现戒断综合征。⑥乙醇加强本药的镇静与中枢抑制作用。

【规格】 片剂：10mg，15mg；咀嚼片：5mg，15mg；分散片：5mg，15mg；缓释片：15mg，30mg；胶囊：15mg；颗粒：7.5mg/5g，15mg/5g；糖浆：15mg/10mL，15mg/20mL，150mg/100mL；缓释混悬液：600mg/100mL；注射剂：5mg；注射液：5mg/1mL；滴鼻液：75mg/5mL。

复方美沙芬片：每片含对乙酰氨基酚0.5g、氢溴酸右美沙芬15mg、盐酸苯丙醇胺12.5mg、氯苯那敏2mg。用于上呼吸道感染、流感等所致的症候群。成人口服1~2片，3~4次/d。儿童按年龄减量服用。主要不良反应有嗜睡、头晕、口干、上腹部不适、一过性丙氨酸氨基转移酶升高。

福米诺苯　Fominoben（胺酰苯吗啉，Oleptan，Noleptan）

【药性与应用】 新型镇咳药，其特点是抑制咳嗽中枢的同时，兴奋呼吸中枢，增强肺通气功能，使血中氧分压升高，二氧化碳分压降低，对肺心病呼吸衰竭者亦有益。其镇咳作用与可待因几乎相等。耐受性好，毒性低，无成瘾性，可长期应用，为一较有希望的镇咳药。本品适用于各种病因引起的慢性咳嗽、呼吸困难、通气障碍，并能对某些病例促进支气管分泌，降低痰液的黏稠性，使之易于咳出。更有益于顽固性小儿百日咳的治疗，效果比磷酸可待因满意。

口服：成人，80~160mg，3~4次/d；小儿可按年龄递减。

【注意与禁忌】 大剂量可引起血压下降。

【规格】 片剂：80mg。

苯佐那酯　Benzonatate（退嗽，Tessalon）

【药性与应用】 局部麻醉药丁卡因的衍生物，当其从呼吸道排出时，产生较强的麻醉作用，减少呼吸道黏膜病理性冲动的传入而镇咳。肺牵张感受器对本品最敏感，可使迷走神经反射被阻断，故又称之为“牵张感受器麻醉剂”。对咳嗽中枢也有抑制作用，但不影响呼吸中枢，且使肺通气量有所增加。用后约20min起效，维持3~4h，最长可达8h。临床用于各种咳嗽症状的治疗，尤其对刺激性干咳、阵咳、无痰或少痰性咳嗽效果较好，但较可待因差。主要用于急性支气管炎、肺炎、肺癌、百日咳等引起的刺激性干咳。亦可用于支气管镜、喉镜检查时的咳嗽预防。

口服：50~100mg，3 次/d。皮下或静脉注射：5mg/次。

【注意与禁忌】 不良反应可有睡意、头痛、眩晕、皮炎、鼻塞等。用药时应吞服，不可嚼碎药片，以免引起口腔麻木。痰多者忌用。对本品过敏者禁用。

【规格】 片剂：25mg，50mg，100mg；糖衣丸：25mg，50mg。

替培定 Tipepidine（双噻哌啶，阿斯维林，安嗽灵，Asverin，Antupex）

【药性与应用】 镇咳、祛痰效果明显，抑制延髓咳嗽中枢，降低其对咳嗽的感受性，产生镇咳作用；兴奋迷走神经，使支气管分泌增多，痰液变稀，易于咳出。尚可明显加强黏膜上皮的纤毛运动，加速痰液的清除。口服吸收良好，30~60min 达峰值，大部分在 24h 内经粪便和尿排出体外。本品耐受性良好，毒性低，无成瘾性。适用于上呼吸道感染、急慢性支气管炎、支气管扩张、肺炎、肺结核等引起的多痰与咳嗽。

口服：20~40mg，3 次/d。

【注意与禁忌】 可出现纳差、上腹部不适、便秘、口干、嗜睡、头晕、皮疹、瘙痒等不良反应。

【规格】 片剂：10mg，15mg，20mg，30mg。

依普拉酮 Eprazinone（双苯哌丙酮，苯丙哌酮，易咳嗪，咳净酮，Mucitux，Resplen）

【药性与应用】 本品有中枢和末梢双重镇咳作用，属非成瘾性镇咳药。能选择性地抑制脑干网状系统，包括延髓咳嗽中枢，有很强的镇咳作用，其强度约为可待因的 1/3 或相近，右美沙芬的 2 倍，那可丁的 3 倍，但不抑制肠蠕动。此外，尚具局麻作用和镇静作用，抗胆碱和抗组胺，从而显示其制止气管局部刺激反射与祛痰作用。其祛痰作用是使痰中酸性糖蛋白多糖纤维性状改变，膨胀断裂，黏液溶解，痰液变稀而易于咳出。口服很快被吸收，t_{max} 约为 1h。临床用于急慢性支气管炎、肺炎、哮喘、肺结核等支气管、肺部疾病的镇咳祛痰。

口服：成人，40~80mg，3~4 次/d；儿童剂量减半。

【注意与禁忌】 偶见头昏、口干、上腹部不适、恶心等不良反应。

【规格】 片剂：40mg。

止咳酮 Antitussone

【药性与应用】 4-苯基丁酮-（2）的亚硫酸氢钾合成药，作用于呼吸中枢，有一定的镇咳作用，而不抑制呼吸中枢。此外尚具有一定的祛痰和镇静作用。适用于上呼吸道感染引起的急性气管、支气管炎所致的咳嗽、咳痰。有较显著的止咳效果。

口服：25~50mg，3 次/d。

【注意与禁忌】 个别可有头晕、口干、胃痛、恶心、胸闷等不良反应。肝功能损害者慎用。

【规格】 片剂：25mg。

那可丁[典]　Noscapine（Narcotine，Opianine）

【药性与应用】 罂粟生物碱的一种，作用类似罂粟碱，能解除支气管平滑肌痉挛，产生镇咳效果。镇咳作用与可待因相当。特点是无镇静、镇痛作用，无欣快感、耐受性与成瘾性，不抑制呼吸与肠蠕动，且有一定的兴奋呼吸中枢作用。服用本品后药效可维持 4h。本品的甲基双羟萘甲酸盐的镇咳作用可延长达 12~14h。临床主要用于刺激性干咳。

口服：15~30mg，3~4 次/d。剧咳时可增至 60mg/次。

【注意与禁忌】 不良反应轻微，可有嗜睡、眩晕、头痛、恶心、过敏性鼻炎、结膜炎、皮疹等。大剂量可引起支气管痉挛。不宜用于多痰者。

【规格】 片剂：10mg，15mg，30mg。

左丙氧芬　Levopropoxyphene（左旋扑嗽芬，挪尔外，Novrad）

非成瘾性中枢镇咳药，药效为可待因的 1/5，但无镇痛和抑制呼吸中枢的作用。偶有头痛、头晕、恶心等不良反应。

口服：50~100mg，3 次/d。

片剂：50mg。

布他米酯　Butamirate（咳息定，Sinecod）

中枢性镇咳药，抑制延髓咳嗽中枢，效力强于可待因，适用于上呼吸道感染所致的急性支气管炎引起的干咳。偶有恶心、腹泻等不良反应。

口服：10mg，3 次/d。

片剂：10mg。

地美索酯　Dimethoxanate（咳散，咳舒，Cothera）

镇咳兼有局麻及微弱的解痉作用。镇咳作用比可待因弱。对急性炎症引起的咳嗽效果较好。服后可有头晕、唇麻、嗜睡等不良反应。不宜用于多痰病人。肝功能减退者慎用。

口服：25~50mg，3 次/d。

片剂：25mg。

地布酸钠　Sodium Dibunate（咳宁，双丁萘磺钠，Keuten，Becantex）

除抑制延髓咳嗽中枢外，尚可抑制咳嗽冲动的传入，有一定祛痰作用。适用于上呼吸道感染所致的气管炎引起的咳嗽。大剂量可引起呕吐、食欲不振、腹泻等症状。

口服：30~100mg，饭后和睡前服。必要时可增至6次/d。最大剂量可用到1000~2000mg/d。

片剂：30mg，100mg。

氯苯达诺　Clofedanol（敌退咳，氯苯胺丙醇，Chlophedianol，Detigon）

除抑制延髓咳嗽中枢有中枢性镇咳作用外，还有抗组胺和抗胆碱作用，能减轻支气管痉挛和黏膜充血性水肿。适用于急性呼吸道感染引起的干咳与阵咳，应与祛痰药合用。偶有荨麻疹、头晕、恶心等反应。不宜单用于多痰、黏痰病人。

口服：25mg，3~4次/d；小儿剂量应酌减。

片剂：25mg。

氯丁替诺　Clobutinol（氯苯胺丁醇，Silomat）

中枢性镇咳药，抑制延髓咳嗽中枢。镇咳作用不及可待因而优于氯哌斯汀。不抑制呼吸中枢，无成瘾性。用于慢性支气管炎、肺结核、肺癌及支气管扩张所致的剧烈咳嗽。口服可有恶心、胃部不适、食欲不振等不良反应。注射用药，可有一过性半身麻木。

口服：40mg，3次/d。皮下或肌内注射：20mg/次。

片剂：40mg；注射剂：20mg。

异米尼尔　Isoaminile（异丙苯戊腈，咳得平，Perogan，Dimyril）

镇咳作用主要是抑制延髓咳嗽中枢，也与局麻和松弛支气管平滑肌有关。对呼吸、血压、肠蠕动均无影响。无镇痛作用，也无成瘾性，可用于各种病因引起的咳嗽。偶有恶心、食欲不振、便秘、胃肠道不适、皮疹等不良反应。

口服：40mg，3次/d。

片剂：40mg。

哌美立特　Pemeride（五甲哌丙胺）

非成瘾性中枢镇咳药，强度与可待因相近，无成瘾性。多作为复方成分使用。

口服：1~2mg，3次/d。

片剂：1mg。

匹考哌林　Picoperine（吡哌乙胺，Coben）

非成瘾性中枢镇咳药，抑制延髓咳嗽中枢；并有一定的末梢作用，缓解支气管痉挛。其镇咳效果近于可待因。无成瘾性，抑制肠蠕动作用也较可待因为弱。临床用于上呼吸道感染所致气管炎、肺炎、肺结核的咳嗽。可有头痛、纳差、恶心、便秘等副作用。

口服：30~60mg/次。

片剂：30mg。

普诺地嗪　Prenoxdiazin（哌乙唑，Libexin，Tibexin，Varoxil）

末梢性镇咳药，麻醉气管、支气管黏膜，解除平滑肌痉挛，用于上呼吸道感染引起的急性支气管炎、慢性支气管炎、支气管肺炎、哮喘、肺气肿、肺心病所致的咳嗽。也可与阿托品配伍用于支气管镜的检查。服用时不可嚼碎，应吞服，以免引起口腔黏膜麻木。

口服：成人100mg，儿童25~50mg，3次/d。

片剂：25mg，100mg。

羟蒂巴酚　Drotebanol（羟甲马喃醇，羟甲吗啡，Oxymethebanol，Metebanyl）

中枢镇咳药，镇咳作用为可待因的1/10。其成瘾性、抑制呼吸等副作用均较可待因弱。作用迅速而持久。口服可持续6~8h；皮下注射可持续4~8h。适用于急慢性支气管炎、肺结核、肺癌等引起的咳嗽。尤适于干咳。偶有口干、纳差、恶心、呕吐、便秘、眩晕、嗜睡、头痛等副作用。

口服：2mg，3次/d；皮下或肌内注射：2mg，2次/d。

片剂：2mg；注射剂：2mg。

第三部分　平喘药

第一节　β受体激动剂

麻黄碱[典][基]　Ephedrine（麻黄素）

【药性与应用】　中药麻黄中提取的生物碱，现已人工合成，为肾上腺素受体激动剂，对α、β受体均有激动作用。作用广泛，影响全身。支气管：松弛支气管平滑肌，α效应尚可使支气管黏膜血管收缩，减轻充血、水肿，畅通小气道阻塞，起到止咳平喘作用。不过，长期反复应用，使黏膜血管收缩，水肿反而加重；α效应也可加重支气管痉挛。心血管系统：使皮肤、黏膜、内脏血管收缩，血流量减少；冠状血管扩张，血流量增加。用药后血压升高，脉压加大，心收缩力和输出量均增加。心率由于迷走神经兴奋可不变或稍慢。中枢神经系统：兴奋大脑皮质及皮质下中枢，引起兴奋、失眠、不安、震颤。口服易吸收。作用持久，$t_{1/2}$为3~4h。79%以原形经尿排泄。临床用于预防和治疗支气管哮喘发作。但对急性、重症者疗效不佳。用于蛛网膜下隙或硬膜外麻醉引起的急慢性低血压。治疗鼻黏膜充血肿胀引起的鼻塞。

治疗支气管哮喘：口服，成人常用量15~30mg，3次/d；极量60mg/次，150mg/d。儿童，0.5~1mg/kg，3次/d。皮下或肌内注射，成人，常用量15~30mg/次，45~60mg/d；极量60mg/次，150mg/d。蛛网膜下隙或硬膜外麻醉维持血压：麻醉前皮下或肌内注射，20~50mg。慢性低血压症：口服，20~50mg，2~3次/d。治疗鼻黏膜充血、水肿：0.5%~1%溶液滴鼻。

【注意与禁忌】 大量长期使用可出现兴奋、焦虑、失眠、头痛、热感、出汗等。睡前服用应加服安定等镇静催眠药。短期反复应用可出现耐药，停药数小时后可恢复。甲状腺功能亢进、高血压、动脉硬化、心绞痛者禁用。

【药物相互作用】 忌与帕吉林等单胺氧化酶抑制剂合用，以免引起高血压危象。

【规格】 片剂：15mg，25mg，30mg；注射液：30mg/1mL，50mg/1mL；滴眼剂：1%；滴鼻剂：0.5%~1%。

异丙肾上腺素[典][基] Isoprenaline（喘息定，治喘灵，Isoproterenol，Isuprel，Aludrine，Medihaler-ISO）

【药性与应用】 β受体激动剂，对β_1、β_2均有强大激动作用。主要药理作用为：作用于心脏β_1受体，使心肌收缩力加强，心率加快，传导加速，心排出量和心肌耗氧量均增加。作用于血管平滑肌β_2受体，主要扩张骨骼肌血管，其次为肾系膜血管、肠系膜血管、冠脉等，使外周阻力下降；总的效应导致收缩压升高、舒张压降低、脉压变大。作用于支气管平滑肌β_2受体，使支气管平滑肌舒张。另外则促进糖原分解、脂肪分解，增加组织耗氧量。本品口服无效，必须舌下含化，从舌下静脉丛迅速吸收。气雾吸入也迅速吸收，生物利用度可达80%~100%。临床主要用于支气管哮喘、心脏骤停、房室传导阻滞和抗休克。对于支气管哮喘，常用于控制急性发作，气雾给药。对于心脏骤停，因副作用大，成功率低，现已被肾上腺素取代。对于房室传导阻滞，静脉给药，仅限于急性期，效果短暂。应在补足血容量的基础上静脉给药。

用于支气管哮喘：舌下含服，成人常用量 10～15mg，3 次/d；极量，20mg/次，60mg/d。小儿，5 岁以上 2.5～10mg，2～3 次/d。气雾剂吸入，常用量 0.1～0.4mg；极量，0.4mg/次，2.4mg/d。2 次间隔用药不得少于 2h。用于心脏骤停：心腔内注射，0.5～1mg。用于房室传导阻滞：Ⅱ度以下，用舌下含化片，10mg，1 次/4h；Ⅲ度，心率低于 40 次/min，用 0.5～1mg 溶于 5%葡萄糖溶液 200～300mL 中，缓慢静脉滴注。用于抗休克：用法同房室传导阻滞，滴速 0.5～2μg/min，可根据心率与血压调整，使血压维持在收缩压 90mmHg、脉压 20mmHg 以上，心率 120 次/min 以下。

【注意与禁忌】 常有心悸、头痛、头晕、喉干、恶心、软弱及出汗等。对明显缺氧的哮喘，用量过大易引起心肌负荷过重，耗氧量过大，发生心律失常，甚至猝死。成人心率超过 120 次/min、小儿超过 140～160 次/min 应慎用。冠心病、心绞痛、心肌梗死、嗜铬细胞瘤、甲状腺功能亢进者禁用。舌下含服宜将药片嚼碎含于舌下，否则达不到速效。过多反复使用气雾剂可产生耐受性，使气管痉挛加重，甚至引起死亡。故应限制吸入次数与吸入量。

【药物相互作用】 ①本药与其他拟肾上腺素药物有协同作用。②三环类抗抑郁药可增强本药的升压作用。③与 MAOI、丙咪嗪、丙卡巴肼合用，可增加本药的不良反应。④禁与洋地黄类合用，因可加剧心动过速。⑤钾盐可增加本药对心肌的兴奋作用，诱发心律失常，应避免合用。⑥与普萘洛尔合用，可拮抗本药的心脏兴奋效应，减弱心肌收缩力，减慢心率，降低心脏指数。⑦与茶碱合用，可降低其血药浓度。⑧与甲苯磺丁脲合用，可影响本药的体内代谢。

【规格】 片剂：10mg，25mg；纸片：5mg；注射液：1mg/2mL，30mg/1mL，50mg/1mL；气雾剂：0.175mg×200 揿。

复方盐酸异丙肾上腺素气雾剂（愈喘气雾剂）：每瓶含盐酸异丙基肾上腺素 56mg、愈创甘油醚 70mg。按异丙基肾上腺素计，喷雾吸入 0.1～0.4mg/次；极量，0.4mg/次，2.4mg/d。

沙丁胺醇[典][基]　Salbutamol（舒喘灵，索布氨，阿布叔醇，羟甲叔丁肾上腺素，柳丁氨醇，嗽必妥，Albuterol，Ventolin，Proventil）

【药性与应用】 化学结构与异丙肾上腺素近似，为选择性 β_2 受体兴奋药，作用与后者相当或略强。在气管内吸收较慢，且不易被硫酸酯酶破坏，故作用强而持久。本品能有效抑制组胺和致过敏性迟反应物质的释放，防止支气管痉挛。口服有效，生物利用度为 30%，服后 15～30min 生效，2～4h 达峰值，持续 6h 以上。气雾吸入的生物利用度为 10%，吸入后 1～5min 生效，1h 达峰值，可持续4~6h。大部分在肠壁和肝脏代谢，进入循环的原形药物少于20%。主要经肾排泄。临床用于治疗喘息型支气管炎、支气管哮喘、肺气肿性支气管痉挛、心动过缓、传导阻滞等。

口服：成人，2~4mg，3次/d；儿童，0.1~0.15mg/kg，2~3次/d。气雾吸入：0.1~0.2mg（喷吸1~2次）/次，必要时1次/4h，但24h内不宜超过8次。粉雾吸入：成人，0.4mg，3~4次/d；儿童，0.2mg，3~4次/d。静脉注射：0.4mg，用5%葡萄糖溶液20mL或生理盐水稀释，缓慢静脉注射。静脉滴注：0.4mg，溶入5%葡萄糖溶液100mL稀释滴注。肌内注射：0.4mg/次，必要时1次/4h。

【注意与禁忌】 少数人可有恶心、头痛、头晕、心悸、手指震颤。剂量大时，可有心动过速、血压升高，减量可恢复，严重时应停药。长期用药有耐受性，甚至使哮喘加重。心血管功能不全、高血压、甲状腺功能亢进者慎用。

【药物相互作用】 ①与其他肾上腺素受体激动药或茶碱类药物合用，可增强对支气管平滑肌的松弛作用，但也增加不良反应。②与MAOI、三环类抗抑郁药、抗组胺药、左甲状腺素等合用，可增加不良反应发生率，应避免。③本药可增强泮库溴铵、维库溴铵的神经肌肉阻滞程度。④与皮质类固醇、利尿药合用，可加重低血钾程度。⑤与洋地黄类合用可增加心律失常的危险性。⑥在手术中与氟烷合用，可使子宫收缩无力，诱发大出血。⑦β受体阻滞剂可拮抗本药的支气管扩张作用，不可合用。⑧本药可降低磺胺类药的吸收率。⑨与甲基多巴合用，可出现严重的急性低血压反应。

【规格】 片剂：2mg；缓释片：4mg，8mg；控释片：4mg，8mg；胶囊：2mg，4mg，8mg；缓释胶囊：4mg，8mg；控释胶囊：4mg，8mg；糖浆：4mg/10mL；气雾剂：0.1mg×200喷；粉雾剂（胶囊）：0.2mg，0.4mg；雾化吸入溶液：100mg/20mL；注射液：0.4mg/2mL。

其他多种商用规格与用法如下：

沙丁胺醇（喘乐宁）长效片：8mg。成人，口服8mg，早晚各1次；病情严重时可增至32mg/24h；12岁以上儿童，8mg/12h。必须吞服，不可嚼碎。

沙丁胺醇（喘乐宁）气雾剂：200揿（100μg/揿）。用于吸入治疗：成人，1~2揿，3~4次/d；儿童，1揿/次，3~4次/d。为取得最佳效果，应定时吸入。

沙丁胺醇（喘乐宁）雾化溶液：5mg/mL。本品可按两种不同方法吸入：①间歇性用药，4次/d。成人，将0.5~1.0mL（2.5~5.0mg）本品溶入雾化溶液稀释成2.0~2.5mL，置于雾化器吸入；或将2mL没有稀释的雾化溶液置入雾化器吸入，直至支气管扩张。儿童12岁以下，用0.5mL雾化溶液，稀释成2.0~2.5mL，放入雾化器吸入。②连续性用药，将本品12mL稀释成100mL

(每1mL含50~100μg沙丁胺醇)，放入雾化器，给药速度一般为1~2mg/h。

沙丁胺醇（喘乐宁）注射液：注射液，0.5mg/mL；输注液，5mg/5mL。肌内注射：0.5mg/次，1次/4h。静脉注射：0.25mg/次，缓慢注入。静脉滴注，3~10μg/min，可将5mL本品溶入生理盐水500mL，配成10μg/mL，静脉滴注。

沙丁胺醇（全特宁）控释片：4mg，8mg。成人，口服8mg，2次/d；老人不必调整剂量；儿童3~12岁，4mg，2次/d。必须整片吞服，不可破碎或嚼服。

沙丁胺醇（喘宁碟）粉剂：1600μg，3200μg。使用时将吸纳器上的刺针刺入碟上的小泡，将粉末吸入。支气管痉挛：可用单剂量，200~400μg吸入。长期维持治疗或预防：400μg，3~4次/d。儿童剂量减半。

沙丁胺醇（速克喘）粉剂：200μg，400μg。吸入给药。成人急性发作，200~400μg，1次/（4~6）h；维持治疗，200~400μg，3~4次/d。儿童急性发作，吸入200μg，1次/（4~6）h；维持疗法，吸入200μg，3~4次/d。

特布他林[典]　Terbutaline（间羟叔丁肾上腺素，间羟舒喘灵，间羟舒喘宁，间羟嗽必妥，叔丁喘宁，喘康速，Brincanyl，Brethine）

【药性与应用】　一种主要作用于支气管平滑肌、子宫平滑肌的选择性β_2受体激动剂，进入人体内与β_2受体结合，使细胞内cAMP水平升高，使支气管平滑肌和子宫平滑肌舒张；并可增加气管、支气管的纤毛运动，促使黏痰稀释，阻止黏膜水肿。本品也能抑制妊娠子宫收缩，延迟妊娠后期妇女的分娩。由于本品对心脏无明显加速心率的作用，不增加心肌耗氧量，不会诱发心绞痛和心律失常，为其最突出的优点。本品结构独特，不为体内儿茶酚氧位甲基转移酶（COMT）和单胺氧化酶（MAO）所破坏，在体内存留时间较长，有效时间可达8h。本品吸收良好，1~4h达峰值，心肺中浓度为血药浓度的2倍。$t_{1/2}$为12~17h，哮喘病人为3.6h。本品不透过血-脑脊液屏障，不影响中枢系统。但可透过胎盘屏障、乳腺。口服后有肝脏首过效应，生物利用度为10%，平均体内滞留时间为9h，由尿排泄，2/3为原形。临床应用于支气管痉挛性疾病，尤适于伴有高血压、冠心病等心血管疾病的哮喘或喘息型支气管炎的病人。

口服：成人，1~2周内1.25mg，2~3次/d；以后加至2.5mg，3次/d。饭后服。如果效果不明显，可加大到5mg，3次/d。儿童，0.065mg/（kg·d），分3次服。喷雾吸入：1~2喷/次，3~4次/d；严重者可增至6喷/次；最大剂量，24喷/24h。

【注意与禁忌】　治疗剂量副作用较少，但可有震颤、强直痉挛、心悸等罕发病例，服药数日后或减少剂量即可消失。偶有恶心、胃部不适及过敏反应。甲亢未经控制者慎用。本品有升高血糖的作用，糖尿病人在控制血糖的情况下始可应用。应注意心律失常的发生。在中止妊娠时，如死胎、宫内感染、严重妊娠中毒症，应停用本品。

【药物相互作用】 ①与其他肾上腺素受体激动药合用，疗效与不良反应同时增加。②MAOI、三环类抗抑郁药、抗组胺药、左甲状腺素等，可增加本药的不良反应，上述药物停药2周后，始可慎重应用本药。③与拟交感胺类药合用，对心血管产生有害影响，故应避免。④与咖啡因或解除充血药合用，可增加心脏的不良反应。⑤与琥珀胆碱合用，可增强后者的肌松作用。⑥β受体阻滞药能拮抗本药作用，降低疗效，诱发哮喘，造成严重支气管痉挛，故禁止合用。⑦与茶碱合用，可降低茶碱浓度，增强支气管平滑肌的舒张，但加重心悸等不良反应。⑧本药可减弱胍乙啶的降压作用。⑨应用非保钾利尿药可引起低血钾。

【规格】 片剂：2.5mg，5mg；胶囊：1.25mg，2.5mg；颗粒：1.25mg；口服液：300mg/100mL；注射液：0.25mg/1mL，0.5mg/2mL；注射剂：0.25mg，1mg；气雾剂：25mg/2.5mL，50mg/2.5mL，100mg/10mL；吸入粉雾剂：0.5mg；雾化溶液：5mg/2mL。

奥西那林 Orciprenaline（间羟异丙肾上腺素，异丙喘宁，羟喘，Metaproterenol，Alupent，Metaprel）

【药性与应用】 选择性$β_2$受体激动剂，但选择性不及沙丁胺醇。吸入时气管扩张作用与异丙肾上腺素相似，但对心脏的兴奋作用较弱。也因其不被COMT代谢灭活而在体内作用时间较长。口服作用与麻黄碱类似。吸入和口服均可明显改善肺功能，使其增加15%。口服30min起效，0.5~1.5h达峰值，持续1~5h。临床用于支气管痉挛性疾病，如支气管哮喘、喘息型支气管炎、慢性支气管炎和肺气肿、肺心病发生的支气管痉挛等。

口服：成人，10~20mg，3次/d；儿童，7.5~30mg/d。气雾吸入：0.65~1.95mg（喷吸1~3次），4~6次/d；最大量7.8mg（喷吸12次）/d。

【注意与禁忌】 过量可致心悸、高血压、震颤、头痛、恶心等，亦可有排尿困难。冠心病、心功能不全、高血压病、甲状腺功能亢进者慎用。

【规格】 片剂：10mg，20mg；糖浆：500mg/250mL，960mg/480mL；气雾剂：300喷×225mg；鼻喷剂：每喷0.65mg；吸入液：500mg/10mL，1.5g/30mL。

非诺特罗 Fenoterol（酚间羟异丙肾上腺素，酚丙喘宁，酚丙喘定，Berotec）

【药性与应用】 间羟异丙肾上腺素衍生物，选择性$β_2$受体兴奋剂，其扩张支气管平滑肌的作用较异丙肾上腺素和沙丁胺醇强而持续时间长。此外，尚有抗变态反应作用，能抑制肥大细胞释放组胺，抑制被动皮肤过敏反应及哮喘，促进呼吸道纤毛运动，增加呼吸道黏液清除。吸入给药后 3min 见效，可维持支气管扩张约 8h 左右。临床用于支气管痉挛性疾病，如支气管哮喘、喘息型支气管炎、支气管扩张、肺气肿、肺心病等。对儿童急性支气管痉挛更有良好效果。

口服：2. 5mg，3 次/d。

【注意与禁忌】 治疗剂量不良反应较轻，偶有手指细震颤、心悸、心动过速、头晕、头痛等。过量则上述反应加重。也有胸闷、收缩压上升、舒张压下降、脉压加大等不良反应。久用可产生耐受性。甲状腺功能亢进、主动脉狭窄及心动过速者禁用。孕妇忌用。糖尿病、器质性心血管疾病者慎用。

【药物相互作用】 ①与茶碱类合用，增强支气管平滑肌舒张作用，同时增强不良反应。②与其他 β 受体激动剂合用，治疗作用与不良反应同时加强，并可造成严重低血钾症。③与 MAOI 合用，可出现心动过速、兴奋、轻度狂躁等不良反应。④右苯丙胺和芬氟拉明合用，可能引起 5-羟色胺综合征，表现为高血压、体温过低、肌阵挛和精神状态改变。⑤本药与热带、亚热带出产的金丝桃素、金丝桃苷合用，有发生 5-羟色胺综合征的可能。

【规格】 片剂：2. 5mg；气雾剂：0. 67mg×300 喷。

氯丙那林[典]　Clorprenaline（氯喘通，氯喘，喘通，邻氯喘息定，Isoprophenamine，Asthone）

【药性与应用】 选择性 β_2 受体激动剂，但选择性低于沙丁胺醇。有明显的支气管平滑肌扩张作用。对心肌的兴奋作用弱，仅为异丙肾上腺素的 1/3。口服后 15~30min 生效，1h 达峰值，持续 4~6h。气雾吸入 5min 左右可缓解支气管痉挛。临床用于支气管痉挛性疾病并改善肺功能，如支气管哮喘、喘息型支气管炎、慢性支气管炎、肺气肿、肺心病等。

口服：5~10mg，3 次/d。为预防支气管痉挛的夜间发作，可于睡前加服 5~10mg。气雾吸入：6~10mg/次。

【注意与禁忌】 用药开始 3d，偶有心悸、手指震颤、头痛、胃肠道反应。继续用药多可自行消失。高血压、甲亢、心律失常者慎用。

【药物相互作用】 ①与茶碱等磷酸二酯酶抑制剂或支气管扩张药合用，扩张支气管、缓解哮喘的能力加强，不良反应也同时加强。②与肾上腺素、异丙肾上腺素交感胺类合用，可引起心悸、心律失常、心动过速，应予避免。

【规格】 片剂：5mg；气雾剂：2%溶液。

复方氯喘通（复方氯丙那林）片：每片含盐酸氯丙那林 5mg、盐酸溴己新

10mg、盐酸去氯羟嗪25mg。1片/次，3次/d。

妥洛特罗 Tulobuterol（叔丁氯喘通，妥布特罗，丁氯喘，氯丁喘安，喘舒，Chlobamol，Lobuterol）

【药性与应用】 选择性β_2受体激动剂，对支气管平滑肌有强而持久的舒张作用，对心肌的兴奋性则较弱。其兴奋支气管平滑肌的作用是氯丙那林的2~10倍，对心肌的兴奋作用仅为异丙肾上腺素的1‰。除有明显平喘作用外，本品尚有止咳、祛痰作用。口服5~10min起效，维持4~6h。主要用于支气管痉挛性疾病的防治，解除支气管痉挛，达到平喘目的。

口服：0.5~2mg，3次/d。

【注意与禁忌】 偶有心悸、手指震颤、心动过速、头晕、恶心、上腹部不适，停药后可消失。偶有过敏反应，应立即停药。高血压、冠心病、心功能不全、甲亢、糖尿病者慎用。

【药物相互作用】 ①与肾上腺素、异丙肾上腺素合用，可加强本药的心脏兴奋作用，易致心律失常，应避免合用。②与MAOI合用，可出现心动过速、狂躁等不良反应。

【规格】 片剂：0.5mg，1mg。

复方妥洛特罗（复方叔丁氯喘）片：每片含盐酸妥洛特罗1.5mg、盐酸溴己新15mg、盐酸异丙嗪6mg。口服，1片/次，2~3次/d。

克仑特罗[典] Clenbuterol（双氯醇胺，氨哮素，克喘素，NAB-365，Spiropent）

【药性与应用】 强效选择性β_2受体激动剂，对支气管平滑肌选择性松弛，作用强而持久，为沙丁胺醇的100倍，而对心血管系统影响少。哮喘病人服本品30μg，即可明显改善肺功能，如提高时间肺活量、最大呼吸流速，降低气道阻力等。其平喘疗效较特布他林强160余倍，并能增强呼吸道的纤毛运动，有助于痰液排出，加强平喘效果。口服10~20min起效，2~3h达峰值，维持5h以上。气雾吸入5~10min起效，维持2~4h。直肠给药10~30min起效，维持8~24h。临床用于治疗支气管痉挛相关性疾病，如支气管哮喘、喘息型支气管炎，以及其他累及呼吸道疾病引起的支气管痉挛等。

口服：20~40μg，3次/d。舌下含服：60~120μg/次，可先将半量含服，待缓解后再口服余量。气雾吸入：10~20μg，3~4次/d。直肠给药：60μg，2次/d，也可于睡前给药1次。

【注意与禁忌】 少数人可有轻度心悸、手指震颤、头晕等副作用，可随服用时间延长自然消失。心律失常、高血压、甲亢者慎用。

【药物相互作用】 ①与其他β受体激动剂合用，有增加心血管不良反应风险，应予慎重。②与MAOI合用，可造成心动过速、激动、狂躁，应注意避免，并间隔2周以上用药。③与三环类抗抑郁药合用，可加重本药对心血管的影响，应间隔2周以上用药。④合用非保钾利尿剂可诱发急速低钾血症，应慎重。⑤与β受体阻滞剂合用，二者相互抑制，应慎重。

【规格】 片剂：20μg，40μg；栓剂：60μg；膜剂：60μg，120μg；气雾剂：2mg×200喷；吸入粉雾剂：20μg。

喘立平气雾剂：每瓶含本品1.5mg、洋金花总碱5mg。吸入，3~4次/d。

舒喘平胶囊：由克仑特罗、二羟丙茶碱、山莨菪碱、盐酸去氯羟嗪、溴己新组成，具有平喘、祛痰的作用。口服，1~2粒，3~4次/d；症状缓解后改为1次/d。青光眼、心动过速、高血压、甲亢、前列腺肥大者慎用。必要时应在专科医生指导下用药。

丙卡特罗[典]　Procaterol（普鲁卡地鲁，美喘清，Meptin）

【药性与应用】 强效选择性β_2受体激动剂，对支气管平滑肌选择性强，作用强、持续时间长；兼有较强的抗过敏作用，对诱发组胺释放的抑制作用比异丙肾上腺素强10倍，比沙丁胺醇强100倍。并可增强呼吸道的纤毛运动。对气道阻塞引起的呼吸困难有明显缓解作用。口服本品1h起效，2h达峰值，维持时间达12h。本品主要在肝脏及小肠中代谢，由尿液及粪便中排出。$t_{1/2}$为8.4h。临床用于治疗气道阻塞、痉挛引起的各种疾病。最常见的如支气管哮喘、喘息型支气管炎、慢性支气管炎、肺气肿、肺心病等。

口服：成人，25μg，早晚各1次；或睡前顿服50μg。6岁以上儿童服半量。

【注意与禁忌】 最主要的副作用为心悸、头晕、头痛、鼻塞、嗜睡、上腹部不适与肌颤，停药后可恢复正常。偶有口渴、头痛、眩晕、失眠等。个别可有过敏性皮疹。对本品过敏者、早产儿、新生儿、婴幼儿、严重心脏病者禁用。甲亢、高血压、心血管疾病、糖尿病者慎用。妊娠期一般不用。疗效不佳时应停药，不可加量，否则易引起心律失常，甚至猝死。本品对变应原引起的皮肤反应有抑制作用，如需做皮试，应在中止本品使用12h后进行。

【药物相互作用】 ①与肾上腺素、异丙肾上腺素等拟交感胺类药合用，可引起心律失常与停搏，应避免。②与MAOI合用，可增加本药不良反应。③本药与茶碱类合用可增强疗效，但心律失常等不良反应发生率也可增加。④与黄嘌呤类衍生物、甾体激素、利尿药合用时，可增加降低血钾的作用，注意监测。

【规格】 片剂：25μg，50μg；胶囊：25μg；口服液：2.5mg/500mL；气

雾剂：2mg（每揿 10μg）。

瑞普特罗 Reproterol（茶丙特罗，茶丙喘宁，Brochospasmin）

【药性与应用】 较高选择性 β_2 受体兴奋剂，对支气管平滑肌有较强的舒张作用，可解除支气管痉挛，而对心率、心排出量和血压等无明显影响。临床证明其扩张支气管的作用比奥西那林强，气雾吸入后 1min 即可起效，口服 30min 显效，作用时间至少维持 4～6h。临床用于支气管痉挛性疾病，如支气管哮喘、喘息型支气管炎、肺心病有气喘症状者。

口服：10～20mg，3 次/d。缓慢静脉注射：0.09mg/次，必要时 10min 后重复 1 次。气雾吸入：0.5～1mg/次，一般可连用 1～2 次；超过 2 次者效果不佳。

【注意与禁忌】 偶可引起手颤、心悸、眩晕、不安等反应。敏感者可出现头痛。大剂量可出现心动过速。心肌梗死、甲亢、嗜铬细胞瘤者禁用。

【药物相互作用】 不宜与其他 β_2 受体激动药合用，以免引起不良反应。

【规格】 片剂：10mg；注射剂：0.09mg。

沙美特罗 Salmeterol（施立稳，施立碟，Serevent，Seredisk）

【药性与应用】 由沙丁胺醇衍变而来，与 β_2 受体更能紧密结合，产生更为持久的激动作用。用于长期治疗支气管痉挛性疾病，其中包括夜间哮喘和运动诱发性哮喘、慢性支气管炎和肺气肿产生的可逆性气道阻塞。

仅用于吸入法给药。施立碟须配合碟式吸入器使用。气雾剂：2 揿/次，2 次/d；碟式：1 个药泡（50μg）/次，2 次/d。气道严重阻塞病人可吸入 4 揿气雾剂或 2 个碟泡，仍均为 2 次/d。老年人或肾衰竭者不必调整剂量。

【注意与禁忌】 应特别注意，本药有增加哮喘及相关死亡的风险，所以应只能在其他药物治疗无效时，作为补充治疗。

对本药过敏、主动脉瓣狭窄、心动过速、重症甲状腺功能亢进患者禁用。

慎用于高血压、冠心病、QT 间期延长、糖尿病诸类患者及非重症甲状腺功能亢进。

12 岁以下儿童的用药安全性和有效性尚不明确，应慎用。老人亦应慎用。妊娠安全性为 C 级。哺乳妇应用时应权衡利弊。

本药耐受性良好，不良反应轻微。常见的有恶心、呕吐、倦怠、不适、肌阵挛；可有低血钾、心动过速、异常支气管痉挛；少见头痛、心悸；极少见震颤、喉痉挛、喘鸣、窒息。

【药物相互作用】 ①与茶碱类支气管扩张药可产生协同作用，用时应调整剂量。②与沙丁胺醇等短效 β 受体激动剂合用，可改善通气而不增加不良反应。③与 MAOI 合用，可增加心悸、激动或狂躁的发生，应避免合用。④与三环类抗抑郁药合用，可产生心血管病理性兴奋性，两药应间隔 2 周以上应用。⑤黄嘌呤衍生物、激素、利尿剂与本药合用，可促发低钾血症。⑥与保钾利尿剂合用，尤其在本药超剂量时，可使患者心电图异常或低血钾加重。⑦与非选择性 β 受体阻断药合用，可降低本药疗效，甚至发生严重支气管痉挛。

【规格】 气雾剂：25μg×200 揿，25μg×60 揿，25μg×120 揿；碟式吸入剂：每个药泡含本药 50μg。

沙美特罗替卡松　Salmeterol Xinafoate and Fluticasone Propionate（沙美特罗丙酸氟替卡松，沙美特罗羟萘酸盐丙酸氟替卡松，舒利迭，Seretide）

【药性与应用】 本药主要成分为沙美特罗（羟萘酸盐形式）、丙酸氟替卡松。临床适用于对哮喘进行常规治疗患者的联合用药（长效 β_2 受体激动药和吸入型皮质激素），其中包括接受吸入型皮质激素治疗，症状未被充分控制的患者；接受吸入型皮质激素和长效 β_2 受体激动药治疗，症状得到充分控制的患者。

经口吸入给药：吸入剂，根据病情的严重程度，1 次 1 吸（以沙美特罗计 50μg，2 次/d）。如病情得到控制，对需长效 β_2 受体激动剂的患者，可逐渐减量至 1 次/d，于发作前用药。

气雾剂，一次 2 揿（以沙美特罗计 50μg），2 次/d。

【注意与禁忌】 肾上腺素受体激动药可增加哮喘与相关死亡风险。慎用于肺结核、严重心血管疾病、糖尿病、低血钾、甲状腺功能亢进等患者。4 岁以下儿童安全性、有效性尚未确定。妊娠安全性 C 级。哺乳妇应权衡利弊。

不良反应：支气管异常痉挛、喘鸣加重，肾上腺功能抑制、发育迟缓、骨矿物质密度降低、白内障、青光眼等；声音嘶哑、头痛、咽喉部假丝酵母菌病、震颤、β_2 受体激动剂不良反应、肌痛、肌痉挛、房颤、室上速等，发病率在1%~10%。

【药物相互作用】 ①与其他同类药物合用，可产生药效与不良反应的叠加作用。②利托那韦（细胞色素 P4503A4 强抑制药）可使丙酸氟替卡松血药浓度大幅度升高，导致血清皮质醇浓度明显降低，出现库欣综合征及肾上腺功能抑制等，应避免合用，除非临床十分需要。③酮康唑与利托那韦一样，可使丙酸氟替卡松系统暴露量增加。

【规格】 粉吸入剂：28 吸（沙美特罗 1. 4mg、丙酸氟替卡松 2. 8mg），28 吸（沙美特罗 1. 4mg、丙酸氟替卡松 7mg），28 吸（沙美特罗 1. 4mg、丙酸氟替卡松 14mg），60 吸（沙美特罗 3mg、丙酸氟替卡松 6mg），60 吸（沙美特罗 3mg、丙酸氟替卡松 15mg），60 吸（沙美特罗 3mg、丙酸氟替卡松 30mg）；气雾剂：60 揿（沙美特罗 1.5mg、丙酸氟替卡松 3mg），60 揿（沙美特罗 1.5mg、丙酸氟替卡松 7.5mg），60 揿（沙美特罗 1.5mg、丙酸氟替卡松 15mg），120 揿（沙美特罗 3mg、丙酸氟替卡松 6mg），120 揿（沙美特罗 3mg、丙酸氟替卡松 15mg），120 揿（沙美特罗 3mg、丙酸氟替卡松 30mg）。

喘敌素 Cycloclenbuterol

【药性与应用】 作用机制与克仑特罗相同，能选择性激动支气管平滑肌 β_2 受体，解除支气管痉挛而平喘。但起效和维持疗效时间均较克仑特罗为长。口服 15min 起效，作用维持时间约为 4.5h。临床用于支气管痉挛引起气道狭窄、肺通气障碍导致的各类疾病，如支气管哮喘、喘息型支气管炎、慢性支气管炎、肺气肿、急性支气管炎以及百日咳等引起的气喘。

口服：成人，20~40μg，3 次/d；儿童半量。

【注意与禁忌】 个别人可出现心悸、手颤、恶心、口干、头昏、失眠等。如每次口服 20μg，则上述反应甚少出现。

【规格】 片剂：20μg。

海索那林 Hexoprenaline（息喘酚，六甲双喘定，Ipradol，Etoscol）

【药性与应用】 新型选择性 β_2 受体激动剂，其扩张支气管平滑肌、抑制过敏物质释放、升高血糖等 β_2 受体激动效应与异丙肾上腺素类似，但比沙丁胺醇强。对心肌 β 受体的激动作用仅为异丙肾上腺素的 1/10，对心率、血压等心血管系统的影响较小。在体内不被儿茶酚氧位甲基转移酶破坏，作用维持时间较长。本品对哮喘者的动脉血压无不良影响。此外，对子宫平滑肌 β_2 受体亦有较高的选择性激动作用，可松弛妊娠期子宫平滑肌。口服、静脉注射、吸入均有效。气雾吸入 2~3min 即生效，可维持 3~5h。没有蓄积性。临床用于所有支气管痉挛性疾病的治疗。也用于解除分娩时子宫收缩过度引起的胎儿窒息状态，以及早产先兆的保胎。

用于平喘：气雾吸入，100~250μg，3~4 次/d；口服，常用量0.5~1mg，3 次/d。小儿按 0.02mg/（kg·d）给药，分 3 次服用。对严重支气管痉挛持续状态，可在 5μg/2min 的范围内静脉注射。用于分娩胎儿宫内窒息：静脉注射，10μg/4min。用于先兆早产：可将本品稀释后静脉滴注。

【注意与禁忌】 少数人用药后有心悸、肌肉震颤、纳差、口干、恶心、头晕等，一般不影响治疗，必要时可减量或停药。甲亢、心脏病、糖尿病、高血压者慎用。

【规格】 片剂：0.5mg；气雾剂：0.5%溶液；注射剂：5μg。

甲氧那明　Methoxyphenamine（喘咳宁，Orthoxine）

主要激动β受体，对α受体作用极弱。平喘作用较麻黄碱强。心血管系统副作用较少。用于支气管哮喘，特别是不能耐受麻黄碱者。尚用于咳嗽、过敏性鼻炎和荨麻疹。偶有口干、恶心、失眠、心悸等副作用。

口服：50~100mg，3次/d。5岁以上儿童，25~50mg，3次/d。肌内注射：20~40mg/次。

片剂：50mg；注射液：40mg/2mL。

利米特罗　Rimiterol（哌喘定，立灭喘，Asmaten）

短效选择性$β_2$受体激动剂，平喘作用与异丙基肾上腺素相似，但兴奋心脏作用甚弱。用于支气管痉挛性疾病，如支气管哮喘、喘息型支气管炎等。不良反应偶有心动过速、肌肉震颤等反应。甲亢者慎用。

气雾吸入：0.1~0.5mg/次，重复用药应间隔1h以上，不超过8次/d。

气雾剂：0.5%~1%。

比托特罗　Bitolterol（双甲苯喘啶，Effectin）

选择性$β_2$受体激动剂，用于缓解支气管痉挛引起的支气管哮喘、喘息型支气管炎等阻塞性呼吸系统疾病所致的气喘。其疗效与特布他林相等。不良反应偶有头痛、手指震颤、心悸、胃肠道反应。高血压、甲亢、糖尿病者慎用。

口服：4~8mg，3次/d。

片剂：4mg。

吡布特罗　Pirbuterol（吡丁舒喘宁，吡舒喘宁，Exirel）

选择性$β_2$受体激动剂，解除支气管痉挛的作用优于沙丁胺醇。用途同沙丁胺醇。副作用也与沙丁胺醇相似。

口服：10~15mg，3次/d。

片剂：10mg。

芬司匹利　Fenspiride（螺癸酮喘通，Spiramon，Pneumorel Retard）

扩张支气管平滑肌的作用介于异丙肾上腺素和茶碱之间。能降低气道阻力。尚有解热、镇痛、抗感染作用。用于支气管痉挛和气道阻塞性疾病。如支气管哮喘、慢性支气管炎、肺功能不全等。可有头昏、失眠等副作用。

口服：50~100mg，3次/d。

片剂：50mg。

第二节 M 受体拮抗剂

异丙托溴铵[基] Ipratropine（异丙阿托品，Atrovent，SCH1000）

【药性与应用】 对支气管平滑肌有较高选择性，强效抗胆碱药，对支气管平滑肌有较强舒张作用；对呼吸道腺体和心血管系统则无明显作用。用药后痰液的黏滞度无明显改变，因而无稀释痰液的作用。本品为季铵盐，口服不易吸收。气雾吸入后 5min 起效，30～60min 达峰值，维持 4～6h。临床用于防治支气管痉挛性疾病，如哮喘、喘息型支气管炎等。尤适用于对 β 受体激动剂的副作用不能耐受者，如肌肉震颤、心动过速等。

气雾加入：40～80μg，4～6 次/d。

【注意与禁忌】 少数人吸入后有口苦、口干等，但不影响用药。

【药物相互作用】 ①本药与非诺特罗、色甘酸钠、茶碱、沙丁胺醇可相互增加疗效。②金刚烷胺、吩噻嗪类抗精神病药、三环类抗抑制药、MAOI 及某些抗组胺药可增强本药效果。③β 受体激动剂、黄嘌呤制剂，可增强本药支气管扩张作用；闭角型青光眼患者合用本药与上述制剂，可诱发青光眼发作。

【规格】 气雾剂：10mL(20μg×200 喷)；雾化溶液：0. 25mg/2mL，0. 5mg/2mL，5mg/20mL。

噻托溴铵 Tiotropium Bromide（思力华，天晴速乐，Spiriva）

【药性与应用】 本药属长效 M 型胆碱受体拮抗剂，其抑制醋甲胆碱诱导的支气管收缩作用可持续 24h，且呈剂量依赖性。其改善肺功能疗效优于异丙托溴铵，每日吸入单剂量 18μg，改善肝功能的疗效可维持达 1 年，并降低呼吸困难、病情恶化和住院治疗的发生率。

本药吸入后 30 min 起效，持续时间至少 24h，吸入 t_{max} 5 min。74%药物以原形经肾排出，仅 14%由肾外排泄。母体化合物的终末半衰期 5～6d。

吸入给药：18μg，1 次/d。

【注意与禁忌】 对本药、阿托品及其衍生物（如异丙托溴铵）过敏者禁用。慎用于闭角型青光眼、前列腺增生、膀胱颈梗阻、重度肾功能不全患者。儿童的有效性和安全性未确立，不推荐 18 岁以下患者应用本药。孕妇和哺乳妇应用应权衡利弊。

不良反应常见的有鼻窦炎、口干、便秘、咽炎；少见的有心动过速、心悸、排尿困难、尿潴留、全身性过敏反应；其他可有声嘶、视物模糊、青光眼、视物晕轮或彩色影像、皮疹、真菌感染等。

【药物相互作用】 ①尚未对本药与其他抗胆碱药物合用进行研究，因此不推荐与其他抗胆碱药物合用。②食物对本药吸收无影响。

【规格】 粉雾剂：18μg（以噻托铵计）。

异丙东莨菪碱 Isopropylscopolamine

【药性与应用】 抗胆碱支气管扩张药，能解除慢性呼吸道阻塞和痉挛。其平喘作用与异丙托溴铵相似，但起效快，气雾吸入后30~60min达峰值。其抗胆碱作用与东莨菪碱相似，但对唾液腺的分泌抑制较弱。对心血管的副作用比β受体激动剂小。其优点是扩张支气管的作用与某些β_2受体激动剂相当而无心血管副作用和对骨骼肌的影响。药代动力学实验表明，大鼠腹腔给药45min后血药浓度达峰值，体内分布广，可通过血-脑脊液屏障。$t_{1/2}$为8~63h。主要由肾脏排泄。临床适用于慢性阻塞性肺疾病，尤其是慢性喘息型支气管炎、慢性内源性支气管哮喘。

气雾给药：2~3喷/次（相当于本品120~180μg），2~4次/d。

【注意与禁忌】 偶有轻度口干、恶心，可自行消失。长期反复应用，须注意肾功能变化，应进行监测。

【规格】 气雾剂：14g（内含本品12mg）。

第三节 磷酸二酯酶抑制剂

氨茶碱[典][基] Aminophylline（Aminodur）

【药性与应用】 茶碱与乙二胺的复合物，主要作用是松弛支气管平滑肌，抑制过敏介质释放，减轻支气管黏膜充血、水肿；增强呼吸肌收缩力，减少其疲劳；低剂量增加心肌收缩力和心排出量；舒张冠状动脉、外周血管与胆管；增加肾血流量、肾小球滤过率，减少肾小管对钠的重吸收并利尿。口服吸收完全，生物利用度为96%。用药1~3h达峰值。80%~90%在肝内代谢。正常人$t_{1/2}$为7~11h，早产儿、新生儿、肝硬化、心力衰竭等可延长达60h或以上。临床常用于支气管痉挛、气道阻塞等喘息型疾患，治疗急性心功能不全和心源性哮喘、胆绞痛。

口服：成人，0.1~0.2g，3次/d。小儿，3~5mg/kg，3次/d。目前主张在病人可耐受的情况下，适当增加剂量，以提高疗效。肌内或静脉注射：常用量0.25~0.5g，2次/d；以50%葡萄糖溶液20~40mL稀释，缓慢静脉注射，不得少于10min。或以5%葡萄糖溶液500mL稀释，静脉滴注。直肠给药：栓剂或保留灌肠，0.3~0.5g，1~2次/d。

【注意与禁忌】 本品碱性较强，有局部刺激作用，口服可引起恶心、呕吐。口服 1 次最大耐受量 0.5g，可餐中或餐后服用。肌内注射因刺激性大，现已不用。静脉注射过快或浓度过高（>25μg/mL）可引起心悸、头晕、心律失常、惊厥，甚至猝死，故必须稀释后缓慢静脉滴注。可有少数人因中枢兴奋而激动不安。剂量过大可发生谵妄、惊厥，可给予镇静药对抗。急性心肌梗死伴有血压显著降低者忌用。不可露置空气中，以免变黄失效。

【药物相互作用】 ①与茶碱或黄嘌呤类合用，作用增强，不良反应加多。②与美西律合用，本药血浓度升高，需调整剂量。③与地尔硫䓬、维拉帕米合用，本药浓度升高，毒性增强。④与某些抗菌药合用，本药血浓度升高，毒性增强，其中以红霉素、依诺沙星最为显著。⑤与西咪替丁、普罗帕酮、妥卡尼、咖啡因、大蒜新素、口服避孕药合用，均可通过不同途径使本药血浓度升高，毒性增强，应予注意或调整剂量。⑥与麻黄碱及其他拟交感胺类支气管扩张药合用，既有协同作用，也增加毒性。⑦与普萘洛尔等非选择性 β 受体阻滞药合用，药理作用相互拮抗，同时本药血浓度升高。⑧本药可提高心肌对洋地黄的敏感性，使其毒性增强。⑨与氟烷合用，可导致心律失常。⑩硫酸镁可拮抗本药所致的室性心律失常。⑪与碱性药物合用本药排泄减少，与酸性药物合用则排泄增加。⑫与稀盐酸合用，可使本药的小肠吸收减少。⑬活性炭可吸附本药，使其血药浓度下降。⑭泼尼松、巴比妥类、利福平、卡马西平、异丙肾上腺素、异烟肼、呋塞米均使本药血浓度降低。⑮本药与苯妥英钠合用，二者血药浓度均下降。⑯本药加速锂盐从肾脏排出，使其疗效下降。⑰本药灭活青霉素，使其失效。⑱与氯胺酮合用，降低机体惊厥阈，促发惊厥。⑲尼古丁增加茶碱代谢，降低其疗效，故吸烟者剂量宜加大。

【规格】 片剂：50mg，100mg，200mg；缓释片：100mg；肠溶片：50mg，100mg，200mg；注射液（肌内注射用）：125mg/2mL，250mg/2mL，500mg/2mL；注射液（静脉注射用）：250mg/2mL，500mg/2mL，250mg/10mL；氯化钠注射液：100mL（无水茶碱 200mg、氯化钠 900mg）；注射剂：250mg，500mg；栓剂：250mg，360mg。

复方长效氨茶碱片：白色外层含氨茶碱 100mg、氯苯那敏 2mg、苯巴比妥 15mg、氢氧化铝 30mg；棕色内层含氨茶碱和茶碱各 100mg。外层在胃液内迅速崩解，而呈速效；内层在肠液内缓慢崩解，以维持药效。口服：1 片，1~2 次/d。

止喘栓：成人用，每粒含氨茶碱 0.4g、盐酸异丙嗪 0.025g、苯佐卡因 0.045g；小儿用，各种成分剂量减半。1 粒/次，睡前塞入肛门。

喘静片：含氨茶碱、咖啡因、苯巴比妥、盐酸麻黄碱、远志流浸膏。口服：1~2 片，3 次/d；极量，8 片/d。

多索茶碱[典]　Doxofylline（Ansimar）

【药性与应用】　本药为甲基黄嘌呤衍生物，为支气管扩张药，通过抑制平滑肌细胞内在磷酸二酯酶松弛支气管平滑肌以抑制哮喘的发作。此外尚可抑制血小板活化因子，诱导收缩，以及继发性血栓素 A_2 的生成，还可抑制白三烯 C_4 的生成。与氨茶碱相比，本药较少引起中枢、胃肠道及心血管等肺外组织的不良反应，且舒张支气管作用较氨茶碱强 10~15 倍。但大剂量仍可引起血压下降。

临床用于支气管哮喘、哮喘性支气管炎，以及其他支气管痉挛引起的呼吸困难。

口服给药：①支气管哮喘：400mg，2~3 次/d；②慢性阻塞性肺疾病：400mg，2~3 次/d。

静脉给药：用于支气管哮喘急性发作，单次静脉给予 100~200mg；或稀释后给予 3~5mg/(kg·d)。

【注意与禁忌】　对本药或黄嘌呤衍生物过敏者、急性心肌梗死、哺乳妇禁用。慎用于溃疡病、慢性肺心病、快速性心律失常、冠心病、严重低氧血症、高血压、甲状腺功能亢进、肝病、肾功能不全合并感染、癫痫发作。

不良反应：少数患者可有心悸、心动过速、心动过速、期前收缩、气短、高血糖、蛋白尿、食欲差、恶心、呕吐、上腹部不适、头痛、失眠、易怒等。

【药物相互作用】　①巴比妥类、大环内酯类药（如红霉素）均对本药的影响不明显。②食物可降低本药的血药浓度与达峰时间。

【规格】　片剂：200mg，300mg，400mg；胶囊：200mg；散剂：200mg；注射液：100mg/10mL，300mg/100mL，300mg/250mL。

二羟丙茶碱[典]　Diprophylline（喘定，甘油茶碱，Dyphylline）

【药性与应用】　解除支气管痉挛的作用类似于氨茶碱。但本品 pH 值近中性，对胃的刺激性小，口服易耐受，剂量可增加。口服生物利用度为 72%。心脏兴奋作用仅为氨茶碱的 1/20~1/10。因此，心血管系统的副作用亦较氨茶碱为轻。应用同氨茶碱，均为平喘药。更适合于伴有心动过速的支气管痉挛性疾病的病人。

口服：0.2g，3 次/d。肌内注射：0.25~0.5g/次。静脉滴注：用于严重哮喘发作，1~2g/d，加入 5%葡萄糖溶液 250~500mL 中滴注。

【注意与禁忌】　偶有口干、恶心、心悸、多尿。大剂量可致中枢兴奋，可预服安定等镇静药预防。

【药物相互作用】　①本药与麻黄碱或其他交感胺类药有协同扩张支气管作用。②苯妥英、卡马西平、西咪替丁、咖啡因或其他黄嘌呤类药可增加本药的作用与毒性。③克林霉素、林可霉素及某些大环内酯类、喹诺酮类抗生素可升高本药血药浓度，甚至出现毒性反应，应注意调整剂量。④丙磺舒升高本药血药浓度，有导致中毒的危险。⑤与普萘洛尔等非选择性β受体阻滞剂合用，可拮抗本药的扩张支气管作用。⑥本药与碳酸锂协同降低血药浓度，降低各自疗效。⑦吸烟者对本药的代谢加快，用药量应加大。

【规格】 片剂：100mg，150mg，200mg，250mg；糖浆：100mg/5mL；栓剂：250mg，400mg，500mg；注射液：250mg/1mL，250mg/2mL，500mg/2mL，250mg/100mL。

胆茶碱[典] Choline Theophylline（Oxtriphyline，Cholinophylline，Choledyl）

【药性与应用】 为茶碱与胆盐的复盐，含无水茶碱60%～64%，是水溶性氨茶碱的5倍，作用与氨茶碱相似，但疗效较差。口服易吸收，对胃的刺激性小，可耐受较大剂量。3h达峰值。对心脏和神经系统的影响较小。临床主要用于支气管痉挛引起的哮喘，也用于心源性哮喘、肺心病等。

口服：0.1～0.2g，2～3次/d；极量，0.5g/次，1g/d。

【注意与禁忌】 偶有口干、恶心、心悸、多尿等副作用。

【规格】 片剂：0.1g，0.2g；糖浆：1.24%。

巴米茶碱 Bamiphylline（苄乙胺茶碱，Bamifylline，Trentadil）

【药性与应用】 茶碱衍生物，作用与氨茶碱相似，强度明显增强，$t_{1/2}$延长至20.5h，对胃黏膜刺激小。口服吸收好，30min达峰值。用于支气管痉挛、呼吸道阻塞的各类病人，如支气管哮喘、喘息型支气管炎、心源性哮喘、肺心病等。

口服：成人300～600mg，3次/d。静脉注射：300～600mg，加入葡萄糖溶液中稀释，缓慢静脉注入。

【注意与禁忌】 可有皮肤过敏、眩晕、嗜睡等不良反应。

【规格】 片剂：0.15g；注射剂：0.3g。

甘氨茶碱钠 Theophylline Sodium Glycinate（茶碱甘氨酸钠，甘非林，Glynazan，Glytheonate，Theoglycinate，Theophylline Sodium Aminoacetate）

【药性与应用】 为茶碱与甘氨酸的混合物，含无水茶碱49%～52%，作用同茶碱，但较稳定，疗效较好。临床用途同氨茶碱，主要用于支气管痉挛引起的气道阻塞诸种疾病。

口服：成人，0.3g/次，3次/d。儿童1～6岁，60～120mg，3次/d；6～12岁，120～180mg，3次/d。吸入：2mL，2次/h。直肠给药：0.8g，2次/d。

【注意与禁忌】　同氨茶碱，但较轻。

【药物相互作用】　①与地尔硫䓬、维拉帕米、西咪替丁、咖啡因或其他黄嘌呤类药、美西律合用均增加本药血药浓度与毒性。②与某些抗菌药物，如大环丙酯类、喹诺酮类，以及克林霉素、林可霉素合用，均可增加本药血药浓度与毒性，合用时应适当减量。③苯巴比妥、苯妥英、利福平均可诱导肝酶，使本药与它们的血药浓度均下降。合用时注意调整剂量。④本药增加锂盐的肾脏排泄，降低其疗效。

【规格】　片剂：330mg（无水茶碱为 165mg），300mg；胶囊：138mg（以无水茶碱计）；栓剂：800mg；气雾剂：5%～10%；注射剂：400mg。

茶碱[典][基]　Theophylline

作用与应用、注意事项均同氨茶碱，可参阅。

口服：片剂，常用量，0.1～0.2g，3 次/d。缓释片，0.2～0.4g/d。极量，0.3g/次，1g/d。

片剂：0.1g；缓释片：0.1g。

复方茶碱片：茶碱 25mg、盐酸麻黄碱 10mg、非那西丁 100mg、苯巴比妥 10mg、氨基比林 100mg、咖啡因 15mg、柯柯碱 25mg、颠茄浸膏 2mg。用于解除支气管痉挛和气道阻塞。口服：1 片，2 次/d。

茶碱缓释胶囊[典]　Theophylline Sustained-release Capsules（茶喘平，Theovent-LA）

【药性与应用】　一种长效茶碱缓释制剂，为茶碱的黄嘌呤衍生物，能直接扩张支气管平滑肌及肺部血管。有助于缓解哮喘发作、咳嗽、可逆性支气管痉挛等呼吸道症状。本品尚可扩张冠状动脉、利尿，并兴奋骨骼肌、心脏和大脑。临床用于解除、预防和治疗支气管痉挛性疾病，如哮喘、支气管炎、肺心病等。

常用量：17 岁以上，250～500mg/12h；13～16 岁，125～250mg/12h；6～8 岁，125mg/12h。对正在服用非缓释茶碱或氨茶碱的病人，也可用本品代替。

【注意与禁忌】　大部分不良反应为剂量过大引起，如恶心、呕吐、腹泻；头痛、烦躁不安、失眠；心悸、心动过速；血糖升高等。本品的剂量应根据需要及症状反应及时调整，若茶碱的血清浓度超过 10～20μg/mL，可引起中毒。禁用于有过敏史及对氨茶碱、黄嘌呤衍生物过敏者。溃疡病、严重心脏病、心律失常、心肌损伤、充血性心力衰竭、高血压、甲亢，肝、肾疾病，高龄、哺乳妇均不宜使用。

【药物相互作用】　与麻黄碱或其他拟交感神经类支气管扩张药合用，可增强毒性；与大剂量别嘌呤、西咪替丁、喹诺酮类、红霉素、醋竹桃霉素、普萘洛尔、口服避孕药合用，可使本品血清浓度升高；与利福平合用可使茶碱血清浓度降低；与苯妥英钠合用，二者血清浓度均降低；与巴比妥盐、卡马西平等肝微粒体酶诱导剂合用，可加快茶碱的代谢与清除。

【规格】 胶囊：125mg，250mg。

茶碱缓释片[典] **Theophylline Sustained-release Tablets（优喘平，Protheo）**

【药性与应用】 松弛平滑肌，扩张支气管；对膈肌也有较强的收缩力，降低易疲劳性，从而改善阻塞性呼吸道疾病的呼吸功能。能被稳定而完全地吸收，平均进药1h吸收10%，7h吸收50%，16.6h吸收90%，11h达峰值。临床用于防治12岁以上病人的痉挛性狭窄的呼吸道阻塞性疾病，如支气管哮喘、急慢性喘息型支气管炎、肺心病等。

口服：对非紧急状态的哮喘病人，可以本品400mg开始治疗。服药3d后如疗效不满意，又无不良反应，可将剂量递增25%；若出现不良反应，再适量减药或停药。

【注意与禁忌】 常有头痛、恶心、失眠，偶有消化不良、震颤、眩晕，多较轻，严重者罕见。本品不适用于急性病人或哮喘持续状态。有条件者，应定期检测茶碱浓度，以保证安全有效剂量。低氧血症、高血压、消化道溃疡者慎用。哺乳妇禁用。

【药物相互作用】 同茶碱缓释胶囊。

【规格】 片剂：400mg，600mg。

第四节 过敏介质阻释剂

色甘酸钠[典] **Sodium Cromoglicate（色甘酸二钠，咽泰，咳乐钠，Intal，Nalcrom，Cromolyn Sodium）**

【药性与应用】 本品能稳定肥大细胞的胞膜，抑制肥大细胞的裂解和脱颗粒，阻止速发型过敏介质的释放；直接抑制反射性支气管痉挛；抑制非特异性支气管的高反应性；可抑制血小板活化因子（PAF）引起的支气管痉挛。本品主要作用是对速发型过敏反应有明显的保护作用，可预防哮喘的发作。口服吸收极少，发挥不了药理作用，主要是喷雾吸入给药。干粉喷雾吸入的生物利用度约为10%。血浆$t_{1/2}$为1~1.5h。临床用于各型哮喘的预防；也用于其他过敏性疾病的治疗，如过敏性鼻炎、过敏性结肠炎、过敏性湿疹、皮肤瘙痒症等。

哮喘：干粉吸入，20~40mg，4次/d，最大量160mg/d；气雾吸入，2~4mg，4次/d，最大量32mg/d。过敏性鼻炎：干粉吸入或吹入鼻腔，10mg，

4次/d。溃疡性结肠、直肠炎：灌肠，200mg/次。过敏性湿疹、皮肤瘙痒症：外用5%~10%软膏涂患处。

【注意与禁忌】 吸入干粉时，少数人可出现口干、咽痒、呛咳、胸闷，甚至诱发哮喘；同时吸入异丙肾上腺素，则可避免发生。用本品治疗时，原平喘药应继续应用，待用本品症状明显改善1周后，始可逐渐减量或停用原药。获得明显疗效后，可减少给药次数。应逐渐减量停药，不可骤停，以防哮喘复发。孕妇慎用。

本品有吸湿性，应置避光、干燥处保存。

【药物相互作用】 ①与异丙肾上腺素合用，可提高疗效。②与糖皮质激素合用可增强治疗支气管哮喘的疗效。③与氨茶碱合用可减少茶碱用量并提高疗效。

【规格】 吸入用胶囊：20mg；气雾剂：700mg/14g（每揿含色甘酸钠3.5mg），700mg/19.97g（每揿含色甘酸钠5mg）；软膏：5%~10%；滴眼液：160mg/8mL；胶囊：20mg；滴鼻剂：2%~4%。

复方色甘酸钠胶囊：每粒含色甘酸钠20mg、异丙肾上腺素0.1mg。用特制吸入器吸入，1粒，4次/d。

色羟丙钠 Sodium Hydroxypropylcromate

【药性与应用】 色甘酸钠的同分异构体，作用与用途均同色甘酸钠。其优点是可口服，不良反应轻。

口服：成人0.1~0.2mg，3~4次/d，饭前0.5h嚼碎服下。滴眼：1~2滴，4~6次/d。滴鼻：5~6滴，5~6次/d。外用：霜剂或溶液局部涂搽，3~4次/d。

【注意与禁忌】 同色甘酸钠，但较轻。

【规格】 片剂：0.1g；滴眼剂：160mg/8mL；滴鼻剂：140mg/7mL；霜剂：2%；溶液：2%。

酮替芬[典] Ketotifen（噻喘酮，甲哌噻庚酮，Zaditen，Zasten）

【药性与应用】 强效过敏介质阻释剂。能抑制肥大细胞、嗜碱性粒细胞、嗜酸性粒细胞和巨噬细胞多种过敏介质的释放，并对已释放的介质有拮抗作用；可改善β受体的功能，阻止或逆转因反复使用β受体兴奋剂造成的淋巴细胞表面β受体的密度减少和敏感性下降；阻止平滑肌细胞钙离子内流；抑制磷酸二酯酶，使肥大细胞内cAMP含量增加；抑制中性粒细胞的趋化作用和炎性反应。但本品对过敏反应引起的肥大细胞组胺释放无抑制作用；对已发作的哮喘无即刻止喘作用。口服吸收迅速，2~3h达峰值。$t_{1/2}$为22h。约60%经尿排泄，儿童较成人排泄为快。临床用于各类哮喘的治疗。对外源性、内源性、混合性哮喘均有预防发作的效果，总有效率为65%~70%，对儿童哮喘的疗效优于成年人。最大疗效见于用药后6~12周。未见耐药性，中断用药亦未见复发。

口服：成人及儿童用量相同，均为1mg，早晚各服1次。儿童可用口服液：4~6岁2mL，6~9岁2.5mL，9~14岁3mL。滴鼻：1~2滴，1~3次/d。

【注意与禁忌】 用药第1周，10%~15%成年病例有嗜睡、疲倦、头晕、口干等，继续用药可消失。儿童较少发生。副作用严重时，可将剂量减半，缓解后再恢复原剂量。孕妇慎用。用药期间不宜进行精细、危险操作。

【药物相互作用】 ①与抗组胺药合用有一定协同作用，当抗组胺药效果不满意时可考虑加用本药。②可增加阿托品药物的阿托品样不良反应。③与镇静催眠剂合用，可增强困倦、无力，应避免合用。④与激素类合用，可明显减少激素用量。⑤与口服降糖药合用，个别人可见血小板减少。⑥乙醇增强本药中枢抑制作用。

【规格】 片剂：0.5mg，1mg；胶囊：0.5mg，1mg；口服液：1mg/5mL；滴眼液：2.5mg/5mL；滴鼻液：15mg/10mL；气雾剂：24.5mg；鼻腔喷雾剂：16.7mL/15mL。

曲尼司特[典] Tranilast（利喘贝，肉桂氨茴酸）

【药性与应用】 稳定肥大细胞和嗜碱性粒细胞的细胞膜，抑制组胺和引起过敏的慢反应物质（SRS-A）等介质的释放，对IgE引起的实验性哮喘有显著的抑制作用。与钙通道阻滞剂有协同作用，而对乙酰胆碱、组胺、5-HT无直接拮抗作用。口服吸收迅速，2~3h达峰值。$t_{1/2}$为8.6h，24h后血药浓度明显下降。临床用于支气管哮喘、过敏性鼻炎、过敏性皮炎等。

口服：成人，100mg，3次/d；儿童，2mg/kg，3次/d。

【注意与禁忌】 不良反应可见：食欲不振、恶心、呕吐、腹痛、腹泻、便秘；头痛、嗜睡；红细胞与血红蛋白下降；膀胱刺激症状；肝功能异常和过敏反应等。肝功能异常者慎用。孕妇禁用。对已出现哮喘症状者，不能迅速控制症状，应先合用β受体激动剂或糖皮质激素类1~4周，然后逐渐减少合用药剂量，直至完全撤除，单用本品。密闭遮光保存。

【规格】 片剂：100mg；胶囊：100mg。

托普司特 Zaprinast（敏喘宁，苯氮嘌呤酮）

【药性与应用】 药理与机制类似色甘酸钠，但作用较后者强20~50倍。用于支气管哮喘、喘息型支气管炎。对过敏性鼻炎、过敏性皮炎也有效。

口服：20mg，3次/d。

【注意与禁忌】 少数病例可有口干、恶心、胸闷等反应。

【规格】 片剂：10mg，20mg。

噻拉米特　Tiaramide（羟哌苯酮，Deflal，Solantal，FK-1160）

【药性与应用】 除有过敏介质阻释剂作用外，并有抗炎、镇痛、退热诸作用。有抑制肥大细胞脱颗粒和选择性拮抗前列腺素 $F_{2\alpha}$ 的作用。其防治支气管哮喘等支气管痉挛引起的气道阻塞性疾病作用与色甘酸钠相仿。口服易吸收，20min 达峰值，24h 经尿全部排除。临床用于哮喘、喘息型支气管炎等的治疗。

口服：100mg，3~4 次/d。

【注意与禁忌】 个别人可有纳差、水肿等不良反应。

【规格】 片剂：50mg，100mg。

奈多罗米　Nedocromil（尼多考米，奈多罗米钠，Ned，Tilade）

【药性与应用】 可抑制来自呼吸道的各种细胞的炎症介质释放。有明显抗变态反应性炎症的作用。主要通过抑制花生四烯酸脂氧酶和环氧酶代谢途径而降低炎症介质的释放，从而降低支气管内皮细胞的高敏反应性和减轻支气管平滑肌的痉挛。用药 1 周后开始出现明显疗效。在低浓度给药的保护作用方面，优于色甘酸钠。临床用于预防运动、抗原诱发的支气管哮喘，尤其是与免疫机制无关的冷空气、烟雾、腺甘诱发的哮喘和喘息型支气管炎。

吸入给药：成人及 12 岁以上儿童，2 喷/次，2 次/d，必要时可增加到 4 次/d。

【注意与禁忌】 不良反应较少，偶有头痛、恶心，一般不影响继续用药。孕妇、哺乳妇慎用。

【规格】 气雾剂：112mg，224mg（2mg/喷）。

丁夫罗林　Bufrolin（丁氮菲酸，ICI-74917）

【药性与应用】 强效过敏介质阻释剂，抗过敏作用较色甘酸钠强 300 倍。口服难吸收，雾化吸入则吸收迅速，经 30min 达到最大效应，作用可维持 4h。临床用于过敏性哮喘、过敏性鼻炎。

雾化吸入：0.5~1mg，2~3 次/d。

【注意与禁忌】 不良反应较少。

【规格】 气雾剂。

四唑色酮　AA-344（乙色唑）

作用与色甘酸钠相同。口服易吸收，1h 达峰值。$t_{1/2}$ 为 11h。不良反应轻微，主要为胃肠道症状。临床主要用于支气管哮喘、过敏性鼻炎、慢性荨麻疹等。

口服：20mg，3 次/d。

片剂：10mg。

瑞吡司特 Repirinast

【药性与应用】 抗变态反应药，抑制变态反应递质释放，以控制变态反应症状。口服吸收迅速，2h 达峰值。$t_{1/2}$呈双相性，给药 4h 内 $t_{1/2}$为 1.4h，6~24h 后 $t_{1/2}$为 34.5h。服药后 24h 由尿中排出 20.2%。临床用于支气管哮喘等变态反应性疾病。

口服：150mg，2 次/d。

【注意与禁忌】 可有困倦、麻木、胃肠道不适、皮疹、瘙痒、转氨酶升高等不良反应。

【规格】 片剂：150mg。

他扎司特 Tazanolast（Taxanol）

【药性与应用】 抑制神经末梢白细胞中组胺的游离，抑制动物和人体肺切片组织 SRS-A 的游离。本品主要在小肠上部吸收，蛋白结合率高达 90%~98%。$t_{1/2}$为 1~2h。临床用于变态反应性哮喘和喘息型支气管炎。

口服：成人 75mg，3 次/d，餐后服。可根据年龄、症状、对药物的反应适当增减剂量。

【注意与禁忌】 偶见皮疹、瘙痒、恶心、呕吐、腹痛、腹泻、心悸、转氨酶升高等。本药不能迅速减轻正在发作的哮喘症状，大发作时配合其他支气管扩张药、β 受体激动剂、类固醇制剂使用。本药治疗无效时应及时停药，不可盲目加大剂量。孕妇及儿童慎用。

【规格】 胶囊：75mg。

氨来占诺 Amlexanox（氨来仙司，Solfa）

【药性与应用】 通过提高 cAMP 浓度，抑制组胺释放和白三烯生成，对抗白三烯 D_4 引起的支气管平滑肌收缩反应和变态反应性炎症。口服吸收良好，0.9h 达峰值，$t_{1/2}$为 2.6h。用于预防支气管哮喘的急性发作。

口服：20~50mg，3 次/d。

【注意与禁忌】 有胃肠道反应、眩晕、心悸、瘙痒。偶见丙氨酸氨基转移酶和尿素氮升高。

【规格】 片剂：50mg。

美西麦角　Methysergide（二甲麦角新碱，特施利尔，密次全赛，Dimethylergometrime，Deseril，Sansert）

【药性与应用】　强效 5-HT 拮抗剂，对 5-HT 的血管收缩性受体起竞争性和替代作用。临床主要用于偏头痛或其他血管性头痛；也用于支气管哮喘、过敏性鼻炎、风湿病、类癌腹泻、躁狂症、红斑性肢痛等。

口服：1~2mg，2~3 次/d，最大剂量 6mg/d。肌内注射：0.5~1mg/次。

【注意与禁忌】　有恶心、呕吐、腹泻、腹痛、眩晕、嗜睡、动脉痉挛、溃疡加重等。长期应用可出现腹膜后纤维化、胸膜纤维化及心脏瓣膜纤维化。对偏头痛急性发作无效。严重高血压、冠心病、末梢血管病者及孕妇禁用。

应保存在 2~8℃。

【规格】　片剂：1mg；注射剂：0.5mg。

呋塞米[典][基]　Furosemide（速尿，速尿灵，利尿灵，呋喃苯胺酸，利尿磺胺，Frusemide，Lasix）

本为一种强利尿剂，近年发现本品雾化吸入有明显平喘作用，与色甘酸钠相同，抑制过敏介质释放，抑制神经递质乙酰胆碱、P 物质的释放，可能与其能抑制氯离子进入呼吸道细胞膜有关。临床试用于运动性哮喘、抗原引起的速发型和迟发型哮喘。

雾化吸入：20~40mg。

注意：本品除雾化吸入外，其他途径用药无平喘作用。

【规格】　注射液：20mg/2mL。

硝苯地平[典][基]　Nifedipine（心痛定）

【药性与应用】　本为抗冠心病用药，近年来发现有平喘作用。为钙离子拮抗剂，能降低细胞膜通道数量和敏感性，稳定肥大细胞，抑制组胺释放，抑制白细胞分泌慢反应物质和血小板激活因子，解除平滑肌痉挛。目前临床试用于治疗支气管哮喘、运动性哮喘。

口服或含服：10~20mg，3 次/d。雾化吸入：1.5~2mg，3~4 次/d。

【注意与禁忌】　可有面部潮红、心悸、口干、头痛、眩晕等。

【规格】　片剂：5mg，10mg；胶囊：5mg；气雾剂：0.1g（0.5mg/喷）。

氮䓬斯汀　Azelastine（A-5610，E-0695，W-2979M）

【药性与应用】　抑制变态反应引起的组胺、白三烯等介质的产生与释放，并直接阻断组胺、缓激肽的收缩平滑肌作用，发挥抗过敏和平喘作用。口服后 3~5h 达峰值。$t_{1/2}$为 16h。临床用于哮喘、过敏性鼻炎、过敏性皮炎等过敏性疾病的治疗。

口服：平喘，2mg，2 次/d；鼻炎，1mg，早晚各 1 次。

【注意与禁忌】 可出现嗜睡、倦怠、麻木、口干、纳差、腹痛、便秘、心悸、呼吸困难等。偶有皮疹和丙氨酸氨基转移酶升高。

【药物相互作用】 ①本药可增强中枢神经抑制剂的作用，发生眩晕、嗜睡，应避免合用。②西咪替丁可抑制本药代谢，增加药效约 65%，致使嗜睡、头痛、口苦等不良反应发生率增加。③酮康唑可影响本药的血药浓度测定。④乙醇使中枢神经系统抑制作用增强。用药期间应避免饮酒。

【规格】 片剂：1mg，2mg；颗粒：0.2%；鼻喷剂：10mg/10mL；滴眼液：2.5mg/5mL，3mg/6mL，4mg/8mL。

依布拉斯特 Ibudilast（Ketas）

【药性与应用】 选择性拮抗 SRS-A、白三烯类致敏物质，抑制其引起的支气管收缩和血管通透性亢进，还增强前列环素（PGI_2）引起的血管松弛作用。临床主要用于支气管哮喘，以及脑中风后遗症和脑动脉硬化的一系列症状。

口服：哮喘，成人 10mg，2 次/d；脑血管功能障碍，成人 10mg，3 次/d。

【注意与禁忌】 可有食欲不振、眩晕、嗳气、皮疹等。偶有心悸、肝功能异常。本药对发作期哮喘症状并不能迅速控制。脑中风急性期、肝功能异常者慎用。禁用于脑出血未控制者。

【规格】 胶囊：10mg。

吡嘧司特钾 Pemirolast Potassium（Alegysal）

【药性与应用】 抑制致敏反应物质组胺、白三烯、前列腺素 D_2、$TAXB_2$、B 细胞激活因子的释放。强效抑制细胞膜钙离子内流及细胞内钙离子的释放，在抑制肌醇磷脂代谢递质释放中起重要作用。也能抑制花生四烯酸的释放并增加 cAMP 的产量。上述诸作用属剂量依赖性。服药后 1~1.7h 达峰值。$t_{1/2}$ 为 4~5h。在体内无蓄积作用。临床上主要用于各类哮喘的预防和治疗。

口服：成人 10mg，2 次/d，早、午餐前或睡前服用。

【注意与禁忌】 偶有头痛、恶心、呕吐、上腹部不适、便秘、口干、皮疹、瘙痒，以及白细胞变化、转氨酶升高。妊娠安全性为 C 级。早产儿、新生儿、婴幼儿安全性尚不明确。哺乳妇安全性尚不明确。

【规格】 片剂：5mg；滴眼液：5mg/5mL，10mg/10mL。

扎鲁司特 Zafirlukast（安可来，Accolate）

【药性与应用】 白三烯受体拮抗剂，竞争性地抑制 LTC_4、LTD_4、LTE_4 等致超敏的慢反应物质受体；预防白三烯类引起的血管通透性增加和呼吸道嗜酸性粒细胞浸润，减轻呼吸道水肿。具有高度的选择性，不影响其他受体。对二氧化硫、运动、冷空气、花粉、猫毛、豚草引起的早发与迟发性支气管痉挛，均有抑制作用。口服 3h 达峰值。$t_{1/2}$为 10h。疗效有剂量依赖性并有明显的首剂效应。临床主要用于支气管痉挛性疾病发作的预防和治疗，尤其是运动和致敏原引起者。可长期用药。

口服：起始剂量 20mg，2 次/d；逐渐增加到 40mg，2 次/d。

【注意与禁忌】 可有头痛、胃肠道反应。偶有皮疹和转氨酶升高。本品不适用于急性发作期症状的控制。孕妇、哺乳妇慎用。避免进餐时服药。

【药物相互作用】 ①阿司匹林可使本药血药浓度升高 45%。②与华法林合用，可使凝血酶原时间延长 35%。③红霉素、茶碱、特非那定可降低本药血药浓度。

【规格】 片剂：20mg，40mg。

去氯羟嗪[典]　Decloxizine（克敏嗪，去喘羟嗪，Rescupal）

【药性与应用】 盐酸羟嗪的去氯衍生物，为哌嗪类抗组胺药。具有强烈的抗 5-HT、抗组胺、扩张支气管作用，兼有一定的镇静效果。解痉疗效不及氨茶碱。临床用于支气管哮喘、急慢性喘息型支气管炎、急慢性荨麻疹、皮肤划痕症、血管神经性水肿等过敏性疾病。

口服：50~100mg，3 次/d。肌内注射：50mg/次。

【注意与禁忌】 偶有嗜睡、失眠、口干等反应，停药后消失。

【药物相互作用】 ①镇痛与镇静的中枢神经抑制药与本药合用，可相互增强中枢抑制作用。②与 β 受体激动剂、麻黄碱或氨茶碱合用，可增强平喘作用。③与乙醇合用可相互增强中枢抑制作用。

【规格】 片剂：25mg，50mg。

香叶醇　Geraniol（牻牛儿醇）

【药性与应用】 抑制组胺、乙酰胆碱和 SRS-A 等过敏介质所致的支气管痉挛，直接松弛支气管平滑肌，解除气道阻碍，改善肺通气功能。起效快，对解除急性发作期症状有效，作用时间可维持 2~4h。临床用于各种支气管痉挛和通气障碍性疾病，如支气管哮喘、急慢性喘息型气管炎等。

口服：30~60mg，3 次/d；20d 为 1 个疗程。直肠给药：10mg/次。

【注意与禁忌】 口服时少数人可有口干、恶心、腹胀等。栓剂可引起轻微肛门灼热感。

【规格】 丸剂：30mg；栓剂：10mg。

第五节 肾上腺皮质激素类

倍氯米松[典][基] Beclomethasone

【药性与应用】 地塞米松衍生物，抗炎作用更强，为作用于局部的强效肾上腺皮质激素，直接作用于呼吸道，发挥解痉、平喘作用。作用可持续4~6h。气雾吸入后从肺内吸收，生物利用度为10%~25%，剩余部分咽下后在胃肠道内吸收，迅速分布到全身组织；大部分在肝内灭活，一些被组织酯酶水解。$t_{1/2}$为15h。代谢产物70%经胆汁、10%~15%经尿排出。对糖皮质激素依赖的慢性哮喘病人，气雾法可部分或完全代替口服给药，既降低用量，又减低副作用。本法奏效慢，应用2周后始可逐渐撤除口服激素。哮喘持续状态病人，因气道机械性、炎症性阻塞，影响气雾药物吸收，使本品不易达到小气道，难以收效，应先服糖皮质激素，待炎症性阻塞消退后，再吸入本品方可生效。

气雾吸入：成人，100~200μg，2~3次/d，最大剂量1mg/d；儿童，按年龄酌减，最大剂量0.8mg/d。粉雾吸入：成人，200μg，3~4次/d；儿童，200μg，1~2次/d，或遵医嘱。

【注意与禁忌】 可有声音嘶哑、口腔真菌感染。每次用药后漱口，清除口咽部残留药物，以减少不良反应发生率。

【药物相互作用】 ①胰岛素与本药有拮抗作用，糖尿病病人应调整本药剂量。②本药影响甲状腺对碘的摄取、清除与转化。

【规格】 气雾剂：50μg×200撳，250μg×200撳；粉雾剂：100μg，200μg；鼻喷雾剂：50μg×200撳；软膏（霜剂）：0.025%，0.05%。

布地奈德 Budesonide（布地缩松，Pulmicort）

【药性与应用】 非卤代强皮质激素，吸入本品能缓解支气管痉挛，对支气管哮喘有良好疗效；对肺部有局部抗炎作用，却无糖皮质激素的全身性不良作用。长期使用耐受性良好。临床主要用于其他药物不能控制的支气管哮喘。

吸入法给药。成人，200μg/次，2次/d，早晚各1次。严重哮喘可增至1200μg/d；症状已充分控制时，剂量可减至400μg/d以下，但不可减至200μg/d以下。儿童，50~200μg，2次/d。

【注意与禁忌】 慎用于肺结核、气道真菌感染或病毒感染。避免妊娠期给药。依赖口服激素的病人，应在并用本品10d后逐渐减少口服激素剂量，直至达到使呼吸容量稳定的最低水平。在严重应激状态时，应增加口服激素的剂量，如严重感染、创伤、手术等。痰液变稠壅塞气道时，亦应短期补充口服激素。口服激素减量快时，可引起戒断症状，如关节炎、鼻炎、湿疹、肌肉和关节痛等，应注意预防。

【药物相互作用】 ①酮康唑能提高本药的血药浓度。②西咪替丁轻度影响口服本药的代谢动力学，但无临床意义。③与其他药物合用治疗哮喘，无有临床意义的相互作用。

【规格】 气雾剂：20mg/5mL（0.2mg×100喷），10mg/10mL（0.05mg×200喷），20mg/20mL（0.1mg×200喷）；鼻喷雾剂：32μg×120喷，64μg×120喷；雾化混悬液：0.5mg/2mL，1mg/2mL；粉吸入剂：0.1μg×200喷。

第六节 其他气道扩张药

强力安喘通 Asmeton Strong（强力阿司米通）

【药性与应用】 本品为盐酸咳喘宁、那可丁、氨茶碱、氯苯那敏组成的复方剂，对哮喘有综合治疗作用。各药配伍有协同作用：盐酸咳喘宁直接作用于支气管平滑肌，解除其痉挛，且具有一定镇咳祛痰作用，功效类似于肾上腺素或麻黄碱而不使血压上升，对心脏刺激也小。那可丁有强力镇咳作用，对痉挛性、发作性剧咳及过敏性咳嗽也有一定效果。氨茶碱有显著松弛支气管平滑肌作用，并扩张冠脉，改善心肌血流，还具有利尿作用，特别适合心源性哮喘。氯苯那敏为副作用较小的抗组胺药，对过敏性哮喘效果良好。本品不仅对哮喘有效，对上呼吸道感染、支气管炎也有效。临床适用于治疗成人和小儿哮喘、支气管炎，以及由感冒或其他原因引起的喘、咳。

口服：15岁以上，2粒，3次/d；8~15岁，1粒，3次/d。

【注意与禁忌】 常见有皮疹、恶心、呕吐、纳差、头晕、排尿困难等。一旦出现，应停药。对成分药物过敏者禁用。身体虚弱、青光眼、高血压、排尿困难、孕妇等慎用。不可超量使用。儿童应在家长监督下用药。未满8岁者不宜服用。用药期间不可做精细、危险操作。

【药物相互作用】 本品不可与其他镇咳祛痰药、抗感冒药、抗组胺药、镇静药等合用。

【规格】 胶囊：每粒含盐酸咳喘宁12.5mg、那可丁7mg、氨茶碱25mg、氯苯那敏2mg。

滨蒿内酯 Scoparone（二甲氧香豆素，香豆素二甲醚，东喘宁，甲醚香豆素，甲基莨菪亭，Dimethoxycoumarine，Esculetin Dimethylether）

本品具有平喘、镇咳、祛痰作用。用于支气管哮喘、喘息型支气管炎；也用于冠心病、心绞痛和心律失常等。偶见胃肠道不适。

口服：0.1~0.2g，3次/d。

片剂：0.1g。

他洛普明 Taloximine（东喘平，克喘肟肽嗪，止喘-06，Talossimine）

具有扩张支气管、止咳、平喘作用，起效缓慢而作用时间持久。口服2h见效，疗效维持6h左右。可有头晕，偶有过敏反应。临床用于支气管哮喘和喘息型支气管炎等支气管痉挛和气道阻塞性疾病。

口服：成人0.1g，3次/d。

片剂：0.05g。

乙酰胡椒乙胺 Acetyl Piperacetamide（平喘安，止喘-56）

本品可直接缓解支气管平滑肌；尚可镇咳、祛痰、镇静。用于支气管哮喘和喘息型支气管炎。不良反应较少见。

口服：成人0.1~0.2g，3次/d。

片剂：0.1g。

胡椒酮 Piperitone（薄荷烯酮，辣薄荷酮，胡荽酮）

【药性与应用】 本品是从芸香草中提取的芸香油，主要成分为胡椒酮，具有平喘、止咳、祛痰和一定的消炎作用。气雾吸入后1~2min起效，4min哮鸣音减轻或消失，维持3~4h。主要用于老年慢性支气管炎有哮喘症状者。

口服：芸香草片，0.5g，3次/d；芸香油丸，4~6丸，3次/d；胡椒酮丸，1~2丸，3次/d；亚硫酸氢钠胡椒酮片，1~1.5g，3次/d。气雾吸入：3喷/次，3次/d，10d为1个疗程。

【注意与禁忌】 芸香片无不良反应。口服芸香油丸和胡椒酮丸可有腹部不适等胃肠道反应。口服亚硫酸氢钠胡椒酮片，可有头痛、头晕、心悸、乏力。气雾剂对气管有刺激性，少数人引起呛咳。

【规格】 片剂：每片含芸香草0.5g、亚硫酸氢钠胡椒酮0.3~0.5g；丸剂：每丸含芸香油0.2mL、胡椒酮0.3~0.5mL；气雾剂：14mL。

原儿茶酸 Protocatechuic Acid（喘炎宁）

为蛤蟆草的有效成分，有平喘、祛痰、抑菌作用。用于喘息型支气管炎。不良反应少见。

口服：成人0.5~1.5g，3次/d。

片剂：0.5g。

琥珀酸钠　Sodium Succinate（丁二酸钠）

平喘、祛痰作用缓慢而持久。用于喘息型支气管炎。无明显不良反应。

肌内注射：成人 0.3g/次。

注射液：0.3g/2mL。

细辛醚　Asarone（α-细辛脑，癫痫宁）

【药性与应用】 具有类似氨茶碱而稍弱的扩张气管平滑肌的作用和近似可待因的止咳作用。此外，尚有一定止痛、利胆、镇静、抗惊厥作用。口服吸收完全、迅速，15min 达峰值。$t_{1/2}$ 为 3～4h。主要用于支气管哮喘、喘息型支气管炎、肺炎、慢性阻塞性肺疾病伴肺部感染等呼吸系统疾病。

口服：成人，60mg，3 次/d；儿童，4～5mg/kg，2～3 次/d。静脉注射：8mg，2～3 次/d。

【注意与禁忌】 可有恶心、口干、头晕、心悸等，可自行缓解。

【规格】 片剂：30mg；注射液：8mg/2mL。

氦氧混合气　Helium-Oxygen Mixtures

氦气是一种结构稳定的低密度惰性气体，其相对密度为空气的 0.14。扩散速度快，在常压下不溶于组织，并与生物膜无反应。其特性是能降低狭窄气道的阻力及功能残气量，减少湍流并使之向层流发展。因而氦氧混合气吸入后，可减少呼吸耗氧量，防止呼吸肌过度疲劳；还可改善肺内气体分布，促进 CO_2 排出，增加气体的对流和弥散，改善哮喘引起的通气/灌流比例失调。一般吸入氧浓度为 25%～40%，氦浓度为 60%～70%。多数病人在吸入混合气体后 20min 即可见到效果。因氦气来源困难，价格较贵，目前仅能用于重症慢性阻塞性肺部疾病（COPD）病人，在治疗时代替氮氧混合气体。

第四部分　中草药有关制剂

热参（华山参，秦参）

【药性与应用】 有抗胆碱作用，可松弛支气管平滑肌，缓解支气管痉挛引起的气道阻塞。并能抑制呼吸道黏液腺分泌，使痰量减少。

口服：1 片，2～3 次/d；10d 为 1 个疗程。

【注意与禁忌】 有口干、嗜睡、视力模糊、瞳孔散大等不良反应。青光眼者禁用。孕妇慎用。

【规格】 浸膏片：0.23mg。

止咳喘热参片：口服，1~2片，3次/d。

热参气雾剂：每1mL含热参总碱（以莨菪碱计）4.5~5.5mg。口服：0.25mg，3~4次/d。

枇杷止咳露

用于止咳、祛痰。口服：0.5~10mL，3次/d。主要成分：枇杷叶浸膏、氯化铵等。

复方桔梗片

用于镇咳、祛痰。口服：3~4片，3次/d。主要成分：桔梗、远志、款冬花、甘草流浸膏、苯甲酸钠（不含阿片）。

止咳祛痰片（止咳化痰片）

用于镇咳祛痰。口服：3~4片，3次/d。主要成分：远志、桔梗流浸膏、贝母粉、甘草粉、氯化铵。

百咳灵片

主要用于百日咳。口服：1片/岁，10岁以上10~15片，3次/d。主要由猪、牛、羊家畜或家禽的胆汁制成。

新碧桃仙片

用于支气管哮喘、喘息型支气管炎。口服：4~8片，2~3次/d。主要成分：百部、夏枯草、何首乌、马兜铃、淫羊藿、土茯苓、知母、川萆薢、甘草酸铵、胆汁。

麻杏黄甘片

主要用于支气管哮喘、喘息型支气管炎等支气管痉挛性疾病。口服：2片，3次/d。主要成分：麻黄碱、杏仁苷、黄芩素、甘草酸铵、银杏叶、异丙嗪。

哮喘片

用于支气管痉挛、气道阻塞性疾病，如支气管哮喘、喘息型支气管炎等。口服：1~2片，3次/d。主要成分：麻黄碱、山梗菜碱、颠茄浸膏、氨基比林、茶碱、苯巴比妥。

复方枇杷糖浆

用于祛痰、止咳。口服：5～10mL，3 次/d。主要成分：枇杷叶、麻黄、甘平、桔梗、紫苑、苦杏仁、芦根。

罗汉果止咳露

用于祛痰、止咳。口服：10～15mL，3 次/d。主要成分：罗汉果、百部、白前、桑白皮、枇杷叶、桔梗。

痰咳净

用于祛痰、止咳。含服或口服：0.2g，3～6 次/d。主要成分：桔梗、北杏仁、甘草、咖啡因。

第五部分　免疫治疗药

粉尘螨注射液　Dermatophagoides Farinae Injection（粉尘螨浸液，螨注射液）

【药性与应用】　粉尘螨是支气管哮喘的强致敏原。本品系从粉尘螨浸出液中提取的抗原成分，每 1mL 相当于螨干粉 0.1mg（1∶1 万）或 0.2mg（1∶5000）。多次少量重复注射，用于脱敏，即与过敏体质病人体内的特异性 IgE 结合，占据肥大细胞、嗜酸性粒细胞上的抗原受体部位（抗原-抗体联结部位），产生免疫耐受性，使机体脱敏。临床用于过敏性哮喘、过敏性鼻炎、过敏性皮炎、荨麻疹等的预防性治疗。

皮下注射：成人 1 次/周，第 1、第 2、第 3 周用 1∶10 万溶液，剂量相应为 0.3mL、0.6mL、1.0mL；第 4、第 5、第 6 周用 1∶1 万溶液，相应剂量为 0.1mL、0.3mL、0.6mL；第 7～15 周用 1∶5000 溶液，1mL/次。若作维持治疗，则可用 1∶5000 溶液，1mL/次，1 次/2 周。

【注意与禁忌】　注射部位可有红肿、酸痛。部分病人可出现较严重过敏反应，因此均应皮试。其方法是取 1∶10 万本品 0.1mL 皮内注射，若 0.5h 内注射部位丘疹直径超过 1cm，应减少初次剂量。过敏严重者，则应放弃使用本法。严重心、肾功能障碍者避免使用。

【规格】　注射液：1∶5000，1∶1 万，1∶5 万。

哮喘菌苗 Asthma Vaccine（气管炎溶菌菌苗，气管炎菌苗，气管炎疫苗，Broncholysobacteria Vaccine，Brenchitic Vaccine）

【药性与应用】 由呼吸道常见菌，如甲型链球菌、奈瑟球菌、白色葡萄球菌分别培养取菌苔，经甲醛溶液杀菌，用磷酸盐缓冲生理盐水稀释而成。其主要成分为相应细菌内毒素，即脂多糖，可刺激机体，提高非特异性免疫功能，增强机体抗感染、抗过敏能力。由于反复注射，使体内免疫球蛋白 IgE 被结合封闭，抗体被逐渐消耗，再入侵的抗原不易引起新的过敏反应，因而具有非特异性抗过敏作用。此外，尚有镇咳、祛痰、降压、抑制关节炎和肉芽肿等诸种治疗效用。临床主要用于预防感冒、上呼吸道感染引起的哮喘、慢性支气管炎、慢性鼻炎等。

皮下注射：成人首次 0.1~0.2mL，以后 1 次/周，每次递增 0.1~0.2mL，维持量 0.5~1.0mL/次，1 次/周。1 个疗程为 3~6 个月。

【注意与禁忌】 注射部位疼痛、红肿，偶有低热。如有明显发热或哮喘加重，则应停药。肝硬化、肾炎、活动性肺结核、严重肺心病者不宜使用。

【规格】 注射液：0.5mL（含细菌 3 亿个）。

长效哮喘菌苗（经氢氧化铝吸附后的减毒菌苗）：0.5mL（含细菌 4.5 亿个）。皮下注射：首剂 0.3~0.4mL，1 次/（2~4）周，每次递增 0.1mL。维持量 0.7~1mL。

核酪 （核酸-酪素，新喘宁）

【药性与应用】 由核酸水解液、酪蛋白水溶液、多种氨基酸、欧氏液等组成的含糖液，可增强非特异性免疫与机体抗病能力，减少呼吸道急性感染发生率，改善症状与睡眠。在发病季节提前用药，效果更好。主要用于防治慢性支气管炎与哮喘。对预防感冒也有较好效果。

肌内注射：2~4mL，2 次/周；3 周后改为维持量，2~4mL，1 次/周。口服：成人 10mL，2 次/d；小儿 5mL，2 次/d。

【注意与禁忌】 无明显副作用。

【规格】 注射液：2mL；溶液：10mL。

卡介菌多糖核酸 （卡介菌素，死卡脂多糖，卡介菌提取物，斯奇康）

【药性与应用】 卡介菌热酚乙醇法提取的多糖核酸，可增强机体非特异性免疫力，激活巨噬细胞和 T 淋巴细胞的免疫力，调节体液免疫。并具有抗乙酰胆碱所致支气管平滑肌痉挛作用。临床主要用于防治感冒、上呼吸道感染、支气管炎、支气管哮喘、风湿及类风湿性关节炎、神经性皮炎等多种与变态反应有关的疾病。

肌内注射：1mL，1 次/2d；5 个月为 1 个疗程。

【注意与禁忌】　无明显副作用。主要为注射局部的疼痛、硬结。

【规格】　注射液：0.5mg/1mL。

泛葵利酮　Ubidecarenone（辅酶 Q_{10}，泛醌，葵烯酯，Ubiquinone-10，Coenzyme Q_{10}，CoQ_{10}）

【药性与应用】　在呼吸链中参与质子与电子的传递，对机体内一系列酶有激活作用；对保护和恢复生物膜结构也起重要作用；对心、肝、肾有保护作用。动物实验证实，本品是一种非特异性机体免疫力增强剂，可刺激宿主的细胞和体液免疫系统，增强机体的抗病能力。临床证实，本品也能解除支气管痉挛。持续用药 1 个月以上，对支气管哮喘的总有效率在 74%以上；对喘息型支气管炎的总有效率为 90%以上。临床用于防治支气管哮喘和哮喘型支气管炎。

口服：10mg，3 次/d；1 个疗程为 1～3 个月。肌内注射：10mg，1 次/2d；3 个月为 1 个疗程。

【注意与禁忌】　可有恶心、胃部不适、纳差，不必停药。偶有荨麻疹、一过性心悸。

【药物相互作用】　①与降血脂药同服，可使高血脂患者的内源性泛葵利酮血浆浓度降低。两药合用应慎重。②口服降糖药可抑制本药疗效。

【规格】　片剂：5mg，10mg，15mg；胶囊：5mg，10mg，15mg；注射液：5mg/2mL。

组胺球蛋白　Hitoglobin（组胺丙种球蛋白，Femiglobin）

【药性与应用】　本品能刺激机体增强对组胺的抵抗力。其作用产生虽较慢，但持续时间长，可达 3 年之久。临床用于支气管哮喘、喘息型支气管炎、过敏性鼻炎、荨麻疹等变态反应性疾病。

皮下注射：2mL，成人 2 次/周，小儿 1 次/周；3 次为 1 个疗程。维持治疗，1 次/3 个月。

【注意与禁忌】　可有恶心、呕吐、面部潮红等。对丙种球蛋白过敏者及月经期禁用。

【规格】　注射液：2mL（含人血清丙种球蛋白 12mg、组胺盐酸盐 0.15mg）。

第十章 消化系统用药

第一部分 抗酸与胃黏膜保护药

碳酸氢钠[典][基] **Sodium Bicarbonate**

【药性与应用】 服后可迅速中和过多胃酸，减轻胃酸所致的胃痛，但作用时间短。能碱化尿液，与磺胺类同服，可以防止后者在尿中析出结晶。尿液碱化也可减少有机酸在肾小管的重吸收，用以解救苯巴比妥、阿司匹林等酸性药物的中毒。静脉给予本品5%溶液，治疗代谢性酸中毒。4%溶液冲洗阴道，使之碱性化，抑制真菌繁殖。3%溶液滴耳，软化耵聍。

口服：0.5~2g，3次/d，饭前服。静脉滴注：用于治疗代谢性酸中毒和早期脑梗死；可直接用5%溶液，成人100~200mL/次，小儿5mL/kg。冲洗阴道或坐浴：500~1 000mL，1次/晚；7d为1个疗程。滴耳：3%溶液，3~4次/d。

【注意与禁忌】 中和胃酸仅具有理论上的意义，现临床已被其他药物替代。因能产生大量二氧化碳使胃膨胀，并刺激溃疡面，有引起穿孔的危险。胃内压和pH值的升高还刺激幽门部，反射性引起促胃泌素的释放，引起继发性胃酸分泌增加。长期或大量应用，也有碱中毒的危险。充血性心力衰竭、肾衰竭、水肿病人要十分慎重应用。静脉滴注过快可引起低钙血症，出现抽搐；对缺钾者则可诱发低钾血症。片剂应密闭阴暗处保存，否则变质，碳酸氢钠变为碳酸钠。

【药物相互作用】 ①本药可增加左旋多巴口服吸收率。②本药可因升高pH值增强氨基糖苷类药物的疗效。③与肾上腺皮质激素（尤其是盐皮质激素）、促皮质激素、雄激素合用时易致高钠性水肿。④本药可提高磺胺类药的溶解度，避免尿路结晶。⑤本药可减少苯丙胺、奎尼丁、麻黄碱的排泄。⑥本药不可与胃蛋白酶制剂、维生素C合用，可造成疗效双双下降。⑦本药影响乌洛托品在尿液中转化成甲醛，影响疗效，不可合用。⑧本药可增加弱酸性药（如苯巴比妥、水杨酸制剂）的排泄而降低后者的血药浓度。⑨本药减少抗凝药、H_2受体拮抗剂、抗毒蕈碱药、四环素、铁剂的口服吸收。⑩本药可降低血钾浓度。⑪与排钾利尿剂合用，可导致低氯性碱中毒。⑫与含钙药物、乳及乳制品合用，可致乳酸综合征。

【规格】　片剂：0.3g，0.5g；注射液：0.5g/10mL，12.5g/250mL。注：1g 碳酸氢钠相当于 12mmol 碳酸氢根。

复方碳酸氢钠片（苏打明片）：每片含碳酸氢钠 0.25~0.35g，薄荷油、糖少许。有健胃、抗酸作用。口服：1~4 片，3 次/d，饭前服。

大黄苏打片：每片含碳酸氢钠、大黄粉各 0.15g，薄荷油适量。有抗酸、健胃作用。用于胃酸过多、消化不良、纳差等。口服：1~3 片，3 次/d，饭前服。

氧化镁[典]　Magnesium Oxide（煅制镁，重质氧化镁，Magnesia Usta）

【药性与应用】　抗酸作用较碳酸氢钠强，作用缓慢而持久。与胃酸作用后生成氯化镁，释出镁离子，刺激胃肠道，有轻度致泻作用，因而更适用于胃酸过高伴有便秘者。碳酸钙可纠正其轻泻作用。

口服。抗酸：0.2~1g，3 次/d。轻泻：3g，3 次/d。

【注意与禁忌】　肾功能不全者可产生滞留性镁中毒。如证实为高镁血症，应静脉注射钙盐加以对抗。

【药物相互作用】　本品干扰四环素类的吸收，应避免与四环素、土霉素等合用。

【规格】　片剂：0.2g。

氧化镁合剂：氧化镁 60g、重质碳酸镁 60g、颠茄酊 60mL，蒸馏水加至 1000mL。为镇痛、解痉、抗酸、轻泻药。口服：10mL/次。

镁乳：由氧化镁加水及硫酸镁与氢氧化钠反应制得的乳剂，含氢氧化镁 7.75%~8.75%。用于抗酸：口服，4mL/次；用于轻泻：口服，15mL/次。

氢氧化铝[典]　Aluminum Hydroxide（水合氢氧化铝，Algeldrate Dried Aliuminium Hydroxide）

【药性与应用】　有抗酸、吸附、局部止血、保护溃疡面等作用，效力弱，但缓慢而持久。有极少部分在胃内转变为氯化铝被吸收入血，从尿中排泄。肾功能不全可导致血中铝离子升高，引起痴呆等中枢神经系统的改变。主要用于胃酸过多、消化性溃疡、反流性食管炎及上消化道出血。由于铝离子可在肠内与磷酸盐结合成不溶性磷酸铝自粪便中排出，故又可用于尿毒症，剂量加大时可减少磷酸盐的吸收，减轻酸血症。

口服：0.6~0.9g，3 次/d。现多改用氢氧化铝凝胶，4~8mL，3 次/d。饭前 1h 或睡前服。病情严重者，剂量可加倍。

【注意与禁忌】　本品可影响磷的吸收，故不可长期大剂量服用。长期便秘者禁用，否则可引起病情加重，甚至发生肠梗阻。为防止便秘，可与三硅酸镁或氧化镁交替服用。胃出血时宜用凝胶。肾功能不全者慎用。

【药物相互作用】 ①与枸橼酸盐合用，可导致血铝含量急剧上升。②一般不提倡本药在 1h 内与西咪替丁或雷尼替丁合用，因可导致后二者的吸收量减少。③本药不宜与四环素类合用，因其多价铝离子可形成络合物而影响吸收。④本药可通过多种机制干扰华法林、双香豆素、奎尼丁、奎宁、氯丙嗪、普萘洛尔、吲哚美辛、异烟肼、铁盐、巴比妥类的吸收和排出，影响疗效，故应尽量避免合用。⑤本药量大时可吸收胆盐，减少维生素 A 等脂溶性药物的吸收。⑥与洋地黄类药物联用时，影响后者的吸收，使其血药浓度下降。⑦透析患者同时服用别嘌醇与本药，可引起血清尿酸含量急剧上升。

【规格】 水合氢氧化铝片剂：0.3g，0.5g；水合氢氧化铝凝胶：4g/100mL。

氢氧化铝凝胶(Aluminium Hydroxide Gel)：含氢氧化铝(按氧化铝计算)为3.6%~4.4%，另加有适量矫味剂及防腐剂。密闭阴凉处保存，但不可冰冻。

复方氢氧化铝片[典]（胃舒平）：含氢氧化铝 0.245g、三硅酸镁 0.105g、颠茄流浸膏 0.0026mL。口服：2~4 片，3 次/d，饭前 0.5h 或胃痛发作时嚼服。鸟粪石型尿结石者，结石可因磷酸盐吸收减少而停止生长与复发。也可用于治疗甲状旁腺功能减退症和肾病性骨软化症，调节钙磷平衡。

立愈胃片（RUDD-U Stomach Tablets)：每片含氢氧化铝 200mg、三硅酸镁 275mg、维生素 U20mg、盐酸羟苄立明（Oxyphencyclimine Hydrochloride）5mg、二甲硅油 40mg。口服：1 片，2~3 次/d；如病情较重，2 片，3 次/d，嚼碎后温开水送服。痊愈后维持量，1~2 片/d。

和露胃片（Walugel Tablets)：每片含氢氧化铝凝胶 90mg、碳酸氢镁 235mg、碳酸钙 60mg、溴丙胺太林 3.75mg、薄荷油 0.9mg。口服：2~4 片，3~4次/d。病情好转后，1 片/d。60d 为 1 个疗程。

胃泰康胶囊（Weitaikang Capsules)：主要成分为氢氧化铝、三硅酸镁、维生素 U、甘草浸膏粉、白及、罗通定等。口服：4 粒，4 次/d，饭后或睡前服；1 个疗程为 4 周。

复方氢氧化铝片[基] Compound Aluminium Hydroxide Tablets（达胃宁，胃舒平，复方氢氧化铝片三硅酸镁，Compound Aluminium Hydroxide and Magnesium Trisilicate，Gastropine)

【药性与应用】 本药主要成分为氢氧化铝、三硅酸镁、颠茄。临床用于缓解胃酸过多引起的胃痛、胃灼热症状；也用于治疗甲状腺功能减退和肾病型骨软化病，以调节钙磷平衡。

口服：2~4 片，3 次/d。餐前半小时或胃痛发作时服用。

【注意与禁忌】 对本药过敏者忌用。肾功能不全、长期便秘、低磷酸血症慎用。老年患者长期服用本药，可致骨质疏松。妊娠早期慎用。

不良反应可有便秘，罕见肠梗阻。肾功能不全者可有血铝升高。

【药物相互作用】 ①本药含铝离子，与四环素类合用，可形成不溶性络合物，使其吸收减少。②本药可干扰地高辛、华法林、双香豆素、奎宁、奎尼丁、氯丙嗪、普萘洛尔、吲哚美辛、异烟肼、维生素及巴比妥类药物的吸收和消除，应避免同时合用。

【规格】 片剂：每片含干燥氢氧化铝凝胶 245mg、三硅酸镁 105mg、颠茄流浸膏 2.6mg。

铝碳酸镁 Hydrotalcite（碱式碳酸铝镁，Aluminium Magnesium Carbonate Hydroxide Hydrate）

【药性与应用】 抗酸药。抗酸作用迅速，14s 显效，作用温和而持久，并吸附和抑制胃蛋白酶的活性，有利于溃疡面的修复。因含有铝、镁两种离子，相互抵消了腹泻与便秘的副作用。本品的抗溃疡作用强于氢氧化铝；治疗十二指肠球部溃疡的疗效与雷尼替丁相似。

口服：一般 1.0g，3 次/d，饭后 1h 服用。十二指肠球部溃疡 6 周为 1 个疗程；胃溃疡 8 周为 1 个疗程。

【注意与禁忌】 副作用轻微，个别可出现腹泻。

【药物相互作用】 ①本药干扰抗凝药、H_2 受体阻断药、四环素、鹅去氧胆酸的吸收，不可同时合用，必须间隔 1~2h。②含铝与镁的抗酸药可能降低阿奇霉素、头孢泊肟匹酯、头孢托仑匹酯、酮康唑、阿扎那韦、喹诺酮类、吩噻嗪类、阿替洛尔、地高辛、氯喹、异烟肼、伊班膦酸等药物的吸收量，应间隔 1~4h 服用。③含铝、镁的抗酸药应避免与霉酚酸、氯法齐明、左甲状腺素合用，否则将降低这些药物的血药浓度。④抗酸药可增高胃内 pH 值，阻碍兰索拉唑颗粒溶解，影响其利用度，应间隔 1h 服用。⑤抗酸药，尤其是含镁者，可降低米索前列醇的生物利用度，同时增加不良反应。合用时应注意米索前列醇引起的腹泻症状，严重者须停用抗酸药和/或减少米索前列醇的用量。⑥含镁抗酸药可促进格列本脲的吸收，引发低血糖，不宜合用。⑦含镁抗酸药与骨化三醇合用，可导致高镁血症，不宜合用。⑧含铝抗酸药与维生素 D_3 合用，可导致铝吸收增加，引起铝中毒。⑨含铝、钙或镁抗酸药与聚磺苯乙烯合用，可导致血清二氧化碳浓度增高，诱发代谢性碱中毒，应间隔两药用药时间或直肠给予聚磺苯乙烯。⑩含镁抗酸药在足量情况下，可导致尿液 pH 值显著升高，进而促进奎尼丁的重吸收，引发奎尼丁中毒，因而不宜合用。⑪含铝、钙或镁的抗酸药可显著提高尿液的 pH 值，导致水杨酸盐的肾清除率增加，疗效下降，应注意调整其剂量。⑫去羟肌苷制剂中含有升高胃肠 pH 的缓冲剂，与含铝、镁制剂合用时，抗酸药可诱发不良反应，应避免合用。

【规格】 片剂：0.5g；混悬液：20g/200mL；咀嚼片：0.5g；颗粒：0.5g/2g。

磷酸铝　Aluminum Phosphate

【药性与应用】 本药为抗酸药，且有胃黏膜保护作用及中和胃酸作用，其一般作用特性与氢氧化铝类似，但不干扰磷酸盐的吸收。其具体作用是：适度中和胃酸；在胃肠道中形成一种黏膜保护膜，可吸收毒素、微生物，保护受损组织；降低胃蛋白酶活性，预防自体消化；促进溃疡面增生，有利于溃疡加速愈合。

本药临床主要用于治疗反酸；碱化尿液；作为吸附性疫苗的佐剂。

口服：①混悬剂：10~20mL，3 次/d，餐前半小时服用。②凝胶：1~2 包，3~4 次/d，餐后 1h 服用，亦可在症状发生时服。③片剂，1~2 片，嚼碎吞服，3 次/d。

【注意与禁忌】 慢性肾衰竭及高磷酸血症患者禁用。不良反应可有恶心、呕吐、便秘。大剂量可致小肠梗阻。长期服用可致骨软化、脑病、痴呆与小细胞性贫血。

【药物相互作用】 ①本药可以减少或延迟四环素类、呋塞米、地高辛、异烟肼、抗胆碱药及吲哚美辛等药物的吸收。如与它们合用，应注意给药时间，一般间隔 2h。②与泼尼松龙、阿莫西林、丙吡胺及西咪替丁合用，可能存在相互作用。

【规格】 混悬剂：4%；凝胶：16g，20g；片剂：0.44g。

海藻酸铝镁　Aluminium Hydroxide Alginic Acid and Magnesium Trisilicate（盖胃平，海藻酸-氢氧化铝-三硅酸镁）

【药性与应用】 本药主要成分为海藻酸、氢氧化铝、三硅酸镁，为胃食管反流抑制药。主要作用为：形成凝胶，阻止胃酸反流，保护食管下段黏膜；抗酸，保护胃黏膜。

临床用于反流性食管炎、胆汁反流性胃炎、食管裂孔疝；缓解呕吐、胃痛、食管痛。

口服：药片 3~6 片，颗粒 0.5~1 包，于餐后、睡前或症状发作时服。

【注意与禁忌】 对本药过敏、肾功能损害者禁服。严格限钠患者慎用。对孕妇、哺乳妇的影响尚不明确。

不良反应可出现呕吐，偶见便秘。罕见铝中毒脑病、肾功能损害、骨质软化等。

【规格】　片剂：每片含海藻酸 0.25g、氢氧化铝 0.05g、三硅酸镁 0.0125g；颗粒：每袋含海藻酸 1g、氢氧化铝 0.2g、三硅酸镁 0.05g。

枸橼酸铋钾[典][基]　Bismuth Potassium Citrate（胶体次枸橼酸铋，三钾二枸橼酸铋，铋诺，德诺，Colloidal Bismuth Subcitrate，Tripotassium Dicitratobismuthate，DE-NOL）

【药性与应用】　一种组成不稳定的铋复合物。在胃液存在的条件下，可在溃疡表面形成一层坚固的氧化铋胶体沉淀，成为保护性膜，从而隔绝胃酸、酶、食物对溃疡面的侵蚀，并刺激内源性前列腺素释放，促进溃疡面的愈合；还能改善胃黏膜血流、清除幽门螺杆菌，进一步促进溃疡面的愈合。另外，本品能与胃蛋白酶发生螯合作用，使其失活；铋离子促进黏液分泌，均对溃疡面的修复有利。

临床用于消化性溃疡的治疗。也用于复合溃疡、多发溃疡、吻合口溃疡和糜烂性胃炎的治疗。对消化性溃疡的疗效与西咪替丁相仿或稍高，对后者产生耐受性的病人，本品仍有 80% 以上的治愈率。复发率也明显低于 H_2 受体拮抗剂。

口服给药。颗粒：1 包，3~4 次/d，饭前 0.5h 和睡前服。片剂或胶囊：2 片（粒），2 次/d，早餐前 0.5h 和睡前服。忌用发泡性碳酸饮料；服药前后 0.5h 不要用牛奶、抗酸剂及碱性药物。1 个疗程为4~8周，然后停用含铋药物 4~8周。必要时再继续服用4~8周。

【注意与禁忌】　血铋有神经毒性，治疗剂量虽属安全，但不可超大剂量使用。服药过程中口内可有氨味，并可使舌、粪染为黑色。偶有恶心等消化道症状，停药后可自动消失。严重肾病及孕妇禁用。一般肝、肾功能不良者应减量或慎用。

【药物相互作用】　①本药与四环素同用将影响其吸收。②抗酸药可干扰本药的作用，不宜同时服用，应间隔 1~2h。

【规格】　颗粒：110mg/1g，110mg/1.2g，300mg/1.2g；胶囊：110mg/300mg；片剂：110mg/300mg。

碳酸钙[典]　Calcarea Carbonica（沉降碳酸钙）

【药性与应用】　抗酸药，作用缓和而持久，与胃酸作用生成二氧化碳和氯化钙。二氧化碳的产生，可引起嗳气、腹胀、恶心、继发性胃酸过多等；氯化钙则在碱性肠液中形成碳酸钙、磷酸钙，二者可沉淀在肠黏膜表面，形成一层保护膜，降低肠黏膜对刺激的敏感性，保护溃疡黏膜，但也易于产生便秘。吸收的氯化钙，可引起高钙血症。高钙血症刺激 G 细胞产生大量胃泌素，引起胃酸反跳。由于缺点太多，现临床多不单独使用，而与三硅酸镁、氧化镁等镁制剂合用或交替应用，以克服上述缺点。临床用于胃酸过多及消化性溃疡。

口服：0.5~2.0g，3次/d，饭前服。

【注意与禁忌】 对本药过敏、高钙血症、高钙尿症、有含钙肾结石史者禁用本药。心、肾功能不全者慎用本药。对妊娠与哺乳的影响不明确。用药超过3周应检查血钙、血磷情况。

不良反应可有嗳气、便秘、高钙血症、胃酸反跳性增高；偶可发生乳酸综合征、碱中毒、肾功能损伤。一般均在大量长期服用的情况下发生。

【药物相互作用】 ①维生素D、避孕药、雌激素能增加钙的吸收。②与钙通道阻滞药（如硝苯地平等）合用，可使血钙明显升高。③含铝抗酸药与本药同服，铝的吸收量增加。④与噻嗪类利尿药合用，可增加肾小管对钙的重吸收，易发生高钙血症。⑤本药与苯妥英钠、四环素合用，均吸收减少。⑥与有轻泻作用的抗酸药如氧化镁合用，可减少嗳气、便秘等不良反应。⑦本药与含钾制剂合用，可引起心律失常。

【规格】 片剂：0.2g，0.5g，0.75g；咀嚼片：0.125g，0.5g；胶囊：0.1g；颗粒：0.25g/5g；泡腾颗粒：0.2g/2g；干混悬剂：0.5g；口服混悬液：11.84g/148mL（以碳酸钙计）。每克碳酸钙含钙量为0.4g。

三硅酸镁[典] Magnesium Trisilicate（三矽酸镁）

【药性与应用】 不溶于水，可吸收胃内游离酸而起抗酸作用。中和胃酸作用虽弱，但缓慢而持久，可达4~5h。中和胃酸时不产生二氧化碳而产生胶状二氧化硅，覆盖在溃疡表面，具有保护作用。并可吸附肠内毒素、细菌和有害气体。大剂量有轻泻作用。临床用于胃酸过多以及消化性溃疡。

口服：0.3~0.9g，3次/d，空腹或两餐间服。

【注意与禁忌】 可致轻泻。肾功能不全者长期应用，可致高镁血症。

【规格】 片剂：0.3g。

胃得乐 Veytalo Tablets（胃速乐，胃乐）

【药性与应用】 本品具有调节胃酸过多、收敛及保护溃疡面的作用，用于消化性溃疡、胃炎、胃酸过多、神经性消化不良等症。服用后临床症状可得到很快改善，但疗程过短时容易复发。1个疗程一般应在3个月以上。

口服：2~4片，3次/d，饭后嚼服。

【注意与禁忌】 胃酸缺乏者忌用。服用本品大便可变为黑色。

【规格】 片剂：每片含碱式硝酸铋0.175g、碳酸镁0.2g、碳酸氢钠0.1g、大黄0.0125g（亦可含石菖蒲0.0125g）。

乐得胃　Roter

【药性与应用】 本品成分与胃得乐相似，但以弗朗鼠李皮代替大黄。其中所含碱式硝酸铋系经特别加工，能在胃内呈微细颗粒分散，能更多吸收有害物质，并附着在胃及十二指肠黏膜上，形成保护膜，以利于病变黏膜的修复与再生，促使溃疡的愈合。临床用于消化性溃疡、胃炎、胃酸过多症等。

口服：2 片，3 次/d，嚼服或溶于温水中饮服。1 个疗程一般为 2 个月；病重者应服药 3 个月以上。疗程结束后，改服维持量：1 片，3 次/d，连服 2~3个月；其后可服 1 片/d。

【规格】 片剂：每片含碱式硝酸铋 0.3g、碳酸镁 0.4g、碳酸氢钠 0.2g、弗朗鼠李皮 0.025g。

胃必妥片（Nervogastrol Tablets）：每片含碱式硝酸铋 50mg、碱式没食子酸铋 50mg、碳酸镁 100mg、硝酸钙 100mg、碳酸氢钠 100mg、白屈菜 150mg、南美牛奶菜皮 25mg、薄荷油 0.5mg、东莨菪根 12.5mg。口服：1~2 片，2~3 次/d。

铝镁加　Almagate（铝镁格特）

【药性与应用】 作用快、中和胃酸能力强的抗酸药，可使胃内 pH 值长期维持于 3~5。对抗组胺引起的胃酸分泌过度、药物引起的胃溃疡及吸附胆汁能力，均优于氢氧化铝。本品含钠量低，稳定性好，在胃肠道内镁和铝几乎不被吸收，中和胃酸时间长达 90min。临床用于消化性溃疡、胃炎、胆汁反流性食管炎及消化不良等症。

口服：1g，4 次/d，饭后 1h 及睡前服用。儿童剂量减半。

【注意与禁忌】 偶见恶心、肠蠕动增加、水样泻、便秘等胃肠功能紊乱情况。

【规格】 混悬剂：1g/7.5mL；咀嚼片：500mg。

佳胃得片　Gaved-S Tablets

【药性与应用】 复方制剂，主要成分为去甘草甜素甘草浸膏，能增加黏膜分泌细胞的分泌，从而增加黏膜的防御能力，促进组织再生。本品尚可增加胃黏膜血流量和提高胃黏膜抵抗有害因子的能力。临床用于消化性溃疡、胃酸过多、胃炎等。

口服：1~2 片，3~4 次/d，餐后 1h 或睡前嚼服。偶有腹泻现象。

【规格】 片剂：每片含去甘草甜素甘草浸膏 380mg、氢氧化铝 100mg、碳酸镁 200mg、碳酸氢钠 100mg、碱式硝酸铋 100mg、弗朗鼠李皮 30mg、菖蒲根茎粉 10mg。

注：甘草甜素有皮质酮样作用，引起钠潴留、水肿、高血压、低血钾。

复方铝酸铋片[典]　Compound Bismuth Aluminate Tablets（胃铋治片，胃必治片，胃必灵片，吉胃乐）

【药性与应用】　本品所含铝酸铋可在溃疡表面形成保护膜，加速愈合；碳酸氢钠、碳酸镁可中和部分胃酸，有利于溃疡愈合；其他辅助成分有消除大便秘结和胃肠胀气的作用。临床用于消化性溃疡、慢性浅表性胃炎、十二指肠炎、胃酸过多症等。

口服：1~2片，3次/d，饭后嚼碎用水吞服；1个疗程为1~3个月。以后可以减量维持疗效，以防复发。

【注意与禁忌】　偶见恶心、腹泻，停药后可自行消失。大便呈黑色属正常现象，如便稀可适当减量。如胃酸不足，可加服助消化药。服药不可中断，直到1个疗程期满。

【药物相互作用】　①本药干扰四环素类药物的吸收，应避免合用。②本药不可与抗酸药合并口服，应间隔半小时以上。③本药能络合含多价金属离子的喹诺酮类药物，使两者药性降低，应间隔2h以上服用。④治疗期间应避免饮酒。⑤本药不宜与牛奶同服，应间隔半小时以上。

【规格】　片剂：每片含铝酸铋0.2g、甘草浸膏0.3g、碳酸镁0.4g、碳酸氢钠0.2g、弗朗鼠李皮0.025g、小茴香0.01g；颗粒：1.3g。

胶体果胶铋[典][基]　Colloidal Bismuth Pectin（碱式果胶酸铋钾，维敏）

【药性与应用】　一种新型胶态铋制剂，为生物大分子果胶酸（D-多聚半乳糖醛酸）与金属铋离子、钾离子形成的盐，在酸性胃液中形成一层牢固的胃黏膜保护膜，因而对溃疡病、慢性胃炎有较好治疗作用。铋剂又有杀灭幽门螺杆菌的作用，提高了治愈率，降低了复发率。由于胶体特性好，本品尚可用于消化道止血。临床主要用于消化性溃疡，也用于慢性浅表性胃炎、慢性萎缩性胃炎，以及消化道出血的治疗。

口服。治疗消化性溃疡与胃炎：150~200mg，4次/d，餐前0.5~1h服，睡前加服1次；4周为1个疗程。治疗消化道出血：150~200mg，将胶囊药物倒出，用水冲搅匀服用，1次/d。儿童用量酌减。

【注意与禁忌】　本品毒副作用低，对肝、肾、神经、血液系统均无影响。服药后大便多呈黑色。

【药物相互作用】　①与强力抗酸药及H_2受体阻滞剂同时服用，降低本药疗效。②与牛奶等奶类同时服用，降低本药疗效。③本药不宜与其他铋剂合用，且不宜大剂量长期（1周以上）服用。

【规格】　胶囊（以铋计）：40mg，50mg，100mg，330mg。

硫糖铝[典]　Sucrafate（胃溃宁，Ulcerlmin，Ulcerban）

【药性与应用】 与胃蛋白酶络合，抑制其分解蛋白质的功能；与胃黏膜蛋白质络合形成保护膜，覆盖溃疡面，防止胃酸、胃蛋白酶、胆汁的渗透、侵蚀，使黏膜有机会再生、愈合。治疗剂量时，胃蛋白酶活性可下降30%。本品吸收极少，仅2%~5%以硫酸二糖的形式被吸收，并由尿排出。本品主要用于消化性溃疡的治疗。

口服：1g，3~4次/d，饭前1h及睡前服。

【注意与禁忌】 不良反应发生率约为4.7%，如便秘、口干、恶心、胃痛等。病愈后应继续服用数月，以免复发。

【药物相互作用】 ①本药干扰脂溶性维生素A、维生素D、维生素E、维生素K的吸收。②本药降低口服抗凝药、地高辛、喹诺酮类、苯妥英钠、布洛芬、吲哚美辛、氨茶碱、甲状腺素等药物的吸收。③本药影响四环素在胃肠道中的吸收，其机制可能与形成螯合物有关。必须合用时应间隔2h以上。④本药明显影响阿米替林的吸收，应尽量延长两药服用的间隔时间。⑤与多酶片合用时二者疗效均降低，这与蛋白酶的络合作用有关。⑥抗酸药与本药相互干扰、拮抗，不主张合用。否则也应间隔1h以上服用。⑦抗胆碱药可缓解本药的便秘与胃部不适反应。

【规格】 片剂：0.25g，0.5g；胶囊：0.25g；颗粒：0.25g，1g；分散片：0.25g/0.5g；咀嚼片：0.5g，1g；混悬液：1g/5mL，1g/10mL，20g/200mL，40g/200mL；混悬凝胶：1g/5mL。

三甲硫苯嗪　Tritiozine（溃疡愈康，溃消净，ISF-2001）

【药性与应用】 有良好的抗酸和促进溃疡面愈合的作用。能抑制基础胃酸分泌和组胺、胃泌素、食物刺激引起的胃酸分泌，使胃平滑肌张力降低、蠕动减弱；有中等程度镇静作用；对溃疡病引起的疼痛效果良好。临床用于消化性溃疡、分泌过多性胃炎、十二指肠炎、弥漫性胃黏膜糜烂等。有效率可达80%。

口服：300mg，3次/d；4周为1个疗程。

【注意与禁忌】 少数人可有困倦、无力、口干、头痛、头晕、指趾麻木、肌痛、上腹部灼热感、蛋白尿、血清转氨酶升高等不良反应，停药后可恢复。如反应严重或过敏，应停药。精细、危险工种操作人员及肾功能不全者慎用。孕妇及肝功能障碍者忌用。

【规格】 片剂（胶囊）：150mg。

吉福士 Colphos

【药性与应用】 由均质磷酸铝凝胶、天然琼脂凝胶、果糖凝胶按适宜比例制成，形成一种不溶性、具良好黏稠性和附着力的胶体混合物，覆盖在消化道黏膜上，起到保护作用，使之不受胃酸、蛋白酶、肠液的刺激与侵蚀，得以修复和痊愈；并有一定的止痛效果。由于具有强力的吸附作用，本品也能吸附毒素、微生物、发酵气体、金属微粒等大量有害因素，减轻胃肠道抗病负荷，有利于其恢复、休息。本品又是一种缓冲剂，在消化道内起到平衡作用，保持相对适宜的 pH 环境，不发生酸反激作用。本品也可促进黏液分泌，促进溃疡组织的代谢及肉芽新生。临床用于消化性溃疡、胃酸过多、胃炎、胃肠道毒物吸收及消化道出血。

口服：16g，2~3 次/d。急性发作，可顿服 16g；急性中毒、消化道出血，可 1 次服用 60~100g；胃炎、胃溃疡，餐前 0.5h 服用；十二指肠溃疡，可在饭后 2~3h 内或疼痛时服用；肠道感染，晨起或晚睡前服。慢性结肠、直肠炎灌肠：32g 稀释在 100mL 水中实施。

【注意与禁忌】 偶有轻微便秘。长期卧床者慎用。肠道麻痹者忌用。其他见磷酸铝条。

【规格】 凝胶：16g。

唯安林 Weianlin

【药性与应用】 由丁溴东莨菪碱、盐酸双环胺、叶绿酸酮钠、氢氧化铝镁烘干胶、合成硅酸铝构成的复方制剂。丁溴东莨菪碱为季铵类 M 胆碱受体阻断剂，对平滑肌有解痉作用；盐酸双环胺与其作用相似；叶绿酸酮钠主要净化溃疡面，促使溃疡愈合；氢氧化铝镁烘干胶与合成硅酸铝为抗酸剂，保护胃黏膜、吸附胆汁和胃蛋白酶。临床用于消化性溃疡、急慢性胃炎、肠道炎症及溃疡引起的痉挛性疼痛。

口服：1~2 片，3~4 次/d，餐后 1h 及晚睡前服用。

【注意与禁忌】 儿童一般不用。高龄、严重心脏病和肾功能不全者慎用。孕妇、青光眼、器质性幽门梗阻、麻痹性肠梗阻、前列腺肥大性排尿困难、胃酸缺乏者禁用。

【规格】 片剂：每片含丁溴东莨菪碱 2mg、盐酸双环胺 2mg、叶绿酸酮钠 3mg、氢氧化铝镁烘干胶 350mg、合成硅酸铝 60mg。

丙谷胺[典] Proglumide（二丙谷酰胺，Gastridine）

【药性与应用】 抗胃泌素制剂，其化学结构与胃泌素分子末端结构相似，可对胃泌素产生竞争性抑制，以抑制胃酸和胃蛋白酶的分泌，促进胃黏膜细胞的新陈代谢，对胃黏膜有保护和促进愈合的作用。此外，本品还能增加胃黏液中葡萄糖的含量，加强胃黏液屏障功能，也有利于溃疡面的修复愈合，并缓解胃肠道平滑肌的痉挛。临床可用于治疗消化性溃疡、胃炎等胃肠道疾病，对消化性溃疡的效果较好。

口服：0.4g，3~4 次/d，饭前 15min 服用；1 个疗程为 1~2 个月。

【注意与禁忌】 偶有口干、腹胀、纳差、下肢酸胀、失眠等不良反应。近年来发现本品有促进胆汁分泌的作用和溶解结石的效果，可用于泥沙样胆石症的治疗。

【药物相互作用】 ①与其他抗溃疡病药（如 H_2 受体阻滞剂）合用，可增强抗酸和促进愈合作用。②与吗啡合用可增强和延长止痛作用。③本药可拮抗氟哌啶醇作用，使运动障碍加重，故在治疗亨廷顿舞蹈病时，二者不能合用。

【规格】 胶囊（片剂）：200mg。

胃丙胺片（复方丙谷胺片）：每片含丙谷胺 0.1g 和适量甘草、白芍、冰片。疗效较丙谷胺为优。口服：3 片，3~4 次/d，饭前与晚睡前嚼服。

甘珀酸钠[典] Carbenoxolone Sodium（生胃酮，Biogastrone，Duogastrone）

【药性与应用】 为甘草次酸半琥珀酸二钠盐，能增加胃黏膜黏液分泌，保护胃黏膜，减少其上皮细胞的脱落。能在胃黏膜内抑制蛋白酶原，使其不被激活变成胃蛋白酶，伤害病变黏膜，从而促进溃疡面的修复、再生，直至愈合。还有刺激肾上腺、增强内源性皮质激素的作用，具有抗炎性、抗应激性。大部分在胃中吸收，有肠-肝循环，主要由粪便排出。临床上主要用于治疗慢性胃溃疡；对十二指肠溃疡的疗效略差。凝胶或糖锭用于口腔溃疡。也可试用于治疗轻度肾上腺皮质功能不全的病人。

口服：50~100mg，3 次/d；1 周后减为 50mg，3 次/d，饭后服。1 个疗程为 1~2 个月。最长不超过 3 个月。

【注意与禁忌】 副作用较多，主要与其皮质激素样作用有关。可有头痛、腹泻、潮红等不良反应。长期服用可引起水钠潴留、血压升高、低血钾，甚至造成心力衰竭，应及时停药，服用保钾利尿剂螺内酯、氨苯蝶啶，并酌情补钾加以纠正。心、肝、肾功能不全及高龄病人慎用。不可与洋地黄同用。现已较少应用。

【药物相互作用】 ①本药可引起低血钾，从而明显增强地高辛等洋地黄制剂毒性。②抗酸药与抗胆碱药明显减少本药吸收。但有国外文献否定。③保钾利尿剂可降低本药不良反应发生率。但与阿米替林合用时，可使后者药效降低；与螺内酯联用，二者疗效均降低。④与非保钾利尿剂合用，可加重缺钾，必须补钾。⑤餐后给药可延迟本药吸收。

【规格】 片剂（胶囊）：50mg；软膏：20mg/1g。

吉法酯 Gefarnate（合欢香叶酯，胃加强-G，Alsanate，Wycakon-G）

【药性与应用】 主要成分为合欢香叶酯，能促进胃黏膜前列腺素和已糖胺的分泌，直接作用于胃黏膜上皮细胞，加速新陈代谢，调节胃功能和胃酸分泌，保护溃疡组织细胞，增强其对致溃疡因子的抵抗能力，促进溃疡面的愈合。用于胃溃疡、胃炎、胃痉挛等症，也用于十二指肠溃疡的治疗。

口服：1~2片，3次/d；1个疗程为1~2个月。病情较重者可连用3个月。儿童剂量酌减。

【注意与禁忌】 不良反应轻微，可有头晕、下腹隐痛等，可自行消失。治疗时应按时服药。孕妇忌用。

【药物相互作用】 ①螺内酯可降低本药吸收。②阿米洛利可延缓本药的代谢和降低本药疗效。③餐后服药可延缓本药吸收。

【规格】 片剂（胶囊）：50mg。

格隆溴铵[典] Glycopyrronium Bromide（甘罗溴铵，溴环扁吡酯，胃长宁，Glycopyrrolate Bromide，Robinul）

【药性与应用】 季铵类抗胆碱药，类似阿托品，但具有更强的抗唾液分泌作用，抑制胃液分泌，调节肠蠕动，但没有中枢性抗胆碱活性的副作用。抗酸、解痉、止痛作用迅速。适用于消化性溃疡、慢性胃炎、胃液分泌过多等症。疗效相当或超过溴丙胺太林。也用于麻醉手术前的准备用药，减少腺体分泌。疗效可维持7h。

口服：1~2mg，3~4次/d，饭后及晚睡前服。维持量1mg，2次/d。极量4mg/次，12mg/d。麻醉前给药：0.2~0.4mg，静脉注射或肌内注射。

【注意与禁忌】 同阿托品。服药初期出现的口干现象，可在1~2周内减轻或消失。幽门梗阻、青光眼、前列腺肥大者禁用。

【药物相互作用】 ①与普鲁卡因胺合用，可对房室结传导产生相加的抗迷走神经效应。②与利托君合用，可诱发室上速。③与环丙烷合用，可引起心律失常。④与西沙必利合用，可减弱后者的促胃肠动力作用。

【规格】 片剂：0.25mg；注射液：0.2mg/1mL；胶囊：0.5mg。

复方胃长宁：由格隆溴铵、氢氧化铝、维生素U配制成的片剂或胶囊。

西咪替丁[典] Cimetidine（甲氰米胍，甲氰米胺，泰胃美，Tagamet，Altramet，Cimetum，Itacem，Tamretin，Ulcomet）

【药性与应用】 H_2受体拮抗剂，能明显抑制各种胃酸刺激因素对胃酸分泌的刺激，如食物、五肽胃泌素以及组胺等，并使胃酸的酸度降低。因而对胃酸过高、过多引起的腐蚀性胃部疾病均有预防和治疗作用。对应激性溃疡、消化性溃疡、消化道出血均有明显疗效。尚有抗雄激素作用，对第二性征的过度表达也有一定治疗价值，如多毛症等。本品也增强免疫反应，减弱免疫抑制细胞的活性，在一定程度上阻抑恶性肿瘤的转移，延长存活期。口服后由小肠迅速吸收，90min 达峰值，有效血药浓度可保持 4h。口服生物利用度约为 70%。$t_{1/2}$为 2h，肾功能不全者可延长 1 倍以上。12h 由尿中排出药物原形的 80%~90%。临床用于消化性溃疡、上消化道出血、消化性胃炎的治疗，治愈率可达 70%以上。有人认为对疱疹性疾病也有效，如带状疱疹、生殖器疱疹等。复发率高为本品的最大缺点，目前认为长期服药或 400~800mg/d 短期、足量疗法可显著降低复发率。不过不良反应也相应增加。

口服：200~400mg，4 次/d，饭后、晚睡前各服 1 次，连服 4~6 周；也可 400mg，2 次/d，连服 3 个月；又可 800mg，夜间给药 1 次（有人认为此法符合生理特性，疗效好，8 周后治愈率可达 95%）。注射：200~600mg，用葡萄糖或葡萄糖氯化钠溶液稀释，静脉滴注；缓慢静脉注射，200mg，1 次/（4~6）h。用量不超过 2g/d。也可直接肌内注射。

【注意与禁忌】 本品副作用多，反应复杂，应多方面加以注意。①消化系统：常有腹泻、腹胀、口苦、血清转氨酶升高；偶见严重肝炎、肝坏死、肝脂肪变性。本品可通过胎盘屏障、乳腺，孕妇、哺乳妇禁用。溃疡治愈后尚需继续服药，400mg，1 次/晚，3 个月以上，以防高胃酸回跳，诱发溃疡穿孔。②泌尿系统：可有间质性肾炎、肾衰竭的发生，一般为可逆性，应定期查尿与肾功能。③造血系统：可有中等度白细胞减少、粒细胞减少、血小板减少、自身免疫性溶血性贫血，也有引起再生障碍性贫血的报道，应注意检查血象，必要时停药。④神经系统：可有头晕、头痛、疲乏、嗜睡，以及不安、感觉迟钝、语言含糊、出汗、抽搐、癫痫样发作、幻觉、妄想。高龄、幼儿及肝、肾功能障碍者易发生。上述症状与抗胆碱药引起者极为相似，且用拟胆碱药毒扁豆碱治疗有效。故本品应避免与中枢抗胆碱药同时使用，以免加重中毒反应。⑤心血管系统：可有心动过缓、面部潮红等。静脉注射偶见血压骤降、房性期前收缩、心跳呼吸骤停。⑥内分泌系统及皮肤：可引起男性乳房发育、女性溢乳、性欲减退、阳痿、精子计数减少；可抑制皮脂分泌，诱发剥脱性皮炎、皮肤干燥、皮脂缺乏性皮炎、脱发、口腔溃疡、皮疹、巨型荨麻疹、药物热等。

【药物相互作用】 ①本药与普萘洛尔、苯妥英钠、环孢素、吗氯贝胺、茶碱、黄嘌呤类、阿司匹林、卡马西平、美沙酮、他克林、维拉帕米、华法林与香豆素类抗凝血、利多卡因、咖啡因等多种类药品合用时，均可使后者的血药浓度升高，不良反应加重，毒性增强，应注意监测与预防。②本药可抑制苯二氮䓬类肝代谢，升高其血药浓度，加重神经抑制症状，导致呼吸循环衰竭，应予注意。但其中的劳拉西泮、奥沙西泮、替马西泮似乎不受影响。③本药可增加奎尼丁的毒性，合用地高辛者更不宜再用本药。④本药不宜与苯巴比妥、三环类抗抑郁药、甲硝唑合用，因易发生中毒反应。⑤与抗酸药合用时可减少本药的吸收，必须合用时应间隔1h以上。⑥与甲氧氯普胺合用，可减弱本药的血药浓度，应加大本药剂量。⑦本药降低硫糖铝疗效，应避免合用。⑧本药干扰酮康唑吸收，应间隔2h后服用或者同时饮用酸性饮料。⑨与卡托普利合用，可引起精神症状。⑩与氨基糖苷类药合用可造成呼吸抑制，只有氯化钙可解救，新斯的明无效。⑪应避免中枢抗胆碱药与本药合用，以防加重中枢毒性。⑫与卡莫司汀合用，可引起骨髓抑制。⑬与阿片类合用，在慢性肾衰竭的患者中可有呼吸抑制、精神错乱、定向障碍。应减少阿片类用量。⑭本药对四环素的作用有双重性，既可降低血药浓度，又可升高血药浓度。应注意监测。

【规格】 片剂：200mg，400mg，800mg；胶囊：200mg；注射液：200mg/2mL；口服液：100mg/10mL，2.5g/250mL；缓释片：150mg；咀嚼片：100mg，200mg。

雷尼替丁[典][基] Ranitidine（呋喃硝胺，甲硝呋胍，胃安太定，善胃得，Zantac，AH-19065）

【药性与应用】 强效 H_2 受体拮抗剂，比西咪替丁强5~8倍，且时间持久；能更有效地抑制五肽胃泌素、组胺、氨甲酰胆碱引起的胃酸分泌，降低胃酸与胃酶活性。口服易吸收，不受食物和抗酸药的影响。服药后1~2h达峰值。$t_{1/2}$为2~2.5h。蛋白结合率为15%。绝对生物利用度为50%。24h从尿中排出45%。本品不是肝酶抑制药，不干扰肝酶代谢药物如华法林等在体内的生物转化。临床用于消化性溃疡、术后溃疡、反流性食管炎等的治疗。

口服：150mg，2次/d，于晨起和晚睡前服。维持量150mg/晚。卓-艾综合征，口服，150mg，3次/d；必要时可增至900mg。注射给药：一般50mg，>10min缓慢静脉注射，或滴注；也可肌内注射，50mg/（6~12）h。预防手术时胃酸吸入，可于麻醉前45~60min肌内注射或缓慢静脉注射，50mg。

【注意与禁忌】 静脉注射后部分病人可有恶心、出汗、面部烧灼感等。口服偶有头昏、便秘、嗜睡、腹泻，但不影响继续治疗。本品主要经肾排泄，严重肾功能不全时，$t_{1/2}$延长，血药浓度升高，应注意调整剂量。孕妇及8岁以下儿童禁用。

【药物相互作用】 ①含有氢氧化镁或氢氧化铝的复方抗酸药，降低本药血浓度峰值。②本药可升高苯妥英钠血浓度。③本药可使普鲁卡因胺的清除率下降。④本药可增加口服磺酰脲类降糖药的作用，引起低血糖，应避免二药同时服用。本药与格列本脲同服的情形则相反。⑤本药减少肝血流量，与某些经肝代谢药物，如华法林、利多卡因、地西泮、环孢素、普萘洛尔等合用时，这些药物的血药浓度升高、作用时间延长，毒性增加。⑥本药可使氨苯喋啶的血药浓度降低。⑦本药与三唑仑同时口服可使其血药浓度增加，但临床意义不明。⑧本药与依诺沙星同时口服，可使其血药浓度降低 26%~40%。⑨本药降低维生素 B_{12} 的吸收，长期使用可导致维生素 B_{12} 缺乏。

【规格】 片剂：150mg，300mg；胶囊：150mg；泡腾颗粒：150mg/1.5g；泡腾片：150mg；糖浆：1.5g/100mL；口服液：150mg/10mL；注射液：50mg/2mL，150mg/2mL，300mg/2mL，50mg/5mL，100mg/100mL。

枸橼酸铋雷尼替丁[典] Ranitidine Bismuth Citrate（百乐威，金得乐，瑞倍，舒威，斯伏丝，Pylorid，Rebac Tritec）

【药性与应用】 本药是由枸橼酸铋络合物与雷尼替丁形成的盐，具有三种作用：雷尼替丁抑制胃酸分泌，铋盐抑制蛋白酶保护黏膜，二者共同抑制幽门螺杆菌（Hp）。

临床用于治疗溃疡病，与抗生素（克拉霉素等）合用，以根治 Hp，以减少溃疡病的复发。

口服：①十二指肠溃疡：0.4g 或 0.35g，2 次/d，4 周为一疗程。②良性胃溃：0.4g 或 0.35g，2 次/d，6~8 周为一疗程。③幽门螺杆菌阳性的十二指肠溃疡，采用二联用药方案，本药 0.4g 或 0.35g，2 次/d，4 周为一疗程；开始 3 周合用克拉霉素 0.5g，2~3 次/d；也可采用三联用药方案。④与阿莫西林与克拉霉素联用：本药 0.4g，2 次/d；阿莫西林 1.0g，2 次/d；克拉霉素 0.5g，2 次/d。连用 2 周，治愈率达 90%。⑤与四环素、甲硝唑联用：本药 0.4g，2 次/d；甲硝唑 0.25g，3 次/d；四环素 0.5mg，3 次/d。连用 2 周，治愈率 80%以上。⑥四联用药：第 1~5 日用本药 0.4g，2 次/d；从第 3 日开始服阿莫西林 1.0g、克拉霉素 0.5g、甲硝唑 0.5g，均为 2 次/d。此方案可使十二指肠溃疡愈合率达 98%，Hp 根除率达 95%。

【注意与禁忌】 对本药过敏、肌酐清除率低于 25mL/min 者不宜使用本药。慎用于 H_2 受体阻滞剂过敏及有急性血卟啉病史患者。尚无儿童用药资料。本药有致畸作用，不可用于孕妇。不建议哺乳妇使用本药。

不良反应主要在胃肠道，可有恶心、呕吐、腹泻、腹胀、胃痛、便秘等，以及一过性肝酶异常。中枢神经系统可有头晕、头痛、失眠、感觉异常。罕见过敏反应、粒细胞减少、震颤等。

【药物相互作用】 ①与克拉霉素合用，雷尼替丁、枸橼酸铋及 14-羟克拉霉素的血清浓度分别增高 57%、48%及 31%。②与大剂量抗酸药（如碳酸铝、氢氧化铝等）合用，本药的血药浓度降低，但临床意义不明。③本药改变胃酸度，从而减少伊曲康唑的胃肠道吸收。④与阿司匹林合用，后者的吸收轻度下降。⑤其余参阅雷尼替丁与枸橼酸铋钾相关内容。⑥本药加重乙醇的胃黏膜损害。

【规格】 胶囊：0.2g，0.35g；片剂：0.2g，0.4g。

法莫替丁[基] Famotidine（Gaster，MK208，Ym11170）

【药性与应用】 组胺 H_2 受体拮抗剂，作用比雷尼替丁强 7.5 倍。对胃酸分泌的抑制作用比西咪替丁强 40 倍。无抗雄激素及抑制药酶作用。口服吸收不完全，生物利用度为 40%～45%，2～3h 达峰值。$t_{1/2}$ 为 4.2h。主要以原形从尿中排出体外。肾功能严重障碍时应减少剂量，延长给药时间间隔。临床用于活动性消化性溃疡治疗的短期疗法和治愈后的维持治疗，卓–艾综合征的治疗。

口服：20mg，早、晚餐后各 1 次。静脉注射或滴注：20mg，溶于生理盐水或葡萄糖溶液 20mL 中缓慢注射，2 次/d；或按上述剂量加入更多输液中滴注。

【注意与禁忌】 常见的不良反应有便秘、腹泻、恶心、呕吐、纳差、肝功能异常、皮疹，罕见血压升高、颜面潮红、心动过速、无力、倦怠、头重、头痛、月经不调。有药物过敏史、肾衰竭、肝脏病者及孕妇慎用。出现过敏反应，如皮疹、荨麻疹时应停药。应排除恶性肿瘤、食管静脉曲张和胃底静脉曲张后给药。

【药物相互作用】 ①丙磺舒降低本药清除率，提高本药血药浓度。②本药提高头孢布烯的生物利用度，使之血药浓度升高。③与咪达唑仑合用，可因升高胃内 pH 而使其吸收度升高。④本药降低茶碱的代谢而增加其毒性。⑤抗酸药可减少本药吸收。⑥本药减少头孢泊肟、地拉费定、伊曲康唑、酮康唑的吸收，降低它们的药效。⑦本药减少环孢素的吸收，降低其血药浓度。⑧与妥拉唑林合用，有拮抗作用，使之降低药效。⑨本药逆转硝苯地平的正性肌力作用。⑩吸烟降低本药疗效。

【规格】 片剂：10mg，20mg，40mg；分散片：20mg；胶囊：20mg；散剂：10mg/1g，20mg/1g；注射液：20mg/2mL，20mg/100mL，20mg/250mL；注射剂：20mg。

尼扎替丁 Nizatidine（Axid，Arid，Calmarid，Nizax，Gastrax，Gastrax-mine）

【药性与应用】 新型强效 H_2 受体拮抗剂，作用于胃酸分泌细胞，阻断胃酸形成途径，并降低基础胃酸，尚可抑制食品、组胺等刺激引起的胃酸分泌。其强度类似雷尼替丁。不影响胃蛋白酶的活性，对基础血清胃泌素或食物引起的高胃泌素血症几乎无作用，也无抗雄激素作用。口服吸收良好，生物利用度大于90%。$t_{1/2}$为1.3h。药物90%～100%于用药后16h从尿中排出，其中65%～75%为原形。肾衰竭者的$t_{1/2}$延长为7h。肝功能轻中度损害不影响本品的代谢。临床用于消化性溃疡的治疗和治愈后预防复发的维持治疗。

口服：150mg，2次/d；维持治疗，150mg/d。

【注意与禁忌】　常见不良反应有腹胀、腹痛、呕吐、纳差、乏力、失眠、皮疹，均较轻。对本品过敏者禁用。对其他H_2受体拮抗剂过敏者慎用。孕妇、儿童用药尚无成熟经验。肾功能不全时应减量。尿胆原测定可呈假阳性。

【药物相互作用】　①H_2受体拮抗剂可增加咪达唑仑的吸收。②服用本药后立即服用红霉素，可增加其吸收。③与头孢布烯合用，可增加恶心、头痛、腹泻等不良反应。④与大剂量（3900mg）阿司匹林合用，可出现血水杨酸浓度升高。⑤本药可降低头孢妥仑的血药浓度，不宜合用。⑥本药升高胃pH值，从而使头孢泊肟和地拉费定的吸收减少。同样道理，也减少伊曲康唑、酮康唑的吸收。可口服可乐饮料送药加以改善。

【规格】　片剂：75mg，150mg；胶囊：150mg，300mg。

罗沙替丁乙酸酯　Roxatidine Acetate（哌芳替丁，乙酰罗沙替丁，哌芳酯丁，Aceroxatidine，Pifatidine，Altat）

【药性与应用】　选择性H_2受体阻滞剂。通过抑制胃酸分泌治疗消化性溃疡，与西咪替丁、雷尼替丁及法莫替丁的药理作用相似，但化学结构不同，无抗雄激素作用，对肝药酶也无影响。与上述H_2受体阻滞剂比较，本品缓解溃疡病的疼痛作用最快。服药后3h达峰值。$t_{1/2}$为4h。体内无明显蓄积性。肾功能障碍者$t_{1/2}$延长。约有70%本品在服用后24h内从尿中排出。其中80%为代谢产物。动物实验证实，药物可向乳汁移行。临床用于治疗消化性溃疡、卓-艾综合征、反流性食管炎。也可于麻醉前应用，防止吸入性胃炎。

口服：75mg，2次/d。用于麻醉前给药，于手术前晚临睡前及麻醉诱导前1h各服75mg。

【注意与禁忌】　偶见过敏性皮疹、瘙痒、嗜酸性粒细胞增多、白细胞减少、便秘、腹泻、恶心、腹部不适、嗜睡、转氨酶升高等；罕见失眠、头痛、血压升高。肝、肾功能不全及有药物过敏史者慎用。孕妇、小儿安全性尚未确定。哺乳妇用药期间应避免授乳。服药期间应注意肝、肾功能变化及血象。本品可掩盖胃癌症状。

【药物相互作用】　①给予H_2阻断剂后立即应用红霉素，可使红霉素吸收增加，意义不明。②H_2阻断药可使伊曲康唑、酮康唑吸收减少，可服可乐等酸性饮料加以改善。

【规格】 缓释胶囊：75mg。

拉呋替丁 Lafutidine（德贝克，拉夫丁，诺非，施多佳，谓夫丁）

【药性与应用】 本品为 H_2 受体阻断药，可持续抑制胃酸分泌，保护胃黏膜，促进黏膜修复，增加胃黏膜血流量和黏液分泌。口服本药10mg达峰时间为（0.8±1）h，进食时明显延长；半衰期β相为（3.30±0.3）h。

临床上用于胃及十二指肠溃疡病的治疗。

口服：10mg，2次/d。

【注意与禁忌】 对本药过敏者忌用。有药物过敏史，肝、肾功能损害及透析患者慎用。对儿童、孕妇的安全性尚未确立。哺乳妇停止哺乳。

本药不良反应发生率为2.25%。可有心悸、潮热、尿酸升高、血钠升高、血钾下降、血尿素氮升高、间质性肾炎、男性乳腺增生、头痛、失眠、嗜睡、眩晕、精神错乱、幻觉、肝酶升高、胆红素升高、黄疸、便秘、腹泻、大便硬结以及恶心、呕吐、腹胀、食欲减退、红细胞改变（升高或减少）、再生障碍性贫血、过敏反应等。

【药物相互作用】 尚不明确，可参考其他 H_2 受体阻断药。

【规格】 胶囊：5mg；片剂：10mg。

奥美拉唑[典][基] Omeprazole（渥米哌唑，奥克，洛赛克，沃必唑，Losec，Moprial）

【药性与应用】 近年来新出现的不同于 H_2 受体拮抗剂作用的独特抑制胃酸分泌药。对基础分泌、夜间分泌和五肽胃泌素、食物刺激分泌都有极明显的抑制作用。本品可作用于胃壁细胞 H^+-K^+-ATP酶系质子泵，使其被抑制，从而抑制 H^+的分泌，并使胃液总量和胃蛋白酶的分泌均受到一定抑制，对胃黏膜也具有一定保护作用。口服后3h达峰值。血浆蛋白结合率为95%。$t_{1/2}$为2~3h。主要由肝脏代谢后从尿及粪便中排出。血药浓度与胃酸抑制作用之间无明显的相关性。口服1次即可控制24h的胃酸分泌。临床用于顽固性消化性溃疡、反流性食管炎、卓-艾综合征。抑酸作用最强。对急性胃黏膜病变、上消化道出血，与阿莫西林合用可有效地消除幽门螺杆菌，预防溃疡病复发和治疗幽门螺杆菌相关性胃炎。

口服：十二指肠溃疡、胃溃疡、反流性食管炎，20mg，1次/晨，1个疗程2~8周。卓-艾综合征，首剂60mg，1次/晨，而后根据病情适当调整剂量；病情严重者，服用剂量超过80mg/d时，应分2次服用。

【注意与禁忌】　偶见皮疹；罕见恶心、腹泻、便秘、腹胀。一般较轻。孕妇、哺乳妇不宜服用。疑有胃溃疡时，应排除恶性肿瘤的可能性。肝、肾功能不全时，无须改变剂量。

【药物相互作用】　①甲硝唑、幽门螺杆菌敏感药（阿莫西林、克拉霉素等）与本药联用，可提高对幽门螺杆菌的清除率。②与克拉霉素联用，二者血药浓度均升高，可增加中枢和胃肠道的不良反应。③本药可增高胰酶的生物利用度，对胰功能降低者有较好疗效。④本药通过肝脏 CYP2C19 代谢，从而可延长苯妥英钠、双香豆素、硝苯地平、安替比林、双硫仑等的清除。⑤本药造成的低酸环境可降低地高辛疗效，应注意用药前后的剂量调整。⑥本药与三唑仑、劳拉西泮、氟西泮合用，可致步态紊乱，停药后可恢复正常。⑦本药抑制泼尼松活化，减弱其药效。⑧本药可抑制铁的吸收。⑨本药可使四环素、氨苄西林、酮康唑、伊曲康唑吸收下降。⑩本药抑制胃酸，使胃内细菌总数增加，联用维生素 C 和维生素 E 可能有帮助。

【规格】　肠溶胶囊：10mg，20mg；肠溶片：10mg，20mg；注射剂：20mg，40mg。

兰索拉唑[典]　Lansoprazole（达克普隆，Takepron，Ogast）

【药性与应用】　新型质子泵抑制剂，由血液进入胃壁细胞后，在酸性条件下活化。活化体与质子泵的 H^+-K^+-ATP 酶的巯基结合，抑制酶活性，进而抑制胃酸分泌。对幽门螺杆菌的抗菌能力与铋制剂相仿。口服后 2h 达峰值，3~4h 从血中消失，但仍持续作用很长时间。这可能与选择性地进入胃壁细胞并长期滞留有关。临床主要用于消化性溃疡、吻合口溃疡、反流性食管炎、卓-艾综合征。

口服：成人 30mg，1 次/d。可连服 6~8 周。

【注意与禁忌】　偶有皮疹、皮肤瘙痒、便秘、腹泻、口干、腹胀、血清转氨酶升高、贫血、白细胞减少、嗜酸性粒细胞增多、头痛、困倦、失眠。亦可出现发热、血清总胆固醇升高、血尿酸升高。有药物过敏史、肝功能损害、高龄者慎用。孕妇、哺乳妇不宜使用。小儿用药尚无成熟经验。本品可掩盖胃癌症状，在使用本品前应先排除胃部恶性肿瘤。

【药物相互作用】　①与对乙酰氨基酚合用，可使后者血药浓度升高，达峰时间缩短。②与地西泮、苯妥英钠合用，可使后二者代谢与排泄延迟。③与罗红霉素合用对治疗幽门螺杆菌有协同作用。④抗酸药可降低本药的生物利用度。⑤硫糖铝干扰本药的吸收，应间隔 30min 以后服用。⑥本药可使伊曲康唑、酮康唑的吸收减少，可能与 pH 值升高相关。⑦与克拉霉素合用，有发生口炎、黑舌的报道。

【规格】 肠溶片：15mg，30mg；胶囊：15mg，30mg。

泮托拉唑钠[典] Pantoprazole Sodium（富诗坦，健朗晨，诺森，潘美格，泮托拉唑，Enteric，Panmeilu，Pantoloc）

【药性与应用】 本药为泮托拉唑的钠盐，二者药性相同，为第三代质子泵抑制剂，可选择性作用于胃黏膜壁细胞，抑制胃酸分泌，同时减少胃液分泌量，抑制胃蛋白酶的分泌与活性。此外，尚可抑制幽门螺杆菌的生长，与抗菌药联合应用能彻底根除幽门螺杆菌。其他药与本药之间的相互作用较少，也为其特点。

本药生物利用度高达77%左右，不受食物或其他抗酸药的影响，口服40mg，2.5h达C_{max}2~3mg/L，经肝代谢后大部分经肾排出，少部分经胆汁与粪便排出。其消除半衰期为0.9~1.9h。

本药临床主要用于消化性溃疡及其合并症、各类消化道黏膜操作、反流性食管炎，与抗菌药联用消灭幽门螺杆菌。

口服：肠溶片于早餐前或早餐同时服用。

胃食管反流性疾病（GERD）：推荐剂量为40mg，1次/d，疗效可达16周。

消化性溃疡：一般40mg/d；严重病例可加倍，80mg/d。一般2周内症状缓解，4周内痊愈。疗程不应超过8周。

幽门螺杆菌感染：①泮托拉唑(40mg，2次/d）+阿莫西林（1g，2次/d）+克拉霉素（500mg，2次/d)；②泮托拉唑（40mg，2次/d）+甲硝唑（500mg，2次/d)+克拉霉素（500mg，2次/d)；③泮托拉唑（40mg，2次/d）+阿莫西林（1g，2次/d）+甲硝唑（500mg，2次/d)。研究表明14d疗法比7d疗法更为有效，但疗程愈长，不良反应也愈多。

静脉给药：40~80mg，1~2次/d。使用前将0.9%氯化钠溶液10mL注入冻干粉小瓶内，使之溶解，之后加入0.9%氯化钠溶液100~250mL中以稀释静脉滴注，15~60min滴注完毕。

【注意与禁忌】 对本药过敏者、孕妇与哺乳妇禁用。婴幼儿禁用。肝、肾功能不全者慎用。

本药不良反应较少。偶有头痛、头晕、失眠、嗜睡、恶心、腹泻、便秘、皮肤瘙痒、皮疹、肌肉疼痛等症状，极少有上腹痛、腹胀，个别人可出现水肿、发热、一过性视力障碍。大剂量可有心律失常、转氨酶升高、肾功能变化，以及白细胞、血小板降低等。

【药物相互作用】 ①本药可降低伊曲康唑、酮康唑的胃肠吸收与血药浓度。②与奥美拉唑相比，本药对细胞色素P450系统作用极少，从而药物之间的相互作用也明显减少。③本药与碱性抗酸药无相互作用。

【规格】 肠溶片：20mg，40mg；肠溶胶囊：40mg；注射剂：40mg，60mg，80mg。

埃索美拉唑 Esomeprazole（埃索美拉唑镁，埃索美拉唑钠，埃索他拉唑，耐信，左旋奥美拉唑，Nexium）

【药性与应用】 本药为质子泵抑制药，是奥美拉唑S-异构体，特异性壁细胞质子泵（H^+-K^+-ATP酶）抑制剂，抑制基础胃酸及刺激导致的胃酸分泌。

本药口服后迅速吸收，1~2h达 C_{max}，血浆消除半衰期，每日1次重复给药后约1.3h。

本药临床用于治疗各种反流性食管炎，与抗菌药联合应用消除幽门螺杆菌感染、预防非甾体抗炎药性胃溃疡的发生。

口服：①糜烂性反流性食管炎：40mg，1次/d，连用4周；未治愈者可再重复4周。②防止食管炎复发：20mg，1次/d。③胃食管反流症状控制：20mg，1次/d；症状消除后采用即时疗法（需要时口服220mg，1次/d）。④根除幽门螺杆菌：本药20mg、阿莫西林1g、克拉霉素500mg，均为1次/d，共7d。

【注意与禁忌】 对本药、奥美拉唑或其他苯并咪唑类药物过敏者禁用。严重肝、肾功能不全者慎用。对儿童用药缺乏经验，亦缺乏孕妇用药经验。哺乳妇用药期间应停止哺乳。

常见的不良反应有头痛、腹痛、腹泻、腹胀、呕吐、便秘等，少见的不良反应有皮炎、瘙痒、荨麻疹、头昏、口干。以上均无剂量相关性。

【药物相互作用】 ①本药与克拉霉素合用，不需调整剂量。②本药可使经CYP2C19代谢药物地西泮、丙咪嗪、氯米帕明、苯妥英钠等的血药浓度升高，应相应减少其剂量。③使用本药过程中，因减少了胃酸的分泌量，可减少酮康唑、伊曲康唑、铁的吸收量，应注意调整剂量。

【规格】 片剂：20mg，40mg。

雷贝拉唑钠 Sodium Rabeprazole（Aciphex，pariet，Rabeprazole）

【药性与应用】 本药为苯并咪唑类质子泵抑制药，特异性抑制三磷酸腺苷酶的作用，对基础胃酸和由刺激引起的分泌性胃酸均有抑制作用。与奥美拉唑相比，本药能更快、更彻底地与 H^+-K^+-ATP酸分离，从而可更快实现胃酸分泌抑制作用的恢复。本药有抗幽门螺杆菌作用，其活性较奥美拉唑和兰索拉唑更强。其可在几个位点同时直接攻击幽门螺杆菌，并可非竞争不可逆地抑制幽门螺杆菌的脲酶。此外，本药对胆碱和组胺 H_2 受体无拮抗作用。

本药 t_{max} 为 3.1h，C_{max} 为 0.406mg/L，血浆半衰期为 1.02h。本药主要随尿排出，在体内无蓄积现象。

本药临床主要用于良性活动性消化性溃疡、各类溃疡性食管反流病，与抗菌药物（阿莫西林、克拉霉素等）合用有效杀灭幽门螺杆菌。

口服：①活动性十二指肠溃疡：起始剂量为 20mg，1 次/d，早晨服用，连服 4 周。还有 2% 患者应再用 4 周。②活动性胃溃疡：20mg，1 次/d，早晨服用，连服 6 周。还有 6% 患者应再用 6 周。③侵蚀性或溃疡性胃食管反流病：20mg，1 次/d，早晨服用，连服 4～8 周。其维持治疗方案为 10～20mg，1 次/d，早晨服用。部分患者 10mg 即有反应，1 次/d，疗程为 12 个月。

【注意与禁忌】 对本药及苯并咪唑类药物过敏者禁用。既往使用兰索拉唑、奥美拉唑、泮托拉唑过敏或不适者，肝功能损伤者慎用。儿童的安全性未确定。孕妇应权衡利弊。哺乳妇用药期间应停止哺乳。

不良反应与其他质子泵抑制药相似。罕见心悸、心动过缓、胸痛；可见眩晕、四肢无力、感觉迟钝，偶见头痛，罕见失眠、困倦、口齿不清、步态蹒跚；偶见血尿素氮升高、蛋白尿；可有口干、腹胀、腹痛，偶见恶心、呕吐、便秘、腹泻及肝酶升高、总胆固醇升高，罕见消化不良；偶见血象变化及光敏反应、皮疹、荨麻疹、瘙痒、水肿、休克、视力障碍、肌痛、鼻炎等，出现此类情况应停药进行治疗。

【药物相互作用】 ①由于本药升高 pH 值，可增高地高辛血药浓度，合用时应加强监测。②与含氢氧化铝、氢氧化镁等抗酸药合用时，可使本药血药浓度轻度下降。③本药可减少酮康唑和伊曲康唑血药浓度，使其疗效下降。

【规格】 胶囊：20mg；肠溶片：10mg，20mg。

哌仑西平 Pirenzepine（哌吡氮平，吡疡平，哌吡革酮，必舒胃，Gastrozepin，Bisvanil，Lablon）

【药性与应用】 新型选择性抗 M 胆碱受体药，与乙酰胆碱竞争受体部位，从而对其产生抑制作用。对 M_1 受体的亲和作用超过对 M_2 的 40 倍，从而在低剂量即可抑制胃酸的分泌，对唾液分泌、心率、胃肠运动、眼和膀胱的功能则无明显影响，从而减少了很多不适感。本品不能透过血-脑脊液屏障，不影响中枢神经系统。人体通过不同途径使用本品后，无论是基础胃酸分泌，还是外源性五肽胃泌素等引起的胃酸分泌均受到抑制，分别可减少到 51% 和 41%。对 pH 值的影响不大，主要是使包括胃蛋白酶原和胃蛋白酶在内的胃液分泌减少，从而使胃最大酸和最高酸分泌下降。本品对实验性动物溃疡显示保护作用。对碳酸酐酶也有较强的抑制作用。口服吸收较差，与食物同服可减少其吸收率，生物利用度为20%～30%。口服后2～3h达峰值。肌内注射吸收良好。血浆蛋白结合率为12%。$t_{1/2}$为11h。85%以原形从粪及尿中排出。临床主要用于治疗消化性溃疡、急性胃黏膜炎、胃泌素瘤等，能明显缓解疼痛，降低抗酸药的用量。近期溃疡愈合率为70%～94%，疗效与西咪替丁类似而优于甘珀酸钠。

口服：50～150mg/d，分3次于餐前30min服用。静脉注射或肌内注射：10mg，2次/d，好转后改为口服。

【注意与禁忌】 常见口干、视力模糊、便秘、腹泻、头痛、精神错乱，一般较轻，与剂量有关，停药后即消失。但若发现皮疹，应及时停药。妊娠期忌用，尤其头3个月禁用。肝、肾功能不全者慎用。由于治疗剂量无全身抗胆碱作用，故青光眼、前列腺肥大不属于禁忌证，但应慎重和密切观察。超剂量则引起中毒，无特殊解毒药，应对症处理。

【药物相互作用】 ①H_2受体拮抗药可增强本药的作用，二者合用可明显减少胃酸分泌。②本药与普鲁卡因胺合用时，对房室结传导产生相加的抗迷走神经作用，用药期间注意监测心电图。③本药与西沙必利相互拮抗，合用时西沙必利的疗效明显下降。④乙醇与咖啡均减弱本药的作用。

【规格】 片剂：25mg，50mg；注射液：10mg/2mL。

米索前列醇[基] Misoprostol（Cytotec）

【药性与应用】 前列腺素E_1衍生物，对胃酸有强大抑制作用，不论是基础胃酸还是组胺、胃泌素、食物刺激引起的胃酸、胃液分泌量，均明显降低，胃蛋白酶排出量也减少。此外，还增加CO_3^{2-}分泌、促进胃黏膜对胃酸的抵抗、增加黏液分泌和改善局部血循环，从而增加了对胃、十二指肠黏膜的保护作用，有利于溃疡的愈合。口服吸收迅速而良好，代谢为有药理活性的游离酸，因而无法测定原药的血药浓度。平均血浆$t_{1/2}$为20.6min±0.9min。主要排出途径为肾脏，给药后24h内从尿中排出75%，从粪便中排出15%。本品不影响肝酶活性。临床用于消化性溃疡，尤其适合治疗药物引起的刺激或腐蚀性溃疡。也用于抗早孕。

口服：200μg，4次/d；4~8周为1个疗程。

【注意与禁忌】 主要不良反应为腹泻，但发生率低于1%。偶见轻度而短暂的头痛、眩晕和腹部不适。对妊娠子宫有收缩作用，因而孕妇禁用。对前列腺素类药物过敏者禁用。治疗剂量虽不降低血压，但心、脑动脉硬化性疾病仍应慎用。

【药物相互作用】 ①抗酸药，尤其是含镁抗酸药，与本药合用时，会加重腹痛、腹泻等不良反应。②与保泰松合用时，有报道可发生神经系统症状：

头痛、眩晕、潮热、兴奋、一过性复视和共济失调。③与环孢素、泼尼松合用，可降低肾移植排异反应发生率。④进食时服用本药可延缓吸收和降低不良反应发生率。

【规格】 片剂：200μg。

罗沙前列醇 Rosaprostol（Rosal）

【药性与应用】 合成前列腺素，抑制胃酸分泌，对胃、十二指肠黏膜细胞有保护作用。口服后3h达峰值。$t_{1/2}$为4.8h。比天然前列腺素代谢迅速。临床适用于消化性溃疡、胃炎、十二指肠炎、药物性胃及十二指肠炎。

口服：500mg，4次/d。

【注意与禁忌】 不良反应主要有腹痛、腹泻、便秘、头痛、恶心。对本品过敏者禁用。支气管哮喘、喘息型支气管炎、阻塞性肺疾病、青光眼、孕妇、哺乳妇慎用。

【药物相互作用】 本品与抗凝药、口服降糖药、利尿药、β受体阻滞剂、巴比妥类、抗炎药均可合用，无不良反应。

【规格】 片剂：500mg。

恩前列素 Enprostil

【药性与应用】 前列腺素E_2衍生物，能有效地抑制胃酸分泌，尤其对各种刺激因子引起的胃酸分泌，使胃蛋白酶分泌减少，对胃、十二指肠黏膜细胞有明显的保护作用。此外，本品尚可增进结肠与子宫的收缩，降低血浆胆固醇浓度或餐后血糖。口服吸收迅速，30~60min达峰值，$t_{1/2}$为34.3h，服药后48h随尿排出给药量的53%，144h从粪中排出34%。临床用于治疗胃部炎症和消化性溃疡。

口服：35μg，2次/d，早餐及晚睡前各服1次；4~8周为1个疗程。

【注意与禁忌】 主要为胃肠道反应，如腹痛、腹泻、恶心、便秘等。偶有头痛。孕妇不宜应用。

【规格】 胶囊：35μg。

奥诺前列素 Ornoprostil（Alloca，Ronok）

【药性与应用】 前列腺素类抗消化性溃疡药。药理作用是增加胃黏膜血流量，扩张胃黏膜小血管，使胃黏膜糖蛋白分泌量增加，并对胃酸分泌有抑制作用。口服吸收率为65%，主要分布在消化器官内，肝、小脑、膀胱也有少量。在肝内代谢，血中不能检出原形药物，从粪便中排出70%，从尿中排出20%。用于治疗胃炎和消化性溃疡病。

口服：5μg，4 次/d。可根据年龄、体重、症状适量增减。

【注意与禁忌】 不良反应有：血清转氨酶升高、腹胀、腹泻、恶心、呕吐、纳差；头晕、头痛、自汗、心悸；胃肠道出血、血小板减少、月经失调；皮疹、荨麻疹。孕妇禁用。对儿童用药经验不足。有药物过敏史及出血性溃疡病者慎用。

【规格】 软胶囊：2.5μg。

胃膜素 Gastric Mucin（胃黏膜素，Gastron）

【药性与应用】 从猪胃黏膜提取的一种多糖。有抗胃蛋白酶分解和微弱抑酸作用。在胃内形成膜，覆盖在溃疡表面利于其愈合。用于治疗胃及十二指肠消化性溃疡、胃痛、胃酸过多症。

口服：1~3g，4 次/d。其改进疗法为：空腹和睡前服用。也可大剂量服用：第 1 日早、中、晚餐前和睡前各服 1 次，分别为 20g、10g、5g、3g；以后 3g/次，3~4 次/d。1 个疗程为 60d。

【规格】 胶囊：0.3g。

复方胃膜素（胃铋镁）：含胃膜素、碱式碳酸镁、碱式碳酸铋各 25%，碳酸钙 22.5%，维生素 U 2.5%。有抗酸、收敛、保护溃疡面等作用。适用于溃疡病、胃酸过多症等。口服：2g，3 次/d。

麦滋林-S Marzulene-S

【药性与应用】 新型治疗消化性溃疡药，含有水溶性薁和 L-谷酰胺 2 种成分。前者有持久的抗炎作用，抑制炎性细胞释放组胺，增加前列腺素 E_2 合成，降低胃蛋白酶活性，促进上皮细胞新生；后者增加葡萄糖胺、氨基己糖、黏蛋白的生物合成，促进溃疡组织修复。主要用于胃炎、胃及十二指肠溃疡的辅助治疗，可明显缓解临床症状，有较好的预防溃疡复发作用。

口服：成人 1.5~2.5g，分 3~4 次服。剂量可随年龄与症状适当增减。

【注意与禁忌】 副作用很少而且轻微。有时可出现恶心、呕吐、便秘、腹泻及饱胀；或可有面部潮红。

【规格】 颗粒：0.67g。1g 中含有水溶性薁 3mg、L-谷酰胺 990mg。

替普瑞酮 Teprenone（戊四烯酮，施维舒，Tetprenone，Cerbex，Selbex，Tetraprenylacetrone）

【药性与应用】 属萜类物质，可促进组织修复和强化抗溃疡作用。能加速胃黏膜和黏液层高分子糖蛋白的合成，提高黏液中磷脂质的浓度，以提高胃黏膜的防御功能，对正常生理功能无不良影响。提高胃黏膜的血流量，促进病变黏膜的修复。临床主要用于胃溃疡的治疗。

口服：50mg，3 次/d，饭后 30min 口服。

【注意与禁忌】 对孕妇、儿童用药经验不足，应慎重。不良反应总发生率为 2.22%。主要有便秘、腹胀、转氨酶升高、胆固醇升高、头痛、皮疹等，均较轻微，停药后可消失。

【规格】 片剂（胶囊）：50mg；颗粒：100mg/1g。

甘草锌 Licorzinc

【药性与应用】 新疆产甘草提取物与锌结合的制剂，可保护和促进溃疡愈合。甘草能增加胃黏膜细胞的己糖胺，提高胃黏膜抗病力，延长上皮细胞寿命，加速溃疡愈合。锌也促进黏膜修复，加速溃疡愈合。不影响体内主要脏器的微量元素比例，也无蓄积现象。主要用于从口腔到消化道各部位溃疡的治疗；也用于促进各部位创伤的愈合。

治疗消化性溃疡：口服，片剂 0.5g、颗粒剂 10g，3 次/d；4~6 周为 1 个疗程。必要时剂量减半再服 1 个疗程。治疗青春期痤疮、口腔溃疡及其他溃疡：剂量减半，疗程相同。营养性补锌：口服，1 次/d，剂量同上；儿童剂量按 0.5~1.5mg/（kg·d）计算，分 3 次服用。

【注意与禁忌】 在治疗消化性溃疡过程中，由于用量大，疗程长，要注意水钠潴留和低血钾等副作用。可采用限盐，加服少量补钾利尿剂如氨苯蝶啶、螺内酯等办法，加以预防。必要时也可用少量补钾剂。一般不影响继续治疗。心、肾功能不全和重度高血压者慎用。

【药物相互作用】 本药可降低四环素族、诺氟沙星、环丙沙星等药的活性，不宜同服。

【规格】 片剂：80mg（相当于元素锌 4mg），250mg（相当于元素锌 12.5g）；颗粒：1.5g，5g。

索法酮 Sofalcone（Solon）

【药性与应用】 由中药广豆根中提取、合成的有效成分。能增加胃动脉及组织的血流量，扩张胃黏膜血管，提高胃组织的耗氧量，促进破损黏膜的再生。其药理作用可能是抑制前列腺素分解酶 5-羟基前列腺素脱氢酶。临床主要用于治疗胃溃疡与胃炎。

口服：100mg，3 次/d。

【注意与禁忌】 妊娠期用药的安全性尚未确立，应慎用。

【规格】 胶囊：50mg，100mg；颗粒：100mg/g。

螺佐呋酮 Spizofurone

【药性与应用】 黏膜防御型溃疡病治疗药。能增加胃黏膜血流量，促进前列腺素 E 的合成，减少胃黏膜分泌，抑制急性胃溃疡的发生，促进慢性溃疡的愈合，并保护胃黏膜少受伤害。本品吸收后代谢迅速，t_{max} 约为 1.98h。$t_{1/2}$为 5.4h。连续给药体内无蓄积。临床用于治疗胃部的溃疡与炎症。

口服：80mg，3~4 次/d，饭后服。

【注意与禁忌】 偶见恶心、胃部不适、便秘、软便、血清转氨酶升高、瘙痒等。总发生率约为 3.24%。出现皮肤瘙痒、皮疹等过敏症状时，应停药。对孕妇、小儿的用药安全性尚未确立。用药期间应停止授乳。

【规格】 片剂：80mg。

盐酸贝萘克酯-环糊精包合物 Banexate Hydrochloride β-Cyclodextrin Clathrate（盐酸苄萘酸酯-环糊精包合物）

【药性与应用】 防御机制增强型胃溃疡治疗药。直接作用于胃黏膜，增加胃黏膜血流量与黏膜内黏液糖蛋白含量，有广谱抗溃疡作用。口服后高浓度向胃黏膜移行，在黏膜局部直接发挥作用，在小肠迅速分解而被吸收。反复给药无蓄积现象。临床主要用于胃溃疡的治疗。

口服：400mg，1~2 次/d，早餐和晚睡前服用。

【注意与禁忌】 主要为消化道反应，如恶心、便秘、软便。偶见头痛、困倦、皮疹、瘙痒、血清转氨酶上升，发生率在 2.8%左右。孕妇禁用。脑梗死、心肌梗死、血栓性静脉炎、消耗性凝血障碍者慎用。对小儿用药经验不足。

【规格】 胶囊：200mg。

普劳诺托 Plaunotol

【药性与应用】 从泰国大戟科巴豆属植物的茎叶中提取的有效成分，有促进溃疡愈合的作用。增加胃黏膜血流量，抑制胃液分泌，降低胃蛋白酶活性，促进胃黏膜内黏液的生成与保持，增强抗溃疡的能力。口服 1.5~2h 达峰值。$t_{1/2}$为 2~2.6h。经肝代谢后从尿中排出。少量可进入乳汁及胎盘。临床用于治疗胃溃疡。

口服：80mg，3 次/d。

【注意与禁忌】 偶见腹部不适、腹胀、血清转氨酶升高、皮疹、瘙痒，发生率为 1.1%左右。孕妇、儿童用药安全性尚未确立。哺乳妇用药期间应停止授乳。

【规格】 胶囊：80mg；颗粒：80mg/g。

曲昔匹特 Troxipide（卓西皮德，Aplace）

【药性与应用】 哌啶醇苯甲酰胺抗溃疡药。可抑制溃疡发生，促进溃疡修复；增加胃黏膜血流量，激活胃黏膜代谢，使胃黏膜耗氧量及ATP增加；增加溃疡黏膜内前列腺素含量，黏多糖含量，使黏膜组织成分正常化。临床主要用于胃溃疡的治疗。

口服：100mg，3次/d，饭后服用。可根据年龄、症状适当调整剂量。

【注意与禁忌】 可有头重、倦怠、心悸、瘙痒、便秘、腹胀、嗳气、转氨酶升高、ALP升高和γ-GT轻度升高。孕妇、小儿的用药安全性尚未确定。出现月经异常、乳汁分泌等，应停药并适当处理。

【规格】 片剂：50mg，100mg。

米多利明 Midoriamin

【药性与应用】 维生素B_1、水溶性叶绿素钴复合物。显著增加胃部血流量，与胃黏膜结合形成保护层，阻止应激性溃疡时黏多糖含量的降低，促进胃黏膜多糖分泌及黏液分泌，激活胃黏膜代谢，增加胃黏膜内源性PGE_2、PGI_2含量。用于胃溃疡的治疗。

口服：10mg，4次/d，于饭前1h和晚睡前服。

【注意与禁忌】 不良反应轻微，偶有食欲不振、便秘等，不需停药。孕妇、小儿用药安全性未确定，不宜给药。

【规格】 片剂：5mg。

瑞巴派特 Rebamipide（索宁，膜因思达，瑞巴匹特，Mucosta）

【药性与应用】 胃黏膜保护药，具有保护胃黏膜和促进溃疡愈合的作用。它有三大主要作用：抑制幽门螺杆菌；清除羟基自由基；抑制炎性细胞浸润。

口服效果较好，但餐后服用吸收较缓慢，t_{max}0.5~4h，半衰期为2h，大部分以原形从尿中排出。

临床用于胃溃疡；也用于急、慢性胃炎加重期黏膜炎症的改善。

口服：①溃疡病：0.1g，3次/d，早、晚餐前及睡前服用。②急、慢性胃炎黏膜病变（糜烂、出血、水肿、充血等）的改善：0.1g，3次/d。

【注意与禁忌】 对儿童的用药经验少。孕妇应权衡利弊。哺乳妇用药期间应停止哺乳。

不良反应可有白细胞减少、麻木、眩晕、嗜睡；味觉异常、嗳气、呃逆、呕吐、胃部灼热、腹痛、腹胀、便秘、腹泻、口渴、轻度肝酶升高；乳腺肿胀疼痛、男性乳房肿大；咳嗽、呼吸困难；皮疹、月经异常、血尿素氮升高，以及心悸、发热、颜面潮红等，但发生率均较低，不超过0.1%。

【规格】 片剂：0.1g。

马来酸伊索拉定[典] **Irsogladin Maleate**（**艾索拉定，盖世龙，Gaslon N，Irsogladin**）

【药性与应用】 胃黏膜保护药，强化胃黏膜细胞间的结合，抑制上皮细胞剥离，增强胃黏膜的稳定性。

口服吸收迅速，3.5h血液浓度达峰值，半衰期约150h，代谢物无药理活性，无蓄积，大部分随粪便排出。

口服：4mg/d，分1~2次服，剂量因年龄不同，可适当调整。

【注意与禁忌】 慎用于肝功能异常患者。对儿童不推荐使用。孕妇应权衡利弊。对哺乳的影响不明确。老年人宜从小剂量开始。

不良反应少于5%。可有便秘、呕吐、腹泻、食欲减少、上腹部不适及肝酶升高等。出现皮疹应停药。

【规格】 片剂：2mg，4mg；颗粒：4mg/500mg。

第二部分　胃肠解痉药

溴丙胺太林[典] **Propantheline Bromide**（**普鲁苯辛，Probanthine**）

【药性与应用】 阿托品样外周抗胆碱、毒蕈碱药，作用较强；兼有神经节阻断作用，但甚弱。选择性抑制肠道平滑肌的作用较强而持久。也不同程度地抑制汗液、唾液、胃液的分泌。不易通过血-脑脊液屏障，中枢作用轻微。主要功能是胃肠道解痉、止痛；用于消化性溃疡的辅助治疗，以及胃炎、胰腺炎、胆道梗阻的分泌过多、排泄障碍；也用于多汗症、妊娠呕吐、遗尿症等。

口服：15mg，3~4次/d。也可于睡前口服15~45mg，治疗遗尿症。

【注意与禁忌】 不良反应有口干、视力模糊、尿潴留、便秘、头痛、心悸等，减量或停药后可消失。术前、青光眼者禁用。心脏病者慎用。

【药物相互作用】 与胃肠功能促进药甲氧氯普胺（胃复安）等合用，相互拮抗。可延长红霉素、对乙酰氨基酚在胃肠道内的停留时间，影响其吸收与疗效；增加地高辛的血浆浓度和呋喃妥因的吸收。

【规格】 片剂：15mg。

溴甲阿托品　Atropine Methobromide（胃疡平，Atropine Methylbromide，Mebropine，Dropine）

【药性与应用】 与阿托品的作用相似，为季铵类抗胆碱药，可解除胃肠痉挛和抑制胃酸分泌。临床可用于胃酸过多症、消化性溃疡、胃炎、痉挛性结肠炎，以及炎症等各种有害因子引起的胃肠道平滑肌痉挛性疼痛。

口服：1~2mg，4 次/d，饭后 0.5h 和睡前 0.5h 各服 1 次。必要时剂量可增加至 12mg/d。

【注意与禁忌】 副作用少见。极个别敏感者可出现瞳孔散大、视力模糊、口渴、排尿困难、便秘等，减量后可消失。青光眼、前列腺炎及其他排尿困难性疾病者禁用。

【规格】 片剂：1mg，2mg；纸片：1mg/小格。

丁溴东莨菪碱[典]　Scopolamine Butylbromide（解痉灵，Hyoscine Butylbromide）

【药性与应用】 外周抗胆碱药，除能解除平滑肌痉挛外，兼有阻断神经节及神经肌肉接头的作用，但对中枢的作用较弱，故在治疗期间很少出现中枢兴奋、扩瞳、抑制唾液腺分泌等副作用。对胃肠道、胆道、泌尿道平滑肌有特异性的解痉作用。注射本品后 3~5min 见效，持续 15~20min。口服不易吸收，疗效差。

临床用于胰胆管逆行造影解除肠道胆道痉挛、婴儿幽门痉挛，以及各种原因引起的胃肠道痉挛性疼痛、胆绞痛、肾绞痛、痛经、子宫下段舒缓延迟等，疗效确切，比阿托品、山莨菪碱作用强，副作用小。

口服：片剂，成人及 6 岁以上儿童 10~20mg，3~5 次/d，整片吞服。口服液：成人及 6 岁以上儿童 10mL，3~5 次/d。皮下、肌内或静脉注射：用于急性绞痛发作时，20mg/次，数次/d。静脉注射应缓慢。

【注意与禁忌】 少数人有轻度口干、头晕、心率加快。大剂量注射可有一过性眼肌调节障碍，可自行恢复。青光眼、前列腺肥大伴尿潴留倾向、胃肠道机械性梗阻、心动过速及巨结肠等禁用。小儿慎用。

【药物相互作用】 注射给药时，三环类抗抑郁药、奎尼丁、金刚烷胺可增强本品的抗胆碱作用。

【规格】 片剂（胶囊）：10mg；口服液：5mg/5mL；注射液：20mg/1mL。

甲溴贝那替嗪　Benactyzine Methobromide（溴甲乙胺痉平，服止宁，胃仙，溴化甲基胃复康，Ficilin，Spatomac）

【药性与应用】 有胃肠道解痉止痛和抗胃酸分泌等作用。能减轻胃痛、恶心、呕吐、消化不良等消化性溃疡和胃炎的常见不良症状，并能抑制胃酸、胃液分泌过多和胃肠运动亢进，使之恢复正常。临床适用于消化性溃疡、胃炎、胆石症引起的平滑肌痉挛性疼痛，以及胃酸过多、多汗等症。

口服：10~20mg，3 次/d，饭后服。剂量可按病情调整，但最大剂量为30mg/次。儿童根据年龄酌减。为预防复发，慢性疾患，如消化性溃疡症状消失后，宜继续小剂量给药 2~3 个月。为防止胃酸过多，可于晚睡前加服 1 次。

【注意与禁忌】 有口干、排尿困难、瞳孔散大、便秘等不良反应，为一过性，不必特殊处理。如副作用较重，可暂时减少剂量，以后再逐渐增加剂量。青光眼、前列腺肥大有尿潴留现象时忌用。

【规格】 片剂：10mg。

辛戊胺　Octamylamine（戊胺庚烷，新握克丁，Octin D）

【药性与应用】 选择性解除平滑肌痉挛，临床用于消化道、泌尿道、括约肌的痉挛性疼痛，如消化性溃疡、胆囊炎、胆道结石、尿道结石引起的疼痛及肛门痛；也用于偏头痛、呃逆及泌尿道、胃肠道的器械检查，疗效与阿托品相近，但无口干等副作用。现多与异美汀制成复方制剂，以收协同作用之效。此外，本品尚有中等程度收缩周围血管，使血压暂时性升高，以及增强心肌收缩力的作用；也有微弱扩张支气管作用。

肌内注射本品与异美汀的复方注射液：1~2mL/次；或口服复方滴剂 25~40 滴，3~4 次/d。

【注意与禁忌】 偶有恶心、神经过敏、头痛等副作用。因可引起血压升高，不宜用于高血压病人。

【规格】 注射液：1mL，内含辛戊胺氨基磺酸盐 80mg、异美汀氨基磺酸盐 60mg；滴剂：同注射液。

异可利定　Isolorydine

【药性与应用】 防己科千金藤属植物白线薯或头花千金藤根块提取物，为无选择性平滑肌松弛剂，对肠、子宫、胆道、支气管均有明显的解痉作用。尚有扩张冠状动脉、改善心脏功能和血流动力学状态、抗心律失常和一定的中枢镇静、镇痛作用。临床用于治疗胃肠、胆、胰、子宫及血管痉挛引起的疼痛。可维持疗效达 4h 左右，优于阿托品，无阿托品样副作用。

口服：10mg，3 次/d。

【注意与禁忌】 少数可有轻微口干、出汗、恶心、呕吐、嗜睡、心悸、头昏、面部潮红等不良反应。多可自行消失。偶有过敏反应。

【规格】 片剂：10mg。

獐牙菜苦苷 Swertiamarin

【药性与应用】 本品是从獐牙菜属植物中提取的一种环烯醚萜类化合物制剂，能直接兴奋内脏平滑肌，对肠、胆囊、子宫平滑肌的自发节律性活动，均有不同程度的抑制；并能对抗乙酰胆碱、组胺、去甲肾上腺素对上述器官组织的兴奋活动。还有一定镇静、镇痛作用。在临床常用解痉、镇痛剂量下，不会产生明显的镇静作用。一般无过敏性。静脉注射 $t_{1/2}$ 为 6h，48h 尿中排出 40.2%，粪中排出 21.0%。血浆蛋白结合率为 49.7%。临床主要用于胃肠道痉挛、胃肠炎、肠道蛔虫、胆道蛔虫、胆囊炎等疾病引起的痉挛性疼痛。总有效率可达 80%以上。

口服：成人，100~200mg/次；小儿，5~7mg/（kg·次）。必要时 4h 后可重复使用。一般用药 1 次即可奏效。

【注意与禁忌】 少数人可有轻度口干、潮红、头痛、恶心、嗜睡，一般为一过性，不必处理。

【规格】 胶囊：50mg，100mg，200mg。

西托溴铵 Cimetropine Bromide

【药性与应用】 阻断内脏平滑肌毒蕈碱受体和直接作用于内脏平滑肌，解除平滑肌痉挛引起的疼痛。静脉注射 $t_{1/2}$ 为 1.5h，50%以原形从尿中排出。口服 1.5~2h 达峰值，$t_{1/2}$ 为 2h。临床用于治疗胃肠道、胆道、尿路平滑肌痉挛引起的绞痛，分娩痛，小儿吐奶，幽门痉挛，内镜检查扩张局部括约肌等。

静脉注射或肌内注射：5mg，3~4 次/d。口服：50mg，2~3 次/d。栓剂：50mg，2~3 次/d。滴剂：3~5 滴/（kg·次），5~6 次/d。

【注意与禁忌】 注射给药可引起短暂的口渴、视力调节障碍、心动过速；以及眼内压升高、头痛、头晕、欣快、乏力和皮肤过敏反应。前列腺肥大、青光眼、尿潴留、幽门狭窄、机械性肠梗阻、麻痹性肠梗阻、溃疡性结肠炎、巨结肠症、重症肌无力、对本品过敏者均禁用。肝、肾功能不全，甲状腺功能不全、自主神经功能紊乱、孕妇、哺乳妇均应慎用。

【药物相互作用】 与抗组胺药、三环类抗抑郁药、其他抗胆碱药合用，可增强本品的抗胆碱作用，但可被拟副交感神经药减弱或对抗。

【规格】 片剂：50mg；注射剂：50mg；栓剂：50mg；滴剂：1g/100mL。

替喹溴铵 Tiquizium Bromide

【药性与应用】 选择性抗胆碱药，竞争性拮抗消化道等内脏平滑肌的胆碱受体，产生强大解痉止痛作用，抑制由迷走神经刺激引起的胃痉挛与肠蠕动，作用比丁溴东莨菪碱强。口服 1h 后达峰值。$t_{1/2}$ 为 1.4h。经肝脏代谢后由尿中排出。临床用于消化道空腔脏器的痉挛与功能亢进，如胃炎、消化性溃疡、肠炎、幽门痉挛、过敏性结肠炎、胆囊及胆管痉挛与运动亢进等。

口服：5~10mg，3次/d。

【注意与禁忌】 罕见头重、耳鸣、皮疹、尿频；偶见口渴、便秘、腹泻、恶心、呕吐、胃灼热、上腹部不适、心动过速及畏光。青光眼、前列腺肥大所致的尿潴留、甲亢、心力衰竭、心律失常、溃疡性结肠炎、高热者禁用。对孕妇、小儿的用药经验不足。

【药物相互作用】 与三环类抗抑郁药、吩噻嗪类、单胺氧化酶抑制剂、抗组胺药合用时，本品作用增强。

【规格】 胶囊：5mg，10mg。

贝那替嗪 Benactyzine（胃复康，胃乐康，Suavitil）

【药性与应用】 抗胆碱药，有解除平滑肌痉挛、减少胃酸分泌及中枢安定作用。临床用于消化性溃疡、胃酸过多、胃炎、胃肠痉挛所致的痛感，对伴有焦虑症者，效果尤好。

口服：成人，饭前1~3mg，3次/d。

【注意与禁忌】 可有四肢麻木、恶心、口渴、感觉迟钝、嗜睡、头晕、运动共济失调等副作用，可自行消失。如发现四肢麻木、恶心、眩晕逐渐加重，应减量或停药。青光眼者禁用。

【规格】 片剂：1mg。

奥芬溴铵 Oxyphenonium（安胃灵，Antrenyl）

【药性与应用】 抗胆碱药，有解痉和抑制腺体分泌的作用。用于消化性溃疡、胃酸过多症、胃炎、胃肠道痉挛性疾病等。

口服：5~10mg，3次/d。肌内注射：1~2mg，1次/6h。

【注意与禁忌】 遇有口渴、散瞳、排尿困难等反应，应减量。冠心病、心力衰竭、幽门梗阻、前列腺肥大、青光眼者忌用。手术前不宜用。

【规格】 片剂：5mg，10mg；注射液：2mg/1mL。

戊沙溴铵 Valethamate Bromide（优托品，Eutropine，Murel）

药性与应用、注意与禁忌、规格均与奥芬溴铵相同，可参阅。

苯羟甲胺 Diphemin（痛痉平，Benzamin）

【药性与应用】 抗胆碱药，可解除胃肠平滑肌痉挛性疼痛，兼有抑制腺体分泌、抗组胺、镇痛和类似罂粟碱样松弛平滑肌作用。用于解痉、镇痛和治疗过敏性鼻炎。可有口干、口苦、便秘等副作用。

口服：1~3mg，3~4 次/d。皮下注射：2~6mg/次。感冒、鼻炎时可含服。

【规格】 片剂：1mg；注射液：2mg/1mL。

匹维溴铵 Pinaverium Bromide（吡喹利乌，得舒特，溴藜蔗吗啉，Dicetel，Eldicel，Eldicet）

【药性与应用】 本药是一种具有高选择性能的钙拮抗剂。它通过阻断钙离子进入肠壁平滑肌细胞，阻止肌肉过度收缩而起到解痉作用。它对结肠平滑肌有更高的选择性，对心血管平滑肌则影响甚微，也不影响贲门括约肌的压力，也不引起十二指肠反流，但对肝胰壶腹括约肌（Oddi 括约肌）有松弛作用。

本药为四价铵复合物，口服之后不足 10%进入血液，t_{max}0. 5~3h，半衰期为 1. 5h。原药和代谢产物由肝胆系统排泄，最后随同粪便排出体外。

本药临床用于治疗肠易激综合征相关症状（腹痛、排便紊乱、肠道不适）、与胆道功能相关的疼痛与运动障碍，以及钡剂灌肠准备。

口服：①一般剂量：50mg，3 次/d，进餐时服用。必要时可达 100mg，3 次/d。②钡剂灌肠：检查前 3d 开始 100mg，2 次/d，检查日清晨再口服 100mg。

【注意与禁忌】 对本药及溴化物过敏、孕妇、儿童禁用。食管、胃及十二指肠疾病患者慎用。哺乳妇应权衡利弊应用。

本药的耐受性良好，少数患者可有腹痛、腹泻或便秘；偶见皮疹与瘙痒。国外报道有发生食管溃疡者，停药即恢复。

【药物相互作用】 ①体外研究表明，本药对氯化钡、乙酰胆碱、去甲肾上腺素和卡巴胆碱引起的平滑肌收缩，存在着剂量依赖性抑制。②由于本药无明显的抗胆碱不良反应，故可用于前列腺增生、尿潴留和青光眼患者的肠易激综合征。

【规格】 片剂：50mg。

盐酸屈他维林 Drotaverine Hydrochloride（定痉灵，诺士帕，羟戊丁氨酯，氯喹维林，氢乙罂粟碱，Deprolen，DyhydroethaVerine，Nospasin）

【药性与应用】 本药为一种特异性平滑肌解痉药，对血管、胃肠道及胆道的平滑肌均有松弛作用，用于解除或预防功能性或神经性平滑肌痉挛。对心脏的 β 受体有选择性阻断作用。本药不影响自主神经系统，故可用于青光眼和前列腺肥大患者。

口服吸收迅速、完全，t_{max}1~3h，经尿和粪便排出体外。

本药临床用于：①胃肠道痉挛、肠易激综合征、里急后重；②胆绞痛；③肾绞痛；④痛经、子宫痉挛、子宫强直、先兆流产；⑤冠心病、闭塞性动脉内膜炎。

口服：40~80mg/次，120~240mg/d。皮下注射：40~80mg，1~3 次/d。肌内注射同皮下注射。静脉注射：40~80mg（以葡萄糖注射液稀释）缓慢注入。

【注意与禁忌】 对本药过敏、重度房室传导阻滞、孕妇、哺乳妇、卟啉病患者均忌用。

本药一般耐受良好，偶见恶心、头晕、头痛、过敏性皮炎、心悸、多汗。静脉注射过快可出现低血压。

【规格】 片剂：40mg；注射液：40mg/2mL。

枸橼酸阿尔维林　Alverine Citrate（阿米洛维林，使痛乐，双苯丙乙胺，斯莫纳，Antispasmine）

【药性与应用】 人工合成的罂粟碱衍生物，是一种选择性平滑肌松弛药。临床用于胃肠道疾病，如肠易激综合征、憩室炎等引起未成年人的平滑肌痉挛，以及痛经，子宫或尿道痉挛。

t_{max} 1~1.5h，口服吸收迅速，代谢产物随尿液排出。

口服：60~120mg，1~3 次/d，12 岁以上未成年人同成人。

【注意与禁忌】 对本药过敏、麻痹性肠梗阻、前列腺肿瘤患者忌用。不推荐 12 岁以下小儿应用。孕妇、哺乳妇慎用。不良反应可有恶心、头痛、头晕、瘙痒、皮肤过敏等。

【药物相互作用】 ①三环类抗抑郁药、普鲁卡因及其衍生物、H_2 受体拮抗剂等可加强本药的药理作用。②氟康唑、咪康唑、全身性拟胆碱药，可减弱本药的药理作用。

【规格】 胶囊：60mg。

盐酸美贝维林　Mebeverine Hydrochloride（杜适林，美贝维林，Duspatalin，Mebeverine）

【药性与应用】 本药为亲肌性解痉药，对胃肠道平滑肌具有选择性作用，其解痉强度为罂粟碱的 3~5 倍，直接作用于平滑肌而不影响肠道运动。本药无抗胆碱作用，适用于前列腺增生和青光眼病人。

口服吸收完全，95%以上以代谢产物的形式从尿中在 8h 内排出。

临床用于治疗肠易激综合征引起的痉挛性腹痛、肠功能紊乱及其他原因引起的肠痉挛的治疗。

口服：片剂，135mg，3 次/d。

【注意与禁忌】 对本药过敏、肠梗阻、粪便嵌塞、老年性巨结肠、严重肝功能不全等患者忌用。轻中度肝肾功能不全、囊性纤维化、心脏病等患者应慎用。孕妇亦应慎重。

不良反应可有头痛、头晕、腹胀及过敏反应。

【规格】 片剂：135mg。

马来酸曲美布汀[典] Trimebutine Maleate

【药性与应用】 本药对消化道平滑肌有双向调节作用。在胃肠功能低下时，本药作用于肾上腺素能系统，抑制去甲肾上腺素的释放，增加运动节律；在胃肠功能亢进时，作用于 K 受体，从而改善运动亢进状态。此外，本药尚有末梢性镇吐作用。

口服本药 300mg 后 t_{max} 和 C_{max} 分别为（0.63±0.24）h 和（312.01±119.73）mg/L；本药在体内的消除半衰期为（1.82±0.43）h。本药在体内水解，随尿液排出。

本药临床用于治疗胃肠运动功能紊乱所引起的食欲缺乏、恶心呕吐、嗳气、腹胀、腹泻、便秘等，肠易激综合征，手术后肠道功能的恢复；也用于钡剂灌肠的顺利进行。

口服：①慢性胃炎：0.1g，3 次/d。可根据年龄、症状适当增减。②肠易激综合征：0.1~0.2g，3 次/d。

【注意与禁忌】 对本药过敏者忌用。器质性、占位性消化道疾病患者慎用。儿童、孕妇、哺乳妇均应慎用。

不良反应发生率低于 0.4%；偶有便秘、腹泻、腹鸣、烦渴、口麻；心动过速；困倦、眩晕、头痛；肝酶升高、过敏性皮疹等。

【药物相互作用】 ①与普鲁卡因胺合用，对窦房结产生相加性抗迷走神经作用，应监测心电图。②与西沙必利合用，产生药理拮抗作用，减弱西沙必利的胃肠蠕动作用。

【规格】 片剂：0.1g，0.2g；胶囊：0.1g。

第三部分　助消化药

胃蛋白酶[典]　Pepsin（胃酶，胃液素，蛋白酵素，百布圣，Pepsase）

【药性与应用】　胃黏膜细胞分泌的胃蛋白酶原，在胃酸作用下被激活成蛋白酶，可将凝固的蛋白分解为脲和胨，在 pH 值 1.6～1.8 的环境下作用最强，常与稀盐酸合用。临床用于慢性萎缩性胃炎、胃癌、恶性贫血等胃黏膜分泌不足或缺乏所致的消化不良性疾病，以及进食蛋白质食物过多及病后消化功能减退。

口服：0.3～0.6g，饭时或饭前服用，同时服用稀盐酸 1～2mL。

【注意与禁忌】　不可与碱性药物或抗酸药同服，以免破坏本品的活性。胃酸分泌过多性疾病，如胃酸过多症、消化性溃疡等忌用。

【规格】　片剂：0.1g。

胃蛋白酶合剂：每 1000mL 含本品 20g、稀盐酸 20mL、单糖浆 100mL、橙皮酊 20mL、5%羟苯乙酯溶液 10mL。口服：10mL，3 次/d，饭时或饭前服用。

含糖胃蛋白酶（Saccharoted Pepsin）：以蛋白酶用乳糖、葡萄糖或蔗糖稀释制得。有 2 种规格：每 1g 中含蛋白酶活力不少于 120 单位和1200单位。口服：120 单位 2～4g，3 次/d；或 1200 单位 0.2～0.4g，3 次/d。均为饭时或饭前服。

胰酶[典]　Pancreatin

【药性与应用】　多种消化酶的混合物，主要为胰蛋白酶、胰脂肪酶及胰淀粉酶。在中性或弱碱性环境中作用较强，可在肠道中促进蛋白、淀粉、脂肪的消化，可增强食欲。临床主要用于胰腺分泌胰液不足引起的各种消化不良疾病的辅助治疗，如慢性胰腺炎、胰腺肿瘤、胰腺萎缩及纤维化、胰腺切除后。对其他消化不良一般不用。

口服：0.3～1.0g，3 次/d。

【注意与禁忌】　幼儿可引起口及肛周痛。有时可见尿酸增多。偶有打喷嚏、流泪、鼻炎、支气管哮喘等过敏症状发生。本品在酸性环境中失活，忌与酸性药物或食物并用。加服碳酸氢钠可增加疗效。H_2 受体拮抗剂或其他抗酸药与本品有协同作用。服本品应吞服，不可嚼碎，否则易引起口腔溃疡或被胃酸灭活。

【药物相互作用】　①与等量碳酸氢钠同服，可增强疗效。②西咪替丁可防止本药失活，其实所有 H_2 受体拮抗剂均有此作用。合用时可适当减少胰酶剂量。③本药在酸性溶液中被减弱失活，故应避免同服。④本药可降低阿卡波糖或米格列醇的疗效，应避免合用。⑤本药干扰叶酸吸收，用药期间应补充叶酸。⑥进食 pH 值小于 5.5 的食物（如鸡肉、小牛肉、绿豆等）时服用本药，可使本药的肠衣溶解。

【规格】 肠溶片：0.3g，0.5g；肠溶胶囊：0.15g。

多酶片 Multienzyme Tablets

【药性与应用】 多种消化酶的混合体，主要为胰酶、胃蛋白酶及淀粉酶，在中性或弱碱性环境中作用较强。在肠道中能增强蛋白、淀粉及脂肪的消化，增加食欲。临床用于各种原因引起的消化不良。

口服：1~2 片，3 次/d，饭后 2~3h 服用或与碳酸氢钠同服，以免胃酸的破坏。

【注意与禁忌】 在酸性环境下失活，忌与酸性药物同服。

【规格】 片剂：每片含淀粉酶 0.12g、胰酶 0.12g、胃蛋白酶 0.04g。

得每通 Creon

【药性与应用】 多种消化酶混合体，主要为胰蛋白酶、胰脂肪酶、胰淀粉酶。能促进蛋白、脂肪及淀粉的消化，增加食欲。主要用于胰液分泌不足引起的各种消化不良性疾病，如慢性胰腺炎、胰腺纤维化、胰腺囊肿或肿瘤、胰腺切除、胰胆管阻塞等。

口服：1~2 粒，3 次/d。可根据症状调整剂量。

【注意与禁忌】 急性胰腺炎禁用。偶见便秘、腹泻、恶心、皮疹。

【规格】 胶囊：每粒含胰酶 150mg（相当于胰脂肪酶 10 000 单位、胰淀粉酶 8000 单位、胰蛋白酶 600 单位）。

复合酶片 Composite Enzyme Tablets

【药性与应用】 由多种消化酶组成，可治疗多种消化不良。主要用于糖、脂肪、蛋白质的消化失调，补充胃肠道中的消化酶；也用于胰、肝胆疾病引起的消化不良，发酵或腐败性消化不良，消化功能减退的高龄病人，术后消化功能恢复期。

口服：1~2 片，3 次/d，饭前服用。

【注意与禁忌】 急性胰腺炎、慢性胰腺炎早期忌用。应吞服，不可嚼碎，以免引起口腔溃疡。

【规格】 片剂：每片含胰脂肪酶 7400 单位、胰蛋白酶 420 单位、胰淀粉酶 7000 单位、米曲酶中提取的纤维素酶 70 单位、蛋白酶 10 单位、淀粉酶 170 单位。

复方康彼身片：双层复方片剂，外层含米曲菌酶、植物纤维素酶、淀粉酶、半植物纤维素酶等；内层含胰酶、蛋白酶、牛胆浸膏等。口服：1 片，3 次/d，饭时或饭后吞服。

消食妥　Zygestol Liquid（胃蛋白酶液）

【药性与应用】　本品的主要成分为胃蛋白酶，其作用见胃蛋白酶。用于胃蛋白酶缺乏症。

口服：10~20mL，3 次/d；儿童 1mL/（次・岁），3 次/d。均饭前服用。

消化性溃疡忌用。

【规格】　溶液：500mL（每 10mL 含胃蛋白酶 120mg、苯甲酸钠 30mg、乙醇 0. 6mL）。

消化新　Diastasum Liquid（淀粉酶液，Diastase，Amylase）

【药性与应用】　本品主要成分为淀粉酶，促进淀粉类食物的消化。用于淀粉类食物所致的消化不良。

口服：10~20mL，3 次/d；儿童 1mL/（次・岁），3 次/d。均饭前服用。

【注意与禁忌】　无明显不良反应。

【规格】　溶液：500mL（每 10mL 含淀粉酶 400mg、维生素 B_1 100 mg、苯甲酸钠 75mg、糖精钠 1. 5mg、氯仿醑 0. 5mL）。

稀盐酸[典]　Hydrochloric Acid Diluted（氯化氢稀溶液）

【药性与应用】　口服后增加胃内酸度，促进胃内主细胞分泌的胃蛋白酶原转化为胃蛋白酶，从而降低胃内 pH 值，增强胃蛋白酶活性。主要用于胃主细胞被破坏引起的胃酸缺乏等疾病，如慢性萎缩性胃炎、胃癌等引起的饭后上腹部不适、腹胀、嗳气等症状。

口服：0. 5~2mL，3 次/d，饭时或饭前稀释后服。

【注意与禁忌】　久服本品能腐蚀牙齿引起脱钙，故服时必须用水稀释，饭后漱口。有与胃酸过高相关疾病者忌用，如消化性溃疡、胃酸过多症等。

【药物相互作用】　与胃蛋白酶合用，可增强后者的作用。与碱性药合用，可相互降低疗效。

【规格】　溶液：10%。

稀盐酸合剂：每 100mL 含稀盐酸 10mL、番木鳖酊 2mL，余为薄荷水。口服：5~20mL，3 次/d。

乳酶生[典][基] Lactasin（表飞鸣，Biofermine）

【药性与应用】 活乳酸杆菌干燥制剂，能分解糖类产生乳酸，增加肠道内酸性，抑制腐败菌的繁殖，防止肠道内蛋白质发酵，减少肠内积气。主要用于消化不良、肠发酵性腹胀、小儿饮食性腹泻。对抗生素性菌群失调和腹泻也有一定疗效。

口服：0.3~1.0g，3次/d，饭前服。幼儿酌情减量。

【药物相互作用】 ①氨基酸、干酵母与本药合用，可增加疗效。②抗菌药与吸附剂可使本药失活，必须合用，应间隔2~3h服药。③含生物碱的中药和抗菌中药（如金银花、大黄、黄连、连翘、黄柏等）均可降低本药活性。④鞣酸蛋白、铋剂、酊剂、喹碘方及氯化亚汞等可抑制、吸附或杀灭乳酸杆菌，降低本药疗效。⑤乙醇可杀灭乳酸菌，降低本药疗效。

【规格】 片剂：0.1g，0.15g，0.3g；胶囊：0.25g。

乳酸菌素 Licidophilin

【药性与应用】 乳酸杆菌细胞外基质蛋白干燥处理后制得。质量稳定性好，可常温储存。本品附着于肠道黏膜，抑制肠道致病菌，促进正常菌群的生长。菌体成分尚可促进B细胞分化为浆细胞，刺激肠道产生分泌型抗体IgA，提高肠道免疫力，促进消化液分泌，增强消化吸收功能。同时对肠蠕动具有双向调节功能，既可止泻，又可治疗便秘。调节肠内pH值，抑制肠道内腐败菌的繁殖，防止蛋白质发酵，减少肠内积气。主要用于消化不良、肠发酵、小儿饮食不当引起的腹泻及营养不良。也用于使用抗生素、放疗、化疗引起的肠道菌群失调性腹泻。

口服：1.2~2.4g，3次/d。

无明显副作用。

【药物相互作用】 ①铋剂、鞣酸、药用活性炭、酊剂能吸附本药，降低本药疗效，不宜与本药合用。②其他参阅乳酶生。

【规格】 片剂：0.2g，0.4g，1.2g；颗粒：1g，2g，6g；散剂：1.2g，2.4g，4.8g。

干酵母[基] Dried Yeast（Saccharomyces Siccum）

【药性与应用】 麦酒酵母的干燥菌体，每1g含维生素B_1 0.1~0.2mg、维生素B_2 0.04~0.06mg、烟酸0.03~0.06mg，以及维生素B_6、维生素B_{12}、叶酸、肌醇和某些酶，可补充维生素，帮助消化，提高食欲。主要用于营养不良、食欲不振、消化不良，以及防止维生素B族缺乏症，如多发性静脉炎、糙皮病、脚气病等。

口服：0.6~4g，3次/d，嚼碎后口服。

【注意与禁忌】　过量可引起腹泻。药用酵母中含有对氨基苯甲酸，能对抗磺胺的作用。本品中含有酪胺，与单胺氧化酶抑制剂共用，可产生间接拟交感效应，引起血压升高。

【规格】　片剂：0.3g，0.5g。

肉毒碱　Carnitine（卡尼汀，康胃素，维生素 B_T）

参见第八章第二节该条。

胰酶肠溶片[典]　Pancreatin Enteric-coated Tablets（消得良，Licrease）

【药性与应用】　胰酶制剂，胶囊内的微球丸对胃酸有抵抗性，能在十二指肠内保持完整的活性，提供消化食物所必需的胰酶，有助于消化平衡。用于慢性胰腺疾病引起的胰功能不全性消化不良、老年性胰功能减退性消化不良、胰腺囊性纤维化及术后病人。

口服：1~2粒，3次/d。进餐时服用。婴儿及胃手术后病人应打开胶囊后服，但不可咀嚼微球粒。

【注意与禁忌】偶可引起消化不良。

【规格】　胶囊：370mg（内含脂肪酶1.2万单位、淀粉酶1.4万单位、蛋白酶660单位）。

第四部分　止吐、催吐与胃肠动力药

甲氧氯普胺[典][基]　Metoclopramide（胃复安，灭吐灵，Paspertin，Primpera，Maxolon）

【药性与应用】　多巴胺受体阻滞剂，作用于延髓呕吐中枢，具有强大的中枢性镇吐作用，并增强胃、上部肠段的运动，促进小肠排空，松弛幽门与十二指肠球部，提高食物通过率，以发挥镇吐效应。尚可刺激催乳素分泌，引起泌乳。口服吸收迅速，有明显的首过效应，主要自尿中排出，也有少部分从乳汁中排出。临床应用于各种脑部疾病、手术、药物、食物等刺激引起的有害呕吐。对腹胀相关性嗳气、纳差、恶心、呕吐也有效。也可用于眩晕性呕吐。可增加食管括约肌的收缩力，减少全身麻醉时吸入性胃炎的发生率，以及其他操作检查、异味、情绪等原因引起的呕吐。对糖尿病性和偏头痛性恶心、呕吐均有一定疗效。其催乳作用可用于少乳产妇。

口服：5~10mg，3次/d，饭前0.5h服。肌内注射：10~20mg/次，一般不超过0.5mg/（kg·d）。

【注意与禁忌】 主要副作用表现为与镇静有关的症状，如倦怠、嗜睡、头晕等。也可有便秘、腹泻、皮疹、溢乳、男性乳房发育等。大剂量或长期应用，可因阻断多巴胺受体，胆碱受体相对亢进而出现锥体外系反应，表现为肌震颤、头后倾、斜颈、阵发性双眼向上凝视、发音困难、共济失调等；在年轻人较为多见，可用抗震颤麻痹药物进行治疗，如苯海索、金刚烷胺等。注射给药可引起直立性低血压。孕妇、嗜铬细胞瘤、癫痫、放疗、化疗、肠梗阻、肠出血等病人禁用。遇光变成黄色后毒性增大，宜密闭避光保存。

【药物相互作用】 ①与硫酸镁合用，二者有协同利胆作用。②与中枢抑制药合用，二者的镇静作用均加强。③与能导致锥体外系反应的药物合用，如吩噻嗪类，锥体外系反应的发生率与严重性均增加。④与对乙酰氨基酚、左旋多巴、四环素类、氨苄西林、地西泮、锂盐、麦角胺等药物同时应用，小肠内吸收增加，与胃排空加速有关。⑤本药可升高奎尼丁、醛固酮、血清催乳素的血药浓度。⑥与抗胆碱药和麻醉药合用，减弱本药的胃肠蠕动作用。⑦与西咪替丁、地高辛慢溶剂型合用，后二者的肠道吸收减少，应间隔2h以上用药。此外本药尚可增加地高辛的胆道排泄。⑧本药可抑制阿扑吗啡的中枢性和周围性效应。⑨本药可减弱甲硝唑的胃肠道不良反应。

【规格】 片剂：5mg，10mg，20mg；注射液：10mg/1mL，20mg/1mL。

多潘立酮[典][基] Domperidone（哌双咪酮，吗丁啉，胃得灵，Motilium）

【药性与应用】 多巴胺受体拮抗剂，作用于外周，不通过血-脑脊液屏障进入中枢为其特点。本品可阻断催吐感受区多巴胺受体的作用，抑制呕吐的发生，可促进胃肠道的蠕动与张力恢复，加速餐后排空；增进贲门括约肌的张力，促进幽门括约肌餐后舒张，但并不影响胃液分泌。口服吸收迅速，15~30min达峰值，$t_{1/2}$为7h，约60%经粪便排出。临床用于胃动力功能差引起的胃排空缓慢及食管反流性消化不良；也用于偏头痛、血液透析、手术、放疗、化疗、药物、食物、气味等诸原因引起的恶心、呕吐、呃逆。

口服：成人10mg，儿童0.3mg/（kg·次），饭前15~30min口服，3次/d。栓剂：每天成人2~4枚（60mg/枚），2岁以下儿童2~4枚（10mg/枚），分2~4次塞入肛门。

【注意与禁忌】 不良反应较少。主要有惊厥、肌肉震颤、流涎、平衡失调、眩晕等锥体外系症状；也可引起月经失调。婴儿由于血-脑脊液屏障功能发育不全，中枢神经方面的副作用较多，锥体外系症状较重。孕妇慎用。栓剂最好在排便后塞入。

【药物相互作用】 ①本药主要经 CYP3A4 酶代谢，与显著抑制此酶的药物（如唑类抗真菌药、大环内酯类抗生素、HIV 蛋白酶抑制药、奈法唑酮、选择性 5-HT 再摄取抑制剂等）合用，可导致本药血药浓度升高及 QT 间期轻度延长。②本药与甘露醇合用，有协同作用，可提高疗效。③本药增加对乙酰氨基酚、氨苄西林、左旋多巴、四环素等的血药浓度。④与多种 QT 间期延长药物合用，可增加发生扭转型室性心动过速的风险。⑤胃肠解痉药与本药有药理拮抗，不可合用。⑥H_2 受体拮抗药减少本药的胃肠道吸收，不可合用。⑦维生素 B_6 可减轻本药的泌乳反应。⑧抗酸药降低本药生物利用度，不可合用。⑨本药不宜与助消化药联用，以免减弱疗效。⑩本药可减少多巴胺受体激动剂（如溴隐亭、左旋多巴）的外周不良反应，如消化道症状、恶心、呕吐等，但对中枢作用无影响。⑪本药可使普鲁卡因、链霉素的疗效降低，不宜合用。⑫本药减少地高辛的吸收。⑬锂剂和地西泮类药与本药合用，可引起锥体外系症状，如运动障碍等。⑭甲氧氯普胺也属多巴胺受体拮抗药，与本药作用类似，不宜合用。⑮由于本药是胃肠蠕动药，凡需在胃肠道停留发挥作用的药物，均不宜与本药使用。

【规格】 片剂：10mg；栓剂：10mg，30mg，60mg；滴剂：10mg/1mL。

西沙必利　Cisapride（普瑞博思，Prepulside）

【药性与应用】 苯酰胺类新型胃动力药，主要通过肠壁肌层神经丛释放乙酰胆碱发挥作用，其作用较甲氧氯普胺强 10～100 倍，可明显增强胃体和胃窦部的收缩，增加胃体张力，改善胃窦部和十二指肠间的协调作用，加速胃排空，缩短半固体物在胃肠道内运输的时间。从胃肠道迅速吸收，生物利用度为 50%。口服 5～10mg 后 1～2h 达峰值，血浆蛋白结合率为 98%。主要经肝脏代谢后排除。$t_{1/2}$为 7～10h。临床适用于糖尿病性胃麻痹、胃术后、溃疡病、慢性胃炎、胃-食管反流症、反流性食管炎、LES 功能改变、全身神经肌肉疾病等所致的胃肠排空迟缓。亦用于非器质性消化不良、胃肠蠕动缓慢及早饱、腹胀等症状。

口服：成人 5～10mg，3 次/d，饭前服；1 个疗程为 6～12 周。儿童酌情减量。

【注意与禁忌】 少数人可有轻度头晕、头胀痛、嗜睡、舌麻、腹部轻度不适，一般不用停药。孕妇、胃肠道出血与穿孔、机械性肠梗阻者禁用。哺乳妇及肝、肾功能不全者慎用。据最新报道，本品对心脏亦有不良影响，应注意监测心电图。

【药物相互作用】 抗胆碱药可降低本品效应。服用本药后因胃排空加快，可降低经胃吸收药物的吸收；增加经小肠吸收药物的吸收率，如苯二氮䓬类、抗凝剂、对乙酰氨基酚、H_2 受体阻滞剂等。

【规格】 片剂：5mg，10mg。

阿立必利 Alizapride（Plitican）

【药性与应用】 为强止吐药，能拮抗阿扑吗啡和双氢麦角胺引起的致吐作用。有微弱的中枢抑制作用，没有胆碱能效应。口服吸收良好，生物利用度为81%~87%，与肌内注射相同。$t_{1/2}$ 为 3h。主要以原形经尿排出。临床上用于化疗、放疗引起的恶心、呕吐。

静脉注射、肌内注射、口服给药均可。成人 100~200mg/d；儿童2~4mg/(kg·d)，可增加至 10mg/(kg·d)。一般分 2 次使用：首次在使用抗癌药之前，第 2 次在使用抗癌药 4~8h 以后。

【注意与禁忌】 罕见过敏，可有酰苯胺类药物的作用；可有局部或全身肌肉痉挛；可有闭经和溢乳。肾功能有严重障碍者，应减少剂量和延长给药时间。

【药物相互作用】 ①与皮质激素合用于化疗性呕吐时，可增强疗效。②与溴哌利多合用，可加重锥体外系不良反应。这与抗多巴胺效应叠加相关。

【规格】 注射剂：50mg；片剂：50mg。

溴必利 Bromopride（胃本，甲氧溴苯酰胺，Cascan，Valopride）

【药性与应用】 具有显著解痉、镇吐、调节胃肠蠕动和抗溃疡作用。能抑制胃酸分泌、促进水溶性胃黏液分泌，具有保护胃黏膜的作用。口服吸收迅速而完全，2h 达峰值，给药 8h 后主要由尿排出。临床用于消化性溃疡、胃及十二指肠炎、出血性直肠及结肠炎、结肠痉挛性疾病、上腹部疼痛、恶心、呕吐等的治疗。对服用西咪替丁、丙谷胺等药无效的溃疡病病人，改用本品也有一定疗效。对萎缩性胃炎、贲门痉挛等也有一定疗效。

口服：1~2 片，3 次/d。

【注意与禁忌】 少数人服用后可有乏力、嗜睡、头晕、口干等反应，停药后可自行消失。

【药物相互作用】 与西咪替丁等抗溃疡病药合用，可促进症状好转、溃疡愈合。本品不宜与抗精神病药同用。

【规格】 片剂：10mg。

昂丹司琼[典][基] Ondansetron（枢复宁，Zofran）

【药性与应用】 高选择性 5-HT_3 受体抑制剂，能选择性阻断 5-HT_3 受体兴奋传入迷走神经而引起的呕吐反射。对外周和中枢神经的 5-HT_3 受体均有作用。对多巴胺受体无阻滞作用，不引起锥体外系副作用。口服本品 1.5h 达峰值。$t_{1/2}$为 3h，高龄者可延长至 5h。口服或静脉给药的体内代谢大致相同。自肝脏全部代谢后由粪便及尿中排出。临床主要用于预防和治疗癌症放疗或化疗引起的顽固性恶心、呕吐。

用于顺铂等高度催吐化疗药物的止吐：第 1 日于化疗前 15min 内，缓慢输注 8mg；接着 24h 内，静脉输注 1mg/h；第 2~6 日餐前口服本品，8mg/8h。用于催吐程度不太强烈的化疗药物（如环磷酰胺、阿霉素、卡铂等）的止吐：化疗前 15min 内，静脉注射本品 8mg；或在化疗前 1~2h，口服本品 8mg，以后 8mg/8h，连服 5d。用于放疗止吐：放疗前 1~2h，口服 8mg，以后 8mg/8h；疗程与放疗疗程相同。4 岁以上儿童，放疗、化疗前 15min 内，静脉输注 5mg/m^2，接着 4mg/8h，连用 5d。

【注意与禁忌】　常见不良反应有头痛，头和上腹部温热感；偶见便秘、暂时性血清转氨酶升高；过敏反应罕见。对本品过敏者禁用。孕妇及哺乳妇禁用。不可与其他药物混合注射。

【药物相互作用】　①本药与地塞米松或甲氧氯普胺合用，可显著增强止吐效果。②本药有增加降压药作用的可能，应予注意。③本药与乙醇之间无相互作用。④本药浓度为 16~100μg/mL 时，与顺铂、氟尿嘧啶、卡铂、依托泊苷、头孢噻甲羧肟、环磷酰胺、阿霉素等药物的相容性良好，可按要求稀释后给药。

【规格】　片剂：4mg，8mg；胶囊：8mg；注射液：4mg/1mL，4mg/2mL，8mg/2mL，8mg/4mL，32mg/50mL。

托烷司琼[典]　Tropisetron（托普西龙，呕必停，Navoban）

【药性与应用】　高选择性外周和中枢神经系统 5-HT$_3$ 抑制剂，能阻断呕吐反射弧中外周神经元的突触前 5-HT$_3$ 受体的兴奋；并可能对中枢内 5-HT$_3$ 受体传递的迷走神经传入后区的作用产生直接影响。可防治化疗引起的顽固性恶心和呕吐，但无锥体外系副作用。本品静脉注射和口服均可。口服吸收迅速而完全，生物利用度达 80%以上。代谢有快慢 2 种类型，$t_{1/2}$为 8~42h。正常经肝代谢后约 8%以原形、70%为无活性代谢产物经尿排泄；只有 15%从粪中排出。临床上用于预防和治疗化疗引起的顽固性恶心与呕吐。

第 1 日静脉给药：在化疗前缓慢推注或滴注经生理盐水或林格液或 5%葡萄糖溶液 100mL 稀释的 5mg 本品。第 2~6 日口服给药：于餐前 1h 以上服用，5mg/d；总疗程为 6d。也可根据化疗方案调整。

【注意与禁忌】　一般耐受性好，不良反应仅为一过性。可有头痛、头晕、腹痛、腹泻、便秘等。对本品过敏者、孕妇禁用。可引起高血压进一步加重，剂量不宜超过10mg/d。对儿童用药经验不足，不宜应用。高龄者不需调整剂量。肝、肾功能不良者，采用5mg/d剂量可不调整药量（6d方案）。

【药物相互作用】 ①与氟哌啶醇、地塞米松合用，可提高本药疗效，降低不良反应。②利福平、苯巴比妥、保泰松等酶诱导剂，可降低本药血药浓度，合用时应增加本药剂量。③细胞色素P450抑制剂西咪替丁等对本药的血药浓度影响极轻微，合用时不需调整剂量。④食物可略延长本药吸收。

【规格】 注射液：5mg/1mL，5mg/5mL；胶囊：5mg。

格拉司琼[典] Granisetron（格雷西龙，康泉，Kytril，BRL-43694）

【药性与应用】 高效强选择性外周和中枢神经系统 $5-HT_3$ 受体抑制剂，通过对上部小肠传入纤维、孤束核或呕吐化学感受区中的 $5-HT_3$ 受体的阻断作用，抑制化疗引起的顽固性恶心、呕吐，其有效率可达85%。长期服用副作用较少。临床用于癌症化疗或放疗引起的恶心、呕吐。

静脉注射：3mg，溶于50mL生理盐水中静脉滴注，30min后开始化疗。24h可重复给药，3mg/次，2~3次/d。1个疗程不超过3d。

【注意与禁忌】 不良反应主要有眩晕、便秘和消化不良等。小儿与孕妇的安全性均未确定，故应禁用或慎用。哺乳妇应停止授乳。本品可减慢胃肠蠕动，有胃肠动力障碍者应严密观察。对本品过敏者禁用。本品宜置于30℃以下避光保存，不可冰冻。应用时应临时配制，稀释后保存在无菌、避光和室温条件下不超过24h，并不可与其他药物混入同一溶液中使用。

【药物相互作用】 ①地塞米松可增强本药的药效。②体外研究发现酮康唑可抑制本药代谢，意义不明。

【规格】 片剂：1mg；分散片：1mg；胶囊：1mg；注射液：1mg/1mL，3mg/3mL，3mg/50mL，3mg/100mL。

盐酸雷莫司琼 Ramosetron Hydrochloride

【药性与应用】 本药为选择性 $5-HT_3$ 受体抑制剂，能有效抑制化疗引起的呕吐。临床用于抗癌治疗中出现的恶心、呕吐，也用于治疗肠易激综合征。本药主要经肝代谢。

口服：0.1g，1次/d，于化疗前1h服用；可根据症状、年龄适当增减。静脉注射0.3mg，1次/d，可据情适当增减，但不可超过0.6mg/d。

【注意与禁忌】 对本药过敏者忌用。儿童的安全性尚未确定。孕妇、哺乳妇应权衡利弊。哺乳妇应用时应中止哺乳。

不良反应可有头昏、头痛、潮热、舌麻木、腹泻等，肝酶和胆红素也可升高。

【规格】　口腔崩解片：0.1mg；注射液：0.3mg/2mL。

帕洛诺司琼　Palonosetron

【药性与应用】　本药为 5-HT_3 受体抑制剂，用于预防化疗诱发的急性或延迟性恶心、呕吐，以及手术后的恶心、呕吐。

本药半衰期长达 40h，药物的 50%经肝代谢，约 80%经肾排泄。

静脉注射：化疗前 30min 给单剂 250μg，30s 注完。

【注意与禁忌】　对本药过敏者忌用。有其他 5-HT_3 受体过敏史、心血管疾病、QT 间期延长、低血钾、低血镁患者慎用。不推荐 18 岁以下者使用本药。妊娠安全性为 B 级。哺乳妇应停止哺乳。

不良反应常有便秘。少见腹泻、腹痛、消化不良与口干。可见头痛。其他均较罕见，如头昏、失眠、疲乏或无力、焦虑、高血压、心肌缺血、QT 间期延长、期前收缩、低血压、心动过缓、尿潴留、关节痛、转氨酶升高、眼刺激与弱视、皮疹、耳鸣等。

【药物相互作用】　据报道，与 QT 间期延长药物合用，可加重 QT 间期延长症状。

【规格】　注射液：250μg/5mL。

阿扎司琼　Azasetron

【药性与应用】　本药为选择性 5-HT_3 受体抑制剂，对大鼠大脑皮质 5-HT_3 受体的亲和性比甲氧氯普胺强 410 倍，比昂丹司琼强 2 倍，与格拉司琼基本相同。本药注射 10mg 后的消除半衰期为 4.3h。

临床主要用于细胞毒类化疗药物引起的恶心、呕吐。

静脉滴注：10mg，1 次/d，用生理盐水 40~50mL 稀释后，于化疗前 30min 缓慢滴注。5d 为一疗程。效果不佳者继续滴注 10mg。最大剂量为 20mg/d。

口服：10mg，1 次/d，化疗前 60min 服用；对病情严重者化疗后 8~12h 可加服 5~10mg。

【注意与禁忌】　对本药及 5-HT_3 受体抑制剂过敏、胃肠道梗阻者忌用。严重肝、肾功能不全者慎用。孕妇使用应权衡利弊。哺乳妇慎用并停止哺乳。

不良反应可有心悸、头痛、血管痛、眩晕、焦虑、尿素氮升高、转氨酶与胆红素升高、腹痛、腹泻、便秘、口干、面部潮红或苍白、皮疹、过敏性休克、发热、呃逆等。

【规格】　注射液：10mg/2mL，10mg/50mL，10mg/100mL；片剂：10mg。

阿瑞匹坦 Aprepitan（Emend）

【药性与应用】 本药为神经肽-1（NK-1）受体拮抗药（P物质拮抗药），对人体NK-1受体有高度选择性与亲和力，对其他相关受体亲和力则很低。临床用于预防重度化疗呕吐，手术后恶心、呕吐，还可用于重度抑郁症。

口服给药。口服后4h可达血药浓度峰值。本药主要在肝脏代谢，总体清除率为75mL/min，消除半衰期为9～13h。

预防重症化疗呕吐：①首日125mg，化疗前1h服用，第2～3日，80mg/d，早晨服用。②首日与昂丹司琼与地塞米松合用：化疗前30min静注昂丹司琼32mg，口服地塞米松12mg。第2～4日早晨，服用地塞米松8mg。

预防中度化疗呕吐：①首日125mg，化疗前1h服用；第2～3日80mg/d，于早晨服用。②与昂丹司琼与地塞米松合用：首日化疗前30min服用地塞米松12mg；化疗前30～60min服用昂丹司琼8mg，在首次给药8h后再服昂丹司琼8mg。

预防恶心、呕吐：于诱导麻醉前3h服用40mg。

重度抑郁症（伴焦虑）：300mg，1次/d，但疗效有待进一步验证。

【注意与禁忌】 对本药过敏者禁用。慎用于肝、肾功能不全者。儿童安全性尚未确定。妊娠安全性为B级。对哺乳妇缺乏数据资料。不可用于一般恶心、呕吐。

不良反应常见嗜睡和虚弱。其他可有呃逆、性功能障碍、转氨酶升高；偶见史-约综合征、血管神经性水肿和荨麻疹。

【药物相互作用】 ①与可抑制CYP3A4活性药物，如酮康唑、伊曲康唑、奈法唑酮、硫氮䓬酮、奈非那韦、利托那韦、醋竹桃霉素等合用，可能升高本药血药浓度，应警惕。②与经CYP3A4代谢的药物，如紫杉醇、长春碱、伊立替康、阿夫唑嗪、克拉霉素、依立曲坦、依托泊苷、异环磷酰胺、伊马替尼、长春新碱、长春瑞滨等合用，可能增加它们的血药浓度，药量应减半。但应禁止与匹莫齐特、特非那定、阿司咪唑、西沙必利合用。③本药可抑制CYP介导的苯二氮䓬类药物咪达唑仑、三唑仑、阿替唑仑等的代谢，使其血药浓度升高，不良反应增强。④与诱导CYP3A4活性强效药利福平、卡马西平、苯妥英钠合用，降低本药血浆浓度，应注意。⑤与帕罗西汀合用，二者的血药浓度均下降。⑥本药可降低CYP2C9代谢药甲苯磺丁脲、华法林等的血浆浓度。⑦与口服避孕药合用，可降低后者的疗效，应采用其他避孕措施。

【规格】 胶囊：80mg，125mg。

乙乳胆铵萘二磺酸盐 Aclatonium Napadisilate（阿克吐，Abovis）

【药性与应用】 消化道平滑肌功能增强药，对胃肠、胆道平滑肌均有兴奋作用，对幽门前庭部位的作用最强，对消化道其他部位则比胃弱。尚可使胆道末端部位运动亢进，胆囊内压升高，挤压胆汁向十二指肠排出。不论在健康还是在病理状态下，均可促使胃内容物下排。口服本品2~4h达峰值。吸收后代谢快，其代谢产物在血、肝中为胆碱、磷酸胆碱、卵磷脂等。可于48h内在尿中监测出其代谢产物乳酸乙酯约为43%。

临床用于消化道功能异常，如腹胀、恶心、呕吐、食欲不振、慢性胃炎、胆道运动障碍、消化道手术后等。

口服：25~50mg，3次/d。可根据年龄、症状适量增减。

【注意与禁忌】　可有胃部不适、腹痛、腹泻、困倦、发汗等不良反应，发生率约为2.5%。本品对副交感神经有兴奋作用，故哮喘、甲状腺功能亢进、消化性溃疡活动期、癫痫病人不宜使用。与抗胆碱酯酶药联用，本品作用增强，要适当减量。

【规格】　胶囊：25mg，50mg。

硫乙拉嗪　Thiethylperazine（吐来抗，硫乙哌丙嗪，Torecan）

【药性与应用】　抑制呕吐化学敏感区和呕吐中枢产生镇吐作用，用于治疗全麻和眩晕所致的恶心、呕吐，对吗啡和哌替啶所致的呕吐，放疗、化疗所致的呕吐均有疗效。但对晕动病无效。

口服：10mg/次，10~30mg/d。

【注意与禁忌】　偶见倦怠、眩晕、口鼻干燥、心动过速、食欲消失；全麻病人30min内偶有中度低血压。对全麻苏醒后的恶心、呕吐，必须在麻醉终了后给药，以免苏醒延迟。

孕妇慎用。癫痫、儿童、昏迷、严重抑郁症病人禁用。注意锥体外系症状的发生。

【药物相互作用】　本品和其他中枢抑制药合用时，应特别注意。

【规格】　片剂：10mg。

三氯叔丁醇[典]　Chlorobutanol（氯丁醇）

本品有止呕、局麻、镇静诸作用。临床用于各种原因引起的恶心、呕吐；以及晕车、晕船、晕机等晕动病；也用于失眠及局部疼痛。因有抑菌作用，也可作为防腐剂使用。

莫沙必利　Mosapride（贝络纳，加斯清，快力，立维宁，瑞琪，新络纳，Gasmotin）

【药性与应用】　为选择性5-HT_4受体激动药，能促进乙酰胆碱释放，刺激胃肠道加强蠕动而不影响胃酸分泌。口服吸收迅速，t_{max}为0.8h，$t_{1/2}$2h。主要以代谢产物的形式经尿液和粪便排出。

临床用于功能性消化不良、慢性胃炎伴胃灼热、嗳气、恶心、呕吐、早饱、上腹胀、上腹痛等消化道症状的缓解；也用于反流性食管疾病、糖尿病性胃轻瘫及胃部分切除患者的胃功能不全。

口服：5mg，3次/d，餐前服用。

【注意与禁忌】 对本药过敏者、胃肠道出血或穿孔及其他因刺激胃肠道可发生危险的患者、肠梗阻患者禁用。慎用于心力衰竭、传导阻滞、室性心律失常、缺血性心脏病、电解质紊乱患者。儿童、少年慎用本药。孕妇、哺乳妇应避免使用本药。

不良反应可有心悸、甘油三酯升高、肝酶升高、黄疸；口干、恶心、呕吐、腹痛、腹泻、腹胀、软便；嗜酸性粒细胞增多、皮疹、疲倦等。

【药物相互作用】 ①与红霉素合用，可使本药血药浓度升高、半衰期延长。②与可引起低血钾或QT间期延长的药物合用，可增加心律失常的发生率。③与抗胆碱药合用，可减弱本药的作用。

【规格】 片剂：5mg；口服液：5mg/10mL；胶囊：5mg。

盐酸伊托必利[典] **Itopride Hydrochloride**

【药性与应用】 本药为多巴胺D_2受体拮抗药，增加乙酰胆碱的释放并抑制乙酰胆碱的分解，以增强胃及十二指肠的蠕动，加速胃排空。

本药口服后迅速吸收，30min达血药浓度峰值，$t_{1/2}$为6h。

临床用于功能性消化不良引起的多种症状，如上腹部不适、餐后饱胀、早饱、缺乏食欲、恶心、呕吐等。

口服：50mg，3次/d，餐前15~30min服用。

【注意与禁忌】 对本药过敏、胃肠道出血、机械性肠梗阻与穿孔者忌用。慎用于严重肝、肾功能不全。儿童避免使用。孕妇应权衡利弊使用。哺乳期用药应停止哺乳。

不良反应可有头痛、睡眠障碍、眩晕、疲劳、催乳素升高、血尿氮与肌酸升高、腹痛、腹泻、便秘、唾液增加、肝酶升高、血细胞减少、皮疹、瘙痒、胸背痛、指麻、颤动等。但发生率均不高。

【药物相互作用】 ①本药增强乙酰胆碱作用，使用时应注意。②应避免与抗胆碱药物合用。③本药与肌松剂合用，可相互减弱作用。

【规格】 片剂：50mg；胶囊：50mg；颗粒：50mg。

阿扑吗啡[典]　Apomorphine（去水吗啡）

【药性与应用】吗啡衍生物，只有微弱的止痛作用。它的主要作用是刺激呕吐化学敏感区，引起呕吐，用于食物中毒不能洗胃的病人排出胃内毒物。皮下注射后数分钟内即引起呕吐。胃部饱满后疗效更明显，故常在皮下注射后即饮水 200~300mL，以使胃及十二指肠内容物顺利吐出。

皮下注射：成人 0.08mg/（kg·次）；通常 2~5mg/次，极量 5mg/次。儿童 0.06mg/（kg·次）。

【注意与禁忌】不宜用于麻醉药中毒，以免加重中枢抑制。

【药物相互作用】①与恩他卡朋合用可发生心动过速、高血压和心律失常，应监测。②与吩噻嗪类镇吐药合用，可导致严重呼吸抑制、延长睡眠等不良反应，故禁忌合用。③与左旋多巴合用，可提高抗震颤麻痹作用。④本药与纳洛酮相拮抗，并对中枢和呼吸系统发生抑制，不可合用。⑤口服避孕药减弱本药的止痛作用。⑥先期用止吐药则减弱本药效果。

【规格】注射液：5mg/1mL。

第五部分　促泻药

硫酸镁[典][基]　Magnesium Sulfate（硫苦，泻盐，Epsom Salt，Salamarum）

【药性与应用】服后不易吸收，在肠内形成高渗透压状态，吸收大量水分使肠道膨胀，刺激肠壁蠕动加强，引起腹泻。服用硫酸镁的浓度要根据治疗目的确定。若服入高浓度硫酸镁则排便迟缓而排出体内的水分多；若服入低浓度者如 5%本品，则导泻时间快而排出水分少。服用高浓度 33%本品，或用导管将其导入十二指肠，产生利胆作用，使胆总管括约肌松弛，胆囊收缩，将胆汁排空。肌内注射或静脉注射本品，可抑制中枢神经系统及减少运动末梢乙酰胆碱释放量，阻断神经肌肉接头产生镇静、镇痉、降低颅内压和松弛骨骼肌作用。同时产生对心血管的作用，阻滞交感神经节，扩张血管，降低血压。局部应用 50%溶液外敷，可以消炎祛肿。临床主要用于导泻、阻塞性黄疸、各种原因引起的惊厥和重症冠心病心绞痛、高血压病人。

导泻：口服，5~20g/次，晨起空腹与 400~1000mL 温开水同服。利胆：口服，3~5g，3 次/d，餐前或两餐之间服用；也可服用 33%本品，10mL/次。抗惊厥、降压：肌内注射，25%本品 4~10mL/次；静脉滴注，25%本品以 5%葡萄糖溶液稀释成 1%溶液，缓慢滴注。治疗顽固性心绞痛：将 10%本品溶液 10mL 用葡萄糖溶液稀释后缓慢静脉注射，1 次/d；10d 为 1 个疗程。也可用更多上述溶液稀释后静脉滴注，则更为稳妥。

【注意与禁忌】 本品味极苦而有刺激性，极易引起恶心，导泻应用过量或溶液过浓时，可引起组织脱水。静脉注射危险性较大，应极缓慢，并应随时监测血压、脉搏、呼吸。中毒时可静脉注射10%葡萄糖酸钙10mL解救。消化道出血、急腹症、妊娠、经期禁用本品导泻。肾功能不全、心肌损害、传导阻滞、肺心病患者慎用。

【药物相互作用】 ①本药与钙化醇合用，易产生高镁血症。②保钾利尿药可增加血清、淋巴细胞和肌肉中的镁和钾，合用后可致高镁、高钾血症。③保胎治疗时，本药与利托君同用，心血管不良反应增加。④本药与拉贝洛尔合用，发生明显心动过缓。⑤本药促进甲芬那酸的吸收。⑥与活性炭合用，可减少毒物吸收，并加速排出。⑦本药与氯化钡可形成无毒硫酸钡排出体外，因而用于氯化钡的解毒治疗。⑧本药可提高尿激酶的溶栓疗效，减少梗死面积，有益于再灌注损伤的防治。⑨与硝苯地平、非洛地平等二氢吡啶类钙通道阻滞剂合用，可增强降压和神经肌肉阻滞效应。⑩本药增强顺阿曲库钠的神经肌肉阻滞作用。⑪与氨基糖苷类抗生素合用，增强神经肌肉阻滞作用，应避免。⑫本药加强氯氮草、氯丙嗪的中枢抑制作用。⑬给予洋地黄化患者本药可引起传导阻滞甚或停搏，应特别注意避免。⑭本药降低奎尼丁的肾排泄。⑮与土霉素、加替沙星、诺氟沙星合用，可降低后三者的吸收水平。⑯本药减弱双香豆素、地高辛、异烟肼等药的药效。⑰与钙剂同用，可拮抗本药的抗抽搐作用。⑱本药降低缩宫素的缩宫作用。

【规格】 注射液：1g/10mL，2.5g/10mL，2g/20mL，1g/100mL，2.5g/250mL；溶液：3.3g/10mL。

白色合剂（White Mixture）：含硫酸镁30g、轻质碳酸镁5g、薄荷水适量，配成100mL溶液。口服：15~30mL/次。

一二三灌肠液：由50%硫酸镁溶液30mL、甘油60mL、蒸馏水90mL配成。用于治疗便秘。

比沙可啶 Bisacody（便塞停）

【药性与应用】 接触性泻药，直接刺激肠黏膜感觉神经末梢，因而引起反应性肠蠕动增强，产生排便。治疗剂量仅有5%能够被吸收，其余通过大便排泄。适用于急慢性便秘和习惯性便秘。副作用少，对心、肺、肝、肾、造血系统及免疫系统均无影响。但易产生低血钾。

口服：5~10mg，1次/d，整片吞服。

【注意与禁忌】 服药时不能嚼碎或压碎，服药前后2h不可服用抗酸药或牛奶。少数人服后，大便前可有腹痛感，便后自然消失。急腹症者忌用。孕妇慎用。

【药物相互作用】 ①本药不宜与胺碘酮、溴苄胺、奎尼丁、索他洛尔，阿司咪唑、苄普地尔、舒必利、特非那定、长春胺等合用，以免引起尖端扭转性心律失常。②本药可增加洋地黄毒性。

【规格】 片剂：5mg，10mg；栓剂：5mg，10mg；泡腾散：5mg。

酚酞[典][基]　Phenolphthalein（酚酞，非诺夫他林）

【药性与应用】 接触性泻药。口服后在肠内遇碱性肠液或胆汁形成可溶性钠盐，刺激肠黏膜，并阻止肠壁吸收水分而起到软化大便和缓泻作用。本品约15%可被肠黏膜重吸收，进入肠-肝循环，又作用于肠腔引起排便。这种肠-肝循环可使药效维持3~4d，适用于习惯性便秘。

口服：睡前服50~200mg，不超过240mg/d。2~5岁，15~20mg/d；6岁以上，30~60mg/d。约经8~10h排便。

【注意与禁忌】 遇碱性药物，如碳酸氢钠、氧化镁等，可引起大便颜色改变。长期服用可引起皮疹、皮炎、肠炎、出血性倾向等过敏反应。过量服用可引起过度腹泻、肠绞痛。婴儿禁用。孕妇、哺乳妇慎用。未明确诊断的腹痛、充血性心力衰竭、高血压、肠梗阻患者禁用。长期服用可致依赖性，并可引起高血糖和低血钾。

【规格】 片剂：50mg，100mg。

果导片：为含本品的片剂，50mg/片。睡前服1~2片。

甘油[典]　Glycerin（丙三醇，Glycerol）

【药性与应用】 润滑、刺激肠壁运动，并吸收水分、软化大便，使之易于排出体外。在肠道主要利用其吸湿作用和在肠腔局部形成高渗透压，使肠壁水液转向肠腔，使干结的大便软化，加之刺激肠壁的蠕动作用使粪便秘结状态得以缓解。此外，也作为脱水剂用于治疗颅内压升高和青光眼。还可作为水杨酸、硼酸、苯酚、碘等外用药的溶媒。临床主要用于治疗便秘、青光眼急性发作、白内障手术前的降低眼压。

治疗便秘：应用栓剂，1枚/次，塞入肛门；成人用大号栓，小儿用小号栓。也可用本品50%生理盐水溶液灌肠，小儿、高龄、体弱病人比较适合。降低眼压及颅内压：口服50%甘油生理盐水溶液200mL，1~2次/d；必要时，1次/（6~8）h。冬季预防和治疗皮肤皲裂：10%~20%生理盐水溶液涂抹患处。

【注意与禁忌】 口服有轻微头痛、咽部不适、口渴、恶心、呕吐、腹泻、轻微血压下降等，空腹服用尤为明显。停药后消失。

【规格】 栓剂：大号栓含甘油2.7g、无水碳酸钠0.067g、硬脂酸0.27g、蒸馏水 0.33mL，小号栓为大号栓的半量；溶液。

开塞露[基]

本品为治疗便秘的直肠用药，每支 20mL，有两种不同配方，基本成分为山梨醇、硫酸镁或甘油溶液，装入特制塑料长颈状容器中制成。用时将颈部尖端刺破，外涂润滑油少许，徐徐插入肛门，将药液挤入肠腔，以助排便。

溶液：①含山梨醇 45%~50%（g/g）、硫酸镁 10%（g/mL）、羟苯乙酯 0.05%、苯甲酸钠 0.1%；②含 55%甘油（mL/mL）。成人，1 支（20mL）/次；小儿酌减。

液状石蜡[典] Liquid Paraffin

【药性与应用】 矿物质油，在肠道内不被消化吸收，也阻碍水的吸收，从而使粪块变软、变稀而易于排出。临床上主要用于高龄、体弱及排便困难或危重病人，如高血压、疝气、痔疮、动脉瘤患者的便秘，以免排便用力诱发或恶化疾病。

口服：15~30mL，1 次/晚，睡前服。

【注意与禁忌】 长期服用可干扰脂溶性维生素的吸收，引起该类维生素如维生素 A、维生素 D 等缺乏。长期服用也有可能诱发大肠癌、胸膜间皮细胞瘤，应引起重视。

【规格】 油质原液：500mL。

甘露醇[典][基] Mannitol

【药性与应用】 原为脱水利尿剂。临床利用其口服肠道不吸收的特点，服其高浓度液体，使之在肠腔内形成高渗透压，吸取肠道内分泌的液体，使粪便吸收水分后软化、稀化，起到通便、导泻的作用。

由于可提高血浆中的渗透压，临床作为脱水剂，治疗颅内压升高和青光眼。也用于肠道手术前的准备。

口服：于肠道检查前 3h 服用 20%甘露醇 250mL，随后饮水1000mL。

【注意与禁忌】 用甘露醇进行肠道准备后，在进行肠道检查及治疗时，禁止用高频电切和电凝，以免发生爆炸。

【规格】 注射液：50g/200mL。

山梨醇[典] Sorbitol

甘露醇的同分异构体，与甘露醇的作用相似而较弱。口服具有导泻作用。过去曾用于肠道检查前的准备，现已少用。

口服：于肠镜检查前3h，服用25%山梨醇250mL，随后饮水1000mL左右。

【注意与禁忌】 同甘露醇。

蓖麻油[典] Castor Oil（蓖麻籽油，Ricinus Oil）

【药性与应用】 刺激性泻药。口服后在小肠上段被脂肪水解酶水解，释放出有刺激性的蓖麻油酸钠，刺激小肠蠕动，引起腹泻。本品还可形成甘油，起到甘油的药理作用，润滑肠道内容物，以利粪便的排出。

口服：10~20mL，1次/晚，睡前服。若用于清洁肠道，30~40mL，提前5~6h服用。

【注意与禁忌】 常见恶心。泻后有短期便秘、反射性盆腔充血。经期、妊娠、腹部炎症者忌用。本品可促进肠道内脂溶性药物的吸收，不宜同服。

【规格】 原油：500mL。

芳香蓖麻油：每1000mL含蓖麻油921mL、90%乙醇20mL、糖精钠150mg、薄荷油5mL。

硫酸钠 Natrium Sulfate（芒硝，Sodium Sulfate）

【药性与应用】 本品口服后，其SO_4^{2-}不易吸收，在肠道内形成高渗环境，刺激肠道蠕动，产生导泻作用；但较硫酸镁弱。临床用于习惯性便秘。与硫酸镁不同，本品对神经中枢无抑制作用，更适用于促进肠道毒物的排出，如中枢抑制性药物的中毒、可溶性钡盐中毒；也用于肠镜检查前的准备；外敷可消炎、止痛。

口服：5~20g，用水溶解后服用。

【注意与禁忌】 心血管疾病、肾功能不全、孕妇忌用。

【规格】 肠溶胶囊：1g；注射液：2g/20mL，2.5g/10mL；外用溶液：12%~15%。

氢氧化镁合剂 Magnesium Hydroxide Mixture（镁乳，Milk of Magnesia）

【药性与应用】 渗透性泻药，作用同硫酸钠。主要用于习惯性便秘及高龄、体弱者的便秘。

口服：成人，30mL，1次/晚，睡前服；儿童，0.5~1mL/（kg·次），1次/晚，睡前服用。

【注意与禁忌】 过量可引起脱水。肾功能不全者，不可长期服用，以免引起高镁血症，严重时可发生低血压、呼吸抑制。

【规格】 混悬液。

多库酯钠 Sodium Docusate（辛丁酯磺酸钠，磺琥辛酯钠，Doxinate，Dioctyl Sodium Sulfosuceinate）

【药性与应用】 表面活性剂，可湿润、软化大便。服后可使脂肪类物质乳化，与水分一起浸透到粪块中，使粪便软化、稀化，易于排出，对肠道无刺激。临床主要用于排便无力的病人，如肛门、直肠疾患，以及术后发生便秘者。

口服：成人，50~100mg，1次/d；6~12岁儿童，5mg/（kg·d），分次服用。

【注意与禁忌】 不宜与液状石蜡共用，否则可促进后者的乳化、吸收，引起不良后果。

【药物相互作用】 ①本药可促进矿物油吸收及肝细胞对其的摄取，导致肠黏膜、肝、脾、淋巴结炎症，故禁止二者合用。②与地美庚醇、氟哌利多合用时，可产生心脏不良反应，如QT间期延长、尖端扭转性心律失常、心脏停搏等。

【规格】 胶囊：50mg，100mg；溶液：10mg/1mL；糖浆：20mg/5mL。

聚卡波非钙 Polycarbophil Calcium（聚卡波非，舒施，Equalactin，Fiberall，Fibercon）

【药性与应用】 本药为容积性泻药，能保留肠道中的游离水，使肠道内压力增加，肠蠕动增强，从而缩短过渡期，产生成形大便。

本药口服后进入肠道，不被吸收，12~72h内产生排便。药物在体内不产生代谢。

口服：1.25g，1~4次/d；嚼碎后用适量水送服。最大剂量5g/d。

【注意与禁忌】 肠梗阻、粪便嵌塞、吞咽困难患者忌用。排便习惯不明原因改变、恶心、呕吐、腹痛、5岁以下儿童慎用。妊娠用药安全。对哺乳妇影响不明。

不良反应很少，偶有呕吐、胃痉挛、腹胀。

【规格】 片剂：0.5g，0.625g；咀嚼片：0.5g，0.625g。

鲁比前列素 Lubiprostone（Amitiza）

【药性与应用】 本药是一种局限性氯离子通道激活剂，选择性增加肠液分泌与蠕动，以增加排便，而不改变血浆中的Na^+、K^+浓度。

本药生物利用度较低，血浆中浓度不易测得。其代谢产物M_3的60%经肾排泄，30%随大便排出。M_3的$t_{1/2}$为0.9~1.4h。

口服：①成人慢性特发性便秘：24μg，2次/d，与食物同服。根据病情，也可调整为24μg，1次/d。②18岁以上女性便秘型肠易激综合征：8μg，2次/d，与食物同服。

【注意与禁忌】 对本药过敏、机械性胃肠梗阻者禁用。严重腹泻者慎用。儿童的安全性未确定。孕妇忌用。哺乳妇应停止哺乳。

不良反应可有周围水肿、胸痛、高血压；体重增加；鼻窦炎、上呼吸道感染、支气管炎；身痛、肌痉挛；头痛、头晕、失眠；焦虑、抑郁；腹泻、腹胀、腹痛、胀气、呕吐、便溏、消化不良、口腔干燥、病毒性肠胃炎等。

【规格】 胶囊：8μg，24μg。

杜秘克　Duphalac（乳果糖，Lactulose）

【药性与应用】 主要成分为乳果糖，口服后在大肠被糖分解菌分解，产生乳酸、蚁酸、二氧化碳，增加了近端结肠内的酸度，使嗜酸菌易于生长，缩短大便在结肠中的滞留时间，减少肠道水分的吸收，使大便松软，起到缓泻作用。另外，由于肠道环境酸化，抑制了氨的吸收，降低了血氨，对于因血氨升高引起的肝性脑病也有治疗作用。临床用于治疗便秘和预防肝昏迷。

便秘：采用顿服法。严重病例起始剂量为30~45mL/d，维持剂量为15~25mL/d；中度病例起始剂量15~30mL/d，维持剂量为10~15mL/d；轻症病例起始剂量15mL/d，维持剂量为10mL/d；6~14岁儿童起始剂量15mL/d，维持剂量为10mL/d；1~6岁儿童起始剂量5~10mL/d，维持剂量相同；婴儿起始量与维持量均为5mL/d。肝昏迷：30~50mL，口服，3次/d。可根据个体耐受情况，适当调整剂量。

【注意与禁忌】 偶见腹胀、腹痛，剂量过大可出现腹泻。不能用半乳糖饮食者慎用。

【药物相互作用】 ①与新霉素合用，可提高对肝性脑病的疗效。主要原因为新霉素可抑制肠道菌，降低氨的产生。但国外也有不同见解，故存疑。②与抗酸药如碳酸氢钠等合用时，因肠道pH值升高，降低本药疗效，故不宜合用。

【规格】 粉剂：5g，100g，500g；颗粒：10g；口服液：5g/10mL，50g/100mL；糖浆：60%。

导肠粒　Agiolax（舒立通）

【药性与应用】 植物复方剂，含81%卵叶车前草籽与果壳，18%番泻果实。车前草籽纤维在水中膨胀形成黏液团，番泻果实中所含苷类物质对肠壁有轻微刺激作用。二者作用的结果是膨松大便，促进大肠蠕动，起到温和缓泻作用。临床用于急慢性便秘、调节产后妇女肠蠕动功能；对长期卧床、结肠手术后排便困难的病人也有效。

口服：1～2茶匙/次，晚餐后或早餐温开水送服，不可嚼碎。起效后根据个体情况与症状可减至1/2～1/4茶匙，1～2次/d。

【注意与禁忌】 肠梗阻、胃肠痉挛者禁用。不可与收敛剂或止泻剂如地芬诺酯、咯哌丁胺、氢氯化物等共用。

【规格】 颗粒：100g，250g。

康赐尔 Konsyl（欧车前草亲水胶体，Psyllium Hydrophilic Mucilloid）

【药性与应用】 植物纤维素制剂，由棕色车前草籽及外壳制成。服用后可吸收胃肠道中液体，使粪便膨松软化，易于排出。可长期使用，而且有利于减肥。临床用于各种急慢性便秘及精神性便秘。

口服：6g，1～3次/d，饭后0.5h服用，儿童剂量减半。服用时应先将本品用300mL凉开水调匀，3min内服下，服后多次饮水。如用于辅助减肥，应于饭前0.5h服用。

【注意与禁忌】 原因不明性腹痛、炎症性肠病、肠梗阻、消化道出血者禁用。服用本品需足量饮水，否则可引起本品膨胀，阻塞咽喉、食道引起哽噎。如病人吞咽困难，不可用本品。

【规格】 散剂：6g。

大黄散 Rhubarb Powder

【药性与应用】 蒽醌类泻药，口服后在结肠内被细菌分解为蒽醌，刺激肠壁，增加肠蠕动，减少水分吸收，使大便膨软变稀而易于排出。用于习惯性便秘或高龄、体弱者的便秘。

口服：0.5g，1次/晚，睡前服。

【注意与禁忌】 尿液可因排出大黄酸而呈黄色或紫红色（尿液呈碱性时）。

【规格】 粉剂：0.5g。

第六部分 止泻药

地芬诺酯[典] Diphenoxylate（苯乙哌啶，氰苯哌酯，止泻宁）

【药性与应用】 直接作用于肠道平滑肌，类似吗啡，抑制肠黏膜感受器，阻断黏膜表面的反射弧，减弱肠蠕动；同时增加肠节段性收缩，使肠内容物通过延迟，有利于肠内水分的吸收。临床上用于急慢性功能性腹泻及慢性肠炎等。40~60mg 的大剂量可产生欣快感，长期服用可产生依赖性。

口服：2 片，2~4 次/d，腹泻控制后即减少剂量。

【注意与禁忌】 偶见口干、腹部不适、恶心、呕吐、嗜睡、失眠等，肝功能不全或正在服用成瘾性药物者慎用。

【药物相互作用】 与阿托品合用进行短期治疗，可减少或避免依赖性的产生。本品可增强巴比妥类、阿片类及其他中枢抑制药的作用，不宜合用。

【规格】 片剂：每片含盐酸地芬诺酯 2.5mg、硫酸阿托品 0.025mg。

洛哌丁胺[典] Loperamide（氯苯哌酰胺，苯丁哌胺，易蒙停，Imodium，Blox，Lopemed，Elcoman）

【药性与应用】 抑制肠道平滑肌的收缩与蠕动，其作用类似阿片类与地芬诺酯，其结构类似氟哌啶醇和哌替啶，但治疗量对中枢神经无明显影响。可减少肠壁末梢释放乙酰胆碱，阻断肠道蠕动反射弧，从而延长食物在小肠停留时间，促进水、电解质、葡萄糖的吸收；对前列腺素、霍乱弧菌毒素，以及其他肠道毒素的致泻作用有显著的抑制，但治疗量并不抑制胃酸的分泌。因其有明显的肠壁高亲和力和肝首过效应，几乎不进入血循环。t_{max} 为 4~6h。$t_{1/2}$ 约为 7~15h。大部由肠道随粪便排出，只有 5%~15%从尿中排泄。临床用于各种急慢性腹泻，尤适用于临床上应用其他止泻药效果不明显的功能性腹泻。

成人首次口服 4mg，以后每腹泻 1 次再服 2mg，直至腹泻停止或用量达 16~20mg/d。连服 5d，若无效则停服。儿童首服 2mg，以后每腹泻 1 次服 2mg，至腹泻停止，最大用量为 8~12mg/d。空腹或饭前 0.5h 服可提高疗效。慢性腹泻显效后给予 4~8mg/d（成人），长期维持。

【注意与禁忌】 副作用轻微，主要有皮疹、瘙痒、口干、腹胀、恶心、纳差，偶见呕吐、头晕、头痛、乏力。严重中毒或感染性腹泻者慎用。重症肝炎者慎用。菌群失调性腹泻者慎用。1 岁以下小儿、肠梗阻、脱水小儿禁用。孕妇、哺乳妇慎用。不能单用于急性菌痢。

【规格】 颗粒：1mg/1g；胶囊：1mg，2mg；溶液：0.2mg/1mL。

蒙脱石[典][基] Dioctahedral Smectite（思密达，Smecta）

【药性与应用】 主要成分为双八面体蒙脱石，具有极高的定位覆盖与吸附能力，是一种非纤维型白陶土，其作用为通常纤维型的 3~10 倍，对细菌、细菌毒素、某些病毒均有明显的吸附与解毒功能，从而保护肠黏膜免受病原体的伤害，并阻滞病原体进入血循环。此外，可减慢肠细胞的转变速度，促进肠细胞的吸收功能，减少其分泌，缓解幼儿由于双糖酶降低或缺乏造成糖脂消化不良而发生的渗透性腹泻。本品可通过与肠黏液分子的相互作用，增加黏液凝胶的内聚力、弹性和存在的时间，增强黏液屏障，保护肠细胞顶端和细胞间桥免受损伤。本品是一种新型的治疗急性腹泻尤其炎性腹泻的肠道局部药物，能缩短腹泻持续时间和减少腹泻次数，减少大便的含水量，使大便成形并具抗炎作用。临床主要用于儿童及成人急性、亚急性腹泻；也用于治疗食管、胃、十二指肠、结肠等部位的局部炎症与疼痛。

口服：将药粉轻轻倒进半杯清水中，搅匀后服用。儿童，2岁以下半袋/次，1~2次/d；2~5岁，半袋/次，2~3次/d；5~10岁1袋/次，2次/d。成人3袋/d。食管炎应饭后1~1.5h服用；结肠疾病宜于饭前服用。

【注意与禁忌】　本品是一种局部作用药，具有良好耐受性，不产生胃肠抑制的不良反应。本品可影响其他药物的吸收，必须合用时，应在服本品之前1h服用其他药物。少数人出现轻微便秘，可减量继续服用。

【药物相互作用】　①与诺氟沙星合用，可提高对致病性细菌感染的疗效。②本药可减轻红霉素的胃肠道反应，并提高其疗效。

【规格】　散剂：每小袋内含双八面体蒙脱石3g。

乐托尔　Lacteol Fort

【药性与应用】　为灭活嗜酸乳杆菌菌体及其代谢产物。其中所含维生素B族能刺激肠道正常产酸菌丛的生长；代谢产物对肠黏膜有非特异性免疫刺激作用，增强免疫球蛋白的合成与产生。嗜酸乳杆菌菌株尚有黏附于肠黏膜细胞刷状缘的特性，可抗拒病原体对肠黏膜的入侵和附着。临床主要用于急慢性腹泻的对症治疗。

口服：胶囊，成人及儿童2粒/次，2次/d，成人首次加倍；婴儿1~2粒，首剂2粒。散剂，成人及儿童1袋/次，2次/d，成人首次加倍。

【注意与禁忌】　本品为灭活菌制剂，同用抗生素不影响本品疗效，亦不使病菌产生耐药性。无妊娠期致畸作用。

【规格】　胶囊：每粒含灭活冻干嗜酸乳杆菌50亿和冻干培养基80mg；散剂：每袋除冻干培养基增加1倍外，其他与胶囊剂相同。

促菌生　Cerebiogen

【药性与应用】　本品是由需氧蜡样芽孢杆菌MD_{423}菌株制成的活菌制剂。进入肠道后，消耗肠内过多氧气，造成有利于厌氧菌的生长环境，可扶植恢复正常肠道菌丛中双歧杆菌的繁殖，降低肠道pH值，从而破坏致病菌的生长环境，抑制其生长发育。临床用于治疗慢性腹泻、婴幼儿腹泻、肠易激综合征、菌群失调性伪膜性肠炎、痢疾等；对肝炎病人也有改善症状、消除腹胀、增加食欲的作用。

口服：成人 1~2g，3 次/d；儿童酌减。饭后服用。

【注意与禁忌】 本品属活菌制剂，使用时应停用抗生素。

【规格】 片剂：0.25g。

酪酸梭状芽孢杆菌　Clostridium Butyricum（酪酸菌，宫入菌，米雅 BM 颗粒，Miya BM Granules）

【药性与应用】 为酪酸梭状芽孢杆菌的活菌制剂。此菌为人体肠道内正常常驻菌群组成部分，与双歧杆菌、乳酸杆菌等有益菌共生，相互促进繁殖，并抑制肠道有害菌的生长与产生毒素；还可产生 B 族维生素及酪酸，增加肠上皮细胞的营养与抗病能力。临床用于肠菌群的结构调整，以治疗急慢性腹泻、肠易激综合征、菌群失调性伪膜性肠炎、消化不良等。

口服：2 片，3 次/d。儿童用量酌减。

【注意与禁忌】 不可与抗生素或其他抑菌、杀菌剂共用，以免影响治疗效果。

【规格】 片剂：每片含酪酸梭状芽孢杆菌 0.5 亿个。

多维乳酸菌　Compound Vitamin Lactobacillus（妈咪爱，美常安，Medilac Vita）

【药性与应用】 活菌制剂，用于调节肠道菌群，促进胃肠道消化功能，治疗便秘。本制剂中含有粪链球菌、枯草杆菌、乳酸杆菌培养物及维生素 C、维生素 B_1、维生素 B_2、维生素 B_{12}、烟酰胺、乳酸钙、氯化锌等。其中粪链球菌和枯草杆菌对热、湿、酸碱均有很强的抵抗力。口服后 19min 即能到达肠道，定居后迅速繁殖而发挥治疗作用。本药所含的维生素与微量元素均可在胃肠道被吸收利用。

口服：250~500mg，2~3 次/d。

【注意与禁忌】 对本药成分过敏、对微生物制剂有过敏史者禁用，对妊娠与哺乳的影响尚不明确。

不良反应可有恶心、头晕、头痛、心慌，罕见腹泻次数增加，停药后可恢复。

【药物相互作用】 与抗生素合用，治疗菌群失调引起的腹泻疗效降低，治疗感染性腹泻则可提高疗效。

【规格】 胶囊：250mg；散剂：1g；颗粒：1g。

地衣芽孢杆菌活菌制剂[基]　Live Bacillus Licheniformis Preparation（地衣芽孢杆菌，地衣芽孢杆菌提出物，整肠生）

【药性与应用】 本药为微生态类药物，内含地衣芽孢杆菌无毒活菌体，具有起效快、疗效高、不良反应少等特点。进入肠道后，可产生抗菌活性物质，杀灭致病菌；同时夺取肠道氧气，从而有利于肠道厌氧菌生长。对葡萄球菌、酵母样菌等致病菌有拮抗作用；对双歧杆菌、乳酸杆菌、拟杆菌、消化链球菌等有益菌有促进生长作用。

地衣芽孢杆菌还有促进巨噬细胞非特异性吞噬作用。但本菌并非肠道固有菌，不能在肠道中定居，10d 后全部排出体外，也没有远期不良后果。

本药临床用于细菌与真菌引起的急慢性腹泻、肠道菌群失调和急慢性肠炎。

口服：0.5g，3 次/d，首剂加倍。

【注意与禁忌】 注意事项尚不明确。除偶见大便干结、腹胀外，未见其他明显不良反应的报道。便秘多在大剂量服用时发生。

【药物相互作用】 本药对第三代头孢菌素、庆大霉素、哌拉西林等抗生素不敏感；对环丙沙星、泰能等高度敏感，故服用本药时应停用此类抗菌药物。

【规格】 胶囊：0.25g（含活菌 2.5 亿个）；颗粒：5g（含活菌 5 亿个）。

消旋卡多曲[典]　Racecadotril（杜拉宝，丰海停，海兰赛，莫尼卡，中金，Hidrasec，Tiorfan）

【药性与应用】 本药是一种脑啡肽酶抑制剂。口服后水解为活性物质醋托芬。醋托芬选择性、可逆性抑制脑啡肽酶，从而保护内源性脑啡肽免受降解，延长消化道内源性脑啡肽的生理活性，减少水和电解质的过度分泌。

口服 100mg 后，起效时间为 30min，t_{max} 1h，作用持续 8h，主要通过尿、粪排出。本药不能通过血-脑脊液屏障，对中枢无影响。

本药临床用于急性腹泻、艾滋病相关性腹泻；也可与洛哌丁胺合用，治疗伊立替康所致腹泻。本药静脉注射用于阿片类物质戒断症状可能有效（国外资料）。

口服：100mg，3 次/d，餐前服用，连续服药不得超过 7d。

【注意与禁忌】 对本药过敏、不能摄入果糖、对葡萄糖或半乳糖吸收不良、蔗糖酶或麦芽糖酶缺乏、对依卡曲尔（本药的 S-对映体）过敏者禁用。肠道功能紊乱、痢疾综合征、脱水及肝、肾功能不全者慎用。

不推荐儿童使用胶囊剂；肝、肾功能不全儿童禁用颗粒剂。孕妇、哺乳妇慎用。不良反应偶有嗜睡、皮疹、便秘、恶心与腹泻等。

【药物相互作用】 ①CYP 3A4 抑制药（如红霉素、酮康唑等）可减少本药代谢，使其毒性增加，合用时应慎重。②CYP 3A4 诱导药（利福平等）可能降低本药抗腹泻作用，应注意。

【规格】 胶囊：100mg；颗粒：10mg，30mg。

阿洛司琼　Alosetron（盐酸阿洛司琼，洛曲尼斯，Alosetron Hydrochloride，Lotronex）

【药性与应用】 本药为强效选择性 5-HT_3 受体抑制剂，从而有效地控制肠易激综合征（IBS）。体外数据表明本药对 IBS 的控制力为昂丹司琼的 10 倍。

本药口服 1～10h 起效，t_{max}0.5～1.7h，$t_{1/2}$为 1.5～1.7h。

本药临床仅用于以腹泻为主要症状的、其他药物治疗无效的重度肠易激综合征妇女。

口服：1mg，1 次/d，连用 4 周，如不能很好控制症状，可增加为 1mg，2 次/d，连用 4 周。如无好转，应停药。

【注意与禁忌】 有罕见严重胃肠不良事件的报道，包括缺血性结肠炎、严重便秘，一旦发生应立即停药。对本药过敏、便秘、克罗恩病史、憩室炎史、胃肠穿孔与粘连史、肠道循环障碍、肠梗阻、肠狭窄、巨结肠、血栓性静脉炎、血液高凝状态诸患者应禁用。虚弱患者慎用。

【药物相互作用】 ①与阿拉曲沙星、巴洛沙星等喹诺酮类药物及克林沙明、西咪替丁、氟甲嗪合用，可使本药血药浓度升高、毒性增加，出现肠道不良反应的风险加大。故本药应避免与上述药物合用。②酮康唑可抑制本药代谢，升高本药血药浓度，增加不良反应。③与氟伏沙明合用可使本药血药浓度升高，胃肠道反应增加，故禁止二者合用。④与阿扑吗啡合用，有相加的低血压作用，可出现严重低血压与意识改变，故禁止二者联用。⑤与胃肠动力药合用，可使便秘发生率增加，故应谨慎。⑥食物可减少本药吸收，使达峰时间延长。

【规格】 片剂：0.5mg，1mg。

双歧杆菌　Bifidobacterium

【药性与应用】 为双歧杆菌活菌制剂。本菌属 G^+ 无芽孢厌氧菌，是人体肠道内有益生理性细菌，被称为“人体长寿菌”。人体从婴儿出生后数小时到高龄死亡都有本菌的存在，数量愈大、比率愈高，对人体愈有益。本品通过磷壁酸与肠黏膜上皮结合，与其他厌氧菌共同占据肠黏膜表面，形成一层膜状生物学屏障，阻止有害菌的侵入与定植。并在肠道内产生乳酸与醋酸，降低肠道内 pH 值和氧化还原电位（EH），有利于抑制致病菌的生长，维持肠道菌群的健康平衡。临床用于各种病原菌所致的肠道菌群失调性疾病，如急慢性肠炎、腹泻、便秘、抗生素所致的伪膜性肠炎等；以及菌群失调所致的血液内毒素升高相关疾病的辅助治疗，如急慢性肝炎、肝硬化、放疗及化疗的辅助治疗等。

口服：0. 35~0. 7g，3 次/d，饭后服；儿童用量相同或酌减。

【注意与禁忌】 不可与抗生素及抑菌、杀菌药物共用，以免影响治疗效果。

【规格】 胶囊：0. 35g（含活菌 0. 5 亿个以上）。

双歧杆菌三联活菌[基] Bifid Triple Viable（培菲康胶囊）

【药性与应用】 主要由双歧杆菌、乳酸杆菌、肠球菌组成。三者均为健康人体正常菌群，为可调整肠道微生物环境的菌群，促进人体肠道对营养物质的分解、吸收，合成机体所需的维生素，激发机体免疫力，抑制肠道致病菌，减少肠源性毒素的产生和吸收。临床作为辅助治疗，用于各种原因所致的肠道菌群失调，如外科术后，长期大量抗生素、抑菌剂、杀菌剂的应用，放疗、化疗及激素、免疫抑制剂的应用等，其他疾病所致的二重感染、内源性感染、多器官功能衰竭；防治各种急慢性、难治性、抗生素相关肠功能紊乱所致的肠功能紊乱、便秘、腹泻、消化不良等。

口服：成人 20~40mg，早晚饭后各服 1 次；小儿可用相同剂量或酌减。

【注意与禁忌】 避免与抗生素、抑菌剂、杀菌剂合用。

【规格】 胶囊：20mg，40mg。

复合乳酸菌 Complex Lactobacillus（聚克通，Polyacton）

【药性与应用】 乳酸杆菌、嗜酸乳杆菌、乳链球菌混合制剂，为不受胃液影响的肠溶性胶囊，对多种抗生素、抑菌剂、杀菌剂均具有抵抗性。三者可附着于肠黏膜，固定繁殖，很快形成一层肠黏膜保护性生物屏障，阻止有害菌的植入和繁殖；并分解葡萄糖，产生乳酸，降低肠道内 pH 值，抑制肠道中有害菌的繁殖生长。补充肠道内有益菌的数量，改善其生长繁殖环境，纠正菌群失调，恢复和维持肠道内微生物生态环境的平衡，改善肠道运动功能。临床用于急慢性腹泻、肠易激综合征、伪膜性肠炎、痢疾；对肝硬化、活动性肝炎、肝癌也有消除腹胀、增加食欲的作用；也用于高龄者抗衰老。

口服：2 粒，3 次/d，饭后服用。

【注意与禁忌】 无明显毒副作用。最好不与抗生素、抑菌剂、杀菌剂合用。

【规格】 胶囊：每粒含活菌 0. 5 亿以上。

佳士康 Gastriferm

【药性与应用】 有效成分为活肠球菌 M_{74}，人体肠道内自然存在的一种非致病菌，能发酵糖类产生乳酸，对肠道有害致病菌的繁殖有竞争性抑制作用。

可牢固附着于肠壁表面而不会因腹泻或排便被排出体外。临床用于各种原因引起的菌群失调、肠功能紊乱、便秘、腹泻，以及旅游性水土不服等。

口服：成人 250~500mg，2 次/d，早晚饭后服；儿童 250mg，1 次/d。

【注意与禁忌】 避免与抗生素、杀菌剂、抑菌剂合用。

【规格】 胶囊：250mg。

亿活　Bioflor

【药性与应用】 冻干活布拉酵母菌，可抵抗胃肠液、抗生素或磺胺类的破坏。无论在体内还是体外均具有对各种有害菌包括白假丝酵母菌的抗菌作用，能促进 B 族维生素的合成，可增加人体肠壁细胞刷状缘的二糖酶，增加机体免疫力。临床用于感染性或非特异性腹泻，防治抗生素诱发的结肠炎和菌群失调性腹泻，管饲营养引起的腹泻，还可用于肠易激综合征。

口服：250~500mg，1~2 次/d。

【注意与禁忌】 不应与开水、冰水或含乙醇饮料混合后服用。偶见上腹部不适。

【药物相互作用】 本品属真菌制剂，不可与抗真菌药物及某些喹啉类衍生物合用。与万古霉素或甲硝唑、替硝唑合用，可防治梭状芽孢杆菌所致的顽固性腹泻及其复发。

【规格】 胶囊：250mg；散剂：250mg。

利达脒　Lidamide

【药性与应用】 外周 α_2 受体激动剂，明显抑制肠道液体与电解质的分泌，并增进其吸收，作用维持时间较长，并能延缓胃肠排空、抑制胃肠道平滑肌收缩，对蓖麻油、前列腺素 E_2、氯化铵甲酰甲胆碱、5-HT、胆酸引起的腹泻，以及霍乱毒素引起的肠道过度分泌，都有较强的抑制作用。口服吸收迅速，30min 达峰值。排泄物中 90% 为有活性的 N-去甲基代谢产物。临床用于大肠炎、节段性回肠炎、溃疡性结肠炎、溃疡性直肠炎等引起的慢性腹泻或暴发性腹泻，胃肠运动障碍，糖尿病性腹泻或癌症性腹泻。

口服：4~8mg，2~4 次/d。

【注意与禁忌】 不良反应有口干、腹痛。大剂量时可出现直立性低血压、头晕和低血糖等。

【规格】 胶囊：2mg，4mg。

药用炭[典]　Medicinal Charcol（活性炭，Activated Charcal）

【药性与应用】 为活性化炭末，炭末之间空隙多，表面积大，吸附力强，能吸附水分和各种有毒物质，减轻它们对肠壁的刺激，从而减少肠蠕动，起到止泻作用。口服不吸收，原药携带其吸附物随粪便排出体外。临床用于腹泻、胃肠胀气、食物中毒、生物碱等药物中毒；也可与硫酸镁合用，共同清除胃肠道中的物质，此时可用本品30~100g与硫酸镁同服。

口服：1.5~4g，2~3次/d，饭后服。

【注意与禁忌】 长期服用可影响营养物质的吸收，导致营养和发育不良。3岁以下儿童不宜久用。用于解毒时，应在中毒后30min内服用，剂量不应少于30g。如已知服用毒物量，应服5~10倍于毒物量的本品。服后应立即给予泻药，以加强疗效。

【药物相互作用】 本品可吸附维生素、抗生素、磺胺类、生物碱、乳酶生等药物。对胃蛋白酶、胰酶等消化酶类的活性均有影响，不宜同服。

【规格】 片剂：0.15g，0.3g，0.5g。

碱式碳酸铋[典] Bismuth Subcarbonate（次碳酸铋）

【药性与应用】 能吸收肠道内细菌、毒素、病毒等有毒物质。与肠黏膜分泌的黏液蛋白相结合形成一层保护膜，免受有毒物质的侵蚀与植入，起到消炎、收敛和止泻作用。用于腹泻、慢性胃肠炎、消化性溃疡等。

口服：0.3~0.9g，3次/d，饭前服。

【注意与禁忌】 铋对人体有一定毒性，大量或长期服用，可致可逆性精神病；也可引起便秘。3岁以下儿童禁用本品。

【药物相互作用】 本品可影响其他药物的吸收，必要时应与其他药物间隔2~3h以上服用。严重中毒性或感染性腹泻，应首先选用其他药解毒和控制感染，不可把本品作为首选药使用。

【规格】 片剂：0.3g，0.5g。

鞣酸蛋白 Tannalbin

【药性与应用】 在胃内无变化，在小肠处分解出鞣酸，在肠黏膜表层凝固蛋白，形成一层保护膜，减少渗出，减轻刺激及肠蠕动，有收敛、止泻和微弱的杀菌作用。

临床主要用于急性胃肠炎和各种非细菌性腹泻、小儿消化不良。也可外用涂布局部，治疗湿疹与溃疡。

口服：1~2g，3次/d，空腹服。

【注意与禁忌】 用量过大可致便秘。治疗细菌性肠炎时，只能作为辅助药，不可首选。

【药物相互作用】 本品能影响胃蛋白酶、胰酶、乳酶生等消化酶类的活性，不宜同服。

【规格】 片剂：0.25g，0.5g。

碱式硝酸铋　Bismuth Subnitrate（次硝酸铋）

同碱式碳酸铋，具有保护黏膜、收敛、止泻及微弱的杀菌作用。临床用于腹泻、慢性胃肠炎、消化性溃疡等疾病。

口服：0.3~2g，3次/d。

大量或长期服用可致亚硝酸盐中毒。

硅炭银　Agsical（矽炭银）

【药性与应用】 收敛、吸附性止泻药。其中硅可保护肠黏膜，炭有吸附作用，银有杀菌作用。临床用于急性肠炎、肠内异常发酵等。

口服：成人1~3片，3~4次/d；儿童1片，3次/d。均空腹时用。

【注意与禁忌】 过量服用可致便秘。

【规格】 片剂：每片含药用炭60mg、白陶土240mg、氯化银1.5mg。

复方樟脑酊[典]　Compound Camphor Tincture（Paregoric）

【药性与应用】 属阿片制剂，作用于肠壁及中枢神经系统的阿片受体，兴奋胃肠道平滑肌及括约肌，增强其张力，减弱胃肠蠕动，延长肠内容物滞留时间，并抑制排便中枢，抑制排便，止泻。临床主要用于较严重的非感染性腹泻的对症治疗，以防止脱水和电解质平衡失调。

口服：2~5mL，3次/d。

【注意与禁忌】 严重中毒或感染性腹泻应首先排毒、控制感染止泻，不可滥用本品，贻误病情。

【规格】 酊剂：每1mL含阿片酊0.05mL。此外还含有樟脑、苯甲酸和八角茴香油等。

巴柳氮钠[典]　Balsalazide Sodium

【药性与应用】 本品为5-氨基水杨酸（5-ASA）前体药，口服后可不被破坏地直达结肠，经细菌酶解作用，偶氮键断裂转变为活性药物5-ASA发挥作用，发挥治疗溃疡性结肠炎的作用。本品在结肠仅20%被吸收，并经血循环很快被清除，因而疗效明显提高，副作用相对减少。本品的确切药理机制尚待进一步确定，目前认为可能是通过抑制氧化酶导致白三烯释放降低，以及抑制巨细胞移行。本品能抑制60%HI-29和LS_{17}T结肠腺瘤细胞系的细胞增生，能使结肠炎肠道糜烂面积缩小，具有膜稳定性、细胞保护与抗炎作用。临床用于轻、中度溃疡性结肠炎的治疗。

口服：1.5g，3次/d；直至缓解，最长1个疗程为12周。

【注意与禁忌】 不良反应可有头痛、腹泻、腹痛、恶心、呕吐等。不推荐儿童使用。孕妇、哺乳妇、对本品及水杨酸盐过敏、支气管哮喘、严重肾功能障碍者禁用。中度肝功能损害或肾功能损伤病人慎用。

【药物相互作用】 ①与丹参合用，可使血清游离水杨酸浓度升高，而丹参浓度降低。②与罗望子合用，不良反应发生率升高，两者不宜合用。③本药增加巯嘌呤和硫唑嘌呤活性代谢产物蓄积，使骨髓抑制发生率增加。应密切监测血象。

【规格】 片剂：0.5g；胶囊：0.375g，0.45g，0.75g；颗粒：0.75g/2.5g。

第七部分 肝胆疾病辅助用药

第一节 治疗肝昏迷药

谷氨酸[典] Glutamic Acid（麸氨酸）

【药性与应用】 主要用于氨代谢紊乱引起的肝昏迷。本品钠盐静脉注射后，能与血中过多的氨结合成为无害的谷氨酰胺，由尿排出。本品口服也有相同作用。本品还参与脑蛋白与糖代谢，促进氧化过程，改善中枢神经系统功能，用于癫痫小发作，减少发作次数；用于胃酸不足、胃酸过少症，促进红细胞生成，制止妊娠反应；也用于精神分裂症。口服给药。

预防肝昏迷：2.5~5g，4次/d。用于癫痫小发作：2~3g，3~4次/d。治疗胃酸缺乏：0.3g（相当于稀盐酸0.6mL），3次/d。

【注意与禁忌】 肾功能不全或无尿病人慎用。不宜与碱性药物合用。与抗胆碱药物合用，可减弱后者的作用。

【规格】 片剂：0.3g，0.5g。

谷氨酸钠[典] Sodium Glutamate（Monosodium Glutamate，MSG）

【药性与应用】 同谷氨酸，用于静脉注射。静脉注射后与血中过多的氨结合成无害的谷氨酰胺，由尿排出，减轻肝昏迷症状。本品为碱性，可用于酸中毒的治疗。与抗癫痫药合用，治疗癫痫小发作。

用于肝昏迷：静脉注射，11.5g/次，用5%葡萄糖溶液750～1000mL或10%葡萄糖溶液250～500mL稀释，于1～4h内滴完；必要时可于8～12h重复给药，不超过23g/d。用于酸中毒：根据血pH值确定用量。

【注意与禁忌】 滴注过快可引起流涎、潮红、呕吐等。少尿、无尿及肾功能不全者慎用。用药期间应注意电解质平衡，应及时监测pH值及钾、钠、氯含量。大剂量可引起严重碱中毒与低钾血症。用于肝昏迷时，可与谷氨酸钾合用，二者的比率一般为3∶1或2∶1，钾低时为2∶2。

【规格】 注射液：5.75g/20mL。

谷氨酸钾[典]　Potassium Glutamate

【药性与应用】 本药为谷氨酸与氢氧化钾形成的碱性盐，肝功能不全时可与血中过多的氨结合，形成无害的谷氨酰胺很快从尿中排出，降低血氨水平。本药尚能参与脑内蛋白质和糖的代谢，促进氧化过程，改善中枢神经系统功能。本药因含有钾离子，可与谷氨酸钠合用，维持体内电解质的平衡。

静脉滴注：18.9g，1～2次/d，用5%或10%葡萄糖注射液稀释成500～1000mL溶液，缓慢滴注。

【注意与禁忌】 少尿、无尿、肾衰竭、碱中毒患者禁用。肾功能不全患者慎用。对妊娠、哺乳的影响尚不明确。

可有面部潮红、头痛、胸闷等症状；小儿可有震颤；有焦虑症状的患者，可出现流泪、恶心、心动过速及晕厥等反应。静脉滴注过快，可有流涎、颜面潮红、呕吐等症状。

【药物相互作用】 ①在治疗肝性脑病时，本药与精氨酸合用，可加强疗效，有利于血氨的降低与症状的改善。②本药可减弱抗胆碱药的作用。

【规格】 注射液：6.3g/20mL。

氨酪酸　Aminobutyric Acid（γ-氨基丁酸，γ-氨酪酸，γ-Aminobutyric Acid，GABA，Gammalon）

【药性与应用】 可降低血氨浓度和促进脑代谢。在体内与血氨结合生成尿素被排出体外。本品亦为中枢介质，能增强葡萄糖磷酸酯酶的活性，恢复脑细胞功能。可治疗各种类型的肝昏迷。对肝昏迷的抽搐、躁动均有效。也用于尿毒症、催眠镇静药中毒所致昏迷的苏醒剂。口服也用于脑血管障碍引起的偏瘫、记忆力障碍、语言障碍、精神幼稚症。

口服：成人1g，3次/d。静脉滴注：成人1～4g，以5%～10%葡萄糖溶液250～500mL稀释，于2～3h内滴完。

【注意与禁忌】 滴注时必须充分稀释后缓慢进行，以免引起低血压性休克。在静脉滴注过程中，如有胸闷、气急、头昏、恶心等症状，应立即停药。大剂量给药，可引起共济失调、肌无力、血压降低、呼吸抑制等。

【规格】 片剂：0.25g；注射剂：1g/5mL。

14 氨基酸注射液-800 14 Amino Acid Injection-800

【药性与应用】 为 L-异亮氨酸、L-缬氨酸、L-亮氨酸、L-丙氨酸、L-赖氨酸、L-精氨酸、L-蛋氨酸、L-组氨酸、L-苯丙氨酸、L-脯氨酸、L-苏氨酸、L-色氨酸、L-甘氨酸和 L-酪氨酸 14 种氨基酸纯结晶，按适当比例配制而成的液体。现已了解到，肝昏迷的发生不单纯是血氨升高引起，而且与氨基酸，特别是支链氨基酸的减少和芳香氨基酸升高密切相关，即与支/芳比值失调有关。严重肝病和肝昏迷时，比值明显降低。本品可以提高支/芳比值，提高病人的苏醒率与存活率。此外，对低白蛋白血症也有一定疗效，降低血中尿素氮含量，有利于肝细胞的再生和肝功能的恢复。临床主要用于治疗肝昏迷；也用于治疗肝病时的白/球蛋白比值倒置。

静脉滴注：250mL，与等量 10%葡萄糖溶液相混，缓慢滴注，速度不超过 3mL/min，2 次/d。如病人清醒，以后的剂量可减半。1 个疗程一般为 10～15d。中心静脉滴注：剂量以 0.68～0.87g/（kg·d）计算，成人剂量相当于 500～700mL/d，与 25%～50%高渗葡萄糖溶液混匀后，经中心静脉缓慢滴注，速度不得超过 40 滴/min。

【注意与禁忌】 滴注速度过快可引起恶心、呕吐，对高龄与危重病人更应注意。严防注射液污染，发现外观异常不应再用。对残留液也不应再用。冬季滴注应将输液加温至与体温接近。注意血中 Na^+、K^+、Cl^-的监测。

【规格】 注射液：250mL。

支链氨基酸 Branched Chain Amino Acid（肝脑清氨基酸）

【药性与应用】 由缬氨酸、亮氨酸、异亮氨酸组成，用于调整血中支链氨基酸与芳香氨基酸的比值，即提高支/芳比值，以治疗肝昏迷。支链氨基酸可竞争性抑制芳香氨基酸透过血-脑脊液屏障，改善肝昏迷症状，提高苏醒率与存活率；对低蛋白血症也有一定疗效；并可降低血中尿素氮的含量，有利于肝细胞的再生与肝功能的恢复。临床主要用于肝性脑病、重症肝炎、肝硬化、慢性肝炎的治疗；也用于肝病的蛋白质营养缺乏。

静脉滴注：250～500mL，不宜超过 40 滴/min，1～2 次/d；10d 为 1 个疗程。

【注意与禁忌】 滴注过快可引起恶心、呕吐等不良反应，老年及危重病人更应注意。

【规格】 注射液：250mL，每 100mL 中含亮氨酸 1.32g、异亮氨酸 1.08g、缬氨酸 1.08g。

支链氨基酸 3H 注射液：每 100mL 中含亮氨酸 1.65g、异亮氨酸 1.35g、缬氨酸 1.25g。

精氨酸[典][基]　Arginine（盐酸精氨酸，胍氨基戊酸，Guanidine-amino Valeric Acid，Argivene）

【药性与应用】 参与鸟氨酸循环，促进体内尿素生成，降低血氨水平。临床用于高血氨性肝昏迷，尤适用于有碱中毒及不能用谷氨酸钠的病人。

静脉滴注：15~20g，以 5%~10%葡萄糖溶液 500~1000mL 稀释，4h 以上缓慢滴注，1 次/d。口服：0.75~1.5g，3 次/d。

【注意与禁忌】 输注过快，可引起流涎、潮红、恶心、呕吐等不良反应。使用盐酸盐剂应注意高氯血症的发生。大量输注时注意防止酸中毒。肾功能不全及无尿者忌用。

【药物相互作用】 ①与谷氨酸钠、谷氨酸钾合用，可增加疗效。②本药可使细胞内钾转移至细胞外，与螺内酯合用，可引起高钾血症，与其他保钾利尿剂合用，可能也有这一现象，应予注意。③本药与雌激素合用，可出现生长激素水平假性升高。

【规格】 片剂：0.25g；注射液：5g/20mL，10g/250mL。

精谷氨酸注射液：20mL，含精氨酸 2.7g、谷氨酸 2.3g。静脉滴注：60~80mL/次，以 5%葡萄糖溶液稀释，缓慢滴注。

门冬氨酸钾镁　Potassium Magnesium Aspartate（脉安定，潘南金，Aspara，Panangin，Perikursal）

参见第八章第三节该条。

拉克替醇　Lactitol

【药性与应用】 是由山梨醇和半乳糖构成的双糖衍生物，不被胃肠道吸收而以原形进入结肠，被肠内杆菌转化成低分子量的有机酸，减少了结肠对氨的吸收，并导致肠内渗透压升高，粪便含水量和体积增加以产生稀便和腹泻，从而用以治疗肝性脑病。

口服：0.6g/（kg·d），分 3 次就餐时服。也可饮料混合服用。以每日排便 2 次为标准调整剂量。

【注意与禁忌】 ①出现异常症状、不明原因腹痛和便血应立即停药。②水电解质平衡紊乱及腹泻者不得服用本品。③出现腹泻时应减少剂量，出现水电解质紊乱时应立即停药。④1 周仍未排便应就医。自己服药不可超过 4 周。⑤妊娠期慎用，但不影响哺乳妇。高龄、体弱者应注意水电解质监测。

【药物相互作用】 ①本品不可与排钾药物同服，如噻嗪类利尿药、皮质类固醇、两性霉素 B 等，以免引起低钾血症。低血钾可使强心苷药物作用增强。②为不影响本品对肠腔的酸化，不可同服胃酸中和剂和新霉素。

【规格】 散剂：5g。

谷氨酸钙 Calcium Glutamate

【药性与应用】 作用同谷氨酸钠，用于肝性脑病的预防与抢救。另外，也用于低钙血症、神经衰弱、脑外伤、脑功能减退、癫痫小发作等。

静脉注射：1g，加入 50%葡萄糖溶液 20~40mL 中，缓慢静脉注射，1~2 次/d。

【注意与禁忌】 抢救肝昏迷时应加大剂量，可单独应用，也可与谷氨酸钠、谷氨酸钾等配伍应用。静脉注射过快可引起恶心、灼热、胃部不适等。

【药物相互作用】 不可与洋地黄类配伍使用，因可增强后者的毒性。

【规格】 注射液：1g/10mL。

一水乳梨醇 Lactitolum Monohydrate

【药性与应用】 以原形进入结肠，在结肠中被微生物分解为醋酸、丙酸、丁酸，酸化结肠内微环境，使氨的吸收被抑制。临床主要用于治疗和预防肝性高氨昏迷。

口服：剂量视病情与病人的耐受状况而定。一般起始剂量为 0.5~0.7g/(kg·d)，分 3 次服用。可随时根据个人情况调整剂量。也可用 40%的水溶液经胃管注入，即 0.4~0.8g/（kg·d），1 次/d。

【注意与禁忌】 服后病人可有胃肠胀气，数日后可缓解。肠梗阻者禁用。

【规格】 散剂：10g。

第二节 治疗肝炎辅助用药

联苯双酯[典][基] Bifendate（合三，Biphenyldicarboxylate）

【药性与应用】 我国自行研制的肝炎降酶药，是合成五味子丙素的一个中间体，可降低升高的丙氨酸氨基转移酶，减轻肝脏的变性坏死，促进肝细胞的再生及肝功能的改善。对 HBsAg 阴性者效果较阳性者为好。对肝炎的主要症状，如肝区痛、乏力、腹胀等有一定疗效。但远期效果差，肝脾大的改变无影响。复发病例再服本品，丙氨酸氨基转移酶仍可下降，甚至恢复正常。临床适用于迁延性肝炎及长期单项丙氨酸氨基转移酶异常者。

口服：片剂，25mg，3次/d；滴丸，7.5~15mg，3次/d。丙氨酸氨基转移酶降至正常后，逐渐减量，维持3~6个月。

【注意与禁忌】　本品副作用轻微，可出现轻度恶心，一般不影响治疗。有报道，本品在治疗过程中出现黄疸和病情恶化，应引起注意。

【规格】　片剂：25mg，50mg；口服混悬液：25mg/10mL；滴丸：1.5mg。

复方联苯双酯冲剂：为联苯双酯与肌苷的复合制剂，其优点是可减少降酶反跳现象。

磷酰胆碱　Phosphorylcholine（氯磷胆碱）

【药性与应用】　参与磷脂的合成，具有保肝、强肝、促进脂质代谢和抗脂肪肝的作用。还可以使甲基转移加速，供应活化甲基，加速肝细胞再生。本品尚可在体内提供乙酰胆碱，提高自主神经的功能；分解组胺，使肾内组胺活性增强，具有一定的解毒作用。临床主要用于急性黄疸或非黄疸型肝炎、慢性迁延性和活动性肝炎；也用于肝中毒、肝脂肪浸润或脂肪肝，以及肝硬化的治疗。

口服：0.25~0.5g，2~3次/d；皮下注射或肌内注射：成人0.2g，1~2次/d，小儿剂量酌减。

【注意与禁忌】　副作用轻微，个别人可有轻度恶心、皮疹等，停药后即消失。

【规格】　胶囊：0.25g；注射液：0.2g/2mL。

马洛替酯　Malotilate（二噻茂酯，Hepation，Kantec，NKK-105）

【药性与应用】　促进肝细胞摄取自由氨基酸、核苷酸，增强RNA和各种蛋白质的合成，改善蛋白质代谢，恢复肝功能和抑制肝纤维化的发展。本品对四氯化碳、乙硫氨酸及氨基半乳糖引起的实验动物肝损伤均有保护作用，能减轻肝细胞的损伤，改善肝细胞的功能。临床也证实，本品能改善肝脏的蛋白质代谢，并有转氨酶下降和γ-球蛋白下降等改善。人单次服用本品后，血药浓度1.4h达峰值。$t_{1/2}$为0.9~1.1h。大部分在体内转化为代谢产物，给药后48h从肾中排出给药量的37%~48%。临床用于慢性肝炎、肝硬化代偿期、晚期血吸虫肝病、慢性肝病有白/球蛋白比值倒置者等。

口服：一般600mg/d，体重低于50kg者400mg/d，分3次饭后服用。

【注意与禁忌】　少数病人有纳差、恶心、呕吐、腹胀、腹泻、嗜睡、头痛等；偶见皮疹和皮肤瘙痒及红细胞、白细胞下降等。对本品过敏者禁用。出现肝功能异常时应停药观察。

【规格】 片剂：100mg。

奥拉米特 Orazamide（阿卡明，乳清酸氨咪酰胺，Aicamin，Aica Orotate）

【药性与应用】 本品为嘌呤及嘧啶衍生物的前体，4-氨基-5-咪唑甲酰胺的乳清酸盐，在体内参与核酸代谢，使核酸代谢平衡，纠正蛋白质、脂肪和糖的代谢异常；防止肝细胞坏死、纤维化、脂肪浸润；刺激肝细胞的再生，改善血清蛋白代谢水平，使黄疸指数、转氨酶等肝功能指标迅速改善。对伴有腹水者，可增加尿量，减少腹水量。临床主要用于急慢性肝炎、肝硬化、脂肪肝等。

口服：0.2g，3 次/d。30d 为 1 个疗程。一般需 2~3 个疗程。

【注意与禁忌】 不良反应主要为恶心、胃肠不适等消化道症状，一般在用药过程中消失。

【规格】 片剂：0.1g。

原卟啉钠 Protoporphyrin Disodium（保肝能，Protoporphyrin Sodium，Prolmon）

【药性与应用】 从健康牛、猪等家畜血液中提取的原卟啉水溶性钠盐，为肝功能改善剂，能促进细胞活化、改善营养代谢和抗补体结合；对实验性肝损伤有明显降低肝酶的作用，并能改善氨基酸代谢，增加肝血流量，提高肝细胞蛋白合成作用和糖原储备作用。临床用于急性肝炎、慢性活动性肝炎、慢性迁延性肝炎、初期肝硬化的治疗，有一定效果。对胆囊炎、胆石症、晚期肝硬化也有一定辅助治疗作用。可收到改善症状，肿大肝脏缩小，氨基转移酶、黄疸指数下降等疗效。

口服：成人 10~20mg，3 次/d；儿童用量酌减。

【注意与禁忌】 主要不良反应是皮肤色素沉着，其次为头晕、上腹痛、皮疹。有卟啉症家族史者忌用。夏季服药期间应穿浅色衣裤，避免阳光照射，涂防晒剂，服核黄素，可防止或减轻色素沉着。

【规格】 肠溶片：10mg，20mg。

核糖核酸 Ribonucleic Acid

【药性与应用】 从猪肝中分离取得，可促进肝内氨基酸代谢，改善蛋白质合成，使肝癌相关抗原转阴，调节机体整体免疫功能，加速肝病变细胞恢复正常；降低肝酶，改善肝炎病人的血清电泳。临床用于慢性活动性肝炎、慢性迁延性肝炎、中期肝硬化的治疗。

肌内注射：6mg，以生理盐水稀释，1 次/2d。3 个月为 1 个疗程。静脉注射：30mg，1 次/d；或 50mg，1 次/2d；或遵医嘱。

【规格】 粉针剂：6mg，10mg；注射液：10mg/2mL。

辅酶 A Coenzyme A

【药性与应用】 从新鲜酵母菌中提取，为体内代谢乙酰反应的重要辅酶，在糖、脂肪、蛋白质代谢中起重要作用；参与乙酰胆碱的合成、肝糖原的转化与储存；降低血胆固醇与甘油三酯含量。临床曾用于白细胞减少、原发性血小板减少性紫癜、功能性低热；也作为急慢性肝炎、肝硬化、脂肪肝、冠状动脉粥样硬化、慢性动脉炎、心肌梗死、慢性肾炎、肾病综合征、尿毒症等的辅助治疗。但效果不肯定，临床有争议。

静脉滴注：50~100 单位，溶于生理盐水或 5%~10%葡萄糖溶液 500mL 中缓慢滴注。肌内注射：50~100 单位，以生理盐水稀释后注射。

【注意与禁忌】 滴注过快可有心悸、头晕、出汗等副作用。

【药物相互作用】 本药与三磷酸腺苷、细胞色素 C 合用可增强疗效。

【规格】 粉针剂：50 单位，100 单位，200 单位。

能量注射液：含辅酶 A 50 单位、三磷酸腺苷 20mg、胰岛素 4 单位，以补充人体所需能量，有助于改善病情、增强体质。每日 1~2 支溶于生理盐水2~4mL 后肌内注射；或溶于 5%葡萄糖溶液 500mL 中缓慢静脉滴注；或溶于 25%葡萄糖溶液中缓慢静脉注射。因本品中含有胰岛素，故不宜在空腹时使用。

水飞蓟宾 Silibinin（水飞蓟素，益肝灵，Silybin，Silymarin，Legalon）

【药性与应用】 水飞蓟果实中提取的黄酮类化合物，有保护及稳定肝细胞膜的作用，对毒性物质引起的各型实验性肝损伤具有不同程度的保护性治疗作用，并有一定的控制转氨酶升高作用。临床可用于慢性迁延性肝炎、慢性活动性肝炎、初期肝硬化、肝中毒、药物性肝炎等的治疗，对临床症状及肝功能均有明显改善。对急性肝炎也有较好效果。

口服：70~77mg，3 次/d。

【规格】 片剂：35mg，38. 5mg。

水飞蓟宾葡甲胺盐 Silibinin-N-methylglucamine

【药性与应用】 较水飞蓟宾易溶于水，吸收速度与疗效均较水飞蓟宾为优，适用于各型肝损伤性疾病，有利于肝功能的改善和肝细胞膜的稳定。可参阅水飞蓟宾。

口服：100mg，3 次/d。

【规格】 糖衣片：50mg。

瓜蒂素

【药性与应用】 甜瓜蒂提取物。对实验性急性肝损伤有明显的治疗作用，可降肝酶和保护肝细胞，阻止其脂肪变性和纤维化。临床用于慢性活动性肝炎、慢性迁延性肝炎，能改善症状和降低肝酶与胆红素，停药后无转氨酶反跳现象。对血浆白/球蛋白比值倒置现象也有纠正作用；尚可提高慢性肝炎病人的非特异性细胞免疫力。

口服：0.9~1.5mg，3次/d。

【注意与禁忌】 偶见头晕、上腹部不适，一般不影响治疗。

【规格】 片剂：0.3mg。

葫芦素 Cucurbitacin

【药性与应用】 甜瓜蒂中提取的葫芦素B和葫芦素E，有抗肝炎作用。本品可逆转细胞免疫缺陷，激发细胞免疫功能，阻止肝细胞脂肪浸润和纤维化，消退黄疸，降低肝酶，改善蛋白代谢，消除腹水。临床用于慢性迁延性肝炎及原发性肝癌，有一定治疗效果。

口服：成人，0.1~0.3mg，3次/d，饭后服用。儿童剂量酌减。一般2个月为1个疗程。

【注意与禁忌】 部分病人治疗初期可有轻度食欲不振、恶心，一般不影响治疗。剂量不可随意加大。孕妇、严重消化道溃疡者慎用。

【规格】 片剂：0.1mg。

齐墩果酸 Oleanolic Acid

【药性与应用】 能显著降低实验性肝损伤动物的肝酶，减轻肝细胞变性、坏死、炎变后的纤维化过程，增强肝细胞的修复和再生能力。临床用于治疗急慢性病毒性肝炎，对症状、体征和肝功能均有明显的改善作用。也可纠正白/球蛋白比值的倒置。

口服：用于急性黄疸性肝炎，30mg，3次/d；慢性肝炎50mg，4次/d。

【注意与禁忌】 少数人可有上腹部不适，一般不须停药。个别人出现血小板减少，停药后可上升。

【规格】 片剂：10mg，15mg，20mg；胶囊：15mg。

牛磺酸[典] Taurine

【药性与应用】 原为自然产品，现普遍应用人工合成品。本品是一种含硫氨基酸，在体内有多种药理活性。如强肝利胆作用，可解除胆汁淤滞，增加其稀释性和通透性，降低肝脏胆固醇含量，减少胆固醇结石的形成；并降低肝酶，对肝脏起保护作用。其他尚有解热抗炎、降低血压、强心和抗心律失常、降低血糖、抗骨骼肌疲劳、增强视力、降低眼压、促进婴儿发育、抗癫痫易感性等作用。临床可用于急慢性肝炎、脂肪肝、胆囊炎等；也可用于支气管炎、扁桃体炎、眼炎、感冒等感染性疾病；以及乙醇戒断症状、关节炎、肌强直、疲劳综合征等。

治疗急慢性肝炎：成人，0.5g，3 次/d；儿童，0.5g，2 次/d。用药不宜超过 3d。

【注意与禁忌】 对本药过敏者忌用。溃疡病慎用。尚无孕妇、哺乳妇安全性资料。本药几乎无毒，尚未观察到不良反应。在用于感冒时，仅限于初期发热。

【药物相互作用】 本药可增强脂溶性维生素、激素的吸收。

【规格】 片剂：0.4g，0.5g；胶囊：0.4g，0.5g；颗粒：0.4g，0.8g；散剂：0.4g；滴眼液：0.5g/10mL。

促肝细胞生长素 Hepatocyte Growth-promoting Factors

【药性与应用】 从乳猪新鲜肝脏中提取的小分子量多肽类活性物质。能刺激正常肝细胞 DNA 合成，促进肝细胞再生。对实验性病损肝脏有较好保护作用，能降低肝酶，加速损伤细胞的恢复。主要用于亚急性重型肝炎的辅助治疗。

肌内注射：40mg，2 次/d；亦可将本品 80~120mg 加入 10%葡萄糖溶液中静脉点滴，1 次/d。一般 1 个月为 1 个疗程，可根据病情适当延长或缩短。口服：100~150mg，3 次/d，3 个月 1 个疗程，可服 2~4 个疗程。

【注意与禁忌】 不良反应较少，偶有低热。过敏体质者慎用。对本品过敏者禁用。注射液变为棕黄色者不可使用。

【规格】 注射剂：20mg，60mg；注射液：30μg/2mL；颗粒：50mg/5g。

托尼萘酸 Tolynicate and Naphthylacetic Acid（对甲基苯甲醇烟酸酯-5α-萘乙酸，肝胆能，加诺，Galle Donau）

【药性与应用】 复方制剂，由对甲基苯甲醇、烟酸酯-5α-萘乙酸组成。具有保护肝脏和促进胆汁分泌的作用。动物实验证实，可抑制乙醇中毒引起的肝细胞坏死。利胆效应强，持续时间长，用药后 180min 达高峰，持续 220~240min；并可将肝内脂肪转移到肝外脂库中，以及缓解胆道痉挛引起的疼痛。二药的配方比例以 1∶2 时临床效果最好。本品可用于胆道系统的急慢性炎症、胆汁淤滞性疾病、黄疸、胆绞痛；预防胆汁缺乏性脂肪消化不良；提高胆道造影的显影率。

口服：1~2片，3次/d，饭前30min服用。用于胆管造影：在注射对比剂前及注射后20min、50min分别服5片；用口服对比剂时，每次与对比剂同服2片，总量12~14片。

【注意与禁忌】 严重肝功能异常、胆道阻塞、胆囊水肿、肝昏迷者禁用。肾功能不全者慎用。本品一般耐受性较好，可有轻度腹泻、便秘、一过性肝酶升高。长期服用可影响肾功能，应注意监测。

【药物相互作用】 与抗生素合用，可使胆汁内抗生素浓度增加。

【规格】 片剂：每片含对甲基苯甲醇37.5mg、烟酸酯-5α-萘乙酸75mg。

肝得健 Essentiale

【药性与应用】 为复方制剂。每粒胶囊含EPL（必需磷脂，成分为自然胆碱-磷酸二甘油酯、亚油酸、亚麻酸、油酸）175mg、维生素$B_1$3mg、维生素$B_2$3mg、维生素$B_6$3mg、维生素B_{12}30μg、烟酰胺15mg、维生素E 33mg。静脉注射液每支5mL，含EPL 250mg、维生素$B_6$2.5mg、维生素B_{12}100μg、烟酰胺25mg、泛酸钠1.5mg。静脉滴注液每支10mL，内含EPL 1g、维生素$B_6$5mg、维生素B_{12}150μg、烟酰胺100mg、泛酸钠3mg。可促使肝细胞膜再生，协调细胞膜磷脂功能，有效地促进肝脏脂肪代谢、蛋白质合成和解毒功能；保护肝细胞膜的稳定性与完整性，及维持磷脂依赖性酶系统的功能；防止肝细胞坏死与结缔组织化。临床用于各种原因引起的脂肪肝、急慢性肝炎、肝硬化、肝昏迷及各种原因引起的肝功能异常。

根据病情选择口服、静脉注射或静脉滴注给药方法。严重病例用10mL静脉滴注液2~4支/d；2周后改为静脉注射，2支/d，同时口服2粒，3次/d，进餐时整粒吞服。轻症病例用静脉注射液2支/d，同时口服2粒，3次/d。

【注意与禁忌】 静脉注射须缓慢，如需稀释，只能用病人自己的血液按1∶1稀释，不能在注射器内加入其他药物。滴注液必须用无电解质注射液稀释后使用。

【规格】 注射液：250mg/10mL。

葡醛内酯 Glucurolactone（肝泰乐，葡萄糖醛酸内酯，Glucurone）

【药性与应用】 进入体内后转化为葡萄糖醛酸，使肝淀粉酶活性降低，阻止糖原分解，增加糖原含量，减少脂肪储存。还可与肝内、肠道内毒物结合而有解毒作用，可用于药物或食物中毒。临床用于急慢性肝炎、早期肝硬化、食物及药物中毒。因本品系结缔组织及胶原的重要成分，故也用于关节炎及结缔组织病。

口服：0.1~0.2g，3次/d；儿童剂量减半。肌内注射或静脉注射：0.1~0.2g，1~2次/d。

【注意与禁忌】 偶见颜面潮红、胃肠不适等反应，减量或停药后消失。

【规格】 片剂：50mg，100mg，200mg；注射液：100mg/2mL，200mg/2mL。

葡萄糖醛酸钠　Sodium Glucuronate

【药性与应用】 在体内可直接释放出葡萄糖醛酸发挥药理作用。作用同葡醛内酯。临床应用参阅葡醛内酯。

肌内注射或静脉注射：133~266mg，1次/d。

【规格】 注射液：133mg/2mL。

维丙胺　Diisopropylamine Ascorbate（维丙肝，抗坏血酸二异丙胺）

【药性与应用】 维生素C衍生物，对肝细胞有解毒和保护作用，能降低血清肝酶和促进肝细胞功能恢复；也有降血脂作用。临床主要用于急慢性肝炎、慢性迁延性肝炎及降血脂。

口服：50~75mg，3次/d；肌内注射：80~160mg，1次/d，15~30d为1个疗程。

【注意与禁忌】 偶有恶心、头晕、血压下降。

【规格】 胶囊：100mg；注射液：40mg/mL，80mg/mL，160mg/mL。

胱氨酸[典]　Cystine

【药性与应用】 促进细胞代谢，改善肝功能，促进白细胞增生。临床用于急慢性肝炎、脱发、白细胞减少等。

口服：50mg，3次/d；肌内注射：25mg，1次/d。

【规格】 片剂：50mg；注射液：25mg/5mL。

蛋氨酸　Methionine（甲硫氨酸）

【药性与应用】 本品为人体必需氨基酸之一，在体内合成胆碱过程中提供甲基。胆碱促进磷脂合成，参与合成脂蛋白，脂蛋白将肝内脂肪运输到肝外组织加以利用或储存。所以本品可促进肝内脂肪代谢，保护肝脏，增强肝脏解毒功能。临床用于肝炎、肝硬化、脂肪肝、酒精肝及乙醇、药物中毒的辅助治疗。

口服：1~3g，3次/d，饭后服用。

【注意与禁忌】 肝昏迷者忌用。

【规格】 片剂：0.5g。

东宝肝泰片：主要成分为蛋氨酸、重酒石酸胆碱、维生素B_{12}等。每片

0.3g。口服：0.9g，3 次/d。2 个月为 1 个疗程。

肌醇　Inositol

【药性与应用】　促进肝内脂肪代谢，有降低血脂、消除肝细胞脂肪浸润的作用。可用于治疗脂肪肝、酒精肝、动脉粥样硬化、高脂血症等。

口服：0.5~1g，3 次/d。

【注意与禁忌】　本品实质是葡萄糖的同分异构体，有人认为疗效并不肯定。

【规格】　片剂：0.25g。

利肝能　Diisopropylamine Dichloroacetate and Calcium Gluconate（Liverall）

【药性与应用】　本品为复方制剂，主要成分为二氯乙酸二异丙胺，系维生素 B_{15} 的活性成分，有改善肝功能、减少肝细胞脂肪浸润的作用，能促进病损肝细胞的修复与再生。

口服：1~3 片，3 次/d；可根据年龄与症状适当增减。

【注意与禁忌】　不良反应有头痛、腹痛、口渴、食欲不振、皮肤干燥、牙龈肿胀。偶有过敏反应，停药后消失。

【规格】　片剂：每片含二氯乙酸二异丙胺 20mg、葡萄糖酸钙 19.48mg。

甘草酸单胺　Potenline（甘草甜素，强力宁，Glycyrrhizin）

【药性与应用】　有拟肾上腺糖皮质激素样药理作用，但无其副作用。可使血清中的干扰素-γ 增加，减少肝细胞变性坏死，防止纤维化和结缔组织增生，促使肝细胞再生。可抑制炎性反应和防治过敏。临床用于治疗慢性迁延性肝炎、慢性活动性肝炎、急性肝炎、肝中毒、早期肝硬化和过敏性疾病。

静脉滴注：40~80mL 加入 10%葡萄糖溶液 250~500mL 中滴注。

【注意与禁忌】　偶有胸闷、口干、低血钾、血压升高等。长期用药应监测血压与血钾。

【规格】　注射液：20mL（含甘草酸单铵 40mg、L-半胱氨酸 32mg、甘氨酸 0.4mg）。

强力新　Minophagan-C

【药性与应用】　作用同甘草酸单胺。抑制抗原-抗体复合物形成，减轻肝细胞变性、坏死和结缔组织增生、纤维化，恢复肝细胞功能，使血清中干扰素-γ 数量增加。用于急性肝炎、慢性迁延性肝炎、慢性活动性肝炎、早期肝硬化等疾病。

静脉滴注：80～120mg，溶入10%葡萄糖溶液500mL中滴注，1次/d。1～2个月为1个疗程。

【注意与禁忌】　偶有胸闷、口干、低血钾、血压升高。长期使用应监测血压与血钾。

【规格】　注射剂：40mg，80mg。

青霉胺[典]　Penicillamine

【药性与应用】　含巯基氨基酸，能切断二硫键，分解巨球蛋白和类风湿因子，解聚免疫复合物，抑制分泌免疫球蛋白，减少免疫复合物结合补体对肝细胞造成的损害。尚可抑制脯氨酸酶的羟化作用，以免使肝内前胶原蛋白变为胶原纤维而使肝脏纤维化。本品尚有明显的排铜作用而用于铜盐中毒和肝豆状核变性。临床用于自身免疫性慢性活动性肝炎、铜盐中毒、肝豆状核变性(Wilson病)。

治疗自身免疫性慢性活动性肝炎和其他免疫复合物疾病：口服0.1～0.3g，6个月为1个疗程。治疗铜中毒与肝豆状核变性：成人口服20～25mg/(kg·d)，分3次；症状缓解后可改为间歇服药。肝豆状核变性需终生服药，剂量以每日排铜量达0.2mg为准。儿童20mg/(kg·d)，分3次服用。

【注意与禁忌】　本品为青霉素衍生物，与青霉素有交叉过敏反应，用前应做过敏试验。如若过敏而必须服用时，应行多次小剂量脱敏治疗。不良反应轻微，可长期服用。偶有皮疹、味觉障碍、白细胞和血小板减少、蛋白尿等。

【药物相互作用】　①吡唑类药物可增加本药血液系统不良反应的发生率。②本药可加重抗疟药、金制剂、免疫抑制药、保泰松等对血液系统与肾脏的毒性。③与铁同服，可使本药的吸收减少2/3。④与含铝、镁的抗酸药合用，可减少本药的吸收，必须服用时，应间隔2h以上。⑤本药拮抗维生素B_6，长期服用本药，应补充维生素B_6。⑥与地高辛合用，可显著降低地高辛的血药浓度。⑦进食时服用，可使本药吸收减少50%。

【规格】　片剂：100mg，125mg，250mg；胶囊：125mg，250mg；滴眼液：每支含青霉胺417mg。

胰高血糖素　Glucagon(果开康，高血糖素，升血糖素)

【药性与应用】　本品与胰岛素、高渗葡萄糖三者联合应用，可使肝糖原的合成增加，保护肝脏，促进肝细胞再生。临床用于重症肝炎的抢救性治疗。

静脉滴注：1～2mg加普通胰岛素6～12单位，溶入10%葡萄糖溶液500mL，静脉缓慢滴注，1次/d。2～3周为1个疗程。

【注意与禁忌】　对重症早期肝炎疗效较好，对肝大量坏死伴有深昏迷或消化道出血者疗效较差。

【药物相互作用】 与抗凝药合用，可增加出血危险。

【规格】 注射剂：1mg，10mg。

肌苷[典] Inosine

【药性与应用】 本品在体内转化为肌苷酸和三磷酸腺苷，参与细胞的能量代谢和蛋白质合成，提高多种酶的活性，如辅酶 A、丙酮酸氧化酶等，使缺氧状态下的细胞能继续进行代谢，活化肝脏功能，使病损肝细胞存活与修复。本品尚有激活骨髓造血功能的作用，也用于治疗白细胞、血小板减少。临床用于各种急慢性肝炎、肝硬化、白细胞与血小板减少、心肌炎、风湿性心脏病、中心性视网膜炎、视神经萎缩等疾病的辅助治疗。

慢性迁延性与活动性肝炎、肝硬化、白细胞或血小板减少：口服 0.2~0.6g，3 次/d；肌内注射或静脉注射 0.2~0.6g，1~2 次/d。中心性视网膜炎、视神经萎缩：球后注射 0.2g，1 次/d，5d 为 1 个疗程。

【注意与禁忌】 口服可有轻度上腹部不适。静脉注射可出现颜面潮红、恶心、胸部灼热感等。

【药物相互作用】 本药与微量酚磺乙胺配伍，即可引起热原样反应。

【规格】 片剂：0.1g，0.2g；口服液：0.2g/5mL，0.2g/10mL，0.2g/20mL，0.4g/20mL；注射剂：0.3g，0.6g；注射液：0.1g/2mL，0.1g/5mL，0.2g/5mL。

肉毒碱乳清酸盐 Carnitine Orotate（疗尔健，Hepadif）

【药性与应用】 肉毒碱（维生素 B_T）、乳清酸（维生素 B_{13}）组成的复合有机盐类。肉毒碱在代谢过程中起重要作用，促使长链脂肪酸进入线粒体氧化，并控制线粒体内游离辅酶 A 转化为乙酰辅酶 A 的速率，为脂类代谢激动剂，有抗脂肪浸润肝细胞的作用。乳清酸为合成核酸的前体，可促成损伤 DNA 和蛋白质合成酶系统的正常化，使病损肝细胞得以修复与再生。降肝酶迅速，无反跳现象。临床用于各种原因所致的脂肪肝、急慢性肝炎、肝硬化、药物或化学毒物引起的中毒性肝炎。

口服：2 粒，2~3 次/d。静脉滴注：可用于重症病人，1~2 瓶，1 次/d，需用非电解质溶液稀释，一般用 5%~10%葡萄糖溶液 500mL。

【注意与禁忌】 输注时一定要用非电解质溶液稀释，不能加入其他药品。如不稀释直接静脉滴注可引起注射部位严重静脉炎和疼痛。

【规格】 胶囊：451mg（内含本品 150mg、肝脏提取抗毒素 12.5mg、盐酸腺嘌呤 2.5mg、盐酸吡哆醇 25mg、维生素 B_2 0.5mg、维生素 B_{12}0.125mg）。注

射剂：942.05mg（内含本品300mg、盐酸肉毒碱184mg、肝脏提取抗毒素25mg、盐酸吡哆醇25mg、维生素B_{12}0.25mg、腺苷5mg）。

香菇多糖 lentinan

【药性与应用】 刺激机体免疫细胞释放淋巴因子，提高机体体液与细胞免疫功能，有抗病毒、抗感染、抗肿瘤的作用。临床用于慢性肝炎、消化道肿瘤放疗与化疗的辅助治疗。

口服：7.5~15mg，2次/d，早晚饭后服；儿童酌减。肌内注射：2mg，1次/d，8周为1个疗程。

【注意与禁忌】 可有食欲不振、发热、上腹部不适等。

【规格】 片剂：2.5mg；注射液：1mg/2mL。

猪苓多糖

【药性与应用】 猪苓中提取物，可减轻肝组织病理损伤，促进肝细胞再生和肝功能恢复，还可促进乙型肝炎表面抗体的产生。刺激机体体液免疫与细胞免疫，具有抗病毒与抗肿瘤的作用，与化疗药物合用可增加疗效和减低毒副作用。临床用于乙型肝炎与化疗的辅助治疗。

肌内注射：2~4mL，1次/d；儿童酌减。3周为1个疗程。

【注意与禁忌】 不可静脉注射。

【规格】 注射液：20mg/2mL，40mg/4mL。

门冬氨酸鸟氨酸[典] Ornithine and Aspartate（阿波莫斯 Hepa-Merz）

【药性与应用】 L-鸟氨酸、门冬氨酸的浓缩注射液，有迅速降低血氨、纠正氨基酸代谢异常、改善肝昏迷症状、保护病损肝细胞、促进肝细胞再生、加速肝功能恢复诸作用。临床用于急慢性肝炎、肝硬化、脂肪肝、肝源性血氨升高，以及由此引起的肝性脑病。

静脉滴注：急性肝炎，5~10g，1次/d；慢性肝炎与肝硬化，10~20g，1次/d；肝昏迷，20g，1次/6h。

【注意与禁忌】 大剂量应用时应监测血、尿中尿素含量。严重肾衰竭者禁用。

【规格】 注射剂：5g/10mL。

美他多辛 Metadoxine

【药性与应用】 有阻抑酒精性肝病病理生化过程恶化的功能，可使肝脏ATP浓度升高及肝细胞内氨基酸转运增加，使色氨酸吡咯酶不被乙醇抑制；加速血浆与尿中乙醇和乙醛的清除率；降低白蛋白、乙醛作用引起的长效大分子复合物的生成，避免其对细胞的毒性。口服后1~3h显效。临床用于急慢性乙醇中毒、酒精性肝炎、酒精性肝硬化。

口服：1g/d，片剂与溶液剂均可。肌内注射：300~600mg/d。

【注意与禁忌】 无明显不良反应。

【规格】 片剂：500mg；溶液：500mg/15mL；注射液：300mg/5mL。

依泊二醇 Epomediol

【药性与应用】 本品通过细胞膜ATP酶和腺苷环化酶的作用使肝细胞恢复功能，使乙醇中毒时的高尔基体恢复正常功能。口服后吸收良好，30min达峰值。$t_{1/2}$为2.8h。临床用于急慢性肝炎和酒精性肝病的辅助治疗。

口服：200~400mg，2次/d。

【注意与禁忌】 偶见皮疹，停药后可恢复。对本品过敏、胆道梗阻者禁用。孕妇慎用。

【规格】 片剂：100mg，200mg。

硫普罗宁 Tiopronin（治尔乐，凯西莱，Thiopronin，Thiola）

【药性与应用】 能使肝细胞线粒体中的ATP酶活性降低，提高ATP含量，使电子传递功能恢复，从而改善肝细胞功能，对抗各种病理性损害；促进肝细胞的再生，增强乳酸脱氢酶活性，提高DNA及总蛋白的含量。本品的巯基能与自由基可逆性结合成二硫化物以清除自由基。促进重金属由体内排除，降低其在肝、肾内的蓄积，保护肝功能和各种物质代谢酶类的功能。抑制细胞免疫，预防肝脏纤维化。本品也抑制晶体蛋白的凝集，对老年性白内障和玻璃体混浊均有一定疗效。尚可减少组织渗出，降低血管通透性，治疗荨麻疹、皮炎、湿疹、痤疮等皮肤病。临床用于病毒性肝炎、酒精性肝炎、药物性肝炎、重金属中毒性肝炎、脂肪肝、早期肝硬化、老年性白内障、玻璃体混浊、荨麻疹、皮炎、湿疹、痤疮等。

口服：0.1g，3次/d。

【注意与禁忌】 偶有皮肤瘙痒、皮疹等过敏反应，应停药。可有纳差、恶心、呕吐、腹痛、腹泻、味觉异常，长期服用可出现蛋白尿、肾病综合征，应减量或停药。

【药物相互作用】 本药不应与具有氧化作用的药物合用。

【规格】 片剂：100mg。

肝宝 Bilsan

【药性与应用】 复方制剂，可预防肝细胞脂肪浸润、肝脏纤维化与硬变，改善肝功能。尚可促进胆汁分泌、脂肪消化吸收，减少胃肠胀气。临床用于消化功能失调、胃肠胀气、黄疸综合征和肝病后的调补。也用于胆囊切除术后综合征。

口服：1粒，3次/d，饭后服。

【注意与禁忌】 胆道阻塞、急性重症肝炎者忌用。

【规格】 胶囊：每粒含胆碱枸橼二氢盐100mg、肌醇100mg、维生素$B_1$3mg、维生素$B_2$2.5mg、维生素$B_6$0.5mg、维生素B_{12}0.3mg、泛酸钙8mg、烟酰胺20mg、蛋氨酸100mg、牛胆浸膏60mg、去氢胆酸60mg。

腺苷蛋氨酸 Ademetionine（思美泰，Transmetil）

【药性与应用】 有效成分为腺苷蛋氨酸，为人体体液、组织中的活性因子，提供甲基与巯基参与体内的重要生化过程。临床用于肝硬化、妊娠胆汁淤积症等。

肌内或静脉注射：常规治疗，500~1000mg/d，2~4周为1个疗程；维持治疗，口服500mg，1~2次/d。

【注意与禁忌】 两餐之间服用疗效最好。必须整片吞服。注射剂不可与碱性溶液或含钙离子溶液合用。部分病人可有胃灼热和上腹痛。个别敏感体质者，可有昼夜节律颠倒现象。

【规格】 片剂：500mg；粉针剂：500mg。

谷胱甘肽[典] Glutathione

【药性与应用】 本药是由谷氨酸、半胱氨酸及甘氨酸组成的一种三肽，既可使人获得高能量，又能激活多肽酶，从而促进糖类、脂肪及蛋白质代谢，并能影响细胞的代谢过程，因而是一种细胞内重要的代谢物质。此外，本药在体内以还原形、氧化形两种形式存在。还原形为其活性成分，参与体内氧化还原过程，在谷胱甘肽转移酶的作用下和过氧化物及自由基相结合，保护细胞膜中含巯蛋白质和酶不被破坏，并对抗自由基对重要脏器的损害。$t_{1/2}$约为24h。

本药临床用于：①保护肝脏：抑制脂肪肝的形成与发展；治疗酒精性肝炎、药物性肝炎、慢性活动性病毒性肝炎（乙肝、丙肝）、肝脏感染性疾病等。②放疗与化疗性肝伤害。③治疗低氧血症：急性贫血、成人呼吸窘迫综合征、败血症等。④有机磷、胺基或硝基化合物、一氧化碳、重金属及有机溶剂等中毒的辅助治疗。⑤防止皮肤色素沉着。⑥治疗乙酰胆碱、胆碱酯酶失衡性过敏症状。⑦老年性白内障，以及角膜溃疡、角膜上皮剥离、角膜炎等。

肌内注射：①肝脏疾病：300mg/d或600mg/d，30d为一疗程。②其他疾病：如低氧血症，1.5g/（m^2·d）。③放化疗患者：首次1.5g/（m^2·d），于化疗前15min用药；第2~5日600m/d。维持量300~600g/d。静脉给药同肌内注射。

口服：50~100mg，1~3次/d。

【注意与禁忌】 对本药过敏者忌用。慎用证、对妊娠与哺乳的影响均不明确。不良反应可有胃痛、皮疹、恶心、呕吐；经眼给药可出现眼痒、刺激感、一过性视物模糊等症状，停药即消失，不影响继续治疗。

【药物相互作用】 ①本药不宜与磺胺类、四环素类合用。②本药可减轻丝裂霉素的毒副作用。③本药与维生素B_{12}、甲萘酯、泛酸钙、乳清酸、抗组胺药、维生素K_3有配伍禁忌。

【规格】 注射剂：50mg，300mg，600mg；片剂：50mg，100mg；滴眼液：100mg/5mL。

甘草酸二铵 Diammonium Glycyrrhizinate

【药性与应用】 本药系甘草有效成分第三代提出物，是一种活性较强的治疗慢性肝炎药，具有较强的抗炎、保护肝细胞膜及改善肝功能的作用。

本药口服吸收不完全，其生物利用度不受食物的影响。口服t_{max} 8h。主要通过胆汁随粪便排出。

临床用于伴有丙氨酸氨基转移酶（ALT）升高的慢性迁延性肝炎和慢性活动性肝炎。

口服：150mg，3次/d。静脉滴注：150mg，1次/d。用10%葡萄糖溶液250mL稀释后缓慢滴注。

【注意与禁忌】 严重低血钾、高血钠、高血压、心功能衰竭、肾功能衰竭、孕妇、哺乳妇忌用。不推荐新生儿、婴幼儿使用本药。

不良反应：严重者可出现休克、假性醛固酮增多症（低血钾、高血钠、高血压）。少数可出现纳差、恶心、呕吐、腹胀、头痛、头晕、胸闷、心悸和血压升高、皮肤瘙痒、荨麻疹、口干、水肿等，一般不需停药。

【药物相互作用】 与利尿剂，尤其排钾利尿剂合用，可增强本药的排钾作用，导致低钾血症，应监测血钾。

【规格】 胶囊：50mg；注射液：50mg/10mL，150mg/250mL。

多烯磷脂酰胆碱 Polyene Phosphatidylcholine（派纳特，易善夏，Essentiale Forten）

【药性与应用】 本药由从大豆中提取的粗磷脂物精制而成，主要成分为人体必需磷脂，可以促进肝细胞再生和重构，能明显改善肝细胞的营养和电解质的跨膜过程，增加磷脂依赖酶的生物活性，为肝病的康复提供必需的营养与能量。此外，本药尚可改善胆汁中胆固醇与磷脂的比率，增加其水溶性，降低结石的形成。本药主要用于脂肪肝、肝硬化、肝中毒和急慢性肝炎的治疗。

本药口服吸收率可达90%，t_{max} 6h，10h几乎从体内全部排出。

口服：0.6g，3次，剂量不超过1.8g/d；维持量0.3g，3次/d。

静脉给药：0.25～0.5g，缓慢静滴，1次/d；严重病例可改为0.5～1g/d；重症可酌情增加剂量；缓解期改为0.25～0.5g/d。

【注意与禁忌】 对本药成分过敏者、新生儿、早产儿忌用。对妊娠与哺乳的影响不明确。

不良反应：口服时可有胃肠不适与腹泻。少数患者可对注射液中的苯甲醇过敏。

【规格】 胶囊：0.3g；注射液：0.25g/5mL。

苦参素　Marine

【药性与应用】 本药对损伤肝有保护作用，降低毛细血管的通透性，抑制肉芽组织增生，调节5-HT及白三烯等介质的释放，具有抗炎、抗过敏、解热、镇痛、中枢抑制及强心、抗心律失常诸种作用。

药效为非剂量依赖型，分布半衰期约0.3h，消除半衰期3h。主要在肝及小肠中代谢，随尿及粪便排出。长期用药无积蓄性。

本药临床被用于治疗慢性乙型病毒性肝炎，化疗、放疗引起的白细胞低下。

口服：0.2～0.3g，3次/d，疗程12周。

肌内注射：①慢性乙型病毒性肝炎：0.4～0.6g，1次/d；12周一疗程。每0.3g用注射用水2mL溶解。②升白细胞：0.2g，2次/d。

静脉滴注治疗慢性病毒性乙型肝炎：0.6g，1次/d，3个月为一疗程。可溶于5%葡萄糖液或0.9%氯化钠注射液100～250mL中缓慢滴注（60滴/min为宜）。

【注意与禁忌】 对本药过敏，有过敏性休克史，严重血液、心脏及内分泌疾患，严重肾功能不全忌用。慎用于肝功能衰竭。

不良反应常见的有：头晕、恶心、呕吐、口苦、食饮下降、上腹部不适或疼痛、腹泻、乏力。偶见皮疹、胸闷、发热，多可自行缓解。

【药物相互作用】 ①与水合氯醛等中枢抑制药合用，有协同作用。②动物实验中本药可加重士的宁惊厥死亡率。③与苯丙胺等中枢兴奋药有拮抗作用。

【规格】 胶囊：0. 1g；片剂：0. 1g，0. 2g

第三节 利胆药

苯丙醇[典] Phenylpropanol（利胆醇，Livonal，Felicur）

【药性与应用】 促进胆汁分泌。可减轻腹胀、腹痛、恶心、厌油等症状；并促进消化、增加食欲、排除胆石、降低血胆固醇。临床用于胆囊炎、胆道感染、胆石症、胆道术后综合征、高胆固醇血症等。

口服：0. 1~0. 2g，3 次/d，饭后服。治疗超过 3 周，不宜超过 0. 2g/d。

【注意与禁忌】 偶有上腹部不适，减量或停药后消失。胆道完全梗阻者禁用。

【规格】 胶丸：0. 1g，0. 2g。

非布丙醇[典] Febuprol（舒胆灵，苯丁氧丙醇，Valbil，H_{33}）

【药性与应用】 促进胆汁分泌的作用明显，可使实验动物的胆汁分泌增加 50%，且胆汁的质与量均无变化。本品尚可松弛胆管平滑肌和胆道口括约肌，降低血胆固醇含量。吸收良好。90%以上被胃肠吸收，代谢率达 99%，85%随胆汁由胆道排出，40%经肾随尿排泄，原形物质在胆汁及尿液中仅占 0. 2%与 0. 6%。毒性较低，对循环系统和机体其他器官未见明显损害。对胆囊炎、胆石症及胆道手术后消化不良疗效确切，故临床用于治疗上述疾病，以及高脂血症、脂性消化不良、黄疸性肝炎和各类慢性胆道淤滞性肝炎。

口服：100~200mg，3 次/d，饭后服用。

【注意与禁忌】 个别人可有一过性上腹部不适。

【规格】 片剂：50mg；胶丸：50mg，100mg。

羟甲烟胺 Nicotinylmethylamide（羟甲基烟酰胺，Hydroxymethylnicotinamide，Oxymethylnicotinamid，Bilocid）

【药性与应用】 利胆保肝药，对胆道、肠道许多细菌有抑制作用，如肠球菌、大肠杆菌等。临床用于胆道炎症、肝源性黄疸、胆石症、肝炎，以及胃及十二指肠炎、急性肠炎、胃溃疡、结肠炎等均有疗效。

口服：1. 0g，3 次/d，连服 2~4d 后改为 2. 0g/d，分 2~3 次服。严重病例可 1 次/2h。小儿 0. 25~0. 5g，3 次/d。严重慢性病例，可缓慢静脉注射，开始 0. 4~0. 8g/d，以后 0. 4g/d。

【规格】 片剂：0. 5g；注射液：0. 4g/10mL。

曲匹布通 Trepibutone（舒胆通，三乙氧苯酰丙酸，胆灵，Supacal）

【药性与应用】 非胆碱能类胆道扩张剂，强烈选择性松弛胆道平滑肌，直接抑制胆道口括约肌的收缩，解痉止痛而无口干、发热、心悸、扩瞳、胆道压力升高、便秘等副作用。还可促进胆汁和胰液的分泌，有利于消化，消除腹胀和增加食欲。临床主要用于胆石症、胆囊炎、胆道运动不良、胆道术后综合征、慢性胰腺炎等。

口服：40mg，3 次/d，饭后服用。2~4 周为 1 个疗程。

【注意与禁忌】 副作用轻微，对主要脏器与系统几乎不产生不良影响。孕妇禁用。完全性胆道梗阻、急性胰腺炎者慎用。

【规格】 片剂：40mg；颗粒：100mg/1g。

羟甲香豆素[典] Hymecromone（胆通，Cantabiline，Himecol）

【药性与应用】 新型利胆药，毒性低、作用强，舒张胆道口括约肌，解痉、镇痛。临床经验表明，本品的利胆作用明显，解痉镇痛作用强于阿托品。因其能解除胆道口括约肌痉挛、增加胆汁分泌、加强胆囊收缩、抑菌，故有利于胆道结石的外排，对排除胆总管结石有一定作用；尚可降低肝酶，使之恢复正常。临床主要用于胆囊炎、胆道感染、胆结石、胆道术后综合征。

口服：0.4g，3 次/d，饭前服用。

【注意与禁忌】 个别人有头晕、腹胀、胸闷、皮疹、腹泻等，停药后自行消失。大剂量可引起胆汁过度分泌与腹泻。梗阻性和传染性黄疸性肝炎者慎用。

【规格】 片剂：0.2g；胶囊：0.2g，0.4g。

牛胆酸钠 Sodium Tauroglycocholate（牛黄胆酸钠，胆盐，胆酸钠，Bile Salts，Sodium Cholate）

【药性与应用】 胆汁中提取的胆盐混合物，含有胆酸、牛磺酸、甘氨酸等诸种成分。能刺激肝细胞分泌胆汁，增加其固体成分，促进脂肪乳化吸收和脂溶性维生素的吸收。临床主要用于胆道瘘管长期引流者，以补充胆汁的不足；也用于慢性胆囊炎及脂性消化不良。

口服：0.2~0.4g，3 次/d。

【注意与禁忌】 胆道完全梗阻及严重肝、肾功能损害者禁用。

【规格】 片剂：0.1g；胶囊：0.2g。

去氢胆酸[典] Dehydrocholic Acid（脱氢胆酸，Dehydrocholin）

【药性与应用】 胆酸衍生物，促进胆汁液体部分分泌和脂肪的消化与吸收。临床用于胆囊及胆道功能失调、胆道术后综合征、慢性胆囊炎、胆石症、慢性肝炎、脂性消化不良。

口服：0.25～0.5g，3次/d；静脉注射：用钠盐溶液，0.5g/d，可逐渐增加至2g/d。与阿托品或硫酸镁合用，可试用于排出胆道小结石。

【注意与禁忌】 对胆道阻塞及严重肝、肾功能障碍病人忌用。本品不能增加维生素K的吸收。

【规格】 片剂：0.25g；注射液：0.5g/10mL，1g/5mL，2g/10mL。

熊去氧胆酸[典][基] Ursodeoxycholic Acid（脱氧胆酸，优思弗，Deursil，Ursochol，Ursacol，Ursofalk，Destolit，UDCA）

【药性与应用】 长期服用增加胆汁酸的分泌，并使其成分改变，在胆汁中的含量增加；降低胆汁中胆固醇、胆固醇酯的克分子浓度和胆固醇的饱和指数，有利于胆结石中胆固醇相关部分的溶解，总体效果较鹅去氧胆酸为优。胆石症者使用本品后，血脂无特殊变化；长期使用可增加外周血血小板计数。本品属肠-肝循环药物，由于仅有少量药物进入血液，故血药浓度很低，治疗作用与本品的胆汁浓度相关，与血药浓度无关。临床主要用于不能手术的、直径小于5mm的胆固醇结石；5～10mm的效果仅有50%，再大者则较差。本品不能溶解其他结石，如胆色素结石、混合结石、不能透过X线的结石。对中毒性肝损害、胆囊炎、胆道感染及胆汁性消化不良均有一定效果。

口服：用于利胆，50mg，3次/d，进餐时服；用于溶解胆石，200～300mg，2次/d。1个疗程最短6个月；6个月后影像学检查无效者应停药。治疗过程中如有反复胆绞痛发作，症状无改善或恶化，或出现X线阳性结石，应停止本药的治疗。

【注意与禁忌】 可有腹泻、便秘、瘙痒、头痛、上腹部不适、胰腺炎、心动过缓等。急性胆囊炎、胆管炎发作期及胆道完全阻塞、严重肝功能减退者和孕妇忌用。

【药物相互作用】 ①与鹅去氧胆酸合用，药效远大于二者之和。②口服避孕药降低本药疗效，服本药期间应采取其他避孕措施。③活性炭、含铝抗酸药、考来烯胺、考来替泊均可与胆汁结合，影响本药吸收。

【规格】 片剂：50mg，150mg；胶囊：250mg。

鹅去氧胆酸 Chenodeoxycholic Acid（Chenodesoxycholic Acid，Chendal，Chenodesoxycholanic Acid，Chenodex，CDCA）

【药性与应用】 熊去氧胆酸异构体，溶石药理及功能与其基本相同。选择性减少胆固醇的合成与分泌，使胆汁中的胆固醇由饱和状态变为不饱和状态，从而阻止结石的形成，或使已形成的结石溶解。由于其服用量大、耐受性差、腹泻发生率高，并对肝脏有一定毒性，故目前已很少单独使用，主要与熊去氧胆酸合用，以增强疗效并减少剂量。临床用于治疗胆固醇性结石，对混合性结石、胆色素结石也有一定疗效。

口服：0.25~0.5g，3次/d。1~2年为1个疗程。

【注意与禁忌】 可有腹泻。少数人有瘙痒、头晕、腹胀。个别可有胆绞痛及肝功能异常。孕妇、肠炎及肝病者禁用。急性胆囊炎、糖尿病者忌用。

【规格】 片剂：0.25g；胶囊：0.25g。

利胆酚 Oxaphenamide（柳氨酚，羟苯水杨胺，Osalmide，Yoshichol）

【药性与应用】 促进胆汁分泌、松弛胆道括约肌，有一定的排除胆总管结石作用。临床用于胆囊炎、胆道炎、胆石症、胆道术后综合征。

口服：0.1~0.25g，3次/d，饭后服。

【注意与禁忌】 可有皮疹、胃部不适，停药后可缓解。

【规格】 片剂：0.25g。

利胆酸 Cinametic Acid（桂美酸）

【药性与应用】 促进胆汁排泄，松弛 Oddi 括约肌、降低血清胆固醇。用于慢性胆囊炎、胆石症、胆道感染的辅助治疗。

口服：0.2g，3次/d。

【注意与禁忌】 可有轻度腹泻。

【规格】 片剂：0.2g。

环烃氧醛酸 Cycloxylic Acid（利胆通，Cycloxilic Acid，Plecton）

【药性与应用】 促进胆汁排泄，降低血清胆固醇含量，抗结石形成。用于预防和治疗胆结石、胆性消化不良，以及胆囊术后恢复治疗。

口服：40mg，3次/d，饭前服。

【注意与禁忌】 部分病人可有腹泻，停药后可缓解。胆道梗阻、胆囊肿胀、肝昏迷者禁用。

【规格】 片剂：40mg。

胆维他 Anethole Trithione（茴三硫，Colerene，Felriten，Genebil，Heporal，Secrebil，Tritional）

【药性与应用】 促进胆汁、胆酸、胆色素分泌，增强肝细胞活性和肝脏的解毒功能。临床用于胆囊炎、胆石症、急慢性肝炎。

口服：25~50mg，3 次/d。

【注意与禁忌】 长期服用可引起甲亢。如出现过敏性荨麻疹，应立即停药。胆道阻塞者禁用。

【规格】 片剂：12.5mg，25mg；胶囊：25mg。

单辛精 Monooctanoin

【药性与应用】 胆固醇溶解剂，含 70%甘油-1-辛酸酯，每毫升约能溶解 120mg 胆固醇。易被胰液及其他消化性酯酶水解，释放出脂肪酸被吸收、代谢和排出体外。临床专用于溶解胆道胆固醇结石。

用 T 形管直接插入胆总管或经内镜置入胆管连续灌注给药，灌注压应在 10cmH_2O 以下，灌注速度 3~5mL/h。用餐时可中断给药。胆石消除率为50%~80%。10d 内若无结石缩小或消失，应中止治疗。

【注意与禁忌】 常有胃部不适、呕吐、腹痛，减慢速度可缓解，完成治疗后 1 周内消失。黄疸、胆道感染、十二指肠溃疡及肠炎者禁用。孕妇、哺乳妇、儿童慎用。

【规格】 溶液：120mL。

亮菌甲素 Armillarisin A（假蜜环菌素 A）

【药性与应用】 由假蜜环菌中提取，现已人工合成。促进胆汁分泌，松弛胆道口括约肌，增加机体免疫功能和吞噬细胞的吞噬能力。临床用于急性胆道感染，疗效与抗生素相近，但对胆道梗阻者的效果不佳；亦用于治疗病毒性肝炎与慢性胃炎。

治疗急性胆道感染：肌内注射，1~2mg，1 次/（6~8）h，每毫克以生理盐水或苯甲醇注射液 1mL 溶解。待急性症状控制后改为 1~2mg，2 次/d，7~10d 为 1 个疗程。治疗病毒性肝炎：肌内注射，2mg，2 次/d，1 个月为 1 个疗程。治疗慢性胃炎：口服，10mg，3 次/d，3 个月为 1 个疗程。

【规格】 片剂：5mg；注射剂：1mg，2.5mg，5mg；注射液：0.4mg/2mL，1mg/2mL，5mg/10mL。

胆立克 Eulektrol（胆通，爱活胆通）

【药性与应用】 胆石溶解剂，对早期、孤立性或混合性胆固醇结石有效；兼有舒张支气管平滑肌的作用。临床应用于胆固醇结石，对新形成的细小、泥沙样结石效果更为明显；也用于胆结石手术后的复发。

口服：0.1g，3 次/d，饭后服。必要时可将剂量增至 0.2g，3 次/d。

【注意与禁忌】 孕妇禁用。

【规格】 胶囊：0. 1g。

复方柠檬烯　Compound limonene

【药性与应用】 为复方柠檬烯挥发油制剂，有利胆溶石、理气开胃、消炎止痛诸作用。临床用于胆囊炎、胆石症、胆道感染、胆道术后综合征、消化不良等的治疗或辅助治疗。

口服：0. 3~0. 5mg，3 次/d。

【规格】 胶囊：0. 1mg。

利胆素　Hepats

【药性与应用】 保护肝细胞，增强胆囊蠕动，促进胆汁分泌。临床用于胆囊运动功能障碍、胆囊炎、胆石症、胆道术后综合征。

口服：0. 5g，3 次/d，饭时或饭后服；维持量减半。

【注意与禁忌】 肝功能严重异常、胆道梗阻、胆囊积脓、肝昏迷者禁用。

【规格】 片剂：0. 25g。

华沙利胆丸　Stomach Liver Bile Capsules

【药性与应用】 高纯度复方植物制剂，可增加肝血流量、促进胆汁分泌、排石及预防结石形成；也可抗炎抑菌、控制胆道感染、松弛胆道平滑肌与括约肌，以解痉止痛。临床用于急性胆囊炎、胆石症、反流性胃炎、慢性肝炎、脂肪肝等。

口服：2 粒，3 次/d，饭前服用。

【注意与禁忌】 胆道完全梗阻者禁用。

【规格】 胶囊：每粒含飞廉果 130mg、洋蓟果 20mg、蒲公英叶 15mg、田基黄 61mg、母菊花 20mg、蜜蜂花叶 10mg、郁金根 25mg、波尔多叶 15mg、薄荷油 4mg。

露化胆钙　Neo-rowachol（乐可活，Rowachol）

【药性与应用】 数种萜类复合剂，作用类似鹅去氧胆酸。增加肝血流量与胆汁分泌，增强肝胆功能，解痉杀菌，抑制胆结石的发生与发展。临床用于急慢性胆囊炎、胆石症、胰腺炎、肝炎等，尤适于预防胆结石的术后复发。

口服：1~2 粒，4 次/d。胆绞痛时即服 6 粒，必要时 20min 后再服 1 次。剧痛者可服 10 粒/次。

【注意与禁忌】 服药后口内可有轻度胡椒或樟脑气味。无其他明显副作用。

【规格】 胶囊：每粒含薄荷脑32mg、薄荷酮6mg、α-蒎烯13.6mg、β-蒎烯3.4mg、冰片5mg、Zineol 2mg，橄榄油加至100mg。

宝灵肝胆护理丸　Tablet Bilifluine

【药性与应用】 去胆固醇胆汁提取物，为最强烈的胆汁分泌激素，可预防胆汁沉淀，阻止胆管、胆囊内结石的形成。临床用于胆囊炎、胆结石、黄疸、胆囊运动障碍、便秘及肝硬化等。

口服：4~6粒，3次/d，饭后服用。

【注意与禁忌】 胆道完全梗阻者禁用。

【规格】 胶囊：每粒含去胆固醇提取物100mg、油酸钠100mg。

保胆健素胶囊　Dyskinebyl Capsules

【药性与应用】 有效成分为双羟二丁基乙醚，有利胆、消炎、解痉、护肝、排石诸作用。促进胆汁迅速、强烈、持久分泌，服后10~20min起效，30~60min胆汁分泌达到高峰，作用时间可达180min以上，可有效减轻胆道系统的炎性水肿所致的胆汁反流，有助于畅通胆道。松弛Oddi括约肌，促使胆汁排入小肠而不使胆囊收缩。实验表明，对乙醇中毒有明显的保护作用。由于高效分泌胆汁作用，胆道结石不易形成；并降低血胆固醇水平，提高胆汁内抗生素浓度，有利于其发挥疗效。临床用于胆囊炎、胆管炎、胆石症、肝汁性肝硬化、急慢性肝炎、肝炎后综合征、胆道术后综合征、高脂血症。

口服：500mg，3次/d。

【注意与禁忌】 偶有尿频、尿多、尿色变深。严重肝功能不全、肝昏迷、胆道完全梗阻者禁用。青光眼、严重前列腺肥大者慎用。

【规格】 胶囊：500mg。

第八部分　胰腺病用药

奥曲肽[典]　Octreotide（善得定，Sandostatin）

【药性与应用】 生长抑素类似物，为人工合成的八肽环化合物，既保留了前者的药理活性，又具有长效的特点，其 $t_{1/2}$ 可延长30倍以上。本品有多种药理活性，如抑制生长激素和胃肠肽的病理性分泌过多，亦抑制促甲状腺素的病理性过多分泌，对胃酸、胰高血糖素、胰岛素、胰酶的分泌也有抑制作用。本品能降低胃运动和胆囊排空，抑制缩胆囊素-胰酶泌素的分泌，减少胰酶分泌，直接保护胰腺实质的细胞膜免受病理性伤害。本品抑制胃肠蠕动，减少了胃肠道内的血流分配和胃肠道的过度分泌，并可增强其对水钠的吸收，也降低了门静脉压力。皮下注射后迅速吸收，t_{max}为0.5~1h。$t_{1/2}$90~120min。静脉注射本品25~200μg后，$t_{1/2\alpha}$为9~14min，$t_{1/2\beta}$为72~98min，并随剂量而异。本品的生理活性多，应用范围广，可有多方面的临床应用选择：重症胰腺炎、门静脉高压性食管静脉曲张、消化道应激性溃疡与出血，抑制胃肠蠕动、胰内分泌肿瘤过度分泌，并可作为治疗甲状腺肿、肢端肥大症及胃肠道瘘管的辅助用药。

用于重症胰腺炎：皮下注射，0.1mg，3~4次/d，5~14d为1个疗程；严重者静脉给药，先给0.1mg，然后以25~50μg/h的速度静脉滴注，至少维持48h。用于门脉高压性食管静脉破裂出血：方法与用量同重症胰腺炎。用于应激性溃疡及消化性溃疡引起的出血：皮下注射，0.1mg，3次/d，3~5d为1个疗程；严重者同重症胰腺炎。胰损伤或术后胰瘘：皮下注射，0.1mg，3次/d，7~14d或直到瘘管闭合。预防胰腺手术后并发症：术前1h皮下注射0.1mg，以后3次/d，共7d。消化道内分泌瘤（如血管活性肠肽瘤、胃泌素瘤、胰高血糖素瘤、类癌等）：皮下注射，0.1mg，1次/8h；肢端肥大症、突眼性甲状腺肿也用此量。

【注意与禁忌】 对本品过敏者、孕妇、哺乳妇、儿童禁用。胰腺功能异常、胆石症者慎用。长期用药有引起胆石症的可能，应在治疗前和治疗后6~12个月进行影像监测。对胰岛素瘤，本品可加重低血糖程度并延长时间。注射局部可有针刺感，一般于15min后缓解。可有厌食、恶心、呕吐、腹泻、腹部痉挛性疼痛等。偶见高血压和肝功能异常。

【药物相互作用】 ①与酮康唑合用，产生协同作用，可降低泌尿系统皮质醇的分泌。②本药可减少环孢素的吸收，延缓西咪替丁的吸收。③本药影响食物中的脂肪吸收。

【规格】 注射液：0.05mg/1mL，0.1mg/1mL。

生长抑素[典] **Somatostatin（施他宁，和宁，赫宁，醋酸生长抑素，益达生，Stilamin，Etaxene，Ghrih，Lyomark）**

【药性与应用】 人工合成品，为环状十四氨基肽。可抑制生长激素、甲状腺刺激素、胰岛素、胰高血糖素的分泌；抑制胃酸、胃泌素和胃蛋白酶分泌；影响胃肠道的吸收、动力和营养功能；明显减少内脏血流而不引起血压变化。$t_{1/2}$为1.1~3min，肝病病人为1.2~4.8min，慢性肾衰竭病人为2.6~4.9min。临床用于重症胰腺炎、上消化道出血、消化道瘘管、外科术后及糖尿病酮症酸中毒。

重症胰腺炎：先给250μg负荷量缓慢静脉注射，而后以250μg/h持续静脉滴注，应用3~5d。上消化道出血与大出血用法相同，出血制止后，仍应继续48~72h，以防复发。消化道瘘管的辅助治疗：以250μg/h速度连续静脉滴注给药，直到瘘管闭合后1~2d，然后逐渐减量停药，以防反跳。胰腺术后并发症的防治：手术开始时以250μg/min速度静脉滴注给药，术后持续5d。糖尿病酮症酸中毒：以100~500μg/h速度静脉滴注给药，作为胰岛素（10单位冲击后，1~4.8单位/h静脉滴注）的辅助治疗，4h内可使血糖恢复正常，并可在3h内缓解酮症酸中毒。

【注意与禁忌】 对本品过敏者及孕产妇禁用。少数人可有恶心、眩晕、皮肤潮红，速度大于50μg/min，可产生呕吐。可有一过性血糖下降。

【规格】 注射剂：3mg。

胰酶[典] Pancreatin

参见第十章第三部分该条。

抑肽酶[典] Aprotinin（Trasylol）

【药性与应用】 从牛胰提纯制得，能抑制胰蛋白酶及糜蛋白酶，阻止胰腺中其他活性蛋白酶原的激活及胰蛋白酶原自身的激活。还抑制纤维蛋白溶酶和纤维蛋白溶酶原的激活因子，抑制纤维蛋白溶酶的活性；抑制血管舒张素，从而抑制血管舒张、增加毛细血管通透性，降低血压。临床用于各型胰腺炎的治疗与预防；也用于治疗和预防各种原因引起的纤溶性急性出血和严重休克。手术后将本品直接注入腹腔，可预防肠粘连。

用法：第1~2日，5万~10万单位/d，缓慢静脉推注，不可超过2mL/min。首次剂量可适当加大。维持量可采用静脉滴注法，2万~4万单位/d。对于纤溶引起的急性出血，应立即静脉注射5万~10万单位，以后1万单位/2h，直至出血停止。预防剂量：手术前1d开始，2万单位/d，静脉注射，共3d。也可局部用于肠瘘和连续性渗血。预防肠粘连：在手术切口闭合前，直接向腹腔内注入2万~4万单位；但应注意，不可与切口和吻合口直接接触。

【注意与禁忌】 少数过敏体质者可出现过敏反应，应停药。不可注射过快，否则可引起恶心、发热、瘙痒、荨麻疹等。

【规格】 注射剂：5万单位/5mL，10万单位/5mL。

加贝酯[典] Gabexate

【药性与应用】 非肽类蛋白抑制剂，可抑制胰蛋白酶、激肽释放酶、纤维蛋白溶酶、凝血酶等蛋白酶的活性，从而制止这些酶类引起的病理生理方面的变化。在实验性动物急性胰腺炎模型中，可抑制被激活的胰蛋白酶，减轻胰腺损伤；血清淀粉酶、脂肪酶、尿素氮也有所下降。临床用于急性轻型（水肿型）胰腺炎。

本品仅供静脉滴注：100mg/次，治疗开始前 3d，300mg/d；症状改善后，改为 100mg/d。1 个疗程 6~7d。先以 5mL 注射用水将安瓿内冻干粉剂溶解后，再溶于 5%葡萄糖溶液或复方氯化钠溶液 500mL 中，静脉点滴，滴速 1mg/(kg·h)，不宜超过 2.5mg/(kg·h)。

【注意与禁忌】 有药物过敏史者、孕妇、儿童禁用。少数人可有注射局部血管疼痛、皮肤发红、轻度浅表静脉炎。偶有皮疹、颜面潮红及过敏症状。极个别可有过敏性休克现象，应立即停药抢救。勿将注射液漏出血管外。多次使用应更换注射部位。药液应随用随配。

【规格】 冻干粉针剂：0.1g。

甲磺酸卡莫司他　Camostar Mesilate（卡莫司他）

【药性与应用】 非肽类蛋白抑制剂，口服后迅速作用于激肽生成、纤维蛋白溶解、凝血、补体诸系统，抑制这些酶系活性的过度亢进，治疗慢性胰腺炎，缓解疼痛，降低淀粉酶的释放。口服吸收迅速，40min 后其活性代谢产物 4-苯乙酸即达峰值。$t_{1/2}$ 73min。给药后 5~6h 从尿中排出量约为 20%。临床主要用于胰腺炎。

口服：200mg，3 次/d，可适当增加或减少，以能控制症状而又不增加副作用为原则。

【注意与禁忌】 可出现皮疹、瘙痒。少数人食欲减退、口渴、腹部不适、腹痛、便秘。胃肠引流、禁食禁水的严重病人禁用。孕妇、小儿慎用。

【规格】 片剂：100mg。

甲磺酸奈莫司他　Nafamostat Mesilate

【药性与应用】 合成蛋白酶抑制剂，对胰蛋白酶、血纤维蛋白酶、激肽释放酶（血管舒缓素）、补体系统经典途径 GY 及 GS 等胰蛋白酶样丝氨酸蛋白有很强的选择性抑制作用；抑制胰腺炎引起的胰酶活性升高及进入血液中的酶活性。对各种实验性胰腺炎，均可降低其死亡率。改善激肽释放酶激活引起的激肽原总量下降。体外对与 α_2-巨球蛋白结合的胰蛋白酶也有抑制作用。滴注 60~90min 作用达峰值，然后迅速消失，24h 从尿中排泄 30%。临床主要用于急性胰腺炎、慢性胰腺炎急性恶化、胰胆管造影后及手术后的创伤性胰腺炎的症状性治疗。

静脉滴注：将 10mg 本品溶于 5%葡萄糖溶液 500mL，滴注 2h，1~2 次/d。可酌情增减，以控制症状、不增加副作用为限。

【注意与禁忌】 可有皮疹、红斑、瘙痒、血酶上升、腹泻、静脉炎、血小板增加、白细胞减少，以及胸部不适、头痛等。对本品过敏者、孕妇、小儿禁用。出现休克应停药抢救。本品应随配随用。

【规格】 注射剂：10mg。

尿抑制素 Urinastatin（尿酶斯他丁，Miraclid）

【药性与应用】 人尿中提取的糖蛋白，有抑制胰蛋白酶等各种胰酶的作用；稳定溶酶体膜，抑制其释放溶酶体酶，抑制心肌抑制因子（MDF）的产生。在体外实验中本品抑制胰蛋白酶、α-糜蛋白酶、弹性蛋白酶等蛋白分解酶；也抑制玻璃酸酶、脂肪酶等糖和脂肪分解酶。临床经验证明，本品对急性胰腺炎、慢性复发性胰腺炎的急性恶化期，疗效显著，对各种休克状态亦有明显疗效。本品静脉注射后血浆浓度迅速下降，生物 $t_{1/2}$ 约为 24min，消除 $t_{1/2}$ 约为 40min，给药 6h 后从尿中排出量为 24%。本品的临床适应证为急性胰腺炎（外伤、手术、内镜逆行胰胆管造影术引起者也包括在内）、慢性复发性胰腺炎的急性恶化期，以及急性循环障碍，如出血性休克、细菌感染性休克、外伤性休克、烧伤性休克等。

用于各类急性及恶化性胰腺炎：成人一般在早期给予25 000~50 000单位，溶于 500mL 输液中静脉滴注，每次持续 1~2h，1~3 次/d；以后随症状改善而减量。剂量也可根据年龄、症状酌情增减。用于急性循环衰竭病人：成人通常每次 10 万单位溶于 500mL 输液中静脉滴注，1 次/1~2h，或 1~3 次/d。剂量可根据具体情况酌情增减。

【注意与禁忌】 偶见粒细胞减少、转氨酶上升、腹泻。注射部位偶有血管痛、发红、瘙痒感。对本品过敏、有药物过敏史、过敏体质者及孕妇、哺乳妇、小儿诸种病人，应慎用。哺乳妇必须使用时，应停止授乳。治疗急性循环衰竭时不能代替其他抗休克疗法，休克症状改善后应停药。本品应随用随配，残余液不可重复使用。

【药物的相互作用】 避免与甲磺酸加贝酯制剂、球蛋白制剂混合注射。

【规格】 冻干注射剂：25 000 单位，50 000 单位，100 000 单位（使 2μg 胰蛋白酶活性抑制 50%的量为 1 单位）。

第九部分 炎症性肠病用药

硫唑嘌呤[典][基] Azathioprine（依木兰，Imuran，Imurel，Imurek，AZP）

【药性与应用】 巯嘌呤（6-MP）衍生物，为嘌呤拮抗剂，可抑制免疫活性细胞 DNA 的合成，从而抑制淋巴细胞增殖，阻止抗原敏感细胞转化为母细胞，产生免疫抑制作用。临床用于治疗溃疡性结肠炎、慢性活动性肝炎、类风湿性关节炎、全身性红斑狼疮、自身免疫性溶血性贫血、重症肌无力、硬皮病等各种自身免疫性疾病；也用于抑制异体移植免疫排斥。不良反应较多，一般不作为首选，是其他药物不能控制病情时的试选药。

口服：一般 100mg/d，或 1～4mg/（kg·d），可连服数月。用于预防器官移植的排异反应时，2～5mg/（kg·d），维持量 0.5～3mg/（kg·d）。

【注意与禁忌】 大剂量或用药时间过长，可产生严重骨髓抑制，引起粒细胞减少，重者出现再生障碍性贫血，多在 6～10d 后出现。也可有中毒性肝炎、胰腺炎、脱发、黏膜出血、视网膜出血、肺水肿，以及厌食、恶心、口炎等，肾功能不全病人应适当减量。肝功能异常者禁用。有致畸作用，孕妇禁用。也有诱发癌症的报道。

【药物相互作用】 ①多柔比星增强本药的肝毒性，本药亦可造成前者的严重骨髓抑制。②与氯霉素、氯喹合用可加重骨髓抑制。③与复方磺胺甲噁唑合用，可增加肾移植者的血毒性，也增强本药的骨髓抑制作用，必须合用时以不超过 10d 为宜。④本药可降低环孢素的血药浓度。⑤与卡托普利合用白细胞下降明显，可换用依那普利、赖诺普利等加以避免。⑥与别嘌醇、奥昔嘌醇或巯嘌呤合用，应将本药减少 3/4，以免本药的酶氧化受阻明显。⑦与门冬酰胺酶合用，可提高二者疗效，应将二者减量。⑧本药降低华法林抗凝作用。⑨本药与糖皮质激素合用，可减少其用量与不良反应，但应注意继发感染。⑩与泼尼松合用可改善毛细血管功能，减轻免疫抑制药的不良反应，改善慢性血小板减少性紫癜的症状，但应注意消化道出血。⑪硒剂可保护本药对肝脏的损伤。⑫本药可增强去极化药的神经阻滞作用，削弱非去极化型肌松药的作用。⑬用药期间接种活疫苗，可增加疫苗感染风险。

【规格】 片剂：50mg，100mg。

柳氮磺吡啶[典][基] Sulfasalazine（水杨酸偶氮磺胺吡啶，Salicylazosulfapyridine，SASP）

参见第二章第二部分第一节该条。

美沙拉嗪 Mesalazine（肠炎复，5-氨基水杨酸，Solofalk）

【药性与应用】 柳氮磺胺吡啶的有效成分，由于药片外面包有烯酸树脂，用碳酸钠和甘氨酸作缓冲剂，口服后药物在通过肠道过程中缓慢释放，在回肠末端及结肠内可达到有效浓度，效果较好。$t_{1/2}$ 40min，40%与血浆蛋白结合。乙酰化代谢产物 $t_{1/2}$ 8～10h，80%与血浆蛋白结合，极少通过胎盘屏障，乳汁中无分泌。临床主要用于溃疡性结肠炎。

口服：一般 1.2~2.4g/d，分次口服。最大剂量可达 2.4~4.4g/d，但效果并不优于一般剂量。若采用灌肠治疗，0.4g/d，每晚 1 次。

【注意与禁忌】 大多数病人应用本品后，无水杨酸样副作用；少数人偶有头痛、腹痛、腹泻、恶心，但无贫血与精子减少。由于在肠道内释放，故不能与乳果糖及使 pH 值降低的药物共用，以免影响药物释放，减低药效。肾功能不全者不宜使用。老年人慎用。

【药物相互作用】 ①本药增强磺酰脲类口服降糖药的降糖作用，注意低血糖的发生。②本药可增强糖皮质激素对胃潜在的不良反应。③与阿司匹林制剂合用，可增加胃肠道不良反应。④与甲氨蝶呤合用，可增加其毒性。⑤与低分子肝素合用，有增加出血的危险。⑥接种水痘疫苗后 6 周内不可应用本药，否则易发生瑞氏综合征。⑦与华法林合用，可降低后者的作用。⑧与维生素 B_{12} 同服，可影响后者的吸收。⑨与丙磺舒、磺吡酮合用，可降低它们的抗尿酸作用。⑩本药可减弱螺内酯、呋塞米的利尿作用。⑪可减弱利福平的抗结核作用。

【规格】 肠溶片：0.5g；缓释片：0.5g；控释片：1.2g；缓释颗粒：0.5g；栓剂：1g。

奥沙拉嗪 Olsalazine（奥柳氮钠，地泊坦，Azodisat Sodium）

【药性与应用】 本品以活性成分 5-氨基水杨酸替代柳氮磺胺吡啶中无活性的磺胺吡啶，提高了疗效，降低了不良反应。5-氨基水杨酸是治疗溃疡性结肠炎的有效成分，但在小肠易被吸收，乙酰化后随尿排出，不能达到结肠部位。本品在胃及小肠部分不被吸收，也不被分解，到达结肠后其偶氮桥在细菌作用下断裂，分解为二分子 5-氨基水杨酸，并作用于炎症黏膜，抑制前列腺素合成和炎症介质白三烯的形成，降低肠壁细胞的通透性，减轻肠黏膜水肿。临床用于治疗急慢性溃疡性结肠炎与节段性回肠炎，并用于缓解期的长期维持治疗。

口服：治疗开始时，1g/d，分次服用；根据病人的反应逐渐提高剂量至 3g/d，分 3~4 次服用。儿童，20~40mg/（kg·d）。长期维持治疗：成人，1g/d，2 次分服；儿童，15~30mg/（kg·d），分服。总疗程根据临床症状可为 3 个月至 2 年。

【注意与禁忌】 常见不良反应有软便、腹泻、腹部痉挛性痛、头痛、失眠、恶心、消化不良、关节痛、皮疹、头晕等。对水杨酸制剂过敏、严重肾功能损害者禁用。孕妇及哺乳妇慎用。幼儿不推荐使用。

【规格】 胶囊：0.25g。

巴柳氮钠[典]　Balsalazide Sodium

【药性与应用】　本品是一种前体药物，口服到结肠被细菌分解出有效成分5-氨基水杨酸而发挥消炎作用。临床用于轻至中度溃疡性结肠炎。

口服：1.5g，4次/d，饭后及睡前服用。

【注意事项】　可有腹痛、腹泻、食欲不振、便秘、腹胀、口干、黄疸、咳嗽、咽炎、鼻炎、关节痛、肌痛、疲倦、失眠、尿路感染。对本品及水杨酸盐过敏、支气管哮喘及严重心、肝、肾功能损害者禁用本品。用药期间要进行心、肝、肾功能及体温监测，如出现异常应中止用药。妊娠及哺乳期禁用。

【规格】　片剂：0.5g；颗粒：0.75g。

第十部分　消化系统其他药物

二甲硅油[典]　Dimethicone

【药性与应用】　肠道排气剂，减小表面张力，消除胃肠道中的泡沫，使被泡沫滞留的气体得以排除，使肠胀气得以缓解。可用于各种原因引起的胃肠胀气，多于1h左右见效，但对非气胀性腹胀无效。也能消除肺泡中的气泡，以抢救急性肺水肿引起的呼吸困难。在内镜检查中也用作润滑剂。

消除胀气：口服1~2片，3次/d，嚼碎服。抢救急性肺水肿：应用气雾剂，用时将瓶口倒置，距病人口鼻约15cm，揿压瓶帽，在吸气开始连续喷入，或与给氧同时进行，直至泡沫减少、呼吸顺畅为止。必要时可反复使用。

【注意与禁忌】　气雾剂瓶防护罩外的防胀裂膜，切勿撕下。温度过低不能喷雾时，应微加温后使用。温度高于40℃时易胀裂。

【规格】　片剂：每片含二甲硅油25mg、氢氧化铝40mg，或二甲硅油50mg、氢氧化铝80mg。

二甲硅油气雾剂：18g/瓶，内含二甲硅油0.15g、适量薄荷脑及抛射剂氟利昂（F_{12}）。

二甲硅油散（含二甲硅油6%）：可使胃肠道内气泡破裂，提高胃肠检查清晰度。用于胃镜检查：在喷用麻醉剂前口服或管注本品0.5%~1.0%水悬液30~50mL，0.5h内完成检查。胃肠气钡双重对比检查：服用产气粉后，再服用含本品0.2%~0.4%硫酸钡混悬液，服后2~5min完成摄片。结肠气钡双对比灌肠：应用含本品0.2%~0.4%硫酸钡混悬液灌肠，当气钡充盈全结肠后摄片。本品水悬液应新鲜配制，3d内用完。

特利加压素 Terlipressin（安立亭，可利新，立迈亭，三甘氨酰基赖氨酸加压素，Glypressin，Terlibiss，Styptobiss）

【药性与应用】 本药为赖氨酸加压素的前体物质，本身无活性，进入体内后转换为赖氨酸加压素产生药理活性。本药可使内脏血管及平滑肌收缩，减少肝血流量，降低门静脉压力，增加肠道蠕动，引起子宫运动增加和抗休克。

与加压素相比，本药降低门静脉压，不会对动脉压产生明显影响，也不增加纤维蛋白的溶解作用。

本药静脉给药后 25～40min 起效，t_{max} 1～2h，持续时间 2～10h，$t_{1/2}$ 51～66min。

本药临床用于胃肠道出血、泌尿生殖系统出血、妇科局部给药使平滑肌收缩、腹腔和盆腔手术后出血。

静脉给药：①食管静脉曲张出血：1mg/次，每 4～6h 给药 1 次，3～5d 为一疗程。持续给药到 24～48h 无出血为止。②其他消化道出血：1mg，4～6h/次。③泌尿生殖系统出血：0.2～1mg，4～6/次。

妇科局部给药：1 次用 0.4mg，以生理盐水 10mL 稀释，在子宫颈内或周围给药。5～10min 后可重复给药。

【注意与禁忌】 癫痫患者、孕妇忌用。哮喘、肾功能不全、高血压、心律失常、重症动脉粥样硬化、冠心病、老年患者慎用。对哺乳的影响不明确。

不良反应：可有面色苍白、血压升高、心律失常、心动过缓、冠脉缺血，偶见心力衰竭、心肌梗死；偶见头痛；少见低钠、低钙血症；个别人可有支气管痉挛与呼吸困难；可有子宫痉挛、子宫内膜循环障碍；常见恶心、呕吐、腹泻；可有注射部位皮肤坏死。

【药物相互作用】 ①与催产素或甲基麦角新碱合用，加强血管与子宫收缩作用。②本药可增强非选择性肾上腺素受体抑制剂对门静脉的降压作用。③与降低心率的药物，如丙泊酚、舒芬太尼等合用，可导致严重心动过缓。

【规格】 注射剂：1mg；注射液：0.2mg/2mL。

乌司他丁[典] Ulinastatin（美拉可利地，尿抑制素，天普洛安，雁来红，Miraclid，Ulinastain）

【药性与应用】 本药为从人尿中提取精制的糖蛋白，具有抑制胰蛋白酶等多种胰酶的作用，还可稳定溶酶体膜，抑制溶酶体酶的释放，抑制心肌抑制因子（MDF）的产生，改善休克的循环状态。

本药静注后血药浓度迅速下降，主要分布于肾、肝、胰，生物半衰期 24min，消除半衰期 40min。连续用药 7d，无蓄积现象。

本药临床用于急性胰腺炎、慢性突发性胰腺炎，以及作为抢救急性循环衰竭的辅助用药。

静脉给药：①急性胰腺炎、慢性突发性胰腺炎：初量 10 万单位，滴注 1~2h，1~3 次/d。随症状缓解而逐渐减量。②急性循环衰竭：10 万单位，1~3 次/d，静滴或缓慢推注；静滴 1 次持续1~2h。

【注意与禁忌】 对本药过敏者忌用。有过敏史及过敏体质者慎用。儿童、孕妇的安全性尚未确定。哺乳妇应停止哺乳。

不良反应：偶有白细胞减少或嗜酸性粒细胞增多、恶心、呕吐、腹泻和肝酶升高、血管痛、皮肤发红、瘙痒、皮疹与过敏。

【规格】 注射剂：2. 5 万单位，5 万单位，10 万单位。

沙克罗酶　Sacrosidase（Sucraid）

【药性与应用】 本药是从酵母中提出的一种蔗糖酶，可水解蔗糖，但对麦芽糖或其他低聚麦芽糖均无影响。临床用于先天性蔗糖酶-异麦芽糖酶缺乏。

口服：体重超过 15kg 患者，于每餐或加餐时服用 1. 7 万单位。进餐前服用半量，进餐结束服用半量。15kg 以下者服用半量。

【注意与禁忌】 对本药、酵母或甘油过敏者忌用。糖尿病患者慎用。5 个月以下婴儿不宜使用。孕妇忌用。哺乳妇应权衡利弊。

罕见过敏反应，哮喘儿童有呼吸困难个案报道。可有失眠与头痛。消化道可有腹痛、腹泻、呕吐、恶心、便秘与脱水。

【药物相互作用】 尚不明确。但本药不宜与果汁同服，以免其酸性降低本药药效。应将本药与水、牛奶或婴儿配方食品调和后服用。

【规格】 口服液：8500 单位/1mL。

西兰司琼　Cilansetron

【药性与应用】 本药为 5-羟色胺受体抑制剂，其结构与昂丹司琼相似，可减轻肠易激综合征症状及腹痛、腹部不适等。

本药单次服用后作用可持续 6h。临床用于治疗以腹泻为主要症状的肠易激综合征（IBS）。

口服：1~16mg，3 次/d。

【注意与禁忌】 对本药过敏、活动性憩室炎、缺血性结肠炎、便秘、肠梗阻、肠狭窄、中毒性巨结肠、胃肠穿孔和粘连、克罗恩病、溃疡性结肠炎者不宜应用。对儿童、孕妇、哺乳妇的安全性不明确。

不良反应常有便秘、腹痛、胃肠胀气，可有疑似缺血性结肠炎。

【规格】 片剂：1mg，2mg，4mg，8mg。

爱维莫潘 Alvimopan

【药性与应用】 本药为外周 μ 型阿片受体拮抗药，可安全有效地抑制阿片诱导的胃肠功能紊乱，但不影响其中枢镇静作用。

口服达峰时间 4~7h，生物利用度 0.03%。口服及静注均不易通过血–脑脊液屏障。

临床用于阿片诱导的肠功能紊乱和预防手术后肠梗阻。

口服：①阿片诱导的肠功能紊乱：0.5~1.5mg，1 次/d。②预防手术后肠梗阻：术前 2h 服 6~12mg，术后重复 1 次，然后服该剂量，2 次/d，直到第 1 次排便。但最多持续 7d。

【注意与禁忌】 对本药过敏者忌用。慎用于克罗恩病或其他腹泻性疾病、肠梗阻、电解质紊乱。儿童安全性未确定。孕妇应权衡利弊。不推荐哺乳妇应用本药。

不良反应可有神经过敏、多尿、肝酶升高。常见的是胃肠道反应：胀气、腹痛、腹泻及恶心等。不良反应有剂量相关性。3mg 以上即可出现肠痉挛。

【规格】 胶囊：12mg。

伐普肽 Vapreotide

【药性与应用】 为合成的生长抑素类似物，能够抑制生长激素、胰岛素、胰高血糖素和催乳素的分泌。可降低门静脉压，减少门静脉侧支流量而用于治疗肝硬化食管和胃底静脉曲张破裂出血，而无全身血管收缩的副作用。本药的代谢稳定性较其母体化合物高，耐受良好，其不良反应也较奥曲肽少。此外，已有人将其用于治疗艾滋病相关性腹泻，较为有效。

艾滋病相关性腹泻多次皮下注射本药，1~2mg/d，平均作用时间为 1.5 个月（2 周至 5 个月）。$t_{1/2}$ 为 30min。

静脉给药：食管静脉曲张破裂出血，先静脉注射 50μg，随后按 50μg/h 的速度连续静脉滴注 5d。在进入连续静脉滴注后 12h 内可开始内镜治疗。

【注意与禁忌】 对本药过敏者忌用。慎用于既往使用奥曲肽或其他生长抑素类似药出现过敏或其他不良反应者、糖尿病、肾功能不全。

儿童、孕妇、哺乳妇的安全性均不明确。

不良反应有疲倦、头痛、血糖升高、糖尿病、食欲缺乏、恶心、呕吐、腹泻、腹痛、便秘、脂肪泻、食道溃疡出血，个别人有白细胞与中性粒细胞减少。皮下注射本药可引起注射部位红斑、感染与脓肿。

【规格】 注射剂：1mg。

第十一章 泌尿系统用药

第一部分 利尿与脱水药

第一节 利尿药

一、高效利尿药

呋塞米[典][基] Furosemide（速尿，速尿灵，利尿灵，呋喃苯胺酸，利尿磺胺，Frusemide，Lasix）

【药性与应用】 抑制髓襻升支髓质部和皮质部对 Cl^- 和 Na^+ 的重吸收。该部位同时存在着转运 1 个 Na^+、1 个 K^+ 和 2 个 Cl^- 的体系，呈双向转运状态。本品与此体系呈可逆性结合，与氯化物竞争细胞膜上的受体结合而降低其转运能力，从而减弱肾的浓缩功能，促进 Cl^-、Na^+、K^+ 及水分大量排出，显示强大的利尿作用。由于尿中 Cl^-、Na^+、K^+、H^+ 排出的增加，HCO_3^- 的排出并不增加，长期反复用药或大量用药可引发低盐综合征、低氯低钾性碱中毒。口服 20~30min 生效，1~2h 达峰值，持续 6~8h；静脉注射后 2~5min 显效，0.5~1.5h 达峰值，持续 4~6h。用氯噻嗪类利尿剂无效的病人、肾小球滤过率降低的病人也有效。所以有人认为，本品对近端小管、肾小球滤过也起作用。口服吸收不完全，生物利用度为 50%~75%，血浆蛋白结合率为95%~99%。$t_{1/2}$ 为 30~70min，肾功能减退者延长可达 10h。血药浓度与利尿关系不恒定，有明显的个体差异。用本品 24h 后，体内无明显存留。临床用于治疗心源性、肾源性、肝源性等中央性水肿，以及血管功能障碍引起的周围性或局限性水肿；并可促使尿路结石和体内毒物的排出；也用于脑水肿、肺水肿的抢救。

肌内注射或静脉注射：20mg，1 次/2d；必要时可增至 1~2 次/d，最大量 120mg/d。静脉注射必须缓慢，不宜与其他药物混注。儿童用量酌减。口服：开始 20~40mg/d，以后根据需要可增至 60~120mg/d。当剂量大于 40mg/d 时，可1次/4h分服。儿童开始口服量按1~2mg/（kg·d），然后视情酌增。7d以上的长期服用，宜采用间歇给药法，即给药1~3d后停药2~4d。

【注意与禁忌】 可有恶心、腹泻、药疹、瘙痒、视力模糊、直立性眩晕、乏力、疲倦、肌肉痉挛、口渴、白细胞减少、血小板减少、多形性红斑、直立性低血压等。长期应用可诱发消化性溃疡。长期或多次应用减少血中尿酸排出，有产生高尿酸血症与痛风的可能。有升高血糖的可能。应注意水电解质失衡与引起肝病病人的昏迷。应注意低血钾的发生，并适量补充钾盐。可有可逆性血尿素氮升高，如肌酐水平无明显升高，不妨碍本药的使用；否则表示肾功能已有损害，应慎用。要定时检查血清电解质、尿素氮、肌酐、pH值和二氧化碳水平，预防合并症的产生。低血钾、洋地黄中毒、肝昏迷者禁用。晚期肝硬化、晚期尿毒症者慎用。大剂量静脉注射过快时，可出现听力减退或暂时性耳聋。能降低动脉对升压药的反应并增强肌松剂的作用，手术前1周应停用。孕妇禁用。小儿慎用。

【药物相互作用】 ①与多巴胺合用，本药利尿作用加强。②与氯贝丁酯合用，二者作用均增强，并可出现肌肉酸痛、强直。③本药增强降压药作用，合用时应适当降低降压药的剂量。④本药加强非去极化肌松药的作用，应在术前一周停用本药。⑤与两性霉素B、氨基糖苷类合用，肾毒性、耳毒性均增加。⑥与锂剂合用，肾毒性增加，应避免。⑦与抗组胺药合用，耳毒性增加，可出现耳鸣、头晕、眩晕。⑧与碳酸氢钠合用，易发生低氯性碱中毒。⑨本药可增加头孢噻啶、头孢噻吩和头孢乙腈的肾毒性。⑩与巴比妥类、麻醉药物合用，易发生直立性低血压。⑪本药易产生低血钾，合用洋地黄易致中毒，出现心律失常。⑫服用水合氯醛后静注本药，可致出汗和血压下降。⑬本药与阿司匹林竞争肾小管分泌，合用后二者排泄均减少和血药浓度升高。⑭与卡托普利合用，可恶化肾功能。⑮与肾上腺皮质激素和雌激素合用，降低利尿效果，增加电解质紊乱发生率。⑯非甾体抗炎药降低本药利尿作用，增加肾损害机会。与吲哚美辛合用，可影响其肠道吸收，并对抗其升压作用。⑰与拟交感神经药及抗惊厥药合用，本药利尿作用下降。⑱与苯妥英钠合用，本药利尿作用下降50%。⑲丙磺舒减弱本药利尿作用。⑳本药可使尿酸排泄下降，合用治疗痛风药时后者应适当增加剂量。㉑本药降低降糖药疗效。㉒本药降低抗凝血药与抗纤溶药的作用。㉓与味精同用，可导致低血钾、低血钠。㉔饮酒可增强本药的利尿与降压作用。

【规格】 片剂：20mg，40mg；注射液：20mg/2mL。

依他尼酸[典]　Ethacrynic Acid（利尿酸，Edecrin）

【药性与应用】 药理特性与呋塞米类似，口服后30min见效，2h达峰值，持续6~8h；静脉注射后5~10min见效，1~2h达峰值，持续约2h。利尿作用较呋塞米更为强大，应随时调整剂量，以免引起脱水、低盐综合征、低钾血症、低氯血症和碱中毒。临床用于心源性、肾源性、肝源性各类中央性水肿，脑水肿、肺水肿及血管障碍性局限性周围水肿等。

口服：25mg，1~3次/d；效果不明显可略增加，但不宜超过100mg/d。3~5d为1个疗程。静脉注射：用其钠盐，25~50mg/次。若需注射第2次时，应更换部位，以免发生血栓性静脉炎。临用前，以5%葡萄糖溶液或生理盐水50mL稀释后缓慢静脉滴注或静脉注射。配制液应在24h内用完。3~5d为1个疗程。

【注意与禁忌】 易引起电解质紊乱，需同时补钾3~4g/d；因大量排氯引起的HCO_3^-蓄积和代谢性碱中毒，可用氯化物如盐酸精氨酸等调整。因本品利尿作用强大、迅速，达到利尿效果后，应改用间歇疗法：以最小有效量间日使用，或用药3~5d后停药数日后再用，以避免严重电解质紊乱。其他副作用尚有口干、乏力、肌肉痉挛、感觉异常、食欲减退、恶心、皮疹、视力模糊、高尿酸血症、高糖血症。静脉注射有发生胃出血倾向，偶有肝细胞损害、粒细胞缺乏。无尿病人和婴儿禁用本品。严重肝、肾功能不全者慎用。应及时检查血清电解质、尿酸、尿素氮、肌酐、HCO_3^-、pH等情况，如异常应减量或停药。

【药物相互作用】 ①与多巴胺合用，利尿作用加强。②与氯贝丁酯合用，二药作用均增强，并可诱发肌肉酸痛、痉挛。③与口服抗凝药合用，既可增加抗凝活力，也增加了胃肠道出血风险。④本药可强化非去极化肌松药的作用，可能与本药引发的低血钾相关。⑤与苯巴比妥类及麻醉药合用，可引起直立性低血压。⑥与血管紧张素转化酶抑制剂（ACEI）合用，有诱发直立性低血压风险。⑦与苄普地尔合用，可导致低血钾。⑧与多非利特、索他洛尔、氟哌利多合用，可增加心脏毒性，造成严重心律失常。⑨与左美沙酮、三氧化二砷合用有增加QT间期延长风险。⑩与洋地黄制剂合用，可导致洋地黄中毒。⑪与棉酚合用，可诱发低血钾。⑫与两性霉素B、头孢霉素、氨基糖苷类抗生素合用，可增加耳毒性与肾毒性。⑬与抗组胺药物或呋塞米合用，均可增加耳毒性，但机制不同。⑭与锂剂合用，可增加锂的浓度与毒性，表现为虚弱、震颤、过度口渴、意识模糊。⑮与碳酸氢钠合用，增加低氯性酸中毒发生的危险。⑯与酮色林合用，可导致室性心律失常。⑰与甘草制剂合用，可诱发低钾血症。⑱与肾上腺糖皮质激素合用，可诱发低血钾与胃出血。⑲非甾体抗炎药减弱本药的疗效，导致肾损害。合用时应谨慎。⑳与拟交感神经药及抗惊厥药合用利尿作用减弱，应避免合用。㉑与锗、人参合用，可减弱本药的利尿作用，应加以避免。㉒育亨宾减弱本药疗效。㉓本药减弱降糖药疗效。㉔本药可减弱抗纤溶药疗效。㉕本药使血尿酸升高，与抗痛风药合用时应增加后者的剂量。㉖服用水合氯醛后静注本药，可致面部潮红、出汗和血压升高。㉗乙醇增强本药的降压与利尿作用。

【规格】 片剂：25mg，50mg；注射液：20mg/2mL；注射剂：20mg，25mg，50mg。

布美他尼[典] Bumetanide（丁苯氧酸，丁尿胺，Bumex，Aquazone）

【药性与应用】 属磺酰胺基苯甲酸衍生物，为强利尿剂。主要作用于髓襻升支处的氯钠转运体系，对近端小管也有明显作用。其优点为失钾作用轻于呋塞米，但利尿作用要强 40～60 倍。口服后 30min 起效，吸收迅速而完全。血浆蛋白结合率为 95%，$t_{1/2}$ 1.5h。在体内部分被代谢，部分以原形自肾排泄，24h 可排出给药量的 65%。肾衰竭时，仍可从体内迅速消除。临床用于各种心源性、肾源性、肝源性顽固性水肿，以及脑水肿、急性肺水肿、血管障碍性周围局限性水肿。本品对急慢性肾衰竭尤为适用。

口服：0.5～1.0mg，3 次/d。静脉注射：0.5～1mg/次。

【注意与禁忌】 大量或长期使用可发生水、电解质、酸碱平衡紊乱，应注意监测。肾功能不全者大剂量应用时，可发生皮肤、黏膜与肌肉疼痛，多数持续 1～3h 自行消失。少数人可出现短暂性中性粒细胞降低、血小板减少；偶见恶心、呕吐、男子乳房发育和皮疹。糖尿病患者可引起血糖进一步升高，应定期检查尿糖、血糖。痛风、严重肝功能不全者及小儿慎用。孕妇禁用。

【药物相互作用】 ①与多巴胺合用，本药利尿作用加强。②与氯贝丁酯合用，两药作用均增强，并可出现肌肉酸痛、强直。③本药可加强非去极化肌松药的作用，可能与降低血钾有关。④本药有容积性降压作用，与其他降压药合用应减少后者的剂量。⑤与两性霉素 B、氨基糖苷类、锂剂、抗组胺药物合用可加强肾毒性和耳毒性，应注意监测。⑥与碳酸氢钠合用，增加低氯性碱中毒发生的概率。⑦与巴比妥类、麻醉药合用，可引起直立性低血压。⑧服用水合氯醛后静脉注射本药，可致出汗、面色潮红和血压升高。⑨肾上腺皮质激素、促激素、雌激素均能减弱本药的利尿作用和诱发低血钾的发生。⑩非甾体抗炎药减弱本药的利尿作用，增加肾损害概率。⑪与拟交感神经药和抗惊厥药合用，减弱本药利尿作用。⑫本药使尿酸排泄减少，故与抗痛风药合用时，抗痛风药应适当加量。⑬本药减弱抗凝与抗纤溶药的作用。⑭不宜与丙磺舒合用，以免对肾小管的作用相互竞争。⑮乙醇可增强本药的利尿与降压作用。

【规格】 片剂：1mg；注射液：0.5mg/2mL。

吡咯他尼 Piretanide（苯氧吡酸，Arelax，Diumax，Tauliz，Midaten，Perbilen）

【药性与应用】 髓襻利尿药，抑制肾小管对 Na^+、Cl^- 的重吸收。口服给

药后尿中 Na^+、Cl^-、Ca^{2+}、Mg^{2+} 的排泄量大为增加，而 K^+ 仅少量增加。其利尿作用比呋塞米强，比布美他尼弱。除利尿作用外，还能松弛肾外血管平滑肌，引起血压下降；有呋塞米的纤维蛋白溶解和抗血小板作用。本品口服吸收完全、迅速。服药后 2~3h 作用最强，维持 6~8h。大部分在体内被代谢，少量以原形经肾排泄。临床用于心源性、肾源性、肝源性水肿及脑水肿、肺水肿；也用于治疗高血压。

口服：一般 6mg，间隔 4h，以后可视疗效增加 3~6mg。治疗高血压：9mg/d，分 2~3 次服。与降压药合用，应适当减量。

【注意与禁忌】 常见口干、口渴、疲乏、易出汗，长期使用可引起水、电解质代谢紊乱。对本品过敏、衰竭性少尿、肝昏迷前期、洋地黄中毒者禁用。孕妇慎用。

【规格】 片剂：3mg，6mg。

阿佐塞米　Azosemide（Luret）

【药性与应用】 髓襻利尿药，能抑制髓襻升支部分对 Na^+、K^+、Cl^- 的重吸收。作用类似呋塞米，但降压作用较弱，抗利尿激素作用较强。口服吸收差，生物利用度仅 10%，3h 达峰值，$t_{1/2}$ 2~2.5h。口服仅 2%、静脉注射约有 20%以原形随尿排出。临床用于心源性、肾源性、肝源性水肿及其他水肿。

口服：40~80mg，于早餐前顿服。

【注意与禁忌】 大剂量长期使用可引发水及电解质平衡紊乱，出现血液凝固性增高、血中尿酸和血糖水平升高。个别可出现胃肠道不适、食欲不振、皮肤过敏、胰腺炎、血脂升高和血象变化。中毒、肝昏迷、低血钠、低血钾、低血容量者及幼儿禁用。孕妇、哺乳妇慎用。

【药物相互作用】 ①本药可使锂剂血清浓度升高，引起中毒，表现为乏力、震颤、极度口渴、意识模糊，应避免合用。②与 ACEI 药合用，可致严重直立性低血压。③与洋地黄类药物合用，可致后者中毒，应加以避免。④与酮色林合用，可发生室性心律失常。⑤与苄普地尔合用，可因低血钾发生尖端扭转型室性心动过速。应密切监测血钾、血镁浓度，也可改用保钾利尿剂。⑥与阿司咪唑合用，可致 QT 间期延长与室性心律失常，应加以避免。⑦报道称本类药物和特非那定合用，可导致 QT 间期延长和室性心律失常。禁与特非那定合用。⑧非甾体抗炎药减弱本药的利尿与抗高血压作用，应避免合用。⑨其他类似呋塞米，可参阅。

【规格】 片剂：30mg，80mg。

莫唑胺 Muzolimine（Edrul）

【药性与应用】 髓襻升支利尿药，作用迅速而持久。抑制升支粗段对 Na^+、Cl^- 的重吸收；同时增加 K^+、Ca^{2+}、Mg^{2+} 的排泄，与呋塞米有类似之处。利尿作用与用量相关。口服吸收完全，给药 1h 后血药浓度达峰值，可维持 12h。药物清除曲线呈双相，第一相 $t_{1/2}$ 3h，第二相 $t_{1/2}$ 17h。主要经胆汁排泄，少量随尿排出。临床用于治疗心源性、肾源性和肝源性水肿，以及高血压。

口服：30mg，晨起 1 次顿服。剂量可根据疗效和病情增减。轻症，30mg/（2~3）d。

【注意与禁忌】 少数人可出现食欲减退、恶心、乏力、口干、腓肠肌抽搐等症，减少剂量和纠正水、电解质失衡后症状可消失。对本品过敏、肾衰性少尿或无尿、肝昏迷前期、昏迷、精神错乱、严重低钾、低血压、低血容量者禁用。高龄、妊娠患者慎用。长期应用应定期检查电解质、血糖、肾功能。注意：肾功能不全病人可出现严重神经系统症状。

【规格】 片剂：30mg。

依托唑啉 Etozolin（Diuzolin，Elkapin）

作用类似呋塞米，持续时间 12~18h。用于利尿和高血压：口服 200~800mg/d。注意事项同呋塞米。

托拉塞米 Torasemide（丽泉，特苏力，特苏尼，特苏平，特赛，维达通，伊迈格，益耐，优立德，Demadex，Torsemide，Unat）

【药性与应用】 本药为磺酰脲吡啶衍生物，系襻利尿药。主要作用于髓襻升支粗段，抑制 Na^+、K^+、Cl^- 转运系统，可增加钠、氯和水在尿中的排泄量。

本药临床用于治疗水肿性疾病、高血压。

口服：①充血性心力衰竭所致水肿：10mg，1 次/d；必要时可将剂量增至 20mg，1 次/d。②肝硬化水肿：5~10mg，1 次/d；后可逐渐增量，但不得超过 40mg/d。③肾源性水肿：起始剂量 5mg，单剂 20mg 时，可产生明显效果。④高血压：5mg，1 次/d；若用药 4~6 周效果不明显，可将剂量增到 10mg，1 次/d；若仍达不到治疗效果，应联用其他降压药。

静脉给药：①充血性心力衰竭及肝硬化所致水肿：初始剂量 5mg 或 10mg，1 次/d，缓慢静注，也可以 5% 葡萄糖溶液或生理盐水稀释后静脉滴注；疗效不满意时，可将剂量加大为 20mg，1 次/d；最大剂量不超过 40mg/d；疗程不超过一周。②肾源性水肿：初始剂量 20mg，1 次/d；以后可逐次将剂量加大，最大剂量为 100mg/d；疗程不超过一周。

【注意与禁忌】 对磺酰脲类药物过敏、无尿、严重排尿困难、低血压、低血容量、低钾、低钠、肝昏迷先兆及肝昏迷患者禁用本药。慎用于贫血、糖尿病、痛风或高尿酸血症、高脂血症、有胰腺炎病史、肝脏疾病、严重肾脏疾病患者。对儿童的安全性与有效性尚不明确。本药有生殖毒性，孕妇应用应权衡利弊。哺乳妇慎用。

不良反应可见房颤，胸痛、心电图异常，个别可有低血压、心脑缺血、心肌梗死。神经系统最常见头晕、头痛、虚弱，常见疲乏、失眠、神经质，罕见肢体感觉异常、精神紊乱。可有高血糖、低血钾、肌肉痉挛、排尿增多、阳痿、便秘、腹泻、恶心、呕吐、严重口干，偶有胃肠道出血、诱发肝昏迷、耳鸣、听力下降。个别病人可出现视力障碍、皮肤过敏等。

【药物相互作用】 ①本药增强箭毒样肌松剂和茶碱类药物的作用。②本药增强皮质激素和轻泻剂的耗钾作用。③本药引起的低血钾可加重强心苷类的不良反应。④与酮色林合用，可致室性心律失常。⑤与 ACEI 合用，可引起一过性直立性低血压。⑥与锂剂合用，理论上可导致锂中毒，应予注意。⑦大剂量时，本药可增加氨基糖苷类、头孢类抗生素和顺铂类药物的耳毒性与肾毒性。⑧推测本药可能增加依他尼酸的耳毒性。⑨与醛固酮拮抗药或保钾药合用，可防止低钾血症和代谢性碱中毒。⑩丙磺舒可降低本药药效。⑪动物试验表明，与考来烯胺合用，可使本药吸收率下降，不推荐二者合用。⑫本药可降低去甲肾上腺素、肾上腺素、抗糖尿病药的作用。⑬氯吡格雷可能干扰本药的代谢。⑭食物可降低本药的吸收率。

【规格】 片剂：2.5mg，5mg，10mg，20mg；胶囊：10mg；注射液：10mg/1mL，20mg/2mL，50mg/5mL；注射剂：10mg，20mg。

汞撒利 Mersaly（撒利汞，洒利汞，Salyrgan）

【药性与应用】 有机汞利尿药，作用部位类似呋塞米，抑制髓襻升支髓质部和皮质部对 Na^+、Cl^-的重吸收。本品对近端小管 H^+-Na^+交换和远端小管 Na^+-K^+交换有抑制作用，故 H^+、K^+丢失程度较呋塞米为轻。本品利尿作用强大而持久，肌内注射 1~2h 显效，6~7h 达峰值，可持续 12~24h。由于过量排 Cl^-，可引起低氯性碱中毒。在碱性环境中，汞离子的离解被抑制，利尿作用减弱，应于用本品前 3d 服用氯化铵以酸化尿液，增强利尿作用。临床主要用于心源性和肝源性水肿。

肌内注射：100mg，1 次/（4~5）d。

【注意与禁忌】 汞对肾脏有毒性，可对肾脏产生刺激症状，甚至引起肾小管退化和坏死，用药前及用药期间应检查尿液，以防意外。肾炎及肾功能不全者忌用。禁止静脉注射，以免引起心肌抑制、血压骤降、心律失常，甚至猝死。应用本品后可有头痛、发热、流涎、口炎、腹泻、出血性大肠炎、皮疹等毒副作用。避免短期内重复应用。大量利尿后可有低钠综合征、低氯性碱中毒，应适当补充氯化钠和氯化铵。

【规格】 注射液：1mL，每 1mL 含汞撒利 100mg、茶碱 50mg。

二、中效利尿药

氢氯噻嗪[典][基] Hydrochlorothiazide（双氢氯噻嗪，双氢克尿噻，双氢氯消疾，双氢氯散疾，Esidrex，Hydrodiuril，Oretic）

【药性与应用】 主要抑制髓襻升支皮质部对 Na^+、Cl^- 的再吸收，产生利尿作用。为中效利尿剂的代表药。本品还有微弱的抑制碳酸酐酶作用，在尿中丢失 HCO_3^- 较轻。口服 1h 后出现药效，约 2h 达峰值，维持 12~18h。本品尚有降压作用，也与其他降压药有协同作用。降压作用确实，临床作为基础降压药与其他降压药配伍应用。还有抗利尿作用，被用于尿崩症的治疗，但疗效较垂体后叶素差，作用机制不清。临床用于心源性、肝源性、肾源性等各种水肿，以心源性水肿效果较好；也用于各期高血压与尿崩症的治疗。口服给药。

治疗水肿：25~50mg/次，25~100mg/d，间日或每周 1~2 次服用。恢复原体重后，减至最低有效量维持。治疗心源性水肿：开始剂量宜小，12.5~25mg/d，以免水、盐排泌过快而引起循环障碍等合并症；同时应调整洋地黄用量或适量补充钾盐，以免因低钾引起洋地黄中毒。治疗肝硬化腹水：最好与螺内酯合用，以防低血钾诱发肝昏迷。治疗高血钾：50~75mg/d，早晚 2 次分服；1 周后减为 25~50mg/d 维持。

【注意与禁忌】 一般剂量时副作用很少。少数人可有恶心、呕吐、腹泻、腹胀、皮疹、瘙痒、光敏性皮炎；也可有结晶尿、血尿、尿酸浓度升高；偶有血糖升高，多与抑制胰岛素释放有关。曾有发生急性胰腺炎、血小板减少、粒细胞缺乏、阻塞性黄疸等致死的报道，应引起注意。服药期间应定期检查血象、电解质、尿酸、血糖，如发现异常应及时减量或停药。同时不应过分限盐，并多食含钾丰富的食物。应逐渐减量停药，以防止 Na^+、Cl^- 及水的潴留。肝功能减退、痛风、糖尿病者慎用。

【药物相互作用】 ①与降压药合用，利尿、降压作用均增强。②与多巴胺合用，利尿作用增强。③与 MAOI 合用，降压作用加强。④与阿替洛尔合用，控制心率效果尤于单用阿替洛尔。⑤溴丙胺太林明显增加本药的消化道吸收。⑥与非去极化肌松药合用，可增强后者的作用。⑦与维生素 D 合用，可升高血钙浓度。⑧与二氮嗪合用，加重血糖升高。⑨与 β 受体阻滞剂合用，可增强对血脂、尿酸和血糖的影响。⑩与锂剂合用，升高血锂浓度，加重肾毒性。⑪与碳酸氢钠合用，增加低氯性碱中毒的风险。⑫与金刚烷胺合用，可产生肾毒性。⑬与酮色林合用，可发生室性心律失常。⑭与吩噻嗪类合用，可导致严重低血压或休克。⑮与巴比妥类、ACEI 合用可引起直立性低血压。⑯肾上腺皮质激素、促激素、雌激素、两性霉素 B 等均降低本药的利尿作用，增加低血钾与电解质紊乱的风险。⑰吲哚美辛等非甾体抗炎药均可降低本药的利尿作用。严重者可引起急性肾功能衰竭。与阿司匹林合用，尚可加重痛风。⑱考来烯胺减少对本药的吸收，应在服考来烯胺前 1h 或服后 4h 服用本药。⑲与拟交感药合用，本药利尿作用减弱。⑳与氯磺丙脲合用，可降低血钠浓度。㉑本药降低抗凝血药药效。㉒本药升高血糖水平，应加大降糖药剂量。㉓与乌洛托品合用，后者的疗效下降。㉔在用本药期间应用静脉麻醉药羟丁酸钠，或与利托君、洋地黄、胺碘酮合用，可导致严重低血钾和心律失常。㉕与甲氧苄啶合用，易发生低钠血症。㉖本药降低丙磺舒作用，合用时应加大其剂量。㉗过多摄入氯化钠可消除本药的降压利尿作用。

【规格】 片剂：10mg，25mg，50mg。

环戊噻嗪　Cyclopenthiazide（环戊氯噻嗪，环戊甲噻嗪，Cyclothiazide，Navidrex）

【药性与应用】 本品为作用较强的氯噻嗪类利尿药，作用持久，有显著排钠作用，但排钾作用不明显，一般不需加服钾盐；有降压作用。口服吸收完全，显效时间为 1～2h，5～10h 达峰值，持续作用时间为 24～36h。临床用于心源性、肾源性、肝源性及周围血管障碍性局限性水肿；也与其他降压药配伍用于高血压。

口服。用于水肿：0. 25mg，2 次/d。对需要加大利尿作用者，开始剂量可增至 0. 5mg，早晚各 1 次。对于需长期用药者，给予维持量，0. 25～0. 5mg/d。小儿，0. 01～0. 02mg/（kg · d）。用于降压：与降压药合用时可先 0. 25mg，早晚各 1 次；待血压下降平稳后，给予维持量，0. 25mg，每晨顿服。

【注意与禁忌】 肝昏迷或有肝昏迷倾向者禁用。用药期间一般不必禁盐和补钾；但若长期用药则仍应适量补充钾。

【规格】 片剂：0. 25mg。

苄氟噻嗪[典]　Bendrofluazide（利钠素，Bedroflumethiazide，Benuron，Naturetin）

【药性与应用】 作用与氢氯噻嗪相似，但利尿作用强而持久；也有较好的降压作用。胃肠道易吸收。显效时间为 1h，6～12h 达峰值，持续作用时间为 24～36h。经肝代谢，由尿排出。临床用于充血性心力衰竭、肝硬化腹水及高血压。

口服。用于利尿：5~15mg，1次/晨；维持量2.5~5mg/d。用于降压：5mg，3次/d，维持量同前。最好与其他降压药合用，剂量应酌减。

【注意与禁忌】 高血压合并高尿酸血症或痛风者禁用。肾功能不全或妊娠水肿者慎用。长期服用应注意防止低血钾。

【规格】 片剂：2.5mg，5mg，10mg。

氯噻酮[典] Chlortalidone（Hygroton）

【药性与应用】 药理作用同氢氯噻嗪，但作用时间长达48h。临床用于利尿、降压及经前综合征。

口服：成人，100~200mg，1次/2d；儿童，2mg/（kg·d），1次/2d。

【注意与禁忌】 可有恶心、呕吐、眩晕、乏力、消化障碍等症状，停药后可消失。偶可见粒细胞和血小板减少、急性胰腺炎、高血糖、高尿酸血症、黄疸和感觉异常。长期应用易致低血钾，通常并用氯化钾1g，3次/d。严重肝、肾疾病者禁用。对胎儿有影响，孕妇忌用。

【规格】 片剂：50mg。

甲氯噻嗪 Methyclothiazide（降压利，氯钾氢氧噻嗪，因得隆，Aquatensen，Duretic，Enduron，Methyclothiazidum，Naturon，Thiazidil）

【药性与应用】 本药为噻嗪类利尿药，其药理作用类似氢氯噻嗪。口服2h起效，t_{max} 6h，作用可持续24h以上。

口服：利尿，2.5~10mg，1次/d。降压，2.5~5mg，1次/d。

【注意与禁忌】 本药与磺胺类药物、呋塞米、布美他尼、碳酸酐酶抑制剂有交叉过敏反应。慎用于严重肾功能减退、糖尿病、高尿酸血症、严重肝功能损害、高钙血症、低钠血症、红斑狼疮、交感神经节切除患者。孕妇应慎用。哺乳妇不宜应用。

不良反应同氢氯噻嗪。

【药物相互作用】 同氢氯噻嗪。

【规格】 片剂：2.5mg，5mg。

苄噻嗪 Benzthiazide（苯噻嗪，苄硫醋氯噻嗪，Aquatag，Exna，Freeuril，Lemazide）

【药性与应用】 本药为噻嗪类利尿药，利尿作用与氢氯噻嗪相似。其作用机制可参阅氢氯噻嗪。口服后2h起效，4~6h达到最大效应，作用持续12~18h，生物利用度25%，肾排泄率1%~4%，几乎完全以原形从肾脏排出。

口服：1~4mg/（kg·d），分次给药。

【注意与禁忌】 本药与磺胺类、呋塞米、布美他尼、碳酸酐酶抑制剂之间有交叉过敏反应，对上述药物过敏者应禁用。慎用于严重肝肾功能衰竭、糖尿病、高尿酸血症、高钙血症、低钠血症、红斑狼疮、胰腺炎、交感神经节切除患者。

儿童无特殊注意事项。孕妇慎用。哺乳妇不宜使用。

【药物相互作用】 ①本药与卟吩姆钠合用，可增加对光敏性组织细胞的损伤。②其他参阅氢氯噻嗪。

【规格】 片剂：25mg，50mg。

泊利噻嗪　Polythiazide（多噻嗪，三氟硫醚甲噻嗪，Drenusil，Lotense，Nephril，Renese，Toleran）

【药性与应用】 本药为噻嗪类利尿药，作用为氢氯噻嗪的25倍，其机制类似氢氯噻嗪。口服后2h起效，6h达最大效应，作用持续24～48h。血浆半衰期25.7h。约25%经肾排出。

口服：①水肿性疾病：开始剂量1～4mg，1次/d；维持量1～2mg/d；某些患者维持量可达4mg/d。②降压：2～4mg/次。

【注意与禁忌】 本药与磺胺类、呋塞米、布美他尼、碳酸酐酶抑制剂之间有交叉过敏，对上述药物过敏者，均忌用本药。慎用于严重肝肾功能损害、糖尿病、高尿酸血症、电解质紊乱、红斑狼疮、胰腺炎、交感神经节切除患者。

不良反应同氢氯噻嗪。

【药物相互作用】 同氢氯噻嗪。

【规格】 片剂：1mg，2mg，4mg。

贝美噻嗪　Bemetizide（苯甲噻嗪，Melusin）

【药性与应用】 噻嗪类利尿药，作用机制类似氢氯噻嗪。口服1～2h起效，3h达血峰浓度，6～8h达最大效应，作用持续24h，半衰期3～6h，4.4%～9.8%由肾脏排泄。

临床用于水肿性疾病、原发性高血压、中枢性尿崩症和肾结石的防止钙盐形成。

口服：25～50mg，每日或隔日1次。

【注意与禁忌】 同氢氯噻嗪。

【药物相互作用】 同氢氯噻嗪。

【规格】 片剂：25mg。

三、低效利尿药

螺内酯[典][基] Spironolactone（安体舒通，螺旋内酯固醇，Antisterone，Aldactone）

【药性与应用】 本品与醛固酮有类似的化学结构，两者作用点在远端小管和集合管部位，在细胞膜盐皮质激素受体水平对受体进行竞争，干扰醛固酮对远端小管中钠重吸收的促进作用，促进 Na^+、Cl^- 的排出产生利尿。因 Na^+-K^+ 交换机制同时受到抑制，K^+ 的排出减少，成为保钾利尿药的代表。本品的利尿作用弱，且缓慢而持久。口服 1d 左右起效，3~4d 达峰值，作用持续 5~6d。主要在肝脏内灭活。临床用于治疗醛固酮升高引起的顽固性水肿，对肝硬化、肾病综合征病人的水肿效果较好；对醛固酮增多性心源性水肿效果也较好，其他则效果较差。因单用本品效果较差，故常与氢氯噻嗪合用，以增强疗效。

口服：开始 40~120mg/d，分 3~4 次口服。服药 5d 后如果疗效满意，可继续按原量服用，否则应加用其他利尿药。

【注意与禁忌】 可有头痛、嗜睡、精神错乱、运动失调、皮疹、乳房胀痛、乳腺分泌过多等。也可引起低钠、高钾血症。本品有保钾作用，用药期间忌用钾盐。长期大量应用后，男子可出现乳房女性化、性欲减退、阳痿；女子可出现月经不调、更年期子宫出血、乳房触痛、皮肤褐斑、声音变粗、多毛症等，停药后均可消失。肾衰竭及高血钾病人忌用。

【药物相互作用】 ①多巴胺增强本药利尿作用。②与降压药合用可增强降压与利尿作用。③与噻嗪类利尿药合用可增强利尿作用，并可对抗噻嗪类的排钾作用。④与钾剂、库存血、ACEI、血管紧张素受体拮抗药、环孢素等合用，可增加高钾血症发生率。⑤可使地高辛半衰期延长，引起中毒。⑥与氯化铵、考来烯胺合用，易发生代谢性酸中毒。⑦避免与锂剂合用，以免发生锂中毒。⑧与肾毒性药合用，可增加其肾毒性。⑨与吲哚美辛等非甾体抗炎药合用，减弱本药利尿作用，并增加肾毒性。⑩与葡萄糖胰岛素液、碱剂、钠型降钾交换树脂合用，可减少高血钾症的发生。⑪肾上腺皮质激素、促激素，减弱本药利尿作用而拮抗钾潴留。⑫雌激素减弱本药利尿作用，并引起钠潴留。⑬甘珀酸钠、甘草类制剂可减弱本药利尿作用。⑭拟交感神经药减弱本药的降压作用。⑮本药可使血糖升高，不宜与降糖药合用。⑯本药减弱双香豆素的抗凝血作用。⑰与右丙氧芬合用可出现男子乳房增生与皮疹。

【规格】 片剂：20mg；胶囊：20mg。

螺内酯噻嗪片（Aldactazide）：每片含螺内酯 25mg、氢氯噻嗪 25mg。口服 1 片，1~4 次/d。

氨苯蝶啶[典][基]　Triamterene（三氨蝶啶，Dyrenium，Urocaudol，Pterofen）

【药性与应用】 作用部位与螺内酯相同，抑制远端小管和集合管皮质段对 Na^+ 的重吸收，增加 Na^+、Cl^- 的排泄而利尿，但本品不与醛固酮竞争受体，不是后者的拮抗剂。对 K^+ 亦有滞留作用，用药后一般不必补充钾盐。本品的利尿作用较弱，但与其他常用利尿剂如噻嗪类、螺内酯等合用时，能显著增强各自的利尿作用，减轻不良反应。口服 1h 后产生利尿效应，4~6h 达峰值，疗效可维持 12~16h。本品在肝内代谢，代谢产物与原形主要由肾脏排出。代谢产物有无活性不详。临床用于心力衰竭、肝硬化、慢性肾炎引起的顽固性水肿和其他水肿，多与其他利尿剂合用。因有排除血中尿酸的作用，更适用于合并高尿酸血症和痛风的病人。也用于配合高血压病的治疗。

口服：50~100mg，3 次/d，饭后或隔日连续服用。7d 为 1 个疗程。

【注意与禁忌】 偶有恶心、呕吐、嗜睡、轻度腹泻、口干、皮疹等。大量长期服用，可出现血钾过高，停药后症状逐渐消失。服药后多数人出现蓝色荧光尿，为正常现象，不必停药。应随时注意血象、电解质、肝功能变化或其他特异质反应，如有明显异常，应减量或停药。有高血钾或高血钾倾向及严重肝、肾功能不全者禁用。孕妇及育龄期已婚妇女慎用。

【药物相互作用】 ①本药可使血中尿酸升高，与噻嗪类合用可进一步加重尿酸的升高，必要时应加用抗痛风药物。②与 β 受体阻滞剂合用，可增强对血脂、尿酸和血糖的影响。③与完全胃肠外营养剂合用，可引起代谢性酸中毒。④本药可增强锂剂的肾毒性。⑤本药可增强甲氨蝶呤的毒性。⑥本药可使血糖升高，合用降糖药时应将剂量适当加大。⑦与洋地黄毒苷合用，可使其生物转化增加，疗效减弱，且不可补钾，以防血钾升高。⑧雷尼替丁降低本药胃肠吸收和肾清除率。⑨其他同螺内酯，可参阅。

【规格】 片剂：50mg。

氨苯蝶啶氢氯噻嗪片（Diazide）：每片含氨苯蝶啶 50mg、氢氯噻嗪 25mg。口服 1 片，1~4 次/d。

阿米洛利[典]　Amiloride（氨氯吡咪，Amipromizide，Guanamprazine，Midamor）

【药性与应用】 强效保钾利尿药，留钾、排钠利尿，但并非醛固酮受体竞争剂。本品作用于远端小管及集合管的皮质段，降低 Cl^- 的分泌及 Na^+-K^+ 交换，为目前排钠留钾利尿药中作用最强的药物。本品口服吸收，2h 起效，3~4h 达峰值，作用时间持续 6~10h。$t_{1/2}$ 6~9h。约 50%以原形从尿中排出，40%在 72h 内从粪便中排出，体内无蓄积现象。临床上本品与噻嗪类或髓襻类利尿药、抗高血压药配伍应用于治疗心力衰竭、肝硬化引起的水肿与腹水，也单用于低血钾症。

口服：2.5~5mg，1次/d，必要时可增至2次/d。

【注意与禁忌】 偶有口干、恶心、腹胀、头昏、胸闷等。长期服用应定期检查血钾、钠、氯水平。高血钾病人禁用。严重肾功能减退者慎用。

【药物相互作用】 ①与碘对比剂合用，增加发生急性肾功能不全的概率，应补液预防。②与抗精神病药合用，可增加直立性低血压风险。③与他克莫司合用，易发生致死性高血钾。④与排钾利尿剂合用，仍不可忽视监测血钾，以免发生高血钾或低血钾。⑤其他参阅螺内酯。

【规格】 片剂：2.5mg，5mg。

阿米洛利氢氯噻嗪片（Moduretic）：每片含阿米洛利5mg、氢氯噻嗪50mg。口服1片，1~2次/d。

坎利酸钾 Canrenoate Potassium（索体舒通，烯睾丙酸钾，Aldactone，Kanrenol，Vanactone）

【药性与应用】 螺内酯代谢产物坎利酸的钾盐，作用与螺内酯相似，但男子乳房女性化的作用较轻，故可作为螺内酯的替代物而用于上述副作用明显者。临床主要用于心力衰竭水肿和肝硬化腹水。

静脉给药：200~400mg/d，分2~3次，于2~3min内缓慢注入或静脉缓慢1次滴注。

【注意与禁忌】 基本与螺内酯相同，可参阅。

【规格】 注射液：200mg/2mL。

坎利酮 Canrenone（Luvion，Phanurane）

为螺内酯和坎利酸钾的代谢产物，作用与应用同坎利酸钾。注意事项同螺内酯。

口服：50~200mg/d，1次或分3次服。个别病人可用达300mg/d。

片剂：50mg。

乙酰唑胺[典][基] Acetazolamide（醋唑磺胺，醋氮磺胺，Diamox）

【药性与应用】 碳酸酐酶抑制剂，抑制肾小管上皮细胞中的碳酸酐酶，使H^+的产生减少，Na^+-H^+交换减慢，Na^+、水、HCO_3^-排出增加，因而产生利尿作用。排出的尿为碱性。但本品的利尿作用不强，长期服用也会产生耐受性。目前很少单独应用于利尿。但对伴有水肿的子痫病人，则有良好的利尿、降压作用。除肾小管外，人体许多部位的细胞有碳酸酐酶的受体分布，如胃黏膜、胰腺、眼睫状上皮、红细胞、中枢神经系统，因而也用于这些部位的相关疾病。如抑制眼睫状上皮中的碳酸酐酶，使房水产生减少而降低眼内压，用于治疗青光眼。也用于治疗脑水肿和消化性溃疡，减少脑脊液的产生和抑制胃酸分泌。也可试用于癫痫大小发作。口服吸收良好，30min 产生临床疗效，2h 达峰值，1 次给药作用可持续 12h。由近曲小管排出体外。临床主要用于治疗心源性水肿、青光眼和消化性溃疡。

治疗充血性心力衰竭性水肿：0.25~0.5g，1 次/d，早餐后服用疗效最好。治疗青光眼和脑水肿：0.25g，2~3 次/d。治疗消化性溃疡：0.5g，3 次/d，3 周为 1 个疗程；一般疼痛消失在用药的 7~9d。服药期间可每天结合用碳酸氢钠 2g、枸橼酸钠 1g、碳酸氢钾 1g、氧化镁 1.5g、水 1500~2000mL，以防水、电解质失衡。

【注意与禁忌】 常有困倦、面部和四肢麻木。长期服用可出现低血钾、代谢性酸中毒、碱性尿，导致磷酸钙结晶尿而发生肾结石症。偶见磷酸钙结晶堵塞输尿管引起急性梗阻性肾衰竭。严重不良反应为过敏性粒细胞缺乏症。可见磺胺类药物通常的不良反应。长期服用应补充钾盐，以防止低血钾。注意纠正高氯性代谢性酸中毒。为预防泌尿系统合并症的发生，除按磺胺药预防原则外，尚需加服钾盐。高尿钙病人应给低钙饮食。应避免应用钙、碘及广谱抗生素等可增强碳酸酐酶活性的药物。肝昏迷、肾功能及肾上腺皮质功能严重减退、代谢性酸中毒伴有低钾血症的水肿病人不宜用。也不可用于肺心病、心力衰竭病人。尿结石病人不宜使用。阿狄森病病人忌用。对本品过敏者禁用。

【药物相互作用】 ①与缩瞳药合用，可使本药作用增强。②与皮质激素、促皮质激素合用，可导致严重低血钾与骨质疏松。③与苯丙胺、M 胆碱受体阻滞药（尤其是阿托品）、奎尼丁等合用时因尿液碱化而加重本药不良反应；也因本药使尿液碱化，使水杨酸类、呋喃妥因、诺氟沙星、巴比妥、磺胺等弱碱性药物排泄增多，而影响其疗效。④巴比妥、卡马西平、苯妥英钠与本药合用，可导致骨软化发病概率上升。⑤本药与洋地黄毒苷合用可增加其毒性，发生低钾血症。⑥与甘露醇或尿素合用，在降低眼压同时，降低尿量。⑦本药可升高血糖，合用降糖药时应增加其剂量。⑧与氯化铵等酸性药物合用，可减弱本药作用。⑨钙、碘剂及广谱抗生素可增强碳酸酐酶的活力而减弱本药的作用。⑩本药可减少血锂浓度。

【规格】 片剂：250mg；注射液：250mg/5mL；注射剂：500mg。

双氯非那胺[典][基]　Diclofenamide（双氯磺酰胺，Dichlorophenamide，Daranide，Oratrol）

【药性与应用】 乙酰唑胺同系物，但作用缓慢而持久。因其结构中含有 2 个磺胺基团，故对碳酸酐酶的抑制作用较强。除抑制 Na^+、K^+再吸收外，亦增

加 Cl^- 的排出，故代谢性酸中毒发生较慢。口服后 1h 生效，2~4h 达峰值，持续作用 6h。主要用于各型青光眼，无论开角型、闭角型还是继发性均可。尤适宜于对乙酰唑胺有耐药性的病人。

口服：100~200mg，1 次/12h；维持量 25~50mg，3 次/d。

【注意与禁忌】 可有眩晕、厌食、恶心、嗜睡、手足麻木等。用药时间不宜过长，以免引起代谢性酸中毒与低钾血症。肾与肾上腺皮质功能严重障碍者忌用。肝、肾功能一般障碍者慎用。

【规格】 片剂：25mg。

二磺法胺 Disulfamide（甲磺酰胺，Disamide，Diluen）

药性与应用、注意与禁忌均同乙酰唑胺。

口服：100~400mg/d，分次服。

片剂：100mg。

依索唑胺 Ethoxzolamide（乙氧唑磺胺，Cardrase）

乙酰唑胺同系物，为碳酸酐酶抑制剂，用于利尿、青光眼。2h 起效，持续 8~12h。

口服：62.5~250mg/d，1 次或分次服。宜间断给药。

【注意与禁忌】 严重心力衰竭时，不宜用作早期利尿。

【规格】 片剂：125mg。

醋甲唑胺 Methazolamide（甲氮酰胺，Neptazane）

乙酰唑胺同系物，亦为碳酸酐酶抑制剂。主要用于青光眼的治疗。注意与禁忌同乙酰唑胺。

口服：50~100mg，2~3 次/d。最大作用出现于服药后 6~8h，持续 10h 以上。

【规格】 片剂：50mg。

四、成酸性盐

最常用的本类药物为氯化铵。其他有硝酸铵、氯化钙等，利尿作用差，临床基本不用。

服用氯化铵后，NH_4^+ 在肝内转化为尿素，引起细胞外液 Cl^- 增多，取代 HCO_3^-。后在肾小管内形成二氧化碳和水，进而造成代谢性酸血症。大量多余的 Cl^- 携带 Na^+ 等阳离子排出体外，产生利尿作用。氯化铵的利尿作用在初服后 24h 内最为明显，继续服用则作用锐减或消失。

本品需大量服用始有效，8～12g/d，分数次在进食时服。对胃黏膜刺激性大，易引起恶心与呕吐。可引起肝硬化病人的肝昏迷。肝、肾功能不全时均应禁用。也不单独应用，主要配伍含汞利尿剂，如汞撒利，造成酸性尿，以发挥后者的最大利尿作用。

五、黄嘌呤类化合物

此类药物中常见的有咖啡因、茶碱、可可碱。其中茶碱的利尿作用最强。茶碱抑制肾小管对 Na^+、Cl^- 的重吸收，代偿性地增加远端小管的 Na^+-K^+ 交换，使 K^+ 的排泌增加。茶碱又能增强心肌收缩力，使心排出量、肾血流量和肾小球滤过率增加而进一步产生利尿作用。从总体上看，茶碱的利尿作用是很微弱的，仅有分类上的意义。作为利尿剂，也主要用于心源性水肿。一般用其可溶性盐氨茶碱。也可应用利尿素（Diuretine），为等量可可碱与水杨酸制剂。

第二节 脱水药

甘露醇[典][基] **Mannitol**

参见第十章第五部分该条。

山梨醇[典] **Sorbitol**

参见第十章第五部分该条。

尿素[典][基] **Urea**

【药性与应用】 作用与甘露醇、山梨醇相同。但有 50% 被肾小管重吸收。临床用其高渗液治疗脑水肿引起的脑疝及青光眼等。15～30min 产生脱水作用，维持疗效 3～4h。用药后常出现继发性脑体积增大和颅内压反跳性回升。故本药用后 3～4h 应加用其他脱水药，如甘露醇等。其软膏或乳膏外用可使皮肤软化，防止手足皲裂。

静脉注射或快速静脉滴注：0.5～1g/（kg·次），于 20～30min 内滴注完毕。12h 后可重复给药，一般可连用 1～3d。

【注意与禁忌】 本品性质不稳定，必须在临用前以 10% 葡萄糖溶液溶解，并在 24h 内用完，以防释出有毒的氨不能再用。药物储存太久或药液温度过低时，可引起潮红、兴奋、烦躁不安。药液漏出血管外，可引起组织红肿、起疱。肾功能不全、严重休克与脱水、活动性颅内出血、血液氮质潴留等均忌用。

【规格】 注射液：30g/100mL，60g/250mL。

高渗葡萄糖注射液 Glucosi Hypertonica Injection

【药性与应用】 注射大量高渗葡萄糖溶液可提高血管和肾小管内的渗透压，从而产生高渗性脱水和利尿作用。临床用途同甘露醇，但其脱水效力强而作用短暂，常在其他脱水药两次给药之间使用。

静脉注射：50%葡萄糖注射液 40~100mL/次，1 次/（4~6h）。

【注意与禁忌】 切莫漏出于血管外，否则将引起组织炎症与坏死。糖尿病病人慎用。

【规格】 注射液：10g/20mL（50%）。

甘油[典] Glycerin（丙三醇，Glycerol）

【药性与应用】 通过提高血浆和肾小管内渗透压而产生脱水利尿作用。在其他脱水药两次注射之间用药，以防止脑水肿等出现反跳现象。本品无毒，尚可产生较等量葡萄糖略高的热量。临床用于降低颅内压和眼压；也可用于治疗皮肤皲裂与便秘。

口服：成人，50%甘油盐水 20~40mL，3 次/d。

【注意与禁忌】 可有头痛、眩晕、恶心、呕吐、上腹部不适与腹泻。静卧可减轻上述症状。

【规格】 口服液：50%甘油盐水。

第二部分　尿崩症用药

尿崩停 Insufflation Posterior Pituitary（垂体后叶粉鼻吸入剂）

【药性与应用】 猪脑神经垂体制取物，其主要成分为抗利尿激素。有抗利尿作用，临床用于尿崩症的治疗。

用特制小匙取本品 1 匙（30~40mg），倒在纸上，卷成纸卷，压住一侧鼻孔，经另一侧鼻孔插入后，抬头将药粉轻轻而完全地吸入鼻腔内，15~30min 即可见效。作用可维持 6~8h；作用消失后再重复吸入。

【注意与禁忌】 吸入时避免喷嚏，以保证疗效。应慢慢吸入，不宜过猛，以避免喷嚏、鼻痒、流涕、咳嗽的发生。吸入过深，易引起咽喉发紧、气短、胸部闷痛；吸入过多可引起腹胀、腹痛。鼻窦炎、哮喘和其他呼吸道疾病禁用。

【规格】 粉剂：1g（附小匙）。

鞣酸加压素 Vasopressin Tannate（长效尿崩停）

【药性与应用】 精制鞣酸加压素的油剂注射液，维持疗效时间较长，适合尿崩症病人长期使用，尤适用于伴有呼吸道疾病的病人。1 次注射量可维持 2~10d，约 0.1mL/d。临床用于治疗尿崩症，免除了多次注射的烦恼。

深部肌内注射：常用量为 0.2~1mL，或根据病情确定注射剂量。

【注意与禁忌】 注射前应将本品摇匀。剂量多少应根据病情与耐受程度而定，耐受力差的病人不可多注，以免副作用的发生；耐受力强者可注射 1mL/次。冠心病、动脉粥样硬化性疾病、心力衰竭、血压过高、妊娠者禁用。

【规格】 注射液：100mg/5mL。

醋酸去氨加压素[典][基] Desmopressi Accetate（安立停，的司加压素，弥凝，去氨加压素，依他停，Minirin，Octostim）

【药性与应用】 本药为去氨加压素的醋酸盐，与天然激素精氨酸加压素的结构类似。去氨加压素有较强的抗利尿作用和较弱的加压作用。本药经鼻、舌下、口腔或口服给药能迅速吸收，皮下或肌内注射吸收迅速而完全。本药经鼻给药 1h，口服给药 1~2h 产生抗利尿作用；口服 4~7h 达到最大效应。本药不经肝代谢。经鼻给药的血浆半衰期变化较大，为 24~240min，平均 90min；静脉注射血浆半衰期呈剂量依赖性，为 50~158min。

本药临床主要用于治疗中枢性尿崩症，尿崩症的诊断，治疗 6 岁以上患者夜间遗尿症，肾浓缩功能试验，控制和预防轻度甲型血友病、血管性血友病进行小手术时的出血，治疗血小板功能障碍、尿毒症、肝硬化等因素所致的出血时间延长。

口服给药。中枢性尿崩症：开始 100μg，1~3 次/d，以后根据疗效调整剂量。多数人的适宜剂量为 100~200μg，3 次/d。日总剂量为 200~1200μg。夜间遗尿症：首次用量为睡前 200μg，疗效不佳时，可增至 400μg。连续使用 3 个月后，至少停用 1 周，以便评估是否继续治疗。

静脉给药。中枢性尿崩症：1~4μg，1~2 次/d。治疗和预防出血：①0.3μg/kg，溶于生理盐水 50~100mL，静脉滴注15~30min。若效果明显，可间隔 6~12h 重复 1~2 次；若再加多次数，效果将会下降。②甲型血友病：16~32μg/次，溶于生理盐水 30mL 内快速滴入，1 次/12h。③血管性血友病：按体重 0.4μg/kg，溶于生理盐水 30mL 内快速滴入，1 次/8~12h。

皮下注射。中枢性尿崩症：2~4μg/d，通常早、晚各 1 次。甲型血友病、血管性血友病：对于轻度出血者，剂量同静脉给药。肾浓缩功能试验：4μg。

肌内注射用于肾浓缩功能试验，同皮下注射。

经鼻给药。中枢性尿崩症：①鼻喷雾剂，开始 10μg，睡前喷鼻，以后则根据尿量，每晚递增 2.5μg，直至获得良好睡眠。若全天尿量仍较大，可于早晨再加 10μg 喷鼻。维持量 10~40μg/d，分 1~3 次喷鼻。②滴鼻液，开始 10μg/次，逐渐调整到适当剂量，3~4 次/d，加以维持。夜间遗尿症：开始时每侧鼻孔 10μg，20μg/d。维持用药，根据反应调节用量，一般 10~40μg/d。甲型血友病：剂量同静脉给药。血管性血友病：出血轻者同静脉给药。肾功能浓缩试验：40μg。

【注意与禁忌】 本药不适于治疗因子Ⅷ促凝活性水平≤5%的甲型血友病、乙型血友病或有因子Ⅷ抗体的患者。忌用于对本药过敏、ⅡB 型血管性血友病、习惯性或精神性烦渴症、心功能不全、不稳定型心绞痛、中度肾功能不全、抗利尿激素分泌失调综合征、低钠血症、急迫性尿失禁、糖尿病、器质性多尿症、尿路感染等患者。慎用于水电解质紊乱、颅内压升高、高血压性心血管病、冠心病。6 岁以下儿童、老年人、孕妇慎用。

不良反应：①心血管系统：偶见血压升高、发绀、心肌缺血；大剂量时可见血压一过性降低、反射性心动过速、面部潮红。极少数人可有心、脑血管血栓。②精神神经系统：常见头痛，少见情绪障碍；大剂量时可有疲倦、眩晕。有报道儿童可出现过度兴奋、攻击行为和噩梦。③其他可见低血钾、鼻充血、鼻衄、鼻炎、子宫绞痛、腹痛、恶心、血小板减少、皮肤过敏，仅有个案报道全身性过敏反应。

【药物相互作用】 ①本药与洛哌丁胺合用，可使本药血药浓度升高 3 倍，增加了水潴留或低钠血症发生概率。②与利尿药、三环类抗抑郁药、氯丙嗪、氯磺丙脲、氯贝丁酯、卡马西平合用可增加水潴留与抗利尿作用，应避免合用。必须合用时，也应从小剂量开始。③辛伐他汀、吲哚美辛可增强患者对本药的反应，但不影响治疗。④本药与非甾体抗炎药合用可导致水钠潴留，应严格注意控制饮水与钠的摄入。⑤格列本脲抑制本药效应。⑥二甲硅油有可能降低本药的吸收。⑦用药前 1.5h 内摄入脂肪含量为 27%的餐饮，可降低本药吸收率的 40%。

【规格】 片剂：100μg，200μg；注射液：4μg/1mL，15μg/1mL，30μg/2mL；鼻喷雾剂：250μg/2.5mL（每喷 10μg）；滴鼻液：250μg/2.5mL。

第三部分　治疗排尿障碍用药

氯贝胆碱　Bethanechol Chloride（应高连，Urecholine）

【药性与应用】　兴奋副交感神经，增加逼尿肌张力，使膀胱收缩而排尿；亦可增加胃肠道平滑肌的动力与紧张度，使胃肠蠕动恢复正常。本品不被胆碱酯酶破坏，作用较乙酰胆碱持久，促进排尿、排便，以及增加胃肠道蠕动。常用剂量不兴奋神经节与括约肌，也不影响心律、血压与周围循环。临床用于手术后、产后非梗阻性尿潴留及神经性膀胱肌张力降低与尿潴留。

口服：成人常用量为10~30mg，3~4次/d。开始可用5~10mg，以后每小时重复给药，直到用至30mg/次，或获得满意效果。给药后30~60min起效，作用持续1h。皮下注射：常用量为2.5~5mg，必要时每隔15~30min重复注射，最多4次/d。以后根据病情调整每日注射次数。皮下注射后，5~15min奏效。

【注意与禁忌】　少数人出现腹部不适、流涎、皮肤潮红、灼热感及流汗等症状。大剂量可致副交感神经过度兴奋，出现疲倦、头痛、面部潮红、腹泻、恶心、嗳气、肠鸣、气喘、血压降低等。甲亢、溃疡病、支气管哮喘、心动过缓、低血压、冠心病、动脉粥样硬化、癫痫、帕金森病、胃肠或泌尿道器质性梗阻患者及孕妇均禁用。仅限于皮下注射，不可作肌内或静脉注射，也不可过量，以免引起副交感神经过度兴奋。

【药物相互作用】　与交感神经节阻滞药合用，可引起血压明显下降。阿托品为本品的特效对抗剂，一旦发生中毒症状，可以使用。

【规格】片剂：5mg，10mg，25mg；注射液：5mg/mL。

奥昔布宁[典]　Oxybutynine（尿多灵，Ditropan）

【药性与应用】　主要作用于副交感神经系统，有很强的平滑肌解痉作用和较强的镇痛作用，较弱的抗胆碱作用及局部麻醉作用。解痉作用为阿托品的5~10倍，抗胆碱作用则仅为其1/5。口服吸收迅速而完全。给药后30min起效，1h达峰值。$t_{1/2}$2.3h。主要由肝脏代谢后经尿排泄，体内几乎无蓄积。临床用于治疗尿急、尿频、尿失禁、夜间遗尿症等疾病。对膀胱炎、尿道炎、复发性尿道感染引起的尿频症状最为适宜。对小儿遗尿也有较好疗效。

口服：成人，5mg，2~3次/d；儿童，2.5~5mg，2次/d。

【注意与禁忌】　可有口干，数日后消失。一般不良反应为视力模糊、少汗、乏力、头晕及胃肠道反应，但多能耐受。青光眼、幽门及十二指肠梗阻、肠梗阻或绞痛、胃肠道出血及阻塞性尿道疾病者禁用。高龄，肝、肾功能不全，反流性食管炎、食管裂孔疝者慎用。

【药物相互作用】 ①与呋喃妥因合用，有协同作用。②与普鲁卡因合用，对窦房结传导有协同抗迷走神经作用。③与阿托品合用，疗效与不良反应均增强。④与西沙必利或氯米帕明合用，可降低上述两药的疗效。⑤本药抑制胃肠道蠕动，可妨碍对其他药物的吸收。⑥乙醇能加重本药的嗜睡症状。

【规格】 片剂：5mg；胶囊：5mg；缓释片：10mg。

非那吡啶[典] **Phenazopyridine（苯偶氮二氨基吡啶，尿通宁，Pyridum，Mallofeen）**

【药性与应用】 一种局部麻醉剂，能直接作用于尿道黏膜，迅速解除病人尿道及膀胱的不适、烧灼感、尿频、尿急等症状。无抗胆碱药物的副作用。也可配合抗生素使用。临床用于感染、肿瘤、外科手术及检查等各种原因刺激尿道黏膜引起的不适、疼痛、尿频及灼热感。

口服：成人，200mg，3 次/d，饭前服；9～12 岁儿童，100mg，3 次/d，饭前服。

【注意与禁忌】 少数人可有胃肠道不适。服本药后尿液变为橙红色，为正常现象。

【规格】 片剂：100mg。

黄酮哌酯[典] **Flavoxate（泌尿灵，Urispas，Genurin）**

【药性与应用】 黄酮类化合物，平滑肌松弛药，有局部麻醉和镇痛作用。其对平滑肌的作用类似罂粟碱，能对抗氯化钡、组胺、乙酰胆碱、肾上腺素、5-羟色胺、氯化钾等引起的平滑肌痉挛，有很强的解痉作用，对尿道平滑肌的作用尤为显著。本品能抑制平滑肌对 Ca^{2+} 的摄取，有轻微 Ca^{2+} 拮抗作用。能抑制磷酸二酯酶（PDE），使细胞内的 cAMP 蓄积，引起平滑肌松弛。本品的局麻作用和利多卡因相当，镇痛强度约为氨基比林的 4 倍。本品有很强的脂溶性，口服易吸收，2h 达峰值。与血浆蛋白很少结合。主要从尿中排出，少量从胆汁排出。$t_{1/2}$为 24h。代谢产物 3-甲基黄酮-8-羧酸也有显著的药理活性。其 $t_{1/2}$为 50min。临床用于治疗膀胱炎、尿道炎、前列腺炎等疾病引起的各种排尿困难、尿急、尿频、耻骨上痛、尿痛、夜尿等症状；亦用于妇女骨盆痛、痛经、子宫运动障碍的治疗。

口服：200mg，3 次/d。

【注意与禁忌】 偶见口干、恶心、呕吐、眩晕、疲倦、眼压升高、心动过速、荨麻疹和视力模糊。幽门及十二指肠梗阻、肠梗阻或绞痛、胃肠道出血、阻塞性尿路疾病者禁用。儿童、孕妇、青光眼者慎用。

【药物相互作用】 ①与其他抗毒蕈碱药物，如金刚烷胺、抗组胺药、吩噻嗪类抗精神病药、三环类抗抑郁药合用，抗毒蕈碱作用增强。②与 MAOI 合用，本药的抗毒蕈碱样作用可能增强。③与拟副交感神经药合用，两者的药理作用可能相互抑制。④与钾盐同用可加重溃疡病。⑤与维生素 C 合用，可以降低疗效。

【规格】 片剂：200mg；胶囊：200mg。

乙酰异羟肟酸　Acetohydroxamio Acid（菌石通）

【药性与应用】 尿路结石是由于尿素在尿素酶的作用下分解，引起尿氨、碳酸氢盐和碳酸盐含量升高，尿 pH 升高，使磷酸镁、磷酸钙处于过饱和状态而形成结石。本品具有与尿素部分相似的化学结构，能竞争性地与尿素酶中的镍原子形成螯合物，抑制尿素酶的活性，从而阻止尿素的分解，减少尿氨形成和降低尿液 pH。本品还参与细菌核苷酸的代谢，能阻断脱氧核糖核酸的生物合成，也具有一定抗菌和溶解结石的作用。口服吸收迅速。$t_{1/2}$与剂量相关。口服后 15~60min 达峰值，$t_{1/2}$5~10h。静脉注射本品 50mg/kg 于 24h 内有 54%以药物原形和 17%经生物转化为乙酰胺从尿中排出。临床用于防治感染性尿石症和尿路感染。用后可使尿液转清，尿量增多，排尿通畅，绝大部分病人尿氨和尿 pH 值下降，炎症刺激症状减轻或消失。留置尿管、膀胱造瘘者，创口及尿道分泌物等炎症表现消失，管道清洁，无堵塞现象。

口服：0.25g，3 次/d。

【注意与禁忌】 少数人可有轻度头痛、胃肠不适、恶心、皮肤瘙痒，会自行消失，一般不需停药。

【规格】 胶囊：0.25g。

尿通　Eviprostat

【药性与应用】 复方制剂。其中欧洲白杨浸膏有利尿抗菌作用；小麦胚芽油含有维生素 E 和多种生物活性成分，促进周围血液循环，激活组织，刺激垂体分泌；氯化锰在体内分解成磺乙胺氨基酸锰，有类似胆固醇的作用，改变肥大细胞渗透性，使肥大组织缩小。本品中各成分起协同作用，引起结缔组织的胶体状态发生变化，产生纤维样变性和硬化胶原蛋白，对前列腺增生和膀胱炎产生的排尿不畅异常有效。临床用于前列腺炎、前列腺增生、排尿困难、膀胱三角炎、附睾炎等。

口服：2 片，2 次/d。

【注意与禁忌】 极少数人有胃肠道不适，减量或继续用药均可消失。

【规格】 片剂：每片含小麦胚芽油 15mg、伞形梅笠草酸盐 0.5mg、欧洲白杨浸膏 0.5mg、白头翁浸膏 0.5mg、木贼浸膏 1.5mg、牛黄胆酸钠 0.5mg、氯化锰 0.25mg。

消石灵 Duplinal

【药性与应用】 植物提取物复方制剂。有利尿、抗感染、增进肾血液循环的作用。临床用于肾脏和膀胱疾病，如水肿、结石、感染等。长期服用无不良影响。

口服：2 粒/次，3 次/d。严重病例 4 粒，3 次/d。

【规格】 胶囊：每粒含铃兰草浸膏 15mg、直管草浸膏 5mg、熊果叶浸膏 15mg、西洋茜草 60mg、可可碱 10mg。

消石素 Uralyt

【药性与应用】 植物提取物复方制剂。西洋茜草与 Mg^{2+} 在一起可增加钙盐结石在尿中的溶解度。铃兰草对易患结石者有利尿、抗感染和增进肾血液循环的作用。临床用于尿结石、膀胱结石。长期用药无明显副作用。

口服：2 片，3 次/d；对较严重病例可服 3~5 片，3~5 次/d。6 岁以下儿童，2 片/次，2 次/d。

【规格】 片剂：每片含西洋茜草 55mg、一支黄花 55mg、问荆草 47.5mg、松果菊草 60mg、山金车花 5mg、山金车根 5mg、磷酸镁 22.2mg、铃兰草浸膏 1.85mg。

优克龙 Urocalum

【药性与应用】 以黑白花穗提取物为主要成分。实验证明，本品对大鼠的膀胱结石具有抑制形成和脆化作用。亦有抗黏膜炎症的作用。抑制血管通透性、抑制结石形成，并有排石作用。临床主要用于尿路结石。未发现明显不良反应。

口服：2 粒，3 次/d。

本品与解痉药、镇痛药、抗生素、止血药合用未发现它们之间有相互作用。

【规格】 胶囊：每粒含黑白花穗提取物 225mg。

膀胱灵 Cystocap

【药性与应用】 植物性药物复方制剂。有镇静和降低膀胱刺激的功能，增强膀胱功能，松弛膀胱括约肌，加速其排泄及解除神经性膀胱紧张。临床用于急慢性膀胱炎、尿急、尿频、排尿困难及排尿隐痛。

口服：2 粒，2~4 次/d。症状缓解后可改为晨起服 1 粒，晚饭后服 2 粒。

【规格】 片剂：每片含香葛藤浸膏 80mg、卡瓦胡椒浸膏 10mg、啤酒花浸膏 20mg、葡萄熊果苷 50mg、醋酸维生素 E 20mg、桃南瓜子仁油 227.3mg。

护前列 Urgenin

【药性与应用】 干锯叶棕、干紫锥花叶的提取物复方制剂。能消除膀胱和前列腺黏膜的充血，增强机体抗感染能力和细胞吞噬作用；并能加速除去细胞崩解产物及致病菌。临床用于治疗前列腺炎、第一及第二期前列腺增生，能减轻前列腺疼痛和膀胱刺激症状。

口服：片剂，1~2 片，2~3 次/d，饭前服；合剂，20~25 滴，1~3 次/d，饭前服。

临床未发现明显不良反应。

【规格】 片剂：每片含干锯叶棕提取物 25mg、干紫锥花叶提取物 30mg。合剂：每 100g 含锯叶棕 65g、紫锥花叶 35g。

前列康

【药性与应用】 花粉制剂，含多种维生素、微量元素、氨基酸、酶等物质。主要用于前列腺增生症，机制不明，可能与其抗雄激素的作用有关；并能改善尿道黏膜及其周围组织的水肿。用于治疗老年性前列腺增生，能使前列腺体积缩小，改善尿频、尿急、尿潴留等症状。花粉尚具有促进机体代谢及造血、免疫功能。

口服：3~4 片（胶囊 4~6 粒），3 次/d。片剂应饭前嚼碎后吞服。

【注意与禁忌】 少数人用药后大便稀薄，不影响继续治疗。

【规格】 片剂：0.5g；胶囊：0.35g。

哌唑嗪[典][基] Prazosin（脉宁平，Minipress，Furazosin，Hypovase）

【药性与应用】 α 受体阻滞药。由于前列腺的收缩由 α_1 受体控制，α_1 受体的密度在膀胱底部和前列腺部最高，α 受体阻滞剂能降低膀胱出口处的阻力而影响膀胱体部平滑肌的逼尿性收缩，从而有助于消除动力性梗阻。口服后血药浓度在 1~3h 内达峰值。$t_{1/2}$ 2~3h。临床用于治疗良性前列腺增生，能改善尿潴留症状和增加排尿量。

口服：0.5mg，2 次/d，连用 3~7d。

【注意与禁忌】 常有头晕、头痛、困倦、恶心、心悸等，继续用药大部分症状可减轻或消失。对本品过敏者禁用。严重心脏病、精神病者慎用。

其他参阅第八章第六节该条。

【规格】 片剂：0.5mg，1mg。

盐酸酚苄明[典] Phenoxybenzamine Hydrochloride（氧苯苄胺，酚苄胺，竹林胺，Dibenzylin）

【药性与应用】 为α受体阻滞药，可松弛前列腺平滑肌及膀胱括约肌，缓解尿道梗阻，使排尿困难症状得到改善。本品还能抑制5α-还原酶的活性，使双氢睾酮生成减少，阻止前列腺增生的进一步发展。临床用于由前列腺增生症引起的非机械性梗阻性排尿困难，如昼夜尿频、尿急、尿线细、尿滴沥、排尿等待等症，服药后12~72h症状改善。也用于防治尿潴留。

口服：10mg，开始1~3d，2次/d；以后1次/d，7~14d为1个疗程。

【注意与禁忌】 近期有严重心、脑血管疾病者禁用。部分病人可出现口干、鼻塞、头晕、乏力，停药或改服1次/d后即可消失。个别人可有心悸或期前收缩。服药后应稍事休息，防止体位性低血压。有心悸或期前收缩症状者，应及时停药。

其他参阅第六章第二部分第五节α受体阻滞剂中该条。

【规格】 片剂：5mg，10mg；胶囊：5mg。

美帕曲星 Mepartricin（克霉灵，甲帕霉素，益列康宁，Montricin，Ipertrofan）

【药性与应用】 本品为抗深部真菌药，现在了解到，本品与其他聚烯类化合物一样，口服后不被吸收，在肠道内与肠-肝循环中的固醇类物质，如雌激素、雄激素、胆固醇等形成复合物，随大便排出体外，阻断了这些物质通过肠-肝循环的重吸收，使体内雌激素水平下降，打破了雄、雌激素之间的原有平衡，使前列腺形成双氢睾酮的原料短缺，减少了对腺体增生的刺激作用。临床用于前列腺增生症，治疗排尿困难、夜尿、尿频、尿滴沥等。用药后症状可有明显改善。

口服：1片，3次/d。30~60d为1个疗程。

【注意与禁忌】 常有轻微胃肠道反应，如胃部烧灼感、消化不良、恶心、腹泻、便秘等。

【规格】 片剂：50 000单位。

非那雄胺[典] Finasteride（保列治，非那利得）

【药性与应用】 合成4-氮甾体激素化合物，5α-还原酶抑制剂，抑制睾酮代谢成雄激素双氢睾酮，从而减少了前列腺增生的刺激源，使前列腺体积明显缩小，尿流速率增加，梗阻症状得到改善。临床用于治疗前列腺增生症。

口服：5mg，1 次/d。3 个月为 1 个疗程。

【注意与禁忌】 少数人可有阳痿、性欲下降及射精量减少。妇女、儿童、对本品过敏者禁用。严重尿潴留和排尿困难者须密切监控，以防尿道梗阻。

【规格】 片剂：1mg，5mg；胶囊：1mg，5mg。

美托拉宗　Metolazone（甲苯喹唑酮，美托法宗，美扎拉宗，Barolyn Dinlo，Diulo，Metenix，Metolaz，Mykrox，Pavedal，Xuret，Zeroxolyn）

【药性与应用】 本药化学结构与噻嗪类相异，但作用与氢氯噻嗪类似，主要是阻断远端肾小管的水钠吸收以增加尿量。口服后在 30～60min 钟内起效。有效时间可持续 3～5h，t_{max} 2～4h，$t_{1/2}$ 为 8～14h。血液透析不能清除本药。

临床上用于水肿性疾病与高血压病。

口服：①水肿：5～20mg，1 次/d。②高血压：起始剂量 2.5～5mg，1 次/d；维持量 5～20mg，1 次/d。

【注意与禁忌】 本药与磺胺类、噻嗪类可能存在交叉过敏，凡对这两类药过敏者不宜应用本药，无尿、肝昏迷者忌用本药。应慎用于糖尿病、电解质紊乱、高尿酸血症、肝肾功能不全、低血压、系统性红斑狼疮。儿童不宜使用。孕妇、哺乳妇均不宜使用。

不良反应与氢氯噻嗪类同。个别人可出现心悸、胸痛、室颤等。

【药物相互作用】 同氢氯噻嗪。

【规格】 片剂：2.5mg，5mg，10mg。

托特罗定　Tolterodine（贝可，布迈定，得妥，海正内青，乐在，美朋，宁通，舍尼亭，司必乐益，特苏安，Detrol，Detrusitol）

【药性与应用】 本药为竞争性 M 胆碱受体阻滞药。本药对膀胱的选择性高于唾液腺。临床用于膀胱过度兴奋引起的尿频、尿急和紧迫性尿失禁等症状。

本药口服后吸收迅速，用于治疗尿失禁 1h 可起效，持续时间约 5h。口服即释剂 t_{max} 为 1～3h；口服缓释剂 t_{max} 为 2～6h。本药 $t_{1/2}$ 为 2～3h。

口服：①即释剂 2mg，2 次/d，视疗效及耐受程度，可减量至 1mg，2 次/d。②缓释剂 4mg，1 次/d，视疗效及耐受程度，可减量至 2mg，1 次/d。

【注意与禁忌】 对本药过敏、尿潴留、胃潴留、未控制的闭角型青光眼、重症肌无力、严重溃疡性结肠炎、中毒性巨结肠患者忌用。慎用于膀胱出口梗阻、胃肠道梗阻、肝肾功能不全、自主神经疾病、食管裂孔疝等。不推荐儿童使用本药。孕妇慎用。哺乳妇应停止哺乳。

不良反应：偶见尿潴留、精神错乱、过敏、神经调节紊乱与胸痛；常见嗜睡、神经过敏、感觉异常、口干、呕吐、消化不良、胀气、便秘、腹痛、皮肤干燥、眼干、视物模糊等。

【药物相互作用】 ①本药与 CYP3A4 强效抑制药，如大环内酯类抗生素、抗真菌药、蛋白酶抑制药等合用，血药浓度增加，有药物过量风险，应避免合用。②与其他抗胆碱药合用，药效与不良反应均增强。③毒蕈碱受体激动药可降低本药疗效。④本药可降低甲氧氯普胺和丙沙比利的胃动力作用。

【规格】 片剂：1mg，2mg；分散片：2mg；缓释片：4mg；胶囊：2mg。

达非那新 Darifenacin

【药性与应用】 本药是一种强效的选择性 M_3 受体拮抗药。本药选择性作用于尿道、膀胱的 M_3 受体，可减少和减轻膀胱的过度收缩，提高膀胱容量，改善膀胱过度活动综合征的症状。本药的不良反应较其他同类药为少。

本药缓释剂口服后 2 周起效，半衰期为 13~19h。

临床用于膀胱肌肉功能障碍所致的膀胱过度活动综合征，此综合征临床表现为尿频、尿急、夜尿频多、尿失禁等。

口服：初始剂量 7.5mg，1 次/d。治疗 2 周后，如临床需要可将剂量增至 15mg，1 次/d。此药应整片吞服，不可嚼碎。

【注意与禁忌】 禁用于对本药过敏、胃潴留、尿潴留、未控制的闭角型青光眼、重度肝功能障碍患者。慎用于对其他 M 受体拮抗剂过敏、中度肝功能障碍、口腔干燥、胃肠道梗阻、溃疡性结肠炎、严重便秘、膀胱流出梗阻、重症肌无力、已控制的闭角型青光眼、前列腺肥大患者。

不良反应可有无力、头晕、头痛、便秘、恶心、腹痛、腹泻、口干、眼湿等。

【药物相互作用】 ①CYP3A4 抑制药如酮康唑、伊曲康唑、利托那韦、奈非那韦、甲基红霉素、奈法唑酮等使本药不良反应增加。②本药可竞争性抑制 CYP2D6 介导的氟卡尼、硫利达嗪、丙咪嗪、地昔帕明的代谢，使其不良反应增加，易造成心律失常，应予注意。

【规格】 缓释片：7.5mg，15mg。

曲司氯铵 Tnospium Chloride（顺睦利，Spasmolyt）

【药性与应用】 毒蕈碱受体拮抗剂，选择性高于 N 受体，与 M_2 和 M_3 毒蕈碱受体亚型的亲和力相似，可降低膀胱平滑肌的紧张度，还可增加膀胱最大测压容量和首次逼尿肌收缩容量。

口服本药 5~6h 达到血药峰浓度，片剂半衰期 20h，缓释胶囊半衰期 35h。

临床用于治疗出现急迫性尿失禁、尿急、尿频症状的膀胱过度活动综合征。

口服：①片剂：20mg，2次/d，餐前1h或空腹服用。②缓释胶囊：60mg，1次/d，每日早餐前空腹服用。

【注意与禁忌】 对本药过敏、尿潴留、胃潴留、未控制的闭角型青光眼者禁用。慎用于：显著膀胱出口梗阻、胃肠梗阻、溃疡性结肠炎、肠弛缓症、重症肌无力、已控制的闭角型青光眼、中至重度肝损害、严重肾损害患者。

不良反应可有心悸、室上性心动过速、胸痛、晕厥、高血压危象；口干、便秘、腹胀、腹痛、消化不良、胃炎；鼻干、鼻咽发炎；史-约综合征、过敏反应；泌尿道感染、尿潴留；横纹肌溶解、背痛；皮疹、皮肤干燥；眼干及感冒、嗜睡等。

【药物相互作用】 ①与其他抗毒蕈碱药物联用，可致口干、便秘等不良反应加重，并影响消化道对药物的吸收。②乙醇可加重本药的嗜睡作用，服药后2h内不宜饮酒。③高脂饮食后立即服用本药，可明显减少本药的生物利用度。

【规格】 片剂：20mg；缓释胶囊：60mg。

索非那新 Solifenacin（索利那新，卫喜康）

【药性与应用】 本药为选择性M_3受体拮抗药，对尿道膀胱M_3受体有潜在的选择性。可收缩膀胱平滑肌，同时刺激唾液分泌。本药口干、便秘、视物模糊等不良反应较少，耐受性较好。

本药口服后达峰时间3~8h，作用持续时间少于2周。半衰期β相40~68h。

临床用于治疗伴有尿急、尿频、急迫性尿失禁等的膀胱过度活动综合征。

口服：5mg，1次/d。如耐受良好，可增至10mg/d。最佳有效和耐受剂量为5~10mg，1次/d。20mg/d会更有效，但不良反应发生率也相应增高。

【注意与禁忌】 对本药过敏、胃潴留、尿潴留、未控制的闭角型青光眼、重度肝损害者忌用。慎用于有QT间期延长史、肝肾功能损害、已控制的闭角型青光眼、膀胱梗阻者。儿童的安全性未确定，孕妇应权衡利弊。哺乳妇慎用，用时应停止哺乳。

不良反应可有QT间期延长、头痛、出汗、口干、便秘、消化不良、恶心、鼻黏膜干燥、排尿困难、尿潴留、尿道感染、水肿、视物模糊等。

【药物相互作用】 酮康唑可使本药血药浓度升高，合用时本药剂量不应超过5mg/d。

【规格】 片剂：5mg，10mg。

第四部分　尿毒症用药

氧化淀粉[典]　Oxystarch（醛淀粉）

【药性与应用】　淀粉经氧化后的醛基产物，对酰胺或碱性氧化物中的氮原子具有亲和力，并以共价键结合的形式生成席夫碱，从而吸附肠道内的尿素或胺，通过粪便排出，促进尿素氮和血肌酐的降低。本品在肠道不被吸收，随粪便排出。临床上用于各种病因如慢性肾炎、慢性肾盂肾炎、高血压、糖尿病等造成的氮质血症、尿毒症。

口服：10g，2 次/d，小儿酌减，饭后用温开水调匀冲服。

【注意与禁忌】　本品具有吸湿性并刺激胃肠蠕动，少数人有轻度腹痛、腹泻、呕吐等，可自行消失，或减量后自行消失。急性肠道感染、消化道出血者禁用。如能配合低蛋白饮食，将有助于提高疗效。

【药物相互作用】　服用本品时不能同服碱性药物，以免改变肠道 pH 值，影响吸附效果。

【规格】　散剂：10g。

聚苯乙烯磺酸钠　Sodium Polystyrene Sulfonate（聚磺苯乙烯，降钾树脂，肾乐，Kayexalate，Reronium-A）

【药性与应用】　本品为药用钠型阳离子交换树脂。口服或灌肠后在肠道内产生离子交换作用而吸收 K^+，除去血中过多的 K^+。其特点是不会加重酸中毒，并可夺取尿毒症病人肠道中产生的大量 NH_4^+，以减少尿素的合成。本品在肠道中不吸收，与 K^+交换后随粪便排出体外。一般 1g 干树脂可交换 1mmol/L K^+。临床用于急慢性肾功能不全发生的高钾血症。

口服：15~30g（用温开水 100mL 调匀），1~2 次/d。若有便秘可合并服用 30g 粉剂甘露醇或山梨醇。直肠给药：30g/次，用水或 20% 甘露醇 100~200mL 调匀，高位保留灌肠，1~2 次/d，3~7d 为 1 个疗程。小儿用法同成人，剂量按 1g/（kg·d）计算。

【注意与禁忌】　不良反应有恶心、呕吐、胃痛、食欲不振、便秘、心律失常、肌无力、应激性精神紊乱等。用药期间应进行水、电解质平衡监测。当血清钾降至正常时，应暂时停药。

【规格】　粉剂：15g。

复方 α-酮酸　Compound α-Ketosteril

【药性与应用】 由 5 种必需氨基酸和其相应酮类衍生物组成。本品可在肾功能不全者的低蛋白饮食中补充必需氨基酸而不增加氮负荷，促进蛋白质合成，降低尿素氮，改变氮和氨基酸代谢的失衡状态；降低血中 K^+、PO_4^{3-} 浓度，从而改善尿毒症的症状。临床上用其配合低蛋白、高热量饮食，用于慢性肾功能不全病人，预防和治疗蛋白质代谢失调。

口服：4~8 片，3 次/d，饭时服。

【注意与禁忌】 长期服用可致高钙血症。高钙血症和高氨基酸代谢者禁用，注意定期监测血钙水平，保证足够热量供应。本品具有降血磷作用，在治疗中为了避免低磷血症，应避免应用氢氧化铝或减少其使用量。

【药物相互作用】 与含钙药物合用可加速高钙血症的发生，或增加血清中钙的含量。

【规格】 片剂：每片含 dL-3-甲基-2-氧戊酸钙盐 67mg、4-甲基-2 氧戊酸钙盐 101mg、2-氧基-3-苯基丙酸钙盐 68mg、3-甲基-α-氧基丁酸钙盐 86mg、dL-2-羟基-4-甲巯基丁酸钙盐 59mg、L-赖氨酸 105mg、L-苏氨酸 53mg、L-色氨酸 23mg、L-组氨酸 38mg、L-酪氨酸 30mg；每片总钙量 1. 25mmol，约等于 0. 05g，总氮量 36mg。

第五部分　肾性贫血用药

β-依泊丁　Epoetin Beta

【药性与应用】 红细胞的生长需促红细胞生成素（EPO）的刺激。EPO 是由肾脏产生的。慢性肾衰竭病人缺乏 EPO 而发生贫血。本品与天然 EPO 有相同的氨基酸排列顺序和生理活性，可以刺激红细胞生长，使症状得以改善。临床用于治疗慢性肾衰竭引起的贫血。

静脉或皮下注射：最初剂量为 50~100 国际单位，3 次/周。每周应检测 2 次血细胞比容，直到稳定状态（30%~33%），然后确定维持量。在剂量调整期间应监测血细胞比容，当达到所需范围后，应减少本品的剂量。血细胞增加、变化的速度与本品的剂量相关。维持量一般保持在 25 国际单位，3 次/周。

【注意与禁忌】 治疗初期可出现癫痫。尚未发现有严重过敏或过敏样反应。偶有暂时性红疹，以及关节和肌肉疼痛。治疗期间易出现高血压，应严密监测。在用药前与过程中应监测病人体内的铁储备，包括血清铁蛋白、饱和转铁蛋白，如果分别低于100ng/1mL和20%，应给以补铁治疗。

【规格】 注射剂：2000国际单位，4000国际单位，10 000国际单位。

α-依泊丁 Epoetin Alfa

【药性与应用】 本药是经重组NDA技术生成的促红细胞生成素（EPO），为165个氨基酸组成的糖蛋白。慢性肾功能不全合并贫血，其主要原因就是EPO不足，故补充本药可以纠正肾性贫血。本药对体内EPO升高性贫血无效。

本药临床用于治疗肾性贫血，恶性肿瘤、非骨髓性恶性肿瘤化疗、类风湿性关节炎、系统性红斑狼疮、艾滋病引起的贫血；也用于围术期红细胞动员、早产儿贫血等。

慢性肾功能不全患者静脉或皮下注射本药后，达峰时间分别为15min及5~24h。血药峰浓度可维持12~16h。反复注射其浓度不变。起效时间分别为：网织红细胞计数升高7~12d；红细胞计数、血细胞比容（HCT）及血红蛋白回升通常需2~6周。疗效与剂量及体内铁储存量相关。若一次给予100~150单位/kg，一周3次，2个月内作用可达高峰。停药后2周HCT开始下降。消除半衰期平均4~13h，且随用药时间而缩短。最初用药的消除半衰期大于7.5h；用药7次后变为6.2h；用药24次后，再变为4.6h。

静脉注射：①治疗：肾性贫血，开始推荐剂量，血液透析患者，一周100~150单位/kg，非透析患者，一周75~100单位/kg。若HCT每周增幅少于0.5%，可于4周后按15~30单位/kg增加剂量，但增加剂量一周最高不宜超过30单位/kg。HCT增加量应在30%~33%之间，不宜超过36%。②维持：肾性贫血，如HCT达到30%~33%或血红蛋白达到了100~110g/L，可进行维持治疗。剂量宜为治疗剂量的2/3。每2~4周检查HCT以调整剂量，避免红细胞生成过速，以维持HCT和血红蛋白在适当水平。

皮下注射：①肾性贫血：同静脉注射。②围术期红细胞动员：适用于择期外科手术（心血管手术除外），且术前血红蛋白值在100~130g/L的患者。一次150单位/kg，一周3次，于术前10d至术后4d使用。③肿瘤化疗所致贫血：起始剂量150单位/kg，一周3次。经8周治疗后，若不能有效地减少输血量或增加HCT，可增加至200单位/kg，一周3次。HCT大于40%时，应减少本药的剂量，直到HCT降至36%。再次开始治疗或调整剂量以维持所需的HCT时，应按原剂量减少25%。若给予起始剂量，HCT增加较快（如在2周内增加4%），也应适当减少本药剂量。

【注意与禁忌】 应注意当肿瘤患者血红蛋白达到或超过120g/L时，继续应用EPO类药，可使肿瘤快速生长，增加患者的死亡率。对本药及其他生物制品过敏、难控性高血压、高血压脑病、铅中毒患者忌用。慎用于有过敏史、心肌梗死、肺梗死、脑梗死、癫痫、卟啉病患者。儿童、孕妇、哺乳妇不宜使用本药。

不良反应主要为血压升高，偶可发生脑血管意外、癫痫、血栓、嗜酸性及中性粒细胞增多。其他可有呼吸急促、流感样症状、恶心、呕吐、食欲缺乏、口苦、腹泻、腹痛、肝酶升高、肾功能异常、血钾升高、肌关节痛、头晕、头痛、发热、倦怠、失眠、皮疹、过敏等；也可见脾肿大、眼底出血、鼻衄等。

【药物相互作用】 ①叶酸或维生素 B_{12} 不足可降低本药疗效。②严重铅过多将影响本药疗效，对铅中毒性肾性贫血，应加大本药的用量。

【规格】 注射剂：1000 单位，1500 单位，2000 单位，4000 单位，10 000 单位。

促红细胞生成素 Erythropoetin（Eprex）

【药性与应用】 刺激红细胞原始细胞分裂和分化，并与剂量成正比，随着网织红细胞计数的增加，血细胞比容和血红蛋白水平随之提高；并改变血小板功能，使止血时间缩短。本品静脉给药 150 国际单位/kg 后，即可达峰值（3000~5000国际单位）。在长期血液透析病人中，单剂量给药 $t_{1/2}$ 8~10h，重复给药则缩短到 6h。透析前重复静脉给药者的 $t_{1/2}$ 可能比长期血液透析者要短些。皮下注射本品 5~8h 后达峰值，并维持数小时，与静脉给药无甚差别。但皮下注射的生物利用度仅为静脉给药的 20%。代谢部位虽仍未确定，但已有迹象表明大部分在肝脏消失，仅少量从肾脏排泄。在正常志愿者尿液中，原形促红细胞生成素为 10%。临床用于治疗慢性肾衰竭者的贫血。在治疗过程中，最初 1~3 周观察到的血细胞比容增加与剂量成正比；在 4~6 周中，血细胞比容水平可达到 30%~40%，可明显提高病人的生活质量，如体力耐受、情绪、起居方式和性功能。对非透析慢性肾衰竭病人也有治疗价值。

静脉或皮下注射：静脉注射开始应用较低剂量，50~100 国际单位，3 次/周。如果在 4 周内，网织红细胞计数、血细胞比容、血红蛋白水平未见明显增加，剂量可以递增；如果在任意 2 周内血细胞比容增加大于 4%以上，剂量应相应减少。应以血细胞比容达到 30%~33%或血红蛋白水平达到 120g/L 为平衡指标，调节维持剂量。同时应测定个体最佳血细胞水平。接受长期血液透析的病人，通常在每次透析之末给予本品。皮下给药量与静脉相同。腹膜内给药量应等于或大于静脉注射量。

【注意与禁忌】 常有血压升高、心悸。偶见瘙痒、皮疹、痤疮、血清转氨酶升高、恶心、呕吐、头痛、发热、血钾升高等。应定时进行血压监测，需要时给予抗高血压药物。血液透析不能控制的血压升高、白血病、铅中毒及感染病人禁用。有药物过敏史、变态反应体质者慎用。应注意血栓情况的监测，必要时应增加肝素的剂量。应监测血铁情况，必要时口服铁剂，使转铁蛋白饱和度维持在 20%以上。

【规格】 注射剂：2000 国际单位，3000 国际单位，4000 国际单位，10 000国际单位。

第十二章　生殖与泌乳功能用药

第一节　抗阳痿药

育亨宾　Yohimbine（痿必治，安慰乐得，Aphrodine，Corynine，Yocon）

【药性与应用】　本品为天然植物提取物，能选择性阻断突触前的 α_2 受体，促进去甲肾上腺素的释放，从而使血管平滑肌扩张；能增加外周副交感神经的张力，降低交感神经张力，因而扩张阴茎动脉，增加阴茎海绵窦血流量并减少阴茎静脉回流，使阴茎充血勃起。少量应用时，可使会阴部充血肿胀，刺激脊髓勃起中枢而使性欲亢进。临床用于各种原因引起的阳痿和性功能减退。

一般情况下可口服，5~10mg，3 次/d。由于其生物 $t_{1/2}$ 仅 35min，须经2~3 周蓄积作用才能显效。重症可皮下注射，10~20mg/次，2~3 次/d，20 次为 1 个疗程。当副作用明显时剂量减半，待副作用消失后，恢复到原治疗量。

【注意与禁忌】　偶有轻微头痛、头晕、皮肤潮红、震颤、激动、失眠、恶心、呕吐等，以及由于释放抗利尿激素产生轻度抗利尿作用。严重肾病、肝病患者及孕妇、对本品过敏者禁用。

【规格】　片剂：5mg；注射液：10mg/0.5mL。

枸橼酸西地那非　Sidenafil Citrate（万艾可，Viagra）

【药性与应用】　本品可通过抑制阴茎海绵体内分解环磷鸟苷（cGMP）的 5 型磷酸二酯酶来增强一氧化氮（NO）的作用，在性刺激因素引起局部 NO 释放时，增加 cGMP 在海绵体内的水平，松弛海绵体内的平滑肌，增加血液的流入，使阴茎持续勃起的时间延长，坚挺度增加。用于阴茎勃起功能障碍患者。成人每次口服 50mg，每日最多服 1 次，于性交前约 1h 按需使用。极量每次 0.1g。

【注意与禁忌】　①本品的 t_{max} 约 1h。②服用硝酸酯类和任何剂型的 NO 供体者、患心血管疾病不宜进行性活动者，均忌用本药。6 个月内发生过心肌梗死、休克、严重心律失常、低血压、高血压、心力衰竭、不稳定型心绞痛、色素视网膜炎、白血病、多发性骨髓瘤及阴茎畸形或严重瘢痕者，均应慎用。③年龄超过65岁、肝功能或肾功能不全者，开始剂量以25mg为宜。④持续勃起超过4h或痛性勃起大于6h时，应立即就医。⑤本药可导致突发性耳聋。

【药物相互作用】 ①与CYP3A4抑制药酮康唑、伊曲康唑、红霉素等及西咪替丁等合用时，本药的清除率下降，血浆水平升高。若同时服用红霉素、酮康唑、伊曲康唑，本药的起始剂量以25mg为宜。②与HIV蛋白酶抑制药，如沙奎那韦、利托那韦等合用，本药的血药浓度升高。本药48h剂量不应超过25mg。③与襻利尿剂、保钾利尿剂、非选择性β受体阻断剂合用，虽然可使本药的活性代谢产物增高，但临床意义不大。④与利福平合用，可能降低本药血药水平。⑤高血压患者同时服用本药和氨氯地平，可使血压进一步下降。⑥与α受体阻断药，如多沙唑嗪合用，可引起低血压。⑦与有机硝酸酯类合用，可能使血压极度下降。因此服用硝酸酯类患者均禁用本药。⑧体外试验发现本药可增强硝普钠抗血小板凝聚作用。⑨与肝素合用，对麻醉兔的出血时间延长有叠加作用。⑩高脂饮食可降低本药的吸收速率。

【规格】 片剂：25mg，50mg，100mg。

伐地那非 Vardenafil（艾力达，盐酸伐地那非，Levitra，Vardenafil Hydrochloride）

【药性与应用】 本药为5型磷酸二酯酶抑制药。口服本药能有效地改善阴茎勃起质量，提高勃起功能障碍患者性生活的成功率。本药对5型磷酸二酯酶的选择性抑制作用，可能使其对心血管及视觉的不良影响较其他同类药少。

临床用于治疗阴茎勃起障碍。

口服给药后吸收迅速，达峰时间为0.2~2h，药效可达1h。本药主要在肝脏代谢，并从粪便和尿液分别排出91%~95%和2%~6%。半衰期为4~5h。

口服：推荐起始剂量为10mg，1次/d。性生活前25~60min服用。根据疗效与耐受性，剂量可调整为5mg或20mg。建议最大剂量为20mg/d。

【注意与禁忌】 本药有导致突发性耳聋的风险。本药不适用于女性，也不可应用于儿童。忌用于对本药过敏者。慎用于对西地那非过敏、阴茎畸形、出血性疾病、活动性消化性溃疡、心血管疾病、肝脏疾病、阴茎异常勃起、合并状细胞贫血、白血病、多发性骨髓瘤、红细胞增多症、视网膜疾病、肾功能不全尤其终末期肾病者，以及QT间期延长者、老年患者。

本药耐受性良好，不良反应为轻中度与一过性，如头痛、颜面潮红、消化不良、恶心、眩晕、鼻炎；少见者有颜面水肿、光敏反应、背痛、高血压、嗜睡、呼吸困难、视觉障碍、多泪、阴茎勃起异常（勃起延长与疼痛）、肝功能异常、肌痛、肌酸激酶升高；罕见者有过敏反应、低血压、心绞痛、晕厥、青光眼、鼻衄、突发性耳聋等。

【药物相互作用】 ①与 CYP3A4 抑制药利托那韦、印地那韦、沙奎那韦、酮康唑、伊曲康唑、红霉素等合用，可抑制本药在肝脏中的代谢，使其血药浓度升高，半衰期延长，不良反应增加。合用时本药剂量不应超过 5mg，酮康唑、伊曲康唑不应超过 200mg。②服用硝酸盐类或一氧化氮治疗患者，应避免合用本药。③本药不可与 α 受体阻断药合用，以免引起低血压。④高脂饮食可延长本药的达峰时间和降低本药血药浓度。

【规格】 片剂：2. 5mg，5mg，10mg，20mg。

第二节　子宫收缩及引产药

垂体后叶素[基]　Pituitrin（Hypophysine）

【药性与应用】 由家畜神经垂体提取的水溶性成分，内含催产素与加压素。本品所含催产素，小剂量可增强子宫的节律性收缩，大剂量能引起强直性收缩，使子宫肌层内血管受压迫而起到止血作用。作用较麦角快而维持时间仅 0. 5h，故常与麦角合用（持续 1h 以上）。临床主要用于产后出血、产后复旧不全、促进宫缩、引产、肺出血、食管胃底静脉破裂出血、尿崩症，由于有升高血压作用，现在已少用。因能被消化液破坏，口服无效。

肌内注射：一般情况下应用，5～10 单位/次。肺出血：静脉注射或静脉滴注。静脉滴注加生理盐水或 5%葡萄糖溶液 500mL，稀释后缓慢滴入；静脉注射加 5%葡萄糖盐水 20mL，缓慢推注。肺大咯血：静脉注射，10 单位/次；极量，20 单位/次。产后出血：必须在胎儿和胎盘娩出后再肌内注射 10 单位；预防性注射，应在胎儿前肩娩出后立即静脉注射 10 单位。对临产宫缩弛缓者：偶用于催生，应十分慎重，以 5%葡萄糖溶液 500mL 稀释后，缓慢滴注，并应严密观察，注意控制滴速。

【注意与禁忌】 用药后如出现面色苍白、出汗、心悸、胸闷、腹痛、过敏性休克等，应立即停药。高血压、动脉硬化性疾病、心力衰竭、肺源性心脏病者忌用。胎位不正、骨盆狭窄、产道障碍均忌用本品引产。

【药物相互作用】 ①与麦角类制剂合用，可延长本药的作用时间。②与氯磺丙脲、氯贝丁酯或卡马西平合用，能增强本药的加压素效应。

【规格】 注射液：5 单位/1mL，10 单位/1mL。

缩宫素[典][基] Oxytocin（催产素，Pitocin）

【药性与应用】 由家畜神经垂体提取或人工化学合成。作用与垂体后叶素相同。临床上用于引产、产前子宫收缩无力、产后出血和子宫复旧不全。

用于引产或催产：2.5～5单位加入5%葡萄糖溶液500mL中，以10～30滴/min速度缓慢滴注，根据宫缩或胎儿情况随时调节；如注射速度过快，可使子宫强直收缩，导致胎儿死于宫内、胎盘早期剥离或子宫破裂。防治产后出血：肌内注射，5～10单位/次；或将此剂量加入5%葡萄糖溶液中静脉滴注。子宫出血：肌内注射，5～10单位/次，极量20单位/次。

【注意与禁忌】 有心脏病史、剖宫产史、子宫肌瘤摘除史及臀位产者慎用。三胎以上经产妇易发生子宫破裂，禁用。横位、骨盆狭窄、产道障碍、头盆不称产妇禁用。

【药物相互作用】 ①与麦角制剂、麦角新碱合用，可增加子宫收缩力。②与肾上腺素、硫喷妥钠、乙醚、氟烷、吗啡等联用时，可减弱子宫收缩力；尤其是恩氟烷浓度大于3%时，本药作用消失，并可诱发子宫出血。③应用环丙烷等碳氢化合物进行吸入式全麻时，合用本药可引起产妇低血压、窦性心动过缓、房室节律失常。

【规格】 注射液：2.5单位/0.5mL，5单位/1mL，10单位/1mL；滴鼻液：40单位/1mL；鼻喷雾剂：200单位/5mL（每喷0.1mL，4单位）。

麦角新碱[典][基] Ergometrine（Ergonovine）

【药性与应用】 直接作用于子宫平滑肌，作用强而持久。作用强弱与子宫生理状态和用药量相关。妊娠子宫比未孕子宫敏感，临产子宫更为敏感，对宫体和宫颈都有兴奋作用。大剂量时可引起子宫强直性收缩，用于子宫出血的止血。临床用于子宫出血、子宫产后复旧不良和月经过多。

静脉注射或肌内注射：0.2～0.5mg/次。静脉注射时应用25%葡萄糖溶液20mL稀释。极量，0.5mg/次，1mg/d。子宫壁注射：剖宫产时直接注射于子宫壁肌层0.2mg；产后或流产出血也可按此量直接注入宫颈两侧。口服：0.2～0.5mg，1～2次/d。

【注意与禁忌】 部分病人用药后可发生恶心、呕吐、冷汗、面色苍白等反应。一次剂量不应大于0.5mg。非十分必要时，不宜采用静脉注射。妊娠中毒、高血压、心脑动脉粥样硬化疾病者禁用。胎儿及胎盘未娩出时不可应用，以免子宫破裂、胎儿死亡。

【规格】 片剂：0.2mg，0.5mg；注射液：0.2mg/1mL，0.5mg/1mL。

芫花萜　Yuanhuacin（芫花酯甲）

【药性与应用】　自芫花根中提取的中性二萜类化合物，为国内创制的中期妊娠引产药，使内源性前列腺素大量产生引发子宫收缩。中期引产成功率可达 97.1%，平均引产时间 76h。

用法：70~80μg/次，羊膜腔或宫腔内注射。

【注意与禁忌】　部分被引产者可发生寒战与发热，应注意保暖，轻者给予异丙嗪，重者肌内注射地塞米松。尚有头痛、头晕、恶心、心悸、发热等反应，可自行缓解。心、脑、肝、肾重症，出血倾向，子宫瘢痕，宫颈发育不良，哺乳期，生殖道急性炎症，慢性重度宫颈炎患者均禁用本品。胎儿娩出后应给催产素止血。

【规格】　注射液：80μg/2mL；膜剂（张）：50μg，80μg。

依沙吖啶[典][基]　Ethacridine（利凡诺，雷佛奴尔，Rivanol）

【药性与应用】　本品为外用杀菌防腐剂，经提纯精制后，用于刺激宫体收缩，中期妊娠引产，成功率可达 95%以上。用药后除宫缩阵痛外无其他不适症状，胎儿排出快，效果比较满意。

用于中期引产：妊娠 14~18 周，先冲洗阴道，1 次/d。3d 后由导尿管向宫腔注入本品溶液 50mL（本品 1%注射液 10mL 加注射用水 40mL），保留导尿管 24h 后取出。妊娠 18~24 周者，由下腹壁羊膜腔内注入本品 1%溶液，每次不超过 100mg。妊娠 20 周以内者用 50mg，20 周以上者用 100mg。

【注意与禁忌】　引产须遵循上述剂量，以策安全。如剂量过大，超过 1g，可引起严重肾功能损伤，甚至致死。并发症主要为出血，为减少出血，选择在妊娠 16~24 周使用为宜。心、肝、肾等重要脏器疾病者禁用。注射液应避光保存，使用期为 3~6 个月。注射液应现配现用，必须用注射用水，以免析出沉淀。

【规格】　注射液：50mg/2mL，100mg/10mL；注射剂：100mg；片剂：100mg；溶液：0.02%，0.05%，0.1%；软膏：10mg/10g，100mg/10g。

地诺前列酮　Dinoprostone（前列腺素 E_2，Prostaglandin E_2，PGE_2）

【药性与应用】　对妊娠各期子宫均有兴奋作用，对妊娠后期子宫则更明显，能增加子宫收缩频率和幅度，也可直接使宫颈变软，有利于子宫颈扩张。将本品塞入阴道后，10min 开始宫缩，作用持续 2~3h。本品在体内经肺、肾、脾及其他组织中的酶降解而失活。代谢产物主要由肾脏排泄，少量从粪便中排出。临床用于催产、引产及人工流产；也用于 28 周以内的宫腔内死胎、良性葡萄胎等宫腔内容物的清除。

宫内给药时，应先加等体积0.25%碳酸氢钠灭菌液，再以生理盐水稀释至200μg/mL。静脉滴注时将上述稀释液加入5%葡萄糖溶液500mL中滴注。滴速：中期妊娠引产4～8μg/min，足月妊娠引产1μg/min，直至流产。阴道给药：20mg/次，每3～5h重复1次，直至宫内容物排出；但总剂量不得超过240mg。

【注意与禁忌】 不良反应可有恶心、呕吐、腹泻、发热、头痛、下腹痛、阴道异味等。用量过大偶可引起子宫穿孔、破裂或大出血。偶有收缩压升高或舒张压降低。有贫血史、哮喘史、心脏病、高血压、癫痫史、宫颈硬化、子宫纤维瘤、宫颈炎、阴道炎、糖尿病史、青光眼、肝病史、肾病史者慎用。胎膜已破者禁用。置冰箱内保存。

【药物相互作用】 与其他静脉用催产药（如麦角新碱、甲麦角新碱、催产素等）合用，可使子宫过度兴奋，导致子宫痉挛、软产道损伤、子宫破裂。因此，本药不宜与其他催产药合用。

【规格】 注射液：2mg（每支另附碳酸钠溶液1mL、氯化钠注射液10mL）；栓剂：10mg；凝胶：每3g（2.5mL）凝胶含本药0.5mg。

地诺前列素 Dinoprost（前列腺素 $F_{2\alpha}$，Prostaglandin $F_{2\alpha}$，$PGF_{2\alpha}$）

【药性与应用】 直接作用于子宫肌层，使子宫收缩，导致流产。羊膜腔内给药后经缓慢吸收进入血循环。在羊水中的 $t_{1/2}$ 3～6h，在血浆中的 $t_{1/2}$ 静脉注射时不到1min。在肺和肝内通过酶降解失活，代谢物主要从肾脏排泄，5%随粪便排出。临床主要用于妊娠中期（16～20周）人工流产；也适用于过期流产、死胎引产、足月妊娠引产等。也可在动脉造影时作为血管扩张剂应用。

羊膜腔内给药：先注入5mg，速度≤1mg/min；如无异常反应，其余35mg在5min内注射完。如尚未形成流产宫缩，6h后可再给10～20mg，但胎膜必须尚未破裂。

【注意与禁忌】 少数人可有恶心、呕吐、腹泻等。羊水抽出如为血性，切勿用药。如引产失败，应待宫缩停止后再改用他法。置冰箱内保存。

【规格】 注射液：20mg/4mL，40mg/8mL。

吉美前列素 Gemeprost（Cervagem，Preglandin）

【药性与应用】 本品为前列腺素 E_1（PGE_1）的合成类似物。作用与地诺前列素相似，能兴奋子宫肌使其收缩，对未孕子宫的作用比早孕子宫要强得多。当妊娠继续时，子宫对药物的敏感性增加。阴道给药后有12%～28%药物可被吸收。本品经肝代谢后，约50%随尿排泄。代谢产物亦有药理活性，对子宫的作用能维持较长时间。临床用于宫内手术前软化或扩张子宫颈，也用于

12～22周者的中止妊娠。

阴道给药：软化和扩张子宫颈，至少应在手术前3h用1枚栓剂置于阴道后穹隆；中止妊娠须每隔3～6h将栓剂1枚置于阴道后穹隆，最多使用5枚，如仍无效，可在24h后再重复1个疗程。

【注意与禁忌】 有阴道出血、恶心、呕吐、腹泻、头痛、肌无力、眩晕、胸痛、呼吸困难和轻度发热。对前列腺素过敏者禁用。气道阻塞、心血管功能不全、眼压升高、宫颈炎、阴道炎者慎用。

【规格】 栓剂：1mg。

卡前列素　Carboprost（卡波前列素，15-甲基前列腺素 $F_{2\alpha}$，15-甲基 $PGF_{2\alpha}$，Methyldinoprost，Prostin/15M）

【药性与应用】 为地诺前列素的衍生物，但兴奋子宫平滑肌的作用较之强20～100倍。有扩张宫颈、刺激子宫收缩的双重作用。将海绵剂放入阴道后穹隆使药物缓慢吸收，引起子宫收缩，1～3h达峰值，平均维持时间为8～10h，平均引产时间为13.5h。临床用于中期妊娠流产、晚期足月妊娠促子宫颈成熟及引产。也可与其他药物合用于抗早孕，为一种较好的非手术性药物流产药。适用于停经7周以内者。

用于流产：①与孕三烯酮合并应用：口服孕三烯酮3mg，3次/d，连用4d。停药2d后始用本品，于宫颈或阴道后穹隆贴本品薄膜2mg，或放置栓剂1枚，1次/2.5h，共4次；隔2.5h后肌内注射本品2mg，总量不超过10mg，总疗程12.5h。②与天花粉合用：天花粉过敏试验阴性后，肌内注射天花粉0.2mg，如无反应，再肌内注射5mg。2d后开始用本品阴道膜或栓剂，按上法进行。

用于抗早孕：与丙酸睾酮合用，丙酸睾酮100mg，肌内注射，1次/d，共3d。第4日于阴道后穹隆插入本品海绵剂2～4mg，4h后重复1次，再隔4h后肌内注射本品2mg。本品总量不超过8mg，总疗程为8h。

【注意与禁忌】 常见恶心、呕吐、头晕、腹泻等胃肠道反应，停药后消失。有时会出现子宫强直性收缩。

【药物相互作用】 ①与丙酸睾酮或孕三烯酮等合用，可提高抗早孕成功率。②本药大剂量与棉酚合用，有协同性抑制生精作用；而小剂量与棉酚合用，可降低棉酚的抑精作用。③与非甾体抗炎药有拮抗作用，不宜合用。④右旋糖酐可抑制本药的过敏反应。

【规格】 膜剂：2mg；栓剂：1mg，8mg；海绵剂：6mg；注射剂：1mg，2mg。

卡前列甲酯[典] Carboprost Methylate（卡波前列甲酯，卡波前列素甲酯，卡孕）

【药性与应用】 本药是卡前列素的甲酯，阴道给药具有直接刺激子宫平滑肌收缩和舒张子宫颈的作用。本药吸收与代谢均快。静脉与肌内给药半衰期约为 30min，停药后血药浓度迅速下降。阴道给药，药物直接到达作用部位，部分可进入血循环，但血药浓度低。

本药临床用于中止早期和中期妊娠，比较适合高危妊娠人群，如多次人工流产、子宫畸形、剖宫产及哺乳期妊娠者，或对流产恐惧者。本药在这种情况下不单独应用，应与米非司酮等序贯应用。此外，本药亦用于早期人工流产和中止 12~14 周妊娠钳刮术前的宫颈扩张。也用于预防和治疗宫缩迟缓引起的产后出血。

阴道给药时，除产后出血外，一般将本药置于阴道后穹隆部。

抗早孕：①与米非司酮联合用药：空腹或进食 2h 后服米非司酮片。服药后禁食 2h，适用于停经 49d 内的健康早孕妇女。具体方案如下：A. 第 1 日服米非司酮片 200mg；第 3 日放置本药 1mg。B. 第 1 日服米非司酮片 25~50mg，2 次/d，连服 2~3d，总量 150mg，第 3~4 日放置本药 1mg。C. 首剂服米非司酮片 50mg，当晚再服 25mg，以后每 12h 服 25mg，第 3 日晨服 25mg 米非司酮片后 1h，放置本药 1mg。②与丙酸睾酮联合用药：第 1 日肌内注射丙酸睾酮 100mg，连用 3d，总量为 300mg；第 4 日放置本药 1mg，2~3h 后重复 1mg，直到流产，平均用量 4mg，最多使用本药 5mg。

中期引产：①单用本药：首次 1mg，2~3h 重复 1mg，直到流产，平均用药量为 6mg。②与米非司酮联用：先口服米非司酮片 100mg/d，连用 2d；第 3 日放置本药，一次 1mg，每 3h 1 次。当宫口开大并出现规律宫缩时，停止给药。

产后出血：于胎儿娩出后，立即戴无菌手套，将本药 0.5~1mg 贴附于阴道前壁上 1/3 处，约 2min。

【注意与禁忌】 对本药过敏、胎膜已破、前置胎盘、带宫内节育器妊娠、急性盆腔炎、严重哮喘或过敏体质、异位妊娠、足月妊娠者禁用本药。慎用于有贫血、哮喘史、活动性肺病、癫痫史、高血压等心血管疾病、糖尿病、青光眼、肝肾病史、溃疡病、胃肠功能紊乱、宫颈硬化、子宫纤维瘤、宫颈炎、阴道炎、子宫手术史者。

本药有致畸作用，本法失败后，应用其他方法中止妊娠。对哺乳期的影响不明。

不良反应主要为恶心、呕吐、腹痛、腹泻，但较天然前列腺素为轻。少数孕妇可有宫缩强、宫口扩张不良，偶有宫颈、阴道破裂者。

【规格】 栓剂：0.5mg，1mg，5mg。

马来酸甲麦角新碱　Methylergometrine Maleate（甲基麦角新碱，甲麦角新碱，美飞占，Eegobacin，Elamidon，Methergin，Methylergobasine）

【药性与应用】 本药为麦角新碱半合成衍生物，是作用强而持久的子宫收缩药。本药口服或肌内注射均吸收迅速而完全。口服后6~15min起效，作用约持续3h。肌内注射后2~5min起效，持续时间相同。静脉注射几乎立即起效，作用持续45min，节律性收缩可持续3h。药物绝大部分经肝代谢失效。

本药临床用于预防和治疗产后或流产后子宫收缩无力或恢复不良所致的出血。

口服：0.2~0.4mg，2~4次/d，直到宫缩无力得到纠正和出血明显减少。一般48h为一疗程。

肌内注射：一次0.2mg，必要时2~4h一次，最多5次。

静脉注射：用于子宫大出血时，剂量同肌内注射。稀释后缓慢推注。推注时间不得少于1min。

【注意与禁忌】 本药与其他麦角制剂有交叉过敏。对本药过敏者、孕妇、胎儿及胎盘娩出前禁用。慎用于冠心病、肝肾功能损害、低血钙、闭塞性周围血管病、高血压和感染患者。

不良反应较其他麦角制剂较为少见。静脉给药时可有头痛、头晕、耳鸣、恶心、呕吐、腹痛、胸痛、呼吸困难、心悸、心动过缓及突发性严重高血压。使用不当时，可发生麦角中毒，表现为持久性腹泻、四肢皮肤苍白发冷、心跳弱、持续呕吐、惊厥等。

【药物相互作用】 与升压药合用，可出现严重高血压，甚至脑血管破裂。

【规格】 片剂：0.2mg；注射液：0.2mg/1mL。

麦角　Ergot

【药性与应用】 黑麦上的真菌结块，含有麦角毒碱、麦角胺、麦角新碱等，可刺激子宫肌引起宫体节律性收缩，对妊娠末期子宫尤为敏感。因有引起子宫破裂和胎儿窒息死亡的危险，已不用于流产。现主要用于治疗产后出血，促使子宫早日复旧和预防产后合并症。对偏头痛也有效。

口服：麦角流浸膏0.5~2mL，3~4次/d。最多连服2d。极量：4mL/次，12mL/d。

【注意与禁忌】 子宫复旧不全时，常伴有宫腔轻度感染，单用麦角制剂可能导致感染扩散，故应同时加用抗生素。

【规格】 麦角流浸膏：以麦角毒碱计，约含生物碱0.06%。

第三节　促进子宫成熟药

普拉睾酮[典]　**Prasterone**（普拉雄酮，去氢异雄甾酮，Mylis）

【药性与应用】　同化激素，在体内转化为雌激素，使宫颈组织脱氢表雄甾酮及雌激素含量增加，引起血管扩张，通透性增加，含水量增加，间质水肿，使宫颈软化。雌激素量的增加还可使基质成分或酸性黏多糖增加。上述变化可促使颈管成熟、变软，伸展性加强，有益于分娩。对子宫成熟不全（宫口开大不全、颈管消退不全、颈管软化不全）有促进成熟作用。无子宫收缩作用。可避免产程延长和超过产期，也不影响乳汁分泌。临床用于晚期子宫颈管成熟不全。

对妊娠晚期妇女，将100mg溶于100mL注射用水或5%葡萄糖溶液中，缓慢静脉注射，1次/d，100~200mg/次，2~3次/周。

【注意与禁忌】　不可用氯化钠溶液溶解，以免液体混浊。低于20℃时难以溶解，可用低温（30~40℃）加热。溶液不稳定，应临时配制，随配随用。不良反应有皮疹、恶心、呕吐、腹泻、眩晕、耳鸣、手指麻木、手水肿。妊娠初期不宜使用，易致胚胎死亡。

【药物相互作用】　尚不明确。吸烟可使内源性普拉睾酮水平明显升高。

【规格】　注射剂：100mg。

第四节　子宫舒张药

利托君　**Ritodrine**（羟苄羟麻黄碱，利妥特灵，Yutopar）

【药性与应用】　β_2受体激动剂，激动子宫平滑肌中的β_2受体，抑制子宫肌的收缩，减少子宫的活动，延长妊娠期。用于防治早产、流产及妇科手术后早产。

静脉滴注：以本品50mg加入500mL静脉滴注溶液稀释，于48h内静脉滴注完毕。滴注时病人应保持左侧卧位，以减少低血压的发生。开始应将滴速控制在0.1mg/min；然后逐渐增加至有效剂量0.15~0.35mg/min。宫缩停止后，继续滴注12h。静脉滴注结束前开始口服维持治疗：开始24h内10mg/2h，之后10~20mg/（4~6）h；总量不超过120mg/d。必要时仍按此量继续服药。

【注意与禁忌】　静脉滴注时可有震颤、恶心、呕吐、头痛、红斑、神经过敏、烦躁不安、焦虑等。口服时可有心率加快、心悸、震颤、恶心、皮疹、心律失常等。静脉滴注如出现溶液变色、沉淀、结晶，则不应使用。禁用于妊娠20周以内和分娩进行期（宫颈大于4cm或开放80%以上）的孕妇及有严重心血管疾病病人。由于本品可升高血糖及降低血钾，糖尿病病人、低血钾及应用排钾利尿剂的病人慎用。本品能通过胎盘屏障，改变新生儿心律和使其产生低血糖，应密切注意。用药过程中有严重不良反应时，应中断治疗。

【药物相互作用】 ①与阿托品等副交感神经阻滞药同用，可导致高血压；与其他拟交感神经药同用，则后者的作用加强。②与糖皮质激素合用，可致肺水肿，严重者可死亡。③与硫酸镁、二氮嗪、哌替啶或强效全麻药合用，可引起心血管不良反应，应注意其降压作用。④β受体阻滞剂可抑制本药作用，应避免合用。

【规格】 片剂：10mg；缓释胶囊：4mg；注射液：50mg/5mL，150mg/100mL。

阿托西班 Atosiban（醋酸阿托西班，依保，Atosiban Acetata，Atosibanum，Tractocile）

【药性与应用】 一种合成肽类药，可在子宫内膜细胞受体处与人催产素产生竞争性抑制作用，从而降低子宫的收缩频率与张力，抑制子宫收缩。同时也与加压素受体结合，阻止加压素对子宫的收缩。

早产孕妇静脉滴注本药后，可在1h内达到稳态血药浓度，且无剂量依赖性。静脉滴注完毕后，血药浓度即迅速下降，$t_{1/2}$为（1.7±0.3）h。本药的清除率与半衰期和剂量无关。

本药临床用于下列情况的孕妇，以推迟即将来临的早产：年龄大于18岁；妊娠24~33周；子宫扩张1~3cm（初产妇0~3cm）和子宫软化度≥50%；每次至少30s的规律性子宫收缩，每30min内规律性子宫收缩次数≥4次；胎心率正常。

静脉给药：首次单剂量静脉注射6.75mg，随后连续3h静脉滴注高剂量已稀释的本药溶液（滴速为300μg/min），最后再滴注再稀释的低剂量本药溶液（100μg/min），持续45h。治疗时间不应超过48h。一个疗程的总剂量最好不要超过300mg。

【注意与禁忌】 对本药过敏、妊娠时间少于24周或大于33足周、大于30周的胎膜早破、产前子宫出血要立即分娩、子痫或先兆子痫要立即分娩、可疑宫内感染、不明原因阴道出血、可疑绒毛膜羊膜炎、胎儿宫内窘迫、前置胎盘、胎盘早期剥离、多胎妊娠、继续妊娠有害于母体与胎体者均不宜使用。

慎用于不能排除胎膜早破、宫颈扩张大于3cm、心血管疾病（尤其是心律失常和中重度高血压）和肾、肝功能不全。

不良反应一般较轻，常见恶心、心动过速、低血压、高血糖、头痛、头晕、呕吐、潮热；少见失眠、发热、瘙痒、皮疹；罕见子宫出血、子宫张力缺乏和过敏反应。

【药物相互作用】 ①与拉贝洛尔合用，可使后者血药峰浓度下降，达峰时间延长，但临床用药不受影响。②本药与倍他米松无药理相互作用。③本药不参与细胞色素 P450 介导的药物相互作用。

【规格】 注射液：6.75mg/0.9mL，37.5mg/5mL。

第五节 退乳药

溴隐亭 Bromocriptine（溴麦角隐亭，溴麦亭，溴麦角环肽，Bromoergocriptine，Parlodol）

【药性与应用】 多巴胺受体激动剂，选择性催乳素抑制剂，对生长激素、性激素、甲状腺素等无影响。本品有催乳素抑制作用，可用作回乳剂和治疗催乳素失调引起的病症，使闭经或排卵停止的溢乳病人恢复和建立一个正常排卵的月经周期。本品不影响产后子宫收缩，也不引起血栓，治疗期间不必限制饮食。对肢端肥大症病人（低生长激素和催乳素水平者除外），本品尚可缓解临床症状和提高葡萄糖耐量。口服后约 28%从胃肠道吸收，大部分被代谢，血浆中原形药排泄 $t_{1/2}$3~4h，代谢物 $t_{1/2}$50h。活性药物和代谢物几乎全部在肝内灭活，仅 6%经肾脏排出。血浆蛋白结合率为 96%。临床用于：分娩后、自发性、药物性、肿瘤性闭经；催乳素引起的月经紊乱、不孕、闭经及排卵减少；抑制泌乳，预防分娩和早产后的泌乳；产后乳房充血，催乳素性乳房触痛、胀痛与烦躁不安；催乳素性雄激素低下，如阳痿、精子减少引起的不育；肢端肥大症、女性不育症的辅助治疗；催乳素分泌型腺瘤。

口服：①溢乳或催乳素引起的闭经、月经病和不育症：开始时 1.25mg，2~3 次/d，可逐渐追加剂量至 2.5mg，2~3 次/d，饭后服用。连续用药至泌乳停止。对于闭经、功能性月经病和不育症，治疗应持续至月经恢复正常，必要时再延长 10 周以巩固疗效。②抑制泌乳：应在分娩后服用，2.5mg，早、晚 2 次，与食物同服，14d 为 1 个疗程。停药 2~3d 后，若偶有少量乳汁分泌，以同样方法服用数日后即可停止。③对分娩后乳房充血胀痛：轻者可口服 2.5mg，如需要，12h 后重复用药 1 次。④对催乳素引起的雄激素水平下降：可口服 5~10mg/d。⑤对肢端肥大症：开始 2.5mg/d，7~14d 后根据临床反应逐渐增加剂量，分 4 次与食物同服。⑥对催乳素分泌型腺瘤：1.25mg，2~3 次/d。

【注意与禁忌】 初始用药可有轻微恶心、眩晕、疲倦、呕吐和直立性低血压。极大剂量时可引起便秘、嗜睡、幻觉、口干、运动困难、腿部痉挛。不良反应均与剂量相关，剂量减小后可随之消失。对麦角类生物碱过敏、严重冠心病和周围血管性疾病患者及孕妇禁用。本品可使女性恢复正常排卵，应注意避孕。大剂量使用本品可致精神障碍与痴呆，应注意。长期用药应检查肝功能、血象与血压。女性用药超过 6 个月，应检查排卵、催乳素及黄体水平。本品与食物同服可减少不良反应。

【规格】 片剂：2. 5mg。

甲麦角林　Metergoline（麦角苄酯）

【药性与应用】 麦角衍生物，作用类似溴隐亭，能激动多巴胺受体，并有抗 5-羟色胺及催乳素的作用。用于抑制乳汁分泌。

口服：4mg，3 次/d，7d 为 1 个疗程。

【注意与禁忌】 不良反应较轻，少数有恶心、呕吐、失眠、困倦和眩晕。

【规格】 片剂：4mg。

第十三章　血液与造血系统用药

第一部分　促凝血药

第一节　作用于血管壁的止血药

卡巴克络　Carbazochrome（安络血，安特诺新，肾上腺色腙，肾上腺色素缩氨脲，Adrenobazone，Adrenosem，Adrenosin）

【药性与应用】　肾上腺素氧化衍生物，能增强毛细血管对损伤的抵抗力，降低毛细血管通透性，对抗玻璃酸酶，使受损毛细血管断端收缩止血。临床主要用于毛细血管性出血，如血管性紫癜、过敏性紫癜、视网膜出血、慢性肺出血、胃肠出血、鼻出血、血尿、痔出血、子宫出血、脑出血等。对大出血和动脉性出血疗效较差。也可作为凝血功能障碍出血的辅助治疗。

口服：2.5～5mg，3 次/d。肌内注射：5～10mg，2 次/d。静脉给药：40～50mg 加入葡萄糖溶液或生理盐水中注射或滴注。

【注意与禁忌】　毒性低，但作为水杨酸钠盐的复合物，长期反复应用可产生水杨酸样副作用，如头痛、头晕、耳鸣、视力减退等，应停药。止血后改为口服，可免去注射疼痛。可引起癫痫病人的异常脑电活动，甚至引起精神异常，对有癫痫史、精神病史者慎用。

【药物相互作用】　①抗组胺药、抗胆碱药均为扩张血管药，影响本药止血效果。②本药可降低氟哌啶醇等抗精神病药效用，二者合用，可使精神病恶化。③本药降低抗癫痫药的药效。

【规格】　片剂：2.5mg，5mg；注射液：5mg/1mL，10mg/2mL；注射剂：20mg。

止血棉：由卡巴克络、药用明胶、依地酸二钠、甲醛等严密消毒后制成海绵状物。用时将本品切成所需形状并略大于创面，覆盖于出血处，按压 1min 以上，然后用绷带加以固定。

咖啡酸铵　Diaethylamine Caffeiate（血凝酸胺）

【药性与应用】　增强微血管张力，降低血管通透性，提高凝血功能，缩短出、凝血时间；兼有提升白细胞数量的作用。用于手术前后预防出血或止血、各科出血性疾病的止血；也用于白细胞减少症。

临用前以灭菌注射用水溶解成 2.5%溶液，供肌内注射或静脉滴注。手术前后预防出血：手术前 0.5h 或手术后立即肌内注射 50mg。一般止血：肌内注射 50mg，2~3 次/d；必要时可静脉滴注 50mg。用于提升白细胞：肌内注射，100mg/d。

【规格】　注射剂：100mg。

第二节　作用于血小板的药物

酚磺乙胺　Etamsylate（止血敏，止血定，羟苯磺乙胺，氢醌磺乙胺，Dicynone，Cyclonamine，Altador）

【药性与应用】　增加血液中血小板数量，增强血小板的促凝活性，加强毛细血管的抵抗力，降低其通透性，静脉注射 1h 达峰值，作用可维持 4~6h。临床用于预防和治疗外科手术出血过多；也用于血小板减少和其他凝血功能障碍引起的出血，如血小板减少性紫癜、过敏性紫癜、胃肠道出血、泌尿道出血、痔疮出血、眼底出血、脑出血、牙龈出血、鼻出血等。

预防手术出血：术前 15~30min 静脉注射或肌内注射 0.25~0.5g，必要时 2h 后再注射 0.25g。治疗其他各类出血：成人口服 0.5~1g/次；儿童 10mg/(kg·次)，3 次/d。肌内注射与静脉注射：可溶入 5%葡萄糖或生理盐水注射液，0.25~0.75g，2~3 次/d。必要时可根据病情增加剂量。

【注意与禁忌】　静脉注射时有发生休克的报道，应予注意。有血栓形成倾向者应慎用。

【药物相互作用】　①本药与氨甲苯酸、维生素 K 等其他止血药合用，可增强止血效果。②与氨基己酸混合注射，可引起中毒，禁止合用。③与右旋糖酐合用，将拮抗本药疗效，必须合用时则应先使用本药，然后间隔用药。

【规格】　片剂：0.25g，0.5g；注射液：0.25g/2mL，0.5g/2mL；注射剂：0.5g，1g。

第三节　促凝血因子活性药物

新凝灵　Ethylenediamine Diaceturate（双乙酰氨乙酸乙二胺，新抗灵，合成一号止血剂，**Acamacedimum**）

【药性与应用】　我国自行合成的止血药，激活凝血酶原复合物的形成，在 Ca^{2+} 的参与下，将凝血酶原转化为凝血酶；后者又使纤维蛋白原转变成纤维蛋白，并促使血小板释放凝血活性物质，加速血液的凝固。对多种出血均有较好疗效。但对肝功能障碍的各种出血疗效较差。

肌内注射：200mg，1~2 次/d。静脉注射：将 200~400mg 本品溶入 25%葡萄糖溶液 20mL 中注射；或将 200~600mg 本品溶入 5%葡萄糖溶液中滴注。

【注意与禁忌】　对凝血功能障碍性疾病，如肝功能障碍、血小板减少、凝血因子缺乏等的疗效差，对咯血的疗效也欠佳。

【规格】　注射液：200mg/2mL。

维生素 K_1[典][基]　Vitamin K_1（叶绿醌，**Phytomenadione，Phytonadione**）

【药性与应用】　为肝脏合成凝血因子Ⅱ、Ⅶ、Ⅸ、Ⅹ等的必需辅酶。当维生素 K 缺乏时，上述因子不能形成 γ-羟基谷氨酸，失去结合 Ca^{2+} 的能力。在这些因子的形成过程中，经肝脏的氧化还原作用，维生素 K_1 可被反复应用。本品为天然维生素 K，脂溶性大，口服后必须有胆汁的存在才能被吸收。一般采用注射给药，经 3~6h 显效，代谢及排泄均较快。临床应用于阻塞性黄疸、胆瘘、慢性腹泻、广泛性肠切除等肠道吸收不良的病人，以及早产或新生儿低凝血酶原血症、香豆素类或水杨酸类药物过量和其他原因引起的凝血酶原低下所发生的出血；也用于口服抗生素引起的继发性维生素 K 缺乏。

肌内注射或静脉注射：成人，10mg，1~2 次/d；新生儿，0.5~1mg，必要时 4~8h 后重复应用。

【注意与禁忌】　本品毒性低，肌内注射可致恶心、呕吐；静脉注射可出现面部潮红、出汗、胸闷等症状，有时可引起血压剧降，故一般不采用，必须采用时滴速也不应超过 5mg/min。本品生效较慢，严重出血者应同时输新鲜血液、血浆或凝血酶原复合物，以迅速提高凝血因子水平。

【药物相互作用】　苯巴比妥为肝酶诱导剂，可加速维生素 K 的代谢，降低本品的药效。香豆素类抗凝剂如华法林等为维生素 K 的拮抗剂。水杨酸类、磺胺类、奎尼丁等也均影响维生素 K 的效果。维生素 K 可发生过敏，不可与其他维生素组成合剂。

【规格】 注射液：10mg/1mL。

维生素 K_3 Vitamin K_3（亚硫酸氢钠甲萘醌，Menadione Sodium Bisulfite，Methylnaphthoquinone，Menaphthene，Itykinone，Vicasol）

【药性与应用】 人工合成品，作用与维生素 K_1 相似，但显效慢，作用弱。兼有解痉作用，能缓解胆道蛔虫引起的胆绞痛。不需胆汁存在，口服即可吸收。临床用于维生素 K 缺乏或低凝血酶原血症的出血或胆道疾病前预防手术出血。也用于内脏平滑肌痉挛性绞痛。

口服：2~4mg，3 次/d。肌内注射：2~4mg，2~3 次/d。用于平滑肌痉挛性绞痛：8~16mg/次。

【注意与禁忌】 不良反应很少。口服可有消化道反应。新生儿、临产妇不宜用。红细胞中缺乏葡萄糖-6-磷酸脱氢酶的病人可发生溶血性贫血。阻塞性黄疸者慎用。

【规格】 片剂：2mg；注射液：2mg/mL，4mg/mL。

维生素 K_4 Vitamin K_4（乙酰甲萘氢醌，甲萘氢醌，Acetomenaphthone，Kayvite，Kavitine，Acetomenadione，Menadiol Diacetate）

【药性与应用】 人工合成品，作用与应用同维生素 K_3。特点是性质稳定。

口服：2~4mg，2~3 次/d。

【注意与禁忌】 同维生素 K_3。

【规格】 片剂：2mg，4mg。

凝血酶[典][基] Thrombin

【药性与应用】 从猪血中提取的冻干无菌制剂，是凝血酶原的活化形态，直接作用于纤维蛋白原，使其转变为纤维蛋白，参加血液凝固，加速止血。作为表面止血剂，直接作用于出血创面，如外伤、手术、皮肤、口腔、耳鼻喉、泌尿系统、消化系统及妇产科的出血。

局部止血：用无菌生理盐水溶解成 50~1000 单位/mL 药液喷雾、灌注创面；或以明胶海绵、纱条蘸本品贴敷于创面；也可直接将本品粉剂撒布于创面。消化道出血：用生理盐水溶解本品，使成 50~500 单位/mL 溶液，口服或灌注，50~2000 单位/次，1 次/（1~6）h，可根据具体情况决定用量与方法。泌尿系统、妇产科亦根据具体情况应用。

【注意与禁忌】 本品属酶制剂，忌与酸、碱、重金属同用，以免活力下降。本品仅限于表面止血，严禁其他方式用药，否则易造成血栓、局部坏死，甚至危及生命。出现过敏应立即停药。用于消化道止血，温度以不超过 37℃

为宜。

【规格】 冻干粉剂：500 单位，1000 单位，2000 单位，4000 单位，8000 单位。

凝血质 Thromboplastin（凝血活素，凝血致活酶，血液凝血因子Ⅲ，克咯晶，Clotogen，Thrombokinase）

【药性与应用】 从新鲜兔脑、肺组织中提取，为凝血酶原激活酶，使凝血酶原转变为凝血酶。用于凝血酶原过低所致的出血，外科局部止血；也可肌内注射用于其他各种止血。

局部止血：可用纱布或棉球蘸本品敷塞于创面。肌内注射：7.5~15mg，1~3 次/d。

【注意与禁忌】 一般无不良反应。肌内注射前要混匀。不可静脉注射，以免形成血栓。

【规格】 注射液：15mg/2mL，15mg/5mL。

速血凝 M Trostin M（止血凝，复方凝血质）

【药性与应用】 抑制纤溶酶原激活因子，阻止纤维蛋白溶解；同时促使凝血酶原变为凝血酶，加速血液凝固以止血。临床用于各种出血。

皮下或肌内注射：2~5mL/d。

【注意与禁忌】 可有血压下降、心悸、恶心、头痛。有血栓形成倾向、心脑血管梗塞史、血液高凝状态者禁用。

【规格】 注射液：2mL，5mL。

硫酸鱼精蛋白[典][基] Protamine Sulfate（鱼精蛋白）

【药性与应用】 碱性较强的低分子蛋白，为新鲜鱼类精子提取物。在体内带正电荷，可中和肝素所带负电荷而抗凝。1mg 本品能中和肝素 100 单位。临床主要用于肝素过量所致的出血，或体内肝素样物质增多所致的突发性出血。1 次用药作用可维持 2h。

抗肝素过量：用量应与最后 1 次肝素用量相适应，即 100 单位肝素匹配本品 1mg。一般用其 1%注射液，缓慢静脉注射，10min 注完。用量不得超过 50mg/次。抗自发性出血：静脉滴注，5~8mg/（kg·d），间隔 6h，分 2 次滴入。每次用 250~500mL 生理盐水稀释。连用不得超过 3d。

【注意与禁忌】 偶有面部潮红与温热感。注射过快可引起血压下降、心动过缓、呼吸困难。

【规格】 注射液：50mg/5mL，100mg/10mL。

艾曲波帕　Eltrombopag（Promacta）

【药性与应用】 为非肽类血小板生成素受体激动剂，可刺激骨髓巨细胞增生和分化以生成血小板。服药后 2～6h 血药浓度达到峰值，$t_{1/2}$ 21～32h。临床用于治疗糖皮质激素和免疫球蛋白治疗无效的或脾切除后慢性特发性血小板减少性紫癜病。

口服：起始剂量 50mg，1 次/d，以后逐渐增量，直到血小板达到>50×10^9/L。每天最大剂量不得超过 75mg。亚洲人或肝功能严重受损患者起始剂量应减为 25mg/d。

【注意与禁忌】 ①停药后可导致更严重的血小板减少，故至少 4 周内必须检测血象。②本品过量可引起血栓形成。③用药期间应密切检测血象。④孕妇用药应权衡利弊。哺乳妇停止哺乳。⑤不推荐 18 岁以下患者应用本品。⑥本品有肝毒性，应定期测定肝功能。

【药物相互作用】 ①含多价阳离子如铁、钙、铝、硒、锌等离子药，可减少本品的吸收。②与瑞舒伐他汀类药物合用，应减少其剂量。

【规格】 片剂：25mg，50mg。

罗米司亭　Romiplostin（Nplate）

【药性与应用】 本品为生物融合蛋白，兴奋 TPO 受体，以促进血小板生成和成熟，用以治疗糖皮质激素、免疫球蛋白治疗无效的或脾切除后特发性血小板减少性紫癜患者的血细胞减少。用本品 3～15μg/kg 后 7～50h（中位数 14h）血药浓度达到峰值。$t_{1/2}$ 1～34d（中位数 3.5d）。患者的血小板数量越高，本品血药浓度越低，反之亦然。

皮下注射：起始剂量 1μg/kg，每周 1 次。然后逐周调整剂量，每周增加 1μg/kg，直到血小板数>50×10^9/L。每周最大剂量不得超过 10μg/kg。

【注意与禁忌】 常见不良反应有关节痛、头晕、失眠、肌痛、腹痛、肩痛、感觉异常、消化不良等。停药后可导致严重血小板减少，至少要检测 2 周内的血象。过量可引起血栓形成。治疗过程中应不断检测血象。妊娠期应权衡利弊用药。哺乳期应中止哺乳。不推荐用于 18 岁以下患者。

【规格】 冻干粉针剂：250μg，500μg。

第四节　凝血因子制剂

人凝血酶原复合物[典][基]　Human Prothrombin Complex

【药性与应用】 含多种凝血因子（Ⅱ、Ⅶ、Ⅸ、Ⅹ因子）。用于手术、急性肝坏死、肝硬化所致出血。

静脉滴注：每瓶先加注射用水 25mL 使之溶解，然后加入滴注液中，按输血要求通过过滤网滴注，滴速不超过 60 滴/min。

【注意与禁忌】 慎用于肝损害与近期接受外科手术的患者，以防血栓、DIC 或纤维蛋白溶解；有血栓形成史的接受择期外科手术患者亦慎用。新生儿肝炎死亡率高，应慎用本药；婴幼儿易发生血栓，用时应权衡利弊。孕妇、哺乳妇亦应慎用。

本药可有不良反应，如短暂发热、寒战、头痛、荨麻疹、恶心、呕吐、嗜睡、冷漠、潮红，以及脉搏、血压改变，甚至出现过敏性休克。文献报道，偶可发生 DIC、深静脉血栓、肺静脉血栓。

本药含微量 A 型和 B 型同种血细胞凝集素，给 A 型、B 型、AB 型血型患者大量输注时，可发生血管内溶血。

【药物相互作用】 抗纤溶药氨基己酸、氨甲环酸等与本药合用，可增加发生血栓合并症的风险，应间隔 8h 以上使用。

【规格】 注射剂：200 单位，400 单位，2. 5 万单位。

巴曲酶 Batroxobin（立止血，蛇凝血素酶，Hemocoagulase，Reptilase）

【药性与应用】 从南美毒蛇 Bothrops Atox 毒液中分离出的凝血酶，有类凝血酶和类凝血激酶 2 种。类凝血酶作用于纤维蛋白原，形成不稳定的纤维蛋白，使血管收缩，促进凝血；类凝血激酶可促进凝血酶原转变成凝血酶。二者均可提高血小板的聚集功能，使血小板发生不可逆性聚集。

临床可静脉注射或肌内注射，均十分安全。小伤口渗血也可用纱布蘸药压住伤口止血。术前预防出血：术前 12h 肌内注射 1000 单位；30min 前再注射 1000 单位，可预防大出血；如有术后出血的可能，则在术后 24h 肌内注射 1000 单位。各种内脏出血：同时静脉和肌内各注射 1000 单位，可减少出血；24h 后再肌内注射 1000 单位，直至出血停止，一般 3d 即可。妇科大出血：肌内注射 1000 单位/d，3d 即可收效。新生儿出血：与维生素 K 合用，肌内注射 200~500 单位/d。

【注意与禁忌】 有血栓或血栓史者禁用。妊娠初 3 个月非紧急出血不得使用本品。低纤维蛋白原性出血，应在补充纤维蛋白原后始可给予本品。缺乏纤维蛋白稳定因子Ⅷ者，应输入新鲜血液后再给予本品。纤维蛋白分解过多，可将抗纤溶药物与本品合用。血小板严重缺乏时，应补充浓缩血小板后再给予本品。

【规格】 粉针剂：1000 单位（1000 单位约相当于 50μg 的巴特罗酶），附溶剂 1 支。

人凝血因子Ⅷ[典][基]　Human Coagulation Factor Ⅷ（海莫莱斯，康斯平，抗甲种血友病因子，凝血第Ⅷ因子，凝血因子Ⅷ，人抗血友病球蛋白因子Ⅷ）

【药性与应用】 微量凝血酶即可使血浆中本药的促凝活性活化，在有效止血过程中起重要作用。为了维持有效止血过程，必须补充血浆中被消耗的凝血因子Ⅷ（FⅧ，即本药）。本药进入人体后，不易产生抗体。

静脉给予本药的半衰期为4~24h，平均8~12h，呈二相清除曲线，第1相反映血管内外的平衡，第2相反映实际利用情况。本药不能通过胎盘。

静脉滴注给药可按公式计算给药剂量：

所需单位=0.5×体重（kg）×要求增加的FⅧ浓度（%）

轻度关节出血：8~10单位/kg，1~2次/d，连用1~4d，使体内FⅧ水平达到正常的15%~20%。

中度关节、肌肉出血：15单位/kg，2次，使体内FⅧ水平达到正常的30%。用药维持3~7d。

大出血或严重外伤而无出血者：25单位/kg，2次/d，使体内FⅧ水平达到正常的50%。用药至少维持7d。如遇到危及生命的出血，首次剂量应增加到40单位/kg，维持剂量每8~12h，20~25单位/kg。

外科手术或严重外伤出血：为使体内FⅧ达到正常水平的80%~100%，按40~50单位/kg于术前1h开始输注，然后使FⅧ水平维持在正常水平的30%~60% 10~14d。在FⅧ抑制物无异常增高情况下，考虑择期手术。

预防出血：体重大于50kg者，500单位/d；低于50kg者，250单位/d，以使体内FⅧ水平达到正常的5%~10%。

抗FⅧ抗体生成伴出血：首剂5000~10 000单位/h；维持量300~1000单位/h，使体内FⅧ水平维持在30~50单位/mL。如联合应用血浆交换术，宜增加本药40单位/kg，以增强疗效。

【注意与禁忌】 对蛋白过敏者也可对本药过敏。孕妇应用应权衡利弊。

不良反应：有10%~20%甲型血友病患者用药后产生特异性抗FⅧ抗体；大量反复输入可产生过敏反应，表现为寒战、发热、荨麻疹、恶心、面红、眼睑水肿、呼吸困难等，严重者可有血压下降与休克；注射局部可有炎症反应；偶有头晕、疲乏、口干、鼻衄、恶心与呕吐；大量输入本药可产生溶血反应、高血容量心力衰竭，亦可产生高纤维蛋白原血症或血栓形成。

【规格】 注射剂：50单位，100单位，200单位，250单位，300单位，400单位，500单位，750单位，1000单位。

第五节 抗纤溶药物

氨基己酸[典] Aminocaproic Acid（6-氨基己酸，ε-氨基己酸，ε-Aminocaproic Acid，EACA）

【药性与应用】 有抑制纤维蛋白酶原激活物的作用，阻止纤维蛋白溶酶原转变为纤维蛋白溶酶，从而减少纤维蛋白的溶解，达到止血目的。口服吸收好，生物利用度80%，2h达峰值，大部分以原形从尿中排出，$t_{1/2}$103min。临床用于各种纤溶性出血，如原发性纤溶症、弥散性血管内凝血的继发性纤溶期；亦用于脑、肺、前列腺、甲状腺、肾上腺、子宫等手术出血，创伤性出血，肝硬化出血等。手术早期或术前用药可减少手术出血。

口服：成人2g，儿童0.1g/（kg·次），3~4次/d。静脉滴注：首次4~6g溶于葡萄糖或生理盐水注射液100mL中，10~30min滴完；维持量，1g/h。总量不超过20g/d，可连用数天，直至出血被控制。亦可用5%~10%的溶液纱布浸泡后贴敷，或5%软膏涂敷，局部止血。

【注意与禁忌】 偶见胃灼热感、恶心、呕吐、腹泻等消化道反应，以及鼻塞、皮疹、全身不适等。一般反应轻微，停药后消失。静脉给药速度过快，可出现低血压、心动过缓等。

【药物相互作用】 ①与避孕药或雌激素同用，可增加血栓形成的概率。②同时给予高度激活的人凝血酶原复合物和抗纤维蛋白溶解药，有增加血栓形成的风险。③本药可拮抗链激酶、尿激酶的作用，故二药过量时可用本药对抗。

【规格】 片剂：0.5g；注射液：1g/10mL，2g/10mL，4g/20mL，4g/100mL。

氨甲苯酸[典][基] Aminomethylbenzoic Acid（止血芳酸，对羧基苄胺，抗血纤溶芳酸，PAMBA）

【药性与应用】 具有抗纤维蛋白溶解作用，药理与氨基己酸相同，但作用要强4~5倍。口服易吸收，生物利用度为70%。经肾排泄。$t_{1/2}$60min。毒性较低，不易形成血栓。服用3h达高峰。静脉注射后药效可维持3~5h。用药24h内，口服剂量的36%±5%、静脉注射剂量的63%±17%以原形从尿中排泄，其余为乙酰化代谢产物。临床用于纤维蛋白溶解亢进的各类出血。对一般慢性渗血效果较显著，对癌症及创伤性出血无止血作用。也用于溶栓治疗中尿激酶或链激酶过量引起的出血。

静脉注射：0.1~0.3g，用5%葡萄糖溶液或生理盐水10~20mL稀释后缓慢注射，最大用量0.6g/d；儿童0.1g/次。口服：0.25~0.5g，3次/d。

【注意与禁忌】　一般不用于弥散性血管内凝血继发的纤溶性出血，以防血栓进一步形成。有血栓形成倾向或血栓性疾病者禁用或慎用。本品可引起继发性尿路凝血，故血友病发生血尿或肾功能不全者慎用。

【药物相互作用】　不宜与苯唑西林合用。与口服避孕药合用有增加血栓形成的危险。

【规格】　片剂：125mg，250mg；注射液：50mg/5mL，100mg/10mL，200mg/100mL。

氨甲环酸[典][基]　**Tranexamic Acid（止血环酸，凝血酸，Trans-AMCHA，AMCHA）**

【药性与应用】　药理与氨基己酸和氨甲苯酸相同，作用比前者强8~10倍。口服吸收慢而不完全，吸收率为56%±10%。2~5h达峰值。本品可透过血-脑脊液屏障。$t_{1/2}$ 1~3h。24h内经肾排出静脉注射量的90%、口服量的40%。临床用于各种出血性疾病，如咯血、紫癜、手术异常出血、前列腺肥大出血等。

口服：0.25~0.5g，3~4次/d。静脉注射：0.25g加入5%~10%葡萄糖溶液200mL中滴注，1~2次/d。

【注意与禁忌】　本品可透过血-脑脊液屏障，引起脑血管血栓形成，严重脑动脉硬化者禁用。其他副作用有头痛、头晕、嗜睡、恶心、呕吐等。

【药物相互作用】　与口服避孕药、雌激素或凝血因子Ⅰ复合物浓缩剂合用，有增加血栓形成的风险。

【规格】　片剂：0.125g，0.25g；注射液：0.1g/2mL，0.2g/2mL，0.25g/5mL，0.5g/5mL，1g/10mL；注射剂：0.2g，0.4g，0.5g，1g。

第六节　其他止血药

吸收性明胶海绵[典]　**Absorbable Gelatin Sponge（Spongy Gelatin Absorbent）**

【药性与应用】　有大面积吸水表面，吸水量可达本身体积的30倍以上。将本品贴敷于创面，可吸收创面出血，将其凝固在海绵孔内，形成一层保护性止血凝膜。本品自身也在4~6周内被身体吸收。因此，本品可留置在体腔或创腔内。本品与组织接触不产生不良的纤维化反应和过多的瘢痕组织。临床用于创面毛细血管渗血的止血。

用法：将创面渗血拭净，立即用本品干燥制品贴敷创面，再用消毒纱布加压包扎即可。

【规格】 锥状海绵填塞物：2cm×2cm×0. 5cm，6cm×2cm×0. 5cm，6cm×6cm×1cm，8cm×6cm×0. 5cm。

氧化纤维素　Oxidized Cellulose（Cellulose Oxide）

【药性与应用】 本品与含 Ca^{2+} 的液体血浆接触时，纤维素中的羧基（COO^-）与 Ca^{2+} 之间形成交联键，引起氧化纤维与血红蛋白反应，形成一个人工血块，堵塞出血血管，产生止血作用。本品可留置体内，经 1～6 周被完全吸收。临床用于外科不能缝合或结扎的中度流血。

用法：直接敷于比较大的血管出血处，并加以消毒包扎。

【注意与禁忌】 不可与凝血酶合用，低 pH 值会影响后者的活性。不可将本品填塞于骨伤部位内，否则将影响骨的再生或形成囊肿。也不可用于皮肤创伤，以免抑制上皮细胞的生长。

【规格】 薄层纱布条或纱布垫。

醛基纤维素　Aldocellulose

作用与制法类同于上述海绵制剂，有局部止血作用。贴敷于创伤及手术出血部位，用于压迫包扎止血。

第七节　小创伤外用止血药

液态胶布　Liplaster（免贴妥，医用液态胶布）

【药性与应用】 医用高分子疗伤材料，喷涂后在创面形成一层保护膜。此膜无色透明、防水、透气、外干内润、富有弹性，有防菌、防污染、促进伤口愈合的作用。伤口在喷涂后数分钟即可洗涤和淋浴。临床用于皮肤擦伤、割伤、裂伤、灼伤、昆虫叮咬等新鲜创口和手术后缝合伤口。

用法：先将创面按常规清理消毒、止血，待干燥后将本品喷洒或涂布在伤口上即可。若要形成较厚的膜，可在数分钟后再喷 1 次。

【注意与禁忌】 不可与红汞同用。勿喷入眼内。洗涤创面应用中性洗涤剂，不用碱性肥皂。伤口愈合后自然脱落；也可用温水浸泡或碱性肥皂水擦洗后人为剥除。已感染伤口、过敏体质者慎用。对某些新鲜伤口有 30s 左右痛感，多为乙醇刺激引起。为免除疼痛，可在喷涂前先在伤处局部麻醉，待麻醉药晾干后再行喷涂。

【规格】 喷剂：100mL；溶液：10mL。

创可贴 Flexible Fabric Bandages（消毒弹性创可贴）

【药性与应用】 非黏性吸收垫，不粘连伤口，能有效地保护创面，有止血和吸收伤口分泌液的作用，揭除时不会使创面破裂。固定部分为弹性织物，贴在身体活动部分也可伸缩自如，并在贴创部有透气孔，不影响皮肤正常呼吸。长效防水，黏性持久，浸在水中也不会脱落。适用于不易缝合或结扎部位小伤口的压迫止血。

用法：将本品可贴面一边的封贴揭除，贴在小伤口旁的适当部位，确保药垫将创口完全掩盖，然后撕去另一边的封贴，粘贴固定。粘贴前创面宜消毒处理。

【注意与禁忌】 部分人可有皮肤过敏，如发现应及时撕除，另行处理，以免影响创口愈合。

【规格】 贴片剂：75mm×9mm。

解尔分思片 Gelfix

【药性与应用】 取自牛蹄筋的异种冻干牛胶原，为海绵状小方块，敷垫适应性强，可容易地置于创伤表面，能促使肉芽组织增生。由于具有多孔透气结构，使损伤创面可透气、出汗，有利于渗出液的吸收，使之保持清洁和适宜的 pH 值。本品不被吸收，无过敏性及副作用。临床适用于外伤、手术伤、静脉栓塞性溃疡、压疮等一切体表伤口。也用于小手术及特殊手术的止血及促进伤口愈合。

用法：使用前要用无菌生理盐水清洗和消毒创口，清除脓液和坏死组织。将本品剪成合适大小，有皱纹的一面紧贴在伤口或创面上，然后无菌包扎固定。一般 2~3d 后，当本品分解为碎片或溶解时，即可重贴 1 次，原先碎片不必除去。若出现感染，用抗生素或其他抗菌药物进行局部或全身治疗，同时处理伤口。

【注意与禁忌】 本品只适用于处理后的清洁、无菌伤口。清洁创口的具体方法，医者可自行选择。但清洗液应使用无菌生理盐水而不可使用一般杀菌剂。

【规格】 每片 5cm×5cm，内含无抗原性无菌冻干胶原 250mg，相当于无水物 210mg；每片 1cm×1cm，内含无抗原性无菌冻干胶原 10mg，相当于无水物 8.4mg。

特可靠 Tachocomb

【药性与应用】 可吸收性局部创面止血封固剂。使用时可将其敷在出血伤口上，使其内含的凝血因子与血液、淋巴液接触后溶解；胶原载体同时和伤口表面粘贴在一起，发生凝血反应止血；凝血酶原使纤维蛋白原释放出纤维单体，经聚合形成血栓，堵塞破损伤口。聚合反应产生的黏合作用在伤口处形成纤维蛋白胶块的稳定交联。纤维蛋白聚合形成血栓的过程需3~5min。之后，整个纤维网便会与伤口聚合在一起，产生止血效果。聚合强度与纤维蛋白原的浓度有关。本品浓度为正常血栓中浓度的15~20倍。抑肽酶有抑制纤维蛋白溶酶的作用，可延缓所形成纤维蛋白血栓的溶解速度，可使本品作用保持在3~6周。纤维蛋白在逐渐溶解中解体，部分被吞噬；纤维网则逐层被肉芽组织吸收，转化成内源性结缔组织。临床适用于止血和组织黏合，可有效地控制实质器官的出血，如肝、脾、肾、肾上腺等。亦用于封闭胆囊造口，防止胰腺和淋巴管瘘管。在肺手术中用于封闭创口，防止漏气，免除因创面缝合引起的肺萎缩；在血管手术时保护接口；在腹部手术时保护吻合口。封闭鼓膜穿孔；封闭硬脑膜缺口。在各种常规方法止血或补漏无效的情况下，均可试用本品。

用法：粘贴用量视创面大小而定，以掩盖住创口为限，剪片时要无菌操作。在使用本品前，应大面积清洗伤口，然后将黄色面按压在伤口上3~5min。按压时可用湿的无菌外科手套或纱布，使粘贴牢固。行血管手术时，需将本品剪成条状，在吻合口处环形包绕，加压3~5min，以更好发挥止血效果。

【注意与禁忌】 本品的不良反应尚未见诸报道。对本品过敏者禁用。本品为无菌双层包装，在外层铝箔包装开启后，纤维蛋白原有可能转化为纤维蛋白。因此本品在铝箔包装开启后应立即使用。

【规格】 敷料：每块0.5cm^2、1cm^2。

第二部分　抗凝及溶栓药

第一节　抗凝血药

枸橼酸钠[典]　**Sodium Citrate**（柠檬酸钠）

【药性与应用】 枸橼酸根与血中Ca^{2+}形成难解离的可溶性络合物，使血中Ca^{2+}减少，阻止血液凝固。仅用于体外抗凝，保存血液。

用法：输血时预防血液凝固，每100mL加入输血用枸橼酸钠注射液10mL。

【注意与禁忌】 大量输血时，人体应注射适量钙剂，以预防低钙血症。

【规格】 注射液：2. 35%~2. 65%。

肝素钠[典]　Heparin Sodium

【药性与应用】 本品在体内外均有抗凝作用，可延长凝血时间、凝血酶原时间和凝血酶时间。现在认为，肝素与抗凝血酶Ⅲ形成复合物，使后者的作用显著增强。抗凝血酶Ⅲ（ATⅢ）是一种广谱丝氨酸蛋白酶抑制物，除对凝血酶和因子Ⅹa具有灭活作用外，尚能抑制因子Ⅸa、Ⅺa和Ⅻa等，从而对凝血过程产生抑制。肝素辅因子Ⅱ是最近发现的一种生理性抗凝物质，可与凝血酶原的β键结合成复合物，使凝血酶灭活。肝素也加速肝素辅因子Ⅱ的抗凝作用。肝素兼有活化脂蛋白酯酶的作用，促使甘油三酯和极低密度脂蛋白水解，从而降低血脂。本品口服无效，应注射给药。静脉注射后血浆蛋白结合率为80%，在肝内代谢，经肾排出。$t_{1/2}$约1h。临床用于预防和治疗各种血栓与栓塞、弥散性血管内凝血和作为体外抗凝剂用于体外循环、血液透析、动静脉插管以及采血标本的抗凝。

间歇静脉推注：100单位/（kg·次），用葡萄糖溶液或生理盐水10~20mL稀释，缓慢推注，1次/（4~6）h。持续静脉滴注：开始以50~100单位/kg按上述静脉推注方法给药；继以50~100单位/kg加入1000mL葡萄糖溶液或生理盐水中，持续静脉滴注，速度为15~20滴/min。皮下注射：10 000~12 500单位/次，1次/（8~12）h。体外循环：375单位/kg；超过1h者，加用肝素125单位/kg。

【注意与禁忌】 用药过量可致自发性出血，如黏膜、关节、伤口等处出血。用药期间应监测凝血时间或部分凝血激活酶时间（PTT）。凝血时间大于30min或PTT大于100s，提示用药过量。发现自发性出血，应立即停药。严重出血，应静脉注射硫酸鱼精蛋白注射液，中和肝素钠，注射速度以<20mg/min或<50mg/10min为宜。通常1mg硫酸鱼精蛋白在体内能中和100单位肝素钠。偶有过敏反应，如哮喘、荨麻疹、结膜炎、发热等。长期用药可致可逆性脱发与头秃、骨质疏松、自发性骨折和血小板减少。对肝素过敏、有出血倾向、血小板减少症、血友病、消化性溃疡、严重高血压、颅内出血、细菌性心内膜炎、活动性结核、先兆流产或产后、内脏肿瘤、外伤及术后均禁用。孕妇有明确适应证时方可使用本品。肌内、皮下注射刺激性大，应用细针头在肌肉深部或皮下脂肪内注射。

【药物相互作用】 ①甲巯咪唑、丙硫氧嘧啶等可增强本药抗凝作用。②与双香豆素及其衍生物、阿司匹林等非甾体抗炎药、双嘧达莫、右旋糖酐、皮质激素与促激素、依他尼酸、组织型纤溶酶原激活物（t-PA）、尿激酶、链激酶等合用，均有加重出血的危险。③与玻璃酸酶混合注射，既能减轻注射疼痛，又能促进本药吸收。但本药可抑制后者的活性，故两药混合液应临时配制，不可久置。④本药可与胰岛素受体作用，从而改变胰岛素的结合状态，引起低血糖症。⑤本药带强酸性，遇碱性药物则失效。⑥洋地黄、四环素、尼古丁、抗组胺药可部分对抗本药抗凝作用。

【规格】 注射液：12 500 单位/2mL。

肝素钙[典]　Heparin Calcium（钙保明，肝素，连尔舒，凯瑞，硫酸氨基葡聚糖钙，普通肝素钙，雅基欣，Calciparin，Heparin，Heparinic Acid，Minihep Calcium）

【药性与应用】 本药是通过离子交换法从肝素钠中制备的，药理作用与其相似，但抗凝血因子Ⅱa（FⅡa）作用略强，而抗凝血因子Xa（FⅩa）作用较弱。此外，本药尚有调节血脂、抗炎、抗补体、抗过敏、免疫调节等多种药理作用。

静脉滴注：①一般用量：5000 单位注射后，每日 20 000～40 000 单位加入氯化钠注射液 1000mL 中，24h 持续滴注。②心血管外科手术：首剂不低于 50 单位/kg。手术持续时间在 60min 以内者，常需 300 单位/kg；60min 以上者则需 400 单位/kg。术后则视凝血监测结果而定。③弥散性血管内凝血：一次 50～100 单位/kg，1 次/4h，持续静滴，若 4～8h 无改善则停用。

静脉注射：①一般用量：首次 5000～10 000 单位，以后按体重每 4h50～100 单位/kg，或根据监测结果确定。本药应以氯化钠注射液 50～100mL 稀释。②弥散性血管内凝血：用量同静脉滴注。

深部皮下注射：①一般用量：首次 5000～10 000 单位，以后每 8h 8000～10 000单位或每 12h 15 000～20 000 单位，也可根据凝血功能测定数据加以调整。②血栓或栓塞：首剂 83 单位/kg，5～7h 后以 APTT（活化的部分凝血激酶时间）监测是否合适，12h1 次，每次注射后仍于 5～7h 进行新的 APTT 监测。③内科预防：首剂 42 单位/kg，5～7h 后进行 APTT 监测调整。以后，一次 1666 单位，2～3 次/d；或 2500 单位，2 次/d。④外科预防：术前 1666 单位；术后 1666 单位/12h，持续 10d 以上。

【注意与禁忌】 同肝素钠。

【药物相互作用】 同肝素钠。

【规格】 注射液：2500 单位/0.3mL，5000 单位/1mL，7500 单位/1mL，10 000 单位/1mL。

替地肝素　Tedelparin（太德肝素，达肝素钠，Fragmin，Dalteparin Sodium）

【药性与应用】 为猪黏膜低分子量肝素钠，平均分子量 4000～6000，为新一代抗血栓形成药，有明显抗血栓形成作用，抗Ⅹa凝血因子的功能尤强，但抗凝作用微弱，抗凝血酶作用极微弱。在常规剂量下不引起总的凝血方面的变化，也有延长出血时间的作用。与常规肝素相比，本品的生物利用度高，可达90%；作用时间长，可达24h，具有较稳定的抗血栓形成作用。适用于一般手术，特别是肿瘤手术时预防静脉血栓性疾病；对已形成的深部静脉血栓，也有治疗作用。

预防性治疗：有中度血栓形成危险的普通手术，于手术前2~4h皮下注射2500单位（抗凝血因子Ⅹa），以后2500单位/（d·次），有高度血栓形成危险的手术，术前2~4h皮下注射2500单位，12h后再注射2500单位，以后5000单位/（d·次），或2500单位分2次给予。整个危险期内应持续进行预防性治疗，或直到病人能完全自由活动为止。深部静脉血栓形成：待静脉造影诊断所用的普通肝素之后使用本品，可皮下注射。初始剂量为100~200单位（抗凝血因子Ⅹa）/kg；在每次皮下注射3~4h后测定血浆中的凝血因子Ⅹa活力，根据测定结果调整剂量。0.5~1单位（抗凝血因子Ⅹa）/1mL，可获最佳治疗效果。

【注意与禁忌】 不良反应可见出血、全身或局部变态反应、局部出现小瘀斑；有引起血小板减少症的危险。出血或有出血倾向、对本品过敏、血小板减少且在体外试验中引起血小板聚集阳性反应、急性细菌性心内膜炎、活动性消化道溃疡、脑血管意外、脑和脊髓手术后期者均禁用。本品对孕妇的安全性尚未确立，故应慎重；对妊娠头3个月者忌用。肝、肾功能不全，高血压、消化性溃疡、易出血器官损伤者亦应慎用。本品不宜肌内注射。皮下注射时应将药物注入腰部前侧或后侧的皮下组织，左右两侧可轮换。注射时用拇指、示指紧捏一侧组织，形成一褶裥，然后将针头垂直地完全刺入褶裥下组织内，不能斜刺，且在注药过程中两指仍应捏紧，直至注射完毕。

【药物相互作用】 与某些药物合用可延长出血时间，如阿司匹林、非甾体抗炎药、右旋糖酐等，增加出血危险。药物过量时可用硫酸鱼精蛋白拮抗，1mg硫酸鱼精蛋白可中和本品100单位。其他参阅肝素钠。

【规格】 注射液：2500单位/0.2mL，5000单位/0.2mL，7500单位/0.3mL，5000单位/0.5mL。

依诺肝素　Enoxaparin（Lovenox）

【药性与应用】 低分子肝素制剂，可使抗凝血因子Ⅹa/抗凝血因子Ⅱa的活力比大于4。动物实验证实，本品的抗血栓形成作用很强，但引起的出血倾向极小，且兼有溶栓作用。对人体具有持久性抗血栓形成作用。临床用于整形外科和一般外科术后预防静脉血栓形成，血液透析时防止体外循环过程中发生凝血。

皮下注射：一般性手术应在术前2h注射，1次20mg即可有效预防血栓栓塞，必要时20mg/d；血栓栓塞危险性大的整形外科手术，应40mg/d，整形手术前2h进行1次注射，直至病人开始自由活动。导管内注射：反复血液透析时或在体外循环之初，于动脉导管注入本品1mg/kg，可防止循环中的凝血。此剂量可维持4h的透析需要；若管壁出现环状纤维蛋白，可再注入0.5~1mg/kg。血液透析者有严重出血危险，特别是手术前后进行透析或有进行性出血症状者，每次透析可用0.5~0.75mg/kg。

【注意与禁忌】 可引起血小板减少，罕见注射局部瘀斑。肝功能异常、未控制的高血压、消化性溃疡者慎用。妊娠头3个月不宜用。本品不宜肌内注射。皮下注射最好卧位，交替注入腰部左右两侧皮下组织。先用拇、示指捏紧该部皮肤形成褶裥，然后垂直注入皮下，注毕后始松开两指。对本品过敏、急性细菌性心内膜炎、止血功能严重异常、血小板缺乏和体外试验血小板聚集阳性、活动性消化性溃疡病、脑血管意外不伴有全身性血栓者均禁用。

【药物相互作用】 本品与抗维生素K、抗血小板聚集药、阿司匹林等非甾体抗炎药、低分子右旋糖酐等并用可引起出血加重，应注意。大剂量本品所致出血，可缓慢注射硫酸鱼精蛋白中和。硫酸鱼精蛋白1mg可中和本品1mg的抗Ⅱa作用。应用高剂量硫酸鱼精蛋白也不能全部中和抗Ⅹa活力，最多只能达到60%，但仍可保持其抗血栓形成作用。其他参阅肝素钠相关内容。

【规格】 注射液（均含有亚硫酸氢钠）：20mg（2000单位）/0.2mL，40mg（4000单位）/0.4mL，60mg（6000单位）/0.6mL，200mg（20 000单位）/2mL，500mg（50 000单位）/5mL。

那屈肝素钙 Nadroparin Calcium（博璞青，低分子肝素钙，夫雷肝素钙，立迈青，那曲肝素，赛博宁，速碧劲，速避林，尤尼舒，Fraxiparin Calcium，Fraxiparine，Fraxiparine Multidose，Fraxodi，Low Molecalar Weight Heparins Calcium，Nadroparin）

【药性与应用】 本药分子量为1000~10 000，平均分子量为4500，系由猪肠黏膜获取的氨基葡聚糖（肝素）片段的钙盐。与常规肝素相比，本药具有明显的抗凝血因子Ⅹa活性，抗凝血因子Ⅱa或抗凝血酶的活性较低。本药可抑制体内动静脉血栓形成，但不影响血小板聚集和凝血因子Ⅰ与血小板的结合。在发挥抗血栓作用过程中，出血的可能性较小。

本药皮下注射，给药后3h达血药峰浓度，本药通过肾清除，半衰期约为3.5h，老年患者略延长。

手术预防血栓形成：①中度危险血栓形成：3075单位，1次/d。第1次注射在术前 2h 进行，至少持续 7d。②高危血栓形成：41 单位/（kg·d），术前、术后各 12h 给药 1 次，以后每日进行，直至术后第 3 日。第 4 日将剂量调整为 61.5 单位/kg，治疗至少持续 10d。③其他情况下使用本药 3075 单位，1 次/d。

治疗深静脉血栓：0.1mL/10kg，1 次/12h，10d 为 1 疗程，并尽早给予口服抗凝药，以达到所要求 INR（国际标准化比值）。

治疗不稳定性心绞痛和非 Q 波性心肌梗死：93 单位/kg，1 次/12h，联合使用阿司匹林（推荐：给予 160~325mg/d 的负荷剂量后，改为 75~325mg/d）。可通过一次性静脉推注给药。一般治疗 6d 可达到临床稳定状态。

【注意与禁忌】 对本药过敏、血小板减少、凝血功能障碍、易出血的器质性病变、脑溢血风险高、难控性高血压、细菌性心内膜炎、糖尿病视网膜病变者均应忌用。慎用于肝肾功能不全、易出血性消化性溃疡、脉络膜视网膜病变、手术后、高血压、对未分离肝素过敏、脉管炎、心包炎、心包积液。孕妇忌用。不推荐哺乳妇应用。

不良反应参见肝素钠。

【药物相互作用】 同肝素钠。

【规格】 注射液：2050 单位/0.2mL，3075 单位/0.3mL，4100 单位/0.4mL，6150 单位/0.6mL，8200 单位/0.8mL，5000 单位/1mL，10 250 单位/1mL。

抗凝血酶Ⅲ　Antithrombin Ⅲ（肝素辅助因子，ATⅢ）

【药性与应用】 血液凝固中的重要抑制物，能与Ⅹa、Ⅸa、Ⅺa 等凝血因子结合，生成无活性的复合物。肝素能增强和提高本品的抗凝血作用。适用于肝硬化、肾病综合征、晚期肿瘤继发的抗凝血酶Ⅲ缺乏或先天性缺乏抗凝血酶Ⅲ产生的弥散性血管内凝血或自发性深部血栓形成。

静脉滴注：剂量随临床需要而定。一般 1 单位/kg 可提高活性 1.6%，而弥散性血管内凝血者则仅为 1%。用前应预先测定血浆中的抗凝血酶Ⅲ活性。

【注意与禁忌】 至今尚未发现严重不良反应。对本品过敏者禁用。

【规格】 注射剂：500 单位，1000 单位。

重组人纤溶酶原激活质　Recombinant Human Plasminogen（Actiles）

【药性与应用】 本品为糖蛋白，可将纤维蛋白溶酶原激活为纤维蛋白溶酶产生抗凝血作用，与纤维蛋白的亲和性很高。静脉滴注时在与纤维蛋白结合前，在循环系统相当稳定，当与纤维蛋白结合被激活后，即诱导纤维蛋白溶酶原转化为纤维蛋白溶酶，使纤维蛋白凝块溶解。临床用于发作在 6h 以内的严重心肌梗死，用以分解冠状动脉内的纤维蛋白血栓。

静脉滴注：总剂量为70~100mg。

【注意与禁忌】 用药期间及以后应严密观察，一旦发生不良反应或意外，应及时对症处理或抢救。不良反应可见凝血障碍、出血、血细胞比容及血红蛋白降低、注射部位出血。偶见心律失常、体温上升。罕见血压下降、颅内出血、腹膜后血肿。偶见或罕见大便带血、柏油样便、呕血、血尿、鼻出血。常有恶心。70岁以上、出血体质、口服抗凝药、消化性溃疡、结肠炎、食管静脉曲张、主动脉瘤、收缩压≥200mmHg、舒张压≥110mmHg、有心脏按压史、锁骨下动脉或颈内动脉穿刺、外伤、手术后2周内、中风6个月内、急性不明原因性心绞痛和视力障碍、转移性恶性肿瘤、细菌性心内膜炎、孕期及产后14d内者，均禁用本品。

【规格】 注射剂：20mg，50mg。附有专用溶媒。

类肝素 Hirudoid（喜疗妥乳剂，磺酸脂黏多糖，Heparinoid）

【药性与应用】 由动物肝脏提取的黏多糖肝磷脂，具有抗血栓形成、消炎、止痛、改善患处血循环、吸收渗出物、消除水肿、促进组织修复等作用。作用温和、易吸收、刺激性小。临床适用于血管栓塞、静脉曲张、浅表静脉炎、淋巴腺炎、乳腺炎与软化瘢痕。

外涂患部，轻柔按摩，1~2次/d。

【注意与禁忌】 本品含有乙醇，不可涂于黏膜、眼球和出血部位上。

【规格】 乳剂：2500单位/100g。

阿地肝素钠 Ardeparin Sodium（Normiflo）

【药性与应用】 由猪黏膜制得，与依诺肝素相同，主要通过抑制凝血因子Ⅹa，抑制血液结块和纤维凝血块形成。抗凝血因子Ⅹa活性与抗凝血因子Ⅱa比值较未分级的肝素高，其效果与安全性最低与肝素相同，且皮下注射后生物利用度高，作用持续时间较长，较小剂量就可达到预期效应。由于其对凝血因子Ⅱa活性的抑制作用较小，在治疗过程中一般不需常规的凝聚参数（凝血酶时间、活化部分凝血激酶时间）监测。临床用于人工膝关节术后深层静脉栓塞和肺栓塞的预防。

深层皮下注射：推荐剂量为50单位/kg，2次/d，持续14d，直到病人能完全自由行走。治疗应于术后当天晚上或次日早晨开始，注射应采取坐姿或卧位，注入腹部（避开肚脐）、大腿前部或上臂外侧，注射部位应每次更换。不应肌内注射，以免引起血肿。

【注意与禁忌】 不良反应主要为出血，如皮下出血、血肿、皮肤黏膜下出血、鼻出血等，严重者应停药。其次有发热、贫血、恶心、瘙痒、皮疹、转氨酶升高，但均为可逆性。有严重出血或出血倾向者禁用。出血危险性增加的病人，如尚未控制的高血压、先天或后天性出血性疾病、急性细菌性心内膜炎和活动性胃肠道溃疡应慎用。定期监测血常规、血小板计数、粪便潜血试验。不可与硬膜外或脊髓穿刺并用，以免引起血肿和神经伤害。本品属妊娠 C 类药物。儿童的安全性尚未确定。

【药物相互作用】 本品与抗凝剂、血小板抑制剂等合用，可引起或增加出血，应谨慎。如本品使用过量引起出血性合并症，可静脉注射硫酸鱼精蛋白中和，每 100 单位使用 1mg 硫酸鱼精蛋白中和。

【规格】 注射液：5000 单位/0.5mL，10 000 单位/0.5mL。

达那帕罗钠　Danaparoid Sodium（DNP，Orgaran）

【药性与应用】 本品是由取自猪小肠黏膜的低分子量氨基葡萄糖醛酸盐与硫酸乙酰肝素、硫酸皮肤素、硫酸软骨素组成的硫酸盐混合物。本品的抗凝作用是增强内源性抗凝物质——抗凝血酶Ⅲ（ATⅢ）和肝素辅助因子Ⅱ的活性发挥作用。本品对实验性血栓形成的抑制作用比等价标准肝素或低分子量肝素更强。本品抗凝血因子Ⅹa活性生物利用度，皮下给药接近 100%，比标准肝素高得多，且变异性较小。抗血栓作用持续时间和作用峰值也均比肝素更长更高。本品 50%抗凝血因子Ⅹa 活性物质由肾脏排出。本品适用于整形外科、腹部大手术后预防深静脉血栓的形成和脑缺血、脑梗死的治疗。

用于预防深部静脉血栓形成：皮下注射，750 单位，2 次/d，连用 14d。外科手术病人应在术前 1～4h 给药 1 次。非出血性脑中风第 1 次可采用 1000 单位静脉滴注给药。对有严重肾功能障碍的病人，第 2 次给药应减少 25%～50%。本品静脉注射应以生理盐水、5%葡萄糖溶液或葡萄糖盐水稀释至 15～30 单位/mL。

【注意与禁忌】 与其他抗血栓药一样，出血是最重要的不良反应。硫酸鱼精蛋白不能中和本品引起的出血，必须立即停药，采取相应措施，如有必要应输血。可见注射部位的局部反应和全身皮疹，停药后即可消失。

【规格】 注射剂：0.6mL，含抗凝血因子Ⅹa750 单位。

瑞替普酶　Reteplase（瑞替普拉斯，派通欣，Repliysin，Rapilysin）

【药性与应用】 为重组溶血栓纤维蛋白溶酶原激活剂。与链激酶、尿激酶相比，本品产生再灌注能力明显要快。急性心肌梗死经本品治疗 4h 后，血纤维蛋白溶酶水平降到基线值的 35%～52%，血纤维蛋白原水平降到基线值的 36%～61%，α_2-抗纤维蛋白溶酶水平降到基线值的 16%～31%，降低急性心肌梗死 35d 死亡率的效果至少与链激酶相似。本品的起始 $t_{1/2}$ 为 11～19min。肾功能不全可使本品血浆清除率明显下降。本品适用于治疗急性心肌梗死，可溶解冠状动脉血栓，降低死亡率和充血性心力衰竭的发生率，改善心室功能。

急性心肌梗死一发生就应尽快使用本品进行治疗。推荐剂量为 20 单位，分 2 次静脉推注。每次 10 单位，第 1 次注射 30min 后再注射第 2 次。每次注射时间不应超过 2min。同时使用肝素（调节到活化部分凝血激酶时间为正常的 1.5~2 倍，至少 24h）和阿司匹林（75~350mg/d，至少持续到出院）进行辅助治疗，以防血栓再形成。

【注意与禁忌】 主要不良反应为出血，严重者可出现颅内出血和出血性休克。在整个治疗过程中，应对出血情况进行严密监测，如有严重出血，应立即停药并采取相应措施。血小板减少和有出血倾向的病人慎用。

【药物相互作用】 ①本药与茴香、阿魏胶、布枯、红三叶草、葫芦巴、当归、阿司匹林、双嘧达莫、肝素、低分子量肝素合用，发生出血危险概率增加，应严密监控重症出血。②与覆盆子、红醋栗、墨角藻、玻璃苣、菠萝蛋白酶、小槲树合用，可增强对血小板的作用，发生出血的危险性增加。③山金车、猫爪草、丁香油、姜黄素、蒲公英、益母草、丹参、银杏均可抑制血小板聚集，合用有发生出血危险。④黄芪可促进纤维蛋白溶解、抑制血栓素 A_2 合成、升高前列腺素 I_2 浓度，合用时有发生出血危险。⑤辣椒素可抑制血小板聚集，提高纤溶活性，合用可诱发出血。⑥月见草抑制血栓素 B_2 产生，合用出血危险增加。⑦芹菜含香豆素衍生物，合用可增加出血危险。⑧大蒜可减少血栓素 B_2，提高纤溶活性、抑制血小板聚集，合用可增加出血风险。⑨大黄减少血栓素 A_2 的合成，减少维生素 K 吸收，合用可增加出血危险。⑩黄芩抑制血小板聚集、抑制凝血因子Ⅰ转变为纤维蛋白，合用增加出血危险。⑪绣绒菊抑制血小板功能，合用增加出血危险。⑫甘草抑制凝血酶、血小板聚集，与本药合用，增加出血风险。⑬卡法根抑制环氧化酶，合用增加出血风险。⑭香胶树脂降脂、增高纤溶活性、抑制血小板聚集，合用出血危险增加。⑮生姜抑制血栓素合成酶及血栓素 B_2 的合成并提高前列环素浓度，合用增加出血危险。⑯小白菊减少血栓素 A_2 生成并抑制血小板聚集反应，合用增加出血危险。⑰本药与维生素 K 拮抗药，如双香豆素类合用，增加出血危险。

【规格】 注射剂：5 单位。

降纤酶 Defibrase（克塞灵，去纤酶，去纤维蛋白酶，赛而，Catholen，Defibrinogenas，Defibrin）

【药性与应用】 本药系从长白山白眉蝮蛇或尖吻蝮蛇蛇毒中提取的丝氨酸蛋白酶单成分制剂。有降低凝血因子Ⅰ、降低血液黏度和抗血小板聚集的作用。其特点是：用药后，血浆凝血因子Ⅰ浓度随剂量的增加而减少，但对血小板计数与功能、出血时间几无影响。

临床用于血管闭塞性疾病，如血栓闭塞性脉管炎、雷诺病、心肌梗死、股动脉栓塞、一过性脑缺血、脑血栓、脑栓塞、肺栓塞；也用于心肌梗死的预防和不稳定型心绞痛，血液高黏状态、高凝状态、血栓前状态、突发性耳聋等。

静脉滴注：①急性发作期：10 单位，1 次/d，连用 10d。②非急性发作期：首剂 10 单位，维持量 5~10 单位，1 次/d，或 1 次/2d，2 周为 1 疗程。

【注意与禁忌】 对本药过敏，正在使用其他纤维蛋白溶解药、抗凝药和抗血小板药，严重肝、肾功能不全，乳头肌断裂、室间隔穿孔、心源性休克、多脏器功能衰竭、有出血倾向或出血性疾病史、近期术后患者均忌用本药。慎用于有过敏史、过敏体质、消化性溃疡、70 岁以上及脑血栓后遗症患者。儿童安全性尚未确定，不宜使用。孕妇的使用应权衡利弊。哺乳妇应中止哺乳。

不良反应可有头痛、头昏、头沉，偶有瘀斑、瘙痒、牙龈出血、鼻衄、荨麻疹、一过性转氨酶升高，严重者可出现过敏性休克。

【药物相互作用】 ①抗凝血药、阿司匹林等可增强本药作用，引发意外出血。②抗纤溶药可拮抗本药作用，禁止联用。

【规格】 注射剂：5 单位，10 单位。

阿替普酶 Alteplase（阿太普酶，阿特普酶，栓体舒，重组人组织型纤溶酶原激活物，组织纤溶酶原激活物，Actilyse，Recombinant Human Tissue Type Plasminogen Activator）

【药性与应用】 本药为血栓溶解药。主要成分是含有 526 个氨基酸的糖蛋白，通过其赖氨酸残基与纤维蛋白结合，激活纤溶酶原。本药选择性地激活血栓部位的纤溶酶原，不产生用链激酶时常见的出血并发症，静脉给药可使急性梗死的冠状动脉再通。

本药静脉注射后迅速在血中消除。用药 5min 后，给药量的 50% 即被清除。10 及 20min 时，体内残余药量仅为 20% 与 10%。药物主要在肝脏代谢。

本药主要用于急性心肌梗死，可试用于肺栓塞，以及急性缺血性脑卒中、深静脉血栓和其他血管疾病。

静脉给药：①静脉注射，本药 50mg，用灭菌注射用水溶解成 1mg/mL 的药液静脉注射。②静脉滴注，本药 100mg 溶解于生理盐水 500mL，在 3h 内按下法滴完：前 2min 先注入本药 10mg，以后 58min 滴入 50mg，最后 120min 将余下药液滴完。

【注意与禁忌】 禁忌证：10d 内发生严重创伤或进行过大手术、未控制的原发性高血压、出血性疾病、近期内严重出血、脑出血、颅脑手术 2 个月内、颅内肿瘤、动静脉畸形与动脉瘤、出血体质、急性脑卒中可能伴有蛛网膜下隙出血或癫痫者。

慎用证：食管静脉曲张、口服抗凝药、70 岁以上、产后 14d 内、细菌性心内膜炎、急性胰腺炎、急性心包炎、脑血管疾病、高血压、活动性经期出血、感染性血栓性静脉炎、严重肝功能障碍。

孕妇慎用或忌用本药。对哺乳的影响尚不明确。

不良反应：最常见的是出血，已报道的有胃肠道、泌尿道、腹膜后、颅内、硬膜外、筋膜下和注射部位出血。其他不良反应可有心律失常，主要发生于心肌梗死再灌注后。也可出现血管再闭塞、出血性膝关节滑膜囊炎、癫痫发作、过敏性休克等。

【药物相互作用】 ①与其他抗凝血药合用，如肝素、香豆素类等，可增加出血危险。②与依替巴肽合用，有协同抗凝作用，增加出血危险性。③与硝酸甘油等硝酸制剂合用，可使本药血浆浓度下降，冠状动脉再灌注减少、再灌注时间延长和血管再闭塞的概率增加。

【规格】 注射剂：20mg，50mg。

华法林[典][基]　Warfarin（华法令，苄丙酮香豆素钠，酮苄香豆素，Panawarfin，Warfilone）

【药性与应用】 香豆素类口服抗凝药，竞争性拮抗维生素 K，抑制维生素 K 环氧化物在体内转化为氢醌形态，阻断凝血因子Ⅱ、Ⅶ、Ⅸ、Ⅹ的 γ-羟化作用，使其失去凝血活性，从而抑制血液凝固。本品在体外无效，在体内需待上述 4 种因子耗竭后，始可发挥抗凝作用，故用药初期应与肝素制剂合用。口服易吸收，生物利用度达 100%，血浆蛋白结合率为 99.4%，$t_{1/2}$ 约为 36h，36～72h 达峰值，有效期持续 2～5d。口服与静脉注射效果相同。临床用于血栓性疾病，可防止血栓的形成与发展，如治疗血栓栓塞性动静脉炎，降低肺梗死的发病率与死亡率，减少外科大手术、风湿性心脏病、髋关节固定术、心脏瓣膜置换术等的静脉血栓发病率。也用于心肌梗死的抗凝治疗。

口服：成人开始 10～15mg/d，3d 后根据凝血酶原时间或凝血酶原活性确定维持量，其剂量范围为 2～10mg/d。用药期间凝血酶原时间应保持在 25～30s，凝血酶原活性至少应为正常值的 25%～40%。不可用出凝血时间作为用药监测指标。

【注意与禁忌】 最常见的不良反应是出血性合并症，如鼻出血、牙龈出血、皮肤瘀斑、血尿、子宫出血、便血、伤口及溃疡出血等。若无测定凝血酶原时间与凝血酶原活性的条件，切勿随意使用本品。若出现轻度出血，凝血酶原时间不超过正常值的 4 倍时，可停药观察。严重出血时，应用维生素 K 制剂对抗，口服 4～20mg 或缓慢静脉注射 10～20mg，6h 后凝血酶原时间可恢复至安全水平。其他可有食欲减退、腹泻、口炎、骨髓抑制、皮肤坏死等。偶见华法林性足趾紫癜综合征。血友病、血小板减少性紫癜，严重肝、肾疾病，活动性消化性溃疡、中枢神经及眼科手术等禁用本品。慢性乙醇中毒、活动性肺结核、充血性心力衰竭、重症高血压、亚急性细菌性心内膜炎、月经过多、先兆流产等慎用。长期治疗者如需进行手术，可先静脉注射维生素 K_1 50mg。

【药物相互作用】 ①保泰松、羟布宗、甲芬那酸、水合氯醛、氯贝丁酯、磺胺类、丙磺舒、双硫仑、依他尼酸、奎尼丁、甲苯磺丁脲与本药竞争血浆蛋白，使本药游离血药浓度升高，抗凝使用增强。②氯霉素、别嘌呤醇、甲硝唑、西咪替丁、MAOI、水杨酸盐等可抑制肝微粒体酶，使本药代谢降低，血药浓度升高，半衰期延长。③减少维生素 K 胃肠吸收和影响凝血因子Ⅱ合成的药物，如广谱抗生素、液状石蜡、考来烯胺，均可增加本药抗凝作用。④前列腺素合成酶抑制药、氯丙嗪、苯海拉明干扰血小板功能，使本药抗凝作用明显增加。⑤丙硫氧嘧啶、二氮嗪、丙吡胺、磺吡酮、口服降糖药均增加本药抗凝作用。⑥本药应避免与链激酶、尿激酶合用，否则将引起严重出血。⑦肾上腺皮质激素既可增强也可减弱本药的抗凝作用，有导致胃肠道出血的可能。⑧抑制本药吸收的药物有抗酸药、轻泻药、灰黄霉素、利福平、格鲁米特、甲丙氨酯等，从而能减弱本药的抗凝作用。⑨维生素 K、口服避孕药、雌激素均竞争相关蛋白酶，促进凝血因子Ⅱ、Ⅶ、Ⅸ、Ⅹ的合成，故可减弱本药的作用。⑩肝酶诱导药苯巴比妥、苯妥英钠、氯噻酮、螺内酯加速本药的代谢，减弱其抗凝作用。

【规格】 片剂：2. 5mg，3mg，5mg。

双香豆素 Dicoumarol（Bishydroxycoumarin）

【药性与应用】 药理作用同华法林，同属香豆素类。口服吸收缓慢且不稳定，血浆蛋白结合率为99%。$t_{1/2}$与剂量相关，10~30h。体内代谢和排泄的个体差异较大，药效在3~5d达峰值。作用维持时间变化较大，2~10d。临床用途同华法林。

口服：100mg，第1日2~3次，第2日1~2次。维持剂量根据凝血酶原时间和凝血酶原活性调整，成人多为25~200mg/d。

【注意与禁忌】 同华法林。常见胃肠道反应有恶心、痉挛性腹痛与腹泻。

【药物相互作用】 同华法林。

【规格】 片剂：50mg。

双香豆素乙酯 Ethyl Biscoumacetate（新双香豆素）

【药性与应用】 抗凝药理与临床应用同华法林。口服吸收快而完全。$t_{1/2}$

为3h。停药后作用持续2d。

口服：开始24h内给0.6~0.9g，分2~3次服。以后0.3~0.6g/d，2~3次分服。或根据凝血酶原时间或凝血酶原活性变化调整剂量。

【注意与禁忌】 参见华法林与双香豆素。

【药物相互作用】 同华法林。

【规格】 片剂：50mg。

醋硝香豆素[典] Acenocoumarol（新抗凝，Sintrom）

【药性与应用】 香豆素类口服抗凝药，作用机制同华法林。本品 $t_{1/2}$ 为8h，其代谢产物仍有抗凝活性，其 $t_{1/2}$ 可延长至20h。作用持续时间1.5~2d。临床应用同华法林。

口服：第1日8~12mg；第2日2~8mg；以后1~2mg/d。

【注意与禁忌】 胃肠刺激、皮炎、荨麻疹、脱发等副作用较明显。其余同双香豆素。

【药物相互作用】 同华法林。

【规格】 片剂：4mg。

链激酶 Streptokinase（溶栓酶，Streptase）

【药性与应用】 由β-溶血性链球菌培养液中制得，具有促进体内纤维蛋白溶解系统活性的作用。使纤维蛋白溶酶原激活因子前体物质转变为激活因子；后者再使纤维蛋白原转变为有活性的纤维蛋白溶酶，使血栓溶解。静脉注射后 $t_{1/2}$ 为15min。临床用于治疗新鲜的血栓闭塞性疾病，6~8h以内者最为有效，如深静脉血栓、周围动脉血栓、急性肺梗死、血管手术后血栓形成、导管介入治疗性血栓、急性心肌梗死、中央视网膜动静脉栓塞等。

给药前0.5h，先肌内注射异丙嗪、静脉注射地塞米松或氢化可的松，以预防出血、寒战、发热等副作用。初始剂量：将本品50万单位溶入100mL生理盐水或5%葡萄糖溶液中，静脉滴注30min左右。维持量：将本品60万单位溶于5%葡萄糖溶液250~500mL中，同时加入氢化可的松25~50mg或地塞米松1.25~2.5mg，静脉滴注6h，保持血中10万单位/h水平，4次/d，维持24~72h或直到血栓溶解或病情不再发展为止。疗程根据病情确定。视网膜血栓12~24h；新鲜心肌梗死18~20h；周围动静脉血栓3d左右，最多5d；慢性动脉栓塞用药时间可适当延长，但不宜超过7d。治疗结束后可用其他抗凝药作为过渡治疗，如低分子右旋糖酐等，以防血栓复发。儿童初始剂量应根据抗链激酶值的高低而定；维持量根据血容量换算，保持在血容量20单位/（mL·h）。

【注意与禁忌】 人体常受链球菌感染，体内多早已存在链激酶抗体，事先应加以测定，如大于 100 万单位，不宜应用本品。链球菌感染或亚急性细菌性心内膜炎禁用本品。本品的主要合并症为出血，严重者应给予氨基己酸、氨甲苯酸、纤维蛋白原或全血治疗。应避免肌内注射和动脉穿刺，以免引起血肿。外科术后相对禁忌，如必须应用，也宜用少剂量，以减少出血机会。围产期、消化性溃疡、新空洞性结核、严重肝病均应慎用。少数病人可有发热、寒战、头痛、不适症状，不影响治疗，可给予解热镇痛药处理。注射速度太快，可诱发过敏反应。溶解药物时不可剧烈振荡，以免活力下降。药品应现用现配，在 5℃左右仅可保存 12h。

【药物相互作用】 ①与阿司匹林合用，可使出血时间延长，增加出血危险。脑血栓病人在血栓完全溶解前应避免使用阿司匹林。②与吲哚美辛、双嘧达莫、保泰松及其他影响血小板功能的药物合用，可加重出血风险。③与依替巴肽、右旋糖苷、抗凝药等合用，加重出血危险。④与肝素合用，本药可部分拮抗肝素的抗凝作用，联用时应增加肝素的用量。

【规格】 注射剂：10 万单位，15 万单位，20 万单位，25 万单位，30 万单位，50 万单位，75 万单位，150 万单位。

重组链激酶[典]　Recostreptokinas（海贝克栓，Heberkinasa）

【药性与应用】 由生物基因工程 DNA 重组技术制得，具有溶解血栓作用，进入血循环后，可与人血浆中的纤溶酶以 1∶1的比率形成激活复合物。此复合物再激活血循环中的纤溶酶原，使其转化为纤溶酶，以溶解纤维蛋白血凝块，使血栓得以溶解。本品血浆 $t_{1/2}$为 23min。临床用于治疗 6~8h 以内的急性心肌梗死、脑梗死、深静脉血栓、肺栓塞；也用于动脉闭塞、血液透析凝块、分流梗阻和胸膜粘连。

治疗急性心肌梗死：应在 30~60min 内静脉滴注 150 万国际单位。当用导管注入冠状动脉时，应在 1 次给药 2 万国际单位后，再在 20~90min 内按 2000~4000 国际单位的速度静脉滴注。治疗深静脉血栓：首剂量为 2 万国际单位/h；随后约 5h 内以 10 万国际单位/h 速度继续给药。治疗肺梗塞：同深静脉血栓。注射溶液可用生理盐水或 5%葡萄糖溶液。

【注意与禁忌】 本品比自然链激酶纯度高、质量好，副作用明显减少。除注射部位出现血肿、硬结，未见有严重副作用。仅有少数人有过敏反应，以及体温升高、寒战、头痛、胃肠道功能紊乱、肌肉痛。活动性出血、脑血管意外、颅内或脊柱手术 2 个月内、未控制的重症高血压、凝血功能障碍者禁用。外伤及心肺复苏术后 1 周内、细菌性心内膜炎，肝、肾功能不全，脑血管疾病、动脉瘤、胃肠出血 3 个月内、外伤 10d 内、围产期、出血体质、月经期、心内血栓、有消化道溃疡病史、活动性结核病、有链激酶过敏史者均应慎用。

治疗期间应密切注意出血和过敏反应，情况严重者，必须立即停药。轻度出血可用局部压迫处理。中度过敏，如荨麻疹、红肿、呼吸困难，可用抗组胺药或糖皮质激素等加以处理。严重过敏者，应立即中止治疗，进行抢救。

【药物相互作用】 对急性心肌梗死病人，可辅以肠溶阿司匹林口服治疗，160~325mg/d，效果更好。

【规格】 冻干粉剂：10万国际单位，50万国际单位，75万国际单位。

尿激酶[典][基] Urokinase (Uronase, Ukidan, UK)

【药性与应用】 从新鲜人尿中制取的一种蛋白激酶，为高效血栓溶解剂。其作用机制与链激酶不同，可直接激活人体内无活性的纤溶酶原，使之变为有活性的纤溶酶，使形成血栓的纤维蛋白水解；进而渗入血栓内，更易激活附着在纤维蛋白网上的纤维蛋白酶原，使附在血管壁上的新鲜血栓溶解，使血管再通。对已经机化的陈旧血栓则无效。由于本品来源于人体蛋白酶，无异种蛋白抗原性，与链激酶的异种蛋白不同，不良反应较少，也较轻。临床适用于治疗急性的心肌梗死、脑梗死、周围血管栓塞、中央视网膜血管栓塞、肾移植、整形外科手术等出现的6~8h以内的血栓，均可取得较好的疗效。

静脉注射、静脉滴注或动脉介入均可。静脉注射或滴注：4万~6万单位/d，溶于20~40mL生理盐水，分1~2次推入；或将上述剂量加入5%葡萄糖生理盐水或低分子右旋糖酐250mL中滴注。一般7~10d为1个疗程或酌情增减。动脉介入：可将上述剂量或更大剂量通过相关动脉用导管直接注入梗死区，效果更为理想。

脑血管疾病：在急性脑梗死出现中风症状6h至6d内，用6万单位静脉注射或滴注。

急性静脉血栓形成：首次剂量可以6万~18万单位/d；以后改为6万单位，2次/d。7~10d为1个疗程。

急性动脉栓塞取栓术：术前本品6万单位注入；术后继续用6万单位，2次/d，用5~7d。

急性心肌梗死：以50万单位溶入25%葡萄糖溶液20mL中静脉推注；再以50万单位加入5%葡萄糖溶液500mL中静脉滴注。

冠状动脉介入：可用5万~10万单位用葡萄糖溶液溶解后，直接用导管推入梗死部位。

眼科用药：静脉滴注或推注1万~2万单位/d；或用200~500单位溶于0.5mL注射用水中结膜下或球后注射。

【注意与禁忌】 极少数人出现消化道或皮下出血，应停药。个别人可有短暂头昏、头痛、胸闷、恶心、呕吐、食欲差等反应，一般不影响治疗。本品溶解后应立即使用，不宜存放。严重肝功能障碍、严重高血压、低纤维蛋白原血症、出血性疾病者均忌用。高龄、严重动脉粥样硬化者剂量应偏低。应酌情进行优球蛋白溶解试验、凝血酶原时间和凝血酶活性测定。与化疗药物合用时，应先给本品1万~2万单位，后给抗癌药。出现皮下或消化道出血时，应用氨甲苯酸等抗纤溶药物止血。

【药物相互作用】 ①与肝素合用，可抑制本药活性，如需合用，二者使用时间应相隔2~3h。②本药大剂量与口服抗凝药合用，可加重出血危险，不宜合用。

【规格】 注射剂：500单位，1000单位，5000单位，1万单位，2万单位，5万单位，10万单位，20万单位，25万单位，50万单位，150万单位，250万单位。

东菱精纯抗栓酶　Defibrin（巴曲酶，东菱精纯克栓酶，DF-521）

【药性与应用】 由巴西矛头蛇的亚种或生物工程技术制得的一种巴曲酶丝氨酸蛋白，为新型单成分强力溶栓剂，为微循环溶栓治疗药。分解纤维蛋白原，抑制血栓形成；诱发ATP释放、增强ATP作用、促进纤维蛋白酶生成、溶解血栓；降低血液黏度、抑制红细胞聚集及沉降、增强红细胞通透性及变形力、降低血管阻力、改善微循环。溶栓作用快速，作用范围广泛，从而使缺血部位功能得到恢复。健康人静脉滴注本品10巴曲酶单位（BU），1次/2d，共3次时，$t_{1/2}$首次给药5.9h，第2次给药2.8h，第3次给药2.8h。给药后24h大部分由尿中排出，少量由粪中排出。本品临床适用于急性脑血管缺血性疾病、突发性耳聋、伴有缺血症状的慢性动脉闭塞性疾病，如闭塞性血栓性脉管炎、闭塞性动脉硬化症，振动病者的末梢循环障碍。本品作用迅速，疗效高而安全。

成人首次用量为10BU，以后维持量可减为5BU，隔日1次。使用本品应选用100mL以上的生理盐水稀释，静脉滴注1h以上。给药前血纤维蛋白原浓度达到400mg/dL以上、突发性耳聋重症病人，首次可使用20BU。维持量均为5BU。通常1个疗程为1周，必要时增至3周；慢性期治疗可增加到6周。但在延长治疗时应采用5BU，隔日滴注1次。

【注意与禁忌】 少数人可有轻度不适，主要表现为：注射部位出血、创面出血、大便潜血，偶见消化道出血、血尿、紫斑等；可有发热、头胀、耳鸣、胸痛等神经症状，恶心、呕吐等消化道反应，皮疹等过敏反应；偶有丙氨酸氨基转移酶、门冬氨酸氨基转移酶升高。在给药前后及期间应对病人进行血纤维蛋白原和血小板聚集检查，并密切注意有无黏膜、皮下出血情况。一旦出现或可疑出血时，应中止给药，并采取相应措施。病人有动脉或深部静脉损伤时，本品有可能引起血肿，应避免进行星状神经节穿刺封闭、动脉或深静脉的穿刺。有出血史或近期手术史、出血倾向、正在应用抗凝剂及血小板抑制剂、正在使用纤溶药物、重度肝肾功能障碍及对本品过敏者禁用。有药物过敏史或消化道溃疡史、脑中风后遗症、70岁以上高龄者均应慎用。心脏乳头肌断裂、心室间隔穿孔、心源性休克、多系统器官功能衰竭者，亦属禁用范围。有妊娠或妊娠可能者，应权衡利弊后使用。哺乳妇应停止授乳。本品必须用足量液体充分稀释后使用，滴注速度亦应缓慢。

【药物相互作用】 ①与阿司匹林等水杨酸类药物、其他抗凝药、血小板抑制药等合用，可能会增加出血倾向。②正在使用抗纤溶药、抗血小板药的患者禁用本药。③本药可生成Des-A纤维蛋白聚合物，可引起血栓栓塞，故与溶栓药合用应谨慎。

【规格】 注射液：5BU/0.5mL，10BU/10mL。

蝮蛇抗栓酶 Ahylysantinfarctase（清栓酶，Svate）

【药性与应用】 从陆生蝮蛇毒中提取的一种酶制剂，为抗凝剂。能明显降低血浆纤维蛋白原、血脂和血黏度，对血小板的黏附和聚集功能也有明显的抑制作用；并能扩张血管、增加脑血流，改善微循环。$t_{1/2}$为4h。24h后约有90%从体内排出，48h后完全排出。主要由肝脏代谢，并由肾脏和消化道排出。临床用于脑中风后遗症、血栓闭塞性脉管炎、慢性深部静脉炎、雷诺病及断肢再植中的抗凝治疗。本品对闭塞性脉管炎、大动脉炎、静脉血栓等的疗效较为满意。治疗银屑病、硬皮病、带状疱疹等皮肤病疗效比较慢；对视网膜静脉分支阻塞、突发性耳聋、慢性鼻炎，也有较好疗效。也可用本品较大剂量1单位治疗急性一氧化碳中毒性痴呆，也有较好疗效。

静脉滴注或静脉注射：一般成人0.25~0.5单位，1次/d；极量，0.75单位/次；15~20d为1个疗程。2个疗程无效者停用。治疗一氧化碳中毒性痴呆：用本品1单位溶于生理盐水50mL，缓慢静脉注射，2次/d，10d为1个疗程。每疗程间隔5d，共6个疗程。

【注意与禁忌】 少数人有发热、头晕、皮下出血点、瘀斑、荨麻疹等过敏反应。偶见窦性心动过速、心律失常、可逆性复视、药物性肝炎、急性肾衰竭等不良反应。活动性出血疾病、血液凝固功能低下、低纤维蛋白血症、脑出血、活动性溃疡、活动性肺结核、严重肝功能不全者禁用。近期有大手术史、月经期慎用。用药前应做过敏试验，阴性者始可应用。治疗过程中应密切观察病情变化，如有严重合并症，如药物性肝炎、急性肾衰竭，应立即停药，采取相应应急措施。

【规格】 注射剂：0.25单位。

葡激酶　Staphylokinase（施爱克，依立通，重组葡激酶，Recombinant Staphylokinase）

【药性与应用】　葡激酶是 136 个氨基酸的单链蛋白，是具有纤溶特异性的溶栓药物。与血浆中纤溶酶原形成复合物，激活纤溶系统，使纤溶酶原转化为纤溶酶，特异性地降解纤维蛋白，溶解血栓。动物试验证明，本药能缩小心肌梗死面积，减少缺血程度，降低血清肌酸激酶（CK）及其同工酶（CK-MB）、乳酸脱氢酶（LDH）的活性。

本药静脉滴注 30min 达血药峰浓度，消除半衰期为（67.94±21.39）min。

静脉给药 10～20mg，以生理盐水稀释后给药。首先给药 1～2mg，静脉注射 2min，余下剂量静脉滴注 30min。

【注意与禁忌】　禁忌证：对本药过敏，2 周内有创伤、手术、大的血管穿刺、分娩、活检、出血、脑血管意外，未控制的高血压；凝血功能障碍、颅内肿瘤、动静脉瘤或畸形、左心房血栓、感染性心内膜炎、急性心包炎、妊娠、哺乳，中至重度肝、肾疾病。

慎用证：脑血管疾病、败血症性栓塞性静脉炎、感染部位动静脉瘘、难止血部位的潜在出血等。对老年人的用药经验不足，也应慎重使用。

常见不良反应可见穿刺部位皮下出血，胃肠道出血，泌尿道、呼吸道甚至颅内出血。可见心律失常，如心动过速、心动过缓、期前收缩、室颤等，均有发生。再则是血栓脱落引起的肺、脑血管栓塞及溶血性贫血。偶见胆固醇栓塞。可有发热、寒战、皮疹、瘙痒和低血压。可引起肝功能损害。

【规格】　注射剂：5mg。

达比加群酯　Dabigatran Etexilate（Pradaxa）

【药性与应用】　本品为小分子前体药物，代谢后形成活性分子达比加群，可强效竞争性、可逆性直接抑制凝血酶，从而抗凝、抗血栓形成。口服易吸收，0.5～2h 达到血药峰浓度，平均 $t_{1/2}$ 12～14h。临床用于关节成形术的预防静脉血栓形成。

口服：220mg，1 次/d。膝关节置换术维持用药 10d，髋关节置换术维持 28～35d。

【注意与禁忌】　不良反应主要是出血：术后出血、皮肤黏膜出血。其他可有血肿、胃肠道反应、血尿、血红蛋白减少、贫血等。禁用于对本品和辅料过敏、有活动性出血或出血体质、肝肾功能明显异常患者。

凝血障碍性疾病、溃疡病、近期手术、创伤、颅内出血、细菌性心内膜炎、妊娠、哺乳期患者均应慎用。18 岁以下患者不推荐使用。高龄患者要适当减少剂量。

【药物相互作用】 双氯芬酸与本品合用将增加出血风险。胺碘酮可增加本品血药浓度。利福平、维拉帕米、克拉霉素等降低本品疗效。

【规格】 胶囊：75mg，110mg。

利伐沙班 Rivaroxaban（拜瑞妥，Xarelto）

【药性与应用】 本品是一种高选择性、剂量依赖性直接抑制因子 Xa 的口服药。口服易吸收。给药后 2.5～4h 达到血药峰浓度。$t_{1/2}$ 7～11h。临床用于髋、膝关节置换术后的预防血栓形成。

口服：10mg，1 次/d。首次用药应在 6～12h 之间进行。

【注意与禁忌】 主要不良反应是出血，如术后出血、胃肠道出血、血尿、生殖道出血、鼻出血，并从而诱发贫血的一系列症状。也可有肝损害。

禁用于对本药过敏的患者，有明显活动性出血、凝血功能异常的患者和孕妇及哺乳妇。

重度肾功能、肝功能损害及肝硬化患者出现出血的风险升高。

凝血功能障碍、未控制的重症高血压、活动性胃肠溃疡、血源性视网膜病、近期出血或手术等患者均应慎用。不推荐用于 18 岁以下患者。高龄患者应适当降低剂量。

【药物相互作用】 康唑类抗真菌剂或 HIV 蛋白酶抑制剂可使本品血药浓度升高。非甾体抗炎药、血小板聚集抑制剂或其他抗凝药均可增加出血风险。

【规格】 片剂：10mg。

重组水蛭素 Recombinant Hirudin（水蛭素，Hirucreme，Hirudin，Irudil）

【药性与应用】 本药是一种来源于干酵母细胞的重组水蛭素，由 65 个氨基酸组成，可与凝血酶形成共价化合物，直接影响其凝血活性。本药皮下注射达峰时间为 3～4h，生物利用度近于 100%，分布半衰期为 10min，本药半数可经肾排出，可经血液透析清除，重复给药无蓄积性。

本药用于治疗Ⅱ型肝素诱导的血小板减少（Ⅱ型 HIT）。

静脉给药：起始剂量为 0.4mg/kg，弹丸式注射，缓慢给药（15s 以上）。溶液浓度为 5mg/mL，最大注射量为 8.8mL，维持量为 0.15mg/（kg·h），连续静脉滴注 2～10d。体重在 110kg 以上者，按 110kg 计算，剂量根据 APTT 调整，高于正常值者，停注 2h，后以低于 50%速度重新开始输注，但不必用弹丸式注射；低于正常值者输注迅速提高 20%。4h 后均应再测定 APTT 比值。在测定患者的凝血功能之前，输注速度不应超过 0.21mg/（kg·h）（以上为国外资料）。

【注意与禁忌】 本药与舍托肝素有交叉过敏现象。慎用于血管与内脏畸形、感染性心内膜炎、出血体质、近期出血与手术、近期大血管穿刺、肝肾功能不全患者。

本药妊娠安全性为 B 级。对哺乳的影响不明确。用药过程中应进行 APTT 监测。

本药的不良反应：可见心力衰竭、心包积液及心室颤动，罕见血管神经性水肿；可见发热、咳嗽、支气管痉挛、喘鸣及呼吸困难、肾衰竭及肝功能异常；可见注射部位出血、鼻衄及多部位出血，但严重者较为少见。也可有贫血、血红蛋白减少、血小板减少。

使用本药同时接受溶栓治疗的心肌梗死患者，发生颅内出血者可达 0.6%。

其他可有湿疹、斑丘疹，少见瘙痒、风疹以及多脏器衰竭、抗水蛭素抗体阳性、皮下给药阿速反应。

【药物相互作用】 ①本药与茴香、阿魏、布枯、小槲树、红三叶草、葫芦巴、当归、覆盆子、红醋栗、墨角藻、睡菜、玻璃苣、菠萝蛋白酶、山金车、猫爪草、丁香油、姜黄素、益母草、溶血药等合用，抗凝血作用增强，有发生出血的危险。②黄芪、辣椒素、蒲公英、芹菜、大蒜、大黄、丹参、黄芩、绣线菊、甘草均可通过不同的途径与机制影响凝血过程，与本药合用时有增加出血的危险。③卡法根可抑制环氧化酶，与本药合用有发生出血危险。④替伊莫单抗与本药合用，发生出血的危险增加，应监测血小板计数。⑤银杏所含银杏内酯 B，可抑制血小板聚集反应，与本药合用增加出血危险，应慎重。⑥姜、小白菊均可增强抗凝作用，合用时应监控出血症状与体征。⑦月见草抑制血栓素 B_2 的产生，增强抗凝作用，合用时增加出血危险。

【规格】 注射剂：50mg。

阿加曲班　Argatroban（达贝，诺保思秦，Novastan）

【药性与应用】 本药是合成精氨酸衍生物，属凝血酶抑制药，可逆地与凝血酶活性位点结合发挥抗凝作用。本药对凝血酶具有高度的选择性，对游离的或与凝血块相连的凝血酶均有抑制作用。

本药静脉内给药后，30min 起效，1～4h 达峰，作用维持到停止注射后 2h。消除半衰期 30～51min，无蓄积性。

本药临床用于缺血性脑梗死急性期（发病 48h 内），改善患者的神经症状和运动障碍；用于慢性动脉闭塞，改善四肢溃疡、静息痛与寒冷感；用于冠状动脉血栓、肝素诱导的血小板减少或高危人群的经皮冠状动脉介入治疗；用于预防肝素诱导的血小板减少患者的血栓形成。

静脉滴注：①缺血性脑梗死急性期，开始 2d，60mg/d，以适当的液体稀释，24h 持续滴注。以后 5d，10mg，早晚各 1 次，每次滴注 3h。②慢性动脉闭塞症，10mg，2 次/d，每次滴注 2～3h。用药疗程在 4 周以内。

【注意与禁忌】 对本药过敏、严重出血、脑栓塞、伴有意识障碍的脑梗死患者忌用。慎用于各种有出血可能的疾病、重度高血压、严重糖尿病、腰椎穿刺、手术、凝血障碍和严重肝功能障碍病人。儿童、孕妇的安全性尚未确立。哺乳妇应停止哺乳。

本药的不良反应可有血管痛、脉管炎、心律失常、血压升高、休克、胸痛；头痛、热感、眩晕、疲倦；四肢痛与麻木；血尿、尿素氮与肌酐升高；肝酶、胆红素、低密度脂蛋白升高；呕吐、腹痛、腹泻与食欲缺乏；凝血时间延长、各种出血、贫血、白细胞减少或增多；过敏性皮疹、瘙痒，偶有过敏性休克；其他可有面部潮红、寒冷、发热、水肿与肿胀等。

【药物相互作用】 ①与抗凝药合用，出血危险增加，应加强监测。②与抑制血小板药物合用，如阿司匹林、奥扎格雷钠、盐酸噻氯匹定、双嘧达莫、山楂等，可增加出血危险，应相应减少剂量。③本药与降纤药如巴曲酶等合用，可增加出血危险，应相应减少剂量。④本药与尿激酶、链激酶等一系列血栓溶解药合用，出血危险增加，应加强监测并相应减少剂量。⑤本药与维生素 A 合用，出血危险增加，应慎重。⑥其他可参阅重组水蛭素。

【规格】 注射液：10mg/20mL；注射剂：10mg。

比伐卢定 Bivaliruelin

【药性与应用】 本药是 20 个氨基酸合成肽，是重组水蛭素的一种人工合成类似物。临床与阿司匹林联用，在经皮冠状动脉介入治疗中，作为抗凝剂，可直接替代肝素钠预防局部缺血性并发症的发生。

静脉注射后起效时间为 2min，达峰时间在介入治疗时为 15min。原形药物血浆消除半衰期 25min，总体清除率为 3. 4mL/（kg · h）。

静脉注射：介入治疗开始前注射 1mg/kg，然后静脉滴注给药。

静脉滴注：在静脉注射后以 2. 5mg/（kg · h）的速度连续滴注 4h，再以 0. 2mg/（kg · h）滴注 14～20h。

【注意与禁忌】 对本药过敏、活动性大出血患者忌用。慎用于脑动脉瘤、恶病质、血小板减少（包括肝素引起者）、胃及十二指肠溃疡病、重症高血压、肝脏病、肾功能不全、近期手术与创伤患者。药物对妊娠的影响为 B 级。对哺乳的影响不明确。

不良反应可有轻微头痛；恶心、呕吐、痉挛性腹痛、腹泻；大出血、颅内出血、腹膜后出血及血栓形成。可见注射部位水肿、疼痛等。

【药物相互作用】 ①本药与白芷、茴香、阿加曲班、阿魏胶、布枯、甘菊、小槲树、红三叶草、葫芦巴、低分子肝素、覆盆子、红醋栗、睡菜、玻璃苣、菠萝蛋白酶、丁香油、姜黄素、益母草、黄芪、辣椒素、蒲公英、皮蚁木、丹参、黄芩、绣线菊、甘草、生姜、月见草、当归、瓜钩草、卡法根、软骨素、替伊莫单抗、维生素 A 合用，可通过不同途径增强本药的抗凝血作用，增加出血风险，应注意监测，预防出血，尤其是大出血。②紫花苜蓿含有维生素 K，可降低本药的抗凝作用，合用时应监测 INR，必要时适当调整剂量。③辅酶 Q_{10} 与维生素 K_2 的化学结构类似，可降低本药的抗凝作用，应监测 INR，合用时可适当增加本药的剂量。④本药与人参合用，INR 和抗凝作用均降低。应避免合用，如不能避免时，应测定 PT/INR。⑤食物中的芹菜、大蒜均有加重出血的危险，尤其是大蒜，可引起严重出血，应在手术前停用大蒜制品。酪梨与绿茶则可降低本药的作用。

【规格】 注射剂：250mg。

磺达肝葵钠　Fondaparinux Sodium（安卓，磺达肝素钠，戊聚糖钠，Arixtra）

【药性与应用】 本药是化学合成戊聚糖化合物，可选择性抑制凝血因子Ⅹa。临床用于膝关节成形术、髋关节修复术及全关节置换术的预防深静脉血栓形成；与华法林联用于急性深静脉血栓、急性肺栓塞（于医院内进行初始治疗）。

静脉给药 2～3h，抑血酶出现抑制，达峰时间为 10min。50%～77%药物以活性形式从肾脏排出，消除半衰期为 13～21h。长期接受间歇性血液透析者，在透析时本药清除率可增加 20%。

皮下注射：①预防手术后深静脉血栓形成：膝关节成形术、全髋关节置换术 2.5mg，1 次/d。持续 5～9d，最长可达 11d。髋关节修复术 2.5mg，1 次/d，持续 29～33d。②与华法林联用于急性深静脉血栓、急性肺栓塞：体重低于 50kg，50mg；体重 50～100kg，7.5mg；体重大于 100kg，10mg。均 1 次/d，持续 3～9d。连续治疗到使用口服抗凝药。并于最初 72h 内联用华法林治疗。

【注意与禁忌】 应特别注意，当选用轴索麻醉（硬膜外/脊柱麻醉），或脊柱穿刺时，用低分子肝素或类肝素进行抗凝或预先抗凝，以预防血栓并发症时，有形成硬膜外或脊柱血肿的风险，可导致长期或永久性麻痹。应不断监测患者神经系统的症状与体征，一旦出现这种情况，立即进行相应处理。本药必须皮下给药，不可肌内给药。

禁忌证：对本药过敏、活动性或难控性出血、感染性心内膜炎、严重肾功能损害，肌酐清除率低于 30mL/min 者。

慎用证：出血体质、脑出血、近期出血史、糖尿病性视网膜炎、活动性消化道溃疡、胃肠道血管畸形，近期脑内、椎管或眼科手术，未控制的高血压、中度肾功能损害（肌酐清除率 30~50mL/min）、75 岁以上老年患者。

对儿童的安全性和有效性尚未建立。妊娠安全性为 B 级。哺乳妇用药应权衡利弊。

不良反应主要是出血、贫血和血小板减少。此外，可有肝酶升高，可达正常值的 3 倍以上，为可逆性；也可出现发热。

【药物相互作用】 ①与肝素类药物、阿尼普酶、替奈替普酶、重组阿替普酶、重组瑞替普酶、链激酶、尿激酶、菠萝蛋白酶、珍米洛非班、替罗非班、西拉非班、拉米非班、阿加曲班、茴茚二酮、苯茚二酮、苯丙羟香豆素、双香豆素、醋硝香豆素、比伐卢定、地西卢定、阿昔单抗、替伊莫单抗、依非巴特、克罗匹多、华法林、去纤苷酸、西洛他唑、软骨素、曲普地尼、维生素 A、甘菊、小白菊、绣线菊、月见草、益母草、猫爪草、钩果草、甘草、红三叶草、银杏叶、阿魏、葫芦巴、大蒜、生姜、辣椒素、姜黄素、芹菜、睡菜、番木瓜、越菊、当归、茴香、黄芩、丹参、紫云英、小槲树、红醋栗、墨角藻、琉璃苣、布枯、波尔多、蒲公英、金鸡纳、丁香油、卡法根、印度香胶、巴石保哥果合用，有增加出血风险，应慎重，监测出血体征、症状与 INR。②与辅酶 Q_{10}、紫花苜蓿、鳄梨、绿茶等合用，使本药抗凝作用减弱。③圣·约翰草可降低华法林的血药浓度，导致抗凝作用减弱，故不推荐与本药联用。

【规 格】 注射液：2.5mg/0.5mL，5mg/0.4mL，7.5mg/0.6mL，10mg/0.8mL。

吲哚布芬 Indobufen（易抗凝，引思达，吲哚布洛芬，Ibustrin，Indobufenum）

【药性与应用】 本药是异吲哚啉基苯基丁酸衍生物，为血小板聚集抑制剂。临床用于：①动脉粥样硬化所致心、脑和周围血管缺血性疾病；②静脉血栓形成与血脂代谢障碍；③血液透析和体外循环手术的血栓预防；④维持移植通畅率；⑤间歇性跛行。

口服吸收迅速，2h 可达血药峰浓度，静脉或肌内注射 5~30min 即发挥作用。主要在肝脏代谢，半衰期为 6~8h。

口服：100~200mg，2 次/d，餐后服用。

肌内注射、静脉注射剂量同口服给药。

【注意与禁忌】 禁用于对本药过敏、出血性疾病、凝血功能障碍者及孕妇、哺乳妇。慎用于胃肠道活动性病变、过敏体质、肾功能不全、月经期妇女、老年患者。儿童疗效与安全性尚未确定。

不良反应常见者有恶心、呕吐、消化不良、头痛、腹痛、便秘、头晕、皮肤过敏、牙龈出血、鼻衄；少见者有胃肠道出血及溃疡、血尿。如出现荨麻疹样皮疹，应立即停药。

【药物相互作用】 ①本药口服与水合氯醛合用，本药血药浓度升高，毒性增强，合用时应减量。②与保泰松、阿司匹林等非甾体抗炎药合用，本药血药浓度升高，有引起出血风险，应酌情减量。③本药口服与广谱抗生素合用，可因肠道菌群被抑制，维生素 K 缺乏而增强本药抗凝作用。④与扩血管药合用，可能增强本药疗效。⑤与格列吡嗪合用，后者的曲线下面积增大。⑥本药口服与巴比妥合用，可因代谢加速而降低本药治疗效果。

【规格】 片剂：200mg；注射液：200mg/2mL。

第二节　抗血小板药

阿司匹林[典][基]　Aspirin（乙酰水杨酸，Acetylsalicylic Acid）

【药性与应用】 可抑制肾上腺素、胶原、凝血酶等引起的血小板释放反应，以及抑制内源性 ADP、5-HT 的释放。其抗血小板作用机制在于使血小板的环氧化酶（PG 合成酶）乙酰化，从而抑制了环内过氧化物的形成，使血栓素生成减少。此外，还使血小板膜蛋白乙酰化，抑制血小板膜酶，也有助于血小板功能的抑制。其解热镇痛功能可参阅第六章第五部分第一节该条相关介绍。临床主要用于心、脑及周围血管缺血性疾病的防治。目前已被广泛应用于冠心病、脑卒中发作的预防。

作为抗血小板药使用，剂量应小于抗风湿与解热止痛药的用量。口服：0.1~0.3g/d，分次服用。剂量低至 25~80mg/d，仍有抑制血小板聚集的功能。

其他参阅第六章第五部分第一节该条。

磺吡酮　Sulfinpyrazone（苯磺唑酮，硫氧唑酮）

【药性与应用】 保泰松的衍生物，在体内有类似阿司匹林的抑制血小板作用，不过较弱。它对血小板 PG 合成酶也有抑制作用，但是可逆性的。它可延长血小板的寿命，还可抑制血小板黏附和血栓形成作用。对出血时间无影响。口服吸收完全、迅速，血浆蛋白结合率为 98%~99%。血浆 $t_{1/2}$ 为 3~5h。临床主要用于缺血性心、脑及周围血管疾病的防治，如心绞痛、心肌梗死、脑缺血、脑梗死等。也用于预防瓣膜性心脏病引起的动脉栓塞合并症及各类血管手术后血栓的预防。

口服：0.2g，3~4 次/d，进餐时服用或与牛奶同服。

【注意与禁忌】 常见的不良反应为消化道刺激症状，与食物同服则可减轻。偶有溃疡病的发生。也有血小板减少、粒细胞减少和肾功能不全的报道。

溃疡病、肾功能不全者慎用。

【药物相互作用】 可增强香豆素类抗凝药的作用，二者合用时应减少后者的剂量。可降低青霉素、甲苯磺丁脲的清除率，使它们的血药浓度升高、持续作用时间延长。

【规格】 片剂：0.1g。

双嘧达莫[典][基] Dipyridamole（潘生丁，双嘧哌胺醇，哌醇定，Persantin）

【药性与应用】 可抑制血小板第一相聚集和第二相聚集。浓度达到50mg/L可抑制血小板的释放反应。其机制可能为抑制血小板中磷酸二酯酶的活性；也有可能通过增强内源性PGI_2发挥作用，所以它只有在人体内存在PGI_2时才有效；而当PGI_2缺乏或应用过大剂量阿司匹林时则无效。具有抗血栓形成作用，而对出血时间无影响。口服吸收迅速，血浆$t_{1/2}$为2~3h。临床用于高黏血症、血栓栓塞性疾病、缺血性心脑血管疾病。

与阿司匹林合用，比本品单用效果好。单用时：本品100mg，4次/d，口服；与阿司匹林合用时：25mg，4次/d，口服。

【规格】 片剂：25mg；缓释胶囊：25mg；注射剂：5mg，10mg，20mg；注射液：10mg/2mL。

西洛他唑[典] Cilostazol（Pletaal）

【药性与应用】 明显抑制各种致聚剂对血小板的聚集，并可解聚。其作用机制是抑制磷酸二酯酶，使血小板内cAMP浓度上升，从而具有抗血栓作用。此外，也可舒张末梢血管。口服后，血药浓度3~4h达峰值。$t_{1/2\alpha}$为2.2h，$t_{1/2\beta}$ 18h，血浆蛋白结合率95%。临床用于慢性动脉闭塞性脉管炎引起的溃疡、疼痛、冷感等局部缺血性疾病。

口服：100mg，2次/d。

【注意与禁忌】 可有皮疹、瘙痒、心悸、头痛、失眠、困倦、皮下出血、恶心、呕吐、食欲不振等副作用。出血倾向、严重肝功能障碍者禁用。

【药物相互作用】 ①与前列地尔合用，有协同作用，能增加细胞内环内腺苷的浓度，增强本药疗效。②与CYP3A4抑制药，如地尔硫䓬、酮康唑、伊曲康唑、红霉素或CYP2C19抑制药奥美拉唑等合用，可升高本药血药浓度，不良反应也随之增加，本药应减半。

【规格】 片剂：50mg，100mg；胶囊：50mg。

噻氯匹定[典] Ticlopidine（力抗栓，氯苄噻啶，氯苄匹啶，Ticlid）

【药性与应用】 抗血小板聚集和黏附药。作用机制是通过抑制纤维蛋白原与血小板受体之间的附着，干扰血小板聚集的最后步骤，抑制血小板膜磷脂酶活性和血小板膜的稳定性。本品抑制由二磷酸腺苷（ADP）、胶原、肾上腺素、花生四烯酸、血栓素 A_2、血小板激活因子（FAF）及凝血酶所诱导的血小板聚集和释放，从而防止血栓的形成与发展。此外本品尚兼有改善微循环、增加红细胞变形力、降低血液黏度等作用。本品口服后吸收迅速，1～3h 达峰值。血浆 $t_{1/2}$为 8～25h。服药 2d 后显效，4～6d 达到最大作用，停药后尚可维持数日。60%转化为活性代谢产物由粪便排出，仅小部分以原形从肾脏排泄。临床主要用于各类循环障碍性疾病，如闭塞性脉管炎、脑缺血、脑中风、心肌缺血、心绞痛、心肌梗死、动脉血栓性肾病、视网膜动脉栓塞及糖尿病性血管病等。

口服：250～500mg，1～2 次/d，于进餐时服用。

【注意与禁忌】 偶见胃肠道功能紊乱，罕见恶心、腹泻、瘀斑、牙龈出血、白细胞减少、血小板减少、粒细胞缺乏、胆汁淤阻性黄疸、血清转氨酶升高等。有近期出血史、近期消化道溃疡伴出血时间延长、对本品过敏、有血小板减少史者禁用。本品可透过胎盘，进入母乳，孕妇与哺乳妇忌用。哺乳妇必须应用者，应停止哺乳。

【药物相互作用】 ①与茶碱合用，可降低后者的清除率，增高其血药浓度与毒性，必要时应调整后者的剂量。②与其他血小板聚集抑制药、溶栓药、诱发低凝血酶原血症或血小板减少的药物合用，可加重出血，必须联用时，应进行血液学监测。③与地高辛合用，可使后者的血药浓度下降，但多不影响治疗。④有报道称与环孢素合用，可使后者血药浓度下降。⑤有报道称本药与 β 受体阻断药、钙拮抗药、抗心律失常药、利尿药、抗焦虑药、洋地黄及皮质醇、α 甲基多巴、胰岛素均可以合用，无临床不良相互作用。

【规格】 片剂：125mg，250mg；胶囊：125mg，250mg。

伊洛前列素　Iloprost（万他维，Ciloprost，Ilomedin）

【药性与应用】 依前列醇的同类物，为血小板活化的强抑制药，能抑制血小板聚集而阻止血栓形成。与前列环素比较，本药的化学性和生物稳定性更高，可产生相似或更强的抗血小板效应，血管舒张作用也稍强。

本药口服后吸收迅速。7.5～10min 可达峰值。血药浓度与剂量呈线性相关。本药 70%经肾排出，12%～17%从粪便排出，母体药物半衰期为 30min。严重肝、肾疾病者药物清除率降低 1/2～1/3，血药浓度大幅度上升。

本药临床主要用于治疗某些心血管疾病，如心肺分流术、血液透析等，以预防血小板造成的高凝状态；也用于严重周围血管疾病（雷诺病）、缺血性心脏病、原发性高血压和血小板消耗性疾病。

静脉滴注：常用量1~2ng/（kg·min）；周围血管疾病，以≤2ng/（kg·min）速度间歇滴注，一次滴注5~12h，连续5~6d，或持续滴注14~48h。如雷诺病出现严重缺血时，可连续应用14~28d。

【注意与禁忌】 对本药过敏者与孕妇禁用本药。肝肾功能障碍、低血压、老年患者慎用本药。本药对哺乳妇的影响尚不明确。

常见的不良反应有发热与头痛；其次为恶心、呕吐、腹痛、腹泻等。不良反应的个体差异性很大，但均与剂量相关。停药后可迅速缓解。

【药物相互作用】 与吗多明合用，可增强抑制血小板聚集的作用。

【规格】 注射剂：100μg。

贝前列素 Beraprost（贝拉司特，Dorner）

【药性与应用】 体内外试验证明，本品可抑制多种致聚剂引起的血小板聚集与黏附。既可防止血栓形成，又可解除末梢循环障碍，增强红细胞变形功能。本品性质稳定，可口服为其特点。口服后1.4h达峰值。$t_{1/2}$为1.1h。约15%以原形排出；70%以代谢产物排出。临床用于慢性动脉闭塞性溃疡、疼痛、冷感等循环不良表现。

口服：成人120μg/d，分3次饭后服。

【注意与禁忌】 偶有过敏反应、头痛、恶心、腹泻、食欲不振、肝酶及肝功能改变、颜面潮红、心悸等不良反应。

【规格】 片剂：20μg。

达唑氧苯 Dazoxiben（苯酸咪唑，UK-37248）

【药性与应用】 选择性抑制TXA_2合成酶，对PGI_2合成酶的抑制较弱。口服后可明显抑制血小板花生四烯酸代谢，丙二醛生成减少，血浆TXA_2降低。口服吸收良好。口服200mg后血浆浓度约为2ng/mL，此时TXA_2的生成可减少90%以上；6h后仍可达60%。药物以原形或代谢产物由肾脏排泄出体外。临床可用于周围血管疾病和雷诺病。

口服：400~800mg，分次口服。

【注意与应用】 偶有恶心、头痛、心率加快。

【规格】 片剂：50mg，100mg。

奥扎格雷[典] Ozagrel（Unblot，Xanbon）

【药性与应用】 抑制TXA_2合成酶，具有抗血小板聚集和解除血管痉挛的作用，能抑制脑血栓形成和脑血管痉挛。可用于蛛网膜下隙出血术后血管痉挛，及其脑缺血合并症的改善。应用制剂为奥扎格雷钠注射液。

静脉滴注：80mg/d，以生理盐水或葡萄糖溶液稀释。

【注意与禁忌】 可有出血倾向；偶有过敏、肝功能障碍、血压下降、室上性期前收缩、头痛、上腹部胀满等不良反应。

如与其他抗血小板药物合用，本品剂量酌减。

【药物相互作用】 与其他抗血小板聚集药、溶栓药、抗凝血药合用，有协同作用，可增加出血倾向，联用时应减少本药剂量。

【规格】 注射液：40mg/2mL，80mg/250mL。

盐酸沙格雷酯　Sarpogrelate Hydrochloride（安步乐克，沙格雷酯，Anplag，Sarpogrelate）

【药性与应用】 本药有抑制血小板聚集，抑制 5-HT 及血小板聚集引起的血管收缩，抗血栓，减少体循环障碍尤其下肢侧支循环障碍诸种作用。

口服治疗量 0.9h 即可达峰值，半衰期为 0.69h。

本药临床用于改善慢性动脉闭塞引起的溃疡、疼痛、冷感等缺血症状。

口服：100mg，3 次/d，餐后服用，可根据症状、年龄适度调整剂量。

【注意与禁忌】 对本药过敏、出血症状、孕妇及可疑妊娠者禁用。慎用于同类药物（如盐酸噻氯匹定）引起的粒细胞缺乏、血小板减少、月经期妇女、出血倾向、严重肝肾功能不全。哺乳妇应用本药应停止哺乳。儿童药效与安全性尚未确定。

不良反应的发生率为 2.23%，主要为恶心、反酸、腹痛。严重的不良反应可有脑出血、消化道出血、血小板减少、肝功能障碍、黄疸、肝酶升高；其他可有皮疹、发红、鼻衄、皮下出血、便秘、心悸、头痛、贫血、尿糖、尿异常，血清尿素氮、胆固醇、肌酐升高，血清白蛋白下降。发生率少于 0.1%者有皮疹、食管异物感、食欲缺乏、呼吸困难、胸痛、全身发热、味觉异常、血清钙减少、麻木、体重增加等。

【药物相互作用】 与抗凝药、抗血小板聚集药合用，可加重出血或延长出血时间。故服用上述药物者，应慎用本药。

【规格】 片剂：100mg。

硫酸氢氯吡格雷[基]　Clopidogrel Bisulfate（波立维，硫酸氯吡格雷，氯吡格雷，氯达多瑞，泰嘉，Clopidogrel，Plavix，Talcom）

【药性与应用】 本药为血小板抑制药，能选择性地抑制二磷酸腺苷（ADP）与血小板受体的结合，抑制血小板的聚集，也可抑制非 ADP 引起的血小板聚集。此外，尚可通过不可逆地改变血小板 ADP 受体影响血小板的寿命。临床主要用于预防血小板聚集引起的心、脑、动脉循环障碍，如脑卒中、心肌梗死、外周动脉疾病。

口服吸收迅速，1h后可达峰值，主要由肝脏代谢，羧酸盐衍生物的消除半衰期为8h，与血小板共价结合部分的半衰期为11d。

口服：50mg或75mg，1次/d，可与食物同服。

【注意与禁忌】 对本药过敏、严重肝脏损伤、活动性出血、最初几日的急性心肌梗死忌用。慎用于不稳定型心绞痛、冠状动脉支架、冠状动脉旁路、急性缺血性脑卒中（发病少于7d），以及创伤、手术等易出血状态和肝、肾功能损害。

对儿童的安全性、有效性尚不明确。妊娠安全性为B级。哺乳妇应用应权衡利弊。

常见血液系统的不良反应为出血现象，如紫癜。偶见严重血小板减少，罕见严重中性粒细胞缺乏、血栓性血小板减少性紫癜。有引起再生障碍性贫血的报道。胃肠道常见有恶心、胃肠道出血、胃炎、食欲缺乏、消化不良、腹痛、腹泻、便秘等，偶见胃及十二指肠溃疡。其他可有皮疹、瘙痒、头痛、眩晕、感觉异常、血尿、支气管痉挛、血管神经性水肿、类过敏反应、血肿、鼻衄、眼出血、颅内出血。

【药物相互作用】 ①与萘普生、阿司匹林合用，有增加胃肠道出血的危险。②与华法林、肝素、溶栓药合用，增加出血危险。③与月见草、姜黄素、辣椒素、银杏、大蒜、丹参等合用，可增加出血危险。④与阿替洛尔、硝苯地平、苯巴比妥、西咪替丁、雌二醇、地高辛、茶碱及抗酸药可以合用，未发现明显相互作用。

【规格】 片剂：25mg，75mg。

依替巴肽 Eptifibatide（依替非巴肽，爱啡肽，依非巴肽，Integrelin）

【药性与应用】 本药为糖蛋白（GP）Ⅱb/Ⅲa受体（血小板因子Ⅰ受体）拮抗药。可选择性、可逆性地抑制血小板聚集的最后共同通道——血浆凝血因子Ⅰ与血小板凝血因子Ⅰ受体的结合，逆转血栓形成导致的缺血状态。临床用于急性冠脉综合征和冠状动脉的介入治疗。

本药静脉注射后5min即可达到血药峰浓度，1h后即可显著抑制血小板的凝血功能，作用可持续2~4h。主要经肾排泄。消除半衰期为1.13~2.5h。

静脉给药。

急性冠脉综合征：推荐剂量为180μg/kg静脉注射后，继以2μg/（kg·min）静脉滴注，最多可持续72h；如同时应用阿司匹林，则起始量改为160mg，然后继以75~325mg。如同时使用肝素APTT宜维持在50~70min；对70kg以上体重者，先给5000单位静脉注射，然后以1000单位/h静脉滴注；70kg以下者，先给予 60 单位/kg 静脉注射，然后以 12 单位/（kg·h）速度静脉滴注。具体剂量可参阅下表。

依替巴肽临床应用剂量参考表

患者体重（kg）	静脉滴注剂量（2mg/mL）	滴注速度（0.75mg/mL）
37~41	3~4mL	6mL/h
42~46	4mL	7mL/h
47~53	4.5mL	8mL/h
54~59	5mL	9mL/h
60~65	5.6mL	10mL/h
66~71	6.2mL	11mL/h
72~78	6.8mL	12mL/h
79~84	7.3mL	13mL/h
85~90	7.9mL	14mL/h
91~96	8.5mL	15mL/h
97~103	9mL	16mL/h
104~109	9.5mL	17mL/h
110~115	10.2mL	18mL/h
116~121	10.7mL	19mL/h
122 以上	11.3mL	20mL/h

冠状动脉介入术：术前 180μg/kg 静脉注射，然后以 2μg/（kg·min）速度静脉滴注。第一次静脉注射后 10min，再给予第 2 次 180μg/kg。滴注时间应维持 18~24h，最低不应少于 12h。

在上述剂量的研究中，临床多数应用有阿司匹林，并调节肝素用量直至活化凝血酶时间（ACT）为 200~300min。

极量：体重超过 122kg 者，每次静脉注射最大用量为 22.6mg；静脉滴注速度最快为 15mg/h。

【注意与禁忌】 本药的禁忌证为：对本药过敏、30d 内有异常出血或出血倾向者、出血性脑卒中或 30h 内有过脑卒中、肾透析、难以控制的重度高血压（收缩压≥200mmHg、舒张压≥110mmHg）、6 周内大手术史、血肌酐≥4mmol/L、血小板计数低于 $100×10^9$/L 者。以上均为国外资料。慎用证不明确。

体重低于 50kg 老年患者，用药后出血危险加大。妊娠安全性属 B 级。对哺乳妇的影响不清楚。

不良反应可有血压降低、血肿、血尿、血小板减少、股动脉穿刺部位大出血，胃肠道、泌尿道和颅内出血。

【药物相互作用】 ①与阿加曲班、噻氯匹定、双嘧达莫、低分子肝素、曲普替尼、尕古树脂、维生素A、软骨素、非甾体抗炎药、抗凝药、溶栓药合用，有增加出血的危险。②与当归、八角茴香、小槲树、月见草、绣线菊、小白菊、越橘、红醋栗、墨角藻、睡菜、波多、玻璃苣、猫爪草、芹菜、姜黄素、大蒜、黄芪、辣椒素、生姜、蒲公英、银杏、丁香油、卡法根、山楂、甘草、益母草、黄芩、丹参、大黄、红花油合用，均有增加出血的危险性。

【规格】 注射液：20mg/10mL，75mg/100mL，200mg/100mL。

替罗非班 Tirofiban（共贝素，欣维导，盐酸替罗非班，益尔舒，Aggrastat，Tirofiban Hydrochloride）

【药性与应用】 本药为非肽类糖蛋白（GP）Ⅱb/Ⅲa受体的可逆性拮抗药，通过选择性抑制血小板聚集的最终共同通道（血浆凝血因子Ⅰ与GPⅡb/Ⅲa受体结合），逆转血栓形成，使血管畅通。

静脉给药后5min起效，作用持续3～8h。本药以原形从胆道和尿液中排出。停药后血小板功能迅速恢复正常。本药可经血液透析消除。

静脉给药。

冠状动脉成形术或斑块切除术：宜与肝素联用。本药的起始剂量为10μg/kg，于5min内静脉注射后，以0.15μg/（kg·min）速度静脉滴注36h，然后停用肝素。

不稳定型心绞痛或非Q波型心肌梗死（与肝素联用）：最初30min以0.4μg/（kg·min）速度静脉滴注，然后以0.1μg/（kg·min）速度维持静脉滴注，持续至少48h，最长可达108h。在血管造影术过程中可持续滴注，在冠脉成形术或斑块切除术后可持续滴注12～24h。

剂量调整具体参见下表。

替罗非班临床应用剂量参考表

	冠状动脉成形术或斑块切除术		不稳定型心绞痛或非Q波心梗	
体重（kg）	3min静脉注射量（mL）	维持滴注速度（mL/h）	30min负荷滴注速度（mL/h）	维持滴注速度（mL/h）
30～37	7	6	16	4
38～45	8	8	20	5

续表

	冠状动脉成形术或斑块切除术		不稳定型心绞痛或非Q波心梗	
体重（kg）	3min 静脉注射量（mL）	维持滴注速度（mL/h）	30min 负荷滴注速度（mL/h）	维持滴注速度（mL/h）
46~54	10	9	24	6
55~62	12	11	28	7
63~70	13	12	32	8
71~79	15	14	36	9
80~87	17	15	40	10
88~95	18	17	44	11
96~104	20	18	48	12
105~112	22	20	52	13
113~120	23	21	56	14
121~128	25	23	60	15
129~137	26	24	64	16
138~145	28	26	68	17
146~153	30	27	72	18

【注意与禁忌】 禁忌证：对本药过敏、有血小板减少史、有活动性内出血与30d内出血史、有脑内出血史、颅内肿瘤、动脉瘤与血管畸形、重要脏器与外伤手术、夹层动脉瘤、心包炎、严重高血压。

慎用证：有一年内出血史、有凝血障碍史、血小板减少、有脑血管病史、近期硬膜外手术、大手术和严重躯体创伤、室壁动脉瘤、出血性视网膜病变、慢性血液透析等。

最常见的不良反应为出血；其他可有严重血小板减少、轻度发热、恶心、头痛、皮疹、荨麻疹，血小板计数、血红蛋白、血细胞比容下降等。

【药物相互作用】 ①与阿加曲班、阿司匹林、维生素A、软骨素、低分子肝素、曲普替尼、尕古树脂、抗凝药、溶栓药等合用，可增加出血危险性。②与当归、八角茴香、小槲树、月见草、绣线菊、野甘菊、越橘、黑醋栗、墨角藻、睡菜、波多、玻璃苣、猫爪草、芹菜、姜黄素、大蒜、姜黄、辣椒素、生姜、蒲公英、银杏、丁香油、山楂、甘草、益母草、黄芩、卡法根、丹参、大黄、红花油合用，在增加出血的危险。③与醋丁洛尔、对乙酰氨基酚、阿普唑仑、氨氯地平、卡托普利、依那普利、地高辛、多库酯钠、呋塞米、格列本脲、肝素、胰岛素、异山梨酯、左甲状腺素、甲氧普胺、美托洛尔、普萘洛尔、阿替洛尔、吗啡、硝苯地平、奥美拉唑、雷尼替丁、氯化钾、辛伐他汀、洛伐他丁、硫糖铝、劳拉西泮、奥沙西泮、地西泮、溴西泮、替马西泮等合用，无有意义的临床相互作用。

【规格】 注射液：5mg/100mL，12.5mg/50mL；注射剂：5mg。

盐酸阿那格利 Anagrelide Hydrochloride（阿那格雷，Agrylin）

【药性与应用】 本品可使血小板计数明显降低，血小板生存时间也明显缩短，停药后有效作用仍可持续4~8d。本品可使血小板中cAMP水平增加，从而抑制血小板的聚集和形状改变；并可使血小板增多症病人细胞膜的糖蛋白Ⅱb/Ⅲa表达降低；抑制血栓形成；扩张血管，显示正性肌力作用和降低血压。口服吸收迅速，广泛分布于组织内。本品主要经肝代谢，$t_{1/2}$为76h，主要经尿排泄，前6d约占药剂总量75%，经粪便排出10%。临床主要用于原发性血小板增多症。

口服：推荐初始剂量0.5mg，4次/d；或1mg，2次/d。1周后如仍未达到治疗要求，每隔1周增加0.5mg/d，直至血小板计数降低至60×10^9/L，或降至理想范围。最大剂量不应超过2.5mg，4次/d，或10mg/d。在适当剂量下，一般7~14d奏效；大多数病人接受1.5~3mg/d即能获得足够的疗效。

【注意与禁忌】 最常见的不良反应有头痛、心悸、腹泻、虚弱、水肿、腹痛、恶心和眩晕。此外尚可有低血压、心动过速 、胸痛和充血性心力衰竭。偶有肝功能障碍。约有1/3的病人血细胞比容降低。但在治疗剂量内，一般不降低红细胞或白细胞，也无致白血病作用。本品属妊娠C类药，孕妇使用可能对胎儿有损害，育龄妇女应避孕。对16岁以下儿童的有效性和安全性尚未确定。本品具有正性肌力效应，可能引起心血管的不良反应，心脏病或怀疑有心脏病者使用本品时应注意监控。肾、肝功能损害者慎用。

【药物相互作用】 ①本药与八角茴香、小槲树、覆盆子、红醋栗、墨角藻、睡菜、玻璃苣、芹菜、山金车、猫爪草、丁香油、姜黄素、益母草、山楂、黄芪、辣椒素、蒲公英、大蒜、黄芩、大黄、丹参、卡法根、银杏、生姜、月见草合用，可通过不同的抗凝血机制，增加出血危险，应注意监测。②波尔多可能有抗血小板活性，与本药合用有增加出血危险。③本药与托西莫单抗合用，可导致严重而长期的血小板减少，应严密监控，不可轻率合用。④硫糖铝可减少本药的消化道吸收，不可合用。

【规格】 胶囊：0.5mg，1mg。

阿昔单抗　Abcimab

【药性与应用】 本药可抑制血小板聚集。其作用机制为阻止凝血因子Ⅰ、血管性假血友病因子（vWF）和其他能黏附分子与活化的血小板 GPⅡb/Ⅲa 受体位点结合，是一种空间位阻和（或）构象效应。本药静脉弹丸式注射后，与血小板结合的本药在循环中可滞留 15d 或更长时间，但血小板功能一般于 48h 后即可恢复。

本药为冠状动脉介入治疗与诊断的辅助用药，以预防心肌缺血产生的并发症。

静脉给药：①冠状动脉介入：介入前 10～60min 静脉弹丸式注射 0.25mg/kg，继以 0.125μg/min 持续静脉滴注。最大速度与剂量可至 10μg/min 12h。②不稳定型心绞痛：经常规保守治疗无效，且准备在 24h 内介入者，可静脉弹丸式注射 0.25mg/kg，继以 10μg/min 持续静脉滴注 18～24h，至介入后 1h 停止。

【注意与禁忌】 对本药或其他鼠源单抗过敏、活动性内脏出血，6 周内有胃肠、泌尿、生殖道出血，两年内有脑血管意外史（CVA）或 CVA 后有明显后遗症、血小板减少、6 周内有过重大手术与创伤、颅内肿瘤、动静脉畸形、动脉瘤、难控性重症高血压、有血管炎及可疑性血管炎史者，均忌用本药。哺乳妇慎用。儿童用药有效性与安全性未确定。孕妇安全性为 C 级。

药物的不良反应，国外报道有：①室性心动过速、假性动脉瘤、心悸、动静脉瘘、房室传导阻滞、心律失常、栓塞、血栓性静脉炎。②肺炎、支气管炎、支气管痉挛、胸膜炎、胸部啰音等。③排尿困难、尿潴留、尿频、肾功能异常、膀胱痛、尿失禁、前列腺炎等。④口干、恶心、呕吐、腹痛、消化不良、腹泻、腹胀、肠梗阻、胃反流等。⑤出血：可发生于穿刺点、胃肠道、泌尿生殖道、腹膜后等多处部位。也可见血小板减少、贫血、白细胞增多以及皮肤瘀斑等。⑥其他可有糖尿病、高血钾、肌痛、焦虑、兴奋、思维紊乱、头身痛、多汗、衰弱、视力异常、瘙痒、水肿、脓肿、蜂窝织炎、肢端寒冷、面色苍白、疱疹、炎症等。

【药物相互作用】 本药是血小板聚集抑制药，与影响凝血机制的药合用，应谨慎。这其中包括：口服抗凝药、非甾体抗炎药、溶栓药和其他抗血小板药。如常用的噻氯达定、氯吡格雷、双嘧达莫等。

【规格】 注射液：10mg/5mL。

普拉格雷　Prasugrel（Efient）

【药性与应用】为噻吩并吡啶类止血新药，是一种前体药物，在体内代谢后形成活性分子，发挥抗血小板聚集活性。适用于心力衰竭、脑血管疾病、不稳定性心绞痛、需要冠脉介入治疗的患者等。效果较好，可使综合风险率降低

20%。

口服 30~70mg 的负荷量之后，再服用 7.5~15mg 的日维持量。

【注意与禁忌】本品的主要不良反应是出血，甚至可发生致命性出血，应予注意。禁用于对本品过敏者、严重的肝功能损伤、出血体质、溃疡病、颅内出血等。孕妇及哺乳妇用药的安全性尚不明确。

【规格】片剂：10mg。

第三节　抗红细胞聚集药

藻酸双酯钠　Polysaccharide Sulphate（破栓开塞，多糖硫酸酯，Alginic Sodium Diester，PSS，Paskins）

【药性与应用】　以海藻为基础原料引入有效基因而得，具有类肝素样作用。因本品具有阴离子聚电解质的线性结构，沿键电荷集中，在其电斥力的作用下，富含电荷的红细胞表面相互排斥力增加，故能使红细胞之间或红细胞与血管壁之间的黏附力下降或消失，从而降低血液的黏度，稀释和解聚红细胞。本品兼具抗凝作用，其效力相当于肝素的 1/3~1/2，此外本品还有降低血脂、扩张血管、降低血压、改善微循环、促进脑血管后遗症恢复及降低血糖的作用。近期研究发现，本品能刺激小鼠巨噬细胞合成大量前列环素，可能是本品能防治心脑梗死的重要机制。本品主要用于缺血性脑血管疾病，如脑动脉硬化、脑缺血、脑梗死；缺血性心血管疾病，如高血压、冠状动脉粥样硬化、心肌缺血、心绞痛、心肌梗死等。长期服用有助于预防脑梗死复发和促进脑功能和肢体功能恢复。也可用于治疗弥散性血管内凝血、慢性肾小球肾炎、肾病综合征、糖尿病及出血热等。

静脉滴注：1~3mg/（kg·d），缓慢滴注，1 次/d，10~14d 为 1 个疗程。滴速开始可以 40 滴/min，滴注到总量的 1/3~1/2 时再减慢滴速至 20~30 滴/min；老年人以不超过 20 滴/min 为宜。痊愈或好转后改服片剂，以恢复功能、巩固疗效和防止复发。口服：50~100mg，3 次/d。

【注意与禁忌】　当浓度过高、滴速过快时，可见头痛、头晕、恶心、呕吐、心悸、口及舌发麻、腹痛、肢体酸痛及皮肤灼热感等症状。偶见房室传导阻滞、心绞痛、低血压、过敏性休克、脑出血、消化道出血。有出血性疾病史，严重肝、肾功能不全，低血压，以及过敏性体质者忌用。用药前应明确诊断，排除出血性脑血管疾病。本品针剂只供静脉滴注，不得静脉注射或肌内注射；也不得将本品加入高渗糖或盐溶液中滴注。一般不可与其他药物混合注射。

【药物相互作用】 ①与多柔比星合用，对多柔比星性肾炎有显著的保护作用。②与硝苯地平合用，可引起牙龈增生和口唇肿胀。

【规格】 片剂：50mg；注射液：50mg/1mL，100mg/2mL，100mg/100mL，100mg/250mL，100mg/500mL；注射剂：50mg，100mg。

第三部分　血浆及血浆代用品

冻干健康人血浆　Freeze Dried Human Plasma

【药性与应用】 增加血容量、血浆蛋白，维持血浆胶体渗透压。用于失血性休克、严重低蛋白血症引起的各类水肿。本品对人体无抗原性，对各类血型均可用，不产生输血样反应，不需查血型及做过敏试验，对非贫血性病人可代替全血使用。

使用时以 0.1% 枸橼酸溶液或无热源蒸馏水或 5% 葡萄糖溶液稀释至 200mL，用带滤网的输血器或漏斗纱布过滤后静脉滴注。

【注意与禁忌】 冻干血浆制品加入溶剂后，只能轻轻摇动，使其溶解，不可剧烈振荡。一般 10min 内即可溶解。如标签不明，瓶有破损或溶解后有明显混浊或沉淀者，不可使用。溶解后的血浆应在 3h 内用完，剩余部分不可再用。

【规格】 冻干血浆：每瓶相当于 400mL 全血。

右旋糖酐 40[典][基]　Dextran 40（低分子右旋糖酐，Low Molecular Dextran，Rheomacrodex）

【药性与应用】 系蔗糖经细菌发酵制成，能提高血浆胶体渗透压，吸收微循环外水分，补充血容量，维持血压；使已经聚集的红细胞和血小板解聚，降低血液黏度，从而改善微循环，防止休克、弥散性血管内凝血（DIC）的发生；抑制凝血因子Ⅱ的激活，使凝血因子Ⅰ和Ⅷ的活性降低，以及抗血小板和红细胞的聚集作用，均可预防血栓的形成。也有渗透性利尿作用。静脉滴注后在血循环中停留时间较短，$t_{1/2}$为 3h。临床用于抗各种休克，其中抗失血性休克作用优于右旋糖酐 70。因其除扩充血容量外，尚可改善微循环和组织灌注。预防 DIC 的发生应及早应用，以防患于未然。体外循环可代替部分血液使用。用于高黏血症和血管栓塞性疾病，如脑梗死、心绞痛、心肌梗死、血栓闭塞性脉管炎、中心性视网膜动静脉炎、缺血性皮肤溃疡。用于断肢再植、血管手术，预防术后血栓形成，并可改善术区微循环，提高手术成功率。

静脉滴注：250~500mL，成人和儿童均不应超过 20mL/（kg·d）。抗休克时滴注速度为20~40mL/min，在15~30min内注入500mL。对冠心病和脑梗死病人应缓慢静脉滴注。通常14次为1个疗程，每日或隔日给药1次。根据病情疗程可适当延长或缩短。

【注意与禁忌】 少数病人可出现过敏反应，如皮肤瘙痒、荨麻疹、红色丘疹、哮喘等。罕见过敏性休克，多在首次注射时发生，表现为胸闷、面色苍白、血压下降等，及时抢救一般可恢复。故首次注射应严密观察5~10min。偶有发热反应：一类为热原反应，用药后出现寒战、高热，应立即停药；另一类是在多次或长期用药后出现周期性高热或持续低热。少数可见淋巴结肿大、关节痛，为迟发性变态反应。用量过大可致不同类型的出血，如牙龈出血、鼻出血、皮肤黏膜出血、创面渗血、血尿、月经过多等。充血性心力衰竭、出血性疾病者禁用。肝、肾疾病者禁用。

【药物相互作用】 ①与肝素合用，有增加出血的危险。②与卡那霉素、庆大霉素、巴龙霉素合用，可增加肾毒性。③与双嘧达莫或维生素B_{12}、维生素C、维生素K混合，可使药品变质。

【规格】 10%葡萄糖注射液：100mL，250mL，500mL；6%葡萄糖注射液：100mL，250mL，500mL；10%氯化钠注射液：100mL，250mL，500mL；6%氯化钠注射液：100mL，250mL，500mL。

右旋糖酐70[典][基] Dextran 70（中分子右旋糖酐，Medium Molecular Dextran，Macrodex）

【药性与应用】 基本同右旋糖酐40，但其扩充血容量和抗血栓作用较强。对微循环几无影响，也不产生渗透性利尿作用。因分子量较右旋糖酐40大，故在血循环中停留时间较长，排泄较慢，1h排出30%，24h排出60%。主要用于低血容量疾病时的扩充血容量，也可用于预防术后血栓或血栓性静脉炎。

静脉滴注：500mL/次，滴速为20~40mL/min。最大量不超过1000~1500mL/d。

【注意与禁忌】 同右旋糖酐40，但更易引起出血。

【药物相互作用】 同右旋糖酐40。

【规格】 6%氯化钠注射液：500mL；6%葡萄糖注射液：500mL（右旋糖酐70 30g、葡萄糖25g）；滴眼液：5mg/5mL。

右旋糖酐10 Dextran 10（小分子右旋糖酐）

【药性与应用】 作用与右旋糖酐40相似，但其改善微循环、预防弥散性血管内凝血作用更强。维持血容量和升压作用则较短，仅3h左右。适用于急性失血性休克、创伤及烧伤性休克、急性心肌梗死、心绞痛、脑血栓形成、脑缺血、血栓闭塞性脉管炎、雷诺病等。对术前有低血容量、硬膜外麻醉后低血压者均可使用本品。

静脉滴注：500～1000mL/次，滴速为5～15mL/min。病情缓解后可酌情减慢速度。

【注意与禁忌】　偶见发热、荨麻疹、血压下降、呼吸困难、胸闷、血尿等不良反应。用量过大可致贫血、低血浆蛋白和凝血时间延长。抢救大出血时，应与全血并用。本品的利尿作用强，不宜用于肾病病人。血小板减少症、出血性疾病者禁用。心功能不全者慎用。

【规格】　葡萄糖注射液：30g/500mL，50g/500mL，均含葡萄糖5%；氯化钠注射液：30g/500mL，50g/500mL，均含氯化钠0.9%。

右旋糖酐20[典]　**Dextran 20（低分子右旋糖酐20）**

【药性与应用】　高分子葡萄糖聚合物，平均分子量2万。有改善微循环、提高血浆胶体渗透压和渗透性利尿等作用，类似右旋糖酐40。临床用于休克、各种血栓性疾病、高黏血症及突发性耳聋的治疗。

静脉滴注：500mL/次。用于低血容量性休克时，输注要快，5～15mL/min。用于血栓性疾病和高黏血症则宜缓。其他情况的滴速则根据病情而定。

【注意与禁忌】　偶有过敏反应，注射前应进行皮试。有出血倾向者忌用。心力衰竭者禁用。肝、肾功能不全及活动性肺结核者慎用。不宜与全血混合输注。每次用量不宜超过1500mL。

【规格】　葡萄糖注射液：6g/100mL，10g/100mL，25g/250mL，50g/500mL，均含有5%葡萄糖；氯化钠注射液：6g/100mL，10g/100mL，25g/250mL，50g/500mL，均含有0.9%氯化钠。

淀粉代血浆　Hydroxyethyl Starch（低分子羟乙基淀粉，706代血浆，Hetastarch）

【药性与应用】　提高血浆胶体渗透压、扩充血容量、降低血浆黏度、改善微循环、预防或延缓血栓形成及发展。临床用于各种原因引起的低血容量性休克、失血、失液、血栓闭塞性疾病、心绞痛、心肌梗死，也用于预防血栓的发生。

静脉滴注：可根据病情或血浆丧失量确定给药剂量。一般成人剂量500～1000mL/次；最大不超过3000mL/次。滴速为80～160滴/min。儿童剂量一般从10mg/（kg·次）算起。

【注意与禁忌】　偶有过敏反应。出血性疾病或心力衰竭者慎用。使用本品时应注意补钾。

【药物相互作用】 本药与卡那霉素、庆大霉素、巴龙霉素合用可增加肾毒性。与双嘧达莫、维生素 B_{12}、维生素 C、维生素 K 混合，药液将发生沉淀、变质。

【规格】 羟乙基淀粉 20 氯化钠注射液：250mL（羟乙基淀粉 20 15g、氯化钠 2.25g），500mL（羟乙基淀粉 20 30g、氯化钠 4.5g）；羟乙基淀粉 40 氯化钠注射液：250mL（羟乙基淀粉 40 15g、氯化钠 2.25g），500mL（羟乙基淀粉 40 30g、氯化钠 4.5g）。

羧甲基淀粉代血浆 Carboxymethyl Starch（403 代血浆）

【药性与应用】 血容量扩张剂，药理作用同淀粉代血浆。临床用于各种原因引起的低血容量疾病，尤其是低血容量休克。

静脉滴注：成人一般 500mL/次，1h 内滴完，也可随病情变化适量增加，最大剂量可用至 1500mL/次。儿童剂量视病情而定，一般从 10mg/kg 算起。

【注意与禁忌】 同淀粉代血浆。

【药物相互作用】 同淀粉代血浆。

【规格】 注射液：25g/500mL。

羟乙基淀粉 200/0.5 Hydroxyethyl Starch 200/0.5（贺斯，盈源，Haes）

【药性与应用】 本药为中分子量（20 万）的羟乙基淀粉，为血容量扩充剂。临床用于预防和治疗循环血容量不足产生的疾病，如与失血、失液相关的各类休克；亦用于治疗血液稀释和减少血液用量。

输注本药后，即刻及 1h、3h、6h、12h，血中含量分别为给药量的 100%、78%、52%、34%及 18%。给药 24h 后，尿中的排泄量为给药量的 54%，血清中药量为给药量的 10%。

本药用于静脉滴注。滴注量应根据血容量丢失情况而定。一般分为 100mL、250mL、500mL 三个数量级。临床应根据病人的失液量、血液渗透压来决定输入的数量与滴注的速度，不可拘泥于某种规定格式。

【注意与禁忌】 对本药过敏、充血性心力衰竭、肾衰竭、严重凝血功能障碍、高血容量、体液负荷过重或严重脱水者忌用。慎用于有出血性疾病史、慢性肝病、肾清除率下降、有颅内出血倾向者。

对儿童的应用无研究资料。孕妇安全性为 C 级。哺乳妇使用无确切资料。

不良反应可有凝血酶原时间延长，凝血功能障碍。多次输注本药，可有胆红素升高。少数病人可有过敏反应，表现为眼睑水肿、荨麻疹与哮喘。其他也可出现发热、呕吐、颌下腺及腮腺肿大、下肢水肿。个别可有肾区痛。长期中、高剂量滴注本药，可有持续性难治性瘙痒出现，可达数月之久。

【药物相互作用】 同淀粉代血浆。

【规格】 3%氯化钠注射液：500mL（羟乙基淀粉 200/0.5 15g、氯化钠 4.5g）；6%氯化钠注射液：250mL（羟乙基淀粉 200/0.5 15g、氯化钠 2.25g），500mL（羟乙基淀粉 200/0.5 30g、氯化钠 4.5g）；10%氯化钠注射液：250mL（羟乙基淀粉 200/0.5 25g、氯化钠 2.25g），500mL（羟乙基淀粉 200/0.5 50g、氯化钠 4.5g）。

羟乙基淀粉 130/0.4　Hydroxyethyl Starch 130/0.4（万汶，文诺方汀，Voluven）

【药性与应用】 本药为中分子量（13 万）羟乙基淀粉，为血容量扩充药。静脉滴注后，可长期保留于血液中，提高血浆渗透压，使组织液回流增多，迅速增加血容量。亦可稀释血液，降低全身血液黏度，相应改善患者的微循环。

本药给药 30min，即可达到最大血药浓度的 75%，6h 后降至 14%。本药在体内无蓄积。

静脉滴注 1d 最大量为 33mL/kg。可根据病情需要在数日内使用本药。所需时间应根据血容量的情况决定。对于长时间给予最大剂量的方法，目前尚缺乏足够经验。

【注意与禁忌】 对羟乙基淀粉过敏、明显高血容量与体液负荷过重、肺水肿、少量或无尿的肾功能不全、颅内出血、严重高钠或高氯血症、严重心衰、严重凝血功能障碍、接受透析治疗等情况均忌用本药。慎用于严重肝脏病、血液病、肾功能不全、颅内出血倾向。

儿童使用应权衡利弊。妊娠安全性 C 级。哺乳妇应用无确切资料。

不良反应主要是凝血机制障碍引起的凝血时间延长和出血现象。可有胆红素升高，多于停止治疗后 96h 内恢复。可有过敏现象出现，表现为眼睑水肿、荨麻疹与哮喘。也可有心悸、非心源性水肿、呕吐、颌下腺与腮腺肿大、下肢水肿，长期大剂量使用本药可出现顽固性瘙痒。

【药物相互作用】 同淀粉代血浆。

【规格】 6%氯化钠注射液：250mL（羟乙基淀粉 130/0.4 15g、氯化钠 2.25g），500mL（羟乙基淀粉 130/0.4 30g、氯化钠 4.5g）。

缩合葡萄糖　Polyglucose

【药性与应用】 葡萄糖缩合而成的高分子多糖，平均分子量 1 万。为血容量扩充剂，静脉滴注后可提高血浆胶体渗透压，使血容量增加。改善血液微循环比小分子右旋糖酐更为有效。临床用于各种原因丧失血容量引起的疾病，如失血性、创伤性、失水性、烧伤性及中毒性休克。因其渗透力量较强，也作为脱水剂用于脑水肿和急性肺水肿（左心衰）。

静脉滴注：本品12%生理盐水溶液，500~1500mL/次。

【注意与禁忌】 严重肾病者慎用。

【规格】 注射液：500mL（含缩合葡萄糖60g、氯化钠4.25g）。

人血白蛋白[典] **Human Albumin**

【药性与应用】 健康人血浆分离而制成的浓缩白蛋白液。为血容量扩充剂，并补充人体优质白蛋白，维持正常的血浆胶体渗透压，并与微量元素离子，如 Ca^{2+}、Cu^{2+}、Zn^{2+}等可逆结合，便于其转运与调节。25%白蛋白液20mL在维持胶体渗透压方面相当于100mL血浆或200mL全血。临床用于各种低蛋白血症引起的水肿，如失血性水肿、脑水肿、肾性水肿、肝性水肿、胸腹水、心包积液、流产性低蛋白血症，以及低血容量休克等。

静脉滴注：成人剂量视病情而定，一般为5g/d，可增至5g/6h，滴速不大于2mL/min。儿童剂量也应视病情而定，一般为0.5g/（kg·d）。以葡萄糖溶液稀释后静脉滴注。

【注意与禁忌】 禁用于心力衰竭。本品过量可致脱水、循环血量过大、贫血、肺水肿等症。本品不宜与其他药物混溶。

【规格】 注射液：5%，10%，20%，25%；注射剂：5g，10g。

人胎盘血白蛋白 Human Placental Serum Albumin（冻干人胎血白蛋白，Seroalumin Human Placental，Cryodesiccant Human Placental Albumin）

【药性与应用】 主要用于扩充血容量，并补充机体白蛋白，药理作用同人血白蛋白。临床用于各种失血、失液、丧失血容量症候群，以及由于白蛋白不足引起的各种水肿，如失血性休克、严重烧伤、脑水肿、肝肾疾病所致的低蛋白血症等。

静脉注射：25%溶液，5~50mL/次。静脉滴注：以5%葡萄糖溶液或生理盐水将本品稀释成5%溶液滴注，滴速以不超过2mL/min为宜。

【注意与禁忌】 冻干粉剂在10℃以下阴暗干燥处保存；液体在2~8℃暗处保存。

【规格】 注射液：5%20mL，10%20mL，20%20mL，25%20mL；冻干粉针剂：5g，10g。

聚维酮 Polyvidon（聚乙烯吡咯酮，聚烯吡酮，Plasdone，Povidone，PVP）

【药性与应用】 血容量扩充剂，可提高血浆胶体渗透压，增加血容量。

用于外伤出血或其他原因引起的血容量减少。

静脉滴注：一般 500~1000mL/次，可视病情适量增减。

【注意与禁忌】2 岁以下儿童禁用。影响血沉、血糖、血红蛋白、白蛋白等一些还原性物质的测定结果。长期应用可使血浆蛋白明显下降。

【规格】 注射液：3.5%250mL。

琥珀酰明胶　Succinylated Gelatin（血安定，Gelofusine）

【药性与应用】 含生理盐水的明胶溶液，与血浆有相似的渗透压，主要作为增大血容量的代用品。有不影响凝血功能、不干扰交叉配血、不影响肾功能、能迅速完全地消除等特性。因含钙、钾量均低，可与枸橼酸抗凝血混合应用。最大安全用量为 1500mL/d。临床主要用于扩充血容量，纠正低血容量引起的症候群，如失血性休克、脱水、严重烧伤、败血症、胰腺炎、脊髓麻醉；也用于体外循环人工心肺机、血液透析器的预充。

静脉滴注：用量视病情而定，一般为 200~2000mL/次。

【注意与禁忌】 偶有血压下降。罕见过敏反应、荨麻疹、寒战。心力衰竭时可伴有超负荷循环，应缓慢滴注。如需加压输注，应保持容器垂直，以确保空气不被压入血管。

【规格】 注射液：20g/500mL。

包醛氧淀粉　Coated Aldehyde Oxystarch（析清）

【药性与应用】 尿素氮吸附剂，吸附肠道中的氨、氮使之从粪便中排出以代偿肾功能，降低血液中非蛋白氮和尿素氮的浓度而无氧化淀粉的不良反应，适用于各种氮质血症。

口服：5~10g，3 次/d，饭后用温开水冲服。

【注意与禁忌】 个别人偶见胃肠道反应。本品在胃肠道中不被吸收。服用本品要适当控制蛋白摄入量。

【规格】 胶囊：0.625g；粉剂：5g。

聚明胶肽　Polygeline（血代，血脉素，菲克雪浓，海脉素，尿联明胶，尿素交联明胶，Haemaccel）

【药性与应用】 血浆容量代用品，用于血容量降低引起的各种疾病，如低血容量性休克、全血或血浆丢失、填充心肺体外循环机和血液透析器避免血液的丧失等；也可用于混合输液或作为某些心血管药物、皮质类固醇、肌松剂、巴比妥类、维生素、链激酶、尿激酶、青霉素、头孢塞肟等药物的输注溶剂。

静脉滴注：根据失血情况确定输注剂量，一般为500~1000mL/次，最多不应超过2000mL/次。

【注意与禁忌】 对本品过敏者禁用。当红细胞压积降至25%以下时，应同时补充浓缩红细胞或全血。本品含钙量高（6.25mmol/L），不能与枸橼酸抗凝血剂混合，以防血液凝固；用强心苷亦应慎重，以免中毒。本品的K^+含量达到5.1mmol/L，高钾血症和肾衰竭者忌用。

【药物相互作用】 ①本药含有钙离子，与地高辛等强心苷合用时，可增加后者的毒性。②与庆大霉素合用，可加重肾损害，有发生肾衰竭的风险。

【规格】 注射液：1.6g/250mL（以含氮量计，下同），3.2g/500mL，6.4g/1000mL。

氧化聚明胶 Oxypolygelatin（OPG）

【药性与应用】 氧化聚明胶的灭菌胶体溶液，平均分子量为3万~4万。为血容量扩充剂，作为血浆的代用品用于血液、血浆丧失引起的疾病，如失血性、创伤性、失水性、烧伤性、中毒性休克等。

静脉滴注：一般剂量为500~1000mL/次，滴速为80~160滴/min。

【注意与禁忌】 本品对凝血功能影响较小。

【规格】 注射液：500mL。

第四部分 抗贫血药

硫酸亚铁[典][基] Ferrous Sulfate（硫酸低铁，Iron Sulfate）

【药性与应用】 本品是人体红细胞合成血红素的必需成分。铁盐以Fe^{2+}的形式在十二指肠和空肠上段被吸收，进入骨髓后，进入幼红细胞，聚集到线粒体中，与原卟啉结合形成血红素，后者再与球蛋白结合成为血红蛋白，进而发育成为成熟的红细胞，成为人体载氧的最重要有形成分。缺铁时即产生贫血，此类贫血又称为低色素小细胞性贫血。本品即用于纠正此类贫血。此类贫血发生后，机体对铁的吸收和转运即增加，可以从正常的10%增加到20%~30%。铁的排泄主要通过肠道、皮肤含铁细胞的脱落，少量经尿液、胆汁、乳汁排出体外。本品临床主要用于月经过多、痔疮出血、子宫肌瘤出血、钩虫病等引起的失血和需铁量增加的情况，如营养不良、妊娠、儿童发育期、高寒缺氧等。只要诊断正确，用药后贫血情况会迅速得到改善。用药1周左右即见网织红细胞增多，血红蛋白每日可增加0.1%~0.3%，4~8周可恢复至正常。由于体内恢复正常的储铁量常需要较长的时间，故对重症贫血需连续用药数月。

口服：成人，0.3g，3次/d；小儿，0.1~0.3g，3次/d。均饭后服。

【注意与禁忌】 本品对胃肠黏膜有刺激性，可致恶心、呕吐、上腹痛，饭时或饭后服可减少胃肠道反应。肠道内硫化氢与铁结合后可产生黑便并引起便秘，属正常用药表现。大量口服可致急性铁中毒，出现胃肠道出血、坏死，严重时可引起休克。

【药物相互作用】 稀盐酸可促进 Fe^{3+} 转变为 Fe^{2+}，有助于铁的吸收，尤适用于胃酸缺乏病人。维生素C为生物还原物质，可防止 Fe^{2+} 氧化而有利于吸收。钙剂、磷酸盐、鞣酸制剂、抗酸药、浓茶、咖啡均可使铁盐沉淀，妨碍其吸收。铁与四环素族药物可形成络合物，相互妨碍吸收。

【规格】 片剂：0.3g；缓释片：0.45g。

葡萄糖酸亚铁[典] Ferrous Gluconate（Iron Gluconate）

【药性与应用】 抗缺铁性贫血剂，口服后经十二指肠吸收，对胃肠刺激小，作用温和，利用率高，起效快。主要用于各种原因引起的缺铁性贫血。可参阅硫酸亚铁。

口服。预防：成人，0.4~0.6g，3次/d；儿童，0.1g，2次/d。治疗：成人，0.3~0.6g，3次/d；儿童，0.1~0.2g，3次/d。

【注意与禁忌】 偶有胃肠刺激症状，饭后服可减轻。服药后2h内忌饮茶、咖啡和进食含鞣酸的食物。细菌感染者不宜应用本品。服药后排黑便属正常现象，不可与大便潜血阳性混淆。可有便秘出现。

【规格】 片剂（糖衣片）：0.1g，0.3g；胶囊：0.25g，0.3g，0.4g；糖浆：0.25g/10mL，0.3g/10mL。

富马酸亚铁[典] Ferrous Fumarate（富马铁，富血铁）

【药性与应用】 药理作用同硫酸亚铁。本品是 Fe^{2+}，含铁量较硫酸亚铁高65%。无味，刺激性小，便秘、恶心、呕吐等副作用较少。适用于各类缺铁性贫血病人。用途同硫酸亚铁。

口服：成人，0.2~0.4g，3次/d；儿童，0.05~0.2g，3次/d。饭后服用。轻症2~3周为1个疗程；重症3~4周为1个疗程。

【注意与禁忌】 不良反应较硫酸亚铁少，症状较轻，可有恶心、呕吐、便秘等。溃疡性结肠炎、肠炎、对铁剂过敏者忌用。

【药物相互作用】 ①与维生素C合用，促进本药的吸收，但也可加重胃肠道反应。②与稀盐酸合用，有助于本药的吸收，对胃酸缺乏者更适用。③与西咪替丁、去铁胺、二巯丙醇、胰酶、胰脂肪酶等合用，影响铁的吸收。④与抗酸药、磷酸盐、鞣酸制剂合用，易产生沉淀，影响铁的吸收。⑤与多巴类（如左旋多巴、卡比多巴、甲基多巴等）、喹诺酮类、四环素类、青霉胺、锌剂合用，可使这些药物的吸收减少。⑥服本药后 2h 内不可饮茶和进含鞣质的食物，以免影响本药吸收。

【规格】 片剂：35mg，50mg，75mg，200mg；咀嚼片：50mg，200mg；胶囊：50mg，200mg；胶丸：200mg；混悬液：300mg/10mL。

乳酸亚铁 Ferrous Lactate

【药性与应用】 药理作用同硫酸亚铁，含铁量较硫酸亚铁略低。因含有乳酸，在肠道内较易吸收。临床应用同硫酸亚铁。

口服：成人，0.15~0.6g，3 次/d，饭后口服。

【注意与禁忌】 副作用同硫酸亚铁，但较少、较轻。

【规格】 片剂：0.15g。

枸橼酸铁铵[典] Ferric Ammonium Citrate

【药性与应用】 药理作用同硫酸亚铁，但本品为 Fe^{3+}，必须还原为 Fe^{2+} 才能被吸收，所以吸收较硫酸亚铁为差。含铁量低，铁的利用率仅为 2.3%，不适合于重症病人，但无刺激性，制成糖浆剂，适用于儿童及不能吞服药片者。临床用途同硫酸亚铁。

口服：成人，0.5~2.0g/次；或 10%溶液 5~10mL，2 次/d，饭后服用。小儿，0.1~0.2g/（kg·d），分 3 次服用。

【注意与禁忌】 同硫酸亚铁，但不良反应轻微。可将舌、牙及粪便染黑。可用吸管口服以保护牙齿。腹泻者慎用。本品遇光变质，应避光保存。

【规格】 糖浆：10%。

右旋糖酐铁[典][基] Iron Dextran（右糖酐铁，葡聚糖铁，Iron Dextran Dextriferron）

【药性与应用】 为可溶铁，含铁量 27%~30%，可供注射，适用于不能耐受口服铁剂的缺铁性贫血病人，或需要迅速纠正缺铁症状者。本品在体内的代谢、分布、排泄均同硫酸亚铁，但药效快，3~7d 显效，t_{max} 为 24~48h，持续时间为 2 周。本品系注射剂，不如口服铁盐方便，不良反应较多，要严格掌握适应证。适应证：胃肠道吸收障碍的缺铁性贫血，如胃次全切除术和胃肠吻合术后、慢性腹泻、脂肪痢；胃肠道疾病所致的缺铁性贫血，如消化性溃疡、溃疡性结肠炎、节段性回肠炎、胃肠功能紊乱、妊娠期呕吐；口服铁剂治疗时有严重胃肠道反应；不易控制的慢性失血，失铁量超过肠道的吸收量；妊娠晚期严重缺铁性贫血。

给药前先计算病人需铁总量：每提高血红蛋白 0. 1g/L 需给本品 300mg，达到正常值 150g/L 后再加上储存铁量 500mg，即为所需补铁总量。本品应深部肌内注射给药。成人，100mg，每日或隔日 1 次；儿童，2. 5mg/（kg · 次），每日或隔日 1 次。首次给药 50mg（儿童适当减量）肌内注射后观察15~20min，若无不良反应第 2 日加量到 100mg，每日或隔日 1 次，直到完成需铁总量。本品静脉注射的首次剂量为25~50mg，用生理盐水或 5%葡萄糖溶液稀释，2~3min 推注完毕，观察15~20min，若无不良反应第 2 日可增到 100~150mg，每日或隔日 1 次。也可用生理盐水或葡萄糖溶液稀释，缓慢静脉滴注。

【注意与禁忌】　肌内注射后可出现局部疼痛、淋巴结炎、头痛、头晕、发热、荨麻疹、关节肌肉痛。如不良反应较重，应停止用药，并进行抗过敏治疗。静脉注射后可发生局部静脉痉挛、静脉炎，外溢则可引起剧痛。故应尽量少用静脉途径给药。如产生上述反应，可局部外敷 50%硫酸镁，减轻疼痛与炎症，也可用消炎镇痛药缓解症状。静脉注射也可引起全身反应，轻者如面部潮红、头痛、头晕；较重者则有肌肉酸痛、恶心、呕吐、腹泻、发热、寒战；严重者可有气促、胸紧、心动过速、大汗，个别人可发生过敏性休克，应立即停药进行抗过敏性休克治疗。本品对肝、肾功能有损害，严重肝、肾功能异常者禁用。早期妊娠、泌尿系统感染、无尿者禁用。可引起类风湿性关节炎急剧恶化、关节痛复发，用时应慎重。注射本品后血红蛋白未见逐渐升高者，应停药。

目前出现了右旋糖酐铁片剂，避免了注射剂的许多缺点。成人 2~4 片，1~3 次/d。儿童用法应遵医嘱，在成人监护下应用。

【规格】　注射剂：5mg/2mL，100mg/4mL；片剂：25mg。

山梨醇铁　Iron Sorbitol（Iron Sorbitex）

【药性与应用】　药理作用同右旋糖酐铁。系铁、山梨醇及枸橼酸复合物等渗溶液。肌内注射后局部扩散快，分子量小而易吸收。注射后 2h 达峰值，24h 回到基线，24h 内约 30%自肾排出。临床应用同右旋糖酐铁。

初次应先注射 0. 5mL，观察 30min 后无不良反应则再继续注射 1. 0~1. 5mL。按 1. 5mg/（kg · 次）计，每次深部肌内注射 1. 5~2. 0mL，相当于75~100mg 铁，2~3d 注射 1 次，每周不超过 3 次。

【注意与禁忌】　同右旋糖酐铁。在排泄铁量达高峰时，尿色可暂时变黑或放置数小时细菌作用生成硫化铁后变黑。可有排尿刺激症状。如尿中白细胞增多，应改用右旋糖酐铁。

【规格】　注射液：50mg/mL，100mg/2mL。

含糖氧化铁 Ferric Oxide Saccharate

【药性与应用】 为注射用补铁剂，作用同右旋糖酐铁。

静脉注射给药。首次不超过 25~50mg，2~5min 内注完，1 次/d。如无反应，可逐渐增至 150mg/d。

【注意与禁忌】 同右旋糖酐铁。

【规格】 注射液：20mg/mL。

琥珀酸亚铁[基] Ferrous Succinate（索力菲，Cerevon，Fermyn）

【药性与应用】 本药为口服补铁剂，是铁蛋白的有机结合物，含铁量达 35%，在水中高度溶解。本药在 pH 值小于 4 的环境中变为沉淀物；在 pH 值高于此值时，又重新变为可溶物质。其他同硫酸亚铁。

口服给药，主要在十二指肠与空肠吸收（pH 值较高），吸收平稳。

预防缺铁性贫血：0.1g，1 次/d；孕妇 0.1g，1~2 次/d。如用缓释片，0.2g，1 次/2d；孕妇 0.2g，1 次/1~2d。

治疗缺铁性贫血：0.1~0.2g，2 次/d；缓释片 0.2~0.4g，1 次/d。血红蛋白正常后，仍应继续服用 1~2 个月。

【注意与禁忌】 对铁过敏、血色病、含铁血黄素沉着症、高铁血症、非缺铁性贫血忌用。肝、肾功能严重损害者亦忌用。慎用于酒精中毒、肝炎、急性感染、肠炎、胰腺炎、消化性溃疡。老年患者可适当加量。

本药的胃肠黏膜刺激作用虽然轻于硫酸亚铁，但仍可出现恶心、腹泻、上腹部不适等不良反应。减量或停药后可消失。

【药物相互作用】 同富马酸亚铁。

【规格】 片剂：0.1g；缓释片：0.2g；胶囊：0.1g；口服液：0.8g/15mL；颗粒：0.03g，0.1g。

蔗糖铁 Iron Sucrese（维乐福）

【药性与应用】 本品几乎全部被利用，对肾脏无害。在生理条件下不会释放出铁离子。其结构与生理性铁蛋白相似。临床主要用于口服其他铁剂不能有效缓解的缺铁性贫血。静脉滴注、缓慢静注或直接注射到透析器中静脉给药。

首次用药要进行测试，成人用 1~2.5mL（20~30mg 铁）。体重>14kg 的儿童，用 1mL，体重 <14kg 者减量（1.5mg/kg）。测试时应备有复苏设备。15min 后无不良反应，将剩余量给予。

用药量计算公式：所需总铁量（mg）= 体重（kg）×［Hb 目标值-Hb 实际值（g/L）］×0.24+储存铁量（mg）。

转换成本品总量（mL）= 所需总铁量（mg）÷20（mg/mL）。

说明：①体重≤35kg：Hb 目标值 = 130g/L，储存铁量 = 15mg/kg；②体重 >35kg：Hb 目标值 = 150g/L，储存铁量 = 500mg；③系数 0.24 = 0.0034×0.07×1000；④若所需总铁量超过了允许的最大单次剂量，则分次给药。

失血和献血者所需补充铁量计算公式：

补充铁量（mg）= 失血的单位数×200

需要本品量（mL）= 失血的单位数×10

如果已知失血量，静脉给予 200mg 铁可使 Hb 升高相当一个单位血（一个单位血 = 400mL 含 Hb150g/L 的血）。

静脉滴注：滴注速度，100mg 铁至少 15min；200mg 铁至少 30min；300mg 铁要滴注 1.5h；400mg 铁要滴注 2.5h；500mg 铁至少 3.5h。成人最大耐受量：将本品 25mL（500mg 铁）稀释于 500mL 生理盐水中，一周一次。

静脉注射不必稀释，缓慢注射。速度为每分钟 1mL，一次最大注射量是 10mL。注射后嘱患者伸展上肢。

常用剂量：根据患者血红蛋白而定。①成人和老年人，一周 2~3 次，一次 5~10mL（100~200mg 铁）。②儿童：一周 2~3 次，每次 0.15mL/kg（3mg/kg 铁）。

【注意与禁忌】　可有过敏反应。可有口腔金属味、头痛、恶心、呕吐、腹泻、低血压。偶见肌痛、发热、风疹、面部潮红、四肢肿胀、呼吸困难等。注射部位可有静脉炎及静脉痉挛。

禁用于非缺铁性贫血。妊娠前 3 个月不建议使用，中晚期慎用。慎用于严重肝功能异常，急、慢性感染。有支气管哮喘史者易发生过敏反应。用量过高可出现高铁血症。

【药物相互作用】　不可与口服铁剂同时应用，应在停用本品 5d 后再服铁剂。

【规格】　注射液：100mg（铁元素）/5mL。

叶酸[典][基]　Folic Acid（维生素 M，维生素 B_C，Vitamin M，Vitamin B_C）

【药性与应用】　细胞生长、分裂必需物质，在体内被叶酸还原酶和二氢叶酸还原酶还原为四氢叶酸，然后与多种一碳单位结合成四氢叶酸类辅酶，传递一碳单位，如获得甲基基团可形成甲基四氢叶酸，参与氨基酸的互变；获得亚甲基基团可形成 $N^{5,10}$ 亚甲基四氢叶酸，参与嘧啶的合成；如获得甲酰基基团，形成 N^{10} 甲酰基四氢叶酸，参与嘌呤的合成。由于氨基酸、嘧啶、嘌呤均是合成 DNA 所必需原料，叶酸缺乏势必导致 DNA 合成障碍，使红细胞成熟分裂停滞。口服主要在近端空肠吸收，数分钟后出现于血液中。贫血病人的吸收速度比正常人快。叶酸在肝中的储存量为全身的1/3~1/2。治疗量的叶酸90%自尿中排泄。大剂量注射后2h，即有20%~30%出现于尿中。临床主要用于各种原因造成的巨幼红细胞性贫血，如摄入不足：婴幼儿喂养不当、营养不良、偏食、食物烹煮过度；小肠吸收功能不良：如乳糜泻、腹泻；需要量增加：如孕妇或哺乳妇、全身消耗性疾病，肝、胆疾病引发的吸收不良综合征，叶酸拮抗剂如氨甲蝶呤、乙胺嘧啶、苯妥英钠、异烟肼、环丝氨酸等药物所致的巨幼红细胞性贫血等。也用于治疗铅、苯等化学物质引起的贫血。在治疗巨幼红细胞性贫血时，叶酸虽能纠正红细胞异常，但不能改善神经损害症状，应配合维生素 B_{12}进行协同治疗。

口服：成人，5mg，1~2次/d；儿童，2.5mg，1~2次/d。服药4d后网织红细胞开始明显上升，以后上升速度逐渐下降。1~2个月后血象和骨髓象可以完全恢复正常。肌内注射：成人，15~30mg，1次/d；儿童，15mg，1次/d。20~30d为1个疗程。

【注意与禁忌】 口服、肌内注射不良反应少见，过敏反应罕见。静脉注射易致不良反应，故不宜采用。叶酸和维生素 B_{12}都是体内合成DNA的辅酶，都用于治疗巨幼红细胞性贫血，二者可以互补，但不能相互替代，叶酸改善贫血，维生素 B_{12}改善神经症状，故应合用。诊断明确后方可用药。除吸收不良病人外，一般不需作维持治疗。四氢叶酸钙是大剂量应用抗叶酸剂后的解救药。

【药物相互作用】 ①与考来替泊合用，可降低本药的生物利用度。②与柳氮磺吡啶合用，可减少本药的吸收。③胰酶可干扰本药的吸收，合用时应补充本药。④与甲氨蝶呤、乙胺嘧啶等合用，因干扰血四氢叶酸的转化，疗效均降低。⑤大量口服本药，可影响锌的吸收。⑥与维生素 B_1、维生素 B_6、维生素C合用，可抑制本药的吸收。⑦与苯妥英钠、苯巴比妥、扑米酮等抗癫痫药合用，抗癫痫作用下降。

【规格】 片剂：5mg；注射液：15mg/mL。

复方叶酸注射液：1mL（含叶酸5mg、维生素 B_{12}30μg）。

亚叶酸钙[典][基] Calcium Folinate（甲酰四氢叶酸钙，甲叶钙，Calcium Leucovorin，CF）

【药性与应用】 主要作为叶酸拮抗药物的解毒剂。如接受氨蝶呤、甲氨蝶呤治疗的病人，必须用亚叶酸钙补充治疗。本品口服易吸收，（1.72±0.8）h血清还原叶酸达峰值；肌内注射则（0.71±0.09）h达峰值。血清还原叶酸 $t_{1/2}$肌内注射后为3.5h。无论口服或肌内注射均可维持3~6h。经肝和肠黏膜作用后本品代谢为5-甲基四氢叶酸，口服较肌内注射代谢更充分。80%~90%经肾排出，少量随粪便排出。本品临床主要用于氨蝶呤、甲氨蝶呤、乙胺嘧啶、苯妥英钠、苯巴比妥等叶酸拮抗剂中毒或过量的解救；也用于巨幼红细胞性贫血及白细胞减少症。

叶酸拮抗剂过量的解救：立即肌内注射 3~6mg，1 次/d。若拮抗剂服用超过 4h，则本品解救无效。巨幼红细胞性贫血：肌内注射，10mg，1 次/d；10~15d 显效后可减至 5mg，1 次/d，直至血象恢复正常、贫血症状消失。白细胞减少症：肌内注射，3~6mg/d，直到白细胞计数恢复正常为止。

【注意与禁忌】 不良反应较少，过敏反应罕见。

【规格】 注射液：3mg/1mL；片剂：5mg，15mg。

维生素 B_{12}[典][基]　Vitamin B_{12}（氰钴铵，Cyanocobalamin，Cobamin，Cycobemin，Cytamin，Cytacon）

【药性与应用】 参与体内甲基转换及叶酸代谢，与体内核酸、胆碱、蛋氨酸的合成和脂肪、糖的代谢密切相关，为维持骨髓造血功能、肝脏功能和有髓鞘神经纤维的结构完整性所必需。缺乏时可致叶酸缺乏，并因此导致 DNA 的合成障碍，影响红细胞的成熟。维生素 B_{12} 缺乏与叶酸缺乏引起的贫血血细胞形态的异常基本相似，二药可相互纠正血象的异常。正常人每日约需维生素 B_{12} 1μg，主要由食物供应，肠道微生物亦可合成少量。食物中的维生素 B_{12} 必须与胃黏膜壁细胞分泌的一种不耐热的被称为"内因子"的糖蛋白结合形成复合物后被回肠远端吸收入血，否则会被消化、破坏。恶性贫血病人胃黏膜萎缩，内因子缺乏，使维生素 B_{12} 吸收障碍。本品肌内注射后迅速吸收，1h 达峰值，主要分布于肝脏，占体内总量的 50%~90%；少量经胆汁、胃液、胰液排入肠内，其中少部分被再吸收入血，参与肠-肝循环。主要经肾排泄，剂量愈大，排泄愈多。临床主要用于治疗恶性贫血，亦与叶酸合用治疗各种巨幼红细胞性贫血、抗叶酸药物引起的贫血与脂肪泻。也用于神经系统疾病、肝脏病、白细胞减少症、再生障碍性贫血等的治疗，一般剂量较大，疗效不确定。

口服：0.025mg，3 次/d。肌内注射：成人，0.05~0.5mg，每日或隔日 1 次；儿童，0.05~0.1mg，1 次/d。对于严重贫血可采用突击疗法：0.5~1mg，肌内注射，1 次/周，共用 3~4 次。恶性贫血、胃大部切除术的病人：开始 0.05~0.1mg，肌内注射，1 次/d，2 周后改为 2 次/周，4 周后待血象正常后改为 1 次/周，维持治疗。若有神经系统症状，开始治疗应尽量早些，剂量也应大些。但症状减轻缓慢，有些症状不能完全消失，甚至须终生治疗，应向病人及其家属如实告知，以便配合治疗。此类病人应 2~4 周肌内注射本品 0.1mg，以充分满足机体的需要。过大剂量应用多很快自肾排出体外，无任何治疗价值。治疗过程中症状持续不见好转者，应考虑叶酸缺乏、感染和甲状腺功能减退。如血象开始改善明显，以后进步缓慢，应考虑合并缺铁性贫血。

【注意与禁忌】 偶见过敏反应，甚至过敏性休克，应停药，并用抗过敏药物治疗，如马来酸氯苯那敏、赛庚啶、苯海拉明、泼尼松等。本品可促进肿瘤的增长，肿瘤病人禁用。

【药物相互作用】 与叶酸有协同作用，故常合用治疗巨幼红细胞性贫血。抗肿瘤药物抑制骨髓造血功能，降低本品抗贫血作用。

【规格】 片剂：0. 025mg，0. 1mg；注射液：0. 05mg/1mL，0. 1mg/1mL。

腺苷钴胺[典][基]　Cobamamide（辅酶维 B_{12}，辅酶维生素 B_{12}，Coenzyme Vitamin B_{12}）

【药性与应用】 氰钴型维生素 B_{12} 的同类物，即其 CN-基被腺嘌呤核苷取代，成为5-脱氧腺苷钴铵，是体内维生素 B_{12} 2 种活性辅酶形式之一，是细胞生长繁殖和维持神经髓鞘完整性的必需物质。优点是可直接吸收利用、活性强、与组织细胞亲和力大、排泄较慢。临床用于治疗巨幼红细胞性贫血、营养不良性贫血、妊娠贫血、多发性神经炎、神经根炎、三叉神经痛、坐骨神经痛、神经麻痹、营养性神经疾病、放射线及药物引起的白细胞减少症。

口服：0. 25~0. 5mg，1~3 次/d。肌内注射：0. 5~1. 0mg，1 次/d。

【注意与禁忌】 避光密闭存放。注射液启封后要尽快使用。

【药物相互作用】 ①与氯霉素合用，可使本药吸收减少。②考来烯胺可结合维生素 B_{12}，从而使本药吸收减少。③本药与葡萄糖注射液存在配伍禁忌，并不宜与氯丙嗪、维生素 C、维生素 K 混入同一容器。④本药不可与氨基水杨酸钠合用。

【规格】 片剂：0. 25mg；注射液：0. 5mg/1mL；注射剂：0. 5mg，1. 0mg，1. 5mg。

维生素 B_6[典][基]　Vitamin B_6（吡多辛，吡哆醛，吡哆胺，Pyridoxal，Pyridoxine，Pyridoxanine）

【药性与应用】 甘氨酸与琥珀酰-辅酶 A，通过 δ-氨基-γ-酮戊酸（ALA）等一系列酶作用，最后在线粒体形成原卟啉。铁进入卟啉环与原卟啉结合，成为血红素，珠蛋白与血红素结合成血红蛋白。在这一过程中，由维生素 B_6 所转化的磷酸吡哆醛为 ALA 合成酶必需的一种辅酶。维生素 B_6 缺乏可引起铁粒幼细胞性贫血。此外，维生素 B_6 可改善氨基酸、色氨酸代谢，减少对催吐化学感受区的刺激，减轻恶心、呕吐等症状，并可促进白细胞生长。临床用于治疗贫血、中毒性粒细胞缺乏症；防治各种原因引起的呕吐，如妊娠、放射线、抗癌药、麻醉剂等引起者。

口服：10~20mg，3 次/d。皮下、肌内、静脉注射：50~100mg，1 次/d。

治疗白细胞减少症：静脉注射，常用50~100mg，加入5%葡萄糖溶液20mL中，1次/d。

【注意与禁忌】 本品不良反应较少。1次注射200~250mg，可引起腹痛、头痛，偶可引起皮疹等过敏反应，甚至过敏性休克。长期用药可抑制抗凝系统，引起出血。

【药物相互作用】 ①与维生素B_1合用，有较强的止痛作用，维生素B_{12}又可增强二者联用的止痛效果，缓解外周神经和脊髓疾病所致的疼痛。②与非甾体抗炎药合用，可增强后者的止痛作用。③与口服避孕药合用，可促使本药的代谢灭活，同时可对抗后者所致的精神抑郁。④与雌激素合用，可降低本药的体内活性，应适当增加本药用量。⑤与氯霉素、环丝氨酸、乙硫异烟胺、异烟肼、盐酸肼屈嗪、免疫抑制剂合用，对本药有拮抗作用，从而引起贫血与周围神经炎。⑥与环磷酰胺合用，对本药有拮抗作用，可引起贫血与周围神经炎。但可减轻后者引起的肝脏、胃肠道不良反应。⑦本药5mg/d与左旋多巴合用，可降低后者疗效。加用卡巴多则可无影响。⑧与秋水仙碱合用，可减轻后者的不良反应。⑨与氟哌啶醇合用，可消除后者产生的胃肠道不良反应。⑩与乌头碱合用，则可抑制其致心律失常作用。⑪与多潘立酮、铋剂合用，可抑制后二者所致的泌乳反应和多潘立酮所致的不良反应。

【规格】 片剂：10mg；缓释片：50mg；注射液：25mg/1mL，50mg/1mL，100mg/2mL；注射剂：50mg，100mg，200mg；霜剂：12mg。

氯化钴　Cobalt Chloride

【药性与应用】 刺激骨髓，促进红细胞生成。临床用于再生障碍性贫血、肾性贫血。

口服：30~60mL（90~180mg）/d，分3次饭后服。1个疗程至少3个月。

【注意与禁忌】 可有厌食、恶心、腹痛，偶见色素沉着。

【规格】 溶液：0.3%。

丙酸睾酮[典][基]　Testosterone Propionate（丙酸睾丸酮，丙酸睾丸素，Andronate）

【药性与应用】 本品是雄激素中作用迅速而效力较强者，能促进男性生殖器官及副性征的发育和成熟，并保持其成熟状态。小剂量可促进腺垂体分泌促性腺激素，从而发挥正反馈作用；大剂量则相反，有对抗雌激素的作用，抑制子宫内膜生长及卵巢、垂体功能。同化作用明显，可促进蛋白质的合成。在骨髓功能低下时，较大剂量促进细胞生长，使红细胞和血红蛋白增加，这与促进肾脏分泌促红细胞生成素相关，也可能是直接刺激骨髓造血功能。口服无效，多制成油溶液肌内注射。肌内注射吸收缓慢，效力持久。临床用于睾丸发育不全的补充治疗，以及再生障碍性贫血、月经过多、功能性子宫出血、子宫内膜异位症、子宫肌瘤、更年期综合征、老年性骨质疏松症、晚期乳腺癌、卵巢癌等的治疗。对再生障碍性贫血，可使骨髓造血功能得到显著改善，但药效较慢，一般用药 2~4 个月才能显效。

肌内注射。再生障碍性贫血：成人，50~100mg，每日或隔日 1 次；小儿，4mg/（kg·次），1 次/周。5~8 个月为 1 个疗程。月经过多：月经期，25~50mg，1 次/d，连用 3d。也可在月经即将来临前用，在月经周期的 15~21d，以黄体酮 10mg 与本品 25mg 肌内注射，隔日或每日 1 次，共 5~7 次。功能性子宫出血：配合黄体酮应用，以减少撤药性出血量，在注射黄体酮的同时，肌内注射本品 25~50mg，共 3~4 次。老年性骨质疏松症：25mg，2~3 次/周，连用 3~6 个月。晚期乳腺癌：50~100mg，隔日 1 次；连用 2~3 个月。

【注意与禁忌】 女性病人可引起痤疮、多毛、声音变粗、闭经、乳腺退化、性欲改变，应停药。男性病人可引起睾丸萎缩、精子减少。可引起胆汁淤积性黄疸及转氨酶升高、水钠潴留、肾炎、肾病综合征、高血压及心力衰竭。肝、肾功能不良及心脏病、高血压病人慎用。孕妇及前列腺癌病人禁用。

【药物相互作用】 ①与抗凝剂合用，可加强抗凝作用。②与肾上腺皮质激素合用，可加重水肿。③与巴比妥类合用，可使本药代谢加快，疗效下降。

【规格】 注射液：10mg/1mL，25mg/1mL，50mg/1mL，100mg/1mL。

司坦唑醇[典] Stanozolol（吡唑甲氢龙，康力龙，Androstanazole）

【药性与应用】 高效蛋白质同化激素，促进机体蛋白质合成，抑制组织的异化分解，降低胆固醇，减少钠、磷的排泄，并有抗骨髓抑制作用。男性化副作用轻微。临床用于再生障碍性贫血、血小板减少症、慢性消耗性疾病、老年病、手术后恢复、骨质疏松症、早产儿、高脂血症、产后及白细胞减少症等。

口服：成人，4~6mg/d，分 2~3 次服；小儿，2~4mg，分 1~3 次服。再生障碍性贫血用量较大，且时间较长，须由医生掌握，一般最大量可用到 12mg/d，分 3 次口服。要注意肝功能损害和进行保肝治疗。

【注意与禁忌】 服药之初可有下肢、颜面水肿，继续用药可自行消失。长期用药可有肝功能损害与黄疸。肝功能不全者慎用。妇女出现男性化现象时，应停药。前列腺肥大、前列腺癌者禁用。

【药物相互作用】 ①与羟基保泰松合用，可使后者代谢下降，血药浓度升高。②与环孢素合用，可降低后者的代谢速度，增强其毒性，产生肾功能障碍、胆汁淤积、感觉异常等不良反应。③与茴茚二酮、双香豆素、苯丙羟香豆素、华法林等抗凝药合用，可增加出血危险。④与格列本脲合用，可能降低后者的血药浓度，降低其降糖效果。

【规格】 片剂：2mg；注射剂：2mg。

十一酸睾酮[典] Testosterone Undecanoate（安雄，Pantestone，TU）

【药性与应用】 雄激素类药物，肌内注射有长效，可维持约 70d。口服吸收迅速，4~5h 达峰值，但要通过肠壁与肝脏首过效应，生物利用度较低；肌内注射则可免去首过效应这一关卡。经尿排泄，用药 1 周内尿中总量为45%~48%，24h 所吸收的剂量中有 40%出现于尿中。临床主要用于男性性腺功能低下的睾酮替代治疗，如无睾症、类无睾症、性欲减退、精子生成异常引起的不育、雄激素缺乏引起的骨质疏松；也用于再生障碍性贫血。

男性性功能障碍与不育症：250mg，肌内注射，1 次/月，4 个月为 1 个疗程。再生障碍性贫血：肌内注射，首次 1g，以后每次 0.5g，2 次/月。

【注意与禁忌】 前列腺癌、肾功能不全者及孕妇、哺乳妇禁用。可引起性欲亢进、钠水潴留、精子发生减少及排精减少，以及男童性早熟和骨骺早闭。心脏病、肾病、高血压、癫痫、三叉神经痛者及男童慎用。

【药物相互作用】 ①与环孢素、抗糖尿病药、甲状腺素、抗凝剂等合用，本药可加强后者的活性，同时也增加其毒性。②本药对神经肌肉阻滞剂有拮抗作用。

【规格】 胶囊：40mg；注射液：250mg/2mL。

达那唑[典] Danazol（炔睾醇，安宫唑，Danocrine，Danol）

【药性与应用】 弱雄激素，兼有蛋白质同化作用和抗孕激素作用；无孕激素和雌激素活性。在血液病的治疗方面，主要利用其抗血小板减少性紫癜、血友病的特点。

抗血小板减少性紫癜：400~800mg/d，分 2~3 次口服。治疗血友病：600mg/d，分 2~3 次口服，连用 14d。

【注意与禁忌】 可有体重增加、水肿、乳房缩小、痤疮、皮脂增加、多毛症、声音改变、头痛、焦虑等，一般可耐受，必要时停药。妇女可发生闭经，少数有不规则阴道出血。停药 4~6 周后月经恢复，宜在月经完全正常2~3 次后再受孕。可有血清转氨酶升高，停药 3~4 周后可恢复正常。严重心、肝、肾功能不全及不明原因阴道出血、癫痫、高血压病者禁用。孕妇、哺乳妇禁用。

【药物相互作用】 ①与卡马西平合用，可使后者血药浓度升高，并减弱本药疗效。②与华法林合用，可增强抗凝效果，并易导致出血。③与环孢素合用，可加重后者的不良反应。④与肾上腺皮质激素合用，可加重水肿。⑤与氨苄西林、苯巴比妥、苯妥英钠、扑米酮、利福平合用，可减弱本药疗效。⑥与胰岛素合用，容易产生对本药的耐药性。

【规格】 胶囊：100mg，200mg；栓剂：50mg。

第五部分 促白细胞增生药

沙格司亭 Sargramostim（重组人粒细胞-巨噬细胞集落刺激因子，生白能，沙格莫丁，Granulocyte-macrophage Colony Stimulating Factor，Levcomax，rhGM-CSF）

【药性与应用】 本品是应用基因重组工程制成的蛋白质无菌粉剂，能刺激粒细胞及巨噬细胞等白细胞的增殖、分化及活化，增强造血功能，从而增加中性粒细胞、嗜酸性粒细胞、单核细胞的数量，提高其吞噬细菌、消灭癌细胞等的免疫活力。皮下注射本品后，血药浓度3~4h达峰值。静脉注射本品的清除$t_{1/2}$为1~2h，皮下注射则为2~3h。给药后在体内分布广泛，很快被代谢排泄，主要从尿中排出。临床适用于癌症化疗或其他因素引起的骨髓造血功能抑制的白细胞减少症；亦适用于骨髓衰竭病人的白细胞低下；预防白细胞减少潜在的感染合并症；使感染中毒抑制的粒细胞减少恢复加速。

本品为无菌冻干粉剂，用稀释液溶解后，静脉注射或皮下注射。剂量应逐渐调整到白细胞计数维持在期望值，一般为低于10×10^9/L。对骨髓增生异常综合征、再生障碍性贫血伴白细胞减少应用剂量为3μg/（kg·次），皮下注射，1次/d；癌症化疗引起的白细胞减少症为5~10μg/（kg·d），皮下注射，1次/d，应在化疗停止后方可使用，持续7~10d。骨髓移植：5~10μg/（kg·d），静脉滴注4~6h，1次/d。艾滋病：1μg/（kg·d），1次/d，皮下注射。

【注意与禁忌】 常见不良反应是发热、皮疹。较少见的不良反应依次为低血压、恶心、水肿、胸痛、骨痛、腹泻。罕见的反应有变态反应、支气管痉挛、心力衰竭、室上性心律失常、脑血管疾病、精神错乱、惊厥、呼吸困难、肺水肿、晕厥等。偶见血浆白蛋白水平降低。有本品过敏史、自身免疫性血小板减少性紫癜者禁用。孕妇不宜使用。哺乳妇使用本品前应停止授乳。本品应避光储于2~8℃，可保存24个月；如用无菌溶媒溶解后，置于冰箱内（2~8℃），可保存1周。

【药物相互作用】 ①与化疗药物合用，可能影响本药疗效，应在停用化疗后 24h 使用本药。②本药可引起血浆白蛋白降低，与影响血浆白蛋白结合力的药物合用，应调整后者的剂量。③接受细胞毒药物的肿瘤患者与接受抗病毒药治疗的艾滋病患者应用本药时可出现的血小板减少，可能与本药的药物相互作用有关。

【规格】 注射剂：50μg，75μg，100μg，150μg，300μg，400μg，700μg。

非格司亭　Filgrastim（重组人粒细胞集落刺激因子，惠尔血，非雷司替，优保津，Recombinant Human Granulocyte Colony Stimulating Factor，rhG-CSF，G-CSF，Neupogen，Granocyte）

【药性与应用】 本品通过 DNA 重组技术在镶有人粒细胞集落刺激因子（G-CSF）基因的大肠杆菌中繁殖生成，为含有 175 个氨基酸的蛋白质，分子量为 18 800，是一种单核-巨噬细胞产生的细胞因子。主要作用于粒细胞造血祖细胞，诱导其分化成熟，向中性粒细胞特异性受体传递增殖信息，促使 G_0 期细胞进入 S 期，并缩短细胞周期时间，促进粒系祖细胞发育为中性粒细胞，以升高外周粒细胞数量。并有激活成熟中性粒细胞的功能，增强外周中性粒细胞的吞噬、杀菌及趋化作用，对骨髓移植、肿瘤化疗后粒细胞减少具有明显的促进恢复疗效。对男性健康成人，本品 1.0μg/kg 静脉注射后，$t_{1/2}$ 为 1.4h；皮下注射后 $t_{1/2}$ 为 2.15h，生物利用度为 54%。本品临床适用于：骨髓移植后促进中性粒细胞的恢复，肿瘤放疗、化疗后中性粒细胞减少，骨髓异常增生综合征中性粒细胞减少，再生不良性贫血中性粒细胞减少，先天性特发性中性粒细胞减少。

骨髓移植：于移植术后第 2～5 日内开始皮下注射或静脉滴注本品 300μg，1 次/d。恶性肿瘤放疗、化疗：于完成治疗后 24h 开始皮下注射 75μg，1 次/d。白血病：于化疗完成后 24h 开始皮下注射或静脉滴注，300μg/d，1 次/d。骨髓发育不良综合征：静脉滴注，100μg，1 次/d。再生不良性贫血：通常成人在白细胞总数减至 1×10^9/L 以下时，静脉滴注本品 400μg，1 次/d。

【注意与禁忌】 在不良反应方面，少数人有轻度骨痛、腰痛、胸痛、关节痛，亦可出现一过性血清尿酸、乳酸脱氢酶、碱性磷酸酶增高，停药后可恢复。有时会有转氨酶升高。偶有皮疹发生。对本品过敏、骨髓中芽球无明显减少性骨髓性白血病病人、末梢血液中可看到骨髓芽球的白血病病人禁用。定期检查血象，不使白细胞总数增加到必需数量以上，否则应减量或停药。应预先做皮试，以防过敏发生。不可在放、化疗前使用本品。对骨髓异常增生综合征、伴有芽球增加病例，有致骨髓白血病的危险，应在使用本品前采样确认并经过体外试验，无芽球增多时方可使用本品。对儿童应用本品应谨慎并密切观察。孕妇、早产儿、新生儿、婴儿均不宜使用本品。静脉滴注时只能与 5% 葡萄糖溶液或生理盐水混合使用，不可与其他药液混合。本品必须在10℃以下冷藏，但不得冻结。

【药物相互作用】 与化疗药物合用，可影响本药疗效。因为迅速分化的造血细胞对化疗药敏感。须于停化疗后1~3d开始使用本药治疗。

【规格】 注射液：75μg/1mL，150μg/1mL，300μg/1mL；注射剂：50μg，75μg，100μg，150μg，250μg，300μg，460μg。

培非司亭 Pegfigrastim（Neulasta）

【药性与应用】 本药为集落刺激因子，结合造血细胞表面的特异性受体，刺激细胞增殖、分化、定型，并有激活末端细胞的功能。

本药在体内呈非线性药代动力学特征，清除率随给药剂量增加而减少。体重较大患者在接受体质标准化的给药剂量后，血药浓度升高。皮下注射的消除半衰期15~80h，不受年龄与肾功能不全的影响。

本药临床用于接受肿瘤治疗的非髓样癌患者的发热性中性粒细胞减少。

皮下注射：每个化疗周期内单次给予6mg。

【注意与禁忌】 对本药、非格司亭或其他大肠埃希菌衍生蛋白过敏者禁用。慎用于孕妇与哺乳妇。儿童的有效性与安全性尚未确立。

本药的主要不良反应有外周水肿、呼吸窘迫综合征、肌痛、关节痛、头痛、头晕、味觉错乱、肝酶升高、胃肠不适、粒细胞减少、脱发、变态反应、黏膜反应等。另外有报道镰状红细胞贫血患者可出现严重镰状细胞危象，罕见脾破裂报道。

【规格】 注射液：6mg/0.6mL。

茜草双酯 Rubidate

【药性与应用】 人工合成升白细胞药，有升高外周白细胞的作用，促使储备的粒细胞释放，促进造血干细胞增殖分化。临床实验表明，本品对苯中毒和病因不明的白细胞减少症，有疗效稳定、升白细胞总数奏效迅速的特点；对经放疗、化疗的恶性肿瘤病人白细胞减少有防治作用。对造血干细胞也有一定保护作用。本品吸收的个体差异较大，5h后血药浓度达峰值。主要从尿及粪便中排泄，消除比较缓慢，$t_{1/2}$为16h。临床用于化学、辐射及各种病因不明的白细胞减少症，以及苯中毒引起的白细胞减少症。还可用于妇女月经过多、复发性血尿等。

口服：400mg，3次/d，饭后服。1个月为1个疗程。一般可重复2~3个疗程。根据病情，也可服用较长时间。

【注意与禁忌】 不良反应轻微，个别人可有口干、头痛、食欲不振、乏力、恶心等，但不影响继续治疗。

【规格】 片剂：100mg。

维生素 B_4　Vitamin B_4（腺嘌呤，氨基嘌呤，Adenine Phosphate）

【药性与应用】 核酸组成成分之一，在体内参与 RNA、DNA 合成。白细胞缺乏时，可促进白细胞增生，用药 2~4 周后，白细胞总数可增加。临床用于各种原因，如放疗、化疗、苯中毒、抗甲状腺药物等引起的白细胞减少症；也用于病毒感染等引起的急性粒细胞减少症。

口服：10~20mg，3 次/d。肌内注射或静脉注射：20~30mg/d。

【注意与禁忌】 注射时须溶于 2mL 磷酸二氢钠缓冲液中，缓慢注射，不能与其他药物混合注射。本品是核酸前体，有促恶性肿瘤恶化的可能。

【规格】 片剂：10mg，25mg；注射剂：20mg（附 2mL 磷酸二氢钠缓冲液）。

复方维生素 B_4 注射液（复方氨基嘌呤注射液）：5mL，含维生素 $B_4$10mg、安络血 5mg。用于治疗各种原因引起的白细胞减少症、出血；对毛细血管脆性增加性疾病也有效。静脉注射：5~10mL，1~3 次/d。2~3 周为 1 个疗程。应缓慢注射。

复方维生素 B_4 片：含量、用途同上。1~2 片，3 次/d。

升白新　Cleistanthin B（地菲林葡萄糖苷）

【药性与应用】 促进骨髓细胞增生，可升高白细胞或预防其减少。口服或肌内注射均可迅速吸收，肌内注射吸收较完全，口服只能吸收药量的 50%。体内分布广，肝、肾、心脏组织含量最高，肾上腺、骨髓及骨组织中含量低。可透过血-脑脊液屏障。主要经肠道及粪便排出，其次为肾脏，多为代谢产物。体内消除缓慢，服药 48h 后，血药浓度仍维持一定水平；肌内注射 24h 后，血中仍可测得。临床用于防治放疗、化疗后所致的白细胞减少，与维生素 B_4、鲨肝醇比较，其升白细胞作用强，持续性好，波动幅度小，其他药无效时，本品仍可有效。

口服：200mg（胶囊）或 50mg（微粒胶囊），3 次/d。

【注意与禁忌】 用量过大时可能影响肝功能和肾功能，应定期检查肝、肾功能。

【规格】 胶囊：200mg；微粒胶囊：50mg。

小檗胺　Berbamine

【药性与应用】 是从小檗属植物根中提取的双苄基异喹啉类生物碱，能促进骨髓造血功能，增加末梢血白细胞计数，对化疗性白细胞减少有治疗作用；兼有降血压、抗心律失常、抗心肌缺血、防治实验性硅肺诸作用。临床用于防治恶性肿瘤放疗、化疗后引起的白细胞减少症，以及苯中毒、放射性物质、抑制骨髓药物引起的白细胞减少。

口服：50mg，3 次/d，也可根据病情适量增减。

【规格】 片剂：25mg。

茴香烯　Anethole（升血宁，茴香脑）

【药性与应用】 升高中性粒细胞作用明显。其药理机制是促进骨髓细胞的成熟与释放。临床用于恶性肿瘤放疗、化疗后的白细胞减少。也用于药物、感染或其他抑制骨髓因素造成的白细胞计数下降。

口服：450mg，2~3 次/d。

【注意与禁忌】 不良反应少，偶有口干、食欲不振、恶心等胃肠道反应。

【规格】 肠溶胶丸：150mg。

千金藤素　Cepharanthine

【药性与应用】 可使外周白细胞增多，其作用机制为促进骨髓组织增生。临床用于恶性肿瘤放疗、化疗引起的粒细胞缺乏或其他抑制骨髓病因引起的末梢血白细胞计数下降。

口服：20mg，3 次/d。1~2 个月为 1 个疗程。

【注意与禁忌】 偶有恶心、呕吐、腹泻等轻度消化道反应。

【规格】 片剂：20mg。

鲨肝醇　Batiol（Batylalcohol，Batyolum，Alcohol Batylis）

【药性与应用】 本品有促使白细胞增生及抗放射作用。临床用于各种原因引起的粒细胞减少、小儿粒细胞缺乏症；防治恶性肿瘤放疗、化疗后出现的白细胞计数下降或贫血；预防放射线工作有关人员的粒细胞减少症。

口服：25~50mg，3 次/d。

【注意与禁忌】 偶见口干、肠鸣音亢进等消化道反应。用药期间应经常检查白细胞计数，以便及时调整药量。

【规格】 片剂：25mg，50mg。

利血生　Leucogen（莱克，Leikogen，Leucoson）

【药性与应用】 本品能增强骨髓造血功能。临床用于防治各种原因引起的白细胞、血小板减少症，如放疗、化疗、骨髓抑制药物的应用等。也可用于再生障碍性贫血的辅助治疗。

口服：20mg，3 次/d。

【注意与禁忌】 本品为安全药物，毒性极小，即使连续服用，亦无严重副作用。

【规格】 片剂：10mg，20mg。

肌苷[典] **Inosine**

【药性与应用】 人体核苷酸代谢的中间产物，在酶作用下形成次黄嘌呤核苷，提供合成 ATP 的原料，有助于骨髓白细胞和血小板的生成。临床用于各种原因，如放疗、化疗、骨髓抑制剂、病毒感染等引起的白细胞和血小板生成减少；也用于肝、心疾病的治疗，如急慢性肝炎、中毒性肝炎、肝硬化、风湿性心脏病、肺源性心脏病、心肌梗死、冠状动脉粥样硬化引起的心肌缺血等。

口服：0.2~0.6g，3 次/d。静脉注射或滴注：0.2~0.6g，溶于葡萄糖溶液或生理盐水注射液中注射或滴注，1~2 次/d。

【注意与禁忌】 可引起轻度腹泻。

【药物相互作用】 本品不能与乳清酸、氯霉素、双嘧达莫、硫喷妥钠配伍。可与氨基酸及各种水溶性维生素混合静脉注射或静脉滴注。

【规格】 片剂：0.1g，0.2g；口服液：0.2g/5mL，0.2g/10mL，0.2g/20mL，0.4g/20mL；注射剂：0.3g，0.6g；注射液：0.1g/2mL，0.1g/5mL，0.2g/5mL。

肌苷磷酸钠 Sodium Inosinmonophosphate

用于各种原因引起的白细胞减少、急慢性肝炎等。

口服：0.1~0.2g，3 次/d。肌内注射：0.1~0.2g，1~2 次/d。

片剂：0.1g，0.2g；注射剂：0.1g/2mL。

核苷酸 Nucleic Acid

能刺激白细胞增生，可用于各种原因引起的白细胞减少、血小板减少。口服：100~200mg，3 次/d。

片剂：100mg。

氨肽素 Ampeptide Elemente

【药性与应用】 生化制品，能增强机体代谢，促进血细胞增殖、分化、成熟和从骨髓释放，提升微循环血中的白细胞和血小板计数。临床用于原发性血小板减少性紫癜、过敏性紫癜、白细胞减少症和再生障碍性贫血；对银屑病也有一定疗效。

口服：成人，1g，3次/d；小儿酌减。用药至少4周。有效者可连续服用。

【注意与禁忌】 尚未发现明显的毒副作用。

【规格】 片剂：0.2g。

第十四章　抗变态反应药

第一节　抗组胺药

氯苯那敏[典][基]　**Chlorphenamine（扑尔敏，氯苯吡胺，氯屈米通，Histaspam，Chlorpheniramine，Chlortrimetion）**

【药性与应用】　本品为抗组胺药，特点是抗组胺作用强，用量少，副作用少，适用于小儿、体弱与高龄病人。临床用于各种过敏性疾病，如虫咬、药物过敏性反应、皮肤及黏膜变态反应性疾病；与阿司匹林等解热镇痛药配伍治疗感冒。

口服：成人，4mg，3 次/d；儿童，0.35mg/（kg・d），分 4 次服。肌内、静脉、皮下注射：成人，5~20mg，一般不超过 40mg/24h；静脉注射要缓慢。

【注意与禁忌】　不良反应有头痛、头晕、嗜睡、口干及皮肤过敏等，均较轻。对本品过敏、闭角型青光眼、2 岁以下小儿、妊娠初 4 个月及哺乳妇忌用。驾驶员或操纵机器者在工作期间不宜用。

【药物相互作用】　①同时服用中枢神经系统抑制药，如镇静药、安定药、催眠药等，可增强本药的抗组胺和中枢抑制作用。②与奎尼丁合用，可增强本药的抗胆碱作用。③本药可增加氯喹的吸收与药效，可合用于对氯喹耐药的患者。④与解热镇痛药联用，可增强其镇痛与抗感冒作用。⑤本药可增强金刚烷胺、氟哌啶醇、抗胆碱药、抗抑郁药、吩噻嗪类和拟交感神经药等的药效。⑥本药能抑制肝微粒体酶，引起苯妥英钠蓄积中毒，若出现中毒反应，须减少苯妥英钠剂量，或停用本药。⑦本药与普萘洛尔的作用相互拮抗。

【规格】　片剂：4mg；滴丸：2mg，4mg；控释胶囊：8mg；注射液：10mg/1mL，20mg/2mL。

苯海拉明[典][基]　**Diphenhydramine（苯那君，可他敏，Benadryl，Dimedrol）**

【药性与应用】　组胺 H_1 受体拮抗剂，为乙醇胺类抗组胺药，能对抗或减弱组胺对血管、胃肠和支气管平滑肌的作用，对中枢神经系统也有较强的抑制作用，可有镇静、镇吐、催眠等作用。临床主要用于皮肤、黏膜和肠道的过敏性疾病。对支气管痉挛的作用则较差，只能作为辅助用药；亦常用于乘车、乘船晕动病发生的恶心、呕吐。乳膏外用治疗虫咬性皮炎、神经性皮炎、瘙痒症等。

口服、肌内注射和局部应用。口服：25~50mg，2~3 次/d，饭后服。肌内注射：20mg，1~2 次/d。

【注意与禁忌】 本品的副作用较多见。可有头晕、头痛、嗜睡、口干、恶心、疲倦，停药或减量后自行消失。驾驶员或操纵机器者，在工作期间不宜使用。偶可引起皮疹、粒细胞减少，应用 6 个月以上可引起贫血。对本品过敏、闭角型青光眼、2 岁以下幼儿、妊娠初 4 个月及哺乳妇禁用。

【药物相互作用】 ①与 H_2 受体阻断药西咪替丁等合用，可增加抗过敏疗效，达到全面阻滞组胺受体的疗效。②与 MAOI 合用，本药代谢下降，不良反应增加。③本药增强中枢抑制药，如镇静药、催眠药、安定药等的作用，应避免合用。④本药因拮抗肾上腺素能神经阻滞剂的作用，可缓解三氟拉嗪、甲氧氯普胺所致的锥体外系不良反应。⑤本药可降低对氨基水杨酸钠的肠道吸收与血药浓度。⑥本药可掩盖耳毒性药物的症状，临床应予注意，以免危害病人。⑦大量给予本药，可降低肝素的抗凝作用。⑧本药可短暂影响巴比妥类和磺胺醋酰钠的吸收。⑨绿茶可拮抗本药的嗜睡、头晕、头痛等不良反应。

【规格】 片剂：25mg；糖浆：250mg/100mL；注射液：20mg/1mL；乳膏：200mg/20g，400mg/20g。

茶苯海明[典]　Diphenhydramine Theoclate（乘晕宁，晕海宁，捉迷明，Theohydramine，Dramamine，Anautine）

【药性与应用】 为苯海拉明与氨茶碱组成的复合物，抗组胺作用较苯海拉明弱，而抗晕动病作用则较强，临床用于晕动病、各种原因引起的恶心与呕吐，以及过敏性疾病。

口服：预防晕动病，在乘行前 0.5h 口服 25~50mg，必要时 1 次/4h，或 3 次/d；儿童可服 6.25~25mg/次。对于恶心、呕吐及过敏，用法与上述相同。

【注意与禁忌】 常有嗜睡与皮疹。对本品过敏、闭角型青光眼、妊娠初 4 个月、哺乳妇、驾驶员及操纵机器者禁用。

【药物相互作用】 ①本药可增强镇静药、催眠药、三环类抗抑郁药的作用，应避免合用。②本药可短暂影响巴比妥类和磺胺醋酰钠的吸收。③本药可使对氨基水杨酸钠的血药浓度下降。④乙醇可增强本药的镇静作用，服药期间不可饮酒。

【规格】 片剂：25mg，50mg；含片：20mg；咀嚼片：50mg；胶囊：

30mg，50mg；缓释胶囊：75mg；口服液：12.5mg/5mL；注射液：50mg/1mL。

异丙嗪[典][基]　Promethazine（非那根，抗胺荨，盐酸普鲁米近，Phenergan，Diprazine，Lergigan）

【药性与应用】 本品为 H_1 受体拮抗剂，为吩噻嗪类抗组胺药，作用较苯海拉明持久，并有较明显的中枢安定作用。对皮质下中枢也产生广泛抑制，可产生镇吐与降温作用。兼有一定抗胆碱、抗5-羟色胺及局麻作用。临床用于过敏性疾病、晕动病妊娠等原因引起的恶心、呕吐，并能增强麻醉药、镇痛药的效果。

口服：成人，12.5~25mg，2~3次/d；儿童，0.5~1mg，1~3次/d。肌内注射或静脉注射：成人，25~50mg/次；儿童，0.5~1mg/(kg·次)。

【注意与禁忌】 副作用有困倦、嗜睡、口干，偶有胃肠道刺激症状、皮炎。因有刺激作用，不宜皮下注射。肝功能减退者慎用。驾驶员、机械操作人员、运动员禁用。

【药物相互作用】 ①与其他中枢神经抑制药，特别是麻醉药、巴比妥类、MAOI、三环类抗抑郁药合用，可相互增强药效，应调整剂量。②与抗胆碱类药，尤其是阿托品合用，本药的抗毒蕈碱效应可增强。③静脉用多黏菌素B与本药合用，可发生严重窒息。④碳酸氢钠盐类碱性药物减少本药排泄，使本药血药浓度升高，毒性增强。⑤本药可增强溴苄铵、异喹胍或胍乙啶等的降压效应。⑥与肾上腺素同用，α受体被阻断，β受体作用占优势。⑦氯化铵等酸性药物可加速本药排泄。⑧耳毒性药物与本药同用，耳毒症状可被掩盖，应严密注意。⑨乙醇加强本药中枢神经作用，用药期间不可饮酒。

【规格】 注射液：25mg/2mL，50mg/2mL；片剂：12.5mg，25mg。

美喹他嗪　Mequitazine（甲喹吩嗪，甲噻吩嗪，玻丽玛朗，Metaplexan，Instotal，Primalan，Mircol，Vigigan）

【药性与应用】 本品为选择性 H_1 受体拮抗剂，是无中枢镇静和抗胆碱作用的长效抗组胺药，对外周 H_1 受体有选择性拮抗作用，能抑制肥大细胞脱颗粒，调节迷走神经紧张性，从而阻止慢性过敏症状的发展。本品尚有轻度抗胆碱作用。本品口服吸收快，6h达峰值，$t_{1/2}$ 为18h。口服后38h从体内清除，不易通过血-脑脊液屏障。体内分布广，血管渗透性高。肝内代谢，经胆汁排出体外。临床用于常年性及季节性过敏性皮炎、急慢性荨麻疹、过敏性结膜炎、虫咬性水肿、哮喘、各种皮肤瘙痒、湿疹等。

口服：成人，早晚各5mg或每晚10mg；儿童，12.5mg/（10kg·d）。

【注意与禁忌】 可有轻度口干、嗜睡、疲倦、胃肠不适、视物模糊。对本品过敏者禁用。青光眼和前列腺肥大者慎用。

【药物相互作用】 本药与中枢神经系统抑制药，如镇痛药、镇静药、安定药、催眠药等合用，可使抑制作用更加明显。

【规格】 片剂：3mg，5mg；溶液：60mg。

奥沙米特 Oxatomide（苯咪唑嗪，Oxatimide，Tinset，Atoxan，Tanzal）

【药性与应用】 哌嗪衍生物，选择性 H_1 受体阻断剂，能吸附于肥大细胞的胞膜上，阻止 Ca^{2+} 进入肥大细胞内，从而抑制其脱颗粒作用。本品有很强的抗组胺活性，兼有抗毒蕈碱、胆碱作用；也可能有抗慢反应物质 A 的活性。口服可吸收，4h 达峰值，血浆蛋白结合率为 91%。$t_{1/2}$ 为 14h。在体内以不同的途径被广泛代谢，代谢产物经尿、粪排出，分别占总量的 40% 和 54%，原形药排泄量不足 1%。本品主要分布于肝脏、肺和胰腺，能通过乳腺。临床适用于花粉症、变应性鼻炎、结膜炎、荨麻疹、食物过敏及其他组胺释放性疾病，对异位性皮炎效果也较好。

口服：成人，30~60mg，早、晚饭后 2 次分服；5~14 岁儿童，15~30mg/次。

【注意与禁忌】 本品耐受性良好。常见不良反应有嗜睡、头痛、胃肠道不适、皮疹、口干。大剂量或长期应用，可使食欲增加、体重增加。孕妇慎用。

【规格】 片剂：30mg。

阿司咪唑 Astemizole（息斯敏，苄苯哌咪唑，Hismanal，Romadine，Hubermizole）

【药性与应用】 本品是一种没有中枢镇静和抗胆碱作用的强效与长效的 H_1 受体拮抗剂。本品难以通过血-脑脊液屏障，大剂量也未发现精神警觉性变化。本品对中枢抑制剂及乙醇均无协同或强化作用。本品药效维持时间长，每日服 1 次有效剂量足以维持 24h 的抗过敏疗效。吸收迅速，0.5~1h 达峰值。主要分布在肝、肾等部位，肌肉、脂肪内分布极少，不易通过血-脑脊液屏障。本品及其代谢产物 $t_{1/2}$ 长达 19d。服药后 4~8h 内原形药达最高组织浓度，血药浓度呈双相下降。本品在肝内代谢，主要通过胆汁从粪便排出体外，存在着肠-肝循环。临床用于治疗四季和季节性变态反应性鼻炎、结膜炎、慢性荨麻疹、人工划痕症及其他组胺释放引发的过敏性疾病。

口服：12 岁以上，10mg/d；6~12 岁，5mg/d；6 岁以下儿童，0.2mg（0.01mL）/（kg·d）。于进食前 1h 或空腹时服。

【注意与禁忌】 偶见不良反应。长期使用可促进食欲和增加体重。偶有嗜睡、眩晕、口干现象。服用过量可引起心律失常。

【药物相互作用】 ①本药主要通过 CYP3A4 酶代谢，与抑制此酶的药物与本药合用，可致本药的血药浓度升高，从而增加延长 QT 间期作用，诱发致命的尖端扭转型室性心动过速。这些药物有大环内酯类抗生素、口服或外用抗真菌药、选择性 5-HT 再摄取抑制剂、HIV 蛋白酶抑制剂等。②与西沙必利合用，可导致严重或致命性心律失常。③本药不加重中枢抑制药的不良反应，为其特点。④进食时服用本药可显著降低其生物利用度。

【规格】 片剂：3mg，10mg；混悬液：1mg/1mL，2mg/1mL，60mg/30mL。

氯马斯汀[典]　Clemastine（吡咯醇胺，克立马丁，Meclastin，Tavegil，Tavist，Mecloprodin）

【药性与应用】 新型吡咯烷类抗组胺药，具有强大的抗 H_1 受体作用，为氯苯那敏的 10 倍。其特点是药效维持时间长达 12h，并具有显著的止痒作用，中枢抑制作用较弱，因而嗜睡的副作用轻微、少见。服药后吸收较好，1～6h 达峰值。临床适用于过敏性鼻炎、荨麻疹、湿疹及其他组胺释放引起的过敏性疾病，以及支气管哮喘等。

口服：用其富马酸制剂 1.34mg，2 次/d，早晚各服 1 次。肌内注射：1.34～2.68mg/d。

【注意与禁忌】 偶见轻度嗜睡、食欲不振、恶心、呕吐。用药期间不可驾驶、操纵机器和进行危险作业。

【药物相互作用】 ①MAOI 可延长和增强抗组胺药物的抗胆碱作用。②本药加强中枢神经抑制药催眠药、镇静药、颠茄类生物碱的抗胆碱作用。③乙醇可增强本药的中枢抑制作用。

【规格】 片剂：1.34mg（含氯马斯汀 1mg）；胶囊：1.34mg（含氯马斯汀 1mg）；混悬液：0.67mg（含氯马斯汀 0.5mg）；口服液：8.04mg/60mL（含氯马斯汀 6mg）；注射液：1.34mg（含氯马斯汀 1mg）。

阿伐斯汀　Acrivastine（艾克维斯定，新敏灵，新敏乐，Duact，Semprex，BW-825C）

【药性与应用】 曲普利啶（Triprolidine）衍生物，为强竞争性 H_1 受体拮抗剂，具有明显的周围组织选择性，无明显的抗胆碱作用，很难通过血-脑脊液屏障，中枢作用轻微，也无毒蕈碱样作用。口服吸收良好，30min 起效，1.5h 达峰值。$t_{1/2}$为 1.5h，作用维持 8h。少量在肝中代谢，代谢产物仍有药理活性。由尿排出原形药的 80%。临床用于过敏性鼻炎、花粉症、慢性自发性荨麻疹、症状性皮肤划痕症及其他组胺释放引发的过敏性疾病。

口服：8mg，3 次/d。

【注意与禁忌】 不良反应较少。偶有皮疹，罕见嗜睡。12 岁以下儿童禁用。孕妇、驾驶员和机械操作、危险作业及肾功能低下者慎用。

【药物相互作用】 ①与中枢神经抑制药合用，可增加后者的不良反应，应避免合用。②与含乙醇饮料合用，会加重中枢抑制，应避免。

【规格】 胶囊（片剂）：8mg。

苯茚胺　Phenindamine（酒石酸苯茚胺，抗敏胺，**Phenindamine Tartrae，Thephorin，Tephorin**）

【药性与应用】 H_1 受体拮抗剂，抗组胺释放反应，作用缓和，对中枢的抑制作用弱，因而无嗜睡副作用。可局部应用，止痒效果好。也可配合用于治疗震颤麻痹与伤风感冒。临床用于常见的组胺诱发性过敏性疾病，如过敏性鼻炎、结膜炎、荨麻疹等。

口服：25~50mg，2~3 次/d。

【注意与禁忌】 对黏膜有刺激性，避免应用于黏膜上。可有口干、失眠、食欲不振、尿潴留及胃肠不适等反应。

【规格】 片剂：25mg。

赛庚啶[典][基]　Cyproheptadine（Periactin）

【药性与应用】 抗组胺药，H_1 受体拮抗剂，其作用比氯苯那敏、异丙嗪强，但作用时间较短。本品具有抗胆碱、抗组胺和抗 5-羟色胺的作用，兼有抑制下丘脑饱觉中枢，增强食欲的作用，久用可致体重增加。临床用于各种过敏反应引起的瘙痒症、皮疹、荨麻疹、湿疹、接触性皮炎、过敏性鼻炎、偏头痛、支气管哮喘、原发性醛固酮增多症、反馈性垂体腺瘤综合征、库欣综合征、肢端肥大症等。

口服：成人，4~20mg，分 3~4 次；最大剂量为 0.5mg/（kg·d）。儿童，2~6 岁为 2mg，2~3 次/d；7~14 岁为 4mg，2~3 次/d，最大剂量 16mg/d。儿童服药也可按 0.25mg/（kg·d），分次给药。霜剂：外用，涂患部。

【注意与禁忌】 常见不良反应有嗜睡、口干、乏力、头晕、恶心等。青光眼病人忌用。驾驶员、危险作业、高龄、体弱者慎用。

【药物相互作用】 ①与有 MAOI 作用的药物，如反苯环丙胺、异卡波肼、帕吉林、苯乙肼、丙卡匹肼、呋喃唑酮等合用，可导致本药的作用与毒性均增强，不宜合用。②与 TSH 合用，可使血清催乳素的水平升高。③与中枢神经抑制药、三环类抗抑郁药合用，增强中枢抑制作用。④与阿托品类药物合用，可使后者的反应增加，如尿潴留、便秘、口干等。⑤与吩噻嗪类药物氯丙嗪等合用，可诱发心律失常，甚至严重心律失常。⑥本药可降低吗啡的镇痛作用。

【规格】 片剂（盐酸盐）：2mg，4mg；霜剂（盐酸盐）：0.5%。

苯噻啶[典]　Pizotifen（新度美安，Pizotiline）

【药性与应用】 抗过敏药。化学结构类似赛庚啶，具有抗5-羟色胺、抗组胺及微弱的抗胆碱作用，毒性小，可长期服用。临床主要用于防治偏头痛，效果较显著，甚至可解除其发作。对瘙痒症、急慢性荨麻疹、各种变态反应性皮疹、皮肤划痕症、血管神经性水肿等均有一定疗效。

口服：0.5～1mg，1～3次/d。第1～3日，每晚服0.5mg；第4～6日，每日中午及晚上各服0.5mg；第7日开始早、中、晚各服0.5mg，病情控制后再酌情递减剂量。本品药效的个体差异很大，可从0.5mg直到6mg。一般连续服药半年后，可暂停半个月至1个月，以观察后续效果和预防蓄积。如病情复发，调整剂量后继续用药。

【注意与禁忌】 不良反应可有嗜睡、乏力、食欲增加、体重增长；偶可引起恶心、头晕、面红、肌痛，多在开始用药1～2周内出现，然后逐渐减轻或消失。注意检查血象。闭角型青光眼、前列腺肥大者及孕妇忌用。驾驶员、危险作业者不宜用。

【药物相互作用】 ①与普鲁卡因合用，有相加抗迷走神经效应，从而影响房室结传导。②不可与MAOI合用，以免引起致命的心律失常。③本药可降低西沙必利药效。④本药可降低胍乙啶的降压作用。

【规格】 片剂：0.5mg。

曲吡那敏　Tripelennamine（去敏灵，扑敏宁，吡乍明，苄吡二胺，Pyribenzamin）

【药性与应用】 乙胺类抗组胺药，作用比苯海拉明略强而持久，嗜睡作用较轻。临床用于组胺释放引起的各种过敏症。如瘙痒症、荨麻疹、过敏性鼻炎、过敏性皮炎、哮喘、过敏性结膜炎等。

口服：25～50mg，3次/d。应吞服，不可嚼碎。

【注意与禁忌】 偶见粒细胞减少症，应注意检查血象。局部应用可有炎症发生。

【规格】 片剂：25mg，50mg。

氯雷他定[典][基]　Loratadine（氯羟他定，诺那他定，克敏能，Clarityne，Claritine，Lisino，Fristamin）

【药性与应用】 一种选择性阻断外周H_1受体药，为强效、长效抗组胺药。本品不易透过血-脑脊液屏障，无嗜睡、倦怠、定向力差等中枢抑制性副作用，对胆碱或肾上腺素受体几乎不发生影响。口服吸收迅速，1～1.5h达峰值。其主要代谢产物去羧基乙氧基氯雷他定（DCL）仍具有抗组胺活性。本品

$t_{1/2}$为 8~11h，DCL $t_{1/2}$为 17~24h。本品的血浆蛋白结合率为 97%~99%。服药 24h 后约 27%从尿中排出；10d 后约 40%从尿中清除，42%从大便中排泄。肾功能不全及老年病人的药代参数在正常范围内略有延长。临床主要用于组胺释放性变态反应性疾病，如过敏性鼻炎、结膜炎、急慢性荨麻疹、支气管哮喘、血管神经性水肿、皮肤划痕症等与 H_1 受体有关的其他过敏性疾病。

口服：成人及 12 岁以上儿童，10mg，1 次/d；12 岁以下儿童，体重>30kg 者为 10mg/d，体重<30kg 者为 5mg/d。

【注意与禁忌】 本品无镇静与抗胆碱作用；罕见乏力、头痛、口干等反应。对本品过敏者忌用。2 岁以下儿童、孕妇、哺乳妇慎用或遵医嘱。

【药物相互作用】 ①与酮康唑、大环内酯类抗生素、西咪替丁、茶碱等合用，可增加本药与它们的血药浓度（酮康唑、西咪替丁可不受影响），但对临床影响不明显。②与异卡波肼、帕吉林、苯乙肼、反苯环丙胺合用，可增加本药的不良反应。③与中枢神经抑制药，如巴比妥类、苯二氮䓬类、吩噻嗪类、三环类、肌松药、麻醉药、止痛药合用，可引起严重嗜睡反应。

【规格】 片剂：10mg；胶囊：5mg；糖浆：60mg/60mL，100mg/100mL。

复方氯雷他定　Compoumd Loratadine

【药性与应用】 本药的主要成分为氯雷他定、硫酸伪麻黄碱，临床用于缓解因感冒或过敏性鼻炎引起的鼻塞、鼻痒、喷嚏、流涕、流泪等症状。

口服：1 片，2 次/d。

【注意与禁忌】 同氯雷他定。

【药物相互作用】 ①与洋地黄合用，可增加异位起搏心律。②抗酸药可增加伪麻黄碱的吸收率。③与 MAOI 合用，可导致血压升高，甚至发生高血压危象。④本药所含的伪麻黄碱可降低甲基多巴、美卡拉明、利血平和藜芦碱等的降压作用。⑤其他参阅氯雷他定。

【规格】 缓释片：每片含氯雷他定 5mg、硫酸伪麻黄碱 120mg。

地氯雷他定　Desloratadine（佰适特，地恒赛，地洛他定，恩理思，芙必叮，富马酸地氯雷他定，可云，去羧氯雷他定，信敏汀，Aerius，Clarineex，Desloratadine Fumarate）

【药性与应用】 本药为非镇静类长效三环类抗组胺药，是氯雷他定的活性代谢产物，可选择性地拮抗外周 H_1 受体。除抗组胺作用外，本药可抑制过敏性炎症初期及进展期的多个环节。本药不易通过血-脑脊液屏障，中枢作用轻微。

本药吸收较好，口服 30min 即可在血中测到。达峰时间为 3h，消除半衰期为 19~40h。经大便和尿液排出。

临床用于过敏性鼻炎引起的全身与局部症状；也用于缓解荨麻疹的瘙痒与减少皮疹数量。

口服：5mg，1 次/d。

【注意与禁忌】 对本药及氯雷他定过敏、严重高血压与冠心病、甲状腺功能亢进患者禁忌本药。慎用于严重肝肾功能不全、前列腺肥大、尿潴留、尿梗阻、青光眼等患者。

对 6 个月以下儿童的有效性与安全性尚未确定。妊娠安全性为 C 级。不建议哺乳妇使用本药。

不良反应可有疲倦、口干、头痛等，但发生率均很低。其他可有嗜睡、健忘及晨起面部、肢端水肿等。罕见过敏性反应、心动过速、心悸、肝酶升高及胆红素增多等。

【药物相互作用】 ①与其他抗交感神经药和中枢镇静药合用，可增加助眠作用。②本药与细胞色素 P450 抑制药酮康唑、红霉素合用，未见不良反应。

【规格】 片剂：2.5mg，5mg；胶囊：5mg；干混悬剂：2.5mg/0.5g；糖浆：15mg/30mL，25mg/50mL，30mg/60mL，50mg/100mL。

特非那定[典] Terfenadine（丁苯哌丁醇，叔哌丁醇，司立泰，敏迪，得敏功，Teldan，Nebracin，Seldane，Tamagon）

【药性与应用】 非镇静性抗组胺药，选择性地阻断外周 H_1 受体，且无抗 5-羟色胺、胆碱、肾上腺素受体的作用。本品及其代谢产物不能通过血-脑脊液屏障，基本上无抑制中枢神经系统的副作用，对一些重要器官均无影响，也无致畸及致癌作用。本品口服吸收迅速、良好，在肝脏内有广泛的首过效应，其羧酸代谢产物仍具有抗组胺活性。服药后 2h 达峰值，$t_{1/2}$ 为 20.3h。本品口服后 99%经肝脏代谢，其中 60%由粪便排出，另 40%由尿中排出。临床应用于与组胺释放有关的过敏性疾病，如季节性过敏性鼻炎、慢性过敏性鼻炎、急慢性荨麻疹、过敏性皮肤病、花粉症等。

口服：成人，60mg，2 次/d；6~12 岁，30~60mg，2 次/d；3~5 岁，15mg，2 次/d。

【注意与禁忌】 偶有头痛、胃肠道功能紊乱、皮疹；镇静和口干极为罕见。对本品过敏、肝功能不良者禁用。大剂量可引起心律失常。

【药物相互作用】 不宜与红霉素、酮康唑、依曲康唑同时服用。不宜与致心律失常的药物共用。

【规格】 片剂：60mg；混悬剂：30mg/5mL。

二甲替嗪 Dimetotiazine（磺胺异丙嗪，头痛灵，Dimethothiazine，Fonazine，Migristene，Promaquid）

【药性与应用】 吩噻嗪类抗组胺药，兼有抗5-羟色胺和较强的镇吐作用。其抗组胺作用与异丙嗪相同或稍强。亦可用于制止偏头痛。临床用于治疗花粉症、皮肤过敏、呕吐、偏头痛、头痛等。

口服：20~40mg，1~4次/d，饭后服用。亦可直肠给药。

【注意与禁忌】 用药后可有疲倦、眩晕、恶心、头痛、腹泻等。

【规格】 片剂：20mg。

氯环利嗪 Chlorcyclizine（氯赛克静，Diparalene，Perazil）

【药性与应用】 抗组胺药，能拮抗组胺所引起的毛细血管扩张和支气管平滑肌痉挛。本品还有抗胆碱、抗晕动及止吐作用。临床用于各种过敏性疾病，尤其是荨麻疹、皮肤瘙痒症、花粉症、过敏性鼻炎以及晕动病。作用时间可持续8~12h。

口服：100mg，1~2次/d。亦可外用。

【注意与禁忌】 用后可出现嗜睡，大剂量时有口干、眩晕等副作用。孕妇、青光眼、前列腺肥大、睡眠窒息症及对本品过敏者禁用。

【规格】 片剂：25mg，50mg；乳膏：0.2g/10g，0.3g/15g，0.4g/20g。

赛克利嗪 Cyclizine（赛克静，苯甲嗪，Marezin，Marzine）

【药性与应用】 H_1受体拮抗剂，兼有抗胆碱、抗晕动作用，镇静作用则不明显。临床主要用于防治晕动病，对晕车、晕船、晕机均有较好疗效；也用于其他原因引起的眩晕与呕吐。

口服：25~50mg，3次/d。预防晕动病可于乘行前0.5h服。儿童1~5岁者12.5mg，2次/d。肌内注射：25~50mg/次。

【注意与禁忌】 除H_1受体所共有的不良反应外，高敏病人可有阴茎部刺激、疼痛，随后出现红斑、发疱、肿胀。偶可引起黄疸、心动过速、血压升高等。

【规格】 片剂（盐酸盐）：25mg，50mg；注射剂（盐酸盐）：25mg，50mg。

高氯环嗪 Homochlorcyclizine（苯甲庚嗪，好克敏，Homoclomin，Homadamon）

【药性与应用】 抗组胺药，兼有抗5-羟色胺和抗胆碱作用；另有轻微的镇静作用。临床用于各种过敏性疾病，如皮肤瘙痒症、皮疹、荨麻疹、过敏性鼻炎、过敏性结膜炎等。

口服：10~20mg，3次/d；若病情需要，睡前加服1次。

【注意与禁忌】 有嗜睡、头晕等反应，均较轻。

【规格】 片剂：10mg。

布可利嗪　Buclizine（安其敏，盐酸氯苯丁醇，Softran，Vibazine）

【药性与应用】 抗组胺药，抗 H_1 受体作用较苯海拉明强而持久，尚有镇吐、抗晕、镇静作用。临床用于晕动病、妊娠呕吐及其他原因引起的呕吐、皮肤黏膜过敏性疾病；对焦虑、失眠也有一定疗效。

口服：成人，25~50mg，2~3次/d；儿童，2~4mg/（kg·d），分3~4次服用。

【注意与禁忌】 服药后可有轻度嗜睡与眩晕，其他与苯海拉明相似，驾驶员、危险作业人员不宜用。

【规格】 片剂：25mg，50mg。

二甲茚定　Dimethindene（吡啶茚胺，Forhistal，Dimetindene，Dimethylprindene，Fenistil，Triten）

【药性与应用】 烃胺类抗胆碱药，H_1 受体阻滞剂，止痛效果较好。作用比氯丙嗪强，但维持作用较短。临床用于过敏性疾病、止痛，特别用于止痒，效果显著。

口服：成人，1~2mg，3次/d；若用缓释片，2.5mg，2次/d。二者均应吞服，不得嚼碎。

【规格】 片剂：1mg；缓释片：2.5mg。

西替利嗪[典]　Cetirizine（仙特敏，赛特赞，疾立静，Virlix，Zirtec，Zirlex，Zyrtec）

【药性与应用】 羟嗪代谢产物，无明显中枢抑制作用，疗效比较持久。其作用特点是抑制组胺介导的早期变态反应，进一步减少与变态反应晚期相关的炎症细胞移行及介质释放。具有长效选择性抗 H_1 受体活性作用。对 H_1 受体的选择性比较高，起效比较快。本品可通过乳腺进入乳汁。临床用于慢性特发性荨麻疹、季节性及常年性变态反应性鼻炎、花粉症、变应性结膜炎、哮喘等组胺释放诱发的各种变态反应性疾病。

口服：10mg，1次/d。

【注意与禁忌】 本品耐受性好。偶有轻微镇静作用和口腔黏膜干燥等。孕妇及12岁以下儿童禁用。

【药物相互作用】 ①与可抑制中枢神经药物如巴比妥类、苯二氮䓬类、肌松药、麻醉药、止痛药、吩噻嗪类镇痛药，或三环类抗抑郁药合用，可引起严重嗜睡。②与茶碱合用，可使本药清除率下降，血药浓度升高，毒性增强。③与乙醇合用，可引起严重嗜睡，用本药期间不可饮酒。

【规格】 片剂：10mg；分散片：10mg；胶囊：10mg；滴剂：100mg/10mL；口服液：10mg/10mL。

左西替利嗪 Levocetirizine（定施达，畅然，迪皿，强溢，西可新，盐酸左西替利嗪，伐泽，Levocetirizine Hydrochloride，Xyzal）

【药性与应用】 本药为口服选择性组胺 H_1 受体拮抗药。无明显抗胆碱和抗 5-羟色胺作用，中枢抑制作用较小。为第二代 H_1 受体拮抗药西替利嗪的外消旋盐酸盐，药效为西替利嗪的一倍，且副作用较小。

口服吸收迅速而完全，与给药剂量无关，达峰时间为 0.9h，消除半衰期为（7.9±1.9）h，大部分随尿排出，仅 12.9%随大便排出。

口服：5mg，1 次/d。服用时间随意。

临床主要用于治疗季节性过敏性鼻炎、常年性过敏性鼻炎、慢性特发性荨麻疹等过敏性相关疾病。

【注意与禁忌】 对本药或哌嗪类衍生物过敏、肾病晚期、半乳糖不耐受、原发性肠乳糖酶缺乏或葡萄糖-乳糖吸收不良、6~11 岁肾功能不全患儿均忌用本药。慎用于肝、肾功能不全病人。

不推荐 6 岁以下儿童使用本药。妊娠安全性 B 级。不推荐哺乳妇应用本药。

个别人可出现头痛、嗜睡、疲倦、衰弱、口干、腹痛，罕见皮疹。

【药物相互作用】 尚无明确研究资料，可参阅西替利嗪。

【规格】片剂：5mg；分散片：5mg；口服液：5mg/10mL。

曲普利啶 Triprolidine（吡咯吡胺，盐酸吡咯胺，盐酸苯丙烯啶，Actidil，Actidilon）

【药性与应用】 为一种新型化学结构抗组胺药，在体内与组胺竞争效应细胞上的 H_1 受体，使组胺类物质完全丧失与 H_1 受体结合的可能性，从而抑制各类组胺释放性过敏反应的发生；兼具抗胆碱及镇静作用。口服吸收迅速、完全，$t_{1/2}$ 为 14h。具有强效、长效、低毒和无中枢抑制等特点。临床用于各种过敏性疾病，如过敏性鼻炎、过敏性皮炎、瘙痒、急慢性荨麻疹、哮喘等。

口服：成人，2.5~5mg；6 岁以上小儿，1.25mg；6 岁以下小儿酌减。均为 3 次/d。

【注意与禁忌】 偶有恶心、不适，减量或停药后症状可消失。

【药物相互作用】 ①颠茄类制剂可增加本药的抗胆碱作用。②与丙卡巴肼合用可诱发中枢抑制。③乙醇可加强本药的镇静作用。

【规格】 胶囊：2. 5mg；片剂：2. 5mg；缓释片：10mg。

依巴斯汀　Ebastine（开思亭，思金，苏迪，Kestine）

【药性与应用】 本药为中长效第2代选择性组胺 H_1 受体阻断药，在结构上与特非那定类似。也可抑制白三烯 C_4 引起的支气管收缩，但持续时间较短。本药无中枢镇静作用，也不影响肥大细胞释放组胺。此外，尚可用以治疗斑秃，有效率可达60%，机制不明。

本药口服后1~4h起效，血药浓度达峰时间为3~6h，半衰期10~16h。脑脊液中含量甚微。本品主要以卡瑞斯汀的形式经肾排泄。

临床用于治疗多种过敏性疾病，如慢性特发性荨麻疹、过敏性鼻炎；也用于治疗湿疹、皮炎、皮肤瘙痒症及预防虫咬性皮炎。最近有人试用于治疗斑秃。

口服：①过敏性鼻炎：10~20mg，1次/d；②荨麻疹：10mg，1次/d。

【注意与禁忌】 对本药过敏与严重肝功能不全者忌用。慎用于肾功能不全、低钾血症、轻至中度肝功能不全、QT间期延长等患者。

12岁以下儿童的安全性、有效性尚未确定。孕妇的安全性尚未确定，应用时应权衡利弊。哺乳妇用药时应中断哺乳。

不良反应常见嗜睡、口干、头痛，其他有胃部不适、头晕、嗜酸性粒细胞增多、肝功能异常；少见腹痛、消化不良、乏力、咽炎、鼻衄、鼻炎、鼻窦炎、恶心、失眠；罕见心动过速、过敏性皮疹与水肿。

【药物相互作用】 ①酮康唑、红霉素可抑制本药代谢，升高血药浓度，延长QT间期。②本药可加重氟哌利多、左醋美沙朵的心脏毒性，延长QT间期，引起尖端扭转心律与停搏。

【规格】 片剂：10mg。

咪唑斯汀　Mizolastine（皿治林，尼乐，Mizollen）

【药性与应用】 本药是一种长效组胺 H_1 受体拮抗药，具有抗组胺、抗过敏的双重作用。服药后1h起抗组胺作用，3~4h达最大效应，作用持续24h。消除半衰期为8~16. 7h。

临床用于急慢性季节性或常年性过敏性鼻炎、结膜炎、荨麻疹及其他皮肤过敏症。

口服：10mg，1次/d。

【注意与禁忌】 对本药过敏、严重肝脏疾病、有晕厥史、心脏病、心律失常、QT 间期延长、电解质紊乱患者，尤其低血钾患者忌用。慎用于心脏病史者。

12 岁以下儿童用药缺乏可信资料。老年人对本药的镇静和复极作用特别敏感，应引起重视。孕妇、哺乳妇均应慎用。

本药的不良反应较其他第 2 代抗组胺药少而轻。偶见嗜睡、乏力、头痛、口干、腹泻、腹痛与消化不良。个别人可有低血压、紧张、抑郁、焦虑、困倦、肝酶升高。罕见白细胞减少、血糖及电解质轻度异常。曾有可增加食欲与体重的个别报道。

【药物相互作用】 ①与大环内酯类抗生素、咪唑类抗真菌药合用，可使本药的血药浓度轻度升高。②与I类和Ⅲ类抗心律失常药合用，可使 QT 间期延长。

【规格】 缓释片：10mg。

依匹斯汀 Epinastine（爱理性，凯莱止，盐酸依匹斯汀，亦必纳斯定，Alesion，Epinastine Hydrochloride）

【药性与应用】 本药为组胺 H_1 受体拮抗药和组胺释放抑制药。本药难以通过血-脑脊液屏障，故对中枢神经的影响弱，不良反应也轻。本药临床主要用于过敏性哮喘、皮肤病与结膜炎。

本药口服后，1.9h 可达血药峰浓度，消除半衰期 9.2h，主要通过肾脏排泄。经眼给药 3~5min 即可起效，药效可维持 8h。

口服：①过敏性鼻炎：10~20mg，1 次/d，可根据病情调整剂量；②荨麻疹、湿疹、皮炎、皮肤瘙痒症、银屑病、支气管哮喘：20mg，1 次/d，可根据年龄、症状调整剂量。

经眼给药：使用 0.05%滴眼液，每侧 1 滴，2 次/d。症状消失后，治疗应持续至过了致敏原暴露期。

【注意与禁忌】 对本药过敏者忌用。儿童口服与 3 岁以下小儿滴眼的安全性尚未确定。妊娠用药的安全性为 C 级。哺乳妇应用时应停止哺乳。

不良反应有心悸、困倦、头痛、肝酶升高、消化不良、皮疹；偶见呼吸困难、咳痰困难、鼻塞、蛋白尿；罕见白细胞增多。国外报道可引起心律失常。

【药物相互作用】 本药可与抗生素合用。

【规格】 胶囊（片剂）：10mg；滴眼液：0.05%。

左卡巴斯汀 Levocabastine（立复汀，Livostin）

【药性与应用】 本药为卡巴斯汀的左旋体，是具有高度选择性的新型组胺 H_1 受体拮抗剂，对 H_1 受体具有高度特异性，亲合力强，难以解离，从而消除组胺与受体 H_1 结合产生过敏性状的可能性。临床用于：经鼻给药治疗过敏性鼻炎；经眼给药，缓解结膜炎过敏症状；作为预防用药提高过敏阈值。

本药经鼻给药后，一般5~10min即可产生抗组胺作用。鼻腔喷雾给药吸收量为60%~70%，血浆半衰期为35~40h。注射和口服给药，半衰期α相为0.59h，β相为32.9h。本药大部分从尿中排出，少部分经胆汁由粪便排出。

经鼻给药：气雾剂，每侧鼻孔一次2喷（100μg），2次/d，症状严重者可增至3~4次/d。连续用药，直到症状消除。

经眼给药：滴眼液，每侧1滴，3~4次/d。

【注意与禁忌】　对本药过敏者忌用。慎用于肾功能不全，以免肾功能进一步损伤。对儿童的安全性与有效性尚未确定。对孕妇的安全性为C级，用时应权衡利弊。对哺乳的影响不明确。

因局部用量小，耐受性好，一般无明显不良反应，偶可有头痛、嗜睡、口干、鼻塞和眼的刺激症状。可有视力障碍、头晕、眼睑水肿。长期用药可有体重下降。长期大量用药可有催乳素水平上升，血中胆固醇、白细胞轻度下降。可有精子减少及变性，也可造成畸胎。

【规格】　滴眼液：2mg/4mL；气雾剂：5mg/10mL。

奥洛他定　Olopatadine（奥帕他定，帕坦洛，盐酸奥洛他定，Olopatadine Hydrochloride）

【药性与应用】　本药是一种相对选择性组胺H_1受体阻滞剂与肥大细胞膜稳定剂。临床用于治疗过敏性结膜炎。滴眼起效时间少于30min，药效可维持8h。

经眼给药：1~2滴，2次/d。6周为一疗程。

【注意与禁忌】　对本药过敏者忌用。对3岁以下儿童安全性不明确。妊娠安全性C级。哺乳妇用药安全性尚不明确，应谨慎。

不良反应轻微，主要为眼部刺激感。其他可有头痛、无力、感冒症状、咽炎、鼻炎、鼻窦炎及味觉异常。

【规格】　滴眼液：5mg/5mL（按奥洛他定计）。

非索非那定　Fexofenadine（阿特拉，毕馨，非索那丁，敏杰，瑞菲，赛乐西，大非，盐酸非索非那定，盐酸非索那丁，Altiva，Raltiva，Telfast）

【药性与应用】　本药为第二代H_1受体拮抗剂，是特非那定在人体内的代谢产物，选择性地拮抗H_1受体活性而发挥抗组胺作用。本药不能穿过血-脑脊液屏障，对中枢神经系统作用不明显。

本药口服后迅速吸收，1~3h可达血药峰浓度。本药80%以上由粪便排出，11%随尿排出。消除半衰期为14.4~18h。

临床主要用于缓解季节性过敏性鼻炎症状；也用于减轻慢性特发性荨麻疹

引起的症状。

口服：①季节性过敏性鼻炎：120mg，1 次/d；或 60mg，2 次/d。②慢性特发性荨麻疹：180mg，1 次/d。

【注意与禁忌】 对本药过敏者忌用。孕妇、哺乳妇慎用。6 岁以下儿童安全性和有效性尚未确立。

本药的不良反应较少。最常见的有头痛、嗜睡、恶心、头晕、疲倦。

【药物相互作用】 ①与红霉素、酮康唑合用，可增加本药的血药浓度。②本药与氟哌利多合用，可增加心脏毒性，导致 QT 间期延长、尖端扭转型室性心动过速、心脏停搏。③本药与铝、镁抗酸剂合用，生物利用度下降，药效下降。应间隔 2h 用药。④高脂饮食和果汁饮料影响本药疗效。

【规格】 胶囊：60mg；片剂：30mg，60mg，180mg。

地氯雷他定硫酸伪麻黄碱 Desloratadine and Pseudoephedrine（地洛他定硫酸伪麻黄碱，Clarinex-D）

【药性与应用】 本药为地氯雷他定和硫酸伪麻黄碱的复方制剂，属选择性外周 H_1 受体拮抗药，作用时间长，镇静作用轻微。H_1 受体阻滞作用强于氯雷他定和特非那定。其另一成分伪麻黄碱可减轻鼻充血，升压作用为麻黄碱的 1/4，支气管扩张作用不足麻黄碱的 1/2，中枢兴奋作用弱于苯丙胺。

本药口服血药浓度达峰时间为 6~9h，10~12 日后达稳态血药浓度。地氯雷他定的消除半衰期为 24h。临床用于季节性过敏性鼻炎。

口服：2 片，1 次/d。

【注意与禁忌】 对本药成分或氯雷他定过敏、重度高血压、冠心病、闭角型青光眼、尿潴留、肝功能不全者避免使用。慎用于前列腺肥大、眼压升高、糖尿病、肾功能不全、高血压、心血管疾病、甲状腺功能减退者。

12 岁以下儿童不可应用。妊娠安全性 C 级，应用时应权衡利弊。哺乳妇应用时应权衡利弊。

不良反应可见心力衰竭伴低血压、心律失常、心动过速、心悸；咽炎；头痛、失眠、嗜睡、眩晕；神经质、活动过度；口干、恶心、食欲缺乏，以及疲倦等。其他不良反应可参阅地氯雷他定。

【药物相互作用】 ①伪麻黄碱与 MAOI 合用，可出现重度高血压、高热、头痛。停用 MAOI 14d 后始可用伪麻黄碱。②伪麻黄碱与碳酸氢钠合用，可导致前者的毒性增加，必要时可减少二者的剂量。③伪麻黄碱与双氢麦角胺合用，可导致血压急剧升高，应禁止。④伪麻黄碱与吗啉噁酮合用，可出现血压升高。⑤拟交感神经药与枳壳合用，可出现高血压危象，故本药不可与枳壳合用。⑥伪麻黄碱可增强米多君的升压作用，合用时应谨慎。⑦伪麻黄碱与甲基多巴合用可升高血压与诱发心律失常。⑧伪麻黄碱与胍乙啶合用，可致高血压与心律失常。⑨其他参阅地氯雷他定。

【规格】 缓释片：每片含地氯雷他定 2.5mg，盐酸伪麻黄碱 120mg。

塞曲司特　Seratrodast（赛曲司特）

【药性与应用】 一种新型抗变态反应药，对速发型、迟发型及气管反应亢进型均有较好疗效，不良反应发生率低。

口服：成人 80mg，1 次/d，饭后服。

【规格】 片剂：40mg；颗粒：80mg。

洛度沙胺　Lodoxamide（洛草氨酸，阿乐迈，Alomide）

【药性与应用】 为肥大细胞稳定剂，作用与色甘酸钠相似，阻滞特异性抗原诱导的过敏反应介质（组胺、白三烯等）的释放及嗜酸性粒细胞的趋化性。临床用于春季卡他性结膜炎、过敏性结膜炎及支气管哮喘。

经眼给药，症状缓解约需数日，有效后应坚持用药。

滴眼：1~2 滴，4 次/d。2 岁以上小儿用法同成人。

吸入给药：1~2mg，每日可吸入多次。

【注意与禁忌】 滴眼可有轻度眼部不适：灼热、刺痛、眼痒和流泪。滴眼后数小时内不能戴隐形眼镜。长期口服或吸入本品时，应注意监测血压。对本品过敏者禁用。孕妇、哺乳妇慎用。

【规格】 滴眼液：1%。

曲咕诺　Traxanox（四唑色酮，乙色唑，AA-344）

药性与应用同色甘酸钠，但可口服。其作用强度为色甘酸钠的 4 倍。系一种新药，其他情况不详，有待于临床进一步积累经验。

口服：40mg，3 次/d。

【规格】 片剂：40mg。

第二节　过敏介质阻释剂

参阅第九章第三部分第四节。

第十五章　激素相关药物

第一部分　下丘脑-垂体疾病用药

溴隐亭　Bromocriptine（溴麦角隐亭，溴麦亭，溴麦角环肽，Bromoergocriptine，Parlodol）

【药性与应用】　溴麦角衍生物，多巴胺受体激动剂，可降低催乳素水平，恢复正常月经周期；治疗高催乳素不孕症；降低肢端肥大症、巨人症已升高的生长激素水平，改善其临床症状与糖耐量水平。临床用于治疗垂体催乳素瘤或高催乳素血症引起的闭经、泌乳不良症、男性乳房发育、性功能低下等；辅助治疗巨人症与肢端肥大症；亦用于垂体无功能性肿瘤。

口服。治疗催乳素瘤：初始 1. 25mg，1 次/d；以后逐渐加量至 2. 5mg，2~3 次/d，餐间服用。催乳素性经前综合征：开始 1. 25mg，1 次/d，于经前 14d 开始服用，每天增加 1. 25mg，直到 2. 5mg，2 次/d 为止。肢端肥大症和巨人症：从小剂量开始，逐渐增加到 10~20mg/d。

【注意与禁忌】　主要不良反应有恶心、呕吐，与食物同服可减轻；部分病人可有眩晕、乏力、低血压；剂量高时可出现便秘、嗜睡。偶见精神紊乱、精神运动性兴奋、幻觉、口干及下肢痉挛。本药可提高生育能力，可采用雌激素法避孕。肝功能异常、消化道溃疡、精神障碍、严重心血管疾病者慎用。长期应用应监测肝、肾功能。孕妇禁用。

【药物相互作用】　①本药在与左旋多巴合用治疗帕金森病时，有协同作用，应酌情减量（应用本药 10mg，减少左旋多巴用量 12. 5%）②与红霉素、平滑肌解痉药异美汀、澳曲肽、大环内酯类抗生素、多巴胺拮抗药苯丁酮等合用，可增强本药血药浓度与毒性。③本药忌与降压药合用，避免产生低血压。④与其他麦角生物碱合用时，偶可引起血压升高。⑤氟哌啶醇、洛沙平、甲基多巴、甲氧氯普胺、吗茚酮、MAOI、吩噻嗪类、H_2受体阻滞剂、利血平、硫杂蒽类，均升高本药血药浓度，合用时应注意调整剂量。⑥雌激素或口服雌激素类避孕药均可致闭经与溢乳，干扰本药药效，不可合用。

【规格】　片剂：2. 5mg。

八氢苄喹啉　Norprolac（诺果亭，Quinagolide，CV205-502）

【药性与应用】　新型非麦角类长效多巴胺 D_2 受体激动剂，对泌乳激素的抑制作用是溴隐亭的35倍。临床用途同溴隐亭。

口服：最初25μg/d，服3d；以后50μg/d；从第7日起，75μg/d。以后剂量可根据需要逐渐增加。维持量一般为75～150μg/d，睡前顿服。

【注意与禁忌】　不良反应有食欲不振、恶心、呕吐、头痛、头晕、乏力、失眠、腹痛、便秘或腹泻、体位性低血压。罕见诱发精神病。老年、孕妇、儿童、有精神病史者慎用。本品可降低驾驶员及操纵机器者的能力。肝、肾功能不全者忌用。

【规格】　片剂：25μg，50μg，75μg。

重组人生长激素[典]　Recombinant Human Growth Hormone（思增，Saizen，DNA-rhGH）

【药性与应用】　为生物工程人体基因DNA重组技术生产的人生长激素，在人体内的生物效应与人体内天然生长激素完全一致，能促进骨骼、内脏和全身生长，促进蛋白质合成，推动脂肪和矿物质代谢，在人体生长发育中起关键性作用。皮下注射约80%被吸收，5h达峰值。$t_{1/2}$ 为4h。临床主要用于内源性生长激素分泌不足或先天性性腺发育不全导致的生长发育障碍及代谢障碍，如躯体矮小、性功能不全等。也可用于治疗烧伤、骨折、创伤、出血性溃疡、组织坏死、肌肉萎缩、骨质疏松症等。

本品给药个体差异性很大，一般采用肌内或皮下注射，一般用量为0.5～0.7单位/（kg·周）或12单位/（m^2·周），分6～7次给药。对于垂体性侏儒及Turner综合征：皮下注射，0.1～0.2单位/（kg·d）。成人生长激素不足：皮下注射，开始4周，0.125单位/（kg·周），以后根据副作用和血中 IGF_1 水平调整剂量。为接近正常人的生理情况，需在晚睡前注射。

【注意与禁忌】　较少引起不良反应。偶可出现轻度水钠潴留；注射部位有一过性的发红。也可出现皮下脂肪萎缩、转氨酶升高、呕吐、腹痛。恶性肿瘤、糖尿病、颅内进行性损伤者禁用或在严密观察下使用。对伴有脑肿瘤、心脏病、肾脏病的侏儒症病人及孕妇、哺乳妇，均应慎用。在使用前需对垂体功能做详细检查，准确诊断后才可应用。治疗身材矮小应尽早使用，直到骨骺融合为止。注射液应用注射用水临时配制，并轻轻摇动，使之溶解，切不可振荡，以免变性。

【药物相互作用】　①与糖皮质激素合用，本药的促生长作用可被抑制。如以氢化可的松为标准计算，糖皮质激素的剂量一般不得超过10～15mg/（m^2·d）。②蛋白同化激素、雄激素、雌激素与本药同用，可加速骨骺闭合。

【规格】 注射剂：2.5单位，4单位，4.5单位，8单位，10单位，16单位。

奥曲肽[典] **Octreotide（善得定，Sandostatin）**

参见第十章第八部分该条。

促生长激素释放激素 Somatorelin（生长瑞林，GHRH）

【药性与应用】 下丘脑合成分泌的一种激素，有促进腺垂体释放生长激素的作用。临床用于下丘脑疾病引起的非垂体性生长激素缺乏性侏儒症。

皮下注射：于夜间21：30起，1次/3h，1μg/（kg·次），共4次。

【注意与禁忌】 不良反应有皮肤过敏。垂体性侏儒症使用本品无效。

【规格】 注射剂：50μg。

尿崩停 Insufflation Posterior Pituitary（垂体后叶粉鼻吸入剂）

参见第十一章第二部分该条。

鞣酸加压素 Vasopressin Tannate（长效尿崩停）

参见第十一章第二部分该条。

氯磺丙脲[典] **Chlorpropamide（P-607）**

【药性与应用】 本品为磺酰脲类口服降糖药，可刺激下丘脑视上核或腺垂体，促进抗利尿激素的合成与释放。血浆$t_{1/2}$为32h。口服后10h达峰值，持续作用30h以上。临床用于不完全性尿崩症及2型糖尿病。

口服。治疗不完全性尿崩症：0.125~0.5g，1次/d。治疗2型糖尿病：0.1~0.25g，1次/d，早餐前服药，以后根据血糖水平调整剂量。

【注意与禁忌】 最严重的不良反应为低血糖。此外，尚可引起粒细胞减少与肝损害。用药期间应监测血糖及粒细胞。

【规格】 片剂：0.1g，0.25g。

地美环素 Demeclocycline（去甲金霉素）

【药性与应用】 四环素衍生物，抗菌活性较四环素强，口服吸收好。可拮抗抗利尿激素对肾小管上皮细胞受体腺苷酸环化酶的作用，从而治疗抗利尿激素不适当分泌综合征。临床用于抗利尿激素不适当分泌综合征以及细菌、立克次体、支原体、衣原体、放线菌感染等。

治疗抗利尿激素不适当分泌综合征：600~1200mg/d，分3~4次口服。抗感染：150mg，4 次/d。

【注意与禁忌】 与四环素的副作用类似，主要是光敏性皮炎较多见。儿童禁用。

【规格】 片剂：150mg。

注：氯贝丁酯、卡马西平、氢氯噻嗪、碳酸锂，皆被用于治疗尿崩症，散见于不同章节，可参阅之。

第二部分　甲状腺疾病用药

甲状腺粉[典][基]　Powdered Thyroid（甲状腺素片，干甲状腺）

【药性与应用】 促进新陈代谢，维持正常的生长和智力发育，提高机体对肾上腺素交感神经递质的易感性。临床主要用于黏液性水肿、克汀病、地方性甲状腺肿及各种原因引起的甲状腺功能低下的补充治疗；亦用于皮肤干燥综合征、单纯性甲状腺肿、水钠潴留、月经不调；用于甲状腺癌的术后补充治疗；用于突眼性甲状腺肿及甲亢治疗中出现的甲状腺肿大；也用于甲状腺吸碘抑制试验，协助甲亢的诊断。

常用治疗量：口服，10~40mg/次，20~120mg/d，极量 160mg/d。甲状腺功能减退：1 岁以内 6~10mg/d；1~2 岁 15~30mg/d；2 岁以上 20~80mg/d。均分 3 次口服。少年或青年，开始 20mg/d；以后每 2 周增加 10~20mg，到80~120mg 为止。病情稳定后，可减至维持量 40~80mg/d。单纯性甲状腺肿：开始 40mg/d，逐渐增加至80~120mg/d，分 3 次服，1 个疗程为 6 个月至 2 年。甲状腺癌术后用量同单纯性甲状腺肿，可用维持量，以保持病人有轻度甲状腺功能亢进为度。

【注意与禁忌】 剂量过大易出现心悸、多汗、兴奋、失眠等甲亢症状；重者出现发热、腹泻、恶心、呕吐等。一旦发生，应立即停药；至少 1 周后，再从小剂量开始应用。老年人可诱发心绞痛，应用时剂量要小。有心肌梗死史及糖尿病者慎用。伴有肾上腺皮质功能减退者，应与肾上腺皮质激素合用。

【药物相互作用】 ①抗惊厥药，如卡马西平、苯妥英钠等可加快本药代谢；本药也可增加苯妥英钠的血药浓度。②本药可增加拟交感神经药的作用。③与氯胺酮同时应用时，可引起血压升高，心动过速。④与抗凝药合用时，可增加抗凝作用而引起出血。⑤本药可增强三环类抗抑郁药的作用。⑥考来烯胺等胆汁酸多价螯合剂，钙、镁、铝抗酸药可减少本药吸收。这些药与本药合用时，应间隔 4~5h 用药。⑦本药可导致降糖药用量的增加，应注意血糖监测，适当调整剂量。⑧大豆油可降低本药的吸收，故应空腹给药，以免影响本药的生物利用度。

【规格】 片剂：10mg，40mg，60mg。

碘赛罗宁 Liothyronine（甲碘安，三碘甲腺原氨酸，碘甲腺氨酸，Triiodothyronin，T_3）

【药性与应用】 作用与甲状腺素相似，效力更强大。在体内甲状腺素（T_4）要转变为 T_3 才能作用于细胞代谢过程。T_3 的作用比 T_4 强 3~5 倍。临床应用同甲状腺粉，但作用快而强，故可用于重症，如黏液水肿性昏迷、代谢不全综合征；此类病人不能将 T_4 转变为 T_3，故应用甲状腺粉无效。此外，尚用于甲状腺抑制试验。

成人首剂 5~25μg/d，以后逐渐增加至 80~100μg/d，分 2~3 次服用；儿童，体重在 7kg 以下者开始 7.5μg/kg，7kg 以上者 5μg/d，以后每隔 1 周增加 5μg，维持量 15~20μg/d。甲状腺抑制试验：75~150μg/d，连用 7d 后观察吸碘率变化。本品 1μg 相当于甲状腺素钠 50μg 或甲状腺粉 30μg 药效。

【注意与禁忌】 参见甲状腺粉。

【药物相互作用】 参见甲状腺粉。

【规格】 片剂：20μg。

左甲状腺素[基] Levothyroxine（优甲乐 100，Thyroxine，Synthroid，Evthyrox，Merck-Lipha，T_4）

【药性与应用】 药理作用同甲状腺粉，在周围组织中脱碘形成 T_3 和反 T_3，部分在肝脏内代谢，随胆汁排出。临床应用同甲状腺粉。

治疗黏液性水肿：0.1~0.2mg/d，口服。发生昏迷时，静脉滴注，0.3~0.5mg/d。醒后仍改为口服。小儿不满周岁，25~50μg/d；超过周岁者按2.5~5μg/（kg·d）计算。

【注意与禁忌】 参见甲状腺粉。

【药物相互作用】 参见甲状腺粉。

【规格】 片剂：25μg，50μg，100μg；注射液：100μg/1mL，200μg/2mL，500μg/5mL。

促甲状腺素 Thyrotrophin（Thyrotropin，Thyroid-Stimulating Hormone，TSH）

【药性与应用】 能促进甲状腺合成和分泌甲状腺素。但若甲状腺被疾病破坏或缺乏，则用本品无效。临床用于区别原发性与继发性甲状腺功能减退；治疗继发性甲状腺功能减退；提高甲状腺癌转移灶吸碘率，增强放射性碘治疗效果。

用于 TSH 试验：肌内注射 10 单位，2 次/d，共 3d。注射前后测定甲状腺吸碘率或血浆蛋白结合碘的变化。用于甲状腺切除术后：肌内注射 10 单位/d，共 7d；转移灶的吸碘率升高后，再给予碘治疗。

【注意与禁忌】 少数人有过敏反应。本品增强甲状腺功能，甲亢和冠心病者禁用。

【规格】 注射液：10μg/6mL；粉剂：10 单位。

丙硫氧嘧啶[典][基] Propylthiouracil（丙基硫氧嘧啶，PTU）

【药性与应用】 抑制过氧化酶系统，使摄入到甲状腺细胞内的碘化物不能氧化成活性碘，抑制甲状腺细胞内的酪氨酸碘化及碘化酪氨酸缩合过程，进而抑制甲状腺素及 T_3 的合成。本品为常用硫脲类治疗甲状腺功能亢进药，但待已生成的甲状腺素耗竭后才能发挥作用，因而作用较慢。本品在甲状腺外尚能抑制 T_4 向 T_3 的转化，故也与其疗效相关。临床主要用于甲状腺功能亢进的内科治疗，适用于轻症和不适宜手术或放射碘治疗的病人，如儿童、青年及手术后复发的病人。也用于放射治疗的辅助治疗。甲状腺危象的治疗除应用大剂量碘剂和综合措施外，也可用本品进行辅助治疗，以阻断甲状腺素的合成。用于术前准备，以减少合并症和甲状腺危象的发生，即先服本品使甲状腺功能恢复或接近正常，于术前 2 周前后再加服碘剂。

治疗甲状腺功能亢进：起始量 300~600mg/d，症状控制后，逐渐减至维持量 25~100mg/d。起始量每日可分 3~4 次口服，维持量 1 次/d 口服即可。1 个疗程 1.5~2 年。甲亢危象：800~1000mg/d，分 3~4 次口服；不能口服者，可经胃管注入，待病情好转后减为常用量。

【注意与禁忌】 一般不良反应有荨麻疹、瘙痒、食欲不振、嗜睡、头痛；个别有严重不良反应，如白细胞减少、粒细胞缺乏及肝功能异常，应定期检查血象与肝功能。用药过程中由于促甲状腺激素分泌反馈增加，可出现甲状腺肿大。偶见突眼加剧，可用碘纠正。用药 2~3 周后，加用甲状腺片 20~40mg/d，单用或分 2~3 次口服。孕妇慎用，如用药量亦不宜过大，以防母亲和胎儿发生甲状腺功能低下。哺乳期禁用，以避免对婴幼儿甲状腺的发育造成不可逆损伤。结节性甲状腺肿合并甲状腺功能亢进症、甲状腺癌病人忌用。

【药物相互作用】 磺胺类、对氨基水杨酸钠、保泰松、巴比妥类、酚妥拉明、妥拉唑林、维生素 B_{12}、磺酰脲类均有抑制甲状腺功能和引起甲状腺肿大的作用，合用时须注意。禁与香豆素类制剂合用，以免引起出血。此外，在服用本品前，应避免应用碘剂。

【规格】 片剂：50mg，100mg。

甲巯咪唑[典][基] **Thiamazole（他巴唑，Methimazole，Tapazole）**

【药性与应用】 抑制甲状腺素的合成，作用比丙硫氧嘧啶强10倍左右，且奏效快、代谢慢、维持时间长。

治疗甲状腺功能亢进：口服，初始剂量10～20mg，3次/d；然后根据临床症状逐渐减至维持量，5～10mg/d。

【注意与禁忌】 参见丙硫氧嘧啶。

【药物相互作用】 参见丙硫氧嘧啶。

【规格】 片剂：5mg，10mg。

卡比马唑[典] **Carbimazole（甲亢平，新唛苄唑，Neomercazole）**

【药性与应用】 本品为甲巯咪唑的前体，服后在体内逐渐水解，游离出甲巯咪唑发挥作用，故药理作用与甲巯咪唑相同。但开始作用慢，维持时间较长，对甲亢危象无效，不可应用。

口服：首期剂量10～20mg，3次/d；然后逐渐减为维持量，5～10mg/d，分2次服。

【注意与禁忌】 参见丙硫氧嘧啶。

【药物相互作用】 参见丙硫氧嘧啶。

【规格】 片剂：5mg。

碘化钾[典] **Potassium Iodide**

【药性与应用】 甲状腺素合成的碘原料。小剂量碘剂可作为甲状腺素合成的供碘原料，纠正垂体促甲状腺激素的过量分泌，以促使缺碘性甲状腺肿大缩小；大剂量有抗甲状腺作用，可暂时控制甲状腺功能亢进，抑制促甲状腺激素的分泌，使甲状腺组织快速缩小、变硬、血管减少，以利手术治疗和甲亢危象的控制。也可改善突眼症状，减慢心率，降低代谢率。目前临床应用主要有四个方面：预防和治疗地方性甲状腺肿，治疗单纯性甲状腺肿，控制甲亢危象，甲亢手术的术前准备。口服给药。

预防和治疗地方甲状腺肿：剂量应根据缺碘情况而定，一般10mg/d。治疗单纯性甲状腺肿：1～10mg/d，连续服用1～3个月；间歇30～40d后，剂量逐渐增大至20～25mg/d。总疗程3～6个月。也可服用复方碘口服液，0.06～0.12mL（1～2滴），连服30d后，休息10d后再服。治疗甲亢危象：首剂用复方碘口服液3.6mL，以后1.8～2.7mL/6h。术前准备：术前2周口服复方碘口服液 3 次/d，每次量从 5 滴逐渐增加至 15 滴。

【注意与禁忌】 少数对碘过敏者，在用药后可立即或数小时后出现血管神经性水肿、上呼吸道黏膜刺激症状，甚至喉头水肿、窒息、休克。碘过敏者禁用。长期应用，口内可出现铜腥味、咽喉部烧灼感、鼻炎、皮疹等，停药后可消退。可诱发甲状腺功能紊乱。甲亢危象时，不可单用，必须与硫脲类抗甲状腺素药同时应用。孕妇应避免摄入过量碘，哺乳期亦不应服用，以避免胎儿及幼儿甲状腺发育障碍。大量饮水或增加食盐，均能加速碘的排泄。

【规格】 片剂：10mg。

复方碘口服液[典][基]（卢戈溶液）：每 100mL 含碘 5g。口服，常用量 0.1~0.5mL/次，0.3~0.8mL/d；极量 1mL/次，3mL/d。

碘酸钾[典]　Potassium Iodate（金碘，Kalil Iodas）

【药物与应用】 本药与碘化钾不同，不用于甲状腺功能亢进症的治疗，主要用于补碘，促进儿童生长发育及脑的生理发育，用于预防地方性甲状腺肿和地方性呆小病（克汀病）

本药口服后 1h 血碘浓度迅速上升达到峰值，而后下降。维持较高浓度可达 5~8h，然后逐渐降到用之前的血碘水平。肠道吸收碘的 30%被甲状腺摄取。未被利用的碘主要由肾排出，少量由乳汁和粪便排出，极少数从皮肤和呼吸道排出。本药可以通过胎盘到达胎儿体内，影响胎儿的甲状腺功能。

口服：①片剂：孕妇、哺乳妇、普通成人 0.3~0.4mg，1 次/d。②颗粒剂：普通成人 0.15~0.3mg，1 次/d；孕妇与哺乳妇 0.3~0.45mg，1 次/d。③口服液：普通成人，0.3mg，1 次/d；孕妇与哺乳妇，0.3~0.45mg，1 次/d。

【注意与禁忌】 对碘过敏、甲状腺功能亢进者忌用；慎用于急性支气管炎、肺水肿、肺结核、高钾血症、肾功能不全。

人体对碘的耐受量相当大，故在一般补碘剂量下，本药十分安全，多无不良反应。个别人可有上腹部不适。偶见过敏反应，出现皮肤血管性水肿、红斑、发热等。

【药物相互作用】 ①与其他抗甲状腺素药或锂盐合用，可致甲状腺功能低下和甲状腺肿大。②与 ACEI 或保钾利尿剂合用，易致高钾血症。③与 ^{131}I 合用时，可减少组织对 ^{131}I 的摄取。④钙、氟、镁剂可抑制本药的吸收，尤其在碘缺乏时，抑制现象更为显著。应间隔服用。

【规格】 片剂：0.3mg，0.4mg；颗粒剂：0.15mg；口服液：0.15mg/10mL，1.5mg/100mL。

卵磷脂络合碘 Iodized Lecithin（沃丽汀）

【药性与应用】 本药为碘的络合物，以无机碘的形式被甲状腺摄取；促进视网膜的新陈代谢。

本药临床用于：①碘缺乏性甲状腺肿及甲状腺功能减退；②血管痉挛性视网膜炎、出血性视网膜炎、玻璃体积血、玻璃体混浊、中央静脉闭合性视网膜炎；③婴儿哮喘、支气管炎。

本药口服后，大部分以无机碘形式在血中被吸收。给药后 1h，达到血药峰浓度。大部分于 24h 由尿中排出，粪便排出不足 10%。

口服：①甲状腺肿：300～600μg/d，疗程 30～370d。②出血性视网膜炎：300μg/d，疗程 3～6 年。③玻璃体积血、混浊：150～300μg/d，疗程 1～10 个月。④中心血管闭合性视网膜炎：150～300μg/d，疗程 7～390d。⑤浆液性中心视网膜炎：150～300mg/d，疗程 14～330d。

【注意与禁忌】 禁用于对碘与碘化物过敏、孕妇、哺乳妇。慎用于慢性甲状腺疾病、有突眼性甲状腺肿史、内源性甲状腺素合成不足者。

消化系统偶可出现不适；减少药量时偶可引起过敏反应。

【规格】 片剂：1.5mg（含碘 100μg）。

普萘洛尔[典][基] Propranolol（心得安，萘心安，Inderal）

【药性与应用】 本品原本为 β 受体阻滞剂，药理作用参阅第六章第二部分第五节 β 受体阻滞剂中该条。在本部分中利用其减慢心率、抑制心肌收缩力、降低心排出量、降低血压的作用，辅助甲亢的治疗，以改善临床症状；本品本身也阻滞肾脏 β 受体，抑制肾素的分泌，使周围组织中 T_4 转变为 T_3 减少。临床治疗甲亢主要用于控制症状，减慢心率，并降低或消除甲亢时的负氮平衡和甲状腺功能亢进的术前准备。

应用剂量个体差异较大，一般从小剂量开始，5～10mg/次，3 次/d，饭后服；可根据病情每 1～2 周增加剂量 1 次，直至 40～120mg/d，分 3 次口服。

【注意与禁忌】 服后可有乏力、嗜睡、头晕、失眠、恶心、腹胀、皮疹、晕厥、低血压、心动过缓、一过性转氨酶升高。合并哮喘、过敏性鼻炎病人忌用。孕妇及哺乳妇慎用。

【药物相互作用】 不宜与单胺氧化酶抑制剂合用。

【规格】 片剂：10mg；注射液：5mg/5mL。

碳酸锂[典][基] Lithium Carbonate

本品治疗甲状腺功能亢进的药理作用机制是抑制甲状腺素的释放，可能与降低甲状腺球蛋白水解、降低甲状腺内腺苷酸环化酶的活性、抑制环磷腺苷效应有关。此外，尚可作用于骨髓，增加末梢血白细胞的数量，也有助于甲亢的治疗。本品小剂量用于甲亢合并粒细胞减少；或在硫脲、咪唑类药物出现白细胞下降时使用本品效果更好；还可用于严重甲亢的术前准备。

口服：0.25g，2~3 次/d，可与甲巯咪唑同用。其他内容参见第六章第七部分第四节该条。

吲哚美辛[典][基]　Indometacin（消炎痛，Indocin）

为前列腺素合成酶抑制剂之一，可消除甲状腺炎引起的疼痛，使炎症早日消散和减少复发。临床用于甲状腺炎的治疗。

口服：25mg，3 次/d，饭时或饭后服。

其他内容参见第六章第五部分第四节该条。

第三部分　甲状旁腺及骨代谢相关疾病用药

甲状旁腺激素　Parathyroid Hormone（Parathyrin，PTH）

【药性与应用】　调节钙、磷代谢的主要生物活性物质，可激活靶细胞膜上的腺苷酸环化酶，使胞质内环磷腺苷及焦磷酸盐的浓度增加。促进骨质吸收，动员骨钙入血，升高血钙。抑制近曲小管对磷和碳酸氢钠的重吸收，使尿磷排出增多，血磷下降，促进远曲小管对钙的重吸收，促进 1，25-（OH）$_2$D$_3$ 的生成。大剂量应用本品对血管、胃肠、子宫和输卵管平滑肌有直接松弛作用。临床主要用于甲状旁腺功能减退或甲状旁腺摘除后的替代治疗。

肌内注射：50~100 单位，1 次/12h。

【注意与禁忌】　须在 2~8℃保存。

【规格】　注射剂：50 单位。

降钙素　Calcitonin（密钙息，Calcimar，Cibacalcim，Miacalcic）

【药性与应用】　甲状腺滤泡旁细胞分泌的激素。其作用主要是通过对骨骼、肾脏和胃肠道的调节，使血钙降低。对骨骼的作用：既能抑制骨的吸收，又能抑制骨的自溶作用，使骨骼的钙释放减少，同时骨骼又不断吸取血浆中的钙，使血钙降低；还可抑制骨盐的溶解与转移，抑制骨基质的分解，提高骨的更新率，增加尿钙、尿磷的排泄，引起低钙血症。在体内降钙素的作用短暂，可对抗甲状旁腺激素对骨骼的作用。对肾脏的作用：可抑制肾小管对钙、磷、钠的重吸收，从而增加它们在尿中的排泄。对钾和氢则影响不大。对消化道的作用：可抑制肠道转运钙，抑制胃酸、胃泌素、胰岛素的分泌。本品口服后在胃液内迅速降解。肌内或皮下注射后 0.5～1h 达峰值，12h 从血中消失，$t_{1/2}$约为 10min，清除率 7.3～9.5mg/（kg·min）。鼻腔喷雾的生物利用度约为注射法的 50%。

用于变形性骨炎注射给药，50～100 单位，3 次/周；一般1～2 周骨痛缓解，3～6 个月骨痛消失。用于老年性骨质疏松症：方法同上；对皮质类固醇引起的骨质疏松症也有一定疗效。用于各种原因引起的高钙血症，一般只能降低血钙及尿钙，骨痛多不缓解。对高血钙危象的治疗：静脉滴注，5～10 单位/(kg·d)，也可将此剂量分 2～3 次缓慢静脉注射。口服本品可抑制胃壁细胞分泌胃酸，对消化性溃疡有治疗作用。此外也用于高磷酸血症及甲状腺髓样瘤的早期诊断。

【注意与禁忌】 常见面部潮红、恶心、腹泻与尿频，偶见寒战。应用动物来源的降钙素，可引起过敏反应。治疗过程中如出现耳鸣、眩晕、哮喘、便意等应停用。妊娠期和哺乳期忌用。大剂量短期治疗后，少数人可引起继发性甲状腺功能低下。对可疑过敏者，可先做皮试：降钙素 1∶100 稀释后皮试，有过敏、喘息、眩晕、便意、耳鸣者不可应用。

【药物相互作用】 ①抗酸药、导泻药中的钙、镁、铁离子影响本药的吸收。②与氨基糖苷类抗生素合用，可诱发低钙血症。

【规格】 注射液：50 单位/1mL，100 单位/1mL，200 单位/1mL；注射剂：50 单位，100 单位；喷雾剂：每喷 50 单位，每喷 100 单位。

钙制剂　Calcium

【药性与应用】 构成人体的重要矿物质元素，我国建议摄取量为 800～1000mg/d。对发育期的青少年、孕妇、哺乳妇、骨质疏松高危人群推荐量为 1500mg/d 左右。钙剂的主要作用是：补充骨钙，利于骨和牙齿的形成；维持神经肌肉组织的正常兴奋性；降低毛细血管通透性，减少渗出，有利于消炎、消肿及抗过敏；与镁离子竞争性拮抗；参与血液凝固。临床用于各种原因引起的急慢性低血钙症，如手足搐搦症、肠绞痛；预防和治疗各种骨质疏松症和肾性骨病；治疗和预防佝偻病、骨软化症；治疗真性或假性甲状旁腺功能减退；治疗过敏性疾病，如荨麻疹、血管神经性水肿、血清病；治疗镁中毒或高镁血症。

治疗急性缺钙、过敏性疾病：多采用静脉注射，10%葡萄糖酸钙注射液 5～20mL 加入 10%～50%葡萄糖溶液 20～40mL 缓慢静脉注射，必要时可加入 5%～10%葡萄糖溶液中静脉滴注；或 5%氯化钙注射剂 5～20mL 加入 10%～

50%葡萄糖溶液 20~40mL 中缓慢静脉注射，亦可加入 5%~10%葡萄糖溶液中静脉滴注。口服补钙剂剂型很多，多采用钙元素含量计算，用量 300~1000mg/d，分次口服。

【注意与禁忌】　大剂量可致胃部不适，严重者可引起胃酸增多、厌食、呕吐、腹泻等。静脉注射时可有全身发热，注射过快可引起心律失常，甚至心跳骤停。长期补钙应检查血钙及尿钙浓度，以免过量。静脉注射须稀释 1 倍以上方可应用，不可漏出血管外。

【药物相互作用】　①维生素 D、雌激素可促进本类药的吸收。②与钙通道阻滞剂合用（除维拉帕米以外），均可使血钙明显上升到正常值以上。③噻嗪类利尿药可增加肾脏对钙剂的重吸收，易产生高钙血症。④钙剂与镁剂合用，易产生高钙、高镁血症，肾功能不全时尤为明显。⑤与降钙素合用，降钙作用减弱。⑥苯妥英钠或氟化物可与本类药结合成不被吸收的化合物，使两药吸收均下降。⑦本类与硫酸镁同时注射时，会形成硫酸钙沉淀，并降低后者的疗效。⑧本类药可降低除琥珀胆碱外的肌松药的肌松作用。⑨本类药影响四环素的吸收。⑩与含钾药物合用时，可因钾潴留而引起心律失常。⑪不可与洋地黄类制剂共用，停用洋地黄 7d 内也不可应用钙剂，否则可引起致命的心律失常。

【规格】

葡萄糖酸钙（Calcium Gluconate）　片剂：0.5g；注射剂：1g/10mL。含钙元素量分别为 44.25mg 和 93mg。

氯化钙（Calcium Chloride）　注射剂：0.3g/10mL，0.5g/10mL，0.6g/20mL，1.0g/20mL。含钙元素 270mg/g。

乳酸钙（Calcium Lactate）　片剂：0.5g（含钙元素 65mg）。

碳酸钙（Calcium Carbonate）　片剂：0.5g（含钙元素 200mg）。

枸橼酸钙（Calcium Citrate）　片剂：0.5g（含钙元素 110mg）。

碳酸氢钙（Calcium Bicarbonate）　片剂：0.5g（含钙元素 116mg）。

氧化钙（Calcium Oxide）　片剂：0.5g（含钙元素 266mg）。

维生素 D[典]　Vitamin D

【药性与应用】　常用维生素 D 有 2 种：维生素 D_2 与维生素 D_3。其作用是促进钙、磷在小肠内的吸收。其代谢产物也有药理活性，能促进肾小管对钙的吸收。临床用于预防和治疗维生素 D 缺乏引起的各种疾病，如低钙血症性手足搐搦、佝偻病、骨软化症、甲状旁腺功能减退症等。

佝偻病：2500~5000 单位/d，1~2 个月后待症状消失，改为预防量。不能口服或重症者，可 1 次肌内注射 30 万～60 万单位；如需要，1 个月后再肌内注射 1 次；2 次总量不超过 90 万单位。手足搐搦症：2000～5000 单位/d，1 个月后改为 400 单位/d。骨软化症：成人，口服 1000～4000 单位/d；儿童，口服 1000 单位/d。甲状旁腺功能减退症：口服 5 万～15 万单位/d。预防维生素缺乏：口服，400 单位/d。

【注意与禁忌】 长期大量口服本品可引起高钙血症、食欲不振、呕吐、腹痛、腹泻、心律失常等。

【药物相互作用】 ①与镁剂合用，可引起高镁血症，尤其慢性肾衰竭患者，更易发生。②与大量含磷药物合用，可诱发高磷血症。③与大量钙剂或利尿药（促进肾对钙的吸收）合用，有发生高钙血症的危险。④与洋地黄合用，可因高钙血症而发生心律失常。⑤与巴比妥、苯妥英钠、扑米酮等抗惊厥药合用，可加速本药代谢，降低本药疗效。长期应用而不注意补钙者，容易患骨软化症。⑥与考来烯胺、考来替泊、矿物油、硫酸铝等影响吸收的药物合用，可减少本药的吸收。⑦与降钙素合用，可使后者失效。

【规格】 维生素 D_2 胶丸：1 万单位；维生素 D_2 片：5000 单位，1 万单位；维生素 D_2 注射液：5 万单位/1mL；维生素 D_3 注射液：15 万单位，30 万单位，60 万单位。

维生素 AD 胶丸：每粒含维生素 D 300 单位、维生素 A 3000 单位。

浓缩维生素 AD 胶丸：每粒含维生素 D 1000 单位、维生素 A1 万单位。

骨化三醇[基] **Calcifrol（罗钙全，溉纯，Rocaltrol，1，25-Dihydroxycholecalciferol）**

【药性与应用】 维生素 D_3 最重要的活性代谢产物之一，作用同维生素 D_3。口服吸收快，3～6h 血药浓度达峰值。单次口服量可维持药效 3～5d。临床主要用于肾性骨营养不良而接受血液透析者、绝经后或高龄性骨质疏松症、甲状旁腺功能减退症、维生素依赖性佝偻病、低磷抗维生素 D 佝偻病及各类低钙血症。

口服：0.25μg，1～2 次/d。

【注意与禁忌】 参见维生素 D。

【药物相互作用】 参见维生素 D。

【规格】 胶囊：0.25μg。

阿法骨化醇[典][基] **Alfacalcidol（阿法 D_3，萌格旺，1α-Hydroxycholecalciferol）**

【药性与应用】 骨化三醇类似物，在肝内迅速转化为有活性的1，25-

$(OH)_2D_3$，以调节体内钙、磷代谢。生理与药理作用均同维生素 D。用途同骨化三醇。

口服。骨质疏松症：0.5~1.0μg，1 次/d；维持量：0.25~0.5μg，1 次/d。低磷抗维生素 D 佝偻病：1~4μg/d。其他：0.25~1.0μg/d。

【规格】 胶囊：0.25μg，0.5μg，1.0μg。

胆维丁乳 Bravery Dimension D Milk（英康利）

【药性与应用】 维生素 D_2 与胆固醇的等摩尔加成物，以利于维生素 D_2 的吸收。药理作用与维生素 D 相同。用途亦同维生素 D。

预防：口服，15mg/次，1 年总量不超过 30mg。治疗：口服，15mg/次，如病重间隔 1 个月再服 1 次；1 年总量不超过 60mg。

【注意与禁忌】 肾功能不全者慎用。其他同维生素 D。

【规格】 乳剂：15mg/8mL（含维生素 D_3 30 万单位、胆固醇 15mg）。

双氢速甾醇 Dihydrotachysterol（双氢速变固醇，DHT，AT_{10}）

【药性与应用】 结构类似骨化三醇，在肝内羟化为 25-羟基双氢速固醇，为 1，25-$(OH)_2D_3$ 的类似物。特点是作用缓慢、持久，较长期应用无耐受性。临床主要用于甲状旁腺功能减退症、骨质疏松症及慢性低钙血症。

口服：开始 0.2~2.5mg/d，5~7d 后改为 0.2~1.0mg，并根据血钙调整用量。

【注意与禁忌】 停药后其作用尚可维持 4 周。治疗量与中毒量差距较小，用量应个体化，以维持血钙水平 80~100mg/L 为宜。其他同维生素 D。

【药物相互作用】 参见维生素 D。

【规格】 油剂：100mg/100mL。

氯膦酸二钠[典] Clodronate Disodium（二氯亚甲基二膦酸二钠，Bonefos，Cl_2MDP）

【药性与应用】 第一代二膦酸盐，其药理作用主要为抑制骨吸收，和羟磷灰石有很强的亲和力，阻止磷酸盐晶体的生长和溶解；抑制破骨细胞的激活。对骨形成有同化作用，增加骨和软骨胶原的合成，增加骨的矿物质密度。临床用于高钙血症，治疗和预防高龄和绝经后期的骨质疏松症、制动引起的骨质疏松症及皮质类固醇所致的骨质疏松症、高转换率骨病，减少多发性骨髓瘤及恶性肿瘤转移所形成的骨瘤。

口服：预防骨质疏松，200~400mg/d，空腹顿服，连用 2 周。静脉滴注：治疗溶骨性骨瘤与高钙血症，5mg/（kg·次），溶于 500mL 生理盐水中静脉滴注，1 次/d；连用 3~5d 后，继以口服。

【注意与禁忌】 可有腹痛、腹胀、腹泻，少数人出现头晕、疲劳。用药期间应监测血细胞及肝、肾功能。

【药物相互作用】 ①与氨基糖苷类合用，有诱发低血钙的危险。②与阿司匹林等非甾体抗炎药合用，有诱发肾功能不全的可能。③本药能使磷酸雌莫司汀血药浓度升高 80%。④与抗酸药、铁剂等二价阳离子药合用，因形成难溶性复合物，可明显降低本药的生物利用度。⑤钙剂可影响本药的吸收，降低疗效。⑥本药不可与牛奶同服，否则可使本药的吸收率明显下降。

【规格】 片剂：0.2g，0.4g，0.8g；胶囊：0.3g，0.4g，0.6g；注射液：0.3g/5mL；注射剂：0.3g。

帕米膦酸二钠[典] Pamidronate Disodium（阿可达，Aredia）

【药性与应用】 第二代二膦酸盐，药理作用同氯膦酸二钠，抑制骨吸收能力则较后者为大。临床应用同氯膦酸二钠。

静脉滴注：推荐用量，15~90mg/次。治疗高钙血症时，根据血钙浓度确定所用剂量，1 次/4 周。

【注意与禁忌】 可出现一过性感冒症状，也可有胃肠道反应。大剂量使用可出现暂时性低钙血症。儿童禁用。配制后的溶液在室温中可保持稳定 24h。

【药物相互作用】 ①与抗酸药、泻药等妨碍吸收的药物合用，可影响本药的吸收。②与氨基糖苷类抗生素合用，可导致低钙血症的发生。③不可与牛奶等高钙食物共服，否则降低本药吸收。

【规格】 冻干粉针剂：30mg；注射液：15mg/5mL。

依替膦酸二钠[典] Etidronate Disodium（依膦，羟乙膦酸钠）

【药性与应用】 药理作用与临床应用均同氯膦酸二钠。

口服：0.2g，2 次/d，两餐之间服用。2 周为 1 个疗程，每 3 个月服 1 个疗程。

【注意与禁忌】 参见氯膦酸二钠。

【药物相互作用】 参见氯膦酸二钠。

【规格】 片剂：200mg，400mg；胶囊：200mg；注射液：300mg/6mL。

阿仑膦酸钠[典] Alendronate Sodium（福善美，固邦，Fosamat）

【药性与应用】 第三代二膦酸盐，抑制骨吸收的作用为氯膦酸二钠的1000倍，且不影响骨的正常矿化。临床应用同氯膦酸二钠。

口服：10mg，1 次/d，早餐前 0.5h 服用；服药后宜保持站立位 30min。

【注意与禁忌】　参见氯膦酸二钠。

【药物相互作用】　参见氯膦酸二钠。

【规格】　片剂：10mg。

帕立骨化醇　Paricalcitol（Zemplar）

【药性与应用】　骨化三醇的类似物，属维生素 D 类抗甲状旁腺药。临床用于预防和治疗由 3~4 期慢性肾功能衰竭引起的继发性甲状腺功能亢进。

静脉注射：0.04~0.1μg/kg，静脉弹丸式注射。在血液透析过程中，给药频率不得超过 1 次/d。有人认为一次给药 0.24μg/kg 的剂量是安全的。剂量调整应根据 PTH 水平。间隔 3~4 周可增加 2~4μg 的剂量。

口服：①每日 1 次给药法：基础 iPTH≤500pg/mL，开始量 1μg/次；≥501pg/mL 开始量 2μg/次。②每周 3 次给药法：基础 iPTH≤500pg/mL，开始剂量 2μg/次，≥501pg/mL，开始剂量 4μg/次。

间隔 2~4 周调整剂量。

【注意与禁忌】　对本药过敏、高钙血症、维生素 D 中毒者忌用。孕妇慎用。儿童的安全性与有效性尚未确立。哺乳妇用药期间应停止哺乳。

本药的不良反应可涉及全身各系统，举其主要者为：心肌病、心肌梗死、心悸、高血压、胸痛、低血压、昏厥、水肿；酸中毒、脱水、高钙血症、高磷血症、低钾血症；支气管炎、肺炎、鼻窦炎、鼻衄；肌肉关节痛、小腿痛性痉挛；肾功能异常、泌尿系感染；恶心、呕吐、腹痛、腹泻、直肠病、胃肠道出血；皮疹、皮肤溃疡；弱视、视网膜病；流感样症状、眩晕、抑郁等。

【药物相互作用】　①与 CYP3A 强抑制药阿扎那韦、克拉霉素、茚地那韦、伊曲康唑、酮康唑、伏立康唑、奈法康唑、奈非那韦、利托那韦、沙喹那韦、特立霉素等联用，可升高本药血药浓度，引起 PTH 过度抑制。②与洋地黄类合用，可因高钙诱发洋地黄中毒。③考来烯胺可降低本药血药浓度。

【规格】　注射液：2μg/1mL，5μg/1mL，10μg/2mL；胶囊：1μg，2μg，4μg。

利塞膦酸钠　Risedronate Sodium（昂太年，吉威，利塞膦酸，赛波特，唯善，Actonel，Risodronic Acid）

【药物与应用】　本药为第三代二膦酸盐。临床用于防治绝经后期妇女的骨质疏松症，治疗男性骨质疏松症，防治长期应用糖皮质激素病人的骨质疏松症和 Paget 骨病。

口服：①防治绝经期骨质疏松症：5mg，1 次/d，餐前 30min 服用；②男性骨质疏松症：35mg，1 次/周。

【注意与禁忌】 本药可导致骨骼、肌肉疼痛。对本药及二膦酸盐类药物过敏、低钙血症、不能直立 30min 的患者忌用。慎用于肾功能不全者。儿童、孕妇的有效性与安全性均未确立。哺乳妇应暂停哺乳。

不良反应主要为消化道功能紊乱，如吞咽困难、食管炎、食管溃疡、胃溃疡、恶心、腹泻、腹痛、便秘、流感样综合征、头晕、关节痛、皮疹、鼻咽炎等。

【药物相互作用】 钙剂、抗酸药、二价阳离子口服药均可减少本药吸收。服药后 2h 内，不可服用此类药物。服药后 2h 内不可进食，更不可饮用牛奶。

【规格】 片剂：5mg，35mg；胶囊：5mg。

依普黄酮[典] Ipriflavone（因苏桉，双锐安）

【药性与应用】 本药是一种植物性促骨质形成药物，有雌激素样抗骨质疏松特性，临床被用于改善骨质疏松症状和增加骨质疏松患者的骨密度。每日服 600mg，连服 6d，血药浓度可达稳态。本药的半衰期为 23.6h。

口服：200mg，3 次/d，餐后服用。

【注意与禁忌】 对本药过敏及低钙患者忌用。慎用于重度食管炎、胃及十二指肠溃疡、消化功能紊乱、重症肝功能不全、高龄者。儿童不宜服用本药。妊娠期用药应权衡利弊。哺乳期慎用。

不良反应偶见眩晕、轻度头痛、男子乳腺发育、尿素氮和肌酐升高、肝酶升高、黄疸、消化性溃疡、胃肠道出血、口舌炎、恶心、呕吐、味觉异常、反酸、腹痛、腹泻、红细胞与白细胞减少等，也可见淋巴细胞减少。

【药物相互作用】 ①本药可使茶碱、香豆素的药效增强。②本药可增强雌激素的作用，合用应谨慎。③与他莫昔芬合用，可使后者疗效下降，应避免与本药合用。④进食时服药可提高本药生物利用度。

【规格】 片剂（胶囊）：200mg。

特立帕肽 Teriparatide

【药性与应用】 本药是一种合成多肽激素，为甲状旁腺激素的 1~34 氨基酸片段，可刺激骨形成与骨吸收，减少绝经后骨折发生率，按机体需要提高或降低骨密度。连续注射可导致 PTH 浓度持续升高。

临床用于原发性与性腺功能减退性骨质疏松症、绝经后骨质疏松症。

皮下给药：20μg，1 次/d。

【注意与禁忌】 3 倍正常量以上给药，可致实验鼠骨肉瘤发生率增加。禁用于对本药过敏、骨肉瘤风险高（Paget 病、不明原因碱性磷酸酶升高、骨骺开放、接受放射治疗）的病人。慎用于有尿结石史、肿瘤骨转移、高钙血症、除骨质疏松外的骨钙血症。儿童应慎用。孕妇应权衡利弊。

不良反应有血压下降、头晕、抑郁、肢端麻刺感、血钙暂时升高、血钙降低、血尿酸增加、甲状旁腺功能减退；下肢痛性痉挛、关节痛；恶心、腹部痛性痉挛、排便欲望、腹泻、口腔金属味；红斑、瘙痒、荨麻疹；3%1 年后特立帕肽抗体阳性。

【规格】 注射液：750μg/3mL。

己烯雌酚[典][基]　Diethylstibestrol（乙菧酚，乙烯雌酚，人造求偶素，Stibestrol）

【药性与应用】 人工合成非甾体雌激素，在骨代谢相关药理作用方面有下列诸点：①作用于成骨和破骨细胞上的雌激素受体，刺激骨小梁的形成，增加骨胶原的转换；②抑制成骨细胞向破骨细胞转换；③拮抗甲状旁腺激素对骨质的吸收；④增加维生素 D 活性，促进肠钙吸收；⑤增强降钙素的作用。临床用于预防和治疗原发性或绝经后期骨质疏松。

口服：0. 25~0. 5mg/d，每月给药 25d、停药 5d；或每晚服 0. 25mg，连续用药 4~5 周后停药 7~10d。

【注意与禁忌】 少数人服药后可有白带增多、恶心、呕吐、乳房胀痛、阴道出血；长期大量服用有诱发子宫内膜癌和乳腺癌的危险性。绝经后妇女，可酌情间歇加用少量孕激素和雄激素。肝、肾功能不全，有性激素依赖性肿瘤者禁用。

【药物相互作用】 ①本药增加钙的吸收。②大量雌激素可增加三环类抗抑郁药的不良反应，并降低其药效。③卡马西平、苯巴比妥、扑米酮、利福平可减弱雌激素药效。④雌激素降低抗凝药的药效。⑤本药降低降压药的药效。⑥本药减弱他莫昔芬疗效。⑦服用本药时吸烟，可增加心血管系统不良反应，且与吸烟量成正相关性。

【规格】 片剂：0. 1mg，0. 25mg，0. 5mg，1mg，2mg；注射液：0. 5mg/1mL，1mg/1mL，2mg/1mL。

尼尔雌醇[典][基]　Nylestriol（戊炔雌三醇）

【药性与应用】 雌三醇的衍生物，对骨代谢的作用同己烯雌酚而作用持续时间长，可参阅己烯雌酚。

口服：5mg，1 次/月；维持量，1~2mg，1~2 次/月。

【注意与禁忌】 参见己烯雌酚。

【药物相互作用】 参见己烯雌酚。

【规格】 片剂：1mg，2mg，5mg。

替勃龙 Tibolone（利维爱，Livial）

【药性与应用】 仿性腺甾体激素，兼有雌激素、孕激素和轻微雄激素活性。具有雌激素对骨代谢的药理作用，但无雌激素刺激子宫内膜增生作用，不需周期服药，也不需另加孕激素。

临床用于预防和治疗原发性或绝经后骨质疏松，以及其他各种绝经后期症状。

口服：2.5mg，1次/（1~2）d。

【注意与禁忌】 偶有体重变化、眩晕、阴道出血、胃肠不适、肝功能异常。长期服药应定期体检。孕妇及激素依赖性肿瘤、血栓、严重肝病者禁用。本品不可作避孕药使用。

【药物相互作用】 ①与抗凝剂合用，可增强抗凝效果。②与胰岛素和其他降糖药合用，均可降低降糖效果，应相应增加降糖药的剂量。③与巴比妥、卡马西平、利福平、海洛因等酶诱导药合用，可降低本药的活性。

【规格】 片剂：2.5mg。

结合雌激素 Conjugated Estrogens（妊马雌酮，共轭雌激素，Premarin）

【药性与应用】 天然雌激素混合物，药理作用及用途均同雌激素，可参阅。临床用于绝经后或其他原因引起的骨质疏松症。

口服：625μg，1次/d。

【注意与禁忌】 可有恶心、呕吐、乳房触痛或增大经血量、突破性出血、水钠潴留。较长时间或较大剂量服用，有诱发子宫癌、乳腺癌的危险，以及增加血栓性疾病的危险。严重心脑血管疾病、雌激素依赖性肿瘤者禁用。

【药物相互作用】 ①本药可增加钙剂的吸收。②大量应用本药可加重三环类抗抑郁药的不良反应并降低其疗效。③卡马西平、苯巴比妥、苯妥英钠、扑米酮、利福平等可降低本药疗效。④本药降低降糖药和抗凝药的疗效，合用时应适当调整后二药的剂量。⑤本药降低抗高血压药和他莫昔芬的疗效。⑥用药期间吸烟可产生严重不良反应。

【规格】 片剂：0.25mg，0.3mg，0.625mg，0.9mg，1.25mg，2.5mg；注射液：20mg/1mL；软膏：0.625mg/1g。

益钙宁 Elcitonin（依降钙素，鳗鱼降钙素，Elcatonin）

【药性与应用】 有较强的抑制骨质吸收作用。通过抑制破骨细胞前体及破骨细胞活性，抑制骨质吸收，降低血清钙浓度。可减少肾小管对钙、磷、钠的重吸收及抑制肠道对钙的运转。还可以缓解多种原因骨溶引起的骨痛。临床用于：各种原因引起的高转换率性骨质疏松、绝经期骨质疏松，尤其伴有骨痛者；多发性骨髓瘤、转移癌所致骨痛；高钙血症与高钙危象、甲状旁腺功能亢进、维生素 D 中毒、Paget 骨病、痛性神经营养不良症。

骨质疏松症：肌内注射 10 单位，2 次/周；高钙血症：肌内注射 40 单位，2 次/d，必要时可按此剂量静脉滴注。其他：肌内注射 40~60 单位/d。

【注意与禁忌】 不良反应少见，偶可引起面红、恶心、腹泻。静脉注射可引起低血压、头痛、眩晕、低钙性手足搐搦。用于骨质疏松症应同时补充钙剂。孕妇、哺乳妇及对本品过敏者禁用。

【规格】 注射剂：10 单位/1mL，40 单位/1mL。

氟化钠　Sodium Fluoride

【药性与应用】 氟是骨化必需微量元素。本品可直接作用于骨细胞，刺激成骨细胞增殖和细胞内的酶活性，促进新骨形成，但主要是增加骨松质重量。另外，尚可结合骨羟磷灰石结晶，将其羟基取代，形成更稳定的不易被溶解和吸收的无机盐。但是，氟过量可影响新生骨的矿化和降低骨的质量。临床主要用于骨质疏松症和 Paget 骨病。

口服：50mg/d，分 2~3 次。

【注意与禁忌】 可有恶心、呕吐、上腹部不适、贫血、关节周围病。为使新形成的骨质完全矿化，应同时补充钙剂和维生素 D。高氟地区病人、孕妇、哺乳妇禁用。

【规格】 片剂：10mg。

第四部分　肾上腺皮质激素及相关药物

氢化可的松[典][基]　Hydrocortisone（氢可的松，可的索，皮质醇，Cortisol）

【药性与应用】 属糖皮质激素，现已人工合成。具有抗炎、抗毒、免疫抑制和抗休克诸作用。其抗炎作用约为可的松的 1.25 倍，也有一定的盐皮质激素作用；并有钠水潴留和排钾作用。临床用于肾上腺皮质功能不全性疾病；与变态反应和代谢相关性疾病，如类风湿性疾病、风湿性疾病、支气管哮喘、过敏、胶原病、天疱疮、痛风、神经性皮炎；血液病，如血小板减少性紫癜、粒细胞减少症、急性淋巴细胞性白血病；以及严重细菌感染、休克等。根据不同的用途，本品有多种制剂。其中的乙醇溶液注射剂及氢化可的松琥珀酸钠可用于静脉滴注，但因含有乙醇，有中枢抑制及肝功能障碍者应尽量避免应用，尤其是大剂量应用。血浆 $t_{1/2}$ 为 1.5h；但药理作用 $t_{1/2}$ 却可达 8~12h。

【注意与禁忌】 对其他肾上腺皮质激素过敏者，对本药均可有交叉过敏。

禁忌证：对肾上腺皮质激素类过敏、严重精神病和癫痫、活动性溃疡病与结核、新近创伤与手术、角膜溃疡、肾上腺皮质功能亢进、高血压、糖尿病、未控制的感染、重症骨质疏松等一般不宜应用，必要时应趋利避害地加以应用。对严重动脉粥样硬化已形成功能障碍、难治性心力衰竭、重度营养不良患者，也应避免使用。

慎用证：心脏病、一般炎症、精神病倾向、肝功能不全、眼单纯疱疹、高脂血症、甲状腺功能减退、重症肌无力、骨质疏松、胃肠道溃疡与炎症、肾功能损害与结石、结核病、青光眼。

对小儿的用药应十分慎重。老年人应考虑到骨质疏松。孕妇应禁用。哺乳妇的应用不可大剂量，以免对哺乳儿产生不良影响。

不良反应是多方面和综合性的，应通盘加以考虑：一般而言，起替代作用的剂量，无不良反应。不良反应主要是长期、大剂量应用造成的，可有如下表现：①医源性库欣综合征：表现为圆月脸、向心性肥胖、皮肤紫色撕裂纹、出血倾向、痤疮、高糖血症、高血压、骨质疏松症候群，以及血钙、血钾降低，弥漫性小动脉粥样硬化、水肿、创口愈合不良、月经紊乱、股骨头坏死、儿童发育障碍、精神错乱、肌无力、肌萎缩、胃肠道刺激症状、消化性溃疡、肠穿孔、胰腺炎、水钠潴留、青光眼、白内障、颅内压升高、感染与感染恶化等。②静脉大剂量迅速给药可出现全身性过敏反应：面部、鼻黏膜、眼睑水肿，荨麻疹、胸闷、气短、支气管痉挛。③外用也可出现皮肤局部过敏，长期应用可有皮肤萎缩变薄，也可出现全身反应。④血脂升高，淋巴细胞、单核细胞、嗜酸性粒细胞计数下降，多形核白细胞增加，血小板计数改变（或增加或下降）。⑤停药综合征：长期大剂量用药（1 周以上）突然停药可出现无力、食欲下降、恶心、呕吐、低血压、头晕、头痛、晕厥、腹痛、背痛、肌肉关节痛、疾病复发等激素依赖综合征，故应逐渐减量停药。

【药物相互作用】 ①本药可增强新斯的明、吡斯的明等拟胆碱药的药效。②与维生素 E 或维生素 K 合用，可增强本药抗炎效果，减少停药综合征；与维生素 C 合用，可预防皮下出血；与维生素 A 合用可防止创面愈合延迟，不过也影响本药的抗炎效果。③本药可升高氨茶碱的血药浓度。④与非甾体抗炎药合用，可增加本药抗炎作用，但也加重致溃疡作用；降低血中水杨酸盐的浓度，但也增强对乙酰氨基酚的肝毒性。⑤雌激素既加强本药的治疗作用，也加重不良反应。⑥本药增强洋地黄的作用与毒性，应补钾加以纠正。⑦与蛋白同化激素合用，可加重水肿与痤疮。⑧与两性霉素 B、排钾利尿剂合用，可致严重低血钾。其中与碳酸酐酶抑制剂合用，易致低血钙与骨质疏松。⑨与降糖药合用，应适当增加后者的剂量。⑩与抗胆碱药阿托品长期合用，可升高眼压。⑪三环类抗抑郁药与本药合用，可诱发精神症状。⑫本药增加异丙肾上腺素的心脏毒性。⑬与 MAOI 合用，可诱发高血压危象。⑭与免疫抑制剂合用，可加重感染。⑮苯妥英钠、苯巴比妥、利福平等酶诱导剂可加速本药灭活，降低药效。⑯本类药抑制生长激素的促生长作用。⑰本类药降低奎宁的抗疟效果。⑱本类药降低抗凝药、神经肌肉阻滞剂的药效。⑲甲状腺素、麻黄碱降低本药血药浓度，合用时应适当调整剂量。⑳本类药可促进异烟肼、美西律体内代谢，降低其血药浓度。㉑考来烯胺、考来替泊、泻药、抗酸药、黏膜保护药可减少本药的吸收。

【规格】　注射液：10mg/2mL，25mg/5mL，50mg/10mL，100mg/20mL。100~200mg/次，溶于生理盐水或 5% 葡萄糖盐水 500mL 中，同时加维生素 C 0.5~1.0g 混合后静脉滴注。

醋酸氢化可的松注射液：125mg/5mL，摇匀，供鞘内及关节腔注射。关节腔内注射，1~2mL/次；鞘内注射，1mL/次。

注射用琥珀酸钠氢化可的松：135mg（相当于氢化可的松 100mg），以生理盐水配成溶液，肌内注射或静脉滴注。

醋酸氢化可的松片剂：20mg。用于肾上腺功能不全、类风湿性关节炎、风湿性发热、痛风、支气管哮喘等。20mg，1~2 次/d。

醋酸氢化可的松软膏：1% 软膏，用于非感染性皮肤病，如过敏性皮炎、脂溢性皮炎、瘙痒症等。

醋酸氢化可的松眼膏：0.5%，涂入眼睑内，2~3 次/d。单纯疱疹性或溃疡性角膜炎禁用，以免角膜穿孔。若为感染性炎症，应与抗生素合用。

醋酸氢化可的松滴眼液：5mg/3mL，用于虹膜睫状体炎、角膜炎、巩膜炎、结膜炎。用前应振摇。禁忌证与注意事项同眼膏。

皮炎膜（神经性皮炎气雾膜）：用时先将皮损处清洗，待干燥后，将容器置于 10~20cm 距离处，摇动均匀，压阀门对准皮损处喷雾，形成均匀薄膜覆盖即可，1 次/（1~2）d。愈后可复发，复发后可再喷涂。

泼尼松[典]　Prednisone（强的松，去氢可的松，Meticorten，Deltacortone）

【药性与应用】　本品为临床应用最广泛的糖皮质激素之一。具有抗炎、抗变态反应作用，能抑制结缔组织增生，降低毛细血管和细胞膜的通透性，减少炎性渗出；抑制组胺及毒性物质的形成与释放；促进蛋白分解并转化为糖，抑制葡萄糖的利用，从而使血糖升高及肝糖原增加，甚至出现糖尿；同时增加胃液分泌，使食欲亢进。若长期应用，可引起脂肪重新分配，出现中心性肥胖，即所谓“满月脸、水牛背”。当有严重中毒性感染时，与大量敏感性抗生素合用，可起到良好的降温、抗炎、抗毒、抗休克及促进症状缓解的作用。其水钠潴留及排钾的副作用比氢化可的松轻，抗炎、抗过敏作用则较强。本品须经肝脏代谢后将11-位酮基还原为11-羟基始显药理作用。生物 $t_{1/2}$ 60min。临床上可用于各种急性严重感染、变态反应性疾病、结缔组织病、风湿及类风湿疾病、肾炎、哮喘、血小板减少性紫癜、急性淋巴细胞性白血病、肾上腺皮质功能低下、剥脱性皮炎、天疱疮等。

补充替代治疗：5～15mg/d，晨起后服2/3，余1/3下午口服。抗炎：口服，剂量根据病情不同可有很大差异，一般5～60mg/d。对于长期治疗病人，待病情稳定后，可采用隔日1次给药法，并将剂量降低到最低有效量：即将48h的药量早晨8时1次服用。

【注意与禁忌】长期应用本品病人，应在手术日或术后3～4d内酌增剂量，以防应激状态使病情恶化。一般外科病人尽量不用，以免分解蛋白，影响伤口愈合。肝功能不良者不可应用本品，以免影响本品的活化。本品不适用于肾上腺皮质功能不全。

【药物相互作用】 酮康唑可升高本药血药浓度。其他参见氢化可的松。

【规格】 片剂：5mg。

醋酸泼尼松眼膏：0.5%。禁用于单纯疱疹性或溃疡性角膜炎。合并眼部感染者，应合用抗生素。

泼尼松龙[典]　Prednisolone（氢化泼尼松，强的松龙，Meticortelone）

【药性与应用】 疗效与适应证与泼尼松相当，但抗炎作用较强，水盐代谢作用则更弱。口服 $t_{1/2}$ 约200min。

口服：10～40mg/d，分2～3次；维持量，5～10mg/d。肌内注射：10～30mg/d。静脉滴注：10～25mg/次，溶于5%～10%葡萄糖溶液500mL中应用。关节腔或软组织内（混悬液）注射：5～50mg/次，用量按关节腔大小确定。

【注意与禁忌】 参见泼尼松。

【药物相互作用】 参见氢化可的松。

【规格】 片剂：5mg；口服混悬液：5.6mg/5mL，16.7mg/5mL；注射液：20mg/1mL，25mg/1mL，125mg/5mL；软膏：20mg/4g，50mg/10g（合并感染时应与抗生素合用。如皮损面积过大，吸收过多，也可产生不良反应）；滴眼液：50mg/5mL。

甲泼尼龙　Methylprednisolone（甲基去氢氢化可的松，甲基氢化泼尼松，甲基泼尼松，甲基强的松龙，Medron，Medrol）

【药性与应用】 作用与药效同泼尼松，抗炎作用更强，钠水潴留作用微弱。本品的醋酸酯混悬剂分解缓慢，作用持久，可供肌内或关节腔内注射。本品的琥珀酸钠制剂为水溶液，可供肌内注射或静脉滴注。$t_{1/2}$为3min，重症休克应4h后重复给药。

口服：16~24mg/d，分2次；维持量，4~8mg/d。关节腔、肌内注射或静脉滴注：10~80mg/次。

【注意与禁忌】　同泼尼松。注射液在光照下易分解、破坏，应避光保存。

【药物相互作用】　参见氢化可的松。

【规格】　片剂：2mg，4mg；混悬注射液（局部注射用）：20mg/1mL，40mg/1mL；注射剂：40mg。

曲安西龙[典]　Triamcinolone（去炎松，氟羟氢化泼尼松，氟羟强的松龙，Fluoxyprednisolone，Triamcortisone，Aristocort，Ledercort）

【药性与应用】　作用类似泼尼松，但抗炎作用较强，水钠潴留作用轻微。临床可用于风湿及类风湿疾病、结缔组织病、过敏性疾病。由于其水钠潴留作用轻微，更适宜于伴有高血压与水肿的病人。本品仅用于口服。但其双醋酸酯除可口服外，尚可用于皮下、肌内和关节腔内注射，且可维持疗效3周以上。

口服：开始4mg，2~4次/d；维持量，1~4mg，1~2次/d，通常不超过8mg/d。如用其双醋酸酯剂，10~20mg/d，3~4次分服；2~3d后酌减至最低有效维持量。肌内注射：40~80mg，1次/（1~4）周。皮下注射：5~20mg/次。关节腔内注射：5~40mg，1次/（1~7）周。

【注意与禁忌】　可有厌食、眩晕、头痛、嗜睡等。长期或较大剂量应用，可引起溃疡病、高血糖、骨质疏松、肌肉萎缩、肾上腺皮质功能减退，以及诱发感染。结核、溃疡病、糖尿病及孕妇慎用。

【药物相互作用】　参见氢化可的松。

【规格】　片剂：1mg，2mg，4mg，8mg；注射液（混悬液）：50mg/5mL，125mg/5mL，200mg/5mL；糖浆：2mg/5mL。

曲安奈德[典]　Triamcinolone Acetonide（曲安缩松，去炎舒松，去炎松-A，确炎舒松-A）

【药性与应用】　作用与曲安西龙类似，但抗炎、抗过敏作用强而持久。肌内注射后数小时生效，1~2d达到峰效应，疗效可维持2~3周。主要用于与变态反应相关的各种皮肤病，如神经性皮炎、湿疹、牛皮癣；外科有关的疼痛，如关节痛、肩周炎、腱鞘炎、急性扭伤、慢性腰腿痛；以及支气管哮喘、眼科炎症等。

肌内注射：20~100mg/周。皮下或关节腔内注射，根据病变范围确定剂量，一般为2.5～5mg。对于皮肤病，可分区注射于皮损部位，剂量不超过30mg/d，总剂量不超过75mg/周。其他根据不同病情尚有外用和喷雾诸法。一般为3～4次/d。

【注意与禁忌】 关节腔内注射可引起关节损害。眼部长期外用可引起眼压升高；病毒性、结核性、急性化脓性眼病忌用。孕妇不宜长期使用。

【药物相互作用】 参见氢化可的松。

【规格】 注射液：5mg/1mL，10mg/1mL，50mg/5mL，200mg/5mL；软膏（霜剂）：0.025%，0.1%，0.5%；滴眼液：0.025%，0.1%，0.5%；洗剂：0.025%，0.1%；喷雾剂：6.6mg/6mL（每揿0.055mg），14mg/10g（每揿0.12mg）。

地塞米松[典]　Dexamethasone（氟甲去氢氢化可的松，氟美松，Dexasone，Decadron，Oradexone，Hexadrol）

【药性与应用】 作用类似泼尼松，但抗炎、抗过敏作用更显著，钠水潴留与排钾作用则较轻微；对垂体-肾上腺皮质轴的抑制作用较强，因而造成的药物依赖性也较强。血浆蛋白结合率低，生物$t_{1/2}$约为190min，组织$t_{1/2}$约为3d。肌内注射地塞米松磷酸钠或醋酸地塞米松，血药浓度分别于1h或8h达峰值。

口服：0.75～6mg/d，分2～4次；维持量，0.5～0.75mg/d。肌内注射醋酸地塞米松：8～16mg/次，1次/（2～3）周。静脉滴注地塞米松磷酸钠：2～20mg，或根据病情确定剂量。

【注意与禁忌】 较大量服用易引起糖尿和库欣综合征。长期服用可出现精神症状或诱发精神病，有相关病史者更应慎用。溃疡病、血栓性静脉炎、活动性肺结核、糖尿病、肠吻合术后忌用或慎用。长期服用应逐渐减量停药，否则会出现戒断现象。

【药物相互作用】 ①口服抗酸药可降低本药的胃肠道吸收。②氨鲁米特加速本药代谢，缩短本药半衰期。可以氢化可的松代替本药。③其余药物的相互作用，参见氢化可的松。

【规格】 片剂：0.75mg；软膏（霜剂）：0.05%～0.1%；缓释微粒（眼用）：0.06mg；滴眼液：0.1%；注射液：1mg/1mL，2mg/1mL，4mg/1mL，5mg/1mL，8mg/2mL，10mg/5mL；气雾剂：1.7%，2.3%；眼膏：0.05%，0.1%；粘贴片：0.3mg。

倍他米松[典]　Betamethasone（Celestone）

【药性与应用】 作用与地塞米松相同，为地塞米松的差向异构体，但抗炎作用强于地塞米松和曲安西龙，多用于治疗更重的疾病，如活动性风湿及类风湿疾病、系统性红斑狼疮、严重支气管哮喘、严重皮炎、急性白血病等；也用于配合抗生素对重症感染的治疗。

口服：开始0.5~2mg/d，分2次；维持量，0.5~1mg/d。肌内注射用本品的醋酸酯：6~12mg/次。

【注意与禁忌】 对肾上腺皮质功能不全者无效。孕妇忌用。

【药物相互作用】 参见氢化可的松。

【规格】 片剂：0.5mg；注射液：1.5mg/1mL，5.26mg/1mL；软膏：4mg/4g，10mg/10g；0.025%醋酸搽剂（另含二甲基亚砜30%，乙醇7%）：10mL，40mL，105mL。

氟氢可的松[典]　Fludrocortisone（Florinef）

【药性与应用】 氢化可的松的衍生物。本品在临床上有其应用特点，即影响糖代谢和抗炎作用为氢化可的松的15倍，钠水潴留作用则在百倍以上，因而可与其他糖皮质激素合用治疗原发性肾上腺皮质功能减退症；也适用于治疗低肾素低醛固酮综合征和自主神经功能紊乱所致的体位性低血压。因本品易致水肿，故除上述疾病外，多不用于内服，而多供局部涂敷治疗脂溢性湿疹、接触性皮炎、肛门和阴部瘙痒症等。

用于替代治疗：成人，口服0.1~0.2mg/d，分2次。局部涂敷：2~4次/d。

【注意与禁忌】 本品$t_{1/2}$长，用于妊娠、肝病、黏液性水肿和其他水肿相关性疾病时应适当减量，以防钠水滞留过度、高血压和低血钾。用药期间应给低钠、高钾饮食。

【规格】 片剂：0.1mg；软膏：0.025%。

氯倍他索[典]　Clobetasol（氯培米松，特美肤）

【药性与应用】 外用型肾上腺皮质激素药，具有较强的抗炎、抗瘙痒和血管收缩作用。其抗炎作用为氢化可的松的112倍。与皮肤渗透促进剂月桂氮䓬酮等配成软膏用于治疗多种皮肤炎症与瘙痒，如神经性皮炎、接触性皮炎、脂溢性皮炎、湿疹、局限性瘙痒症、盘状红斑狼疮等。

外用：涂患部，2~3次/d；待病情控制后改为1次/d。

【注意与禁忌】 局部可有烧灼感、潮红和瘙痒。大面积涂搽吸收增多时可引起全身症状。如出现皮肤刺激，应停用，并采取其他治疗措施。孕妇、儿童，以及面部、腋窝、腹股沟处慎用。

【规格】 软膏：0.02%（2mg/10g），0.05%（5mg/10g）；头皮敷剂：12.5mg/25mL，15mg/30mL。

氟轻松[典]　Fluocinolone Acetonide（醋酸氟轻松，肤轻松，氟西奈德，Metosyn，Lidex）

【药性与应用】 外用型皮质激素，疗效显著而副作用较小。临床用于湿疹、神经性皮炎、皮肤瘙痒症、接触性皮炎、银屑病、盘状红斑狼疮、扁平苔藓、日光性皮炎、外耳道炎等；低浓度（0.025%）用于止痒，有较好效果。

外用：外涂皮损部位，3~4 次/d。涂前应先清洗皮损部位，然后在患部涂成大于皮损部位的薄层。

【注意与禁忌】 对合并感染的皮损，应合用抗生素。结核或细菌、病毒感染性皮损如水痘等忌用。

【规格】 软膏（乳膏）：2.5mg/10g；凝胶：0.05%；溶液：0.05%。

丁氯倍他松　Clobetasone Butyrate（丁氯倍氟松）

【药性与应用】 外用型皮质激素。用于治疗先天性过敏性皮炎，面、颈、腋窝、会阴等部位湿疹。

外用：以软膏涂患部，1~3 次/d。

【注意与禁忌】 可引起局部刺激感、瘙痒、痤疮、汗疹、白癣，应及时停用。长期或大面积应用可被皮肤吸收，引起全身不良反应。

【规格】 软膏：0.05%。

倍氯米松[典][基]　Beclomethasone

【药性与应用】 强效外用型糖皮质激素，具有抗炎、抗过敏、止痒等作用；并能抑制支气管炎症渗出和黏膜水肿，解除支气管痉挛。局部抗炎作用为氟轻松和曲安西龙的 5 倍。亲脂性强，对皮肤的渗透性好，涂于患部 30min 即生效，软膏剂的 $t_{1/2}$ 为 3h。对全身的影响小，不会引起不良反应。临床外用治疗各种皮肤病，如湿疹、过敏性鼻炎、神经性皮炎、接触性皮炎、牛皮癣、瘙痒等。气雾剂可用于哮喘和过敏性鼻炎。

膏剂：涂患部，2~3 次/d；必要时应加以包扎。气雾剂：成人，1~2 揿（0.05~0.1mg）/次，3 次/d；最大剂量不超过 1mg/d。重症应并用全身激素治疗。儿童不超过 0.8mg/d。病情缓解后逐渐减量。

【注意与禁忌】 气雾剂只适用于慢性轻症哮喘，对急性重症应全身用药。个别病人用后有刺激感和诱发咽部真菌感染。应在喷雾后及时用杀菌药漱口和控制局部真菌感染。软膏不宜长期给药，以免引起皮疹。不宜用于皮肤结核、疱疹、水痘、皮肤化脓性感染、溃疡、Ⅱ度以上烫伤、冻伤、湿疹性外耳道炎等。禁用于眼部。孕妇、婴儿慎用。

【药物相互作用】 ①本药与胰岛素有拮抗作用，糖尿病患者应注意调整二者的用量。②本药可能影响甲状腺对碘的利用。

【规格】 气雾剂：50μg×200 揿，250μg×200 揿；粉雾剂：100μg，200μg；鼻喷雾剂：50μg×200 揿；软膏（霜剂）：0.025%，0.05%。

哈西奈德[典]　Halcinonide（氯氟轻松，哈西缩松）

【药性与应用】 外用型人工合成强效糖皮质激素，抗炎作用强，不易引起全身反应。临床用于银屑病和湿疹，疗效显著。

局部涂抹。

【注意与禁忌】 少数人可在涂药局部有烧灼感、刺痛、暂时性瘙痒、粟粒疹、毛囊炎，发生率约 16%。

【规格】 软膏（乳膏）：0.1%；溶液：0.025%，0.1%。

可的松[典][基]　Cortisone（考的松，皮质素，Adreson，Cortate）

【药性与应用】 同泼尼松，但疗效差，副作用大。目前主要用于肾上腺皮质功能减退的替代治疗。

口服：12.5~25mg，2~4 次/d。肌内注射：20~300mg/d。

【规格】 混悬注射液：125mg/5mL，仅用于局部注射；片剂：5mg，10mg，25mg；眼膏：0.25%，0.5%，1%；滴眼液：15mg/3mL。

氯泼尼醇　Cloprednol（Syntestan）

【药性与应用】 抗炎作用较泼尼松龙强约 2 倍，对垂体-肾上腺皮质轴的抑制低于其他皮质激素，因而停药后的戒断现象较轻；同时也不能用于肾上腺皮质功能低下。临床用于支气管哮喘、风湿或类风湿疾病及其他变态反应性疾病、结缔组织病。

口服：成人，2.5mg，1~2 次/d；如效果不佳，可逐渐增加至 3 次/d。

【注意与禁忌】 用药期间监测血象与肾功能。其他参见泼尼松。

【规格】 片剂：2.5mg，5mg。

地夫可特　Deflazacort（Lantadin）

【药性与应用】 糖皮质激素类药，有盐皮质激素作用。抗炎、抗过敏作用为泼尼松龙的 10~20 倍。临床用于自身免疫性疾病、变态反应性疾病、血液系统疾病；也可用于肾上腺皮质功能低下。

口服：剂量波动范围较大，为 6~90mg/d，可根据病情与疗效确定剂量和维持量。

【注意与禁忌】 参见泼尼松。

【规格】 片剂：6mg，30mg。

氟米龙 Fluorometholone（Oxylone）

【药性与应用】 糖皮质激素类药，抗炎作用较强。主要用于局部治疗皮肤过敏、瘙痒、皮疹等与变态反应有关的疾病。口服也用于治疗乳腺癌、小儿白血病、结缔组织病等。

皮肤疾患：局部外涂皮损部位，2~3 次/d。口服：小儿白血病，2mg/(kg·d)；成人乳腺癌，20mg/d，分 2 次服。

【注意与禁忌】 参见氢化可的松。

【药物相互作用】 参见氢化可的松。

【规格】 滴眼液（混悬液）：5mg/5mL，10mg/10mL；霜剂：0.05%；软膏：0.025%，0.05%；片剂：10mg。

阿氯米松 Alclometasone（Alcovate）

【药性与应用】 外用低效肾上腺糖皮质激素药。局部应用有抗炎、抗渗出、收缩血管、止痒诸作用。对湿疹、神经性皮炎、皮肤瘙痒症、皮肤银屑病等均有一定疗效；也用于特异性皮炎。

外涂患部并稍大于皮损面，2~3 次/d。

【注意与禁忌】 无明显不良反应。皮损合并感染者，应先控制感染，后用本品。

【规格】 软膏（乳膏）：0.05%。

卤米松 Halomethasone（Sicorten）

【药性与应用】 外用型糖皮质激素药，活性强大，作用迅速，有抗炎、抗过敏、抗渗出、抗增生等作用。用于与变态反应相关的皮肤病，如急慢性湿疹、银屑病、扁平苔藓等，均有一定疗效。

外用其霜剂或软膏涂抹患部，范围应稍大于皮损部，并轻柔按摩，1~2 次/d。

【注意与禁忌】 长期应用可出现皮肤萎缩、毛细血管扩张、色素沉着及毛发增生。不可接触眼结膜。不宜长期用在面部及皮肤皱褶区。孕妇不宜长期使用。

【规格】 霜剂（软膏）：0.05%。

甲羟松 Medrysone

可用于滴眼的外用糖皮质激素。滴眼：3~4 次/d。混悬剂：1%。

去羟米松　Desoximetasone

专用于治疗过敏性皮肤病的局部用糖皮质激素。外用涂患部。霜剂：0.25%，0.5%。

氟氢缩松　Fludroxycortide

专用于治疗皮肤过敏性疾病的外用型糖皮质激素。外用涂患部。霜剂或软膏：0.0125%～0.05%。

二氟可龙　Diflucortolone

专用于治疗皮肤病的外用型糖皮质激素，属于含氟类。抗炎效果较氟轻松好。用于各种变态反应性皮疹、瘙痒等。外用涂患部，1～3次/d。霜剂或软膏：0.1%～0.3%。

糠酸莫米松　Mometasone Furoate（艾洛松，艾戎松，爱洛松，芙美松，糠洛松，糠酸莫美松，摩弥齐，莫美达松，莫米松，内钙拿，Eloson，Mometasone，Nasonex）

【药性与应用】　为合成的中强效局部应用糖皮质激素，不起全身作用。局部皮肤用药3d至3周起效。经鼻给药12h即可起效。被吸收部分肝脏代谢后经肾排出。消除半衰期为5.8h。

临床应用：①鼻喷雾用于治疗过敏性鼻炎和鼻息肉；②霜剂、软膏用于治疗过敏相关性皮肤病：接触性皮炎、特应性皮炎、脂溢性皮炎、湿疹、神经性皮炎、银屑病、扁平苔藓、盘状红斑狼疮等及非感染性皮肤病。③口腔干粉吸入用于预防和治疗哮喘。

经鼻给药：①过敏性鼻炎，每侧鼻孔0.1mg（2喷），1次/d。②鼻息肉，每侧鼻孔0.1mg（2喷），1～2次/d。

口腔吸入预防哮喘：①用药前接受过吸入性皮质激素治疗者，起始剂量220μg/d，晚上用药。最大剂量440μg，于晚间1或2次吸入。②用药前接受过口服皮质激素者，起始剂量440μg，分次吸入。最大剂量为880μg/d。

局部给药：①过敏性皮肤病：用0.1%本药在患区涂抹一薄层，1次/d；如用洗剂则加以按摩，促进吸收。②银屑病、接触性皮炎、湿疹、光性痒疹，0.1%本药，1次/d，3周为1个疗程。

【注意与禁忌】　禁用于对本药过敏者。慎用于结核、未经治疗的感染灶、眼部单纯疱疹、白内障、青光眼、肝硬化、骨质疏松症。

本药耐受性好，不良反应少。可有局部刺激症状、流涕、鼻衄，罕见血管神经性水肿。曾有鼻中隔穿孔和眼压升高的报道。

【药物相互作用】 ①酮康唑可增加本药的血药浓度。②与氯雷他定合用，无明显不良影响。

【规格】 软膏（乳膏）：5mg/5g；鼻喷雾剂（0.05%）：50μg×50 喷，50μg×120 喷，50μg×140 喷；干粉吸入剂：220μg/吸。

去氧皮质酮[典] Desoxycortone（脱氧皮质酮，Desoxycorticosterone，DOCA）

【药性与应用】 盐皮质激素，作用类似醛固酮，促进远端肾小管钠的重吸收及钾的排泄，对糖代谢的影响较小。临床主要用于原发性肾上腺皮质功能减退的替代治疗。

肌内注射：成人，开始时 2.5~5mg/d；维持量，1~2mg/d。用去氧皮质酮微结晶混悬剂时，肌内注射，25~100mg/（3~4）周。

皮下植入：参见肌内注射。

【注意与禁忌】 本品易致钠水潴留，心脏病、肾病、肝病、黏液性水肿等水肿性疾病患者及孕妇，应适当减量，以防引起钠潴留过度、水肿、高血压、低血钾。用药期间可给予高钾、低钠饮食。

【规格】 油注射液：1mg/1mL，10mg/1mL；微结晶混悬液：250mg/5mL；舌下含片：2mg；植入片：75mg，100mg，125mg。

促皮质素 Corticotropin（促肾上腺皮质激素，Adrenocorticotropic Hormone，ACTH）

【药性与应用】 促使肾上腺皮质合成和分泌糖、盐两类皮质激素，如氢化可的松、皮质酮等。临床用途与可的松基本相同。在偶然的情况下，对可的松疗效差的病例可取得较好效果。但对肾上腺皮质功能已完全丧失者刺激无效，仍应采用皮质激素进行替代治疗。口服无效，被蛋白分解酶完全破坏；肌内注射效价也降低；最好途径为静脉用药。肌内注射后 4h 达到峰效应，8~12h 作用消失。静脉注射数分钟内起效。静脉滴注 20~25 单位，维持 8h，可使肾上腺皮质达到最大兴奋。临床多用于：①兴奋肾上腺皮质功能，即在长期应用皮质激素或肾上腺皮质功能亢进部分手术切除后，可在 3~7d 内应用本品，以兴奋肾上腺皮质功能。②用于肾上腺皮质功能减退的鉴别诊断，即原发性者对本品的刺激无反应，继发性者在滴注本品 3~5d 后，类固醇排出量逐渐增加。此试验也有助于判断肾上腺皮质功能亢进的性质：如为双侧皮质增生，则反应高于正常；如为皮质腺瘤，则反应正常或稍高；如为皮质腺癌，则无明显反应。

肌内注射：12.5~25 单位，2 次/d；长效品仅供肌内注射，20~60 单位，1 次/d。静脉滴注：以 12.5~25 单位溶入 5%~10%葡萄糖溶液 500mL 内，于 5~6h 滴完，1 次/d；促皮质素试验，将 25 单位溶于 5%葡萄糖溶液中静脉滴注，维持8h，连续2d，留24h尿测定17-酮类固醇及17-羟皮质类固醇的含量。

【注意与禁忌】 大量应用时可出现高血压、月经失调、头痛、糖尿、精神异常。结核病、高血压、糖尿病、血管硬化、溃疡病、孕妇一般不宜应用。可引起过敏，甚至休克，静脉注射时尤易发生。

【药物相互作用】 ①本药可增加可的松、醛固醛、去氧皮质酮的清除率。②与吲哚美辛、水杨酸盐类合用时，本药可增强后二者的清除率，并增加消化道溃疡的危险。③本药与依他尼酸、呋塞米、噻嗪类利尿药合用时，可增加钾的丧失。与两性霉素B合用，既增加钾的丧失，又抑制肾上腺皮质对本药的反应。④本药可降低机体对活疫苗的应答，增加活疫苗的感染风险。在预防接种时应注意。⑤本药可降低机体对结核菌素的反应，使之呈假阴性。

【规格】 注射剂：25单位，50单位；16%明胶注射液：40单位/1mL，80单位/1mL；氢氧化锌混悬液：40单位/1mL。

美替拉酮　Metyrapone（甲吡酮，Metopirone）

【药性与应用】 为11β-羟化酶抑制剂，抑制皮质醇的产生。如垂体功能正常，服用本品后可反馈性地引起促皮质激素的分泌增多，进而使尿中17-酮类固醇、11-去氧皮质酮和脱氢异雄酮增多。根据这一原理可用于库欣综合征的鉴别诊断与治疗。

库欣综合征的鉴别诊断：75mg，1次/4h，共口服6次；儿童，15mg/kg。库欣综合征的治疗：0.2g，2次/d，口服。可逐渐调整到1g，4次/d。

【注意与禁忌】 不良反应有恶心、呕吐、眩晕，也可引起高血压和低钾性碱中毒。服用较大剂量或较长时间时，可诱发肾上腺皮质功能不全。

【规格】 胶囊：250mg。

第五部分　性腺相关激素

第一节　雄激素与同化激素

甲睾酮[典][基]　Methyltestosterone（甲基睾丸素，Android）

【药性与应用】 作用同天然睾酮，但可口服。能促进男性性器官及副性征的发育、成熟；对抗雌激素，抑制子宫内膜生长及卵巢、垂体功能，促进蛋白质及骨质形成；刺激骨髓造血功能，使红细胞与血红蛋白增加。口服可从胃肠道吸收，1~2h 达峰值，$t_{1/2}$为 2. 7h；也可从口腔黏膜吸收。口服须经肝脏代谢失活；舌下含化可被口腔黏膜直接吸收入血，剂量可减半，故以舌下含化为宜。临床用于男性性腺功能减退、无睾症，隐睾症，妇科月经过多、子宫内膜异位症、子宫肌瘤等；也用于老年性骨质疏松症及小儿再生障碍性贫血。

口服或舌下含服：5~10mg，2~3 次/d。男性雄激素缺乏症：初始 30~100mg/d，维持量 20~60mg/d；月经过多或子宫肌瘤：舌下含服5~10mg，2 次/d，剂量不超过 300mg/月；子宫内膜异位症：舌下含服5~10mg，2 次/d，连用 6 个月；老年性骨质疏松症：10mg/d，舌下含服；小儿再生障碍性贫血：1~2mg/（kg·d），1~2 次分服或舌下含服；晚期乳腺癌：50~100mg/d，分次服用或舌下含化。

【注意与禁忌】 300mg/月以上可引起女性男性化、水肿、肝损害、黄疸、头晕、痤疮等。有过敏反应者应停用。肝功能不全者慎用。前列腺癌、孕妇、哺乳妇禁用。前列腺增生者慎用。

【药物相互作用】 ①与抗凝药合用，可增强抗凝作用。②与肾上腺皮质激素合用，可加重水肿。③与环孢素合用，可加重后者的不良反应。④与氨苄西林、卡马西平、苯巴比妥、苯妥英钠、扑米酮、利福平等合用，本药疗效下降。

【规格】 含片：5mg，10mg；片剂：5mg。

丙酸睾酮[典][基] **Testosterone Propionate（丙酸睾丸酮，丙酸睾丸素，Andronate）**

【药性与应用】 作用与甲睾酮相同，但肌内注射作用时间较长，2~3d 注射 1 次即可。临床应用与甲睾酮完全相同。

肌内注射：一般剂量为 25~100mg，2~3 次/周。雄激素缺乏：10~50mg，2~3 次/周；功能性子宫出血：配合黄体酮使用，25~50mg，1 次/d，共 3~4 次；再生障碍性贫血：100mg，1 次/（1~2）d，连续 6 个月以上；老年性骨质疏松症：25mg，2~3 次/周，连用 3~6 个月；乳腺癌及其骨转移：50~100mg，1 次/2d，1 个疗程 2~3 个月。

【注意与禁忌】 大剂量可引起女性男性化、水肿、肝损害、黄疸、头晕。有过敏反应者应立即停药。肝、肾功能不全及心脏病、高血压病人慎用。前列腺癌病人和孕妇忌用。注射液有结晶时，微加温溶解后注射。

【药物相互作用】 ①本药可加强抗凝剂的抗凝作用。②与肾上腺皮质激素合用，加重水肿。③巴比妥类药物可使本药代谢加快，疗效下降。

【规格】 注射液：10mg/1mL，25mg/1mL，50mg/1mL，100mg/1mL。

十一酸睾酮[典]　Testosterone Undecanoate（安雄，Pantestone，TU）

参见第十三章第四部分该条。

去氢甲睾酮　Metandienone（去氢甲基睾丸素，甲睾烯龙，大力补，Danabol，Dianabol，Metanabol）

【药性与应用】 甲睾酮去氢衍生物，特点是雄激素作用小，蛋白同化作用强，能促进蛋白质的合成，抑制蛋白质异生，维持正氮平衡，促进食欲，增长肌肉，增加体重。促进钙磷在组织中的沉积，促进骨细胞间质形成，加速钙化和骨生长。促进组织新生和肉芽形成，加速创伤和溃疡的修复。降低胆固醇，改善脂质代谢。临床主要用于慢性消耗性疾病、骨质疏松症、严重感染和烧伤等引起的负氮平衡，促进早产儿及未成熟儿的生长。对长期不愈合的骨折、高胆固醇血症、产后及大病后衰弱等均可使用。

口服：成人，开始10~30mg/d，分2~3次；病情改善后改为维持量，5~10mg/d，4~8周为1个疗程。1~2个月后可重复治疗。老年人用量应酌减。乳幼儿，0.05mg/（kg·d）。

【注意与禁忌】 可有恶心、呕吐、消化不良、腹泻。长期大剂量应用可引起钠水潴留、肝功能障碍。女性可有轻微男性化，如痤疮、多毛、声音变粗、阴蒂肥大等。肝病、肾病、高血压、前列腺癌或肥大、孕妇忌用。

【规格】 片剂：1mg，2.5mg，5mg。

苯丙酸诺龙[典][基]　Nandrolone Phenylpropionate（苯丙酸去甲睾酮，多乐宝灵，Norandrostenolone Phenylpropionate，Durabolin）

【药性与应用】 雄激素活性小，而蛋白同化作用则为丙酸睾酮的12倍，能促进蛋白质合成，抑制蛋白质异生；使钙磷沉积和促进骨组织生长。肌内注射后作用可维持1~2周。临床用于慢性消耗性疾病、儿童发育不良、严重烧伤、手术前后、重病后虚弱、骨愈合不良、骨质疏松、早产儿、不能手术的乳腺癌、功能性子宫出血、子宫肌瘤等。

肌内注射：成人，25mg，1次/（1~2）周。儿童10mg，婴儿5mg。

【注意与禁忌】 妇女使用后可有轻度男性化，如痤疮、多毛、声音变粗、阴蒂肥大、闭经、月经紊乱等，应立即停药。长期使用后可引起肝功能障碍、水钠潴留，出现黄疸时应立即停药。肝功能不全者慎用。前列腺癌及孕妇禁用。

【药物相互作用】 ①与抗凝药合用，可使抗凝作用增强，应适当减量。②与降糖药有协同作用，合用时应谨防低血糖。③与糖皮质激素合用，可增加水肿与痤疮的发生率。④本药可加重肝毒性药物对肝脏的损害，长期应用者尤应注意。

【规格】 注射液：10mg/1mL，25mg/1mL，50mg/1mL。

羟甲烯龙 Oxymetholone（康复龙，羟次甲氢龙，Anadrol，Hydroxymetholone）

【药性与应用】 蛋白同化作用为甲睾酮的4倍，雄激素活性仅相当于后者的39%。能促进蛋白质的合成并抑制其异生；降低胆固醇、减少钙和磷排泄、减轻骨髓抑制、促进发育和组织新生、促进肉芽形成。尚可预防或拮抗长期使用皮质激素引起的肾上腺皮质功能减退。临床用于慢性消耗性疾病、重病后消瘦、年老体弱、小儿发育不良、骨质疏松、白细胞减少、再生障碍性贫血、高胆固醇血症等。

口服：5~10mg/d，分1~3次；儿童，1.25~5mg/d。再生障碍性贫血：1~5mg/（kg·d）。骨质疏松症：2.5mg，3次/d，可用到20mg/d。

【注意与禁忌】 可有恶心、水肿、肝功能障碍，如出现黄疸应立即停药。偶有月经延迟，停药后可恢复。儿童用药不超过30d，成人不超过90d，停药一段时间后可再用。对再生障碍性贫血，用药时间可较长。肝、肾功能不全，前列腺癌、孕妇忌用。

【规格】 片剂：2.5mg。

司坦唑醇[典] Stanozolol（吡唑甲氢龙，康力龙，Androstanazole）

参见第十三章第四部分该条。

苯乙酸睾酮 Testosterone Phenylacetate（苯乙酸睾丸素）

作用与甲睾酮相似，但较持久。注意与禁忌亦同甲睾酮。肌内注射，10~25mg/次，1~3次/周或1次/2d。

注射液：10mg/mL，20mg/2mL。

庚酸睾酮 Testosterone Enanthate（Androtardyl）

肌内注射长效雄/激素，作用可维持50d。用于男性性功能减退、再生障碍性贫血。肌内注射，250mg/次，1次/月。注意与禁忌同丙酸睾酮。

注射液：250mg/mL。

癸酸南诺龙 Nandrolone Decanoate

【药性与应用】 蛋白同化作用与苯丙酸诺龙相同，但雄激素活性较小，作用也较持久。肌内注射1次，作用可维持3周以上。临床主要用于慢性消耗性疾病、早产儿、营养不良、重症和大手术后、骨愈合不良、骨质疏松症等。

肌内注射：成人 25～50mg/次，儿童 10～25mg/次，婴儿 5～10mg/次。1 次/3 周。

【注意与禁忌】 长期使用可有水钠潴留、肝损伤、女性轻度男性化等。肝病、高血压、水肿、前列腺癌及孕妇忌用。

【规格】 注射液：10mg/1mL，25mg/1mL，50mg/1mL。

醋酸氯司替勃 Clostebol Acetate（醋酸 4-氯睾丸素，醋酸氯睾酮）

作用与用途均同癸酸南诺龙，但作用时间较短。副作用亦相同。肌内注射：成人 10～20mg/次，小儿 5～10mg/次。2～3 次/周。

注射剂：20mg/1mL。

美雄诺龙 Mestanolone（氢甲睾酮）

【药性与应用】 为口服有效的蛋白同化激素。同化作用与甲睾酮相似，但雄激素活性仅为其 1/4。临床用途同去氢甲睾酮，可参阅。

口服：25～50mg/d，分次服。

【注意与禁忌】 参见去氢甲睾酮。

【规格】 片剂：10mg，25mg。

复方庚酸睾酮 Testoviron Depot（长效盖世维雄，加强睾丸素，Primaterstea Depot，Primeteston Depot）

【药性与应用】 2 种睾酮酯（丙酸睾酮 25mg、庚酸睾酮 110mg）组成的复方制剂。作用快而疗效长，肌内注射 1 次可维持 3～4 周以上。其主要作用是促进男性性器官及副性征的发育，对抗雌激素。还有促进蛋白质合成和抑制蛋白质分解的作用，使肌肉增长，体重增加，以利于生长发育和重病、体弱病人的恢复。适用于男性性腺功能不全、性器官发育不良、无睾或隐睾症、阳痿、更年期综合征、乳腺癌等；也用于再生障碍性贫血、骨质疏松症等消耗性疾病。

肌内注射：成人，100～200mg/次，1 次/（2～4）周。具体剂量与给药时间可随病情而定。

【注意与禁忌】 长期大剂量应用可引起水钠潴留，青年女性可出现男性化现象，如嗓音变粗、多毛、痤疮、阴蒂肥大等。前列腺癌、孕妇禁用。前列腺肥大及肝、肾功能障碍者慎用。治疗乳腺癌时，如发现血钙过高应立即停药。

【规格】 注射剂：100mg。

第二节　雌激素及相关药物

雌二醇[典]　Estradiol（求偶二醇，Estrofem，Oestrogel，Oestradiol）

【药性与应用】　由卵巢成熟滤泡分泌的一种天然雌激素，促进和调节女性性器官及副性征的正常发育。其主要生理药理作用为：促使子宫内膜增生；增强子宫平滑肌收缩；促使乳腺导管的发育增生，大剂量则抑制腺垂体催乳素的释放，减少乳汁分泌；拮抗雄激素；降低血中胆固醇，增加钙盐在骨中的沉着。本品口服易破坏，主要采用肌内注射和外用给药。外用给药可不经过肝脏，直接进入血循环，可避免肝脏的首过作用和对肝脏功能的损害。临床主要用于卵巢激素分泌不足引起的各种疾病，如功能性子宫出血、原发性闭经、绝经期综合征及前列腺癌。

肌内注射：0.5~1mg，2~3 次/周。平均替代治疗剂量为 0.2~0.5mg。用于功能性子宫出血：4~6mg/d，血止后将剂量逐渐减至 1mg/（1~2）d，连用 3 周，继用黄体酮。退乳：在乳房未胀前肌内注射 4mg/d，连用 3~5d。

外用：贴片，1 片/次，贴于脐下，1 次/3d；凝胶剂，外涂于双臂、前臂和肩部，0.25g，早、晚各 1 次。

口服：片剂，2mg/d，连服 25d，停药 5~6d 后，重复下 1 个疗程。用于绝经期：2mg/d，连续 21d，周期第 14~25 日，每日加服普美孕酮 0.125~0.5mg。

【注意与禁忌】　可有恶心、呕吐、乳房胀痛、子宫内膜过度增生等。肝、肾功能不全者忌用。凝胶不可口服，忌用于乳房、外阴和阴道黏膜。

【药物相互作用】　①本药可促进钙剂的吸收。②卡马西平、苯巴比妥、苯妥英钠、扑米酮、利福平等均可减弱雌激素的疗效。其原因与诱导肝微粒体酶加强了代谢有关。③本药降低降糖药的疗效。④本药减弱他莫昔芬和降压药的疗效。

【规格】　片剂：1mg；注射液：2mg/1mL；控释贴片：2.5mg，4mg；半水合雌二醇贴片：1.5mg；凝胶：0.06%，0.1%；阴道片剂：25μg；阴道胶囊：25μg；定量透皮喷雾剂：每喷含本药 1.53mg；软膏：1.35mg/1.5g。

苯甲酸雌二醇[典]　Estradiol Benzoate（苯甲酸求偶二醇，Benztrone）

【药性与应用】　作用同雌二醇，但肌内注射吸收慢，药效可维持2~5d。

肌内注射用药。用于绝经期综合征：2mg/次，2~3 次/周；子宫发育不良：1~2mg/次，1 次/（2~3）d；子宫出血：1mg/d，1 周后继用黄体酮；退奶：2mg/d，生效为止。

【注意与禁忌】　可有恶心、头痛、乳房胀痛。严重肝、肾功能不全，乳腺癌、孕妇禁用。

【规格】　注射液：1mg/1mL，2mg/1mL。

戊酸雌二醇[典]　Estradiol Valerate（Progynova）

【药性与应用】　雌二醇长效衍生物，肌内注射后作用可维持2~4周。临床用于卵巢功能不全、闭经、更年期综合征、退奶及前列腺癌。与己酸孕酮或庚炔诺酮组成复方，可抑制排卵，每月肌内注射1次以避孕。

肌内注射：5~10mg/次，1次/（1~2）周；平均替代剂量为5~20mg/2周。用于排卵功能不全：5~20mg/次，1次/月。退奶：10mg，肌内注射1次；或口服，1~2mg/d，连服20d。

【注意与禁忌】　可有头痛、乳房胀痛。肝病、肾病、乳腺癌、卵巢癌忌用。

【规格】　注射液：5mg/1mL，10mg/1mL；缓释片：1mg。

环戊丙酸雌二醇　Estradiol Cypionate（Estradiol Cyclopentylpropionate）

【药性与应用】　长效雌二醇，作用可维持3~4周以上。临床用于卵巢功能不全、闭经、更年期综合征、老年性阴道炎、前列腺癌等。与甲羟孕酮组成复方，作为月用长效避孕针。

肌内注射：开始1~5mg，1次/周，连用2~3周；维持量，2~5mg，1次/（3~4）周。

【注意与禁忌】　可有头痛、乳房胀痛、子宫出血等。肝病、肾病、乳腺癌忌用。

【规格】　注射液：1mg/1mL，2mg/1mL，5mg/1mL。

炔雌醇[典]　Ethinylestradiol（乙炔雌二醇，EE，Estinyl）

【药性与应用】　口服强效雌激素，活性为雌二醇的7~8倍，已烯雌酚的20倍。口服吸收好，1~2h达峰值。$t_{1/2}$为6~14h。生物利用度为40%~50%。临床用于月经紊乱、绝经期综合征、子宫发育不全、前列腺癌。

口服：用于闭经、更年期综合征，0.02~0.15mg/d；用于前列腺癌，0.05~0.5mg，3~6次/d。

【注意与禁忌】　可有恶心、呕吐、头痛、乳房胀痛。肝、肾疾病者忌用。

【药物相互作用】　①口服1g维生素C，可使本药一次口服的生物利用度提高60%~70%。②本药增加钙剂的吸收。③与孕激素合用，可协同抑制排卵。④大剂量雌激素可加重三环类抗抑郁药的不良反应，并降低其药效。⑤卡马西平、苯巴比妥、苯妥英钠、扑米酮、利福平等均可降低雌激素的疗效。此与诱导肝微粒体酶加强代谢有关。⑥雌激素降低抗凝药的疗效。⑦本药可降低抗高血压药与他莫昔芬的疗效。

【规格】 片剂：5μg，12.5μg，50μg，500μg。

炔雌醚[典] **Quinestrol（炔雌醇环戊醚，CEE，Estrovis，Ethinylestradiol-3-Cyclopentylether）**

【药性与应用】 作用较强的口服长效雌激素，活性为炔雌醇的4倍，作用可维持1个月以上。临床用于绝经期综合征及退乳。

口服：用于绝经期综合征，0.025mg/d，或0.1~0.2mg/周。退乳，于分娩后6h内口服4mg，必要时4~6d后再服1次；对已哺乳者，4mg，2d后再服1次。

【注意与禁忌】 可有恶心、呕吐、乳房胀痛、白带增多等。肝、肾疾病者忌用。

【药物相互作用】 ①本药与孕激素合用，可作为口服长效避孕药。②本药可提高三环类抗抑郁药的血药浓度，并可出现毒性症状，如嗜睡、低血压等。③本药降低抗凝药的疗效。

【规格】 片剂：0.025mg，0.1mg，4mg。

复方甲基炔诺酮长效避孕片：每片含炔雌醚2mg或3mg、甲基炔诺酮12mg。

复方氯地孕酮片：每片含炔雌醚3mg、醋酸氯地孕酮12mg。

复方次甲基氯地孕酮片：每片含炔雌醚3mg、次甲基氯地孕酮12mg。

三合一炔雌醚片：每片含炔雌醚2mg、甲基炔诺酮6mg、醋酸氯地孕酮6mg。

复方甲孕环酯片：每片含炔雌醚0.25mg，甲孕环酯50mg。

左炔诺孕酮炔雌醚片：每片含炔雌醚3mg、左炔诺孕酮6mg。

炔诺孕酮炔雌醚片：每片含炔雌醚3mg、炔诺孕酮12mg。

复方庚酸炔诺酮2号注射液：炔雌醚0.5mg、庚酸炔诺酮200mg。

雌三醇 Estriol（Oestriol，Ovestin）

【药性与应用】 体内雌二醇的代谢产物，作用较之为弱。对阴道和子宫颈有选择作用为其特点，可增加宫颈的弹性和柔软性，并能促进阴道黏膜血管新生和阴道上皮损伤愈合。临床用于宫颈炎，尤适用于更年期综合征、老年性阴道炎。亦可作为中期引产的辅助药。还可用于前列腺肥大、前列腺癌等。可迅速升高白细胞，对放疗、化疗引起的白细胞减少有效，但作用时间短。降低血管的通透性，用于多种出血的治疗。

宫颈炎、老年性阴道炎：用混悬剂或滑石粉剂，局部涂抹或喷粉，1 次/d，10 次为 1 个疗程。更年期综合征：口服 1mg，1 次/d，每月服 14~21d 为 1 个疗程，可连用 2~3 个疗程。早期人工流产或中期引产，宫颈水肿、软化不良或开口不良：肌内注射 10mg，1~2 次。各种原因引起的月经过多症：经前 1 周或经期中口服 5mg，1~2 次/d，每月经周期总量≤30mg；如病情急重，可肌内注射 10mg/d，1~2d。前列腺肥大症：2mg，口服，3 次/d，3 周为 1 个疗程；或肌内注射 10mg，1 次/（1~2）d，至症状缓解为止。扁桃体或子宫切除术预防出血：术前 2d，肌内注射，10mg/d。胃肠道癌性出血：肌内注射，10mg/d，用药2~3d。放疗、化疗所致白细胞下降：10mg，肌内注射，2~3 次/周，每月总量男性不宜超过 60mg，女性不宜超过 30mg。

【注意与禁忌】 可有暂时性乳房肿块胀痛、月经紊乱，停药后消失。口服偶见食欲不振、恶心、呕吐、下腹痛。乳腺增生、乳房肿块、妇科肿瘤、再生障碍性贫血、肝病者忌用。未成年病人不宜使用。按规定方法治疗无效时，应采取其他方法，不可盲目增加剂量或延长治疗时间。对本品过敏者，立即停用。

【规格】 片剂：1mg，5mg；注射液：10mg/1mL；外用混悬剂：含雌三醇 0.01%、新霉素或氯霉素 1%；滑石粉剂：含雌三醇 0.01%、新霉素或氯霉素 1%；阴道霜：0.01%~0.1%；阴道栓剂：0.5mg，1mg。

氯烯雌醚[典]　Chloritrianisene（泰舒，Chlorotrisin，TACE）

【药性与应用】 雌激素活性仅为己烯雌酚的 1/10，但作用较持久，耐受性好。口服后储存于体内脂肪组织缓慢释放，可达 30d。经肝脏代谢后主要从粪便中排出。临床主要用于绝经期综合征、手术后等雌激素分泌不足的情况，以及前列腺肥大。

绝经期综合征：4~12mg/d，分 2~3 次服，20~22d 为 1 个疗程，停药5~6d 后再开始下 1 个疗程。功能性子宫出血：20~80mg/d，分 2~3 次服，止血后酌情递减，维持量 8mg/d。妇女性腺功能不全：8~12mg/d，分 2~3 次服，21d 为 1 个疗程，停药 7d 后再开始下个疗程。前列腺肥大：12~24mg/d，2~3 次分服，4~8 周为 1 个疗程，必要时可延长或遵医嘱。

【注意与禁忌】 偶有上腹部不适、恶心、头痛、乳房胀痛，多可自行消失。应按上述规定用药，不可随意更改剂量与用药时间。孕妇、诊断不清的妇科出血及乳腺癌禁用。有血栓史者慎用。

【规格】 滴丸：4mg。

美雌醇　Mestranol（炔雌醇甲醚，EE_3ME）

【药性与应用】 口服型雌激素，作用同炔雌醇，活性为雌二醇的3~4倍。临床用于雌激素分泌不足、闭经、功能性子宫出血、绝经期综合征等卵巢功能不全引起的疾病。

口服：0.02~0.08mg，1~2次/d。

【注意与禁忌】 肝病、肾病、乳腺癌者忌用。

【规格】 片剂：0.02mg。

普鲁雌醚　Promestriene（Colpotrophine，Delipoderm）

【药性与应用】 雌二醇衍生物，对女性生殖器黏膜具有雌激素活性，而对子宫、乳房、垂体均无作用。专用于阴道局部，无全身作用。临床适用于雌激素缺乏性阴道萎缩和产后、术后或其他方法治疗时宫颈、阴道、外阴愈合迟缓。

阴道栓剂：1枚/d，20d为1个疗程。外用霜剂：涂患部，1~2次/d。

【注意与禁忌】 未见全身不良反应。有雌激素依赖性肿瘤史者禁用。

【规格】 阴道栓剂：10mg；冷霜（1%）：15g，30g。

丙酸己烯雌酚　Diethylstilbestrol Dipropionate

【药性与应用】 作用同己烯雌酚，肌内注射作用较持久，1次注射可维持2~3d，对不能耐受己烯雌酚者，可改用本品。

肌内注射：0.5~5mg/次，2~3次/d。

【注意与禁忌】 参见己烯雌酚。

【规格】 注射液：0.5mg/1mL，2.5mg/1mL。

甲己烯雌酚　Dimestrol

【药性与应用】 作用较己烯雌酚弱而较持久，肌内注射1次可维持1周以上。药效在第1次注射后3~6d出现。临床用途同己烯雌酚。

肌内注射：12mg/次，1次/周。

【注意与禁忌】 参见己烯雌酚。

【规格】 注射液：12mg/2mL。

己烷雌酚　Hexestrol

【药性与应用】 作用同己烯雌酚而较弱。耐受性较好为其优点。肌内注射或口服均有效。临床用途同己烯雌酚。

口服：0.5~5mg，3次/d。肌内注射：1~5mg/次，2~3次/周。

【注意与禁忌】 参见己烯雌酚。

【规格】 片剂：1mg，5mg；注射剂：3mg/1mL，5mg/1mL。

溴醋己烷雌酚　Hexestrol Dibromoacetate

【药性与应用】 作用同己烷雌酚，主要用于前列腺癌及绝经后期乳腺癌。

口服：20mg/次，3 次/d。

【注意与禁忌】 不良反应主要有恶心、食欲减退、白带增多、阴道出血。

【规格】 片剂：20mg。

戊酸雌二醇醋酸环丙孕酮　Estradiol Valerate and Cyproterone Acetate（溴美，复方雌二醇，复方戊雌二醇，复方戊酸雌二醇，克龄蒙，逸维仙，Climen）

【药性与应用】 本药是一种复方制剂，由孕激素醋酸环丙孕酮和雌激素戊酸雌二醇构成。其中孕激素有抗雄激素作用，可维持血浆脂蛋白稳定，雌激素可缓解绝经期症候群。临床用于激素替代治疗，如更年期综合征、泌尿生殖道黏膜和皮肤退化，以及卵巢切除后的激素水平下降；也用于绝经期骨质疏松，以及闭经与月经周期紊乱。

口服：自月经周期第 5 日开始服用，1 片/d，服药 21d 后，停药 7d。一般停药 2~4d 后会出现月经性撤药出血。停药 7d 后再开始另一治疗周期。

【注意与禁忌】 过敏、严重肝功能损害、有妊娠持续瘙痒史，肝脏、子宫、卵巢、乳腺肿瘤，子宫内膜异位，有血栓史、严重动脉粥样硬化的糖尿病、镰状细胞贫血、脂肪代谢紊乱、有妊娠疱疹史、有妊娠耳硬化加重史、孕妇、哺乳妇均忌用。慎用于糖尿病、高血压、静脉曲张、耳硬化症、多发性硬化症、癫痫、血卟啉病、手足抽搐、小舞蹈病、静脉炎诸类患者。

不良反应：偶有乳房发胀、非经期出血、恶心、胃部不适、体重与性欲改变；个别可有浮躁 、头痛、情绪低落等表现；少数肝肿瘤（良性或恶性）患者可发生危及生命的腹腔出血。

【药物相互作用】 ①巴比妥酸盐、保泰松、乙内酰脲类、利福平、氨苄西林等均可降低本药活性。②降糖药与本药合用时，应根据血糖调整剂量。

【规格】 片剂：每片含戊酸雌二醇 2mg、醋酸环丙孕酮 1mg。

托瑞米芬[典]　Toremifen（法乐通，枸橼酸托瑞米芬，氯三苯氧胺，枢瑞，Fareston，Toremifen Citrate）

【药性与应用】 本药与他莫昔芬化学结构相关，为非甾体类三苯乙烯抗雌激素衍生物，对雌激素受体有较高的亲和力。与雌激素受体结合可产生雌激素样或抗雌激素作用，或同时产生二种作用。临床用于治疗雌激素受体阳性

（或不详）的乳腺癌。

本药口服后迅速被吸收，2~5h 达血药峰浓度，大部分在肝脏代谢，平均半衰期为 11d。

口服：60mg，1 次/d。

【注意与禁忌】 对本药过敏、孕妇、哺乳妇、儿童、有血栓史均忌用。慎用于肿瘤骨转移、失代偿性心衰、重症心绞痛、可疑子宫内膜癌、肝功能不全、白细胞及血小板减少症。

本药不良反应轻微，多为激素样反应。文献已报道者有：白细胞、血小板减少，血栓事件；白带增多、阴道出血、子宫肥大、子宫息肉、子宫内膜增生、子宫内膜癌（极罕见）；恶心、呕吐、畏食、便秘、食欲减退；肝酶升高、黄疸（极罕见）；头晕、乏力、失眠、局部麻木、震颤、眩晕、情绪不稳；黄体生成素、促卵泡素水平下降，骨转移癌高钙血症；胆固醇、低密度脂蛋白浓度中度下降；呼吸困难、躯体僵硬、角膜一过性混浊；潮红、多汗、水肿、瘙痒、皮肤变色、脱发、皮炎；胸痛、背痛、体重增加等。

【药物相互作用】 ①与保钙利尿剂噻嗪类合用，可发生高钙血症。②本药可增强抗凝血药物的作用，发生出血时间延长。③本药的主要代谢途径为 CYP3A 酶系统，对此酶有抑制作用的药物，均可增加本药血药浓度，如康唑类抗真菌药、红霉素、三乙酰夹竹桃霉素等，合用时应慎重。④酶诱导剂苯妥英钠、苯巴比妥、卡马西平等可加速本药代谢，降低血药浓度。

【规格】 片剂：40mg（以托瑞米芬计，下同），60mg。

枸橼酸氯米芬[典]　Clomifene Citrate（法地兰，枸橼酸克罗米酚，氯底胺，氯底酚，氯底酚胺，氯酚胺，氯美酚，氯米芬，美乐斯，释卵芬，舒经芬，雪若芬，Clomid，Clomipbene，Clomived，Duinum，Fertilan，Prolifen，Serophene）

【药性与应用】 人工合成的非甾体物，对雌激素有弱激动与强拮抗双重作用。临床用于：①治疗女性排卵不良性不育症；②治疗避孕药引起的月经紊乱；③测试卵巢功能；④治疗男性精子缺乏不育症；⑤测试男性丘脑-垂体-性腺轴的功能。口服给药。

排卵不良性不育症：①有月经者，于月经周期第 5 日开始服药，50mg/d，共 5d。如有排卵，按此量连用 3 个月。如第 1 周期未排卵，则第 2 周期可 100mg/d，连用 5d。②无月经者，可于任何时间开始治疗。可先用黄体酮肌注，20mg，1 次/d，共 5d。或人工周期催经：雌激素 0.625mg，1 次/d，连服 20d。后 10d 加用黄体酮 10mg，肌注，1 次/d。在撤退性出血第 5 天开始用本药。对于治疗后有排卵而未受孕者，可重复原疗程，直到受孕。可重复 3~4

个疗程。若患者治疗后仍无排卵，下一疗程中的剂量可增至 100mg/d，共 5d。个别患者排卵有需达到 150mg/d 者。

精子缺乏性不育症：25mg，1 次/d，25d 为一疗程。停药 5d 后，重复下一疗程，直到精子达到正常标准。可用药 3~12 个月。

【注意与禁忌】 对本药过敏、甲状腺或肾上腺功能异常、颅内器质性病变、血栓性静脉炎、肝或肾功能不全、卵巢囊肿、子宫肌瘤、子宫内膜癌及其他妇科肿瘤、精神抑郁、绝对无精子、孕妇均忌用。慎用于多囊卵巢综合征。

较常见的药物不良反应有：腹胀、上腹痛、下腹痛；较少见的有：视物模糊、复视、眼内闪光、畏光、视力减退、皮肤或巩膜黄染。对于持续性潮热、乳房不适、月经紊乱、恶心、呕吐、食欲增加、便秘或腹泻、体重增加或减少明显、毛发脱落、头痛、精神抑郁、行为改变、皮疹、尿频等患者，应注意随访，给予适当处理。

用药时间过长或剂量过大的患者，有发生卵巢过激综合征（OHSS）的危险，可在 24h 或数日内出现。其基本病理基础是血管通透性急剧发展，在临床上表现为：大量液体积聚在体腔内，如腹腔、胸腔、心包腔，导致血容量下降、血液浓缩、电解质紊乱失衡。

也有应用本药出现乳腺癌、睾丸癌的个案报道。研究也证实了这一点。

【药物相互作用】 与醋酸戈那瑞林合用，可导致 OHSS。

【规格】 片剂（胶囊）：50mg。

第三节　孕激素

黄体酮[典][基] **Progesterone（孕酮，助孕素，Utrogestan，Progestin）**

【药性与应用】 由卵巢黄体分泌的一种天然孕激素，为维持妊娠所必需。其主要生理、药理作用为：在月经后期使子宫黏膜内腺体生长，子宫充血，内膜增厚，为受精卵植入做好准备。受精卵若植入，则使之产生胎盘，使胎儿安全生长；与雌激素共同作用，使乳房充分发育，做好泌乳准备；闭合黏堵宫颈口，使精子不易穿入。大剂量对下丘脑产生负反馈作用，抑制垂体促性腺激素的分泌，抑制排卵。口服 1~3h 达峰值，迅速代谢失活。一般采用注射或舌下、阴道、直肠的方法给药。阴道黏膜吸收迅速，2~6h 达峰值。临床主要用于习惯性流产、痛经、经血过量、闭经等症。大剂量也用于体内黄体酮缺乏性疾病，如经前综合征、排卵中止性月经紊乱、良性乳腺病、围绝经期等。阴道给药较口服法为优，尤其对患有肝病者。

肌内注射：一般 10~20mg/次。习惯性流产：肌内注射 10~20mg，2~3 次

/周，或1次/d。痛经：月经前6~8d，肌内注射5~10mg/d，共4~6d，可多次重复；对子宫发育不全性痛经，可与雌激素配伍。月经过量与血崩症：肌内注射10~20mg/d，5~7d为1个疗程；可重复3~4个疗程，疗程间隔15~20d。闭经：先给雌激素2~3周后，立即给予本品3~5mg/d，6~8d为1个疗程，总剂量不超过300~350mg；可重复2~3个疗程。

口服或阴道给药：100mg，晨起和睡前2h各1次，在月经周期第17~26日开始，一般每周期连续用10d。

【注意与禁忌】 可有头晕、头痛、恶心、抑郁、乳房胀痛。长期应用可引起子宫内膜萎缩、经量减少，容易发生阴道真菌感染。肝病者不宜口服。

【药物相互作用】 ①酮康唑可增加本药的生物利用度。②苯巴比妥可减弱本药的作用。③进食时口服本药，可增加本药的生物利用度。

【规格】 注射液：10mg/1mL，20mg/1mL；胶囊：100mg。

复方黄体酮注射液：1mL，含黄体酮20mg、苯甲酸雌二醇20mg。用途同黄体酮，但疗效较好。肌内注射，1mL/d，连用2~4d。

三合激素注射液：1mL，含黄体酮12.5mg、丙酸睾酮25mg、苯甲酸雌二醇1.5mg。用途同复方黄体酮注射液，但撤退性出血较少。主要用于月经紊乱，也用于绝经期综合征及退乳。肌内注射，1mL/次，1次/（1~2）d，连用3~5次。

甲羟孕酮[典][基]　Medroxyprogesterone（甲孕酮，安宫黄体酮，Provera，MPA）

【药性与应用】 作用较强的孕激素，无雌激素活性。其活性于皮下注射时为黄体酮的20~30倍，口服时为炔孕酮的10~15倍。肌内注射可维持2~4周以上，剂量稍大时则可达3个月以上。口服经肝代谢，主要从尿中排出。其主要作用为促进子宫内膜增殖分泌，完成受孕准备并保护胎体；增加宫颈黏液稠度、抑制排卵。临床用于痛经、功能性闭经、功能性子宫出血、先兆流产或习惯性流产、子宫内膜异位症等。大剂量可用作长效避孕针，肌内注射150mg/次，可避孕3个月。

口服。一般2~40mg/d。先兆流产：口服4~8mg/次，2~3次/d。习惯性流产：开始3个月，10mg/d；第4~4.5个月20mg/d，最后减量停药。痛经：月经周期第6日开始，2~4mg，1次/d，连服20d；或于月经第1日开始，3次/d，连服3d。功能性闭经：4~8mg/d，连用5~10d。

【注意与禁忌】 部分人可有不规则出血，可根据出血量加服炔雌醇0.05~0.1mg，连服3d。肝、肾功能不全者禁用。

【药物相互作用】 ①与氨基苯哌啶酮合用，显著降低本药的生物利用度。

②本药降低促肾上腺皮质激素和氢化可的松的血药浓度。③本药显著降低氨鲁米特的生物利用度。

【规格】 片剂：2mg，3mg，4mg，5mg，10mg，200mg，500mg；分散片：250mg；胶囊：100mg，250mg；注射剂：100mg，150mg。

炔孕酮[典]　**Ethisterone（妊娠素，乙炔睾酮，Ethinyltestosterone，Progestoral）**

【药性与应用】 口服型孕激素，作用类似黄体酮，使增生期子宫内膜向分泌期转化，并促进乳腺发育。其口服活性为黄体酮的15倍，而雄激素作用仅为睾丸素的1/10。也容易从黏膜吸收，舌下含化也有效。临床用于功能性子宫出血、闭经、痛经等。也用于预防习惯性流产与先兆流产，但作用弱，效果差，若与炔雌醇合用则效果较好。

口服：10mg，3次/d。舌下含服：10~20mg，2~3次/d。

【注意与禁忌】 可有恶心、呕吐、厌食、头痛、嗜睡、水肿、体重增加、肝功能障碍等。严重心、肝、肾功能不全者及孕妇禁用。出现过敏反应，应立即停药。

【规格】 片剂：5mg，10mg，25mg。

环丙孕酮　Cyproterone（色普龙，Androcur，Cyprostat）

【药性与应用】 17-羟孕酮类衍生物，抗雄激素作用强，兼有孕激素作用。抑制垂体促性腺激素分泌，使体内睾酮水平降低。若用于男性，则可降低生精能力及精子活性，为可逆性。口服 $t_{1/2}$ 为4h，大部分代谢后从尿和粪中排出。临床用于治疗男性性欲亢进、妇女多毛症、痤疮、性早熟及前列腺癌。对各种性变态也有治疗作用，如同性恋、露阴癖、窥阴癖、恋童癖等。对女性性欲亢进也有抑制作用。

口服：一般50mg，2次/d。前列腺癌时可增至200~300mg/d，分2次服，然后逐步减至维持量。对痤疮可外用1%乳膏外涂，2次/d。对各种性变态：口服，100~200mg，1次/d，连续1~3周；或肌内注射，300~600mg，1次/周。

【注意与禁忌】 可有头痛、贫血、胃肠道反应、男性乳房女性化。与炔雌醇组成口服避孕药，可有恶心、头痛、性欲下降、抑郁、不规则子宫出血、乳房痛等。可导致暂时性男性不育。肝病、恶病质、消瘦者忌用。严重慢性抑郁症、未发育的青少年、有血栓史者忌用。乙醇能降低本品作用，对慢性乙醇中毒者无效。

【药物相互作用】 ①本品2mg与炔雌醇0.035mg组成复方Diane-35，可用作短效口服避孕药。同时对女性痤疮有明显疗效。于月经周期第 1 日起，1 片/d，连续 21d，停 7d，一般使用 3~4 个周期。②与降糖药合用，应监测血糖，适当调整其剂量。③乙醇降低本药疗效。

【规格】 片剂：10mg；注射剂：20mg；乳膏：1%。

普美孕酮　Promegestone（Surgestone）

【药性与应用】 孕激素活性比黄体酮强 100 倍，无雄、雌激素活性。口服吸收迅速，1h 达峰值。$t_{1/2}$为 5~12h。临床用于黄体功能不足性疾病，如月经失调、痛经、子宫内膜异位、经前综合征、乳房痛、功能性出血、围绝经期综合征等。

口服：于月经周期第 16~25 日，0. 125~0. 5mg，1 次/d。用于绝经期：于月经周期第 1~21 日，先口服雌二醇 2mg/d，第 14~15 日服本品0. 125~0. 5mg，1 次/d。用于子宫内膜异位症：0. 5~1mg，1 次/d。

【注意与禁忌】 有血栓病史、糖尿病、孕妇、哺乳妇慎用。有肝脏疾病者忌用。

【规格】 片剂：0. 125mg，0. 25mg，0. 5mg。

诺美孕酮　Nomegestrol（去甲甲地孕酮，Lutenyl）

【药性与应用】 本品与孕酮受体的亲和力为黄体酮的 2. 5 倍，口服孕激素活性比甲地孕酮强 1. 4 倍，比甲羟孕酮强 4 倍；无雌、雄激素活性。口服吸收迅速，2h 达峰值。$t_{1/2}$ 为 30h。临床用于黄体功能不足性疾病：月经失调、痛经、子宫内膜异位症、经前综合征、乳房痛、围绝经期综合征等。

口服：于月经周期第 16~25 日，5mg，1 次/d。用于子宫内膜异位症：10~20mg，1 次/d。

【注意与禁忌】 可有点滴出血、体重增加、胃肠道功能紊乱等。有血栓病史、糖尿病者及孕妇、哺乳妇慎用。肝病忌用。

【规格】 片剂：5mg。

屈螺酮　Drospirenone

【药性与应用】 人工合成品，其性质与天然孕激素十分相似，还有抗盐皮质激素活性，能防止液体潴留而引起的体重增加。其耐受性也较好。与炔雌醇合用可提高高密度脂蛋白水平。对经前综合征有良性作用。临床主要用于女性避孕。

应按包装说明的顺序用药。每日一片，用少量液体在同一时间送服，连服 21d。停药 7d 后，再服下一盒药。期间通常会出现撤退性出血。一般在该周期最后一片药服完后2~3d开始出血。有时候，在下一盒药开始服药后出血尚未结束。

要想推迟月经，可在服完药后继续服用下一盒药，而不间断服药。延长服药，可有突破性出血或点滴出血发生，停药7d后可恢复。然后再继续下一周期按上述规律服药。要想改变月经周期，建议缩短停药间隔期到希望的时间。停药时间越短越不发生撤退性出血。

【注意与禁忌】 不良反应可有不规则出血、恶心、情绪波动。有血栓史、偏头痛和局灶性神经症状、累及血管的糖尿病、胰腺炎伴有高甘油三酯血症、重度肾功能不全或急性肾衰竭、肾上腺功能不全、肝肿瘤、甾体激素相关的肿瘤、原因不明的阴道出血、妊娠者禁用。

【规格】 片剂：每片含屈螺酮3mg、炔雌醇0.03mg。

第四节　促性腺激素

绒促性素[典][基]　Chorionic Gonadotrophin（绒膜激素，普罗兰，Gonatrophin，Prolan，HCG）

【药性与应用】 绒促性素是胎盘滋养层细胞分泌的一种促性腺激素，主要作用与黄体生成素（LH）相似，能促使卵泡成熟及排卵，并使已破裂卵泡转变成黄体而分泌孕激素；对男性则能促进曲细精管，特别是睾丸间质细胞的活动，使其产生雄激素，促进性器官和副性征的发育、成熟，睾丸下降和精子的生成。临床用于不孕症、黄体功能不足、功能性子宫出血、先兆流产或习惯性流产、隐睾症、男性性腺功能减退。在绝经期配合使用本品，效果较好。

一般用法：肌内注射，500~5000单位/次。无排卵性不育症：于经期第10日起，肌内注射，500~1000单位，1次/d，连用5d。功能性子宫出血：肌内注射，300~1500单位/d，连用3~5d。隐睾症：10岁以下，肌内注射500~1000单位/次；10~14岁，肌内注射1500单位，2~3次/周，连用4~8周。男性性腺功能减退：肌内注射，4000单位/次，3次/周。先兆或习惯性流产：肌内注射，3000~5000单位/次，1次/（1~2）d，共5~10次。

【注意与禁忌】 本品溶液极不稳定，且不耐热，配成之后应在4d内用完。注射前应皮试。生殖系统炎症、激素活动型性腺癌、无性腺者忌用。本品长期应用可产生抗体和抑制垂体促性腺功能，应避免。如应用8周无效，应停用；性早熟或性欲亢进者也应停用。高血压者慎用。

【规格】 注射剂：500单位，1000单位，2000单位，3000单位，5000单位。

尿促性素[典]　Menotrophin（绝经促性素，Pergonal，HMG）

【药性与应用】　由绝经期妇女尿中提取，主要有尿促卵泡素（FSH）作用和微弱的 LH 作用。能促成卵泡的发育和成熟，促使卵泡分泌雌激素，使子宫内膜增生。其后加用 HCG，增强促排卵作用。对男性则促使睾丸曲细精管发育，促进生精细胞分裂和精子成熟。临床主要与 HCG 或氯米芬配合使用，以治疗无排卵性不孕症。凡垂体功能不足的无排卵者均可应用。目前多主张用于氯米芬或溴隐亭等诱发排卵无效果的病人。亦用于原发性或继发性闭经、男子精子缺乏，以及卵巢功能试验等。长期应用无过敏反应与抗体形成。

肌内注射：开始 75～150 单位/d，连用 7～12d。待雌激素水平增高后，再肌内注射 HCG1000 单位，1 次/d，连用 5d；或 3000 单位 1 次注射。经过 12h 即排卵。用于精子缺乏：200～1200 单位/周，分 3 次注射，总量 3200～19 200 单位。

【注意与禁忌】　过量可致卵巢过激综合征：卵巢增大、卵巢囊肿破裂、多胎妊娠、流产。个别可有腹水、胸膜渗出、动脉血栓、发热等。若每日尿排雌激素量>100μg 或雌三醇≥50μg 时，应停用 HCG。故在治疗过程中要检查卵巢过激综合征的表现，如出现则必须住院观察。如有卵巢明显增大，要避免性交，以免引起卵巢囊肿破裂。妊娠、卵巢功能不全（尿中促性腺激素水平高）、多囊泡性卵巢、脑血管疾病、甲状腺或肾上腺皮质功能减退等病人忌用。

【药物相互作用】　①与氯米芬合用，可减少本品用量 50%，同时可减少卵巢过激综合征（OHSS）的发生率。②与绒促性素合用，可促使排卵功能恢复，但对原发性卵巢衰竭无效。③本药不可与戈那瑞林合用，以免诱发 OHSS。

【规格】　注射剂：75 单位，150 单位。

戈那瑞林　Gonadorelin（促性激素释放素，促性释放素，促黄体生成素释放素，Gonadotropin Releasing Hormone，GnRH，Luteinizing Hormone-Releasing Factor，LHRH，Crytocur，Lutrelef，Pulstim）

【药性与应用】　本品在体内由下垂脑分泌，能刺激垂体前叶分泌促性腺激素 FSH、LH。LH 能促使男性睾丸间质合成和分泌雄激素。LH、FSH 双重作用则可促进卵巢合成和分泌雌激素。连续应用本品，对垂体具有双相作用：开始能促进垂体前叶分泌 LH、FSH，使血浆中 LH、FSH 和性激素升高；久之则可导致垂体中 LHRH 受体减少，阻止垂体的 LH 分泌，从而阻断睾酮的合成与分泌，达到与睾丸切除相同的效果。在女性则阻断雌激素的合成与分泌而达到与卵巢切除相当的效果。故可治疗激素依赖性前列腺癌与乳腺癌，也适用于子宫内膜异位症。本品系人工合成品，临床主要作为促排卵药，治疗下丘脑性闭经所致的不育、原发性卵巢功能不足，尤其对氯米芬无效者；也用于小儿隐睾及雄激素过多、垂体肿瘤。静脉注射3min达峰值。$t_{1/2}$约为6min，经肾迅速代谢后排泄。

用药有静脉滴注和鼻腔点滴2种方法。静脉滴注：于月经周期第2~4日，5~20μg，共90min。如无排卵（测量基础体温判断），可重新给药；排卵后肌内注射HCG1500单位，隔3d后再注1500单位。一般2~4个周期即可怀孕。鼻腔给药：用于小儿隐睾症，1~2岁为最佳治疗时机，0.2mg，早、中、晚3次喷用，4周为1个疗程，间隔3个月后可重复。

【注意与禁忌】 不良反应可有多胎妊娠、注射处炎症，偶尔有暂时性阴茎肥大。对苯甲醇过敏者忌用。

【药物相互作用】 ①氯米芬与本药合用，可引起卵巢过激综合征。②避免与其他促性腺激素、垂体激素、性激素合用。

【规格】 注射液：100μg/1mL，500μg/1mL；注射剂：25μg，50μg，100μg，200μg，500μg；喷鼻液：20mg/10g（相当于100次用量，另含苯甲醇100mg）。

布舍瑞林　Buserelin（Suprefact）

【药性与应用】 戈那瑞林的类似物，使用初期可促使LH、FSH和性激素分泌增加；经1~2周后产生相反作用，性激素水平可降至去卵巢、去睾丸水平。即本品在临床应用上具有双相作用。

临床主要用于前列腺癌、乳腺癌。开始使用皮下注射（男性配合使用氟他胺）；维持治疗则采用鼻腔喷入。

皮下注射：500mg，3次/d，连用7d。鼻腔喷入：100~200μg，3次/d。

【注意与禁忌】 可有面部发热、恶心、呕吐、头痛、皮疹、无力、骨痛、性欲低下、排尿困难等。出现过敏时，应立即停药。孕妇、哺乳妇、对苯甲醇过敏者忌用。

【规格】 注射液：1mg/mL；喷鼻液：1mg/mL，每喷约含100μg。

戈舍瑞林　Goserelin（高瑞林，Zoladex）

【药性与应用】 戈那瑞林类似物，作用亦相似。治疗过程中呈双相作用：开始1周性激素水平升高，随后下降，3周后血浆浓度降到最低，达到去势水平。本品为长效制剂，使用方便，每4周注射1次即可。临床用于前列腺癌、乳腺癌、子宫内膜异位症。男性病人开始应并用氟他胺。

腹壁两侧皮下注射：3.6mg，1次/4周。

【注意与禁忌】 男性有面部发热、阳痿、排尿困难、皮疹、无力；女性有面部发热、性欲降低、阴道干燥、骨密度降低。孕妇、哺乳妇忌用。

【规格】 微囊注射剂：3. 6mg；植入剂：3. 6mg。

亮丙瑞林 Leuprorelin（Enantone，Lucrin）

【药性与应用】 戈那瑞林类似物，同戈舍瑞林，亦为长效制剂。临床主要用于前列腺癌与子宫内膜异位症。

皮下注射（用于前列腺癌）：3.75mg，1 次/4 周。皮下或肌内注射（用于子宫内膜异位症）：于月经周期第 5 日内开始，1mg（0. 2mL），1 次/d。

【注意与禁忌】 同戈舍瑞林，可参阅。

【规格】 注射剂：3. 75mg；控释注射剂：3. 6mg。

那法瑞林 Nafarelin（萘瑞林，Synarel）

【药性与应用】 喷鼻类促性腺激素释放激素类似物，作用同布舍瑞林。鼻腔给药吸收迅速，30min 达峰值。$t_{1/2}$为 3h。临床主要用于子宫内膜异位症、子宫肌瘤、多毛症等。

鼻腔给药：200μg，清晨和傍晚各喷 1 次，于月经周期第 2~4 日开始。

【注意与禁忌】 有面部发热、性欲降低、阴道干燥、头痛、情绪变态。过敏性阴道出血、孕妇、哺乳妇忌用。

【规格】 喷鼻液：2mg/mL，每喷约含本品 200μg。

曲普瑞林[典] Triptorelin（色氨瑞林，Decapeptyl）

【药性与应用】 促性腺激素释放激素类似物，作用同布舍瑞林。皮下注射能迅速吸收，15min 达峰值，1h 后达到最大药效。$t_{1/2}$为 12h。临床主要用于前列腺癌；还用于促进排卵，治疗女性不孕症；此时应与 HMG、HCG 和 FSH 配合使用。

皮下注射：0. 1mg，1 次/d。用于促排卵，于月经周期第 2 日开始，0. 1mg，1 次/d，连续 10~12 次。

【注意事项】 参见戈舍瑞林。

【药物相互作用】 与促性腺激素合用，可引起腹腔、盆腔疼痛。

【规格】 注射剂：3. 75mg；注射液：0. 1mg/1mL。

醋酸组氨瑞林 Histrelin Acetate（组氨瑞林，Histrelin）

【药性与应用】 本药为促性腺激素释放激素（GnRH）激动药，持续给药能抑制性腺激素的分泌。临床用于儿童中枢性性早熟；也用于晚期前列腺癌的姑息治疗。

皮下植入给药：①成人晚期前列腺癌：1 次 50mg，1 次/12 个月。②儿童性早熟，50mg，1 次/12 个月，直至青春期开始（女性约 11 岁，男性约 12 岁）。

【注意与禁忌】 对本药、GnRH 或其激动药类似物过敏的患者，以及可能妊娠者禁用。哺乳妇慎用。对小于 2 岁的儿童不主张应用。

不良反应可能有乳腺增生、体重增加、鼻衄、转移性椎体损伤、痛经、月经紊乱、肾损害、尿路梗阻、头痛、烦躁不安、黄斑病、弱视、注射部位疼痛、流感样症状等。

【规格】 植入剂：50mg。

醋酸兰瑞肽　Lanreotide Acetate（兰瑞肽，索马杜林，Lanreotide，Somataline）

【药性与应用】 本药是一种生长抑素类似物，结构类似于奥曲肽，具有抑制消化道分泌及细胞增殖的作用。临床用于类癌的对症治疗，以及肢端肥大症手术、放疗后生长激素分泌抑制、促甲状腺激素分泌型垂体瘤和其他类型肿瘤生长抑制的治疗。

肌内注射：①类癌：30mg，1 次/14d。根据面部潮红等症状评估，疗效不明显时，改为 1 次/14d。②肢端肥大症后续治疗：30mg，1 次/14d。根据生长激素 IGF-1 水平进行评估，如疗效不显著，可改为 1 次/10d。

【注意与禁忌】 对本药过敏者、孕妇、哺乳妇禁用。慎用于有奥曲肽及其他生长抑素过敏史、肝胆疾病、肾功能不全、糖尿病、腹泻。

不良反应可有食欲下降、恶心、呕吐、腹胀、腹痛、腹泻、血糖调节紊乱、注射部位不适。另外，有无症状胆结石的报道。

【药物相互作用】 本药可降低环孢素的吸收，合用时应适当调整其剂量。

【规格】 注射剂：30mg；储库型控释注射剂：60mg，90mg，120mg。

培维索孟　Pegvi Somant（派克索曼，Somavert）

【药性与应用】 为一种重组生长激素受体拮抗剂，是生长激素的一种类似物，对其受体有高度亲和性。临床用于肢端肥大症的二线治疗。

皮下注射：负荷剂量 40mg，维持剂量 10mg/d；根据血清 IGF-1 浓度调整剂量，每 4~6 周可增加 5mg，最大剂量不超过 30mg/d。

【注意与禁忌】 对本药过敏者忌用。慎用于糖尿病、肝功能不全、肾功能不全、生长激素分泌瘤、老年患者。

不良反应可有血压升高、外周水肿、功能性生长激素缺乏、上呼吸道感染、头痛、眩晕、感觉异常、肝酶升高、恶心、腹泻、腹胀、身痛、注射部位反应、血清可测到抗生长激素等。

【规格】 注射液：10mg/mL，15mg/mL，20mg/mL。

比卡鲁胺 Bicalutamide（康士得）

【药性与应用】 本品为非甾体类抗雄激素药，无其他激素作用。通过与雄激素受体结合，使其无有效基因表达，从而抑制雄激素的刺激。临床与黄体生成素释放激素类似物或外科睾丸切除术联合应用于晚期前列腺癌的治疗；也用于多毛症的治疗。

本药口服吸收良好，其代谢产物以几乎相同的比率经肾与胆道清除。

口服：①治疗前列腺癌：50mg，1次/d；应用LHRH类似物或睾丸切除术配合应用。②多毛症：25mg，1次/d。

【注意与禁忌】 对本药过敏者、妇女、儿童禁用。慎用于重度肝功能损害、有氟他胺或尼鲁米特过敏史或严重不良反应的患者。

本药耐受性好，很少因不良反应而停药。可有面色潮红、瘙痒、乳房触痛、男性乳房增大。罕见血小板减少和心血管系统的不良反应：心绞痛、心力衰竭、传导障碍、心律失常等。也可能有肝功能变化。

【药物相互作用】 ①与西咪替丁、酮康唑等抑制药物氧化药合用，可能引起本药血药浓度升高和不良反应增加。②本药与环孢素或钙通道阻滞剂联合应用，可有药效升高和不良反应增加。③与香豆素类抗凝药合用，有增加出血的危险。

【规格】 片剂（胶囊）：50mg。

第六部分 抗糖尿病用药

胰岛素[典][基] Insulin（普通胰岛素，正规胰岛素，Regular Insulin）

【药性与应用】 由家畜胰腺中提取的一种多肽激素，可增加葡萄糖的利用，加速其无氧酵解与有氧氧化，促进肝、肌糖原的合成与储存；促进葡萄糖转变为脂肪，抑制糖原的分解与糖异生，从而使血糖降低；抑制脂肪分解，减少酮体的生成，纠正酮症酸中毒引起的各种病症；促进蛋白质合成，抑制蛋白质分解；促使K^+从细胞外液进入细胞内。口服无效，被消化道酶破坏。皮下注射吸收迅速，0.5~1h后出现作用，2~4h达峰值，持续5~10h。$t_{1/2}$约为2h。不同部位皮下注射吸收的差别很大。静脉注射后10~30min起效，同时达峰值，持续0.5~1h。$t_{1/2}$为5~10min。临床主要用于糖尿病，特别是胰岛素依赖型糖尿病；重型、消瘦者；轻中型、控制饮食和口服降糖药无效者；合并严重代谢紊乱，重度感染，消耗性疾病，视网膜、心、脑、肾、血管、神经疾病尤其急性心及脑血管意外者；妊娠、分娩、大手术等。也用于纠正细胞外液高钾、细胞内液缺钾。过去相当长一段时间内曾用胰岛素休克疗法治疗精神病，现已少用。

一般治疗采用皮下注射：3~4 次/d，早餐前用量最多，午餐前次之，晚餐前又次之，夜宵前用量最少。有时也采用肌内注射。只有急症时才采用静脉滴注。使用剂量应个体化。一般可按病人的尿糖量确定剂量：24h 尿中每 2~4g 糖需注射 1 单位。中型糖尿病病人需 5~40 单位/d，于每次餐前 30min 注射。较重病人用量在 40 单位以上。对糖尿病昏迷病人用量在 100 单位左右，与葡萄糖 50~100g 一起静脉注射。5~10 单位的小剂量可用于营养不良、消瘦、顽固性妊娠呕吐、肝硬化初期，同时注射葡萄糖。

【注意与禁忌】 过量可使血糖过低，出现低血糖休克。出现低血糖休克时，应静脉注射 50%葡萄糖溶液 50mL，必要时再静脉滴注 5%葡萄糖溶液。要注意鉴别低血糖昏迷与严重酮症酸中毒，因为二者的处理方法不同。有时低血糖后可出现反跳性高血糖，即 Somogyi 反应。若睡前尿糖阴性，次晨尿糖强阳性，此时应减少夜间胰岛素剂量，切不可再加大胰岛素剂量。凡糖尿病病人均应随身携带胰岛素应用卡。注射部位应经常更换。少数人可有荨麻疹，偶有过敏性休克。极少数人可产生胰岛素耐受性，即在非酮症酸中毒情况下需用胰岛素 200 单位/d 以上。可改用不同动物来源胰岛素或加服口服降糖药处理。低血糖、肝硬化、溶血性黄疸、胰腺炎、肾炎等病人忌用。注射液中多含有防腐剂，一般不宜用于静脉注射，必须时，宜用注射用胰岛素制剂。少量胰岛素可被吸附在注射器壁上，含量愈低则吸附率愈高，使用时在剂量上应给予考虑。

【药物相互作用】 ①口服降糖药、雄激素、MAOI、非甾体抗炎药均增强胰岛素的降糖作用。②抗凝药、水杨酸盐、磺胺、甲氨蝶呤、氯喹、奎尼丁、奎宁、ACEI、溴隐亭、氯贝丁酯、酮康唑、锂剂、甲苯达唑、维生素 B_6、茶碱均可通过不同方式与途径降低血糖，与胰岛素合用，应监测血糖，适当降低胰岛素用量。乙醇、氯霉素可增强胰岛素的作用，也应减少胰岛素用量。③普萘洛尔等 β 受体阻滞剂与胰岛素合用，可掩盖低血糖症状，延长低血糖时间，合用时应调整胰岛素剂量。④奥曲肽可抑制生长激素、胰高血糖素、胰岛素的分泌，并延缓胃肠道对食物的吸收，总的结果是降低餐后水平。所以开始使用奥曲肽时，应将胰岛素适当减量，以后再根据血糖调整剂量。⑤钙通道阻滞药、可乐定、达那唑、二氮嗪、生长激素、肝素、H_2 受体拮抗药、大麻、吗啡、尼古丁、磺吡酮、糖皮质激素、促肾上腺皮质激素、胰高血糖素、雌激素、口服避孕药、甲状腺素、肾上腺素、噻嗪类利尿药、烟酸衍生物、苯乙丙胺、苯妥英钠等，均可升高血糖水平。与胰岛素合用时，应根据血糖调整各自的剂量水平。

【规格】 注射液：400 单位/10mL，800 单位/10mL，1000 单位/10mL；注射剂：50 单位，100 单位，400 单位。

中性胰岛素注射液 Neutral Insulin Injection（Actrapid Neutral）

【药性与应用】 为色层分离法提纯的高纯度牛或猪胰岛素中性溶液，疗效可靠，不良反应少。

用量及用法同胰岛素。

【注意与禁忌】 过量可引起低血糖反应。本品系短效胰岛素，与长效胰岛素合用时，必须先将本品吸入注射器内，然后再吸长效胰岛素。

【规格】 注射液：400 单位/10mL，800 单位/10mL。

人正规胰岛素 Human Regular Znsulin（中性人胰岛素，单组分人胰岛素，Human Monocomponent InsulinActrapid HM）

【药性与应用】 本品是用酿酒酵母作生产菌，通过 DNA 重组生物工程技术制造而成，特性与天然人胰岛素相似，为纯单组分。临床适用于胰岛素依赖型糖尿病、糖尿病酮症酸中毒、糖尿病昏迷的治疗，也用于纠正细胞内缺钾。本品的治疗方案应根据病情个体化。

由高纯度猪或人体胰岛素转用本品时剂量可以不变。如果先前使用的是牛或猪结晶胰岛素，一般剂量要减 10%。若胰岛素超过 0.6 单位/（kg · d）以上时，须分 2 次以上注射。需要 100 单位/d 以上胰岛素者，应住院治疗并监测血糖。

【注意与禁忌】 本品较动物提取胰岛素不良反应少，过敏反应罕见，长期应用偶有红疹。过量时也会引起低血糖，如病人神志清楚，可口服适量葡萄糖；如有神志不清，可静脉注射葡萄糖或肌内注射胰高血糖素解救。低血糖、胰岛细胞瘤者禁用。

【药物相互作用】 参见胰岛素。

【规格】 注射液：400 单位/10mL；笔芯：300 单位/3mL。

单组分猪胰岛素 Actrapid Monocomponent Insulin（单组分中性胰岛素，Actrapid MC）

经分子筛和离子层析所结晶或纯化的单组分猪胰岛素中性溶液。与酸性可溶性胰岛素相比，其保存性好，疗效可靠，局部反应少，变态反应及其他反应也少。其作用同胰岛素，尤适用于糖尿病前驱昏迷与昏迷、施行手术或妊娠糖尿病病人的急救。其所用剂量同胰岛素，亦应个体化。

本品过量也可引起低血糖反应。由胰岛素改用本品时，须减少用量。可在改用后立即减少，或在数日、数周内逐渐减少。日用量超过 30 单位时应分次注射，超过 100 单位时应住院调整剂量。

注射液：400 单位/10mL。

低精蛋白胰岛素 Isophane Insulin（低精蛋白锌胰岛素，中性精蛋白锌胰岛素，中效胰岛素，Insulin NPH，NPH-Iletin）

【药性与应用】 药理与胰岛素同。皮下注射 2~4h 开始起效，8~12h 达峰值，持续 18~24h。作用时间介于胰岛素与精蛋白锌胰岛素之间，较少发生夜间低血糖反应，如若发生则多在午后，应予注意。轻、中型糖尿病适用。多不单独应用于重型糖尿病，应配伍胰岛素，使生效迅速而维持时间长。也可与长效胰岛素合用，以延长药效时间。血糖波动大、控制困难的病人宜选用本品。

皮下注射：每日早餐前 0.5h 给药 1 次。一般由小剂量开始，用量应随病情个体化。用量超过 40 单位/d 者，应分次注射。

【注意与禁忌】 过量或注射后未按时进食，可出现低血糖反应，可口服糖水、食物解救；出现昏迷者，应静脉注射高渗葡萄糖溶液或滴注葡萄糖溶液，直至病人清醒。低血糖发生时间多在皮下注射后8~12h，初次用药最易发生。可引起过敏反应，多与制剂不纯有关。本品作用缓慢，不宜用于应急抢救。如产生抗体耐药性，应更换不同动物来源品种。注射前应摇匀后使用。不可接触碱性物质，注射器消毒也不可用碱性物质。

【规格】 注射液：400 单位/10mL，800 单位/10mL。

珠蛋白锌胰岛素 Globin Zinc Insulin

【药性与应用】 胰岛素、珠蛋白（从牛血红蛋白中获得）与锌的结合物。皮下注射后 2~4h 开始生效，6~10h 达峰值，维持 12~18h。作用同胰岛素，用于轻、中型糖尿病。其应用与注意事项同低精蛋白胰岛素，属中效性。不能用于急救，亦不宜与其他胰岛素制剂混合应用。

【规格】 注射液：400 单位/10mL。

精蛋白锌胰岛素[典] Protamine Zinc Insulin（精锌胰岛素，鱼精蛋白锌胰岛素，长效胰岛素）

【药性与应用】 长效剂，吸收缓慢而均匀。皮下注射后 4~6h 生效，16~24h 达峰值，维持 24~36h。用于轻、中型糖尿病，于早饭前 0.5h 皮下注射 1 次。剂量应个体化，一般 24h 每 2~4g 尿糖用药 1 单位。常用量为 10~20 单位/d。

本品也可与胰岛素合用治疗重型胰岛素依赖型糖尿病。胰岛素用量与本品之比为1：（2~3）。

【注意与禁忌】 同低精蛋白胰岛素。

【规格】 注射液：400 单位/10mL，800 单位/10mL。

优泌林 R Humulin R（普通人胰岛素）

作用同胰岛素，主要优点为免疫反应小，不良反应少，对体内激素类物质分泌干扰相对较小，病人心理上易接收，不易产生胰岛素抵抗，所需剂量较低。作用与用法同胰岛素，可用于对胰岛素有耐受的病人，长期应用时较胰岛素剂量要小，不良反应轻。

注射液：400 单位/10mL。

优泌林 N Humulin N（低精蛋白锌人胰岛素，Human Insulin Isophane Susp）

药理作用同胰岛素，用途、用法、用量及注意事项均同低精蛋白胰岛素。不良反应较少而轻为其优点。

注射液：400 单位/10mL。

优泌林 70/30 Humulin 70/30（注射用中效胰岛素，常规胰岛素，Humaninsulin Isophane Susp 70%，Human Insulin Injection 30%）

作用同胰岛素，用于轻、中型糖尿病需胰岛素治疗者。应从小剂量开始，于餐前 0.5h 皮下注射，1~2 次/d，根据血糖水平调整用量；也可根据尿糖水平粗测用量。不良反应同低精蛋白胰岛素，不良反应较少而轻。

注射液：400 单位/10mL；笔芯：300 单位/3mL。

诺和灵 R Novolin R（中性可溶性人胰岛素）

作用、用途、用法、用量及注意事项均同优泌林 R。

注射液：400 单位/10mL；笔芯：300 单位/3mL。

诺和灵 N Novolin N（中性低精蛋白胰岛素）

作用、用途、用法、用量及注意事项均同优泌林 N。

注射液：400 单位/10mL。

诺和灵 30R Novolin 30R

本品含可溶性人胰岛素 30%，低精蛋白胰岛素 70%。作用、用途、用法、用量同优泌林 70/30。

注射液：400 单位/10mL；笔芯：300 单位/3mL。

半慢胰岛素锌混悬液　Semilente Insulin Zinc Suspension（Rapitard MC Insulin）

【药性与应用】　药理作用同胰岛素。作用开始在 60min 后，4~6h 达峰值，持续12~16h。用于轻、中型胰岛素依赖型糖尿病，不宜用于重症（如糖尿病酮症酸中毒、非酮症高渗性昏迷）。本品不能用于静脉注射。

皮下注射：2 次/d，餐前 0.5h 注射，自小剂量开始。剂量应个体化，根据血糖或尿糖水平调整用量。即每高出正常 2~4g 糖量用本品 1 单位。

本品混悬液为中性液体，可与其他锌剂胰岛素任意混合，各保持其独立作用特点。

【规格】　注射液：400 单位/10mL，800 单位/10mL，1000 单位/10mL。

慢胰岛素锌混悬液　Lente Insulin Zinc Suspension

【药性与应用】　同低精蛋白胰岛素，2~3h 生效，8~12h 达峰值，持续 18~24h。不可静脉注射。

皮下注射：1~2 次/d，餐前 0.5h 注入。宜自小剂量开始，根据血糖与尿糖水平不断调整用量至适宜程度。用前应将混悬液摇匀。

【规格】　注射液：400 单位/10mL，800 单位/10mL，1000 单位/10mL。

特慢胰岛素锌混悬液　Ultralente Insulin Zinc Suspension

【药性与应用】　同精蛋白锌胰岛素，不能静脉注射。皮下注射后5~7h 开始生效，16~18h 达峰值，维持 30~36h。不能用于急救，临床多用于轻、中型胰岛素依赖型糖尿病。因作用出现慢，有时可加用胰岛素。

皮下注射：1 次/d，餐前 0.5h 注射。根据血糖或尿糖水平将剂量调整到适宜程度。用前摇匀。

【规格】　注射液：400 单位/10mL，800 单位/10mL，1000 单位/10mL。

50-50 混合人胰岛素　50% Human Insulin I Sophan and 50% Human Insulin（诺和灵 50R，双时相低精蛋白锌人胰岛素 50R，优泌林 59/50，Novolin 50R）

【药性与应用】　本药作用相当于短效及中效胰岛素的叠加，与 70/30 混合人胰岛素相比，本药的胰岛素含量较高，控制餐后血糖效果更好。

皮下注射：每日早餐前 30min 皮下注射 1 次，4~8 单位为常用剂量，必要时可于晚餐前再注射早餐前剂量的 1/2。以后根据血糖、尿糖变化调整剂量。一般日平均剂量为 0.5~1.0 单位/kg。

【规格】 笔芯：300 单位/3mL。

门冬胰岛素 Insulin Aspart（诺和锐，诺和锐特充，Novorapid）

【药性与应用】 本药是一种重组胰岛素类似物，由门冬氨酸代替人胰岛素氨基酸链的β28 位脯氨酸而产生。本药可与肌肉及脂肪细胞上的胰岛素受体结合，从而促进葡萄糖吸收，同时抑制肝糖原释放，以发挥降血糖作用。

皮下注射剂量应根据患者的饮食习惯、代谢需要和生活方式进行调整，一般 0.5~1 单位/（kg·d），于餐前 5~10min 注射。

肾功能不全者酌情减量，并严密监测血糖。

【规格】 笔芯：300 单位/3mL。

甘精胰岛素 Insulin Glargine（长秀霖，来得时，重组甘精胰岛素，Lantus，Recombinant Insulin Glargine）

【药性与应用】 重组人胰岛素类似物。具有平稳、无峰值、作用时间长等特点。在酸性溶液中可产生长达 24h 的可预期的无峰值平稳血药浓度。本药的生物效价与人胰岛素是相等的。

本药皮下注射后，与低精蛋白胰岛素比较，其吸收更缓慢而持久，按 1 次/d 给药，2~4d 即可达稳态血药浓度。静脉注射给药，本药与胰岛素的半衰期相同，仅数分钟。

皮下注射给药，1 次/d，固定时间给药，采用预装式注射器调节剂量幅度 2 单位，单次注射的最大剂量为 40 单位。具体用量因人因病情不同而异。且接受本药治疗的 2 型糖尿病患者可联用口服降糖药。若从其他胰岛素治疗改为本药治疗，应采用下列方法：①从中、长效胰岛素改为本药治疗，可能需要改变基础治疗剂量，调整同时所用其他药物的剂量比率，如普通胰岛素。②原采用 2 次/d 低精蛋白胰岛素注射的患者，改为本药 1 次/d 治疗，为减少低血糖发生，在改变治疗的第 1 周，基础胰岛素的用量应每日减少 20%~30%。此期间，部分患者尚需要在进食时代偿性加用胰岛素。此后的治疗方案则因人因病情不同而异。③对存在人胰岛素抗体的患者，改用本药治疗后，反应可能增加，故在改变治疗的最初几周，应注意监测，随着症状改善和对胰岛素敏感性的增加，剂量应进一步调整，以防高血糖与低血糖的出现。

【规格】 注射液：100 单位/mL，3mL，5mL，10mL。

甲苯磺丁脲[典] Tolbutamide（甲磺丁脲，甲糖宁，D-860）

【药性与应用】 磺酰脲类口服降糖药，选择性作用于胰岛β细胞，促进胰岛素分泌；还增强外源性胰岛素的降血糖作用，加强胰岛素的后受体作用，而糖耐量的改善使血浆胰岛素的浓度降低，最终使胰岛素受体的数量增加，对胰岛素的敏感性升高。本品的这一作用，仅对胰岛尚有相当功能的病人有效，而对功能低下者则无效。故仅对胰岛尚有代偿功能的病人使用本品；对需要胰岛素在25~40单位/d以上者，则不可使用本品。对胰岛素有抵抗者，也可加用本品辅助治疗。本品不能代替胰岛素对重症糖尿病进行治疗。

口服：0.5~1.0g，2次/d。可第1~2日口服1g，3次/d；第3日开始0.5g，3次/d，加以维持。病情稳定后，剂量还可酌减，以降到最低有效量为限。用于胰岛肿瘤的诊断：静脉注射1g甲苯磺丁脲钠盐（溶于20mL生理盐水中），2min内即可见血糖水平下降，可维持3h。此反应特异，可用于诊断，但应预防低血糖休克。目前本品钠盐市场已很难购到，故临床多用口服本品法加以代替，称D-860刺激试验：空腹口服本品2g或与碳酸氢钠2g同服，之后0.5~1h测定血糖及胰岛素。有下列结果者均为阳性：血糖下降大于65%；绝对值<1.66mmol/L；低血糖持续180min；血浆胰岛素峰值>120毫国际单位/L。此试验的假阳性率较高。

【注意与禁忌】　肝、肾功能不全，白细胞减少，对磺胺过敏，孕妇，糖尿病合并酸中毒和急性感染者禁用。有时可引起腹胀、腹痛、厌食、恶心、呕吐等胃肠道反应，可改为饭后服，从小剂量开始加服抗酸剂可减轻或防止不良反应。其他不良反应尚有皮肤过敏反应、白细胞减少、粒细胞缺乏、血小板减少、低血糖，应立即停药加以处理。

【药物相互作用】　与氯噻嗪类利尿药和皮质激素合用可相互拮抗，降低降糖效果。应避免与香豆素类抗凝血药合用，因可加强本品的降血糖作用和增强抗凝血作用。与保泰松合用，可引起急性低血糖。与磺胺类药物合用，使本品的降糖作用与毒性均增强。与氯霉素合用，可增强本品的毒副反应，引起低血糖休克。若必须与以上药物合用，应密切观测血糖，调整剂量。磺酰脲类药物可增加乙醇的毒性，用药期间应禁酒。

【规格】　片剂：0.5g。

醋磺己脲　Acetohexamide（乙酰磺环己脲，Dimelor）

【药性与应用】　磺酰脲类降糖药，作用同甲苯磺丁脲。还有促进肾脏排泄尿酸的作用，适用于糖尿病合并高尿酸血症者。其作用持续12~18h。$t_{1/2}$为11~35h。

口服：成人，0.25~1.5g/d，1或2次分服。开始0.25~0.5g/d，早餐前1次服；以后根据血糖或尿糖调整剂量，使剂量个体化。

【注意与禁忌】　参见甲苯磺丁脲。本品尚可引起乳房痛。

【药物相互作用】　①与阿卡波糖、氯贝丁酯、美巴那肼、磺胺类、氟喹诺酮类、唑类抗真菌药、MAOI、非甾体抗炎药、桉叶、人参、车前草、圣·约翰草、芦荟、苦瓜、葡甘露聚糖、硫酸锌合用，低血糖发生率增加。②与β受体阻滞药合用，可发生低血糖、高血糖、高血压，必须合用时，应加强血糖监测。③甘草可致低血钾、高血糖。④碘塞罗宁可引起血糖升高。⑤利福布汀可使本药血药浓度降低。⑥与卟吩姆钠合用可增加光敏反应。⑦与考来替泊合用，可使后者药效减弱。⑧葡糖胺可降低抗糖尿病的作用，减少胰岛素的分泌，合用时应监测血糖。

【规格】 片剂：0.25g，0.5g。

妥拉磺脲 Tolazamide（甲磺氮䓬脲，Tolanase）

【药性与应用】 磺酰脲类口服降糖药。对正常人和糖尿病病人均有降糖作用，但对胰岛功能丧失者无效。主要通过刺激β细胞释放胰岛素而降低血糖。口服吸收缓慢，4~6h后显效，持续10~14h。生物半衰期为7h。肝脏代谢，肾脏排出。临床主要用于成年后发病单用饮食控制无效而尚有胰岛功能的轻中型糖尿病。对胰岛素耐受者，可辅助治疗，减少胰岛素的用量。本品尚有轻度利尿作用，更适用于有尿潴留倾向者。

口服：开始100~250mg/d，早餐时1次服。以后根据病情需要，可每4~6d调整1次剂量。如剂量大于500mg/d时，应分2次服。

【注意与禁忌】 可有恶心、呕吐。偶有胃出血、淤滞性黄疸、碱性磷酸酶升高、皮疹、光过敏、白细胞减少、血小板减少、溶血性贫血、全血细胞减少等，但发生率较低，停药后多可恢复。也可偶发低血糖反应。少数乙醇不耐受者在服药过程中饮酒，可发生双硫仑样反应，出现潮红、心悸、恶心等。由胰岛素改用本品者，应逐步减量撤除胰岛素。

【药物相互作用】 与磺胺类、水杨酸类、保泰松、吲哚美辛、香豆素类、青霉胺、丙磺舒等合用，可增强本品的降糖作用，诱发低血糖反应。与大剂量肾上腺皮质激素、甲状腺素、口服避孕药、呋塞米及噻嗪类利尿药合用，则拮抗本品的降糖作用。

【规格】 片剂：100mg，250mg，500mg。

格列本脲[典][基] Glibenclamide（优降糖，达安疗，Glybenclamide，Glybenzcyclamide，Glyburide，HB-419）

【药性与应用】 第2代磺酰脲类口服降糖药，刺激β细胞释放胰岛素，其强度为甲苯磺丁脲的200倍。本品主要经肝代谢，24h从尿中排出50%，作用可持续15~24h。临床主要用于非胰岛素依赖型糖尿病病人。其$t_{1/2}$时间长，最易发生低血糖反应。临床用于格列齐特、格列吡嗪降糖效果不明显的病人。

口服：2.5～10mg，早餐后服。超过10mg/d者，应分早、晚2次服，或早、中餐前各服2.5mg。

【注意与禁忌】 可有胃肠道不适、发热、皮肤过敏、血象改变等。使用剂量过大，可产生严重低血糖反应。心、肾功能不全，糖尿病昏迷、糖尿病酮症、青少年、孕妇禁用。肝功能不全、高龄者慎用。

【药物相互作用】 ①本药与下列药物合用可增加低血糖发生率：丙磺舒、别嘌醇、H_2受体阻断药、抗凝剂、氯霉素、酮康唑、水杨酸盐、贝特类降血脂药、胍乙啶、奎尼丁、MAOI、β受体阻滞剂、其他降糖药、保泰松、吲哚美辛、甲氨蝶呤等。②下列药物可升高血糖：糖皮质激素、雌激素、噻嗪类利尿药、苯妥英钠、利福平等。本药与之合用应增加剂量。③乙醇本身具有降低血糖作用，并可延缓本药代谢，合用时可引起低血糖，并可出现腹痛、恶心、呕吐、头痛及面部潮红等症状。

【规格】 片剂：2.5mg；胶囊：1.75mg。

格列齐特[典]　Gliclazide（甲磺吡脲，达美康，Diamicron）

【药性与应用】 第2代磺酰脲类口服降糖药，对正常人和糖尿病者均有降血糖作用。其降血糖作用在甲苯磺丁脲和格列本脲之间。本品直接作用于胰腺，促进Ca^{2+}向β细胞内转运，刺激胰岛细胞分泌。同时也能提高周围组织对葡萄糖的代谢，降低血糖。还能抑制血小板中花生四烯酸从磷脂中释放，减少血栓素A_2的合成，对多种凝血因子（如Ⅴ、Ⅷ、Ⅺ）也有抑制作用，并提高纤溶酶原活化因子的水平，促进纤维蛋白的溶解。动物实验证实，本品可降低血浆中胆固醇、甘油三酯及脂肪酸的水平。口服吸收迅速，t_{max}为2～4h，作用维持24h。$t_{1/2}$为10～12h。大部分在肝中代谢为无活性的代谢产物，给药后1d内59%由尿排出体外，少量随粪便排出；5d内95%由尿排出。临床用于成年后发病、单用饮食控制无效，且无酮症倾向的轻、中型糖尿病。还可用于改善糖尿病引起的眼底病变和血管功能紊乱。可与双胍类降糖药合用于单用本药不能控制血糖的病人。与胰岛素合用治疗胰岛素依赖型糖尿病，可减少胰岛素的用量。

口服：160mg/d。一般开始80～160mg/d，以后可根据血糖或尿糖测定，将剂量增加到240～320mg/d，分2～3次服。

【注意与禁忌】 偶见腹痛、恶心、呕吐等胃肠道反应，以及头痛、皮疹等。用量过大可发生低血糖。严重肝肾功能不全、酮中毒、酸中毒、糖尿病前驱昏迷、孕妇禁用。由胰岛素改用本品，原剂量在20单位以上者，第1日将胰岛素减半，加服本品，以后根据情况逐渐将胰岛素减除。服药期间应勤查血糖与尿糖，以便调整至最适剂量。

【药物相互作用】 噻嗪类利尿药、肾上腺皮质激素、雌激素等可减弱本品的降糖作用。氯霉素、香豆素类、保泰松、羟基保泰松、氯贝丁酯、磺胺苯吡唑能抑制本品的代谢而增强降血糖作用，甚至引起低血糖反应。阿司匹林、保泰松、磺胺苯吡唑主要和本品竞争与血浆蛋白结合，增强本品的降血糖作用。其他参阅格列本脲。

【规格】 片剂：40mg，80mg；胶囊：40mg。

格列吡嗪[典][基] Glipizide（吡磺环己脲，美吡达，优达灵，Minidiab）

【药性与应用】 第2代磺酰脲类口服降糖药，主要促进胰岛β细胞分泌胰岛素，尤其是葡萄糖刺激的胰岛素分泌；还有增强胰岛素的作用，增强靶细胞对胰岛素的反应，从而有效降低血糖浓度和糖基化血红蛋白；并可降低血甘油三酯和胆固醇水平，提高高密度脂蛋白的比率；抑制血小板聚集和促进纤维蛋白溶解，对血管病变有一定防治作用。口服后迅速被吸收，1~3h达峰值，$t_{1/2}$为2~4h。主要在肝内被代谢为无活性物质，24h经尿排出97%。临床用于治疗轻、中度非胰岛素依赖型糖尿病。

口服：2.5~5mg，1次/d，餐前30min口服；以后视血糖或尿糖情况，逐步达到最适剂量。当剂量>10mg/d时，应分2~3次服。最高剂量不超过30mg/d。

【注意与禁忌】 不良反应有恶心、呕吐、腹痛、腹泻、头痛等，发生率为1%~2%，继续治疗可自动消失。个别有暂时性皮疹，偶见低血糖。服药期间饮酒可出现心悸、潮红等反应。糖尿病酮症酸中毒、高渗昏迷、孕妇，肝、肾功能不全，肾上腺皮质功能不全、对本品过敏者禁用。口服其他磺酰脲类降糖药改服本品时，需观察1~2周，以防出现低血糖。

【药物相互作用】 本品与磺胺类、水杨酸类、保泰松、吲哚美辛、香豆素类、单胺氧化酶抑制剂、氯霉素、普萘洛尔、丙磺舒等合用，可增强降血糖作用，诱发低血糖反应。其余参阅格列本脲。

【规格】 片剂：2.5mg，5mg；分散片：5mg；胶囊：2.5mg，5mg；缓释片：5mg；缓释胶囊：5mg，10mg。

格列吡嗪控释片 Glipizide Controlled-release Tablets（瑞易宁）

【药性与应用】 作用同格列吡嗪。利用控释技术使药物在肠道中缓慢释放，从而达到稳定、持久的降血糖作用。药效可维持24h，能降低空腹血糖和餐后血糖。主要用于2型糖尿病。

口服：开始5mg，1次/d，与早餐同服；根据血糖或尿糖，最大可将剂量增加至20mg/d。

【注意与禁忌】 偶有胃肠道反应，剂量大时要避免发生低血糖反应。偶有头痛、头晕、紧张、震颤。长期应用可致药效降低，儿童、老年人、孕妇、哺乳妇慎用。肝、肾功能不全者禁用。服时须整片吞服，不可嚼服。

【规格】 片剂：5mg。

氯磺丙脲[典]　Chlorpropamide（P-607）

【药性与应用】 作用与应用同甲苯磺丁脲，但排泄较慢，$t_{1/2}$为 32h。口服后 4h 显示效果，10h 达峰值，持续 30h 以上，每日服药 1 次即可。

口服：0.1~0.5g，1 次/d，早餐前 30min 口服。开始可服 0.1~0.3g，待血糖正常后，改用 0.1~0.2g 的维持量。用于尿崩症的治疗：0.125~0.5g/d。

【注意与禁忌】 同甲苯磺丁脲，但大剂量可引起粒细胞减少和肝损害。

【规格】 片剂：0.1g，0.25g。

格列喹酮[典]　Gliquidone（糖肾平，糖适平，Glurenorm）

【药性与应用】 第 2 代磺酰脲类口服降糖药，作用机制与其他磺酰脲类降糖药相同，在治疗早期以促进内源性胰岛素分泌为主；经一段时间治疗以后，其主要作用是改善周围组织对胰岛素的敏感性。目前它是磺酰脲类降糖药唯一不受肾功能影响的药物，故可用于肾功能受损的糖尿病病人，为其特点。本品口服易吸收，2~3h 达峰值，主要在肝内代谢，95%代谢物通过胆汁由粪便排出，经尿排出不足 5%。$t_{1/2}$为 24h。血浆蛋白结合率为 99%。本品作用温和，可根据血糖或尿糖适时调整剂量，较少发生低血糖反应。适用于单用饮食不能控制的成年型轻、中度糖尿病，特别是肾功能不全的病人。

口服：60~120mg/d，1~3 次分服。当剂量小于 60mg/d 时，可早餐时 1 次服用。

【注意与禁忌】 本品耐受性好，仅少数人有恶心、轻度腹胀。胰岛素依赖型糖尿病、糖尿病昏迷及昏迷倾向、酮症酸中毒者及孕妇禁用。

【药物相互作用】 本品与水杨酸类、磺胺类、保泰松、抗结核药、氯霉素、四环素、香豆素衍生物、环磷酰胺、单胺氧化酶抑制剂合用，降糖作用增强；与氯丙嗪、拟交感神经药、皮质激素、甲状腺素、口服避孕药及烟酸制剂合用，则降糖作用下降。其他参阅格列本脲。

【规格】 片剂：30mg；胶囊：15mg，30mg。

格列美脲[基]　Glimepiride（阿莱立，安多美，安尼平，迪北，佳和洛，科德平，力贻苹，普唐苹，瑞平，唐费，唐苏，万苏平，亚莫利，伊瑞，佑苏，Amarel，Amaryl）

【药性与应用】 本药是第 3 代口服磺酰脲类降血糖药，临床用于饮食控制、体育锻炼及减轻体重均不能很好控制的2型糖尿病。

本药口服吸收迅速而完全，可达100%。服药后2~3h可达血药峰浓度，半衰期为5~8h。

口服：开始1~2mg，1次/d。然后根据血糖调整剂量，每1~2周的增加剂量不可超过2mg。维持量一般1~4mg/d，最大剂量为8mg/d。如果效果仍不满意，可配以最低有效量的二甲双胍。

【注意与禁忌】 对本药或其他磺酰脲类或磺胺类过敏、已确诊为1型糖尿病、严重肝或肾功能损害、酮症酸中毒、昏迷、严重烧伤、感染、外伤、重大手术、白细胞减少者及孕妇、哺乳妇均禁用。慎用于体质虚弱、肝或肾功能不全、恶心、呕吐、肾上腺皮质或垂体功能减退（特别是行激素替代治疗者）以及高热患者。不推荐儿童使用本药。

本药有低血糖、视力暂时性影响、恶心、呕吐、腹泻、腹痛、上腹部压痛与胀满感；可有转氨酶升高，并可能引起肝衰竭；罕见血小板减少，极个别患者可出现血细胞减少、溶血性贫血、粒细胞缺乏、全血细胞减少；少见瘙痒、红斑、荨麻疹，严重时可有呼吸困难、血压下降，甚至休克；少见头痛、乏力、头晕。

【药物相互作用】 ①与下列诸药合用，可出现低血糖：其他降糖药、ACEI、别嘌醇、雄激素、氯霉素、香豆素衍生物、环磷酰胺、丙吡胺、苯吡胺醇、纤维素衍生物、氟西汀、胍乙啶、异环磷酰胺、MAOI、对氨基水杨酸钠、保泰松、阿扎丙宗、羟基保泰松、丙磺舒、喹诺酮类、水杨酸类、磺吡酮、磺胺类、四环素族、三乙氯喹、氟康唑、奎尼丁、咪康唑、贝特类降血脂药。②下列药物与磺酰脲类共用，可升高血糖：噻嗪类利尿药、乙酰唑胺、巴比妥类、糖皮质激素、肾上腺素和其他拟交感神经药、胰高血糖素、轻泻药、烟酸、雌激素、孕激素、吩噻嗪类、苯妥英、甲状腺素。③与利福平联用时可降低本药的血药浓度，应注意监测血糖。④可乐定、利血平可影响本药血药浓度，高、低不定，应注意监测血糖。⑤包括本药在内的磺酰脲类降糖药与乙醇共用，可引起腹痛、恶心、呕吐、头痛、面部潮红。

【规格】 片剂：1mg，2mg，3mg；胶囊：2mg。

格列波脲 Glibornuride（克糖利，甲磺冰脲，Glutril，Glitrin）

【药性及应用】 磺酰脲类口服降糖药，口服吸收快，约95%与血浆蛋白结合。主要在肝脏代谢。$t_{1/2}$约为8h。代谢产物70%经尿排出，作用持续约为24h。用途与其他磺酰脲类相似，主要用于成人轻、中度非胰岛素依赖型糖尿病。

餐前口服：12.5~25mg，1~2次/d；超过25mg/d，须分2次口服。

【注意与禁忌】 不良反应发生率约为4%，主要为胃肠道反应与皮肤反应。低血糖少见。

【药物相互作用】 磺胺类、水杨酸类、保泰松、香豆素类可增强本品的降糖作用。

【规格】 片剂：2.5mg，5mg，12.5mg，25mg。

格列嘧啶　Glymidine（苯磺嘧啶，降糖嘧啶，Glycodiazine，Gondafon）

【药性与应用】 非磺酰脲及双胍类口服降糖药，口服后30min显效，开始降血糖，作用持续12h。系胰岛β细胞刺激剂，具有胰岛功能者才有效，用于控制饮食无效的成人轻、中度非胰岛素依赖型糖尿病。

口服：1.0~1.5g，早餐时1次服用；以后根据血糖及尿糖情况增减；若剂量不足，可于晚饭时再加500mg。

【注意与禁忌】 偶见皮肤过敏反应、白细胞减少、血小板减少性紫癜及低血糖。肝、肾功能不良者忌用。

【规格】 片剂：500mg。

苯乙双胍[典]　Phenformin（苯乙福明，降糖灵，Phenethydiguanide，Insoral，DBI）

【药性与应用】 促进脂肪组织提取葡萄糖，使肌肉组织无氧酵解增加，增加葡萄糖的利用，以降低血糖；拮抗抗胰岛素因子，减少葡萄糖从消化道的吸收，进一步使血糖降低。此外，还可抑制胰高血糖素的释放。口服2~3h即可使血糖明显下降，作用可维持4~6h。主要经肝代谢，由肾排泄。$t_{1/2}$为3~5h。可用于轻、中度成人非胰岛素依赖型及部分胰岛素依赖型糖尿病。对于磺酰脲类治疗无效的多数幼年型糖尿病、消瘦型糖尿病，亦可应用本品降低血糖，减少血糖的波动性。治疗成年型、肥胖型及稳定型糖尿病，可与磺酰脲类合用，效果较各自单用为好。对部分不稳定型或幼年型糖尿病，可与胰岛素合用，更易控制血糖，并减少胰岛素的用量。对肥胖症伴有糖尿病的病人，尚可利用其抑制食欲及肠道对葡萄糖的吸收而减肥。

口服：75~100mg/d，分次服。开始25mg，2~3次/d，饭前服，逐渐增加到50~100mg/d。一般用药1周后血糖即降低，但继续用药3~4周后，血糖始可达到正常水平。若与胰岛素或磺酰脲类降糖药合用，剂量应根据血糖及尿糖水平加以调整。

【注意与禁忌】 可有胃肠道反应，如厌食、恶心、呕吐、口中金属味等。大剂量服用可发生腹泻。因组织中葡萄糖无氧酵解增加产生大量乳酸，可引起严重乳酸性酸中毒，死亡率可达50%，应密切监测，以预防其发生；充血性心力衰竭及肝、肾功能不全者的危险性尤高。糖尿病合并酸中毒、急性感染者禁用。孕妇慎用。治疗过程中要密切防止低血糖、昏迷和酸中毒的发生。

【药物相互作用】 与香豆素类合用，可增加出血倾向。本品可增加加压素的升压作用。服用本品过程中禁用含乙醇饮料，否则易发生腹痛、酸中毒和体温过低。

【规格】 片剂：25mg，50mg。

二甲双胍[典][基] Metformin（甲福明，美迪康，立克糖，美福明，降糖片，Glucophage）

【药性与应用】 双胍类口服降糖药，具有多种作用机制：延缓葡萄糖从胃肠道的摄取；通过对胰岛素敏感性的提高而增加外周葡萄糖的利用；抑制肝、肾过度的糖原异生。本品不降低非糖尿病病人的血糖水平。在用药期间可降低体重、血浆胆固醇、甘油三酯和前β脂蛋白水平；外周葡萄糖代谢功能也可得到改善。本品主要在小肠吸收，$t_{1/2}$为0.9~2.6h，生物利用度为50%~60%，口服2h血药浓度达峰值。药物聚集在肠壁的浓度为血浆的10~100倍，肾脏、肝脏、唾液的浓度为血浆的2倍以上，不与血浆蛋白结合，以原形从尿中排出，清除$t_{1/2}$为1.7~4.5h，12h内90%被清除。临床应用于饮食控制无效，尤其是有肥胖症的非胰岛素依赖型轻、中度糖尿病病人。对胰岛素依赖型糖尿病，本品可作为胰岛素的辅助用药。

口服：一般开始250mg，2次/d，餐时或餐后服用，以后视血糖或尿糖情况，将剂量调整到最适程度。最大剂量不超过1g/d。

【注意与禁忌】 少见恶心、腹痛、腹泻等消化道症状，餐时或餐后服用可减轻。治疗初期的不耐受症状可逐渐自行消失。过量时过多蓄积可出现高乳酸性酸中毒。糖尿病高渗性昏迷、酮症酸中毒，肝、肾功能不良，严重心血管疾病、严重感染、应激状态者及孕妇忌用。老年病人慎用。

【药物相互作用】 ①本药与胰岛素、磺酰脲类合用，有协同降糖作用，应注意监测血糖，以便及时调整剂量。但格列本脲除外，基本不受影响。②本药可增强抗凝药的抗凝作用。③西咪替丁可增加本药的生物利用度，减少肾脏清除率。合用时宜减少本药用量。④树脂类药物可减少本药的胃肠道吸收。⑤长期应用本药，可减少维生素B_{12}的吸收，应适当补充。⑥理论上经肾小管排泌的阳离子药物，如氨氯吡咪、地高辛、吗啡、普鲁卡因胺、奎尼丁、奎宁、雷尼替丁、氨苯喋啶、甲氧苄啶和万古霉素等，可增加本药在肾小管的竞争转运，应注意监测血糖，以便调整剂量。⑦乙醇与本药同服，易出现乳酸性酸中毒，在用本药期间应避免饮酒。

【规格】 片剂：0.25g，0.5g，0.85g；肠溶片：0.25g；胶囊：0.25g；肠

溶胶囊：0.25g；缓释片：0.5g。

阿卡波糖[典][基]　Acarbose（抑葡萄糖苷酶，拜糖平，Glucobay）

【药性与应用】　本品在肠内竞争性抑制葡萄糖苷酶，抑制多糖及蔗糖等双糖分解生成葡萄糖，并减少和延缓其吸收，具有降低餐后高血糖和血浆胰岛素浓度的作用。本品口服较少吸收，$t_{1/2}$约为2.8h。临床可用于各型糖尿病，也可与其他口服降糖药或胰岛素联合应用。有效率可达55%。

口服：剂量需个体化，一般50~100mg，3次/d，与餐同服。

【注意与禁忌】　因糖类在小肠内分解及吸收障碍而在肠中滞留，被肠道细菌酵解产气增多，可引起腹胀、腹痛、腹泻。对本品过敏、18岁以下、消化道吸收功能障碍、严重疝气、肠梗阻、肠溃疡者及孕妇、哺乳妇禁用。

【药物相互作用】　①与其他降糖药物合用，降糖作用加强，应适当减量，避免低血糖的发生。②抗酸药、考来烯胺、肠道吸附剂、消化酶制剂，可减弱本药的降糖作用，应避免合用。③有报道称本药可降低地高辛的生物利用度，合用时应监测地高辛的疗效与血药浓度。

【规格】　片剂：50mg，100mg；胶囊：50mg。

伏格列波糖　Voglibose（倍欣）

【药性与应用】　本品作用机制、临床应用均同阿卡波糖。

口服：成人200mg，3次/d。随第1口饭服下。疗效不明显时可增至300mg/次，3次/d。

【注意与禁忌】　有时可出现低血糖，偶有黄疸、转氨酶升高等严重肝功能障碍与过敏反应。其余同阿卡波糖。

【药物相互作用】　①本药与其他抗糖尿病药合用时，致低血糖的风险更高，应从低剂量开始，谨慎给药。②β受体阻滞剂、水杨酸制剂、MAOI、氯贝丁酯类血脂调节药、华法林等均可增强本药的降血糖作用。③肾上腺素、肾上腺皮质激素、甲状腺素等，可削弱本药的降血糖作用。

【规格】　片剂：200μg。

马来酸罗格列酮　Rosiglitazone Maleate（罗格列酮，罗格列酮钠，罗西格列酮，圣奥，太罗，文迪雅，Avandia，Rosiglitazone，Rosiglitazone Sodium）

【药性与应用】　属噻唑烷二酮类，抗糖尿病药，通过提高胰岛素的敏感性而有效地控制血糖。临床用于2型糖尿病患者，可以单独使用，并辅以饮食控制和运动疗法。

口服本药后，绝对生物利用度达99%，达峰时间为1h，消除半衰期为

3~4h，且与剂量无关。

口服：本药的剂量应个体化，应从推荐剂量开始，根据临床药效与表现，逐步达到最适量加以维持。本药最大推荐剂量为 8mg/d，单次或分 2 次服均可。此药可单药服用也可配以二甲双胍或其他磺酰脲类，均可得到良好效果，不过应注意调整剂量。

单药治疗：4mg，1 次/d，经 8~12 周后，若空腹血糖不理想，可以加量至 8mg/d，或与二甲双胍等磺酰脲类药物联用。临床试验发现，4mg，2 次/d 可以更好降低空腹血糖与 HbA1c 水平。

联合应用：如在原有治疗中加用本药，应在维持原治疗药的基础上加用本药。①与磺酰脲类药物联用时，本药 4mg，1 次/d。如果患者出现低血糖，可减少磺酰脲类的剂量。②与二甲双胍联用，本药仍为 4mg，1 次/d。发生低血糖时，不需调整二甲双胍的剂量。

【注意与禁忌】 要特别注意：某些患者使用包括本药在内的噻唑烷二酮类药后，充血性心力衰竭加重，故心功能Ⅲ、Ⅳ级的患者禁用此药。

对本药过敏、1 型糖尿病或糖尿病酮症酸中毒、既往有曲格列酮黄疸史、血清丙氨酸氨基转移酶高于正常 2.5 倍以上者不应使用本药。慎用于心功能Ⅰ或Ⅱ级、水肿、肝功能不全患者。

目前尚缺乏 18 岁以下人群的用药资料，故不推荐用于儿童。妊娠安全性为 C 级。哺乳妇不推荐使用。

单用本药治疗不良反应发生率较高的有上呼吸道感染、外伤、头痛、水肿、背痛、高血糖、鼻窦炎、疲劳、腹泻、贫血、低血糖。亦可见血细胞总数轻度下降。在与二甲双胍合用时，贫血的发生率较高，可达 7.1%。在与胰岛素合用时水肿发生率也高于单用胰岛素。与磺酰脲类合用时低血糖的发生率高于单用，但心力衰竭的发生率则较低。本药单用骨折发生率较合用为高。体重的增加亦值得注意。

【药物相互作用】 ①与 CYP2C8 抑制药吉非贝特等合用，可升高本药的血药浓度。②与利福平等 CYP2C8 诱导药合用，则可降低本药的血药浓度。

【规格】 片剂：2mg，4mg，8mg。

吡格列酮 Pioglitazome（艾可拓，艾汀，安可妥，安克唐，安尤平，贝唐宁，吡福，顿灵，佳普喜，绛爽，卡司平，凯宝维元，司成，列洛，倩尔，瑞格临，瑞彤，泰洛平，唐敏，万成，万苏敏，维元，盐酸吡格列酮，夷友，亿奈佳，Actins，Actos，Pioglitazone Hydrochloride）

【药性与应用】 本药为噻唑烷二酮类口服抗糖尿病药，是一种过氧化物酶体增生因子激活剂的 r 型受体（PPARr）激动剂，具有高选择性。本药可通过激活脂肪、骨骼肌、肝脏等胰岛素作用组织中的 PPARr，调节胰岛素应答基因的转录，控制葡萄糖的生成、转运与利用。

本药口服给药后 2h 可达血药峰浓度，半衰期为 3～7h。大部分药物以原形从粪便中排出。

本药用于判断为胰岛素抵抗的 2 型糖尿病患者：①饮食控制与运动疗法无效；②饮食控制+运动+磺酰脲类仍无效；③饮食控制+运动+α-葡萄糖苷酶抑制药仍无效。

口服：①单用本药：15～30mg，1 次/d；最大剂量可达 45mg/d。②联合用药：本药 15～30mg，1 次/d；同时继续使用胰岛素或磺酰脲类药物治疗；出现血糖≤100mg/dL 时，胰岛素应减量 10%～25%；磺酰脲类药也应减量；但二甲双胍可能不需要调整剂量。

【注意与禁忌】 应特别注意：包括本药在内的噻唑烷二酮类药物可引起或加重充血性心力衰竭，禁止用于心功能Ⅲ、Ⅳ级患者。

禁用于对本药过敏、1 型糖尿病、糖尿病酮症酸中毒、肝功能不全、心功能不全、有心衰史、严重肾功能障碍、严重感染、手术与严重创伤者。慎用于心肌梗死、心绞痛、心肌病、高血压性心脏病、水肿、不排卵月经女性、垂体或肾上腺功能不全者。

本药不宜用于 18 岁以下患者。孕妇应权衡利弊应用。哺乳妇不宜使用。

不良反应可有贫血、心脏负荷加重、水肿、头痛、感觉异常、低血糖、腹部不适、肝酶升高、黄疸、视网膜病（罕见）、上呼吸道感染、血管神经性水肿等。

【药物相互作用】 ①与葡萄甘露聚糖合用时，可增强降血糖作用。②与苦瓜、桉树属植物、葫芦巴、人参、胍胶、车前草、圣·约翰草合用，发生低血糖的概率增加。③与阔叶灌木丛类、聚合草、石蚕属植物合用，可诱发血清转氨酶升高。④同时给予另一种噻唑烷二酮药和口服避孕药时，二者的血药浓度均降低 30%，从而可使口服避孕药失效。

【规格】 胶囊：15mg，30mg；片剂：15mg；分散片：15mg；口腔崩解片：15mg。

瑞格列奈[典]　Repaglinide（诺和龙，孚来迪，Novonorm，Repahlinide）

【药性与应用】 本药为氨基甲酰甲基苯甲酸衍生物，为非磺酰脲类促胰岛素分泌的餐时血糖调节药。具有起效快、作用时间短的特点。本药在空腹或进餐时服用，均吸收良好。食物可延长本药的血药浓度与达峰时间。30～60min 达血药峰浓度，然后迅速下降，消除半衰期约 1h。

本药临床用于经饮食控制、降低体重和运动不能有效改善的 2 型糖尿病患者。对轻度肾功能不全患者也可应用。

口服：起始量0.5mg，1次/d；单次最大剂量为4mg/d。对于已使用其他口服抗糖尿病药者，可直接使用本药治疗，起始剂量为1mg/d，但应注意监测血糖。单次最大剂量为4mg，最大剂量推荐为16mg/d。

【注意与禁忌】 对本药过敏、1型糖尿病、糖尿病酮症酸中毒、严重肝或肾功能不全、12岁以下儿童、孕妇、哺乳妇忌用。慎用于肝、肾功能不全患者。75岁以上患者不宜使用。

不良反应可有轻度低血糖；偶见恶心、呕吐、腹痛、腹泻、便秘等；偶有过敏反应如瘙痒、发红、荨麻疹；极少数可有视觉异常。

【药物相互作用】 ①与二甲双胍合用时有协同作用，发生低血糖的概率也相应增加，可相应减少本药用量。②与MAOI、非选择性β受体阻滞剂、ACEI、非甾体抗炎药、奥曲肽以及代谢合成激素合用，均可增强本药降糖作用，从而发生低血糖的概率增加。③CYP3A4抑制药，如康唑类抗真菌药、红霉素、米比法地尔等，均能抑制本药代谢、升高血药浓度，故应禁止与本药合用。④与口服避孕药、噻嗪类、肾上腺皮质激素、甲状腺素、拟交感神经药等合用，可削减本药的降血糖作用。⑤能诱导CYP3A4的药物，如利福平、苯妥英等，可增加本药的代谢，降低血药浓度，故不可合用。⑥乙醇可能加重本药低血糖症状，故用药期间不可饮酒。

【规格】 片剂：0.5mg。

那格列奈[典] Nateglinide（丹平，迪方，拉姆，齐复，唐瑞，唐易，Fastic，Starlix，Starsis）

【药性与应用】 本药是一种D-苯丙氨酸衍生物构成的口服抗糖尿病药，作用机制类似瑞格列奈，可直接作用于胰岛β细胞，发挥降低血糖作用。本药的促胰岛素分泌作用依赖于血糖浓度，血糖浓度低时，则作用减弱。

本药与瑞格列奈均比磺酰脲类起效快，作用持续时间短，既降空腹血糖，又降餐后血糖。本药口服后15min起效，平均血药峰浓度出现于服药后1h内，消除半衰期为1.25~2.9h，大部分经肾排泄（83%），仅10%从粪便排出。

口服：60~120mg，3次/d；餐前1~15min服用。应从小剂量开始，效果不明显时可逐渐加量。当糖化血红蛋白接近目标水平时，可改为60mg，3次/d。

【注意与禁忌】 对本药过敏、1型糖尿病、糖尿病酮症酸中毒者忌用。慎用于重度肝功能不全、严重感染、严重外伤、大手术等机体应激状态以及缺血性心脏病。不推荐儿童使用。孕妇、哺乳妇均不宜使用本药。

不良反应可有低血糖症状、轻度转氨酶升高；极少数人可出现过敏反应，如皮疹、瘙痒、荨麻疹等；国外有发生心肌梗死及猝死的报道，因果关系有待进一步验证。

【药物相互作用】 ①与非甾体抗炎药、水杨酸盐、MAOI、非选择性β受体阻滞剂合用，可增强降糖作用。②与葡甘露聚糖合用，可增强降血糖作用。③与芦荟、苦瓜、硫酸锌、桉树属植物提取物合用时，发生低血糖的概率增加。④与车前草、圣·约翰草合用发生低血糖概率增加。⑤胍胶可延缓胃排空，与本药合用，增加低血糖风险。⑥与噻嗪类利尿药、可的松、甲状腺素、拟交感神经药合用时，本药的降糖作用被减弱。⑦脂肪餐前10min给药将显著降低本药血药峰浓度。

【规格】 片剂：30mg。

利拉鲁肽　Liraglutide

【药性与应用】 在临床研究中发现本品的抗体产生率较低，疗效则有待评价，不推荐为治疗成人2型糖尿病的一线药物。可作为糖尿病的辅助用药。

本品仅作为皮下用药，在大腿、腹部或上臂皮下注射，1次/d，时间不限，与饮食无关。开始剂量0.6mg/d，从小剂量开始，以减少胃肠道反应，1周后加至1.2mg/d。如效果不理想，尚可加到1.8mg/d。

【注意与禁忌】 较为常见的不良反应有胃肠道不适，如恶心、呕吐、消化不良。多见于治疗后的第1周。也可有荨麻疹样反应。可增加胰腺炎的发生风险。禁用于以下情况：酮症酸中毒患者、家族中有甲状腺肿瘤史者、对本品及辅料过敏者及内分泌腺瘤综合征。

与磺酰脲类合用应减少其剂量，以免发生低血糖。警惕出现严重呕吐、严重腹痛等与急性胰腺炎相关的症状。应注意药物过敏反应和抗体的产生。肾病终末期应慎用本品。

【药物相互作用】 本品减慢胃排空，可影响地高辛、赖诺普利、阿托伐他汀、对乙酰氨基酚、灰黄霉素、口服避孕药等的吸收，应予注意。

【规格】 预充注射笔：3mg，18mg。

西格列汀　Sitagliptin（捷诺维，西他列汀，磷酸西他列汀，Januvia，Sitagliptin Phosphate）

【药性与应用】 一种高选择性二肽基肽酶-4抑制剂，可升高内源性胰高血糖素样肽-1（GLP-1）的浓度与活性，以调节血糖，可以避免恶心、呕吐等副作用，也不增加体重。每日口服100mg即可达到治疗目的，多用无益。肾功能损害者用半量，严重损害者用1/4量。临床用于控制饮食不能达到目的的2型糖尿病患者，可单独用本药或与其他降糖药联合治疗。本品单药治疗推荐剂量为100mg/d。

【注意与禁忌】 ①1 型糖尿病、糖尿病酸中毒、对本品任何成分过敏者禁用。②与磺酰脲类联用时应注意低血糖风险，应减少磺酰脲类的剂量。③本品通过肾脏排泄，肾功能不全者，根据程度减少剂量并注意监测。④警惕胰腺炎的发生，注意持续呕吐和严重腹痛和有胰腺炎病史者。⑤注意过敏反应的发生。

【药物相互作用】 本药略微升高地高辛血浆浓度，合用时应注意监测，但不必调整剂量。

【规格】 片剂：100mg。

米格列醇 Miglitol（奥恬草，德赛天，米格尼醇，Bayglitol，Diastabol，Glyset，Plumarol）

【药性与应用】 本药为去氧野尻霉素衍生物，属第 2 代 α-葡萄糖苷酶抑制药，其结构与葡萄糖相似，可延缓葡萄糖的生成与吸收，从而缓解患者餐后高血糖及其后的血糖急剧变化。

本药较阿卡波糖更易在小肠吸收，生物利用度可达 100%，血药浓度达峰时间为 2~3h，消除半衰期为 2h。

本药临床单用或与磺酰脲类合用于非胰岛素依赖型糖尿病。

口服：开始 25mg，3 次（或从 1 次渐增至 3 次）/d；维持量 50mg，3 次/d；最大剂量 100mg，3 次/d。在使用本药 4~8 周后，渐增至维持量，约持续 3 个月。然后检查 HbA1c 水平，若未达到满意程度，剂量可增至最大值。若 HbA1c 仍未降低则应考虑减量。获得有效耐受量后，就维持此剂量。

【注意与禁忌】 对本药过敏、糖尿病酮症酸中毒、炎症性肠病、结肠溃疡、不完全性肠梗阻、有肠梗阻倾向、肠功能紊乱者禁用。慎用于血清肌酐浓度高于 20mg/L 者。儿童不宜使用。妊娠安全性为 B 级。为安全起见，用药时应停止哺乳。

本药的不良反应是低血糖，但不严重；消化道反应可有腹痛、腹泻、胃肠胀气，继续治疗多可缓解；有血清铁浓度降低与贫血的报道。皮疹发生率低，多为一过性。

【药物相互作用】 ①活性炭吸附本药并降低其疗效，不可合用。②应避免与消化酶合用，否则引起本药药效下降。③本药可降低地高辛的血药浓度。④本药降低格列本脲的血药浓度与药效，与磺酰脲类合用，可诱发低血糖。⑤本药可使雷尼替丁生物利用度降低 60%，使普萘洛尔的生物利用度降低 40%。⑥本药应在餐前服用。

【规格】 片剂：25mg，50mg，100mg。

普兰林肽　Pramlintide（Symlin）

【药性与应用】　本药的作用类似胰岛淀粉多肽，可降低胰岛素依赖和非依赖患者的餐后血糖。临床用于 1 型和 2 型糖尿病的辅助治疗。

皮下单剂量注射后 27min 血药浓度达到峰值，主要经肾脏代谢，消除半衰期为 30~50min。

皮下注射：①1 型糖尿病：开始剂量 15μg，临近饭前给药。维持量可从 15μg 渐增至 30~60μg，到可耐受为止。②2 型糖尿病：开始剂量为 60μg，临近饭前给药；维持量可达 120μg（直到可耐受为止。）

【注意与禁忌】　对本药过敏、胃轻瘫、低血糖昏迷者禁用。慎用于糖化血红蛋白超过 9%、有低血糖发作史、对低血糖敏感者。对儿童的安全性、有效性未确立。妊娠安全性为 C 级。哺乳妇应用应权衡利弊。

不良反应可有低血糖、咳嗽、咽炎、过敏、头痛、头晕、乏力、恶心、呕吐、食欲下降、腹痛等。

【药物相互作用】　本药与胰岛素联用，可增加胰岛素诱导的严重低血糖发生率，尤其是 1 型糖尿病患者。故本药不可单独与基础胰岛素（非进餐胰岛素）联用。

【规格】　注射液：3mg/5mL；预填充笔型注射剂：15μg，30μg，45μg，60μg，120μg。

艾塞那肽　Exenatide（Byetta）

【药性与应有】　本药是合成的肠降血糖素类似物。临床作为辅助用药，用于口服降糖药治疗效果不充分的 2 型糖尿病的治疗。

皮下注射本药后，餐后血糖水平降低持续达 5h，注射后的 3h 达最低点。2 型糖尿病患者皮下注射 10μg 后，21h 达到浓度峰值，终末半衰期为 24h。

皮下注射：初始剂量 5μg，2 次/d；维持量 10μg，2 次/d。

【注意与禁忌】　应特别警惕，本药可导致胰腺炎。

对本药过敏、1 型糖尿病、糖尿病酮症酸中毒、严重肾功能不全、严重胃肠道疾病者均应避免使用本药。慎用于低血糖患者。

对儿童的安全性、有效性尚未确定。妊娠安全性 C 级。哺乳期间应用应权衡利弊。

不良反应有低血糖、头晕、头痛、神经质、腹泻、消化不良、恶心、呕吐等。

【药物相互作用】　①与对乙酰氨基酚合用，可使后者的药效下降。二药联用应间隔 1h 以上。②本药可致洛伐他汀药效下降，合用时应适当增加其剂量，必要时可监测血糖。

【规格】 注射液：250μg/mL。

右芬氟拉明　Dexfenfluramine（Isomeride）

【药性与应用】 芬氟拉明的右旋异构体，具有调节体重和降低血糖的作用。它能直接刺激下丘脑饱觉中枢，抑制下丘脑摄食中枢，从而引起食欲减退，并可使周围组织增加葡萄糖利用而降低血糖。能选择性地抑制碳水化合物的摄入而不损害蛋白质的摄入；能抑制胰岛素引起的摄食过多和精神性摄食过多。本品的优点在于无精神兴奋性、不升高血压、无成瘾性。口服本品几乎全部被吸收，4h达峰值，重复给药，于第4日达到动态平衡。本品与血浆蛋白结合，在体内很快生成仍有活性的D-去甲芬氟拉明。用药后3~4d 90%以上随尿排泄。$t_{1/2}$约为18h。临床用于肥胖型糖尿病及各种肥胖病。本品还具有降低甘油三酯、胆固醇和血压的作用，对冠心病、高血压亦有治疗作用。

口服：30mg/d，早、晚2次，于就餐前30~60min分服。

【注意与禁忌】 常有口干、恶心、便秘、腹泻，继续使用可消失。罕见嗜睡、头昏、眼花、头痛、无力、不安、尿频、反应性抑郁和神经质。青光眼、癫痫、有心理厌食史、有抑郁症史、有精神病史、有滥用药物倾向、严重乙醇中毒、心律失常者禁用。肝、肾功能不全及精细和危险作业者慎用。孕妇、哺乳妇忌用，不可单独用于器质性肥胖症的治疗。

【药物相互作用】 本品具有5-羟色胺样作用，二者不可合用，至少应隔15d以上才可分别使用。不宜与中枢性食欲抑制药合用。本品可增强镇静药、抗高血压药、三环类药的降血压作用；能增强磺酰脲类降糖药的降糖作用。

【规格】 胶囊：15mg。

木糖醇[典]　Xylitol（Xylitolum）

【药性与应用】 可代替葡萄糖、果糖作为机体的能源，也是体内合成核酸和进行解毒的重要物质。本品不需要胰岛素的帮助，可直接被机体细胞摄取、利用，而不引起血糖、尿糖升高。尚有抑制酮体生成的作用，减少血浆脂肪酸的生成。本品口服吸收量个体差异性大，可能与肠道细菌和内容物、遗传因素有关。本品在体内几乎全部被代谢，极少以原形从尿中排出。临床用于体内胰岛素不足时补充热量与体液、改善糖代谢、消除酮血症，是糖尿病代谢异常的有效调整剂。在常规剂量下对肝、肾无明显影响。

静脉注射：10%~20%溶液，20~40mL/次。静脉滴注：5%~10%溶液，500~1000mL/次。必要时可适当增加用量，但不应超过100g/d。口服：25~50g/d，分3~4次，调于饮食中服用。

【注意与禁忌】 少数人用药后有头晕、恶心、呕吐、腹泻、乏力及右上腹痛，减量后可缓解。个别人可产生利尿、少尿和氮质血症。胰岛素诱发低血糖病人禁用。有肝、肾功能障碍者慎用。滴速应限制在 0.3g/（kg · h）以下；浓度过高、滴速过快可引起代谢性酸中毒，损伤肾脏及脑功能。

【药物相互作用】 不可与维生素 B_6、红霉素庚酸盐合用，以免产生光分解。用时应新鲜配制，最好单用，不与其他药物混合，以避免产生光分解。

【规格】 注射剂：2g，4g；注射液：25g/500mL，50g/500mL；口服粉剂：500g/包。

二羟基苯磺酸钙　Doxium-500（导升明，Cadobesilate）

【药性与应用】 对引起糖尿病视网膜病变的三高因素（高毛细血管通透性、高血液黏滞性、高血小板聚集活性）有明显的抑制作用和逆转作用，为糖尿病视网膜病变的高选择性用药。本品临床主要用于治疗糖尿病视网膜病变，减少致盲率和视力下降速度。

轻型视网膜病变或预防用药：250~500mg，1~2 次/d。增生性或隐匿性视网膜病：500mg，2~3 次/d。

【注意与禁忌】 不良反应主要为胃肠道不适；其次为疲倦无力、嗜睡、眩晕、头痛及皮肤过敏。偶有发热、多汗、潮红、心前区不适等。对本品过敏者禁用。胃肠功能障碍者慎用。

【规格】 胶囊（片剂）：250mg，500mg。

依帕司他　Epalrestat（依帕他特，Kinedak）

【药性与应用】 本品系醛糖还原酶抑制剂，对人晶状体、坐骨神经和红细胞中的山梨醇聚集有抑制作用。对晶状体等各种组织的醛糖还原酶均有较强的抑制作用。临床用于糖尿病引起的感觉、运动性神经元疾病的治疗，能改善神经末梢障碍引起的麻木、疼痛、振动觉异常、心悸等。

口服：50mg/次，3 次/d。

【注意与禁忌】 偶有红斑、水疱，出现时应停药。偶有胆红素、转氨酶、肾素升高和腹泻。本品对孕妇、儿童的安全性尚未确定。哺乳妇应停药。对不可逆的糖尿病末梢神经病疗效尚未确定。用药 12 周无效者应停药。本品对糖化血红蛋白在 7.5%~8.5%以上者治疗效果较好。

【规格】 片剂：50mg。

托瑞他特　Tolrestat（Aredas）

【药性与应用】 醛糖还原酶抑制剂，对神经细胞和红细胞中的山梨醇聚积有抑制作用。口服后 2h 达峰值，1 次或多次用药后，$t_{1/2}$ 为 10~12h。在

20~800mg剂量范围内，生物利用度与剂量成正比。其消除形式主要是以原形从尿中排出。重复用药无严重蓄积反应。在治疗血药浓度下，耐受性良好。临床主要用于糖尿病引起的感觉、运动多神经元性疾病的治疗。

口服：200mg，早餐前顿服，1 次/d。4~8 周内可产生疗效，如无疗效，应停药。

【注意与禁忌】 不良反应多轻微。3%以上的病人有关节痛、腹痛、腿痉挛、头晕、腹泻等。肝功能明显异常、严重肾功能不全者和孕妇、哺乳妇及休克病人禁用。定期检查肝、肾功能，指标达正常值 2 倍时应立即停药。

【规格】 片剂：200mg。

甲钴胺[典] Mecobalamin

【药性与应用】 维生素 B_{12} 衍生物，因在中央钴分子上结合了 1 个甲基基团，有参与甲基转换及核酸、蛋白质和脂质的代谢，促进核酸、蛋白质、卵磷脂合成的功能。刺激轴突再生、修复，改善糖尿病的周围神经症状，增加神经传导速度。临床用于糖尿病性周围神经炎，以及因维生素 B_{12} 缺乏引起的其他疾病，如巨幼红细胞性贫血等。

口服：500μg，3 次/d。肌内注射或静脉注射：周围神经病变，500μg，3 次/周。巨幼红细胞性贫血，500μg，3 次/周，2 个月后可每隔 1~3 月复注 500μg 维持。

【注意与禁忌】 口服可有食欲不振、恶心、腹泻；偶见皮疹。注射可有皮疹、头痛、出汗、发热。长期接触汞的病人，不宜大量服用。

【规格】 片剂：500μg；注射剂：500μg。

胰激肽原酶[典] Pancreatic Kininogenase（依可佳，Pancreate Kallilreine）

【药性与应用】 本品属激肽系统蛋白水解酶，能促进末梢血管扩张，血管通透性增加，改善血循环，使血压维持正常水平。也激活纤溶酶原，使体内激肽系统处于平衡状态，改善微循环。临床用于糖尿病性神经病变、原发性高血压、动脉粥样硬化、心绞痛、闭塞性动脉内膜炎、闭塞性血栓性脉管炎、原发性高血压。

口服：120~240 单位/次，3 次/d，空腹吞服。皮下注射：10~20 单位/次，1~2 次/d，3 周为一疗程。肌内注射：10~40 单位/次，1 次/d 或隔日 1 次。

【注意与禁忌】 偶有轻度胃部不适等胃肠道反应和皮肤过敏反应，停药后可恢复正常。脑出血或有其他出血倾向者慎用。

【药物相互作用】 本药与 ACEI 有协同作用。

【规格】 肠溶片：60 单位，120 单位；注射剂：10 单位，20 单位，40 单位。

前列腺素 E_1　Prostaglandin E_1（保达新）

【药性与应用】 抑制血小板聚集、血栓素 A_2 生成、动脉粥样斑块形成及免疫复合物产生；可扩张外周和冠状血管。临床用于糖尿病性神经病变、心肌梗死、血栓性脉管炎、闭塞性动脉硬化、中心性视网膜血栓。

静脉滴注：100~200μg 溶于生理盐水或 5%葡萄糖溶液 500mL 中，最大剂量 400μg/d。15~20d 为 1 个疗程。

【注意与禁忌】 应用本品易出现肢体痛、肿胀、发红，发热、恶心、呕吐、腹泻。青光眼、心力衰竭者慎用。对本品过敏者禁用。

【规格】 注射剂：100μg。

第十六章　避孕药

第一节　短效避孕药

炔诺酮[典]　**Norethisterone（Norethindrone）**

【药性与应用】 一种口服孕激素，其作用为炔孕酮的5倍，兼有轻度雄激素和雌激素活性，抑制下丘脑促黄体生成素释放激素（LHRH）的分泌，同时作用于垂体前叶，降低其对LHRH的敏感性，从而阻断促性腺激素的释放，抑制卵巢排卵。与炔雌醇合用，作为短效口服避孕药。较大剂量单独应用，可增加宫颈黏液稠度，阻止精子穿透受精，抑制宫内腺体发育生长，影响孕卵着床，作为速效探亲避孕药。口服易吸收，0.5～4h达峰值，$t_{1/2}$为14～15h，作用时间在24h以上，大部分从尿中排出。除口服避孕外，也用于治疗功能性子宫出血、妇女不孕症、痛经、闭经、子宫内膜异位症、子宫内膜增生过度等。

口服：一般1.25～5mg，1～2次/d。作为短效口服避孕药（复方炔诺酮片、膜、纸片及口服避孕片或膜0号）：从月经周期第5日开始服药，每天晚饭后（上夜班者早饭后）服1片，连服22d，等月经来潮后第5日继续服用，不可间断。作为探亲避孕药：于同居当晚开始服用，每晚1丸（5mg），同居10d以内必须连服10丸；同居半月，连服14丸；超过半月者，服完14丸后，接着改服短效避孕药，直至探亲结束。用于治疗功能性子宫出血（炔诺酮片、膜或纸片）：2.5mg/次，1次/8h；在紧急情况下，1次/3h，待出血明显好转后，再改为1次/8h，连续服用20d；也可在流血停止后，每天加服炔雌醇0.05mg或己烯雌酚1mg，共20d。用于治疗不孕症：口服本品2.5mg和炔雌醇0.05mg，1次/d，连服20d，共3个周期。用于治疗痛经、子宫内膜异位症：于月经第5~7日开始，口服2.5mg/次，1次/d，连服20d。

【注意与禁忌】 少数人可有恶心、呕吐、头昏、乏力、嗜睡等类早孕反应及不规则出血、闭经、乳胀、皮疹，多可自行消失。用于避孕时应注意：哺乳妇应在产后半年服药，以免乳汁减少；人工流产者应在流产后第1次月经第5日开始用药。必须每日定时、定量服药，如漏服应在24h内补服，否则易失败。为防止发生突破性出血，可每日加服炔雌醇5～15mg，对经血量减少、经期偏短的现象不必处理。服药 22d 后，一般过 3～4d 即来月经；如第 7 日仍未来月经，应开始服下 1 个月的药。如连续闭经 2～3 个月，应停药，也可加服炔雌醇 5～10mg/d。肝病、肾病、乳房肿块者慎用。主张服药者戒烟，以预防心、脑血管病。

【药物相互作用】 利福平、氯霉素、氨苄西林、苯巴比妥、苯妥英钠、扑米酮、甲丙氨酯、氯氮䓬、对乙酰氨基酚及吡唑酮类镇痛药保泰松等可加速肝酶效应，导致避孕失败，增高突破性出血的发生率。维生素 C 可增强本品的避孕作用，每日口服 1g 维生素 C，可使炔雌醇的生物利用度从 40%提高到 60%～70%。

【规格】

复方炔诺酮片（避孕片 1 号）：每片含炔诺酮 0.6mg、炔雌醇 0.035mg。

复方炔诺酮膜（避孕膜 1 号）：每小格含药量同上。

复方炔诺酮纸片（薄膜口服避孕片 1 号）：每小格含药量同上。

复方炔诺酮片-330：每片含炔诺酮 0.3mg、甲基炔诺酮 0.3mg、炔雌醇 0.03mg。

口服避孕片 0 号：每片含炔诺酮 0.3mg、甲地孕酮 0.5mg、炔雌醇 0.035mg。

口服避孕膜 0 号：每小格含药量同上。

炔诺酮双相片（Ortho-Novum 10/11）：开始 10d 片，每片含炔诺酮 0.5mg、炔雌醇 0.035mg；后继 11d 片，每片含炔诺酮 1mg、炔雌醇 0.035mg。

炔诺酮三相片（Ortho-Novum 7/7/7）：每 7d 片含本品分别为 0.5mg、0.75mg、1mg 和炔雌醇 0.035mg。

炔诺酮探亲片（探亲避孕丸）：每片（丸）含炔诺酮 5mg。

炔诺酮（妇康）片：每片含炔诺酮 0.625mg。

炔诺酮（妇康）膜：每膜含药量同上。

炔诺酮纸片（薄型妇康片）：每片含药量同上。

甲地孕酮[典][基]　Megestrol（去氢甲孕酮，Niagestin）

【药性与应用】 孕激素，作用口服时为黄体酮的 75 倍，注射时为其 50 倍，且无雌激素和雄激素活性。抑制排卵作用显著，并增加宫颈口黏液稠度和抑制子宫内膜正常发育，使精子不易穿透、受精卵不易着床。临床作为短效口服避孕药、肌内注射长效避孕药；以及治疗痛经、闭经、功能性子宫出血、子宫内膜异位症及子宫内膜腺癌等，也用于乳腺癌的姑息疗法。

口服：4mg，1～3 次/d。作为短效避孕药：从月经周期第 5 日起，每日口服 1 片甲地孕酮片、膜或纸片，连服 22d 为 1 个周期，停药后2～4d 月经来潮，然后于第5日服下1个周期的药。作为探亲避孕药：探亲当日中午口服1片甲地孕酮探亲避孕片1号，当日晚上加服1片，以后每日晚上服1片，直至探亲结束，次日再服1片。作为事后避孕药：口服甲醚抗孕膜（或丸），于月经周期第6~7日服1次，以后每次房事服1粒；每周服2次以上者效果较好。探亲避孕时，于探亲当日中午或傍晚先服1粒，以后每次房事服1粒。甲醚抗孕膜可舌下含服，凡常在一起者，第1次于月经第6日含服1小格，以后每次房事含服1片。探亲者，于探亲当日含服1片，以后每次房事含1片。治疗功能性子宫出血：口服甲地孕酮片、膜或纸片，2mg/8h。严重出血，1次/3h，待减轻后再改为1次/8h。然后将剂量每3d递减1次，直至维持量4mg/d，连服20d。流血停止后，每日加服炔雌醇0.05mg，或己烯雌酚1mg，共20d。治疗闭经：每日口服甲地孕酮片1片、炔雌醇0.05mg，共20d，连服3个月。治疗痛经和子宫内膜增生过度：于月经第5~7日开始，每日口服甲地孕酮片1片，共20d。治疗子宫内膜异位症：甲地孕酮片1片，2次/d，共7d；然后1片/次，3次/d，共7d；再后2片/次，2次/d，共7d；最后20mg/d，共6周。用于子宫内膜腺癌：从4mg/d起服，逐渐增至30mg/d，共6周；或4mg，2次/d，共20d。用于乳腺癌：160mg/次，1次/d，连续2个月为1个疗程。

【注意与禁忌】 少数人有头晕、恶心、呕吐，偶有不规则出血。有肝、肾疾病者忌用。子宫肌瘤、有血栓病史、高血压者慎用。

【规格】 片剂（妇宁片）、膜剂（妇宁膜）、纸片（薄型妇宁片）：1mg，4mg。

甲地孕酮探亲避孕片1号：2mg。

复方甲地孕酮片（避孕片2号）：每片含甲地孕酮1mg、炔雌醇0.035mg。

复方甲地孕酮膜（避孕膜2号）：每小格含药量同上。

复方甲地孕酮纸片（薄型避孕片2号）：每小格含药量同上。

甲醚抗孕膜（丸）：含甲地孕酮0.5mg、奎孕酮（醋炔醚）0.8mg。

Megace片：160mg。

炔诺孕酮[典]　Norgestrel（18-甲基炔诺酮，高诺酮，甲炔诺酮，dl-Norgestrel）

【药性与应用】 孕激素作用为炔诺酮的5~10倍，兼有雄激素、雌激素和抗雌激素活性。抗排卵作用强于炔诺酮并增强宫颈口黏液稠度和抑制子宫内膜发育。口服易吸收，4~6h达峰值。$t_{1/2}$为27~35h。代谢产物主要从尿中排泄。临床主要与炔雌醇组成短效口服避孕药，也通过改变剂型作为长效避孕药及治疗痛经、月经紊乱等。

短效口服避孕：口服复方炔诺孕酮片1号（滴丸），从月经第5日开始，1

片/d，连服22d，不可间断，服完后3~4d即来月经；并于月经第5日再服下1个周期药。作为探亲避孕：于探亲当晚开始服炔诺孕酮探亲避孕片，1片/d；服法与炔诺酮相同。用于事后避孕：房事后72h内口服2片事后避孕片，12h后再服2片。

【注意与禁忌】 可有恶心、呕吐、头晕、乏力、嗜睡等类早孕反应及不规则出血；偶有乳胀、皮疹、痤疮、体重增加、高密度脂蛋白降低。哺乳妇应于产后半年服用，以免乳汁减少。不可漏服，漏服后应在24h内补服，以免避孕失败。发生突破性出血，应加服炔雌醇5~15mg/d。服药22d后，7d不来月经，即应服下1个周期的药。肝、肾疾病者忌用。子宫肌瘤及高血压者慎用。

【规格】

复方炔诺孕酮片1号（复甲1号）：每片含炔孕诺酮0.3mg、炔雌醇0.03mg。

炔诺孕酮探亲避孕片：每片含炔诺孕酮3mg。

复方炔诺孕酮滴丸（复方十八甲滴丸）：每丸含药量同上。

复方炔诺孕酮事后避孕片：每片含炔诺孕酮1mg、炔雌醇0.1mg。

左炔诺孕酮[典]　Levonorgestrel（左旋甲炔诺酮，D－甲炔诺酮，D-Norgestrel）

【药性与应用】 药理活性比炔诺孕酮强1倍，是目前较广泛应用的一种口服避孕药。口服吸收迅速，0.5~1h达峰值。$t_{1/2}$为10~24h。蛋白结合率为93%~95%，生物利用度为100%，代谢产物从尿和粪中排出。与炔雌醇组成复合片或双相片、三相片作为短效避孕药。复合片降低HDL比较明显，双相或三相片则影响较小。由于三相片每周减少本品用量约40%，不良反应相应减少。

作为短效口服避孕药：从月经第5日开始服用复方左炔诺孕酮片，1片/d，不间断连服22d，在临睡或晚饭后用；服完后月经来潮后第5日，再开始服下1个周期药。

【注意与禁忌】 可有恶心、呕吐、头痛、乳胀、痤疮、体重增加、抑郁、HDL下降、突破性出血、闭经等。

【药物相互作用】 ①维生素C可增强本药的避孕效果。②本药可减少茶碱、环孢素、合皮质激素的代谢。③本药与巴比妥类、抗惊厥药、灰黄霉素、利福平等药合用，可发生突破性出血。④氨苄西林、四环素可减弱本药的避孕效果。⑤本药可加快对乙酰氨基酚的清除。⑥本药可减弱香豆素类抗凝血药的抗凝作用。

【规格】

复方左炔诺孕酮片：每片含左炔诺孕酮0.15mg、炔雌醇0.03mg。

左炔诺孕酮双相片：开始 11d 片每片含左炔诺孕酮 0.05mg、炔雌醇 0.05mg；后 10d 片每片含前者 0.125mg、后者 0.05mg。

左炔诺孕酮三相片：开始 6d 片每片含左炔诺孕酮 0.05mg、炔雌醇 0.03mg；中期 5d 片每片含前者 0.075mg、后者 0.04mg；后 10d 片相应为 0.125mg 和 0.03mg。

去氧孕烯 Desogestrel（地索高诺酮，Org2969，Cycleare）

【药性与应用】 口服强效孕激素，无雄、雌激素活性。活性较炔诺孕酮强 1 倍，较炔诺酮强 18 倍。口服 $t_{1/2}$ 为 21～42.5h。可升高 HDL。抗雌激素活性也强于炔诺酮和左炔诺孕酮。具有显著的排卵抑制作用，并能增强宫颈口黏液稠度，抑制子宫内膜发育。临床作为避孕药效果可靠、周期控制好，升高 HDL，有利于脂质代谢，不增加体重，无增加雄性征等副作用。

口服复方去氧孕烯片，从月经第 1 日开始，1 片/d，不间断连服 21d，然后停药 7d；第 29 日起开始服下 1 个周期药片。

【注意与禁忌】 可有不规则出血，开始发生率较高，半年后逐渐减少；尚可见恶心、头痛、闭经、乳胀、乏力、抑郁等。严重肝功能障碍、血栓形成、乳腺癌、子宫癌及哺乳期者忌用。

【药物相互作用】 利福平、巴比妥类、苯妥英钠等可使本品和炔雌醇活性降低。

【规格】

复方去氧孕烯片：每片含去氧孕烯 0.15mg、炔雌醇 0.03mg 或 0.02mg。

去氧孕烯双相片：开始 7d 片每片含去氧孕烯 0.025mg、炔雌醇 0.04mg，以后 14d 片每片相应含药物为 0.125mg、0.03mg。

去氧孕烯炔雌醇 Degogesfrel and Ethingl Estradiol（地索高诺酮/乙炔雌二醇，妈富隆，马维朗，美欣乐，Cycleare，Esogesfrel/Ethinglestradiol，Marvelon）

【药性与应用】 本药为合成的雌激素炔雌醇与孕激素去氧孕烯的复方制剂，临床用于避孕和治疗功能性子宫出血及多囊卵巢综合征。口服吸收完全，单次服用后 1.5h 血药浓度达到峰值，消除半衰期为（38±20）h，主要经肝脏代谢，随尿排出。

口服：自月经第 1 日开始服用，1 片/d，连服 21d。停药后再开始服下一个周期。

【注意与禁忌】 要特别警惕，吸烟可增加本药发生严重的血管不良反应的风险。其危险性随吸烟量和年龄的增长而增加。

禁用于对本药任一成分过敏、有血栓栓塞病史、黄疸、严重肝病、肝肿瘤、乳腺和生殖道肿瘤、阴道不明原因出血、妊娠、有偏头痛先兆者。

慎用于糖尿病、高血压、高脂血症、抑郁症、肥胖、水钠潴留、有乳腺癌家族史、手术戴角膜接触镜者。不推荐哺乳妇服用本药。

不良反应：本药可有恶心、呕吐、头晕等类早孕反应，也可出现乳胀、乳痛，多可随服药时间延长而减轻；少数妇女可发生阴道分泌物改变、阴道点滴出血，半年后多可减少。也可有闭经、抑郁、不耐受角膜接触镜；面部也可出现妊娠斑；罕见血压升高、高脂血症及胰腺炎等。

【药物相互作用】 ①与肝酶诱导药苯巴比妥、苯妥英钠、苄星青霉素、四环素、利福平、扑米酮、卡马西平、奥卡西平、托吡酯、灰黄霉素等合用，可使本药活性下降。一般不可合用，特殊情况下应改用避孕方法。②服药期间不可吸烟。

【规格】 片剂（去氧孕烯/炔雌醇）：0.15mg/0.02mg，0.15mg/0.03mg。

诺孕酯　Norgestimate（高诺酮肟，Cilest，Tricilest）

【药性与应用】 新强效孕激素，抑制排卵作用显著，仅有抗雌激素作用，而无雄、雌激素活性。耐受性良好，对脂质代谢影响小。口服吸收迅速，$t_{1/2}$约为4h。临床与炔雌醇组成复合片或三相片作为短效口服避孕药。

口服：从经期第5日开始，1片/d，不间断连服21d；三相片亦从第5日开始，1片/d，依次服6、5、11d片。

【注意与禁忌】 偶有恶心、头痛、乳胀、体重增加。有血栓史者及心、肾、肝疾病病人，以及孕妇、哺乳妇忌用。

【药物相互作用】 巴比妥类、苯妥英钠、卡马西平、利福平、利福喷汀、灰黄霉素等不可与本品合用。

【规格】 片剂：每片含诺孕酯0.25mg、炔雌醇0.035mg。三相片：开始6d片、其次5d片、最后11d片，每片含诺孕酯各为0.18mg、0.125mg和0.28mg，炔雌醇均为0.035mg。

孕二烯酮　Gestodene（Δ^{15}-d-甲炔诺酮，烯高诺酮，Δ^{15}-Le-Vonorgestrel，Femodene，Femovan，Harmonet，Minulet，Moneva，Triminulet）

【药性与应用】 作用最强的孕激素，有抗雌激素活性，但无雄、雌激素活性。口服吸收迅速，生物利用度为100%，1~2h达峰值。临床与炔雌醇组合成复合片、三相片作为短效口服避孕药。由于效果可靠、周期控制好，并能提高血浆HDL，为目前理想的口服避孕药。

口服：从月经第1日起，1片/d，不间断连续服21d。三相片每6d、5d和

10d 依次各服相应相片 1 片。

【注意与禁忌】 可有恶心、呕吐、头痛、乳胀、体重增加等。有血栓史者及心、肝、肾疾病病人，以及孕妇、哺乳妇禁用。

【药物相互作用】 巴比妥类、苯妥英钠、扑米酮、卡马西平、利福平、灰黄霉素等与本品不能同时使用。

【规格】 片剂：每片含孕二烯酮 0.075mg、炔雌醇 0.03mg 或 0.02mg；三相片：开始 6d 片每片含孕二烯酮 0.05mg、炔雌醇 0.03mg，其后 5d 片和 10d 片相应药物含量为 0.07mg、0.04mg 和 0.1mg、0.03mg。

炔酮肟 Norethisterone Oxime

【药性与应用】 炔诺酮类孕激素，兼有雌激素、抗雌激素和抗孕激素活性。抗着床作用比炔诺酮大 12.5 倍，并抑制子宫内膜的发育和分泌，加速受精卵的运行，使其与子宫内膜的发育不同步，使受精卵不能着床，且毒性较小。临床用于探亲避孕药或事后避孕药，使用方便、安全，可复性好。

用于探亲避孕：于探亲当日口服 2 片探亲避孕片（中、晚各 1 片），以后每晚 1 片。探亲结束后，继续服用 2d。同居少于 10d 者，应连服 10d。用于事后避孕：每次房事后口服 1 片事后避孕片。

【注意与禁忌】 少数人可有突破性出血、恶心、呕吐、食欲减退、皮疹、腰酸等，多可自行消失。肝功能不良者慎用。

【规格】 探亲避孕片：每片 1mg；事后避孕片：每片 2mg。

奎孕酮 Quingestanol（酯炔醚）

【药性与应用】 孕激素活性比炔诺酮强 2 倍，兼有弱雌激素活性。大剂量口服可维持有效作用 2 周。有抗排卵和抗着床作用，具有加速受精卵运行和延缓子宫内膜发育的双重作用，使二者不同步，受精卵无法着床而避孕。与甲地孕酮组成甲醚抗孕膜，口服或舌下含服均可。大剂量也可作为女用长效避孕药，不受月经周期的限制，任 1 日服用均有避孕效果。

一般避孕：夫妻常在一起者，于经期第 6~7 日先含 1 片甲醚抗孕膜或口服 1 丸甲醚抗孕丸，以后每次房事时即含 1 片或服 1 丸；如隔 3~4d 无房事者，亦须口含 1 片或服 1 丸。探亲避孕：于探亲当日中午、傍晚各含 1 片或服 1 丸，以后每次房事即含 1 片或服 1 丸。长效避孕：于任 1 日口服 80mg，1 次/2 周。

【注意与禁忌】 主要不良反应有不规则出血、闭经、恶心、头晕、头痛、乏力等，不必处理。对不规则出血，也可服炔雌醇 0.0125mg，1~2 次/d，连服 3d。大剂量时可有胃肠道不适、头痛、抑郁、痤疮、水肿、乳胀等。肝、肾疾病及高血压者慎用。

【规格】 片剂：80mg；甲醚抗孕膜（丸）：每片（粒）含奎孕酮 0.8mg、甲地孕酮 0.5mg。

孕三烯酮　Gestrinone（三烯高诺酮，18-甲三烯炔诺酮，R2323，Methylnorgestrienone）

【药性与应用】 有显著抗着床、抗早孕作用，在月经周期早期服用，尚有抑制排卵作用。这些均与增加宫颈黏液稠度、抑制子宫内膜发育、加速受精卵运行速度、拮抗内膜孕酮受体相关。临床作为探亲避孕药和事后避孕药。对早期妊娠可与前列腺素并用，以提高引产成功率。

作为探亲避孕药：当日服 3mg，以后每次房事服 1.5mg。作为事后避孕药：从月经第 5~7 日开始服药，2.5mg，2 次/周。如每个月经周期服药 8 次以上，失败率较少。用于抗早孕：9mg/d，分 2~3 次服，连服 4d；停药后于阴道后穹隆部放置 dl-15甲基 $PGF_{2\alpha}$ 薄膜，2mg/2.5h，共 4 次；然后肌内注射 dl-15 甲基 $PGF_{2\alpha}$ 1.5~2mg/2.5h，此为 1 个疗程。如无组织物排出，隔日重复 1 个疗程。

【注意与禁忌】 少数人有头昏、乏力、胃部不适等。也可有月经周期改变、经量减少、不规则出血，多可自行缓解。肝、肾功能不全者忌用。

【药物相互作用】 与抗癫痫药或利福平合用，可加速本药代谢，降低疗效。

【规格】 片剂：1.5mg，2.5mg；胶囊 2.5mg。

双炔失碳酯　Anordrin（53 号抗孕片，Anorethidrane Dipropionate）

【药性与应用】 抗着床避孕药，雌激素活性仅为炔雌醇的 1/36，无孕激素活性。小剂量与孕激素有协同作用，大剂量则拮抗其活性。本品通过加速受精卵的运动，抑制内膜发育，使二者不同步而避孕。在月经周期前期服药，有抑制排卵作用。本品不受月经周期的限制，只需在房事后服 1 片即可。

每次房事后服本品 1 片（在第 1 次房事后次晨再加服 1 片）；以后每日最多服 1 片，每月不少于 12 片。如探亲结束时未服完 12 片，则须 1 片/d，直至服满 12 片。

【注意与禁忌】 服药初期常有恶心、呕吐、头晕、乏力、嗜睡等类早孕反应。必要时可对症处理，如服用维生素 B_6 和维生素 C 等。偶有阴道出血、白带增多、乳胀、乳头深蓝色、腹胀、纳差、口干等。少数人月经周期、经量有不同程度的改变。对月经周期延长或闭经者，可加服甲羟孕酮 25mg、炔雌醇 0.015mg。肝、肾疾患，人工流产未满半年者，哺乳期和腹泻妇女忌用。房事前需服药者，可在 1h 内服用。

【规格】 片剂：肠溶糖衣片，每片含本品 7.5mg、咖啡因 20mg、维生素

$B_6$30mg。

醋炔诺酮 Norethisterone Acetate

【药性与应用】 作用类似炔诺酮，通过抑制排卵避孕。属短效口服避孕药。

口服：从月经周期第5日开始服药，1片/d，不间断连续21d。

【注意与禁忌】 参见炔诺酮。

【规格】 片剂：每片含本品1.5mg、炔雌醇0.03mg。

双醋炔诺醇 Ethynodiol Diacetate（Demulen）

【药性与应用】 作用类似炔诺酮，通过抑制排卵避孕。亦属短期口服避孕药。

口服：片剂口服同炔诺酮，可参阅；三相片从月经周期第5日开始，依次服用5d片、7d片、9d片，1片/d。

【注意与禁忌】 突破性出血较少，不降低HDL，对血脂无不良影响。其余同炔诺酮。

【规格】 片剂：每片含本品1mg、炔雌醇0.035mg；三相片：开始5d片每片含双醋炔诺醇1mg、炔雌醇0.02mg，此后7d片和最后9d片，依次含上述两药的剂量为1.5mg、0.03mg和1mg、0.05mg。

氯醚避孕丸 Chlor-Quingestanol

【药性与应用】 复合孕激素事后避孕药，作用机制类似甲醚抗孕膜或丸制剂，通过增加宫颈黏液稠度阻碍精子和孕卵运行速度，抑制子宫内膜发育，使受孕动作失去协调不能同步而达到避孕目的。

口服：探亲期间每次房事后服1丸，至少1次/3d。探亲前2d加1丸，或第1次房事前8h加服2丸。

【注意与禁忌】 可有恶心、呕吐、头昏、乳胀、点滴出血、月经周期缩短等不良反应。出血较多者，可每晚加服炔雌醇0.015~0.02mg，连服3d。

【规格】 丸剂：每丸含氯地孕酮0.25mg、奎孕酮0.85mg。

第二节 长效避孕药

复方炔诺孕酮2号片 （复甲2号）

【药性与应用】 由炔雌醚和炔诺孕酮组成，可长时间抑制排卵，1次服药可避孕 28d。加入氯地孕酮可组成“三合一炔雌醚片”，既可避免月经过少和闭经，又可克服月经过多的不良反应，是一种较好的口服长效避孕药。

口服：于月经周期第 5 日口服 1 片，第 25 日口服第 2 片。为保证避孕可靠，服药初开始 3 个月，每次加服炔雌醚 0.3mg。

【注意与禁忌】 部分人可有恶心、呕吐、头晕、乳胀、白带增多等，一般数次服药后可消失或减轻，或服用抗副反应片（内含奋乃静、颠茄浸膏、咖啡因、维生素 B_6 等）使之缓解。肝、肾疾病，子宫肌瘤、高血压、乳房肿块、哺乳期、有糖尿病史者忌用。

【规格】 片剂：每片含炔诺孕酮 10mg、炔雌醚 2mg。

氯地孕酮[典]　Chlormadinone

【药性与应用】 口服强效孕激素，无雌激素、雄激素活性。抗排卵作用为炔诺酮的 18.4 倍，与炔雌醚配伍组成复方炔雌醚片，制成长效口服避孕药，服药 1 次可避孕 25d。增加炔诺孕酮可组成“三合一炔雌醚片”，副作用少，效果更可靠。

口服。复方炔雌醚片：于月经周期第 5 日口服 1 片；然后每隔 25d 再服 1 片。三合一炔雌醚片：于月经周期第 5 日口服 1 片，5d 后再加服 1 片；以后每月同一时间按此法服药。

【注意与禁忌】 开始可有恶心、呕吐、头晕、乏力、纳差、白带增多、乳胀等副作用，随服药时间延长可消失或减轻。个别也可有经量增多和短暂闭经。长期服药者可有血压或血糖升高，高血压和糖尿病病人应慎用。肝、肾疾病，子宫肌瘤、乳房包块、哺乳妇忌用。如服药 2 个月经周期而未见月经来潮，应停药检查妊娠的可能。

【规格】

复方炔雌醚片（长效避孕片 1 号）：每片含本品 12mg、炔雌醚 3mg。

三合一炔雌醚片：每片含本品 6mg、炔诺孕酮 6mg、炔雌醚 2mg。

次甲氯地孕酮　Methylenechlormadinone

【药性与应用】 比氯地孕酮有更强的抑制排卵作用，与炔雌醚配伍制成长效口服避孕片，每服 1 片可避孕 20~26d。

口服：于月经周期第 5 日口服 1 片，20d 后服第 2 片；以后每隔 26d 服药 1 片。

【注意与禁忌】 可有恶心、呕吐、头晕、纳差、乏力、白带增多；少数可有月经增多或闭经。但随服药次数的增加，上述不良反应可减轻或消失。也可加用抗副反应片（每片含维生素 $B_6$30mg、阿托品 5mg、咖啡因 30mg、奋乃静 2mg）减少副作用。

【规格】 片剂：每片含本品 12mg、炔雌醚 3mg。

甲孕环酯 Cymegesolate（孕素 1 号，Megestrol Acetate Cypionate）

【药性与应用】 具有长效抗排卵与着床作用。影响子宫内膜发育，使宫颈黏液变稠、精子运行减缓等，使受孕程序失去同步性而避孕。与炔雌醚合用，胃肠道副作用少，安全性高。

口服：在月经周期排卵前后服药效果最好。即于月经第 10 日服本品 2 片，1 次/月。如出现月经周期缩短（25d 以内），可在第 2 个月经周期除第 10 日服药 2 片外，第 16 日再加服 1 片。尤适用于年轻女性。

【注意与禁忌】 可有恶心、呕吐、眩晕、头痛、乏力、白带增多，多在服药 1～2 个周期后出现，随着用药时间的延长，可缓解或消失。肝、肾疾病者忌用。

【规格】 片剂：每片含本品 50mg、炔雌醚 0.25mg。

羟孕酮[典] Hydoxyprogesterone（羟孕酮己酸酯，长效黄体酮，Delalutin）

【药性与应用】 孕激素活性为黄体酮的 7 倍，无雌激素活性。肌内注射后局部沉积储存，缓慢释放，发挥长效作用，维持 1～2 周以上。与戊酸雌二醇配伍组成注射用长效避孕药，每月肌内注射 1 次，可抑制排卵，避孕效果肯定。本品也可单用，治疗习惯性流产、月经不调、子宫内膜异位症、功能性子宫出血等。

复方己酸羟孕酮注射液（避孕针 1 号）：用于深部肌内注射，第 1 次于月经来潮第 5 日注射 2 支；以后 1 次/月，于月经来潮后 10～12d 肌内注射 1 支。若月经周期短，宜在月经来潮的第 10 日注射，即药物必须在排卵前 2～3d 内注射。必须按月注射。如遇如下情况，需特别处理：①经期延长：可口服炔诺酮片（避孕片 1 号）或复方甲地孕酮片（避孕片 2 号）1～2 片/d，连服 4d，即可止血。在下次月经前 7d 同样连服 7d，可连用 3 个月。如再出血仍按上法处理。②月经后出血：服炔雌醇 0.0125～0.025mg/d，直至下次注射日。③月经周期缩短：注射后 10d 开始加服复方炔诺酮片或复方甲地孕酮片，1～2 片/d，连用4～5d。注射后长期出血不止，可连服避孕片 1 号或 2 号 4d，出血停止后 1 周，注射本品 1 支，于注射第 11 日，口服复方炔诺酮或复方甲地孕酮片 1～2片/d，连服 4d。

【注意与禁忌】 注射液若有固体析出，可在热水中加温溶化后摇匀使用。注射必须按时、准量，注射在肌肉深部。注射后一般 14d 左右月经来潮，如有闭经，可隔 28d 再注射 1 次，如闭经达 2 个月应停止注射，并采用其他方法避孕，待月经来潮后再采用本法。少数病人可有恶心、呕吐、头晕、乏力、乳胀等，一般均较轻，不需处理。如有乳房肿块，应停止注射；如发现过敏，不可再注射。肝、肾疾病，有乳房包块者忌用。子宫肌瘤、高血压者慎用。

【规格】 复方己酸羟孕酮注射液（避孕针1号）：1mL，含己酸羟孕酮250mg、戊酸雌二醇5mg。

美尔伊避孕针 （甲孕雌醇避孕针，Mego-E）

【药性与应用】 本品为甲地孕酮微晶水悬液，肌内或皮下注射后能在局部储存，缓慢释放，产生长期抗排卵作用。与17β-雌二醇配伍组成本品，能使闭经等副作用减少，续用率较高，注射1次可避孕1个月。微囊避孕剂避孕效果更好。

美尔伊避孕针：第1个月于月经第5日和第10~12日各肌内注射1支；以后每月在月经周期第10~12日肌内注射1支。微囊复方甲地孕酮避孕针：第1个月于月经开始后的第5日和第12日各肌内注射1支；从第2个月起每30d注射1支。

【注意与禁忌】 开始时可有经期缩短、经期延长、不规则出血；少数人可有恶心、呕吐、头晕、乏力、乳胀等，一般可随用药的次数增加而逐渐减轻或消失，不必处理。本注射液应充分摇匀、抽尽，进行深部肌内注射，一般采用臀部肌肉。

【规格】

美尔伊避孕注射液：每支含甲地孕酮25mg、雌二醇3.5mg。

微囊复方甲地孕酮避孕注射液：每支含甲地孕酮15mg、戊酸雌二醇5mg。

庚炔诺酮 Norethisterone Enanthate（炔诺酮庚酸酯，Norigest，Noristerat）

【药性与应用】长效孕激素，肌内注射后储存在肌组织中缓慢释放发挥避孕作用。主要抑制排卵、增加宫颈黏液稠度、抑制子宫内膜发育，使受孕程序失去同步性而发挥避孕作用。注射后5~7d达峰值。$t_{1/2}$为7.5~22.5d。单用肌内注射1次200mg，可维持3个月。可作为2个月避孕针应用于临床。本品与戊酸雌二醇组成复方庚炔诺酮注射液，每月注射1次，可维持避孕效果30d。对月经周期的控制效果优于单用庚炔诺酮针。

肌内注射。庚炔诺酮注射液：于月经开始第5日注射1支，以后每2个月注射1支，应注入肌肉深部。复方庚炔诺酮注射液：于第1个月经周期的第5日注射2支；从第2个月经周期起于每次月经的第10日注射1支，每支可避孕1个月。

【注意与禁忌】 单用时主要有不规则出血、经期延长和闭经。复方制剂用后可有恶心、呕吐、纳差、乳胀、头晕、乏力、嗜睡，可随用药次数增加而减少或消失。

【规格】 注射液：200mg/mL。

复方庚炔诺酮注射液（复庚1号）：1mL，含庚炔诺酮50mg、戊酸雌二醇5mg。

D-炔诺孕酮埋植剂 Norplant

【药性与应用】 含D-炔诺孕酮硅胶管剂，将其埋植皮下，药品恒定释放，避孕有效期可长达3~5年。植入后药品即开始释放，进入血流，24h显示避孕效果，每天可释放药物30μg。其作用为抑制排卵，增加宫颈黏液稠度，使精子不易穿透，抑制子宫内膜发育，阻止受精卵着床。避孕效果好，使用方便，续用率高。从皮下取出后仍可受孕。

皮下埋植：在月经第7日，于上臂或前臂内侧局麻后切开3~4mm切口，用10号套针将6枚囊管呈扇形埋入皮下。应浅埋，否则不易取出。

【注意与禁忌】 常有月经紊乱，以经期延长或点滴出血最为多见，但随着时间的推移而逐渐减少。此外，尚可有头痛、恶心、抑郁等。

【规格】 埋植剂：Ⅰ型，由6根埋植硅胶囊管组成，每根管长34mm，外径2.4mm，内径1.57mm，每根含D-炔诺孕酮36mg；Ⅱ型，由2根埋植硅胶囊管组成，每根管长44mm，含D-炔诺孕酮70mg。

D-炔诺孕酮避孕环

【药性与应用】 为D-炔诺孕酮硅胶阴道避孕环，药物能以20μg/d的低剂量持续恒定释放，起长效避孕作用。除抑制排卵外，能增加宫颈黏液稠度，抑制子宫内膜发育，打破受孕程序的同步性而避孕。由于药物经阴道黏膜直接吸收达靶器官，可不经肝脏代谢而减少副作用。使用方便，可避孕3个月。

阴道给药：于月经第5日，将环置于阴道，推至后穹隆处。每环使用90d，然后更换新环。

【注意与禁忌】 主要有月经紊乱，包括月经周期之间出血、经期延长、闭经等；第1个月发生率高，以后逐渐减少。使用期间不要取出，大小便前先用手检查阴道口，如环有外露，将其推入深处，以免脱落。使用中阴道分泌物增加，易引起局部和泌尿系统感染，故应经常保持外阴清洁。

【规格】 阴道避孕环：硅胶环，外径55.6mm，环断面直径9.5mm，药芯含D-炔诺孕酮5mg。

甲硅环　（甲地孕酮硅胶避孕环）

【药性与应用】　硅胶环中所含甲地孕酮能持续、恒定、低量（150μg/d）释放，经阴道黏膜吸收，发挥长效避孕作用。主要机制为增加宫颈黏液稠度，不利于精子穿透；抑制子宫内膜发育，使内膜萎缩，不利于受精卵着床。可连续使用1年，避孕效果好。

阴道给药：于月经周期开始的第5日，将本环放入阴道后穹隆处，可持续放置1年，经期也不必取出。

【注意与禁忌】　主要不良反应为突破性出血，开始1~3个月较多见，以后逐渐减少。个别有白带增多、腰酸等。

【规格】　阴道避孕环：硅胶环，外径40mm，环断面直径4mm，每环内含甲地孕酮200mg或250mg。

甲羟孕酮避孕针　Depo-Provera

【药性与应用】　甲羟孕酮微晶混悬液，可用于肌内注射，主要增加宫颈黏液稠度，阻止精子穿入，抑制子宫内膜发育，抑制排卵，破坏受孕程序的同步性，有长效避孕作用。

肌内注射：于月经周期的第2~7日注射1次150mg，1次/3个月。产妇于分娩后4周再开始使用。

【注意与禁忌】　主要有不规则出血和闭经，随用药次数增加，不规则出血减少，但闭经增多。肝、肾疾病者慎用。

【规格】　注射液：150mg/mL。

复方甲羟孕酮避孕针　Cyclo-Provera

【药性与应用】　在甲羟孕酮的基础上加用环戊丙酸雌二醇，可使闭经的发生率减少。每月肌内注射1次，即可发挥避孕效果，对月经周期的控制也好。主要避孕机制为抑制排卵，增加宫颈黏液稠度，阻碍精子穿入，抑制子宫内膜发育，打破受孕程序的同步性。为一种较好的长效注射用避孕药。

肌内注射：于月经周期的第5日肌内注射1次，1支/次，1次/月。

【注意与禁忌】　可有恶心、呕吐、乳房胀痛等，一般可随用药次数的增加而减少。

【规格】　注射液：1mL，含甲羟孕酮25mg、环戊丙酸雌二醇5mg。

黄体酮节育器　Progestasert

【药性与应用】　本品为含药宫内节育器，可恒定缓慢释放黄体酮65μg/d，产生长效避孕作用，每环可使用1年。由于药物直接作用于子宫内膜，不良反应小，且可抑制子宫收缩，降低脱落率。

宫腔上环，1 次/年。

【注意与禁忌】 主要有不规则出血和闭经。

【规格】 宫内节育器：含黄体酮 38mg。

依托孕烯 Etonogestrel（Implanon）

【药性与应用】 本药是孕激素类药，去氧孕烯的活性代谢物。主要通过抑制排卵避孕，尚可增加宫颈黏液稠度，改变子宫内膜。本药为植入剂，是一种可逆式长效（3 年）避孕方法。临床用于成年妇女避孕。

皮下植入：68mg，1 次/3 年。

【注意与禁忌】 对本药过敏、怀疑乳腺癌、未确诊生殖道异常出血、肝肿瘤、活动性肝病、有血栓与栓塞史、可疑妊娠者禁用。慎用于使用角膜接触镜、有抑郁史、高血糖、肝功能不全、活动性肾病、高脂血症、未控制的高血钾、高血压相关疾病、不能活动者、生殖道不规则出血等诸类患者。哺乳妇应权衡利弊应用。

不良反应可有体重增加、咽炎、鼻窦炎、上呼吸道感染、背痛；阴道不规则出血、闭经、痛经、月经频繁、月经过多、月经稀发、性交困难、性无能、性欲下降、阴道干燥、阴道炎等。其他可见头晕、头痛；抑郁、心理不稳定、神经质；肝酶、胆红素升高、腹痛、恶心；血红蛋白升高、血栓栓塞；痤疮、多汗；植入部位疼痛、流感样症状、乳房痛等。

【药物相互作用】 ①本药可使环孢素浓度升高和诱发中毒。②可增加华法林的抗凝作用。③与倍克罗汀、波生坦、利福平、圣·约翰草、莫达非尼等合用，可使本药避孕效果下降。④与司可巴比妥、苯巴比妥、苯妥英、磷苯妥英、奥卡西平、卡马西平、保泰松、扑米酮、灰黄霉素等合用，可使避孕效果下降。⑤阿维 A（异维 A 酸）可使避孕效应丧失，必须用时应同时采用其他避孕方法。⑥非尔氨酯可降低避孕效果。⑦奈韦拉平可使避孕效果丧失。⑧红三叶草提取物可能有雌激素激动药或拮抗药双向作用，可能出现抗避孕效应，应予注意。

【规格】 植入剂：68mg。

第三节 抗早孕药

米非司酮[典][基] Mifepristone（息隐，息百虑，含珠停，Lunarette，Mifegyne，Ru486，Ru38486）

【药性与应用】 新型抗孕激素，具有甾体结构，为第 1 个孕酮受体拮抗药，无孕激素、雌激素、雄激素、抗雌激素活性。能与孕酮受体及糖皮质激素受体结合。对子宫内膜孕酮受体的亲和力比黄体酮强5倍，从而产生较强的抗孕酮作用，使妊娠绒毛组织变性、蜕膜组织变性、内源性前列腺素释放、LH下降、黄体溶解，最终使胚囊坏死、流产。临床用作非手术性抗早孕药。口服吸收迅速，生物利用度40%，t_{max}为0.7~1h。平均$t_{1/2}$为34h。体内代谢产物仍有一定抗早孕活性。90%经肝代谢，经胆道排出体外；不到10%由泌尿道排出体外。临床用于抗早孕、催经止孕、胎死宫内引产等；也可作为避孕失败的补救措施。1次口服本品600mg，即可中止早期妊娠。其流产率：闭经5周以下为91%，5~6周为69%，6~7周为55%，故用于抗早孕时愈早愈好。本品有希望成为一种月经诱导剂，在月经周期的第22日起，连续服药4d，停药后即出现阴道流血，起到有孕止孕、无孕催经的作用。

口服。用于抗早孕：闭经少于7周者，25mg，2~4次/d，连用3~4d；闭经大于7周者，100mg，2次/d，连服4d。用于中晚期胎死宫内：200mg，2次/d，连服2d。用于催经止孕：于月经周期第23~26日应用，100~200mg/d，连服4d。

【注意与禁忌】 不良反应有恶心、呕吐、头晕和疲倦。合用前列腺素可出现发热、手掌瘙痒、腹痛和肛门坠胀感。必须在具有刮宫手术和输血、输液条件的医疗单位，并在专科医生的指导下使用。对出血时间长者，为防止感染，应加用抗生素、宫缩剂。35岁以上者避免使用。过敏者忌用。用药后8~12d应随访。

【药物相互作用】 ①本药在体内主要由肝脏的CYP3A4酶代谢，酮康唑、伊曲康唑、红霉素等药物可减弱肝酶活性，从而升高本药的血药水平，提高其活性。②利福平、卡马西平、苯妥英、苯巴比妥、肾上腺皮质激素、灰黄霉素等诱导肝酶活性，从而降低本药血药浓度，降低其效用。③与前列腺素合用，可增强对宫颈的松弛，从而提高抗早孕的完全流产率。④葡萄柚汁可抑制本药的代谢，提高其活性。

【规格】 片剂：10mg，25mg，200mg；胶丸：5mg。

卡前列甲酯[典]　Carboprost Methylate（卡波前列甲酯，卡波前列素甲酯，卡孕）

【药性与应用】 为卡前列素的甲酯，二者作用相似，比较稳定，作用较持久。阴道给药有明显收缩子宫作用和扩张宫颈作用。临床用于抗早孕、扩张宫颈及中期引产。本品可配合丙酸睾酮、米非司酮或孕三烯酮使用，可提高抗早孕有效率。

阴道给药。抗早孕：①先口服孕三烯酮3mg，3次/d，共4d；或先肌内注射丙酸睾酮100mg，1次/d，共3d；48h后于阴道后穹隆处放置1粒卡前列甲酯栓（5mg）；经12h无效，再肌内注射卡前列素2mg。②1次口服600mg米非司酮，第3或第4日于阴道后穹隆处放置1粒卡前列甲酯栓（1mg）。③单用时，直接将本品5mg置于阴道后穹隆处。如12h无效，再肌内注射2mg卡前列素。扩张宫颈：于负压吸宫前放1粒阴道栓（本品0.5mg）。

【注意与禁忌】 不良反应主要有恶心、呕吐、腹泻等。

【规格】 栓剂：0.5mg，1mg，5mg。

吉美前列素 Gemeprost（Cervagem，Preglandin）

【药性与应用】 前列腺素 E_1 衍生物，性质较稳定，选择性较高，因而不良反应也较少，对消化道平滑肌、血压影响均小。本品能强烈收缩子宫平滑肌和软化、扩张宫颈管，因而具有抗早孕作用，其作用大于卡前列素和卡前列甲酯。阴道给药后1h达峰值。$t_{1/2}$为3h。临床用于抗早孕、扩张宫颈和中期引产。

阴道给药。抗早孕：1mg/3h，将本品栓剂放于阴道后穹隆处，1~5次/d。如与米非司酮合用，先口服米非司酮150mg/d，连服4d，然后阴道给本品栓剂1mg，共2次。扩张宫颈：负压吸宫或子宫检查前3h，于阴道后穹隆处放置本品栓剂1mg。中期引产、清除死胎或清除子宫内容物：于阴道后穹隆处放置本品栓剂1mg，1次/（3~6）h，直至内容物排出，但不超过5mg。24h后无效，可重复1疗程。

【注意与禁忌】 主要有腹痛、腹泻、恶心、呕吐、潮红、头痛、发热等，均不严重，一般不需处理。不可作为分娩时的催产药。前置胎盘、异位妊娠、盆腔感染者禁用。过敏、子宫瘢痕者忌用。青光眼、宫颈炎、阴道炎、哮喘、有心血管病史者慎用。

【药物相互作用】 不能与缩宫素、非甾体抗炎药合用。与米非司酮合用，可使抗早孕全流产率明显提高。

【规格】 栓剂：1mg。

硫前列酮 Sulprostone（塞普酮，磺前列酮，Nalador）

【药性与应用】 前列腺素 E_2 的类似物，对子宫平滑肌有较高选择性，有较强的收缩子宫作用，且作用时间也较长。扩张和软化宫颈管的作用优于卡前列甲酯。肌内注射吸收迅速，20~30min达峰值，作用维持4~8h。临床用于抗早孕、扩张子宫颈及中期引产；也用于死胎、异常妊娠的引产和子宫内容物的清除。

肌内注射。抗早孕：1mg，1次/8h；或0.5mg，1次/4h。共2次。若与米非司酮合用，可先服米非司酮50mg/d，分2次，连服4d；于第4日肌内注射本品0.25mg1次。扩张子宫颈：人流术前3h肌内注射0.25mg或0.5mg。子宫内容物的清除：肌内注射 0.5mg 或 1mg，1 次/（3~6）h，共 3~4 次；也可将上述剂量溶于 250mL 生理盐水后静脉滴注，速度不超过 0.5mg/h。产后子宫收缩无力性出血：肌内或子宫肌内注射 0.5mg，或溶于 250mL 生理盐水中静脉滴注。

【注意与禁忌】 主要不良反应有子宫痛、恶心、呕吐、腹泻。偶有支气管痉挛、心动过缓。过敏、哮喘、青光眼、严重高血压、严重肝及肾病者忌用。

【药物相互作用】 不能与缩宫素、水杨酸类非甾体抗炎药等合用。与米非司酮合用，可提高早孕完全流产率。

【规格】 注射剂：0.25mg，0.5mg，1mg。

米索前列醇[基]　Misoprostol（Cytotec）

【药性与应用】 前列腺素 E_1 的类似物，对妊娠子宫有明显的收缩作用，口服有效。与米非司酮合用，抗早孕效果良好。此外，本品尚具有抑制胃酸分泌和保护胃黏膜的作用，因而也用于消化性溃疡的治疗。口服 0.5h 可达到最大效应。$t_{1/2}$ 为 1.5h。副作用较轻。

口服：孕妇在服米非司酮 600mg 36~48h 后，1 次口服本品 400μg。

【注意与禁忌】 不良反应主要有腹泻、恶心、呕吐、头痛、眩晕、腹痛等。过敏者忌用。

【规格】 片剂：200μg。

甲烯前列素　Mereneprost

【药性与应用】 前列腺素 E_2 类似物，收缩妊娠子宫肌的作用较弱，但化学性质稳定，副作用较小为其优点。临床用于抗早孕和扩张宫颈。

阴道给药。抗早孕：60mg/1 次，共 2 次。扩张子宫颈：用于术前 3h，阴道内放置 30mg。

【注意与禁忌】 呕吐较多见；腹泻、腹痛较少见。

【规格】 阴道栓剂：30mg，60mg。

环氧司坦　Epostane（爱波司坦，Win32729）

【药性与应用】 3β-羟甾脱氢酶抑制剂，抑制卵巢和胎盘中黄体酮的合成，降低体内黄体酮水平，引起流产。临床用于抗早孕，多与前列腺素合用，以取得更好效果。

口服。单用：200mg，4 次/d，连服 7d；或 400mg，2 次/d，连服 4d。与前列腺素 E_2 合用：早 200mg，晚 400mg，连服 5d；第 4 日将前列腺素 E_2 栓剂

10mg 置于阴道穹隆，1 次/2h，共 3 次。

【注意与禁忌】 个别可有恶心、呕吐。

【规格】 片剂：200mg。

芫花萜 Yuanhuacin（芫花酯甲）

【药性与应用】 使蜕膜细胞变性、坏死，内源性前列腺素大量生成和释放，引起宫体收缩、宫颈开放而流产。临床与其他药物合用，用于中期引产。

用于中期引产：羊膜腔注射，70~80μg，1 次注射。用于抗早孕：先加用丙酸睾酮和利血平，或孕三烯酮，然后宫腔内注入本品 80~100μg；或将药膜经宫颈送入宫腔。

【注意与禁忌】 可有寒战、发热、恶心、呕吐、头痛、心悸等。肝、肾、心等主要脏器疾病及有出血倾向、生殖道急性炎症、重度慢性宫颈炎者忌用。

【规格】 注射液：80μg/2mL；膜剂（张）：50μg，80μg。

第四节 男用避孕药

棉酚 Gossypol

【药性与应用】 由棉属植物的根、茎、种子中提取的一种多元酚类化合物。其作用主要是破坏睾丸曲细精管中的精子、生精细胞、精母细胞，抑制精子的生成、发育、成熟、活动及受精能力，最终产生抗生育作用。临床上男性服药 4 个月后均出现无精子或极少精子，且呈不活动状态。停药后药效仍可维持 3~5 周，以后逐渐恢复生育功能。本品仅左旋体有效。本品自胃肠道吸收后，广泛分布于全身，以肝内浓度最高，其次为脾、肾、心、肺、肌肉、脂肪组织及睾丸。粪便排出 83.5%，呼气排出约 11.73%。临床上本品除作为男性避孕药外，也可作为外用杀精剂；此外，也用于治疗妇科月经失调、子宫肌瘤、子宫内膜异位症等疾病，对食道癌、前列腺癌、宫颈癌等恶性肿瘤也有一定疗效。

口服。用于男性节育：200mg，1 次/d；连续服用 75d 后，改为维持量，40mg/d。

【注意与禁忌】 主要有低血钾、肌无力、嗜睡、性欲减退。长期服用可对睾丸产生不可逆性影响。服药过量可引起溶血性贫血，肝、脾病变，胃肠道出血等中毒反应。有精索静脉曲张的病人可发生生精上皮永久性损伤，对不想绝育男性，患此种疾病者应禁用本品。心、肝功能不全及低血钾者慎用。

【规格】 片剂：每片含醋酸棉酚 20mg。

第五节　外用避孕药

壬苯醇醚[典][基]　Nonoxinol（Nonoxynol-9，NP-9，Cfilm，Patentex，Semicid）

【药性与应用】 非离子型表面活性剂，为应用广泛的外用杀精剂。降低精子脂膜表面张力，改变其渗透压而使精子失活、死亡，使之无法进入子宫形成受精卵，从而避孕。将本品薄膜置入阴道深处5min后形成凝胶体，作用可保持2h。栓剂10min生效，作用可维持2~10h。含药海绵放置后即刻生效，作用至少维持24h；它作为一种宫颈口机械性屏障，当精液与海绵接触时即被吸收，同时海绵释放出杀精剂，故在上述3种剂型中，本品避孕效果较好。

膜剂：女用时，房事前将药膜1张揉成松软小团推入阴道深处，使之溶解成胶体；男用时，将药膜1张折成双折，贴在阴茎头上，推入女方阴道深处，5min后再进行房事。栓剂：房事前1h将75mg或100mg栓剂置入阴道内。海绵剂：使用时用纯净水浸湿，挤去过量水分，贴敷阴茎头置入阴道中，房事后留置6h，但不超过30h。其他可参考上法。

【注意与禁忌】 主要为阴道刺激反应，烧灼感和分泌物增多。房事后6~8h不可冲洗阴道。

【规格】 片剂：100mg；膜剂：50mg，75mg，100mg；海绵剂：1g；栓剂：40mg，50mg，75mg，100mg；胶囊：200mg；胶冻剂：200mg。

孟苯醇醚　Menfegol（避孕灵，Menbenglycol Ether，Neo-Sampoon）

【药性与应用】 非离子型表面活性剂，破坏精子细胞膜的完整性，使其无法存活。杀精作用较强而对阴道杆菌等常驻菌无明显不良影响。药物进入阴道后，迅速溶解，发挥杀精作用，同时形成黏液，障碍精子运动，也有利于加强避孕效果。

阴道给药：房事前取出1剂，送至阴道深处，5min后即可进行房事。

【注意与禁忌】 初用时双方可有生殖器热感，可逐渐习惯。环形片易折裂。制剂应防潮保存。制剂有效时间为1h，超过此时间应重放1片。

【规格】 环形片：60mg；膜剂：60mg。

烷苯醇醚　Alfenoxynol（任浪漫）

【药性与应用】 非离子型表面活性剂，破坏精子细胞膜杀精，强度相当于壬苯醇醚。

阴道给药：房事前将1张药膜揉团推入阴道深处，10min后可进行房事。

若为栓剂，也将其置于阴道深处，5min 后进行房事。

【注意与禁忌】 可有外阴瘙痒、局部烧灼感、阴道分泌物增多，久之可适应。

【规格】 膜剂：50mg；栓剂：100mg。

醋酸苯汞 Phenylmercuric Acetate（苯醋酸汞）

【药性与应用】 有杀精作用，毒性很低。效力受环境 pH 值的影响，在酸性环境下稳定，pH>7.2 时效力减弱。有膏、栓、片 3 种剂型，均属外用。

阴道给药：房事前将软膏 5g 注入阴道，或片剂 1 片、栓剂 1 枚送入阴道深处，5~10min 后进行房事。

【注意与禁忌】 对汞过敏者忌用。片剂切勿口服。

【规格】 避孕膏：90mg/100g；栓剂：1.5mg；外用避孕片：3mg。

复方苯酚糊剂

【药性与应用】 由苯酚、盐酸米帕林、胆影酸组成的女性非手术绝育药。将其注入输卵管，使之损毁、结疤、堵塞，起到绝育效果。本品一般经 1~2 个月完全吸收，并排出体外，输卵管中不存在任何异物，不引起其他病变。一般生育 2 胎以上，没有输卵管炎、盆腔炎、盆腔肿瘤及神经官能症的妇女可采用此法绝育。其中苯酚腐蚀、杀菌，在局部造成化学炎症；米帕林促使肉芽增生、纤维化，使管腔堵塞；胆影酸用以显影定位。

用输卵管注入器将药物由子宫角处注入两侧输卵管，每侧各 0.2mL，经盆腔摄片证实两侧输卵管中各有 1.5cm 长显影物，则操作成功。

【注意与禁忌】 术后数日可有白带增多、腹胀、腰酸、纳差，2 周后多自愈。也可有持续 1~3d 的 38℃左右的发热。1 个月内禁行房事。操作时间以月经干净后的上半周期为宜；产后 4 个月即可使用。长期哺乳，月经未好转者不宜注射。人工流产须待下次月经干净后再操作。取环和注药可同时进行。

【规格】 糊剂：32g，可供 16~20 人使用。

苯扎氯铵[典] Benzalkonium Chloride（洁尔灭）

【药性与应用】 季铵类外用杀精剂。作用于精子顶体，5s 内即可使精子失去活性并死亡。本品不被阴道黏膜吸收，不进入血液与乳汁，也不影响阴道正常菌群。有各种不同剂型，均为阴道塞入剂，相应作用时间 3~24h 不等。

阴道给药：于房事前置入阴道，5~10min 即可行房事。

【注意与禁忌】 无明显不良反应。用药前后不可接触肥皂。房事后至少

2h 才可用清水冲洗。

【规格】　霜剂：864mg/72g，54mg/4. 5g（1 次性）；阴道片剂：20mg；阴道栓剂：18. 9mg；棉塞：60mg/5g。

米他氯铵　Miristalkonium Chloride（Alpagelle）

外用季铵类杀精剂，作用参阅苯扎氯铵。阴道给药，房事前 10min 置入。注意与禁忌同苯扎氯铵。

霜剂：9g/80g。

酚碘氯胶

【药性与应用】　新型女用非手术性绝育剂，闭塞输卵管峡部，使其失去排卵功能而绝育，成功率平均为 90. 38%。

操作：将粘堵器送入一侧子宫顶角，使塑胶管进入输卵管间质部。先用无菌生理盐水做通水试验，通畅者注药 0. 3mL；然后再做对侧。术后透视或摄片证实成功者 3 个月后复查。

【注意与禁忌】　注药时下腹部可有微痛与酸胀。术后可有少许血性分泌物流出。部分人有下腹部酸胀疼痛，3～7d 后消失。个别有低热，2～5d 可恢复。

【规格】　糊剂：由苯酚、碘仿、氯化钙等组成。

第十七章 维 生 素

维生素 A[典]　Vitamin A（维生素甲，视黄醇，甲种维生素，Retinol）

【药性与应用】 维生素 A 包括 A_1、A_2 两种，A_2 功效仅为 A_1 的1/3。通常所谓维生素 A，多指 A_1 而言。维生素 A 促进生长，维持上皮组织（皮肤、结膜、黏膜、角膜等）正常功能，参与与视觉密切相关的视紫红质的合成，参与体内不饱和脂肪酸的氧化等许多氧化过程。本品缺乏时，生长停止、骨骼发育不良、生殖功能减退、皮肤粗糙干燥、角膜软化并出现干眼症及夜盲症。口服极易吸收。食物中的胆盐、蛋白质、维生素 E 等均有益于维生素 A 的吸收，缺乏时则吸收率下降。吸收后储存于肝脏，几乎全部在体内代谢分解，由尿及粪便中排出。哺乳妇有部分维生素 A 分布于乳汁中。本品临床用于维生素 A 缺乏引起的干眼症、夜盲症、角膜软化症和皮肤粗糙等；用于补充特殊人群生理需要，如孕妇、哺乳妇、婴儿、成长期儿童等；预防和治疗皮肤、黏膜的各种疾病与炎症，对预防上皮癌、食管癌也有一定作用。

维生素 A 严重缺乏：口服，10 万单位/d，3d 后改为 5 万单位/d，给药 2 周；然后，1 万~2 万单位/d，再服 2 个月。吸收障碍或口服困难者也可采用肌内注射，成人，5 万~10 万单位/d，3d 后改为 5 万单位/d，给药 2 周；1~8 岁儿童，0.5 万~1.5 万单位/d，给药 10d；婴儿，0.5 万~1 万单位/d，给药 10d。轻度维生素 A 缺乏：3 万~5 万单位/d，分 2~3 次口服，症状改善后减量。补充生理需要：成人，4000 单位/d；哺乳妇，4000 单位/d；婴儿，600~1500 单位/d；儿童，2000~3000 单位/d。

【注意与禁忌】 长期大剂量服用可发生中毒，以 6 个月至 3 岁儿童发病率最高。表现为纳差、瘙痒、毛发干枯、脱发、口唇皲裂、激动、骨痛、骨折、颅内压增高，停药 1~2 周后可消失。成人剂量超过 100 万单位/次，小儿超过 30 万单位/次，可发生急性中毒。不论成人或小儿，如连续服用 10 万单位/d，超过 6 个月，可致慢性中毒。纯品使用铝剂或不锈钢容器包装，充氮密封，在凉暗处保存。制剂用棕色瓶。

【药物相互作用】 ①与口服避孕药合用，可使本药血药浓度升高。②与维生素 E 合用，本药吸收增强，肝储存量增加，利用率升高，毒性降低。但若服用大量维生素 E，可耗尽本药在体内的储存。③新霉素可明显减少本药棕榈酸盐的吸收。④胃肠道抗酸药可减少本药的吸收。⑤矿物油、考来烯胺、硫糖铝可干扰本药的吸收。⑥大量本药与抗凝药同服，可降低抗凝药的功能。

【规格】 胶丸：2500 单位，5000 单位，2.5 万单位；糖丸：2500 单位；口服液：5 万单位/1mL；水溶性注射液：5 万单位/1mL；注射液：2.5 万单位/0.5mL，2.5 万单位/1mL。

β-胡萝卜素 β-carotene

【药性与应用】 本品是维生素 A 的前体，在体内酶的催化下，可根据人体需要转化成维生素 A。所以本品既能补充人体所需的维生素 A，又不会产生维生素 A 过量中毒。本品在机体生化过程中是一种强抗氧化剂，能有效地抑制初生态氧和自由基活性，保护正常细胞免受致突变因素的伤害，从而避免发生癌变而具有抗癌作用。本品的抗氧化作用可抑制低密度脂蛋白转变为氧化低密度脂蛋白，从而减慢了动脉粥样硬化的进展，降低了冠心病、脑中风和白内障的发病率。本品可减弱放疗、化疗对机体的伤害，提高对恶性肿瘤的治疗效果，淬灭由射线诱发产生的自由基，有利于维护线粒体膜的完整性。本品可促进吞噬细胞的吞噬功能，促进淋巴细胞等多种细胞的功能，促进细胞因子的释放，提高机体免疫力，延缓细胞和机体衰老，减少疾病的发生。本品能使光敏化皮肤中的前列腺素 E_1 和组胺含量显著降低，因而具有抗皮肤光敏反应的作用。临床用于防治肿瘤，作为乳腺癌、胃癌、食管癌、宫颈癌、前列腺癌、口腔癌等与上皮化生相关癌的治疗的辅助用药；防治动脉粥样硬化、冠心病、中风、白内障、老年性痴呆等；治疗维生素 A 缺乏症；防治红细胞生成性原卟啉症引起的光敏性皮炎；用于变态反应性疾病的辅助治疗。

口服：15mg/d。

【规格】 软胶囊：15mg。

维生素 D[典] Vitamin D

参见第十五章第三部分该条。

维生素 B_1[典][基] Vitamin B_1（硫胺，Thiamine）

【药性与应用】 天然存在于干酵母、猪瘦肉、米糠、麦麸、车前子、杨梅、橘络、花生等中，含量均较丰富。现主要由人工合成。本品主要参与糖代谢，为糖代谢所必需。缺乏时糖氧化受阻，形成丙酮酸、乳酸堆积，并影响机体的能量供应。其症状主要表现在神经和心血管系统，出现感觉和运动神经均受影响的多发性神经炎，表现为感觉异常、神经痛、四肢无力、肌肉酸痛与萎缩等症状。心血管方面，由于血中丙酮酸和乳酸的增多，使小动脉扩张，舒张压下降，心肌代谢失调，容易出现心悸、气促、胸闷、心脏肥大、肝淤血、肺充血和周围水肿等心脏功能不全症状。消化道方面表现为食欲下降、体重下降。临床用于维生素 B_1 缺乏（脚气病）和各种疾病的辅助治疗，如全身感染、高热、糖尿病、甲状腺功能亢进等。也用于生理性需要增多的补充，如妊娠、授乳期、儿童成长期等。

成人每人最小必需量为 1mg/d；孕妇、儿童生长期需要量增大。治疗脚气病和消化不良：口服，10～30mg，3 次/d；或 50～100mg/次，肌内或皮下注射，1 次/d。

【注意与禁忌】 肌内或皮下注射时，偶见过敏反应，甚至过敏性休克，故除急需补充的特殊情况外，一般很少采用注射法。禁止静脉注射。增大口服剂量时，并不能增加吸收量。

【药物相互作用】 ①与依地酸钙钠合用，可产生螯合作用，防止本药降解。②乙醇可减少本药的吸收。

【规格】 片剂：5mg，10mg；丸剂：5mg，10mg；注射液：10mg/1mL，25mg/1mL，50mg/1mL，50mg/2mL，100mg/2mL。

维生素 B_2[典][基] Vitamin B_2（核黄素，维生素乙$_2$，Reboflavin，Vitamin G）

【药性与应用】 本品的主要食物来源为酵母、肝、肾与肉类，乳类亦含有少量。现用者多为人工合成品。在体内为黄酶类辅基的组成部分，缺乏时影响机体的生物氧化，使代谢障碍。病变主要表现为口、眼、外生殖器部位的炎症，如口角炎、唇炎、舌炎、结膜炎、阴囊炎等。临床主要用于维生素 B_2 缺乏症的治疗和补充生理代谢的需要。

成人需要量为 2～3mg/d。治疗缺乏症：口服，5～10mg，3 次/d。也可皮下或肌内注射，5～10mg，1 次/d。连用数周，至病症消退为止。

【注意与禁忌】 进餐时或餐后立即服用效果较好。服后尿呈黄绿色。

【药物相互作用】 ①与甲氧氯普胺合用，可减少本药的吸收。②与甲状腺素、泻药合用，可减少本药的吸收，因加速了肠蠕动。③乙醇减少本药吸收与降低生物效应。

【规格】 片剂：5mg，10mg；注射液：1mg/2mL，5mg/2mL，10mg/2mL。

长效核黄素 Riboflavin Laurate（长效维生素 B_2，月桂酸核黄素）

【药性与应用】 为核黄素月桂酸酯，在体内缓慢释出游离型核黄素，发挥长效作用。注射 1 次在体内可维持有效浓度 60～90d。用于疾病恢复期、生长发育期及核黄素缺乏引起的各种疾病。

肌内注射：150mg/次，可保持有效期2~3个月。

【规格】 注射液：150mg/1mL。

烟酰胺[典]　Nicotinamide（Nicotinic Acid Amide）

【药性与应用】 为辅酶Ⅰ及Ⅱ的组成部分，是许多脱氢酶的辅酶。缺乏时可引起糙皮病，严重时影响正常细胞的呼吸和代谢，引起机体生理功能紊乱。临床主要用于防治糙皮病性皮炎、口炎、舌炎。此外尚用于抗心脏传导阻滞，提高窦房结传导功能和治疗快速型心律失常。能明显改善维拉帕米引起的心率减慢和房室传导阻滞，可能与促进钙离子内流的功能有关。临床用于冠心病、病毒性心肌炎、风湿性心脏病及少数洋地黄中毒引起的心律失常的辅助治疗。

防治糙皮病、口炎、舌炎：口服，50~200mg/次，3次/d。如有吸收不良，可加入葡萄糖溶液中静脉滴注，25mg，2次/d。同时加服其他B族维生素及维生素C。防治心脏传导阻滞：300~400mg，加入10%葡萄糖溶液250mL中静脉滴注，1次/d，30d为1个疗程。

【注意与禁忌】 肌内注射可引起疼痛，故少用。个别可有头晕、恶心、上腹部不适、食欲不振等，可自行消失。妊娠初期过量服用，有致畸可能。本品与烟酸统称“维生素PP”。

【药物相互作用】 本品与异烟肼有拮抗作用，长期服用异烟肼者，应补充本品。

【规格】 片剂：50mg，100mg；注射液：50mg/1mL，100mg/1mL。

维生素B_6[典][基]　Vitamin B_6

参见第十三章第四部分该条。

维生素B_{12}[典][基]　Vitamin B_{12}

参见第十三章第四部分该条。

鱼肝油[典]　Cod Liver Oil

【药性与应用】 由鱼肝中提取，含有丰富的维生素A及D，用于维生素A及D缺乏症，如夜盲症、干燥性眼炎、佝偻病、软骨症等各种维生素A、D缺乏相关疾病；也用于哺乳期、儿童及青少年生长发育期的生理需要补充。

口服：一般5~15mL/次，3次/d。50%乳剂，10~30mL/次；口服复方浸膏，4~30mL/次。

【规格】 乳剂：50%；鱼肝油麦芽浸膏：含鱼肝油10%。

维生素 AD 胶丸（鱼肝油丸）：每丸含维生素 A 3000单位（或 5000 单位）、维生素 D 300 单位（或 500 单位）。口服，1~3 丸，3 次/d。

浓缩维生素 AD（浓鱼肝油） 滴剂：每克含维生素 A 5 万单位、维生素 D 5000 单位，1g 等于 30 滴。胶丸：每丸含维生素 A 1 万单位、维生素 D 1000 单位。针剂：0. 5mL，含维生素 A 2. 5 万单位、维生素 D_2 2500 单位；1mL，含维生素 A 5 万单位、维生素 D_2 5000单位。

丙硫硫胺 Thiamine Propyldisulfide（TPD）

【药性与应用】 作用和用途与盐酸硫胺同，但作用较迅速而持久，为维生素 B_1 的衍生物。因具有脂溶性，故吸收较快；与组织有较强的亲和力，故作用较强，排泄较慢，不易被硫胺酶分解，故作用较持久。长期服用可引起头晕、眼花、焦躁等。临产妇大剂量注射时，可引起出血。

口服：5~10mg/次，3 次/d。肌内、皮下或静脉注射：5~10mg/d。

【注意与禁忌】 本品不可鞘内注射。

【规格】 片剂：5mg；注射液：5mg/1mL，10mL/2mL。

呋喃硫胺 Fursultiamine（Thiamine Tetrahydrofuryl Disulfide，TTFD）

【药性与应用】 长效维生素 B_1，在体内迅速转变成活性型硫胺（脱羧辅酶），不为体内硫胺酶所破坏。对组织的亲和力强，脏器内浓度高，血中浓度增加快，存留时间长。具有高效、长效、低毒的特点，且对神经系统病变有较高的选择性。临床用于各种神经炎、神经痛、小儿麻痹后遗症、小儿遗尿症、手术后麻痹或感觉障碍、偏瘫、面瘫等。

口服：25~50mg/次，3 次/d，饭后服。肌内注射：20~40mg/次，1 次/d。穴位注射：20~40mg，1 次/2d，10 次为 1 个疗程。

【规格】 片剂：25mg，50mg；注射液（盐酸盐）：20mg/2mL。

泛酸钙[典] Calcium Pantothenate

【药性与应用】 泛酸为辅酶 A 的组成部分，广泛存在于动植物中，参与蛋白质、脂肪、糖的代谢，促进一切细胞的发育。由于来源广泛，人类很少有泛酸缺乏病。临床上用于维生素 B 缺乏症、周围神经炎、手术后肠绞痛，与维生素 C 合用治疗系统性红斑狼疮。据报道，口服大剂量泛酸钙（0. 3g/d）、维生素 E（0. 3~0. 6g/d），辅以维生素 C、芦丁，治疗 3~6 个月，对血管萎缩性皮肤异色病效果良好。5%泛酸钙软膏能抑制皮肤炎症的渗出，对局部无刺激，可用于治疗各种炎性皮肤病，如湿疹、神经性皮炎、婴儿苔藓、汗疱疹、玫瑰疹等，疗效良好。含右旋泛酸钙、胱氨酸、维生素 B_1、酵母的复方胱氨酸片（发维佳片)，4 片/次，3 次/d，对斑秃有良效；对脂溢性脱发也有一定疗效。

口服：10~20mg/次，3 次/d。肌内注射：50mg/次，1~3 次，用于手术后肠绞痛。局部软膏涂搽：2~3 次/d，1 个疗程 1~5 周。

【注意与禁忌】 消旋泛酸钙的作用强度为右旋泛酸钙的 1/2。

【规格】 片剂：10mg；注射液：50mg/1mL；软膏：5%。

消旋泛酸钙　片剂：10mg，20mg；注射液：50mg/1mL。

右旋泛酸钙　片剂：10mg。

芦丁　Rutinum（路丁，芸香苷，维生素 P，络通，Rotinon）

【药性与应用】 为黄酮类化合物，能维持与增强毛细血管的抵抗力，降低其脆性与通透性。主要用于脆性增加的毛细血管出血。临床上用于高血压病的辅助治疗，以预防脑出血。也用于血管性紫癜、急性出血性肾炎、糖尿病性视网膜出血、复发性鼻出血、创伤性肺出血、产后流血等。

口服：1~2 片/次，3 次/d。

【注意与禁忌】 本品副作用很少，但口服吸收少，生物利用率低，效果不明显。加大剂量或可提高疗效，但缺乏临床经验。

【规格】 片剂：20mg。

干酵母[基]　Dried Yeast（Saccharomyces Siccum）

【药性与应用】 本品含有蛋白质、维生素 B_1、维生素 B_2、维生素 B_6、维生素 B_{12}、叶酸、烟酸、肌醇、转化糖等多种营养成分。用于防治脚气病、复发性神经炎、糙皮病、营养不良、消化不良、食欲不振等。

口服：0.6~4g/次，3 次/d，饭后嚼碎服。

【规格】 片剂：0.3g，0.5g。

甲钴胺[典]　Mecobalamin

【药性与应用】 本品的化学结构本质是甲基维生素 B_{12}，其甲基化的官能基团可参与机体生化过程中的甲基转移活动，对神经组织的核酸、蛋白质和脂肪代谢有促进作用，可刺激施万细胞卵磷脂合成，修复损伤髓鞘，改善神经传导速度；可直接进入神经细胞，并刺激轴突受损区再生；刺激神经细胞的蛋白质合成，加强轴突的合成代谢，防止轴突变性；参与核酸合成，促进造血功能。临床用于各种末梢神经代谢功能障碍性疾病，治疗巨幼红细胞性贫血、维生素 B_{12} 缺乏症。

口服：成人 500μg，3 次/d，12 周为 1 个疗程。

【注意与禁忌】 有时可出现食欲不振、恶心、腹泻等症状；可出现皮疹。经常接触汞剂的人，不宜长期大量服用。本品受光易分解，应在避光阴凉处保存，并在开启后立即使用。

【规格】 片剂：500μg。

生物素 Biotin

【药性与应用】 本品是每一个生物活细胞均必须含有的微量生长发育物质，由于来源丰富，因而人类很少缺乏。但长期肠道外营养的病人和先天性基因缺陷的儿童可以出现生物素的缺乏。另外，长期大量摄入生蛋的人，生蛋清中的一种糖蛋白，可以与之结合，将其灭活，而产生生物素缺乏。大量应用抗生素，抑制了肠道细菌，某些菌生生物素的产生受到了抑制，也会出现生物素缺乏病。缺乏者可出现脂溢性皮炎、厌食、肌肉痛和脱发。人体随着年龄的增长，生物素的含量也随之逐渐降低，所以老年人也需要补充生物素。

本品主要用于先天性生物素酶缺乏儿童。

口服：10mg/d。

复合维生素 B Vitamin B Compound

【药性与应用】 临床用于 B 族维生素容易缺乏病人的治疗和预防。如久病、营养不良、厌食、脚气病、糙皮病等。

口服：1~2 片，3 次/d。

肌内注射：2mL，1 次/日。

【规格】 片剂：每片含维生素 $B_1$3mg、维生素 $B_2$1.5mg、维生素 $B_6$0.2mg、烟酰胺 10 mg；注射液：每支含维生素 $B_1$20mg、维生素 $B_2$2mg、维生素 $B_6$2mg、烟酰胺 30mg。

维生素 C[典][基] Vitamin C（抗坏血酸，维生素 C，Ascorbic Acid）

【药性与应用】 新鲜水果和蔬菜如橘、橙、柑、番茄、菠菜、枣等均含有本品，尤其刺梨、猕猴桃最为丰富。现临床应用均为人工合成品。在人体内维生素 C 或脱氢维生素 C 形成可逆的氧化还原系统，维持正常的细胞呼吸过程，参与氨基酸代谢、神经递质合成、胶原蛋白和细胞间质的合成，降低毛细血管通透性，加速血液凝固，刺激凝血功能，促进铁在肠内的吸收，降低血脂，增加抗感染与解毒功能，具有抗组胺和抗氧化作用，阻止致癌物质亚硝酸胺的生成。正常人需要量为 50~100mg/d。正常生活中蔬菜、水果均可满足生理上的需要。如遇特殊情况，如重症、感染、缺乏新鲜果蔬等应加以补充。临床用于坏血病的预防与治疗；大剂量治疗克山病心源性休克；治疗肝病和砷、汞、铅、苯中毒的肝脏损害。其他，如对贫血、过敏性皮肤病、口疮、创口愈合、感冒、癌症、高脂血症等均有临床应用价值。

一般为口服：50～100mg/次，2～3次/d。亦可静脉注射或肌内注射：0.25～0.5g（小儿0.05～0.3g）/次，溶于5%～10%葡萄糖溶液稀释后静脉滴注，必要时可酌情增加。对于克山病则应重剂治疗：首剂5～10g，加入25%葡萄糖溶液中缓慢静脉滴注；后继剂量则随病情而定。对于口疮：可将本品0.1g压碎，撒于溃疡面上闭口片刻，2次/d，一般3～4次即可治愈。

【注意与禁忌】　过量服用可引起不良反应：1～4g/d，可引起腹泻、皮疹、胃酸增多、胃液反流，有时尚可见泌尿系统结石、尿内草酸盐与尿酸盐排出增多、深静脉血栓形成、血管内溶血或凝血等，有时可使白细胞吞噬能力降低；用量超过5g/d，可导致溶血，重者可致命。长期用药突然停药，可出现坏血病症状，应逐渐减量停药。本品可破坏食物中的维生素 B_{12}，与食物中的铜、锌离子络合，阻碍其吸收，从而可产生维生素 B_{12} 或铜、锌缺乏症。

【药物相互作用】　①本药与铁剂可形成络合物，使之形成易吸收的二价铁，增加145.6%的吸收率。②本药可使糖皮质激素代谢降低，作用增强。③本药可增强二巯丙醇等重金属解毒剂的解毒作用。④本药可增强抗精神病药氟哌啶醇等的作用。⑤与巴比妥、扑米酮、氨茶碱、四环素类抗生素、磺胺、阿司匹林等水杨酸盐合用，可增加本药的排泄量，长期应用，应加以补充。⑥大剂量本药可促进磺胺在肾脏形成结晶，故应避免合用。⑦纤维素磷酸钠可使本药代谢为草酸盐。⑧本药可使某些药物产生氧化还原反应：如与甲萘酯、维生素 K_3、碘、含铜制剂合用，可使药物疗效减弱或丧失；使五价砷还原为剧毒的二价砷，并增加其致癌性；使高毒的六价铬盐还原成低毒的三价铬盐；本药0.1%～0.25%溶液可使高锰酸钾还原，故可用于其中毒时洗胃。⑨红霉素与大剂量本药合用，疗效下降26%～44%。⑩本药可抑制庆大霉素的抗菌活性。⑪与去铁铵合用，可使进后者对铁的络合，使尿排出增加，故二者联用时要谨慎。⑫服用大剂量本药，可干扰抗凝药的抗凝效果。⑬大剂量服用本药，可使钙剂在肾形成结晶，应注意避免。⑭长期或大量应用本药，可干扰双硫仑对乙醇的作用。⑮本药可破坏食物中的维生素 B_{12}，与食物中的铜、锌离子络合，从而产生三者的缺乏。⑯与含有无毒五价砷的水产品河虾、对虾等同用，可产生砷中毒，引起死亡。

【规格】　片剂：20mg，25mg，50mg，100mg，250mg，500mg，1g；泡腾片：500mg，1g；咀嚼片：50mg，100mg，200mg；口含片：500mg；颗粒：100mg；泡腾颗粒：200mg；丸剂：50mg，100mg；注射液：100mg/2mL，250mg/2mL，500mg/2mL，1g/2.5mL，500mg/5mL，1g/5mL。

维生素 E[典] Vitamin E

【药性与应用】 对生殖功能、脂质代谢等均有影响，可使腺垂体分泌细胞亢进，分泌增加，促进精子的生成与活动，增加卵巢功能，使卵泡增加、黄体增大并增强黄体酮的作用；缺乏时生殖器官易受到损害，不易受精或引起习惯性流产。还可改善脂质代谢，缺乏时可使动物血中的胆固醇、甘油三酯的含量增加；补充本品可防止实验性动脉粥样硬化的发生。近年大量实验与临床经验表明，本品对血管内皮细胞的结构和功能完整性有重要作用，不少心绞痛，特别是变异型心绞痛的发生，与维生素 E 的缺乏有关。本品对氧敏感，易被氧化，在体内可保护其他易被氧化的物质（如不饱和脂肪酸、维生素 A），减少过氧化脂质的生成；缺乏时易导致生物膜中的脂质受到过氧化反应的损害，如血管内皮细胞、红细胞的脆化及破坏，易发生溶血。大剂量尚可促进毛细血管及小血管的增生，改善周围循环。此外，尚可改善糖尿病的代谢异常。临床上应用于习惯性流产、先兆流产、不孕症、更年期综合征、进行性肌营养不良、外阴萎缩、外阴瘙痒、早产儿溶血性贫血、小腿痉挛、间歇性跛行。最近数年来亦广泛应用于冠心病、心绞痛（尤其是变异型心绞痛）、高脂血症、动脉粥样硬化的防治，但其肯定性效果尚有待进一步证实。对性器官癌症的放疗，本品可作为辅助用药，以提高疗效。此外，尚用于抗衰老、渗出性及炎症性皮肤病、皮肤角化症、脱毛症、早产儿脂肪吸收障碍性疾病，但效果均有待于进一步证实。

口服：10~100mg，2~3 次/d。肌内注射：5~10mg/次。

【注意与禁忌】 应用 6 个月以上，易引起血小板聚集和血栓形成。大剂量长期应用，部分病人可有恶心、疲劳、眩晕、视力模糊、月经过多、闭经等。个别病人可有皮肤皲裂、唇炎、口角炎、胃肠功能紊乱、肌无力。停药后上述反应可逐渐消失。此外，偶可引起低血糖、血栓性静脉炎、凝血酶原降低。每日用量超过 400mg，尤其与雌激素并用，则发生血栓性静脉炎的概率增加。也有人认为，日用量在 300mg 以上长期应用，也有可能引起出血、高血压、荨麻疹、生殖功能减退、糖尿病和心绞痛加重、免疫功能下降，甚至发生生育腺癌。食物中缺乏硒、维生素 A、含硫氨基酸，或含有大量不饱和脂肪酸时，则本品的需要量增加。

【药物相互作用】 ①与维生素 A 合用，可促进后者的吸收、利用和肝脏储存，并降低其中毒的可能性。但过量时则可减少维生素 A 在体内的储存。②本药大剂量与香草醛及其衍生物合用，可导致低凝血酶原血症。③与雌激素长期大量合用，可诱发血栓性静脉炎。④与大量氢氧化铝合用，因后者可使小肠上段胆酸沉淀，从而减少本药的吸收。⑤与口服避孕药合用，可加速本药的代谢，致使本药缺乏。⑥与考来烯胺、考来替泊、矿物油、硫糖铝等合用，可干扰本药的吸收。

【规格】　片剂：1mg，5mg，10mg，50mg；胶丸：5mg，10mg，50mg，100mg；口服液：50mg/1mL；注射液：5mg/1mL。

复方水溶性维生素　Compoundand Water-Soluble Vitamin（V佳林，水乐维他，水乐维他N，水溶性维生素，维佳林，欣维，Pancebrin，Soluvit N）

【药性与应用】　每瓶含维生素 B_1 3mg、维生素 B_2 3.6mg、烟酰胺40mg、维生素 B_6 4mg、泛酸15mg、维生素C 100mg、生物素60μg、叶酸0.4mg、维生素 B_{12} 5μg、甘氨酸300mg。临床用于静脉营养，以补充机体水溶性维生素的每日生理需要。

静脉滴注：1瓶/d。

【注意与禁忌】　对本药成分过敏者忌用。慎用证、对妊娠与哺乳的影响均尚不明确。

【药物相互作用】　①维生素 B_6 可降低左旋多巴的作用。②叶酸可降低苯妥英钠的血药浓度，并可掩盖恶性贫血症状。③维生素 B_{12} 可干扰大剂量羟钴铵对某些视神经病的疗效。

【规格】　注射剂。

复方脂溶性维生素　Compound Fat-Soluble Vitamin（维他利匹特N，知维保，脂溶性维生素，旨维，Fat-Soluble Vitamin，Vitalipid，Vitalipd Infant，Vitalipid N，Vitalipid N Adult）

【药性与应用】　本药分两种类型。

复方脂溶性维生素注射液（成人型）10mL：含维生素A99μg、维生素 D_2 0.5μg、维生素E 0.91mg、维生素 K_1 15μg、精制大豆油100mg、精制卵黄磷脂12mg、甘油22.5mg及适量氢氧化钠。

复方脂溶性维生素注射液（儿童型）10mL：维生素A 69μg、维生素 D_2 1μg、维生素E 0.64mg、维生素 K_1 20μg、精制大豆油100mg、精制卵黄磷脂12mg、甘油22.5mg及适量氢氧化钠。

临床用于长期肠道外营养患者补充所需脂溶性维生素。静脉滴注：1瓶/d。

【药物相互作用】　本药含有维生素 K_1，为香豆素类抗凝药的拮抗药，故二者不可合用。

【规格】　注射液：10mL。

第十八章 酶制剂

胰蛋白酶[典] Trypsin (Tryptar, Parenzyme, Trypure)

【药性与应用】 从牛胰腺中提取。可分解肽链，溶解已变性蛋白质，使富含蛋白质的黏稠物质变稀，易于引流排除，如脓液、痰液、血块、黏稠组织液等，以促进炎症的清洁、愈合，并有一定的抗感染作用。临床上常用于脓胸、血胸、溃疡、瘘管、创面化脓等。也用于喷雾吸入，排除浓痰。近年发现，其对竹叶青蛇、银环蛇、眼镜蛇、蝮蛇等毒蛇咬伤，蛇毒蛋白引起的中毒，有很高的治愈率，可以试用。

一般用量为5000单位/次，肌内注射，1次/d，具体情况可酌情使用。为防止疼痛，可加用适量的普鲁卡因。局部使用可配成pH7.4~8.2的微碱性溶液，做成喷雾剂、粉剂、油膏等使用。治疗毒蛇咬伤：取注射用结晶胰蛋白酶2000~6000单位，加0.25%~0.5%盐酸普鲁卡因溶液或注射用水4~20mL稀释，以牙痕为中心，在咬伤周围浸润注射，或在肿胀部位上方套式封闭1~2次。可根据病情重复使用。若伤处肿胀明显，可于注射本品后30min切开排毒减压，有严重出血者则针吸排毒，同时用0.1%本品溶液湿敷患处。

【注意与禁忌】 寒战、发热、头痛、头晕、胸腹痛等副作用较常见，但不影响继续治疗。可用抗过敏或解热镇痛药加以控制。注射前应做皮肤过敏试验（划痕）。不可静脉注射，不可用于急性炎症和出血空腔中。吸取注射液后应重换针头，以减少疼痛。肝、肾功能障碍及有出血倾向者禁用。以缓冲剂制成局部注射液后，必须在3h内用完。

【规格】 注射剂：2000单位，1.25万单位，2.5万单位，5万单位，10万单位。另附灭菌缓冲液1瓶。

糜蛋白酶[典] Chymotrypsin (胰凝乳蛋白酶, Chymar)

【药性与应用】 由动物胰腺中分离提取。能迅速分解蛋白质，主要用于促进创伤、伤口愈合，消除水肿与淤血，以及治疗中耳炎、鼻炎等。

以本品4000单位溶于5mL生理盐水中，肌内注射。亦可湿敷、喷雾吸入（配成0.5mg/mL浓度，5mg/次）。本品对眼睫状韧带有选择性松弛作用。也用于白内障摘除术，以便容易将晶状体移除；其具体方法是将本品 800 单位以生理盐水溶解后，配成1∶5000的溶液，由瞳孔注入后房，经 2～3min，在晶状体浮动后，以生理盐水冲洗掉前后房中遗留的本品残液。

【注意与禁忌】 用前须做皮试。不可静脉注射。溶液极不稳定，必须现用现配。忌用于严重肝脏疾患及凝血功能不全的病人。不满 20 岁的眼病病人或玻璃体液不固定的创伤性白内障病人忌用，以免导致玻璃体丧失。如引起过敏反应，应立即停药，并用抗组胺药治疗。

【规格】 注射剂：800 单位，4000 单位。

糜胰蛋白酶　Trypsin-Chymotrypsin（注射用结晶糜胰蛋白酶）

【药性与应用】 系糜蛋白酶与胰蛋白酶的共晶体，能液化脓液、坏死组织，净化创面，促进肉芽生长与创面愈合。临床用于炎症、血肿、术后粘连、溃疡、血栓等。对慢性支气管炎、哮喘、胃炎、宫颈炎、盆腔炎、化脓性中耳炎、角膜炎、前列腺炎、血栓性静脉炎、脑血栓形成等均有一定疗效，可作为辅助治疗用药。

肌内注射：取 5mg 以 2mL 苯甲醇注射液或生理盐水注射液溶解后注射，2 次/d。10～20d 为 1 个疗程。用于控制复发或预防：5mg，2～3 次/周。

外用：以生理盐水溶解注射剂 1 支后浸湿敷料外敷，1～2 次/d。

【注意与禁忌】 注射局部疼痛，有时可引起炎症，停药后自行消退。个别有荨麻疹、轻度恶心、头晕等反应。

【药物相互作用】 与抗生素、磺胺类等合用，与本品有协同作用，可增加疗效。

【规格】 注射剂：1mg，5mg。

菠萝蛋白酶　Bromelains（菠萝酶）

【药性与应用】 从菠萝汁中提取的一种蛋白水解酶，有消炎和消肿作用。有促进机体内纤维蛋白水解的作用，溶解淤阻于组织间的纤维蛋白及血液凝块，改善局部循环，促进炎症与水肿的消退。与抗生素、化疗药、消炎药物并用，可促进药物的渗透与扩散，发挥更大的药效。其优点是不影响凝血功能。临床可用于各种原因所致的炎症、水肿、血肿、血栓及其他管道阻塞。如支气管炎、哮喘、肺炎、乳房充血、乳腺炎、血栓性静脉炎、视网膜炎、关节及关节周围炎、蜂窝织炎、小腿溃疡等。

口服：10 万单位，3～4 次/d。外用：0.1%～0.2%生理盐水溶液外敷，1～2 次/d。

【注意与禁忌】 胃肠道溃疡、严重肝炎、血液凝固功能不全者忌用。本品为蛋白制剂，易被胃蛋白酶破坏，故应吞服，不可嚼服。

【规格】 片剂：5 万单位。

链激酶　Streptokinase（溶栓酶，Streptase）

参见第十三章第二部分第一节该条。

链道酶　Streptodornase（脱氧核糖核酸酶，DNA 酶，Deoxyribonuclease，DNAase）

【药性与应用】 从哺乳动物胰腺或溶血性链球菌培养基中提取制成，可解聚 DNA 和核蛋白，用于引流痰液、分泌液、脓液及其他黏稠体液，用于支气管扩张、肺脓肿、脓胸、肝脓肿、局部脓肿的治疗。

吸入或腔内注射：5 万单位/次。肌内注射：100 万单位/次，1 次/2d。局部涂搽：浓度为 1250~2500 单位/mL；常与链激酶合用。

【注意与禁忌】 可有乏力、胃肠道反应，偶见皮疹。急性化脓性蜂窝织炎、支气管胸膜瘘、活动性肺结核忌用。溶液应在临用前配制，储存温度不得超过 4℃。

【药性与应用】 禁与肝素、枸橼酸盐等配伍。

【规格】 注射剂：2.5 万单位，10 万单位。

双链酶　Streptokinase-Streptodornase（SK-SD）

【药性与应用】 由链激酶（SK）与链道酶（SD）组成的混合酶，具有溶解血栓、血块、大分子 DNA 和核蛋白的作用。临床用于溶解血栓或血块、清洁创面、消除炎症、液化痰液及脓液，使之易于排出和引流。

撒粉或湿敷：用于各种化脓性创面。将创面清洁后撒敷本品干粉，或敷以含本品的湿敷料或凡士林纱布；也可以本品溶液滴注创面，然后敷以敷料。口含：1 片，4 次/d，用于多种炎症、血肿、脓肿、肺脓肿、黏性难咳痰等。局部注射：如球后、球结膜下、眼前房出血及玻璃体积血等，1000~2000 单位，2~3 次/周。局部滴入：如化脓性中耳炎、化脓性牙龈炎、卡他性鼻炎、卡他性结膜炎等，浓度为 1000 单位/mL，1 次/（1~2）h。

【注意与禁忌】 如有大量出血，应立即停用，并给予止血剂。配置后的制品置冰箱中保存，药效可保持 24h。本品禁用于静脉注射。

【药物相互作用】 一些杀菌剂或重金属，如呋喃西林、红汞等对酶制品有破坏作用，不宜在一起应用。

【规格】 外用粉剂：每克含 SK10 000 单位、SD 5000 单位及适量磺胺；外用片剂：每片含 SK10 000 单位、SD 5000 单位；口含片剂：每片含 SK10 000 单位、SD 5000 单位；注射用双链酶：每支含 SK、SD 各 2500 单位或 5000 单位。

玻璃酸酶[典]　Hyaluronidase（透明质酸酶，玻糖酸酶，Ronidase）

【药性与应用】　由动物睾丸或微生物提取制得，为一种能水解玻璃酸的酶，可使液体易于扩散而便于吸收。临床用于一些以缓慢速度静脉滴注的药物，如氨基酸、水解蛋白等，如与本品合用可改为皮下注射或肌内注射，使吸收加快。皮下注射大剂量抗生素及其他难以吸收的药物，可加用本品以加强扩散与吸收。以本品 150 单位溶解在 25~50mL 局部麻醉药中，再加入肾上腺素，可加速麻醉，并减少麻醉药的用量。与胰岛素合用，可防止注射局部浓度过高而出现脂肪萎缩。胰岛素休克疗法时加用本品 100~150 单位，可促使胰岛素吸收量增加，注射较少剂量即可达到血中有效浓度，减少危险性。

临用时，将本品粉剂溶于生理盐水中，常用量为 50 或 150 单位，配成 0.7 单位/mL、1.5 单位/mL 或 2.0 单位/mL 注射液，事先注射于灌注部位。

【注意与禁忌】　禁止静脉注射及应用于感染及肿瘤部位。应现用现配。

【规格】　注射剂：150 单位，1500 单位。

溶菌酶　Lysozyme（Muramidase）

【药性与应用】　从新鲜鸡蛋清中提取的一种多肽酶，能分解菌体和胞壁上的黏多糖而具有抗菌、抗病毒的作用。兼有消肿、止血、加快组织恢复的功效。临床用于急慢性咽炎、慢性鼻炎、口腔溃疡、水痘、带状疱疹和扁平疣的治疗。

口服：30~50mg/次，3 次/d。口含：20mg/次，4~6 次/d。外用：用生理盐水、注射用水或甘油制成 1%~2%溶液，用于外搽患部，3~4 次/d。治疗水痘：10mg/（kg·d），分 3~4 次口服。

【药物相互作用】本药与青霉素、氯霉素、呋喃妥因等合用，可增强它们对细菌的渗透作用，提高抗菌活性。

【规格】　肠溶片：10mg；口含片：20mg。

复合磷酸酯酶　Phosphoesterases Complex

【药性与应用】　从大麦芽中提取制成，为一种多酶制剂，具有磷酸酯酶活性，能促进、调节人体正常代谢，提高人体抗病功能，可用于迁延性肝炎、慢性肝炎、早期肝硬化、冠心病、硬皮病、小儿顽固性牛皮癣、再生障碍性贫血、白细胞减少症等，作为辅助治疗剂。

口服：一般用量，100~150mg，3 次/d，饭后服，1 个疗程为 1~2 个月。

【规格】　片剂：50mg，75mg。

超氧化物歧化酶 Superoxide Dismutase（SOD）

【药性与应用】 由哺乳动物红细胞、肝脏等新鲜组织分离制得，为一种肽链大分子金属酶，含有 2 个亚单位，依其金属辅因子的不同可分为 3 种类型：第 1 型含有酮和锌，分子量 32 000 左右；第 2 型含有锰，分子量 40 000 左右；第 3 型含铁，分子量 38 000 左右。本品能通过催化作用使过氧化物自由基转化为过氧化氢与氧，从而清除炎症或正常代谢过程中产生的有害的过氧化物自由基，发挥抗炎与保健作用。本品无免疫调节作用和镇痛作用，也不影响前列腺素等炎症介质的合成。临床用于前列腺癌或膀胱癌放疗后遗症、类风湿性关节炎及皮肤的保健。

慢性风湿性或类风湿性关节炎：肌内注射 8mg，3～4 次/周。骨关节炎：关节腔内注射 4mg，1 次/2 周。放疗、化疗性膀胱炎：深部肌内注射 4mg，一般在放疗、化疗 0.5h 后进行。

【注意与禁忌】 不良反应可有注射局部疼痛、荨麻疹、蛋白尿等。

【规格】 注射剂：4mg，5mg，8mg，10mg，15mg；片剂：5mg；胶囊：5mg，10mg，15mg。

胶原酶 Collagenase

【药性与应用】 为一种蛋白酶，由溶组织梭状芽孢杆菌发酵制得，具有消化天然胶原和已变性胶原的能力，故而对坏死组织有较强的消化能力。可以清洁创面，促进上皮细胞生长，加快创口愈合而不影响人体正常组织的健康与存活。外用油膏剂用于Ⅱ度烧伤的清创、脱痂和减少瘢痕增生，以及慢性溃疡、压疮等，有效率可达 84.5%。

用本品前应先行清创处理，待感染控制后再涂敷本品制成的软膏。使用时按一般外科更换敷料处理，使用生理盐水棉球清洁创面，使用乙醇棉球清洗、消毒创面周围皮肤，然后涂上适量胶原酶油膏，再用烤灯烘烤 20min，以加速酶的扩散与活力增强，加强药物渗透，最后裹以无菌敷料，保护创面。

【规格】 外用油膏：0.5g/100g（50 单位/mg），新霉素 1g，其余为凡士林和液状石蜡。

阿糖苷酶 Alglucerase（Credase）

【药性与应用】 人体胎盘提取物，为葡萄糖脑苷脂酶的修饰形式，可被需要的巨噬细胞摄取，以发挥治疗作用，可用于Ⅰ型戈谢病的长期酶置换疗法。长期应用可明显缩小肿大的肝、脾，改善血红蛋白、血细胞比容，改善红细胞和血小板计数，减少儿童恶病质状况。

静脉滴注：剂量应个体化，初始剂量为 60 单位/kg 体重，用生理盐水稀释，1 次/2 周。起效后，间隔 3~6 个月，逐渐减少剂量，并应进行血象及生化方面的严密监测。

【注意与禁忌】 不良反应可有寒战、发热、恶心、呕吐。本品系从多个人体胎盘中混合提取，有病毒污染的可能性。因此，每批产品必须有 HBsAg 和 HIV-1 检查阴性的合格证明。注射液中含有人血红蛋白，不得振荡，以免失活。

【规格】 注射剂：400 单位。

三磷酸腺苷　Adenosine Triphosphate（三磷腺苷，腺三磷，Atriphos，ATP）

【药性与应用】 为一种辅酶，有改善机体代谢的作用，参与体内脂肪、蛋白质、糖、核酸以及核苷酸的代谢。同时又是机体代谢活动最重要、最直接的能量来源方式。临床上现用于细胞酶活性减退和能量供应障碍的疾病，如心力衰竭、心肌炎、心肌梗死、脑动脉硬化、冠心病、急性脊髓灰质炎、进行性肌萎缩、肝炎等。本品不能透过细胞膜，能否发挥其生理效应，值得考虑。近年来，流行于临床的能量注射液即为本品与辅酶 A、胰岛素等配成的复方制剂，用于治疗肝炎、肾炎、心力衰竭、冠心病等。近来发现本品可抑制慢反应纤维的钙离子内流，阻滞或延缓房室结折返途中的前向传导；大剂量尚可阻断或延缓旁路的前向或逆向传导；另外还有短暂增强迷走神经的作用，因而能阻止房室结折返和旁路折返引起的心律失常。应用于治疗快速性室上性心律失常，总有效率可达 82%。有复律快、短期内可重复使用等优点，可作为中止室上速急性发作的首选药。

肌内注射或静脉注射：20mg，3 次/d。肌内注射多用注射液。静脉注射用注射用三磷酸腺苷，另附有缓冲溶液溶解，再以 5%~10% 葡萄糖溶液 10~20mL 稀释，缓慢静脉注射；也可用 5%~10% 葡萄糖溶液稀释后静脉滴注。

【注意与禁忌】 注射宜缓慢，以免引起头晕、头胀、胸闷、低血压等。治疗室上性快速心律失常：首次 20mg，用葡萄糖溶液稀释至 5mL，于 20s 内静脉注射完毕；若无效，5min 后再注入 30mg，注入量不可超过 40mg/次，并在心电图监测下进行，以防其他心律失常的发生。此外，本品对窦房结有明显抑制，对病窦综合征、窦房结功能不全或高龄者，应慎用或不用。脑出血初期忌用。有过敏史者不宜使用。

【药物相互作用】 ①与扩张冠状动脉药联用，可相互增强作用。②双嘧达莫可提高本药的药理作用，但也可增加其不良反应；本药也可增强双嘧达莫的扩张冠状动脉作用。③与阿托品合用，可防止瞬间严重心律失常的发生。④与强心苷合用，可减轻强心苷的毒性反应，降低心律失常的发生率。⑤茶碱、咖啡因可拮抗本药的作用，使之降低疗效。⑥卡马西平可加重本药对心脏的阻滞作用。

【规格】 注射液：10mg/1mL，20mg/2mL；注射剂：10mg，20mg。

第十九章　水、电解质、酸碱平衡用药

第一节　电解质类

氯化钠[典][基]　**Sodium Chloride**

【药性与应用】 正常人体的最基本电解质成分。人体总钠量平均为 150g，44%以氯化钠形式存在于细胞外液，约 9%存在于细胞内。渗透压恒定在一定范围内是维持生命所必需，Na^+占细胞外液阳离子中的 90%，为维持细胞外液渗透压的主导成分。Na^+数量或比例的任何改变，都将对机体的生理功能产生影响。Na^+还以碳酸氢钠的形式参与构成机体的最主要缓冲体系，以维持体液的酸碱平衡。血液中氯化钠的正常浓度为136~145mmol/L，为维持细胞兴奋性、神经肌肉应激性正常的必要条件。体内大量丢失氯化钠可引起低钠血症，表现为全身无力、表情淡漠、肌肉阵挛、循环衰竭等，重则神经功能障碍，甚至谵妄、昏迷，直至死亡。氯化钠注射液可补充血容量和 Na^+，用于各种失盐性脱水。在紧急情况下可输本溶液以暂时补充血容量，以争取抢救时间。高温、大量出汗时可在饮用水中加入 0.1%~1%氯化钠，以补充丧失量，维持机体的正常渗透压与血容量。对于严重缺水和氯化钠的肾上腺皮质功能不全，每日需补充氯化钠量达 10g 以上。此外，0.9%氯化钠溶液（生理盐水）也常作为敷料浸液及体表、黏膜、腔道的外用洗涤液。

【注意与禁忌】 脑、心、肾功能不全者及低蛋白血症者慎用。肺水肿病人禁用。生理盐水含 Na^+、Cl^-各 154mmol/L，比血浆 Cl^-浓度高出 50%，对已有酸中毒者如大量应用，可引起高氯性酸中毒，应采用碳酸氢钠-生理盐水或乳酸钠-生理盐水补液。夏季开瓶 24h 后，不宜继续使用，以防污染。输入过量可引起组织水肿。

【规格】 注射液：2mL，10mL，250mL，500mL，1000mL。

林格液（复方氯化钠注射液）：灭菌溶液，每 100mL 中含氯化钠 0.82~0.90g、氯化钾 0.025~0.035g、氯化钙结晶 0.03~0.036g。比生理盐水成分完全，可代替生理盐水。

乳酸钠林格注射液：每 100mL 中含结晶氯化钙 0.02g、氯化钠 0.6g、氯化钾 0.03g、乳酸钠 0.31g，可代替生理盐水用，适用于有酸中毒或酸中毒脱水倾向的病人。

葡萄糖氯化钠注射液：每 100mL 中含葡萄糖 5g、氯化钠 0.9g。

直肠透析液（直肠灌肠液）：每 100mL 中含氯化钠 0.6g、碳酸氢钠 0.2g、氯化钾 0.048g、硫酸镁 0.031g、乳酸钙 0.077g、葡萄糖 1.5g。用于治疗肾功能不全性酸中毒。一般 1000mL/次，滴速 15~20 滴/min，滴入直肠。天冷时可适当将透析液加温。

氯化钾[典][基] Potassium Chloride

【药性与应用】 正常人体总钾量平均为 120g，主要存在于细胞内液中，仅 2%存在于细胞外液中。K^+为细胞内主要阳离子，为维持其渗透压的主要成分。K^+与细胞外 H^+交换参与机体内酸碱平衡的调节。当体内缺钾时，细胞内 K^+外移，而 H^+、Na^+内移，严重时引起细胞内酸中毒。血钾过高时则相反。钾参与糖、蛋白质合成和三磷酸腺苷的形成，参与神经兴奋传导和神经末梢乙酰胆碱的合成。缺钾时心肌兴奋，高钾时心肌抑制，自律性、传导性均降低。本品临床用于低钾血症和洋地黄类强心苷引起的快速性、异位性心律失常。

补钾多采用口服：1g，3 次/d。病情急重者，也可通过缓慢静脉滴注给药，采用 10%~15%氯化钾 10mL 溶入 5%~10%葡萄糖溶液 500mL 中滴注。

【注意与禁忌】 静脉滴注过量可出现肌无力、神经反射消失、周围循环衰竭、心率缓慢，甚至心脏停搏。肾功能减退、尿量减少时慎用，无尿或血钾过高者禁用。脱水病人一般不补钾，待排尿后始补钾。静脉滴注速度宜慢，浓度一般不超过 0.4%；治疗心律失常时可加至 0.6%~0.7%。主要危险为心脏停搏，也可引起局部剧痛。口服可引起胃部不适、疼痛，并有造成胃肠道溃疡、坏死或狭窄等合并症的可能。宜稀释后餐时或餐后服用，以减少刺激。

【药物相互作用】 ①ACEI、环孢素、肝素可抑制尿钾排泄，易发生高钾血症。②抗胆碱药、非甾体抗炎药与本药同服，可加重本药的胃肠道刺激症状。③肾上腺皮质激素和促皮质激素 ACTH 使尿钾排泄增多，可降低本药疗效。

【规格】 片剂：0.25g，0.5g；缓释片：0.5g；胶囊：0.6g，0.75g；口服液：10g/100mL；颗粒：1.6g；注射液：1g/10mL，1.5g/10mL。

复方氯化钾注射液：含氯化钾 0.28%、氯化钠 0.42%、乳酸钠 0.63%。可用于代谢性酸中毒与低血钠，一般用量为 500~1000mL，可根据情况确定。

氯化钙[典] Calcium Chloride

【药性与应用】 本品为钙补充剂。钙离子可以维持神经肌肉的正常兴奋性，促进神经末梢分泌乙酰胆碱。血清钙降低时可出现神经肌肉兴奋性升高，发生抽搐；血钙过高则神经肌肉兴奋性降低，出现软弱无力等。钙离子能改善细胞膜的通透性，增加毛细血管的致密性，使渗出减少，起抗过敏作用；能促进骨骼与牙齿的钙化形成；高浓度钙与镁离子间存在竞争性拮抗作用，可用于镁中毒的解救；钙离子可与氟化物生成不溶性氟化钙，用于氟中毒的解救。

血浆中约45%钙与血浆蛋白结合，正常人血清钙浓度2. 25～2. 50mmol/L（9～11mg/dL），甲状旁腺素、降钙素、维生素D的活性代谢物维持血钙的稳定。钙主要自粪便排出（约80%），部分（约20%）自尿排出。

临床用于：①钙缺乏，急性血钙过低、碱中毒及甲状旁腺功能低下所致的手足搐搦症，维生素D缺乏症等；②过敏性疾患；③镁中毒、氟中毒的解救；④心脏复苏，如高血钾、低血钙或钙通道阻滞引起的心功能异常的解救。

用于低钙或电解质补充，一次0. 5～1g（136～273mg元素钙）稀释后缓慢静脉注射（每分钟不超过0. 5mL，即13. 6mg钙），根据病人情况、血钙浓度，重复给药。针对甲状旁腺功能亢进术后“骨饥饿综合征”病人的低钙，可将本品稀释于生理盐水或右旋糖酐内，每分钟滴注0. 5～1mg（最高每分钟滴2mg）。用作强心剂时，0. 5～1g稀释后静脉滴注，每分钟不超过1mL；心室内注射，0. 2～0. 8g（54. 4～217. 6mg元素钙），单剂使用。治疗高血钾时，根据心电图决定剂量。抗高血镁治疗，首次0. 5g（含钙量为136mg），缓慢静脉注射（每分钟不超过5mL）。根据患者反应决定是否重复使用。小儿用量：低钙时治疗量为25mg/kg（6. 8mg元素钙），静脉缓慢滴注。

【注意与禁忌】　氯化钙有强烈的刺激性，不宜皮下或肌内注射；静脉注射时如漏出血管外，可引起组织坏死；一般情况下，本品不用于小儿。本品可使血清淀粉酶增高，血清羟基皮质醇浓度短暂升高。长期或大量应用本品，血清磷酸盐浓度降低。应用强心苷期间禁止静脉注射本品。不宜用于肾功能不全低钙患者及呼吸性酸中毒患者。

静脉注射可有全身发热反应，注射过快可产生恶心、呕吐、心律失常甚至心跳停止。高钙血症早期可表现为便秘、倦睡、持续头痛、食欲不振、口中有金属味、异常口干等，晚期征象表现为精神错乱、高血压、眼和皮肤对光敏感、恶心、呕吐、心律失常等。

【药物相互作用】　①与雌激素同用，可增加对钙的吸收。②与噻嗪类利尿药同用，增加肾脏对钙的重吸收，可致高钙血症。

【规格】　注射液：0. 3g/10mL，0. 5g/10mL。

葡萄糖酸钙[典][基]　Calcium Gluconate

【药性与应用】　作用同氯化钙，但含钙量较低，对组织刺激性小，注射较安全。

口服：成人，0.5~2g，3次/d；儿童，0.5~1g，3次/d。静脉注射：10%溶液10~20mL/次；对小儿手足搐搦症，5~10mL，加等量5%~25%葡萄糖溶液稀释，缓慢静脉注射10min以上。

【注意与禁忌】 同氯化钙。

【药物相互作用】 同氯化钙。

门冬氨酸钾镁 Potassium Magnesium Aspartate（脉安定，潘南金，Aspara，Panangin，Perikursal）

【药性与应用】 本品为门冬氨酸钾和镁盐的混合物。门冬氨酸对细胞的亲和力强，有助于钾离子进入细胞内，补钾作用较强而快。镁离子可提高钾盐的效用，对改善肝功能、纠正缺镁、降低血清胆红素浓度有一定的作用。临床用于低血钾、洋地黄中毒引起的心律失常、肝硬化和肝性脑病等的治疗。

口服：1~2片，3次/d。静脉滴注：心律失常、心肌梗死，每次10~20mL，加入5%~10%葡萄糖液中缓慢静滴，4h后可以重复。

【注意与禁忌】 注意监测血钾、血镁浓度。其他不良反应参见氯化钾。

【规格】 片剂：每片含钾0.9mmol、镁0.4mmol；注射液：10mL，含钾2.7~3.1mmol、镁1.5~1.9mmol。

枸橼酸钾[典] Potassium Citrate

本品为枸橼酸钾的水合物，每克相当于9.3mmol的钾。本品为碱式钾盐。口服的刺激性较氯化钾为低。耐受性较好。制成10%口服液用以补钾。10~20ml，3次/d。

甘油磷酸钠[典] Sodium Glycerophosphate

【药性与应用】 本品为α-磷酸钠和β-磷酸钠的混合盐。临床用于补充机体对磷的需要。如全胃肠外营养对磷的补充等。

【注意与禁忌】 严重肾功能损伤、休克、脱水患者禁用。肾功能损伤者慎用。不推荐儿童使用。本品必须稀释后使用，输液时间不得少于8h。

【规格】 注射液：2.16g/10mL（磷10mmol，钠20mmol）。

硫酸镁[典][基] Magnesium Sulfate（硫苦，泻盐）

【药性与应用】 镁离子具有抗惊厥、抗痉挛的作用。临床用于治疗低镁血症，如肌肉痉挛、手足抽搐、先兆子痫、子痫。也常用于导泻、利胆。

防治低血镁：成人低度缺镁，1g硫酸镁溶液肌内注射，或溶于5%的葡萄糖溶液 500mL 内缓慢静脉滴注。每日总量 2g。重度缺镁按 0. 25mmol/kg（约 2. 5g）剂量给予患者。将其溶于 5%葡萄糖溶液或生理盐水 500mL 中，缓慢滴注 3h。要注意观察生命体征，以防不测

全静脉内营养：按每日 0. 125 ~ 0. 25mmol 镁/kg 添加。儿童用低量，即 0. 125mmol/kg。

治疗先兆子痫：肌内注射，每次 1 ~ 2. 5g。根据情况决定，每日最多可用 6 次，并监测心电图和注意观察肌腱反射、呼吸和血压。静脉注射：1 ~ 2g 硫酸镁，用 5%葡萄糖溶液稀释，推注速度每分钟不超过 150mg 。静注硫酸镁危险性极大，应注意观察生命体征，切不可大意。静脉滴注：4g 硫酸镁加入 5%的葡萄糖溶液或生理盐水 250mL 中滴注，速度不超过 4mL/min。

抗惊厥：儿童剂量按 20 ~ 40mg/kg，配成 20%肌内注射。不作为首选药。

导泻：成人口服 5 ~ 20g/次，用 200 ~ 400mL 液体稀释后服用。

利胆：成人口服 2 ~ 5g /次，3 次/d。用水配成 33%的溶液服用。

【注意与禁忌】　在注射镁剂治疗的过程中，一定要严格掌握剂量，并注意观察生命体征，如呼吸、心跳状态、肌腱反射、心电图等，以便应急处理。

一般血镁浓度超过 2mmol/L 时，可出现皮肤潮红、口渴、血压下降、倦怠乏力、腱反射消失、呼吸抑制、心律失常、心电图 PR 间期延长及 QRS 波幅增宽，甚至心跳骤停、昏迷、体温不升。导泻时溶液浓度过高或用量过大，可导致严重腹泻与脱水。

禁用于传导阻滞、心肌损伤、严重肺心病、肾功能不全。肌酐清除率应不低于 20mmol/min，否则易导致镁蓄积中毒。有心、肺病史者慎用，以免引起呼吸抑制。本品可通过胎盘影响胎儿，孕妇最好不用。作为导泻剂孕妇也应慎用。高龄与低龄患者适当减量。

【规格】　注射液：1g/10mL，2. 5g/10mL；口服粉剂：按需要配成溶液服用。

氯化镁[典]　Magenesium Chloride

【药性与应用】　为可溶性镁盐。口服可有 1/3 在小肠内缓慢吸收，维生素 D 类可加强其吸收。吸收后经肾排泄，乳汁、唾液可少量分泌，也可通过胎盘。临床用于低镁血症和配制血液透析液、腹膜透析液。

防治低镁血症：尤适用于伴有低氯血症者。①轻度低镁血症：1g 氯化镁（10. 4mmol）溶于 5%葡萄糖溶液 500mL 中，缓慢滴注。②重度镁缺乏症：2g 氯化镁溶于 5%葡萄糖溶液 500mL 中，缓慢滴注。

配制透析液：①血液透析液镁浓度为 0. 75mmol/L。②腹膜透析液镁浓度为 0. 5 ~ 0. 85mmol/L。

【注意与禁忌】 同硫酸镁。

【规格】 注射液：0.5g/3ml，1g/6ml。

口服补液盐[基] Oral Rehydration Salt（ORS）

【药性与应用】 用以补充脱水丢失的体液和电解质。

轻度脱水：①成人口服：50mL/kg，4~6h 内饮完，以后酌情调整剂量。②儿童口服：50mL/kg，4h 内饮完，直到腹泻停止。

中度脱水：①成人口服：开始 50mL/kg，4~6h 内饮完，以后继以静脉补液。②儿童以静脉补液为主。

【注意与禁忌】 可有高钠血症、水过多症。出现时立即停药。可有呕吐，少量多次给予。一般不用于早产儿。婴幼儿应多次少量给予。剂量超过每日 100mL/kg 时应该给予饮水补充，以免出现高钠血症。严重脱水应静脉补液，以免贻误病情。

【规格】 口服补液盐：①两包分装，总质量为 14.75g。大包含氯化钠 1.75g，葡萄糖 11 g；小包含氯化钾 0.75g，碳酸氢钠 1.25g 。均为 500ml 用量。②每包总量 13.95g：含氯化钠 1.75g，葡萄糖 10g，枸橼酸钠 1.45g ，氯化钾 0.75g，为 500ml 用量。

戊酮酸钙 Calcium Levulinate（果糖酸钙）

【药性与应用】 类似葡萄糖酸钙。用于低钙血症、荨麻疹、血管神经性水肿、瘙痒症等与过敏相关的疾病。

静脉注射：1g，加等量葡萄糖溶液稀释，缓慢静脉注射。

【注意与禁忌】 同氯化钙。

【规格】 注射液：1g/10mL。

乳酸钙[典] Calcium Lactate

【药性与应用】 主要用于补充钙，因其水中溶解度小，又无苦咸味及刺激性，故只作内服品使用。用于机体钙缺乏症，如手足搐搦、骨质疏松、骨发育不全、佝偻病、结核病以及孕妇、哺乳妇、幼童的补充等。

口服：成人 1~4g，小儿 0.3~0.6g，2~3 次/d。一般应与维生素 D 同服，以防吸收不良。

【注意与禁忌】 高钙血症及服用洋地黄类强心苷者禁用。

【规格】 片剂：0.25g，0.5g。

甘油磷酸钙[典]　Calcium Glycerophosphate

滋补强壮剂，用于病后恢复期补充钙、磷，也可补充一定的热量。

口服：0.2~0.6g，3次/d。

片剂：0.2g。

一氟磷酸谷酰胺葡萄糖酸钙枸橼酸钙　Glutamine Monofluoro Phosphate, Calcium Gluconate and Calcium Citrate（氟钙定，特乐定，L-Glutamine Monofluorophosphate and Calcium Aspareate，Tridin）

【药性与应用】　本药中的一氟磷酸左旋骨酰胺释放氟离子，促进骨形成、拮抗骨吸收，葡萄糖酸钙、枸橼酸钙补充钙，是当前治疗中轴骨的骨质疏松症较有效的药物。本药用于绝经后骨质疏松引起的疼痛，增加骨密度，降低骨折率。

口嚼服药：1片，3次/d。

【注意与禁忌】　对本药过敏、肾功能不全、骨质软化症、高钙血症或高钙尿症、25岁以下者及孕妇、哺乳妇忌用。

患者可有胃部不适，多可自行消失。可有2%~3%的人出现膝关节痛，停药或补钙后症状可消失。

【规格】　片剂：每片含一氟磷酸左旋谷氨酰胺134.4mg、钙150mg。

聚磺苯乙烯　Polystyrene Sulfonate（降钾树脂，聚苯乙烯磺酸钠，Kayexalate，Reronium-A）

【药性与应用】　钠式离子交换树脂，通过口服或灌肠产生离子交换作用，在肠道内由 Na^+ 交换出 K^+，然后由粪便排出体外，使血钾降低。其优点是不会加重酸中毒，并摄取尿毒症病人肠道内的 NH_4^+，减少尿素的合成。临床用于各种原因引起的高钾血症，尤其是急慢性肾衰竭中的高钾血症。高血钾可导致心脏停搏，是肾衰竭病人死亡的主要原因之一。本品的出现为治疗高钾血症提供了一个简易有效的治疗手段，具有一定的临床价值。实验证明，本品口服后其分子中的阳离子被 H^+ 置换。当进入空肠、回肠、结肠时，血液中浓度较高的 K^+、NH_4^+ 透过肠壁又与之发生离子间的交换。被树脂吸收后的 K^+、NH_4^+ 随粪便排出体外。在肠道中，各种离子与树脂的结合能力取决于它们的浓度梯度及与树脂的亲和力。K^+ 与树脂的结合力较强，且浓度梯度高，故易被树脂结合。本品在肠道内不被吸收，几无毒性。本品用于治疗血钾≥5.5mmol/L者，可使血钾下降≥0.5~1mmol/L或更多。

口服：成人，15~30g，用冷开水调服，1~2次/d。若有便秘，可与甘露醇粉或山梨醇粉等量同服。儿童参考剂量为1g/（kg·d）。直肠给药：30g，用水或20%甘露醇100～200mL混合均匀，高位保留灌肠，1～2次/d。

【注意与禁忌】 副作用轻微，少数病人可有轻度恶心、呕吐、血压升高、便秘等。有严重高血压及心力衰竭者慎用。治疗期间应定期测定血钾，血钾降至4.5mmol/L时即应停药，以免血钾过低。

【规格】 粉剂：15g。

第二节 酸碱平衡药

乳酸钠溶液[典] **Sodium Lactate Solution**

【药性与应用】 纠正酸中毒药。本品溶液注入机体后，在肝脏内经过有氧氧化，然后代谢转化成碳酸根，纠正血中过高的酸度。由于作用缓慢，现多被碳酸氢钠溶液取代。但在高钾血症、由普鲁卡因引起心律失常并伴有酸中毒者，仍宜用本品。

静脉滴注：11.2%溶液5～8mL/（kg·次），先用半量，以后根据病情再给余量。用时须以5%～10%葡萄糖溶液稀释成1.87%，成人一般用1.87%溶液500～2000mL。

【注意与禁忌】 过量会引起碱中毒。肝病、休克、缺氧、心功能不全者不宜应用。一般不可用含氯化钠液体溶解稀释本品，以免成为高渗溶液。

【药物相互作用】 ①与皮质激素合用，可增高血钠浓度。②服用苯乙双胍等双胍类药物的糖尿病患者，可阻碍肝脏对乳酸的利用，诱发乳酸中毒。

【规格】 注射液：2.24g/20mL，5.60g/50mL。

氨丁三醇[典] **Trometamol（三羟甲基氨基甲烷，缓血酸铵，THAM，Trishydroxymethylaminomethane，Tromethamine）**

【药性与应用】 氨基缓冲剂，能透过细胞膜摄取H^+而纠正细胞内外液的酸中毒，作用较强，可纠正急性代谢性和呼吸性酸中毒。

静脉滴注：对急症用7.28%溶液2～3mg/（kg·次），1～2h滴完；严重者可再用1次。

【注意与禁忌】 本品副作用较多，应严密观察。如低血糖、低血压、恶心、呕吐、呼吸抑制，甚至呼吸停止等。慢性呼吸性酸中毒，如肺心病晚期及尿毒症性酸中毒均忌用。一般临用前将7.28%的原液用5%～10%葡萄糖溶液稀释1倍，即应用3.64%溶液。限水病人也可极缓慢静脉滴注原液。注射时切勿漏出血管外，以免引起剧痛和组织坏死。本品有使肺泡通气量减少的缺点，纠正呼吸性酸中毒时，应同时给氧。剂量不宜过大。

【规格】 注射液（7.28%）：10mL，20mL，100mL。

碳酸氢钠[典][基]　Sodium Bicarbonate

参见第十章第一部分该条。

第三节　糖类制剂

葡萄糖[典][基]　Glucose（右旋糖，Dextrose）

【药性与应用】 由淀粉分解制得，体内供应能量的主要物质，蛋白质、脂肪均需在葡萄糖氧化的基础上进行代谢。静脉注射20%以上的葡萄糖溶液，可提高血浆渗透压，使组织脱水及渗透性利尿，不过时间短暂。临床用于机体大量失水、失血的情况下，应急性补充血容量、补充体内所需能量，纠正低血糖、脱水与利尿。可根据病情给予等渗或高渗溶液。

【注意与禁忌】 本品具有吸湿性，易污染和腐败，注射时必须保证本品无热源及污染，温暖季节尤应注意消毒。寒冷季节应将注射液加温至与体温相等始可注射，以避免血管痉挛。本品的高渗液体注射时应十分谨慎，切勿漏出血管外引起组织坏死。

【规格】 注射剂：12.5g/250mL，25g/250mL，50g/500mL，25g/500mL，50g/1000mL，100g/1000mL，5g/20mL，10g/20mL，2g/10mL；粉剂：250g，500g。

果糖[典]　Fructose（左旋糖）

【药性与应用】 为葡萄糖的左旋异构体。作用与葡萄糖基本相同，具有直接供给热量、营养全身的作用。但从血液中移出、转化成肝糖原等方面作用比葡萄糖快，并可不经胰岛素转化成糖原。对糖尿病、肝病病人供应能量、补充体液比葡萄糖更优越。还能加速乙醇代谢，用于急性乙醇中毒的辅助治疗。

静脉注射或静脉滴注：一般用量为500~1000mL。具体用量应视病情而定。

【规格】 注射剂：并非纯果糖制剂，系由右旋糖酐发酵母液经精制后配成的无色或微黄色液体。除主要含果糖外，还含有少量葡萄糖及小分子右旋糖酐。每瓶12.5g/250mL、25g/250mL、25g/500mL、50g/500mL。

复方电解质溶液

此类电解质溶液可分为一、二、三、四号溶液及特殊溶液5种。

一号液：又称起始液，有3种。

（1）1/2生理盐水（KN-1A液）：Na^+ 77mmol/L、Cl^- 77mmol/L，电解质浓度154mmol/L，葡萄糖2.5%，渗透压比值约为1。

（2）1/4生理盐水（KN-1B液）：Na^+ 38.5mmol/L、Cl^- 38.5mmol/L，电解质浓度77mmol/L，葡萄糖3.75%，渗透压比值约为1。

（3）2/3乳酸+生理盐水：Na^+ 90mmol/L、Cl^- 70mmol/L、乳酸酯酸20mmol/L，电解质浓度180mmol/L，葡萄糖2.6%或山梨醇2.6%，二者渗透压比值均约为1。

一号液适用于手术前后和脱水病人初期的水电解质的补充。其中的KN-1B适用于新生儿和婴儿。

二号液：又称脱水补充液，有3种。

（1）Butler液：Na^+ 57mmol/L、K^+ 25mmol/L、Mg^{2+} 2.5mmol/L、Cl^- 49mmol/L、磷酸13mmol/L、乳酸酯酸25mmol/L，电解质浓度171.5mmol/L，葡萄糖5%或10%，渗透压比值约为2。

（2）KN-2A液：Na^+ 60mmol/L、K^+ 25mmol/L、Mg^{2+} 1mmol/L、Cl^- 49mmol/L、磷酸13mmol/L、乳酸酯酸25mmol/L，电解质浓度173mmol/L，葡萄糖2.35%，渗透压比值约为3。

（3）KN-2B液：Na^+ 77.5mmol/L、K^+ 30mmol/L、Cl^- 59mmol/L、乳酸酯酸48.5mmol/L，电解质浓度215mmol/L，葡萄糖1.45%或3.2%，或山梨醇1.45%，渗透压比值约为1。

二号液又称细胞内修复液，用于脱水或手术前后水和电解质的补充，纠正K^+、Na^+失衡。

三号液：又称维持液，有4种。

（1）Talbot液：Na^+ 40mmol/L、K^+ 35mmol/L、Cl^- 40mmol/L、磷酸15mmol/L、乳酸酯酸20mmol/L，电解质浓度150mmol/L，葡萄糖5%，渗透压比值约为2。

（2）KN-3A液：Na^+ 60mmol/L、K^+ 10mmol/L、Cl^- 50mmol/L、乳酸酯酸20mmol/L，电解质浓度140mmol/L，葡萄糖2.7%，渗透压比值约为1。

（3）KN-3B液：Na^+ 50mmol/L、K^+ 20mmol/L、Cl^- 50mmol/L、乳酸酯酸20mmol/L，电解质浓度140mmol/L，葡萄糖2.7%，渗透压比值约为1。

（4）葡萄糖电解质液：Na^+ 35mmol/L、K^+ 20mmol/L、Cl^- 20mmol/L、乳酸酯酸20mmol/L，电解质浓度95mmol/L，葡萄糖4.3%，渗透压比值约为1。

三号液主要用于口服摄取困难时维持水与电解质平衡、供应能量。

四号液：又称恢复液，有4种。

（1）改良Bulter液：Na^+ 25mmol/L、K^+ 20mmol/L、Mg^{2+} 1.5mmol/L、Cl^-

22mmol/L、磷酸 3mmol/L、乳酸酯酸 23mmol/L，电解质浓度 94.5mmol/L，葡萄糖 5%，渗透压比值约为 1。

（2）1/5 乳酸盐：Na^+ 30mmol/L、Cl^- 20mmol/L、乳酸酯酸 10mmol/L，电解质浓度 60mmol/L、葡萄糖 4%，渗透压比值约为 1。

（3）1/4 Dorrow 液：Na^+ 30mmol/L、K^+ 8mmol/L、Cl^- 28mmol/L、乳酸酯酸 10mmol/L，电解质浓度 76mmol/L，葡萄糖 10%，渗透压比值约为 2。

（4）KN－4B 液：Na^+ 30mmol/L、K^+ 8mmol/L、Cl^- 28mmol/L、乳酸酯酸 10mmol/L，电解质 76mmol/L，葡萄糖 3.75%，渗透压比值约为 1。

四号液主要用于新生儿、老年及术后病人的水、电解质的补充与维持。

特殊溶液：

（1）胃液（EL－G）：Na^+ 63mmol/L、K^+ 17mmol/L、Cl^- 150mmol/L，总电解质浓度 230mmol/L、葡萄糖 10%或 7.5%，渗透压比值约为 3。

（2）十二指肠液（EL－I）：Na^+ 138mmol/L、K^+ 12mmol/L、Cl^- 100mmol/L、乳酸酯酸 50mmol/L，电解质浓度 300mmol/L，D－甘露醇 15%，渗透压比值约为 3。

特殊溶液中 EL－G 用于胃液丢失病人；EL－I 用于肠液丢失病人。

腹膜透析液[基]　Peritoneal Dialysis Injection

【药性与应用】 是一类利用腹膜半透膜性质强、面积大的特性，将体内有害物质，如尿素、肌酐、钾、硫酸盐、磷酸盐、胍类物质、其他有害物质及中毒药物等排出体外的溶液。主要用于尿毒症和药物中毒的治疗。种类繁多，各厂家所生产的制剂也不尽相同，但基本成分均含有 Na^+、Ca^{2+}、Cl^-、乳酸、醋酸与葡萄糖。其中各离子的来源物质为氯化钠、氯化钾、氯化钙、氯化镁等。即各种透析液均由上述离子物质加上乳酸钠、醋酸钠、葡萄糖等按不同的比例构成，大同小异。

用法：通过穿刺或切开将透析管插入腹膜，并与透析液相连接，保持畅通。4 次/d，每次透析交换量依尿量的多少可分为 1000mL、1500mL、2000mL。白天一般每次存留 4h 后放出；夜间存留 10h。透析交换时要严防污染，一切操作过程应严格无菌。透析方案也应个体化。

【注意与禁忌】 常见的合并症有腹痛、腹膜炎、脱水、电解质紊乱、营养成分丢失、腹膜粘连、出血、透析管阻塞与渗漏、电解质失衡综合征等，应注意预防。规范操作程序，严防污染。严重胀气、高度脱水、周围循环衰竭、腹壁感染、腹腔内创伤与炎症、肠粘连、腹部术后、恶病质、肺部疾病、胸壁创伤者禁用。

第二十章 营养药

第一节 肠道内营养用药

要素膳 Elemental Diet（ED）

【药性与应用】 本品为一种营养齐全的低渣食品，供口服或管饲用，含有必需氨基酸、非必需氨基酸、电解质、葡萄糖、低聚糖、水解蛋白、维生素、微量元素、少量脂肪和无机盐等。在肠内所占容积很小，可通过肠道直接吸收。临床可用于胃肠功能障碍、摄取营养不足、各种消耗性疾病、疾病恢复期等。

可口服、鼻饲或直接灌入小肠。用前应先配成25%浓度，再稀释至接近等渗时用。成人，约12.56kJ/d；幼儿或儿童，应用浓度应小于12.5%。

【注意与禁忌】 使用浓度与量应逐渐增加，5~7d达到所需量。小肠管饲需10d左右达到浓度。可鼓励饮水，以防高渗脱水。部分病人在应用初期可有恶心、腹痛、腹泻等；长期应用可引起肠道菌群改变，导致维生素K缺乏，引起凝血酶原活性降低。使用时应将本品加热至与体温接近。不可与其他粉药或易堵塞导管的药物合用。使用时宜先调成易通过导管的糊状，再调到所需温度。室温下存放不超过4~6h。

【规格】

要素合剂：水解蛋白42.5g，葡萄糖、淀粉168.9g，大豆油、鲨鱼油20g。

复方营养要素：水解蛋白40g，葡萄糖、糊精205g，玉米油2.25g。

注：上述各制剂中尚含有钠、钾、钙、磷、镁、铜、锌、铁、锰、碘、氯等元素，以及维生素A、维生素D、维生素E、维生素K、维生素C、维生素B_1、维生素B_2、维生素B_6、维生素B_{12}、烟酰胺、泛酸、叶酸等。

加营素 Ensure Powder（氨素，ENS）

【药性与应用】 参照每日饮食建议量的配方比例制成，含有人体必需的营养要素：糖、脂肪、蛋白质、维生素、电解质、微量元素等。本品中的C/N比为178，节约蛋白质，不增加肾脏负担；可降低胆固醇；不含乳糖，适合不能耐受乳糖的病人。临床用于体弱、缺乏或需要补充营养者，如外伤、慢性病、高龄体弱、产妇、手术前后和某些必须限制饮食的病人。

口服或鼻饲：取 5 量匙（约 55g）本品，加入开水溶解稀释至 250mL，按 1mL 提供 4.2J 热量计算每日用量。

【注意与禁忌】 少数人可有轻度腹胀，减慢管饲速度即可缓解。

【规格】 粉剂：400g/瓶，每 100g 含蛋白质 15.9g、脂肪 15.9g、亚油酸 8.7g、糖类 61.8g、矿物质 2.5g（钠 0.36g、钾 0.67g、钙 0.23g、磷 0.23g、氯 0.61g、镁 90mg、铁 4.05mg、锌 5.1mg、铜 0.45mg、碘 34μg、锰 1.12mg）、维生素 A_1 130 单位、维生素 D 90 单位、维生素 E 10 单位、维生素 K_1 16μg、维生素 C 68mg、维生素 B_1 0.68mg、维生素 B_2 0.77mg、维生素 B_6 0.9mg、维生素 B_{12} 2.7mg、烟酸 9mg、叶酸 9μg、泛酸 2.3mg、生物素 63μg、胆碱 136mg。

复方氨基酸胶囊　Amino Acid Compound Capsules

【药性与应用】 本品用于补充人体 8 种必需氨基酸，从而促进机体合成蛋白质，特别是白蛋白。提供多种维生素，辅助各种酶类，从而增强机体的抗病能力。临床用于各种疾病所致的蛋白缺乏症，肝、肾功能不全引起的代谢障碍，甲亢、发热等疾病引起的营养失调，男性不育症，外伤、骨折、手术、烧伤及严重感染引起的低蛋白血症，佝偻病、骨质软化病、骨质疏松症，电解质、维生素缺乏引起的各种疾病，非缺铁性贫血，白内障、夜盲症、角膜炎、眼球干燥症、视力减退等。

口服：1~3 粒，餐中或餐后服用。小儿可拆开胶囊，用牛奶、饮料冲服。

【规格】 胶囊：每粒含 L-亮氨酸 18.3mg、L-异亮氨酸 5.9mg、L-赖氨酸盐酸盐 25.0mg、L-苯丙氨酸 5.0mg、L-苏氨酸 4.2mg、L-缬氨酸 6.7mg、L-色氨酸 5.0mg、DL-蛋氨酸 18.4mg、维生素 A 2000 单位、维生素 D_2 200 单位、维生素 B_1 硝酸盐 5.0mg、维生素 B_2 3.0mg、烟酰胺 20.0mg、维生素 B_6 2.5mg、叶酸 0.2mg、泛酸钙 5.0mg、维生素 B_{12} 1.0mg、维生素 C 20.0mg、维生素 E 1.0mg。

高能要素合剂　Elental（爱伦多）

【药性与应用】 本品为肠内营养剂，是由几乎不需消化的成分配制而成的一种易吸收、残渣少的肠内营养剂。其氮源主要来源于 L 型结晶氨基酸；由糊精提供热量；含有电解质、微量元素和维生素，并可补充必需脂肪酸所需的最少限量的脂质；同时含有 2.4%谷氨酰胺，能促进肠黏膜的再生，阻止细菌和毒素移位；改善结肠 DNA 水平。临床主要用于：不能接受蛋白质、需肠内营养的病人；需要保持肠道净化时的营养供给；手术后营养补充；伤口愈合不全、短肠综合征、消化道管瘘的营养供应；克罗恩病、溃疡性结肠炎、消化不良综合征、胰腺疾病、蛋白漏出性肠炎、大面积烧伤等的营养补充。

用法：将本品 80g 溶于 300mL 水中，用鼻饲、胃管饲、肠管饲法连续 24h 输入十二指肠或空肠内，速度一般为 75～100mL/h。初始量为 60～80g/d，浓度减半；然后逐渐增加剂量和浓度；4～10d 后达到成人标准量 480～640g/d。

【注意与禁忌】 不良反应有恶心、腹胀、腹痛、腹泻，可能与剂量、浓度、输注速度有关。极少数病例可出现血清酶、尿素氮、血糖升高。本品配制的溶液严禁静脉输注。配制后应在 24h 内使用。对儿童、初用者，应从低浓度、低速度开始；长期单独使用本品应适量补充脂肪、电解质与维生素。

【规格】 粉剂：80g/袋，每 100g 内含 L-异亮氨酸 803mg、L-亮氨酸 1124mg、盐酸赖氨酸 1110mg、L-蛋氨酸 810mg、L-苯丙氨酸1089mg、L-苏氨酸 654mg、L-色氨酸 189mg、L-缬氨酸 876mg、L-组氨酸盐酸盐（1 水合物）626mg、L-精氨酸盐酸盐 1406mg、L-丙氨酸 1124mg、门冬氨酸钾镁 1295mg、L-门冬氨酸钠（1 水合物）1084mg、L-谷氨酰胺 2415mg、甘氨酸 631mg、L-脯氨酸 788mg、L-丝氨酸 1449mg、L-酪氨酸 138mg、糊精 79. 37mg、氯化钾 188mg、甘油磷酸钙 1031mg、葡萄糖酸铁（2 水合物）19. 4mg、硫酸锌（7 水合物）9. 85mg、硫酸锰（5 水合物）1. 63mg、硫酸铜（5 水合物）1. 03mg、碘化钾 24. 5μg、维生素 B_1 242μg、维生素 B_2 320μg、维生素 B_6 334μg、氰钴胺 0. 9μg、泛酸钙 1. 49mg、烟酰胺 2. 75mg、叶酸 55μg、生物素 49μg、重酒石酸胆碱 22. 41mg、维生素 C 9. 75mg、醋酸视黄醇 16. 2mg、维生素 E 20. 63mg、骨化醇 1. 6μg、植物甲苯醌 11μg、大豆油 636mg。

整蛋白型肠内营养剂 Intacted Protein Enteral Nutrition Pouder

【药性与应用】 一种以酪蛋白、植物油、麦芽糖、糊精为基础物质全聚合的肠内管饲品，似牛奶状白色液体，pH6. 8，渗透压 320mmol/L。由于本品含有葡萄糖糖浆、麦芽糖糊精、酪蛋白、植物脂肪、矿物质、卵磷脂、维生素和微量元素等，因而适用于有一定胃肠道功能而不能吃够足量饮食以满足机体营养需求的病人。临床适用于厌食及相关疾病，如代谢应激、创伤、烧伤引起的食欲不振，神经性疾病或损伤，意识障碍，心肺疾病，癌症恶病质，艾滋病；机械性进食障碍症，如颌面部损伤、头颈部癌肿、吞咽障碍、胃肠道梗阻；危重疾病，如大面积烧伤、创伤、脓毒血症、大手术后恢复期、营养不良症术前准备等。

将本品溶解后进行管饲。先将饲管插到所需部分，如胃、十二指肠或空肠上段。标准配制液的热量为 4. 2kJ/mL，正常滴速为 100～125mL/h，剂量根据所需热量而定。一般病人：8400kJ（1 听）/d，即可满足机体的需要。烧伤、创伤等高代谢病人：可用到 16 800kJ（2 听）/d，以适应机体对能量的需求。对初始管饲病人，最好从 4200kJ（1/2 听）开始，在 2～3d 内逐渐加至所需量。

饲液配制：在容器内注入 700mL 冷开水，加入 1 听本品混合使其完全溶解，再加入冷开水至 2000mL，轻微搅拌即可。调制好的液体，在冰箱内最多只能存放 24h。可适当加温，但不能煮沸。

【注意与禁忌】 本品不适用于婴儿，也不可作为 5 岁以下儿童唯一营养来源。严禁静脉应用。胃肠功能衰竭、完全性肠梗阻、严重腹腔内脓毒症、糖尿病者忌用。

【规格】 粉剂：430g/听，所含能量为 8400kJ。

短肽型肠内营养剂　Enteral Nutrition with Short Peptide（百普力，百普素，Pepti-2000 Variant，Peptison）

【药性与应用】 本药主要含有乳清蛋白水解物、麦芽糖糊精、植物油、矿物质、维生素、微量元素，为营养支持药，能补充人体日常生理功能所需的能量及营养。临床用于代谢性胃肠道功能障碍，如胰腺炎、感染性肠道疾病、肠瘘、短肠综合征、艾滋病、放疗或化疗性肠炎；危重疾病，如严重烧伤、创伤、脓毒血症、大手术恢复期；营养不良的术前营养，以及肠道检查准备等。

口服：普通患者 8400kJ/d，高代谢患者 16 800kJ/d，胃肠道喂养从 4200kJ/d 开始，2～3d 内增加到需要量。

【注意与禁忌】 对本药任一成分过敏、先天性代谢障碍、须肠道休息、胃肠功能衰竭、完全性肠梗阻、严重腹腔感染、1 岁以下儿童忌用。慎用于严重糖代谢异常和肝、肾功能不全。对孕妇、哺乳妇的影响尚不明确。

不良反应可有腹痛、腹泻。

【规格】 粉剂：125g；混悬液：500mL。

左谷酰胺　Levoglutamide（L-谷氨酰胺，L-谷酸酰胺，安凯钙，欣坤畅，新麦林，自维，左旋谷酰胺，Glutamide，Glutamine，Levoglutamine，L-Glutamide，L-Glutamidum，Glutamidum）

【药性与应用】 本药为一种非必需氨基酸；在骨骼肌中由谷氨酸和谷氨酰胺合成酶催化生成，参与蛋白质、核苷酸和氨基糖的合成，抑制蛋白质的分解，调节胃肠道细胞的生长、再生与功能恢复，是一种补充药，与重组人生长激素（rhGH）及专用膳食（SOD）联合用于短肠综合征，以降低患者的肠外营养量，增加体重、肌肉量，减少体内脂肪。

本药在临床上多与重组人生长激素联合应用，治疗短肠综合征。

口服后达峰时间为 3 min，半衰期为 1 h，几乎被机体完全吸收。

口服：推荐剂量为 5 g，6 次/d，与食物同服，每次服药间隔 2~3h，白天服用。疗程约 16 周，视病情而定。

【注意与禁忌】 对本药过敏者忌用。肝、肾功能不全者慎用。

对儿童的有效性和安全性尚未确定。对胎儿有致畸作用。哺乳妇慎用。

不良反应可有周围性水肿、失眠、抑郁、鼻咽喉炎、肾结石、肾盂肾炎、肝功能异常；用药最初 4 周常见腹痛、呕吐，5~18 周可有胰腺炎、胃溃疡、胃肠瘘，以及克罗恩病加重；偶有皮疹与瘙痒。其他可有发热、僵直、流感样症状、细菌感染等。

【规格】 粉剂。

肠内营养混悬液Ⅱ（益菲佳，Pulmocare）

【药性与应用】 为肺病型肠内营养悬液，是专门为肺部疾病患者制定的高脂低碳水化合物饮食，可减少二氧化碳的生成，从而减少慢性阻塞性肺部疾病和急性呼吸衰竭引起的二氧化碳滞留。临床用于引起呼吸困难的多种疾病，如阻塞性肺气肿、呼吸衰竭、呼吸机依赖、囊性纤维化、间质性肺炎、呼吸窘迫综合征等。

本品可作为患者的唯一营养来源，口服或管饲均可。管道给药时，要注意温度和速度的调节，以患者舒适为度。

【注意与禁忌】 1 岁以下儿童不可使用。4 岁以下儿童慎用。注意水电解质平衡的检测 。

【规格】 混悬液：237mL，1000mL。

第二节 肠道外营养用药

水解蛋白 Protein Hydrolysate

【药性与应用】 以酸或酶水解卵、乳酪素、动物血浆蛋白制得，用于治疗机体因消耗过大、摄入不足或分解过多引起的低蛋白血症，如重症感染，胃肠、肝、胰疾病，恶病质等常可出现负氮平衡，此时除给予高蛋白饮食外，应根据具体情况静脉注射或口服本品，额外给予补充。用量按成人 1g/（kg · d）计算，予以追加补给量。

口服：一般 1~5g/（kg · 次）。静脉滴注：每次 5%溶液 500mL。

【注意与禁忌】 静脉滴注速度宜保持 30~40 滴/min，不可过快。如出现腹痛、抽搐、注射部位肿胀，应停药。不可使用已输过血浆的器具，以免产生过敏和热原反应。充血性心力衰竭、肾衰竭、肝昏迷、酸中毒、各种原因引起的氮质血症均禁用。

【药物相互作用】 禁与磺胺类药物配伍。

【规格】 注射液：25g/500mL。

11 氨基酸注射液-833 11 Amino Acid Injection-833

【药性与应用】 本品系按人体生理需要用 11 种 L 型氨基酸按一定比例配制。其中必需氨基酸与非必需氨基酸亦按一定比例配比，以有利于人体利用，纠正因缺乏蛋白质而引起的各种疾病。临床主要用于改善大手术前的营养状况；供给消化、吸收障碍病人以蛋白质营养；用于创伤、烧伤、化脓、骨折、重病等蛋白质消耗重笃的病人及各类低蛋白血症病人。

静脉滴注：常用量 250~1000mL/d，经中心静脉插管滴注或与 25%以上高渗葡萄糖溶液混合后经中心静脉滴注；与 10%葡萄糖溶液混合后，由周围静脉缓慢滴注。成人滴速不超过 40 滴/min。儿童、高龄、重症病人的速度宜更慢。

【注意与禁忌】 本品不含非蛋白质能源，应与葡萄糖合用，以避免氨基酸被作为能源消耗。注入速度过快可引起恶心、呕吐、心悸、胸闷和头痛等。肝昏迷、严重肾功能障碍、各种原因引起的氮质血症、氨基酸代谢障碍等患者禁用。酸中毒、充血性心力衰竭者慎用。长期应用应加强电解质、pH 值、肝功能监测，以防代谢性酸中毒和肝脏损害的发生。本品易受污染，用前应仔细检查，外观异常者不可用。药品启用后，余液不可再用。与电解质同用时应注意 Na^+、Cl^-的综合含量。冬季使用应加温至接近体温。在 25℃以下冷暗处保存。本品遇冷易析出结晶，可置于 50℃热水中待结晶完全溶解后，再放置使药液接近体温时再用。

【规格】 注射液：200mL，250mL，1000mL。每 100mL 中含赖氨酸 1.54g、苏氨酸 0.70g、蛋氨酸 0.68g、色氨酸 0.30g、亮氨酸 1.00g、异亮氨酸 0.66g、苯丙氨酸 0.96g、缬氨酸 0.64g、精氨酸 0.90g、组氨酸 0.35g、甘氨酸 0.60g。共含 11 种 L 型氨基酸总量 8.33g。

复方结晶氨基酸注射液 Compound Amino Acid Crystal Injection（氨复命 11S 注射液）

【药性与应用】 为含 11 种结晶 L 型氨基酸及山梨醇的静脉注射液。用法、注意与禁忌均同 11 氨基酸注射液-833。

【规格】 注射液：100mL，250mL，500mL。每 100mL 含有 L-异亮氨酸 0.55g、L-亮氨酸 1.23g、L-盐酸赖氨酸 2.23g、L-苯丙氨酸 0.87g、L-蛋氨酸

0.71g、L-苏氨酸 0.54g、L-色氨酸 0.18g、L-缬氨酸 0.61g、L-盐酸精氨酸 0.80g、L-盐酸组氨酸 0.40g、甘氨酸 1.00g、山梨醇 5.00g。含氮量为 1.313g。pH 值为 5.0~7.0。

14 氨基酸注射液-823 14 Amino Acid Injection-823

【药性与应用】 本品是由 8 种人体必需氨基酸和 6 种非必需氨基酸组成的制剂，可用于防止机体的氮丢失，纠正负氮平衡，增加蛋白质的合成并减少其消耗。临床主要用于重症、大面积创伤和手术引起的机体重笃消耗造成的营养不良性低蛋白血症，肠功能失调性消化和吸收障碍，厌食拒食症，癌性恶病质等。

静脉滴注：一般用量为 250~500mL/d；严重消耗性疾病可增至1000mL/d。与 25%高渗葡萄糖溶液混匀后中心静脉插管滴注；与 5%~10%葡萄糖溶液混匀后经外周静脉缓慢滴注，滴速以 20~30 滴/min 为宜。

【注意与禁忌】 参见 11 氨基酸注射液-833。

【规格】 注射液：250mL，500mL。每 100mL 含 L-亮氨酸 0.77g、L-异亮氨酸 0.59g、L-赖氨酸 0.62g、L-蛋氨酸 0.45g、L-苯丙氨酸 0.48g、L-苏氨酸 0.34g、L-色氨酸 0.13g、L-缬氨酸 0.56g、L-丙氨酸 0.60g、L-精氨酸 0.81g、L-组氨酸 0.24g、L-脯氨酸 0.95g、L-丝氨酸 0.50g、甘氨酸 1.19g，氨基酸总量 82.3g。电解质浓度：Na^+约为 80mmol/L，醋酸盐约为 96mmol/L，Cl^-小于 2mmol/L。pH 值约为 6.0。渗透压约为 850mOsm/L。

14 氨基酸注射液-800 14 Amino Acid Injection-800

参见第十章第七部分第一节该条。

复方氨基酸注射液（15AA） Compound Amino Acid Injection（15AA）

【药性与应用】 含有高浓度支链氨基酸、异亮氨酸、亮氨酸和缬氨酸，配以低浓度蛋氨酸、色氨酸和芳香族氨基酸中的苯丙氨酸，以及其他必需和非必需氨基酸，为 15 种氨基酸的复合溶液。本品有许多特点：含有磷酸盐，能补充细胞内的阴离子，参与酶作用物的代谢，提供能源，对各种器官及组织中的代谢及酶反应能起促进作用，对钙平衡起调节作用，缓冲酸碱平衡，对肾排泄 H^+起重要作用；本品中的赖氨酸采用醋酸盐，精氨酸和组氨酸采用游离碱基，并加入磷酸及冰醋酸，使之成为磷酸盐和醋酸盐，避免了盐酸盐的使用和过多 Cl^-引起的代谢性酸中毒，从而抑制了血氨的升高；本品能逆转肝病病人的氨基酸代谢紊乱，由于本品中的大部分氨基酸代谢可以不经肝脏，故可减轻肝脏负荷，使不能耐受蛋白质的此类病人体内氮平衡得到明显改善，既能使肝昏迷的精神症状得到明显好转，又可防止肝昏迷的发生，得到较理想的胃肠道外营养支持。临床适用于肝硬化、重症肝炎、慢性肝炎及肝昏迷。

静脉滴注：成人首次剂量为250mL，可与等量10%葡萄糖溶液混合后滴注。从第2日起，逐渐增加到500mL/d。1周后可根据情况增加到750～1000mL/d。滴速宜缓慢，应严格控制在1～1.5mL/min。

【注意与禁忌】 常见不良反应为胸闷、呕吐，减慢滴速后可消失；对配方中氨基酸过敏者禁用。心、肾衰竭者慎用。溶液混浊、容器破损者不可再用。注射应严格无菌操作，切勿过速。定时监测体内钾、钠、钙、镁及磷酸盐水平及水的代谢情况，以指导用药。本品一经使用，余液切勿储存再用。储藏时切不可横置。本品在低温下储藏会析出结晶，宜在40～50℃温度下使之溶解，透光检查液体清澈时方可使用。在10℃以下防冻、避光储存。

【规格】 注射液：500mL。

17复合结晶氨基酸注射液　17 Amino Acid Crystal Compound Injection

【药性与应用】 由17种结晶氨基酸和山梨醇组成的注射液。其中必需氨基酸与非必需氨基酸的比值（E/N）为1∶2.5。具有促进人体蛋白质代谢正常、纠正负氮平衡、补充蛋白质、加速伤口愈合的作用。适用于手术、严重创伤、大面积烧伤、疾病及恶病质等引起的氨基酸缺乏及各种病因引起的低蛋白血症。

静脉滴注：常用量为250～1000mL/d，经中心静脉插管或由周围静脉滴注。成人滴速不应超过40滴/min；儿童、高龄、重症病人应更慢。用药剂量应个体化。

【注意与禁忌】 注射速度宜慢，否则可引起恶心、呕吐、头痛和气促。严重肝、肾功能障碍病人禁用或慎用。氮质血症、无尿、心力衰竭、酸中毒未被纠正者禁用。剩余药液不可再用。本品遇冷可析出结晶，应在40～50℃下溶解，并降至37℃，透光检查清澈后方可使用。如发生混浊、沉淀不可使用。置凉暗处保存。

【规格】 注射液：250mL。每100mL中含L-异亮氨酸0.21g、L-亮氨酸0.285g、L-赖氨酸（盐酸）0.421g、L-蛋氨酸0.27g、L-苯丙氨酸0.25g、L-苏氨酸0.27g、L-色氨酸0.105g、L-缬氨酸0.23g，L-精氨酸（盐酸）0.847g、L-组氨酸（盐酸·水）0.236g、甘氨酸0.78g、L-丙氨酸1.3g、L-酪氨酸0.0398g、L-丝氨酸0.7g、L-脯氨酸0.7g、L-谷氨酸0.55g、L-半胱氨酸0.054g、山梨醇5g。本品pH值为5.5～7.0，渗透压约为1050mOsm/L。

15氨基酸注射液-800　15 Amino Acid Injection-800（安肝平）

【药性与应用】 本品是为肝功能障碍所致血浆氨基酸谱混乱和改善营养

代谢而专门设计的由15种氨基酸所组成的静脉输注用药。肝功能障碍者芳香族氨基酸浓度升高，支链氨基酸浓度降低。正常人血浆中支链氨基酸与芳香氨基酸之比为3.0~3.5，而肝昏迷病人则为1~1.25左右。主要原因是芳香族氨基酸必须在肝内代谢，当肝脏严重受损时，容易引起浓度升高；支链氨基酸的浓度降低则是由于肝病病人的高胰岛素血症引起其在肌肉中的利用亢进所致。由于二者的比例失调，使脑内儿茶酚胺合成障碍和假神经递质的形成，干扰了神经系统的正常功能。给肝病病人补给富含支链氨基酸的输液目的就在于纠正这种氨基酸代谢紊乱，既能改善肝性脑病的症状，又能提高病人对蛋白质的耐受性，增加蛋白质的摄入，纠正负氮平衡，从而有利于肝功能的改善。本品临床主要用于急性、亚急性、慢性重症肝炎，肝硬化及重症肝炎引起的肝昏迷，既能提高苏醒率，也能提高存活率，其中对肝硬化性肝昏迷疗效尤为显著；亦用于肝源性低蛋白质血症。

静脉滴注：250~500mL/d，与等量10%葡萄糖溶液串联后外周静脉缓慢滴注，滴速不可超过40滴/min。疗程一般为10~15d。中心静脉给药，与等量25%~50%高渗葡萄糖溶液混匀后经中心静脉缓慢滴注。

【注意与禁忌】 输液过快可引起恶心、呕吐、发热等。应严防细菌污染，如外观异常则不可应用。气候寒冷时应将本品加温至接近正常体温后使用。应注意对血浆 Na^+、Cl^- 的监测。

【药物相互作用】 本品不能与青霉素、四环素、乳糖红霉素置于同一容器内输注；异烟肼类药物有抑制吡哆醛的作用，会影响氨基酸代谢，故不宜同时使用。

【规格】 注射剂：250mL，500mL。每100mL含L-亮氨酸1.10g、L-异亮氨酸0.90g、L-赖氨酸0.608g、L-蛋氨酸0.10g、L-苯丙氨酸0.10g、L-苏氨酸0.45g、L-色氨酸0.076g、L-缬氨酸0.84g、L-精氨酸0.60g、L-组氨酸0.24g、L-丙氨酸0.75g、L-脯氨酸0.80g、L-丝氨酸0.50g、甘氨酸0.90g、半胱氨酸（盐酸盐）小于0.02g。

妙取素

【药性与应用】 本品由D-山梨醇和18种选自人乳蛋白的氨基酸配成，在人体内转化为蛋白质的效率最高。系采用FAO/WHO联合专门委员会推荐新标准配制，能有效地改善负氮平衡。山梨醇的作用是提高氨基酸在体内的利用率。临床适用于低蛋白血症、营养不良、恶病质及改善大手术前后病人的营养状况，维持其正氮平衡。

静脉滴注：一般500mL/次。滴速：5%浓度80~130滴/min；12%浓度30~40滴/min。剂量应个体化。为提高本品氨基酸的利用率，应配合适量的葡萄糖溶液以提供机体的热源。本品必要时也可作皮下注射或肌内注射。

【注意与禁忌】　偶见皮疹、恶心、呕吐、胸部不适、心动过速、寒战、发热、头痛、血管痛。大剂量快速输入，可发生酸中毒。肝昏迷、严重肾功能障碍、氮质血症、代谢障碍、严重酸中毒、充血性心力衰竭病人禁用。应用较大剂量时或配合其他电解质溶液应用时，应注意监测并保持水、电解质平衡。20℃以下保存，但不可冻结。

【规格】　注射液：5%浓度 500mL，12%浓度 200mL。

小儿用氨基酸注射液（18）　Paediatric Amino Acid Compound Injection（18）

【药性与应用】　本品系由 18 种氨基酸组成的小儿专用注射液。与成人不同，婴幼儿体内苯丙氨酸羟化酶和胱硫醚酶的活性低，易产生高苯丙酸血症和高蛋氨酸血症；又因组氨酸合成速度较慢，易产生低组氨酸血症。本品配方组合适合于婴幼儿代谢特点，降低了苯丙氨酸、蛋氨酸、甘氨酸的用量，增加了半胱氨酸、组氨酸的用量，以适应婴幼儿的营养需要。本品临床可用于小儿消化性营养不良症、小儿严重创伤、烧伤、疾病、恶病质及败血症等引起的负氮平衡与低蛋白血症。

静脉滴注：剂量应按年龄、体重、病情等进行个体化。一般开始用量为 15mL/（kg·d）（约相当于氨基酸 1g），以后逐渐增至 39mL/（kg·d）（约相当于氨基酸 2.5g）。疗程结束时应逐渐减量，防止低血糖的产生。

【注意与禁忌】　经中心静脉滴注时，应与高渗葡萄糖（或葡萄糖与脂肪乳剂）、电解质、维生素、微量元素联合应用，以起到营养支持的作用。经外周静脉滴注时，可用 10%葡萄糖溶液稀释后缓慢滴注。注射速度过快易出现心率加快、发热及胃肠道反应。严重肝、肾功能损害，氮质血症、氨基酸代谢障碍患儿忌用。药液混浊、沉淀或药瓶漏气时禁用，残余液不可二次应用。本品遇冷可析出结晶，此时应置温水中溶解，透光检查清澈透明后放置至接近体温时滴注。

【规格】　注射液：20mL，100mL，250mL。

复方氨基酸注射液（18）　Compound Amino Acid Injection（18）

【药性与应用】　系由 18 种必需和非必需氨基酸以1.04∶1的比例组成的静脉注射液，以补充人体代谢所需氨基酸。内含木糖醇，能进入无胰岛素的细胞内，有抑制酮体生成、节省蛋白质、提高氨基酸利用率、促进肝糖原蓄积的作用。临床可用于各种病因引起的营养不良、低蛋白血症、恶病质及外科大手术前后的补充营养。

营养不良、低蛋白血症：1 次缓慢静脉滴注 500mL。外科术后：1 次缓慢静脉滴注1500mL，按30~40滴/min的速度滴入。老年和重症病人应根据症状、年龄使剂量个体化并减慢滴速。每日不得输入超过含木糖醇100g剂量的本品。

【注意与禁忌】 用药前应透光检查所用输液，混浊者禁用。溶液应一次用完，残余液不可再用。少数人可出现恶心、呕吐、心悸、畏寒、发热、头痛及皮疹样过敏反应，应停止用药。肝昏迷倾向、肾功能不全、氮质血症及氨基酸代谢异常者忌用。严重酸中毒、充血性心力衰竭病人慎用。大剂量应用或与电解质液体并用时应注意防止电解质紊乱。

【规格】 注射液：8.06g/250mL。每100mL内含L-盐酸精氨酸0.289g、L-盐酸组氨酸0.246g、L-亮氨酸0.379g、L-异亮氨酸0.17g、L-盐酸赖氨酸0.333g、L-苯丙氨酸0.283g、L-苏氨酸0.197g、L-缬氨酸0.136g、L-蛋氨酸0.106g、L-色氨酸0.039g、甘氨酸0.324g、L-丙氨酸0.188g、L-脯氨酸0.1g、L-酪氨酸0.011g、L-丝氨酸0.067g、L-盐酸半胱氨酸0.044g、L-门冬氨酸0.115g、L-谷氨酸0.197g、木糖醇5g。

5%氨基酸注射液 5%Amino Acid Injection（5%普洛氨，Propleamin）

【药性与应用】 与复方氨基酸注射液（18）相似，用于蛋白质缺乏、营养不良、重病、恶病质、手术前后等病人补充营养之用。

成人20~250mL/次缓慢静脉滴注。老年及重症病人应根据病情个体化调整剂量并减慢滴速。

【注意与禁忌】 参见复方氨基酸注射液（18）。

【规格】 注射液：250mL，500mL。每100mL含色氨酸0.09g、亮氨酸0.49g、蛋氨酸0.225g、苏氨酸0.25g、盐酸精氨酸0.5g、甘氨酸0.76g、谷氨酸0.075g、脯氨酸0.1g、酪氨酸0.025g、异亮氨酸0.352g、盐酸赖氨酸0.43g、苯丙氨酸0.533g、缬氨酸0.36g、盐酸组氨酸0.25g、丙氨酸0.2g、门冬氨酸0.25g、丝氨酸0.1g、胱氨酸0.01g。含Na^+ 34mmol/L、Cl^- 59mmol/L，pH值为5.0~6.5。

复方氨基酸注射液（18-F） Compound Amino Acid Injection（18-F）

【药性与应用】 系由18种必需和非必需氨基酸以1.09:1的比例组成的静脉注射用液，用于补充机体所需氨基酸，参与蛋白质的合成，改善营养不良状态，纠正负氮平衡，如用于营养不良、消瘦、恶病质及大手术前补充营养及术后促进伤口愈合等。

周围静脉滴注：成人250~750mL/次，按25滴/min速度滴注。高龄与重症病人速度应更缓慢。为避免氨基酸转化为热量消耗，提高氨基酸的利用率，应与葡萄糖溶液或脂肪乳剂联用。中心静脉滴注：成人750~1000mL/d，按完全胃肠外支持的方法，与葡萄糖溶液、脂肪乳剂与其他营养要素混合后经中心静脉连续 24h 滴注，并应根据病情、体重、年龄、血栓指数调整用量，使其个体化。

【注意与禁忌】 与复方氨基酸注射液（18）基本相同。

【规格】 注射液：250mL

复方氨基酸注射液（18-B） Compound Amino Acid Injection（18-B）（绿支安，Aminic）

【药性与应用】 本药 200 mL 中含：L-异亮氨酸 1.82g、L-亮氨酸 2.58g、L-醋酸赖氨酸 2.00g、L-甲硫氨酸 0.88g、L-苯丙氨酸 1.40g、L-苏氨酸、1.50g、L-色氨酸 0.26g、L-缬氨酸 2.80g、L-丙氨酸 1.42g、L-精氨酸 1.80g、L-门冬氨酸 0.20g、L-谷氨酸 0.10g、L-组氨酸 1.00g、L-脯氨酸 1.00g、L-丝氨酸 0.34g、L-酪氨酸 0.08g、甘氨酸 1.40g、L-半胱氨酸 0.07g、亚硫酸氢钠 0.06g。

临床用于低蛋白血症，改善患者手术前后的营养状态，营养不良患者的补充营养。

周围静脉滴注：200~400 mL/次，可根据年龄、症状、体重适当调整。

中心静脉滴注：400~800 mL/d，可根据年龄、症状、体重适当调整。

【注意与禁忌】 过敏、肝性肠病、严重肾功能不全、高氮质血症、氨基酸代谢异常者忌用。慎用于严重酸中毒、充血性心力衰竭、低钠血症患者。小儿的安全性尚未确定，不推荐使用。孕妇、哺乳妇也不推荐使用。

不良反应可有过敏、畏寒、发热，常见皮疹；可有恶心、呕吐，罕见肝、肾功能障碍；偶见头痛、胸不适、心悸等。

【规格】 注射液：20.65g/200 mL（总氨基酸量）。

复方氨基酸注射液（18AA-N） Compound Amino Acid Injection（18AA-N）（绿参安）

【药性与应用】 本药 200 mL 中含：L-异亮氨酸 1.50g、L-亮氨酸 2.00g、L-醋酸赖氨酸 1.40g、L-甲硫氨酸 1.00g、苯丙氨酸 1.00g、L-苏氨酸 0.50g、L-色氨酸 0.50g、L-缬氨酸 1.50g、L-丙氨酸 0.60g、L-精氨酸 0.60g、L-门冬氨酸 0.05g、L-谷氨酸 0.05g、L-组氨酸 0.50g、L-脯氨酸 0.40g、L-丝氨酸 0.20g、L-酪氨酸 0.10g、甘氨酸 0.30g、L-半胱氨酸 0.05g、亚硫酸氢钠 0.05g。

临床用于急慢性肾功能不全患者的低蛋白血症，低营养状态及手术前后的营养改善。

周围静脉滴注：200 mL/d，滴注速度每分钟控制在15~25滴。可根据具体情况进行相应调整；中心静脉滴注：400 mL/d。可根据具体情况调整剂量。

【注意与禁忌】 肝昏迷、高氨血症、氮质血症、氨基酸代谢异常者忌用。慎用于循环系统功能障碍、肝功能障碍、消化道出血、电解质紊乱与酸碱失衡。对儿童的安全性尚未确定。孕妇应用应权衡利弊。不推荐哺乳妇应用。

不良反应可有心悸、胸部不适；偶见恶心、呕吐、食欲缺乏、全身瘙痒；罕见荨麻疹、代谢性酸中毒；可有肌酐、尿素氮升高；偶见肝酶升高、头痛、鼻塞、流涕；罕见畏寒、热感、发热、血管痛；有报道可出现高氨血症与意识障碍、反应迟钝、动作与语言异常。

【规格】 注射液：12.25g/200mL（总氨基酸量）。

复方氨基酸注射液（18AA-Ⅴ） Compound Amino Acid Injection（18AA-Ⅴ）（久安，安命）

【药性与应用】 本药1000 mL含盐酸精氨酸2.89g、盐酸组氨酸2.46g、亮氨酸3.79g、异亮氨酸1.70g、盐酸赖氨酸3.33g、苯丙氨酸2.83g、苏氨酸1.97g、缬氨酸1.36g、甲硫氨酸1.36g、色氨酸0.39g、甘氨酸3.24g、丙氨酸1.88g、脯氨酸1.00g、酪氨酸0.11g、丝氨酸0.67g、盐酸半胱氨酸0.44g、门冬氨酸1.15g、谷氨酸1.97g、亚硫酸氢钠0.50g、木糖醇50g。

临床用于低蛋白血病、营养不良及手术前后的补充营养。

静脉滴注：低蛋白血症，500 mL/次；营养不良，500 mL/次；手术前后，1500mL/次。

【注意与禁忌】 对本药过敏、严重肝肾功能不全、氨基酸代谢异常、氮质血症者忌用。慎用于酸中毒、充血性心力衰竭、肝肾功能轻中度损伤者。对妊娠、哺乳的影响尚不明确。

大剂量使用本药的患者应监测电解质与酸碱平衡。

不良反应偶有胸闷、心悸、恶心、呕吐、畏寒、发热、头痛、肝肾功能不全、高氨血症、氮质血症。滴速过快可有面部潮红、多汗、给药部位疼痛。大剂量快速给药可引起酸中度。长期给药也可引起代谢性酸中毒、肝汁淤积、黄疸等。

【规格】 注射液：100 mL（总氨基酸3.224g、木糖醇5g），250 mL（总氨基酸8.06g、木糖醇12.5g），300 mL（总氨基酸16.12g、木糖醇25g）。

复方氨基酸注射液（17AA-H） Compound Amino Acid Injection（17AA-H）

【药性与应用】 每500 mL含：L-异亮氨酸4.60g、L-亮氨酸4.725g、L-

醋酸赖氨酸 1.975g、L-甲硫氨酸 0.22g、苯丙氨酸 0.15g、L-苏氨酸 1.07g、L-色氨酸 0.35g、L-赖氨酸 4.45g、L-丙氨酸 4.20g、L-精氨酸 7.685g、L-门冬氨酸 0.10g、L-组氨酸 1.55g、L-脯氨酸 2.65g、L-丝氨酸 1.30g、L-酪氨酸 0.20g、甘氨酸 2.70g、L-半胱氨酸 0.125g。

临床用于肝性脑病（亚临床、Ⅰ级、Ⅱ级）、高氨血症。

静脉滴注：500 mL 次/d，滴注速度 45~55 滴/min。

【注意与禁忌】 严重肾功能不全、非肝病所致氨基酸代谢异常、重度酸中毒、充血性心力衰竭患者慎用。对儿童、孕妇、哺乳妇无使用经验，暂不推荐使用。

不良反应易见胸部不适、心悸、低血糖、恶心、呕吐；罕见皮疹样过敏反应。其他可有一过性血氨升高、乏力、头晕、畏寒、发热、多汗，但均属偶见。可有注射部位疼痛。

【规格】 注射液：37.925g/500 mL（总氨基酸量）。

复方氨基酸注射液（17AA-Ⅰ） Compound Amino Acid Injection（17AA-Ⅰ）

【药性与应用】 每 1000 mL 含：L-异亮氨基酸 0.87g、L-亮氨酸 1.18g、L-盐酸赖氨酸 1.74g、L-甲硫氨酸 1.12g、L-苯丙氨酸 1.03g、L-苏氨酸 1.12g、L-色氨酸 0.43g、L-盐酸精氨酸 3.50g、L-缬氨酸 0.95g、甘氨酸 3.23g、L-盐酸组氨酸 0.98g、L-酪氨酸 0.165g、L-丙氨酸 5.33g、L-脯氨酸 2.90g、N-乙酰-L-半胱氨酸 0.22g、L-谷氨酸 2.28g、山梨醇 5.00g、亚硫酸氢钠 0.5g。

临床用于：手术、严重创伤、大面积烧伤引起的氨基酸严重缺失；多种疾病引起的低蛋白血症。

静脉滴注：250~1000 mL/d；可根据具体情况适当增减。

【注意与禁忌】 严重肝肾功能不全、氮质血症、心力衰竭、无尿、酸中毒者忌用。对孕妇、哺乳妇的影响尚不明确。

不良反应可有面部潮红、多汗、恶心、呕吐、头痛、气喘；可能导致静脉炎。肝、肾功能不全者可出现氮质血症和尿氮升高。

【规格】 注射液：7.49g/250 mL（总氨基酸量，下同），14.98g/500mL。

复方氨基酸注射液（14AA） Compound Amino Acid Injection（14AA）

【药性与应用】 本药颗粒（每袋）、口服液（每瓶）含异亮氨酸 0.563g、亮氨酸 0.688g、赖氨酸盐酸盐 0.476g、甲硫氨酸 0.063g、苯丙氨酸 0.063g、苏氨酸 0.281g、色氨酸 0.041g、缬氨酸 0.525g、丙氨酸 0.481g、精氨酸（碱）0.375g、组氨酸（碱）0.150g、脯氨酸 0.500g、丝氨酸 0.313g、甘氨酸 0.563g。

本药 3.0%注射液每 1000 mL 含异亮氨酸 2.1g、亮氨酸 2.7g、醋酸赖氨酸 3.1g、甲硫氨酸 1.6g、苯丙氨酸 1.7g、苏氨酸 1.2g、色氨酸 0.46g、缬氨酸 2.0g、丙氨酸 2.1g、精氨酸 2.9g、组氨酸 0.85g、脯氨酸 3.4g、丝氨酸 1.8g、甘氨酸 4.2g、亚硫酸氢钠 0.5g、甘油 30.0g。

本药 8.5%注射液每 1000 mL 含异亮氨酸 5.9g、亮氨酸 7.7g、醋酸赖氨酸 8.7g、甲硫氨酸 4.5g、丙氨酸 6.0g、精氨酸 8.1g、组氨酸 2.4g、脯氨酸 9.5g、丝氨酸 5.0g、甘氨酸 11.9g、亚硫酸氢钠 0.5g。

临床用于蛋白质消化与吸收障碍、蛋白质摄取不足或消耗过多、手术前后的营养补充。口服制剂可用于肝炎、慢性肝病、肝硬化的辅助治疗。

口服：颗粒，2 袋，1~2 次/d，温开水冲服；口服溶液，100 mL，1~2 次/d。

静脉滴注：250~500 mL/d，严重消耗性疾病可用至 1000 mL/d，速度 15~20 滴/min 为宜。也可与高渗葡萄糖溶液混匀后经中心静脉插管滴注；或与 5%~10%葡萄糖溶液混匀后经外周静脉缓慢滴注。

【注意与禁忌】 对本药过敏、尿毒症、肝性脑病、氨基酸代谢障碍者忌用。慎用于严重酸中毒、充血性心力衰竭、糖尿病诸类患者。对孕妇、哺乳妇的影响不明确。

不良反应：易产生发热、头痛、心悸、胸闷及胃肠道反应，多为滴注速度过快时出现。口服不良反应极为罕见，仅有胃肠反应的个案报道。

【规格】 颗粒：5.082g/8g（总氨基酸量，下同）；口服液：5.082g/50mL；注射液：3.0%（7.5g/250mL），8.5%（21.2g/250mL）。

复方氨基酸注射液（3%、5%、10%） Compound Amino Acid Injection（3%、5%、10%）

【药性与应用】 本品系含有 3%、5%、10%浓度的 20 种必需和非必需氨基酸、相应碳水化合物、电解质配制而成的静脉输液。本品所含部分氨基酸为机体合成蛋白质所必需，对代谢应激反应轻，能维持和调节血浆氨基酸的平衡，提供充分的氨基酸供应，是一种高生化值的蛋白质来源；对肾功能影响小。用于治疗和预防各种病因引起的机体营养不良和低蛋白血症。

3%浓度本品一般用量为 20~40mL/（kg·d）（相当于 0.6~0.9g 氨基酸），静脉滴注速度为 60 滴/min；5%浓度本品用量为 20~30mL/（kg·d）（相当于 1.0~

1.5g 氨基酸)，滴注速度 60 滴/min；10%浓度本品用量为 10~20mL/（kg·d）（相当于 1.0~2.0g 氨基酸)，滴注速度为 40 滴/min。一般而言，用于预防和治疗轻度蛋白质缺乏者，每日按 0.8~1.6g 氨基酸/kg 补充。大手术后蛋白质补充应为 1.6~2g 氨基酸/（kg·d)，超过 80mmol/L 的高渗滴注液，应由中央静脉导管滴注。为保证氨基酸不被作为热量消耗，应同时给予葡萄糖等碳水化合物和脂肪乳等供能制剂。

【注意与禁忌】 滴注过快可出现不耐受性、肾丢失增加及氨基酸失衡，必须定时监测血清电解质、酸碱平衡及血糖浓度。氨基酸代谢障碍、充血性心力衰竭、酸中毒、晚期肝病、氮质血症病人忌用。果糖、山梨醇不耐受者，1，6-二磷酸果糖脱氢酶缺乏、高血钾者忌用含山梨醇和电解质的复方氨基酸注射液。本品应放置在 25℃以下保存，同时要防止温度过低造成冻结

【规格】 注射液：100mL，500mL。

复方氨基酸 9R 注射液　Amino Acid 9R Compound Injection（肾必氨注射液）

【药性与应用】 本品主要为治疗慢性肾衰竭而设计，由 9 种结晶L-型氨基酸组成。本品可补充和纠正人体 8 种必需氨基酸和组氨酸的配比。其特点是蛋白质摄入量低、热量摄入充足。必需氨基酸能满足身体的需要，从而使外源性蛋白摄入及内源性蛋白分解所产生的氮代谢产物均减少，使必需氨基酸和非必需氨基酸比例不当造成的氮代谢产物增加得以下降或纠正、蛋白质合成增加、氮质血症减轻，延缓慢性心力衰竭的进展，保护肾脏功能。其主要的药理机制是：减轻肾小球的过度过滤；减轻肾小管-间质的钙磷沉积。因为必需氨基酸增加，磷摄入量降低，血清磷下降，降低了高磷血症引起的甲状旁腺激素水平升高；钙磷沉淀所致的肾小管损害和肾单位破坏也可在相当程度上被抑制或减缓。临床用于终末期肾衰竭的尿毒症病人，可延缓肾衰竭的进展、纠正氮质血症及钙磷代谢紊乱，从而缓解尿毒症症状。尤其适用于有负氮平衡而低蛋白饮食不能纠正者及各种肾透析病人营养不良者。急性肾衰竭而非高分解状态者也可试用。

静脉滴注：成人 250mL/d，以 15 滴/min 的速度缓慢滴注。或按 0.2g/（kg·d）的剂量给予。小儿应由医生根据病情、体重、年龄确定个体化的治疗方案。在使用本品时，当肌酐清除率在 5~20mL/min 或血清肌酐为 50~100mg/L，或血尿素氮为 400~700mg/L 时，应限制蛋白摄入量在 30~35g/d 两周左右。可在饮食蛋白限制在 20g/d 的基础上使用本品。当肌酐清除率在 2~10mL/min 或血清肌酐为 100~150mg/L 时，或血尿素氮在 700~1500mg/L 时，蛋白摄入应限制在 20g/d 左右，此时必须给予本品。这种病人在开始用药前，

必须低蛋白饮食（20g/d）1~2周，然后再加用本品。

【注意与禁忌】 凡用本品者，均应摄入低蛋白高热量饮食，热量应保持在8400kJ/d以上。若达不到此值，应以葡萄糖补充，以避免本品被转化成热量。本品只能与葡萄糖溶液混注。在应用本品过程中应监测血糖、血清蛋白、肾功能、肝功能、电解质、二氧化碳结合力、血钙、血磷、pH值，必要时检查血镁与血氨。如出现低钾、低磷、低镁血症时应注意纠正。糖尿病肾病病人应适量应用胰岛素，将血糖控制在较满意水平。为防止高氯血症及纠正酸中毒，也可常规应用碳酸氢钠3~6g/d，但须注意钠水潴留。凡有尿毒症性心包炎、尿毒症性脑病、无尿、高钾血症等应先进行透析治疗。本品遇冷偶可出现结晶，可置于50℃水中溶解后，冷至接近体温时使用。剩余药品不可再次使用。

【规格】 注射液：250mL。

支链氨基酸3H注射液 （肝脑清）

【药性与应用】 本品是由3种支链氨基酸组成的灭菌注射液。3种氨基酸均为肝外组织代谢所必需。其主要生理、药理效应为：代谢生成丙氨酸及酮体，为机体提供能源；促进胰岛素的分泌；作为合成胆固醇的前体；供应合成蛋白质所必需的氨基酸原料；促进蛋白质合成，抑制蛋白质分解。补充本品可以改善肝性脑病病人的支链氨基酸与芳香族氨基酸比例失调而产生的脑内儿茶酚胺合成障碍和假神经递质的形成，有利于肝昏迷的恢复。临床应用于急性、亚急性肝坏死和重症肝炎引起的肝昏迷，肝硬化，肝功能障碍病人的术前、术后营养性补液，肝病（包括肝癌）腹水的消除。

静脉滴注：250~500mL/d，或用5%~10%葡萄糖溶液适量混合后，缓慢静脉滴注，速度不超过40滴/min。肝昏迷病人应先滴10%葡萄糖溶液，再滴本品。疗程根据病情确定。一般昏迷期可酌加剂量。

【注意与禁忌】 剩余药液不可再用。滴注速度过快时可引起恶心、呕吐、发热等。高度食管静脉曲张时，应注意输液速度与用量，以免静脉压增高导致破裂。高度腹水、胸水时，应注意体液平衡，避免输入过多。本品遇冷易析出结晶，使用前应微温溶解，经透光检查清澈并冷却至接近体温后再使用。

【药物相互作用】 不宜与磺胺类等碱性较高的注射液配伍使用。

【规格】 注射液：250mL。

六合氨基酸 6 Amino Acid（肝醒灵注射液）

【药性与应用】 含有亮氨酸、异亮氨酸及缬氨酸等3种支链氨基酸，可调节肝病病人的氨基酸代谢紊乱及支链氨基酸和芳香族氨基酸比例失调产生的假性神经递质引起的肝性脑病。临床用于肝性脑病、慢性迁延性肝炎、慢性活动性肝炎及亚急性与慢性重型肝炎引起的氨基酸代谢紊乱。

静脉滴注：250~500mL/d。使用时将本品与等量 10%葡萄糖溶液稀释后缓慢静脉滴注。口服：30g，2~3 次/d。

【注意与禁忌】 参见支链氨基酸 3H 注射液。

【规格】 注射液：250mL，每 100mL 中含氨基酸总量为 8.48g；颗粒：15g。

低分子右旋糖酐氨基酸注射液 Dextran 40 and Amino Acid Injection

【药性与应用】 本品为低分子右旋糖酐和 11 种氨基酸组成的静脉注射剂，是营养性血容量补充药。临床上用于血容量不足与低蛋白血症共存的病例。

静脉滴注：500mL，1 次/d，可连用 4~5d，或遵医嘱。

【注意与禁忌】 药液必须清澈透明方可使用，开启后必须一次用完。偶有过敏反应。充血性心力衰竭、严重出血、严重氮质血症病人忌用。心、肝、肾功能不全者慎用。

【规格】 注射液：250mL，500mL。每 100mL 含低分子右旋糖酐（平均分子量约 4 万）6g、L-亮氨酸 0.41g、L-异亮氨酸 0.18g、L-丙氨酸 0.29g、L-苏氨酸 0.18g、L-缬氨酸 0.20g、L-蛋氨酸 0.24g、L-色氨酸 0.06g、L-赖氨酸 0.50g、L-精氨酸 0.22g、L-组氨酸 0.10g、甘氨酸 0.34g。K^+浓度约为 7mmol/L、Cl^-约为 53mmol/L。pH 值约为 6.0。渗透压约为 300mOsm/L。

英特利匹特 Intralipid（英脱利匹特，脂肪乳剂，Infatmul，Fat Emulsion）

【药性与应用】 静脉用脂肪乳剂，10%本品能量为 4.60MJ，20%能量为 8.4MJ，其中约 60%的脂肪酸为必需脂肪酸。本品的颗粒大小和生物学性质与天然乳糜微粒相似，也通过相同代谢途径代谢。本品颗粒与血中的载脂蛋白相结合，在脂蛋白酶的作用下，分解为甘油三酯作为机体的热量来源。本品在禁食一夜正常人的体内清除率相当于脂肪 4g/（kg·d）。长期禁食和创伤后机体的清除率明显升高。慢性肾炎、早产儿则降低。作为热量和必需脂肪酸的来源，本品适用于手术前后营养失调、肠道营养吸收障碍、大面积烧伤、长期昏迷、恶病质的营养补充。在肾功能不全的情况下可减少蛋白质的分解。与氨基酸注射液串联应用，可降低氨基酸的热量消耗。

静脉滴注：剂量按脂肪廓清率掌握，成人一般的静脉输入脂肪量不应超过 3g/（kg·d），滴注时间不应少于 5h。新生儿和婴儿 0.5~4g/（kg·d）。早产儿、低体重新生儿最好 24h 连续滴注，开始剂量为0.5~1g/（kg·d），逐渐增加剂量，但不应超过 4g/（kg·d）。

【注意与禁忌】 偶可引起过敏反应，急性过敏反应通常表现为发热、恶心、呕吐、腹痛、头痛、疲倦、呼吸困难、循环障碍、溶血、网织红细胞增多。滴注 6~8 周后可有转氨酶、碱性磷酸酶和胆红素上升，如减少剂量，每 2~3d 给 1 次脂肪乳或暂停滴注，可迅速恢复正常。婴儿滴注超量可出现脂肪蓄积，长期滴注本品则可发生血小板减少。使用本品 1 周以上必须做脂肪廓清试验。新生儿应定期进行甘油三酯测定。肝、肾功能不全，失代偿性糖尿病、代谢功能紊乱、脓毒血症等病人可能发生脂质代谢紊乱，应每日检测脂肪廓清率，及时调整，避免出现脂肪负荷过重综合征。严重脂肪代谢紊乱，如急性肝炎、休克禁用。对大豆制品过敏者必须先进行脱敏试验后应用。高胆红素血症、可疑肺动脉高压的新生儿、早产儿，长期进行胃肠外营养的早产儿，必须监测血小板、肝功能、甘油三酯状况。多数病人滴注本品后 5~6h 即可完全清除药物影响，否则可干扰对胆红素、乳酸脱氢酶、氧饱和度、血红蛋白的测定。使用本品前应先检查是否有变色、沉淀，启封后应一次用完。本品应置于 4~8℃环境下保存，过高或过低温度均可导致乳剂破坏。

【药物相互作用】 使用本品时，不可将电解质溶液加入乳剂，以防乳剂破坏而使凝聚脂肪进入血液，产生致命的脂肪栓塞。本品可与氨基酸、水溶性维生素、脂溶性维生素同期使用。水溶性维生素应先溶解于 10mL 注射用水或葡萄糖溶液内，然后加入脂肪乳剂内。本品不得同其他药物、营养素混合应用。

【规格】 注射液：10g/100mL，20g/100mL，25g/250mL，50g/250mL。

中链/长链脂肪乳剂 MCT/LCT Fat Emulsion（力保肪宁，Lipofundin）

【药性与应用】 静脉用脂肪乳剂，提供能量和必需脂肪酸。中链甘油三酯比长链甘油三酯能更快从血液中清除及氧化供能；长链甘油三酯提供不饱和脂肪酸。卵黄磷脂中的磷为生物膜结构的组成成分，保证膜的流动性和生物学功能。甘油在体内经代谢可合成糖原与脂肪。本品临床特别适用于肝功能不全、肝移植、肉毒碱转运酶缺乏、分解代谢旺盛的危重病人的急救。

静脉滴注：成人 1~2g/（kg·d），可提供 60%以上的非蛋白质热量。最初 15min 内输入速度不应超过 0.5~1.0mL/（kg·h），若无不良反应，可将速度增加到 2mL/（kg·h）。第 1 日治疗量 10%乳剂 500mL 或 20%乳剂 250mL。如病人无异常反应可加大剂量。输入前应将本品加热至室温。本品不可与其他电解质或药物混合应用。

【注意与禁忌】 急性反应可有呼吸困难、发绀、变态反应、高脂血症、凝血机制障碍、恶心、呕吐、头痛、潮红、高热、出汗、寒战、嗜睡及胸痛。慢性反应有肝及脾大、胆汁淤积、血小板及白细胞减少、转氨酶升高、单核-吞噬细胞系统色素沉着。脂肪代谢异常的病人，如高脂血症、脂肪性肾病、急性胰腺炎伴高脂血症、酮症酸中毒、缺氧性血栓栓塞、急性休克者禁用本品。

代谢性酸中毒、严重肝损害、肺部疾病、脓毒血症、单核-吞噬细胞系统疾病、贫血、凝血功能障碍、有脂肪栓塞倾向等病人均应慎用。本品输入过快可引起体液和脂肪蓄积而导致血浆中电解质浓度稀释、体内水分过多，引起充血性肺水肿、肺弥散功能障碍。使用本品时应掌握病人的脂肪廓清情况、血象、凝血状况、肝功能及血小板计数。本品应存于25℃以下环境，但不可冷冻，冷冻后即不能再用。

【规格】 注射液：10%，20%。

维他利匹特 N Vitalipid Nadut（Vitalipid infant，Vitalipid N）

【药性与应用】 本品为白色乳剂，含有维生素 A、维生素 D_2、维生素 E 和维生素 K_1、精制大豆油、卵磷脂等，作为英特利匹特注射液的添加剂。取本品 1 支（10mL）加入 500mL 英特利匹特乳剂内作静脉滴注，以满足每日维生素、卵磷脂及热量的需求量。

静脉滴注：成人和 11 岁以上儿童，如上所述将本品 10mL/d 加入 500mL 英特利匹特乳剂中滴注；11 岁以下儿童剂量则为 1mL/（kg·d），总量不超过 10mL/d。在使用前必须稀释，轻摇混匀。

【注意与禁忌】 使用前 1h 将本品在无菌条件下加入英特利匹特乳剂内，24h 用完。2~8℃避光保存。

【药物相互作用】 本品含有维生素 K，不可与香豆素类抗凝剂合用。

【规格】 注射液：10mL。

乐可仙 Liposyn（静脉注射用脂肪乳剂，乐补欣，Liposyn Solution）

【药性与应用】 本品的主要成分是红花油及大豆油，并含有乳化脂肪微粒，直径约为 0.4μm，与天然乳糜微粒相似。经静脉输入可供应人体所需热量和必需脂肪酸。所提供的不饱和脂肪酸可抑制必需脂肪酸缺乏所产生的生化改变，预防和治疗必需脂肪酸缺乏所引起的疾病，如皮肤鳞屑病、生长迟缓、创口不愈合、头发稀疏等。

静脉滴注或中心静脉滴注：成人剂量不超过 3g/（kg·d）。用于预防必需氨基酸缺乏，10%500mL 或 20%250mL 即可。儿童剂量不超过 4g/（kg·d），用于预防必需氨基酸缺乏，剂量范围为 10%脂肪乳剂5~10g/（kg·d），20%脂肪乳剂 2.5~5mL/（kg·d）。

【注意与禁忌】 不良反应可有血栓性静脉炎、变态反应、血脂过高、呼吸困难、发绀、潮红、头晕、头痛、嗜睡、恶心、呕吐、高热、多汗、胸背痛、血小板减少、血液凝固性增高、肝功能一过性下降、超负荷综合征、单核-吞噬细胞系统脂肪色素沉着等。高脂血症、脂性肾病、急性胰腺炎合并高脂血症及血栓病病人禁用。孕妇在权衡利弊后方可决定是否给药。对黄疸病人、早产儿必须严密监测血象、血凝状态、肝功能、血小板及血脂。严重肝损害、肺部疾病、贫血、血液凝固障碍病人必须谨慎。过速、过量滴注可引起体液和脂肪超负荷，导致血清电解质浓度下降、水过剩、充血状态、肺水肿、肺弥散量下降、代谢性酸中毒等合并症的发生。治疗期间如出现上述情况，应立即停止用药，进行矫正治疗。应一次滴注完毕，余液不可再用。有油状物浮出乳剂表面者即不可再用。不超过30℃室温保存，避免冻结，冻结后不可再用。

【药物相互作用】 本品应单用，不可与电解质、其他营养素混用；仅可加入1~2单位肝素增加其稳定性。

【规格】 乳剂：10%500mL，20%250mL。

大豆磷脂[典] Soya Lecithin

【药性与应用】 本品含有大豆油、红花油、卵磷脂、注射用甘油等，颗粒极细，有良好的稳定性，是重要的能源、必需脂肪酸补充剂和脂溶性物质的载体。临床用于重病、不能进食者的肠外营养补充。

静脉滴注：常用量为250mL/d，滴速1.26mL/min，于3~4h滴完，可连续应用5~10d。

【注意与禁忌】 偶有畏寒、体温升高、头痛、胸闷、恶心、关节痛等不良反应，可自行消失。肝、肾功能障碍及高脂血症者慎用。颜色加深者不宜使用。不宜与其他药品配伍使用。低温处储存，冻结后不可再用。

【规格】 油/水型乳化剂：250mL。

长链脂肪乳 Fat Emulsion（LCT）

【药性与应用】 本药主要成分为大豆油［长链甘油三酯（LCT）］、磷脂酰胆碱，为静脉用营养药，其中60%的脂肪酸是必需脂肪酸。其颗粒直径大小和生物特性与天然乳糜微粒相似，可提供机体所需的热量和必需脂肪酸。

临床用于必需脂肪酸缺乏及需要补充能量的患者，如肠外营养、肾功能损害、限制蛋白摄入又需要大量热量及肿瘤患者等。

静脉滴注：最大推荐剂量为3g/（kg·d）（按甘油三酯计）。10%、20%的500mL注射液输注时间不少于5h；30%的250mL注射液滴注时间不少于4h。

【注意与禁忌】 本药与蛋白质或豆类可有交叉过敏反应。严重脂肪代谢紊乱的高脂血症、严重凝血功能障碍、脂肪栓塞急性血栓、急性心脑血管意外、伴有酸中毒或缺氧的严重脓毒血症、酮症酸中毒昏迷、糖尿病昏迷、休克患者忌用。

慎用于肝、肾功能不全，肝动脉高压、甲状腺功能低伴有高脂血症、糖尿病酮症酸中毒、急性出血性坏死性胰腺炎、败血症、单核-吞噬细胞系统疾病、各类酸中毒、水电解质代谢紊乱、肝汁淤积症等。

目前缺乏使用30%注射液于儿童的经验，儿童年龄愈小，清除脂肪的能力愈差，脂肪易聚集于肺部引起死亡，也易引起高胆红素血症。妊娠安全性为C级。对哺乳的影响不明确。

用药过程中应每周监测血常规、凝血功能、脂肪廓清试验；长期应用者应定期监测肝功能及血脂。

不良反应：在用药初期可有超敏反应（如湿疹、荨麻疹）、呼吸急促、高血压、低血压、阴茎异常勃起、头痛、倦怠、脑痛、溶血、网织红细胞增多。也可有恶心、呕吐、畏寒、出血倾向、贫血、淋巴细胞活性被抑制。

大剂量或4周以上应用时，可发生脂肪负荷过重综合征。具体表现为高脂血症、脂肪浸润、发热、血小板减少、白细胞减少、网状内皮系统出现色素沉着及肝、脾大，肝酶及胆红素升高等。停药后多可自行恢复。有报道此综合征可伴有神经系统并发症，如癫痫发作及周围神经症状发生。

其他可有静脉血栓，注射速度过快可引起各种急性症状，如恶心、呕吐、胸痛、呼吸困难、发绀、心动过速、低血压、畏寒、发热、水肿、荨麻疹、嗅觉异常、口腔油腻感、个别高血压等。减慢滴速即可缓解。

【规格】 注射液：100mL（大豆油10g、卵磷脂1.2g），100mL（大豆油20g、卵磷脂1.2g），100mL（大豆油30g、卵磷脂1.2g），250mL（大豆油25g、卵磷脂1.5g），250mL（大豆油25g、卵磷脂3g），250mL（大豆油50g、卵磷脂3g），250mL（大豆油75g、卵磷脂3g）。

丙氨酰谷氨酰胺[典]　Alanyl Glutamine（信肽灵，Dipeptiven）

【药性与应用】 许多肠外营养支持的患者均可能有体内谷氨酰胺的耗减。本药在体内分解为谷氨酰胺和丙氨酸，从而满足患者对谷氨酰胺的需要。本药临床应用于需补充谷氨酰胺的患者，包括处于高代谢和分解代谢状态的患者。

本药的应用剂量应根据分解代谢的程度和氨基酸的需要量而确定。供给氨基酸最大剂量为2g/（kg·d）的患者，本药供给的氨基酸量不应超过所供氨基酸总量的20%。

静脉滴注：1.5~2mL（0.3~0.4g）/（kg·d），最大剂量为2mL（0.4g）/（kg·d）。加入载体溶液时的用量调整：当氨基酸需要量为1.5g/（kg·d）时，其中的0.3g氨基酸由本药提供，1.2g氨基酸由载体溶液提供；当氨基酸的需要量为2g/（kg·d）时，其中0.4g氨基酸由本药提供，1.6g氨基酸由载体溶液提供。滴速根据载体溶液而定，但不应大于0.1g/（kg·h）。

【注意与禁忌】 对本药过敏，严重肝、肾功能不全者忌用。儿童、孕妇、哺乳妇的用药证据不足，不推荐使用。

滴注速度过快可出现不良反应如寒战、恶心、呕吐等，应立即停药。本药为高浓度溶液，不可直接使用，必须与载体溶液混匀后缓慢滴注。本药在载体溶液中的浓度不应超过 3.5%。连续使用也不应超过 3 周。

【规格】 注射液：10g/50mL，20g/100mL；注射剂：10g，20g。

ω-3 鱼油脂肪乳 ω-3 Fish oil Fat Emulsion（尤文，Omegaven）

【药性与应用】 本药每 100mL 中含有精制鱼油 10g，其中二十碳五烯酸（EPA）1.25～2.82g、二十二碳六烯酸（DHA）1.44～3.09g、豆蔻酸 0.1～0.6g、棕榈酸 0.25～1.0g、棕榈烯酸 0.3～0.9g、硬脂酸 0.05～0.2g、油酸 0.6～1.3g、亚油酸 0.1～0.7g、亚麻酸<0.2g、十八碳四烯酸 0.05g～0.4g、二十烷酸 0.05～0.3g、花生四烯酸 0.1～0.4g、二十二烷酸<0.15g、鲱油酸0.15～0.45g、维生素 E 0.015～0.0296g，另有甘油 2.5g、精制卵磷脂 1.2g、油酸钠适量、氢氧化钠适量。

临床用于补充长链 ω-3 脂肪酸，特别是 EPA 和 DHA。

本药应与其他脂肪乳同时使用。脂肪输入总量为 1～2g/（kg·d），本药所提供的鱼油应占每日脂肪输入量的 10%～20%。

静脉滴注：通过中心静脉或外周静脉滴注 1～2mL，相当于鱼油 0.1～0.2g/（kg·d）。最大滴注速度不可超过 0.5mL/（kg·h）。连续应用不超过 4 周。

【注意与禁忌】 对鱼或鸡蛋蛋白过敏、脂肪代谢障碍、严重出血性疾病、未控制的糖尿病、虚脱与休克、近期心肌梗死、脑卒中、血栓、栓塞、昏迷、病危、严重肝功能与肾功能不全、低血钾、低渗性脱水、代谢紊乱与酸中毒、儿童、孕妇、哺乳妇均忌用。慎用于接受抗凝治疗者。

不良反应可出现凝血机制障碍、滴注过程中体温升高、冷热感、潮红、发绀、食欲下降、恶心、呕吐、呼吸困难、头痛、胸痛、腰背痛、骨痛、阴茎异常勃起、血压升高或降低、过敏反应等。

代谢超负荷时，可出现肝肿大、肝功能改变、脾肿大、凝血指标改变、血液凝固障碍、贫血、白细胞下降、血小板减少、高血脂、高血糖、发热、头痛、胃痛及疲劳等。严重者可出现代谢性酸中毒。

【药物相互作用】 与抗凝药同用，可使抗凝血作用增强，应适当调节抗凝药的剂量。

【规格】 注射液：50mL（含精制鱼油 5g、卵磷脂 0.6g），100mL（含精制鱼油 10g、卵磷脂 1.2g）。

第三节　其他营养药

多种微量元素注射液Ⅱ　Multi Trace Elements Injection Ⅱ（安达美，Addamel）

【药性与应用】　本品是多种微量元素制剂，在静脉营养时，补偿人体对电解质、微量元素的消耗需求。本品多加入氨基酸或葡萄糖溶液中，以满足接受静脉营养病人对微量元素的基本需要量或中等程度增加的需要量。本品中不含钠、钾。

10mL 本品应加入 500~1000mL 氨基酸或葡萄糖溶液内滴注，滴注时间为 6~8h。考虑到不同病人对微量元素需要的不同，可根据血液测定值适量增减。体重 15kg 以上的儿童，每日按 0.1mL/kg 滴注。

【注意与禁忌】　不耐果糖病人禁用。有胆道或肾功能损伤的病人，必须在严密观察下使用。本品必须稀释后使用，必须在开始输液前 1h 内将本品加入氨基酸输液中。滴注时间不可超过 12h，以免被污染。本品不可添加在其他输液中，以免发生沉淀。本品不适用于婴儿。

【规格】　注射液：10mL。每 1mL 中含氯化钙 73.5mg、氯化铁 1.35mg、氯化锰 0.79mg、氟化钠 0.21mg、氯化镁 30.42mg、氯化锌 0.27mg、氯化铜 85μg、碘化钾 17μg、山梨醇 0.3g，以氢氧化钠调至 pH 值为 2.5。

多种微量元素注射液Ⅰ Multi Trace Elements Injection Ⅰ（派达益儿，Pedel）

【药性与应用】　儿童多种微量元素和电解质补充剂。临床加入氨基酸及葡萄糖溶液内滴注，以满足出生 2d 后婴儿对微量元素的需求。

每日 4mL/kg 本品加入 30mL 以上的氨基酸或葡萄糖溶液中，即可满足新生儿和婴儿对微量元素的基本要求。根据个体差异，可适量增减注射剂量。对于不能耐受果糖或有电解质紊乱、肾衰竭、肝脏疾病者，必须在监护下使用。新生儿使用，必须观察血清白蛋白的含量。本品必须稀释后使用，一定要慢速注射。与脂肪乳同用，可达到完全静脉营养的目的。

【规格】　注射液：10mL，20mL。每 1mL 含钙 0.15mmol、镁 25μmol、铁 0.5μmol、锌 0.15μmol、锰 0.25μmol、铜 0.075μmol、氟 0.75μmol、碘 0.01μmol、磷酸盐 75μmol、氯 0.35μmol、山梨醇糖 0.3g。

水乐维他 N　Soluvit N（水乐维他，Soluvit）

【药性与应用】　本品为多种水溶性维生素制剂，作为营养输液中的添加剂，补充成人和儿童对水溶性维生素的需求。

成人和体重在10kg以上的儿童，每日需要1支；体重不满10kg的儿童需要0.1支/（kg·d）。本品可用10mL脂肪乳剂、注射用水或5%~50%葡萄糖溶液溶解，加入脂肪乳剂或5%~50%葡萄糖溶液内静脉滴注。

【注意与禁忌】 维生素B_{12}对大剂量羟钴铵治疗某些视神经疾病有不利影响。叶酸可掩盖恶性贫血的临床表现。溶解后的本品应在无菌条件下立即加入输液中，24h内用完。加入葡萄糖溶液内使用时应避光。

【规格】 粉针剂：每支含维生素$B_1$3.2mg、维生素$B_2$3.6mg、维生素$B_6$4mg、维生素B_{12}5μg、烟酰胺40mg、维生素C 100mg、泛酸15mg、叶酸0.4mg、生物素60μg、甘氨酸300mg、依地酸二钠0.5mg、对羟基苯甲酸甲酯0.5mg。

生命素 Kenwood Therapeutic Liquid

【药性与应用】 本品用于补充必需维生素及微量元素，调节人体生理平衡，提高机体免疫力。临床用于各种维生素缺乏引起的疾病，以及对维生素需求量增加的急慢性疾病，如消瘦、厌食、腹泻、发热、恶病质、肺结核、肝炎、佝偻病、抽搐、坏血病、创伤愈合不良、糙皮病、口角炎、舌炎、缺钙、夜盲、角膜软化，以及手术前后的营养补充等。

口服：6岁以下儿童5mL/d，6~12岁儿童10mL/d，成人15mL/d。

【注意与禁忌】 本品是水剂，特别适合3岁以下儿童服用，可加入到汤及稀饭中服用，但不能加入牛奶中。

【规格】 水剂：每15mL中含维生素A 10 000单位、维生素D 400单位、维生素E 4.5单位、维生素C 150mg、维生素$B_1$6mg、维生素B_{12}3mg、维生素$B_6$1mg、烟酸60mg、泛酸6mg、钙38mg、磷29mg、镁6mg、锰1mg、钾5mg。

施尔康系列

【药性与应用】 本系列中包括施尔康（Theragran-M）、金施尔康（Gold Theragan）和小施尔康（Theragran Junior）3种，内容大同小异。3者均为营养补充剂，提供机体正常代谢所必需的多种维生素和微量元素。临床用于因维生素和微量元素缺乏所致的各种疾病。

12岁以上者服施尔康或金施尔康1片/d；12岁以下者服小施尔康1片/d。

【规格】 片剂。

施尔康每片含维生素A 3.0mg、维生素D 10.0μg、维生素E 15.0mg、维生素C 200mg、维生素$B_1$10.3mg、维生素$B_2$10.0mg、烟酰胺100mg、维生素$B_6$4.1mg、维生素B_{12}5.0μg、泛酸18.4mg、碘150μg、铁12.0mg、镁65.0mg、铜2.0mg、锌1.5mg、锰1.0mg。

金施尔康每片含 β-胡萝卜素 5000 单位、维生素 B_1 3.0mg、维生素 $B_2$3.4mg、维生素 $B_6$3.0mg、维生素 B_{12}9.0μg、维生素 C 90mg、维生素 D 400 单位、维生素 E 30 单位、烟酰胺 20mg、叶酸 400μg、泛酸 10mg、生物素 30μg、铁 27mg、铜 2mg、碘 150μg、锌 15mg、镁 100mg、钙 40mg、磷 31mg、铬 15μg、钼 15μg、硒 10μg、锰 5mg、氯 7.5mg、钾 7.5mg。

小施尔康每片含维生素 A 5000 单位、维生素 D 400 单位、维生素 E 30 单位、维生素 C 60mg、叶酸 0.4mg、维生素 $B_1$1.5mg、维生素 $B_2$1.7mg、烟酰胺 20mg、维生素 $B_6$2mg、维生素 B_{12}6μg。

补血康 Biseko（人血清蛋白液，全谱稳定血清蛋白，Human Serum Protein Solution）

【药性与应用】 健康人血清蛋白制品，是从健康人血浆中析出并经消毒制成的静脉补品，不会传播肝炎。本品含有活性蛋白酶抑制剂，能抑制血浆中非特异性蛋白的分解；同时含有 IgM、IgG 类免疫球蛋白，提高机体的体液免疫力，增强机体的抗病力。不必检查血型即可滴注。临床用于低蛋白血症、恶性肿瘤、骨关节化脓性感染、败血症、肾病、手术前后的营养补充、中毒、烧伤、新生儿营养不良及免疫预防与治疗。

静脉滴注：2000mL/24h，儿童适当减量。滴注速度 250mL/90min；小儿可缓慢推注 20~50mL，以代替滴注。

【注意与禁忌】 偶可发生短暂性皮肤反应、低血压、发热、寒战，应停注，并给予抗组胺制剂、泼尼松或静脉注射葡萄糖酸钙，以抗过敏反应。反复滴注全血、血浆、血清、免疫球蛋白等制品，可致对本品的不耐受性，特别是选择性 IgA 障碍症、丙种球蛋白过低症或抗体缺乏综合征。对同种血清蛋白过敏者忌用。注意保存，不可让儿童误用。瓶内液体必须澄清方可使用。瓶塞穿刺后必须立即输用，久置易被污染。用一次性滴注针管，防止输入热原物质。

【规格】 注射液：20mL，50mL，250mL，500mL。

健儿三宝

【药性与应用】 本品含有葡萄糖酸锌、葡萄糖酸铁、葡萄糖酸钙。铁、锌、钙在人体健康中起着重要作用，人体缺乏后会产生相应疾病，如缺铁引起缺铁性贫血；缺锌引起免疫力下降、小儿体格及智力发育障碍；缺钙引起佝偻病及齿、骨发育不良。临床适用于因缺铁、锌、钙引发的各种疾病。如小儿生长发育不良、厌食、异食、青年痤疮、缺铁性贫血等。

口服：幼儿，6 个月以下 0.5 包/d；6~12 个月 1 包/d；1~10 岁 1 包，2 次/d；成人 1 包，3 次/d。

【注意与禁忌】 宜饭后服用，禁与茶及鞣酸类制剂合用。

【规格】 冲剂：5g/包。每包含锌 4.28mg、亚铁 11.62mg、钙 35.71mg。

氨基酸螯合钙 Calcium Amino Acid Chelate（复方氨基酸螯合钙，乐力，乐力钙，Compound Calcium Amino Acid Chelate，Osteoform）

【药性与应用】 本药每粒胶囊含氨基酸螯合钙 523.6mg、抗坏血酸钙 145mg、磷酸氢钙 110mg、氨基酸螯合镁 167mg、氨基酸螯合锌 40mg、维生素 $D_3$200 单位、氨基酸螯合酮 1.7mg、氨基酸螯合锰 8.2mg、氨基酸螯合钒 0.1mg、氨基酸螯合硅 3.3mg、氨基酸螯合硼 0.9mg。

临床用于治疗钙及其他相关微量元素缺乏导致的多种疾病，如骨质疏松症、儿童佝偻病、缺钙性神经痛与肌肉抽搐；也用于儿童、老人、孕妇、哺乳妇的钙、微量元素和维生素 D_3 的补充。

口服：1~2g/d。幼儿可打开胶囊冲服。

【注意与禁忌】 肾功能不全、高钙血症、服用洋地黄者忌用。慎用于心功能不全、对维生素 D 高度敏感者。

【规格】 胶囊：1g。

碳酸钙维生素 D_3 Calcium Carbonate and Vitamin D_3（钙尔奇 D，钙加维生素 D，Calcichew D，Calcium Supplement with Vitamin D）。

【药性与应用】 本药主要成分为碳酸钙、维生素 D_3。临床用于低钙血症、骨软化症、佝偻病、骨质疏松症及肾性骨病；也作为补钙剂应用于儿童期、青春期、妊娠期、哺乳期和绝经后的钙剂补充。

口服：治疗用量，600mg（以元素钙计），3 次/d；预防用量，600~1 200mg/d。

【注意与禁忌】 对本药过敏、尿钙或血钙浓度高者、维生素 D 增多症、高磷血症伴骨性佝偻病、应用洋地黄、肾功能不全等诸类患者忌用。慎用于冠心病、动脉硬化、心功能不全、高胆固醇血症、对维生素 D 高度敏感者。婴幼儿剂量应个体化。对妊娠、哺乳的影响不明确。

不良反应可有嗳气、便秘、维生素 D 中毒、高钙血症、男性泌尿系结石；尚可发生奶-碱综合征：高血钙、碱中毒及肾功能不全。其余参阅第十章第一部分碳酸钙。

【药物相互作用】 参见第十章第一部分碳酸钙。

【规格】 片剂：每片含碳酸钙 1500mg（元素钙 600mg）、维生素 D_3 125 单位；咀嚼片：每片含碳酸钙 750mg（元素钙 300mg）、维生素 $D_3$60 单位或碳酸钙 1250mg（元素钙 500mg）、维生素 D_3 200 单位。

脂肪乳氨基酸(17) 葡萄糖 (11%)注射液 Fat Emulsion, Amino Acid (17) and Glucose (11%) Injection

【药性与应用】 本品非蛋白能源，为葡萄糖和脂肪乳的双能源，可降低高血糖风险，减轻液体负荷，保证必需氨基酸的供给。临床用于不能经消化道获得营养的患者，可经周围或中心静脉给药 。

本品的输注速率按患者体重计算，不宜超过每小时 3.7mL/kg（相当于 0.25g 葡萄糖、0.09g 氨基酸、0.13g 脂肪）。推荐输注时间为 12~24h。

患者的能量需要，一般情况下按体重每日量为 84~126kJ/kg。肥胖患者按标准体重推算 。儿童需要量高于成年人。老人的需要量则低于成年人。为满足患者营养的全面需要，应适量添加微量元素和各种维生素。

【注意与禁忌】 禁止本品与血液制品用同一根管道输入。本品不宜用于 2 岁以下婴幼儿。要添加其他药物时，要注意它们之间的相容性。混合后的药物应立即使用。

【规格】 注射剂：1440mL，1920mL，2400mL。

第二十一章 抗肿瘤药

第一节 烷化剂

氮芥[典] Chlormethine（Nitrogen Mustard，HN2）

【药性与应用】 为双氯乙胺类烷化剂的代表，为最早用于临床并取得显著疗效的抗肿瘤药物。其最重要的药理反应是与鸟嘌呤第7位氮共价结合，产生DNA双链内的交联或DNA同联不同碱基的交叉联结。G_1期及M期细胞对氮芥的细胞毒作用最为敏感，由G_1期进入S期延迟。大剂量时则对各周期细胞和非增殖细胞均发挥杀伤作用。本品进入血液后迅速水解，或与细胞中某些成分结合，在血液中仅停留0.5~1min，药物的90%在血液中1min内消失；24h内药物的50%以代谢产物排出。目前临床仅用于恶性淋巴瘤、癌性胸水、心包及腹腔积液。

一般为5~10mg/次，静脉注射，由近针端输液管中冲入。体腔内注射时用生理盐水20~40mL稀释，在抽液后及时注入。

【注意与禁忌】 本品毒性大，消化道反应重，有恶心、呕吐、骨髓抑制（第9~14日最重，第16~20日恢复）、脱发，注射于血管外可引起局部组织坏死、溃疡等。

【规格】 注射液：5mg/1mL，10mg/2mL；搽剂：10g /100mL，50g/500mL。

环磷酰胺[典][基] Cyclophosphamide（环磷氮芥，癌得星，Cytoxan，Endoxan，Neosar，CTX）

【药性与应用】 氮芥类衍生物，在体外无活性，通过肝酶水解成醛磷酰胺，再转运到组织中形成磷酰胺氮芥而发挥作用。本品部分由脱氢酶转变为羧磷酰胺失活，部分以丙烯醛形式排出，产生泌尿道毒性。属于周期非特异性药，作用机制与氮芥相同。环磷酰胺的耐药性可能与耐药基因和P糖蛋白相关。

本品有粉针和片两种剂型。口服后易被吸收，生物利用度为74%，1h达峰值。$t_{1/2}$为4~6.5h。48h内可由肾脏排出50%~70%，大部分为代谢产物，原形仅约 10%。本品大部分不能透过血-脑脊液屏障，脑脊液中浓度仅为血浆的 20%。临床适用于淋巴瘤、白血病、多发性骨髓瘤；对乳腺癌、睾丸肿瘤、卵巢癌、肺癌、鼻咽癌、神经母细胞瘤、横纹肌瘤及骨肉瘤也有一定疗效，为目前广泛应用的烷化剂。

静脉注射：0.2g，1 次/（1~2）d；或 0.6~0.8g（500~1000mg/m^2），1 次/周。8~10g 总量为 1 疗程。口服：50~100mg，2~3 次/d，10~15g 总量为 1 疗程。

【注意与禁忌】 本品的主要不良反应为骨髓抑制，白细胞最低计数值出现在用药后 1~2 周，可持续 7~10d，3~5 周可恢复。其次为脱发、消化道反应、口炎、膀胱尿道炎；个别可有肺炎、抗利尿激素过量分泌引起的尿少。一般剂量对血小板影响不大，也很少引起贫血。本品可杀伤精子，但停药可恢复。剂量大于 120mg/kg，可引起心肌损伤及肾毒性。肝、肾功能异常时，可使本品的毒性加强。应鼓励病人多饮水，以减少尿路刺激。

【药物相互作用】 ①制嘌醇可增加本药的骨髓毒性，必须合用时应加强监测。②大剂量药酶诱导剂，如苯巴比妥类、皮质激素、氯霉素等对本药的毒性、代谢与活性均有影响，应加以注意。③与多柔比星合用时，心脏毒性增加。④本药可抑制胆碱酯酶，延缓可卡因的代谢，从而增强其毒性。⑤本药可增强琥珀胆碱的神经肌肉阻滞作用，使呼吸暂停延长。

【规格】 片剂：500mg；注射剂：100mg，200mg。

异环磷酰胺[典] **Ifosfamide（和乐生，Holoxan，IFO）**

【药性与应用】 为磷酰胺类衍生物，与环磷酰胺不同，有一个氯乙基连接在噁唑磷酰胺环上，使理化性质产生明显改变，溶解度增加，代谢活性增强。本品的活化过程主要是第 4 位的水解，4-羟基异环磷酰胺自动形成醛异环磷酰胺，后者再分解为磷酰胺氮芥及丙烯醛。本品的细胞毒作用是与 DNA 发生交叉联结，为非周期特异性药物。给予本品后，病人细胞周期显示 G_2+M 比例增加，表明细胞经过 G_2 期延迟。本品水溶性大，与肝酶亲和力小，活化速度较慢，血浆药物高峰浓度低，因此剂量可为环磷酰胺的 3~4 倍。1 次静脉注射后血浆 $t_{1/2}$12.5h，53%由尿排泄。与环磷酰胺一样，肝功能受损病人对本品的活化减少。抗瘤谱较广，主要用于软组织肿瘤、睾丸肿瘤、恶性淋巴瘤、肺癌、乳腺癌、卵巢癌、子宫颈癌及儿童肿瘤。

常连用 5d，初治病例每日剂量 1.5~1.8g/m^2；复治病例为 1.2~1.5g/m^2。一般加注射用水 50mL 完全溶解后，置于生理盐水或林格液 500mL 中静脉滴注。应同用巯乙磺酸钠（美司纳，Mesna）作为泌尿系统保护剂，每次相当于 20%异环磷酰胺量，于注射的即刻、4h、8h 后注射巯乙磺酸钠，每隔 3~4 周重复疗程。

【注意与禁忌】 骨髓抑制较严重，出现白细胞及血小板最低值的时间分别为第 14 日及第 8 日，恢复至正常需 1~2 周时间。限制剂量提高的主要毒性为泌尿道刺激，如不给尿路保护剂有 18%~40%可出现血尿；当剂量超过 2.2g/m^2 时更易发生，给予巯乙磺酸钠后，肉眼血尿的发生率下降至 2%。肾毒性发生率为 6%，与异环磷酰胺/巯乙磺酸钠的剂量和滴注时间有关。有肾功能受损史、一侧肾切除病例者毒性增加。应用本品后尿素氮、肌酐增加及肌酐清除率下降为可逆性的。中枢神经系统的致病率为 20%，典型症状为嗜睡、昏睡、定向力障碍及出现幻觉，个别可出现昏迷。大多数病人可有恶心、呕吐及脱发。本品溶解后应在 24h 内使用。肝、肾功能不良者禁用。一侧肾切除、脑转移者慎用。治疗过程中应补充足够水分，以防泌尿道阻塞。应重视与巯乙磺酸钠的同用，以减少膀胱炎和血尿的发生。有化疗骨髓抑制史者，应适当减量。

【药物相互作用】 ①先期使用顺铂者，再使用本药，骨髓抑制、神经毒性、肾脏毒性等不良反应均明显增加，故应用时应十分慎重。②与抗凝血药合用，可引起凝血功能障碍而导致出血。③本药可增强磺酰脲类降糖药的降血糖作用。④应用本药时接种轮状病毒等活疫苗，可能增加活疫苗感染的风险。接受免疫抑制剂化疗的患者均不宜接种活疫苗。缓解期白血病患者，至少停止化疗后 3 个月才可接种活疫苗。⑤本药与甲氨蝶呤、氟尿嘧啶、阿糖胞苷有协同作用；与洛莫司汀无协同作用。⑥本药与环磷酰胺等常用烷化剂无完全交叉耐药性。

【规格】 注射剂：0.2g，0.5g，1g，2g。

氮甲[典] **Formylmerphalan（甲酰溶肉瘤素，N-formylsarcolysin，NF）**

【药性与应用】 为周期非特异性药物，能抑制肿瘤 DNA、RNA 和蛋白的合成。口服本品后 1~2h 达峰值，3~4h 在血中逐渐消失。静脉注射血中 $t_{1/2}$ 家兔为 15min。本品由肾排出，人口服后 30min 在尿中出现，1~2h 最多，8h 后即不能测出。在 24h 内可由尿中排出服用量的 10%。尿中的代谢产物主要为羟基水解物。临床实践证明对睾丸精原细胞瘤的效果最好，大部分人治疗后可恢复正常工作，有的治愈后尚可生育子女。对多发性骨髓瘤也有较明显疗效，缓解期也较长。也可用于淋巴瘤，但显效较慢，可作为维持治疗。

成人每日剂量一般为 150~200mg［3~4mg/（kg·d）］，分 3~4 次或睡前 1 次口服。1 个疗程总剂量为 6~8g。

【注意与禁忌】 主要不良反应为食欲不振、恶心、呕吐，少数病人可有腹泻；也可有无力、头昏，但较轻。对骨髓的抑制主要表现为白细胞下降，部分人可有血小板下降。一般在停药 2～3 周后血象可恢复正常。对红细胞影响不明显。对肝、肾功能无损害。

【规格】 片剂：50mg，100mg。

甘磷酰芥[典]　Glyforfin（磷酰胺氮芥双甘氨酸乙酯，Glyci Phosphoramide，M-25）

【药性与应用】 本品是以氨基酸为载体的磷酰胺氮芥型抗肿瘤药物，对多种肿瘤有效。其特点是：虽属环磷酰胺的衍生物，但不需活化，可直接起烷化作用；局部应用有良好疗效，可用于局部癌性溃疡的治疗。口服后 8h 达峰值，至 48h 血中仍能维持一定的浓度。24h 从呼吸及尿、粪中排出量占给药量的 39%；96h 后可达 55%。临床用于恶性淋巴瘤、乳腺癌、小细胞肺癌、子宫肉瘤和慢性白血病。局部应用，对乳腺癌、子宫颈癌引起的癌性溃疡有较好疗效。

口服：成人 1g/d，分 2 次服，1 周连服 4d，休息 3d。每疗程总量 10～15g；也可 1g/d 连续服用，1 疗程总量 15～20g。儿童按 20mg/（kg·d）给药。外用：20%甘磷酰芥二甲基亚砜溶液或 25%甘磷酰芥硅酸软膏喷敷或涂布局部，2 次/d，连用 20～30d。

【注意与禁忌】 病人用药后可有食欲下降、恶心呕吐、头昏乏力等症状发生。主要为骨髓抑制，表现为白细胞和血小板减少。有时在停药后发生。

【规格】 片剂：0.1g，0.25g；溶液：20%；软膏：25%。

美法仑　Melphalan（苯丙氨酸氮芥，Phenylanine Mustard，Alkeran）

【药性与应用】 与其他烷化剂作用相同，直接与 DNA 结合，造成癌细胞死亡。本品口服吸收很不一致，个体差异较大。临床主要用于多发性骨髓瘤、乳腺癌、卵巢癌、慢性淋巴细胞和粒细胞性白血病、恶性淋巴瘤、骨软骨病等；动脉灌注多用于治疗肢体恶性黑色素瘤、软组织肉瘤及骨肉瘤。

口服：8～10mg/m^2，1 次/d，4～6d 为 1 疗程，间隔 6 周后重复进行；动脉灌注：20～40mg/次。

【注意与禁忌】 有恶心、呕吐、食欲不振等消化道反应和骨髓抑制。

【药物相互作用】 ①与丁硫堇合用，生物利用度增强，毒性升高。②与环孢素合用，可诱发肾衰竭。③术前大剂量静注本药，术后再给予环磷酰胺，可损伤肾功能。④由于免疫抑制作用，在使用本药时接种轮状病毒等活疫苗，有发生疫苗感染的危险。缓解期白血病要停止化疗 3 个月后方可接种活疫苗。⑤与萘啶酸合用，可出现出血性小肠结肠炎，应避免合用。⑥本药增强卡莫司汀的肺毒性。⑦与西咪替丁合用，本药生物利用度降低，雷尼替丁、法莫替丁、尼扎替丁也可能有类似作用。⑧顺铂可引起肾功能紊乱而改变本药排泄。⑨食物可显著降低本药生物利用度。

【规格】 片剂：2mg；注射剂：20mg，40mg。

卡莫司汀[典] Carmustine（卡氮芥，氯乙亚硝脲，BCNU）

【药性与应用】 抑制肿瘤细胞DNA和RNA的修复与合成，属周期非特异性药，与一般烷化剂无完全交叉耐药性。本品属亚硝脲类烷化剂，与多药耐药基因关系不大。本品在注射后血中 $t_{1/2}$ 1.5h。注射后48h约有60%药物以降解产物的形式自尿中排出。能透过血-脑脊液屏障，静脉注射后有相当部分进入脑脊液中。临床主要用于脑瘤、恶性淋巴瘤及小细胞肺癌；对多发性骨髓瘤、恶性黑色素瘤、头颈部癌和睾丸肿瘤也有效。

静脉滴注：125mg（100mg/m^2）/d，连用2d。使用时与生理盐水或5%葡萄糖溶液200mL混合，静脉滴注。

【注意与禁忌】 不良反应主要为消化道反应和迟发的骨髓抑制。一般在用药后4~6周时白细胞达到最低值。对肝、肾功能也有一定影响。剂量大时上述表现则更为明显。本品在高温下极不稳定，超过32℃即分解，应置冰箱内5℃以下保存；运送时应装在冰盒中。

【药物相互作用】 ①与西咪替丁合用，可加重骨髓抑制。②长期使用苯妥英钠的患者，加用本药后，可致前者血药浓度下降，药效降低。③应用本药后接种轮状病毒等活疫苗，可增加疫苗感染风险。缓解期白血病患者，停止化疗3个月后方可接种活疫苗。

【规格】 注射液：125mg/2mL；注射剂：100mg。

洛莫司汀[典] Lomustine（环己亚硝脲，CCNU）

【药性与应用】 作用与卡莫司汀相似，能口服，口服吸收快，在生理条件下 $t_{1/2}$ 为53min，迅速转化为代谢产物。血浆中氯乙基 $t_{1/2}$ 为72h，环己基为5h，60%以上在48h内以代谢产物形式由尿中排出。本品能迅速透过血-脑脊液屏障，脑脊液中的浓度为血浆中的50%~55%，所以对脑肿瘤有效。临床主要用于脑瘤、恶性淋巴瘤、小细胞和非小细胞肺癌及恶性黑色素瘤。

口服：120~140mg/m^2，1次/（6~8）h。

【注意与禁忌】 不良反应与卡莫司汀相同，主要为消化道反应及迟发性骨髓抑制，用药期间与停药以后应认真检查血象。置冰箱内密闭避光保存，运送时装在冰盒内。

【药物相互作用】 ①与西咪替丁合用，骨髓抑制加重。②使用本药后接种轮状病毒等活疫苗，有发生感染的风险。至少停止化疗3个月后始可考虑疫苗的接种。

【规格】 胶囊：40mg，50mg，100mg。

司莫司汀[典][基] **Semustine（甲环亚硝脲，甲基-CCNU，me-CCNU）**

【药性与应用】 为洛莫司汀的甲基衍生物，作用机制与洛莫司汀相同，而作用优于洛莫司汀与卡莫司汀，毒性则较低。治疗指数为上述两药的2~4倍。为周期非特异性药物，但对M期和G_1/S期的细胞有较大杀伤力。临床主要用于黑色素瘤、恶性淋巴瘤、脑瘤、肺癌的治疗。和氟尿嘧啶并用，对直肠癌、胃癌和肺癌均有效。

口服：100~200mg/m^2，1次/（6~8）周；也可36mg/m^2，1次/周，6周为1疗程。合并其他抗癌药物给药时可给75~150mg/m^2，6周给药1次；或30mg/m^2，1次/周，连续给药6周。

【注意与禁忌】 与其他司汀类药物一样，对消化道、肝脏、骨髓有毒性。口服45min后即可出现恶心、呕吐，可在数日后消失。若在服药前给予止呕剂或睡前服用，均可减轻消化道反应。血小板减少低谷出现在服药后4周左右；白细胞低谷出现在5~6周，持续6~10d。其他如口炎、脱发、肝功能损伤，程度均较轻。上述3种司汀类药物的中毒剂量为：本品225mg/m^2、BCNU 250mg/m^2、CCNU 130mg/m^2。用药期间应定期检查血象。

【药物相互作用】 ①与氯霉素、氨基比林、磺胺合用，加重骨髓抑制。②与皮质激素合用，加重免疫抑制。③用药后3个月内不可接种活疫苗，机体不能产生抗体。

【规格】 胶囊：10mg，50mg。

尼莫司汀　Nimustine（嘧啶亚硝脲，里莫斯定，尼氮芥，宁得朗，Nidran，Pimustine，ACNU）

【药性与应用】 本品亦为司汀（亚硝脲）类药物，具有烷化作用，能抑制DNA和RNA的合成。可通过血-脑脊液屏障，用药5min后即出现于脑室中，30min达峰值，$t_{1/2}$为0.49h。临床适用于脑瘤、消化道癌（胃癌、肝癌和结肠、直肠癌）、肺癌、恶性淋巴瘤、慢性白血病。

2~3mg/（kg·次），用时以注射用水溶解（5mg/mL），静脉注射或静脉滴注。6周后可重复使用，总剂量300~500mg；或2mg/（kg·次），1次/周，可给2~3次。本品还可通过胸、腹腔注射及动脉注射、膀胱内注射给药。

【注意与禁忌】 不良反应发生率为61.3%，与其他司汀类抗肿瘤药相似，主要表现为骨髓抑制，其中白细胞减少31.5%，血小板减少30.0%；其次为食欲不振、恶心、呕吐等消化道症状。另外，还有乏力、发热、皮疹、血清转氨酶升高等。造血功能的恢复，随用药次数的增加而有逐渐延迟的倾向。治疗中及治疗后应检测血象及肝功能的变化。本品溶解后应速用，不可与其他药物混用。避光保存。

【药物相互作用】 与抗肿瘤药合用，可加重骨髓抑制。

【规格】 注射剂：25mg，50mg；胶囊：10mg，50mg。

雷莫司汀 Ranimustine（雷诺氮芥，Cymerin，MCNU）

【药性与应用】 属亚硝脲类抗肿瘤药。能透过血-脑脊液屏障，抗瘤谱广。烷基化 DNA、RNA、蛋白质，使 DNA 链断裂，抑制 DNA 合成，使癌细胞增殖受阻，进而杀死癌细胞。适用于骨髓瘤、成胶质细胞瘤、恶性淋巴瘤、慢性骨髓性白血病、真性红细胞增多症、特发性血小板增多症。

以 50~90mg/（m^2·次）的剂量，溶解于生理盐水或 5% 葡萄糖溶液 100~200mL 中，于 30~90min 静脉滴注完毕；或以 10~20mL 溶剂溶解本品，于 30~60s 内缓慢静脉注射。6~8 周后根据血象、年龄、症状适当增减复注。

【注意与禁忌】 用药后可见消化道症状、迟发性骨髓抑制，以及肝、肾功能损害。用药 6 周后应定期检查血象及肝、肾功能。

【规格】 粉针剂：50mg，100mg。

福莫司汀 Fotemustine

【药性与应用】 属亚硝脲类化合物，作用与卡莫司汀相似，毒性较低。主要表现为造血系统毒性。用于治疗恶性黑色素瘤。静脉注射：100mg/m^2，1 次/周；3~4 周后，1 次/3 周，维持。

【注意与禁忌】 对本药过敏、孕妇、哺乳妇、血小板计数低于 100×10^9/L、白细胞低于 2×10^9/L 者禁用。慎用于肝、肾疾病。

不良反应主要有血小板和白细胞少，可占 40% 以上。其他常见的有恶心、呕吐；肝酶、碱性磷酸酶、胆红素均可升高，多为中度可逆性。较为少见的不良反应为发热、注射部位静脉炎、腹泻、腹痛、瘙痒，以及意识障碍和感觉异常等。

【药物相互作用】 与达卡巴嗪在同一天使用，有致死性呼吸窘迫综合征的个案报道，应予注意。

【规格】 注射剂：200mg。

雌莫司汀 Estramustine（磷雌氮芥，磷酸雌二醇氮芥，癌腺治，Estracyt）

【药性与应用】 本品是以雌二醇 17 磷酸酯为载体的氮芥类化合物，具有烷化和雌激素双重作用。能使甾体激素与烷化剂结合选择性地进入激素依赖性癌组织，降低烷化剂的副作用。临床适用于晚期前列腺癌，尤适用于雌二醇治疗无效者。

口服：2~3粒，2次/d，餐后用水送服。如连续应用3~4周无效则停药，有效则继续服用3~4个月。剂量与疗程视病情与副作用程度进行调整。静脉注射：用于开始3周，300mg/d，后以口服继续。

【注意与禁忌】 可有恶心、呕吐、轻微女性化，少数病人可有血小板或白细胞降低。不可与牛奶或含钙药物同服。

【药物相互作用】 ①含钙药物与本药同用，可降低本药的血药浓度。②使用本药3个月内不可接种活疫苗，否则不会产生抗体，反而增加疫苗感染风险。

【规格】 胶囊：100mg，140mg；注射剂：150mg，300mg。

链佐星 Streptozocin（链硝脲，Streptozocinum，Zanosar，Streptozotocin Vial）

【药性与应用】 本品能抑制DNA，专一性地作用于胞嘧啶部分，促使DNA溶解。本品在肝、肾中浓度较高。约20%以上的药物被代谢，主要经肾随尿排出。临床适用于转移性胰岛细胞瘤，对功能性和非功能性肿瘤均有作用。

静脉注射：0.5g/（m^2·d），连续5d，6周为1疗程。也可在开始的头2周，每周1g/m^2，若没有明显的疗效和毒性，在以后数周内剂量可逐步上升，但1次剂量不可超过1.5g/m^2。

【注意与禁忌】 可引起氮质血症、低磷酸盐血症、无尿、糖尿、肾小管性酸中毒、恶心与呕吐。在每个疗程前后需监测肾功能。应在给药前后4周内连续进行尿常规分析，测定血尿素氮、血肌酐、血清电解质和肌酐清除率。发现肾功能明显异常时，应减少剂量或停止用药。

【规格】 粉针剂：1g。

苯丁酸氮芥[典] Chlorambucil（瘤可宁，Leukeran，CB-1348）

【药性与应用】 本品为芳香族氮芥类衍生物，能破坏DNA的结构或功能，从而杀死癌细胞。在细胞增殖期中的G_1期和M期对细胞的毒性最大，为细胞周期非特异性药物。本品口服吸收完全，毒性较低。临床主要用于霍奇金病，某些非霍奇金淋巴瘤、慢性淋巴细胞性白血病、巨细胞蛋白血症，以及晚期卵巢腺癌；对部分乳腺癌病人也有明显疗效。

口服：成人0.2mg/（kg·d），1次或分次服。出现骨髓抑制时应减量至0.1mg/（kg·d）。治疗可持续4~8周。1个疗程总量为300~500mg；维持量0.03~0.1mg/（kg·d）。治疗巨细胞蛋白血症，推荐开始剂量为6~12mg/d，直到白细胞下降，以后减为2~8mg/d，疗程视病程而定。

【注意与禁忌】 不良反应主要为骨髓抑制（如淋巴细胞减少），剂量过大时可见全血细胞下降。胃肠道反应比氮芥轻。长期治疗时，有发生严重肝纤维化的报道，但为可逆性。严重骨髓淋巴细胞浸润、再生障碍性贫血、孕妇、哺乳妇，严重肝、肾功能损害者禁用。近期曾进行放疗、化疗病人不宜用。肝、肾功能不良者慎用或减量，以免加重毒性反应。用药期间应定期检查血象，以便定量下药。本品有致突变、致癌及致畸反应。本品过量有神经毒性，可产生焦虑、急躁、共济失调及癫痫大发作。目前尚无对本品的解毒药物，应密切进行临床监测，以便及时处理。

【药物相互作用】 ①与其他骨髓抑制剂合用时可增强疗效，应注意剂量并密切监测。②接受免疫抑制剂治疗的患者不能接种活疫苗，即使已缓解的白血病患者，也要在停止化疗3个月后才可以接种活疫苗。

【规格】 片剂：1mg，2mg；纸型片：2mg。

六甲蜜胺[典] Altretamine（六甲三聚氰胺，Hexamethylmelamine，Altrefamine，Hexalen，Hexastat，Hexinawas，HMM）

【药性与应用】 本品有烷化剂的类似结构，故被列在烷化剂抗肿瘤药物中，实质是一种嘧啶类抗代谢药。抑制二氢叶酸还原酶，抑制胸腺嘧啶和尿嘧啶参与DNA和RNA合成，为S期周期特异性药物。本品与顺铂和烷化剂无交叉耐药性。口服吸收良好，0.5~3h达峰值。临床适用于肺癌，尤其对小细胞型未分化癌效果较好；与甲氨蝶呤并用，可提高完全缓解率；对恶性淋巴瘤、卵巢癌、乳腺癌、头颈部癌和消化系统癌也有效；也可用于治疗慢性粒细胞性白血病，疗效与白消安相似，且比较安全。

口服：10~12mg/（kg·d），分4次服，21d为1疗程；或8mg/（kg·d），90d为1个疗程。在饭后1~1.5h服用，可减少胃肠道反应。治疗慢性白血病，从200mg/d开始，3d后逐渐增至800mg/d，连服至病情缓解或无效为止。缓解后可减量维持。

【注意与禁忌】 可有恶心与呕吐等一般性胃肠道反应；白细胞下降、血小板减少等骨髓抑制症状比较少见。长期服用对中枢与周围神经系统可有一定影响。

【药物相互作用】 ①维生素B_6与本药合用，可减轻周围神经毒性。②与MAOI、抗抑郁药合用，可引起严重直立性低血压。③与其他细胞毒药合用，可加重对骨髓的抑制，应适当减量。④与甲氧氯普胺合用，可使肌张力减弱。⑤接受化疗的患者不可接种活疫苗，否则可引起疫苗感染。

【规格】 片剂：50mg，100mg；胶囊：50mg，100mg。

塞替派[典]　Thiotepa（Thiophosphoramide，Tespamin，TSPA）

【药性与应用】 药理作用类似氮芥，其活性烷化基团在体内产生乙烯亚胺基，为细胞周期非特异性药，抑制 DNA 的合成，抑制细胞的有丝分裂。本品在胃酸中不稳定，只能用于静脉注射。注射后在肝中被细胞色素 P450 氧化成 Tepa，在血浆中消失呈二室模型，$t_{1/2\alpha}$ 6min，$t_{1/2\beta}$ 10min，1~4h 内在血浆中浓度降低 90%。24~48h 内大部分以代谢物形式由尿中排出。原形药物不足 1%透过血-脑脊液屏障，脑脊液中的浓度为血浆的 60%~100%。临床主要用于治疗卵巢癌、乳腺癌、膀胱癌和消化道癌。

静脉注射或肌内注射：剂量一般为 0. 2mg/（kg·次），成人一般 10mg，1 次/d，连用 5d 后改为 3 次/周。目前多采用 20~30mg，1~2 周 1 次。总量 200~300mg 为 1 疗程，最多可给 400mg。胸、腹腔和心包内注射：10~50mg，1~2 次/周。注射前应尽量抽取积液。膀胱内灌注：60mg/次，溶于生理盐水或注射用水中，将尿液排出后经导管注入，变换体位，保留 2h，1 次/周。4 周后改为 1 次/月，共 10 次。

【注意与禁忌】 不良反应主要为骨髓抑制、消化道反应，一般较轻微。可引起男性无精子，女性无月经；少数尚可有发热、皮疹。用药期间必须注意血象监测。

【药物相互作用】 ①本药与尿激酶合用治疗膀胱癌时，后者可增加本药在肿瘤组织中的浓度。②本药可抑制假性胆碱酯酶的活性，延长琥珀胆碱的作用时间。③在使用本药时不可接种活疫苗。白血病缓解期，停止化疗 3 个月后始可接种。否则可引起疫苗感染。

【规格】 注射液：10mg/1mL；注射剂：5mg，10mg。

白消安[典][基]　Busulfan（白血福恩，马利兰，Busulphan，Myleram）

【药性与应用】 本品可与 DNA 双开链形成交叉联结成为周期非特异性抗癌药，主要作用于 G_1 及 G_0 期细胞，对非增殖细胞也有效。本品主要用于治疗慢性粒细胞性白血病；这可能与粒细胞对本品的通透性较强有关。本品口服吸收良好，能迅速分布到机体各组织中去，$t_{1/2}$2~3h。临床主要用本品治疗慢性粒细胞性白血病。

口服：2~8mg/d，分 3 次服。维持量 0. 5~2mg，1 次/d。小儿 0. 05mg/（kg·d）。

【注意与禁忌】 主要不良反应为骨髓抑制和消化道反应，如白细胞减少、血小板减少、恶心、呕吐、食欲不振等。也可有肺纤维化发生。有的病人可有头昏、面红、男性乳腺发育或睾丸萎缩、女性停经等。也可致畸胎。慢性粒细胞白血病急性变时应停药。用药期间应常规检查血象。

【药物相互作用】 ①本药大剂量与凯托米酮合用，二者的血药浓度均增加。②与环磷酰胺联用，应间隔 24h 以上，否则后者的清除率明显降低，不良反应相应增加。③与对乙酰氨基酚、伊曲康唑合用，可降低本药清除率，应间隔 24h 再用本药；或用氟康唑代替伊曲康唑。④与苯妥英或磷苯妥英同用，可使本药血药浓度降低。⑤与硫鸟嘌呤长期合用，有报道可发生肝结节状增生、食管静脉曲张、门静脉高压等肝硬化症状，应予注意。⑥使用本药，不可接种活疫苗，否则有发生疫苗感染的风险。缓解期的白血病患者，化疗停止 3 个月以上，始可接种活疫苗。

【规格】 片剂：0. 5mg，2mg。

去水卫矛醇 Dianhydrodulcitol（卫康醇，DAG）

【药性与应用】 细胞周期非特异性抗癌药，能抑制 DNA、RNA 的合成。对慢性粒细胞性白血病近期疗效显著，缓解率与白消安相近而略高于靛玉红，完全缓解率则低于白消安而与靛玉红相当。与白消安无交叉耐药性。对骨髓细胞无明显损伤作用。临床适用于慢性粒细胞性白血病、肺癌、多发性骨髓瘤、鼻咽癌等。

成人 40mg，小儿 0. 6~1. 0mg/kg，1 次/d，连用 5~7d；停药 2 周后再进行下 1 个疗程。以后每月连续用药 5d 作维持治疗，疗程在半年以上。维持剂量：成人 25mg/d，小儿 0. 3~0. 5mg/（kg·d）。使用时用生理盐水 10~20mL 溶解后缓慢静脉注射；或用生理盐水 5mL 溶解后加入 5% 葡萄糖溶液或生理盐水 250~500mL 中静脉滴注。

【注意与禁忌】 可有消化道症状。对慢性粒细胞性白血病的主要毒性为血小板减少；实体瘤病人则表现为白细胞及血小板减少。静脉注射时严禁漏出于血管外。

【规格】 粉针剂：25mg，40mg。

卡波醌 Carboquone（卡巴醌，卡巴苯醌，注射用爱健宁，爱斯醌，Cabazilquinone，Carbaquone Vial，Esquinon，Cs310，CQ）

【药性与应用】 本品为烷化剂类抗癌药，作用为抑制肿瘤细胞 DNA 及 RNA 的生物合成，尤以抑制 DNA 的作用显著。本品的疗效优于丝裂霉素、甲氨蝶呤及环磷酰胺等药物。与其他抗癌药物如阿糖胞苷、阿霉素、氟尿嘧啶、丝裂霉素 C 及色霉素 A_3 等合用有协同或相加作用。临床适用于缓解肺癌、恶性淋巴瘤、慢性骨髓性白血病或粒细胞性白血病等。

口服：成人 1~1. 5mg/d，分 2~3 次使用。静脉注射：连续给药为 1mg/d；间歇给药为 4~6mg，分 2~3 次。动脉内给药：1 次/周，4~6mg/次。

【注意与禁忌】 可引起骨髓抑制而出现白细胞减少、贫血及食欲不振；偶见血小板减少。消化道反应如恶心、呕吐、腹泻等，以及肝功能不良、无力、脱毛、过敏等。对本品过敏、水痘、严重骨髓抑制、孕妇、哺乳妇禁用。肝、肾功能不全，出血性疾病、合并感染者慎用。用药期间应经常检查血象和肝功能，以便对症处理。小儿及育龄期妇女应注意对性腺的影响。本品一旦溶解应即刻应用，不可放置留用。本品不可用于肌内或皮下注射。

【药物相互作用】 本品只宜单用，不可与其他抗肿瘤药合用。

【规格】 片剂：0.25mg，0.5mg；冻干粉针剂：1mg（附溶剂10mL，含无水磷酸氢钠40mg）。

米托蒽醌[典]　Mitoxantrone（能减瘤，二羟基蒽醌，Novantrone Mitoxantroni Hydrochloridume，MX，DHAD，NSC301739D）

【药性与应用】 原为染料类化合物，1978年前后发现有强烈抗肿瘤活性，国外于20世纪80年代末已开始广泛应用于临床，国内于20世纪90年代初也已投产上市，分类归属尚有争论。本品为蒽环类抗肿瘤药，分子结构与阿霉素相近，因此有人也将其列入抗生素类。本品的平面芳香环易于嵌入DNA双螺旋体的碱基对中，迫使两碱基对分开，增长了DNA，使结构变形引起细胞死亡。本品为非特异性细胞周期药，作用于染色体的复制过程，使细胞分裂阻断于G_2期，可杀灭任何周期的癌细胞。本品还存在着电性结合而区别于也更强于阿霉素，其毒性也相对少而轻。其抗肿瘤活性明显高于环磷酰胺、氟尿嘧啶、甲氨蝶呤、长春新碱和阿糖胞苷。本品用药后主要经肠道排泄。用药5d后粪中排出25%，而尿中仅排出6%。排出药物以原形为主。肝功能不全病人的终末半衰期比正常人延长。本品临床适用于乳腺癌、白血病、恶性淋巴瘤，且有较好疗效；对消化道肿瘤如胃癌、肠癌，以及前列腺癌、头颈部癌、肺癌、肝癌也有效。

静脉滴注：成人12~14mg/m^2，3~4周1次。用生理盐水或5%葡萄糖溶液50mL稀释溶解后，于30min内滴完。儿童的耐受力略高，实体瘤为18~20mg/m^2，白血病可增至24mg/m^2，均为3~4周1次。一般情况下可给2~6次。对于用过阿霉素者，本品累积量不应超过100mg/m^2，相当于阿霉素500mg/m^2；对于没有用过阿霉素者，限制剂量为160mg/m^2，相当于阿霉素800mg/m^2。1次静脉推注时间不应少于3~5min。

【注意与禁忌】 本品可有短时性骨髓抑制，白细胞明显减少，属本品剂量限制性毒性指标；对红细胞的抑制则较轻，仅在多疗程后出现轻度贫血。白细胞和血小板的下降最低值均发生在用药后8~15d之间，一般可在第22日得到恢复。也可有非骨髓抑制性毒性，如恶心、呕吐、脱发、口炎、黏膜炎等，但较阿霉素小而轻，停药后可恢复。偶可引起注射局部红斑和轻度肿胀。罕见心电图 ST 段和 T 波改变，心力衰竭则极罕见，且主要见于使用过阿霉素者，为可逆性，但对原有心脏病病人应慎用，并应定期检查心血管功能与血象。万一发生心力衰竭可用利尿剂或洋地黄类进行治疗。对本品过敏者禁用。本品溶液应避免与皮肤、黏膜、眼睛接触。

【药物相互作用】 ①与多柔比星合用，可加重心脏毒性。②与丝裂霉素、长春新碱、氟尿嘧啶、环磷酰胺、他莫昔芬等合用，可提高疗效，减少不良反应，但应注意剂量调整。③用药期间接种活疫苗，可增加疫苗感染风除。对于缓解期白血病也应在停止化疗 3 个月后再接种。

【规格】 注射剂：5mg，10mg；注射液：2mg/2mL，5mg/5mL，10mg/10mL，20mg/10mL，25mg/12.5mL，30mg/15mL。

亚胺醌 Ethyleniminoquinone（癌抑散，A-139）

【药性与应用】 作用与塞替派相似，用于恶性淋巴瘤等。

静脉注射：10mg，1 次/d，总量 200~400mg 为 1 个疗程。口服：10mg，1 次/d，总量与上述相同。瘤内注射：5~20/mg 次，以生理盐水稀释后用。

【注意与禁忌】 注射液须现用现配。有局部刺激作用，可引起血栓性静脉炎，漏于皮下可致组织坏死。

【规格】 注射剂：10mg。

甲氧氮芥 Mechlorethaminoxide（氧化氮芥，癌得平，Nitromin）

【药性与应用】 本品在病人体内还原成氮芥而起作用。局部刺激较轻，可用于口服及肌内注射。应用范围与氮芥相同。

静脉注射：50mg，1 次/（1~2）d，总剂量 500~1000mg 为 1 个疗程。口服：15mg，3 次/d。

【注意与禁忌】 遇还原剂分解。毒性反应与氮芥相似，但较轻。对骨髓的抑制时间较长，应较长时间内注意监测血象。

【规格】 注射剂：50mg；片剂：20mg。

甲氧芳芥 Methoxymerphalan（甲氧基溶肉瘤素，3P）

【药性与应用】 对慢性粒细胞性白血病疗效较好，对霍奇金病、淋巴肉瘤、乳腺癌等病也有一定疗效。

口服：25~50mg/d，总量 1000~1500mg 为 1 个疗程；应与碳酸氢钠同服。当总量达 500mg 以上时，即减量至 25mg/d。

【注意与禁忌】 主要为骨髓抑制，白细胞减少明显，从而易于出现感染；

也有胃肠道反应，如恶心、呕吐、食欲不振等。因有蓄积作用，不宜长期大量服用。

【规格】 片剂（胶囊）：25mg。

抗瘤氨酸　Betamerphalan（异芳芥，异位溶肉瘤素，合-14）

【药性与应用】 本品对慢性粒细胞性白血病、睾丸精原细胞瘤的疗效较好；对恶性淋巴瘤、乳腺癌也有某些疗效。

口服：25mg/d，以后根据血象而定，若无明显抑制，可将剂量提高到50～75mg/d。500～2000mg 为 1 个疗程总量。

【注意与禁忌】 与甲氧芳芥类似，可参阅。

【规格】 片剂：25mg。

抗瘤新芥　Ocaphan（邻脂苯芥，AT-581）

【药性与应用】 本品对癌性胸水疗效较好；对头颈部癌、脑瘤、肺癌、乳腺癌、肝癌、淋巴肉瘤等也有一定疗效。

口服：20～30mg/d，分 3 次；10～14d 为 1 疗程。静脉注射：5～10mg，1 次/（1～3）d，10～14d 为 1 疗程。胸腔内注射：20～30mg，1～2 次/周。

【注意与禁忌】 主要有消化道反应，如恶心、呕吐、腹痛、食欲不振等。对骨髓也有一定抑制，可有白细胞和血小板减少。

【规格】 片剂：10mg；注射剂：10mg。

硝卡芒芥　Nitrocaphane（消瘤芥，AT-1258）

【药性与应用】 对癌性胸水疗效较好；对肺癌、鼻咽癌、喉癌、淋巴瘤、脑瘤、食管癌、原发性肝癌也有一定疗效。

静脉注射：20～40mg，1～2 次/周，总量 200～400mg 为 1 个疗程；动脉注射或滴注：用量同上。胸腔内注射：40～60mg，1 次/周，共 2～3 次。

【注意与禁忌】 可有消化道症状，如恶心、呕吐、食欲不振；骨髓抑制，如白细胞、血小板减少。用药期间应定期检查血象。肝、肾功能不全病人禁用。

【规格】 注射剂：20mg，40mg。

嘧啶苯芥　Uraphetin（尿嘧啶芳芥，合-520）

【药性与应用】 对慢性粒细胞性白血病、霍奇金病、蕈样霉菌病、乳腺癌疗效较好。

口服：2.5mg，2～3 次/d；至总量 100～150mg 时，改为间歇给药，2.5～5mg，2 次/d，连服 3d，停药 4d，总量同上。外用：局部搽抹。1～2 次/d。

【注意与禁忌】 主要为消化道反应，并有白细胞及血小板下降。

【规格】 片剂：2.5mg；软膏：0.5%。

甲尿嘧啶氮芥 Chlorethylaminouracil（多潘，Dopan）

【药性与应用】 对慢性粒细胞白血病、霍奇金病有效；对部分慢性淋巴细胞性白血病和非霍奇金淋巴瘤也有疗效。

口服：8~10mg，1次/（4~6）d；5~7次为1个疗程。

【注意与禁忌】 可有消化道反应和骨髓抑制。

【规格】 片剂：1mg，2mg，5mg。

尿嘧啶氮芥 Uramustine（Uracil Mustard）

【药性与应用】 用于慢性粒细胞及淋巴细胞白血病、恶性淋巴瘤。

口服：1~5mg/d，3~4周为1个疗程。

【注意与禁忌】 可有消化道反应及皮炎、神经炎、脱发、色素沉着。骨髓抑制较轻。

【规格】 片剂：0.5mg，1mg。

胸腺嘧啶氮芥 Thyminalkylamine

【药性与应用】 试用于骨肉瘤、卵巢癌、恶性淋巴瘤。

静脉注射：1mg，1次/d。静脉滴注：4mg，1次/（1~2）d。总量40~80mg为1个疗程。

【注意与禁忌】 主要为消化道反应及骨髓抑制。大剂量可有肝功能损害。

【规格】 注射剂：1mg，5mg。

甘露醇氮芥 Mannomustine（Mannitol Mustard，Degranol，BCM）

【药性与应用】 为氮芥的糖类衍生物。应用于慢性白血病、淋巴肉瘤、多发性骨髓瘤等。

静脉、动脉、腔内注射：1mg/kg，3次/周。总量500~1000mg为1个疗程。

【注意与禁忌】 毒性反应与氮芥相似，但程度较轻。注射液不可漏出于血管外，否则可引起组织坏死。长期大量使用可引起肝功能损伤。

【规格】 注射剂：50mg。

第二节　抗代谢药

甲氨蝶呤[典][基]　Methotrexate（氨甲蝶呤，MTX）

【药性与应用】　本品为抗叶酸制剂。叶酸的体内活性型四氢叶酸（FH_4）为细胞代谢、合成过程中的必需物质。投予 MTX 后数分钟叶酸还原酶即受到不可逆性抑制。1~24d 后胸腺嘧啶核苷合成酶也受到抑制。这样，就导致嘌呤及胸腺嘧啶核苷酸合成障碍，从而引起 DNA 和 RNA 及蛋白质的合成障碍，将细胞杀灭在 S 期，收到抗肿瘤的治疗效应。临床上在用 MTX 治疗骨肉瘤的基础上发展的大剂量 MTX-亚叶酸钙解救疗法（HDMTX-CFR），由于所用浓度高，药物可进入瘤细胞抑制二氢叶酸还原酶，而肉瘤细胞对 MTX 及四氢叶酸所共用的运转系统不全，加上解救时四氢叶酸的浓度远远低于 MTX 的浓度，故只有正常组织得到解救，瘤细胞得不到。近年来又发现低浓度的 MTX 比高浓度的 MTX 易为胸腺嘧啶核苷所逆转，因而临床已开始应用胸腺嘧啶核苷解救。MTX 口服、肌内注射、静脉滴注、动脉用药、鞘内注射均可，均吸收良好，一般 1~4h 在血浆中达峰值，在血浆中的消失曲线呈 3 相型，$t_{1/2}$分别为 0. 75h、3. 5h 及 2. 7h，对临床应用，尤其是大剂量给药有重要意义；但大剂量时口服吸收不全。药物在尿中 24h 内以原形排出 50%~90%。在肝、肾及胸腹腔中则排除很慢，可潴留数周。本品临床适用于治疗急性白血病、绒毛膜上皮癌、骨肉瘤、乳腺癌、睾丸肿瘤等，为联合化疗方案中常用的周期特异性药物。

治疗白血病：0. 1mg/（kg · d），口服，一般有效疗程的安全剂量为 50~150mg，总剂量应视病情而定。对急性淋巴细胞性白血病：颅内受侵犯的病人或缓解后预防复发，可给予鞘内注射 10~15mg，1 次/（5~14）d，共 5~6 次。治疗绒毛膜上皮癌：剂量较大，成人一般10~30mg 口服或肌内注射，1 次/d，连续 5d；以后视病人的反应情况重复疗程。治疗实体瘤：可给 10~20mg 静脉注射，2 次/周，6 周为 1 疗程。对骨肉瘤等其他肿瘤的治疗：采用大剂量，3~15g/m^2溶于 5%葡萄糖溶液500~1000mL 静脉滴注 4h，滴完后 2~6h 开始应用亚叶酸钙，6~12mg 肌内注射或口服，1 次/6h，共 3d。为了保证药物能迅速从体内排出，应在给药前 1d 和给药后第 1、2 日补充电解质、水及碳酸氢钠，使尿量在 3000mL/d 以上，并保持碱性。

【注意与禁忌】　不良反应有骨髓抑制（最低在 7~10d 恢复）、口炎、恶心、呕吐、腹泻、皮疹、肝功能损伤、脱发、肺部等处感染、吸收不良、骨质疏松、色素沉着等。妊娠早期可致畸胎。少数病人可有月经滞后和生理功能减退。鞘内注射剂量过大可引起抽搐。用药期间应逐日检测肝功能、肾功能、血象及血浆 MTX 浓度。肝、肾功能不全的病人及孕妇禁用。

【药物相互作用】 ①在给予本药前 24h 或之后 10min 使用阿糖胞苷，可增强本药的抗癌活性。②水杨酸类、保泰松、磺胺类、苯妥英、四环素、氯霉素、氨苯甲酸等药，均与本药竞争结合血浆蛋白，合用时使本药血药浓度升高，毒性增强。③糖皮质激素升高本药血药浓度与毒性，应适当减少本药剂量。长期合用可诱发膀胱上皮癌，应注意监测尿液变化。④与青霉素合用，可明显减少本药排泄。⑤与骨髓抑制药或利尿药合用，可加重骨髓抑制。⑥与苯巴比妥类合用，可加重脱发。⑦氧化亚氮可加重本药引起的口炎和毒性反应。⑧胺碘酮加重本药毒性。⑨氨苯喋啶、乙胺嘧啶的抗叶酸作用，加重本药不良反应。⑩丙磺舒延长本药半衰期。⑪与阿维 A 酯合用，可发生严重药物性肝炎。⑫与氟尿嘧啶合用，则可产生协同作用。⑬与门冬酰胺酶合用，使本药减效。如在使用门冬酰胺酶 10 个月后给予本药，或使用本药后 24h 内给予门冬酰胺酶，可增效，并减轻胃肠与血液系统的不良反应。⑭与先锋、博来、卡那霉素以及羟基脲、巯嘌呤合用，降低本药疗效。⑮考来烯胺降低本药静脉滴注血药浓度。⑯口服新霉素等胃肠道不吸收抗生素，可降低本药 30%吸收率。⑰本药增强抗凝血作用，与抗凝药合用应慎重。⑱别嘌醇、秋水仙碱与本药合用时，应适当增加前者的剂量。⑲维生素 C 可对抗本药引起的恶心。⑳乙醇可增加本药的肝和中枢神经系统毒性。

【规格】 片剂：2. 5mg，5mg，10mg；注射剂：5mg，10mg，25mg，50mg，100mg，1000mg。

巯嘌呤[典][基] Mercaptopurine（6-巯基嘌呤，乐疾宁，Purinethol，6-MP）

【药性与应用】 本品在体内转变成 6-巯基嘌呤核苷酸，抑制嘌呤的生物合成，进而影响 DNA 和 RNA 的合成。6-巯基嘌呤核苷酸还可抑制次黄嘌呤核苷酸变成腺嘌呤核苷酸及鸟嘌呤核苷酸，并可作为 6-巯代鸟嘌呤参与 DNA 及 RNA 的合成，从而进一步对瘤细胞产生毒性。本品口服吸收不完全，在脑脊液中的浓度很低。一次静脉注射 $t_{1/2}$ 儿童为 21min，成人为 47min。口服的 $t_{1/2}$ 1. 5h。代谢产物 24h 有 50%从尿中排出，其中原形药不足 5%。本品临床用于急性白血病、绒毛膜上皮癌、恶性葡萄胎有效；对恶性淋巴瘤、多发性骨髓瘤也有一定疗效。

用于治疗白血病：1. 5~3mg/（kg · d），分 2~3 次口服；根据血象调整剂量，2~4 个月为 1 个疗程。用于治疗绒毛膜上皮癌：6mg/（kg · d），连用 10d 为 1 疗程。间隔 3~4 周后可重复施治。

【注意与禁忌】 不良反应主要为骨髓抑制和消化道反应。少数人可有皮疹、脱发与肝功能损伤。用药期间必须定期检查血象与肝功能。

【药物相互作用】①别嘌呤、甲氨蝶呤、巴柳氮、美沙拉嗪、奥沙拉嗪钠、柳氮磺吡啶均可增加本药毒性。②与紫草、金不换、并头草属、缬草等合用时，可使转氨酶升高。③桉树类、卡法根、薄荷均有肝毒性，应避免与本药合用。④本药可降低香草醛、华法林的抗凝疗效。⑤应用本药期间不可接种活疫苗，以免诱发活疫苗感染。对缓解期白血病，停止化疗 3 个月后始可接种。

【规格】 片剂：25mg，50mg，100mg。

磺巯嘌呤钠　Sulfomercaprine Sodium（溶癌呤，6-巯嘌呤磺酸钠，注射用磺巯嘌呤钠，Tisupurine，Mercaptopurine Sulfonate Sodium，AT-1438）

【药性与应用】 属 6-巯基嘌呤的水溶性衍生物，其作用机制与巯嘌呤相似，是一种抗核酸代谢的药物，属细胞周期特异性抗癌药。在碱性和中性条件下较稳定，遇巯基化合物如半胱氨酸等立即分解，释出巯嘌呤。在酸性条件下易分解成巯嘌呤，对瘤组织有某种程度的选择性作用，且不良反应少，显效快，抗癌谱较广。临床适用于绒毛膜上皮癌、恶性葡萄胎、急性粒细胞性白血病、急慢性淋巴细胞性白血病，以及上述肿瘤的脑和脊髓转移与头颈部肿瘤。对氟尿嘧啶、甲氨蝶呤及放线菌素 D 耐药肿瘤也有疗效。

静脉注射或静脉滴注：治疗白血病，4~5mg/kg，溶于生理盐水或 5% 葡萄糖溶液中静脉注射或静脉滴注，1 次/d，10~14d 为 1 个疗程。治疗绒毛膜上皮癌或恶性葡萄胎，8~10mg/kg，1 次/d，10d 为 1 疗程。肌内注射或鞘内注射：每 200mg 需先溶于 2mL 稀醋酸溶液中。鞘内注射常用药量为 100~200mg。隔1~2d注射 1 次，5 次为 1 个疗程。

【注意与禁忌】 不良反应主要为骨髓抑制，白细胞和血小板减少；部分病人可有恶心、呕吐和口炎，但均较巯嘌呤为轻，停药后可恢复。要定期检查血象，白细胞下降有滞后现象，有时在停药 1 周后始达最低点，应密切注意。注射液应现用现配，不得放置。

【规格】 粉针剂：200mg。

硫鸟嘌呤[典]　Thioguanine（6-硫代鸟嘌呤，2-氨基-6-巯基嘌呤，Tioguaninum，Tabloid，6-TG）

【药性与应用】 嘌呤类代谢抑制剂，能以脱氧戊糖核苷形式存在于细胞 DNA 中，以戊糖核苷形式存在于 RNA 中。与巯嘌呤有交叉耐药性。与阿糖胞苷合用，毒性低而疗效高。甚至在对阿糖胞苷耐药的情况下仍有疗效，仍可杀死大量肿瘤细胞。本品为细胞周期 S 相的特异性药物。本品主要用于各类急性白血病，常与阿糖胞苷和长春新碱等联用。

口服：2~2.5mg/（kg·d），1次/d。联合用药一般5d 1个疗程。间歇7~14d再重复疗程。单用应适当延长用药时间。延长时间的长短可依据血象情况而定。

【注意与禁忌】 不良反应主要为骨髓抑制，主要表现为白细胞和血小板减少。可有肝功能损害或出现黄疸，此时应及时停药，可望2周后恢复。大剂量时可有恶心、呕吐、口炎等消化道反应。

【规格】 片剂：25mg。

氟尿嘧啶[典][基] Fluorouracil（5-氟尿嘧啶，5-FU）

【药性与应用】 为目前临床应用最广泛的抗嘧啶类药物，对消化道癌及其他实体瘤有良好疗效。本品需经过体内酶转化为5-氟脱氧尿嘧啶核苷酸始具有抗肿瘤活性。本品通过抑制胸腺嘧啶核苷酸合成而抑制DNA的合成，对RNA的合成也有一定抑制作用。本品口服吸收不完全，可以静脉及腔内注射。代谢主要在肝中进行，分解的代谢产物有α-氟-β丙氨酸、氨、尿素及二氧化碳，大部分由呼吸道排出，只有10%~30%由尿中排出。在缓慢静脉滴注时，其分解代谢比快速注射明显，毒性降低。临床用于多种肿瘤的治疗，如消化道肿瘤、乳腺癌、卵巢癌、绒毛膜上皮癌、子宫癌、肝癌、膀胱癌，以及局部涂抹治疗皮肤癌、外阴白斑等，均有一定疗效。

静脉注射：0.25~0.5g，1次/（1~2）d，总量5~10g为1个疗程。静脉滴注：0.25~0.75g，1次/（1~2）d，总量8~10g为1个疗程。治疗绒毛膜上皮癌可将剂量加大到25~30mg/（kg·d），溶于5%葡萄糖溶液500~1000mL中滴注6~8h，10d为1个疗程。

【注意与禁忌】 不良反应主要为骨髓抑制、消化道反应，严重者可有腹泻。注射部位可发生静脉炎。少数人可有小脑变性、共济失调等神经系统症状。亦可出现皮疹、色素沉着、甲床变黑。用药期间应定期检查血象。

【药物相互作用】 ①与叶酸相关制剂合用，可增加本药疗效与不良反应。事先给予亚叶酸钙60~300mg静脉滴注，再用本药，可增加本药疗效。②与干扰素-α合用，增加本药的胃肠道反应。③甲硝唑可导致本药严重不良反应，且不增加疗效。④西咪替丁升高本药血药浓度与毒性。⑤氢氯噻嗪可增强本药的骨髓抑制。⑥左旋咪唑轻度增加本药的肝毒性。⑦新霉素引起本药吸收延迟。⑧与他莫昔芬合用治疗绝经期乳腺癌，可增加血栓、栓塞发生率。⑨长春瑞滨增加本药不良反应，与叶酸钙联用则更为加重。⑩别嘌醇可减轻本药的骨髓抑制。⑪与甲氨蝶呤联用时，应先给予甲氨蝶呤，4~6h后再用本药，否则减弱本药疗效。⑫本药加强华法林的抗凝作用，合用时应调节后者的用量。⑬用药期间不可接种活疫苗，以免引起感染风险。

【规格】　注射液：125mg/5mL，250mg/10mL；片剂：50mg；软膏：20mg/4g，100mg/4g；凝胶：5%；栓剂：200mg；植入用缓释颗粒：100mg。

替加氟[典][基]　**Tegafur（喃氟啶，呋氟尿嘧啶，呋喃氟尿嘧啶，Ftorafur，Futraful，FT-207）**

【药性与应用】　本品在体内转化为氟尿嘧啶而起作用，干扰阻断 DNA、RNA 及蛋白质的合成起到抗肿瘤作用。动物实验表明，其化疗指数为氟尿嘧啶的 2 倍，而毒性仅为其 1/4~1/7，对骨髓及免疫系统的抑制轻微。口服后吸收良好，2h 作用达峰值，持续时间可达12~20h。在血中的 $t_{1/2}$ 为 5h。可通过血-脑脊液屏障。主要由尿道和呼吸道排出。临床适用于消化道癌，如对胃癌、结肠癌、直肠癌、胰腺癌均有疗效；对乳腺癌、肝癌也有一定疗效。

口服：0.2~0.4g，3 次/d，总量 20~40g 为 1 个疗程。静脉注射：1g/d。

【注意与禁忌】　不良反应同氟尿嘧啶，但较轻。

【药物相互作用】　①与磺胺类、氯霉素、氯基比林同用，可加重骨髓抑制。②与皮质激素合用，可增强免疫系统的抑制。③使用本药期间，不可接种活疫苗，以免引起感染。缓解期白血病，至少停止化疗后 3 个月，才可接种活疫苗。

【规格】　片剂：50mg，100mg；胶囊：100mg，200mg；注射液：200mg/5mL；注射剂：200mg；栓剂：500mg，750mg。

优福定　UFT（替加氟-尿嘧啶，Tegafur-Uracil）

【药性与应用】　为替加氟和尿嘧啶的复合制剂，治疗指数相对较高。临床药理作用与替加氟相同。临床适应证与氟尿嘧啶相同，主要用于消化道癌症、乳腺癌、甲状腺癌。

口服：2~3 片，3~4 次/d，400~600 片为 1 个疗程。也可服用胶囊剂，1~2粒，3~4 次/d。

【注意与禁忌】　与替加氟相同，主要为消化道反应与骨髓抑制。本品的消化道反应略重，但骨髓抑制较轻。

【药物相互作用】　目前将本品与丝裂霉素联合应用治疗晚期胃癌，有效率可达 54.3%~56.9%。本品与阿霉素、平阳霉素联合应用治疗食道癌也有较好疗效。在用本药期间不可接种活疫苗，以免引起疫苗感染。在白血病缓解期间，至少在停止化疗后 3 个月以上，才可接种活疫苗。

【规格】　片剂：每片含替加氟 50mg、尿嘧啶 112mg；胶囊：每粒含替加氟 100mg、尿嘧啶 224mg。

卡莫氟[典] **Carmofur（嘧福禄，Mifurol，Vamfur，HCFU）**

【药性与应用】 本品为口服抗肿瘤药，系氟尿嘧啶衍生物，口服后吸收迅速，在体内缓慢释放出氟尿嘧啶以发挥抗肿瘤作用。口服后有效血浓度较静脉注射氟尿嘧啶长久。抗癌谱广，治疗指数高，对多种实验性肿瘤有较好的抵抗作用。临床上对胃癌、结肠癌、直肠癌均有疗效，其中以直肠癌为最好。大鼠口服后主要经十二指肠和小肠上段吸收，给药1h达峰值。体内分布以胃、膀胱、肾脏、肝脏、肺以及小肠浓度较高，脑内移行较少。48h尿中排出约80%，粪中约1%。癌症病人口服本品，中间代谢产物及氟尿嘧啶的血药浓度均随给药量的增加而增加，2~4h达峰值，然后缓慢下降。临床用于治疗胃癌、结肠癌、直肠癌及乳腺癌。

口服：600~800mg/d，分2~4次服。

【注意与禁忌】 偶可引起脑白质病，出现语言、步态、意识、知觉、记忆力方面的障碍，需注意观察。造血系统抑制不明显。消化道反应可有食欲不振、恶心、呕吐及腹泻、口炎、腹部不适等。偶有肝、肾功能异常。部分人可有尿频、尿急、尿痛，可能与中间代谢产物刺激脑干排尿中枢有关。少数病人可有明显的热感，亦与中间代谢产物刺激温觉中枢相关。偶见药疹。如果服药期间出现下肢乏力、步态不稳、语言模糊、头晕、麻木、站立不稳、健忘等症状，应立即停药，以免发展为脑白质病。给药期间禁用含乙醇饮料。对大鼠有致畸作用，孕妇忌用。慎用于营养条件差或肝、肾疾病病人，必要时应减量并密切观察。

【药物相互作用】 ①与胸腺嘧啶、尿嘧啶合用，可提高疗效。②与抗胆碱药、镇静药同用，相互拮抗。③用药期间饮酒，可引起脑缺血与意识模糊。

【规格】 片剂：50mg，100mg；颗粒：200mg/1g。

氟尿脱氧核苷 Doxifluridine（去氧氟尿苷，5-氟尿嘧啶2″-脱氧核苷，Fortulon，5-Fluoio2″-deoxyuridine，5″-DFUR，FUDR）

【药性与应用】 作用与氟尿嘧啶相同，注射物在体内转化成为活性型氟苷单磷酸盐，阻断DNA合成，阻碍癌细胞生长。临床适用于治疗肝癌、直肠癌、结肠癌、食管癌、胃癌等消化道癌和肺癌。对无法切除的原发性肝癌疗效显著。

以静脉注射最为常用。治疗肝癌以动脉插管进行介入治疗最好。250~500mg，1次/d。15~20g为1个疗程。动脉介入治疗：每瓶加入8~10mL注射用水溶解即可。静脉注射，每瓶加入8~10mL注射用水溶解后，加入5%葡萄糖溶液中滴入即可。

【注意与禁忌】 参见氟尿嘧啶。根据国内资料，肝动脉介入治疗，对不能手术切除的原发性肝癌病人，其症状缓解率 56.6%，治疗后肿瘤缩小者约 23.3%，甲胎蛋白下降者 21.4%，客观有效率约 33.3%，不良反应率仅为 6.6%，较氟尿嘧啶效果为好，为国内较好的抗癌药之一。

【药物相互作用】①索立夫定可使本药血药浓度上升，引起血液系统严重不良反应，严禁合用。②与其他抗肿瘤药合用，可加重骨髓抑制。③本药与复方制剂 TS-1（由替加氟、吉美嘧啶、奥替拉西组成）合用时，可引起严重血液系统和胃肠功能紊乱，禁止合用。必要时应停止 TS-1 一周以上，才可应用本药。

【规格】冻干粉针剂：250mg。

双呋啶　Tegadifur（双喃呋啶，二喃氟啶，双氟喃氟尿嘧啶，双呋尿嘧啶，Tegadifurum，FD-1）

【药性与应用】本品系氟尿嘧啶的衍生物，是一种具有潜在活性的抗癌药。口服后在体内经过一系列活化过程，最后变成氟尿嘧啶产生抗癌作用。由于在体内代谢缓慢，能在血中、组织中长时间稳定地维持氟尿嘧啶的有效浓度，主要通过氟尿嘧啶的药理作用抑制胸腺嘧啶核苷合成酶，阻断尿嘧啶脱氧核苷转变为胸腺嘧啶脱氧核苷而干扰胸腺核酸 DNA 的生物合成；对 RNA 及蛋白质合成也有阻碍作用。药物在肿瘤和淋巴结内分布的浓度较高，且在较长时间内维持有效浓度。本品口服后在肿瘤内的氟尿嘧啶浓度为口服替加氟的 8~12 倍，化疗指数也为其 2 倍，而毒性仅为其 1/3~1/2。用肠溶型和缓释口服剂，则更能提高疗效和减轻不良反应。本品在胃中不能直接吸收，在小肠吸收率较替加氟为高。口服 200mg 后，1h 达峰值，在血中可维持 8h，在脑、骨髓和睾丸中维持达 12h。主要代谢产物为替加氟。临床主要用于消化道癌，对胃癌及肠癌的疗效显著。对乳腺癌、肺癌、肝癌亦有一定疗效。对防止手术后复发和转移有肯定作用。

【注意与禁忌】可有食欲不振、恶心、呕吐、头晕、心悸；偶有白细胞和血小板减少，罕见共济失调。肝功能障碍者不宜服用。本品与食物共服则吸收更好。长时间用药者，应经常检查血液。根据血中药物浓度及血细胞数量增减剂量。必要时可停药一段时间后再恢复治疗。

【规格】片剂：50mg，100mg。

阿糖胞苷[典][基]　Cytarabine（Cytosine Arabinoside，Cytosar，Ara-C）

【药性与应用】本品为抗嘧啶代表药，抑制 DNA 聚合酶，阻碍 DNA 复制。并能抑制核酸还原酶，阻止核苷酸转变为脱氧核苷酸。属作用于 S 期周期特异性药物，并对 G_1/S 及 G_2/S 转换期有作用。对单纯疱疹病毒也有抑制作用。静脉注射后迅速从血液中消失，$t_{1/2}$为 3~15min，消除相的 $t_{1/2}$为 2~3h。药物在体内主要在肝中代谢为无活性产物。静脉滴注药物可通过血-脑脊液屏障，脑脊液药物浓度为血药浓度的 40%，$t_{1/2}$为 2~11h。临床作为首选药物用于治疗急性粒细胞性白血病。与阿霉素、硫鸟嘌呤、泼尼松合用有协同作用，完全缓解率可超过 50%；对急性单核细胞性白血病及急性淋巴细胞性白血病也有疗效；也可用于消化道癌。对眼部带状疱疹、单纯疱疹结膜炎也有一定疗效。

静脉注射：1~2mg/kg，1 次/d，连用 10~14d 为 1 疗程；或 4~6mg/kg，2 次/周。静脉滴注：5~7.5mg/（kg·d），点滴 8~12h，连用 4~5d。皮下注射：多用于维持治疗，1~3mg/kg，1~2 次/周。鞘内注射：用于脑白血病，25~75mg/次，溶于生理盐水 5~10mL 中，隔日 1 次，共 3 次；预防脑膜白血病，1 次/6 周。

【注意与禁忌】 不良反应有骨髓抑制、消化道反应。少数人可有肝功能损伤、发热、皮疹。用药期间应严格检查血象。

【药物相互作用】 ①四氢尿苷、胞苷可提高本药血药浓度，增强疗效。②柔红霉素、多柔比星、环磷酰胺、亚硝脲类药物可增强本药疗效。③本药可降低氟胞嘧啶疗效，并消除其抗真菌作用。④用药期间不可接种活疫苗，否则可引起活疫苗感染。缓解期白血病至少要停止化疗 3 个月，才可接种活疫苗。

【规格】 注射液：10mg/1mL，40mg/2mL，100mg/5mL，500mg/10mL，1g/10mL，1g/20mL；注射剂：50mg，100mg，300mg；滴眼液：0.1%。

依诺他宾 Enocitabine（山嵛阿糖啶，散癌星，Sunrabin，BH-AC）

【药性与应用】 本品在阿糖胞苷 N^4 位有山嵛酰基，使其亲脂性提高，在血中，特别在血细胞及组织中的浓度能维持较长时间，对急慢性白血病细胞有较明显的抗代谢作用。本品在肝、脾、肾及白血病细胞中逐渐代谢转化成阿糖胞苷，抑制 DNA 合成而显示抗肿瘤作用。急性白血病病人在 1.5h 内静脉滴注本品 200mg 后，血浆中浓度显示两相性。第 1、2 相的 $t_{1/2}$分别为 0.37h±0.25h 和 5.3h±4.8h。血细胞中的浓度在开始给药后的 24h，可达血浆浓度的 10 倍。骨髓中的浓度在给药开始后 12h 显著高于血浆浓度。原形药物不随尿排泄。给药开始后 24h，0.5%以阿糖胞苷排泄，72%以阿糖尿苷排泄。本品临床适用于急性白血病、慢性白血病急性发作或呈急性样改变等病症。

按 3.5~6.0mg/（kg·d）与葡萄糖、果糖、木糖醇、生理盐水、林格液或糖电解质注射液混合，每天 1 次或分 2 次在 2~4h 内静脉滴注。一般连续使用 10~14d；或连用 6d 后中止给药，以后再同样重复给药。用量及给药持续时间要根据病人的血象及骨髓象决定。

【注意与禁忌】 偶见血压下降、胸部压迫感、嗳气、皮疹、发绀等，应立即停药抢救。可有白细胞及血小板减少，偶见出血、贫血、巨幼红细胞出现等。可有食欲不振、恶心；偶见腹痛、腹胀、呕吐、腹泻、口炎、倦怠、腰痛、头痛、肝功能损伤、皮肤红斑、瘙痒、脱毛及发热、水肿等。也可有血清转氨酶升高及过敏性休克。禁用于对本品有严重过敏史者。慎用于骨髓抑制、感染或肝病病人。孕妇应权衡利弊使用。小儿的用药安全性尚未确定。骨髓抑制等严重不良反应可延续多日，应经常进行血液、肝功能检查。应充分注意感染、出血倾向的出现或恶化。有生育能力的病人，应注意其对性腺的影响。哺乳妇应停止哺乳。使用时应保证本品完全溶解。

【药物相互作用】 与其他抗癌药物并用，骨髓抑制及其他不良反应均可增强。

【规格】 粉针剂：150mg，200mg，250mg，附有助溶剂。

环胞苷　Cyclocytidine（环胞啶，环胞甙，Ancitabine，Cyclo-C，CC）

【药性与应用】 为阿糖胞苷的衍生物，在体内转变为阿糖胞苷。作用与阿糖胞苷相似，主要作用于S期，并对G_1/S、S/G_2转换期也有作用，为周期特异性药物。此外，对单纯疱疹病毒也有抑制作用。在体内作用时间较长，半衰期为8h。与氟尿嘧啶、巯嘌呤、甲氨蝶呤、长春新碱、环磷酰胺及放线菌素D等无交叉耐药性。临床对各类急性白血病均有疗效。对急性粒细胞性白血病疗效最好，对脑膜白血病也有良好效果。对上皮、浅层、深层单纯疱疹性角膜炎、虹膜炎均有疗效。

治疗白血病：5~10mg/（kg·d），溶于生理盐水葡萄糖溶液中静脉注射，也可肌内注射，1次/d，一般5~10d为1疗程，间歇7~10d，可根据幼红细胞消失或白细胞下降情形，适当增减剂量。对脑膜白血病可鞘内注射，50~100mg/次，用生理盐水2mL稀释。亦可口服。眼科应用：单纯疱疹性角膜炎应滴眼1次/（1~2）h，晚间加眼膏1次，或单用眼膏4~6次/d。待溃疡愈合，实质层浸润消失后，再减为4次/d，维持用药2周以上。在本品应用期间，必须合并应用抗生素，以防止细菌、真菌合并感染。

【注意与禁忌】 不良反应可见食欲减退、恶心、呕吐等胃肠道反应；白细胞和血小板减少，但一般骨髓抑制不严重。少数人有腮腺肿胀、体位性低血压及丙氨酸氨基转移酶上升。应定期检查血液及肝功能。孕妇慎用。

【规格】 粉针剂：50mg，100mg，200mg；片剂：100mg；滴眼液：0.05%；眼膏：0.05%，0.1%。

5-氮杂胞苷　5-Azacytidine（阿司替丁，拉达美新，Ladakamycin，5-AZCR）

【药性与应用】 本品为胞苷嘧啶环5位CH-被N-取代，在体内先磷酸化，然后掺入 RNA 中，破坏核酸顺序，并引起谬误蛋白合成；还可抑制乳清酸脱羧酶，阻止嘧啶类重新合成与抑制 DNA 甲基化，是主要作用于 S 期的特异性药物。本品皮下注射吸收良好，与血浆蛋白几乎无结合，在体内通过脱羧迅速被代谢。静脉注射后 30min，血液中原药存留少于 30%。代谢物 $t_{1/2}$ 为 3.5h，24h 尿中回收代谢物为 70%~90%。临床适用于各种癌症。

静脉注射：150~400mg/（m^2·d），连用 5d。

【注意与禁忌】 可有胃肠道反应、肝功能损害、白细胞减少、体位性低血压、腮腺肿胀。肝功能不良者和孕妇慎用。

【规格】 注射剂：50mg，100mg。

2-氯脱氧腺苷 2-Chlorodeoxyadenosine（CLDAR）

【药性与应用】 作用机制尚未明确，但可磷酸化成 C1dATP，并掺入 DNA 中，可使细胞内 ATP 水平下降、辅酶 I（NAD）耗竭而不被腺苷脱氨酶灭活。对慢性淋巴细胞性白血病、毛细胞性白血病均有一定疗效。临床用于各种白血病。

静脉滴注：0.05~0.2mg/（kg·d），连用 7d 为 1 个疗程。

【注意与禁忌】 有骨髓抑制现象，如白细胞、血小板减少，体温轻度升高。尚可有胃肠道症状、肝功能障碍及脱发症状。

【规格】 注射剂：0.1mg。

羟基脲[典][基] Hydroxycarbamide（Hydroxyurea，Hydrea，HU）

【药性与应用】 核苷酸还原酶抑制剂，抑制核糖核酸还原为脱氧核糖核酸，能选择性地抑制 DNA 合成，杀伤 S 期细胞，主要用于某些实体瘤的治疗。口服给药吸收良好。无论口服或静脉给药，血药浓度均在 1~2h 内达峰值，然后迅速下降，$t_{1/2}$ 为 1.5~5h，24h 已不能测到。在肝中形成尿素，经肾从尿中排出。12h 排出可达 80%。临床主要用于黑色素瘤和慢性粒细胞性白血病的治疗；也与放射线配合用于治疗脑部肿瘤。

口服：0.5g，2~3 次/d。连续用药，直到骨髓抑制出现为止。也可用 60~80mg/kg，2 次/周，6~7 周为 1 个疗程。

【注意与禁忌】 主要不良反应为骨髓抑制和消化道反应。用药期间应定期检查血象。孕妇禁用。

【药物相互作用】 ①本药有中枢抑制作用，慎与中枢抑制药合用，如巴比妥类、安定类、麻醉药等。②使用本药期间不可接种活疫苗，以免引起疫苗感染。白血病缓解期，停止化疗 3 个月以上才可接种。③别嘌醇、秋水仙碱、丙磺舒与本药合用时，应调整剂量，控制血尿酸浓度。本药与别嘌醇合用，能预防或逆转高尿酸血症。④本药可减少氟尿嘧啶转变为活性代谢产物，应予重视。

【规格】 片剂：400mg，500mg；胶囊：250mg，400mg，500mg。

阿卡沙-18　Alkasar 18（NOAC）

【药性与应用】 本品是高活性抑制肿瘤生长的药物，对鼠 L1210 型白血病和各种异种移植人类肿瘤具有较强的细胞毒作用，主要作用于瘤体的细胞膜。$t_{1/2}$>7h。在体内，静脉注射数分钟后，90%本品与红细胞膜、血浆脂蛋白、白细胞结合。本品无溶血毒性。肝代谢产物尚不清楚，推测是本品被细胞色素 P450 酶脱氨基后形成的。口服本品的生物利用度为 15%～20%。药物以原形被吸收。本品适用于一些生长缓慢肿瘤的长期治疗，如前列腺癌、骨髓异常增生综合征等。

静脉注射或肌内注射：0.25～0.5mg/kg，连用 3d，停药 10d 为 1 个疗程。

【注意与禁忌】 本品有白细胞减少和血小板减少等骨髓抑制作用。大剂量可引起胃肠道及肝脏毒性，也可引起脱发。

【规格】 注射剂：25mg。

雷替屈塞　Raltirexed（Tomudex）

【药性与应用】 本品是高度选择性的腺苷酸合成酶（TS）抑制剂。TS 抑制剂的发现为肿瘤治疗开辟了一条新的途径。TS 使单磷酸尿嘧啶脱氧核苷（dUMP）转化为单磷酸胸腺嘧啶脱氧核苷（TMP），TMP 可被其他酶转化为三磷酸胸腺嘧啶脱氧核苷，后者是 DNA 合成的关键物质。当氟尿嘧啶在体内被代谢为氟尿嘧啶-脱氧核苷单磷酸盐（FdUMP）后，可与 TS 形成一种无活性的复合物，从而通过 dUMP 转化为 TMP 而影响 DNA 的合成。然而当细胞中 dUMP 浓度升高到一定程度时，这种作用随即无效。与氟尿嘧啶不同，本品直接抑制 TS，不需要生成无活性的复合物，也不影响其他细胞通路。本品通过降低细胞膜的叶酸盐载体系统进入细胞。这种载体更常见于某些肿瘤细胞，为本品选择性的原因所在。本品一旦进入细胞，迅速转化为具有更强 TS 抑制作用的聚合氨酸，长期保留在细胞中发挥更强大的作用。本品临床适用于晚期结肠癌、直肠癌、乳腺癌、胰腺癌、非小细胞肺癌和难治性卵巢癌。

晚期结肠癌、直肠癌病人按 3mg/m^2，加入静脉输液中，15min 输完，1 次/3 周。如果用药后出现 WHO 划分的 3 级或 4 级毒性反应，尤其是出现骨髓抑制和腹泻，应将剂量减半，如果仍有明显毒性反应，则应停药，直到毒性作用完全消失，毒性作用持续时间有时可长达 21d。有轻中度肾损害的病人，剂量应减少 50%，并改为 1 次/4 周。如果病人清除率<1.5L/h（25mL/min），则

不应给予本品。

【注意与禁忌】 限制药物剂量的主要因素为消化系统毒性反应、骨髓抑制和衰弱。从临床效果看，本品有一定优点，对结肠癌、直肠癌和胰腺癌的缓解率分别为29%、25%和14%。但本品的毒性和治疗效果，都与剂量密切相关，而且并不能提高晚期结肠癌、直肠癌病人的存活率。

【药物相互作用】 ①体外研究证明，本药与氟尿嘧啶有协同作用。②本药与华法林、非甾体抗炎药有相互作用。

【规格】 注射剂：2mg。

卡培他滨 Capecitabine（卡倍他滨，希罗达，Xeloda）

【药性与应用】 本药为一种选择性肿瘤细胞毒药。本药自身无细胞毒性，但在肿瘤所在部位，经胸苷磷酸化酶（肿瘤相关性血管因子）的作用转化为具有细胞毒性的氟尿嘧啶发挥作用，从而最大限度地降低了对人体正常细胞的损害。

临床上适用于对紫杉类、蒽环类化疗方案治疗无效或不能使用的晚期原发性乳腺癌；或与多西紫杉醇联合用于蒽环类药物治疗无效的转移性乳腺癌；也应用于治疗结、直肠癌。

本药和氟尿嘧啶的达峰时间分别为1.5和2h。食物可使本药的血药浓度降低60%。95%随尿排出，随粪便排出2.6%。本药可致胎儿死亡与畸形。

口服：2.5g/（m^2·d），分早、晚2次于餐后0.5h吞服，连用2周，间歇1周，3周为一疗程。如病情恶化或不能耐受时应停药。

【注意与禁忌】 要特别注意，本药与香豆素类抗凝药合用，可产生致命性出血，故联用时应密切监测凝血指标PT、INR，相应调整抗凝剂剂量。

对本药过敏、严重反应、严重肾功能不全（肌酐清除率<30mL/min）、二氢嘧啶脱氢酶缺乏者忌用。慎用于冠心病、中度肾功能不全、肝功能不全。18岁以下者安全性和有效性尚未确定。孕妇忌用。哺乳妇应停止哺乳。

发生率5%以上的不良反应有：疲乏、感觉异常、头痛、头晕、失眠；脱水、水肿、肌痛、胆红素升高；口炎、消化不良、畏食、呕吐、腹痛、腹泻、便秘；中性粒细胞减少、血小板减少、贫血、淋巴细胞减少；手足综合征、皮炎、指甲改变，以及眼部刺激感与发热等。

其他少于5%的严重症状有：心律失常、心肌炎、心包积液、血压降低或升高、脑血管意外；情绪改变、共济失调、语言困难、高血脂、低血钾、低血镁、水肿、呼吸困难、呼吸窘迫、肌痛、肌无力、肾衰竭、肝炎、肠炎、血细胞减少、恶病质、真菌感染等；国外有心肌梗死与猝死的报道。总之不良反应几乎可涉及全身系统。

【药性相互作用】 ①本药与亚叶酸钙合用时可出现血液系统的不良反应、口炎与呕吐，应注意监测。②本药与口服抗凝药合用可出现 PT、INR 的改变，应注意监测。③本药可提高苯妥英钠的血药浓度，诱发中毒。④使用本药期间不可接种活疫苗，以免引起活疫苗感染。

【规格】 片剂：0. 15g，0. 5g。

盐酸吉西他滨[典]　Gemcitabine Hydrochloride（吉西他滨，健择，泽菲，Gemcitabine，Gemzar，Gemzer）

【药性与应用】 本药为细胞周期特异性抗代谢类抗癌药，主要作用于 S 期细胞，也可阻断细胞由 G_1 期增殖至 S 期。本药对多种瘤细胞有明显细胞毒性。临床用于治疗非小细胞肺癌和胰腺癌；也用于卵巢癌、乳腺癌、宫颈癌、膀胱癌、肝癌、胆道癌、鼻咽癌、睾丸肿瘤、淋巴瘤、间皮瘤、头颈部癌、小细胞癌。

本药静脉滴注后，迅速分布于体内各组织，滴注时间愈长，则分布愈广，半衰期也越长。稳态血药浓度与给药剂量呈线性相关。除少数与血浆蛋白结合外，主要在肝、肾、血液和其他组织中快速代谢。短时间滴注半衰期为 32~94min。

静脉滴注：①非小细胞癌及其他肿瘤，1g/（m^2·次），滴注 30min，每周 1 次，连续 3 周，休息 1 周。每 4 周重复 1 次。出现血液毒性时，做如下剂量调整：中性粒细胞绝对值计数（AGC）$>1\times10^9$/L、血小板计数$>100\times10^9$/L 时，不需减量；AGC 在（0. 5~0. 999）$\times10^9$/L 或血小板计数为（50~99）$\times10^9$/L 时，使用原剂量的 75%；AGC 少于 0.5×10^9/L 或血小板少于 50×10^9/L 时，停药。②胰腺癌，1g，滴注 30min，1 次/周，连用 7 周，休息 1 周。随后 1 周 1 次，连用 3 周，休息 1 周，每 4 周重复 1 次。

【注意与禁忌】 对本药过敏者、孕妇、哺乳妇忌用。慎用于肝、肾功能不全与骨髓抑制。

不良反应可有低血压、心肌梗死、充血性心力衰竭、心律失常、水肿、成人呼吸窘迫综合征、蛋白尿与血尿、嗜睡、肝酶与胆红素轻度升高、口腔溃疡、恶心、呕吐、腹泻、便秘、中性粒细胞与血小板减少、皮疹、皮肤干燥、瘙痒、脱皮、水疱、溃疡、脱发、过敏反应、流感综合征等。

【药物相互作用】 ①与华法林合用，可引起 INR 升高。②在用药期间接种活疫苗，可诱发疫苗感染。

【规格】 注射剂：1g。

氟达拉滨 Fludarabine（福达华，磷酸氟达拉滨，**Fludara**，**Fludarabine Phosphate**）

【药性与应用】 本药系阿糖腺苷的2-氟-5-磷酸化衍生物，提高了溶解度，并可抵抗腺嘌呤脱氨基酶的脱氨基作用，从而对慢性淋巴细胞性白血病和非霍奇金淋巴瘤有较强的抗肿瘤活性。临床用于治疗难治性或进展性B细胞型慢性淋巴细胞性白血病。

治疗慢性淋巴细胞性白血病时，静脉注射后7~12周起效。口服给药1.1~1.2h可达到血药峰浓度。多次静脉给药药效可维持65~91周。对非霍奇金淋巴瘤患者，多次给药药效可维持2~20个月。母体化合物的半衰期为10.3~20h。

静脉注射：25mg/（m^2·d），连用5个月，然后停药23d，合计28d为1疗程。通常需6个疗程后停药。

静脉滴注：25mg/（m^2·d），滴注时间应大于30min，其余同静脉注射。

口服：40mg/（m^2·d），连用5d，然后停药23d，合计28d为1疗程。可空腹或随食物服用，必须整片吞服。通常需6个疗程停药。

【注意与禁忌】 应特别注意，本药可严重抑制骨髓，大剂量用药还可影响中枢神经系统，甚至失明、昏迷、死亡。也有致死性自身免疫性溶血性贫血的报道。

对本药过敏、严重肾功能不全（肌酐清除率<30mL/min）、失代偿性溶血性贫血者及孕妇、哺乳妇忌用。慎用于有骨髓抑制、肾功能不全、肝功能不全、免疫缺陷、机会性感染病史者。

儿童用药的有效性与安全性尚未确定。75岁以上用药经验有限，应慎用。

如以大于1%为常见，0.1%~1%为少见，少于0.1%为罕见，综合临床试验与上市后的报道，可有下列情况供参考，但因果关系并不十分确切，有待进一步探索。

心血管系统常见水肿，罕见心力衰竭与心律失常。

神经系统常见周围神经痛，少见精神紊乱、意识模糊，罕见焦虑不安、癫痫发作，大剂量可有失明、昏迷与死亡。

常见肺炎，罕见膀胱炎，少见肝酶与胰酶改变；胃肠道常见功能紊乱，如恶心呕吐、食欲缺乏、腹泻、胃炎等。

血液系统常见白细胞、血小板减少与贫血，少见免疫疾病表现，罕见骨髓异常增生综合征。

其他：常见皮肤红斑、皮疹，罕有史-约综合征或中毒性皮肤松解症的报道；可有皮肤癌可逆性恶化与爆发；视觉障碍常见，视神经炎和失明罕见；少见肺浸润、肺炎、间质纤维化。

关于文献报道的肿瘤溶解综合征，多出现在用药后的第 1 周，应注意监测是否有高尿酸、高磷酸、低血钙、高血钾、血尿、尿酸结晶、代谢性酸中毒与肾衰竭，以便采取相应措施。

【药物相互作用】 ①与喷司他丁合用，发生严重肺毒性的概率增加，应避免。②双嘧达莫等腺苷吸收抑制剂可降低本药药效。③用药期间不可接种活疫苗，以免出现疫苗感染。缓解期白血病，应于停止化疗后 3 个月接种。

【规格】 注射剂：50mg；片剂：10mg。

氯法拉滨　Clofarabine

【药性与应用】 本药为脱氧腺苷类似物，除促进细胞凋亡外，尚可抑制核糖核酸还原酶和 DNA 多聚酶而发挥抗肿瘤作用。此外，本药尚有减少药物神经毒性的作用。

血药峰浓度在滴注结束后立即出现。主要在细胞内磷酸化转变为有抗瘤细胞作用的活性形式，半数经肾排泄，在肝内代谢者仅 0. 2%。消除半衰期为 5. 2h，三磷酸代谢产物的消除半衰期超过 24h。

临床用于治疗复发性或难治性急性淋巴细胞白血症；也与阿糖胞苷联用，对急性髓样白血病和骨髓增生异常综合征进行治疗。

静脉滴注：①复发性或难治性急性淋巴细胞白血症（先前接受过 2 种以上方案治疗的 1~21 岁患者）52mg/（m^2·d），滴注时间应在 2h 以上，连续 5d；待器官功能恢复或返回基线水平后，每 2~6 周重复治疗 1 次。②急性髓样白血病和骨髓增生异常综合征：52mg/（m^2·d），滴注 1h，持续 5d；4h 后给予阿糖胞苷 1g/（m^2·d），静脉滴注 2h，持续 5d。对初发老年患者有积极疗效(研究资料)。

【注意与禁忌】 慎用于低血压、脱水、肾功能不全、骨髓抑制性继发感染、有肿瘤溶解综合征可能者及孕妇、哺乳妇。

本药对胎儿有不良影响。妊娠安全性为 D 级。治疗期间应中止哺乳。

心血管不良反应可有心动过速、高血压、低血压、一过性右心收缩功能不良；以及毛细血管渗出综合征、系统性炎症反应综合征，表现为呼吸窘迫、心动过速、低血压、肺水肿、胸腔积液、心包积液、多器官功能衰竭等。

神经系统可有头痛、乏力、疲倦、头晕、嗜睡、震颤、抑郁、激惹、兴奋等。

消化系统可有恶心、呕吐、食欲缺乏、腹痛、腹泻、便秘、胰腺炎、肝大、黄疸、肝酶升高、胆红素升高等。

血液系统最常见者为贫血、白细胞减少、血小板减少、中性粒细胞减少等。

其他各系统可有鼻衄、呼吸困难与窘迫、咳嗽、胸腔积液；肌肉关节痛；血尿、血肌酐升高；皮炎、皮疹、瘙痒、瘀斑；寒战、发热、感染等。

【规格】 注射剂：50mg。

第三节 抗肿瘤抗生素类

放线菌素 D[典] Dactinomycin（更生霉素，Actinomycin D，ACTD）

【药性与应用】 我国自创药品，能抑制 RNA 合成，作用于mRNA，干扰细胞的转录过程。静脉注射后迅速由血中消失，24h 内12%~25%由肾脏、50%~88%由胆汁中排出。与放射治疗并用，可提高肿瘤对射线的敏感性。本品临床适用于肾母细胞瘤（Wilms 瘤）、横纹肌肉瘤、神经母细胞瘤及霍奇金病；对绒毛膜上皮癌、睾丸肿瘤也有一定疗效。

0. 2~0. 4mg，溶于 5%葡萄糖溶液 500mL 中静脉滴注；或溶于生理盐水 20~40mL 中静脉注射。1 次/（1~2） d，一疗程总量 4~6mg。两疗程之间间隔 6 周。

【注意与禁忌】 不良反应有消化道反应、骨髓抑制，少数人有脱发、皮炎、发热及肝功能损伤。用药期间应定期检查血象及注意肝功能变化。注射时防止药液漏出血管外，以免造成组织坏死。

【药物相互作用】 ①与氯霉素、磺胺类、氨基比林合用，加重骨髓抑制。②本药减弱维生素 K 的作用。③用药期间不可接种活疫苗，以免引起疫苗感染。缓解期白血病停止化疗 3 个月以后方可接种。

【规格】 注射剂：100μg，200μg。

丝裂霉素[典][基] Mitomycin（自力霉素，Mutamycin，MMC）

【药性与应用】 属放线菌素系列，有苯醌、乌拉坦及乙烯亚胺基 3 种有效抗癌基团，可使 DNA 解聚，阻断 DNA 的复制。高浓度时对 RNA 和蛋白质的合成也有阻抑作用。主要作用于晚 G_1 期和早 S 期。在酸性和缺氧条件下均有作用。耐药性的产生主要是细胞膜的通透性降低，药物进入细胞内的浓度下降，降解加快和突变选择。口服吸收不好，一般不采用，主要采用静脉注射。临床应用于多种实体瘤，对消化道癌效果最好，为常用药之一。

静脉注射：2mg/d 或 2 次/周，每次 4~6mg。40~60mg 为 1 个疗程。也可 20mg 静脉滴注，1 次/3 周。

【注意与禁忌】 本品与烷化剂的毒性相近，主要为骨髓抑制、消化道反应。对肾、肺也有毒性。个别病人可有发热、乏力、肌肉痛及脱发。应定期检查血象。局部有刺激作用，用药时不可漏出血管外，以免引起组织坏死。

【药物相互作用】 ①与他莫昔芬合用，可诱发溶血性尿毒症。②与长春碱、长春瑞滨合用，可诱发突发性肺毒性，应注意支气管痉挛。③与多柔比星合用增加对心脏的毒性。应将多柔比星的总剂量控制在 450mg/m^2 以下。④与维生素 C、维生素 B_6、维生素 B_1 同时静脉用药，可使本药疗效下降。⑤使用本药期间，不可接种活疫苗，以免引起疫苗感染。白血病缓解期患者，停止化疗 3 个月以上方可接种疫苗。

【规格】 注射剂：2mg，4mg，8mg，10mg。

平阳霉素[典]　Bleomycin A5（Pingyangmycin，PYM）

【药性与应用】 与博来霉素成分相近，主要抑制胸腺嘧啶参入 DNA，与 DNA 结合，使其破坏；也能使 DNA 单链断裂，从而破坏 DNA 模板，阻止 DNA 的复制。属放线菌素系列之一。静脉注射后，血液浓度达峰值以后迅速下降。$t_{1/2}$为 1. 5h。在 24h 内由尿中排出 25%～50%。临床适用于头颈部鳞癌、淋巴瘤、乳腺癌、食管癌等。对肺、子宫颈、皮肤等处的鳞癌也有疗效。

肌内、静脉及肿瘤内注射给药均可，8mg，1 次/2d，总剂量 240mg 为 1 个疗程。

【注意与禁忌】 可有发热、胃肠道反应、色素沉着、皮炎、皮疹、皮肤角化增厚、脱发、肢端麻痛、口炎等。但毒性较博来霉素轻，如出现肺炎和肺纤维变应停药。

【规格】 注射剂：4mg，8mg，10mg。

喷司他丁　Pentostatin（脱氧助间型霉素，2-Deoxycoformycin）

【药性与应用】 本品为强力腺苷脱氨酶抑制剂，可引起三磷酸脱氧腺苷缺乏，从而抑制核糖核苷酸还原酶，阻止 DNA 合成，抑制细胞繁殖。淋巴样细胞对之最为敏感，对急慢性淋巴细胞性白血病、非霍奇金淋巴瘤、皮肤 T 细胞淋巴瘤及毛细胞白血病均有效。对于抗干扰素（IFN-α_2）病人仍有疗效。

静脉注射：一般成人剂量为 5mg/（m^2 · d），连用 3d，每 4 周重复 1 次；或每 4 周用 4mg/m^2。

【注意与禁忌】 不良反应主要为血液毒性，淋巴细胞反应尤为明显。也可有结膜炎及全浆膜炎。也累及中枢神经系统，可引起昏睡，甚至昏迷。肾毒性可致高尿酸血症。亦可见肺毒性。因抑制机体免疫力，可致带状疱疹。

【药物相互作用】 ①与环磷酰胺合用可产生致命心脏毒性。②与氟达拉滨合用，可增加致死性肺毒性风险，一般不推荐合用。合用时应密切监测肺毒性。③与卡莫司汀、依托泊苷和大剂量环磷酰胺合用，可诱发肺水肿与低血压。④与阿糖胞苷合用，二者不良反应均增加。⑤与腺苷脱氨酶合用，二者药效均减弱。⑥用药期间不可接种活疫苗。白血病缓解期化疗停止 3 个月以后方可接种。

【规格】 注射剂：10mg。

柔红霉素[典][基] Daunorubicin（柔毛霉素，红比霉素，正定霉素，Daunormycin，Rubidomycin，DNR）

【药性与应用】 作用类似阿霉素，嵌入 DNA，抑制 RNA 和 DNA 的合成。对 RNA 的影响尤为明显，选择性地作用于嘌呤核苷。血中 $t_{1/2}$ 为 30～50h，转化为醇的形式由尿中排出，也有相当部分由胆汁排出。临床主要用于治疗急性粒细胞及急性淋巴细胞性白血病。

静脉滴注：30～60mg/m^2，用生理盐水注射液 250mL 溶解后静脉滴注，1h 内滴完，1 次/周；也可 1 次/d，连用 3d。

【注意与禁忌】 骨髓抑制较严重，不应用药过久，如出现口腔溃疡等骨髓抑制征兆，应立即停药；可有恶心、呕吐、腹痛。心脏毒性也较为明显，可引起心肌损伤、心律失常，甚至心力衰竭，总剂量不应超过 25mg/kg。滴注过快，也会出现心律失常。注意注射时不可漏出于血管外，否则可引起组织坏死。

【药物相互作用】 ①与氧烯洛尔合用，可加重心脏毒性。②与化疗方案中药理作用类似药物合用，可增加毒性，尤应注意骨髓抑制。③与有肝、肾毒性药物合用，本药的毒性加大，药效也受影响。④用药期间不可接种活疫苗，化疗停止 3 个月以后始可接种，否则易引起疫苗感染。

【规格】 注射剂：10mg，20mg。

多柔比星[典][基] Doxorubicin（阿霉素，Adriamycin，Adriblastin，ADM）

【药性与应用】 作用机制与柔红霉素相同，对乏氧细胞也有作用，抗瘤谱较广，对肿瘤细胞的抑制率高于柔红霉素而毒性略低。本品既有脂溶性，又有水溶性，故有很强的药理活性。本品直接作用于 DNA，使其双螺旋打开，阻止和干扰 DNA 聚合酶，抑制 DNA、RNA 生成，从而阻止细胞分裂。本品对各细胞周期都有作用。对 S 期、M 期作用最强，对 G_1 及 G_2 期有延缓作用。本品在血液中迅速消失，广泛分布于肝、脾、肾、肺和心脏中。主要在肝脏中代谢，约 50%由胆汁排出，其余 30%以结合物形式排出，从尿中排出只有 5%。临床适用于急慢性白血病、恶性淋巴瘤、乳腺癌、骨及软骨组织肉瘤、肺癌及其他癌症与转移癌。

静脉注射：一般剂量为 40～60mg/m^2，1 次/3 周；或 20～30mg/（m^2·d），

连续 3d，间隔 3 周再给药；也有人给予 20～35mg/m^2，1 次/周。用生理盐水或 50%葡萄糖溶液溶解后静脉注射，浓度不应超过 5mg/mL。一般主张间断给药。目前认为总量不宜超过 450～550mg/m^2，以免产生严重心脏毒性。

【注意与禁忌】　骨髓抑制表现为白细胞和血小板减少，发生率为 60%～80%。有 6%～30%的人可有不同程度的心脏毒性，如一过性心电图改变，表现为室上性心动过速、室性早搏、ST 段改变，与剂量和给药方案无关，一般不影响继续用药。约有 1%的病人可出现心肌毒性引起的心力衰竭，多发生于总量超过 400mg/m^2 病人，与原来有无心脏病无关。心脏毒性表现多出现在停药后的 1～6 个月。脱发停药后可恢复。消化道反应可见恶心、呕吐、口腔黏膜红斑、溃疡、食管炎、胃炎等。少数病人可有发热、出血性红斑及肝功能损伤。药物溢出血管外可引起组织坏死、溃疡；药物浓度过高可致静脉炎。尿液可呈红色。肝损伤者应减量。心肌损伤者禁用。

【药物相互作用】　目前本品在联合疗法中占主要地位，常与阿糖胞苷、长春新碱、环磷酰胺及博来霉素等合用以增效。及早给予维生素 B_6 和辅酶 Q_{10} 或早期应用强心苷，可降低本品的毒性，而不影响其抗肿瘤作用。①本药与环磷酰胺、氟尿嘧啶、甲氨蝶呤、顺铂、亚硝脲类药物合用，有良好协同作用，应适当减少剂量。②本药与链佐星同用，半衰期可延长，应相应减少本药剂量。③与肝毒性药物合用，可增加本药的肝毒性。④与阿糖胞苷合用，可致坏死性肠炎。⑤可清除自由基的辅酶 Q10、维生素 C、维生素 E，可降低本药的心毒性。⑥用药期间不可接种活疫苗，停止化疗 3 个月以上始可考虑接种，否则可产生疫苗感染。

【规格】　注射剂：10mg，20mg，50mg。

表柔比星[典]　Epirubicin（表阿霉素，Epiadriamycin，Epidoxorubicin，Farmorubicin，Pharmorubicin，E-ADM，EPI）

【药性与应用】　本品为半合成第二代蒽环类抗癌抗生素。主要药理作用为直接嵌入 DNA，与其双螺旋结构形成复合物，从而阻断 RNA 合成。还可形成超氧自由基团，影响瘤细胞膜及运转系统，属细胞周期非特异性药物。本品的分布、代谢和排泄均酷似阿霉素。排泄主要经胆汁，给药后 4d 内可排出给药量的 35%～40%；尿液则在 6d 内排泄 10%～15%。由于本品的肝清除率较高，所以更适用于肝动脉插管或腹腔内化疗。膀胱灌注后很少经膀胱壁吸收，所以也适用于膀胱癌的局部灌注。临床主要用于各种类型的急性白血病、包括霍奇金病的恶性淋巴瘤、乳腺癌、支气管肺癌、卵巢癌、肾母细胞瘤、软组织肉瘤、膀胱癌、睾丸癌、甲状腺髓样癌、前列腺癌等。也适用于原发性和转移性肝癌的介入治疗。对白血病、淋巴瘤、乳腺癌的疗效尤为突出；对卵巢癌也很有效。

正常人用量为60~100mg，可1次或分成2~3次给予；隔2~3周后再重复给药。总剂量一般不宜超过700~800mg/m²。临用前用生理盐水溶解成2mg/mL浓度缓慢静脉滴注或动脉内注射；也可加入100~250mL生理盐水内静脉滴注。分次给予或滴注均可减轻不良反应。儿童剂量为成人剂量的1/3~1/2。腔内化疗或膀胱内灌注每次可用50~60mg。动脉内介入治疗每次可用60~80mg，1次/（1~3）月。

【注意与禁忌】 约半数以上病人可出现程度不一的脱发，但较阿霉素为轻。骨髓抑制见于50%~70%的病人，白细胞一般于用药后10~14d降至最低点，多于3~4周内逐渐恢复，罕见贫血和血小板减少。食欲减退、恶心、呕吐均较阿霉素为轻。心肌毒性与总累积量密切相关，但较阿霉素为轻，除用药后一过性心动过速和期前收缩外，严重心肌损害主要为迟发的收缩期心力衰竭，多发生在总量达700mg以上时，常在用药后半年或更长的时间内出现，而且常常是突发性的，应监测左室喷射指数加以预测。药液漏出血管外可引起周围组织炎症、坏死，甚至蜂窝织炎。偶尔会出现可逆性转氨酶升高。1~2年前用过足量蒽环类抗生素者禁用；70岁以上或2岁以下或原有心肌病者慎用。肝功能异常者要慎用或减量，并注意监测肝功能变化。白细胞或血小板减少时禁用。本品滴注时应避光，并不可鞘内注射。静脉用药后可出现红色尿，为正常现象。对蒽环类药过敏、发热、感染、失水、电解质或酸碱平衡失调、胃肠道梗阻，以及心、肺、肝、肾等重要脏器功能失调时均禁用。

【药物相互作用】 ①与环磷酰胺，氟尿嘧啶、甲氨蝶呤、顺铂等合用，抗癌作用协同；但与环磷酰胺、氟尿嘧啶、丝裂霉素以及亚硝脲类合用也可能引起严重骨髓抑制，应注意监测与减量。②与心毒性或肝毒性药物合用，可进一步加重心、肝损害。③大剂量维生素C、维生素E或辅酶Q10，可减轻本药的心毒性，保护肝脏。④本药用药期间不可接种活疫苗，以免引起疫苗感染。⑤不能与肝素混合，以免造成沉淀。⑥与氨茶碱接触可使本溶液变成蓝色。⑦不能与皮质激素同时滴注。⑧与头孢菌素类接触可引起沉淀。⑨不能与碱性药物或溶液接触。⑩与蒽环类抗癌抗生素可产生交叉耐药性。

【规格】 注射剂：10mg，50mg；注射液：10mg/5mL。

培洛霉素 Pepleomycin（培利霉素，派来霉素，培普利欧霉素，Peliomycin，Pepleo，PLM，PEP）

【药性与应用】 本品为博来霉素的衍生物，抗菌谱广，抗瘤活性为博来霉素的2倍，肺毒性比较小。对皮肤鳞癌的有效率在70%以上；对恶性淋巴瘤60%~90%有效。临床适用于各种鳞癌，如皮肤癌、头颈部癌、食管癌、肺癌、宫颈癌、阴茎癌和恶性淋巴瘤。对脑瘤、甲状腺癌、恶性黑色素瘤、睾丸瘤、纤维肉瘤也有疗效。

肌内注射和静脉注射：初次 5mg，以后 10mg，2~3 次/周，治疗总剂量为 150~200mg。胸腔注射每次 20mg。也可进行动脉介入治疗和肿瘤部位注射。

【注意与禁忌】　约有 1/3 病人可无副作用。其他人的常见不良反应则有恶心、呕吐、口炎、皮肤反应、食欲不振、脱发、色素沉着、发热与肺纤维化，但均较博来霉素为低。

【规格】　粉针剂：5mg，10mg。

吡柔比星　Pirarubicin（吡喃阿霉素，THP-ADM）

【药性与应用】　本品为半合成蒽环类抗癌药，其结构与阿霉素相似。通过直接嵌入 DNA 双螺旋链，抑制 DNA 聚合酶，阻止核酸合成，在 G_2 期使细胞不能进行分裂，从而导致肿瘤细胞死亡。对耐阿霉素肿瘤细胞也有疗效。对白血病 P_{388} 和 L_{1210}，Lewis 肺癌、吉田肉瘤、黑色素病 B_{16}、结肠癌 26 和 38 等多种动物肿瘤模型均有抑制作用，对 Lewis 肺癌的肺转移抑制尤为明显。本品在体内分布较广，主要经胆道随粪便排出。临床适用于头颈部癌、乳腺癌、膀胱癌、输尿管癌、肾盂癌、卵巢癌、宫颈癌、恶性淋巴瘤和急性白血病。动脉给药和膀胱内给药则效果更明显。

将所需剂量以 5% 葡萄糖溶液或蒸馏水 10mL 溶解，以 25~40mg/（m^2·次）静脉冲入，3~4 周重复 1 次；7~20mg/（m^2·次）静脉冲入，1 次/d，连用 5d，3~4 周重复 1 次；15~30mg/（15~30）mL 溶液，膀胱内注入，保留 1~2 h，3 次/周，2~3 周为 1 个疗程。

【注意与禁忌】　主要不良反应为骨髓抑制，表现为白细胞和血小板减少；另可见食欲不振、恶心、呕吐、口炎、无力、发热，少数人可有腹泻、肝功能损伤；脱发、心脏毒性和胃肠道反应较阿霉素为轻。静脉注射时药液漏出血管外可引起局部发炎。

【药物相互作用】　①与阿糖胞苷、环磷酰胺、巯嘌呤、氨甲蝶呤、氟尿嘧啶、顺铂合用，抗癌作用增强。②使用本药期间不可接种活疫苗，否则可导致致命的疫苗感染。

【规格】　注射剂：5mg，10mg，20mg。

阿柔比星　Aclarubicin（阿克拉霉素　Aclacinomycin A，ACM-A）

【药性与应用】　本品为第二代蒽环类抗癌药，其结构与阿霉素有所不同，有亲脂性，易进入细胞内，并维持较高浓度，且能迅速进入线粒体，抑制 RNA 的合成，使细胞周期阻滞于 G_1 期和 S 期。本品的特点是急性和亚急性毒性远少于阿霉素，心脏毒性小，且没有免疫抑制和骨髓抑制作用，对肝、肾有一定毒性，但都是可逆的，停药后不久即可恢复正常。与阿霉素和柔红霉素无交叉耐药性。静脉给药后血细胞中药物浓度高于血浆，原药很快消失，但活性代谢产物很高，可持续达12h。在无氧和有氧条件下，可被微粒体和细胞质中的还原酶作用而代谢。

国产阿克拉霉素称为ACM-B，静脉注射后药物浓度很快下降到一定水平，并维持较久；药物很快分布于各组织中，如肾、肝、脾、肺等脏器中。肝中浓度较高，可能主要在肝内代谢变化。不易通过血-脑脊液屏障。主要从肠道排出体外，由尿中排出很少。72h从体内排出总量仅约30%。临床上A型和B型作用相同，均适用于急性白血病、恶性淋巴瘤、胃癌、肺癌、乳腺癌及卵巢癌等。

用法上，ACM-A：用生理盐水或5%葡萄糖溶液溶解后静脉注射或再稀释供静脉滴注。对急性白血病剂量按0.4mg/（kg·d）计算，1次/d，10～15d为1疗程；对恶性淋巴瘤等实体瘤可用相同方法给药，但疗程缩短为7d；或用0.8～1mg/kg剂量，每周2次给药。静脉滴注法较为稳妥。ACM-B：剂量为5～10mg/d，7～10d为1个疗程，静脉滴注给药。休息5～7d后再给第2个疗程。此药也可供胸腔内注射。

【注意与禁忌】 可对心肌产生毒害，出现心动过速、期前收缩、ST段改变和心力衰竭等症状。对骨髓的抑制可表现为白细胞和血小板减少、贫血、出血现象。常有厌食、恶心、呕吐、口炎及腹泻，有时发生肝功能障碍。也可有倦怠、头痛、皮疹、脱发、色素沉着以及发热。有心脏病及过敏史者禁用。肝、肾功能障碍，骨髓抑制、合并感染、老年、水痘患者及孕妇、儿童慎用。用过柔红霉素、阿霉素再用本品者应十分慎重。用药期间应定期检查血象及肝、肾功能，如发现异常应立即停药。药液应现用现配，忌与碱性药物配伍，只宜静脉滴注，滴注时要避免外漏，以防组织坏死，并注意防止静脉炎的发生。

【药物相互作用】 ①临床试验表明，与曲妥珠单抗合用，可增加心脏功能不全的发生率与严重性。②用药期间不可接种活疫苗，以免发生疫苗感染；至少停止化疗3个月以上才可考虑接种。

【规格】 注射剂：6mg，10mg，20mg。

多可西尔 Doxil（脂质体阿霉素，脂质体多柔比星，Pegylated Liposomal Doxorubicin）

【药性与应用】 在阿霉素中掺入脂质体，可使其在肿瘤中的浓度增大和产生更长的作用时间。本品的细胞毒作用主要是与DNA结合，抑制DNA和

RNA 的合成及 DNA 的修复，从而抑制肿瘤细胞的生长。本品是治疗与艾滋病相关的卡波西肉瘤最有效的单一药物之一；并对使用阿霉素有效的各种恶性肿瘤均显示更高的有效活性。本品的药代动力学不同于游离型的阿霉素，有较小的容量分布和较大的血浆浓度，被机体清除更缓慢。本品的分布 $t_{1/2}$ 为 45～56h。临床主要用于与艾滋病有关的卡波西肉瘤。

本品的使用剂量以阿霉素含量计算，按 20mg/m^2，1 次/ 3 周，只要有效就继续使用。若出现剂量限制性中性粒细胞减少、口炎、手掌/ 足底发红、感觉迟钝，应减少剂量。

【注意与禁忌】 早期的临床资料显示，本品对许多耐药性恶性肿瘤，如乳腺癌、前列腺癌、非小细胞肺癌、肾细胞癌、头颈部癌、卵巢癌、皮肤血管内瘤和间皮瘤均有效。不良反应发生率较阿霉素少，仅约 5%。常见的有中性粒细胞减少、贫血、恶心、虚弱、血小板减少、发热、脱发、碱性磷酸酶升高、呕吐、腹泻、输注反应、口炎、口腔假丝酵母菌感染等。总之，骨髓抑制是剂量限制性不良反应。此外，3%～9%的病人可出现心脏毒性，如低血压、心包积液、血栓性静脉炎、心动过速和心力衰竭。本品若漏出血管外，仅有暂时性局部刺激。应用本品前应检查心、肝功能，有中度损伤者慎用或减量。为预防骨髓抑制和感染，应定期检查血象。孕妇禁用。本品对心脏可能有毒性，滴注宜缓慢，最好进行心电监护。本品累计剂量不可超过 550mg/m^2。

【药物相互作用】 参见多柔比星。

【规格】 注射剂：50mg，100mg。

普卡霉素　Mithramycin（光辉霉素，光神霉素，Aureolic acid，Plicamycin，Mithracin，Plicamycinum，MTH，P-144）

【药性与应用】 本品可与 DNA 嵌合，对 DNA 依赖性的 RNA 合成有抑制作用。对 RNA 多聚酶的抑制作用强度近似放线菌素。临床主要用于睾丸胚胎癌或其他恶性睾丸肿瘤、脑胶质细胞瘤、淋巴瘤等。对晚期的绒癌、乳腺癌、胃癌、直肠癌、甲状腺癌、骨肉瘤等有时有效。

静脉注射：50～100μg/kg（一般 2～6mg），1 次/（1～2）d，缓慢推注。开始 2d，剂量宜小，如能够耐受再逐渐增加剂量，5～10 次为 1 疗程。间隔 5～7d后，可重复下一疗程。治疗高钙血症的剂量为 25μg/（kg·d），连续 1～4d。胸、腹腔内注射：2～3mg/次。

【注意与禁忌】 可致严重血小板减少及出血综合征。尚可见口炎、食欲减退、恶心、呕吐等胃肠道反应。严重肝、肾功能减退和血小板功能障碍者不宜使用本品。应定期检查肝、肾和血小板功能，必要时应及时停药。本品可引起低钙血症，曾有人利用这种效应治疗高钙血症。

【规格】 粉针剂：2mg，4mg，6mg。

东洋霉素 Toyomycin（色霉素，色霉素 As，Chromomycin As，Toycin）

【药性与应用】 本品与 DNA 的鸟嘌呤结合，抑制 DNA 和 RNA 聚合酶，从而抑制 RNA 的合成。临床适用于缓解肺癌、胃癌、食管癌、皮肤癌、直肠癌、乳腺癌及卵巢癌等恶性肿瘤。

静脉注射：0.5mg，1 次/d。腹腔、动脉或肿瘤内注射：0.5～1mg/d。

【注意与禁忌】 可引起白细胞明显下降及肾功能损害；常见胃肠道反应，如恶心、呕吐、食欲下降等；药物漏出血管外可致局部坏死或硬结。其他可参阅普卡霉素。

【注意与禁忌】 不可皮下或肌内注射。

【规格】 粉针剂：0.5mg。

第四节 植物来源抗肿瘤药

长春碱[典] Vinblastine（长春花碱，Vincaleukoblastine，VLB）

【药性与应用】 本品为由长春花中提取的干扰蛋白质合成的抗癌药。主要抑制微管蛋白的聚合，妨碍纺锤体微管的形成，使细胞核分裂停止于中期，可引起核的空泡、固缩或崩溃；也作用于细胞膜，干扰其对氨基酸的运转，使蛋白质合成受阻；通过抑制 RNA 聚合酶的活力而抑制 RNA 的合成，将细胞杀灭于 G_1 期。临床主要对淋巴瘤、绒毛膜上皮癌及睾丸肿瘤有效；对肺癌、乳腺癌、卵巢癌及单核细胞白血病也有一定疗效。

静脉注射：1 次量成人 10mg（$6mg/m^2$）、儿童 $10mg/m^2$，用生理盐水或5%葡萄糖溶液 20～30mL 稀释后静脉注射，或在输液时冲入，1 次/周。1 疗程总量为 60～80mg。

【注意与禁忌】 可有消化道反应、骨髓抑制及周围神经炎症状，如指（趾）尖麻木、四肢疼痛、肌肉震颤、反射迟钝或消失、头痛等。少数人可有体位性低血压、脱发、失眠等。肝功能障碍者应减量或慎用。注意检查血象和不要使药液漏出血管外。

【药物相互作用】 ①伊曲康唑可增加本药的神经毒性，诱发麻痹性肠梗阻。②奎宁始霉素、红霉素、丝裂霉素、齐多夫定均可增加本药的毒性，合用时应调整剂量。③本药可增加特罗定的生物利用度，合用时后者应减量。④本药口服时可降低苯妥英钠的胃肠道吸收，合用时应调整后者的剂量。⑤本药应用期间不可接种活疫苗，化疗结束 3 个月后始可接种，否则易引起危险的疫苗感染。

【规格】　注射剂：10mg，15mg。

长春新碱[典][基]　**Vincristine（醛基长春碱，Oncovin，VCR）**

【药性与应用】　与长春碱的作用原理相同，作用于微管蛋白；干扰蛋白质代谢，抑制 RNA 多聚酶活力；抑制细胞膜类脂质的合成和氨基酸在细胞膜的运转。除作用于 M 期外，对 G_1 期也有作用。静脉注射后在血液中浓度很快下降，继而缓慢消失。主要由胆汁排出，由尿中排出不足 5%。本品在临床上主要用于慢性白血病、淋巴瘤、小细胞肺癌及乳腺癌；也可用于治疗睾丸肿瘤、卵巢癌、消化道癌及黑色素瘤等，范围较为广泛。

静脉注射：1 次量成人 1~2mg（1.4mg/m^2）、儿童 75μg/kg，1 次/周静脉注射或输液时冲入。

【注意与禁忌】　不良反应与长春碱类似，但骨髓抑制、消化道反应轻而对周围神经系统毒性较大。用药期间应定期检查血象。局部刺激性大，注射时不能漏出血管外。应避光保存。冲入静脉输液时，应避免日光直接照射。

【药物相互作用】　①本药与甲氨蝶呤合用时，应先注射本药。因为本药可阻止后者从细胞内渗出，增加其疗效。②本药与门冬酰胺酶、异烟肼、非格司亭、沙莫司亭合用时可加重神经毒性。特别是后二者，可引起严重的周围神经损伤。③奎奴普汀达福普汀可增加本药的血药浓度，增加本药的不良反应如神经毒性、诱发癫痫、白细胞与血小板减少。必须合用时，应将本药适当减量。④与铂剂合用可能增加对听神经的损害。⑤齐多夫定增加本药毒性，合用时应调整本药剂量。⑥本药降低地高辛的吸收与疗效，合用时应监测后者的血药浓度。⑦卡马西平、磷苯妥英、苯妥英均为 CYP3A4 诱导药，可增加本药清除率而降低其疗效。⑧伊曲康唑可增加本药神经毒性而诱发麻痹性肠梗阻。⑨在停止本药治疗 3 个月内，不可接种活疫苗，否则可引起致命的疫苗感染。

【规格】　注射剂：0.5mg，1mg。

长春地辛[典]　**Vindesine（长春花碱酰胺，去乙酰长春花碱酰胺，西艾克，长春酰胺，Eldisine，Desacetylvinblastine Amide，VDS）**

【药性与应用】　本品为半合成长春碱衍生物，属细胞周期特异性药。可抑制微管蛋白的多聚作用，干扰纺锤丝微管蛋白质，使细胞有丝分裂停滞在中期，停止增殖而死亡。本品的抗瘤谱较广，与长春碱、长春新碱无完全交叉耐药性。毒性则介于二者之间。骨髓抑制低于长春碱而高于长春新碱；神经毒性低于长春新碱。临床证明本品对肺癌、消化道肿瘤、乳腺癌、黑色素瘤、淋巴瘤等有效。口服不易吸收。一次性迅速静脉注射后呈典型 3 相改变。α 相 $t_{1/2}$

为 0.038h±0.017h；β 相 $t_{1/2}$ 为 0.822h±0.273h；γ 相 $t_{1/2}$ 为 24.33h±11.11h。消除速率常数为 0.55h±0.216h。本品为 M 期特异性抗肿瘤药，临床上对多种实体瘤有效：非小细胞肺癌、小细胞肺癌、食管癌、结肠癌、直肠癌、乳腺癌、黑色素瘤、肾癌、肾母细胞瘤、精原细胞瘤、头颈部癌、卵巢癌及各种血液系统的恶性疾病，如淋巴瘤、急性白血病、慢性粒细胞性白血病等。

静脉注射：剂量为 3mg/（m^2·次），1 次/周，4~6 次为 1 个疗程。也可 1.3mg/（m^2·d），连用 5~7d，3 个月后重复。

【注意与禁忌】 本品的不良反应与剂量相关，主要限制性毒性反应为中性粒细胞减少，也可引起血小板减少，对血红蛋白也有一定影响，神经毒性表现为末梢神经感觉异常、肌无力、深腱反射减弱、音哑、便秘。少见麻痹性肠梗阻。胃肠道反应轻微。可有脱发、口炎、发热和静脉炎。本品有生殖毒性和致畸作用，不宜用于孕妇。静脉注射要谨防外漏。

【药物相互作用】 ①本药与伊曲康唑合用，可增加本药毒性，诱发麻痹性肠梗阻。②奎奴普汀达福普汀可增加本药血浓度，增加本药毒性，合用时应将本药适当减量。③本药不宜与长春碱或长春新碱同时使用，以免增加神经毒性。近期用过长春碱类或鬼臼霉素类药者，也会增加神经毒性，应注意避免。④停止本药使用 3 个月内，不可接种活疫苗，以免引起致命的疫苗感染。

【规格】 注射剂：1mg，4mg。

长春瑞滨[典] Vinorelbine（去甲长春花碱，诺威本，Navelbine，NVB）

【药性与应用】 本品主要与微管蛋白结合，使有丝分裂中微管形成障碍，为周期特异性药物，作用近似长春新碱。浓度>12nmol/L 时可阻断 G_2-M 期。对神经轴突微管也有亲和力，因而有神经毒性，但较长春新碱为轻。进入血液中 80%与蛋白结合，96h 后降到 50%。主要由粪中排出，在尿中排出量不足 12%，肾功能障碍病人可以使用，但胆汁淤滞病人应减量。临床主要适应证有非小细胞肺癌、乳腺癌、卵巢癌、淋巴瘤。

静脉滴注：25~30mg/m^2，1 次/周，连续 6~7 次为 1 个疗程。50mg/m^2 静脉滴注，每 2~3 周给药 1 次，也能为病人接受。

【注意与禁忌】 骨髓抑制较明显，白细胞减少可在 7d 内恢复；也可有 2%的人有血小板减少和贫血。神经系统的毒性表现为深腱反射减弱，便秘，个别人可有肠麻痹，多与腹腔手术史和使用顺铂有关。指、趾麻木发生率远低于长春地辛。恶心、呕吐、脱发的发生率不足 10%。此药对血管有刺激性，应避免漏出血管外；静脉注射完毕后应再给 100~250mL 生理盐水冲洗静脉。

【药物相互作用】 ①与顺铂合用可增加粒细胞减少的发生率。②与丝裂霉素合用加重肺毒性。③伊曲康唑可增加本药的神经毒性，诱发麻痹性肠梗阻。④本药加重氟尿嘧啶的黏膜毒性，尤其是同时给予亚叶酸钙时。⑤与奥美拉唑、氟西汀等 CYP3A4 诱导药或抑制药合用时可影响本药代谢。⑥停止本药治疗 3 个月内禁止接种活疫苗。

【规格】　注射液：10mg/1mL，50mg/1mL；软胶囊：20mg。

依托泊苷[典][基]　Etoposide（鬼臼乙叉甙，足叶乙甙，Vepesid，Lastet，VP-16，VP-16-213）

【药性与应用】　本品是由鬼臼毒素半合成的抗肿瘤周期特异性药，主要作用于 S 后期和 G_2 前期。其药理作用主要是与 DNA 拓扑异构酶相互作用，使 DNA 的单链和双链断裂。由于本药与 DNA 拓扑异构酶的结合是可逆的，因此其药效在很大程度上取决于血药浓度及其持续时间的长短，所以临床上均采用缓慢静脉滴注法，而不用推注法，一般 1 次用量可在 30～60min 内滴注完毕。因本品的药理作用与常用细胞毒类药不同，故与它们之间不易产生交叉耐药现象。口服吸收良好，生物利用度可达 48%～50%，消除 $t_{1/2}$ 为 7.8h（4～12h）。静脉给药后 40%～60%经肾排出，其中大部分以原形经尿排出体外。经粪便排出者低于 20%。基本上不能透过血-脑脊液屏障。临床用于小细胞性和非小细胞性支气管肺癌、睾丸癌、急性淋巴细胞性白血病、霍奇金病，也可用于消化道癌肿。

静脉滴注：一般每日或隔日 100～200mg，共 3～4 次。滴注时可以生理盐水或 5%葡萄糖溶液稀释，滴注时间不能短于 30min。口服：100～300mg/d，连续 7～10d，均以每隔 3～4 周为 1 个疗程。

【注意与禁忌】　不良反应以中度骨髓抑制为主，可逆性粒细胞减少多在用药后 7～14d 发生，常在 10～15d 降到最低点，约 20～28d 恢复正常。血小板减少较为少见。可有食欲减退、恶心、呕吐、口炎发生。静脉滴注太快时少数人可出现皮肤潮红、荨麻疹、支气管痉挛和低血压等过敏表现，应立即停药和实施抗过敏治疗。可有不足 10%的人脱发。长期用药者可有免疫抑制和生殖功能减退。本品有致畸和致突变作用，孕妇、哺乳妇慎用。应定期检查血象，白细胞计数小于 3.5×10^9/L 者应暂时停药。应定期检查肝功能。静脉注射时不可漏出血管外。

【药物相互作用】　①本药与阿糖胞苷、环磷酰胺、卡莫司汀有协同作用。②与其他抗肿瘤药合用，可加重骨髓抑制。③当环孢素浓度>2μg/mL 时，可使本药分布容积增加，清除率下降，毒性增加。④与他莫昔芬合用，可增加本药毒性。⑤本药血浆蛋白结合率高，故凡血浆蛋白结合率高的药物均可影响本药排泄。⑥本药化疗停止后 3 个月内不可接种活疫苗，否则可引起致病的疫苗感染。

【规格】 胶囊：25mg，50mg，100mg；注射液：40mg/2mL，100mg/5mL；注射剂：100mg。

替尼泊苷　Teniposide（威猛，鬼臼噻吩甙，鬼臼甲叉甙，维埃姆-26，Vumon，VM-26）

【药性与应用】 本品为鬼臼毒素的半合成衍生物，主要抑制S期细胞胸腺嘧啶核苷的合成，使核苷酸单链的断裂数为依托泊苷的4~5倍；同时抑制G_2前期细胞，使有丝分裂明显受阻。尚可有效地抑制线粒体的呼吸活动；作用于DNA拓扑异构酶Ⅱ，引起DNA交链和双链断裂。总而言之，它是一种周期特异性药物，主要抑制DNA合成与有丝分裂。本品清除分3室或2室模型，消除$t_{1/2}$为7~21h。静脉滴注0.5~1h后达峰值，儿童比成人清除快。排泄：尿占40%，粪占43%。脑脊液中的药物浓度仅为血液中的1%，但在脑瘤转移灶中有较高浓度。临床适用于支气管肺癌，特别是小细胞肺癌和腺癌的联合化疗。对非霍奇金淋巴瘤，尤其恶性程度高而侵犯颅脑者，更为适用。本品对急性淋巴细胞性白血病也有一定疗效。对小儿实体瘤和膀胱瘤具有相当活性。

应用缓慢静脉滴注法进行治疗，一般30~60min滴完。常用量为100mg，1次/（1~2）d，300~500mg为1个疗程，每3~4周用药1次。

【注意与禁忌】 本品主要的剂量限制性毒性是中等程度的骨髓抑制，特别是血小板减少，一般在用药后7~14d降到最低水平，约3~4周后逐渐恢复。其他常见不良反应有恶心、呕吐，也可有腹泻、腹痛等发生。脱发见于3%~9%的病例。约有3.6%用药后产生皮肤潮红、荨麻疹、胸闷、喉及支气管痉挛等过敏反应。偶见发热。罕见转氨酶升高。静脉滴注少于30min或推注可引起低血压。漏出于血管外可引起炎症与组织坏死。对鬼臼树脂类过敏的病人，用药前有骨髓抑制者禁用。孕妇，尤其初孕3~4个月内者，以及哺乳妇、肿瘤侵犯骨髓者，均应慎用。用药后应每周监测血象1次。每1~2月查肝功能1次，有转氨酶升高者，应中止用药。避光保存。

【药物相互作用】 ①与环孢素合用，可增强免疫抑制。②与磷苯妥英、苯妥英及其他镇静催眠剂合用，可增加本药的代谢而降低疗效。③本药停止用药后3个月内不可接种活疫苗，否则可引起致命的疫苗感染。

【规格】 注射剂：50mg；注射液：50mg/5mL。

高三尖杉酯碱[典][基]　Homoharringtonine

【药性与应用】 本品是从三尖杉属植物中提取的抗癌有效成分，为生物酯碱，能使多聚核糖体解聚，干扰癌细胞蛋白核体功能，对G_1、G_2期细胞的杀伤作用最强，对S期的作用较小，为细胞周期特异性药物。与阿糖胞苷、巯嘌吟等无交叉耐药性。静脉注射后骨髓中浓度最高，肾、肝、肺、脾、心、胃及肠次之，肌肉及脑组织中最低。静脉注射后 2h，各组织中的浓度迅速下降，但骨髓中的浓度下降缓慢。$t_{1/2}$ 为 3～50min，代谢主要在肝脏中进行，经肾及胆道排泄。给药后 24h 内排出量约占给药总量的 50%，其中 42.2%经尿排泄，6.3%经粪排出。临床主要应用于急性早幼粒细胞性白血病、急性单核细胞性白血病、急性粒细胞性白血病。对慢性粒细胞性白血病及真性红细胞增多症也有一定疗效。

静脉注射：1～4mg/d 加入 5% 葡萄糖溶液 250～500mL 中静脉滴注 3h 以上，如血细胞不急剧下降，可连续滴注 40～60d；或每日 1～4mg 静脉滴注，4～6d为 1 个疗程，间歇 1～2 周再重复用药。肌内注射：1～2mg/d 加入苯甲醇 2mL 中注射，4～6d为 1 个疗程，间歇 1～2 周重复用药。

【注意与禁忌】 本品治疗剂量对骨髓细胞有全面抑制作用，对粒细胞系统的抑制作用最重，红细胞系次之，对巨核细胞影响最轻。对红细胞的抑制作用出现迟，但恢复慢。常规剂量反复给药也对心脏有一定毒性，主要表现为窦性心动过速、房性或室性早搏、心电图 ST 段改变及房室传导阻滞。用量大于 $4mg/m^2$ 时可出现血压降低。消化系统最常见的症状为食欲减退、恶心、呕吐。个别病人可出现脱发和皮疹。本品适用于白细胞不增多而骨髓增生的急性白血病病人，但宜先从小剂量开始。静脉滴注应在 3h 以上。原有心律失常、器质性心血管疾病者慎用，必须用时应适当减量。

【药物相互作用】 ①本药与阿糖胞苷、干扰素-α 合用，体外试验有协同抑制慢性粒细胞性白血病慢性期瘤细胞生长的作用。②本药与抑制骨髓药合用，可加重毒性反应。③与蒽环类抗癌药合用，可增加心脏毒性。老年患者和反复应用多柔比星、柔红霉素等蒽环类抗生素者应避免应用或慎用。

【规格】 注射剂：1mg，2mg；注射液：1mg/1mL，2mg/2mL，2mg/100mL，2mg/250mL。

羟喜树碱　Hydroxycamptothecine（OPT）

【药性与应用】 本品是由喜树种子分离出的一种天然生物碱，结构与喜树碱相似，但在第 10 位碳原子上氢原子为羟基所取代，抗瘤谱较广而毒性较小。属细胞周期特异性药物，作用于 S 期，并对 G_2-M 期边界有延缓作用，系拓扑异构酶-Ⅰ抑制剂，干扰 DNA 的复制。与常用抗肿瘤药物无交叉耐药性。抑制肿瘤的作用较喜树碱为强。临床对于消化道肿瘤、头颈部肿瘤、膀胱癌及急性粒细胞性白血病等恶性肿瘤均有一定疗效。本品主要通过粪便排出，12h 排出 29.6%，48h 排出 47.8%。尿中 24h 内排出 8.8%，48h 排出 12.8%。临床上主要用于治疗胃癌、食管癌、肝癌、头颈部肿瘤、膀胱癌及白血病等。

临床上在联合化疗中，本品给药剂量可为10mg，溶于250mL生理盐水中，静脉滴注，1次/d，10d为1个疗程；膀胱癌可用本品10mg膀胱内灌注，3次/周，2~3周为1个疗程；肝癌可用16~20mg/次，进行介入治疗。

【注意与禁忌】 本品主要从粪便中排出，所以对泌尿系统的刺激作用较喜树碱为轻。部分病例可有消化道反应。骨髓抑制轻微，少数病例有心律失常及头昏发生。对肝、肾功能无不良影响。本品副作用虽不显著，但加大剂量时宜合用止吐剂。严重心律失常病人慎用或酌减剂量。

【规格】 注射剂：2mg，5mg，8mg；注射液：5mg/1mL，10mg/10mL。

喜树碱 Camptothecine（CPT）

【药性与应用】 由喜树的种子和根皮中提取的生物碱，能抑制DNA合成，主要作用于S期，对G_0期无作用，对G_1、G_2与M期细胞有轻微的杀伤力，与常用抗肿瘤药无交叉耐药性。在血浆内存留时间可长达6d以上。主要由尿中以原形排出，48h排出量为17%。对肝癌、胃癌、白血病有一定疗效。

静脉注射：成人10mg/次，以生理盐水20mL溶解，1次/d；或以20mg用生理盐水20mL溶解，1次/2d，一般140~200mg为1个疗程。肌内注射：成人5mg，1~2次/d，140~200mg为1个疗程。动脉注射或介入治疗：10mg用生理盐水20mL溶解后注入，1次/（1~2）d。肿瘤内注射：5~10mg直接注入肿瘤结节内，1次/（1~2）d。胸、腹腔注射：尽量抽尽积液后，用20mL生理盐水溶解20~30mg本品注入腔内，1次/周。膀胱灌注：用50mL生理盐水溶解30~40mg后直接注入膀胱内，2次/周。口服：一般用作维持治疗，5mg，2次/d。

【注意与禁忌】 可造成血尿、尿频、尿急等泌尿系统反应，多在用到100~140mg时出现；一般可持续数周。出现时应立即停药。多饮茶水以增加排尿量，使膀胱毒性减少。可有骨髓抑制，但不严重。可致较严重腹泻，尚有食欲不振及恶心等。严重时可引起肠麻痹和电解质紊乱，少数人可有脱发现象。服用碳酸氢钠碱化尿液可减轻对泌尿系统的毒性。肾功能不全或泌尿系统感染者缓用。腹泻时应及时停药并对症处理。白细胞降至2×10^9/L时应停药。孕妇忌用。注射剂有沉淀时不能使用。

【药物相互作用】 可与某些提高血象的药物合用，如利血生、鸡血藤、虎杖、黄精等以预防骨髓抑制。本品不可用葡萄糖溶液及酸性药物溶液稀释，应以生理盐水稀释。稀释后应立即注射，不可久置。

【规格】 注射液：5mg/1mL；片剂：5mg。

紫杉醇[典][基] Paclitaxel（泰素，紫素，特素，Taxol）

【药性与应用】 本品是从紫杉树干、树皮或针叶中提取的有效抗癌成分，主要作用于细胞的微管/微管蛋白系统，使微管束排列异常，形成星状体，使纺锤体失去正常功能，导致细胞死亡。紫杉类药物可以在缺少鸟苷三磷酸与微管相关蛋白的条件下诱导形成无功能的微管，而且使微管不能解聚。已对顺铂、阿霉素耐药的癌细胞对本品也有效。静脉注射本品后血浆内消除呈二室模型，平均 $t_{1/2\alpha}$ 为 0.27h，$t_{1/2\beta}$ 为 6.4h，血浆蛋白结合率为 95%～98%。本品临床主要适用于卵巢癌和乳腺癌，对肺癌、大肠癌、黑色素瘤、头颈部癌、淋巴瘤、脑瘤也有一定疗效。

有过敏史及白细胞、血小板低下者慎用。在给药前 12h 和 6h 服用地塞米松 20mg，给药前 30～60min 给予苯海拉明 50mg 口服及西咪替丁 300mg 静脉注射。本品的常用剂量为 135～175mg/m^2，应先将注射液加入生理盐水或 5%葡萄糖溶液 500～1000mL 中，需用玻璃瓶或聚乙烯注射器，应用特别的胶管及 0.22μm 的微孔膜滤过。滴注开始后每 15min 应测血压、心率、呼吸各 1 次，注意有无过敏反应。一般应滴注 3h。用药后至少检查血象 2 次/周。3～4 周后视病人反应再重复应用。

【注意与禁忌】　血液毒性是本品的剂量限制性因素，白细胞低于 1.5×10^9/L 时应辅助应用粒细胞集落刺激因子；血小板低于 30×10^9/L 时应输成分血。如出现严重过敏反应应立即停药，采取相应措施，以后禁用本品治疗。神经系统常见毒性反应为指、趾麻木，个别可发生癫痫大发作。常见低血压与心动过速，一般不需特殊处理，偶可有严重传导阻滞。可有关节、肌肉疼痛，与所用剂量相关，一般在数天内可恢复。但在给予粒细胞集落刺激因子时会加重疼痛。本品大部分从胆汁中排出，对肝胆疾患病人应谨慎观察。少数人可有腹泻和黏膜炎，以及轻度脱发。

【药物相互作用】　①奎奴普汀达福普汀可增加本药血药浓度而增加不良反应。②与曲妥珠单抗合用，后者的血清谷浓度可增加 1.5 倍，临床合用效果好。③顺铂可使本药清除率降低 1/3，故先用顺铂再给本药可产生严重骨髓抑制。④研究证明：本药 24h 持续静脉滴注，再给多柔比星 48h 持续静脉滴注，可明显降低后者的清除率，加重不良反应，导致中性粒细胞减少和口炎。⑤使用本药后立即给予表柔比星，可加重后者的不良反应。⑥酮康唑可抑制本药代谢。⑦磷苯妥英、苯妥英可降低本药血药浓度。⑧使用本药期间和停止本药治疗 3 个月内不可接种活疫苗，否则易引起致命的疫苗感染。

【规格】　注射液：30mg/5mL，100mg/16.7mL；注射剂：20mg，50mg。

多西他赛　Docetaxel（泰索帝，Taxotere）

【药性与应用】　本品为欧洲紫杉提取物的半合成衍生物，在敏感细胞中抑制微管解聚的作用为紫杉醇的 2 倍，对癌细胞的杀伤作用为后者的 1.3～12

倍。本品在国外目前正在进行Ⅱ期临床试用。临床应用剂量为75~100mg/m^2，静脉滴注1h，1次/3周。由于本品易溶于水，不需特制胶管，也不必给抗过敏药。

【注意与禁忌】 限制本品剂量提高的因素为本品的骨髓抑制。初步观察对乳腺癌、卵巢癌、肺癌有疗效，为目前受到普通重视的新药，但临床经验尚不多。

最近的研究提示，应特别警惕的是：①肝功能异常患者、先前接受过铂类药物化疗的非小细胞肺癌患者使用本药后死亡率增加。②本药不得用于胆红素高于正常上限、肝酶高于正常上限1.5倍、碱性磷酸酶高于上限2.5倍的患者。③不得用于白细胞计数<1.5×10^9/L者。④使用本药前3d给予地塞米松仍可产生严重过敏反应。

禁用于有严重过敏史及上述各类情况的病人。慎用于肝功能不全、严重衰弱、严重水钠潴留、严重感觉神经疾病患者。儿童的用药安全性尚未确定。不可用于孕妇，其安全性属D级，易致胎儿畸形。哺乳妇用药前应停止哺乳。

本药的不良反应常见贫血、严重的细胞减少；恶心、呕吐、腹泻、黏膜炎、便秘、肝功能损害；体液潴留、体重增加、水肿、胸腔和心包积液；多部位皮疹、指（趾）甲变化；过敏反应；低血压、心悸、肺水肿、肌痛、感染、头痛、感觉障碍、溢泪、脱发、乏力、注射部位反应等。

【药物相互作用】 ①与顺铂合用，神经疾病发生概率增加。②伊曲康唑抑制本药代谢，增加其毒性。③CYP3A4抑制剂酮康唑、红霉素、环孢素等可干扰本药的代谢。④与托泊替康合用时，本药清除率可降低50%。合用时应第1日给予本药，第1~4日给予托泊替康。⑤本药治疗期间和停止治疗3个月内不得接种活疫苗，否则可引起致命的疫苗感染。

【规格】 注射剂：20mg（附1.5mL溶剂），80mg（附6mL溶剂）；注射液：20mg/2mL，80mg/8mL。

香菇多糖 Lentinan

【药性与应用】 本品为从香菇实体中提取的一种具有抗癌作用的高分子葡聚糖。单用或与其他抗肿瘤药合用对多种动物肿瘤均有抑制增殖的作用，并可延长病人的存活期。本品的主要作用机制为激活机体的细胞免疫和体液免疫系统，增强宿主抗病毒、抗肿瘤及抗细菌感染的能力。本品尚具有保肝作用。临床适用于失去手术机会的胃癌、肝癌、膀胱癌病人，缓解临床症状，提高免疫力，纠正微量元素的失调。也用于治疗慢性病毒性肝炎。

静脉注射或静脉滴注：1mg，2次/d；或2mg，1次/周。口服：国产品6~10片，每早、晚各1次，饭后服用。儿童剂量酌减。

【注意与禁忌】 少数人可有轻度消化道反应。罕见休克、口内异感、畏寒、心律失常、血压下降、呼吸困难、皮疹，应停药并适当处理。偶见头晕、头痛及红细胞、白细胞、血小板下降。本品多糖部分以甘露糖为主，含有少量葡萄糖，微量的岩藻糖、半乳糖、木糖及阿拉伯糖，而肽键由门冬氨酸、组氨酸、丝氨酸、赖氨酸及谷氨酸等 18 种氨基酸组成。应慎用于早产儿、新生儿和婴幼儿。

【规格】 冻干粉针剂：1mg；片剂：2. 5mg；注射液：1mg/2mL。

石蒜内铵 Lycobetaine（石蒜碱内铵盐，氧化石蒜碱，AT-1840，Oxylycorine）

【药性与应用】 从国产石蒜等植物中获得的一种生物碱经氧化后得到的半合成品，对多种动物肿瘤均有明显的抑制作用，并延长病人存活期。临床适用于胃癌、卵巢癌、鼻咽癌及恶性淋巴瘤等。

口服：100mg，3 次/d，14d 为 1 个疗程。2 个疗程间隔 10d。可用药 4~10 个疗程。

【注意与禁忌】 偶见心悸、胃部不适等现象，多数无明显不良反应，包括骨髓抑制。但用药期间仍应注意血象变化，包括血小板的变化，以便及时对症处理。

【规格】 片剂：10mg。

葫芦素 Cucurbitacin

【药性与应用】 本品为甜瓜蒂提取物，可抑制癌细胞的生长，改善原发性肝癌的症状。对消除肝痛，缩小瘤体，延长病人存活时间，恢复活动能力均有一定作用。并可消退黄疸，降低血清转氨酶，消除腹水，改善蛋白代谢，增强机体免疫功能，防止肝细胞坏死，抑制肝纤维增生。临床适用于原发性肝癌、迁延性肝炎、慢性肝炎。

口服：肝癌，开始 0. 2mg，3 次/d，饭后服。如无胃肠道反应，1 周后可增至 0. 3~0. 6mg，3 次/d，3 个月为 1 个疗程。肝炎，0. 1~0. 2mg，3 次/d，饭后服。儿童剂量酌减，2 个月为 1 疗程。

【注意与禁忌】 剂量不可随意加大。孕妇及严重消化道溃疡病人慎用。

【规格】 片剂：0. 1mg。

靛玉红 Indirubinum（炮弹树碱 B，玉红）

【药性与应用】 本品为从中药青黛中获取的抗粒细胞白血病的有效成分经合成精制而成。本品能使幼稚细胞减少，甚至完全消失；能明显缩小脾脏，使血红蛋白上升达到正常，还可使肿大的肝脏缩小。毒性较低、起效快，能增进食欲，增加体重，减轻疲乏、头晕、腹胀及多汗等症状。本品在体内分布以肝、胆、脾、胃、肠最高。生物利用度为46.48%。本品在肝脏代谢，从粪便中排出。临床用于治疗慢性粒细胞性白血病、骨髓异常增生综合征及嗜酸性粒细胞增多症等。

口服：100~300mg/d，分3~4次服用；3个月为1个疗程。

【注意与禁忌】 可见轻度腹痛、腹胀、腹泻、恶心、呕吐、便血等不良反应，停药或经保肝治疗后可恢复正常。肝、肾功能不全者慎用。

【规格】 片剂：25mg，50mg，100mg

芦笋精 Asparagus granule

【药性与应用】 本品为从鲜芦笋原汁中提取的有效成分。对中晚期肝癌、食管癌、肺癌、宫颈癌、乳腺癌、膀胱癌及皮肤癌等的癌细胞均有较好的抑制、杀伤及防止扩散的作用；并能促进白细胞生长，显著提高机体免疫力，提高病人生活质量及延长存活期。化疗、放疗病人服用本品后能提高治疗效果，降低不良反应。本品的特点是剂量低时能提高机体的免疫功能；剂量大时能杀灭癌细胞。本品中含有多量维生素、微量元素和生物活性物质，能促进组织的新陈代谢，调整器官功能，增强免疫力，从而促使机体从病理状态恢复到正常状态。

本品临床适用于肝癌、食管癌、肺癌、鼻咽癌、宫颈癌、乳腺癌、膀胱癌、淋巴癌及皮肤癌等。

温开水冲服：10g/d，分3~4次口服。

【注意与禁忌】 冲服开水温度不可超过70℃，以确保疗效。

【规格】 颗粒：10g/包。

吗特灵注射液 Matrine Injection（氧化苦参碱，苦参碱）

【药性与应用】 本品的主要成分为苦参碱和氧化苦参碱，具有抗癌和抗心律失常作用。体内、体外均被证实有抗癌作用。临床主要用于消化系统和生殖系统肿瘤。

静脉注射或用5%或10%葡萄糖溶液溶解、混匀后静脉滴注，500~1000mg，1次/d。

【注意与禁忌】 偶有轻度恶心、腹胀、头痛、眩晕等不良反应，数天后即可消失，或停药后消失。

【规格】 注射液：500mg/10mL。

第五节　抗肿瘤激素类

他莫昔芬[典][基]　Tamoxifen（三苯氧胺，Nolvadex，Tamofen，TAM）

【药性与应用】　本品是雌激素的部分激动剂，其强度约为雌二醇的1/2，与雌二醇竞争雌激素受体。这种药物-受体复合物，可转位于细胞核内，阻止染色体基因活化，从而抑制肿瘤细胞的生长。口服后迅速被吸收，4~7h后达峰值。消除$t_{1/2}$为7d。连续给药7d后，血中药物稳定在高浓度。其代谢产物为N-去甲基他莫昔芬和4-羟他莫昔芬。大部分以结合物的形式从粪便中排出，少量从尿中排出。临床证实对乳腺癌治疗有效。适用于晚期乳腺癌和卵巢癌的治疗。

口服：10mg，2次/d，可连续使用。

【注意与禁忌】　应特别注意本药可导致患者出现严重或致命性的子宫肿瘤、脑卒中、肺栓塞。对此类患者的应用应权衡利弊。对本药过敏、眼底疾病、有血栓史、血栓倾向者及孕妇、哺乳妇等忌用。慎用于肝功能不全、白细胞与血小板减少者。

不良反应可见面部潮红、潮热、体重增加、血脂改变，骨转移患者可出现高钙血症；可见食欲缺乏、呕吐、腹泻、胆汁淤积、转氨酶升高、脂肪肝；罕见血栓形成，个别发生心肌梗死；可有血小板、白细胞一过性减少及贫血；罕见头痛、抑郁、眩晕、精神错乱、嗜睡、小脑功能障碍；罕见肺栓塞；妇女可有月经紊乱、外阴瘙痒、卵巢囊肿、子宫内膜瘤、内膜增生与内膜息肉，以及性功能障碍、肾病综合征；可有皮肤干燥、皮疹、脱发、紫癜性脉管炎、视物模糊、视力下降、角膜混浊、视网膜病变；治疗初期可出现一过性骨与肿瘤疼痛加剧。

【药物相互作用】　①本药与氟尿嘧啶、环磷酰胺、甲氨蝶呤、长春新碱、多柔比星合用可提高疗效。②本药可以提高甲磺酸溴隐亭的多巴胺能作用。③本药可延长阿曲库铵的神经肌肉阻滞作用。④本药可增强抗凝血药的作用，二者不宜合用。⑤与丝裂霉素合用，发生溶血性血尿综合征的概率增加。⑥与雷藤内酯合用，可使小鼠肿瘤生长加快，应引起注意。⑦与别嘌醇合用，本药的肝毒性加重。⑧与其他细胞毒性药合用，可增加血栓栓塞的危险。⑨本药可能抑制他克莫司的代谢。⑩与抗酸药合用使本药肠溶片提前分解刺激胃，二者应间隔1~2h用药。⑪本药不宜与雌激素合用，以免影响疗效。

【规格】　片剂：10mg，20mg。

福美司坦 Formestane（兰特隆，福美坦，Lentaron）

【药性与应用】 本品为雄烯二酮衍生物，竞争性抑制雌激素合成酶，使雌激素体内合成减少，发挥抗癌作用。适用于绝经后的乳腺癌。1 次注射 250mg 后 30~48h，其血浆浓度为 10~18ng/L。其后 2~4d 内迅速下降。$t_{1/2}$ 约为 4~6d。

深部肌内注射：250mg，以生理盐水稀释，1 次/2 周。

【注意与禁忌】 不良反应有皮肤发红、痒、痛、烧灼感；偶有下肢水肿、潮热、恶心、呕吐、肌紧及喉痛。多数病人可以耐受，少数病人不得不中断治疗。也可有腹泻、月经失调、停经、阴道出血、脱发、皮疹、头痛、眩晕、体重增加、水肿、骨痛；长期大量使用可出现视力障碍。偶有骨髓抑制，表现为白细胞和血小板减少。孕妇不宜用。肝功能异常者慎用。绝经前期及哺乳期忌用。

【规格】 注射剂：250mg。

氨鲁米特[典] Aminoglutethimide（氨基导眠能，氨格鲁米特，氨苯哌酮，奥美定，Orimenten，Aminoblastin，AG）

【药性与应用】 本品为格鲁米特的衍生物，能特异性地抑制芳香化酶，阻碍雄激素转变为雌激素，可完全抑制雌激素的生成，断绝绝经期妇女的雌激素来源，以发挥相应的抗癌作用。本品还能刺激肝脏混合功能氧化酶系统，促进雌激素的体内代谢，加速其在血中的清除。口服吸收良好，生物利用度为 75%左右，1. 3h 达峰值。1 次用药 $t_{1/2}$ 为 12. 5h。用药 2 周后 $t_{1/2}$ 为 6~7. 3h。主要由尿以原形排出，25%为代谢产物，胆汁中排出很少。临床用于绝经后晚期乳腺癌，对他莫昔芬无效者，仍可有疗效。对卵巢切除术后恶化者以及前列腺癌病人有效，多与化疗合用。也可用于库欣综合征。ACTH 能对抗本品的抑制肾上腺素作用，故应合用氢化可的松以阻止这种作用。

口服：250mg，2 次/d；2 周后改为 3~4 次/d，但日剂量不可超过 1g。可与氢化可的松同服，其剂量为 100mg/d，早、晚各 20mg，睡前 60mg；2 周后减量，40mg/d，即早、晚各 10mg，睡前 20mg。

【注意与禁忌】 副作用可有嗜睡、困倦、头晕、皮疹、共济失调等。皮疹发生在用药后 10~15d 者居多，持续约 5d，多可自行消退。可有胃肠反应，如恶心、呕吐、食欲不振、腹泻等。偶见白细胞、血小板减少以及甲状腺功能减退。孕妇、哺乳妇及儿童禁用。不可与他莫昔芬合用，因会增加副作用而并不增加疗效。定期检查血象与电解质。

【药物相互作用】 ①双香豆素类抗凝药、口服降糖药、地塞米松等皮质激素药物可加速本药代谢，合用时应予注意。②本药可诱导肝微粒体酶，可使地高辛及茶碱类药物降低药效。③他莫昔芬可增加本药的不良反应而不增加疗效，不宜合用。

【规格】 片剂：125mg，250mg。

甲羟孕酮[典][基]　Medroxyprogesterone（甲孕酮，安宫黄体酮，Provera，MPA）

【药性与应用】 主要使细胞内雌激素受体（ER）不能更新，抑制雌激素促肿瘤细胞生长的作用。还可通过增强 E_2-脱氧酶的活性降低细胞内雌激素的水平，诱导肝 5α-还原酶使雄激素不能转变为雌激素，进一步降低雌激素的水平。不论口服或肌内注射后血浆浓度均迅速上升。肌内注射时血药峰浓度低于口服，但持续时间较久，可超过 1 周。口服吸收良好，峰值明显较高，经肝代谢，持续时间较短。二者各有特点，可根据病情选择给药方法。本品主要在肝脏与葡萄糖醛酸结合后从肾脏排泄。临床主要用于肾癌、乳腺癌、子宫内膜癌、前列腺癌的治疗，增强晚期病人食欲，改善一般体质状态。

口服：500～1000mg/d，1 次或 2 次分服，连用 10d。肌内注射：开始 500mg，1 次/d，最多 4 周；以后改为 3 次/周。

【注意与禁忌】 本药注射剂可显著降低骨密度，骨质流失随用药时间的延长而增多，且不完全可逆。

对本药过敏、有血栓栓塞性疾病与病史、骨转移产生的高钙血症、肝肾功能不全、可疑乳腺及生殖器恶性肿瘤、诊断不明的性器官出血、过期流产、月经过多者及孕妇、产后 6 周内的哺乳妇，均不建议使用本药。慎用于心脏病、哮喘、糖尿病、癫痫、抑郁症、偏头痛等患者。对儿童的安全性、有效性尚未确定。

本药对耐药细胞无效。可引起黄体酮样反应，如乳房痛、溢乳、阴道出血、闭经、月经紊乱、宫颈分泌异常。长期应用也可有肾上腺皮质功能异常亢进，出现库欣综合征样表现。亦可有阻塞性黄疸、血液凝固性增加、栓塞症状、心肌梗死、精神失常、性欲下降、血管神经性水肿。如出现梗塞、视力障碍等症状应立即停药。

【药物相互作用】 ①与氨基苯哌啶酮合用，可显著降低本药的生物利用度。②本药可降低促肾上腺皮质激素和氢化可的松的血药浓度。③本药显著降低氨鲁米特的生物利用度。

【规格】 片剂：2mg，3mg，4mg，5mg，10mg，200mg，500mg；分散片：250mg；胶囊：100mg，250mg；注射剂：100mg，150mg。

亮丙瑞林　Leuprorelin（Enantone，Lucrin）

【药性与应用】 本品系促性腺激素释放激素（LHRH）的九肽合成衍生物

的微囊型缓释剂，通过降低腺垂体的反应性，抑制 LHRH 的分泌，极大降低睾酮和二氢睾酮的浓度，引起前列腺的萎缩。临床用于前列腺癌的治疗。

皮下注射：3. 75mg，1 次/4 周。每安瓿用附加的助悬液 2mL 使之充分混悬而不起泡，然后使用。

【注意与禁忌】 不良反应可有肝脏损伤，肝酶上升，应密切注意。另外各系统尚可有如下反应：发热、热感、颜面潮红、出汗、性欲减退、阳痿、男性乳房女性化、睾丸萎缩、会阴部不适；骨、肩、腰、四肢疼痛及行走困难；尿潴留、尿频、血尿、排尿障碍；心电图异常、心脏扩大；恶心、呕吐、纳差；皮疹、瘙痒；注射局部发红、疼痛、硬结；水肿、胸闷、疲倦、体重增加、感觉异常、耳鸣、听力减退、甘油三酯上升、尿酸上升、尿素氮上升等。在应用本品初期，由于高活性 LHRH 衍生物对腺垂体性腺系统的刺激作用，伴随血清睾丸素上升的同时，可出现骨性疼痛加重、尿潴留或脊髓压迫，应密切观察，并采取适当措施。此期约持续 1 月左右。对本品过敏者禁用。由于脊髓压迫或尿潴留出现肾功能障碍和因高龄生理功能低下者慎用。皮下注射时，应采用臂、腹、臀多部位轮替注射，注射后不得揉搓。

孕妇、哺乳妇忌用。

【规格】 注射剂：3. 75mg；控释注射剂：3. 6mg。

溴乙酰己烷雌酚 Hexoestrol Dibromoacetate（溴醋己烷雌酚，Hexestrol Bromoacetate，HL-286）

【药性与应用】 本品为我国创制的己烷雌酚衍生物，具有雌激素结构，作为雌激素拮抗剂，竞争性抑制癌细胞。动物实验对肉瘤-180、肉瘤-37 的抑制率为 60%左右。并有升高白细胞的作用，使临床症状消失，转移病灶好转、瘤体缩小，延长病人寿命。本品口服后从胃肠道吸收，在肝内代谢，排入小肠后进入肠-肝循环。48h 后 70% 自尿和粪中排出。维持时间长，显效快，不良反应少而轻，对造血系统无影响。临床用于前列腺癌和前列腺肥大。

口服：10~20mg，3 次/d。

【注意与禁忌】 部分病人可有刺痛和乳房胀痛感。少数病人可有胃部不适、食欲下降。偶见恶心、呕吐、皮肤瘙痒，降低剂量或停药即可缓解或消失。

【规格】 片剂：10mg

氟他米特 Flutamide（氟硝丁酰胺，氟他胺，Drogenil）

【药性与应用】 本品为抗雄激素药。在前列腺内，本品在细胞水平上阻断二氢睾酮与细胞核内受体的结合，并能抑制睾酮转变为二氢睾酮，使雄激素对前列腺生长的刺激受到明显抑制，从而明显抑制 DNA 的合成。本品口服后迅速被吸收，$t_{1/2}$5~6h。临床用于治疗晚期前列腺癌。

口服：250mg，3 次/d，饭后服。

【注意与禁忌】 本品刺激男性乳房发育。偶见乳腺发生小结节状改变和出现初乳；可有恶心、呕吐、食欲增加与失眠；疲劳、性欲减退罕见。

近期报道，本药可增加对肝脏的损害，有肝功能衰竭致死的报道。本药对妊娠的影响为 D 级。不能排除对乳儿的危害，哺乳妇应慎用。

【药物相互作用】 ①亮丙瑞林等促性腺激素释放激素类似物，可抑制睾酮分泌，与本药合用可增加疗效。②与华法林合用，可增加出血倾向，应调整后者的剂量。

【规格】 片剂：250mg；胶囊：125mg。

戈舍瑞林　Goserelin（高瑞林，Zoladex）

【药性与应用】 本品为促性腺激素释放激素的类似物，有促进促性腺激素释放的作用。适用于晚期前列腺癌。

植入：每隔 28d 于胸部皮下注入植入剂 1 次。也可局麻后再植入。

【注意与禁忌】 可有血浆睾丸素水平下降、灼热感、性欲和性交能力下降。少数病例可出现轻度皮疹，多可在继续治疗中自行消失。个别可有乳房胀感或肿胀。对植入部位可有轻度刺激，在接受治疗的第 1 个月应加强监护，出现骨痛、尿道梗阻性排尿困难或脊髓压迫，应及时处理。治疗初期可考虑并用抗雄激素药物。

【规格】 植入剂：3. 6mg。植入剂基质含聚乙醇酸和乳酸。

第六节　铂盐类

威力顺铂 I A　Cisplatin-Ebewe I A（动脉灌注用顺铂）

【药性与应用】 本品是一种专门为增加动脉内灌注化疗疗效和抑制细菌生长的制剂。与静脉途径用药相比，本品可产生更好的疗效，尤以头颈部肿瘤疗效更明显，毒性也相对较低。本品临床适用于血管分布丰富的肿瘤和其他可行介入治疗的肿瘤；也用于手术广泛切除后对放疗不敏感的肿瘤；以及放疗前姑息治疗具有良好血液供应的肉瘤。如治疗有效，只要存在 1 条可插管动脉，姑息治疗即可继续进行。如果药物能以最大可能剂量达到靶区病灶，合理的综合治疗方案顺序应该是：术前威力顺铂 I A 的灌注化疗、手术治疗、必要的放疗。

下面为参考用药剂量：①头颈部肿瘤，颈动脉灌注：50mg/d，共 3d。②舌和舌下的口腔癌（T 分期 3～4 期）：30mg/2d，11d 内总量为 180mg；或在 11d 内，表柔比星动脉灌注量为 100mg，本品总量为 120mg。

【注意与禁忌】 灌注液内若有肉眼不可见不完全溶解物质，药物的毒性会加强，引起面神经麻痹和灌注区血管痉挛。这主要见于冻干粉针剂，而溶液剂型则较少见。在第 2 次全身动脉灌注时，可发生呕吐，甲氧氯普胺可降低发生率，但不能完全消除，且可引起轻微腹泻。其他不良反应参见顺铂。

【规格】 专供动脉灌注用注射液：20mg/20mL，100mg/100mL。

顺铂[典][基] Cisplatin（顺氯氨铂，Platinol，DDP）

【药性与应用】 本品为一种周期非特异性药物，与 DNA 结合成交叉键，使其不能再复制。高浓度时也抑制 RNA 及蛋白质的合成。对乏氧细胞也有作用。进入人体后，可扩散通过带电的细胞膜。在 Cl^-高的条件下较稳定，进入细胞后由于其 Cl^-浓度低，药物水解为阳离子水合物，具有类似烷化剂的双功能基团作用，主要与 DNA 链上的碱基作用。本品静脉注射后，开始在肝、肾、大小肠及皮肤中分布最多；18～24h 后肾脏中积蓄最多，脑组织中最少。在血浆中消失呈双相型，快相 $t_{1/2}$为 41～49min，慢相 $t_{1/2}$为 57～73h。本品主要从尿中排泄，第 1 日排出 19%～34%，4d 内尿中仅排出 25%～44%。本品适用于睾丸恶性肿瘤、卵巢癌、淋巴肉瘤、肉状细胞肉瘤、膀胱癌、胰腺癌、宫颈癌、鼻咽癌、甲状腺癌、成骨肉瘤、黑色素瘤、间皮细胞瘤及支气管癌等。

静脉滴注：①一般剂量为 20～30mg/m^2，溶于生理盐水 200mL 中滴注，连用 3～5d，总量 150mg，间隔 3 周后再重复，可重复用药 3～4 个疗程。②高剂量为 80～120mg/m^2，同时进行水化利尿，每 3 周用药 1 次，可重复 3～4 次。③用于治疗睾丸癌及卵巢癌，配伍其他化疗时的用药剂量通常为 50～120mg/m^2；一般开始 8d 按 50mg/m^2 给药，或者 10～20mg/m^2 连续 5d，每隔 3～4 周为 1 疗程。④胸腹腔注射：30～60mg，7～10d 1 次。

【注意与禁忌】 不良反应主要为食欲减退、恶心、呕吐及腹泻。一般于注射后 1～2h 发生，持续 4～6h 或更长，停药后 3～4d 甚或 1 周以上消失。白细胞减少多发生在剂量超过 100mg/（m^2·d）时，血小板减少相对较轻。听神经毒性与总剂量有关，可见耳鸣、耳聋、头昏，严重者可出现不可逆性高频听力丧失。可有血尿、血清肌酐升高及清除率降低，与总剂量有关，通常发生于治疗后 7～14d。也可有心电图改变和肝功能损伤。肾损害、严重骨髓抑制、对本品过敏者及孕妇禁用。在应用本品期间应经常检查血象，当白细胞低于 3500/mm^3 或血小板低于 7.5 万/mm^3，或出现早期肾毒性表现，如尿中白细胞超过 10 个/高倍视野、红细胞超过 5 个/高倍视野或管型多于 5 个/高倍视野者，或血清肌酐超过 132.6μmol/L 者，或曾经患过肾脏病、肾功能差、有中耳炎史的病人，应特别谨慎，必要时应停药。为了减轻不良反应，用药期间应多饮水或输液强迫利尿。用药前先给甲氧氯普胺、氯丙嗪等药以减轻消化道反应。

【药物相互作用】 ①抗组胺药、酚噻嗪类、噻吨类药物可掩盖本药耳毒性症状，如耳鸣、眩晕等，应予注意。②本药可诱发博来霉素的肾脏损害，即便剂量很少。③本药与各种骨髓抑制药合用可增加毒性反应。④本药与免疫抑制药合用，可加重后者的肾毒性，应注意监测。⑤与卡马西平、磷苯妥英、苯妥英等抗惊厥药合用，可降低后者的血药水平。⑥与多柔比星合用可导致白血病。⑦与青霉胺等螯合剂合用，本药的活性减弱。⑧与异环磷酰胺合用会加重肾毒性与耳毒性。⑨使用本药后再用紫杉醇，可使后者的清除率降低 33%。⑩与硫酸锌合用可降低本药疗效。⑪与妥布霉素合用应密切注意肾功能与听力。⑫本药可改变锂剂的药代动力学参数。⑬使用本药期间或停药 3 个月内不可接种活疫苗，以免引起致命的疫苗感染。

【规格】 注射剂：10mg，20mg，30mg；注射液：10mg/1mL，50mg/2mL，20mg/2mL。

卡铂[典][基]　Carboplatin（碳铂，Paraplatin，Carboplat，CBP）

【药性与应用】 本品为第 2 代铂类抗肿瘤药，其生化特性与顺铂相似，但肾毒性、消化道反应及耳毒性均较低，为近些年受到重视的新药。药理作用与顺铂相同，抑制 DNA 的合成，在血浆中清除曲线呈双相型，游离铂吸收相 $t_{1/2}$ 为 3min，清除相 $t_{1/2}$ 为 26min，比顺铂稍长。在人血浆中比顺铂稳定，主要通过肾小球滤过排出。临床用于卵巢癌、小细胞肺癌、头颈部癌、生殖细胞肿瘤、甲状腺癌、宫颈癌及膀胱癌等。

静脉滴注：静脉滴注前用 5% 葡萄糖溶液或生理盐水制成 10mg/mL 溶液，然后加于 5% 葡萄糖溶液 500mL 中静脉滴注。推荐剂量为 300～400mg/m^2，1 次给药；或 60～70mg/m^2，1 次/d，连用 5d。二者均 4 周重复 1 次。肌酐清除率是主要用药剂量指标，不正常时应降低剂量。滴注过程中应避光。

【注意与禁忌】 可有恶心、呕吐，但较顺铂为轻。主要毒性为骨髓抑制，最重时多发生在注射后的 14～21d，一般 35d 可恢复正常。明显骨髓抑制、对铂剂及甘露醇过敏、有严重合并症者及孕妇禁用。用药期间应定期检查血象、肾功能、肝功能。3～4 周内不可重复给药。漏出血管外有一定刺激性，多不严重。联合用药时应注意减量。可致呕吐。有致畸作用。现配现用，并在 8h 内用完。

【药物相互作用】 ①本药与环孢素合用，增加免疫抑制作用。②本药与氨基糖苷类抗生素合用，如阿米卡星、庆大霉素、奈替米星、链霉素、妥布霉素等，增加耳毒性。③本药可使苯妥英的肠道吸收减少，作用下降。④甲氧氯普胺或5-羟色胺受体抑制剂可减轻本药的胃肠道反应。⑤使用本药期间或停止应用3个月内不可接种活疫苗，以免引起致命的疫苗感染。

【规格】 注射剂：50mg，100mg，150mg，450mg；注射液：50mg/10mL，100mg/10mL，150mg/15mL。

奥沙利铂[典][基] Oxaliplatin（奥克塞铂，Eloxatin）

【药性与应用】 本品抗癌活性超过顺铂，对耐顺铂的L_{1210}瘤株仍显示一定敏感性。若与环磷酰胺、阿霉素合用则显示更高的抗癌活性。临床用于乳腺癌、卵巢癌、黑色素瘤、中枢神经系统恶性肿瘤及睾丸癌。

静脉滴注：应间歇增加用量，以低剂量（$45mg/m^2$）的1/100起，继而以1/10、1/5、1/3、1/2、2/3、3/4递增，在9~12d内达到全量。

【注意与禁忌】 主要不良反应为胃肠道反应，如恶心、呕吐等，其他参见顺铂与卡铂。

【药物相互作用】 ①治疗L_{1210}白血病时，与环磷酰胺和表柔比星合用，有较高活性；与甲氨蝶呤、氟尿嘧啶、硫鸟嘌呤、多柔比星、丝裂霉素、长春新碱合用，有协同作用；与卡铂合用，可治愈小鼠L_{1210}白血病。②与依立替康合用发生胆碱能综合征的危险性加大，可用阿托品预防。③使用本药期间或停止应用3个月内，不可接种活疫苗，否则可引起致命的疫苗感染。

【规格】 注射剂：2mg，4mg，15mg，50mg，100mg，200mg；注射液：40mg/20mL；甘露醇注射液：100mL（本药50mg、甘露醇5.1g）；葡萄糖注射液：100mL（本药50mg、葡萄糖5g）。

洛铂 Lobaplatin

【药性与应用】 本药为第三代铂类化合物，具有烷化作用。与顺铂一样，本药与DNA结合，引起链向交叉和DNA变性，并延迟或抑制DNA修复。临床用于不能手术的转移性乳腺癌、转移性小细胞肺癌；也用于慢性粒细胞性白血病。

静脉注射用药，应行弹丸式注射，注射时间不宜超过1min。

单药治疗：根据患者的血常规恢复情况，每3~5周给予本药30~60mg/m^2。

联合用药：对转移性尿道移行细胞癌，合用甲氨蝶呤和长春碱。本药一次$50mg/m^2$，疗程3周。

【注意与禁忌】 对铂类制剂过敏、凝血障碍、肾功能不全、骨髓抑制者及孕妇、哺乳妇忌用。慎用于感染、胃肠功能紊乱、有神经系统疾病史、肝功能不正常者。

不良反应主要是血小板减少、白细胞减少、胃肠道反应、神经痛、视力伤害、精神错乱、肝酶升高、过敏等。

【规格】 注射剂：50mg。

奈达铂　Nedaplatin（奥先达，捷佰舒，鲁贝，泉铂，Aqupla）

【药性与应用】 本药为顺铂类似物，与顺铂的抗瘤方式相同，即与脱氧核糖核酸结合，抑制DNA复制，从而产生抗肿瘤活性。临床主要用于头颈部癌、非小细胞肺癌、食管癌、子宫颈癌等。

静脉滴注：80~100mg/（m^2·次），每3~5周1次，用生理盐水稀释至500mL滴注；滴注完后，再静脉滴注1000mL以上输入液体。

【注意与禁忌】 有明显骨髓抑制，严重肝、肾功能不全，对铂制剂过敏、对右旋糖酐过敏、可能妊娠者均忌用。慎用于肾功能不全、骨髓抑制、听力损害、肝功能不全、感染水痘、老年、胃肠道疾病、有神经系统疾病史患者。

本药的严重不良反应可有过敏性休克、骨髓抑制、肾功能损害、耳毒性、间质性肺炎、抗利尿激素分泌失调综合征（表现为低血钠、低渗透压血症、尿钠增加、高渗尿、意识障碍等）。

其他不良反应可有心肌炎、静脉炎、头痛、痉挛、末梢神经功能障碍、水电解质失衡、尿痛、排尿困难、肝酶升高、胆红素升高、碱性磷酸酶升高、血脂异常、血清白蛋白下降、胃肠道反应、肠梗阻、脱发、皮疹、口炎等。

【药物相互作用】 ①与其他抗肿瘤药物合用，可加重骨髓抑制。②与氨基糖苷类抗生素及盐酸万古霉素合用，可加重对肾脏与听力的损害。③与放射性治疗并用，可加重骨髓抑制。

【规格】 注射剂：10mg，50mg。

环硫铂　Sulfatodiaminocyclohexane Platinum（SHP）

【药性与应用】 本品药理作用与顺铂相似。临床适用于睾丸癌、卵巢癌、头颈部癌、肺癌、膀胱癌、前列腺癌等。

静脉滴注或静脉注射：15~30mg/d，连用5d，4周后重复；或50~60mg/d，1次/周，4~6周为1个疗程。

【注意与禁忌】 不良反应主要为消化道反应和骨髓抑制。不可用含氯化钠的液体溶解或稀释。其他参阅顺铂或卡铂。

【规格】 粉针剂：15mg，30mg。

顺螺铂 Spiroplatinum（硫酸铂，Spiroplatin）

作用特点与顺铂和卡铂相似。

第七节 抗肿瘤抗体类

利妥昔单抗 Rituximab（美罗华，Mabthera，Rituxan，Bexxar，IDEC-102）

【药性与应用】 本药是一种抗 CD_{20} 的人/鼠嵌合单克隆抗体。临床用于治疗复发或化疗耐药的惰性 B 细胞性非霍奇金淋巴瘤；与甲氨蝶呤合用，用于对一种或多种肿瘤坏死因子拮抗剂无效的中至重度类风湿性关节炎。

静脉滴注：惰性 B 细胞性非霍奇金淋巴瘤，375mg/（m^2·周）。与其他化疗药合用，也可 1 次/3 周。类风湿关节炎，与甲氨蝶呤合用，第 1 次静脉滴注 1000mg；2 周后再静脉滴注 1000mg，最大剂量为 2 剂。

【注意与禁忌】 应特别注意：①有报道在滴注 24h 内可发生致命的输液反应。如发现输液反应，应立即停药进行对症处置。②非霍奇金淋巴瘤患者用药后可出现肿瘤溶解综合征，可诱发肾衰竭。③用药后可出现致死性黏膜反应。④有的患者用药后出现 JC 病毒感染，导致进行性多灶性白质脑病与死亡。

禁用于对本药或鼠源蛋白过敏者和哺乳妇。慎用于有药物过敏史、血循环中恶性细胞含量高（$>2.5\times10^7$/L）、有心肺疾病史、中性粒细胞计数低于 1.5×10^9/L 或血小板计数 $<75\times10^9$/L、乙肝病毒携带者。

对儿童的安全性、有效性尚未确定。妊娠安全性为 C 级。

常见的不良反应有发热、寒战、衰弱、头痛、腹痛、咽痒、低血压、恶心、呕吐、白细胞减少、血小板减少、血管性水肿、肌痛、支气管痉挛、皮痒、潮红、荨麻疹。总不良反应发生率可达 89%。

【药物相互作用】 ①本药与顺铂合用，可导致严重肾毒性，应避免合用。②用药期间接种活疫苗，可诱发疫苗感染。③与 CHOP（环磷酰胺、阿霉素、长春新碱、泼尼松）方案合用时，未观察到毒性相加作用。

【规格】 注射液：100mg/10mL，500mg/50mL。

群司珠单抗 Trastuzumab（赫赛汀，曲妥珠单抗，HER-2 单抗，Herceptin）

【药性与应用】 本药是一种重组 DNA 衍生物的人源化单克隆抗体，选择性作用于表皮生长因子受体-2（HER-2）的细胞外部位。临床用于治疗 HER-2蛋白过度表达的转移性乳腺癌。

静脉滴注：①一周方案：初次负荷剂量 4mg/kg，滴注 90min；维持剂量，

2mg/kg，1周1次。如初次剂量可耐受，此剂量可在30min内滴注完毕。本药可持续使用，直到病情恶化。②三周方案：初次负荷剂量8mg/kg，滴注时间180min；维持剂量，6mg/kg，滴注120min，每3周1次。

【注意与禁忌】 本药可引起充血性心力衰竭、严重甚至致命的输液反应和肺毒性。对本药过敏者不可应用。慎用于对单克隆制剂过敏、高血压、冠心病、有应用蒽环类抗癌药史、应用过环磷酰胺或胸部放疗、肺部疾病，以及心、肝、肾功能不全患者。

对18岁以下者用药的安全性不明确。妊娠安全性为B级。使用本药后至少应停止哺乳6个月。

本品为生物制剂，可引起生物制剂多见的不良反应。与多柔比星合用时心脏毒性比较明显，重者可导致心力衰竭。少数病人可有贫血、白细胞和粒细胞减少。本品不可与其他药物混用，也不可静脉注射。

【药物相互作用】 ①与紫杉醇合用，本药血清浓度约增加1.5倍。②与抗凝药合用，有增加出血的危险。

【规格】 注射剂：440mg。

波替单抗　Bortezomib（硼替佐米，万珂，Velcade）

【药性与应用】 本药是一种硼酸二肽衍生物，是26S蛋白酶体的选择性抑制物，使其失去调节功能，以破坏细胞增殖，引起细胞凋亡。本药临床用于治疗多发性骨髓瘤

静脉注射：1.3mg/m^2，2次/周。连续给药2周，停药10d，3周为1疗程（即第1、4、8、11日给药，第12~21日停药）。症状得到改善的患者，可再接受2个疗程的注射。

【注意与禁忌】 对本药过敏者忌用。慎用于有过敏、哮喘、周围神经病变、低血压、电解质或酸碱平衡失衡、肝病、骨髓抑制、肾功能不全诸类患者。孕妇忌用。哺乳妇应停止哺乳。

最常见的不良反应有低血压、虚弱、周围神经病变、头痛、失眠、感觉异常、眩晕、认知不全、水肿、脱水、呼吸困难、上呼吸道感染、肺炎、肌肉关节痛、痉挛、僵直、恶心、呕吐、腹泻、食欲缺乏、腹痛、贫血、血小板减少、粒细胞减少、皮疹、瘙痒、带状疱疹、视物模糊、发热等。

临床研究中遇到的不良反应较严重的有房颤恶化、心房扑动、心脏淀粉样变性、心脏停搏、心肌梗死、脑血管意外、精神错乱、自杀倾向、呼吸窘迫、骨折、肾功能不全、尿路阻塞、胃肠道出血、麻痹性肠梗阻、急性胰腺炎、过敏等多系统变化。但发病率并不高，有些因果关系尚待进一步确定。关键是临床的密切监测，一有意外，立即处理。

【药物相互作用】 与口服降糖药合用，可出现血糖的变化，或低血糖，或高血糖。故应密切观察，随时调节药物剂量。

【规格】 注射剂：3. 5mg；注射液：3. 5mg/10mL。

西妥昔单抗 Cetuximab（爱必妥，重组西妥昔单抗，Erbitux）

【药性与应用】 本药为鼠-人嵌合型单克隆抗体。研究证明本药可抑制人肿瘤细胞的增殖，并诱导其凋亡。临床与伊立替康联合用于伊立替康治疗失败的转移性结肠直肠癌；与放射治疗联合用于晚期头颈部鳞状细胞癌；用于铂剂治疗失败的转移性或复发性头颈部鳞状细胞癌；单药用于伊立替康或奥沙利铂方案治疗失败的表皮生长因子阳性转移性结直肠癌。

静脉滴注：转移性结直肠癌，初始剂量 400mg/m^2，120min 内滴注完毕；随后 1 次为 250mg/m^2，60min 滴完，最大滴速不得超过 5mL/min。伊立替康须在本药滴注结束 1h 之后开始使用。疗程应延续到病程出现进展为止。

【注意与禁忌】 本药可导致呼吸道阻塞、荨麻疹、低血压、心脏停搏；头颈部恶性肿瘤合并放射治疗患者可致心肺遏止、猝死。

禁用于对本药有严重过敏反应者。慎用于对本药和鼠类蛋白轻度过敏者，合并放疗的冠心病、心力衰竭、心律失常的头颈部鳞状细胞癌患者。

对儿童的安全性和有效性尚未确立。妊娠安全性为 C 级。哺乳妇用药停止后 1 个月内不可哺乳。

常见的不良反应有皮疹、倦怠、腹泻、恶心、呕吐、腹痛、便秘等；少数可出现输液反应、肺毒性、皮肤毒性、发热、败血症、肾衰竭、肺梗塞、脱水等。

【药物相互作用】 与伊立替康可以联用，无安全性和药代动力学的相互影响。

【规格】 注射液：100mg/50mL。

贝伐单抗 Bevacizumab（阿瓦斯汀，贝伐佐单抗，Avastin）

【药性与应用】 本药为重组人源化抗血管内皮生长因子（VEGF）的单克隆抗体，通过抑制 VEGF 诱导的血管形成进程使肿瘤停止生长。本药可作为一线或二线药物与氟尿嘧啶联合用于转移性结直肠癌的治疗；用于局部晚期或转移性鳞状非小细胞肺癌的治疗，与紫杉醇和卡铂联合应用，作为一线药物；也可应用于转移性乳腺癌的治疗。

静脉滴注：①转移性结直肠癌：5mg/kg（与 IFL 联合），或 10mg/kg（与 FOLFO×4 联合），1 次/2 周。首次给药时间 90min，第 2 次给药时间 60min，以后给药时间 30min。②非小细胞肺癌：15mg/kg，联合紫杉醇 200mg/m^2 及卡铂（AUC6）化疗，1 次/3 周，6 个疗程。随后单用本药。直到病程不能控制。

③大肠癌：5mg/kg，1 次/2 周。

【注意与禁忌】 本药可导致胃肠穿孔、伤口愈合并发症、肺出血等严重不良反应。忌用于有胃肠穿孔史、有未愈合伤口或严重出血、肾病综合征、高血压危象、严重动脉血栓者。慎用于单克隆抗体过敏出血体质、充血性心力衰竭、高血压和其他心血管疾病、肾功能不全、有动脉栓塞史和 65 岁以上患者。

对儿童的安全性仍未确立。本药有致畸作用，妊娠安全性 C 级。哺乳妇应用情况不明，应权衡利弊。

不良反应有高血压、出血、胃肠道穿孔、心力衰竭、肾病综合征、输液反应、腹泻、白细胞减少等。

【药物相互作用】 与舒尼替尼合用，可导致微血管病性溶血性贫血（MAHA），应避免二者合用。

【规格】 注射液：100mg/4mL，400mg/16mL。

替伊莫单抗　Ibritumomab Tiuxetan（泽娃灵，Zevalin）

【药性与应用】 本药为鼠源免疫球蛋白 G_1 的单克隆抗体。临床应用于复发或难治性、低度恶性、滤泡性或转化型 B 细胞非霍奇金淋巴瘤（包括对利妥昔单抗耐药者）。

静脉给药：第 1 日给利妥昔单抗 250mg/m^2（提前给予对乙酰氨基酚和苯海拉明），4h 内再给予铂-111 替伊莫单抗 5mci（10min 内注射完毕）；7～9d 后给予利妥昔单抗 250mg/m^2（提前给予对乙酰氨基酚和苯海拉明），4h 内再给予钇-90 替伊莫单抗（以上均系国外资料）。

【注意与禁忌】 本药可导致严重输液反应、细胞减少、皮肤和黏膜反应。

禁用于对本药和联合用药中成分过敏、对鼠蛋白过敏、中性粒细胞<1.5×10^9/L 或血小板计数<100×10^9/L、骨髓增生不良等患者。慎用于干细胞采集失败、有人抗鼠抗体患者。

对儿童的安全性尚未确定。孕妇禁用。哺乳妇应用应权衡利弊，可在用药时停止哺乳。

不良反应可有低血压、周围水肿、呼吸困难、咳嗽、鼻炎、支气管痉挛、肌关节痛、严重输液反应（呼吸窘迫、心肌梗死、室颤、休克）、倦怠、头痛、头晕、失眠、胆红素升高、消化功能紊乱与胃肠道反应、骨髓抑制、生命器官出血、血液恶性肿瘤播散、各种皮疹、血管神经性水肿、中毒性皮肤坏死等。尚可有感染、寒战、发热等。

【药物相互作用】 与多种抗血小板药、抗凝血药合用，均可有出血或大出血的风险，必须加强监测，以便及时发现、及时处理。

【规格】 注射液：3.2mg/2mL。

帕尼单抗　Panitumumab（Veetibix）

【药性与应用】　本药为一种重组人源 K-免疫球蛋白 G_2 单克隆抗体，可与表皮生长因子受体（EGFR）特异性结合，抑制细胞生长，诱导细胞凋亡，减少前炎症细胞因子和血管生长因子的合成，以及 EGFR 的细胞内摄作用。临床用于治疗失败的结直肠癌。

静脉滴注：6mg/kg，1 次/14d；滴注时间 60min，剂量高于 1000mg 时滴注时间 90min。

【注意与禁忌】　本药可导致皮肤毒性和严重输液反应。禁用于对本药过敏者。慎用于肺纤维化、间质性肺炎、肺炎或肺浸润患者。

本药的妊娠安全性为 C 级，孕妇、哺乳妇应用应权衡利弊。

本药的不良反应可有水肿、高血糖、低血钙、低血钾、低血镁、呼吸困难、肺纤维化、肌肉痛、僵直、过敏反应、抗体形成、感染、低血压、胃肠功能紊乱、血栓、皮疹与多种皮肤反应、眼刺激征与睫毛增生等。

【药物相互作用】　与伊立替康、氟尿嘧啶、亚叶酸钙联合应用，可增加腹泻的发生率与严重性。

【规格】　注射液：100mg/5mL，200mg/10mL，400mg/20mL。

阿仑单抗　Alemtuzumab（Campath，Mabcampath）

【药性与应用】　本药能与 CD_{52} 结合。CD_{52} 是存在于多种免疫细胞中的表面抗原。本药与白血病细胞的表面抗原 CD_{52} 结合后，产生抗体依赖的细胞介导的细胞裂解效应，从而杀死肿瘤细胞。本药用于治疗慢性 B 淋巴细胞性白血病。

静脉滴注：首次给药剂量为 3mg/d，静脉滴注 2h 以上。如果患者耐受好（输液反应≤2 级），可增至 10mg/d；如果 10mg 仍可耐受（输液反应≤2 级），可增至维持量 30mg/d，3 次/周，隔日给药。总治疗时间（包括剂量增加时间）为 12 周。如果治疗间隔大于 7d，仍应如前述将剂量从 3mg/d 逐渐增至维持剂量（可在 3~7d 内增至 30mg/d）。

【注意与禁忌】　患者用药后可发生严重甚至致命的反应，如骨髓抑制、自身免疫性血小板减少与贫血，以及免疫抑制所造成的可致死的细菌、病毒、真菌感染等。禁忌证与适用证至今尚不确定，国内医务工作者应进一步探索。

对儿童的安全性尚不明确。妊娠安全性属 C 级，应尽量避免使用。哺乳妇必须用时应停止哺乳。

各系统的不良反应可有心肌病、心律失常、肿瘤溶解综合征、支气管痉挛、肌肉骨骼痛、头痛、震颤、失眠、焦虑、恶心、呕吐、腹痛、白细胞（包括淋巴细胞）减少、单纯红细胞性再障、皮疹、视神经病变、严重甚至致死性输液反应。其中尤应注意免疫抑制所导致的各种病情，如：严重和长时间的淋巴细胞减少、条件性感染、古德帕斯彻综合征、毒性弥漫性甲状腺肿、雷夫斯病、格林-巴利综合征等。

【规格】 注射液：30mg/1mL。

吉妥珠单抗奥唑米星 Gemtuzumab Ozogamicin（美洛泰，Mylotarg）

【药性与应用】 本药可与 CD_{33} 抗原相结合，形成抗原抗体复合物，通过一系列变化，最后导致 DNA 双链断裂，使细胞死亡。本药临床在国外用于治疗首次复发，且不适合使用其他细胞毒药物进行化疗的 CD_{33} 阳性、年龄>60 岁的急性髓细胞性白血病。

静脉滴注：9mg/（m^2·次），滴注 2h，1 次/14d，给药 2 次为一疗程。

【注意与禁忌】 本药只能用于单药化疗，不可使用其他药物进行联合治疗。用药后可发生严重骨髓抑制、超敏反应、肿瘤溶解综合征、肝衰竭等，少数人可引起死亡。应密切监护并事前告知患者家属。

对本药及本药成分（抗 CD_{33} 抗体、刺孢霉素衍生物）过敏者忌用。慎用证尚不明确。

孕妇禁用。对儿童的安全性尚不明确。对哺乳妇不推荐使用，必须用时应停止哺乳。

除上面所述外，上市后的不良反应报道主要涉及肝毒性，特别是 VOD（肝静脉闭塞性脉管炎）、肾衰竭、肺毒性、输液反应与过敏反应。其他各系统尚可见高血压、低血压、心动过速、肌痛、阴道与子宫出血、胃肠功能紊乱、口腔黏膜炎、瘙痒、皮疹、条件性感染等。

【药物相互作用】 ①与阿司匹林或其他抗血小板药、抗凝药联合应用可增加出血风险。②不排除细胞色素 P450 对本药的潜在影响

【规格】 注射剂：5mg。

第八节　其他抗肿瘤及辅助治疗药

丙卡巴肼[典] Procarbazine（甲苄肼，甲基苄肼，Methylhydrazine，Natulan，Matulan，PCB，PCZ，MZH）

【药性与应用】 本品为周期非特异性药，抑制 DNA 和蛋白质的合成。进入人体后自身氧化成过氧化氢和羟基，可引起类似电离辐射的作用，使鸟嘌呤的第 3 位和腺嘌呤的第 1 位甲基化，与其他抗肿瘤药和放疗无交叉耐药性。有多种药理效应，如抑制有丝分裂、促进染色体排列紊乱、致畸、致癌、抑制免疫、细胞毒作用等。口服吸收良好，血浆 $t_{1/2}$ 为 7～10min。主要分布于肝、肾，

可进入脑脊液。临床主要用于霍奇金瘤、恶性淋巴瘤、多发性骨髓瘤和肺癌。

口服：150~200mg/d，分3~4次服用。1疗程总量根据骨髓抑制程度而定。

【注意与禁忌】 本品各系统的不良反应有：恶心、呕吐，多可耐受；白细胞、血小板下降，多出现于4~6周，与剂量相关，停药后2~3周恢复正常；部分人可有眩晕、嗜睡、精神错乱及脑电图不正常、下肢感觉异常、深反射消失及麻痹等周围神经炎的表现；脱发、皮炎等。本品为弱单胺氧化酶抑制剂，不可进食含酪胺高的食品（如干鱼、鱼酪、香蕉等）以及抗抑郁剂丙米嗪等。本品可引起溶血性贫血，肝、肾功能不全或骨髓抑制病人应慎用或减少剂量。可引起闭经。

【药物相互作用】 ①本药可抑制5-羟色胺的再摄取，与西酞普兰、氯伏胺、右芬氟拉明、右美沙芬、非莫西汀、芬氟拉明、氟西汀、氟伏沙明、萘法唑酮、奈福泮、帕罗西汀、瑞波西汀、舍曲林、舒马曲坦、文拉法辛、佐米曲坦等合用，可导致中枢神经毒性或5-羟色胺综合征（高血压、高热、肌阵挛、病态心理）。故应禁止合用。②与其他MAOI类如异卡波肼、苯乙肼、反苯环丙胺等合用，可诱发高血压危象和癫痫发作。③本药可延长和加强赛庚啶的抗胆碱作用，禁止与之合用。④与可乐定、卡马西平、哌替啶、左甲硫拉嗪合用时可使毒性增加，禁止合用。⑤不推荐本药与丁螺环酮合用，否则可出现高血压危象。⑥因本药属MAOI类，不可与三环类抗抑郁药、马普替林及米氮平合用，否则神经毒性增加，并可诱发癫痫。⑦本药抑制儿茶酚胺分解，增加交感神经活性，故与拟交感神经药物合用时，可导致高血压危象。⑧本药有延长QT间期的潜在性，与氟哌利多、左美沙酮合用时可增加心脏毒性，如引发QT间期延长、尖端扭转型室性心律失常、心脏停搏等。⑨乙氯维诺、氧可酮可加强本药的中枢抑制作用。⑩人参与本药合用，可诱发失眠、肌阵挛、头痛、易激动和抑郁恶化。⑪本药与咖啡、巴西可可、马黛合用可引起头痛、血压升高。⑫与甲氨蝶呤合用，有报道可引起肾功能不全者。⑬本药可刺激胰岛素分泌，应避免与降糖药合用。⑭与氯化筒箭毒碱合用时，可增强肌肉松弛作用，引起呼吸困难。⑮使用本药期间不可接种活疫苗，以免引起致命的疫苗感染，化疗结束3个月以后始可接种。⑯服药期间不可饮酒，进食含酪胺的食物如牛奶、香蕉等可引起血压升高。

【规格】 肠溶片：25mg，50mg；片剂（胶囊）：50mg。

达卡巴嗪 Dacarbazine（氮烯咪胺，甲嗪咪唑胺，甲氮咪胺，抗黑瘤，Deticene，DIC，DTIC）

【药性与应用】 本品为一种嘌呤前体类新型抗肿瘤药，能干扰嘌呤的生物合成，同时兼有烷化剂的作用。作用于细胞周期的G_2期，主要影响RNA和蛋白质合成，其次影响DNA合成。口服吸收不完全，个体差异大。1次静脉注射后，30min 达峰值，6h 消失。6h 中由尿中排出给药量的 30%。不能通过血-脑脊液屏障。临床适用于恶性黑色素瘤、恶性淋巴瘤、软组织肉瘤、肺癌、食管癌、胃癌、胰腺癌、结肠癌等。

静脉注射：2.5～3mg/（kg·d）或 200～400mg/m^2，连用 5～10d。为减少对血管的刺激，亦可用 5%葡萄糖溶液 100～250mL 稀释后静脉滴注，30min 滴完。4～6 周以后进行第 2 疗程。联合用药时，200mg/（m^2·次），静脉滴注，连用 5d，3 周后重复 1 次。对于通动脉的肿瘤，可用相同剂量通过动脉进行介入治疗，以取得更好效果。

【注意与禁忌】　胃肠道反应较明显，于注射后 1～1.5h 可出现恶心、呕吐或腹泻，2～8h 后可减轻或消失。可有骨髓抑制，主要表现为全血细胞减少，停药后第 5～6 周可恢复正常。个别病人可见肝功能损伤。尚可有类似上感的症状。用注射用水溶解后只能在棕色瓶中保存1～3d，最好现配现用。

【药物相互作用】　①与其他抑制骨髓药合用可加重骨髓抑制，应减量。②与阿地白介素合用，过敏风险增加。③用药期间或停止化疗后 3 个月以内不可接种活疫苗，以免引起致命的疫苗感染。

【规格】　注射剂：100mg，200mg。

去甲斑蝥素　Norcantharidin（依尔康）

【药性与应用】　本品为斑蝥素衍生物，为我国人工合成品。干扰瘤细胞分裂，抑制其 DNA 合成；并能升高白细胞，而对骨髓细胞无抑制作用。吸收后在肝、肾、胃肠、癌组织中均有较高的药物浓度。给药 15min 后血药浓度在肝脏及瘤组织中达峰值，6h 后浓度显著下降，24h 内大部分经肾脏排泄，体内蓄积甚少。临床用于肝癌、食管癌、胃癌及贲门癌等恶性疾病，以及白细胞低下症。亦可作为术前用药或与其他药物组成联合抗癌方案实施治疗，以提高疗效，减少副作用。亦有人用于乙型肝炎的治疗。

口服：5～20mg，重症可增至 30mg，空腹，3 次/d。静脉注射或静脉滴注：10～20mg/d，溶于适量葡萄糖溶液内缓慢推注，或加入 5%葡萄糖溶液 250～500mL 中缓慢静脉滴注。

【注意与禁忌】　不良反应较少见。口服剂量过大时可出现恶心、呕吐等症状，应减量或停药。

【规格】　片剂：5mg；注射液：10mg/2mL。

斑蝥素　Cantharidinum（Cantharides）

【药性与应用】　本品为从中药斑蝥中提取的有效成分，对原发性肝癌有一定疗效，能改善自觉症状，延长病人存活期，也与其他抗癌药配伍以提高疗效。

口服：0. 25~0. 5mg，2~3 次/d，饭后服。可采用小剂量递增法，从小剂量0. 25~0. 5mg/d 开始，逐渐增到常用量，以使病人逐渐耐受。剂量可根据病情适当增减。服药期间多饮绿茶，促进排泄，可减少毒性。

【注意与禁忌】 有强烈刺激性，可出现胃肠道及泌尿道刺激症状，如恶心、呕吐、腹泻、尿频、尿急、尿痛、血尿，少数可有蛋白尿和管型出现。个别人可出现阵发性心动过速、手指及面部麻木等。不良反应出现后，应及时对症处理，较严重者应暂时停药；再数次重复用药后，不良反应可逐渐消失。也可辅以健胃和利尿药以减轻不良反应。

【规格】 片剂：0. 25mg。

门冬酰胺酶[典][基]　Asparaginase（左旋门冬酰胺酶，**L-Asparaginase，Elspar，Erwinase，Laspar，Leucigen，Leunase，ASP**）

【药性与应用】 左旋门冬酰胺一般并非人体所必需，但某些肿瘤细胞缺乏门冬酰胺酶则不能合成门冬酰胺，需依赖宿主供应。给予门冬酰胺酶后细胞外液中的门冬酰胺水解成门冬氨酸，使肿瘤细胞缺乏门冬酰胺，蛋白质合成受影响，肿瘤细胞生长受到抑制，最后死亡。正常人体细胞由于自己有能力合成而不被伤害。本品临床主要用于白血病的治疗，尚未发现与其他抗癌药有交叉耐药现象。肿瘤病人静脉给药后血浆 $t_{1/2}$ 为 8~30h，而与给药次数无关。静脉给药后血浆的起始浓度则与使用剂量有关，每日用药血浆药物浓度可有蓄积性增加。肌内注射后血药浓度 12~14h 达峰值，$t_{1/2}$ 为 39~49h。本品不能通过血-脑脊液屏障，注射后以肝、肾组织含量最高，尿中测不到。临床主要用于急性淋巴细胞性白血病，一般与其他药物联合应用作诱导治疗，不宜作维持治疗。

常与其他抗癌药联合应用，于第 1、第 8 日静脉注射 10 000 单位/m^2，或 6000 单位/m^2 肌内注射，3 次/周，共 9 次。

【注意与禁忌】 可引起过敏反应，皮试不能完全预测，这一反应包括皮疹、荨麻疹、关节炎、呼吸窘迫等。半数病人可出现骨髓抑制。其他副作用有发热、出血、消化道反应、肝功能损伤、胰腺功能损伤、精神神经症状。为预防过敏反应，间隔 1 周以上再注射本品时仍应皮试。对过敏反应高危而必须再次注射者，应进行脱敏疗法。一旦发生过敏反应，应立即停注本品，并肌内注射肾上腺素、吸氧和静脉注射糖皮质激素以进行抗过敏性休克治疗。本品在动物实验中可致畸，不可用于妊娠或可疑妊娠者。哺乳期的安全性尚未确定，必须应用时，应停止哺乳。有胰腺炎或胰腺炎史者、对本品过敏者均禁用。肝病、肾病、骨髓抑制、感染及水痘病人慎用。

【药物相互作用】 ①与硫唑嘌呤、苯丁酸氮芥、环磷酰胺、环孢素、巯嘌呤、抗 CD_3 单克隆抗体合用，可增强本药疗效。②与泼尼松、促皮质素、长春新碱等合用，本药不良反应增加。③本药与甲氨蝶呤合用，可阻断后者的抗肿瘤作用。若在甲氨蝶呤给药前 9～10d 或给药后 24h 使用本药，可避免此抑制作用，以及胃肠道和血液系统的不良反应。④用药期间或停止用药 3 个月以内不可接种活疫苗，以免引起致命的疫苗感染。

【规格】 注射剂：1000 单位，2000 单位，1 万单位。

重组人干扰素 α-2b　Recombinant Human Interferon α-2b（干扰能，Intron A）

【药性与应用】 本品是应用重组 DNA 技术制成的一种水溶性蛋白质，由经遗传工程处理过质体的大肠杆菌与人体蛋白细胞干扰素 α-2b 基因杂交后无性繁殖制得。在体内外均能抑制病毒复制，对恶性肿瘤细胞有抗增殖作用，并有明显的免疫调节活性。近年来还发现干扰素是一种生物调变剂，能调变氟尿嘧啶等一些细胞毒抗癌药的抗癌活性。本品口服不吸收，必须胃肠道外给药，几乎全部由肾小管代谢，只有微量可被重吸收。肌酐清除率降低的病人也不必减量使用。1 次给药后作用可持续 72h。临床原本用于治疗病毒性肝炎和其他病毒性疾病、毛细胞白血病、卡波西肉瘤；目前还用于多发性骨髓瘤、慢性髓细胞性白血病、膀胱癌、非霍奇金淋巴瘤、皮肤 T 细胞淋巴瘤、皮肤癌、肾细胞癌、黑色素瘤的治疗，并有以下特点：治疗效果与肿瘤负荷有关，负荷小则疗效好；连续使用较间歇使用效果好；维持疗效时间长。

毛细胞性白血病：200 万单位/m^2，皮下给药，3 次/周，疗程 1 年；卡波西肉瘤：3000 万单位/m^2 皮下给药；联用其他药物时应适当减量；病毒性肝炎：500 万单位/d，16 周为 1 个疗程。恶性肿瘤：300 万～10 000万单位/（m^2·d），连用 5d，每 3～4 周重复 1 个疗程。也可将每日使用改为隔日使用。给药途径是多方面的，如皮下、肌内、病灶局部注射，腔内用药、局部外用，也可短暂静脉滴注。

【注意与禁忌】 不良反应主要为发热和疲劳，有剂量依赖性，中断治疗后 72h 可恢复。常见不良反应有寒战、厌食、恶心、头痛、肌痛。较少发生的有口干、呕吐、腹泻、味觉改变、流感样症状、背痛、嗜睡、精神错乱、不适、低血压、非特异性疼痛、虚弱、眩晕、关节炎、多汗。剂量大于 1000 万单位/d，可有转氨酶升高。其他尚有白细胞减少及血清肌酐、乳酸脱氢酶、碱性磷酸酶增加等，禁用于对任何干扰素过敏的病人。孕妇、哺乳妇及 18 岁以下者慎用。

【药物相互作用】 ①与大剂量阿地白介素合用，可增加发生超敏反应的风险。②与齐多夫定合用，血液毒性增加，如出现贫血、中性粒细胞减少等。③本药可抑制香豆素制品在肝脏代谢而增强其抗凝作用。④本药抑制肝细胞色素 P450，可增加苯巴比妥的血药浓度。⑤本药降低茶碱清除率，合用时可导致茶碱中毒，表现为恶心、呕吐、便秘、癫痫发作等。⑥应用本药期间不可接种活疫苗，否则可引起致命的疫苗感染。⑦麻醉药、催眠药、镇静药与本药合用时，可引起过量与中毒，应加以注意。

【规格】 注射剂：100 万单位，300 万单位，500 万单位，600 万单位，1000万单位，3000 万单位；栓剂：10 万单位；乳膏：25 万单位/5g，100 万单位/5g；软膏：100 万单位/5g；喷雾剂：100 万单位/10mL。

亚叶酸钙[典][基] Calcium Folinate（甲酰四氢叶酸钙，甲叶钙，Calcium Leucovorin，CF）

【药性与应用】 本品为四氢叶酸的甲酰衍生物，自身无抗肿瘤作用，主要用于高剂量甲氨蝶呤-亚叶酸钙解救疗法和与氟尿嘧啶同时应用以加强后者的治疗作用。所谓高剂量甲氨蝶呤-亚叶酸钙解救疗法是应用比常规剂量高100 倍以上的甲氨蝶呤（MTX）静脉滴注，一般为 2～5mg/m^2，静脉滴注4～6h，使血液浓度达到相当高水平，使细胞内 MTX 达到 10^{-5}mol/L 以上有效浓度。这样可以将其扩散到血运较差的实体瘤中，并跨越血-脑脊液和睾丸等生理屏障。但高剂量 MTX 可有致命的毒性反应，所以在 MTX 点滴后特定时间内必须采取解毒措施。CF 解救一般在 MTX 点滴结束后 2～18h 开始。以 6～15μg/m^2 的剂量肌内注射或静脉注射，1 次/6h，一般用药 3d，共 12 次。CF 剂量及注射时间与 MTX 的应用相关，即在将 MTX 的血药浓度降到安全阈 10^{-7} mol/L 以下时停止。此外，还要给予辅助性水化、碱化治疗，加以支持。

另一疗法是与氟尿嘧啶（FU）并用以提高后者的疗效，一般称之为 CF-FU 联合治疗方案。其原理是：在 DNA 合成过程中脱氧尿苷酸（dUMP）需在腺苷酸合成酶（TMPS）的催化下接受四氢叶酸（THF）转来的甲基形成脱氧腺苷酸（dTMP）。这时二氢叶酸还原酶使二氢叶酸转变为四氢叶酸。而氟尿嘧啶的主要作用机制是进入人体内后变为氟尿嘧啶脱氧核苷酸，抑制 TMPS。在反应过程中 TMPS、THF、dUMP 3 者形成一个过渡性复合物。一般反应结束后，这一复合物即分解，释放出二氢叶酸、TMPS 和 dTMP。但给予 FU 后这一复合物即不能分解，酶的功能被抑制，不能生成 dTMP。氟尿嘧啶脱氧核苷酸与酶的结合力与 THF 的浓度成正比。提高 THF 的供给，可增强 FU 抑制 TMPS 的作用。临床具体应用一般是：先用 200～500mg/m^{2}CF 静脉滴注 2h，在滴注后静脉注射 FU370mg/m^2，连用 5d 为 1 疗程；21～28d 可重复这种治疗。这种 CF-FU 联合疗法对大肠癌的治疗有较好效果，比单用 FU 为优，不良反应也增加不多。

【药物相互作用】 ①与乙胺嘧啶或甲氧苄啶合用，可预防后二者引起的继发性巨幼红细胞性贫血。②本药较大剂量与抗癫痫药巴比妥、扑米酮、苯妥英钠合用，可拮抗其抗癫痫作用，可使儿童的癫痫频率增加。③大剂量的本药可减弱 MTX 鞘内给药的疗效。

【规格】 片剂：5mg，10mg，15mg，25mg；胶囊：15mg，25mg；注射液：3mg/1mL，5mg/1mL，100mg/1mL；注射剂：3mg，5mg，25mg，30mg，50mg，100mg，200mg，300mg。

昂丹司琼[典][基]　Ondansetron（枢复宁，Zofran）

【药性与应用】 为高度选择性 5-HT_3 受体拮抗剂，能阻断化学感受诱发区和迷走神经末梢的 5-HT_3 受体，以控制由细胞毒化疗药物和放疗引起的恶心呕吐。疗效优于甲氧氯普胺，且无锥体外系副作用。口服吸收迅速，口服单剂量后约 1.5h 达峰值。口服本品的绝对生物有效性大约 60%，血浆蛋白结合率 70%～96%，$t_{1/2}$为 3h。静脉注射与口服的药代动力学大致相同。临床用于治疗因化疗、放疗引起的严重恶心、呕吐及其他顽固性呕吐。

8mg/d，化疗前缓慢静脉注射；或于化疗前 1～2h 口服同等剂量，后隔 12h 再口服 8mg。如有必要可口服 8mg，2 次/d，连用 5d。

【注意与禁忌】 不良反应可有头痛、头部及上腹部热感。偶有一过性转氨酶升高与便秘。孕妇及哺乳妇禁用。

【药物相互作用】 ①本药与地塞米松或甲氧氯普胺合用，可显著增强止吐效果。②与其他降压药并用时，有增强降压作用的可能。③与 CYP1A2、CYP2D6、CYP3A4 诱导剂或抑制剂合用时，可改变本药的半衰期与清除率，但不必调整剂量。

【规格】 片剂：4mg，8mg；胶囊：8mg；注射液：4mg/1mL，4mg/2mL，8mg/2mL，8mg/4mL，32mg/50mL。

美司钠[基]　Mesna

【药性与应用】 本品可与 4-OH-环磷酰胺和 4-OH-异环磷酰胺结合，减轻二者的泌尿道刺激作用，以避免膀胱炎的发生。口服吸收良好，排出比静脉注射略慢，应每 4h 给药 1 次。剂量计算应为异环磷酰胺（IFO）总量的 60%。但在应用高剂量时，本品的剂量应相应增加 1～2 倍，即异环磷酰胺总量的 120%～180%。临床主要用于 IFO 化疗方案、既往应用环磷酰胺有出血性膀胱炎的病人、曾做过盆腔照射的病人等。

一般在注射 IFO 的即刻、4h、8h 时静脉冲入。

【注意与禁忌】 本药与其他含巯基药物可有交叉过敏。本药的妊娠安全性为 B 级。哺乳妇用药应谨慎。本药一般无不良反应，但单剂量超过 60mg/kg

时，可能出现恶心、呕吐、腹痛和腹泻，且可加重 IFO 的中枢反应。极少数人可有静脉刺激症状或皮肤黏膜的过敏反应。

【药物相互作用】 本药与华法林合用时，出血的危险性增加，机制不明。

【规格】 注射液：200mg/2mL，400mg/4mL。

维 A 酸[典][基] Tretinoin（维甲酸，维生素 A 酸，维生素甲酸，Retinoic Acid，RA）

【药性与应用】 实验研究与临床均表明维生素 A 及其酯类和维 A 酸对多种化学物质的致癌过程、肿瘤病毒 MSV 的诱癌作用均有抑制功能。近年来发现维 A 酸可抑制白血病细胞的增殖，诱导癌细胞分化成熟，对急性早幼粒白血病 M_3 型完全缓解率可达 90%。

本品治疗早幼粒白血病，一般剂量为 $45mg/m^2$，分次口服；也可增至 100mg/d。6~8 周 1 疗程。完全缓解总剂量平均为 4000mg。完全缓解后，应与其他化疗继续维持治疗 3 年以上。

【注意与禁忌】 可出现头痛、头晕，以中老年人居多。也可有口干、皮肤脱屑等副作用，有对光过敏、皮肤色素变化症状。口服引起不良反应时，可控制剂量，或同服谷维素、维生素 B_1、维生素 B_6 等药物，可使头痛反应减轻或消失。肝、肾功能不良者慎用。

【药物相互作用】 ①与皮质激素、抗生素等合用，可增强本药疗效。②与西咪替丁、环孢素、地尔硫䓬、维拉帕米、酮康唑等合用，可升高本药的血药浓度，导致本药中毒。③与异维 A 酸、抗角化药及其他治疗痤疮药合用，可加剧皮肤的刺激与干燥，必须合用时应间隔使用。④使用本药外用时，不可与噻唑类、四环素类、氟喹诺酮类、酚噻嗪类、磺胺类等光敏药合用，以免增强光毒性。⑤本药口服时不可同时服用四环素、维生素 A，它们之间有毒性相加作用。⑥与戊巴比妥、苯巴比妥、利福平等联用，可致本药血浓度下降。⑦与含乙醇的制剂合用，可加剧皮肤刺激与干燥。⑧具有干燥作用的化妆品不可与本药共用，以免加重皮肤的刺激与干燥。

【规格】 片剂：5mg，10mg，20mg；胶囊：20mg；乳膏：5mg/10g，10mg/10g；凝胶：2.5mg/10g，5mg/10g，10mg/10g；溶液（外用）：0.05%。

安吖啶 Amsacrine（安沙吖啶，胺苯吖啶，Amsidine Vial）

【药性与应用】 本品作用机制类似蒽环类，与腺嘌呤-胸腺嘧啶碱基对相互作用，破坏 DNA，使其丧失复制模板作用，干扰细胞膜结构而产生抗肿瘤活性。本品经静脉注射在肝内与谷胱甘肽结合后代谢，主要代谢产物经胆汁排泄，因而肾功能不全对本品的 $t_{1/2}$ 影响不大，肝功能障碍则影响甚大。本品临床主要用于急性非淋巴细胞性白血病。

静脉滴注：用附带的专用 L-乳酸稀释液混合，再用 5%葡萄糖溶液稀释后静脉滴注，1 次/（3~4）周，剂量为 90~120mg/（m^2·次），1 个疗程的总剂量为 500~750mg/m^2。

【注意与禁忌】 可有剂量依赖性毒性，主要为骨髓抑制和黏膜炎。约 10%的人有胃肠道反应，如恶心、呕吐、胃炎、腹泻、直肠周围脓肿等。也可有肝脏、中枢神经和心脏毒性症状，应注意观察。尚可有脱发、皮疹、全身无力等表现。本品对骨髓抑制的作用很强，骨髓抑制者禁用；用药者须经常检查血象，在经验丰富的专科医生监护下用药。用药期间应定期检查心、肝、肾功能，以便随时调整剂量。本品可引起急性高尿酸血症，应密切注意血中尿酸含量。除葡萄糖溶液外，本品不能与其他任何溶液配伍。本品不会增加阿霉素的毒性。

【药物相互作用】 ①圣·约翰草中的金丝桃素可能含拮抗拓扑异构酶Ⅱ的效应，降低本药疗效，故本药应避免与圣·约翰草合用。②本药不增加多柔比星的心脏毒性。

【规格】 注射液：50mg/1mL，75mg/1.5mL。

盐酸佐柔比星　Zorubicin Hydrochloride（柔红霉素苯腙，苯甲酰腙柔红霉素，红比腙，Rubidazone）

【药性与应用】 本品属多功能性药物，既能抗革兰阳性、阴性菌与病毒，也具有抗肿瘤及免疫抑制作用。作用机制与柔红霉素相同，主要通过与 DNA 结合而抑制 DNA 的合成，临床上适用于急性淋巴细胞性白血病、急性原始粒细胞性白血病，尤适用于急性单核细胞性白血病的缓解期。

将计算量的本品注入生理盐水 250~500mL 中静脉滴注。

【注意与禁忌】 不良反应有恶心、呕吐、腹泻、骨髓抑制及免疫抑制。偶有脱发、皮炎、口炎、过敏及全身皮肤发红。其他参见柔红霉素条。严重骨髓抑制、急性感染、心脏疾病病人和孕妇及哺乳妇禁用。

【规格】 注射剂：52.8mg（相当于红比腙碱 50mg）。附溶剂 4mL，含甘氨酸 148.8mg、甘氨酸钠 1.488mg。

雷佐生　Razoxane（丙二胺亚胺，丙亚胺，丙二胺四乙酸亚胺，亚胺 159，抗癌 173，Tetraacetylimide，Razoxin，ICRF-159）

【药性与应用】 本品作用机制和结构与常用抗肿瘤药皆异。本品对肿瘤细胞 DNA 和蛋白质合成有抑制作用，能明显抑制有丝分裂，作用于细胞周期的 G_2/M 期，又可使肿瘤周围血管形态改变，甚至正常化，从而抑制肿瘤的生长并防止其转移。本品与多种抗肿瘤药物和放疗有协同作用，且无交叉耐药性。在相应治疗剂量下，本品不抑制细胞的免疫功能。临床目前主要试用于急性白血病、淋巴瘤、肺癌、肝癌、肾癌、肉瘤及预防癌症术后的远程转移，尤其是肺转移。从文献报道看，近期效果相当好，但远期效果尚待样本病例证实。

口服：4~8mg/（kg·d），分 2~3 次。治疗白血病一般 5d 为 1 个疗程，停药 1~2 周后，根据病程确定下 1 个疗程。恶性组织细胞病可适当增加每日剂量与疗程天数。预防术后癌转移剂量为 25~50mg/d，用 4d 停 3d，1 个月为 1 个疗程；停药 1 周后再循环服用。

【注意与禁忌】 主要不良反应为骨髓抑制，表现为白细胞和血小板计数下降，减量、停药或对症处理后多可恢复。尚可有恶心、呕吐、腹痛、脱发、皮肤色素沉着等。大剂量用药可引起肝功能损伤，多为可逆性，停药和对症处理后可恢复。肝功能异常、溃疡病患者及孕妇、哺乳妇慎用。定期检查血象，以便及时发现骨髓抑制，加以纠正。本品应在专科医师监督下应用。

【规格】 片剂：25mg

多相脂质体 139 注射液系列 Injectio Polyphase Liposomini Oleatis 139（油酸多相脂质体 139，Polyphase Liposoma-139）

【药性与应用】 本品不是抗癌药物，而是一个新发现的抗癌药物载体，给抗癌化疗方法带来了革命性的改变。就性质而言，细胞膜是一种类脂体，因而有些抗癌药物很难进入真核细胞质内。本品是一种脂质体，组成、结构与细胞膜十分相似，将相应抗癌药物包埋其中，组成微粒溶胶，就可很容易进入癌变细胞内，将其杀死。从已将化疗药物放线菌素 D、甲氨蝶呤、阿糖胞苷、氟尿嘧啶、柔红霉素、博莱霉素等一大批抗癌制剂包埋的脂质体取得的结果证明，本剂型可减少药物剂量，降低毒性，减轻变态和免疫反应，延缓释放，降低体内清除速率，改变药物在体内的分布，提高药物的选择性，改变给药途径，达到提高疗效、减少不良反应的目的。

国产多相脂质体（Polyphase Liposoma）是一种复合分散系。这一体系由单室脂质体、多室脂质体和少量油/水（O/W）或水/油/水（W/O/W）型乳滴，以及被非离子表面活性剂增溶的脂溶性药物胶团组成。油酸多相脂质体主要由大豆磷脂、胆固醇、非离子表面活性剂等物质构成的双分子层圆形脂质体及包埋在中心的油脂所构成，是针对当前脂质体包封量少、不够稳定、不能加热灭菌等缺点设计的。在制备脂质体时尚需加入适量的非离子表面活性剂和高效分散剂 PVP，采用注入法或融溶法制成混悬型静脉注射液。这种国产多相脂质体可经受 100℃ 流动蒸汽灭菌，提高了产品的稳定性，为大量生产、广泛应用和方便储存创造了条件。现已有包封油酸、唐松草、氟尿嘧啶、喜树碱等多种剂型，用于胃癌、肺癌、淋巴瘤、食管癌，具有疗效高、安全、稳定等优点。本品适用于各种消化道癌，如胃癌、结肠癌、肝癌、胰腺癌、食管癌，以及肺癌、淋巴肉瘤、乳腺癌等。

静脉滴注：初始量20mL/d。如无不良反应，再逐渐加大剂量，最后增至50mL/d。临用时加入250～500mL生理盐水中混匀，滴速控制在40～60滴/min，1次/d。手术病人，术后2周开始维持给药，50mL/d，2次/周，1个疗程为1个月。本品可与放疗或化疗合用，一般先用1个疗程，休息1周后，再按常规化疗或放疗。可减轻化疗药物的不良反应，提高机体免疫功能，对骨髓功能也有一定保护作用。

【注意与禁忌】 不良反应很少，偶见面部发热，只需减慢滴速即可恢复正常。严禁静脉推注，以防发生脂肪栓塞。用前应将安瓿振摇混匀后再与生理盐水混匀。开始用药2～3d内白细胞可能略有下降，继续给药可回复到正常水平。2个疗程之间可休息1周。本品应在专科医生指导下使用。

复方氟尿嘧啶多相脂质体注射液 Fluorouracilum Polyphasoliposomata Composita Pro Injectione（139-3）

【药性与应用】 本品为根据中医扶正祛邪治疗原则而设计的对癌症进行攻补兼施的治疗制剂。处方中的氟尿嘧啶（FU）为嘧啶类抗代谢药，对消化系统癌症有较好疗效，但胃肠反应大，骨髓抑制性强，且吸收不规则。制成多相脂质体后，在单核-吞噬细胞系统丰富的脏器内，载体作用具有明显的单核-吞噬细胞-淋巴组织定向性，增加了对实体瘤的亲和性，提高了药物的分布浓度，增强了疗效，减少了剂量，减轻了不良反应。油酸制成脂质体后，有明显的抗癌活性，与FU起协同作用，同时增强了化疗药物的生物利用度。人参多糖是免疫促进剂，有利于提高机体的免疫功能。对细胞和体液免疫均有扶正固本的作用，并保护造血系统的功能。作为药物载体结构的大豆磷脂、胆固醇等物质，本身也有增强机体抗病力的药效。本品临床适用于胃、结肠、肝、胰、食管等消化系统癌；以及肺、淋巴、乳腺、卵巢、宫颈、膀胱、绒毛膜上皮等处的癌症和恶性葡萄胎等症。

静脉滴注：1个疗程的总量按FU计为3～4g。起始量为80mg/d。随后逐渐增加剂量，最大剂量一般不应超过160mg/d。加入生理盐水500mL中静脉滴注，速度不超过40滴/min，1次/d。1个疗程后休息1～2周，再进行下一个疗程。如果系癌症术后病人，术后2周开始维持给药120～160mg/次，2次/周。

【注意与禁忌】 本品主药为FU、人参多糖、油酸。本品可通过血-脑脊液屏障，在脑中的分布量为非脂质体的8.2倍，有利于防止脑转移。可定向分布于单核-吞噬细胞系统丰富的器官内，其分布浓度与 FU 水溶液相比，胃为 25 倍，肠 23 倍，肾 20 倍，肺 4.8 倍，脾 1.85 倍，肝 1.6 倍，癌组织 7.7 倍。本品有缓释作用，血药浓度 2~4h 达峰值，24h 仍可维持较高浓度。本品的不良反应可参阅多相脂质体 139 和 FU，但明显少而轻，腹腔注射 LD_{50} > 312.5mg/kg，而 FU 则为 150~180mg/kg。

【规格】 注射液：10mL，内含氟尿嘧啶 40mg，以及人参脂多糖、油酸、精制大豆磷脂及胆固醇等。

本药亦有口服剂型，10~20mL/d，可 1 次或分 2 次服用。

短棒状杆菌制剂 Corynebacterium Parvum Preparation（短棒菌苗，丙酸杆菌，可化舒，Coparvax Vial，CP，Propionibacterium Acnes）

【药性与应用】 本品可激活单核-吞噬细胞系统，能使单核-吞噬细胞系统持久明显地增生，为增强 B 淋巴细胞功能的辅助剂，对细胞免疫也有增强作用。除免疫预防作用外，对肿瘤细胞也有特异性免疫效用，瘤内注入，可增强局部放疗效果。临床用于胸腔肿瘤的减少渗出液和治疗恶性腹水。

胸、腹腔给药：剂量一般为 7~14mg。先用 1mL 生理盐水溶解本品，然后再稀释到 10~20mL，注入腔内。必要时可隔 1~4 周重复注射。应在抽干渗出液后，将本稀释液随穿刺针立即注入胸腔或腹腔内。

【注意与禁忌】 60%的人可有发热反应。注入腹腔后可有腹部不适和腹痛。常有恶心、呕吐。个别人可有严重呼吸困难与低血压。孕妇及哺乳妇禁用。本品为 CN6134 型冻干短小棒状杆菌死菌苗，加有 0.01%硫柳汞及 2.3%甘氨酸，对其成分过敏者不宜用。胸、腹腔手术后 10d 内不得使用本品，以免增加吸收而加重不良反应。不可将本品注入皮下组织，以免引起剧痛。配成溶液后应在 24h 内用完。

【规格】 粉针剂：7mg。

第九节 抗肿瘤相关药物

培美曲塞 Pemefrexed（力比泰，龙泽瑞，培美曲塞二钠，培美曲塞钠，培美曲西二钠，普来乐，Alimta，Pemefrexed，Disodium，Rolazar，Tifolar）

【药性与应用】 本药为一种多靶点叶酸拮抗药，具有广谱抗肿瘤活性，通过破坏肿瘤细胞内叶酸代谢过程，抑制肿瘤复制，进而抑制肿瘤生长。临床与顺铂联合治疗无法手术的胸膜间皮瘤；亦用于局部晚期或化疗后转移的非小细胞肿瘤。

静脉滴注治疗恶性胸膜间皮瘤：第 1 日 500mg/m²，滴注 10min 以上，30min 后静脉滴注 75mg/m² 的顺铂 2h；每 21d 重复 1 个周期。

【注意与禁忌】 慎用于肝、肾功能不全与骨髓抑制者。对儿童的安全性尚不明确，不推荐儿童使用。本药可致胎儿畸形，孕妇忌用。哺乳妇用药应停止哺乳。

不良反应常有神经和感觉异常；可有>10%的人有肌酐清除率下降，但少见肾功能衰竭；罕见心律失常；可有胸痛、肝酶升高；胃肠功能障碍、血细胞减少、血小板减少、血红蛋白减少、各类皮疹很常见；其他可有眼结膜炎、发热、变态反应等。

【药物相互作用】 ①布洛芬等半衰期短的非甾体抗炎药可降低本药的肾清除率，必要时应间隔 2d 后再使用此类非甾体药物。②本药与对肾脏有害的药物合用，可减少本药的肾脏清除率。

【规格】 注射剂：200mg，500mg。

依西美坦[典]　Exemestane（阿诺新，澳奇，可怡，疗朴立，如苏美，Aromasin）

【药性与作用】 本药为芳香酶灭活剂，适用于绝经后晚期雌孕激素受体阳性的乳腺癌。本药口服吸收迅速，高脂饮食可促进本药吸收。绝经后妇女患乳腺癌者比健康人吸收率增高。口服后 2～4h 血药浓度达峰值。主要经肝脏代谢，消除半衰期为 24h。经尿与粪便排除量相同，各为 42%。

口服：25mg，1 次/ d，饭后服用，应坚持治疗到病情恶化。

【注意与禁忌】 对本药过敏者、孕妇、哺乳妇、儿童、绝经前妇女均忌用。慎用于高脂血症、胃肠功能紊乱和肝、肾功能不全者。

不良反应可有恶心、呕吐、口干、便秘、腹泻、腹痛、食欲增加、体重增加、头晕、失眠、疲劳、抑郁、焦虑等；也可有淋巴细胞计数下降、肝功能异常。因不良反应而中止治疗者仅 3%。

【规格】 片剂（胶囊）：25mg。

阿那曲唑[典]　Anastrozole（阿那托唑，艾达，瑞佳，瑞宁得，瑞斯意，瑞婷，Arimidex）

【药性与应用】 本药为选择性非甾体高效芳香酶抑制剂，临床用于他莫昔芬及其他激素疗法不能控制的绝经后妇女晚期乳腺癌的治疗；也用于早期乳腺癌的辅助治疗。

本药口服后吸收迅速，血药浓度 2h 内达峰值（禁食条件下），血浆消除半衰期为 40～50h。

口服：1mg，1 次/d。

【注意与禁忌】 对本药过敏、肌酐清除率<20mL/min，中、重度肝功能不全者及绝经前妇女、孕妇、哺乳妇禁用。慎用于血栓性疾病。不推荐儿童应用本药。

本药的不良反应多易耐受，主要有皮肤潮红、阴道干燥、头皮油脂过多、胃肠功能紊乱、关节强直或疼痛、头痛、皮疹、抑郁、嗜睡。此外，也有肝功能异常、阴道出血、血总胆固醇升高的报道。

【药物相互作用】 ①雌激素降低本药疗效。②与其他药物合用，不易引起细胞色素 P450 介导的药物相互作用。③食物可减缓本药的吸收速度，但不影响吸收程度。

【规格】 片剂：1mg。

来曲唑 Letrozole（弗隆，芙瑞，Femara）

【药性与应用】 系选择性非甾体芳香酶抑制剂，具有非类固醇三唑结构。临床用于绝经后晚期乳腺癌，接受过他莫昔芬标准辅助疗法 5 年的乳腺癌患者的延伸治疗，激素阳性乳腺癌早期患者的辅助治疗。

本药胃肠道吸收迅速，生物利用度高达 99.9%，食物不影响本药的吸收。治疗量 2~6 周可达到稳态血药浓度，并可维持较长时间，无积蓄作用。

口服：2.5mg，1 次/d。

【注意与禁忌】 对本药过敏、严重肝功能不全者及绝经前妇女、孕妇、乳妇、儿童忌用本药。严重肾功能不全者慎用。

不良反应多可耐受，主要表现为恶心、骨关节痛、潮热、疲倦和体重增加；可有便秘、腹泻、全身多部位疼痛、瘙痒、皮疹、水肿、高血压、心律失常、血栓形成、阴道出血与呼吸困难。可引起肝功能异常。

【药物相互作用】 ①与他莫昔芬合用，可引起本药血药浓度下降。②CYP 3A4 酶代谢药物可影响本药的生物转化。

【规格】 片剂：2.5mg。

伊达比星 Idarubicin

【药性与应用】 本药为柔红霉素的合成类似物，属蒽环类，为细胞周期非特异性抗肿瘤药。临床作为一线药物用于成人急性非淋巴细胞性白血病，以及难治性非淋巴细胞性白血病的诱导缓解剂；作为二线药物，注射剂可用于成人或儿童急性淋巴细胞性白血病；胶囊剂可用于非蒽环类药物化疗失败或激素治疗失败的晚期乳腺癌的治疗，还适用于骨髓异常增生综合征、非霍奇金淋巴瘤的治疗。

本药吸收不完全，生物利用度平均为 30%。口服 2~4h 达到血峰浓度。大部在肝脏转化为有活性的伊达比醇，半衰期为33～60h。

口服给药。

急性非淋巴细胞性白血病：①单用：30mg/（m^2·d），连用3d。②联合应用：15～30mg/（m^2·d），连用3d。

晚期乳腺癌：①单用：单次45mg/（m^2·d）；或15mg/（m^2·d），连用3d。②联合应用：35 mg/（m^2·d）。

【注意与禁忌】　应特别注意：①本药与蒽环类抗生素同用，可有心毒性。②本药只能缓慢静脉注射，不得渗漏于静脉外，以免引起组织坏死。③肝、肾功能损害者，应减少剂量。④本药与蒽环类其他药物之间有交叉过敏。

禁用于对本药过敏、严重肝肾功能不全、未控制的感染患者。慎用于心脏病、骨髓抑制、肝肾功能不全、用过蒽环类抗肿瘤药、老年诸患者。孕妇忌用，哺乳妇应停止哺乳。

不良反应可有骨髓抑制、充血性心力衰竭、急性心律失常、心肌病、腹痛、腹泻、黏膜炎、食管炎、消化功能紊乱、肝酶与胆红素升高、胃肠道穿孔、发热、感染、局部组织坏死等。

【药物相互作用】　①与依托泊苷合用，可增加对白血病的疗效。②与曲妥珠单抗合用，心功能不全发生率严重增加。③与阿糖胞苷合用时，感染、黏膜炎等不良反应严重增加。

【规格】　注射剂：5mg，10mg；胶囊：10mg。

培门冬酶　Pegaspargase（PEG-L-门冬酰胺酶，培加帕酶，Oncaspar）

【药性与应用】　本药为聚乙二醇（PEG）与门冬酰胺酶的共价结合物，其抗肿瘤机制与门冬酰胺酶相同。临床用于治疗急性淋巴细胞性白血病，并适用于对门冬酰胺酶过敏者。国外也用于治疗非霍奇金淋巴瘤。

肌内注射：2500单位/m^2，1次/1～2周，10周为1疗程。

静脉滴注：①慢性粒细胞白血病原始细胞危象：200单位，2次/周。②非霍奇金淋巴瘤：100单位，1次/周；使用3周后改为200单位，2次/周，再连用5周。

【注意与禁忌】　对本药过敏、有胰腺炎史、使用门冬酰胺酶有明显出血史者忌用。慎用于对门冬酰胺酶过敏、高血糖症、肝功能不全者。妊娠安全性C级。哺乳妇应慎用。

不良反应主要为恶心、呕吐、腹泻、腹痛。多数患者可出现PT和凝血因子异常。此外，尚可有体重下降、嗜睡、精神错乱、血脂异常、低血钙和氮质血症。

【药物相互作用】　①本药可抑制细胞复制而阻断甲氨蝶呤的抗瘤作用。

②本药损耗血清蛋白，增加血浆蛋白结合率高的药物的毒性。③与抗凝血药合用时应谨慎，避免引起出血或栓塞倾向。④使用本药期间不可接种活疫苗，以免引起致命的疫苗感染。化疗结束 3 个月以后才可接种疫苗。

【规格】 注射液：2500 单位/5mL，3750 单位/5mL。

蛋白结合紫杉醇 Paclitaxel Protein-Bound

【药性与应用】 本药为紫杉醇的白蛋白结合型纳米微粒，提高了紫杉醇的溶解性。白蛋白受体介导的紫杉醇转运机制有利于紫杉醇通过血流到达潜在的肿瘤组织中，发挥其广谱抗肿瘤活性。

本药临床用于经联合化疗失败的转移性乳腺癌；也用于辅助治疗 6 个月内复发的乳腺癌。

静脉滴注：260mg/m^2，滴注 30min，1 次/3 周。

【注意与禁忌】 本药与紫杉醇的其他制剂不能互换使用。禁用于对紫杉醇或人血白蛋白过敏、中性粒细胞计数<1. 5×10^9/L 的患者。慎用于肝肾功能不全、骨髓抑制、感觉神经障碍等患者。

本药可引起心电图异常、水肿、血压降低、疲倦、虚弱、嗜睡、不适、感觉障碍、咳嗽、呼吸困难、间质性肺炎、肺纤维化、肺栓塞、肌肉关节痛、肝酶升高、肌酶升高、碱性磷酸酶升高、胆红素升高、恶心、呕吐、腹泻、黏膜炎、肠梗阻、肠穿孔、胰腺炎、缺血性结肠炎、骨髓抑制、脱发、蜂窝织炎、各种皮疹、皮肤剥脱坏死、视觉一过性障碍、过敏、感染等。

【药物相互作用】 炔雌醇、睾酮、维 A 酸等药均可抑制 CYP2C8 介导的紫杉醇代谢，使紫杉醇暴露量增大，引起中毒。合用时应注意调整剂量。

【规格】 注射剂：100mg。

伊沙匹隆 Ixabepilone（Ipsapirone）

【药性与应用】 本药为半合成埃坡霉素 B 类似物，能直接与微管的 β-微管蛋白亚基结合，抑制微管动力学状态，阻断处于有丝分裂期（M 期）的细胞，导致其凋亡。本药还具有抗血管生成作用。

本药临床与卡培他滨合用以治疗转移性或局部晚期胰腺癌；亦用于治疗对蒽环类抗生素、紫杉烷类、卡培他滨耐药的转移性乳腺癌。

静脉滴注：40 mg/m^2，滴注 3h 以上，1 次/3 周。体表面积>2. 2m^2 的患者，以 2. 2m^2 计算。

【注意与禁忌】 为减少死亡风险，本药与卡培他滨联用时，禁用于 AST、ALT 大于正常值上限 2. 5 倍，胆红素大于正常上限 1 倍者；也禁用于中性粒细胞<1. 5×10^9/L、血小板<100×10^9/L。慎用于有心脏病史、周围神经病、糖尿

病、骨髓抑制患者。

本药不良反应可表现为心血管意外、心肌病、血栓栓塞、休克、脉管炎；脱水、电解质失衡、体重增加、呼吸道感染、呼吸衰竭、肌关节痛、肌痉挛、牙关禁闭、肾结石、肾衰竭、过敏、周围神经病变、精神异常、共济失调；以及消化功能紊乱、炎症、梗阻等（与卡培他滨联用发病率更高）；以及骨髓抑制、脱发、皮疹、感染等，均应密切观察。

【药物相互作用】 ①与酮康唑联用，可增加本药的血药浓度。②地塞米松、苯妥英、卡马西平、利福平、异福酰胺、利福布汀等均可降低本药血药浓度使其低于治疗水平。③圣·约翰草可将本药血药浓度降低到不可预测的程度。④与卡培他滨合用可协同抗肿瘤作用，但可增加心脏的不良反应。⑤葡萄柚汁可增加本药的血药浓度。

【规格】 注射剂：15mg（含 8mL 稀释液），45mg（含 23.5mL 稀释液）。

盐酸拓扑替康　Topotecan Hydrochloride（艾妥，奥罗那，卜恩，和美新，金喜素，胜城，托泊替康，拓扑替康，欣泽，盐酸托泊替康，Aolouna，Hycamtin，Topotecan）

【药性与应用】 本药为半合成喜树碱衍生物，为一种细胞周期特异性抗肿瘤药，主要作用于S期细胞。临床用于治疗小细胞肺癌及一线化疗失败的转移性晚期卵巢癌。

静脉滴注：$1.5mg/m^2$，1次/d，滴注30min，连用5d，21d为1个疗程。

【注意与禁忌】 应注意不能用于中性粒细胞$<1.5\times10^9/L$，血小板$<100\times10^9/L$的患者。禁用于对喜树碱类药物过敏、严重骨髓抑制者及孕妇、哺乳妇。对儿童的安全性不明确。

不良反应主要为骨髓抑制、胃肠道功能紊乱、胃炎、肠梗阻、口炎、呼吸困难、脱发、皮炎、瘙痒、肝酶与胆红素升高、发热、疲劳、无力等。罕见过敏反应、血管神经性水肿、致畸。

【药物相互作用】 与顺铂、卡莫司汀或美法仑合用可加速杀伤许多试验中的人体癌细胞。

【规格】 注射剂（以拓扑替康计）：1mg，2mg，4mg。

伊立替康　Irinotecan（艾力，开普拓，Campto，Camptosar，Topotecin）

【药性与应用】 本药为喜树碱的半合成衍生物，是作用于S期的周期特异性抗癌药。单用本药治疗成人转移性大肠癌，可作为使用氟尿嘧啶治疗失败后的二线药物；与氟尿嘧啶、亚叶酸联合化疗则作为一线用药。用于非小细胞癌时，先用顺铂再用本药的疗效优于先用本药再用顺铂。

本药既适用于治疗成人转移性大肠癌，也可用于胃癌、胰腺癌、宫颈癌、卵巢上皮细胞癌等其他肿瘤。

静脉滴注。

大肠癌：①单药治疗：350mg/m^2，1次/3周，持续至病情加重或无法耐受时。应根据中性粒细胞计数不断调整剂量：无症状时$<0.5×10^9$/L，体温超过38℃，感染时$<1×10^9$/L或严重腹泻的患者，下周剂量应减至300mg/m^2，如出现上述不良现象，则将剂量减至250mg/m^2。②联合治疗：对初治患者的剂量为180mg/m^2，1次/2周；滴注完后给予亚叶酸和氟尿嘧啶。

胃癌、胰腺癌、宫颈癌：100～150mg/m^2，1次/1～2周

卵巢上皮细胞癌：200mg/m^2，1次/3～4周。

【注意与禁忌】 应警惕，本药可引起严重的早期或晚期腹泻；也可导致严重的骨髓抑制。禁用于对本药有严重过敏史、肝功能不全或血胆红素高于正常上限1.5倍以上、肾功能不全、慢性肠炎、有肠梗阻史、骨髓抑制、WHO行为状态评分大于2等患者及孕妇、哺乳妇。慎用于WHO行为状态评分为2者及老年患者。

不良反应中腹泻为本药剂量限制性毒性，此外，尚可有恶心、呕吐、畏食、腹痛、肠梗阻、黏膜炎，个别尚可出现伪膜性肠炎。其他可有呼吸困难、肌痉挛、血清肌酐升高、严重乏力、感觉异常，肝酶、碱性磷酸酶、胆红素升高，血小板和中性粒细胞减少、发热、可逆性脱发、急性胆碱能综合征等。罕见低血压与血容量下降。

【药物相互作用】 ①与抗胆碱酯酶药物合用可能加重本药毒性。②与地塞米松合用，可进一步抑制淋巴细胞和增加发生高血糖的概率。③按照先给本药，次而氟尿嘧啶，然后亚叶酸钙的顺序给药，将使SN-38（本药活性代谢产物）、AUC下降。④个案报道与奥沙利合用，可加重胆碱能综合征。⑤使用本药期间和用药后3个月，禁止接种活疫苗，以免引起致命的疫苗感染。

【规格】 注射液：40mg/2mL，100mg/2mL，100mg/5mL；注射剂：40mg。

吉非替尼 Gefitinib（易瑞沙，Iressa）

【药性与应用】 本药系苯胺喹啉衍生物，是一种选择性表皮生长因子受体酪氨酸激酶抑制剂，具有妨碍肿瘤生长、转移，并促进肿瘤细胞凋亡的作用。

临床作为二、三线用药，治疗化疗失败的局部晚期或已转移的肺非小细胞癌。

口服：250mg/d。注意，增大剂量不会提高疗效。

【注意与禁忌】 对本药过敏者忌用。慎用于感染、肝肾功能不全、间质

性肺炎、骨髓抑制诸类病人。孕妇禁用。哺乳妇用药期间停止哺乳。儿童的安全性尚未确立。

不良反应可有间质性肺炎、肝酶升高、胃肠功能紊乱、贫血、中性粒细胞减少、各种皮疹、眼部反应等。其中应注意，凡有各类肺部疾病者最好不用本药，因发生肺部合并症的风险可高达30%以上。

【药物相互作用】 ①抗酸药可降低本药疗效。②伊曲康唑、酮康唑可升高本药血药浓度。③苯妥英钠、利福平可降低本药血浓度，可将本药剂量增至500mg/d。④与华法林合用，可增加出血时间。

【规格】 片剂：250mg。

甲磺酸伊马替尼 Imatinib Mesylate（格列卫，伊马替尼，Gleevee，Glivee）

【药性与应用】 本药为苯胺嘧啶的衍生物，属新型酪氨酸激酶抑制药。临床用于治疗：①各期慢性粒细胞白血病（CML）；②成人转移的恶性胃肠道间质瘤（GIST）；③Ph染色体阳性和复发性急性淋巴细胞性白血病；④嗜酸性粒细胞性白血病或嗜酸性粒细胞增多症；⑤扩散型隆突性皮肤纤维肉瘤；⑥侵袭性系统性肥大细胞病；⑦伴血小板衍生生长因子受体（PDGFR）基因重排骨髓增生异常综合征和慢性骨髓增生性疾病。

口服：①Ph染色体阳性和复发性急性淋巴细胞白血病：600mg，1次/d。②慢性嗜酸性粒细胞性白血病和嗜酸性粒细胞增多症：400mg，1次/d。③扩散性隆突性皮肤纤维肉瘤：800mg，1次/d。④PDGFR基因重排骨髓增生异常综合征和慢性骨髓增生性疾病：400mg，1次/d。⑤侵袭性系统性肥大细胞病：400mg，1次/d；伴嗜酸细胞增多症者，初剂量100mg/d；如果病情需要或耐受性好，可增加到400mg/d。

【注意与禁忌】 对本药过敏者、孕妇、哺乳妇禁用。慎用于肝肾功能不全、严重心力衰竭、青光眼、胃肠道功能紊乱、骨髓抑制和感染患者。

重要的不良反应有心力衰竭、肺水肿、血压高低改变，但不多见。可有周围水肿、水电解质和酸碱平衡紊乱、肌阵挛、高尿酸血症、呼吸困难，呼吸道感染、头痛、晕厥、周围神经病变、抑郁、肝酶升高、恶心、呕吐、腹泻、腹痛、消化不良、骨髓抑制、各类皮疹、剥脱性皮炎等。外眼、内眼也可受累。可有头晕、耳鸣、感染性发热，但不常见。

【药物相互作用】 ①与克拉霉素、红霉素、伊曲康唑和酮康唑等细胞色素P450抑制药合用，可减少本药代谢，提高血药浓度。②本药可使环孢素、匹莫齐特、哌咪清、辛伐他汀、苯二氮䓬类、二氢吡啶、钙离子拮抗剂、HMG-COA还原酶抑制剂类药物血药浓度升高，合用时应谨慎并注意调整剂量。③与华法林合用，可使凝血时间延长，必要时可用肝素代替华法林。④与

CYP 诱导药地塞米松、苯妥英、卡马西平、苯巴比妥、利福平、卡他咪嗪等合用时可减少本药的血药浓度。

【规格】 胶囊：100mg；片剂：100mg，200mg。

厄洛替尼 Erlotinib（他赛瓦，特罗凯，盐酸厄洛替尼，Erlotirib Hydrochloride，Tarceva）

【药性与应用】 本药可抑制与表皮生长因子受体相关的细胞内酪氨酸激酶的磷酸化，临床作为二次以上化疗失败的非小细胞肺癌治疗的三线药物；也与吉西他滨联合用于转移性胰腺癌的一线治疗。

口服：①转移性非小细胞性肺癌：150mg/d，餐前 1h 前或餐后 2h 后服用，直至病情恶化和不能耐受为止。②胰腺癌：与吉西他滨合用，100mg/d，餐前 1h 前或餐后 2h 后服用，持续至病情恶化或不能耐受为止。

【注意与禁忌】 对本药过敏者忌用，肝功能不全者慎用。孕妇忌用。儿童的安全性未确定。哺乳妇应停止哺乳。

本药可见的不良反应有呼吸困难、咳嗽、鼻衄、一过性肝酶升高、胆红素升高、结角膜炎。最常见的反应为消化道反应，如腹泻、口炎、食欲缺乏、腹痛、恶心、呕吐、消化道出血等。值得注意的是偶见的间质性肺疾病。

【药物相互作用】 ①与 CYP3A4 强抑制剂阿扎那韦、克拉霉素、印地那韦、酮康唑、伊曲康唑、奈法唑酮、利托那韦、沙奎那韦、泰立霉素、醋竹桃霉素等合用，可使本药曲线下面积增加 2/3，如不减量，可引起严重不良反应。②与华法林合用，可诱发胃肠道出血。③与 CYP3A4 诱导药利福平、利福布汀、利福喷汀、苯妥英、卡马西平、苯巴比妥、圣·约翰草等合用，可使本药曲线下面积减少 2/3，应适当增加本药剂量。④吸烟可使本药清除率增加 24%。

【规格】 片剂：20mg，100mg，150mg。

索拉非尼 Sorafenib（多吉美，甲磺酸索拉非尼，索雷弗尼，Nexavar）

【药性与应用】 本药为多激酶抑制药，具有抑制肿瘤细胞增殖和抑制肿瘤血管增殖的双重作用。临床用于晚期肾细胞癌和原发性肝癌。

口服：400mg，2 次/d，直至肿瘤恶化和不能耐受为止。出现不良反应时，可将剂量减至 400mg/d，隔日 1 次，不能耐受者可停药。

【注意与禁忌】 禁用于对本药过敏者。慎用于皮肤毒性、出血、高血压、手术、近期心肌梗死、不稳定型心绞痛患者。儿童安全性未确定。禁用于孕妇。哺乳妇应用应权衡利弊。

值得注意的不良反应为水肿、高血压、高血压危象、急性心血管事件、低磷血症、呼吸困难、头痛、感觉神经障碍、抑郁、乏力、肝酶、碱性磷酸酶和胆红素升高、消化功能紊乱、胰腺炎、血脂升高、骨髓抑制、脱发、皮肤反应等；罕见脑出血。

【药物相互作用】 ①与阿霉素合用，可增加本药血药浓度。②与依立替康合用，后者的血药浓度增加，可诱发骨髓抑制、腹泻、恶心、呕吐与发热。③与卡马西宁、地塞米松、苯巴比妥、苯妥英、利福平、圣·约翰草合用，可降低本药血药浓度。④与高脂食物合用，可使本药的生物利用度下降 29%，故本药宜在餐前 1h 前或餐后 2h 后服用。

【规格】 片剂：200mg。

舒尼替尼　Sunitinib（苹果酸舒尼替尼，Sunitinib Malate，Sutent）

【药性与应用】 本药是一种多靶向酪氨酸激酶抑制药，能减少肿瘤细胞的增殖与血管生成。临床用于使用伊马替尼后病情恶化或不能耐受的肠道间质瘤；也用于晚期肾细胞瘤。

口服：50mg，1 次/d，4 周为 1 个疗程，随后 2 周停药。可耐受情况下，可按 12. 5 mg 的剂量增加。

【注意与禁忌】 对本药过敏者、孕妇禁用。慎用于育龄妇女，哺乳妇应停止哺乳。

本药的不良反应：发生率在 10%以上者可有甲状腺功能减退、肌痛、食欲缺乏、黏膜感染、味觉改变、皮肤发红、皮疹，尤以骨髓抑制为常见，如中性粒细胞减少、血小板减少、淋巴细胞减少、贫血，可高达 26%～53%。其他可有高血压、左心功能减弱、肾上腺功能不全、高血钠、低血钾、出血、口腔痛、便秘、腹泻、胃肠道穿孔、皮疹、衰弱、发热等。其中肺出血虽罕见，但可致命。

【药物相互作用】 ①与 CYP 34A 强效抑制药阿扎那韦、克拉霉素、茚地那韦、伊曲康唑、酮康唑、奈法康唑、奈非那韦、利托那韦、沙喹那韦、泰利霉素、伏立康唑等合用，可使本药及其活性代谢产物血药浓度升高，应考虑将本药减至最少剂量 37. 5 mg/d。②与 CYP34A 诱导药卡马西平、地塞米松、苯巴比妥、苯妥英钠、利福布汀、利福平、利福喷汀等合用，可降低本药及其活性代谢产物的血药浓度，应将本药增至最大剂量 87. 5 mg/d。③与圣·约翰草合用，可降低本药血药浓度，应加以避免。④不可与伐贝单抗合用，以免引起微血管溶血性贫血。⑤与葡萄柚剂合用，可升高本药及其活性代谢产物的血药浓度。

【规格】 胶囊：12. 5mg，25mg，50mg。

拉帕替尼 Lapatinib

【药性与应用】 本药是一种双重酪氨酸激酶抑制药，可拮抗 HER-1 和 HER-2，影响肿瘤细胞生长、增殖、转移，从而促使肿瘤细胞凋亡。本药临床与卡培他滨联用于化疗失败的 HER-2 过度表达的晚期或转移性乳腺癌。

口服：1250mg，1 次/d，21d 为 1 周期，每周期的前 14d 联用卡培他滨（2000mg/m^2，分 2 次服用）。治疗到病情恶化或不能耐受为止。

【注意与禁忌】 对本药过敏者禁用。慎用于严重肝功能不全、左室射血分数下降、QT 间期延长、低钾或低镁血症者。儿童用药安全性尚未确立。孕妇禁用。哺乳妇使用应权衡利弊。

不良反应可有左室射血分数下降、QT 间期延长、变异型心绞痛、失眠、肝酶与胆红素升高、口炎与黏膜炎、消化不良、恶心、呕吐、腹泻、贫血、血小板减少、皮肤干燥、皮疹等。

【药物相互作用】 参见舒尼替尼。

【规格】 片剂：250mg。

达沙替尼 Dasatinib Sprycel

【药性与应用】 本药为一种酪氨酸激酶抑制药，在体外试验证明能抑制非小细胞性肺癌和头颈鳞状细胞癌的细胞系，抑制 SRC 家族，导致迁移与侵入减少、细胞形态改变与凋亡。

本药临床用于对其他疗法耐药或不能耐受的 Ph 染色体阳性的急性淋巴细胞性白血病；对伊马替尼耐药或不能耐受的慢性非淋巴细胞性白血病（CML）的加速期、急变期和慢性期。

口服：①对其他疗法耐药或不耐受的 Ph 染色体阳性急性淋巴细胞性白血病：70mg，2 次/d，早晚各服 1 次，直到疾病进展或不能耐受。如治疗效果不满意，可将剂量增至 100mg，2 次/d。②对伊马替尼耐药或不能耐受的 CML 的加速期与急变期：用法同①。③对伊马替尼耐药或不能耐受的 CML 慢性期：100mg，1 次/d；如疗效不满意，可增加至 140mg/d。

【注意与禁忌】 孕妇与计划妊娠者不推荐使用。慎用于低血钾、低血钾与 QT 间期延长综合征患者。哺乳妇停止哺乳。

不良反应可有：表皮水肿、胸痛、心律失常、充血性心力衰竭、水肿、心包积液；呼吸困难、咳嗽、上呼吸道感染、胸腔积液、肺炎、肺水肿、肺动脉高压；骨骼、肌、关节痛；头痛、头晕、衰弱、神经病变、脑出血；腹泻、恶心、腹痛、呕吐、食欲缺乏、黏膜炎、便秘、胃肠道出血、体重变化、腹胀；骨髓抑制、皮疹、瘙痒、疲倦，以及免疫力功能下降诱发的感染带来的各种症状。

【规格】 片剂：20mg，50mg，70mg。

尼洛替尼 Nilotinib

【药性与应用】 本药为一种选择性酪氨酸激酶抑制药。本药的有效性是根据血液学和细胞学的遗传应答率来判断的，尚无对照试验证实其临床获益，如疾病相关症状的改善和生存期的延长。

本药试用于对其他药物已无效或不能耐受的 Ph 染色体阳性的慢性粒细胞白血病（CML）的慢性期、加速期的治疗。

口服：400mg，2 次/d，漏服者不再补服，继续应用下一剂量。可与造血生长因子、羟基脲或阿那格雷联用。用药期间应根据病情变化调整剂量：①QT 间期大于 480ms 时应停药，血钾低者应补钾。如 QT 间期已恢复到<450ms，再按先前剂量给药 2 周，如 2 周后 QT 间期为 450~480ms，降低剂量至 400mg，1 次/d；QT 间期再>480ms，应停药。应于每次剂量调整后 7d 复查心电图。②血小板、中性粒细胞降低时的剂量调整：中性粒细胞<1.0×10^9/L、血小板<50×10^9/L 应停药；如中性粒细胞或血小板大于上述数值，以先前的剂量续用 2 周，如计数仍低，将剂量降至 400mg，1 次/d。③非血液学改变的调整：血脂肪酶、淀粉酶≥3 级应停药；≤1 级继续用药 400mg/d；胆红素≥3 级应停药，≤1 级继续用药 400mg/d；肝酶升高≥3 级应停药，≤1 级继续以 400mg/d 用药。其他，如出现中至重度血液学改变者，应停药，恢复正常后再以 400mg/d 的剂量用药。如临床情况良好，可恢复 400mg、2 次/d 的治疗量。

【注意与禁忌】 本药可引起 QT 间期延长，有因此死于猝死的报道。用药前应将电解质恢复到正常，并每周测心电图。禁用于对本药过敏、低血钾、低血镁、QT 间期延长等患者。慎用于有胰腺炎、肝损害的病人。儿童的安全性不明确。孕妇禁用。哺乳妇权衡利弊使用。

不良反应主要是 QT 间期延长引起的各种症状，如癫痫、晕厥、尖端扭转型室性心律失常、猝死等，以及骨髓抑制、血脂异常、肝酶或胰酶异常升高、水电解质异常、消化不良、消化道其他症状等；呼吸道、肌肉、骨骼系统、泌尿系统、精神、眼、耳等均可受累。

【药物相互作用】 ①本药与咪达唑仑、华法林合用时血药浓度升高。②应避免与延长 QT 间期的药物合用。③与 CYP 3A4 强效抑制药和强效诱导药也不能合用。因前者增高本药血药浓度；后者则下降本药血药浓度。

【规格】 胶囊：200mg。

替西罗莫司 Temsirolimus（Torisel）

【药性与应用】 本药为哺乳动物西罗莫司作用靶点（mTOR）抑制药，临床用于治疗晚期肾细胞癌。

静脉滴注：25mg，1 次/周，滴注时间为 30~60min。

【注意与禁忌】 慎用于对本药或其代谢产物过敏者。禁用于孕妇。对儿童的安全性尚未确定。哺乳妇应中止哺乳。

临床试验中发现不良反应有以下几个方面。心血管系统可有脑缺血、脑出血、高血压、大静脉栓塞、血管神经性水肿、血栓性静脉炎等。内分泌代谢系统有高血糖、高血脂、水肿、低磷血症、体重下降、钾与磷升高、胆红素升高。呼吸系统有间质性肺癌、呼吸困难、咳嗽、胸痛、咽炎、鼻炎。其他如肌痛、背痛、关节痛、血清肌酸激酶升高、急性肾衰竭、泌尿道感染、免疫功能低下、肝酶升高、味觉障碍、抑郁、致死性肠穿孔、骨髓抑制、皮疹、结膜炎、过敏反应、创口愈合异常等。

【药物相互作用】 ①与抗凝药联用可增加脑出血概率。②与舒尼替尼联用，可出现剂量限制性毒性 3~4 级的斑丘疹与痛风。③与 CYP 3A4 强效抑制药和强效诱导药合用，可使本药的血药浓度升高或降低。

【规格】 注射液：25mg/1mL。

替莫唑胺[典]　Temozolomide（蒂清，泰道，Methazolastone，Temodal，Temodar，Temoxol）

【药性与应用】 本药可在生理 pH 条件下快速转化为活性化合物 3-甲基三嗪-1-咪唑-4-甲酰胺（MTIC），后者再通过 DNA 鸟嘌呤的 O6 和 N7 位点上的甲基化发挥细胞毒作用以抗癌细胞。临床用于多形恶性胶质母细胞瘤、难治的间变星形细胞瘤。

口服：初量 $150mg/m^2$，1 次/d，连服 5d，28d 为 1 周期。治疗周期内，第 22 日与第 29 日（下一周期的第 1 日）测得的白细胞>1.5×10^9/L，血小板>100×10^9/L 时，下周剂量增加为 200mg/（m^2·次）。在任一周期内若测得白细胞<1.0×10^9/L 或血小板少于 50×10^9/L，则下一周期剂量减少为 $50mg/m^2$，但不得低于最低剂量 $100mg/m^2$。

【注意与禁忌】 对本药过敏者、对达卡巴嗪过敏者、孕妇和准备受孕者均忌用。慎用于肝肾功能不全、70 岁以上、感染、骨髓抑制、有化疗与放疗史等患者，并应降低最大耐受量。对儿童的安全性尚未确立。哺乳妇应停止哺乳。

不良反应可有恶心、呕吐、便秘、疲乏、头痛、眩晕、呼吸短促、脱发、贫血、免疫力下降、骨髓抑制。动物实验中本药有致癌、致畸与生殖毒性。

【药物相互作用】 ①卡莫司汀先用后继以本药联用，有协同作用。②丙戊酸可使本药的清除率降低 5%。③食物可减少本药的吸收速度与吸收量，尤其是进高脂饮食后服用本药，更为明显。

【规格】 胶囊：5mg，20mg，50mg，100mg，250mg。

三氧化二砷[基]　Arsenic Trioxide（纳维雅，亚砷酐，亚砷酸酐，伊泰达，Arseni，Trioxydi，Arsenious Acid，Trisenox）

【药性与应用】 本药治疗急性早幼粒细胞白血病（APL）的机制至今仍不明确。体内试验表明，本药可诱导 NB_4（一种具有典型 APL 特征的细胞株）和对全反式维 A 酸耐药的 APL 细胞株发生凋亡。对其他多种瘤细胞也有抑制生长及促进凋亡的作用。本药尚可显著抑制肝癌细胞生长，并诱导其凋亡。

本药临床用于 APL 和原发性肝癌晚期的治疗。

静脉滴注：①APL：5～10 mg/m^2 或 7 mg/m^2，1 次/d，用 5%葡萄糖注射液或 0.9%氯化钠注射液 500mL 稀释后滴注 3～4h。4 周为 1 疗程，间歇 1～2 周；也可连续用药。②原发性肝癌晚期：7～8 mg/m^2，1 次/d，用 5%葡萄糖注射液或 0.9%氯化钠注射液 500mL 稀释后滴注 3～4h。2 周为 1 疗程，间歇 1～2周后可进行下一疗程。

【注意与禁忌】 应特别注意，本药可引起致命的维 A 酸-APL 综合征，尚可致 QT 间期延长和完全性房室传导阻滞，以及致命的尖端扭转型室性心动过速。

本药禁用于对砷过敏、严重肝肾功能不全、长期接触砷或有砷中毒患者。慎用于心电图异常、肝肾功能不全、糖尿病、有周围神经炎史、低血钾、低血镁或使用排钾利尿剂的患者。

儿童不宜将本药作为首选药物。孕妇禁用。哺乳妇用药期间停止哺乳。

本药的不良反应有个体差异。主要有心前区不适、心电图多种改变，如心肌缺血、QT 延长、尖端扭转等。可见体重增加、胸膜与心包渗液、水肿、肌关节痛、氮质血症、急性可恢复性肾衰竭、神经炎、血管性头痛、肝酶升高、胆红素升高、消化道功能紊乱、外周白细胞增多（异常中幼粒），以及由此引起的 DIC、脑血管栓塞出血、呼吸窘迫、视力下降。也可出现皮肤干燥、红斑、色素沉着、丘疹等。

【药物相互作用】 不可与延长 QT 间期的药物合用，以免出现致命的尖端扭转型室性快速心律失常。

【规格】 注射液：5mg/1mL，10mg/10mL；注射剂：5mg，10mg；糊剂：5g。

地西他滨　Decitabine（Dacogen）

【药性与应用】 本药为嘧啶类似物，属细胞周期 S 期特异性药物，可诱导 DNA 的低甲基化，从而激活基因和诱导瘤细胞分化。临床用以治疗骨髓增生异常综合征。

静脉滴注：15mg/m^2，滴注 3h，1 次/8h，持续 3d。每 6 周为一疗程，至少接受 4 个疗程的治疗，如有效则可持续进行治疗。同时给予标准止吐方案进行预防性用药。

对药物的调整：①绝对中性粒细胞和血小板计数需要 6~8 周分别恢复到至少 1×10^9/L 和 50×10^9/L 水平，则延迟使用本药 2 周，暂将剂量减少到每 8h 11mg/m^2，持续 3d 即 33mg/（m^2·d），1 疗程 99mg/m^2。②如中性粒细胞和血小板需要 8~10 周分别恢复到至少 1×10^9/L 和 50×10^9/L 的水平，则应根据骨髓穿刺进行评估。如无进展，则延迟使用本药 2 周，暂将剂量减少为 11mg/m^2，持续 3d 即 33mg/（m^2·d），1 疗程 99mg/m^2。随后可根据临床情况维持或增加剂量。

【注意与禁忌】 对本药过敏者禁用。慎用于骨髓抑制与肝、肾功能损害者。

不良反应罕见心肌梗死和急性心力衰竭、肾毒性；偶见乏力与精神病；罕有肝酶升高；少见脱发、黏膜炎与腹泻。常见恶心、呕吐、发热、感染、骨髓抑制（白细胞、中性粒细胞与血小板减少）。

【规格】 注射剂：50mg。

奈拉滨 Nelarabine（奈拉腺苷，Arranon）

【药性与应用】 本药为脱氧鸟苷酸类似物 9-β-D-阿呋喃糖鸟嘌呤（ara-G）的前体药物，经脱氧鸟苷激酶和脱氧胞苷激酶单磷酸化，转化为具有活性的 5′-三磷酸盐 ara-GTP，然后在白血病母细胞中积聚，嵌入 DNA 中，抑制 DNA 的合成，导致瘤细胞死亡。也可能还存在着其他抗癌机制，有待研究。

本药临床用于其他药物治疗无效或二次化疗后复发的 T 淋巴细胞性白血病，以及二次化疗无效的 T 淋巴母细胞瘤。

静脉滴注：1500mg/（m^2·d）2h 内滴注完毕。每周 1、3、5 给药，21d 为 1 周期。

【注意与禁忌】 忌用于对本药过敏者。慎用于高尿酸血症和骨髓抑制患者。禁用于孕妇。对婴儿的危险性尚不能排除，哺乳妇用药应慎重，并停止哺乳。

不良反应可有胸痛、水肿、低血压、窦性心动过速、高血糖，以及血糖、血钾、血钙、血镁下降；咳嗽、呼吸困难、鼻窦炎、鼻衄、胸腔积液、哮鸣；肌关节痛、肌酐升高、肝酶和血胆红素升高、骨髓抑制、血浆蛋白下降、皮肤瘀点、疲乏、发热等。

神经精神方面的反应比较多，可见无力、脑出血、昏迷、中枢神经系统脱髓鞘、头晕、头痛、嗜睡、惊厥、周围神经炎、癫痫发作、抑郁、失眠、意识模糊等。

【规格】 注射液：250mg/50mL。

贝沙罗汀　Bexarotene（Targretin）

【药性与应用】 本药属于视黄醛类药，为选择性视黄醛类 X 受体配体，可诱导细胞凋亡和增强胰岛素的活性。本药治疗皮肤 T 淋巴细胞瘤的确切机制仍不明确，其毒性可能小于其他视黄醛类药。

临床用于耐药的皮肤 T 淋巴细胞瘤；局部给药用于难治或不能耐受其他治疗的 1A/1B 级皮肤 T 淋巴细胞瘤。

口服：300mg/m^2，1 次/d，进餐时服用，直至肿瘤进展或不能耐受。

局部给药：第 1 周隔日 1 次，若能耐受，每周递增剂量，依次增加为 1 次/d，2 次/d，3 次/d；最大剂量为 4 次/d，直至肿瘤进展。

【注意与禁忌】 本药有致畸作用，孕妇禁用。亦禁用于对本药和其他视黄醛类过敏者及待孕妇女。慎用于肝肾功能不全、糖尿病、高脂血症、甲状腺功能减退、骨髓抑制、光敏感、酒客、肠道疾病（后二者均可诱发胰腺炎）及育龄妇女。儿童的用药安全性尚未确定。哺乳妇应用应权衡利弊。

本药的不良反应可有血栓性静脉炎、甲状腺功能减退、高血钙、高血脂（78%）、呼吸困难、肺炎、肌痛、头痛、无力、恶心、呕吐、腹泻、胰腺炎、贫血、凝血障碍、血细胞减少、血小板减少、低凝血酶原血症、皮肤干燥、瘙痒、光敏、皮疹、皮炎、剥脱性皮炎、白内障恶化、发热、感染等。

【药物相互作用】 ①CYP3A4 抑制药红霉素、吉非齐特、伊曲康唑、酮康唑等，可升高本药的血药浓度。②与维生素 A 合用，可增加本药毒性，应限制在 15 000 单位/d 以下。③与甲氨蝶呤合用，可增加二者的肝毒性。④CYP 3A4 诱导药磷苯妥英、苯妥英、苯巴比妥、利福平等可降低本药血浓度。⑤本药可减弱避孕药的药效，必须合用时，应改用其他避孕措施。⑥本药可降低他莫昔芬的血药浓度。⑦与食物同服，尤其是高脂食物，可增加本药血药浓度 48%。⑧葡萄柚汁可升高本药血药浓度。

【规格】 胶囊：75mg；凝胶：1%（600mg/60g）。

米替福新　Miltefosine（米特福辛，米替福林，Impavido，Miltex）

【药性与应用】 本药为一种合成磷酸胆碱类似物，具有抗肿瘤、免疫调节、抗病毒和抗原虫多种作用，其作用机制至今尚不明确。临床用于内脏、皮肤的利什曼病和乳腺癌的皮肤转移。

口服：用于内脏和皮肤利什曼病，2.5 mg/（kg·d）。最大剂量为 150mg/d。临床证实其效果较五价锑为优。

局部给药：用于乳癌的皮肤转移，通常用量为 1～2 滴/10cm^2，日总剂量不超过 5mL。第 1 周，1 次/d；以后 2 次/d。当皮肤转移灶完全消失后，至少再用药 4 周。如未消失，持续治疗，直至本药完全无效。用药后应轻轻按摩；用药范围应达到转移灶边缘外 3cm。待药液被皮肤吸收后，立即用多孔纱布敷料覆盖。

【注意与禁忌】 禁用于肿瘤量大、深度转移的患者，以及孕妇、哺乳妇。慎用于肿瘤转移至植入物上生长的患者。

本药口服可出现肾毒性（表现为肌酐水平升高）、肝毒性（表现为肝酶升高）、便秘、腹泻、白细胞和血小板减少、视网膜上皮可逆性损伤。局部给药可有恶心、呕吐等胃肠道刺激症状，多不必停药；亦可出现皮肤刺激、瘙痒、萎缩，出现坏死、溃疡者应停药。

【规格】 胶囊：10mg，50mg；外用溶液：600mg/10mL。

氟维司群 Fulvestrant（呋维司曲，Faslodex）

【药性与应用】 本药为 7α-烷基酰胺雌激素类似物，是一种纯抗激素药。其作用机制类似于他莫昔芬，可与内源性雌激素竞争结合受体，同时，尚可抑制细胞芳香酶活性，起到双重抗乳腺癌作用。临床用于激素受体阳性病情恶化的转移性乳腺癌。

肌内注射：250mg，1 次/d。

【注意与禁忌】 对本药过敏者、孕妇或怀疑妊娠者忌用。慎用于肝功能不全者。儿童的安全性尚未确立。不推荐哺乳妇使用本药。

不良反应可有咽炎、呼吸困难、肌关节痛、头痛、失眠、抑郁、感觉异常、恶心、呕吐、腹泻、腹痛、食欲缺乏、皮疹、出汗、皮肤气味改变、便秘、流感样综合征、全身痛、骨盆痛、胸痛、发热、血管神经性水肿和意外损伤等。

【规格】 注射液：125mg/2.5mL，250mg/5mL。

雷利度胺 Lenalidomide（来那度胺，Revlimid）

【药性与应用】 本药的确切作用机制尚未完全阐明，已知其具有免疫调节和抗血管生成的特性。临床上与地塞米松联合应用于其他药物治疗无效的多发性骨髓瘤和伴 5q 染色体缺失异常、输血依赖、低危或中危的骨髓增生异常综合征。

口服给药。

多发性骨髓瘤：28d 为一周期，初剂量 25mg，1 次/d，每个周期的第1～21

日服药；在前4个周期的第1~4日，第9~12日，第17~20日，每日同时服用地塞米松40 mg。此后，每个周期的第1~4日每日同时服用地塞米松40 mg。

维持治疗应根据临床反应调整剂量。①出现血小板减少时：低于$30×10^9$/L应停药，并每周检查全血细胞计数（CBC）。当血小板恢复到$30×10^9$/L时，以15mg/d的剂量重新给药。此后，如血小板再次下降，再停药恢复到$30×10^9$/L，然后以5mg重新给药，但不得低于此剂量。②出现中性粒细胞减少时：如其绝对值（ANC）低于$1×10^9$/L，应停药并加用粒细胞集落刺激因子，并每周检查CBC。当ANC恢复至$1×10^9$/L且无其他毒性反应时，以25mg/d的剂量重新给药；如存在其他毒性反应，则改为15mg/d重新给药。此后，如中性粒细胞再次下降，停药恢复到$1×10^9$/L后，以5mg/d的剂量重新给药，但不得低于此剂量。③出现与本药相关的3或4级毒性反应时，应停药。当毒性反应低于2级时则恢复给药，但剂量应降低。

骨髓增生异常综合征：推荐剂量为10mg，1次/d。维持剂量应根据临床反应不断调整。①初剂量4周内出现粒细胞减少：当ANC降至$0.75×10^9$/L以下时应停药，恢复到$1×10^9$/L时可重新给药，剂量改为5mg/d；如基础ANC<$1×10^9$/L，当其降到$0.5×10^9$/L时应停药，恢复到$0.5×10^9$/L，重新给药，剂量改为5mg/d。②10mg/d剂量4周后：ANC低于$0.5×10^9$/L持续7d以上，或伴有发热（38.5℃以上），应停药；恢复到$0.5×10^9$/L，重新给药，剂量改为5mg/d，1次/d。③5mg/d治疗期间：ANC低于$0.5×10^9$/L持续7d或更长，或伴有38.5℃以上的发热，应停药。当恢复至$0.5×10^9$/L时，重新给药，剂量改为5mg/2d。④初始剂量4周内出现血小板减少：基础血小板不低于$100×10^9$/L，降至$50×10^9$/L以下时应停药，待恢复到$50×10^9$/L时重新给药，剂量改为5mg/d。如血小板的基础计量为（60~100）$×10^9$/L，其值下降50%时应停药，恢复到$50×10^9$/L时重新给药，剂量改为5mg/d。如基础血小板低于$60×10^9$/L，下降50%时应停药，待其恢复到$30×10^9$/L时重新给药，剂量改为5mg/d。⑤10mg/d治疗4周后出现血小板减少：如低于（30~50）$×10^9$/L应停药并输注血小板，待恢复后并无凝血障碍时重新给药，剂量改为5mg/d。⑥5mg/d治疗期间出现血小板低于（30~50）$×10^9$/L时应停药并输注血小板，待恢复后并无凝血障碍时重新给药，剂量改为5mg/2d。

【注意与禁忌】　本药为沙利度胺的类似物，有致畸作用，孕妇及拟受孕者禁用本药，并应在停药4周以上才可受孕。本药的血液毒性强并可明显增加深部血栓的发病率，并有肺动脉栓塞的风险。

对本药过敏者禁用。对儿童的安全性尚未确立，哺乳妇应权衡利弊。

本药的主要临床不良反应为深部静脉血栓，应密切注意；其次为骨髓抑制。其他可有高血糖、低血钾、低血镁、甲状腺功能减退、咳嗽、呼吸困难、鼻衄、咽炎、肺炎、上呼吸道感染、肌无力与疼痛、泌尿系统感染、肾病、头晕、头痛、失眠、震颤、周围神经炎、神经衰弱、肝酶升高、消化功能紊乱、恶心、呕吐、腹痛、便秘、腹泻、体重下降、皮肤干燥、瘙痒、皮疹、荨麻疹、视物模糊、发热等。

【药物相互作用】 本药可使地高辛血药浓度升高 14%。

【规格】 胶囊：5mg，10mg，15mg，25mg。

沃瑞诺斯特 Vorinostat（卓林泽，Zolinza）

【药性与应用】 本药为组蛋白去乙酰化酶（HDAC）抑制药，可诱导细胞周期停滞和变异凋亡。临床用于两种疗法期间或治疗后出现进展、停滞或突发的皮肤 T 淋巴细胞瘤。

口服：400mg，1 次/d，进食时服。如果不能耐受，可减量为 300mg，1 次/d。必要时可进一步减至 300mg，1 次/d，每周连续给药 5d。

【注意与禁忌】 慎用于有血栓栓塞史、QT 间期延长综合征者。对儿童的安全性尚不明确。妊娠安全性为 D 级，不推荐孕妇使用。哺乳妇应用时应停止哺乳。

临床常见严重不良反应有深静脉血栓、QT 间期延长、血管神经性水肿。有心肌梗死的个案报道。其他有高血糖、低血钾、蛋白尿、脱水、外周水肿、上呼吸道感染、肺炎、肌痉挛、尿路梗阻、嗜睡、头晕、头痛、晕厥。本药可导致剂量相关的白细胞减少、严重贫血、脊髓损伤。消化道可有腹泻、恶心、呕吐、畏食、便秘、体重下降、味觉障碍、口腔干燥、肠球菌感染、胆囊炎、胃肠出血等。

【药物相互作用】 ①与其他组蛋白去乙酰化酶抑制药如丙戊酸等合用，可出现严重血小板减少与出血。②与香豆素衍生物联用可增加出血倾向。③高脂饮食加强本药吸收，可提高 33%。

【规格】 胶囊：100mg。

右雷佐生 Dexrazoxane（奥诺先，得拉唑沙，右丙亚胺，Cardioxane，Eu-eardion，Zinecard）

【药性与应用】 本药为雷佐生（ICRF-159）的右旋异构体，是哌嗪乙二胺四乙酸的一种衍生物。临床用于减轻或减少阿霉素等蒽环类抗生素化疗引起的心肌毒性。

静脉给药：用量为阿霉素剂量的 10 倍。使用本药 30min 后始可给予阿霉素。缓慢注射或较快滴注均可。既往使用了亚硝基脲的患者，对本药的最大耐受量为 1250 mg/m^2。

【注意与禁忌】 对本药过敏者禁用。同时使用其他骨髓抑制药者慎用。对孕妇的影响为C级。

国外提供的不良反应资料有：与化疗药物联用时，严重者可导致骨髓抑制，尤以儿童为明显，是本药最主要的毒性。其他可有高脂血症，高铁、低锌、低钙血症，肝酶升高。消化道反应可有恶心、呕吐、腹泻；少数可有厌食与胃肠道不适、淀粉酶升高等，但胰腺炎的发生率很低。注射局部可有坏死与腹膜炎发生。大剂量可引起脱发。偶有过敏反应。

【规格】 片剂：25mg，50mg；注射剂：250mg，500mg。

伊班膦酸　Ibandronic Acid（本东，邦罗力，邦威亚，佳诺顺，伊班膦酸钠，伊班膦酸钠水合物，Bondronat，Bondronic Acid，Ibandronate，Ibandronate Monosodium）

【药性与应用】 本药为双磷酸盐类骨吸收抑制剂。临床用于：①伴有或不伴有骨转移类恶性肿瘤的高钙血症。②肿瘤溶骨性转移所致的骨痛。③治疗和预防骨质疏松症。④预防乳腺癌的骨损伤与转移。⑤治疗乳腺癌转移性骨病。

口服：预防和治疗绝经后骨质疏松症，2.5mg/d，或250mg/d。预防乳腺癌骨损伤与转移，50mg/d，一次餐前半小时服用。

静脉滴注：①高钙血症：中度者，单次2mg，滴注2h以上；严重者单次剂量为4~6 mg。②绝经后骨质疏松：3mg，每3个月1次。

【注意与禁忌】 禁用于对本药或其他双磷酸类药物过敏、严重肾功能不全、孕妇、哺乳妇、儿童、不能正常站或坐60min以上、未纠正的低钙血症诸类患者。慎用于肝肾功能不全、低镁血症、有甲状腺功能减退史者。

不良反应可有低磷酸盐血症和低钙血症（不必治疗）、体温升高、流感症候群、胃肠道不适，对肝、肾可能有一定毒性。

【药物相互作用】 与氨基糖苷类抗生素合用，可导致血钙浓度长时间下降，还可能出现血镁浓度下降，应注意。

【规格】 注射液：1mg/1mL，2mg/2mL（以上均以伊班膦酸计）。

唑来膦酸　Zoledronic Acid（艾可舒，艾朗，艾瑞宁，博来宁，盖柠，苏奇，天晴依泰，因力达，择泰，震达，卓莱，佐锐，唑美，Zoledronic Acid Mononydrate，Zomera）

【药性与应用】 本药是一种杂环咪唑二膦酸盐。临床用于：①恶性肿瘤骨溶性转移引起的骨痛；②恶性肿瘤引起的高钙血症；③实体瘤骨转移；④多发性骨髓瘤；⑤绝经后骨质疏松；⑥减少病理性骨折再骨折。

静脉滴注：4mg，1次/3~4周。

【注意与禁忌】 本药可引起严重肌肉疼痛。对本药或其他二膦酸盐过敏者、严重肾功能不全者、孕妇、哺乳妇均忌用。慎用于肾功能不全、甲状腺功能减退、阿司匹林哮喘等患者。不推荐儿童使用。老年人使用应密切监测肾功能。

不良反应可有低血压、失眠、焦虑、嗜睡、头痛、低血钾、低血镁、低血钙、低血磷、体重下降、脱水、呼吸困难、咳嗽、胸腔积液、上呼吸道感染、骨关节肌肉痛、肌酐升高、泌尿系感染、吞咽困难、畏食、恶心、呕吐、便秘、腹泻、腹痛、贫血、粒细胞减少、血小板减少、全血细胞减少、结膜炎、皮疹、瘙痒等。

【药物相互作用】 ①与氨基糖苷类抗生素合用，可延长低血钙的持续时间。②与利尿剂合用，可增加发生低钙血症的风险。③在肾功能恶化的恶性肿瘤高钙血症患者中将本药与沙利度胺合用，可加重肾功能不全。

【规格】 注射剂：4mg；注射液：1mg/1mL，4mg/5mL，5mg/100mL。

纳米炭 Carbon Nanoparticles（卡纳琳）

【药性与应用】 本药为淋巴示踪剂。临床用于胃癌区域淋巴结的示踪。

局部注射：暴露术野后，取本药50mg，用皮试针头在肿瘤周缘分4~6点浆膜下缓慢推注，一个点注射5~15mg，约3min完成。

【药物相互作用】 本药为活性炭颗粒，与其他药物混合使用时可改变其他药物在体内的分布状态和释放特性。但不同时混合使用时则无此影响。

乙丙昔罗 Efaproxiral（依法普昔）

【药性与应用】 本药为小分子放射增效剂，是一种合成的易化血红蛋白，放射治疗前给药，可改善肿瘤细胞的缺氧，以减弱其放射抵抗。临床上将本药作为转移性脑瘤治疗的辅助用药，也可提高乳腺癌等实体瘤脑转移的生存率。

本药宜经中央静脉给药以避免经外用静脉给药产生的剂量限制性疼痛。50~100mg/（kg·d），滴注30min以上，结束后30min开始放疗。

【注意与禁忌】 禁用于对本药过敏者。慎用于肾功能不全、缺氧状态、有癫痫史、贫血等患者。对儿童、孕妇、哺乳妇的影响不明确。

不良反应可有剂量依赖性低氧血症，可通过吸氧加以解决，还可有高血压、高颅内压、直立性低血压、头痛、眩晕、晕厥、认知缺失、精神错乱、发热、肌酐升高、肾功能衰竭。常见恶心、呕吐等。可有10%的人出现贫血，其中少数可出现3级或3级以上贫血，也可出现脱发、过敏性皮疹等。

帕立非明　Palifermin

【药性与应用】 为重组人角质细胞生长因子，可与上皮细胞受体特异性结合，刺激上皮细胞增殖、分化，增强细胞保护机制。临床用于：①血液恶性肿瘤患者（需造血干细胞支持）骨髓毒性化治疗后的严重黏膜炎症，以降低发生率和缩短持续时间。②也可用于化疗后的口腔黏膜炎。

静脉注射。

血液恶性肿瘤患者骨髓毒性化疗后的严重黏膜炎症：60μg/kg，1 次/d，在骨髓毒性化疗前和后各连用 3d，共 6 次。化疗前 24~48h 给予化疗前的 3 剂；化疗后第 1 剂应在输注造血干细胞后当日给予，并应与上 1 剂给药时间间隔至少 4d。

化疗后口腔黏膜炎：①转移性结直肠癌患者在氟尿嘧啶和亚叶酸钙 5d 疗程前使用本药，40μg/（kg·d），连用 3d。②接受自体外周血干细胞移植的霍奇金病或非霍奇金淋巴瘤患者在化疗（大剂量卡莫司汀、依托泊苷、阿糖胞苷、美法仑联用）前使用本药，40μg/（kg·d），连用 3d。本药的最大耐受剂量为 80μg/（kg·d）。

【注意与禁忌】 对本药或大肠杆菌蛋白过敏者禁用本药。慎用于非血液系统恶性肿瘤患者（因可刺激肿瘤生长）。儿童的安全性与有效性尚未确定。本药可致畸，孕妇禁用。哺乳妇的应用应权衡利弊。

不良反应可有血压升高、头痛、感觉迟钝和异常、关节痛、一过性淀粉酶与脂肪酶升高、舌苔增厚或变色、味觉改变、食欲缺乏、呕吐、腹痛、皮疹、瘙痒、红斑、水肿、发热等。

【规格】 片剂：50mg，100mg

甲异靛　Meisoindigo

【药性与应用】 腹腔和口服给药均可抑制肿瘤细胞 DNA 的合成。用于治疗慢性粒细胞性白血病。

口服：成人，50mg，2~3 次/d。

【注意与禁忌】 常见食欲不振、恶心、呕吐。偶见关节痛、肌痛、骨髓抑制等。孕妇、哺乳妇禁用。高龄、体弱者慎用。

【规格】 片剂：25mg。

博来霉素　Bleomycin（争光霉素，博莱霉素，Bleocin，BLM）

【药性与应用】 本品与铁的复合物嵌入 DNA，通过一系列变化，可引起 DNA 链断裂。临床用于治疗头颈部、食管、皮肤、宫颈、阴道、外阴、阴茎的鳞癌，霍奇金病和淋巴瘤、睾丸癌，以及银屑病。口服无效。

肌内、静脉、动脉注射：成人，15mg，1 次/d，或 2~3 次/周。总剂量不超过 400mg。小儿剂量按体表面积计算，10mg/m^2。首次用药，先肌注 1/3 量。若无反应，再将全部剂量注射完。静脉注射应缓慢，不少于 10min。

【注意与禁忌】 不良反应有恶心、呕吐、口炎、皮肤反应、药物热、食欲减退、脱发、色素沉着、指甲变色、指趾红斑、硬结、肿胀、脱皮等。也可有肺炎样及肺纤维化样症状，表现为呼吸困难、咳嗽、啰音、间质水肿等。

严重肺部疾病、严重弥漫性肺纤维化、对本类药物过敏、严重肾功能障碍、严重心脏病、胸部及其周围接受放射治疗者均禁用。

本品可引起畸胎，孕妇、哺乳妇慎用。70 岁以上、肺功能不全、肝肾功能损害者均应慎用。发热及白细胞低于 2.5×10^9/L 时不宜用。

【药物相互作用】 吸氧患者用药时应降低吸氧浓度。合用顺铂治疗的患者有增加肺毒性的报告。

【规格】 注射剂：15mg。

雷洛昔芬 Raloxifene Hydrochloride（盐酸雷洛昔芬，易维特，Evista）

【药性与应用】 本品为选择性雌激素受体调节剂，是骨骼和部分胆固醇代谢的激动剂（降低 LDL -胆固醇）。对下丘脑、子宫、乳腺无作用。临床主要用于治疗和预防妇女绝经后的骨质疏松症，可以显著降低椎体骨折发生率，对髋骨骨折的作用有待证实。

每日任意时候服一片，可以同服钙剂和维生素 D 以增强效果。

【注意与禁忌】 本品静脉注射有引起各种血栓的可能性。可有潮热和小腿痛性痉挛。

可能妊娠的妇女、静脉血栓或有血栓倾向者绝对禁用。需采取长期制动措施者，3d 前即应停用本药。

【药物相互作用】 本品与华法林同服可能减少凝血酶原时间，但并不改变二者的药代动力学。

【规格】 片剂：60mg。

比卡鲁胺 Bicalutamide（康士得）

【药性与应用】 非甾体类抗雄激素药，抑制雄激素的刺激作用，使前列腺肿瘤萎缩。口服吸收良好，食物对其无明显影响。临床用于晚期前列腺癌的治疗。

口服：50mg，1 次/d。

【注意与禁忌】 中、重度肝损害者可能有药物蓄积，应慎用。可有面色潮红、瘙痒、男性乳房触痛、乳房女性化、腹泻、恶心、呕吐、乏力、一过性肝功能改变、心力衰竭、厌食、口干、消化不良、便秘、腹痛、腹胀、头昏、头痛、失眠、嗜睡、性欲减退、呼吸困难、阳痿、夜尿增多、贫血、脱发、皮疹、多汗、多毛、糖尿病、高血糖、周围性水肿、体重改变、胸痛、骨盆痛、寒战等多种不良反应。

对本品过敏者、妇女、儿童禁用。

【药物相互作用】 与黄体生成素释放激素（LHRH）类似物之间互无影响。与华法林同服可能竞争血浆蛋白结合点，应监测凝血酶原时间。

【规格】 片剂：50mg。

重组人血管内皮抑素　rh-Endostatin（恩度，Endostr，YH-16）

【药性与应用】 本品有特异性的抑制血管内皮细胞增殖的作用。临床配合化疗治疗不能手术的非小细胞肺癌。单独应用效率较低。与 NP 方案联合治疗晚期非小细胞肺癌是一个值得推荐的方案。

静脉滴注：7.5mg/m^2 维持 3～4h，1～14d，每 3 周重复一次。

单次给药，个别患者可有心律失常或胸闷表现，其他无明显异常。连续给药 28d 除有个别患者可出现上述情况外，亦无其他明显异常表现。

【注意与禁忌】 对本品过敏者禁用。过敏体质或对蛋白制品有过敏史者慎用。严重心脏病、顽固性高血压、心肾功能不全者慎用。

【规格】 注射液：15mg/3mL。

甘氨双唑钠[典]　Sodium Glycididazole（希美纳）

【药性与应用】 肿瘤放疗增敏剂，可将射线对肿瘤乏氧细胞 DNA 的破坏固定，增加肿瘤细胞对射线的敏感度。临床用于头颈部肿瘤、食管癌、肺癌等患者。

静脉滴注：每次 800mg/m^2 于放疗前加入 100mL 生理盐水中充分摇匀后，30min 滴完。滴完后 60min 开始放疗。每周 3 次用药。

【注意与禁忌】 可有轻度肝酶升高、心悸、窦性心动过速、心电图 ST 段改变。偶尔出现瘙痒、皮疹、恶心、呕吐等。

肝、肾、心脏功能严重异常者及孕妇、哺乳妇禁用。

应用本品应密切监测肝肾功能和心电图。如有过敏反应立即停药，进行处置。

【规格】 注射剂：0.25g。

榄香烯　Elemene

【药性与应用】 为姜科植物温郁金的提取物，对癌性胸、腹水及某些恶性实体瘤有一定疗效。与化疗同步治疗，可增强疗效。可用于介入、腔内化疗及癌性胸、腹水的辅助治疗。

静脉注射：0.4~0.6g，1次/d，2~3周为一疗程。

【注意与禁忌】　对本品过敏者禁用。高热、胸腹水合并感染患者慎用。部分病人可有静脉炎、发热、局部疼痛、过敏反应及轻度消化不良。于用药前30min服泼尼松可预防或减轻发热。

【药物相互作用】　与放疗、化疗、生物调节剂、加温疗法合用，有协同作用。

【规格】　注射液：25mg/5mL。

第二十二章　影响免疫功能药

第一节　免疫抑制剂

环孢素[典][基]　**Ciclosporin（环孢菌素，环孢霉素 A，环孢灵，山地明，赛斯平，Cyclosporin A，Cyclosporin，Sandimmune）**

【药性与应用】　本品是由真菌培养液中分离出的一种亲脂性环状多肽化合物，20 世纪 80 年代作为免疫抑制剂已在世界范围内被广泛应用，现用于多种组织、器官移植预防排斥反应和免疫性疾病的治疗。其机制可能是可逆地选择性改变 T 淋巴细胞的功能，阻止淋巴激活素基因的转录，干扰原信息的传递，抑制白介素-2、干扰素和其他免疫因子的释放，影响体液免疫和细胞免疫，抑制 NK 细胞的杀伤活力；抑制淋巴细胞在抗原或促分裂原刺激下的分化与增殖。但对骨髓无活性，对 B 细胞的作用也很小，在治疗剂量下对粒细胞的生存也无显著抑制作用。口服消化吸收缓慢而不完全，仅 4%～60%，平均为给药量的 30%；相对生物利用度为 20%～50%。口服后2～8h 达峰值，平均为 3. 5h。个体差异显著，如相对生物利用度肾移植病人为 5%～89%，肝移植病人为 8%～60%。本品为脂溶性药物，进餐和进食油脂食物能增加吸收。胆汁缺乏或淤滞、胃排空缓慢、胃肠蠕动增加、胰腺功能失常和脂肪痢均影响本品的吸收。本品在肝中代谢，大部分从胆汁中排出。经尿中排出者仅占 10%左右，其中约 1%为原形药物，$t_{1/2\alpha}$为 2h，$t_{1/2\beta}$为 14h。儿童比成人有更大的血浆清除率，用药剂量宜偏大；老年人清除则相对缓慢，应将药物减量或延长给药时间。本品主要用于肾、肝、心脏及其他器官移植的抗排斥反应，并可与肾上腺皮质激素合用，但不得与其他免疫抑制剂合用。也可用于其他免疫性疾病的治疗。如治疗肾脏疾病［6～7mg/（kg・d）］、再生障碍性贫血［5～15mg/（kg・d）］、难治性溃疡性结肠炎及慢性活动性直肠炎［5～7. 5mg/（kg・d）、分 2 次服用］、红斑狼疮及慢性银屑病病人［5～14mg/（kg・d）］等。类风湿性关节炎［由 2. 5mg/（kg・d）开始，逐渐增加到 3. 79mg/（kg・d），1 个疗程为 6 个月］、糖尿病［7. 5mg/（kg・d），1 个疗程为 9 个月］，以及重症肌无力、急性重症皮肌炎、硬皮病、寄生虫感染、克罗恩病、艾滋病、甲亢、肺结节病等，其结果尚待临床大系列病例证明。

口服，如上所述，用药剂量应随疾病诊断及个人身体情况小心确定。一般参考量为：器官移植前的首次用药，应在手术前4~12h开始，1次口服14~17.5mg/（kg·d），按此剂量持续到手术后1~2周，然后根据病人肌酐及血药浓度的测定，每周减少5%，直到5~10mg/（kg·d）为止，并以此剂量作为维持量，继续服用。同时给予糖皮质激素作为辅助治疗。根据血药浓度决定剂量是目前的最佳选择，有条件的医疗单位均应采用。

静脉注射：仅用于不能口服者。首次静脉注射应在移植手术前4~12h，剂量为5~6mg/（kg·d）（相当于口服剂量的1/3）。按此剂量可持续到术后，直到可以口服为止。注射液应以5%葡萄糖溶液或生理盐水稀释成1∶20至1∶100浓度，于2~6h内滴完。

【注意与禁忌】 ①肾毒性：约占13%，可有肾小球血栓、肾小管阻塞、线粒体肿胀、蛋白尿、管型尿等；偶有高尿酸血症、高血钾、血清肌酐升高、尿素氮升高、少尿或无尿。②肝毒性：低蛋白血症、高胆红素血症、血清碱性磷酸酶和乳酸脱氢酶升高，当药物血清浓度大于200ng/mL时最易发生，尤多见于原有肝炎或肝功能损害者。③神经系统：常表现为运动性脊髓综合征、小脑性共济失调、精神错乱、震颤、感觉异常等。④胃肠道反应：常见厌食、恶心、呕吐等。其他有反应性高血压、多毛症等。静脉给药时，罕见有严重过敏反应，如胸面部潮红、呼吸困难、哮喘、心悸等；一旦出现上述症状，应立即停药并进行抗休克急救。1岁以下儿童不宜用。本品应在有经验医生严密监督下使用。有条件时应采用液相色谱法监测血药浓度。一般24h内全血法血药谷值应在250~800ng/mL，血浆法50~300ng/mL，血清水平应控制在50~400ng/mL。肾功能不全时应慎用或减量。剂量要求个体化而且非常准确。

【药物相互作用】 ①与大环内酯类抗生素、多西环素、酮康唑、氟康唑、伊曲康唑、地尔硫䓬、尼卡地平、维拉帕米、胺碘酮、甲氧氯普胺、柳氮唑酮、口服避孕药、雌激素、雄激素、别嘌醇、胆酸及其衍生物、蛋白酶抑制剂、伊马替尼、氯喹、维拉帕米等多达30种的药物合用时，可增加本药的血药浓度，应避免合用。必须合用时也应监测本药，并调整剂量。②本药可使甲氨蝶呤曲线下面积显著增加。③本药与依维莫司、西罗莫司合用时后者的血药浓度明显增加，而本药的药代动力学则无明显改变。④本药可减少地高辛、秋水仙碱的清除率，合用时应密切监测后二者的情况，以免中毒。⑤本药可降低降血脂药他汀类的清除率，使其血药浓度升高，易引起肌毒性和胃毒性。⑥本药有肾毒性，故凡有肾毒性的药物与本药合用时，应密切监测肾功能，发现中毒时应停止合并用药。⑦本药与肾上腺皮质激素、环磷酰胺、硫唑嘌呤合用，可增加感染率。3个月内接受环磷酰胺治疗者禁用本药。⑧与硝苯地平合用，可使牙龈增生发生率增加。⑨与保钾药和含钾药物合用，可引起血钾升高。⑩可降低本药血药浓度的药物有：安乃近、巴比妥盐、卡马西平、苯妥英、萘夫西林、磺胺二甲嘧啶注射剂、利福平、奥曲肽、普罗布考、奥利司他、圣·约翰草、噻氯匹定、磺吡酮、特比萘芬等。⑪使用本药期间不可接种活疫苗，以免引起致命的疫苗感染。⑫葡萄柚可升高本药血药浓度。⑬与抗结核药合用可降低本药血药浓度。⑭用药同时进高钾食物可引起高钾血症，应注意。

【规格】 胶囊：25mg，50mg，100mg；软胶囊：10mg，25mg，50mg，100mg；乳化胶囊：10mg，25mg，100mg；口服液：5g/5mL，5g/50mL；乳化口服液：5g/50mL；注射液：250mg/5mL，100mg/100mL；滴眼液：30mg/3mL。

青霉胺[典] Penicillamine

【药性与应用】 原本为铅、汞、铜金属离子络合剂，用于治疗肝豆状核变性及上述金属引起的沉积病变，现利用其免疫抑制特性试用于治疗类风湿性关节炎、硬皮病等自身免疫性疾病。本品能抑制 IgG、IgM 的产生，也可使血清中抗原抗体复合物减少，类风湿因子减少。本品的抗炎作用主要表现为稳定溶酶体膜，抑制溶酶体酶的释放；尚能阻止可溶性胶原的成熟，用于结缔组织增生性疾病的治疗。临床用于类风湿性关节炎、慢性活动性肝炎、硬皮病、口眼干燥关节炎综合征等自身免疫性疾病。对类风湿性关节炎，可使关节疼痛、肿胀、渗出，晨起性关节僵硬、血沉加快等症状有明显的改善。一般经过数周始可见效，不可过早停药，以免复发。用于慢性活动性肝炎，50%以上病例转氨酶可转为正常或下降。用于治疗硬皮病，可使皮肤交叉联结减少，弹性增加。

口服：用于自身免疫性疾病，0.5~1.5g/d，分3~4次口服。

【注意与禁忌】 可有皮肤瘙痒、皮疹、纳差、恶心、呕吐、味觉减退、白细胞与血小板减少、蛋白尿、肌无力等。偶见转氨酶升高。孕妇大量用药后可引起婴儿发育异常。

【药物相互作用】 ①吡唑类药物可增加本药血液系统不良反应发生率。②本药可加重抗疟药、金制剂、免疫抑制药、保泰松等的血毒性与肾毒性。③与铁剂同服可减少本药 2/3 的吸收率。④含铝和镁的抗酸药可减少本药的吸收，二者应间隔 2h 应用。⑤本药拮抗维生素 B_6，长期服药应补充后者。⑥本药明显降低地高辛浓度。

【规格】 片剂：100mg，125mg，250mg；胶囊：125mg，250mg；滴眼液：每支含青霉胺 417mg。

抗淋巴细胞球蛋白 Antilymphocyte Globulin（ALG）

【药性与应用】 用人淋巴细胞作抗原，使马、兔等动物免疫，然后分离出抗淋巴细胞血清（ALS）精制而得本品。目前两种动物的 ALG 均用于临床，其中以兔 ALG 的不良反应少而轻。注射后 ALG 即对淋巴细胞进行攻击，约 6h 后由循环中消失。由于 ALG 为大分子，透过毛细血管壁困难，故消除循环中的淋巴细胞较易，而组织中的较难。但组织中的淋巴细胞也可进入血循环中，故也可以被消灭。如果活性淋巴细胞局限在组织内，而排斥现象发生在移植物周围，则 ALG 的效果就较差。根据动物实验，ALG 对 B 细胞或体液免疫无直接抑制作用，但对人体Ⅱ、Ⅲ型自身免疫性疾病有效，可使自身抗体消失。临床用于肾移植病人，主要对急性排斥期有效，对体液免疫所致的超急性排斥无效。骨髓移植时，供体与受体双方在术前均给以 ALG，有防止移植物抗宿主反应的作用。ALG 对肾小球肾炎、红斑狼疮、类风湿性关节炎、重症肌无力等自身免疫性疾病有良好疗效；对顽固性皮炎、脉管炎、病毒性肝炎、交感性眼炎也有一定疗效。

肌内注射：马 ALG 4～20mg/（kg·次），兔 ALG 0.5～1mg/（kg·次），1次/（1～2）d，14 次为 1 个疗程。静脉注射：马 ALG 7～20mg/（kg·次），稀释于 50～100mL 生理盐水中，于 4～6h 滴完，然后输入适量的生理盐水，1 次/d。

【注意与禁忌】 肌内注射局部可有疼痛、红肿、发热、荨麻疹，甚至过敏性休克；静脉注射偶有短暂高热、发冷、关节痛、气短；静脉滴注可见一过性体温升高、寒战、低血压、心率增快，一般在 1～2h 内消退。对本品过敏、过敏体质者禁用。有急性感染者慎用。用 ALG 治疗自身免疫性疾病应特别慎重，因长期应用可使机体免疫监督功能降低。

【药物相互作用】 与皮质激素、硫唑嘌呤、环孢素等其他免疫抑制剂合用，有协同作用，可造成免疫过度抑制。

【规格】 注射剂：100mg，250mg。

抗胸腺细胞球蛋白 Antithymocyte Globulin（Antithymocyte Immunoglobulin，ATG）

【药性与应用】 用人体胸腺细胞免疫马、兔，抽出致敏血清分离精制而得本品，用于预防和治疗器官移植排斥反应和自身免疫性疾病。其作用、用法及不良反应均与抗淋巴细胞球蛋白相同。

【药物相互作用】 ①与环孢素、吗替麦考酚酯、免疫抑制药合用，可造成免疫过度抑制，导致淋巴细胞增生。②用药期间不可接种活疫苗，尤其是再生障碍性贫血患者，否则可引起致命的疫苗感染。

【规格】 注射剂：25mg。

抗淋巴细胞血清　Antilymphocyte Serum（ALS）

一般为人体淋巴细胞致敏的马血清，用途、用法、不良反应、注意事项均与抗淋巴细胞球蛋白相同，但过敏反应的发生率较高。

莫罗莫那-CD_3　Muromonab-CD_3（鼠单克隆抗体-CD_3，CD_3-单克隆抗体，Orthoclone，OKT_3）

本品为鼠 IgG_2 免疫球蛋白，能特异地与人 T 细胞抗原（CD_3）结合，从而阻断 T 细胞的再生及其功能，起到免疫抑制作用，但对骨髓无影响。临床用于器官移植后的急性排斥反应。5mg 静脉注射，1 次/d，连用 10~14d。可合用皮质激素或硫唑嘌呤。对肾移植排斥反应的效果较好，也试用于心、肝的移植。

不良反应主要为寒战、发热、呼吸困难、呕吐、腹泻、震颤等。对本品过敏者禁用。可服用抗组胺药防止早期反应的发生。

注射剂：5mg/5mL。不能冷冻，不能振摇。

雷公藤总苷[基]　Tripterygium Glycosides（雷公藤甙，雷公藤多苷）

【药性与应用】 本品由雷公藤提取物精制而成，能抑制细胞和体液免疫，有强力抗炎作用，对Ⅱ、Ⅲ、Ⅳ型及混合型变态反应及自身免疫性疾病有显著疗效。实践证明本品对变应性炎症、自身免疫性疾病有快速、肯定和强力作用。其作用与皮质激素相似，而无其他副作用。对皮质激素耐药、依赖或禁忌的病例，可以用本品代替。与皮质激素合用可提高疗效，降低激素剂量，加快减量或提前停药。可在大动物器官移植的实验中代替部分免疫抑制剂环孢素A，能较好地抑制急性排斥反应，也能有效地抑制慢性排斥反应，对肾的副作用较小。临床应用于类风湿病、原发性肾小球疾病、肾病综合征、紫癜性及狼疮性肾炎、系统性红斑狼疮、亚急性及重症肝炎、迁延性活动性肝炎；也可用于过敏性皮肤脉管炎、皮炎、湿疹、银屑病、麻风反应、白塞病、复发性口疮、强直性脊柱炎等。

口服：1~1.5mg/（kg·d），分 3 次服用。一般首次应足量，控制症状后减量，然后可停药或进行间歇治疗，一般无反跳现象，再用仍有效。孕妇忌服。服本品期间不可受孕。

【注意与禁忌】 相当数量的人可有胃肠不适，但仍可耐受；少数人可有白细胞和血小板减少，程度较轻，一般不需停药。可致月经紊乱、精子活动力降低或数量减少，一般程度均较轻，不必停药。也有致死、致畸报道，应引起警惕。

【药物相互作用】 本药与糖皮质激素合用可以增强疗效。合用时应减少激素剂量，从而可减少白细胞降低等不良反应。

【规格】 片剂：10mg。

甲强龙针 Solu-Medrol（甲基强的松龙琥珀酸钠，甲氢泼尼松琥珀酸钠，丁二酸钠-6 甲强的松龙，琥钠甲强龙，Methylprednisolone Sodium Succinate，Medrate soluble，Urbason Solubile）

【药性与应用】 本品属糖皮质激素类药，为水溶性甲氢泼尼松衍生物，在体内转化为甲氢泼尼松而生效，可静脉注射，作用迅速而较短。临床主要用于器官移植排斥反应、免疫综合征，也用于急性肾上腺皮质功能不全、休克等。

静脉注射：40~80mg，1 次/d，重症可用到 30mg/（kg·d）。器官移植排斥反应：24~48h 内可给药 0.5~2.0g，直到病情稳定，但一般不超过 48~72h。复合性免疫疾病：1g，1 次/（1~2）d，连用 3 次。滴速应控制在 30~60min 内滴完。

【注意与禁忌】 水钠潴留较泼尼松少。偶有感染、消化性溃疡、血糖升高、精神异常、库欣综合征。禁忌证与其他糖皮质激素类相同。当剂量大于 0.5g 而又在 10min 内注入时，可引起心律失常甚或循环衰竭。用药期间不可接种疫苗。孕妇、哺乳妇、可能受孕者、小儿，特别是新生儿应严格慎用。现配现用。注意药物间的相互作用。

【规格】 粉针剂：40mg，50mg。

巴利昔单抗 Basiliximab（舒莱，巴西单抗，巴士单抗，巴希利玛，Simulect，Basiliksimabi，Basiliximabum，SDZ-CHI-621）

【药性与应用】 本品是一种鼠/人嵌合的单克隆抗体，能定向拮抗白介素-2（IL-2）受体，从而阻断 T 淋巴细胞与 IL-2 的结合，阻断 T 淋巴细胞的增生。本品不会造成细胞因子释放或骨髓抑制。注射 30min 血药浓度达峰值，$t_{1/2}$为 4~10d。临床用于预防肾移植后的急性排斥反应。常与环孢素微乳剂、皮质激素联合应用。

静脉滴注：成人标准总剂量为 40mg，分 2 次给予。首次 20mg，于移植前 2h 给予，第 2 次 20mg 于移植后 4d 给予。也可缓慢静脉推注（20~30min）。如移植后发生器官失功能，则放弃第二次给药。儿童剂量减半。

【注意与禁忌】 不良反应可有恶心、便秘、尿路感染、水肿、高血压、头痛、高血钾。对本品及其赋形剂过敏者禁用。孕妇、哺乳妇不宜用。本品应由有经验的专业医师掌握使用，一般医师不可贸然使用。

【规格】 粉针剂：10mg，20mg。

其他免疫抑制剂

泼尼松、硫唑嘌呤、甲氨蝶呤、羟基脲、乙亚胺、环磷酰胺、苯丁酸氮芥等已在有关章节中述及，可参阅。

第二节 免疫调节剂

溶链菌制剂 Picibanil

【药性与应用】 非特异性免疫增强剂，对机体免疫功能有整体性促进作用，可使T淋巴细胞增多，比例上升；对辅助性淋巴细胞有激活作用，能活化NK细胞。能提高淋巴母细胞转化率，并增强迟发型皮肤反应，也可使IgG、IgM略有上升。能促进各种淋巴因子，如干扰素、白介素-2、TNF、NK因子的分泌。还能促进巨噬细胞的吞噬功能。与化疗药物合用时，可预防单核-吞噬细胞系统功能的降低。可使白细胞总数增加。但对B淋巴细胞数量无明显影响。实验证明本品有溶解癌细胞的作用，其机制主要是抑制RNA和DNA的合成，临床上可用于消化道癌、头颈部癌、甲状腺癌、肺癌等的辅助治疗。

肌内注射或皮下注射：开始0.2~0.5KE，1次/（1~2）d，每3~5d增量1次，逐渐增至1~5 KE/d。维持量为1~5KE/d，1~3次/周。静脉注射、静脉滴注：开始0.2~1KE，2~3次/d，视病情酌情增减，增量时可渐增至1~3KE/次，2~3次/周。置于生理盐水或5%葡萄糖溶液内滴注。局部注射：注入肿瘤内、肿瘤周围或浆膜腔内，一般5~10KE/次，溶于生理盐水后注入，每日或数日1次。

【注意与禁忌】 不良反应较多，常见发热、注射局部疼痛、纳差、恶心、呕吐、倦怠、头痛、关节痛、轻度贫血等。大剂量静脉注射可有恶寒、高热，应停药并对症处理。若出现转氨酶、碱性磷酸酶升高，应停药。偶出现过敏性休克。若药液中含有青霉素，应预先做皮试。过敏体质者慎用。大剂量长期用药可有溶血性链球菌感染性毒性，造成肾脏、心脏的损伤，患心、肾疾病者和孕妇慎用。溶解后应随即应用。国产的同类制剂称沙培林（Sapylin）。

【规格】 冻干粉针剂：0.2KE，0.5KE，1KE，5KE。

甘露聚糖肽 Mannatide（多抗甲素，A型链球菌甘露聚糖，Polyactin A，α-Polyresistin）

【药性与应用】 本品为从A型链球菌培养液中提取的α肽甘露聚糖，作为免疫增强剂，能增强巨噬细胞的吞噬功能，提高单核-吞噬细胞系统的吞噬功能，激活骨髓中干细胞的活性，增加外周血细胞。临床可用于抗肿瘤药物的辅助治疗，以提高疗效，减少不良反应。

肌内注射：2~20mg/次，2~3次/周；或10~20mg/次，隔日1次，1个月为1个疗程。口服：5~10mg，2~3次/d。

【注意与禁忌】 不良反应很少，偶有发热。风湿性心脏病、支气管哮喘、支气管炎、过敏体质者忌用。慎用于孕妇、哺乳妇。

【药物相互作用】 与抗肿瘤药合用，有协同作用，并可降低毒性反应。

【规格】 片剂：5mg；口服液：1mg/1mL，10mg/10mL；注射液：5mg/2mL；注射剂：5mg。

卡介苗[典] BCG Vaccine（结核活菌苗）

【药性与应用】本品用于临床的历史相当久远。原为结核预防菌苗，后发现其具有非特异性免疫增强剂的作用，用于增强机体的抗病力，作为各种抵抗力下降疾病的辅助用药。现用于治疗黑色素瘤，或肺癌、急性白血病、淋巴瘤等的化疗、放疗、手术治疗的辅助治疗。死卡介苗还可用于治疗小儿哮喘性支气管炎、预防小儿感冒及治疗成人慢性支气管炎或预防其复发。

用于肿瘤的辅助治疗：①皮肤划痕：在四肢皮肤上纵横各划10余条，每条长5cm，交叉成为方块，以划破皮肤微微渗出血清为度，向划痕处涂布本品1~2mL，1~2次/周，10~20次为1个疗程。②皮内针刺：用无针注射器20点、40点或60点接种本品于四肢。③瘤内注射：将本品注入肿瘤内，多用于黑色素瘤，剂量为0.05~0.15mL混悬液。④口服：75~200mg，1~2次/周；1个月后改为1次/周或1次/2周；第3个月以后改为1次/月，直至1年以上。⑤胸腔内注射：用于肺癌术后3~5d，由引流管注入活菌10^7个。

预防结核：1岁以内健康婴儿可接种活菌苗；但有结核接触史、应用皮内注射及1岁以上者应做结核菌素试验，阴性者方可接种。接种后应与结核病人隔离2个月以上。2~3年后再做结核菌素试验，阳性表示接种成功，阴性者应再补种。以后每3~4年复种1次。复种前仍应做结核菌素试验。接种方法有：①口服：用于出生2个月以内的婴儿，生后次日即可服用，1mL，1次/（1~2）d，共服3次。②皮上划痕法：主要用于健康的1岁左右的幼儿。用乙醇消毒上臂三角肌处皮肤，待干后滴1~2滴菌苗，用针在滴液处划长约1~1.5cm的“井”字，以略有渗血为度，并再用针头涂搽数次，以使更多菌液透入划痕处，待5~10min划痕处隆起时再穿衣。③皮内注射：用于1岁以上健康婴儿，0.1mL/次。

治疗小儿哮喘性支气管炎及预防小儿感冒：手臂或腿部内侧皮肤以75%乙醇消毒，待干后滴死卡介苗1滴，以消毒针划痕1cm，以微渗血清为度，1次/周，共50次。

【注意与禁忌】 皮内注射时切不可注射到皮下，以免引起严重深部脓肿，长久不愈。注射器要专用。活菌苗不可暴晒。活动性结核病及结核菌素试验强阳性者忌用。瘤内注射、胸腔内注射、皮肤划痕均可引起发热等全身反应，可服用阿司匹林及苯海拉明 2d，加以预防。由于应用活卡介苗可引起久治不愈的溃疡，故在有可能形成溃疡情况下多改用死卡介苗。

伤寒杆菌脂多糖　Eberthella Typhosa Lipoglucosaminoglycan

【药性与应用】 本品由伤寒杆菌培养物酶化、提炼制得，药理作用和临床应用与其他细菌脂多糖制剂类似，主要增强机体非特异性免疫中的体液免疫，如提高补体和备解素的含量，诱生干扰素、β-溶菌素、溶菌酶；增强单核-吞噬细胞系统吞噬功能，提高巨噬细胞和中性粒细胞的杀菌作用，促进 IgM、IgG、IgA 的产生，这些作用是直接作用于 B 细胞产生的，对 T 细胞的细胞免疫则无影响；刺激骨髓更多释放粒细胞；尚具有抗过敏作用。本品临床常用于慢性支气管炎病人，对控制感冒的发生和减轻症状均有一定疗效，且远期疗效较为明显。

肌内注射：开始 5d，1 次/d，相应剂量依次为 0.2、0.4、0.6、0.8、1.0mL；其后 1 次/d，每次 1mL，连用 6d；最后 1 次/5d，1mL/次，20 次为 1 个疗程。气雾吸入：第 1~5 次用量依次为 0.1、0.2、0.3、0.4、0.5mg，1 次/2d；第 6~20 次时，1 次/4d，0.5mg/次，20 次为 1 个疗程。

【注意与禁忌】 本品为细菌内毒素，治疗初期可有一般内毒素反应，主要表现为畏寒、发热、头晕、头痛等；其次为无力、不适和局部疼痛。

【规格】 注射液：0.5mg/1mL。

灵菌素　Prodigiosin（神灵杆菌脂多糖）

【药性与应用】 本品系产气神灵杆菌菌体脂多糖。其作用机制与伤寒杆菌或其他菌体内毒素脂多糖基本相同。此外，尚有增强特异性免疫功能，具有免疫佐剂的作用，增强以 IgM 为主的抗体形成；具有激活脑垂体-肾上腺皮质系统的作用。临床实践表明，本品可单用或与抗菌药物联合应用于急慢性细菌感染，某些病毒感染；对复发性口疮有效率在 90%以上；治疗慢性盆腔炎、附件炎有较好近期疗效，与抗生素合用可提高治疗有效率；可预防化疗、放疗引起的白细胞减少；也可用于治疗白细胞减少症。也适用于治疗慢性支气管炎的反复感染、支气管哮喘、慢性扁桃体炎、肿瘤术后免疫力下降等。

肌内注射：2 次/周，或 1 次/5d。首次 1mL，第 2 次 1.5mL，第 3 次开始以后 2mL/次。用 2mL 生理盐水稀释后注射。4~5 次为 1 个疗程；间隔 1~2 月后，可开始下 1 个疗程。

【注意与禁忌】 头2次注射可有低热、酸痛、无力、头痛等感冒样症状，多在次日消失。治疗初期可因病原菌扩散力增强出现炎症加重现象，但很快即好转。

【规格】 注射液：50单位/2mL。

云芝多糖K Krestin（PS-K）

【药性与应用】 由云芝菌丝体中提取的多糖，能增加T细胞、NK细胞、巨噬细胞的活力，促进IF、IL、TNF等淋巴因子分泌，增强细胞免疫功能；对迟发型超敏反应、周围血液淋巴细胞转化试验均有促进。动物实验证实，可恢复带瘤动物下降的抗体，增强其巨噬细胞的吞噬功能。本品与抗癌化疗药物并用，可增强其抗癌疗效。如在放疗时使用，可使肿瘤细胞对放射线更为敏感。本品主要用于消化道肉瘤、肺癌、乳腺癌等的辅助治疗，可改善症状，增进食欲，增加体重，减轻疼痛，有时可见胸、腹水减少，甚至瘤块缩小，但疗效很慢。对食管癌、肺癌、子宫癌、乳腺癌术后复发有一定预防效果。与丝裂霉素、环磷酰胺、阿糖胞苷、氟尿嘧啶等合用，能增强其抗肿瘤的作用。与小剂量射线合用治疗宫颈癌，与大剂量放射线照射单用效果相同。

口服：3g/d，1次或3次分服，可连服数月，剂量可根据病情增减。

【规格】 片剂：0.1g，0.5g。

西佐糖 Sizofiran（裂裥多糖，裂褶多糖，Sonifilan，Schizofilan）

由裂殖菌培养所得的一种葡聚糖，能增加T细胞、NK细胞、巨噬细胞的活力，促进IL-1、IL-2、IL-3、IFN等多种淋巴因子的分泌，增强机体的免疫功能。肌内注射：40mg，1~2次/周。

注射剂：20mg/2mL。

乌苯美司[典] Ubenimex（抑氨肽酶素，抑氨肽酶B，BST，Bestatin）

从链霉菌属培养液中获得的二肽化合物，可增强T细胞的功能，使DNA合成增加，NK细胞杀伤力增强，集落刺激因子产量增大，刺激骨髓细胞的再生和分化。口服吸收良好、迅速，1h后血药浓度达峰值。约有15%在肝脏代谢为对羟基乌苯美司，其活性更强；80%~85%以原形自尿中排出。临床用于增强机体免疫功能，抗癌放疗、化疗后骨髓抑制的辅助治疗。

口服：30~100mg/d，1次或分2次口服。

无明显不良反应。剂量超过200 mg/d时可使T细胞减少。

片剂：10mg，30mg。

植物血凝素　Phytohemagglutinin（植物血球凝集素，PHA）

【药性与应用】　从一些豆类种子中提取的一种低聚糖与蛋白质复合物，能激活小淋巴细胞转化为淋巴母细胞，分裂、增殖、释放淋巴因子；并提高巨噬细胞的吞噬能力，促进骨髓造血功能，使白细胞数量上升；诱生干扰素，杀伤入侵病毒。在体外实验中，也能抑制人体食管癌及肝癌细胞，对艾氏腹水癌亦有抑制作用。临床用于免疫功能受损害的各种疾病，如急性白血病、晚期绒毛膜上皮癌、恶性葡萄胎、乳腺癌、肠癌、鼻咽癌、再生障碍性贫血、慢性和迁延性肝炎等。

静脉滴注：①用于各类恶性肿瘤，20~40mg/d，溶于葡萄糖或氯化钠溶液250~500mL中滴注；5~10d为1个疗程。一般2~3个疗程。作为辅助用药，化疗或放疗前后均可应用，临床根据情况决定。②用于迁延性和慢性肝炎，10~20mg/d，1次/d，20d为1个疗程。

【注意与禁忌】　少数病例有一过性过敏反应，偶见过敏性休克。

【规格】　注射剂：10mg。

转移因子　Transfer Factor（正常人白细胞转移因子，TF）

【药性与应用】　从健康人白细胞中提取的小分子多肽类物质，可将免疫活性转移给受体。没有抗原性。临床上用于治疗一些病毒或真菌引起的细胞内顽固性感染，如带状疱疹、流行性乙型脑炎、白假丝酵母菌病等。对恶性肿瘤、自身免疫性疾病，也可作为辅助治疗。

一般皮下注射：注射部位为上臂或大腿内侧腹股沟下部，1~3单位/次，1~2次/周。1个月后改为1次/2周。对带状疱疹，只需注射1次即可。

【注意与禁忌】　不良反应很少。效果并不肯定，尚存在争议。

【规格】　注射液：1单位/2mL，3单位/2mL；粉针剂：1单位，2单位，4单位。每单位相当于1×10^9个白细胞提取物（上海产）或（5~10）$\times10^9$个白细胞提取物（北京产）。

免疫核糖核酸　Immune RNA（免疫核酸，iRNA）

【药性与应用】　本品正常存在于人体淋巴细胞中，其分子量约为转移因子的2倍。也可从人肿瘤细胞免疫羊或其他动物的脾脏和淋巴结中提取。由于本品具有特异性，且不受动物种属的影响，也无排异现象，因而普遍受到重视；但本品易被RNA酶所破坏，为其最大缺陷，有待进一步改进。本品的临床适应范围与转移因子相似，目前主要用于恶性肿瘤的治疗，如肾癌、肺癌、消化道癌、神经母细胞瘤和骨肉瘤的辅助治疗；也可用于慢性乙型肝炎和流行性乙型脑炎的治疗，可使部分免疫功能低下病人恢复正常。

治疗恶性肿瘤：剂量正在探索中，用法也不统一。皮下注射：多注射于淋巴引流区的皮下，如腋下、腹股沟，3～5 次/周，连续 2～3 个月。静脉滴注：溶于 5%葡萄糖溶液中滴注。治疗慢性肝炎：3 mg，1 次/周，1 个疗程一般为 4～6 个月；6 个月以上者改为 1 次/2 周，最长可注射 1 年，一般为 4～6 个月。一般采用皮下注射。

【注意与禁忌】 本品尚无大规模规范生产，但每支注射剂至少应含 10^9 个免疫活性细胞提取物。iRNA 本身无抗原性，过敏反应多与制品不纯、含有微量蛋白有关。因此，应从低剂量开始。

【规格】 粉针剂：3mg（相当于 1g 白细胞所含的核糖核酸量）。

胸腺素　Thymosin（胸腺肽，胸腺多肽）

【药性与应用】 国内产品系由猪胸腺中提取，称猪胸腺素 F_5。本品可使骨髓干细胞变为 T 细胞，增强细胞免疫功能；对体液免疫则影响甚微。其基本功能可能为：连续诱导 T 细胞分化发育的各个阶段；调节机体免疫平衡；增强成熟 T 细胞对抗原刺激的反应。本品无明显种属特异性。临床用于胸腺发育不全、慢性皮肤黏膜真菌病等免疫缺陷性疾病；对全身性红斑狼疮、类风湿性关节炎等自身免疫性疾病也有一定疗效。国产猪胸腺素 F_5 试用于治疗复发性口疮、麻风、重症感染、慢性肾炎等伴有免疫细胞功能低下的病人。其中对麻风、重症感染效果最为满意；对病毒性肝炎、恶性肿瘤、某些眼病，也有一定疗效。

肌内注射：2～10mg，1 次/（1～2）d。对于胸腺发育不良幼儿，1mg/（kg・d），症状改善后改为维持量 1mg/（kg・周）。

【注意与禁忌】 注射前或停药后再次注射时应皮试。常见不良反应为发热。少数人可有荨麻疹、皮疹；个别病人可出现头晕。

【药物相互作用】 ①与干扰素合用，有协同改善免疫功能的作用。②本药可增强抗生素的抗菌作用。③本药可减少化疗药物的不良反应。

【规格】 肠溶片：3mg；注射液：2mg/2mL，5mg/2mL，20mg/2mL，60mg/250mL；胶囊：5mg，15mg，30mg；注射剂：2mg，4mg，5mg，10mg。

丙种球蛋白　γ-Globulin

【药性与应用】 来源于健康人血和胎盘。因含有各种免疫球蛋白，具有增强机体抗病力和预防感染的作用。临床用于免疫缺陷性疾病及传染性肝炎、麻疹、水痘、腮腺炎、带状疱疹、细菌感染的防治；也用于哮喘、过敏性鼻炎、湿疹等内源性过敏性疾病。

肌内注射给药。人丙种球蛋白：用于预防麻疹，0.05～0.15mL/(kg・次)。

预防甲型肝炎，0.05～0.1mL/（kg·次）。用于内源性过敏性疾病，10mL（含量10%）/次，2次/3周。人胎盘球蛋白：6～9mL/次。

【注意与禁忌】 除专供静脉注射用制剂外，其他制剂不可用于静脉注射。大量注射时可有体温升高和局部疼痛。

【规格】 注射液（肌内注射用）：150mg/1.5mL，300mg/3mL，500mg/5mL；注射剂（静脉注射用）：1.25g，2.5g，5g。

重组人白介素-2　Recombinant Human Interleukin-2（白细胞介素-2，TCGF，IL-2，Proleukin）

【药性与应用】 以植物血凝素（PHA）刺激后的外周白细胞，经培养，从其上清液中提取的能促进T细胞分化增殖的因子即为本品，亦称T细胞增长因子。本品作用于IL受体而发挥作用，能诱导及增强NK细胞的活力；诱导及增强依赖IL-2而获得细胞毒性的杀伤细胞的活力；诱导及增强杀伤性T细胞、单核细胞、巨噬细胞的活力；增强B淋巴细胞的增殖及抗体分泌；增加依赖抗体细胞的毒杀能力。本品可试用于慢性活动性乙型肝炎病毒感染及慢性活动性EB病毒感染等。

【注意与禁忌】 本品不良反应有寒战、发热、稽留热、氮质血症、胃肠道反应及呼吸性碱中毒。

【药物相互作用】 ①β受体阻滞剂及其他抗高血压与本药合用时，可引起低血压。②与肾毒性药物、心毒性药物、肝毒性药物、骨髓抑制药物合用时，可加重上述器官的中毒。③与吲哚美辛合用，可引起严重体重增加，少数人有氮质血症。④持续与大剂量抗肿瘤药合用，可在数小时内即引起过敏反应。⑤与干扰素-α合并给药，可导致心肌严重损伤及横纹肌瘤和一些自身免疫性疾病。⑥与镇静药、麻醉药、安定药等影响中枢神经药物合用，可发生相互作用。⑦与糖皮质激素合用可减弱本药的抗肿瘤作用。⑧对乙酰氨基酚可缓解本药引起的全身症状，但可加重肾损害。⑨不可与活疫苗合用，可引起疫苗感染。⑩5%葡萄糖注射液与2%人血白蛋白合用，可减弱本药毒性而保持其抗肿瘤活性。⑪布洛芬可减弱本药毒性反应。

【规格】 注射剂：5万单位，10万单位，20万单位，50万单位，100万单位，200万单位。

聚肌苷酸-聚胞苷酸　Polyinosinic Acid-Polycytidylic Acid（聚肌胞苷酸，聚肌胞，Poly I:C）

【药性与应用】 一种高效干扰素诱导剂，有广谱抗病毒作用及免疫抑制作用，曾用于治疗带状疱疹、疱疹性角膜炎、病毒性肝炎及预防流感，有一定的疗效。

用于肝炎：肌内注射，1～2mg，2次/周；2～3个月为1个疗程。

【注意与禁忌】 注射后少数人可发生一过性低热。

【规格】 注射液：1mg/2mL，2mg/2mL（注射液中另含1.5mmol磷酸盐、0.4mmol氯化钙、100万单位卡那霉素）。

聚腺苷酸-聚尿苷酸 Polyadenilic Acid-Polyuridylic Acid（聚腺苷酸尿嘧啶核苷酸，聚腺尿苷酸，聚腺尿，Poly A:U）

作用机制及应用与聚肌苷酸-聚胞苷酸相似。

匹多替莫 Pidlotimod

【药性与应用】 本品为免疫促进剂，既能促进非特异性免疫，又能促进特异性免疫。本品可促进巨噬细胞及中性粒细胞的吞噬活性，提高其促化性；激活NK细胞；促进有丝分裂原引起的淋巴细胞增殖，使免疫功能低下时降低的辅助性T细胞（CD_4^+）与抑制性T细胞（CD_8^+）的比值恢复正常；通过刺激IL-2和干扰素-γ促进细胞免疫反应。口服生物利用度为45%，$t_{1/2}$为4h。临床适用于反复发作的呼吸道感染、尿路感染、慢性支气管炎、恶性肿瘤及其他免疫功能低下病人。应与抗感染药联合应用。

口服：800mg，2次/d；儿童剂量减半。

【注意与禁忌】 本品无直接杀菌与抗病毒作用。因此，只能作为辅助用药与其他抗菌、抗病毒药联合应用。

【规格】 片剂：400mg。

施保利通 Esberitox

【药性与应用】 由药用植物侧柏叶、紫锥菊根、赝靛根提取物构成的免疫增强剂，具有抗菌、抗病毒作用，能缩短病程，降低复发率。适用于急慢性呼吸道感染、皮肤感染，辅助治疗较重感染，如支气管炎、咽喉炎、中耳炎、鼻窦炎等；亦用于单纯性疱疹，放疗和化疗引起的骨髓抑制。

成人：3片，3次/d，含服或吞服；儿童：1～2片，3次/d，含服或吞服。

【注意与禁忌】 重症感染应与抗生素等抗菌药物合用，不可单用本品，以免贻误治疗。不宜用于结核病、白血病、结缔组织病、多发性硬化症、艾滋病，以及其他与自身免疫有关的疾病。

【规格】 片剂：300mg。

螺旋藻　Spirin（施普瑞）

【药性与应用】　由云南程海咸水湖产螺旋藻提取，含多种氨基酸、维生素、微量元素和其他生物活性物质。其中有人体必需的 8 种氨基酸、γ-亚麻酸、β-胡萝卜素、藻多糖等。有如下数种功能：促进骨髓造血，升高白细胞、红细胞、血红蛋白、血小板；降低血清胆固醇、甘油三酯，预防和延缓动脉粥样硬化；增加机体抗辐射、抗病能力。适用于放疗、化疗、癌症术后白细胞减少，免疫功能低下、高脂血症、动脉粥样硬化、病后体弱、贫血及辐射工作人员的预防性服药。

口服：2~4 粒，3 次/d。

【规格】　胶囊：0.5g。

第三节　其他影响免疫功能药物

西罗莫司　Sirolimus（雷帕霉素，雷帕鸣，赛莫司，宜可欣，Rapamune，Rapamycin）

【药性与应用】　本药是由链霉菌培养液提取制成的三烯大环内酯类抗生素，通过阻止细胞因子介导的 T、B 细胞的活化、增殖，抑制免疫。临床用于预防器官抑制后的排异反应（如肾移植）及自身免疫性疾病的治疗。

口服给药用于肾移植，在移植后应尽早给药，负荷量为 6mg，维持量为 2mg，1 次/d。可根据病情适当调整剂量。

【注意与禁忌】　本药可增加感染和淋巴瘤发生率。不推荐本药用于肝、肺移植患者。对本药过敏者忌用。慎用于高脂血症患者。13 岁以下患者的安全性尚未确定。孕妇、哺乳妇的使用应权衡利弊。

高血压及其他各系统的不良反应发生率均可高达 20%以上，值得引起密切注意的有充血性心力衰竭、血栓形成、牙龈增生、肠梗阻、肝酶升高、血钾过高与降低、低血钙、低血糖、贫血、骨质疏松、骨坏死、手足抽搐、精神错乱、呼吸道感染、胸腔积液、闭塞性毛细支气管炎、肺纤维化、痤疮、皮疹、白内障、尿路感染、肾小管坏死、血尿素氮升高，以及发热、各种感染等。

【药物相互作用】　①可加重本药不良反应的药物有：溴隐亭、西咪替丁、西沙必利、克拉霉素、克霉唑、环孢素、达那唑、地尔硫䓬、红霉素、红霉素/磺胺异噁唑、氟康唑、伊曲康唑、酮康唑、甲氧氯普胺、尼卡地平、茚地那韦、利托那韦、安普那韦、醋竹桃霉素、维拉帕米等。②伏立康唑抑制本药代谢，明显升高其血药浓度。③泼尼松龙与本药合用后，血药浓度升高，半衰期延长。④卡马西平、苯巴比妥、苯妥英、磷苯妥英、利福布汀、利福喷汀、利福平、圣·约翰草等均可减弱本药的疗效。⑤本药减弱活疫苗的接种效果。⑥高脂饮食可明显延长本药达峰时间和降低血药峰浓度。⑦葡萄柚汁可增加本药血药浓度与不良反应。

【规格】 片剂：1mg；口服液：60mg/60mL。

他克莫司 Tacrolimus（普乐可复，普特贝，普特波，他克罗姆，藤霉素，新普乐可复，Prograf）

【药性与应用】 为大环内酯类药，有较强的免疫抑制作用，可阻止一系列淋巴因子基因转录，发挥免疫抑制作用。临床用于肝、肾等移植术后发生的排异反应，中、重度异位性皮炎。

口服：①肝移植：首次0.1~0.2mg/kg，分2次早、晚口服。应于术后6h即开始用药。②其他器官移植术：首次0.15~0.3mg/kg，分早、晚2次服。术后24h即应开始服用。

静脉注射：①肝移植：初剂量0.01~0.05mg/（kg·d）。术后6h开始滴注，持续24h以上。然后尽快改为口服给药。②肾移植：起始量0.05~0.1mg/（kg·d）。术后24h内持续滴注。情况许可时改为口服给药。

外用治疗特应性皮炎：先用0.1%软膏，2次/d，持续3周，后改为0.03%软膏，2次/d。

【注意与禁忌】 本药可能增加感染和淋巴瘤的发生率。禁用于对本药和其他大环内酯类药物过敏者，以及孕妇。慎用于肝肾功能不全、糖尿病、高钾血症、心室肥大、神经症状等。2岁以下儿童不使用本药软膏剂。哺乳妇应用时应停止哺乳。

口服给药的不良反应发生率较静脉给药为低。本药可致多系统不良反应，如：高血压、肥厚性心肌病、心电图异常、血栓、心力衰竭、多种心律失常、心肌梗死、水肿；震颤、头痛、感觉异常、失眠、精神状态改变、肌痉挛、语言障碍、精神病等；肾功能异常、肾小管坏死、肾毒性其他表现；消化功能紊乱、胃肠道出血、肝炎、胰腺炎；高血糖、高血钾、低血钾、高尿酸，以及血镁、血钙、血钠、血磷下降，个别可有酸中毒、碱中毒、酮症酸中毒；肌关节痛、肌张力过高与痉挛；哮喘、呼吸困难、胸膜渗出。外用有半数以上可出现皮肤刺激症状，个别有皮肤坏死、溶解。

【药物相互作用】 ①抑制CYP3A4酶药物炔雌醇、孕二烯酮、氨苯砜、炔诺酮、甲地孕酮、利多卡因、甲妥因、咪达唑仑、尼卡地平、尼鲁地平、尼伐地平、奎尼丁、他莫昔芬、可的松、麦角胺、红霉素、醋竹桃霉素、交沙霉素、伊曲康唑、氟康唑、酮康唑、咪康唑、咪达唑仑、达那唑、奥美拉唑、克霉唑、环孢素、溴隐亭等均可抑制本药代谢，增加本药血药浓度与毒性。②本药可增加环孢素的半衰期，出现叠加肾毒性，应在停用环孢素 12~24h 后使用本药。③本药与布洛芬合用，肾毒性加重。④本药可增加肾毒性与神经毒性药物的毒性，合用时应注意。⑤本药与钾剂和保钾剂合用，可诱发高钾血症。⑥诱导 CYP3A4 酶药巴比妥、苯妥英、利福平、卡马西平、安乃近、异烟肼均可增加本药代谢而降低其血药浓度。⑦抗酸药可抑制本药的吸收。⑧本药可能影响皮质激素代谢、降低口服避孕药的效果。⑨本药可降低疫苗的接种效果，故两者应间隔 14~28d。⑩与血浆蛋白有高度亲和力的口服抗凝药与降糖药可能与本药相互影响。⑪甲泼尼龙、西罗莫司、甲泼尼龙琥珀酸钠可能会影响本药的血药浓度。⑫含有中等量脂肪的食物可明显降低本药的吸收率与生物利用率。

【规格】 胶囊：1mg，5mg；注射液：5mg/1mL；软膏：0.1%，0.03%。

咪唑立宾　Mizoribine（布雷青霉素，布累迪宁，咪唑糖苷，优青糖苷，Bredinin，Brodnin）

【药性与应用】 本药为咪唑核苷类抗代谢药，可高度选择性地抑制人淋巴细胞活化，拮抗细胞内因子对淋巴细胞的激活作用，从而抑制人体细胞免疫与体液免疫。其骨髓抑制作用较硫唑嘌呤为轻。临床主要用于预防肾移植时的排异反应；也用于肝移植和自身免疫性疾病。

口服：①肾移植：常与甲波尼龙及环孢素联用。手术前 1d 给予 2~3mg/kg，此后以 2~5mg/（kg·d）维持治疗。也可术前 2d 给药，初剂及维持量均为4~5mg/kg。②类风湿关节炎：300mg/d，6 个月为一疗程。

【注意与禁忌】 对本药过敏、白细胞计数<3×10^9/L、孕妇、哺乳妇患者忌用本药。慎用于骨髓抑制、肝肾功能不全、胃肠功能紊乱患者。

本药可致白细胞、血小板与红细胞减少；常见食欲缺乏、恶心、呕吐、腹泻、腹胀、消化道出血；偶见肝功能异常、发热、脱发、口炎、血尿酸升高。

【规格】 片剂：25mg，50mg。

来氟米特[典]　Leflunomide（爱若华，妥抒，Arava，Suioi）

【药性与作用】 本药为异噁唑类免疫抑制药，具有抗增殖活性。临床用于活动性类风湿性关节炎的治疗。

口服：起始负荷剂量为 100mg/d，连用 3d，然后 20mg/d。不推荐使用大剂量。如不能耐受，可减少为 10mg/d。

【注意与禁忌】 对本药过敏者、育龄妇女、哺乳妇禁用。慎用于胃肠道疾病、肾功能不全、严重肝脏损害、乙肝或丙肝血清学阳性、免疫缺陷、骨髓生长不良、未控制的感染、间质性肺炎和肺纤维变病人。

主要不良反应有肝酶升高、全血细胞减少、皮肤过敏。其他轻中度不良反应有：腹泻、恶心、消化不良、腹痛；呼吸道感染（我国无间质性肺炎的报道）；皮疹、脱发、口腔溃疡、高血压、头痛、头晕、背痛等。

【药物相互作用】 ①利福平可导致本药代谢产物浓度升高。②与甲苯磺丁脲合用，本药可使后者的血浓度增加13%～50%。③与肝毒性药物合用，可增加不良反应。④考来烯胺、活性炭可减弱本药疗效。⑤本药可抑制活疫苗的接种效果。

【规格】 片剂：10mg，20mg，100mg。

咪喹莫特　Imiquimod（艾达乐，合泰，联邦艾德欣，明欣利迪，南博，顺峰疣特，天锐，Aldara）

【药性与作用】 本药在体内外均能诱生多种细胞因子，包括干扰素-α（IFN-α）、肿瘤坏死因子-α（TNF-α）等；在体外诱导外周血单核细胞生成下列多种细胞因子：IFN-α、TFN-α、白细胞介素（IL-1α、IL-1β、IL-6、IL-8、IL-10）、集落刺激因子（C-CSF、GM—CSF）及巨噬细胞类炎蛋白（MIP-1α、MIP-1β）等，从而产生免疫调节和间接抗病毒作用。皮肤耐受性良好，无刺激性。

临床用于外生殖器和肛周尖锐湿疣、光化性角化病（非角化过度与增生过度者）、表皮基底细胞癌。

局部给药：①尖锐湿疣：5%乳膏，3次/周；临睡前涂于患处，保留6～10h。疗程不超过16周。②光化性角化病：5%软膏，2次/周；临睡前涂于患处，保留8h；疗程16周。③表浅基底细胞癌：5%乳膏，5次/周；临睡前涂于患处，保留8h；疗程6周。

【注意与禁忌】 忌用于对本药过敏者。慎用于皮炎患者。12岁以下患者的安全性、有效性尚未确定。孕妇、哺乳妇使用应权衡利弊。

本药的不良反应主要为轻、中度的用药局部反应，如红斑、水肿、糜烂、溃疡、脱屑、灼热、疼痛、瘙痒等，及偶有短暂性低热，一般不影响继续用药。

【规 格】 乳膏：0.0125g/0.25g，0.025g/0.5g，0.1g/2g，0.15g/3g，0.25g/5g，0.5g/10g。

吗替麦考酚酯[典]　Mycophendate Moftil（扶异，麦考酚酸酯，霉酚酸酯，弥他乐，派悦，赛可平，顺友，素能，骁悉，欣复同，Cellcept，Munoloc，Mycophenolate）

【药性与作用】 本药为免疫抑制剂，在体内迅速水解为麦考酚酸（MPA）

发挥作用。其对淋巴细胞有高度选择性，能抑制生成与增殖，并抑制B淋巴细胞产生抗体，从而有效抑制抗体对移植物的排斥作用。

临床用于：①同种异体器官移植的排斥反应，以肾移植为主；也适用于心脏、肝脏的移植后难治性排异反应。此时应与环孢素、皮质类固醇联合应用。②也可应用于类风湿性关节炎、系统性红斑狼疮、原发性肾小球肾炎、银屑病等自体免疫性疾病。

口服：①预防排异反应：移植后72h内开始使用，1g，2次/d。②难治性排异反应：1.5g，2次/d。③自体免疫疾病：1.5~2g/d。

【注意与禁忌】 本药有增加感染和诱发淋巴瘤的风险；育龄妇女必须采取有效避孕措施；孕妇不可应用此药，否则可诱发流产与胎儿畸形；有患者用药后出现进行性多灶性白质脑病（PML）甚至死亡的报道（临床表现为轻度偏瘫、情感淡漠、意识混乱、认知障碍和共济失调）。对已用免疫抑制剂的患者，应考虑减少本药的剂量。

对本药及MPA过敏者应禁用本药，应慎用于消化道疾病、骨髓抑制、重度粒细胞减少、次黄嘌呤-鸟嘌呤磷酸核糖转移酶遗传缺陷、严重肝肾功能不全、严重心功能不全、PML患者。

本药的不良反应是多系统的，主要有心绞痛、房颤、直立性低血压、高血压、血栓形成；头痛、头晕、震颤、失眠、张力过高；高胆固醇、高血糖、高血钾、低血钾、低血钙、低血糖、甲状旁腺功能失调；咳嗽、呼吸道感染、胸腔积液、肺水肿、肺纤维化（少见）；关节肌肉痛；泌尿道感染、肾小球坏死；消化功能紊乱、口腔感染、肝酶升高、肠炎、肠梗阻、胰腺炎、骨髓抑制、各种皮疹、弱视、白内障及各种全身与局部感染等。

【药物相互作用】 ①与其他免疫抑制药合用，可增加致癌与感染概率。②与阿昔洛韦、更昔洛韦合用时，肾功能损害者，本药代谢活性产物（MPA）的血药浓度可升高。③磺吡酮、丙磺舒可干扰肾小管对本药的分泌，使本药的毒性增加。④与镁、铝、铁剂合用，本药吸收减少。⑤松果菊可兴奋免疫系统，使本药减效。⑥与干扰肠-肝循环的药物如考来烯胺等合用，可减弱本药的药效。⑦本药可导致口服避孕药药效减弱。

【规格】 胶囊：250mg；片剂：500mg；分散片：250mg，500mg；混悬液：200mg/1mL。

抗Tac单抗　Daclizumab（达克珠马，达昔单抗，赛尼哌，Dacliximab，Zenapax）

【药性与应用】 本药为重组人源化IgG_1单克隆抗体，可抑制细胞免疫，用于预防器官移植后的急性排异反应。

静脉滴注：1mg/kg，稀释于生理盐水50mL中，15min滴完，1次/14d，5次为一个疗程。首次应用应在器官移植前24h内给予。

【注意与禁忌】 禁用于对本药过敏者。慎用于老年人。

国内尚未观察到过敏反应或其他不良反应。国外报道有胃肠功能紊乱、高血压、低血压、胸痛、心动过速、水肿、呼吸困难、肺水肿、咳嗽、血栓、出血、肾小管坏死等。

【药物相互作用】 ①松果菊可兴奋免疫系统，增强免疫功能，应避免与本药合用。②本药与下列药物合用，不会发生不良作用：环孢素、霉酚酸酯、更昔洛韦、阿昔洛韦、他克莫司、硫唑嘌呤、抗胸腺细胞球蛋白及糖皮质激素。

【规格】 注射液：25mg/5mL。

奥马佐单抗 Omalizumab（Xalair）

【药性与应用】 本药为抗免疫球蛋白E（IgE）的重组人源化（嵌合）单克隆抗体。临床用于过敏性哮喘。

静脉给药：治疗中度至重度常年性过敏性哮喘，2.5μg/kg或5.8μg/kg（按血清IgE的单位/mL计），与口服或吸入糖皮质激素联用。其中第1、4日分别给予半量，第7日给予全量。以后每2周给全量1次，共20周。

皮下给药：①过敏性哮喘：皮肤试验阳性或常年性气源性致敏原体外反应阳性，吸入糖皮质激素不能完全控制症状的常年性哮喘，推荐用量为150~375mg，1次/（2~4）周。具体情况应根据临床效果确定剂量。②过敏性鼻炎：常年性，16μg/（kg·次）（按血清IgE的单位/mL计），1~2次/4周。季节性，150~300mg/次，1次/（3~4）周。给药次数根据血清总IgE而定（IgE水平在150单位/mL以上时，1次/3周；IgE水平为30~1500/mL时，1次/4周）。

【注意与禁忌】 皮下注射时可发生过敏反应，表现为支气管痉挛、低血压、晕厥、荨麻疹、血管神经性水肿等。

禁用于对本药过敏者。慎用于对抗体制剂过敏、急性气管痉挛、哮喘持续状态、肝肾功能不全者。本药妊娠安全性为B级。

不良反应有头痛、眩晕、疲乏、哮喘发作与加重、上呼吸道感染、风疹样皮疹、过敏反应、出现本药抗体、可能诱发恶性肿瘤等。

【规格】 注射剂：202.5mg（标准化后为150mg）。

那他珠单抗 Natalizumab（Tysabri）

【药性与应用】 本药为一种针对α（4）整合素的重组免疫球蛋白-4（IgG4）单克隆抗体，至少可部分阻断免疫细胞黏附至血管内皮细胞后的向组织迁移。临床用于多发性硬化、中重度伴炎症反应的活动期克罗恩病。

静脉滴注：300mg，1次/4周，约1h滴注完毕，持续用药一年。

【注意与禁忌】 应特别注意，本药有增加多灶性白质脑病的风险。禁用于对本药过敏者。孕妇、哺乳妇慎用。

不良反应可有高血压、心动过速、晕厥、呼吸困难、肺炎、肌关节痛、过敏反应、疲倦、头痛、焦虑、抑郁、自杀倾向、肝酶升高、胃肠炎，以及淋巴细胞、单核细胞、嗜酸性粒细胞、嗜碱性粒细胞、有核红细胞增多；其他可有上呼吸道感染、流感、尿路感染等，但临床相关性尚不明确。

【药物相互作用】 与其他免疫抑制剂合用，可增加感染的风险。

【规格】 注射液：300mg/15mL。

重组人 CD_{11a} 单克隆抗体 Recombinant Hummanized Anti－CD_{11a} Monoclonal Antibody（瑞朴）

【药性与应用】 本药为重组人源化单克隆抗体，可与淋巴细胞抗原－1（LFA－1）的 CD_{11a}－α 亚单位结合，阻断淋巴细胞 LFA－1 与抗原呈递细胞/血管内皮细胞间黏附分子－1（ICAM－1）之间的相互作用，抑制 T 淋巴细胞激活及向真皮和表皮细胞的转运。临床用于准备进行全身治疗的成人慢性中、重度斑块型银屑病。

皮下注射：首剂 0.7mg/kg，之后改为 1mg/kg，1次/周。单剂不可超过200mg。

【注意与禁忌】 禁用于对本药过敏者。慎用于有恶性肿瘤风险与病史、有慢性或复杂性感染者。对儿童的安全性与有效性尚未确立。不主张孕妇应用。哺乳妇应用应权衡利弊。

不良反应可有肌关节痛、骨髓炎、化脓性关节炎；有间质性肺炎的个案报道；可有抗体形成而出现过敏反应，表现为血管神经性水肿、哮喘、呼吸困难、斑丘疹、荨麻疹；可见无菌性脑膜炎、头痛、疼痛、衰弱；可见碱性磷酸酶升高、恶心、呕吐、传染性胃肠炎；可见自身免疫性贫血、免疫性血小板减少、淋巴细胞增多，罕见细菌性败血症；可见痤疮、药物诱导性银屑病恶化，罕见蜂窝织炎、坏死性筋膜炎，也有急性皮肤型红斑狼疮的报道；其他可见恶性肿瘤、流感样症状等。

【药物相互作用】 本药不得与活疫苗一起接种，以免引起疫苗感染。

【规格】 注射液：125mg/1.25mL。

人源型抗 C5 单克隆抗体　Eculizumab（soliris）

【药性与应用】 本药为采用重组技术制造的对 C5 蛋白亲和力较高的人源

化单克隆抗体，可抑制其分裂为 C5a 和 C5b，从而预防末端补体复合物 C5b-9 的产生。临床用于阵发性睡眠性血红蛋白尿。

静脉滴注：前 4 周 600mg，1 次/周；第 5 周 900mg，之后改为 900mg，1 次/2 周。

【注意与禁忌】 本药可增加脑膜炎双球菌的感染风险。禁用于脑膜炎及脑膜炎菌苗接种者。慎用于有其他感染患者。18 岁以下患者的有效性与安全性尚不明确。孕妇、哺乳妇用药应权衡利弊。

不良反应可见咳嗽、鼻炎、咽炎、鼻窦炎和呼吸道感染、骨骼肌肉痛、单纯疱疹病毒感染、头痛、疲乏、恶心、便秘、贫血、流感与脑膜炎双球菌感染。

【规格】 注射液：300mg/30mL。

阿那白滞素 Anakinra（Kineret，Supartz）

【药性与应用】 本药为重组非糖化人白介素-1 受体拮抗药，临床用于难治性中、重度活动性类风湿性关节炎，单用本药无效者可与甲氨蝶呤联用；亦用于治疗 Still 病等某些遗传性自身炎症性疾病。

皮下注射：对类风湿性关节炎患者，建议应用 100mg/d，每日相同时间给药。

【注意与禁忌】 对本药或大肠埃希菌提取物过敏、严重感染患者禁用。慎用于活动性感染、中性粒细胞减少、免疫抑制、慢性感染、老年等患者。儿童的安全性、有效性尚未确立。孕妇、哺乳妇应用应权衡利弊。

有人报道不良反应可能有心肺阻滞，但相关性尚不明确。其他可有鼻窦炎、头痛、疲乏、恶心、腹泻、腹痛，除嗜酸性粒细胞少量升高外，血细胞多下降。皮肤可有一过性皮疹及感染发生。

【药物相互作用】 本药与组织坏死因子抑制剂，如阿巴他塞、阿达布单抗、伊那西普、利普单抗等合用，可使严重感染和中性粒细胞减少的发生风险增加，所以不推荐合用。

【规格】 注射液：100mg/0.67mL，150mg/1mL。

阿巴他塞 Abatacept（Orencia）

【药性与应用】 本药是由细胞毒性 T 淋巴细胞抗原 4（CTLA-4）与经修饰的人免疫球蛋白重链恒定区组成的融合蛋白。临床应用于减轻关节炎症状，延缓骨结构破坏，改善关节功能。适用于难治性中、重度类风湿性关节炎，以使炎症反应减轻。

静脉滴注：体重在 60kg 以下者，0.5g/次；体重 60～100kg 者 0.75g/次；体重在 100kg 以上者，1g/次，在 30min 内滴注完毕，并在首剂量的第 3 周和第4周各给药1次。此后，每4周给药1次。

【注意与禁忌】 对本药过敏者忌用。慢性阻塞性肺气肿、有感染与感染倾向者、潜伏性结核病者慎用。孕妇忌用。哺乳妇应权衡利弊。

不良反应可有支气管炎、慢性支气管炎恶化、上呼吸道感染、泌尿系统感染、抗体产生、头痛、胃肠功能紊乱、蜂窝织炎、过敏反应；亦有报道本药可诱发多类恶性肿瘤。

【药物相互作用】 ①与肿瘤坏死因子抑制药合用，可明显增加感染概率。②应用本药期间，不可接种活疫苗，以免诱发疫苗感染。

【规格】 注射剂：250mg。

格拉替雷　Glatiramert（醋酸格拉替雷，格拉默，格拉替美，Copaxone，Glatiramer Acetate）

【药性与应用】 本药为免疫抑制药，临床用于降低复发型多发性硬化症的复发率。

皮下注射：20mg/d，可供选择的注射部位有臂、腹、臀、大腿。

【注意与禁忌】 对本药过敏者忌用。慎用于孕妇、哺乳妇。18岁以下患者的安全性、有效性尚不明确。

不良反应可有高血压、心悸、血管扩张、心动过速、胸痛、呼吸困难、呼吸道感染、喉头痉挛、肌关节痛、注射后全身反应、淋巴结病、焦虑、肌张力升高、震颤、眩晕、偏头痛、晕厥、恶心、呕吐、食欲减退、腹泻、嗜酸粒细胞增多、荨麻疹及其他各类皮疹、感染、流感样综合征等。

【规格】 注射剂：20mg；注射液：20mg/1mL。

重组人干扰素α-2a[典]　Recombinant Human Interferon α-2a（奥平，贝尔芬，长生抚平，迪恩安，迪顺，福康泰，干扰素α-2a，重组干扰素α-2a，Opin，Recombinant Interferon α-2a）

【药性与应用】 本药是一种含有165个氨基酸的高纯度蛋白质，用带有人α-2a型干扰素基因重组质粒的大肠杆菌，经发酵培养及单克隆抗体亲和层析后精制而得到，具有天然的人α-2a干扰素的特性。

临床用于乙肝、丙肝、带状疱疹、尖锐湿疣等病毒感染；治疗多毛细胞白血病、慢性粒细胞性白血病、多发性骨髓瘤、非霍奇金淋巴瘤、T细胞淋巴瘤、膀胱上皮瘤等恶性肿瘤疾病；栓剂用于阴道病毒性感染；膏剂用于Ⅰ、Ⅱ型单纯疱疹病毒皮肤、黏膜感染。

皮下注射：①慢性活动性乙型肝炎：500万单位，3次/周，共6个月。1个月后病毒复制标志物无下降，可增加剂量；3～4月后症状无改善应停用。

②急慢性丙型肝炎：开始300万~500万单位，3次/周，持续3个月。对ALT正常者进行维持治疗：300万单位，3次/周，持续3个月；对ALT异常者，停用本药。③多发性骨髓瘤：开始300万单位，3次/周，如能耐受可逐渐增加剂量，直至最大耐受量（900万单位）。④多毛细胞白血病：开始300万单位，1次/d，持续16~24周。如患者不能耐受，剂量减半，3次/周。持续量为300万单位，3次/d；如果难以耐受，剂量减半，3次/周。⑤慢性粒细胞性白血病：采用剂量逐渐增大的方案。第1~3日，300万单位/d；第4~6日，600万单位/d；第7~24日，900万单位/d。应用8~12周后，根据疗效决定是否继续用药。⑥非霍奇金淋巴瘤：作为化疗辅助药，建议量300万单位，3次/周，至少持续12周。⑦尖锐湿疣：100万~300万单位，3次/周，应用1~2个月。

急性丙肝、多发性骨髓瘤、多毛细胞白血病、慢性粒细胞性白血病肌内注射用法均同皮下注射。

局部给药：①尖锐湿疣，100万单位/次，注射于病损基底部，1次/2d，连用3周。②单纯疱疹病毒感染，将软膏均匀涂于患处，5次/d，至痊愈。

阴道给药：将栓剂置于阴道后穹隆处，6万单位/次，1次/2d，睡前应用，6~10次为1疗程。

【注意与禁忌】 干扰素-α系列可引起致死性精神、神经症状，以及自身免疫性和感染性疾病。本药与其他干扰素有交叉性过敏。禁用于对干扰素过敏、自身免疫病、急进型Kaposi肉瘤、孕妇、哺乳妇、重症心脏病、癫痫及中枢神经疾病患者。肝、肾、骨髓功能严重不全者及儿童禁用本药。

不良反应可有高血压、低血压、水肿、发绀、心律失常、眩晕、视力障碍、情绪改变、肾功能下降、阴部不适、肝酶升高、消化功能紊乱、胃肠道出血、骨髓轻度抑制、皮疹、抗体产生等。

【药物相互作用】 ①与安眠镇静剂合用，可增强中枢神经系统的毒性。②与卡托普利、依那普利、齐多夫定合用，可诱发血细胞减少。③与苯巴比妥合用，可增加后者的血药浓度。④本药可降低氨茶碱的清除率，导致其中毒。⑤在用药期间接种活疫苗，有引起疫苗感染的风险。

【规格】 注射液：300万单位/1mL，450万单位/1mL；注射剂：100万单位，300万单位，600万单位，900万单位，1800万单位；栓剂：6万单位；软膏：10万单位。

重组人干扰素α-1b[典] Recombinant Human Interferon α-1b（长生扶明，滴宁，干扰灵，干扰素α-1b，赛诺金，赛若金，运德素，重组干扰素α-1b，Recombinant Interferon α-1b，Rinferon，Simogen）

【药性与应用】 本药通过用重组质粒转染大肠杆菌，使后者高效表达，高度纯化制得，具有广谱抗病毒、抗肿瘤及免疫调节功能。作用机制同重组人干扰素 α-2a。

临床除用于重组干扰素 α-2a 所列疾病外，尚有流行性出血热、小儿呼吸道合胞病毒感染、病毒性角膜炎等。

肌内注射或皮下注射：①慢性乙型肝炎：30～50μg，1 次/2d，疗程 4～6 个月，根据病情也可延长到 1 年。也可给予诱导治疗方案：每次剂量同上，治疗开始 1 次/d，0. 5～1 个月后改为 1 次/2d，直到疗程结束。②慢性丙型肝炎：剂量同慢性乙型肝炎，4～6 个月后无效者停用，有效者可继续 12～18 个月。③慢性粒细胞性白血病：30～50μg/d，至少使用 6 个月，可根据病情适当调整剂量，缓解期后可改为 1 次/2d。④多毛细胞白血病：同慢性粒细胞性白血病。⑤尖锐湿疣：10～30μg，1 次/2d，3 周为 1 疗程。可根据病情延长或重复疗程。⑥恶性肿瘤：30～50μg，1 次/1～2d，至少使用 6 个月。可根据病情延长治疗，如无病情恶化或者严重不良反应，应继续治疗。

局部给药：尖锐湿疣，10μg/次，疣基底部注射，3 周为 1 疗程。

经眼给药：眼部病毒感染，1 滴，4～6 次/d，病情好转后，逐渐减为 2～3 次/d，再改为 1 次/d。预防性滴药，1 滴，2 次/d，连续 3d。

【注意与禁忌】　对本药过敏、冠心病、癫痫、中枢性神经病患者忌用。慎用于过敏体质、对抗生素过敏者及孕妇、哺乳妇。

最常见的不良反应有发热、疲劳，多为一过性。其他可有头痛、肌痛、关节痛、恶心、食欲缺乏、粒细胞减少、血小板减少。局部用药有眼部刺激症状。

【药物相互作用】　滴眼液与阿昔洛韦、环胞苷（CC）有协同作用，为治疗疱疹性疾病的最佳方案。

【规格】　注射剂（100 万单位相当于 10μg）：100 万单位，300 万单位，500 万单位；滴眼液：10μg /1mL；冻干滴眼剂：200 万单位/400mg（另含 2mL 稀释液）；软膏：25 万单位/5g。

重组人干扰素-γ[典]　Recombinant Human Interferon γ（干扰素 γ，克隆伽玛，丽珠因得福，上生雷泰，重组干扰素-γ，Interferon Gamma，Recombinant Interferon-γ）

【药性与应用】　本药是通过重组 DNA 技术制备而得，具有抑制肿瘤增殖、抗病毒和增强机体免疫调节功能的作用。

临床用于治疗下列疾病：类风湿性关节炎，由乙肝、丙肝病毒和血吸虫病导致的肝纤维化与早期肝硬化，流感及其他呼吸道病毒感染、疱疹性角膜炎、带状疱疹、风疹、麻疹等，以及转移性肾癌、创伤、异位性皮炎、肉芽肿、蕈样真菌病等。

肌内注射：①类风湿性关节炎：开始50万单位，1次/d，连用3~4d，如无明显不良反应，可增至100万单位；第2个月改为1次/2d，总疗程3个月，必要时可延长至6个月。②肝纤维化：前3个月，50万单位，1次/d；后6个月，100万单位，1次/2d，总疗程9个月。

皮下注射：①类风湿性关节炎、肝纤维化剂量均同肌内注射。②慢性肉芽肿：体表面积大于0.5m^2者，100万单位/m^2，3次/周；体表面积少于0.5 m^2者，3万单位/kg，3次/周。

【注意与禁忌】 对本药过敏，严重肝、肾功能不全，有骨髓抑制史者忌用。慎用于过敏体质、心血管疾病、癫痫与中枢神经疾病患者。对儿童、老人也应慎重。对孕妇安全分级为C级，对哺乳的影响不明确，故应用时均应权衡利弊。

不良反应常见发热，常出现于开始阶段；常有肝酶、血清胆红素升高，粒细胞减少，多为一过性，可自行恢复；可有疲劳、恶心、食欲缺乏、皮疹等症状。

【药物相互作用】 应注意避免与骨髓抑制剂和影响造血功能的药物同时应用。

【规格】 注射剂：50万单位，100万单位，200万单位。

重组人干扰素β-1a　Recombinant Human Interferon β-1a（利比，重组干扰素β-1a，Avonex，Rebif）

【药性与应用】 本药为全身抗病毒药、抗肿瘤药和免疫调节药。与干扰素β-1b比较，二者的生物学活性和临床疗效相似，但在抑制多发性硬化方面，本药更有效，且注射部位坏死率较低。

本药临床用于：①复发缓解型多发性硬化（过去2年内至少有2次复发）。可降低发生率，并延缓功能丧失。②急慢性病毒感染。③宫颈癌、多毛细胞白血病、肿瘤性胸腔积液等，以及乳腺癌、子宫内膜癌的激素受体诱导。

皮下注射：复发缓解型多发性硬化，1200万单位，3次/周，不能耐受大剂量者，可采用600万单位，3次/周。为减少不良反应，最初2周可采用240万单位，3次/周；第3~4周改为1200万单位，3次/周；从第5周起，给予全量，3次/周。疗程尚不明确，但4年以上的安全性尚未得到证实。

肌内注射：①生殖器疱疹和带状疱疹：200万单位/d，连用10d。②扁平疣与尖锐湿疣：200万单位/d，连用10d。③慢性病毒性肝炎：500万单位/d，3次/周，连用6个月，可根据病情调整剂量与疗程。④乳腺癌、子宫内膜癌受体激素诱导：2万~600万单位，1次/2d，共2周。可每隔4周重复1疗程。

局部给药：①扁平疣与尖锐湿疣：1 万～300 万单位/d，于灶内或灶周注射，连用 5d，7d 为 1 个周期，每次用药 1～3 个周期。也可采用肌内注射。②宫颈上皮内肿瘤：500 万单位注射于病灶内，1 次/d，连用 5d，然后 300 万单位，1 次/2d，连用 2 周。

胸膜腔内注射：将本药 500 万单位溶于 50mL 生理盐水，注入胸膜腔；重复出现胸腔积液时，用本药 1000 万单位溶于生理盐水 50mL 注入胸膜腔，如再复发，于 15d 后，再以上法将剂量增至 2000 万单位，向胸膜腔注入。

静脉滴注：用于多毛细胞白血病，诱导剂量为 600 万单位/m^2 缓慢静脉滴入，连用 7d，共用 3 个周期，每周期间隔 1 周。维持剂量为 600 万单位/（m^2·d），缓慢静滴，2 次/d。连用 24 周。

【注意与禁忌】 禁用于对本药、其他干扰素或人白蛋白过敏，严重抑郁与有自杀倾向，未充分控制的癫痫或中枢神经功能受损，严重心脏病，肾功能不全，晚期肝炎与肝硬化，近期应用过免疫抑制剂（不包括短期甾体类药），难治性甲状腺疾病患者及孕妇。

慎用于抑郁症、心脏病、肝病、严重骨髓抑制、自体免疫性疾病、甲状腺疾病、癫痫、酒客、18 岁以下者。用药时哺乳妇应停止哺乳。

最常见的不良反应是流感综合征，但多自动缓解。其他有肝酶升高、过敏反应、血管神经性水肿；少见消化功能紊乱、精神异常、心律失常；偶见甲状腺功能障碍；极少见严重精神失常、癫痫、抑郁、注射部位坏死、自杀倾向与人格分裂；罕见黄疸。延长治疗可引起白细胞或血小板减少、凝血时间延长、肝酶一过性升高、贫血、疼痛、失眠、低血压、呼吸困难、脱发等，但均为可逆性。

【药物相互作用】 ①用药期间接种活疫苗，可增加疫苗感染风险。②与抗癫痫药、抗抑郁药合用时应谨慎，以防中毒。③甾体类药物、阿司匹林、吲哚美辛及干扰前列腺代谢的药物，可降低干扰素活性，应避免合用。④本药降低齐多夫定清除率，并增加其毒性。

【规格】 注射液：22μg（600 万单位）/5mL，44μg（1200 万单位）/5mL；注射剂：300 万单位。

聚乙二醇干扰素 α-2a　Peginterferon α-2a（派罗欣，Pegasys）

【药性与应用】 本药是聚乙二醇（PEG）与重组人干扰素 α-2a 结合形成的长效干扰素。临床用于成人慢性乙型肝炎或丙型肝炎的治疗，患者应处于无肝硬化的代偿期。用于丙型肝炎，最好与利巴韦林联用。

皮下注射：推荐剂量为 180μg，1 次/周，共用 48 周。如出现中、重度不良反应，可将剂量依次减为 135μg、90μg 或 45μg；然后再恢复到推荐剂量。

①当 ANC 低于 0.75×10^9/L 时，应考虑减量；当 ANC 低于 0.5×10^9/L 时，应考虑暂时停药，直至恢复到 1×10^9/L 以上时，方可恢复治疗。重新开始治疗时应用 90μg/次的剂量，并监测 ANC。②当血小板计数低于 50×10^9/L 时，应将本药减至 90μg/次；当血小板计数低于 25×10^9/L 时，应考虑停药。

联合用药：与利巴韦林联用治疗慢性丙型肝炎，本药推荐剂量为 180μg，1 次/周。利巴韦林剂量及连用疗程，根据病毒的基因分型而定：感染Ⅰ型病毒者，根据体重 1000~1200mg/d，联用疗程 48 周；感染Ⅱ、Ⅲ型病毒者，剂量为 800mg/d。联用疗程 24 周；感染Ⅳ、Ⅴ、Ⅵ型病毒者，因研究不成熟，考虑采用Ⅰ型病毒的治疗剂量。利巴韦林应在进餐时服用。

【注意与禁忌】 包括本药在内的干扰素-α 可引起或加重致命的精神症状和自身免疫性疾病、局部缺血或感染性疾病。

对抗大肠杆菌产物或聚乙二醇过敏、自身免疫性肝炎、严重肝功能不全或失代偿性肝硬化、有严重心脏病史、有严重精神病或病史者均应忌用。

慎用于银屑病、心脏病、低于 1.5×10^9/L、血小板计数低于 75×10^9/L 或血红蛋白低于 100g/L、慢性丙型肝炎、艾滋病、乙型肝炎、结肠炎、胰腺炎、有精神病史、骨髓抑制、水痘、带状疱疹、慢性阻塞性肺疾病、糖尿病、甲状腺功能低下或亢进、局部缺血性疾病、眼部疾病、肾功能不全等患者。

18 岁以下者疗效与安全性均不明确。育龄妇女应采取避孕措施。哺乳妇、孕妇不推荐使用，必须使用时应权衡利弊。

不良反应的发生率和严重性与干扰素 α-2a 基本相同，可参阅。使用常规剂量 180μg 时，常见的不良反应多属轻至中度，一般不必调整剂量与停药。

【药物相互作用】 ①本药可中度抑制 CYP1A2 的活性，与茶碱合用时，可能引起茶碱中毒，应适当减少茶碱用量。②本药与利巴韦林联用于慢性丙型肝炎，与拉米夫定联用于慢性乙型肝炎对药代动力学的影响不大。③干扰素-α 可通过降低肝微粒体细胞色素 P450 酶的活性而影响机体的氧化代谢过程，但临床用药过程影响不明显。④本药与替比夫定同时应用，可增加周围神经病变的发生率，表现为四肢无力、麻木、刺痛和烧灼感。一旦出现这些情况之一，即应立即停药。

【规格】 注射液：135μg/1mL，180μg/1mL。

胸腺喷丁 Thymopentin（和信，替波定，欣复特，胸腺五肽，胸腺增生素，Immunox，Mepentil，Pentapeptide，Sintomodulina，Thymopoietin Pentapeptide）

【药性与应用】 本药为合成的促胸腺生成素的第 32~36 位五肽，具有与胸腺素相同的功能，可诱导前 T 细胞分化、成熟，并调节成熟 T 细胞的免疫活性。对多种免疫失调，如先天性无胸腺、胸腺切除、老年胸腺萎缩性功能减退、感染、肿瘤及自身免疫病引起的各种功能低下等，都有调节作用。

临床用于：①免疫缺陷性疾病的治疗，如 T 细胞缺陷病；②作为免疫功能增强剂，改善恶性肿瘤患者因放疗、化疗造成的免疫功能下降，以及老年体衰的免疫力下降；③用于类风湿性关节炎、系统性红斑狼疮、18 岁以上乙肝患者的自体免疫等。

皮下注射：①治疗免疫缺陷，开始 0.5～1mg/（kg·d），连续 2 周；维持量 0.5～1mg/（kg·d），2～3 次/d。②改善免疫功能，与放、化疗同时使用，1mg，1 次/d，28d 为一疗程。

【注意与禁忌】　对本药过敏、已使用免疫抑制剂治疗、对烃基苯甲酸酯类过敏、血小板计数<1.5×10^9/L、孕妇等患者忌用。慎用于肝病、糖尿病（本药可改变胰岛素需要量）患者。对 18 岁以下患者缺乏治疗经验。哺乳妇应用应特别慎重。

常见的不良反应为注射部位疼痛。个别患者可有恶心、发热、头晕、胸闷、无力，偶见嗜睡、倦怠，一般不影响继续用药。肝炎患者可有肝酶升高，如无肝功能衰竭征兆，仍可继续用药。

【药物相互作用】　与干扰素合用，对改善免疫功能有协同作用。

【规格】　注射液：1mg/1mL，10mg/1mL；注射剂：1mg，2mg，4mg，5mg，10mg，50mg。

匹多莫德　Pidotimod（吡酮莫特，得畅，芙露饮，金世力德，匹多莫特，普利莫，普乐益，万适宁，唯田，Adimod，Axil，Onaka，Piduomode，Pigitil，Polimod）

【药性与应用】　本药为免疫促进剂，促进巨噬细胞及中性粒细胞的吞噬活性，提高其趋化性；可激活自然杀伤细胞；促进淋巴细胞增殖，使辅助性 T 细胞（CD_4^+）与抑制性 T 细胞（CD_8^+）的比例恢复正常。此外，本药尚可刺激白介素-2 和干扰素-γ，进而促进淋巴细胞增殖，促进细胞免疫反应。

临床适用于免疫功能低下的患者，可用于反复发作的呼吸道感染，耳、泌尿生殖系统感染的辅助治疗，也可用于病毒感染、恶性肿瘤及其他慢性病的治疗。

口服：开始 800mg，2 次/d，2 周后减为 1 次/d。

【注意与禁忌】　对本药过敏者忌用。慎用于过敏体质与肾功能不全患者。

尚无严重不良反应的报道。少数人可有头痛、眩晕、恶心、呕吐、腹痛、腹泻、皮疹，一般不影响继续治疗。

进餐时服用本药，其生物利用度可下降 50%，血药浓度达峰延迟 2h，故应空腹服用。

【规格】　片剂：200mg，400mg；口服液：200mg/10mL，400mg/10mL；颗

粒剂：400mg/2g。

抗乙肝免疫核糖核酸　iRNA-Anti Hepatitis B Immune

【药性与应用】 本药是以乙肝疫苗作为抗原免疫动物，再从免疫动物的脾、淋巴组织中提取出 iRNA 精制而成。临床用于乙肝病毒携带者、慢性活动性肝炎、慢性迁延性肝炎及亚急性重型肝炎、肝硬化与严重性肿瘤。

肌内注射：2～4mg，用氯化钠注射液或肝素 1mL 溶解，第 1 个月，1 次/2d，以后 2 次/周，3 个月为 1 疗程。

静脉注射：30～50mg，每日或隔日注射 1 次。

皮下注射、淋巴结周围注射（腋下或腹股沟周围）：剂量同肌内注射。

【注意与禁忌】 结核病、糖尿病、异常消瘦、心血管疾病、器质性中枢神经系统病变者忌用。慎用证尚不明确。对妊娠与哺乳的影响也不明确。不良反应可有荨麻疹、头晕、恶心、心动过速、发热等，多不影响治疗。

【药物相互作用】 ①与胸腺素或转移因子合用，可增强本药疗效。②与干扰素合用，疗效更为明显。

【规格】 注射剂：1mg，2mg。

细菌溶解产物　Bacterial Lysates（泛福舒，Broncho-Vaxom）

【药性与应用】 本药为免疫增强药，可加快人体淋巴细胞的循环，提高唾液中分泌型免疫球蛋白 A 的分泌水平，增进多克隆有丝分裂原的非特异性反应及混合的异源淋巴细胞的反应。临床用于预防呼吸道反复感染及慢性支气管炎的急性发作。也可作为呼吸道急性感染的辅助用药。

口服：①预防和巩固治疗：使用成人胶囊 7mg/d，空腹服用，一月连用 10d，连用 3 个月为一疗程（即连服 10d，停用 20d；再服，再停，再服）。②急性期治疗：成人胶囊 7mg/d，空腹服用，至少 10d，然后直到症状消失。本治疗开始即可与抗生素合用。

【注意与禁忌】 对本药过敏者不可用。不推荐 6 个月以下儿童应用。对孕妇、哺乳妇的影响尚不明确。不良反应主要为胃肠功能紊乱、皮疹、呼吸道不适，以及发热、疲劳、过敏等。

【规格】 胶囊：7mg（成人），3.5mg（儿童）。

英夫利西单抗　Infliximab（类克，因福利美，英利西单抗，Remicade，Revellex）

【药性与应用】 本药为抗 TNF-α（肿瘤坏死因子-α）的人鼠嵌合单克隆抗体，能与 TNF-α 高度结合，使其失去活性。临床应用于活动性强直性脊柱炎、中重度活动性克罗恩病、瘘管性克罗恩病、中重度类风湿性关节炎、中重度斑块型银屑病和关节型银屑病、难治性溃疡性结肠炎。

静脉滴注：①强直性脊柱炎：初始剂量 5mg/kg，第 2 和第 6 周再分别给药 1 次；维持量 5mg/kg，1 次/6 周。②中重度活动性克罗恩病、瘘管性克罗恩病：初始剂量 5mg/kg，第 2 周和第 6 周再分别给药 1 次；维持量 5mg/kg，1 次/8 周。疗效不佳者可将剂量增加到 10mg/kg。③类风湿性关节炎（应与甲氨蝶呤合用）：初始剂量 3mg/kg；第 2、第 6 周，再分别重复给药 1 次。维持量 3mg/kg，1 次/8 周。疗效不佳者，可将剂量增加到 10mg/（kg·次），或将给药间隔改为 1 次/4 周。

【注意与禁忌】 应特别警惕：①本药可增加严重机会性真菌感染的风险，必要时应停药。②本药可诱发肺结核。③患克罗恩病的青少年在合用硫唑嘌呤或巯嘌呤与本药时可出现罕见的具有侵袭性与致命性的肝、脾 T 细胞淋巴瘤。

禁忌证：对本药或鼠源蛋白过敏、严重临床感染、中重度充血性心力衰竭。慎用证：慢性或复发性感染、老年、中枢神经系统脱髓鞘疾病、有生物制品过敏史、轻度充血性心力衰竭、有癫痫史、血清病样反应、组织胞浆菌病疫区人群、自身抗体易感者（诱发狼疮样综合征）。

儿童安全性尚未确定。妊娠安全性为 B 级。哺乳妇应用应权衡利弊。

不良反应可有面部潮红、红肿、高血压、低血压、心动过速、心动过缓、心包积液、脉管炎；呼吸困难、鼻窦炎、胸膜炎、肺水肿、呼吸道感染、间质性肺炎、肺纤维化；肌关节痛；泌尿系感染；自身抗体形成，罕见狼疮综合征；头痛、眩晕、癫痫发作、神经病变、横贯性脊髓炎、格林-巴利综合征、中枢神经脱髓鞘；失眠、嗜睡；肝功能异常、黄疸、自体免疫性肝炎、乙肝活化、肝衰竭；消化不良、恶心、呕吐、腹痛、腹泻、便秘、肠梗阻；贫血、败血症、血清病、淋巴结病、血细胞减少、特发性血小板减少性紫癜、血栓性血小板减少性紫癜；皮肤瘀斑、瘙痒、脱发、皮肤干燥、湿疹、荨麻疹、甲真菌病、真菌性皮炎、脂溢性皮炎；结膜炎；输液反应、过敏性休克以及肿瘤、脓肿、结核病、沙门菌病、蜂窝织炎、病毒性感染和条件性感染（曲霉菌病、组织胞浆菌病、李斯特杆菌病、肺囊虫病等）、侵袭性真菌感染等。

【药物相互作用】 ①本药与硫唑嘌呤、甲氨蝶呤可能有协同作用，有待进一步证实。②与阿那白滞素合用，有诱发严重感染的风险，应避免。③在用药期间应避免接种疫苗。

【规格】 注射剂：100mg。

依那西普　Etanercept（又他西普，恩利，西那依普，依奈普特，依坦奈塞，Enbrel）

【药性与应用】 本药可降低肿瘤坏死因子（TNF）的生物学活性，并可调节由 TNF 介导或调控的生物反应，从而减轻机体的病理性炎症反应。本药临床用于强直性脊柱炎、银屑病、银屑病关节炎、类风湿性关节炎等免疫或变态反应性疾病。

皮下注射：50mg/周，分 2 次注射，1 次/3～4d。

【注意与禁忌】 应特别注意，本药可增加严重机会性真菌感染的发生率，应严密观察，发现征兆立即停药。

对本药过敏、重症感染者忌用本药。慎用于中枢神经脱髓鞘病变、有明显血液病指标异常、未控制的糖尿病、局部或全身感染患者。妊娠安全性为 B 级。对哺乳妇的影响不清楚。

不良反应可有心力衰竭、低血压、脱髓鞘、横贯性脊柱炎、神经炎、癫痫；糖尿病、甲状腺功能亢进；上呼吸道感染；腹痛、呕吐；骨髓抑制、再生障碍性贫血；自身免疫性皮疹。此外，有引起癌症、自身抗体形成、系统性红斑狼疮、严重真菌感染的报道。

【药物相互作用】 ①用药期间接种活疫苗可引起致命性疫苗感染。②与阿那白滞素合用，可加重感染风险。

【规格】 注射剂：25mg。

全人源肿瘤坏死因子α单克隆抗体 Adalimumab（肿瘤坏死因子α单克隆抗体，Humira，Trudexa）

【药性与应用】 本药为肿瘤坏死因子（TNF）的抑制药，是 TNF-α 的抗体，不与其他细胞因子结合。本药可抑制 TNF-α 的大部分生物学活性；减轻炎症的急性期反应，对抗光老化过程。临床用于强直性脊柱炎、难治性重症克罗恩病、银屑病关节炎、重症类风湿性关节炎，以及 4 岁以上儿童中重度活动性多关节型幼年特发性关节炎（JIA）。

皮下注射：①强直性脊柱炎：40mg，1 次/2 周；单用或与非甾体抗炎药、糖皮质激素、甲氨蝶呤或其他抗风湿药联用。②中重度克罗恩病：第 1 周 160mg，4 次/d，或 2 次/d，连用 2d；第 3 周 80mg；从第 5 周起 40mg，1 次/2 周。③银屑病关节炎：40mg，1 次/2 周，单用或与其他抗风湿药联用。④中重度类风湿性关节炎：40mg，1 次/2 周，单用或与其他抗风湿药联用。未用过甲氨蝶呤的患者，可增加至 40mg，1 次/周。

【注意与禁忌】 应特别注意，本药可增加严重感染的发生风险，如血行播散性肺结核、侵袭性真菌感染、机会性感染等。

对本药过敏者忌用。慎用于感染、充血性心力衰竭、自身抗体形成、慢性肝炎或肝炎病毒携带状态、癌症、有脱髓鞘疾病史、结核病者。对孕妇、哺乳妇的安全性均不清楚，应慎用。

不良反应可有高血压、脉管炎、心律失常、心力衰竭、高脂血症、上呼吸道感染、活动性结核；自身抗体形成、自身抗核抗体阳性、过敏反应、红斑狼疮；头痛、多发性硬化症、感觉异常、硬膜下血肿、震颤、脱髓鞘；以及恶心、腹痛、贫血、瘙痒、皮疹、恶性肿瘤发生风险增加等。

【药物相互作用】 与免疫抑制药阿巴他塞、阿那白滞素等合用，可增加感染风险。同时接种活疫苗，可诱发致命性疫苗感染。

【规格】 注射液：40mg/0.8mL。

卡介苗多糖核酸制剂 BCG Polysaccharide and Nucleic Acid Fraction Preparation（卡介苗素，卡舒宁，卡提素，维尔本，迪苏，斯奇康）

【药性与应用】 本品可增强机体细胞免疫和体液免疫，提高免疫指数（CD_4 与 CD_8 比值），增强自然杀伤细胞功能，提高机体抗病能力；稳定肥大细胞，封闭 IgE 功能，发挥抗过敏及平喘作用。适应证与卡介苗类似，用于预防和治疗上呼吸道感染、慢性支气管炎及哮喘。

肌内注射：1mL/次，2~3 次/周，3 个月为一疗程。小儿酌减或遵医嘱。

【注意与禁忌】 偶见注射部位红肿、结节，热敷后 1 周内多可消失。针剂有结块者不可使用。有急性感染者不可使用。

【规格】 注射液：0.5mg/1mL（含卡介苗多糖 0.35mg，核酸不低于 30μg）。

铜绿假单胞菌制剂 Pesudomonas Aeruginosa Preparation（假单胞菌，治疗用绿脓杆菌菌苗，绿慕安，佳代胞，Pesudomonas Aeruginosa MSHA Vaccine）

【药性与应用】 双向免疫调节剂，调节人体体液与细胞免疫的不平衡状态，增加巨噬细胞及自然杀伤细胞的活性，维持 T 细胞的数量与比率，调节白介素-2、干扰素与抗体的协同作用。临床用于淋巴瘤、肺癌、急性白血病、膀胱癌等的辅助治疗，改善机体免疫功能，降低感染的发生率。

三角肌皮下注射：首次 0.5mL，以后每次 1mL，隔日 1 次，30 次为一疗程。膀胱癌、脂肪瘤可局部注射。儿童剂量减半。

【注意与禁忌】 可有局部红肿、低热、过敏等反应。对本品过敏者禁用。孕妇、婴儿慎用。

【规格】 注射液：1mL，2mL。

草分枝杆菌制剂 Mycobacterilum Fhlei F. U. 36（乌体林斯，Utilins）

【作用与用法】 主要成分是灭活的草分枝杆菌，有多功能免疫增强作用。临床用于免疫功能低下者，如慢性支气管炎、肿瘤、肝炎、糖尿病、肺及肺外结核患者。

深部肌内注射：每周1支，10周为一疗程。

【药性与应用】 不良反应可有发热、皮疹、过敏等。局部可有红肿、硬结、疼痛，应暂停注射。过敏及发热患者禁用。不可与其他免疫抑制剂合用，以免降低疗效。

【规格】 注射液：1.72μg/1mL。

布喹那　Brequinar（布利喹啉，BQR）

【药性与应用】 嘧啶代谢抑制剂，是一种强力的免疫抑制剂。现已试用于预防和治疗器官移植术后的排异反应。可与环孢素、他克莫司合用于超急性排异反应。也试用于银屑病和一些肿瘤的治疗。

口服：12mg/kg，每周3次。

【注意与禁忌】 可有胃肠道反应、骨髓抑制、淋巴细胞减少等不良反应。

【制剂】 片剂：100mg。

金黄色葡萄球菌滤液　Staphylococcus Aureus Filtrate（金葡液，恩格菲）

【药性与应用】 用于恶性肿瘤的辅助治疗，可保护放疗、化疗时的白细胞减少、免疫功能低下。

肌内注射：2~4mL，1次/d。30~60d为一疗程。

胸腹腔注射：8~12mL/次

【注意与禁忌】 可见发热、局部疼痛。有过敏史者禁用。心脏病慎用。

【规格】 注射剂：2mL。

兰菌净　Lantigen B（多价细菌抗原悬浮液）

【药性与应用】 本品为通过多种常见呼吸道感染菌菌体自溶获得的多价细菌抗原悬浮液。通过口咽部黏膜对抗原的吸收，导致黏膜下浆细胞产生分泌型免疫球蛋白A。用于治疗和预防鼻炎、鼻咽炎、鼻窦炎、扁桃体炎、支气管炎等呼吸道感染。

含服：10岁以上者15滴/次，3个月至10岁者7滴/次，早餐前和睡前各服一次。或早餐前15滴。一疗程10岁以上者两瓶，10岁以下者减半。

为增强疗效，停药2~3周后，10岁以上者加服1瓶，10岁以下者加服半瓶。

【注意与禁忌】 禁用于对本品过敏者。给药后必须在口腔保持数分钟，便于口咽黏膜吸收。

【规格】 滴剂：18mL

第二十三章　抗痛风药

丙磺舒[典]　Probenecid（羧苯磺胺，Benemid，Probalan）

【药性与应用】 促尿酸排泄药。抑制肾小管对尿酸盐的再吸收，促进尿酸排泄，降低血浆尿酸盐的浓度。同时竞争性抑制青霉素、头孢菌素在肾小管中的分泌，增加这些抗生素在血中的浓度，延长作用时间和增强作用效果。

口服：用于慢性痛风，0.25g，2~4次/d，1周后可增至0.5~1g，2次/d。用于增强抗生素效果，0.5g，4次/d；儿童25mg/kg，1次/（3~9）h。

【注意与禁忌】 有轻度胃肠道反应、药物热及皮疹。偶可引起急性痛风发作。服用本品时应加服碳酸氢钠并大量饮水，以防止形成泌尿道结石。肾功能减退及对磺胺类药物过敏者忌用。肿瘤病人伴有高尿酸血症者及应用溶解细胞抗癌药、放疗病人均忌用本品，否则易引起急性肾病。

【药物相互作用】 ①本药可加速别嘌醇的排出，别嘌醇可延长本药的半衰期。故合用时需适当加大别嘌醇的剂量。②本药可使青霉素、头孢菌素的血药浓度升高，毒性增加。③阿司匹林等水杨酸制剂可抑制本药的排尿酸作用；而本药可增强前者的毒性。④氯噻酮、依他尼酸、呋塞米、吡嗪酰胺以及噻嗪类利尿药可升高血尿酸浓度，与本药合用时，应调整本药剂量。⑤与呋喃妥因合用，可使后者的抗感染效果下降。⑥本药可抑制口服降糖药、磺胺类药、保泰松、吲哚美辛、氨苯砜、奈普生、甲氨蝶呤、利福平和肝素等药物的肾小管排泄，使其作用增强，毒性增加，应避免合用。⑦乙醇增加血尿酸浓度，饮酒后应调整本药剂量。

【规格】 片剂：0.25g，0.5g。

别嘌醇[典][基]　Allopurinol（别嘌呤醇，Isopurinol，Zyloric，Zyloprim）

【药性与应用】 本品及其代谢产物抑制黄嘌呤氧化酶以减少尿酸的合成，降低血中尿酸浓度，减少其在骨、关节及肾脏的沉淀。口服可抑制肝药酶活性，由胃肠吸收，经肝代谢。其代谢产物约70%为有活性的别黄嘌呤。别嘌呤与别黄嘌呤的 $t_{1/2}$ 分别为1~3h和12~30h。临床用于痛风、痛风性肾病。

口服：用于降低血中尿酸浓度，初始0.05g，2~3次/d；逐渐增加剂量，

2~3 周后达 0.2~0.4g/d，分 2~3 次服。维持量为 0.1~0.2g，2~3 次/d。儿童 8mg/（kg·d）。治疗尿酸结石，0.1~0.2g，1~4 次/d；或 0.3g，1 次/d。

【注意与禁忌】 个别人可有皮疹、腹痛、腹泻、一过性转氨酶升高和粒细胞减少。因应用初期可诱发痛风，可在开始 4~8 周内同时服用小剂量秋水仙碱加以预防。服药期间应多饮水并碱化尿液，以利尿酸的排出。不宜与氯化钙、维生素 C、磷酸钾（钠）同用，以免增加黄嘌呤结石的形成。肾功能不良病人副作用增多，并使黄嘌呤在体内蓄积，应慎用。可引起过敏性肝坏死、肝肉芽肿形成伴胆囊炎、胆囊周围炎、剥脱性皮炎等，尤多见于用药后的 3~4 周，应警惕。

【药物相互作用】 ①本药与秋水仙碱、苯溴马隆合用，可增加疗效。②本药可增加去羟肌苷的生物利用度，升高其血药浓度。③与丙磺舒合用，有相加降尿酸作用，临床意义不明确。④本药可减轻氟尿嘧啶毒性。⑤本药可增强甲苯磺丁脲等的降糖作用，而使血糖过低。⑥本药降低氨茶碱清除率，易发生氨茶碱中毒，合用时应减少其剂量。⑦抗结核药吡嗪酰胺、乙胺丁醇及肾上腺素均可降低本药疗效。⑧本药不可与铁盐合用，否则可引起体内铁蓄积。⑨本药与阿莫西林、氨苄西林等合用，可增加皮疹的发生率，尤其是高尿酸血症情况下。⑩与口服抗凝药合用，可增加出血危险。⑪与环磷酰胺、硫唑嘌呤、巯嘌呤等免疫抑制剂合用，可增加它们的毒性，应将其剂量减少 1/4~1/3。⑫与阿糖腺苷合用，可导致神经毒性、震颤、认知功能障碍。⑬抗酸药降低本药的毒性与疗效。⑭本药与 ACEI 类、氨氯地平合用，可引起史-约综合征和皮疹等过敏反应。⑮与氯噻酮、依他尼酸、呋塞米、美托拉宗、吡嗪酰胺和噻嗪类合用，可增加血清中尿酸浓度，合用时应调整剂量。有人报道高血压或肾功能不全患者合用本药与噻嗪类利尿药，可发生肾衰竭与过敏反应。⑯与酸化尿液药合用，增加肾结石的发生危险。⑰饮酒增加血中尿酸浓度，降低本药疗效。

【规格】 片剂：100mg，200mg，300mg。

磺吡酮 Sulfinpyrazone（苯磺唑酮，硫氧唑酮）

【药性与应用】 作用与丙磺舒相似，能强力抑制肾小管对尿酸的重吸收，促进血中尿酸的排泄。用于治疗慢性痛风，预防或减缓痛风结节的形成或痛风性关节病变。此外，尚有抑制血小板聚集、增加血小板存活时间、减少心肌梗死突发率与病死率、微弱的抗炎镇痛作用。$t_{1/2}$ 为 3~5h。大部分由肾脏排出。

口服：成人 0.1~0.2g，2 次/d，逐渐递增至 0.4~0.8g/d；一周后改为维持量，0.1~0.4g，2 次/d。

【注意与禁忌】 急性痛风关节炎控制后始可使用本品。与食物或碳酸氢钠同服，可减少对胃肠的刺激和尿酸在泌尿道的沉淀。不可与阿司匹林类药物同服，有引起肾衰竭的报道。10%~15%的病人可有胃肠道反应。

【规格】 片剂：0.1g。

苯溴马隆[典]　**Benzbromarone（苯溴香豆素，Exurate）**

【药性与应用】 苯骈呋喃衍生物，抑制肾小管对尿酸的重吸收，增加肠道对尿酸的清除，降低血浆尿酸浓度。用于各种原发性、继发性高尿酸血症，以及由此而引起的痛风。

口服：初始50mg，1次/d；逐渐增至50~100mg，3次/d。若用微粒型片则40~80mg，1次/d。维持量40mg，1次/d。餐后服用，3个月为1个疗程。

【注意与禁忌】 个别人可出现粒细胞减少，应定期检查血象。偶有腹泻、皮疹、变异性结膜炎、砂粒尿和肾绞痛。可引起急性痛风，服秋水仙碱可预防。不可与阿司匹林类药及吡嗪酰胺同服，以免降低药效。严重肾功能不全者禁用。孕妇慎用。在治疗开始时可先服秋水仙碱500μg，2~3次/d；或吲哚美辛25mg，2~3次/d，以减少急性痛风发作、突发性促尿酸排泄及尿酸性肾病。大量饮水并服碳酸氢钠3g/d，保持尿液中性或偏碱性。

【药物相互作用】 ①与别嘌醇合用，有协同排泄尿酸作用。②与抗凝药合用，可增加出血风险。③阿司匹林等水杨酸类药物与本药合用，可增加出血风险。④吡嗪酰胺抑制尿酸排泄，削弱本药作用，应避免合用。⑤用本药时饮酒，可诱发尿酸结晶尿和急性尿酸性肾病。

【规格】 片剂：25mg，50mg，100mg；胶囊：50mg；微粒型片：40mg。

尿酸酶[典]　**Uricase（尿酸氧化酶，Urate Oxidase）**

【药性与应用】 催化尿酸迅速氧化变成尿囊酸，不再被肾小管重吸收而排泄，从而降低血浆中尿酸含量。用于不能口服抑制尿酸生成剂的病人。对尿酸结石、结节性痛风、白血病、肾衰竭等因素引起的高尿酸血症均有良效。

肌内注射或静脉注射：1000单位/d。可根据病情适当调整剂量。

【注意与禁忌】 可有全身荨麻疹样瘙痒，肌内注射部位发红。本品为异体蛋白制剂，易引起过敏反应。

【规格】 注射剂：1000单位。

秋水仙碱[典][基]　**Colchicine**

【药性与应用】 通过降低白细胞活动性和吞噬作用以减少尿酸，从而减少尿酸结晶的沉积，减轻急性痛风的炎症反应，起到止痛作用。对急性痛风性关节炎有特效。临床用于缓解急性痛风发作时的疼痛。间歇性用药可预防痛风的急性发作；也用于乳腺癌、肺癌、食管癌、宫颈癌、鼻咽癌、霍奇金病、慢性粒细胞性白血病、皮肤癌等恶性疾病 M 期的周期特异性治疗。

口服：成人首剂 1mg，以后每隔 2h 0.5mg，直到剧痛缓解为止。口服极量为 3mg/d。

【注意与禁忌】 毒性较大，常见恶心、呕吐、纳差、胃痛、腹泻、便秘、腹胀。严重者可出现肠麻痹。长期用药可有骨髓抑制，出现白细胞减少、血小板减少及贫血。有时可出现血尿、少尿，甚至发生脂肪性肾病。此外，尚可有心悸、发热、脱发、无力、手足麻木、四肢酸痛。有致畸作用，孕妇慎用。年老体弱，有心、肝、肾疾病者慎用或禁用。用药过程中，一旦出现毒性反应，立即停药。用药期间定期检查血象、骨髓及肝、肾功能。治疗急性痛风每个疗程应间隔 3d，以防蓄积中毒。

【药物相互作用】 ①本药可增强中枢抑制药的效果，使拟交感胺类药物反应增强。②本药与灰黄霉素联用，可加重血卟啉代谢障碍。③糖皮质激素可减轻本药的骨髓抑制等不良反应。④维生素 B_6、肌苷酸钠、甘露醇与本药合用，可减轻毒性作用。⑤本药可导致可逆性维生素 B_{12} 吸收不良。⑥氯丙嗪减弱本药的作用。⑦本药与石蒜的抗肿瘤作用有交叉耐药性，二者不可联合应用或交替应用。

【规格】 片剂：0.5mg，1mg。

奥昔嘌醇 Oxipurinol（Oxypurinol）

【药性与应用】 本药为黄嘌呤氧化抑制药，是别嘌醇的主要活性代谢产物，通过抑制黄嘌呤氧化酶而减少尿酸的生成，降低血液和尿液中的尿酸浓度，但其作用较别嘌醇为弱。

口服：用于高尿酸血症，开始量 100mg/d，可逐渐增至血尿酸水平降至理想值（<6mg/dL），或临床症状改善。有研究表明，治疗开始后的前 2 周 100mg/d，必要时每 2 周可逐渐增量至每日 100mg，最大剂量达 800mg/d。

【注意与禁忌】 本药与别嘌醇可能有交叉过敏，不可用于对二药过敏者。慎用于肝、肾功能不全，骨髓抑制者。

不良反应可有头痛。初次使用本药 384mg 者可有恶心与呕吐。

【药物相互作用】 可参阅别嘌醇。

【规格】 片剂：10mg。

非布索坦 Febuxostat（Uloric，TEI-6720，TMX-67）

【药性与应用】 本品系新型非嘌呤类黄嘌呤氧化酶抑制剂，口服吸收迅速，代谢产物仍有强大的抑制活性。临床用于预防和治疗高尿酸血症及其诱发的痛风。

口服：40 或 80mg，1 次/d。

【注意与禁忌】 本品主要用于高尿酸血症。对无高尿酸血症的痛风患者，不推荐使用。常见的不良反应有腹泻、背痛、头痛、关节痛，但多轻微，具有自限性。食物对本品的治疗效果影响不大。

【规格】 片剂：80mg，120mg。

第二十四章 减 肥 药

奥利司他 Orlistat（赛尼可，Oripastat，Tetrahydrolipastatin，Xenied）

【药性与应用】 本药是一种特异性胃肠道脂肪酶抑制药，可减少食物脂肪的吸收以减轻体重，并有助于防止反弹。在正常剂量下，脂肪的吸收可被抑制30%。本药可降低与肥胖相关疾病如高胆固醇血症、2型糖尿病、糖耐量下降、高胰岛素血症、高血压等的发病率，并可减少脏器中的脂肪含量。

本药口服生物利用度小于5%，重复用药无蓄积性。约97%的药物随粪便排出，经肾排泄量低于2%。药物彻底排出需3~5d。

本药临床用于肥胖或超重患者，以及高脂血症患者。

口服：120mg，3次/d，于餐时或餐后1h服用。服药2周后体重开始下降。可连续服用6~12个月。超以上剂量，并不能增加疗效。

【注意与禁忌】 对本药过敏、慢性吸收不良综合征、胆汁淤积、体重指数低于24的患者，不推荐使用本药。过敏体质、腹泻、脂溶性维生素缺乏患者慎用。

常见不良反应为油性斑点、胃肠排气增多、大便急迫、油性大便、脂肪泻、大便次数增多或失禁，多可逐渐改善。较多见的为：恶心、呕吐、腹痛、腹泻、牙齿不适。少见的为：呼吸道感染、流感、头痛、月经失调、焦虑、疲劳、泌尿道感染。偶有过敏、支气管痉挛、荨麻疹、血管神经性水肿。罕见大疱疹、肝酶升高、肝炎。有研究表明，本药可导致结肠异常增生。动物实验表明，本药与结肠癌前病变有关。

【药物相互作用】 ①本药减少脂溶性维生素的吸收。②可致环孢素吸收减少，血浓度下降。③可使胺碘酮吸收减少，药效下降。

【规格】 胶囊：120mg。

利莫那班 Rimonabant（Acomplia，Resibant）

【药性与应用】 为一种大麻素-1（CB-1）受体拮抗药。本药通过抑制内源性大麻素系统降低食欲，减少摄食，从而减轻体重。本药还可作用于外周系统，影响能量消耗和糖与脂肪的代谢。此外，本药对控制烟碱依赖、恐慌与焦虑尚有一定作用。但对精神分裂性疾病则无治疗作用。

本药临床用于肥胖与超重的成人患者，作为控制饮食与体育锻炼的辅助减肥药物。

口服：20mg，1 次/d。

【注意与禁忌】 对本药过敏、严重抑郁、正在抗抑郁治疗、未控制的严重精神病不宜使用本药。慎用于肝、肾功能不全患者。

常见的不良反应为恶心、抑郁、焦虑与眩晕、QT 间期延长；此外尚可有鼻咽炎、上呼吸道感染、关节痛、腹泻、胃肠炎（病毒性），以及流感的发生等。

【规格】 片剂：20mg。

右苯丙胺　Dexamfetamine（Dexamphetamine，Dexamine，Dexamphate）

【药性与应用】 食欲抑制剂，主要兴奋下丘脑饱觉中枢引起食欲减退。临床用于治疗肥胖症，应同时限制饮食和增加体力活动。也用于发作性睡眠症、慢性乙醇中毒及疲劳症等。

口服：2~10mg，2~3 次/d，饭前 0.5h 服用；最后 1 次服用应在就寝前 4~6h，以免引起失眠。6~12 周为 1 个疗程。极量，20mg/次，30mg/d。

【注意与禁忌】 可有失眠、不安、神经过敏、头晕、震颤、血压升高、头痛、心悸、口干、恶心、散瞳、视力模糊等副作用。神经过敏者慎用。对本品过敏、心血管疾病、甲状腺功能亢进者忌用。

作者认为：本药对人体危害太大，并不是理想的减肥药，读者选此药作为减肥药时应慎之又慎，并应在医生的监护下进行。应在控制饮食与体育锻炼无效的情况下始考虑之。

应特别注意：滥用苯丙胺类药物可引起猝死、心肌梗死、心肌炎、心肌病、心力衰竭、心律失常等严重心血管不良反应。长期使用苯丙胺可产生依赖性、成瘾性，对精神、神经系统影响也极为严重，如心理变态、思维混乱、狂躁、抑郁、易怒、抽搐、无力，甚至形成精神分裂。其他可有消化道功能紊乱、过敏性皮疹、血管神经性水肿、性欲亢进、性欲消失、阳痿、脑卒中等。

【药物相互作用】 ①与单胺氧化酶抑制剂（MAOI）合用，可使右苯丙胺的代谢减慢，作用增强，可引起头痛与高血压危象，发生一系列神经毒性作用和恶性高血压，有时可导致死亡。故使用 MAOI 的患者，14d 内禁用本药。②在使用丙氧芬过量时，可使苯丙胺的中枢兴奋作用增强，有可能出现致死性惊厥。③苯丙胺类药物可能增强哌替丁的镇痛作用及去甲肾上腺素的肾上腺素能作用。④苯丙胺类药物可能增加三环类抗抑郁药或其他拟交感胺类药的活性。本药与地昔帕明或普罗替林等三环类药联用，可使大脑中的本药浓度急剧、持续升高，加强心血管的作用与毒性。⑤与苯巴比妥、苯妥英合用，苯丙胺类药物可能延迟其肠道吸收，也可能产生协同抗惊厥作用。⑥本类药可能延迟乙琥胺的肠道吸收。⑦与酸化尿液药氯化铵、磷酸钠等合用，可使本类药经尿排泄增加，血药水平与疗效下降。⑧氯丙嗪可抑制本类药的中枢兴奋作用，适用于本类药物中毒的治疗。⑨氟哌啶醇可阻断多巴胺受体，抑制本类药的中枢兴奋作用。⑩碳酸锂可对抗本类药物的食欲抑制作用和中枢兴奋作用。⑪本类药可能对抗降压药、藜芦碱类的降压作用及肾上腺素受体的阻断作用。⑫本类药可抵消抗组胺药的镇静作用。

【规格】 胶囊：20mg，30mg，40mg，50mg，60mg，70mg。

盐酸芬氟拉明 Fenfluramine Hydrochloride（芬氟拉明，氟苯丙胺，Obedrex，Ponderal，Ponderax）

【药性与应用】 苯丙胺类食欲抑制剂。本品虽属苯丙胺类，为拟交感胺类药物，但在结构中加入三氟甲基后失去苯丙胺类兴奋中枢的作用，增加了安定作用，无精神依赖性和成瘾性的缺点，产生耐受性也较慢，一般连服6个月甚至1年以上亦无成瘾性。本品主要药理作用是减肥、降压和降血糖。其作用机制为促使下丘脑释放5-羟色胺，并阻断5-羟色胺的再摄取，即兴奋下丘脑饱觉中枢的活性，从而降低食欲，降低人体脂肪组织内甘油三酯的合成，减少人体对脂肪的吸收与合成，增加脂肪与胆酸的排泄；增加机体外周组织对糖的摄取和对胰岛素的敏感性，其作用部位在受体或受体后过程，并非完全是通过降低体重后产生。国产盐酸芬氟拉明治疗单纯性肥胖有一定疗效，有降低血压、甘油三酯、胆固醇、总血浆脂质的作用，同时有轻度降低血糖的作用。故对伴有高血压、糖尿病、高血脂和肥胖症病人更为适宜；对冠心病患者亦可使用。本品主要用于体重超过正常值20%以上的病人；亦可用于改善糖尿病代谢和纠正前列环素/血栓素平衡失调症。

本品口服吸收良好，经2~4h血药浓度达峰值，作用维持6~8h，$t_{1/2}$为18~20h，服药3~4d后血药水平可以达到稳态，产生疗效。大部分药物以代谢产物的形式从尿中缓慢排出。

口服：用于减肥，第1周40mg/d，早、晚餐前30~60min各服20mg；第2~4周为60mg/d，早、中、晚餐前30~60min各服20mg；第5~6周根据疗效与副作用，给予60~80mg/d；第9~10周递减为40或60mg/d；第11周为40mg/d；第12周为20mg/d。按此服法，多数可有明显食欲减退而不易感觉饥饿，能在比较自然的情况下节制饮食，改去吃零食、肥肉的习惯，将主食稳定在300g/d左右。用于改善糖尿病患者的糖代谢和纠正前列环素/血栓素平衡失调：第1周服40mg/d，早、晚餐前30min各服20mg；第2~4周为60mg/d，早、中、晚餐前30min各服20mg。第5~8周，根据疗效及副作用，给予60或80mg/d，亦均在餐前30min服用；从第9周开始，将剂量减至60mg/d；第12周后改为20mg/d。

【注意与禁忌】 不良反应可有恶心、食欲减退、大便次数增加等。个别可严重影响进食，出现全身无力。大便次数增多多出现在第1周内，有时可多达4~5次/d；2周后多可缓解，3~4周后恢复正常；减少剂量也可使大便次数恢复正常。部分病人可有腹部隐痛、轻度头晕、乏力、口干等，多可耐受并在持续给药过程中消失。也可有轻度脱发和夜尿增多，但较为少见。服药应从小剂量开始，以餐前30~45min为宜；应持续治疗，不宜中断或间歇性给药。1个疗程为8~12周，在最后4或6周内逐渐减量直到停止用药。不宜突然停药，连续服药时间不应超过6个月，否则易产生耐药性。在服药期间应强调适当限制饮食量，进行体力活动，消耗热量，并持之以恒，达到理想效果。本品对心、肝、肾等脏器无明显影响。抑郁症、癫痫者及孕妇忌用。严重心律失常、高空作业者及司机慎用。

【药物相互作用】 肥胖伴有糖尿病和高血压者，合并使用降糖和降压药，可产生协同作用。

【规格】 片剂：10mg，20mg；胶囊：60mg。

右芬氟拉明 Dexfenfluramine（Isomeride）

【药性与应用】 为芬氟拉明的活性右旋体，作用同盐酸芬氟拉明，但活性更强，能选择性地抑制葡萄糖的消耗，从而降低总热量消耗，但不影响蛋白质的摄入。没有精神兴奋作用及升高血压作用，亦无成瘾性。口服吸收完全，经4h血药浓度达峰值，消除$t_{1/2}$为18h，几乎全部代谢后从尿中排出。临床适用于肥胖症与糖尿病。其治疗糖尿病的内容，可参阅第十五章第六部分该条。

口服：15mg，2次/d，早、晚进餐前30min服用。

【注意与禁忌】 治疗肥胖症时剂量应从小到大，再从大到小，不可间断或中断给药，在餐前30~45min给药最为适宜。并应同时适当限制饮食或增加体力活动。1个疗程一般不超过3个月。不良反应主要有口干、恶心、便秘、腹泻、乏力等，但继续用药可消失。心律失常及肝、肾功能不全者慎用。青光眼患者、孕妇、哺乳妇忌用。如动脉压升高应停药。

【药物相互作用】 与三环类抗抑郁药、抗高血压药、磺脲类降糖药有协同作用。不可与单胺氧化酶抑制剂合用。

【规格】 胶囊：15mg。

安非拉酮　Amfepramone（二乙胺苯酮，丽姿片，Anorex，Diethylpropion）

【药性与应用】 非苯丙胺类食欲抑制剂，主要作用是兴奋下丘脑腹内侧核的饱觉中枢，产生饱食的感觉；同时也产生中枢神经系统的兴奋作用，增加机体能量代谢，减轻体重；但其兴奋中枢作用比苯丙胺小。口服容易吸收，$t_{1/2}$为 2h，长效剂作用可维持 12h。主要代谢产物为马尿酸，由尿中排泄。本品的减肥作用对心血管系统也产生良好影响，表现为血压下降、血糖下降、血脂下降。长期服用安全性高，耐受性良好，无依赖性和成瘾性。适用于治疗单纯性肥胖、伴有高血压与高血糖的肥胖、伴有冠心病的肥胖。

口服：25mg，2~3 次/d，饭前 30~60min 服用。8 周为 1 个疗程。可根据临床情况增减剂量与疗程。

【注意与禁忌】 不良反应轻微，对敏感性体质主要表现为口干、恶心，持续 3~5d 后可自行消失。偶有睡眠欠佳。抑郁症、癫痫、甲亢、孕妇，以及接受胍乙啶、甲基多巴、苯胍等药物治疗或在上述药物停药 2 周以内者忌用。青光眼病人慎用。治疗期间应持续用药，不可中断与间歇；并应适当控制饮食和进行体育锻炼，以便取得更佳减肥效果。长期特别是过量服药，也会产生依赖心理。

【规格】 片剂：25mg。

氯苄雷司　Clobenzorex（Dinintel）

苯丙胺类食欲抑制剂，适用于各种肥胖症。晨起、午饭前各服 30mg。注意事项见右苯丙胺。胶囊：30mg。

芬普雷司　Fenproporex

苯丙胺类食欲抑制剂，适用于各种肥胖症。为长效制剂。口服：1 次/d，可于早晨或习惯性饥饿前服 20mg。注意事项见右苯丙胺。片剂：20mg。

美芬雷司　Mefenorex（Incital）

苯丙胺类食欲抑制剂，适用于各类肥胖症。属长效制剂。口服：每晨服 40mg。片剂：40mg。

第二十五章　抗衰老及老年病用药

维生素 E[典]　Vitamin E

【药性与应用】 本品作为抗氧化剂，在体内有清除自由基的作用。当机体缺乏维生素 E，组成细胞膜的脂质容易生成病理性过氧化脂质（LPO），细胞膜破裂分解，细胞内结构如线粒体、溶酶体也随之发生破裂，内容物外漏，造成细胞的衰老、死亡。这种变化对冠状动脉和脑血管内皮细胞影响尤大，相当一部分心、脑血管病变与本品缺乏有关。维生素 E 缺乏也与脂褐素在细胞中的沉积增加有关。脂褐素堆积的出现和增多与衰老程度成正比，是机体衰老的重要标志。动物实验也证实，维生素 E 可使动物的平均寿命延长，并使癌症的发生率下降，但对最高寿命无明显影响。随着人体的老化，体内维生素 E 含量也进行性下降，使生命的衰老过程加速进行。长期服用维生素 E，也可改善机体的一般状况，使淋巴系统、骨骼肌系统和心血管系统功能得到改善；也有助于白内障的预防。长期服用维生素 E 的剂量应以 100～200mg/d 为限，过多则可出现毒性反应，如血栓性静脉炎、肺栓塞、下肢水肿、血清胆固醇升高、免疫功能下降等，应提高警惕。

【药物相互作用】 ①与维生素 A 合用，可促进后者的吸收、利用和肝脏储存，并可降低其中毒的可能性。②大剂量本品与香草醛及其衍生物合用，可导致低凝血酶原血症，应避免合用。③与雌激素长期大量合用，可诱发血栓性静脉炎。④与大量氢氧化铝合用，可减少本药的吸收。⑤与口服避孕药合用，可加速维生素 E 的代谢，导致维生素 E 缺乏。⑥与考来烯胺、考来替泊、矿物油、硫糖铝等合用，可干扰本药的吸收。

【规格】 片剂：1mg，5mg，10mg，50mg；胶丸：5mg，10mg，50mg，100mg；口服液：50mg/1mL；注射液：5mg/1mL。

超氧化物歧化酶　Superoxide Dismutase（SOD）

本品为自由基清除剂，能保护细胞膜脂质不被自由基 O_2^- 过氧化，延迟细胞的衰老进程。动物牛、猪的红细胞，以及菠菜、小白菜、刺梨、酵母、细菌中均可提取出 SOD。研究结果显示，体内的 SOD 值随年龄的增长而下降；患有老年性疾病群体，如高血压、冠心病、肺心病、糖尿病、自身免疫性疾病及恶性肿瘤等患者的 SOD 值较正常群体有明显下降；白内障晶状体中 SOD 数量下降，因而提高白内障晶状体内 SOD 含量是预防白内障发生与发展的有效途径之一。

参见第十八章该条。

普鲁卡因制剂　Procaine Preparations（福康乐，福康宁，益康宁，复方益康宁，Gerovital，Aslavital，GH_3）

【药性与应用】 20 世纪 50 年代罗马尼亚的研究者证实，普鲁卡因有抗衰老作用，将普鲁卡因命名为维生素 H_3。其主要药理作用是抑制单胺氧化酶，增加二倍体细胞的增殖率与饱和度，延长分裂活跃细胞的寿命。研究证明，本品作用于外周神经，引起传导阻滞，有麻醉止痛作用；可以减轻老年病人的抑郁和忧虑，提高记忆力，增强体力、思维能力、听力、视觉和嗅觉灵敏度；改善皮肤、头发、指甲的营养及衰老性角质症。但普鲁卡因进入人体后很快被胆碱酯酶分解。在其溶液中加入适量的苯甲酸、偏亚硫酸钾等，可使 pH 值降至 3.3，同时苯甲酸可与葡萄糖结合成配糖体；普鲁卡因也能与苯甲酸、咖啡因等形成疏松的络合物（复盐）。这些均可保护普鲁卡因免于被胆碱酯酶分解。含有苯甲酸、偏亚硫酸钾的普鲁卡因复方制剂 GH_3 在对照研究中，身高缩短、体重减轻、肌力下降均明显改善，且耗氧量增加，胆固醇含量下降。本类制剂临床适用于老年性卒中后遗症、更年期综合征、动脉粥样硬化、冠心病、老年疣、白发、脱发、斑秃、老年皮肤瘙痒症、白癜风、银屑病、皮炎、黄褐斑、瘢痕疙瘩等。

益康宁：片剂。口服，2 片（相当于盐酸普鲁卡因 200 mg）/d，顿服或 2 次分服；或片剂和注射剂混合使用，口服 2 片，另肌内注射 1 支，二者隔日交替使用。均以 24d 为 1 个疗程。停药 1 周后再继续下 1 个疗程。

复方益康宁：片剂。每片含盐酸普鲁卡因 100mg 及适量肌苷等。用法同益康宁。

福康乐（GH_3）：胶囊。口服：早晚空腹或饭后服 1 粒；连服 25d 为 1 个疗程。停服 1 周再继续下 1 个疗程，3 个疗程后可见初效。初次服本品者，可做过敏试验，第 1 日 1 粒，第 2 日 2 粒，均顿服，如出现皮疹者停服。

福康宁（GH_3）：是由盐酸普鲁卡因、苯甲酸、偏亚硫酸钾、磷酸二氢钠、泛酸钙等制成的复方胶囊。每粒含盐酸普鲁卡因 100mg。口服：每日早、晚空腹或饭后 1 粒；连服 25d 为 1 个疗程。停药 5~6d 后再继续下 1 个疗程。3 个疗程后可见初效。

【注意与禁忌】 对普鲁卡因过敏者忌用。不可与磺胺类、对氨基水杨酸、新斯的明等同时应用。

葡萄糖酸锌[典]　Zinc Gluconate

【药性与应用】 补锌剂，副作用比硫酸锌少，吸收也较好。对缺锌引起的生长发育迟缓、营养不良、厌食症、复发性口腔溃疡、痤疮、老年性缺锌症和免疫功能障碍均有一定疗效。口服主要在小肠吸收，1h 达峰值，约 2h 后开始下降。在体内广泛分布于肝、肠、脾、胰、心、肾、肺、肌肉、中枢神经系统及骨髓内。主要由粪便排泄，少量通过尿、乳汁排泄。其生物利用度约为硫酸锌的 1.6 倍。

口服：成人，10~25mg（按锌计），2 次/d ，饭后服。

【注意与禁忌】 可有上腹部不适、恶心、呕吐，饭后或饭时服可减轻，必要时可减量或停药。用药过量可影响铜、铁代谢，应在缺锌时使用，不可过量使用。

【药物相互作用】 不可与四环素、青霉胺及多价磷酸盐同服，以免降低这些药物的作用。

【规格】 片剂：每片含锌 5mg；胶囊：每粒含锌 25mg；口服液：10mL（含锌 10mg）。

硫酸锌[典]　Zinc Sulfate

【药性与应用】 原本为外用药，近年来也用于内服补锌，治疗儿童缺锌综合征。用于老年性缺锌病人，可增强其免疫功能和抗病力，对心、脑动脉粥样硬化性疾病有一定疗效。

口服：200~300mg/d，分 2~3 次口服，1~2 周后血清锌可恢复至正常值；也可 200mg/d，连服 4d，然后停药 10d 后再服。

【注意与禁忌】 本品易引起消化道症状，如食欲减退、恶心、呕吐、腹痛、腹泻等。尚可用于治疗痤疮、口腔溃疡、下肢溃疡、类风湿性关节炎。因口服反应较大，现多已被葡萄糖酸锌、复合蛋白锌所代替。

【规格】 片剂（胶囊）：50mg，100mg；口服液：500mg。

复合蛋白锌　Multiprotein-Zinc

【药性与应用】 本品利用生物转化技术，将锌、硒、碘等人体易缺微量元素与蛋白质结合成一种有机络合物，以补充人体所必需，并拮抗对机体有害的微量元素，如铅、镉等，以纠正体内微量元素的失衡，激活多种抗氧化酶，从而消除自由基的氧化损害，保持细胞膜的稳定性。实验与临床均表明，本品能增强免疫功能，有增强脾T淋巴细胞和IL-2功能的作用；能降低血清胆固醇；有促进内分泌激素双向调节作用；对缺锌者可提高血清锌值，使婴儿厌食症得以纠正，记忆力、学习力有所改善；降低感冒发病率；对冠心病者的多数症状，如心电图、血清生化指标、微量元素谱等均有明显改善。

口服：2号片6片，3次/d，饭前15min细嚼后白开水送下。其他各型号可按说明书服用。

【规格】 本品有12个型号：1号，用于老年性前列腺增生；2号，用于冠心病、脑血管疾病；3号，用于糖尿病；4号，用于肝炎；5~8号，用于癌症和癌症放疗、化疗后的副作用；9号，用于再生障碍性贫血；10号，用于小儿偏食、厌食、智力低下、重症肌无力等；11号，用于习惯性流产；12号，用于胃炎、溃疡病等。

硒力口服液

【药性与应用】 硒为人体必需而易缺元素。硒是GSH-Px的重要成分，GSH-Px为清除自由基和LPO物质体系的重要组成部分。随着年龄的增长，这一体系的功能逐渐衰退，补充适量的硒即可恢复其活力，达到延缓衰老的目的。近年研究发现，许多疾病，如大骨节病、克山病、肿瘤、动脉粥样硬化、白内障等的发病均与自由基和活性氧有关，补硒也有助于这些疾病的治疗。本品在临床用于治疗老年衰退性疾病，如老年人体力衰退、视力下降、精神抑制、失眠、健忘、老年斑，防治癌症、动脉粥样硬化性心脑血管疾病、肝炎、肝硬化、不育症、克山病、大骨节病、白内障等，以及减轻放疗、化疗副作用。

保健：10mL/d，可长期服用；预防：10~20mL，2次/d；治疗：20mL，癌症病人2~3次/d，其他病人2次/d。

【注意与禁忌】 过量硒剂可引起中毒，正常人50~250μg/d即可满足生理需要，最大安全摄入量为400μg/d。治疗剂量则由临床医师酌定。

【规格】 口服液：每10mL含硒100mg，为富硒植物提取物。

其他含硒制剂有：亚硒酸钠片、西维尔（硒酵母片）、奥硒康等。

小牛血去蛋白提取物 Deproteinized Hemoderivative of Calf Blood（爱维治，Actovegin）

参见第六章第一部分第一节该条。

双歧王

双歧活菌液体制剂。其系列产品有：双歧王生命原液、爱宝双歧王、活力达双歧王。上述产品除含有双歧杆菌外，尚含有植物蛋白、多种维生素、氨基酸等。用于老人及小儿胃肠功能紊乱、体弱保健、放疗或化疗恢复治疗；亦可用于肝炎、贫血等的辅助治疗。

口服：15~30mL，2~3 次/d。

双歧尔寿

双歧杆菌因子制剂，也称双歧杆菌增殖剂。由于双歧杆菌为厌氧菌，其活菌生产与保存均困难，所以研究出促使肠内杆菌增殖的活性物质，称之为双歧因子。这是一种含有 N-乙酰氨基葡萄糖的低聚糖。N-乙酰氨基葡萄糖是双歧杆菌细胞壁的必需成分，其在肠道内的含量与双歧杆菌量呈正相关。母乳中亦含有双歧因子，人工喂养儿的奶粉中则一般不含有。

本品含双歧因子及多种生物酶，可调节胃肠功能，促进体内双歧杆菌的生长与繁殖。适用于体弱多病、消化道功能紊乱、肌肉关节酸痛、粪便恶臭者。亦用于肝炎、肝硬化、癌症等的辅助治疗。在使用抗生素时配合本品，可预防菌群失调。

口服：早晚各服 1 袋。

同类产品尚有双歧儿宝、胃优乐。

促菌生　Cerebiogen

【药性与应用】　需氧芽孢杆菌 BM_{423} 菌株的活菌制剂，消耗肠内过多氧气，造成厌氧环境，促进双歧杆菌生长，使肠道微生态平衡，抑制致病菌繁殖。主要用于肠功能紊乱、各类肠炎、腹泻，增进食欲与胃肠道健康。

口服：成人 1~2g，3 次/d；儿童酌减。

【注意与禁忌】　使用本品时应停用抗菌药物。

【规格】　片剂：0. 25g。

γ-亚麻酸　Gamma-Linolenic Acid（十八碳三烯酸，维生素 F，GLA，Octadecatrienoic Acid）

主要来源于月见草种子的油中，具有明显的抗脂质过氧化、降低总胆固醇、提高高密度脂蛋白、抑制血小板聚集及血栓素 A_2 的合成、降低血压、抑制胃溃疡出血、增加胰岛素分泌、减肥等作用。这些作用均与抗衰老和治疗老年性相关疾病有关。临床上主要用于预防和治疗某些老年性相关疾病，如高血脂、糖尿病、动脉粥样硬化、血栓性心脑血管疾病、癌症、肥胖症、溃疡病、老年性痴呆、精神分裂症、特应性湿疹、风湿性关节炎等。

三鸣养生王：主要含γ-亚麻酸，此外尚含有多种不饱和脂肪酸和18种氨基酸及微量元素。口服：1粒/次，2次/d。

二十二碳六烯酸 Docosahexaenoic Acid（二二六，226，DHA）

【药性与应用】 为一种多不饱和脂肪酸，主要存在于海产鱼类体中，淡水鱼中青鱼、鳝鱼及鱼卵和乌贼、牡蛎中含量也不少。本品的作用主要是抗衰老；增强大脑功能；改善血液循环：抑制血小板聚集、降低血液黏稠度、降低血压；调整血脂：降低血清总胆固醇及低密度脂蛋白胆固醇，增加高密度脂蛋白胆固醇；其他尚有抗过敏作用，可防治过敏性皮炎、支气管哮喘，缓解类风湿性关节炎，防止视力减退，防治脂肪肝，以及抗癌、降血糖等。国内外以本品为主的抗衰老产品很多，来源也不尽相同，有来源于海鱼油的，也有从藻类等中提取的。

各产品的应用方法可见其说明书。

吡拉西坦[典] Piracetam（吡乙酰胺，乙酰胺吡咯烷酮，脑复康，Acetamidepyrolidone）

【药性与应用】 γ-氨基丁酸衍生物，脑功能促进剂，直接作用于大脑皮质，激活、保护和修复神经细胞。动物实验证实，本品能提高学习能力，对抗缺氧性记忆障碍，提高大脑对葡萄糖的利用率和能量储备，改善大脑功能。对轻度和中度老年性痴呆的认知和定向功能障碍均有一定疗效，但对重度者无明显效果。对脑功能衰退综合征，如反应迟钝、意识障碍等症状也有治疗作用，使其得到一定程度的改善。对外伤、中风、一氧化碳中毒造成的脑功能障碍均有疗效。也可用于弱智儿童的智力提高。本品的中枢性选择作用强，仅限于记忆和意识功能的改善，无精神兴奋等副作用，也无依赖性。临床主要用于各种原因引起的大脑记忆和思维功能障碍；也用于遗尿症。口服后30~40min达峰值，$t_{1/2}$为4~6h，易于通过血-脑脊液与胎盘屏障。在26~30h内由肾排除给药量的94%~98%，均为原形。

口服：400~800mg/d，2~3次分服；1个疗程一般为2周至3个月。重症可加至1600mg/次，3次/d。儿童40mg/（kg·次），一般3~6周为1个疗程。服完1个疗程后，剂量减半，或遵医嘱。

【注意与禁忌】 个别人可有口干、纳差、失眠、荨麻疹、呕吐等，停药后多可自行消失。

【药物相互作用】 与华法林等抗凝药合用，可抑制血小板聚集，延长凝血酶原时间。

【规格】 片剂：0.4g；分散片：0.8g；口服液：0.4g/10mL；注射液：1g/5mL，4g/20mL，10g/50mL；注射剂：2g，3g，4g，6g。

氢麦角碱　Dihydroergotoxine（氢化麦角碱，海特琴，Hydergine，DHE）

【药性与应用】 本品属α受体阻滞剂，并有直接兴奋多巴胺和5-羟色胺受体的作用，可增进脑递质的水平，增加脑血流量和对氧的利用，降低脑血管阻力，改善病理性脑电图，减少慢波，使α波节律变快。本品还能抑制ATP酶和腺苷酸环化酶的活性，减少ATP的分解，从而改善脑细胞的能量平衡，转移对葡萄糖的利用，使无氧代谢变为有氧代谢，使脑神经元获得的能量增加，电位活力和微循环得到改善。本品口服吸收迅速，因有肝脏首过效应，仅有25%~50%达到血循环。临床适用于退行性脑循环障碍、老年性痴呆、脑动脉硬化、脑基底动脉供血不足及卒中后遗症等引起的头晕、头痛、注意力不集中、记忆力减退、抑郁、倦怠等。

口服：1~2mg，3次/d，饭前服用。一般3~4周见效，通常3个月为1个疗程。也可用于注射给药。

【注意与禁忌】 不良反应可有短暂性恶心、呕吐、面红、眩晕、皮疹、鼻塞等。严重者可有体位性低血压。大剂量口服，尤其同时饮酒或服用中枢抑制剂者可影响注意力集中，不宜驾驶车辆或进行机械操作。急慢性精神病、对本品过敏、低血压、严重心动过缓、动脉粥样硬化、器质性心脏病、肾功能减退者及孕妇忌用。

【药物相互作用】 ①与西咪替丁合用，可使本药血药浓度升高，导致周围血管收缩，应避免合用。②地拉韦定使本药血药浓度升高，毒性增强。③与阿莫曲坦、夫罗曲坦、那拉曲坦、利扎曲坦、舒马曲坦、佐米曲坦、依立曲坦合用，有相加的血管收缩作用，可出现持续性血管痉挛反应。故应间隔24h始可应用。④大环内酯类抗生素、克林霉素、夫沙那韦、茚地那韦、那非那韦、利托那韦、沙奎那韦、艾法韦仑、氟康唑、伊曲康唑、酮康唑、克霉唑、甲硝唑、奈法唑酮、氟西汀、氟伏沙明、美帕曲星、齐留通因可抑制由CYP3A4介导的本药代谢，升高本药血药浓度与中毒概率，应避免联用。⑤与硫酸阿托那韦、多巴胺合用，可增加四肢血管痉挛与组织缺血发生率，不可联用。⑥抗凝药可降低本药活性。⑦降压药与本药合用，可降低本药活性，并加重低血压反应。⑧本药可改变环孢素的药代动力学指标。⑨葡萄柚汁可增加本药中毒风险。

【规格】 片剂：1mg；注射液：0.3mg/1mL。

尼莫地平[典][基] Nimodipine

【药性与应用】 二氢吡啶类钙拮抗剂，选择性地作用于脑血管平滑肌，扩张脑血管，增加脑血流量，显著减少脑血管痉挛引起的脑缺血性损伤；保护记忆力，促进智力恢复。临床上除应用于脑血管疾病外，还可用于记忆力减退和老年性痴呆的预防。

口服：40~90mg/d，分2~3次服。必要时静脉滴注：从0.5mg/h开始，2h后剂量改为1mg/h；以后2mg/h。静脉滴注5~14d后改为口服，60mg，4次/d。

【注意与禁忌】 应特别注意：本药胶囊只能口服给药，不得用于静脉或其他非胃肠方式给药。禁用于对本药过敏、严重肝功能不全、脑水肿、颅内压升高者及孕妇、哺乳妇。慎用于肝功能不全、肾功能严重损害、严重心血管疾病、严重低血压。尚无儿童用药安全资料。

本药的不良反应可有血小板减少、血肿、深静脉血栓、弥散性血管内凝血；低血压、高血压、心律失常、反跳性血管痉挛、心力衰竭；头痛、眩晕、嗜睡、失眠、情绪不稳定、多汗、抑郁、震颤；消化功能紊乱；呼吸困难、喘息；血尿素氮、肌酐升高；皮疹、痤疮、瘙痒；肝酶升高、肝炎、黄疸等。其他可有周围水肿、肌痛、肌痉挛、苯妥英钠毒性、血糖升高、静注速度过快性头痛等。

【药物相互作用】 ①与西咪替丁、地拉费定、安普那韦、奎奴普汀达福普汀、沙奎那韦、丙戊酸、甲硫双喹脲合用，可增加本药血药浓度与毒性。②奎尼丁可使本药代谢减慢。③与其他钙拮抗剂如硝苯地平、地尔硫䓬、维拉帕米等合用，可使后者的作用增强，必须合用时应注意监测。④与齐多夫定合用，可使曲线下面积升高。⑤与芬太尼合用，可引起严重低血压。⑥与胺碘酮合用，可减慢窦房结节律或加重房室传导阻滞。⑦与非甾体抗炎药、口服抗凝药合用，有诱发胃肠道出血的危险。⑧与氨基糖苷类、头孢菌素类、呋塞米等合用，可损害肾功能。⑨与β受体阻滞剂合用，可引起低血压和心功能损害。⑩与有酶诱导作用的抗癫痫药苯妥英钠、苯巴比妥、卡马西平、扑米酮等合用，可致本药血浓度下降。⑪与利福平、圣·约翰草合用，可使本药疗效下降。⑫麻黄减弱本药的降压作用。⑬葡萄柚制品可使本药的血药浓度升高。⑭进食时服用，可减弱本药的生物利用度。

【规格】 片剂：10mg，20mg，30mg；分散片：20mg，30mg；缓释片：60mg；控释片：60mg；胶囊：20mg，30mg；缓释胶囊：60mg；胶丸：10mg，30mg；注射液：2mg/10mL，4mg/20mL，8mg/40mL，10mg/50mL，25mg/50mL，20mg/100mL；注射剂：2mg，4mg，8mg，10mg。

石杉碱甲[典][基] Hyperzine A（哈伯因，双益平）

【药性与应用】 为我国首创药品，原用于重症肌无力。本品为胆碱酯酶

(chE) 抑制剂，有真性 chE 抑制作用，即占据其受体，使其无法发挥作用。易透过血-脑脊液屏障，具有促进记忆力再现和增强记忆保护作用。口服吸收迅速，血药浓度 10~30min 达峰值，生物利用度为 96.9%。主要以原形、部分以代谢产物形式从尿中排出。临床主要用于良性记忆障碍，可提高定向记忆、联想学习、图像回忆、无意义图形再认及人像回忆等能力。对痴呆病人和脑器质性病变引起的记忆障碍也有改善作用。

口服：0.1～0.2mg，2 次/d；1 个疗程为 1～2 个月。剂量不可超过 0.45mg/d。

【注意与禁忌】　一般无严重不良反应。过量可出现程度不等的头晕、恶心、呕吐、出汗等反应。癫痫、肾功能不全、机械性肠梗阻、尿路梗阻、心绞痛、心动过缓及支气管哮喘者禁用。可有一过性视力模糊。

【规格】　片剂：0.05mg，0.2mg；胶囊：0.05mg；注射液：0.2mg/1mL，0.4mg/2mL；注射剂：0.2mg，0.4mg。

盐酸赖氨酸[典]　Lysine Hydrochloride

【药性与应用】　赖氨酸是人体 8 种必需氨基酸之一，有提高中枢神经功能的作用。临床上可用于老年性营养吸收障碍所致的记忆力减退、老年性痴呆和各种原因引起的智力低下。

口服：3g，冲服，3 次/d。

【注意与禁忌】　高氯血症、酸中毒及肾功能不全者慎用。

【规格】　颗粒：3g。

丁咯地尔　Buflomedil（甲氧吡啶苯，活脑灵）

【药性与应用】　本品能有效地增加末梢血管和脑部缺氧组织的供血量。主要通过抑制 α 受体和血小板聚集，提高及改善血细胞变形能力和增加脑组织的供氧量。体内外实验均证明，本品有抑制 α_1 及 α_2 受体的效应，从而使血管平滑肌舒张，缺氧组织的血流量得到增加。临床适用于改善脑供血不足，如脑动脉粥样硬化、脑梗死、老年性痴呆；改善周围血管循环障碍性疾病，如下肢供血不足引起的运动障碍或肢体坏死；治疗雷诺病、耳蜗-前庭病、冻疮及缺氧产生的疼痛。

口服：450~600mg/d，分 2~3 次服用。静脉注射、肌内注射或静脉滴注：50~200mg/次。

【注意与禁忌】　本品的不良反应少，且多属一过性。常见的副作用为胃肠不适、眩晕、头痛等。偶见转氨酶升高。活动性脑出血者禁用。肝病者应从低剂量开始，根据病情调整剂量。

【规格】 片剂：150mg，300mg；注射剂：50mg。

沙丙蝶呤 Sapropterin（必复清，Biobuden，Biopten，Bipten，$6RBH_4$）

【药性与应用】 本品既是酪氨酸羟化酶的天然辅助因子，又是色氨酸羟化酶的辅助因子，同时是儿茶酚胺和5-羟色胺生物合成的限速酶，故本品在组织水平上调节上述酶类活动，以维持脑组织的正常代谢。动物实验研究表明，本品对人体的中枢神经、自主神经、感觉神经、呼吸道、心血管、胃肠道、泌尿道或血液凝固系统均无毒性作用。本品临床适用于高苯丙氨酸血症、学习障碍、记忆障碍及老年性痴呆症。

口服：2~5mg/（kg·d），1次或分3次口服，以维持血清苯丙氨酸值在正常范围为有效维持量。

【注意与禁忌】 可见睡眠障碍，晚间给药时间提前后大多可消失；偶有多动、兴奋、神经过敏、抽搐、痉挛、失神发作等出现，减量或停药可自然消失。可有尿频，偶有夜尿、多尿。偶有软便、食欲不振。偶有嗜酸性粒细胞增加。可见转氨酶上升。应注意：必须确诊为二氢蝶呤合成酶缺损症、二氢蝶呤还原酶缺损症的病人方可长期给药，并定期观察治疗效果与副作用；严重脑器质性障碍、癫痫发作、严重肝病、药物过敏、消化不良所致营养不良者慎用。尚未确定妊娠的安全性，应确定利弊后方可给药。哺乳妇应停止哺乳。早产儿、新生儿、乳儿应从低剂量开始，慎重给药。

【药物相互作用】 与左旋多巴合用，会产生兴奋性、刺激性，应减量并慎用。

【规格】 颗粒：25mg/g。

盐酸酚苄明[典] Phenoxybenzamine Hydrochloride（氧苯苄胺，酚苄胺，竹林胺，Dibenzylin）

【药性与应用】 人体前列腺对α受体兴奋剂（肾上腺素）的敏感性比膀胱高出数十倍。本品为α受体阻滞剂，可选择性地松弛前列腺组织及膀胱颈平滑肌，而不影响膀胱逼尿肌的收缩，从而缓解前列腺增生引起的非机械性梗阻所致的排尿障碍，使排尿顺畅。本品临床用于前列腺增生者产生的尿频、尿急、尿细线、尿滴沥等排尿困难症状，使其得以改善；并使残余尿量得以减少。本品口服后数小时开始起作用，并可持续3~4d。$t_{1/2}$约为24h。在肝内代谢，大部分于24h内从肾脏和胆汁中排出。

口服：10mg，开始1~3d，2次/d，以后改为1次/d。7~14d为1个疗程。

【注意与禁忌】 部分人可有口干、鼻塞、头晕、乏力，停药或改为1次/d后可消失。个别人可有心悸、期前收缩或体位性低血压，服药后应稍事休息。

近期有严重心脑血管意外事件者应禁用，或在监督下权衡利弊后慎用。

【药物相互作用】 ①与β受体阻滞药合用，可增强本药降压作用，应适当减少本药用量。②与胍乙啶合用，可诱发直立性低血压。③本药可减弱拟交感胺类药物升压效应。④本药可拮抗二氮嗪的抑制胰岛素释放作用。⑤麻黄制剂可降低本药的降压效应。⑥本药可拮抗左旋去甲肾上腺素引起的体温过高与利血平引起的体温过低。⑦与甲基多巴合用，可引起完全性尿失禁。⑧与奥洛福林合用可引起低血压或高血压伴心动过缓。

【规格】 片剂：5mg，10mg；胶囊：5mg。

美帕曲星 Mepartricin（克霉灵，甲帕霉素，益列康宁，Montricin，Ipertrofan）

参见第十一章第三部分该条。

非那雄胺[典] Finasteride（保列治，非那利得）

参见第十一章第三部分该条。

前列平 Pigenil

【药性与应用】 植物来源性药物，是多种天然活性成分的混合物。其中的β-谷固醇及其糖苷取代物等具有抗炎作用，能干扰前列腺的生物合成，从而使在炎症过程中起重要作用的 PGE_2、PGF_2 不能合成，促使前列腺炎者前列腺中很高的前列腺素水平下降，一般治疗3个月后可取得明显效果。其中的五环三萜具有特异性抗水肿活性；阿魏酸酯具有抗胆固醇等血脂升高作用。因而不仅能使前列腺的体积缩小，而且能减轻前列腺手术后的水肿与炎症。国内临床实验表明，本品对尿频、排尿困难和尿潴留效果好，可使75%的病人症状得到缓解，并使其前列腺体积缩小。本品适用于良性前列腺增生，特别是不能手术者的排尿困难、昼夜尿频，以及前列腺炎、腺瘤纤维硬化等症。

口服：100~200mg/d，分2~4次服；1个疗程为1~3个月，或根据症状的改善程度确定。

【注意与禁忌】 本品急性中毒剂量为 LD_{50}>2000mg/kg。

【规格】 片剂：50mg。

普适泰 Prostat（舍尼通，Gernilton）

【药性与应用】 天然花粉提取物，由纯种花粉经完全破壳后提取的脂溶性成分EA-10（植物生长激素3β-固醇类）和水溶性成分P-5（阿魏酰γ-多碳二胺类）组成。本品特异性阻断5α-二氢睾酮和前列腺雄激素受体的结合，并阻断受体的转录作用，从而抑制前列腺的增生。临床上适用于治疗良性前列腺增生、慢性非细菌性前列腺炎和前列腺疼痛。

口服：1~2片，早晚各1次，饭前、饭后均可服用。3个月起效，1个疗程6个月最佳。

【注意与禁忌】 未见不良反应。妇女、儿童禁用。

【规格】 片剂：每片含EA-10 4mg，P-5 70mg。

坦洛新[基] Tamsulosin（哈乐，Harnal）

【药性与应用】 本品系α_1受体亚型α_{1A}的特异性抗体，可特异性阻断尿道、膀胱颈部和前列腺中的α_1、α_{1A}受体，对尿道、膀胱颈部及前列腺平滑肌有高度选择性阻断作用，其抑制尿道内压上升的能力为抑制血管舒张压上升能力的13倍。可降低尿道内压曲线中的前列腺压力，而对节律性膀胱收缩和膀胱内压曲线无影响，从而具有改善排尿障碍的作用。本品为缓释剂，成人每次口服0.2mg时，6.8h后血药浓度达峰值，$t_{1/2}$为10h，连续用药血药浓度可于第4日达到稳定状态。本品临床适用于前列腺增生引起的排尿障碍。

口服：0.2mg，饭后服用，1次/d。应吞服，不可嚼碎。

【注意与禁忌】 偶见头晕、步态蹒跚、血压下降、心率加快、皮疹、恶心、呕吐、食欲不振、一过性转氨酶升高。过量可引起血压下降。体位性低血压、老年性肾功能减退者慎用。肾功能不全者禁用。

【药物相互作用】 ①西咪替丁可抑制本药代谢，增加本药的血药浓度与毒性。②与β受体阻滞剂合用，可增加低血压的发生率。③食物减少本药吸收与生物利用度。④与降压药合用，可增强降压作用。

【规格】 胶囊：0.2mg；缓释胶囊：0.1mg，0.2mg。

护前列 Urgenin

参见第十一章第三部分该条。

依立雄胺 Epristeride（爱普列特）

【药性与应用】 为甾体类治疗良性前列腺增生新药，具有特异性抑制甾体5α-Ⅱ型还原酶的作用，能抑制睾酮转化为双氢睾酮（DHT），降低血清和前列腺组织中的DHT含量，从而导致增生的前列腺体萎缩，并有一定的抗肿瘤作用。

临床用于良性前列腺增生；也用于男性脱发、多毛和痤疮等。

口服：5mg，2次/d（早、晚各1次），一疗程3~6个月。有效者连续应用。

【注意与禁忌】 对本药过敏者、孕妇、可能受孕者、儿童忌用。不良反应可有轻微的恶心、食欲减退、头昏、失眠、性欲减退、射精量减少、耳鸣及髋部疼痛等。

【规格】 片剂：5mg。

阿夫唑嗪　Alfuzosin（诺嗪，诺舒安，桑塔，桑塔前列泰，维平，盐酸阿夫唑嗪，Retong，Xatral）

【药性与应用】 本药为一种新型喹唑啉衍生物，临床用于缓解良性前列腺增生症状，也用于高血压病的治疗。

口服：良性前列腺增生，2.5mg，3次/d，最大剂量为10mg/d；缓释片为10mg，1次/d，餐后服，不可弄碎。高血压，7.5~10mg/d，分3次服用。

【注意与禁忌】 禁用于对本药或其他β受体阻滞剂过敏者、血压过低者、中度和重度肝功能不全、孕妇、哺乳妇、儿童。慎用于冠心病、肝病、眩晕症、全身麻醉、有晕厥史、有低血压倾向、重度肾功能不全者。

不良反应可有口干、恶心、呕吐、腹泻、腹痛、消化不良、便秘；心悸、直立性低血压、水肿、潮热、心动过速；眩晕、头痛、困倦；皮疹、瘙痒；泌尿道感染、阴茎异常勃起、阳痿；支气管炎、鼻窦炎、咽炎。也有出现乏力、胸痛与全身痛者。

【药物相互作用】 ①与酮康唑、依曲康唑、利托那韦等强效CYP3A4抑制药合用，可使本药血浓度升高，禁止合用。②多次口服西咪替丁（1g/d），可使本药C_{max}和AUC增加20%。③试验证明，与奥洛福林合用时，本药C_{max}明显升高而后者生物利用度降低。④与阿替洛尔合用，平均血压与心率显著下降。⑤与α_1受体阻滞剂合用，可诱发心动过缓与低血压。⑥与钙通道阻滞剂硝苯地平、苄普地平、地尔硫䓬、维拉帕米、尼卡地平、尼群地平等合用，可发生严重低血压、应避免。

【规格】 片剂：2.5mg，5mg；缓释片：5mg。

通尿灵　Tadenan

【药性与应用】 本品系由非洲植物臀果木提取的固醇复合物。临床用于良性前列腺增生引起的排尿障碍、昼夜尿频、小便困难、排尿疼痛；恢复前列腺功能；减少残余尿量及前列腺切除后遗症。

口服：早晚各1粒，饭前服用。一般6周为1个疗程，也可延长至8周。

【注意与禁忌】 偶有消化道不适。

【规格】 胶囊：50mg。

谷胱甘肽滴眼液　Tathion Eye Drops（益视安，得视安，乃奇安，Neuthione）

【药性与应用】 当晶状体混浊时，还原型谷胱甘肽（GSH）含量下降，滴入一定量的本品，可阻止晶状体继续混浊，即阻止白内障的进展，使之恢复透明。晶状体发生混浊是由于其中的不溶性蛋白含量上升，含-SH 基可溶性蛋白含量降低。体外补给 GSH，不仅能保护可溶性蛋白的-SH 基不受氧化，而且还可使含-SS 基的不溶性蛋白还原成含-SH 基的可溶性蛋白。本品用于早期老年性白内障的预防与治疗。也可用于角膜溃疡、角膜炎的治疗。

滴眼：将药片溶于溶媒后滴眼，1~2 滴，4~8 次/d。

【注意与禁忌】 用药后可出现瘙痒、刺激感、眼部充血、一过性视力模糊等症状，停药后即消失。滴眼液应存放于低温处。

【药物相互作用】 不宜与磺胺类、四环素类药合用。

【规格】 滴眼剂：100mg/5mL。

氨肽碘滴眼液 Amiotide Eye Drops

【药性与应用】 本品系从动物脏器，如眼球、甲状腺等中提取的有效成分，含有谷氨酸、胱氨酸等 15 种氨基酸和有机碘化合物、多肽等。当其被制成滴眼液进入体内后，可通过多肽酶等对组织的激活作用，促进眼部血液循环和微血管扩张，促进病眼的新陈代谢，促进病变和炎性渗出物的吸收，治疗初、中期白内障或控制其进展，使视力得到改善和提高。对玻璃体积血和混浊也有一定疗效。但对成熟前期和成熟期的白内障效果不佳。临床适用于初、中期老年性白内障和玻璃体混浊与出血的治疗。

滴眼：2 滴，2~4 次/d。

【注意与禁忌】 滴眼后，眼部略感刺激和充血，可自行消失，不必停药。使用时应防止滴眼液瓶口污染，应在打开后 1 周内用完。发现药液混浊时，应停止使用。

【规格】 滴眼剂：5mL。

吡诺克辛钠滴眼液 Pirenoxine Sodium Eye Drops（卡他林，Catalin）

【药性与应用】 本品的化学结构类似黄质。白内障的成因至今仍未阐明，晶状体蛋白生化“醌类理论”认为，芳香氨基酸异常代谢所产生的醌类物质使晶状体内水溶性蛋白质变成不溶性蛋白质是造成白内障的原因。本品被认为对醌类物质有竞争性抑制作用，可阻止白内障的发展。本品临床上可用于老年性白内障、糖尿病性白内障、外伤性白内障、先天性白内障等各种白内障。

滴眼：取本品 1 片溶于 15mL 溶剂中，得到澄明黄色溶液，1~2 滴/次，5 次/d。

【注意与禁忌】 滴眼剂应临时配制，不可用手接触片剂。配制溶液为澄明黄色，应避光、阴凉处存放。

【规格】　滴眼剂：0. 75mg/15mL。

法可林滴眼液　Phacolin（白可明，法可灵，治障宁，消白灵，Phacolysinum）

【药性与应用】　本品为蛋白分解酶的激活剂，滴眼后易渗透进入晶状体，分解并吸收变性蛋白质。还具有氧化还原作用，能提高眼组织的新陈代谢，保持晶状体的透明性，阻止白内障病情的进展，对角膜及其他眼组织无害。临床用于老年性白内障、先天性白内障、糖尿病性白内障、外伤性白内障、继发性白内障等不同病因所致的白内障。

滴眼：1~2 滴，3~5 次/d。

【注意与禁忌】　个别人可出现球结膜充血及过敏反应。化脓性眼病及对本品过敏者禁用。出现不良反应时应及时停药。本品可长期使用，不会伤害眼组织或引起色素沉着。

【规格】　滴眼剂：0. 015%×10mL。

眼灵　Oculo-Extract

【药性与应用】　本品系从新鲜淡水鱼鲤、鲢等眼球中提取的一种灭菌等渗溶液。其中含有较多的糖、磷、钙、17 种氨基酸和微量核酸。国外实验研究证明，在患病的眼球中，糖的含量明显下降，表明眼球在代谢过程中要消耗糖；本品能补充眼球的营养成分，促进眼球的新陈代谢，改善免疫功能和促进其创伤的愈合。临床用于初期老年性白内障，可使晶状体混浊减轻和阻止白内障的发展。也可用于角膜炎、中心性视网膜炎、职业性视力疲劳及青少年假性近视。

肌内注射：2mL，1 次/d。一般 30d 为 1 个疗程。巩固期应按医嘱进行间断注射。

【注意与禁忌】　偶有轻度皮疹。一般不影响继续治疗。

【规格】　注射剂：2mL。

视明露　Succus Cimeraria Maritima

【药性与应用】　本品系由新鲜雪叶莲压出液和金缕梅叶浸液、甘油、硼砂制成的灭菌水溶液。具有促进眼内组织循环，维持正常新陈代谢的作用。临床用于老年性白内障、外伤性白内障、并发性白内障、糖尿病性白内障及各种白内障引起的视觉模糊。

滴眼：1~2 滴，早、晚各 1 次。

【注意与禁忌】　滴眼初期有暂时轻微刺痛，继续应用可自行消失。对本品过敏者禁用。如出现过敏反应，应立即停药。

【规格】　滴眼剂：7mL。

第二十六章 生物制品

第一节 疫 苗

流行性斑疹伤寒疫苗 Epidemic Typhus Vaccine

【药性与应用】 用流行性斑疹伤寒立克次体滴鼻感染小白鼠，取肺研磨经甲醛溶液杀死立克次体后，纯化浓缩制成抗原。用于预防斑疹伤寒。

对流行地区人员进行预防注射，部位在上臂外侧三角肌附着处皮下。初注者应注射 3 次，每次间隔 5~10d。15 岁以上，第 1 针 0.5mL，第 2 针 1.0mL，第 3 针 1.0mL；15 岁以下，第 1、2、3 针则分别为 0.3~0.4mL、0.6~0.8mL。1 年后进行免疫注射，剂量与第 3 针同。

【注意与禁忌】 急性病、高热、活动性肾炎、糖尿病、活动性肺结核、严重心脏病、妊娠后半期、月经期、过敏体质、有血清病史、支气管哮喘者均忌用。注射后可有轻微反应，局部可有暂时性疼痛与红肿。

乙型脑炎减毒活疫苗[典][基] Japanese Encephalitis Vaccine, Live

【药性与应用】 本品系用流行性乙型脑炎病毒 SA14-14-2 减毒株接种原代地鼠肾细胞，经特殊培养，收获病毒液，加相应定型剂冻干制成。接种本疫苗后，可刺激机体抗乙型脑炎病毒免疫力。临床用于 8 月龄以上健康儿童及由非疫区进入疫区的儿童和成人接种，以预防流行性乙型脑炎。

按标准量加入疫苗稀释剂，待完全复溶后使用；于上臂外侧三角肌下缘附着处，皮下注射 0.5mL；8 月龄儿童首次注射 0.5mL，以后分别于 2 岁、7 岁时再各注 0.5mL，即可获得终身免疫。

【注意与禁忌】 ①注射疫苗过程中，不可使消毒剂接触疫苗。②疫苗复溶后有块状物、复溶前疫苗变红、疫苗瓶破损松动者，均不得使用。③疫苗复溶后如不能立即用完，应放置在 2~8℃下，并于 1h 内用完，余液废弃。④少数儿童可出现一过性发热，2d 内多自行缓解。偶有皮疹不需特殊处理，也可对症处理。⑤发热、急性传染病、中耳炎、活动性结核，心、肾、肝脏疾病，虚弱、有过敏史、有癫痫史者及孕妇禁用。尤其是先天或后天性免疫缺陷病、接受免疫抑制剂治疗患者严禁应用，否则可引起致命的疫苗感染。

【规格】 注射剂：复溶后每瓶 0.5mL，2.5mL。

腮腺炎减毒活疫苗[典]　Mumps Vaccine，Live

【药性与应用】 用流行性腮腺炎减毒毒株接种鸡胚细胞，经培育获得毒液后冻干制成。用于预防流行性腮腺炎。

接种对象为 8 个月以上腮腺炎易感者。按标签所载用量加注射用水使之完全溶解后，皮下注射于上臂三角肌附着处 0.5mL。

【注意与禁忌】 严重疾病、感染、发热、孕妇、有过敏史和应用免疫抑制剂者忌用。极少数人可于注射后 6~10d 发热，一般不超过 8d。不可用消毒液接触疫苗。启封疫苗应在 1h 内用完。注射过免疫球蛋白者，应间隔 1 个月以上接种本品。

森林脑炎灭活疫苗[典]　Tick-borne Encephalitis Vaccine，Inactivated

【药性与应用】 将森林脑炎病毒接种地鼠肾细胞，培育后提取毒液，加入甲醛将病毒灭活后制成。用于预防森林脑炎。

接种对象为疫区居民和进入疫区者。皮下注射于上臂三角肌处。用量见下表。

森林脑炎灭活疫苗接种表

针次	2~6 岁	7~10 岁	11~15 岁	16 岁以上
第 1 年第 1 针	0.5mL	1.0mL	1.5mL	2.0mL
第 2 年第 2 针	0.5mL	1.0mL	1.5mL	3.0mL
以后每年注射 1 次	0.5mL	1.0mL	1.5mL	3.0mL

【注意与禁忌】 为减轻注射疼痛，注射前每 5mL 疫苗加入亚硫酸氢钠液 0.2mL，待疫苗由红色变为黄色即可注射。发热、急慢性严重疾病、神经系统疾病、有血清病史、有抗生素及生物制品过敏史、孕妇、哺乳妇与使用免疫抑制剂者均不可注射。个别人可有发热、头晕、皮疹，可给予适当处理，但不可用激素等免疫抑制剂。

冻干人用狂犬病疫苗（Vero 细胞）[典]　Rabies Vaccine（Vero Cell）for Human Use，Freeze-dried

【药性与应用】 为狂犬病病毒固定毒适应株，接种于原代地鼠肾单层细胞，培养后提取病毒液用甲醛溶液灭活后制成。用于预防狂犬病。

凡被狂犬及其他狂动物咬伤、抓伤除进行伤口处理外，应及时注射本疫苗。咬伤者，应于 0d（第 1 日，当天注射）、3d（第 4 日，依次类推）、7d、

14d、30d 各注射本疫苗 1 安瓿（液体疫苗 2mL，冻干疫苗 1mL 或 2mL）；儿童用量相同。严重咬伤者，应于 0d、3d 注射加倍量疫苗。于 0d 应合用抗狂犬病血清在咬伤局部和肌内注射。凡联合应用抗狂犬病血清者，必须在全程疫苗注射完毕后再注射 2~3 次加强针，即在全程注射后第 15 日、75 日，或第 10 日、20 日、90 日加强 1 次。注射部位可选择上臂三角肌或臀部肌内。使用前应将疫苗振摇成均匀悬液，冻干疫苗则加灭菌注射用水溶解。对未被咬伤的健康者，可进行预防注射，可于 1d、8d、21d 注射 3 针。

【注意与禁忌】 无禁忌证。注射后可照常工作，但应避免饮酒、饮浓茶、进食刺激性食品、剧烈活动，以免引起反应。伤口不宜包扎或缝合。

麻疹减毒活疫苗[典][基] Measles Vaccine, Live

【药性与应用】 用麻疹病毒减毒株接种鸡胚细胞，经培育收获病毒液后冻干制成。用于预防麻疹。

用于 8 个月以上麻疹易感染者。于上臂外侧三角肌附着处皮下注射，0. 2~0. 5mL。按标签规定加灭菌注射用水，待完全溶解后使用。

【注意与禁忌】 严重疾病、发热、有过敏史者不可接种。少数人可有发热、皮疹，一般不超过 2d。疫苗不可接触消毒剂，以免灭活。安瓿启封后应在 1h 内用完。注射过免疫球蛋白者，应间隔 1 个月以上使用本品。

脊髓灰质炎减毒活疫苗糖丸（人二倍体细胞）[典][基] Poliomyelitis Vaccine in Dragee Candy (Human Diploid Cell), Live

【药性与应用】 Ⅰ、Ⅱ、Ⅲ型减毒脊髓灰质炎病毒毒株，经细胞组织培养制成的白色液体疫苗混合糖丸。用于预防小儿麻痹症。

主要服用对象为 2 月龄以上儿童。首次免疫从出生 2 个月开始。第 1 年连续口服 3 次，1 丸/次，每次间隔 4~6 周。按最后 1 次服药时间的 10~24 个月，再服 1 丸。4 岁时可再服 1 丸，以加强免疫。

【注意与禁忌】 其他年龄组在需要时也可服用。发热、急性传染病、免疫缺陷症、接受皮质激素等免疫抑制剂治疗者及孕妇均忌服。本品系活疫苗，切不可与热开水或其他热食同服，更不可用于注射！

口服脊髓灰质炎减毒活疫苗（猴肾细胞）[典][基] Poliomyelitis (Live) Vaccine (Monkey Kidney Cell), Oral

【药性与应用】 本品系用脊髓灰质炎病毒Ⅰ、Ⅱ、Ⅲ型减毒株分别接种于原代猴肾细胞，经培养、收获病毒制成，外观呈橘红色。口服后可刺激机体，产生相应抗体，以预防 2 个月以上儿童发生脊髓灰质炎。

基础免疫为 3 次。首次免疫从 2 月龄开始，连续口服 3 次，每次间隔 4~6 周。4 岁时再加强免疫 1 次。每 1 人次剂量为 2 滴（相当于 0.1mL）。其他年龄组必要时也可以按此服用。

【注意与禁忌】 本品为活疫苗，不可用热水送服，水温应在 37℃ 以下。一般无不良反应，个别人也可有发热、恶心、呕吐、腹泻，必要时可对症处理。

发热、急性传染病者及孕妇忌用。尤其是免疫缺陷病、接受免疫抑制剂治疗者，严禁应用，以免产生致命性疫苗感染。

【规格】 注射液：1mL。

冻干甲型肝炎减毒活疫苗[典][基] Hepatitis A（Live）Vaccine，Freeze-dried

【药性与应用】 系将对人体无害、具有良好免疫原性的甲型肝炎病毒株 H_2，接种于人二倍体细胞，培养后经提取纯化，溶于氨基酸平衡液中制成。用于预防甲型病毒性肝炎。

接种对象为易患甲型肝炎的 1 岁以上群体。上臂皮下注射，1mL/次。

【注意与禁忌】 凡发热及正在患肝炎、急性疾病或严重慢性疾病，以及过敏体质、免疫缺陷、使用免疫抑制剂者均禁用。注射过免疫球蛋白者，8 周后才能使用本品。本品为浅红色液体，凡颜色改变、安瓿破裂或发生混浊者均不可使用。每支疫苗中含 80 万单位庆大霉素。

【规格】 注射剂：1mL。

重组乙型肝炎疫苗（酿酒酵母）[典][基] Recombinant Hepatitis B Vaccine (Saccharomyces Cerevisiae)

【药性与应用】 本品系由重组酵母表达的乙型肝炎病毒表面抗原（HBsAg）经纯化，加氢氧化铝为佐剂制成的混悬液，呈乳白色，以硫柳汞作为防腐剂。接种于人体后，可产生抗乙型肝炎病毒的抗体，用于预防乙型肝炎。

用于上臂三角肌肌内注射。以 3 针的程序进行基础免疫注射：第 0 个月、第 1 个月、第 6 个月接种。新生儿第 1 针在出生后 24h 内注射。16 岁以下人群每次剂量为 5μg；16 岁或 16 岁以上人群，每次剂量为 10μg。

【注意与禁忌】 ①注射前应充分摇匀。②疫苗中有摇不散的块状物，或瓶有破损者均不得使用。③严禁将疫苗冻结。④使用时应备肾上腺素等抗过敏性休克药物，以防不测。注射后应在现场休息片刻。⑤个别人可有注射部位红肿、疼痛和低热，必要时可对症处理。⑥发热、严重疾病和对酵母成分过敏者禁用。

【规格】 注射液：0.5mL，1.0mL。

重组乙型肝炎疫苗（CHO 细胞）[典][基] Recombinant Hepatitis B Vaccine Madeby（CHO Cell）

【药性与应用】 本品系由重组 CHO 细胞表达的乙型肝炎病毒表面抗原（HBsAg）经纯化，加氢氧化铝佐剂制成的乳白色混浊液体，用硫柳汞作为防腐剂。接种本品后，可刺激机体产生抗乙型肝炎病毒的免疫力。临床用于乙型肝炎易感者。

基础免疫程序为 3 针，肌内注射于上臂三角肌处：分别在第 0 个月、第 1 个月、第 6 个月接种。新生儿第 1 针在出生后 24h 内注射。一般易感者使用 10μg/瓶，母婴阻断的新生儿使用 20μg/瓶。

【注意与禁忌】 ①注射前应充分摇匀。②安瓿中有摇不散的块状物或有裂纹者，均不得使用。③严禁冻结。④现场应备有肾上腺素等抗过敏性休克药物，以防不测。⑤个别人可有注射部位肿痛与低热，不处理或一般处理均可，多可自行缓解。⑥发热、急性感染与过敏体质者禁用。

【规格】 注射液：1mL。

冻干黄热活疫苗 Dried Yellow Fever Vaccine，Live

【药性与应用】 系用减毒的黄热病毒 17D 株接种鸡胚，研磨、离心后取上清液冻干制成。适用于预防黄热病。

接种对象为进入黄热病疫区的人群。按标签用量加 10 倍生理盐水混合均匀后才可接种。0. 5mL 皮下注射于上臂外侧三角肌处。

【注意与禁忌】 发热与急性病者，严重心、肝、肾等慢性病者，有过敏史，对鸡蛋过敏者及孕妇禁用。开启安瓿和接种时不可使疫苗与消毒剂接触。安瓿开启后，应于 1h 内用完。

无细胞百白破 b 型流感嗜血杆菌联合疫苗[典][基] Diphtheria，Tetanus and A-cellular Pertussis and Haemophilus Influenzae Type b Combined Vaccine

【药性与应用】 本品在新一代婴幼儿用无细胞的百日咳、白喉、破伤风的三合一疫苗的基础上，增加了预防 b 型流感嗜血杆菌（Hib）的多糖，作为疫苗进行接种。主要优点是安全有效，而且副作用小，并可预防 Hib 相关的感染。临床适用于预防百日咳、白喉、破伤风和 b 型流感嗜血杆菌感染，其中包括 Hib 性脑膜炎。

一般在婴儿 2 个月和 4 个月时各肌内注射本品 1 次，0. 5mL/次，作为抗原刺激产生抗体。必要时在 6 个月时再注射 1 次，以强化免疫作用。

【注意与禁忌】 可有轻微发热、注射局部红肿及疼痛，一般不需处理。免疫注射时应进行体检，发现异常情况应推迟接种。若无异常应按规定时间进行接种。如有遗漏，应给予补种。

【规格】 注射液：0.5mL。

人乳头瘤病毒疫苗　Human Papilloma Virus Vaccine

【药性与应用】 人乳头瘤病毒（human papilloma virus，HPV）感染是诱发宫颈癌的重要因素。HPV 疫苗是对宫颈癌的一级预防。

HPV 的男性感染率可达 20%以上，它有多种亚型，可致寻常疣、生殖器疣（尖锐湿疣）和类似于宫颈癌的恶性肿瘤，如肛门癌、口咽部癌、阴茎癌等。

HPV 疫苗最佳接种年龄 11～12 岁，最低年龄 9 岁。13～21 岁男性如未完成免疫也推荐使用。但卉妍康（Cervarix）只适用于女性接种。26 岁以上女性接种也有一定保护作用。

本品肌内注射，首选接种部位为上臂三角肌。在 6 个月内分三次接种，0、2、6 月分别注射一次。

【注意与禁忌】 疫苗能长期提供保护作用，不需加强接种。对酵母菌、疫苗成分过敏者不可接种。孕妇不推荐使用。已注射孕妇可以继续妊娠，剩下的剂量妊娠后接种。哺乳期可以接种。

多数人耐受性良好。可有注射部位疼痛、肿胀、出血、瘙痒、发红。全身可有头痛、发热、恶心、呕吐。偶可有过敏反应，如呼吸困难、哮喘、荨麻疹等，个别人可反应较重。

【规格】 目前上市的 HPV 疫苗有二价苗、四价苗和九价苗三种。二价苗免疫范围最窄，九价苗最广。

第二节　菌　苗

伤寒疫苗[典]　Typhoid Vaccine

【药性与应用】 系用减毒伤寒菌培养加工后制成，用于预防伤寒。重点应用于大量人群集居和流动处、与饮食与粪便处理有关的行业、疫区与周边地区等一切能发生伤寒流行地区的人群。

上臂外侧三角肌处皮下注射：连续 3 次，每次间隔 7～10d。1～6 岁，第 1 次 0.2mL，第 2、3 次各为 0.3mL；6～14 岁，依次各为 0.3mL、0.5mL、0.5mL；14 岁以上则为 0.5mL、1mL、1mL。

【注意与禁忌】 本品为乳白色混悬液，菌体易下沉，经振摇始可均匀分散。可有注射局部红肿，全身可有头痛、畏寒、发热等。发热、严重高血压、活动性结核、孕妇、月经期、哺乳期、有过敏史及心、肝、肾疾病者禁用。

【规格】 注射液：每 1mL 含菌 3 亿个。

伤寒甲型乙型副伤寒联合疫苗[典] Typhoid and Paratyphoid A&B Combined Vaccine

【药性与应用】 用于预防伤寒和甲、乙型副伤寒。免疫力在 3 次接种后约 1 个月产生，可维持 6 个月至 1 年。接种对象与伤寒疫苗相同。

上臂外侧三角肌处皮下注射：初次使用菌苗时应使用 3 次，每次间隔 7~10d。1~6 岁，第 1 次 0.2mL，第 2、3 次均为 0.3mL；6~14 岁，依次为 0.3mL、0.5mL、0.5mL；14 岁以上者则为 0.5mL、1mL、1mL。以后每年注射 1 次，剂量与各年龄段的第 3 次相同。

【注意与禁忌】 同伤寒疫苗，可参阅。

【规格】 注射液：10mL。每 1mL 含伤寒杆菌 1.5 亿个，副伤寒甲、乙杆菌各 0.75 亿个。

吸附霍乱类毒素、全菌体疫苗 Cholera Toxoid and Whole Cell Vaccine，Adsorbed

【药性与应用】 本品采用霍乱弧菌古典型、El-Tor 型分别培育、杀菌后，经稀释成所需浓度加氢氧化铝吸附制成，用于预防霍乱、副霍乱。于接种 2 次后产生免疫力。免疫期为 6~9 个月。重点用于交通要道、粪便处理、餐饮业、饮水条件差、疫区及进入疫区的各类人群及易感嫌疑者。

上臂外侧三角肌处皮下注射：初注 2 次，第 1 次 0.5mL，第 2 次 1mL，间隔 7~10d，1 年后再注射 1 次加强针。6 岁以下小儿用成人量的 1/3；7~12 岁用成人量的 1/2；13~16 岁用成人量的 2/3；1 年后再注射 1 次加强针。

【注意与禁忌】 本品系乳白色或淡黄色混悬物，菌体易下沉，使用前应振荡摇匀。发热，严重高血压，心、肝、肾疾病，活动性结核，孕期、哺乳期及经期妇女，有过敏史者均禁用。一般无副作用，偶有红肿、疼痛、疲倦，一般不需处理即可消退。如有严重反应，应及时处理。

【规格】 注射液：10mL，每 1mL 含小川型与稻叶型霍乱弧菌各 40 亿个。

霍乱、伤寒、副伤寒甲乙四联菌苗

【药性与应用】 用于预防霍乱、伤寒和甲、乙副伤寒。接种对象与霍乱疫苗、伤寒疫苗同，可参阅。用法、用量同伤寒疫苗。注意事项可参阅霍乱疫苗。

【规格】 注射液：每 1mL 含霍乱弧菌 13 亿个，伤寒杆菌 1.5 亿个，副伤寒甲、乙杆菌各 0.75 亿个。

霍乱、伤寒、副伤寒甲乙菌苗和破伤风类毒素混合制剂　（霍伤破制剂）

【药性与应用】　用于预防霍乱、副霍乱、伤寒、破伤风及甲、乙副伤寒。供15岁以上人群基础免疫用。

上臂外侧三角肌处皮下注射：第1次0.5mL，第2、3次各1mL，注射间隔2~4周。1年以后再注射1次1mL，以加强免疫。对霍乱、伤寒、副伤寒，每年尚需加强注射1次。

【注意与禁忌】　本品为乳白色微带淡黄色混悬液，菌体易下沉，在注射前应摇匀。在群体注射过程中，注射器内的液体也应不断摇匀。注射局部可有红肿、疼痛，全身反应可有畏寒、发热、倦怠、无力等。心、肝、肾疾病，以及高血压、活动性结核、活动性风湿病、严重溃疡病、血液病、糖尿病、支气管哮喘、皮肤病、癫痫、神经官能症、有过敏史者禁用。发热、急性传染病、月经期及哺乳期缓用。

【规格】　注射液：每1mL含霍乱弧菌10亿个，伤寒杆菌1.5亿个，副伤寒甲、乙杆菌各0.75亿个，破伤风类毒素35个结合单位。

钩端螺旋体疫苗[典]　Leptospira Vaccine

【药性与应用】　系用各型钩端螺旋体菌株分别培育杀菌后，按各地区流行菌型配成单价或多价菌苗，用于预防相应疫区的钩端螺旋体病。若所用菌型与当地流行菌型一致，就可降低发病率或明显减轻症状。接种后1个月左右产生免疫力，可维持1年左右。

上臂外侧三角肌处皮下注射：第1次1mL，第2次2mL，两次之间间隔10d，以后每年注射1次1mL。2~6岁小儿为成人量的1/4，7~14岁小儿为成人量的1/2。

【注意与禁忌】　预防注射应在农忙前或清明节前完成。发热、急性传染病、严重心脏病、高血压、肝或肾疾病、神经或精神病、孕妇与哺乳妇、有过敏史者均禁用。月经期暂缓注射。全身及局部反应轻微。偶有畏寒、发热及局部疼痛、红肿等症状。

【规格】　注射液：10mL。

皮内注射用卡介苗[典][基]　BCG Vaccine for Intradermal Injection

【药性与应用】　系卡介苗冷冻干燥制成，专供皮内注射预防结核。

接种对象为出生3个月以内的婴儿或旧结核菌素试验阴性的儿童。接种前先用1mL无菌注射器抽吸规定量所附稀释液于本品安瓿中，放置约1min，用注射器来回抽吸，使之充分混匀，然后接种于上臂外侧三角肌中部略下处皮内，0.1mL。

【注意与禁忌】 必须用专用注射器，严格无菌操作，用25~26号针头，配好液体必须在0.5h内用完，以防污染。严禁皮下或肌内注射。接种2周左右局部可出现红肿浸润，若有化脓，给予预防感染处理。一般8~12周结痂，若有淋巴结肿大或化脓则按外科感染处理。凡患有结核、急性传染病、肾炎、肾脏病、湿疹、免疫缺陷病或任何皮肤病者均不可接种。使用时注意避光，应有严格的登记统计手续。

A群脑膜炎球菌多糖疫苗[典][基] Group A Meningococcal Polysaccharide Vaccine

【药性与应用】 本品是一种分子水平的新型菌苗，其有效成分为多糖体，用于预防由A群脑膜炎双球菌引起的流行性脑膜炎。脑膜炎双球菌可分为9群，其中以A、B、C 3群引起的最多，我国流脑A群占95%。经1次注射后，可达3年以上持续免疫效果。

上臂外侧三角肌深部皮下注射：30μg/次，用稀释液（磷酸盐生理盐水缓冲液）加至0.5mL。注射1次即可。主要接种对象为1~15周岁儿童及流行地区的成人。

【注意与禁忌】 少数人注射后可发热38℃以上，局部略有红肿，但1~2d即可消退。癫痫、脑部疾病、急性传染病、活动性肺结核、发热以及心、肾疾病者禁用。

【规格】 注射液：每1mL含多糖抗原60~100μg。

皮上划痕人用布氏菌活疫苗[典] Brucellosis Vaccine（Live）for Percutaneous Scarification

【药性与应用】 本品系用布氏菌弱毒菌种，经培育后冻干制成，用以预防布氏菌病。

于上臂外侧上部皮肤上划痕接种。在接种处用乙醇消毒，待干后滴上菌苗（每人份0.05mL），再用消毒针划痕。10岁以下儿童及复种者，菌苗滴于一处划一个“井”字；10岁以上及初种者，菌苗滴于两处划两个“井”字，间隔2~3cm，划痕长度为1~1.5cm，应以划破表皮微见血迹为宜。划痕处用针涂压10余次，使菌液充分进入痕内。接种局部应至少裸露5min。与布氏菌病传染源有密切接触的人，每年应免疫一次。布氏菌素反应阳性者，可不予接种。

【注意与禁忌】 ①用前密切检查，安瓿绝对不可有裂纹。②患严重疾病或免疫缺陷症、应用免疫抑制剂者及妊娠、前6个月哺乳的妇女禁用。③接种后可有局部反应和轻度体温升高，一般不影响劳作。如使用途径错误，出现布氏菌病症状者，要按该病进行彻底治疗。④本品仅供皮肤划痕用，严禁注射。

【规格】 注射剂：每支安瓿10人份。

皮上划痕用鼠疫活疫苗[典] Plague Vaccine (Live) for Percutaneous Scarification

【药性与应用】 本品系用鼠疫苗弱毒菌株经培育后冻干制成，用于划痕接种，预防鼠疫。密切接触传染源者应每年接种1次。

按疫苗所载人份量加入生理盐水溶解。每安瓿30人份加入1.5mL，10人份加入0.5mL，溶解后应在3h内用完。

在上臂外侧划痕接种。待消毒乙醇干燥后再滴上菌液（每人份0.05mL）。用消毒针划“井”字。划痕长度1~1.5cm，应以划破表皮稍见血迹为宜。划痕处用针涂压10余次，使菌液充分进入痕内。接种局部至少应裸露5min。14岁以下儿童滴2处，划2个“井”字；14岁以上者滴3处，划3个“井”字。“井”字之间间隔2~3cm。

【注意与禁忌】 ①本品专为划痕用，严禁注射。②划痕后反应轻微，个别可有体温升高，一般不影响劳作。③患严重疾病或免疫缺陷症、应用免疫抑制剂者及妊娠、前6个月哺乳的妇女均禁用。

皮上划痕人用炭疽活疫苗[典] Authrax Vaccine (Live) for Percutaneous Scarification

【药性与应用】 本品系用弱炭疽菌株制成的50%甘油活芽孢悬液，以预防炭疽病。接种对象为炭疽病常发区易感人群，如皮毛加工业、制革业、放牧者，以及其他与牲畜密切接触的人，应半年或1年接种1次。

用消毒注射器吸取菌苗，在消毒过的上臂外侧上部滴菌苗2滴，相距3~4cm。在每滴菌苗处划“井”字，痕长1~1.5cm，以划破皮肤、出现断续小血珠为度。然后在划痕处反复涂压，使菌苗充分进入划痕处。接种局部至少应暴露5~10min，然后用消毒棉球擦净。

【注意与禁忌】 ①本品专供划痕用，严禁注射。②接种24h后划痕部无任何反应者，应重新接种。③患严重疾病、免疫缺陷、应用免疫抑制剂、严重皮肤病、有严重过敏史者，禁止应用。④用前应将菌苗充分摇匀。消毒皮肤不可用碘剂，只能用乙醇。⑤安瓿开启后，应于3h内用完。剩余菌苗、安瓿及用具应用3%碱（Na_2CO_3）水煮沸消毒30min。

【规格】 粉针剂：7mg。

吸附白喉疫苗[典] Diphtheria Vaccine, Adsorbed

【药性与应用】 本品系精制白喉类毒素加吸附剂制成，用于预防白喉。主要供6个月至12周岁儿童接种。

肌内注射于上臂三角肌处。用量如下表所示。

吸附白喉疫苗接种表

针次			剂量（mL）
全程免疫	第 1 年	第 1 针	0.5
		第 2 针（与第 1 针间隔 4~8 周）	0.5
	第 2 年	注射 1 针	0.5
加强免疫	第 3~5 年后	加强 1 针	0.5

【注意与禁忌】 ①患有严重疾病、发热或有过敏史及注射白喉类毒素后发生神经系统反应者禁用。②注射部位可有肿、痛、痒；全身可有低热、疲倦、头痛，一般不需要处理。③成人用者，只注射 0.5mL/次即可。

吸附破伤风疫苗[典]　Tetanus Vaccine，Adsorbed

【药性与应用】 本品系精制破伤风类毒素加吸附剂制成，用于预防破伤风的发生。主要对创伤机会较多的人进行接种。孕妇接种本品预防产后及新生儿破伤风。

肌内注射于上臂三角肌：①无破伤风类毒素免疫史者，应按下表进行免疫。②经全程或加强免疫者，自最后 1 次接种 3 年以内受伤时可不接种本品；若超过 3 年时，应重复 1 次加强注射；严重污染创伤未经历全程免疫者，可酌情在另一部位注射破伤风抗毒素。③用含破伤风类毒素的混合制剂做过全程免疫者，以后每 10 年用本品做 1 次加强免疫即可。④孕妇可在妊娠第 4 个月注射第 1 针，6~7 个月注射第 2 针，剂量均为 0.5mL。

吸附破伤风疫苗接种表

针次			剂量（mL）
全程免疫	第 1 年	第 1 针	0.5
		第 2 针（与第 1 针间隔 4~8 周）	0.5
	第 2 年	注射 1 针	0.5
加强免疫	以后每 10 年注射 1 针，如遇特殊情况，也可 5 年加强 1 针		0.5

【注意与禁忌】 ①患严重疾病、发热、有过敏史、注射破伤风类毒素出现神经系统反应者禁用本药。②注射局部可有红、肿、痛、热、痒等反应，也可有低热、头痛、疲倦等全身反应，一般不需特殊处理。

吸附百日咳白喉联合疫苗[典]　Diphtheria and Pertussis Combined Vaccine, Absorbed（百白）

【药性与应用】　应用对象为6岁以下儿童。肌内注射于臀部外上1/4区域或上臂外三角肌处，0.5mL。

【注意与禁忌】　①有癫痫、神经系统疾病及痉挛、抽风史者禁用。②免疫缺陷及应用免疫抑制剂者严禁应用。③局部可有红、肿、痛、热、痒，及头痛、低热、疲倦，不需特殊处理。有硬结者可热敷。

吸附百日咳白喉破伤风联合疫苗　Diphtheria, Tetenus and Pertussis Combined, Absorbed（百白破）

【药性与应用】　接种对象为3个月至6周岁儿童。肌内注射于臀部外上1/4象限或上臂外三角肌处。3~12月龄完成3针免疫，每针间隔4~6周。18~24月龄注射第4针。每次均注射0.5mL。

【注意与禁忌】　①有癫痫、神经系统疾病及痉挛、抽风史者禁用。②发热及急性传染病者暂缓注射。③免疫缺陷疾患、应用免疫抑制剂者严禁应用。④注射后局部可有红、肿、痛、热、痒及红斑、疲倦、头痛等反应，一般不需处理。硬结可自行吸收。每次注射应更换部位。

吸附精制白喉破伤风二联类毒素

【药性与应用】　12岁以下儿童使用。0.5mL注射于上臂外三角肌内。

【注意与禁忌】　①患严重疾病、发热、有过敏史及注射白喉或破伤风类毒素发生神经系统反应者禁用。②免疫缺陷或用免疫抑制剂者严禁应用。③注射局部有可红、肿、痛、热、痒、硬结及头痛、疲倦、微热等反应，不需特殊处理，可自行消退。④12岁以上人群作加强免疫或应急预防者，可参照本品。

吸附精制破伤风气性坏疽（威氏、水肿、脓毒）四联类毒素

【药性与应用】　可预防破伤风、气性坏疽，用于创伤机会较多的人群，尤适用于热带、水网地区作战部队。

上臂外侧三角肌处肌内注射：1mL/次，连续注射3次。第1、2次间隔4~6周，第2、3次间隔6~12个月。以后可酌情加强接种1mL。

【注意与禁忌】　注射局部可有红肿、硬结，偶有发热、周身不适等反应。发热、急性传染病，心、肝、肾疾病，活动性结核、血液病、神经系统疾病、糖尿病、溃疡病、严重皮肤病、甲亢、有过敏史者及孕妇忌用。

【规格】　注射液：每1mL含精制破伤风类毒素10个结合单位、精制威氏类毒素2个结合单位、精制水肿类毒素2个结合单位、精制脓毒类毒素6个结合单位。

葡萄球菌类毒素 Staphylococcal Toxoid

【药性与应用】 本品能刺激白细胞增生，注射后中性粒细胞、吞噬细胞及血清中抗毒素明显升高；并有促使机体产生抗白细胞素的功能。主要用于治疗和预防由葡萄球菌感染引起的各种疾病，尤适用于抗生素治疗无效者。

皮下注射或肌内注射：0.2mL，1次/d；以后每日递增0.1mL，可增至0.5mL。5次为1个疗程。间隔1周可进行下1个疗程，直至痊愈。

【注意与禁忌】 副作用少见。传染病、活动性结核、肝炎、肾炎、严重心脏病、习惯性流产及有过敏史者慎用。

第三节 抗毒素及抗毒血清

白喉抗毒素[典] Diphtheria Antitoxin

【药性与应用】 系用白喉类毒素免疫马血浆所制得的抗毒素球蛋白，具有中和白喉毒素的作用，用于防治白喉。对白喉病人及4年内没有接受白喉类毒素全程免疫而又和白喉病人密切接触者，应及早、足量注射。同时开始白喉类毒素预防注射。

预防：皮内注射或肌内注射1000~2000单位，免疫力可维持20d左右；以上述剂量本品与0.5mL白喉类毒素分两处同时皮内注射，1个月后再注射类毒素0.5mL；或注射本品1周后再用类毒素进行全程免疫，可使免疫力维持时间更长。

治疗：肌内注射、静脉注射或静脉滴注，采用1次足量注射。单纯鼻或扁桃体白喉用2万~3万单位；单纯喉白喉用3万~4万单位；咽、喉白喉用4万~6万单位；咽、喉、气管白喉用6万~8万单位；全上呼吸道白喉用8万~12万单位。注射后12h如无症状改善，可再用同量或减量注射。

用前应做过敏试验：将本品用生理盐水稀释10倍，于前臂内侧皮内注射0.05~0.1mL，观察30min，注射部位有红晕或皮丘直径超过1cm者为阳性。阳性反应者应脱敏处理后使用。脱敏方法：用上述稀释液皮内注射0.2mL，10min后观察有无全身反应，如无反应可再注射0.4mL；如注射量达到0.8mL仍无反应时，即已脱敏，可以注射本品。

【注意与禁忌】 不良反应主要为过敏反应，用前应详细了解过敏史，并做过敏试验。

【规格】 注射液：2000单位/1mL，3000单位/1mL，4000单位/1mL，

1 万单位/1mL；冻干针剂：1 万单位。

破伤风抗毒素[典][基]　Tetanus Antitoxin

【药性与应用】　系用破伤风类毒素免疫马血浆所得的抗毒素球蛋白制剂，具有中和破伤风毒素的作用，用于防治破伤风。凡未受过类毒素免疫、外伤有感染破伤风危险者或已感染、可疑感染破伤风者，均可使用本品。

预防：皮内注射或肌内注射，1500～3000 单位，儿童与成人量相同。伤口严重者剂量可加大 1～2 倍。5～6d 后如破伤风感染危险仍未消除，应重复注射。如 5 年内经过类毒素全程免疫者，不必注射本品，只需注射类毒素 0.5mL 即可。

治疗：①重病者：将本品 10 万～20 万单位加入 5%葡萄糖溶液内，缓慢静脉注射或静脉滴注，1 周后再根据病情肌内注射 5 万～20 万单位，直到痊愈为止。②较轻症者：肌内注射，5 万单位/次，第 1 日注射 2 次，第 2 日注射 1 次；第 3 日开始减至 2 万单位/d；第 8 日开始减为 1 万单位/d，直至痊愈。③轻症者：肌内注射或静脉注射，1 万单位/d，共 5～7d。④新生儿破伤风：可在 24h 内注射 2 万～10 万单位，1 次或数次。除全身用药外，还可同时注射适量于伤口周围。

【注意与禁忌】　本品应早期足量使用，皮内注射或肌内注射无异常反应者，可静脉注射或静脉滴注。静脉注射宜缓慢，开始不超过 1mL/min，以后也不应超过 4mL/min。用前应做过敏试验，有过敏反应者应脱敏处理后使用，方法同白喉抗毒素。本品易引起过敏反应，事前应了解过敏史，并做过敏试验。

【规格】　注射液：2000 单位/1mL，3000 单位/1mL，4000 单位/1mL，1 万单位/1mL；冻干针剂：1 万单位（预防用本品不得少于 2000 单位/1mL，治疗用本品不得少于 3000 单位/1mL）。

多价气性坏疽抗毒素[典]　Gas-gangrene Antitoxin（Mixed）

【药性与应用】　具有中和气性坏疽毒素的作用，用于防治气性坏疽，尤适用于热带、丛林、水网地区作战部队及劳动、工作人群。

预防：皮内注射或肌内注射，1 万单位/次，伤口感染未消除者，可每隔 5～10d 反复注射。治疗：肌内注射、静脉注射或静脉滴注，3 万～5 万单位/次，同时适量注射于伤口周围组织，伤在肢体者可套封；以后根据病情可每隔 4～12h 反复注射，直至病情好转为止。

【注意与禁忌】　静脉注射宜缓慢，开始不超过 1mL/min，以后也不可超过 4mL/min。本品易引起过敏反应，用前须了解过敏史，并做过敏试验。阳性反应者应进行脱敏疗法处理，方法可参阅白喉抗毒素。须与抗菌药物配合，以提高疗效。

【规格】 注射液：每 1mL 含多价（威氏、水肿、脓毒、溶组织相应为 2∶2∶1∶1）气性坏疽抗毒素不少于 1000 单位。

肉毒抗毒素[典] Botulinum Antitoxins

【药性与应用】 本品系用含有 A、B、E 3 型肉毒抗毒素的免疫马血浆提取的免疫球蛋白，具有中和肉毒素的作用，用于防治肉毒素中毒或者可疑中毒者。人的肉毒素中毒多为 A 型、B 型或 E 型。在中毒的毒素型别尚未确定之前，可同时使用 2 型甚至 3 型的抗毒素。

预防：皮内注射或肌内注射，各型 1000～2000 单位，如能确定中毒菌型，则注射同型抗毒素 1000～2000 单位即可。

治疗：肌内注射、静脉注射或静脉滴注各型 1 万～2 万单位，若中毒菌型已经确定，则注射同型抗毒素 1 万～2 万单位即可。以后可根据病情，每隔 5～12h 注射同量或减量，直至痊愈。静脉注射宜缓慢，开始不超过 1mL/min，以后也不应超过 4mL/min。

【注意与禁忌】 本品必须早期应用。过敏试验阳性者应进行脱敏疗法，方法同白喉抗毒素。

【规格】 注射剂：5000 单位，1 万单位。

抗炭疽血清[典] Anthrax Antiserum

【药性与应用】 本品系用炭疽杆菌抗原免疫马血浆制成的免疫球蛋白制剂，具有抗炭疽杆菌的作用。主要用于配合抗菌药物治疗炭疽病，也可用于预防。

皮内注射、肌内注射、静脉注射或静脉滴注均可。预防：20mL/次。用于治疗：第 1 日 20～30mL，较重者可加至 80mL 以上，以后根据病情 20～30mL/d，直至好转为止。

【注意与禁忌】 治疗前应做过敏试验，过敏者应脱敏处理后使用。方法同白喉抗毒素。

【规格】 针剂或冻干针剂。

抗狂犬病血清[典][基] Rabies Antiserum

【药性与应用】 本品系由狂犬病病毒固定毒免疫马血浆制成，能中和狂犬病在人体液中的游离病毒毒素。用于配合狂犬病疫苗，以预防狂犬病的发作。

肌内注射：0. 5～1. 5mL/kg（冻干制品每支临用时加注射用水 5mL 溶解），

于 2~3d 内分次注射。受伤局部可浸润注射。

【注意与禁忌】 本品使用愈早愈好。对已有狂犬病症状者无效。用前应做过敏试验，方法同白喉抗毒素。若有过敏反应，应做脱敏处理。脱敏方法为：用 10 倍稀释液皮内注射 1mL，经 20~30min 仍无反应时再注射 2mL；如注射量达到 4mL 仍无反应，即可将全量缓慢注入。

【规格】 针剂或冻干针剂。

精制抗腺病毒血清　Purified Antiadenorirus Serum

【药性与应用】 具有抗腺病毒作用，主要用于治疗由腺病毒引起的病毒性肺炎。

肌内注射：2~5mL，1 次/d，连续注射到体温下降后，再减量维持 2~3d。静脉滴注：肌内注射无反应可采用静脉滴注，剂量相同。雾化吸入：5mL/次，用生理盐水稀释 1~2 倍后吸入，10~20min/次，每日数次。

【注意与禁忌】 用前应做过敏试验，有过敏试验反应者，应脱敏处理后使用，方法同白喉抗毒素。

【规格】 注射剂：2mL，5mL。

抗蝮蛇毒血清[典][基]　Agkistrodon halys Antivenin

【药性与应用】 用蛇毒免疫马血浆制成的球蛋白制剂，能中和蝮蛇蛇毒、竹叶青蛇蛇毒、龟壳花蛇蛇毒。用于治疗上述毒蛇咬伤中毒者。具有消除症状快和明显降低死亡率的特点。

静脉注射、肌内注射或皮内注射：一般用量 6000~12 000 单位，儿童与成人剂量相等。静脉注射时可用 25%~50% 葡萄糖溶液或生理盐水 20~40mL 稀释后缓慢注入。咬伤后应立即注射本品，愈早效果愈好。

【注意与禁忌】 用前应做皮试，方法为：取本品 0. 1mL，加 1. 9mL 生理盐水稀释，在前臂掌侧皮内注射 0. 1mL，经 5~30min 皮丘在 2cm 以内，且周围无红晕及蜘蛛足者为阴性。若疑为阳性者，先注射苯海拉明 20mg 或氯苯那敏 10mg，15min 后再注射本品。若为阳性反应者，则应脱敏处理后使用，方法同白喉抗毒素。

【规格】 注射剂：6000 单位/10mL，8000 单位/10mL。

抗五步蛇毒血清[典][基]　Agkistrodon acutus Antivenin

【药性与应用】 能中和五步蛇蛇毒。用于治疗五步蛇和尖吻蝮蛇咬伤者。咬伤后立即注射，愈早愈好。

静脉注射、肌内注射或皮内注射：一般用 4000~8000 单位，儿童用量同成人。

【注意与禁忌】 用前应做过敏试验，阳性者脱敏处理后再应用本品。方法同精制抗蝮蛇毒血清。

抗银环蛇毒血清[典][基]　Bungarus multicinctus Antivenin

【药性与应用】 中和银环蛇蛇毒，银环蛇咬伤专用。咬伤后立即注射，愈早愈好。

静脉注射、肌内注射或皮内注射：一般用8000~16 000单位，儿童与成人剂量相同。

【注意与禁忌】 用前应做过敏试验，阳性者应脱敏处理后使用，方法同精制抗蝮蛇毒血清。注射局部的皮丘，以2cm以下、周围无红晕及伪足者方为阴性。

第四节　人体血液制品

人血白蛋白[典]　Human Albumin

【药性与应用】 系由健康人血浆分离提取制成。本品对增加循环血容量和维持血浆渗透压起主要作用。5g白蛋白所维持的血浆渗透压相当于100mL血浆或200mL全血产生的渗透压。临床用于治疗因失血、创伤及烧伤等造成的血容量或血浆渗透压下降引起的休克、脑水肿及颅内压升高；防治低蛋白血症，以及肝硬化、肾病引起的水肿和腹水，有良好的效果。

用量应由临床医生根据病情确定。冻干剂可用5%葡萄糖溶液或无菌注射用水稀释，剂量根据需要确定。一般根据制品标签所载蛋白量加入适当量的溶液便成10%（g/mL）白蛋白溶液，可在15min内溶解完毕。当需要获得20%~25%（g/mL）高浓度蛋白时，则溶解时间较长。输注速度以不超过2mL（60滴）/min为宜。但在开始15min内还要缓慢，以后始可增加到上述速度。

【注意与禁忌】 一切稀释、注射操作，均应按严格消毒程序进行，一般采用静脉注射，宜使用有滤网的注射器。本品不得分次用，或用后再给他人输用。有不良反应时，应立即停用。

【规格】 注射液：5%，10%，20%，25%；注射剂：5g，10g

人血丙种球蛋白　Human Normal Immunoglobulin

【药性与应用】 含有健康人群血清中所具有的各种抗体，为一种被动免疫制剂。注射本品使血清中免疫球蛋白维持在0.2g/100mL以上，即有预防细菌感染作用。本品的 $t_{1/2}$ 为 15～30d。第 1 剂注射后血清水平可升高达 0.3g/100mL，以后酌量补充，即可维持 0.2g/100mL 水平。

肌内注射：0.3～0.6g/次。小儿预防麻疹，0.15～0.6g/次；预防传染性肝炎，0.3～0.6g/次，必要时每 4～6 周再重复注射；治疗传染性肝炎，0.5～0.6g/次，每日或隔日注射 1 次，6 次为 1 个疗程；治疗非特异性溃疡性结肠炎，0.5～1.5g/2d，3 次为 1 个疗程。

【注意与禁忌】　本品不可静脉注射。用于预防病毒性肝炎时，与带毒者接触后 5d 内使用效果较好；超过 7d 仅可减轻症状；最长不得超过 15d。

【规格】　注射液：0.32g/2mL，0.15g/3mL，0.3g/3mL，0.25g/5mL，0.5g/5mL。

胎盘球蛋白　Placental Globulin

【药性与应用】　主要用于增强机体抵抗力，以防治麻疹、传染性肝炎、脊髓灰质炎、腮腺炎、水痘、带状疱疹等病毒和细菌感染。对机体的保护作用可持续 2～3 周。也可用于低免疫球蛋白血症等免疫缺陷疾病、内源性过敏性疾病、支气管哮喘、过敏性鼻炎、湿疹等。据报道，肌内注射 1.6g/（kg·d），1 次/2d，共 2～3 次，可用于治疗儿童癫痫。国外有报道，免疫球蛋白对直肠黏膜的再生过程有促进作用，并能调整肠道的菌群失调，用于治疗非特异性溃疡性结肠炎，效果良好。

用法同人血丙种球蛋白，因含抗体量较少，用量应相应加大。成人，0.6～0.9g；小儿，0.02～0.08g/（kg·次）。其他均同人血丙种球蛋白。

【注意与禁忌】　不良反应少见。

【规格】　注射液：0.15g/3mL，0.3g/3mL，0.25g/5mL，0.5g/5mL。

静脉注射用丙种球蛋白　Intravenous Immunoglobin

【药性与应用】　普通免疫球蛋白在制备过程中，由于各种理化因素的影响，具有吸附其他蛋白分子和补体的能力，引起蛋白分子聚合，产生较高抗补体活性，不能作为静脉注射用。本品是经人胃蛋白酶水解法处理过的人血丙种球蛋白制剂，使蛋白聚合体解聚、免疫球蛋白分子降解，失去抗补体活性，因而可用于静脉注射。临床主要用于严重病毒性感染、败血症、内毒素血症及某些血液病，如特发性血小板减少性紫癜、输血后紫癜、自身免疫性白细胞减少症、纯红细胞性再障性贫血等。

静脉注射或静脉滴注：成人 2.5g/次，小儿 0.05～0.15g/（kg·次），用注射用水、生理盐水或葡萄糖溶液溶解稀释后应用。开始滴速宜慢。用于特发性血小板减少性紫癜，静脉注射，0.4g/（kg·d），连用 5d；维持治疗 0.4g/（kg·次）。用于输血后紫癜，静脉滴注，0.5g/kg，5~6d后可滴注第2次。用于自身免疫性白细胞减少症，0.3g/（kg·d），连用3d。用于纯红细胞性再障性贫血，0.4g/（kg·d），连用5d。

【注意与禁忌】 少数人注射后可引起过敏反应。

【规格】 冻干粉针剂：0.5g；注射剂：12%×5mL。

乙型肝炎人免疫球蛋白[典] Human Hepatitis B Immunoglobulin

【药性与应用】 用乙型肝炎病毒免疫健康人后采集的高效价血浆或血清制备的免疫球蛋白制剂，用于乙型肝炎的预防。

肌内注射：将冻干制剂用灭菌注射用水溶解后，根据标志单位数加入溶剂，使成为100单位/mL溶液。预防乙肝：100单位/次，儿童与成人同量，必要时3~4周后再注1次。阻断母婴乙肝传染：婴儿出生24h注射100单位，隔1、2、6个月再分别注射相应剂量的乙肝疫苗。

【注意与禁忌】 严禁用于静脉输注。液体制品久贮后可有微量沉淀，可摇散均匀后使用。如不能摇散或出现凝聚物则不可应用。

破伤风人免疫球蛋白[典] Human Tetanus Immunoglobulin

【药性与应用】 本品系用含高效价破伤风抗体的健康人血浆或血清制成。专用于预防破伤风，尤其对TAT有过敏反应者。

冻干制剂用灭菌注射用水溶解后于臂部肌内注射。预防：儿童、成人均为250单位/次，创面污染严重者可加倍。治疗：3000~6000单位；同时用破伤风类毒素自动免疫，应分开部位注射。

【注意与禁忌】 不可静脉注射。有摇不散的沉淀物或异物时，不可应用。

冻干铜绿假单胞菌免疫人血浆

【药性与应用】 本品系由多价铜绿假单胞菌疫苗免疫的人群中采集的血浆混合制剂。含有高效价特异抗体，专用于铜绿假单胞菌感染的治疗。

按瓶签标示的容量，在30~37℃温度下，以0.1%枸橼酸钠溶液溶解，用带滤网的输液器静脉输注。一般成人200mL/次，儿童减半，间隔1~3d。输6次为1个疗程。也可根据病程调整剂量与疗程。

【注意与禁忌】 容器破损或制剂异常时不可应用。应在10~30℃温度时溶解，温度不能过低。应在3h内输注完毕，余液不可再用。特殊情况下也可用注射用水或5%葡萄糖溶液溶解，但其pH值在9左右，易引起碱中毒，必须慎重。本品不得用含钙盐的溶液溶解，以免凝固。

第五节　诊断制品

旧结核菌素　Old Tuberculin

【药性与应用】　本品可使受过结核感染和被卡介苗免疫过的机体发生特异的变态反应，临床用于测试机体对它们的免疫状态。各类人员皆可应用。

用生理盐水将本品稀释成10、100、1000单位3种液体。用这类稀释液依次注射观察，如10单位者呈阴性，以100单位注射，再以1000单位注射，如仍属阴性，则可判为阴性。注射方法是：于一侧前臂掌侧皮内注射0.1mL，72h后观察，注射局部有红肿硬结，其直径平均在5mm以上者，即为阳性反应。

【注意与禁忌】　急性感染性疾病，如麻疹、百日咳、流行性感冒、肝炎、急性结膜炎、急性中耳炎、弥漫性皮肤病者暂时不宜应用。本品有专用注射器，不得移做他用。

结核菌素纯蛋白衍生物[典][基]　Purified Protein Derivative of Tuberculin (TB-PPD)

【药性与应用】　本品含1μg/mL结核菌素纯蛋白衍化物的稀释剂50单位/mL。专供卡介苗注射对象的筛选及接种后质量的监测，各类人群皆可应用。吸取上述稀释液0.1mL（5单位），使用孟都氏法注射于前臂掌侧皮肤，于注射后48~72h检查注射部位的反应，以硬结的横径与垂直高度为标准，凡≥5mm者为阳性反应；凡有水疱、坏死、淋巴管炎者为强阳性反应。

【注意与禁忌】　凡急性感染性疾病，如麻疹、百日咳、流行性感冒、肺炎、急性结膜炎、急性中耳炎、弥漫性皮肤病者暂不可使用。本品属专用注射液，不得移做他用。

布氏菌素　Brucellin

【药性与应用】　用于检测人体是否已感染布氏杆菌及机体对它的免疫反应。应用前应详细询问接触史、接种史及过敏史，以决定是否测试。

于前臂掌侧中部用1mL注射器皮内注射本品0.1mL，注射时应针口向上，平刺于皮内，不应过深。注射后应在注射部位有小白疱隆起，注射液不得从针口处漏出。注射后48h观察反应。局部红肿达4cm×6cm以上者，为强阳性反应；（2cm×2cm）~（4cm×6cm）者，为阳性反应；红肿在2cm×2cm以下者，为阴性反应。

【注意与禁忌】 每注射1次应更换针头。既往有过敏史、哮喘史者忌用。部分阳性反应应用手指触摸始可测出浸润硬结的大小。呈阳性反应者表明曾患过布氏菌病或注射过该菌苗。但也有呈假阴性反应者，故皮肤反应并非绝对可靠。

锡克试验毒素[典] Schick Test Toxin

由白喉毒素稀释而成，用以测定人体对白喉的敏感程度。

于前臂掌侧下1/3处皮内注射0.1mL，注射部位应有小皮丘隆起。72h后判定结果：10mm×10mm或以上的红肿为阳性，以下者为阴性。阳性表明对白喉无免疫力；阴性表示有免疫力。

第二十七章　消毒防腐与外科用药

苯酚[典]　Phenol（酚，石炭酸，Carbolic Acid）

【药性与应用】 使菌体蛋白变性而抑制或杀灭细菌。1%以上浓度能杀灭一般细菌，但对芽孢和病毒效果较差，且不受浓度及其他有机物的影响。临床用于消毒防腐、局部止痛止痒和治疗中耳炎。

器械与室内消毒：用3%~5%水溶液；止痛止痒：1%水溶液或2%软膏外用于皮肤；治疗中耳炎：1%~2%甘油溶液滴耳。液化苯酚（加水10%然后加温制得）：用于手术时涂拭阑尾残端和烧灼、消毒小的溃疡面。

【注意与禁忌】 对皮肤、黏膜有刺激性，高浓度有腐蚀性，对组织穿透力强，不宜长期大量外用，避免吸收中毒。多次使用，可使纺织品变黄、橡胶制品变脆、油漆蚀脱等。本品毒性大，严禁用于食品及食具的防腐与消毒！

【规格】 溶液：按需要浓度配制，见上述。

甲酚[典]　Cresol（煤酚，甲苯酚）

【药性与应用】 煤焦油分馏获得的苯酚异构体混合物，杀菌力高于苯酚，但毒性与腐蚀性则相对较小。对一般致病菌作用强，对芽孢则需高浓度、长时间才能杀灭。临床用于手、皮肤及器械的消毒，环境、排泄物的消毒。

手、皮肤及橡胶手套的消毒：2%浓度；器械消毒：3%~5%浓度浸泡0.5~2h；环境与排泄物的消毒：5%~10%浓度。

【注意与禁忌】 对皮肤、黏膜有腐蚀性，需稀释后应用。严禁以任何方式进入胃肠道。

【规格】 甲酚皂溶液（来苏儿）：50%。临用时以水稀释到所需浓度。

六氯酚　Hexachlorophene（灭菌酚，双三氯酚，G_{11}）

【药性与应用】 皮肤消毒药，对 G^+ 菌有效，对 G^- 菌作用微弱或基本无效。临床用于手术前消毒；气雾剂涂膜用于烧伤表面、外科切口，以作为敷料。

术前手与皮肤消毒：1%~3%的溶液加入液体或固体肥皂中或乳剂中使用；涂膜气雾剂喷射于创面，待干后再喷涂1~2次。

【注意与禁忌】 反复使用有光敏性。溶液禁用于烧伤皮肤、暴露创面和黏膜，以防吸收中毒。新生儿忌用。

【规格】 溶液：2%~3%；涂膜气雾剂：0.5%。

间苯二酚[典] **Resorcinol（雷琐辛，Resorcin）**

【药性与应用】 杀菌力约为苯酚的1/3，腐蚀性小，且具有杀真菌的作用。临床用于癣、湿疹和脂溢性皮炎。

外用：2%~10%洗剂或软膏。

【注意与禁忌】 本品如被创面或黏膜吸收，可引起水肿，禁与甲硝酸乙酯酯、氢氧化钠等配伍。

【规格】 软膏或洗剂：2%~4%。

雷酚溶液：100mL中含本品8g、苯酚4g、硼酸0.8g、丙酮4g。

氯甲酚[典] **Chlorocresol（4-氯-3-甲苯酚，PCMC）**

本品为强效杀菌剂，在酸性环境中杀菌力增强，毒性小。作为液体制剂、乳膏的防腐剂。作为防腐剂的浓度为0.05%~0.2%。

鱼石脂[典][基] **Ichthammol（依克度，Ichthyol）**

【药性与应用】 棕黑色含硫软膏，有抑菌、消炎、抑制分泌、消肿等作用。临床用于各种皮肤炎症、疖肿、丹毒；洗剂、甘油剂用于湿疹、荨麻疹、酒渣鼻、痤疮等。

外用涂搽：10%~30%软膏。

【注意与禁忌】 有温合的刺激性。

【规格】 软膏：10%~30%。

甲醛[典] **Formaldehyde（蚁醛，福尔马林，Formalin）**

【药性与应用】 与蛋白质中的氨基结合，使蛋白质变性，还可溶解类脂质，对细菌、病毒、芽孢、真菌均有强大的杀灭作用。此外，尚有硬化组织和止汗的作用。用于房屋、器械等的消毒，固定标本及保存疫苗与血清，配成干髓剂用于牙科。

用于房屋消毒：加热蒸发，用福尔马林1~2mL/m^2，加等量水熏蒸4h。器械、橡胶手套消毒：器械用5%~10%溶液浸泡1~2h；置本品于容器内自然蒸发消毒手套。固定标本：用10%福尔马林（含本品4%）。

【注意与禁忌】 本品刺激性大，不宜用于皮肤、黏膜的消毒，其蒸发液对眼及呼吸道黏膜也有刺激性，可造成流泪、咳嗽等。久置产生白色絮状物，成为多聚甲醛，加少量甲醇即可防止。严禁用于食品防腐。

【规格】 溶液：36%。

多聚甲醛 Paraformaldehyde（三聚甲醛，Paraform）

【药性与应用】 本品为甲醛的固体聚合物。作用与甲醛相似，用于室内消毒与牙髓消毒。

室内消毒：加热熏蒸，用法同甲醛；配成糊剂作为牙髓消毒剂。

【规格】 溶液。

乙醇[典] Alcohol（酒精，Ethyl Alcohol）

【药性与应用】 使细菌蛋白质凝固变性而起杀菌作用，对芽孢无效。在20%~75%（W/W）浓度范围内，其杀菌作用随浓度的增高而增高。浓度过高使细菌表层蛋白迅速凝固，妨碍乙醇向菌体内渗透，影响其杀菌力。局部涂搽可使皮肤血管扩张，促进血液循环。用于皮肤及器械消毒；预防压疮；物理退热；小面积烫伤湿敷；作为各种制剂溶剂。

70%~75%溶液用于皮肤、器械等的消毒；50%溶液用于局部涂搽按摩，预防压疮；20%~30%溶液用于擦浴，使高热病人降温。

【注意与禁忌】 浸泡金属器械应加碳酸氢钠至饱和，以防生锈。

【规格】 溶液：500mL，含乙醇不少于95%（W/W）。

苯氧乙醇 Phenoxyaethanol

【药性与应用】 有较强的杀灭铜绿假单胞菌作用，对其他G^-菌作用差；对G^+菌无作用。临床用于清除各种创面发生的铜绿假单胞菌感染。

外涂应用1%~10%水溶液，内加乙醇10%。

【规格】 粉剂：100g，配成所需浓度。

甲酚磺酸 Cresol Sulfonic Acid（煤酚磺酸）

【药性与应用】 本品系甲酚磺化而成，杀菌力强，毒性小，消毒作用相当于3%煤酚皂溶液。一般用于环境消毒；其钠盐可用于术前洗手和消毒器械等。

环境消毒用0.1%甲酚磺酸溶液。洗手、洗涤和消毒器械用其钠盐，0.1%甲酚磺酸钠溶液。

【规格】 溶液。

乳酸[典] **Lactic Acid（α-羟基丙酸，α-Hydroxypropionic Acid）**

【药性与应用】 有强大的杀菌、杀病毒作用。用于空气消毒和治疗阴道滴虫病、腐蚀鸡眼、避孕。

用于空气消毒：用量 12mL/100m^3，加水 20mL，加热蒸发；如与甲醛合用，则效果更好，每 100m^3 用本品 3mL、甲醛溶液 80mL，加热蒸发，可保持灭菌效力 6~12h。此外，本品还用于腐蚀鸡眼。用 5%乳酸阴道栓或 0.5%~2%溶液冲洗阴道，杀灭滴虫，减少白带分泌。1%~2%乳酸与硼酸合用，可作为避孕栓的主要成分。

【规格】 栓剂：5%；溶液：0.5%~2%。

冰醋酸[典] **Glacial Acetic Acid（醋酸，乙酸）**

【药性与应用】 为弱酸，刺激性小，对铜绿假单胞菌有效，对多种细菌有抑制作用。临床用于烧伤创面及黏膜的洗涤，治疗阴道滴虫、皮肤癣症，缓解胆道蛔虫绞痛及预防流感。对预防流感是否有效，不少人提出质疑。

洗涤伤口和创面：外用 0.5%~3%溶液。阴道滴虫病：0.1%~0.5%溶液冲洗阴道。治疗皮肤癣症：用 15%溶液外搽手、足、体癣；30%溶液治甲癣，也可用相应溶液浸泡手足，则效果更好。预防感冒：多用含 5%左右冰醋酸的食醋熏蒸或喷雾，2mL/m^3。缓解胆道蛔虫症引起的绞痛：口服，0.3%溶液 50~200mL，加温后服用。

【规格】 溶液：36%；栓剂：5%。

三氯叔丁醇[典] **Chlorobutanol（氯丁醇）**

【药性与应用】 本品有抗细菌和真菌的作用，对 G$^+$和 G$^-$菌，包括铜绿假单胞菌，均有效。此外尚有轻度镇静和局部止痛作用。临床用于制剂的防腐；在牙髓暴露或感染时杀菌和局部止痛；防治晕动病、呕吐。

防腐：用 0.5%溶液。治疗瘙痒及其他皮肤刺激性疾患：用 5%~10%软膏或 1%~2%粉剂。

【注意与禁忌】 急性中毒时可发生中枢神经系统抑制。作为肝素注射液防腐剂注射后，偶有过敏反应发生。用于防腐时，制剂的 pH 值不能超过 5，以免影响效果。

【规格】 软膏或霜剂：5%~10%。

度米芬[典] **Domiphen Bromide（杜灭芬，消毒宁，消毒灵，Bradosol）**

【药性与应用】 季铵类阳离子表面活性剂。属广谱杀菌剂，吸附于细菌表面，使胞浆膜通透性改变，代谢紊乱而被杀灭，对真菌也有类似的作用。本品的活性在碱性环境中增强；在酸性、肥皂、合成洗涤剂和脓血中减弱。本品主要用于皮肤消毒、器械浸泡消毒及口腔感染的辅助治疗。

0.5%溶液用于皮肤消毒；0.02%溶液用于创面感染湿敷；0.05%~1%溶液用于浸泡器械消毒（加入0.5%亚硝酸钠以防锈）。喉片含化：用于咽喉炎、扁桃体炎、鹅口疮等，2片，4次/d。

【注意与禁忌】 外用消毒时，不可与碘酊、阴离子消毒剂合用。

【规格】 溶液：1%，10%，按需要浓度配制；片剂(喉症消炎片)：0.5mg。

消毒净　Myristylpicoline Bromide

【药性与应用】 阳离子表面活性广谱杀菌剂，水溶液起泡，杀菌力极强，性质稳定，有微弱的刺激性。临床主要用于皮肤、黏膜和器械的消毒。

0.1%溶液用于手术前手的消毒，浸泡约5~10min；0.1%醇溶液用于手术区的皮肤消毒；0.02%以下的水溶液用于冲洗黏膜；0.1%的本品加0.5%亚硝酸钠溶液用于器械消毒，浸泡30min。

【注意与禁忌】 本品不可与阴离子表面活性剂合用，以免失效。

【规格】 溶液：0.02%~0.1%，以原粉按需要浓度加以配制；消毒醇溶液：0.1%。

硼酸[典]　Boric Acid

【药性与应用】 对细菌和真菌均有弱的抑制作用。水溶液呈酸性，因无刺激性，常用于皮肤、黏膜的防腐。主要作为黏膜和皮肤损害的清洗剂；也用于伴有大量渗液的急性湿疹和急性皮炎、口腔和咽喉炎、外耳道真菌病、脓疱疮、皮肤溃疡及压疮的清洗。

3%~5%溶液用于洗涤创面，2%溶液用于冲洗眼和口腔有黏膜组织处，4%溶液含漱用于治疗咽炎和口炎，2%~3%硼酸甘油用于外耳道炎，4%醇溶液用于外耳道真菌病，10%软膏治疗皮肤脓疮、溃疡和压疮。

【注意与禁忌】 过量可发生吸收中毒，出现恶心、呕吐、腹泻，甚至循环衰竭。致死量成人为10~20g，小儿为3~6g。本品溶液严禁口服；大面积创伤者禁用。

【规格】 溶液：2%~5%；软膏：5%，10%；酊剂：2%，4%；硼酸甘油：含硼酸31%或50%。

硼砂[典]　Borax（硼酸钠）

【药性与应用】 本品为天然产品硼酸钠，防腐作用较弱，毒性也极低。临床用于急性咽炎、扁桃体炎及咽部手术前的消毒。

口腔含漱：3~4次/d。

【注意与禁忌】 含漱剂不可咽下；防腐剂也不可用于大面积创伤，以免引起吸收中毒。

【规格】 复方硼砂溶液（多贝尔液）：每 100mL 中含硼砂 1.5g，另含甘油、碳酸氢钠、液状酚；加曙红溶液少许，使成粉红色溶液，便于区别。

过氧乙酸[基] **Peroxyacetic Acid**（过醋酸，过氧醋酸，PAA，Peracetic Acid）

【药性与应用】 强氧化剂，遇有机物释放出新生态氧而起杀菌作用，为高效、速效、低毒广谱杀菌剂，对细菌、芽孢、真菌、病毒等均有杀灭作用。效果强于乙醇、苯酚、乳酸、苯扎溴铵、次亚氯酸钠及甲醛等。临床用于非金属医疗器材的消毒；房屋、家具的消毒；皮肤、蔬菜、水果等的消毒；饮水消毒及污水处理。

浸泡消毒：0.3%~0.5%溶液用于衣服、用具、非金属品的消毒；0.2%溶液用于手的消毒，水果、蔬菜浸泡 5min；禽蛋用 0.1%溶液浸泡 5min。喷雾消毒：0.1%~0.4%溶液用于房屋、家具消毒。熏蒸消毒：以 20%溶液按 1~3g/m^3 熏蒸室内消毒。饮水消毒及污水处理：加本品在水中达到 0.01%浓度，消毒 0.5~1h。

【注意与禁忌】 高浓度溶液对皮肤、黏膜、眼球有强烈刺激性，能发生严重烧伤，吞咽可致命，应防止吸入，操作时戴手套。本品在储存过程中能自行分解，急剧分解时可爆炸，遇火能燃烧。忌与有机物质混合，防止分解。本品的稀释液应随配随用。对金属有腐蚀性，不可用于金属器械的消毒。宜置于塑料容器内储存。本品的杀菌作用与温度有关，低于 10℃ 时应延长消毒时间。

【规格】 溶液：20%，30%，40%。

过氧化氢溶液[典] **Hydrogen Peroxide Solution**（双氧水）

【药性与应用】 强氧化剂，与组织接触后迅速释放出新生态氧，用于消毒、防腐、除臭与清洁创面，但作用时间短暂。

用于清洗创面、溃疡、脓窦、耳内脓液，涂搽治疗面部褐斑、去除痂皮与敷料。也用于口炎、扁桃体炎、咽喉炎的含漱。

含漱：用 1%溶液；清创：适用于各类厌氧菌的感染，如破伤风、气性坏疽等创面，可用 3%溶液冲洗与湿敷。

【注意与禁忌】 本品有 30%溶液，不可直接应用，应稀释后应用；本品穿透力差，不适用于深部脓腔。

【规格】 溶液：3%。

过氧化锌　Zinc Peroxide

【药性与应用】 本品为过氧化锌、氧化锌、氢氧化锌的混合物，作用与过氧化氢相似，能缓慢释放出新生态氧而起杀菌作用。其中的氧化锌还有收敛作用。用于皮肤和创面消毒、除臭，以及促进烧伤、溃疡创面的愈合。

外涂于创面。

【规格】 软膏（霜剂）：10%～25%；洗剂：5%～10%。

高锰酸钾[典]　Potassium Permanganate（过锰酸钾，灰锰氧，PP）

【药性与应用】 属强氧化剂，遇有机物即释放新生态氧而产生杀菌作用，比过氧化氢强，有除臭、不产生泡沫等特点，但穿透力差而时间短暂。用于皮肤、黏膜及阴道的杀菌；食具、水果消毒；洗胃。

有机物中毒洗胃：用0.01%～0.02%溶液；坐浴：用0.02%溶液；水果、食具消毒：用0.1%溶液；皮肤、黏膜、创面及膀胱等的冲洗：用0.01%～0.05%溶液；眼科应用：0.01%～0.02%溶液。

【注意与禁忌】 水溶液极不稳定，易还原失效，应现用现配；高浓度有刺激和腐蚀作用，口服可刺激胃肠道引起恶心、呕吐，甚至烧伤。中毒时应用温水洗胃，服牛奶、豆浆等含蛋白丰富的食物和氢氧化铝等药物保护黏膜，延缓吸收。本品不可与还原剂如甘油、碘、糖等共研，易引起爆炸。消毒部位易着棕黄色，可用过氧化氢或草酸溶液洗脱。

【规格】 溶液：可根据需要配制成水溶液。

含氯石灰　Chlorinated Lime（漂白粉，氯化石灰，次氯酸钙，Bleaching Powder）

【药性与应用】 含有效氯25%～35%，释放出初生态氯，氧化细胞原浆蛋白，使其变性而起到杀灭病原体的作用。对细菌、芽孢、病毒均可杀灭，但对结核杆菌效果较差。本品作用强而迅速，但时间短暂，对组织的腐蚀性也很强。主要用于饮水、用具、排泄物、浴室、厕所、公共场所的消毒。

饮水消毒：用0.03%～0.15%溶液，搅匀，作用30min；用具消毒：浸泡于0.5%溶液中；浴室、厕所等公共场所的消毒：用1%～3%溶液喷洒；排泄物的消毒：用10%～20%乳液或干粉，用量相当于排泄物的1/5，放置2h。

【注意与禁忌】 应新鲜配制，久则失效，无氯臭味即已失效，氯臭味弱者应加大用量。吸入易中毒，对皮肤有刺激性。禁用于金属制品与纺织品的消毒，以免生锈或破坏。应保存在干燥冷暗处，不可与易燃易爆物品放置在一起，以免引起爆炸。

【规格】 粉剂：含有效氯25%～35%。

漂白粉：含有效氯 60%～70%。

优琐（漂白粉硼酸溶液）：含漂白粉与硼酸各 1.25%。刺激性小，可用于冲洗化脓性病灶，对气性坏疽效果较好。

二氯异氰尿酸钠　Sodium Dichloroisoc Yanurate（优氯净，Fichlor－70s，CDB63）

【药性与应用】　杀病原体谱广，对细菌、芽孢、真菌、病毒均有较强的杀灭作用。在 3×10^{-6} 有效氯的作用下，30min 可杀灭大肠杆菌 99.9%以上，对细菌芽孢作用 5～30min 可全部杀灭。可破坏乙肝表面抗原。pH 值愈低作用愈强为本品的特点。本品主要用于饮水消毒、污染环境的清洁、食具的消毒。水溶液可用于喷洒、浸泡、搽抹。

用具消毒：对结核杆菌、肝炎病毒，选用 2.5%溶液；对带芽孢菌选用 5%～10%浓度的溶液；对一般细菌与病毒，选用 0.5%～10%浓度浸泡 15～60min 即可。用干粉可直接处理污物。本品与多聚干粉混合点燃，用于熏蒸消毒。

【注意与禁忌】　本品对金属、天然纺织品有腐蚀作用，对颜色有漂白作用。在进行饮水或餐具消毒时，按上述规定方法是安全的。本品的干粉可吸湿。

【规格】　晶粉剂：含有效氯应达 60%。

氯溴异氰酸　Chloro－Bromo－Triisocyanic Acid（氯溴三聚异氰酸，691 饮水消毒剂）

【药性与应用】　属异氰尿酸类消毒药。同类产品还有三氯异氰尿酸、二氯异氰尿酸（防消散）、二氯异氰尿酸钠（优氯净）、二氯异氰尿酸钾等，是氯胺类消毒药中的一类新品种。具有有效氯含量高、杀菌作用强、生产工艺简单、成本低廉等优点。杀菌谱较广，对细菌繁殖体、病毒、真菌孢子及细菌芽孢等均有较强的杀灭作用。pH 值小于 7 能保持次氯酸的较高浓度，杀菌效果优于氯胺-T 和漂白粉，因为后二者的 pH 值均大于 8。临床上适用于局部抗感染，处理多种污染物品和痰、尿、粪便等排泄物。在卫生防疫方面可用于饮水消毒，也可用于配制去垢消毒剂、去污粉和餐具洗涤液。

喷洒消毒：每 $100m^2$ 用 0.5%～1%新配制溶液 25L，喷洒后保持湿润 0.5h。

烟熏消毒：每 $1m^3$ 用二氯异氰尿酸 5g，与 1/2 助燃剂（如焦糠）混合点燃于室内，密闭门窗 2～12h，然后再敞开通风。因本品穿透力差，事先应清洗消毒表面。如用硝铵类易燃物作助燃剂，应临时混合，避免自燃和爆炸。

干粉消毒：用于含水分较多的排泄物或潮湿地面的消毒。用量按排泄物量的 1/15～1/10 计算。处理时应略加搅拌，作用 2～4h（必要时可延长至 6～12h）后再清除。

【注意与禁忌】 由于本类药物都具有腐蚀性和漂白作用，使用时应戴好口罩、手套等防护用具。如用于纺织物或金属制品，应及时清洗，以防止腐蚀和漂白。

【规格】 干粉剂：根据需要配制成水溶液。

去垢消毒剂：本品 8～30g，十二烷基苯磺酸钠 1～5g，水加至 100mL，用时临时配制。

餐具洗涤剂：本品 1～3g，十二烷基苯磺酸钠 1～3g，水加至 100mL，用时临时配制。

碘[典]　Iodine

【药性与应用】 本品能氧化菌体胞质的活性基团，并与蛋白质结合使其变性，从而起到对病原体的消灭作用，对细菌、芽孢、真菌、病毒及阿米巴原虫均有强大杀灭作用。碘酊用于皮肤、饮水的消毒；碘甘油用于咽喉、牙龈、口腔黏膜和耳道的消毒。

皮肤及手术部位的消毒：用 2%～5%碘酊；饮水消毒：用 2%碘酊 1～2 滴加入 500mL 水中，15min 后即可饮用；口喉、牙龈、口腔黏膜、耳道消毒：局部涂搽或滴 1%碘甘油，2～3 次/d。

【注意与禁忌】 浓度过高可引起皮肤烧伤；用碘酊消毒后的皮肤，应用 75%乙醇溶液清洗，以减少刺激。碘酊不可用于黏膜消毒，对碘过敏者禁用。禁与红汞、硫柳汞等汞剂同用，以免产生碘化汞腐蚀皮肤。碘化钾、碘化钠可增加碘的溶解度。

【规格】 酊剂：含碘 2%～5%；碘甘油：含碘 1%。

碘伏[基]　Iodophor（碘附，碘力强，强力碘，吡咯烷酮碘，达而美净化剂，安多福，PVP-I，Wescodyne）

【药性与应用】 本品为碘载体的不定型络合物，其中的表面活性剂兼有助溶作用。碘在水中可逐渐释放，以保持较长时间的杀菌作用。本品中80%～90%的结合碘可解聚成游离碘，浓度大，杀菌力强，无味，无刺激性，无致敏性，毒性低，为优良广谱杀菌剂。能杀灭病毒、细菌、芽孢、真菌、原虫等病原体。在质量分数为 15×10^{-6}时，1min 内能杀死各种细菌的繁殖体，杀死结核杆菌需要较长时间，杀死真菌需要 1.5h，对芽孢则需要更长时间。在质量分数为 150×10^{-6}时，10min 即能破坏乙肝表面抗原。在消毒浓度下，本品一般为红色或琥珀色。当质量分数降到 10×10^{-6} 以下时，变为白色或淡黄色，失去杀菌活性。本品适用于皮肤消毒、烫伤、阴道滴虫病、化脓性皮肤病、皮肤真菌感染、餐具和水果消毒。

冲洗液：用 0.1%溶液；治疗炎症与溃疡：用 5%~10%软膏或栓剂；餐具和水果消毒：用 0.05%溶液浸泡 5min。

【注意与禁忌】 对碘过敏者、烧伤面积大于 20%者禁用。

【规格】 溶液：含碘量 0.6%~4%。

苯扎氯铵[典] **Benzalkonium Chloride**（洁尔灭）

【药性与应用】 季铵类阳离子表面活性剂，对 G^+ 菌、G^- 菌、某些真菌、阴道滴虫均有效。杀菌力强，对皮肤、组织无刺激性。临床主要用于皮肤、黏膜和器械的消毒；也用于液体制剂中作为抑菌剂。

皮肤、黏膜消毒：用 0.01%~0.1%溶液；阴道灌洗：用 0.02%~0.05%溶液；膀胱、尿道灌洗：用 0.005%~0.025%溶液；滴眼剂中作为抑菌剂：用 0.01%浓度；储存已消毒器械：用 0.02%溶液（另加 0.2%亚硝酸钠防锈）。

【注意与禁忌】 不宜与肥皂、合成洗涤剂等阴离子清洁剂同时用，不宜与无机盐配伍；不适用于膀胱镜、眼科器械、橡胶、皮革等的消毒，避免使用铝制容器。

【规格】 溶液：10%，50%。临用时按需要浓度稀释。

苯扎溴铵[典] **Benzalkonium Bromide**（新洁尔灭，**Bromo-Geramine**）

【药性与应用】 季铵类阳离子表面活性剂，改变细胞膜的通透性，使菌体内的重要物质外渗，杀灭细菌，对 G^+ 菌或 G^- 菌均有效，毒性低，去污作用强而快，杀菌力强，无刺激性和腐蚀性。此外，本品尚能降低表面张力，使脂肪乳化，故有清洁、除污作用。临床用于皮肤、黏膜、器械的消毒。

黏膜消毒：用 0.01%~0.05%溶液；外科手术前洗手：0.05%~0.1%溶液浸泡 5min；皮肤、器械等消毒：0.05%~0.1%溶液浸泡 30min。

【注意与禁忌】 不能与阴离子清洁剂合用；不适用于膀胱镜、眼科器械、皮革、橡胶及铝制品的消毒。金属器械消毒应加 0.5%亚硝酸钠防锈。有机物可降低其疗效。偶有过敏反应。

【规格】 溶液：0.1%~0.2%；酊剂：0.1%。

汞溴红 **Merbromin**（红汞，**Mercurochrome**）

【药性与应用】 有机汞类消毒防腐药，释放出汞离子而起杀菌作用。抗菌作用弱，穿透力差，对芽孢无效。对皮肤及黏膜无刺激性为其优点。临床用于皮肤、黏膜小创面的消毒与防腐，及手术前柔嫩敏感部位（如会阴部位）的消毒等。

皮肤、小创面消毒：2%水溶液外用涂搽。手术前局部消毒：用2%醇溶液。

【注意与禁忌】 不可与碘酊合用，不宜用于大面积创面。对汞过敏者忌用。目前用于局部消毒，临床多被苯扎溴铵溶液代替。

【规格】 溶液（红药水）：2%。

红汞酯：2%，另含丙酮10%。

硫柳汞　Thiomersal

【药性与应用】 本品抑菌作用较红溴汞为强，刺激性小。用于皮肤、黏膜、器械的消毒及药剂的防腐。

外用：0.05%～0.1%水溶液用于皮肤、黏膜及器械消毒；0.1%酊剂用于皮肤消毒。

【注意与禁忌】 不宜用于化脓性伤口，因脓液蛋白可减弱其作用。忌与酸、碘接触。

【规格】 酊剂：0.1%。

升汞　Mercuric Chloride（二氯化汞，氯化高汞）

【药性与应用】 杀菌力极强，但对组织有刺激性。多用于非金属用具及聚乙烯类制品的消毒。

【注意与禁忌】 不能用于金属器械和粪便的消毒。本品有剧毒，不可内服，不可与伤口接触。应妥善保管，溶液应着色，以引起警惕。

【规格】 溶液：0.1%。

硝甲酚汞　Nitromersol（米他芬，Metaphen）

【药性与应用】 消毒力强而刺激性小，1:200溶液常用于皮肤消毒；1:(1000～5000) 溶液用于器械消毒；1:(5000～10 000) 用于眼与尿道的灌洗。

【注意与禁忌】 本品只适用于无化脓性伤口。

【规格】 米他红：含硝甲酚汞、汞溴红各0.1%。

氯化氨基汞　Mercuric Aminochloride（白降汞）

有收敛与防腐作用，无腐蚀性，软膏供治疗各种皮肤病及褐斑。宜避光保存。

软膏：2.5%，5%，10%。

甲紫[典] Methylrosaniline Chloride（龙胆紫，Methyl Violet，Gentian Violet）

【药性与应用】 本品对G^+菌，特别是葡萄球菌作用较强，对假丝酵母菌、铜绿假单胞菌也有杀灭作用。无刺激性及毒性，还可与坏死组织结合形成保护膜，起到收敛作用。临床用于皮肤、黏膜创伤感染；糊剂用于足癣继发感染及脓皮症。

外用：0.1%~1%的水溶液用于烧伤；1%~2%乙醇或水溶液用于皮肤、黏膜创伤感染及溃疡。

【规格】 溶液（紫药水）：1%~2%；糊剂：1%。

环氧乙烷 Ethylene Oxide（Epoxyethane）

【药性与应用】 气体灭菌剂，在25℃室温下能杀灭一切病原体。本品对物品的损害小，不损坏金属、棉、毛、橡胶、合成纤维，但可损坏赛璐珞制品、聚乙烯、聚氯乙烯。本品的穿透力强，能穿透纸张、塑料薄膜等包装材料。本品适用于不耐湿热物品、精密器械的灭菌。塑料、橡胶、水可吸收大量环氧乙烷，降低作用浓度，使杀菌效果下降。温度升高可加强本品的杀菌作用，温度每增加10℃可增加灭菌效率2.74倍；杀菌所需的时间也相应缩短。若在一定温度范围内，本品的浓度增加1倍，可缩短消毒时间一半。但超过400mg/L后，消毒效果不再有明显增加。相对湿度对熏蒸消毒效果影响很大，小型物品以30%~50%为宜，对超过0.15m^3的大型物品，要求的相对湿度较高。在60%~80%的湿度，则因过湿引起的水解反应，可损耗环氧乙烷；过于干燥，则有机物质形成硬壳，可妨碍本品穿透，增加消毒难度。

使用本品消毒方法有多种。大型物品可用塑料篷幕法，小型物品可用丁基橡胶袋法、保温瓶法。真空式环氧乙烷消毒柜有自动控温、控制抽气与控时功能，可供医院使用。消毒过程是：①将物品放入消毒柜内，关闭后加温至60℃，抽气至-0.4kg/cm^2；②关闭抽气泵与抽气阀，切断电源，通入环氧乙烷，投药量一般为1.2kg/m^3；③至规定时间2.5h后，将柜内气体抽入排水管或下水道或烟囱；④将滤过空气注入柜内使恢复常压；反复抽气与注入空气数次，以促使环氧乙烷排净。灭菌物品取出后，仍必须通风散气，一般敷料需通风1h以上，橡胶手套需2~4h，聚氯乙烯体外循环袋则需要15~30d。若置特制环氧乙烷消毒柜中，用50~60℃的过滤热空气通风，6h可使消毒物品（含橡胶、硅胶管）的药物残留量降至规定标准（质量分数25×10^{-6}）以下。本品消毒适用于以下物品：卧具、石膏绷带、塑料制品、各种手术器械、导管、内窥镜、橡胶手套、缝针、注射器、针头、麻醉用品及各种一次性使用的医疗用品。

【注意与禁忌】 本品为易燃易爆的有毒气体，必须遵守安全规则，加强工作环境通风，防止消毒物品的撞击与受热，消毒现场不得有明火作业。消毒时，应注意环境的温度与湿度，不可超出规定范围。应尽量为穿透创造条件，如将注射器芯抽出，湿润和清除干涸于物体表面的有机物。经常检查有无漏气，工作人员 8h 的时间重量积（TWA）安全标准为 1×10^{-6}。每次消毒时均应监测及评价效果。

氯己定[典]　Chlorhexidine（醋酸氯乙定，洗必泰，双氯苯双胍己烷，Hibitane，Swashes）

【药性与应用】 表面活性剂型杀菌剂，破坏细菌胞浆膜的通透性而杀菌，对 G^+菌和 G^-菌均有效，比苯扎溴铵和度米芬强，对铜绿假单胞菌、真菌也有效；但对芽孢和抗酸杆菌、病毒无效。0.5%水或醇溶液可在 15s 内杀死一般细菌，包括含有脓血的情况下。临床用于手术前洗手、手术野皮肤消毒和烧伤等各种创面的消毒；也用于居室和器械的消毒。

术者泡手：0.02%水溶液浸泡 3min；手术野皮肤消毒：用 0.5%的本品的 70%醇溶液；阴道栓用于阴道细菌、真菌感染；0.02%、0.05%溶液用于灌洗；0.01%用于眼药水的防腐；0.1%用于医疗器械的消毒；0.1%乳膏或气雾剂用于各类创面。

【注意与禁忌】 可引起接触性皮炎与口腔溃疡。忌用本品作为含漱剂及冲洗膀胱。

【规格】 溶液：按需要浓度配制；阴道栓：20mg；片剂（醋酸盐）：5mg；粉剂：50g。

氯己定碘　Chlorhexidine Iodine（洗必泰碘　洗必泰碘络盐）

【药性与应用】 氯己定与碘形成的络合盐，为强效杀菌剂，其作用强于氯己定与碘，对 G^+菌和 G^-菌均有强大杀灭作用，亦可杀灭芽孢、病毒、真菌、阿米巴或其他原虫、病原体。临床用于皮肤消毒和各种浅表伤口的换药及各种皮肤感染的治疗。

外用：1%乳膏或涂膜剂可用于小面积烧伤及创面感染，但不宜用于渗出物较多的创面；0.1%醇溶液（含醇量 45%）可代替碘酊消毒皮肤。

【注意与禁忌】 参见氯己定与碘。

【规格】 乳膏：1%；涂膜剂：1%。

氯胺-T　Chloramine-T（氯亚明，Tosylchloramide）

【药性与应用】 有机氯衍生物，含有效氯约 12%，可产生次氯酸，释放出新生态氯而具有强大杀菌作用，对 G^+ 菌、G^- 菌均有效，对某些芽孢和病毒也有效。作用慢而持久，刺激性小而无异味。主要用于创面的一般外科消毒及生活中食品、食具和饮水的消毒。

冲洗伤口：用 1%～2%溶液；冲洗黏膜：用 0.1%～0.2%溶液；餐具与各种器皿消毒：0.5%～0.1%溶液；水果、蔬菜等消毒：用 0.05%～0.1%溶液；饮水消毒：用 0.0004%溶液；排泄物及痰液消毒：用 5%溶液。

【注意与禁忌】 本品能腐蚀金属，不宜用于器械消毒；忌与乙醇及过氧化氢合用；禁止内服；在碱性环境或大量有机物存在的条件下，消毒作用减弱。溶液应于临用时新鲜配制。

【规格】 溶液：0.1%～2%，用时按需要浓度配制。

氯胺粉（氯胺-T 钠）：含有效氯 12%。

戊二醛[典]　Glutaral（Glutaraldehyde，Pentanedial，Sonacid）

【药性与应用】 本品的碱性水溶液，有较好的杀菌作用，当 pH 值为 7.5～8.5 时，作用最强，可杀灭细菌繁殖体、芽孢及真菌、病毒（包括肝炎病毒），作用比甲醛强 2～10 倍，是一种较好的灭菌消毒剂。1.5%碱性水溶液（加入 0.3%碳酸氢钠，将 pH 调至 7.7～8.3）在 20℃下可杀灭金葡菌、酿脓链球菌、肺炎双球菌、大肠杆菌、铜绿假单胞菌等繁殖体，作用只需 1～2min；杀灭真菌所需的时间相同。其 2%的碱性水溶液杀灭结核杆菌的作用时间需 30min 以上；杀灭各种病毒，如脊髓灰质炎病毒、柯萨奇病毒、疱疹病毒、牛痘病毒、腺病毒、流感病毒、乙肝病毒等需 10min；杀灭细菌的芽孢则需 3h 左右。2%碱性异丙醇溶液（70%异丙醇加 0.3%碳酸氢钠）能在数分钟内杀死结核杆菌，于 2～3h 内杀灭枯草杆菌、短小杆菌、破伤风杆菌、产孢杆菌等的芽孢。本品对橡胶、塑料、透镜及其黏合剂、金属器械等大多数物品无腐蚀性，长期浸泡不影响金属的锋利。穿透力强，有机物对其杀菌力的影响较小，因此是各种精密仪器、内窥镜、温度计、橡胶、塑料制品，以及不能用加热法消毒的各种医疗器械较好的消毒方法。

碱性戊二醛水溶液或异丙醇溶液（浓度为 2%，pH 值为 7.5～8.5）：对细菌繁殖体的作用时间为 10～20min；对芽孢的作用时间为 4～12h。用于消毒不宜加温的内窥镜等器械。配制好的 2%碱性水溶液在室温下 14d 后，杀菌作用明显减退。

酸性强化戊二醛溶液：在 2%戊二醛溶液中加入某些非离子型化合物作为强化剂制成，既增加了稳定性，又有协同增效作用。该液 pH 值为 3.4，较稳定，可保存 18 个月，杀菌力不减。用法与碱性戊二醛溶液同，缺点是易使金属器械生锈。

人造瓣膜消毒液：0.65%，pH 值为 7.4，与血液相似，系磷酸盐缓冲液，每 100mL 中含磷酸二氢钾 1.82g，十二水磷酸氢二钠 19.10g。

戊二醛气体：用于密闭空间内的表面熏蒸消毒，因其不易在物体表面凝聚，故优于甲醛。用于微生物操作防护箱的消毒，每升容积蒸发 10%溶液 1.06mL，在室温下，相对湿度大于 75%时，使之密闭过夜，即可达到消毒目的。

【注意与禁忌】 对皮肤及黏膜的刺激性虽较小，但重复使用，仍可出现皮肤过敏。2%碱性水溶液轻于 4%甲醛溶液，对人体具有中等毒性。各种物品消毒后，放置 2h 以上未用时，需重新消毒后使用。温度增加，杀菌效果增强，但温度系数较甲醛低。溶液 pH 值在 9 以上时，可迅速聚合。碱性溶液对光学仪器无损害，但对铝制品可产生腐蚀作用。

【规格】 溶液：25%。

乌洛托品[典]　Methenamine

【药性与应用】 本身无抗菌作用，但在酸性环境中缓慢释放出甲醛产生抗菌作用。所产生的甲醛在体内外对 G^+菌、G^-菌都有效。临床主要用于泌尿道感染，已于前述。外科用于治疗疣、腋臭与足癣。

用于尿路感染：口服，0.3~1.0g，3 次/d；服药期间应同时服用酸性磷酸钠（0.5g）或氯化铵（0.3g），以酸化尿液。治疗腋臭：将腋窝洗净，用本品粉剂搽于腋下，摩擦使之潮湿后夹紧 20~30min。治疗足癣：20%~40%溶液外用，2 次/d。

【注意与禁忌】 偶见皮疹。大剂量或长期服用本品可产生大量甲醛，引起胃肠道不适和尿道刺激症状，出现尿频、血尿、蛋白尿等；严重者可造成肾和膀胱功能损害。肾功能不全、肝功能障碍者忌用。

【规格】 片剂：0.3g。

依沙吖啶[典][基]　Ethacridine（利凡诺，雷佛奴尔，Rivanol）

【药性与应用】 外用杀菌防腐剂，用于外科创伤创面、皮肤、黏膜的洗涤及湿敷。也用于中期妊娠的引产，效果满意而安全。

外用：0.1%~0.3%溶液，洗涤或湿敷各种感染创面。中期引产：羊膜腔注射，50~100mg/次，溶于 10~20mL 注射用水中，于下腹壁注射，一般用药后 42h 左右产出；超过 48h 未产出者，需注射第 2 次，或改用其他方法。胎膜外注入：用导尿管向宫腔内注入 0.1%溶液 50mL，保留导尿管 24h 后取出。

【注意与禁忌】 外用无明显不良反应。用于引产时可产生阵缩疼痛和产后出血，为减少出血，一般于妊娠 16~24 周引产为宜。注入量超过 1g 可引起肾衰竭致死。肝、肾疾病者忌用。

【规格】 溶液：0.1%~0.3%；注射液：50mg/2mL。

洗消净

由次氯酸钠溶液（含氯量不得低于5%）和40%十二烷基苯磺酸钠溶液等量配合制成，是一种新型含氯消毒洗涤剂，对细菌、芽孢、病毒均可杀灭，为广谱、高效、快速消毒剂，应用范围广泛，如医疗器械与用具、传染病人用具、内衣裤、排泄物、餐饮旅游业等的消毒。

取本品25mL，用水5000mL稀释，将被洗涤物放在上述溶液中洗刷，即可达到消毒目的。油污较多物品，需浸泡3~5min，然后刷洗冲净。用自来水或井水配制本品均可，水温保持在40℃效果较好，但不可高温或在阳光下放置。此外，处理痰、粪、血液污染物：每1kg本品原液加水25kg，搅拌10min。

腐殖酸钠 Sodium Humate（富新钠）

【药性与应用】 天然高分子化合物，主要为黑腐殖酸，也有少量棕腐殖酸和黄腐殖酸，为胶体物质，有较强的吸附和螯合作用，可吸附大量阴道分泌物，保持阴道壁清洁，并具有一定的抗炎作用。对于因雌激素水平下降、阴道局部抵抗力下降引起的炎症，可以使之消退。消炎作用来源于抑制玻璃酸活性和活化垂体-肾上腺皮质的功能。也有一定沉淀蛋白作用。临床上外用于收敛、止血、止痛、止痒、抗渗出、消炎、消肿等。常用于治疗宫颈糜烂，以Ⅰ、Ⅱ度效果较好；对Ⅲ度者也可缓解并有望治愈。

治疗宫颈糜烂及老年性阴道炎：先用棉球蘸20%本品糊剂均匀涂抹，并留置于患处，12~24h后取出，1次/2d；10次为1个疗程。治疗过程中不可性交与盆浴。对其他炎症与外伤可用本品1%水溶液浸湿、湿敷。

【注意与禁忌】 偶有小腹部隐痛与烧灼感，继续用药可自行消失。个别可有出血，停药后可自行止血，不影响继续应用。

【规格】 粉剂：5g，25g；1%水溶液：以粉剂加开水充分搅拌溶解后制成；20%糊剂：以粉剂加5倍开水，搅拌均匀，放置一夜后即成。

氯化磷酸三钠 Chlorinated Trisodium

【药性与应用】 对甲肝病毒、乙肝病毒表面抗原、大肠杆菌、蜡样杆菌4001芽孢、副霍乱弧菌及金葡菌等有彻底杀灭作用；对性传播疾病病毒也有预防作用。同时具有去垢、漂白、净水等多种优异功能。可作为消毒洗衣粉的主要添加剂。用途极其广泛：食堂用具和餐饮器皿的消毒与洗涤；游泳池水及各种水质的处理；医院玻璃器皿、被服、工作人员手及便器、痰盂的除垢消毒和医院污水的处理；蔬菜瓜果的清洗保鲜；禽窝、畜圈的消毒等。本品均按5%次氯酸钠含量计算。用量大、时间长，则效果好。在常温下性质稳定，可保存2年，有效成分不低于95%。遇有结块也不影响消洗效果。

可配成不同浓度水溶液，用于不同物品的消洗、擦拭、喷雾、浸泡消毒。配制水用凉开水、去离子水、蒸馏水均可。具体用法参见下表。

氯化磷酸二钠的用法

适用范围	药物浓度及用量（g/kg 水）	作用时间（min）
肝炎病人餐饮用具	5~7	2
被服、衣物洗涤	2	5
饮用水、游泳池水	0.1~0.2	30~60
洗衣粉添加剂	按10%~15%计算	
水果、蔬菜	0.7~0.9	
性病者的衣服	5	10~30
禽窝、畜圈	3~5	10~30

【注意与禁忌】 本品是含氯固体消毒剂，应现配现用。本品有较强的腐蚀性，对有色织物洗涤及皮肤消毒，应按规定使用。金属器械消毒后，应用无菌水冲洗，以防生锈。

普瑞扎肽络合铜凝胶　Prezatide Copper Acetate（Lamin gel，PC1020）

【药性与应用】 本品是甘氨酸-L-组氨酰-L-赖氨酸铜络合物，是一种水溶性凝胶，能使伤口保持湿润，同时又能使伤口形成一道防止外界污染的屏障。由于本品含有三肽铜络合物，能促进伤口的愈合。其主要原理是络合物在创伤部位提供铜离子，参与促使伤口愈合的酶系统，增加其活性，如增强与胶原形成有关的赖氨酰氧化酶的活性等。本品适用于皮肤上的各种损伤创面，如糖尿病性溃疡、压疮、静脉淤滞性溃疡、Ⅰ度及Ⅱ度烧伤、手术切口和皮肤擦伤等，以促进其迅速愈合。

创面局部贴敷：冲洗创面，1~2次/d，之后贴本品胶性敷料，既有利于渗出液的吸收，又能保持创面湿度和防止创面污染，为愈合创造良好条件。

【注意与禁忌】 未见对本品不良反应的报道。

【规格】 凝胶。

玻璃酸锌　Zinc Hyaluronate（Curiosin）

【药性与应用】 为玻璃酸与锌的复合物。局部应用可促使出血过程缩短，促进损伤的皮肤和毛发重新生长，促进肉芽组织新生和上皮细胞修复。因此局部应用本品有助于创伤、溃疡的愈合。临床适合创伤及溃疡创面的局部应用。

局部应用：本品 0.2%的溶液湿敷换药，1~2 次/d。

【注意与禁忌】 病人对本品的耐受性良好；尚未见不良反应的报道。

【规格】 水溶液：0.2g/100mL。

消痔灵

【药性与应用】 系用五倍子、明矾等成分制成的注射液，属硬化剂，具有收敛、抑菌等作用，能使小动脉内血栓形成加快，且毒性也较小。注射后可使内痔萎缩以治愈。适用于各期内痔，尤其晚期内痔及混合痔。

早期内痔：可用原液注射到痔的黏膜下层。中晚期内痔、静脉曲张性混合痔：按四步注射法进行，第一步注射到内痔上方黏膜下层动脉区；第二步注射到内痔黏膜下层；第三步注射到内痔黏膜固有层；第四步注射到齿状线上方内痔黏膜下层。常用量：早期内痔每个痔区注射原液2~4mL；中晚期内痔用 1%普鲁卡因溶液稀释原液，使成 1:1或 2:1（2 份原液加 1 份 1%普鲁卡因）。根据痔的大小，每个内痔可注入 8~13mL，总量约 20~40mL。

【注意与禁忌】 急性肠炎、内痔发炎者必须在炎症消退后应用。外痔皮赘忌用。

【规格】 注射液：10mL。

愈创蓝油烃 Guaiazulene

有消炎及促进肉芽组织再生的作用，能促进烧伤创面愈合，并有防热、防辐射、防皲裂作用。用于烧伤、皲裂、冻疮、湿疹、皮炎的治疗及预防高热辐射。外用涂搽：2~3 次/d。

蓝油烃烫伤膏：含有水杨酸苯酯的蓝油烃油膏。

二氧化钛[典] Titanium Dioxide

有吸收紫外线及止痒作用，可用于光感性皮炎及皮肤瘙痒症。外用涂搽。

复方二氧化钛软膏：含二氧化钛 5%。

铬酸 Chromic Acid（三氧化铬）

为腐蚀收敛剂，其 25%~100%溶液用于治疗慢性宫颈炎。其结晶用于烧灼鼻或口腔出血点。治疗慢性宫颈炎：局部涂搽，1 次/月，共 2 次。

鞣酸　Tannic Acid

能沉淀蛋白，有收敛止血作用，可用于皮肤溃疡、压疮、湿疹等。20%软膏外用涂搽。

獾油搽剂[典]

有清热解毒、消肿止痛作用。局部涂搽用于治疗小面积烧伤。

松节油[典]　Turpentine Oil

有局部刺激作用，可促进血液循环。用于肌肉痛、风湿痛和神经痛。用于局部涂搽。

松节油搽剂：含松节油65%、软皂7.5%、樟脑5%。

碘仿　Iodoform

有防腐、除臭作用。可用于填充口腔、会阴等深而易污染的伤口。4%～6%碘仿纱布外用。

硝酸银　Silver Nitrate

有腐蚀作用，用于烧灼黏膜溃疡及出血点、裂口等，用后用生理盐水冲去。近年曾用于大面积烧伤。5%、10%、20%溶液。避光保存，配制溶液时必须用蒸馏水。

硫酸铜　Copper Sulfate（胆矾）

有收敛、腐蚀、抑菌作用。多用于治疗沙眼。用0.5%～1%溶液滴眼，或硫酸铜棒涂搽。

溶液：0.5%；硫酸铜棒：含本品、明矾、硝酸钾各等量。

水杨酸甲酯　Methyl Salicylate

促进局部血液循环。用于肌肉、关节及神经痛。外用局部涂搽。

升华硫[典]　Sublimed Sulfur

杀虫、驱蚊、灭螺、毒鼠。5%～10%软膏。

三氯生　Tricloson（氯羟二苯醚，三氯散，三氯新，三氯森，Cloxifenol，Adasept，Irgasan）

【药性与应用】　直接作用于细菌细胞壁，将其破坏，使细菌溶解。对 G^+

菌作用强于 G^-菌。对真菌、病毒也有明显杀灭作用。临床用于皮肤、黏膜和怕腐蚀部位的消毒。

先用乙醇将本品溶解，再用蒸馏水稀释成所需浓度溶液。①皮肤消毒液：0.5%~1.0%乙醇溶液。②怕腐蚀体表消毒：0.5%~1.0%水溶液。③口腔黏膜消毒：0.5%水溶液。

【注意与禁忌】 个别人有过敏现象。

【规格】 乙醇溶液：0.5%，0.7%。

第二十八章　皮肤科用药

维 A 酸[典][基]　**Tretinoin（维甲酸，维生素 A 酸，维生素甲酸，Retinoic Acid，RA）**

【药性与应用】　本品系维生素在体内的中间代谢产物，具有维持皮肤、角膜、上呼吸道及泌尿生殖道上皮与黏膜结构完整性的作用，可治疗多种皮肤病。局部涂抹对皮肤的穿透很快，能使上皮细胞更新明显增加。口服本品不会蓄积于肝内，能从粪、尿中排出。临床用于各种类型的扁平苔藓、黏膜白斑、多发性寻常疣、毛发红糠疹、毛囊角化病，以及皮肤的其他角化异常；亦常用于银屑病的辅助治疗。

口服：10mg，2~3 次/d。外用：软膏外涂，0.025%用于痤疮、面部糠疹；0.1%用于扁平苔藓、毛发红糠疹、黏膜白斑。2 次/d。

【注意与禁忌】　口服者可有头痛、头晕（50 岁以下者多见）、口干、皮肤脱屑等副作用，减量或同时服用谷维素、维生素 B_1、维生素 B_6 等药物加以控制。现已有其酯类供服用，可减轻副作用。可引起肝损害，肝、肾功能不良者慎用。外用不可用于皮肤皱褶部位，其外用制剂浓度不得超过 0.3%。治疗重症皮肤病，可与抗生素、糖皮质激素等合用，增强疗效。

【药物相互作用】　①与皮质激素、抗生素合用，可增强本药疗效。②与西咪替丁、环孢素、地尔硫䓬、维拉帕米、酮康唑等合用，可引起本药血药浓度增加与中毒。③与异维 A 酸、抗角化药（间苯二酚、水杨酸、硫黄等）和其他治疗痤疮的药物合用，可加剧皮肤刺激与干燥，为达治疗目的，可间隔使用。④本药外用时，不可与光敏感药，如噻唑类、四环素类、氟喹诺酮类、酚噻嗪类、磺胺类等共用，以免增加光毒性。⑤本药口服时，应避免与四环素、维生素 A 合用，以避免毒性相加作用。⑥与戊巴比妥、苯巴比妥、利福平联用，可使本药血药浓度下降。⑦与乙醇合用可加重皮肤刺激与干燥。⑧不可与肥皂等清洁剂、收敛剂、脱毛剂、发蜡、电解质、具有干燥作用的化妆品、含香料或石灰的产品合用，以免加剧皮肤的刺激与干燥。

【规格】　片剂：5mg，10mg，20mg；胶囊：20mg；乳膏：5mg/10g，10mg/10g；凝胶：2.5mg/10g，5mg/10g，10mg/10g；溶液（外用）：0.05%。

维胺酯：国内自创新药，为维 A 酸类衍生物，主要用于治疗痤疮。也有促进上皮细胞分化作用，并能提高细胞免疫能力，毒副作用较维 A 酸少。临床证实，对寻常性痤疮、颜面播散性粟粒狼疮、鱼鳞病、角化异常性皮肤病均有一定疗效。口服：胶囊剂，1 粒，3 次/d。

异维 A 酸[典] Isotretinoin（β-顺式视黄酸，β-顺式维甲酸，异维生素 A，异维生素 A 酸，Accutane，Isotrex，Roaccutan，Roacutan）

【药性与应用】 本药属第一代维 A 酸，是全反式维 A 酸的立体异构体。口服具有抗油脂作用，对严重痤疮有特殊疗效。临床用于重度痤疮、结节囊肿性痤疮、聚合性痤疮、重症玫瑰痤疮等。局部用药可治疗粉刺、寻常性痤疮。也用于角化异常性皮肤病，如毛发红糠疹、毛周角化病、鱼鳞病等。

口服：剂量应个体化，0.1~1mg/(kg·d)，最大剂量不超过 1mg/(kg·d)，餐后服用。开始剂量可分 2 次服用。用药 2~4 周后观察临床情况，调整剂量。一般 6~8 周为 1 疗程。

局部给药：取少量涂于患处，1~2 次/d，6~8 周为 1 疗程。

【注意与禁忌】 本药有严重致畸作用，妊娠者禁用。本药有交叉过敏性，对维生素 A 类衍生物过敏者均可过敏，应禁用。对肝肾功能不良、维生素 A 过量、高脂血症者及哺乳妇均应禁用。儿童禁用口服制剂。有皮肤上皮肿瘤病史和家族史、皮肤破损处、湿疹样皮损及日光灼伤者，禁用本药外用制剂。慎用于脂质代谢紊乱、糖尿病、肥胖症与饮酒者。

儿童口服过量可发生骨结构改变，如骨骺早熟融合等。

不良反应主要为口服给药引起，大多为可逆性，与剂量大小及个人体质相关。可能会增加心脏病的发生率、出汗，血脂、血糖升高，皮肤、黏膜干燥，肌肉无力，骨质疏松，蛋白尿、血尿、尿酸升高，头痛、头晕、精神抑郁、疲乏。有良性颅内压升高、大脑假性肿瘤的个案报道。可有肝酶升高、消化不良，也可见血小板减少或增多、白细胞减少、体细胞减少或增多。可见皮肤干燥脱屑、掌跖脱皮、瘙痒、皮疹，皮肤脆性增加，瘀斑、继发性感染。少见皮肤光敏性增加、变薄、灼痛、刺激感等。可引起干燥性角膜炎、白内障、视力减退等。其他可有指（趾）甲变软、毛发疏松、脱发、齿龈出血等。可有 40%的人血沉增快。

【药物相互作用】 ①本药可增强华法林的作用。②与阿维 A 酯、维 A 酯或维 A 酸合用，可加重不良反应。③与光敏药物合用，可增加光敏反应。④与甲氨蝶呤合用，可增加后者对肝脏的损害。⑤与四环素合用可诱发大脑假性肿瘤和良性颅内压升高，临床表现为伴有头痛的血压升高、眩晕与视觉障碍。⑥与卡马西平合用，可引起后者的血药浓度下降。

【规格】　胶囊：5mg，10mg，20mg，40mg；胶丸：10mg；凝胶：5mg/10g，15mg/30g。

阿维A[典]　Acitretin（阿维A酸，艾维甲酸，方希，新体卡松、新银屑灵，Efretin，Neotigason）

【药性与应用】　本药为阿维A属视黄醛类药物，是阿维A酯的活性代谢产物，可由阿维A酯在肠内经酶水解生成，或由肠组织中的阿维A酯进入血循环而来。

临床主要用于严重银屑病，也可用于痤疮、淀粉样变性、砷中毒角化病、毛囊角化病、角化不全、皮肤红斑狼疮、Darier病、非银屑性皮肤病、疣状表皮发育不全、扁平苔藓、硬化萎缩性苔藓、毛发红糠疹、玫瑰糖疹、先天性鱼鳞病、鳞状细胞癌等。

口服：本药的个体差异性大，给药应个体化。

银屑病：①初始剂量25～30mg，1次/d，餐时服用，2～4周后可获满意疗效。②维持量25～50mg/d，6～8周可获期望疗效。维持量应个体化，根据临床反应适时调整，最大剂量为75mg/d。皮损充分痊愈后停药。如复发，可重复治疗。

其他角化性疾病：应将剂量最小化，20mg/d，一般不应大于50mg/d。

【注意与禁忌】　本药有严重致畸作用，计划3年内受孕者及哺乳妇不能应用此药。本药与维生素A系列其他药物之间有交叉过敏反应。禁忌证：对本系列药物过敏者、服维生素A过多者、高脂血症、严重肝或肾功能不全。慎用证：肝或肾功能不全、胰腺炎、心血管疾病。对儿童的有效性与安全性尚未确立，但有报道可损伤骨结构和使骨骺提前闭合。

本药的不良反应多是可逆的，停药后可以恢复。可有头痛、步态异常、疲劳，罕见颅内压升高；尿酸轻度升高、高密度脂蛋白降低，磷、钾降低，甘油三酯、胆固醇升高；鼻衄、鼻炎；肌、关节、骨痛，骨性关节病、骨外钙化，但多在大剂量长期服用时出现；肝酶、胆红素升高，罕见肝炎、黄疸；胃肠功能紊乱，口唇、黏膜干燥，齿龈炎、味觉异常；白细胞减少、红细胞轻度升高；干眼、视物模糊、夜视力下降，罕见角膜溃疡；耳鸣、耳痛；脱发、脆甲，皮肤脱屑、变薄、皮疹，少见视光敏反应，偶见大疱性皮疹和病态发质。

【药物相互作用】　①与甲氨蝶呤合用，肝毒性加重。②与四环素合用，可诱发颅内压升高。③与维生素A系列药物合用，可导致维生素A过多，诱发中毒。④本药可诱发苯妥英钠中毒。⑤本药可干扰去氧孕烯、炔雌醇等雌激素避孕药的效果，应考虑采用其他避孕方式。⑥圣·约翰草与本药合用可导致生殖缺陷。⑦服用本药妇女在用药期间与停药2月内均不应饮酒，否则可有致畸风险。

【规格】 胶囊：10mg，25mg。

他扎罗汀[典] Tazarotene（乙炔维甲酸，乙炔维A酸）

【药性与应用】 为维A酸前体类皮肤外用药。临床用于治疗寻常性斑块型银屑病和寻常痤疮。系经验用药，机制不清。

外用：银屑病，每晚睡前半小时，先清洗患部，待干燥后将本药适量涂于患处，然后轻轻按揉，待药物吸收后，再用肥皂洗净手；痤疮，清洁面部，待皮肤干爽后，取本品2 mg/m^2 涂于患处，形成薄膜，每晚一次。

【注意与禁忌】 局部可有刺痛、红斑、瘙痒、灼热、脱屑。可有皮炎、湿疹和银屑病恶化。禁用于孕妇、哺乳妇和准备生育的妇女。不可用于有维A酸类过敏史者。育龄妇女用本品前2周必须进行妊娠试验，阴性后方可在下次正常月经周期前第2~3天开始治疗。在治疗前后一段时间内，必须采取有效避孕方法。如果发现妊娠应立即就医咨询。避免药物与眼和黏膜以及正常皮肤接触。否则，应用水彻底清洗。不可抓挠用药皮肤。本品不可用于急性湿疹类皮肤病。治疗期间避免暴露在阳光下。

【药物相互作用】 治疗期间应避免使用光敏性药物，如四环素、氟喹诺酮、吩噻嗪、磺胺类等。避免使用含有皮肤干燥剂的药物和化妆品。

【规格】 乳膏：0.1%；凝胶：0.05%。

阿维A酯 Efretinate（艾吹停，体长松，依曲替酯，银屑灵，维甲灵，Efretinatum，Tegison）

【药性与应用】 本药的确切机制不明，但有抑制表皮细胞增生、改善分化、抗角化等作用。可使银屑病患者的鳞屑、红斑减少。临床用于治疗银屑病（特别是脓疱型、红皮病型和斑块型者），严重、顽固的口腔扁平苔藓，难治性角化异常性疾病，如鱼鳞病、毛周角化病、掌跖角化等，以及毛发红糠疹、掌跖脓疱病等。

口服：剂量应个体化。起始量0.75~1mg/（kg·d）。对红皮病型银屑病可给予0.25mg/（kg·d），每周递增0.25mg，直到获得满意疗效。维持量为0.5~0.75mg/（kg·d），多在治疗8~16周后采用此量。

【注意与禁忌】 本药与维生素A系列药物有交叉过敏，对羟苯甲酯类、乳糖过敏者，也可能对本药过敏。对本药过敏、肾功能不全者及孕妇、哺乳妇均禁用本药。慎用于心血管疾病及有家族史、糖尿病及有家族史、肝病及有家族史、高脂血症、饮酒、肥胖者。

不良反应：皮肤黏膜、肌肉骨骼、肝和中枢神经系统的不良反应与高维生素A综合征类似。其他较常见的可有上腹部绞痛、头发稀薄、血沉增快。少见发热、指（趾）甲松动、甲沟炎。罕见齿龈出血或炎症、大脑假性肿瘤。

【药物相互作用】 ①与抗痤疮制剂、含脱屑药制剂（如过氧苯甲酰、间苯二酚、水杨酸、硫黄、维A酸等）合用，可加剧皮肤的刺激与干燥。②与异维A酸、维A酸或维生素A同服，可增加毒性，应予避免。③与甲氨蝶呤同服，可增加肝毒性。④与光敏药物同服，可增加光敏性。⑤与四环素同服，可增加大脑假性肿瘤的发生率。⑥与含乙醇化妆品合用，可增加皮肤干燥。⑦用药期间饮酒，可诱发高甘油三酯血症。⑧与肥皂等脱脂清洁剂合用，可加剧皮肤干燥。

【规格】 胶囊：10mg，25mg，50mg。

芬替康唑 Fenticonazole（芬昔康唑，芬康唑，Lomexin）

【药性与应用】 本品为抗真菌药。临床用于皮肤真菌病，以及玫瑰糠疹、耳真菌病、红癣及伴有G^+菌混合感染的真菌病。也适用于外阴炎、阴道炎、感染性白带等生殖道黏膜真菌感染疾病。用乳膏、喷雾剂、粉剂等施于患处，1~2次/日。阴道霜、阴道丸应睡前给药一次。

【规格】 乳膏：2%；喷雾剂：2%；粉剂：2%；阴道丸：200mg。

克罗米通[典] Crotamiton（克罗他米通，优力斯，优力肤，优力散）

【药性与应用】 本品有局部麻醉作用，可用于各种类型瘙痒症，并可杀灭疥螨。临床应用于治疗瘙痒症和疥疮。对链球菌、葡萄球菌也有抑制作用，故也用于继发性皮肤感染。

疥疮：治疗前应彻底洗澡，擦干身体，用本品着力涂搽颈部以下皮肤并注意沟凹、皮肤皱褶处，如手足、指趾间、腋下、腹股沟等处。48h后洗澡，更换清洁衣服。必要时，一周后重复一次。也可以每天涂抹一次，持续5~7d。

瘙痒症：局部涂抹患处，3次/d。

脓性皮肤病：用浸渍本品敷料覆盖患处。

【注意与禁忌】 本品不可接触眼部和黏膜。对本品过敏，急性炎症性、糜烂性、渗出性皮损者慎用。治疗疥疮期间不可洗浴，治疗后应彻底洗浴。与患者同居者应同治。不可大面积应用于婴幼儿。

【规格】 乳膏：10%；洗剂：10%。

林旦[典] Lindane（丙体六六六，疥灵，林丹，γ-六六六）

【药性与应用】 本品通过疥螨和虱、虮的体表进入其体内，使其神经系统麻痹而死。临床主要用于疥疮和阴虱病的治疗。

疥疮：预先彻底洗澡，擦干身体，然后用本品涂搽全身颈以下皮肤，并注意搽到皮肤皱褶处。成人一次不超过30g（儿童酌减）。12h后可洗澡，更换清洁衣服、被褥。必要时，一周后可重复一次。

阴虱病：剃去阴毛后涂抹本品，3~5次/d。

【注意与禁忌】 可有局部刺激，数日后消退。可有头晕，1~2d后消失。长期大量使用有可能引起皮肤对药物的吸收，引起神经中毒症状和诱发癫痫。有癫痫史者禁用。少数人可出现荨麻疹。4岁以下者、孕妇及哺乳妇慎用。不可用于皮肤破溃处，不可接触眼及黏膜。使用过程中如果出现过敏及神经系统症状应立即停药。

【规格】 乳膏：1%。

过氧苯甲酰[典] Benzoyl Peroxide（过氧苯酰，过氧苯二甲酰，痤疮平）

【药性与应用】 本品为强氧化剥脱剂，能分解出苯甲酸和新生态氧而发挥强大的杀菌、除臭作用，能够透入皮脂滤泡深部，促进痤疮丙酸杆菌代谢，产生有效的杀菌作用。能促进肉芽和上皮细胞增生，具有溶解角质和降低皮脂内游离脂肪酸的作用。本品对G^+菌、G^-菌、厌氧菌、假丝酵母菌等均有杀灭作用。对皮肤创伤、溃疡有促进细胞修复和加速愈合的作用，临床用于寻常性痤疮、疖肿、痱子、各种溃疡、压疮等。

外用：涂于皮肤病损部位，2次/d。

【注意与禁忌】 避免与眼、口及黏膜部位接触；不要和衣物、毛发接触，以免使之褪色；本品易燃，应避免受热、碰撞，并远离火源。过敏者慎用。保存时应含有一定水分，以策安全。

【药物相互作用】 与其他能引起皮肤脱屑的外用药物，如间苯二酚、水杨酸、硫黄、维A酸等合用，可增加皮肤的刺激与干燥等不良作用。

与肥皂等清洁剂及脱脂或脱水化妆品合用可增加皮肤的干燥与刺激。

【规格】 乳膏：2.5%，5%，10%；凝胶：0.25g/10g，0.5g/10g，1g/10g；洗剂：2%，5%，10%。

地蒽酚[典] Dithranol（蒽林，蒽三酚，Anthralin）

【药性与应用】 人工合成的柯桠素类物质，具有促使角质形成的作用。能透过表层皮肤，通过对代谢酶的调节，使酶失去活性，抑制DNA合成，减慢蛋白质合成速度，减慢表皮细胞分裂增殖速度，使表皮细胞生成速度和皮肤角化速度恢复正常，使银屑病的角化不全、过度角化趋于正常。临床用于非进行期的银屑病；也用于神经性皮炎、扁平苔藓等。

外用：涂患处，15~30min 后擦掉，1~2 次/d。大面积者宜分片治疗。

【注意与禁忌】 可使毛发、皮肤、指甲着色，对黏膜、皮肤可产生刺激反应，引起局部红斑、灼热、刺痛及瘙痒等不良反应。头面部、黏膜处慎用或忌用。肝、肾功能异常者慎用。

【药物相互作用】 ①尿素能增加本药的透皮吸入，降低作用浓度，减少对皮肤的刺激。②水杨酸可防止本药被氧化失效。③与光敏药物合用，可增强本药的光敏作用。④与皮质激素合用可减少刺激性，缩短皮损清除期，但可增加银屑病的复发率，且可引起脓疱型银屑病反跳现象，故合用时应谨慎。⑤胺类药物可促使本药氧化失效，可利用这一特点清除药物残留。⑥与焦油合用可减少本药刺激性而不影响药效。

【规格】 软膏：0.05%，0.1%，0.25%，0.5%，1%，2%，3%；蜡棒：20mg/3g。

复方蒽林软膏　Unguntun Anthralini Compositum（复方蒽地酚软膏）

【药性与应用】 本品是以蒽林为主加上其他成分组成的复方制剂。蒽林是强还原剂，并有局部消炎作用，能使酶失去活性，是糖酵解的有效控制剂；并与 DNA 相互作用，抑制有丝分裂，减少 DNA 的合成，从而发挥作用。其确切药理机制尚有待深入研究。临床用于银屑病、足癣等。

外用：将患处洗净后用棉签、棉布或软性毛刷轻轻搽于皮损处，但不要波及完好皮肤，1~3 次/d。

【注意与禁忌】 外搽时不要搽破皮肤。黏膜及眼睑处避免使用本品。外搽后如有刺激反应，局部发红、发痒时，应用凉开水冲洗，并搽氟轻松软膏加以缓解。肝功能障碍者禁用。

【规格】 软膏：10g。

氯康唑　Croconazole（克罗可唑，Pilzeim）

【药性与应用】 咪唑类抗真菌药，对 G^+需氧菌及大部分厌氧菌也有抗菌活性，但难以被皮肤吸收。临床主要用于皮癣类的治疗，如足癣、股癣、体部白癣及假丝酵母菌指间糜烂症、甲沟炎等。

外用：将乳膏涂于患处，2~3 次/d。

【注意与禁忌】 偶见局部刺激、皮炎、丘疹等。对本品过敏者，糜烂部位及表皮破损处禁用。不可用于角膜、结膜。

【规格】 乳膏：1%；凝胶：1%。

硫康唑　Sulconazole（硫益康唑，Exelderm，Sulcosyn）

【药性与应用】 广谱抗真菌药，对酵母菌、皮肤真菌、曲霉菌、部分 G^+ 厌氧菌有杀菌作用。对静止期假丝酵母菌有强效抗菌作用。临床用于治疗各类皮癣、婴儿真菌性红斑、指间糜烂、甲沟炎、花斑糠疹、足白癣等。

外用：乳膏或溶液涂抹患部，2~3 次/d，治愈后应再延续 2~3 周。

【注意与禁忌】 偶有瘙痒、烧灼、刺激感、接触性皮炎等。罕见肿胀、丘疹、干燥等皮肤症状。禁用于角膜、结膜处。孕妇、早产儿、新生儿慎用。过敏和明显糜烂处也应慎用。

【规格】 乳膏：1%；溶液：1%。

曲安奈德益康唑[典]　Triamcinolone Acetonide and Econazole（扶严宁，吉佰芙，利美能，派瑞松，瑞芳，Daktarin Compound）

【药性与应用】 本药主要成分为硝酸益康唑与曲安奈德。临床用于皮肤癣菌、酵母菌等所致的皮肤真菌感染，如手足癣、体癣、股癣、花斑癣等。也用于湿疹样皮炎、口角炎、甲沟类、尿布皮炎、浅表脓皮病，以及表现为潮湿、渗出的急性或亚急性皮肤病。

外用：取本药适量涂抹患处，2 次/d，疗程 2~4 周。一般不超过 4 周。

【注意与禁忌】 禁用于对咪唑类抗真菌药和皮质类固醇过敏者以及皮肤结核、梅毒、病毒感染（疱疹、水痘、天花）和严重局部感染患者。慎用于高血压、心脏病、骨质疏松、肝功能不全等患者。

本药可抑制生长发育和导致库欣综合征，故婴幼儿不宜使用，儿童也应慎用。本药有致畸作用，局部用药可以被吸收，孕妇尤其妊娠早期用药应慎重。本药及其代谢产物可从乳汁中分泌，故哺乳妇不宜使用。

本药耐受性良好，偶见过敏反应，如皮肤瘙痒、刺痛等。长期大量使用也可出现类似皮质功能亢进的情况，如多毛、痤疮、伤口不愈合等。

【药物相互作用】 可参阅益康唑和曲安奈德。

【规格】 软膏：15g（硝酸益康唑 15mg，醋酸曲安奈德 1.65mg）；乳膏：10g（硝酸益康唑 1%，曲安奈德 0.1%）。

利拉萘酯　Liranaflate（澳克先，当止，嘉益，利维康，斯芙林，Zefnart）

【药性与应用】 本药为硫代氨基甲酸酯类抗真菌药，属角鲨烯环氧化酶抑制药。临床用于敏感菌所致的手、足、体、股癣。

外用：1 次/d，涂于患处。

【注意与禁忌】 对本药及其他抗真菌药过敏，所患疾病与皮肤真菌病、汗疱疹、掌跖脓疱病、脓皮病和其他皮肤病难以鉴别诊断者禁用。慎用于老年人。儿童、孕妇、哺乳妇的用药安全性均不确定，故用药时也应谨慎。

不良反应可有接触性皮炎、瘙痒、发红、红斑、疼痛、刺激感，以及皮炎、自身敏感性皮炎等。但均不多见。

【规格】 乳膏：0.2g/10g。

地奈德　Desonide（莱索文，力言卓）

【药性与应用】 本药为外用糖皮质激素。临床用于轻至中度特应性皮炎及糖皮质激素治疗有效的多种皮肤病，如接触性皮炎、神经性皮炎、脂溢性皮炎、湿疹、银屑病、扁平苔藓、单纯性苔藓、汗疱疹等引起的皮肤炎症及瘙痒。

外用：乳膏均匀涂于患处，2~4 次/d。对于银屑病及其他顽固性皮肤病，可采用乳膏包封治疗。洗剂在患处涂一薄层，2~3 次/d。

【注意与禁忌】 对本药或其他糖皮质激素过敏者禁用。孕妇、哺乳妇慎用。儿童长期应用本药，可影响生长发育。

局部使用过程中偶可引起刺痛、灼热、刺激、接触性皮炎、皮肤干燥、毛囊炎、多毛症、痤疮样皮疹、色素脱失、口周炎、继发感染、皮肤萎缩、瘙痒、暂时性红斑与屑（病情加重）等。在部分患者中偶可出现库欣综合征、高血糖与糖尿。

【药物相互作用】 ①与肝酶诱导药苯巴比妥、苯妥英钠合用，可使本药代谢加快。②与安非拉酮合用，可降低惊厥阈值，应避免。

【规格】 乳膏：7.5mg/15g；软膏：0.05%；洗剂：0.05%；泡沫：0.05%。

他卡西醇　Tacalcitol（萌尔夫，他卡苷醇，Bonalfa）

【药性与应用】 本药为维生素 D_3 衍生物，具有诱导细胞分化、抑制细胞增殖的作用。可缓解银屑病患者鳞屑、红斑及皮肤增生的体征。本药不会导致皮肤萎缩。临床主要用于治疗寻常型银屑病。

外用：适量涂于患处，2 次/d。

【注意与禁忌】 对本药有过敏史者禁用。慎用于对维生素 D 衍生物过敏者、老年人。儿童的安全性尚未确定。孕妇、哺乳妇应避免长期或大量、大面积用药。哺乳者应停止哺乳。

不良反应可有皮肤瘙痒、发红、刺痛、色素沉着、肝酶升高等；也可有头痛、接触性皮炎、白细胞增多、血磷下降、尿蛋白阳性、皮肤肿胀、尿钙升高等。症状严重者应停药。

【药物相互作用】 ①与噻嗪类利尿药、钙制剂、维生素 D 衍生物、环孢素等合用，可致血钙升高。②与抑制表皮生长因子受体的药物地蒽酚、局部用维A酸及糖皮质激素等合用，可能增加对银屑病等的疗效。

【规格】 软膏：20μg/10g，60μg/30g，200μg/100g。

鬼臼毒素 Podophyllotoxin

【药性与应用】 本药是从北美或西藏鬼臼毒素中提出的一种细胞毒性药物。其活性成分为足叶草酯毒素，有抗肿瘤活性，抑制细胞核有丝分裂，使其停止在中期。同时也能抑制人皮肤角质形成细胞和宫颈癌上皮细胞，阻碍其分裂与增殖。临床用于治疗男性或女性生殖器、肛门部位的尖锐湿疣，也可用于其他病毒感染。其机制可能是抑制被人乳头状瘤病毒（HPV）感染的上皮细胞分裂增殖，使之坏死脱落。

局部涂抹治疗尖锐湿疣：用药前涂以凡士林保护健康组织，或病变部位涂药后，立即以滑石粉撒布，以避免药物污染正常皮肤。用药前应先以兼有消毒收敛作用的高锰酸钾溶液清洗患处，擦干，再以棒状物蘸本药均匀涂布疣体表面，然后使之暴露、干燥，2次/d，包皮过长者1次/d。连用3d，停药观察4d，即为1疗程。若瘤体仍未消退，可重复治疗，最多不超过3疗程。对复发病例，可重复上述治疗。

【注意与禁忌】 对本药过敏者、孕妇、哺乳妇禁用。瘤体松脆、出血、炎症，新近进行活检的疣、痣、胎记，术后开放性伤口，瘤体直径大于2cm或瘤损重大、范围广泛者，不宜使用本药治疗。对儿童的安全性尚不明确。

治疗后的不良反应常有灼热、疼痛、红斑、溃疡；局部水肿与糜烂可见于少数男性患者。

【规格】 酊剂：0.5%（15mg/3mL）；软膏：0.5%（25mg/5g）。

尿囊素 Allantoin

【药性与应用】 本药作为一种保湿剂和角质剥脱剂，能直接作用于角质蛋白，加强其结合水的能力；同时可以使角质蛋白分解，鳞屑松解脱落，使皮肤光滑柔软。此外，本药对局部尚有麻醉作用，能够止痒与缓和刺激；促进上皮增生、肉芽组织生长及创面愈合。

外用：涂于患处，2~3次/d。用于皮肤干燥、手足皲裂、老年性瘙痒症等皮肤病和肥厚性皮肤病；也用于促进皮肤溃疡愈合及痔疮和其他肛门直肠疾病的收敛。

外用时罕见皮肤刺激症状。

【规格】 乳膏：0.2g/20g。

阿法赛特　Alefacept（阿来法舍，阿来塞普，Amevive）

【药性与应用】　本药为重组融合蛋白，能干扰 T 细胞的激活与增生，也可引起 T 细胞的凋亡。临床用于需进行全身治疗或光疗的中、重度斑块性银屑病。

肌内注射：15mg，1 次/周，12 周为 1 疗程。目前尚无治疗 2 个疗程以上的资料。

【注意与禁忌】　禁用于对本药过敏者，HIV 感染者（本药诱导 CD_4^+T 淋巴细胞减少），CD_4^+T 淋巴细胞计数低于正常值者。慎用于恶性肿瘤高危人群，慢性复发性感染患者。妊娠安全性为 B 级。哺乳妇应用应权衡利弊。儿童用药安全性尚未确立。

不良反应：冠心病、鼻咽炎、咳嗽、头晕、一过性头痛、肝酶升高、恶心、淋巴细胞减少、瘙痒，局部红、肿、痛、热，少数可有血管神经性水肿和风疹。其他可有恶性肿瘤、感染和流感样症状，表现为头痛、发热、肌痛与寒战。

【规格】　注射剂：7.5mg，15mg。

补骨脂素　Psoralen（制斑素，补骨脂内酯）

【药性与应用】　本品系由补骨脂中提取的一种有效成分，属呋喃骈香豆素，具有促使皮肤黑色素增加的作用。临床用于白癜风、斑秃、银屑病。

治疗白癜风：肌内注射，2mL，1 次/d，可连续使用数月。注射后 1h 左右应到室外晒太阳 10～30min；或用紫外线灯距离 50cm 照射，从 1～2min 开始，每日或隔日增加 1min，逐渐增加到 10～15min。外用溶液涂搽患处，应先从小面积开始，数分钟后到室外晒太阳，从晒 5min 开始，如无过敏反应，可逐渐增加到 20min/次；也可用紫外线灯照射，方法同肌内注射。每 2～3d 涂搽 1 次，坚持数年或半年以上。病变面积大的病人可肌内注射与外用同时进行。

治疗银屑病：口服，40～80mg/次，2h 后全身照黑光。投照距离在 7～17cm 时，照射时间为 15～30min。对皮损顽固部位，照距要短。1 次/（1～2）d。基本治愈后，应继续巩固治疗，逐步延长治疗时间。

【注意与禁忌】　对日光过敏者忌用。局部晒太阳或照紫外线后有红肿、起水疱者应暂停使用，待恢复后再用，但应缩短时间或减少剂量。注射液如有结晶析出，可用沸水加热 10min 左右，待结晶消失并冷却后使用；加热后出现的混浊现象，系增溶剂所致，冷却后即变澄清。

【规格】　油溶注射剂：1mg/1mL，1mg/2mL；胶囊：40mg；外用溶液：25mg/50mL。

甲氧补骨脂素　Methoxsalen（敏白灵，8-甲氧补骨脂素，甲氧沙林，Methoxypsoralen 8-Methoxypsoralen，MOP）

【药性与应用】 作用类似补骨脂素，为补骨脂素的衍生物，具有强烈的光敏活性，易被长波紫外线激活而产生光毒作用，使 DNA 合成及细胞分裂受到抑制。能在白斑部位集结紫外线加速黑色素的形成。临床用于银屑病、白癜风及其他色素减退斑。常配合紫外线治疗。

治疗银屑病：在照射紫外线约 1h 后口服本品 0.5mg/（kg·次），或同时外用 0.5%本品溶液，1 次/d。治疗白癜风：口服 10mg，3 次/d，餐时服用；或外用本品溶液，涂于患处，1 次/d，涂药后 1h 照射紫外线或日光，溶液浓度可改为 0.1%。

【注意与禁忌】 涂本品酊剂溶液于皮损时，应距正常皮肤 0.5cm 以内。偶见胃部不适、恶心等不良反应，若与牛奶同服，可减轻反应症状。服药后光照射时间过长，可引起红斑、水疱、皮疹等，应立即停药，待皮疹消退后再进行治疗。肝、肾功能不良者及孕妇慎用。不可口服及涂于黏膜上，以免出现局部刺激。对造血系统可有影响，引起白细胞减少。

【规格】 片剂：5mg，10mg；溶液：0.1%，0.2%，0.4%，0.5%；胶囊：10mg；软胶囊：10mg；搽剂：0.18g/24mL。

蜂胶[典]　Propolis

【药性与应用】 含有多种较复杂的有机成分，有抗高血脂、抗动脉粥样硬化、抑菌、消炎、止痒、局部麻醉、溶解角质，以及扩张血管、降低血压、促进胃平滑肌蠕动、抗滴虫、抗病毒、增进机体免疫功能、促进受伤组织再生与修复等作用。皮肤科多用于寻常型银屑病、慢性湿疹、神经性皮炎、斑秃、皮肤瘙痒症、化脓性皮肤病、烧伤、溃疡、宫颈糜烂、滴虫病、脂溢性皮炎等皮肤病。

治疗银屑病：口服，0.6~0.9g，3 次/d，一般在服药后 2~4 周生效。2~3 周为 1 个疗程。治疗其他皮肤病：用 5%~20%蜂胶酊剂或 20%~30%蜂胶软膏，或不同浓度的蜂胶洗剂，每日或隔日涂敷，疗程可视疗效而定，一般 2 周左右，多者 1~3 个月。外科烧伤宜用 15%蜂胶软膏，下肢溃疡宜用 5%蜂胶乙醇溶液喷雾治疗，疗程视疗效而定。妇科宫颈糜烂、滴虫性瘙痒：用 5%~20%浓度的软膏。也有口服用于治疗十二指肠溃疡、溃疡病、胃炎者：将 10%蜂胶乙醇溶液 15~20 滴混入温开水冲服，3 次/d，连服 18~20d。

【注意与禁忌】 口服蜂胶制剂后，少数人可口鼻发干、头昏、嗜睡、胃部不适、食欲减退等，一般不影响继续治疗。局部用药可有瘙痒、发红、皮疹、湿疹等过敏表现。偶有鼻痒、咽痛、头痛、体温降低及接触性皮炎等。

【规格】 片剂：0.3g；乙醇溶液：5%~30%；软膏：5%~30%。

积雪苷　Asiaticosid

【药性与应用】 积雪草提取物，主要成分为积雪草苷和羟基积雪草苷。为创伤愈合促进剂，能激活上皮细胞，促进肉芽组织形成，抑制成纤维细胞增殖，对无秩序的瘢痕组织具有抑制和延缓作用；可防止粘连的产生，对术后粘连有缓解作用。用于治疗各类皮肤溃疡、烧伤、外伤、手术切口、肌腱粘连、瘢痕增生、硬皮病等。

口服：12mg，3次/d。也可局部外用。

【注意与禁忌】 外用时偶有轻度皮炎。

【规格】 片剂：6mg。

哈西奈德涂膜[典]　Halcinonide Film

【药性与应用】 本品是将哈西奈德溶于高分子成膜材料制成的一种液体涂剂，为高效抗炎、抗过敏、抗瘙痒和血管收缩药。局部涂于皮损处后，逐渐形成一层致密、透明薄膜，起着包封治疗的作用。本品与皮损紧密接触的同时，逐渐释放、渗透和吸收，起到增加药物疗效和延长治疗时间的作用，可提高疗效3~5倍；且有不污染衣物的优点，优于膏剂和洗剂。对银屑病和湿疹性皮炎疗效较为突出，尤以头部银屑病见效最快。临床用于亚急性或慢性非感染性皮肤病，如银屑病、异位性皮炎、湿疹、神经性皮炎、接触性皮炎等，以银屑病为首选。

外用：涂于患处，2~3次/d。

【注意与禁忌】 偶有瘙痒、毛囊炎、痤疮样疹、皮肤萎缩等。细菌、真菌、病毒感染性皮肤病，如单纯疱疹、带状疱疹、水痘等忌用。眼科疾病、渗出性皮肤病者禁用。孕妇慎用。用于破损皮肤时，可有刺痛。大面积或长期使用时，若出现糖皮质激素样副作用，应及时停药。

【规格】 涂膜剂：0.1%×10g。

安他唑啉[典]　Antazoline（安他啉，安他心，安太啉，盐酸安他唑啉，磷酸安他唑啉，Antisine，Azalone，Histostab）

【药性与应用】 为抗组胺药，有中枢镇静作用和降低毛细血管通透性作用。口服疗效可维持4~6周。适用于荨麻疹、食物过敏、花粉症、过敏性鼻炎、血清病、皮肤瘙痒症等。

口服：成人，100mg，3~4次/d；儿童，50mg，2~3次/d；幼儿，50mg，1次/d。

【注意与禁忌】 可引起暂时性嗜睡，故服药期间不宜驾驶和操作机械。本品可引起过敏，有过敏反应者应立即停用。心力衰竭者慎用。

【规格】 片剂：100mg；注射剂：100mg；滴眼液：0.5%。

卤美他松 Halometasone Monohydrate（卤米松单水合物，氯二氟美松，三卤米他松，适确得，Sicorten）

【药性与应用】 皮质醇类局部外用药，具有快速消炎、止痒、抗过敏、抗渗出和抗表皮增生作用。霜剂具有亲水性，不妨碍皮肤的分泌与散热而有凉爽感；油膏对皮肤有润滑和中度油腻作用，可透入皮肤并吸收一定水分，适用于亚急性和慢性干性皮肤病。临床上，霜剂适用于与变态反应有关的急性接触性和内源性皮疹、钱币状湿疹、脂溢性皮炎等；油膏类适用于各类慢性湿疹性皮损、单纯苔藓（神经性皮炎）、寻常银屑病、白癜风等。

外用：涂于皮损部位，2次/d，并轻轻揉搽，也可用敷料封盖，以增强疗效。

【注意与禁忌】 全身反应与过敏尚未见报道。局部可有刺痒、皮肤过度干燥和毛囊炎等刺激现象。皮肤结核、梅毒性皮肤病、病毒性感染、预防接种性皮炎、细菌和真菌感染以及皮肤过敏者禁用。孕妇慎用。用药期间出现皮肤反应或继发性感染应立即停药，给予适当处理。切勿接触眼结膜，也不应长期应用于面部及皮肤皱褶区。长期、大面积应用，可产生皮质激素样副作用。

【规格】 霜剂：0.05%×10g；油膏：0.05%×10g。

复方适确得 Sicorten Plus

【药性与应用】 卤美他松与三氯生的复方制剂，对于细菌、真菌感染引起的各类变态反应性急慢性皮疹均有效。临床用于急性接触性湿疹（皮炎）、内源性湿疹的急性恶化（体质性湿疹、特异反应性皮炎、神经性皮炎）、钱币状湿疹（皮炎）、脂溢性湿疹、真菌性皮肤病、感染性脓疱病、表皮性毛囊炎（Bockhart 脓疱病）、须疮、脓疮、擦疹和红癣等。

外用：涂于患处并轻轻揉搽，2次/d。

【注意与禁忌】 偶有非特异性刺激症状，如刺痒、微痛等。极少数人可有接触性皮疹或皮肤萎缩。皮肤结核、梅毒性皮肤病、皮肤病毒感染、接种后皮炎及对本品过敏者均禁用。妊娠期慎用。长期大面积应用，应注意激素吸收引起的全身性反应。切勿接触眼结膜。不可长期用于面部和皱褶区皮肤。幼儿慎用。

【规格】 霜剂：10g。

舒肤特搽剂

【药性与应用】 系中西药复方制剂，可抑制疏水性和过敏性介质的产生，并有拮抗亲水性过敏介质的作用，稳定溶酶体膜。具有抗菌消炎、清热解毒、散风祛湿等作用。适用于日光性皮炎、接触性皮炎、丘疹性荨麻疹、湿疹、痤疮、过敏性皮炎、瘙痒症、神经性皮炎等。

外用：将药液滴于患处，以手指涂搽按摩 2min 左右，或以棉签浸取药液涂于患处，稍加按摩即可。

【注意与禁忌】 药液蒸发变稠后仍可继续应用，不影响疗效。不可与其他药品合用。不可用其他溶剂稀释，包括水。若有刺激，应中断用药。避免进入眼、口。

【规格】 搽剂：25mL。

曲安奈德[典] Triamcinolone Acetonide（曲安缩松，去炎舒松，去炎松-A，确炎舒松-A）

参见第十五章第四部分该条。

复方康纳乐霜 Kenacomb Cream

【药性与应用】 本品每 1g 含制霉素 10 万单位、新霉素 2.5mg、短杆菌肽 0.25mg、曲安奈德 1mg，霜基质加至 1g。具有消炎、止痒、抗真菌、抗细菌感染的作用。既可消炎、止痒、收缩血管，又可控制假丝酵母菌及其他酵母菌感染。其中的新霉素与短杆菌肽的联合使用，有强大的广谱抗菌作用，且不产生耐药性。临床适用于异位性湿疹、钱币形湿疹、接触性皮炎、脂溢性皮炎、神经性皮炎、中毒性皮炎、外阴和肛门瘙痒、婴儿湿疹等。

外涂：2~3 次/d。包裹疗法：将少量本品搽患处，直至消失后再重新涂上药膏，并在患处盖上薄层包衣，然后盖上一张无孔薄膜；如需湿润，可在盖薄膜之前先加一层洁净湿纱布。更换敷料次数视病情确定，但必须按程序重新涂药。

【注意与禁忌】 可有局部烧灼感、瘙痒、刺激、毛囊炎、多毛症、痤疮样皮疹、褪色、皮肤糜烂、继发感染、皮肤萎缩、紫纹、粟粒疹等副作用。偶见接触性过敏性皮炎。本品主要成分系甾体激素，牛痘、水痘等病毒性皮肤病不宜使用。禁用于假丝酵母菌属以外的真菌性皮肤病。眼科疾病及鼓膜穿孔者不宜用。有明显心血管疾病者禁用。本品含有多种抗生素，长期使用可引起不敏感细菌和真菌过量生长，发生二重感染，应注意按不同菌种进行相应处理，并应立即停药。本品所含新霉素大面积长期应用可产生肾毒性与耳毒性。孕妇只能小剂量短期使用。

【规格】 霜剂：20g。

丙酸氯倍他索[典] Clobetasol Propionate（丙酸氯倍米松，特美肤，丙酸氯氟美松，Clobesol，Dermadex，Dermoval，Dermoxin，Dermoxinale，Dermovate）

【药性与应用】 强效外用皮质激素类药，抑制细胞有丝分裂，能有效地渗透皮肤角质层，增强药效。其基质有足够的滋润性，用后感到舒适。具有较强的抗炎、抗瘙痒和血管收缩作用。其抗炎作用为氢化可的松的100余倍，并有促进钠、钾排泄作用。适宜于短期局部治疗。临床适用于银屑病、扁平苔藓、盘状红斑狼疮、顽固性湿疹、单纯苔藓、脂溢性皮炎、接触性皮炎、神经性皮炎、外耳炎、会阴瘙痒、严重晒斑等。

外用：1~2次/d。

【注意与禁忌】 一般耐受性好，但可能有肾上腺皮质功能亢进表现，如皮肤萎缩、变薄、起纹、表面血管扩张等。大剂量涂敷尚可有烧灼感、瘙痒、潮红、毛囊炎及干燥感等。孕妇、儿童以及面部、腋窝、腹股沟等部位均禁用。由真菌、病毒、细菌引起的感染性皮肤病，红斑痤疮、粉刺及对本品过敏者均禁用。用药过程中出现皮疹时应停用并进行相应处理。切勿进入眼内。

【规格】 水剂：0.05%×25mL；冷霜：25g；油膏：25g。

莫匹罗星 Mupirocin Ointment（百多邦，Bactroban，Pseudomonic Acid，BRL4910A）

【药性与应用】 新型外用抗生素，为荧光假单胞菌代谢产生的菌酸，可阻止含异亮氨酸蛋白质的合成而发挥抗菌作用。对葡萄球菌、链球菌高度敏感，对多种耐药菌也有效，而对大部分G^-菌和厌氧菌的活性则很小。与其他抗生素无交叉耐药性。体外变异耐药株的出现率很低。在酸性环境下作用明显增强，血中活性则极度降低。本品临床适用于皮肤脓疱疮、疖肿、毛囊炎等原发性皮肤感染及湿疹、溃疡、创伤的继发性感染。

外用：3次/d，5d为1个疗程；必要时可再重复1个疗程。皮肤损伤处可用敷料包扎或覆盖。

【注意与禁忌】 偶见烧灼感、蜇刺感及瘙痒，一般不影响治疗。对本品及基质聚乙二醇过敏者忌用。本品系外用药，不可口服。有中度或严重肾损害者及孕妇慎用。不可用于眼、鼻内，误入者可用清水冲洗。

【规格】 软膏：100mg/5g。

益肤酰胺　Efuamide（净肤灵）

【药性与应用】　对迟发型过敏性皮炎有抑制作用；对实验性脑脊髓炎也有明显的抑制作用；具有抗组胺作用；对即时性被动型过敏反应（PCA）亦有抑制作用。临床适用于各型痤疮、银屑病、荨麻疹、瘙痒症、湿疹及过敏性皮炎。

外用：每日早、中、晚各1次。不可与其他药物同用。

【注意与禁忌】　一般耐受性好，偶见红肿、丘疹、皮肤干燥等。若用药后出现严重红肿，且有丘疹产生，应立即停药。轻度红肿及皮肤干燥可继续用药。其剂型中，5%用于治疗痤疮与湿疹；10%用于治疗银屑病。

【规格】　霜剂：5%，10%。

盐酸萘替芬[典]　Naftifine Hydrochloride（桂萘甲胺，盐酸萘桂胺，Exoderil，Naftifini Hydrochloridum）

【药性与应用】　新型局部抗真菌药，对皮肤真菌有杀菌作用，对酵母菌属有抑菌作用；对 G^+ 菌、G^- 菌均有局部杀菌作用。作用机制为破坏真菌的脂质代谢，干扰其麦角固醇的生物合成。透皮性好，代谢完全，由尿及粪中排泄。临床适用于毛发、指（趾）甲的发癣菌属、小孢子菌属、表皮癣菌属所致的感染；浅表假丝酵母菌病、甲癣、花斑糠疹；乳房下、指（趾）间、臀沟、腹股沟的擦烂性真菌病。

外用：皮肤感染，一般1次/d，轻轻揉搽，四周2.5cm以内的皮肤均应涂敷。擦烂性真菌病，可晚间在皱褶处置含本品的纱布条。治疗持续时间：皮肤真菌感染为2~4周，严重者可增至8周；浅表假丝酵母菌病4周；甲癣6个月；花斑糠疹2周。为预防复发，在所有感染体征消失之后再继续治疗约2周。

【注意与禁忌】　罕见局部轻度刺激，如皮肤灼伤与干燥。对本品过敏者要禁用。本品仅供外用，对急性炎症或开放性损伤不应涂敷。切勿用于眼部。

【规格】　霜剂：10mg/g×15g，10mg/g×30g；凝胶：10mg/g×200g；溶液：10mg/g×25mL，10mg/g×50mL。

硝酸咪康唑[典][基]　Miconazole Nitrate（双氯苯咪唑，霉可唑，达克宁，二氯苯咪唑，Aflorin，Andergin，Daktar，Dermonistat，Daktarin）

【药性与应用】　人工合成外用型咪唑类广谱抗真菌衍生物，对皮真菌、酵母菌及其他藻类、子囊菌、隐球菌等具有抑制和杀灭作用，对 G^+ 球菌和杆菌也有很强的抗菌能力。本品为霜剂或散剂，均不污染皮肤和衣物，对长病程或重复感染病人，二者可交替使用，以取得更好的效果。本品适用于治疗皮真菌、酵母菌及其他真菌引起的皮肤、指（趾）甲感染，如体癣、头癣、手癣、脚癣、须癣、甲癣、花斑癣和皮肤、指（趾）甲的假丝酵母菌病，以及口角炎、外耳炎和G^+菌引起的继发感染。

皮肤感染：用手指搽药膏于患处，2次/d，使药物全部渗入皮肤。1个疗程为2~5周。为预防复发，在病愈后应继续用药10d。指（趾）甲感染：应尽量剪短患甲，用手指涂药膏于患处，并用无孔隙塑料绷带包裹患处，1次/d。待患甲松动后（约需2~3周），继续用药至新甲开始长出。明确出现疗效约需7个月。

【注意与禁忌】 本品耐受性好，极少数病例可能有烧灼和刺激感。治疗期间应注意个人卫生，以提高疗效。

【规格】 软膏：2%；散剂：2%。

噻康唑 Tioconazole（妥善，Trosyd，Tioconazolum）

【药性与应用】 一种合成外用型咪唑类广谱抗真菌药，对多种G^+菌属，如葡萄球菌、链球菌都有抑制作用；能杀灭病源性皮肤真菌、酵母菌及其他真菌。对所有嗜血性致病性皮肤真菌感染，特别是深红色发癣菌、须发癣菌、假丝酵母菌及棒状杆菌属引起的感染都有较好疗效。本品搽于皮肤后，全身吸收甚微。临床适用于皮肤的真菌感染、G^+细菌感染、脚癣、股癣、体癣等。

外用：1%霜剂涂搽并轻揉患处及其周围皮肤，早、晚各1次。花斑癣病人多可在7d治愈。严重脚癣、慢性表皮角化过度者，1个疗程为6周左右。其他部位皮肤的真菌感染及红癣，多需2~4周。

【注意与禁忌】 耐受性良好，无全身不良反应。局部轻微的刺激症状多在第1周出现，并很快消失。本品不可用于对咪唑类药物过敏者，若用药过程中出现过敏现象，应立即停药，并给予相应处理。不可用于眼部。

【规格】 霜剂：1%×5g，1%×15g，1%×30g。

奥昔康唑 Oceral（Oxiconazole）

【药性与应用】 本品在体表有广谱抗真菌作用，对白假丝酵母菌、G^+菌、须发癣菌有杀灭活性。疗效与咪康唑、益康唑相似。作用机制主要为抑制麦角固醇合成。皮肤吸收极少，涂敷后大部分活性成分停留在上皮的角质层。临床适用于各种真菌感染，以及真菌与G^+菌的混合感染，对引起红癣的棒状杆菌也有效；也可用于四肢、躯干、头皮、会阴部、皮肤皱褶处的细菌性感染。

外用：每晚睡前涂药1次。1个疗程不少于3周。为巩固疗效，治愈后继续用药1~2周。

【注意与禁忌】 偶有皮肤轻度烧灼感或较重瘙痒。对本品过敏者禁用。孕妇慎用。不可将本品用于眼部。

【规格】 霜剂：1%×10g，1%×20g；溶液：1%×30mL。

素高捷疗软膏　Solcoseryl Jelly

【药性与应用】 本品为细胞呼吸赋活剂，在伤口愈合的增生期和修复期，能促进氧与葡萄糖的吸收，使组织耗氧率增加1倍以上，从而促进健康肉芽组织的形成，促使上皮加速愈合；含多种促进伤口愈合的活性物质，有利于组织的修复。本品为幼牛血清制品，本品能清洗伤口，清除伤口分泌物，促进肉芽组织的生长、上皮愈合，激发毛细血管的形成，减少或避免瘢痕的形成。因不含蛋白、抗原、致热原，故可配合抗生素、抗菌药、激素等药物的使用。临床应用于足部溃疡、放射性溃疡、糖尿病性溃疡、压疮、化学灼伤、阳光灼伤以及循环障碍引起的营养不良性溃疡，促进愈合。

中轻度症状者，每日外敷本品软膏即可，用药前应用消毒液清洗伤口，必要时配伍抗生素或其他抗菌药。严重病例，应与血活素针剂并用，并每日外敷本品2~6次。

【注意与禁忌】 涂用本品后，因能刺激纤维母细胞生长，使用初期可有烧灼感和分泌物增加，多更换敷料即可解决。为防止患处周围皮肤被浸软，可在周围涂上锌糊剂加以保护。患处上皮生成后，仍应再给药2~3周。

【规格】 软膏：20g。

海普林软膏

【药性与应用】 主要成分为肝素类黏多糖物质，具有促进皮肤吸收，软化角质层，活血化瘀，抗炎止痛，加速伤口愈合诸功效。临床试验也证明，本品有增加血管通透性、改善局部循环、消肿、祛瘀、抗炎止痛、软化瘢痕的作用。临床适用于浅表性血栓性静脉炎、皮肤皲裂、静脉曲张、冻疮、湿疹、血肿等。

外用：2~3次/d。对皮肤皲裂者，宜温水洗后揉搽。

【注意与禁忌】 无明显不良反应，对先天性或真菌性皮肤皲裂疗效欠佳。对早期冻疮，搽后可有温热感，2~3d可消退，但对重度者疗效较差。

【规格】 软膏：30g，内含肝素钠10 500单位。

喜疗妥乳膏　Hirudoid Cream Gel（类肝素，磺酸脂黏多糖，Heparinoid）

【药性与应用】 由动物内脏提取的黏多糖肝磷脂，有抑制皮炎、改善局部血循环、吸收渗出、消除水肿诸作用。对其他组织无刺激作用。适用于浅表血栓、静脉曲张、静脉炎、注射局部疼痛、淋巴腺炎、乳腺炎、瘢痕软化等。

外用：病灶外部涂搽药膏并轻柔按摩，1~2次/d。

【注意与禁忌】 本品为醇溶液，不可触及黏膜、伤口和双眼。

【规格】 乳剂：14g，40g（每 100g 含肝磷脂 25 000 单位）。

肤康宁霜 （肝素钠软膏）

主要成分为肝素钠与维生素 E。可舒张皮下血管，促进血液循环，改善血管通透性，增强皮肤弹力，加速表皮细胞代谢，光泽皮肤，减少皱纹，消除色素，改善微循环，促进毛细血管增生等。用于治疗皮肤老化症。也用于抗炎、抗过敏，对皮肤溃疡、痤疮也有明显疗效。临床适用于皮肤老化症、冻疮、皲裂、黄褐斑、痤疮、老年斑及各种皮肤溃疡。

外用：涂于无创面的患病皮肤上并揉搓，2~5 次/d。已有溃疡者，则只宜涂在溃疡面的周围。

阿莫罗芬 Amorolfine（罗噻尼尔，Loceryl，RO-144767002）

【药性与应用】 局部外用抗真菌药，抑制真菌麦角固醇的合成，破坏细胞壁而将其杀灭。本品对真菌、隐球菌、二形真菌均有明显抑制作用；对白假丝酵母菌、克鲁斯假丝酵母菌、近平滑假丝酵母菌、热带假丝酵母菌、墨曲霉菌、烟曲霉菌、须毛癣菌、红色毛癣菌、糠秕孢子菌均有效。临床用于阴道假丝酵母菌病、甲癣和各种皮肤真菌病。

阴道假丝酵母菌病：先用温开水或 1∶5000 高锰酸钾无菌溶液冲洗或坐浴阴道，然后将 1 枚栓剂置于阴道深处。甲癣：每周用指甲水涂患甲 2 次，连续 3 个月。皮肤真菌病：用霜剂涂患部，1 次/d，连续 1~6 周。

【注意与禁忌】 偶见瘙痒、不适等一过性反应。对本品及其赋形剂过敏者禁用；禁用于器官真菌感染和阴道 G^+ 菌群感染。

【规格】 阴道栓剂：10mg，25mg，50mg，100mg；指甲水：2%，5%；霜剂：0. 125%，0. 25%，0. 5%。

卡泊三醇 Calcipotriol（多维力克，代维尼克，钙泊三醇，Calcipotriol Daivonex，Dovonex，MC903）

【药性与应用】 维生素 D 类物质，药效与维生素 D_3 活性代谢产物骨化三醇相似，但不易引起高钙血症。本品可抑制人体角化细胞的增生与分化，治疗局限性银屑病有较佳临床效果，其临床疗效优于倍他米松戊酸酯和地蒽酚。临床用于治疗银屑病。

外用：涂患部，2 次/d。每周总量不超过 5000μg。

【注意与禁忌】 最常见的不良反应有皮损及皮损周围皮肤的刺激反应，如非皮损性红斑、浸润、脱皮、面部或头皮刺激反应等。通常轻而短暂，不必停药。罕见高血钙。不宜用于颜面部，用后应洗手。对本品过敏者忌用。

【规格】 软膏：50μg/g。

疥得治乳膏　Lindane Cream（γ-六六六乳膏，疥灵霜，丙体六氯环己烷乳膏，丙体六六六乳膏，Gamma Hexachlorocyclohexane）

【药性与应用】 高效灭疥药。对疥虫有直接杀灭作用，对成人及在校学生的疥疮均有效。尚可杀灭体虱。临床用于治疗疥疮和杀灭体虱。

外用：将患处洗净，用本品外搽，1~2 次/周。颈以下全身均涂搽，成人 2~3 支/次。搽后保留 4h，洗澡后更衣。未愈可再治 1~2 次。

【注意与禁忌】 不可将本品涂于皮肤破损处；不可接触眼、口及黏膜部位。婴幼儿、孕妇、癫痫病人忌用。10 岁以下儿童、精神病者，应在医生指导下应用。病人用药前后的衣物和被褥均应彻底清洗，最好煮沸或高温灭菌消毒，以防治愈后再感染。

【规格】 乳膏：1%×10g。

赫尔品片　Helpin Tablets（溴烯尿苷，布里伍定，溴呋啶，溴乙烯去氧尿苷，Brivudine）

【药性与应用】 本品在体外无药理活性，透入某些被病毒感染的细胞后，才转化成有抑制病毒作用的物质。本品对水痘-带状疱疹、Ⅰ型单纯疱疹病毒非常敏感；对 EB 病毒也敏感；但对巨细胞病毒、Ⅱ型单纯疱疹病毒不敏感。本品服后很快被吸收。服用 125mg，0. 5h 后血药浓度为 0. 3~1. 6μg/mL，3~6h 内浓度下降至 0. 1μg/mL。本品间隔 6h 给予 125mg，可维持血药浓度 0. 1~1. 5μg/mL，第 1 日就可达到有效血药浓度和稳态血药浓度。本品临床主要用于带状疱疹、水痘等病毒性皮肤病和Ⅰ型单纯疱疹病毒引起的先天性免疫功能下降，或继发性免疫功能缺陷病人进行免疫抑制剂治疗时出现的皮肤及黏膜感染。

口服：成人，125mg/次，1 次/6h。儿童，按 5mg/kg 计，1 次/8h。1 个疗程一般为 5d。在治疗严重细胞免疫缺陷时，可将疗程延长到 7~10d。

【注意与禁忌】 一般人耐受良好。治疗过程中可有轻度过敏和胃肠道反应，如食欲不振、恶心、呕吐、上腹部压迫感等，多不影响继续治疗。偶见蛋白尿、糖尿、转氨酶和肌酐增高，极个别有粒细胞和血小板减少。肾功能不全者、孕妇、哺乳妇慎用或不用。治疗期间应多次监测血象及血清肌酐值。

【药物相互作用】 氟尿嘧啶可增加本品的毒性。

【规格】 片剂：125mg。

阿达帕仑　Adapalene（Differin）

【药性与应用】 本品为人工合成的萘甲酸，具有类似维 A 酸样活性，占据表皮维A酸受体，并具有更强的活性。本品适用于面、胸、背部轻中度异常痤疮的局部治疗，疗效强于0.025%维A酸凝胶。具有抗炎和溶解痤疮的作用，可显著缩小病损，且对皮肤的刺激性小。其特殊机制尚不清楚。

外用：0.1%本品每晚睡前清洗患部后，在皮损区涂上薄薄一层药膜，经过最初数周的假性恶化期，在8~12周出现治疗效果。

【注意与禁忌】 可有轻度皮肤刺激。对皮肤的不良反应主要表现在开始的2~4周，属正常的假性恶化阶段，通常随着继续用药而减轻。须注意，在使用本品时不可与眼、口、黏膜接触。有致畸作用，妊娠期禁用，育龄妇女应采取避孕措施。是否向乳汁分泌尚不清楚。用药期间避免阳光与紫外线照射。

【药物相互作用】 本品易引起局部刺激，不可同时应用局部强碱剂如肥皂、清洁剂、有强力干燥作用的美容剂、含高浓度乙醇产品。如病人正在使用含硫制剂、间苯二酚、水杨酸制剂，不可立即使用本品，应在它们的影响消失后再开始使用本品。

【规格】 凝胶：0.1%。

本托库他 Bentoquatam（Ivy Block）

【药性与应用】 局部应用有机黏土药物，为对抗槲叶葛毒、常青藤、漆树毒等过敏的药物。此类植物主要含有有毒的物质漆酚。本品适用于野外工作人员预防上述有毒植物引起的漆酚过敏。

本品应在接触槲叶毒葛、常青藤、漆树等含漆酚植物前15min涂布于皮肤上，并每隔4h重复涂布1次。

【注意与禁忌】 本品的不良反应极少见，偶有红斑出现。

【规格】 洗剂：5%。

氟芬那酸丁酯 Butyl Flufenamate（Combec，Fenazol）

【药性与应用】 本品主要在炎症部位通过抑制活性氧生成等与生物膜的相互作用而显示消炎与镇痛作用。临床适用于急慢性湿疹、脂溢性湿疹、钱币形皮疹、接触性皮炎、带状疱疹、酒糟样皮炎、口周皮炎、特应性皮炎、尿布皮疹等。

外用：涂敷或贴敷患部，数次/d。

【注意与禁忌】 偶有皮肤刺激、瘙痒、发红、丘疹等症状，应停药。禁用于对本品有过敏史者。不能用于眼病。本品用于酒糟样皮炎和口周炎时应注意：停用激素时会出现反跳现象，应采取措施，症状减轻后再使用本品。

【规格】 软膏：5%。

他扎洛替 Tazarotene（Zorac）

【药性与应用】 本品为外用受体选择性视黄素，在体表迅速代谢为有活性的他扎洛替酸。他扎洛替酸与视黄酸受体有高度亲和力，但不与视黄素受体结合，在受体水平上减少不良反应。动物实验与临床实践均显示，本品能抑制角质细胞异常增生、分化，减轻炎症，临床适用于中轻度斑块型银屑病（不超过体表面积的10%），轻中度面部痤疮。

外用：夜间睡前涂于患处，1次/d。要避免接触正常皮肤，以免引起刺激反应。

【注意与禁忌】 常见不良反应有患处皮肤刺激、瘙痒、烧灼感、刺痛、红斑，发生率约为10%~30%。某些人用药4个月后，银屑病症状加重。有全身用药致畸的报道，为慎重起见，孕妇禁用。阳光直射可加重不良反应，应避免。有皮肤湿疹者，应治愈后方可应用本品。12岁以下儿童用药的有效性及安全性尚未确定。应避免接触口、眼部及黏膜。

【药物相互作用】 可致光敏反应药物，如四环素、喹诺酮类、磺胺类、吩噻嗪类，不可与本品配伍，以免引起严重不良反应。用药期间应避免使用引起皮肤干燥的护肤品和化妆品，如收敛剂、某些药物肥皂及醇浓度高的产品。

【规格】 凝胶：0.05%，0.1%，均为30g管装。两种均可用于银屑病；0.1%者用于痤疮。

抗乳血清 Lactoserum

【药性与应用】 主要成分为乳酸和抗乳酸血清。乳酸具有杀菌作用；抗乳酸血清增强皮肤的缓冲作用。临床适用于痤疮、脂溢性皮炎、酒渣鼻、老年瘙痒症、湿疹、汗疹、痱子、尿布皮炎和脓疱疮。

用法：成人，1次/d，用原液或稀释液涂搽患处，并按摩约5min，然后用清水冲洗；儿童或婴儿，将1~2瓶盖原液加入澡盆中，以供沐浴。

【规格】 溶液：60mL，250mL。

丁苯羟酸 Bufexamac

【药性与应用】 本品为一种非甾体抗炎药，适用于湿疹、神经性皮炎、接触性皮炎、尿布皮炎、日光性皮炎、口周皮炎、酒糟鼻等皮肤炎症性疾病，以及带状疱疹和Ⅰ度、Ⅱ度烫伤。

适量涂于皮损处，2~4次/d，或遵医嘱。

【注意与禁忌】 偶有过敏反应，局部发红、丘疹、水肿、肿胀、小水疱等。禁用于眼科疾病。

【规格】 霜剂：5g。

氧化锌[典] Zinc Oxide

有弱收敛及抗菌作用。常与其他药物配成复方制剂，用于各种皮肤病，如湿疹、溃疡及肛瘘周围皮肤的保护。外用涂搽。

制剂有15%氧化锌软膏、复方锌糊、水杨酸锌糊、锌氧油（含氧化锌40%）、扑粉、痱子粉等。

十一烯酸[典] Undecylenic Acid

本品及其锌盐有抗真菌作用，常用于皮肤真菌感染。外用涂搽。用于黏膜时浓度不宜超过1%。脚气灵膏：含本品20%、十一烯酸锌5%。

苯甲酸[典] Benzoic Acid（安息香酸）

有抗真菌作用，除供配制外用药外，还可用于各种药剂的防腐，浓度为0.2%~0.3%；中性或微碱性药剂可用苯甲酸钠，浓度为0.5%。常与水杨酸配伍制成各种复方外用药。

水杨酸[典][基] Salicylic Acid

抗真菌、止痒、溶解角质，常与苯甲酸配成外用制剂，治疗多种皮肤病。外用涂搽。制剂有3%、5%、10%乙醇溶液，搽头水、脚癣水、痱子粉、5%~10%水杨酸软膏等。

水杨酰苯胺 Salicylanilide

抗真菌药，外用涂搽。杀烈癣软膏：本品5g，水杨酸甲酯、龙脑各1g，羊毛脂5g，凡士林加至100g。

松馏油 Pine Tar

有止痒、收敛、溶解角质、防腐诸作用，常用于湿疹等皮肤病。外用涂搽。松馏油软膏：含本品10%~50%。

糠馏油 Pityrol

有促使角质增生、止痒、消炎、收敛等作用，用于治疗皮炎、湿疹。外用涂搽。

黑豆馏油

有止痒、溶解角质等作用，用于神经性皮炎、湿疹等。外用涂搽或贴敷。制剂有2%~10%糊剂、5%硬膏剂、10%软膏。

皮肤科传统常备用药

皮肤科传统常备用药

	制剂名	处方内容	应用
溶液剂	硼酸溶液	硼酸3g，热水加至100mL	供湿疹等冷湿敷用
	0.025%～0.01%高锰酸钾溶液	高锰酸钾1g，蒸馏水加至4000～10 000mL	可用于清除皮损表面的脓性分泌物和恶臭，供冷湿敷或泡洗用
	止痒水	甘油28mL，乙醇14mL，蒸馏水加至100mL	
	新霉素二甲亚砜液（新万，新霉素万能溶媒）	硫酸新霉素10g，二甲亚砜300mL，蒸馏水700mL	外用治疗毛囊炎及有感染的痤疮
	泼尼松（强的松）二甲亚砜液（强万）	泼尼松2.5g，二甲亚砜600mL，蒸馏水400mL	外用涂搽，治疗各种瘙痒性皮肤病及神经性皮炎，关节痛及无实质性病变的各种疼痛
	地塞米松（氟美松）二甲亚砜液（氟万）	地塞米松0.5g，二甲亚砜600mL，蒸馏水400mL	
各种醇溶液酊、醑剂	3%～5%水杨酸酊	水杨酸3～5g，乙醇加至100mL	用于花斑癣（汗斑）、手足癣及体癣
	止痒酊	液化酚、薄荷脑各1g，水杨酸2g，80%乙醇加至100mL	用于瘙痒性皮肤病
	虫咬水	浓氨溶液100mL，薄荷脑15g，乙醇加至1000mL	治疗昆虫咬伤
	足癣药水	水杨酸6g，苯甲酸12g，樟脑10g，10%碘酊2mL，乙醇加至100mL	有溶解角质、收敛、抗真菌的作用，用于治疗手足癣及体癣等
	搽头水	水杨酸10g，间苯二酚50g，蓖麻油50mL，乙醇加至1000mL	除头屑、止痒，用于干性皮脂溢及脂溢性皮炎
	甲醛溶液醑（福尔马林醑）	福尔马林（含甲醛36%～40%）5%～10%，90%乙醇加至100mL	用于手足多汗或腋臭
	樟脑醑	樟脑10g，90%乙醇加至100mL	用于瘙痒性皮肤病、冻疮或局部发红
	复方水杨酸酊	水杨酸3g，苯甲酸6g，70%乙醇加至100mL	用于表皮癣症，外涂患处

续表

	制剂名	处方内容	应用
气雾剂	神经性皮炎气雾剂	氢化可的松0.25%，成膜材料5%，丙酮44.75%，氟利昂加至100%	对神经性皮炎有较好疗效。喷涂于患处，干后即成薄膜。每日或隔日喷涂1次
洗剂	炉甘石洗剂	炉甘石8g，氧化锌8g，甘油2mL，氢氧化钙溶液加至100mL	适用于无渗出的急性或亚急性皮炎、湿疹
	含酚炉甘石洗剂	上述处方中加0.5%～1%的液化酚	适用于无渗出的急性或亚急性皮炎、湿疹，止痒作用较强
	复方硫黄洗剂	沉降硫3g，硫酸锌3g，樟脑醑（含10%樟脑）25mL，甘油10mL，5%苯扎溴铵2mL，蒸馏水加至100mL	消炎、抗菌、抑制皮脂溢出，用于痤疮、酒渣鼻及脂溢性皮炎
	白色洗剂	氧化锌60g，液化酚10mL，甘油20mL，氢氧化钙溶液加至100mL	用于皮炎或广泛性瘙痒症
外用散剂	复方扑粉	硼酸10g，氧化锌、滑石粉各等量加至100g	用于急性或亚急性皮炎、湿疹等
	脚癣粉	水杨酸50g，硼酸10g，氧化锌20g，滑石粉加至100g	治疗足癣或足多汗症
	痱子粉	薄荷0.2g，水杨酸0.3g，硼酸20g，氧化锌10g，次没食子酸铋1g，滑石粉30g	治疗痱子、急性皮炎、湿疹
油糊剂	锌氧油（氧化锌油）	氧化锌40g，花生油加至100g	吸水、消炎、止痒、保护皮肤。用于急性皮炎、湿疹，于湿敷的间歇期外涂于患部，加0.1%依沙吖啶或0.25%呋喃西林，可用于急性湿疹的继发感染

续表

制剂名		处方内容	应用
油糊剂	复方锌糊	氧化锌25g，淀粉25g，凡士林50g（根据治疗要求不同，可加入2%水杨酸、5%～10%鱼石脂等，有消炎、止痒、止痛等作用）	用于急性、亚急性、慢性皮炎或湿疹
	5%～10%糠馏油糊	糠馏油5～10g，复方锌糊加至100g	用于慢性瘙痒性皮肤病，如亚急性皮炎、湿疹等，为加强止痒作用，可加入1%的液化酚
	2%～10%黑豆馏油糊	黑豆馏油2%～10%，复方锌糊加至100g	2%用于亚急性皮炎、湿疹，5%～10%用于慢性皮炎、湿疹及神经性皮炎
软膏及乳膏剂	硼酸软膏	硼酸10g，凡士林加至100g	用于化脓性皮肤病或软化痂皮
	鱼肝油软膏	鱼肝油20mL，羊毛脂5g，凡士林加至100g	用于鱼鳞病、慢性湿疹、放射性皮炎等
	褥疮软膏	硫酸锌5g，醋酸铅10g，没药酊2mL，凡士林加至100g	用于坏死性及溃疡性压疮
	2.5%～5%氧化氨基汞软膏	氧化氨基汞2.5～5.0g，凡士林加至100g	化脓性皮肤病
	5%～10%水杨酸软膏	水杨酸5～10g，凡士林加至100g	真菌性皮肤病或手足皲裂
	鱼石脂软膏	鱼石脂10g，凡士林加至100g	用于疖、丹毒或蜂窝织炎等
	硫黄软膏	升华硫5g，凡士林加至100g	脂溢性皮肤病、疥或银屑病等

续表

制剂名		处方内容	应用
软膏及乳膏剂	1%氢化可的松软膏	氢化可的松 1g，凡士林加至 100g	干燥性亚急性或慢性皮炎
	冻疮膏	硼酸 5g，樟脑 3g，甘油 5g，凡士林加至 100g	冻疮
	氧化锌软膏	氧化锌 15g，凡士林加至 100g	保护创面
	托萘酯软膏	托萘酯 2g，羊毛脂、凡士林各等量加至 100g	手足癣、体癣或花斑癣
	复方水杨酸软膏（复方苯甲酸软膏）	水杨酸 3~6g，苯甲酸6~12g，凡士林加至 100g	皮肤真菌病、手足皲裂等
	呋锌软膏	呋喃西林 0.25g，15%氧化锌膏加至 100g	皮肤感染、小伤口及化脓性皮肤病
	柳汞软膏	水杨酸 5g，氧化氨基汞 5g，凡士林加至 100g	银屑病或慢性皮炎
	黄连软膏	黄连 20g 制成浓煎液，加凡士林 80g	亚急性皮炎或湿疹
	鸡眼糊	水杨酸 150g，磺胺嘧啶 50g，乳酸 50g，冰片 10g，朱砂 25g，淀粉 115g，研匀，加乙醇调成糊状	用于鸡眼、胼胝
	酚软膏	苯酚 2g，甘油 1.5mL，凡士林加至 100g	外用防腐、止痒
	基础乳膏*	硬脂酸 300g，液状石蜡或凡士林的混合物 500g，三乙醇胺 80mL，甘油 200mL，羟苯乙酯 2g，水 920mL，硼砂 2g，香精适量	供配制各种乳膏（霜剂）用*

续表

制剂名		处方内容	应用
软膏及乳膏剂	尿素乳膏	尿素 15g，甘油 12mL，单硬脂酸甘油酯 12g，基础乳膏加至 100g	促进角质与水结合，使皮肤软化，防止手足皲裂，每日涂搽数次
	维 A 酸氢醌霜	维 A 酸 0.1g，氢醌 5g，地塞米松 0.1g，基础乳膏加至 100g	用于皮肤色素沉着，疗效较好

[*] 本方为基础处方，加 0.25%泼尼松（强的松）为强的松霜；加 0.1%氟氢可的松为氟氢可的松霜；加 2%盐酸苯海拉明及 1%聚山梨酯 80 则为苯海拉明霜；加 2.5%克霉唑则为克霉唑霜（治皮肤真菌病）；加 2%~5%过氧化苯酰则为粉刺霜（治痤疮）。

注：本表引自陈新谦、金有豫、汤光主编的第 17 版《新编药物学》（人民卫生出版社 2011 年出版），有修改。

第二十九章　眼科用药

地匹福林[典]　Dipivefrin（肾上腺素异戊酯，Propine，Diopine）

【药性与应用】　由肾上腺素和异戊酸结合成的双酯化合物，作用类似肾上腺素，但更具有亲脂性，易渗入前房，在眼内再水解出肾上腺素而发挥作用，少量药物即可发挥较大疗效，副作用也较少、较轻。本品0.1%滴眼剂2次/d滴眼，与2%肾上腺素滴眼液相比疗效稍差，而与2%毛果芸香碱滴眼液4次/d滴眼效果相同。滴眼后30min内发生作用，1h达峰值。临床上主要用于慢性开角型青光眼，其他药物疗效不佳者。由于刺激性小，易为不能耐受肾上腺素治疗者所接受。

滴眼：0.1%滴眼液，1滴，1次/12h。

【注意与禁忌】　滴眼后常有烧灼或刺痛感。也可有羞光、目眩症状。禁用于闭角型青光眼。也可出现较轻的肾上腺素样不良反应。

【药物相互作用】　①与β受体阻滞剂合用有协同作用。②与毛果芸香碱合用可引起暂时性近视程度增加。

【规格】　滴眼液：5mg/5mL，12.5mg/5mL，8mg/8mL，10mg/10mL。

马来酸噻吗洛尔滴眼液[典][基]　Timolol Maleate Eye Drops

【药性与应用】　滴眼20min后眼压开始下降，1~2h达峰值，可持续24h。对瞳孔大小及视敏度、睫状肌均无影响为其优点，从而不出现视力模糊与夜盲。对白内障病人也适用。其降压作用可能与减少房水生成有关。临床主要用于开角型原发性青光眼及无晶状体青光眼，某些继发性青光眼和眼内压升高。

滴眼：成人先用0.25%眼药水滴眼，每眼1滴，1~2次/d。如果疗效不佳，可改用0.5%滴眼液。如眼压已控制，改为1次/d维持。如原用其他药物治疗，应自改用本品后的第2日开始逐渐停用原药。对重症者，更应慎重。

【注意与禁忌】　少数人可有眼干、灼热、眼痛、视力减退、头晕、血压下降、胃肠不适。偶有心率变慢。心力衰竭、哮喘者慎用。孕妇、儿童不宜用。对本品过敏及心动过速者禁用。

【药物相互作用】　①与抗青光眼药合用有相加作用。②局部应用本药时，同样可以出现全身不良反应，故不宜与β受体阻滞剂合用。

【规格】 滴眼液：6. 25mg/2. 5mL，12. 5mg/5mL，25mg/5mL，50mg/5mL。

碘化胆碱硫磷酯　Echothiophate Iodidum（碘磷灵，依可碘酯，Echothiophate Iodide，Diethoxyphosphinylthio Choline Iodid，Echodid）

【药性与应用】 长效抗胆碱酯酶药，主要用于治疗开角型青光眼和其他慢性青光眼。其局部作用是抑制胆碱酯酶的活性，使局部乙酰胆碱聚积，并与相应受体结合发挥作用。临床适用于原发性青光眼、慢性单纯性（开角）青光眼、调节性内斜视。

滴眼：视青光眼的程度，选用0. 03%~0. 06%滴眼剂；必要时可提高至0. 125%~0. 25%，每眼1~2滴，1~2次/d。

【注意与禁忌】 可见虹膜与结膜血管扩张、充血。过量时可强烈收缩瞳孔而致前额痛和眼睑痉挛。长期应用可引起白内障，过量吸收可出现痉挛性腹痛，甚至支气管痉挛等类似有机磷中毒的症状。

【规格】 滴眼液：0. 03%，0. 06%，0. 125%，0. 25%。

丁公藤碱Ⅱ眼药水

【药性与应用】 从丁公藤中提取的有效成分制成的滴眼剂，为拟胆碱药。能直接作用于M受体，具有毒蕈碱样作用，药理作用类似于毛果芸香碱，但作用强，缩瞳率高，维持时间在8h以上。临床适用于各种原发性青光眼，如慢性单纯性青光眼、慢性或急性闭角型青光眼以及青光眼术后效果不满意者，或继发性青光眼。

滴眼：慢性青光眼，2~4次/d，眼压超过40mmHg者1次/2h，每眼1滴/次。急性青光眼根据医嘱滴用。

【注意与禁忌】 少数人滴眼后有结膜充血、视物模糊，一般20min后自行消失。个别病人有假性近视现象，可在2h内消失。必要时可用阿托品对抗。严重哮喘者慎用。

【规格】 滴眼液：0. 05%×5mL。

青光明　（催醒安）

【药性与应用】 为一可逆性胆碱酯酶抑制药，原用于中药麻醉催醒，后发现有缩瞳作用而用于青光眼。初步研究认为，本品使瞳孔括约肌和睫状肌收缩、前房角扩大而改善房水的流畅系数，从而起到降低眼压的效果。其他降压机制尚需进一步探讨。临床用于慢性单纯性青光眼的治疗。

滴眼：1~2滴/次，4次/d，或遵医嘱。

【注意与禁忌】 少数人用药后可有刺激反应，如流泪、灼热感、结膜充血、角膜荧光素染色着色等。

【规格】 滴眼液：250mg/5mL。

盐酸卡替洛尔[典] Carteolol Hydrochloride（美特朗滴眼液，Milelan Eye Drops）

【药性与应用】 本品通过抑制房水的产生使眼压下降。降低眼压的作用与剂量相关。临床适用于青光眼和高眼压症。

滴眼：1滴/次，2次/d。

【注意与禁忌】 不良反应主要为眼部的刺激症状，如刺痛、发痒、干燥、发热等。长期使用，可在眼底黄斑部位出现水肿、混浊，应定期检测视力、检查眼底。偶有脉缓和气短。可有头痛、倦怠、头晕、恶心。难治性心力衰竭、哮喘、支气管痉挛及对本品过敏者禁用。窦性心动过缓、Ⅱ度及Ⅲ度房室传导阻滞、心源性休克、肺动脉高压症、缺血性心脏病、心力衰竭、难治性糖尿病者慎用。对孕妇、小儿的安全性尚未确定。避免突然中断用药，应在1~2周内逐渐减量。

【药物相互作用】 ①本药眼部用药会导致全身吸收，可与β受体阻滞药产生协同作用，不主张两种药合用。②本药可与洋地黄类药物协同延长房室传导阻滞作用。③本类药可与酚噻嗪类药物引起房室传导阻滞、左心衰竭与低血压，合用时应慎重。④与利血平合用可引起低血压。⑤与芬太尼合用，可造成严重低血压。⑥与阿芬太尼合用，可引起心动过缓。⑦与胺碘酮合用，可引起低血压、心动徐缓和心脏停搏。⑧与苄普地尔合用，可能导致低血压、心动过缓、心脏传导阻滞。⑨与可乐定合用，可加剧可乐定的撤药反应。⑩应避免吸入醋甲胆碱，否则可加剧或延长支气管痉挛。⑪甲巯咪唑可降低本类药的清除率。⑫与奥洛福林合用，可引起血压波动，可有高血压，也可有低血压。⑬当归提取物可能抑制本药代谢。⑭地尔硫䓬影响本类β受体阻滞药的临床表现复杂，尤其是心血管系统，应注意观察。⑮本药可使抗糖尿病药物的代谢改变，低、高血糖均可发生。⑯本药可拮抗阿布他明引起的心动过速、心肌收缩力加强和血压升高。⑰非甾体抗炎药、育亨宾、麻黄可减弱β受体阻滞剂的降压作用。⑱与利福布汀合用，可能降低本药的疗效。⑲与肾上腺素合用可引起高血压与反射性心动过缓，并可引起瞳孔散大。⑳本药不可单独应用于闭角型青光眼，只能与缩瞳药联用。

美替洛尔 Metipranolol

【药性与应用】 本药具有降低眼压作用，临床用于高眼压症、慢性开角型青光眼、无晶状体性青光眼，以及其他特殊类型的青光眼，如囊性青光眼、色素沉着性青光眼、先天性青光眼、出血性青光眼和白内障手术的降低眼内压。

滴眼：1滴，2次/d，应滴入结膜囊内。如眼压降低不充分，可继续较高剂量的治疗。

【注意与禁忌】 眼可出现轻微而短暂的烧灼感、刺痛、视物模糊、畏光流泪、泪液分泌减少、角膜敏感性下降、眼睑炎、结膜炎和可逆性葡萄膜炎。

【药物相互作用】 ①含肾上腺素或毛果芸香碱的滴眼剂可增强本药的降眼压作用。②含有肾上腺素的药物与本药合用，可引起瞳孔散大。③与口服β受体阻滞剂合用，可在全身与眼内引起相加的阻滞作用，增加低血压与心动过缓的发生率。④口服钙拮抗药与耗竭儿茶酚胺药合用，可增加低血压与心动过缓的发生率。⑤与乙醚合用，可增加毒性。

【规格】 滴眼液：5mg/5mL，15mg/5mL。

溴莫尼定 Brimonidine（阿法根，阿法舒，布莫尼定，酒石酸溴莫尼定，沐利定，沐欣，Alphagan，Brimonidine Tartrate）

【药性与应用】 本药系选择性肾上腺素α受体激动药，对α_2受体有高度选择性，通过房水经葡萄膜巩膜外流和减少房水产生而降低眼内压。本药对青光眼与正常眼均有降低眼压作用，对心血管与呼吸系统的影响较小。

临床用于降低开角型青光眼及高眼压患者的眼内压。

滴眼：1滴，2次/d。眼内压在下午达高峰者，可于下午增加1滴。

【注意与禁忌】 对本药过敏者禁用。慎用于对阿可乐定或可乐定过敏、严重心血管疾病、肝肾功能损伤、精神病、心脑血管疾病、雷诺病、直立性低血压、血栓闭塞性脉管炎、对降压药反应较重者。对儿童的安全性尚不明确，应慎重。孕妇、哺乳妇应权衡利弊应用。

可有高血压、眩晕、头痛、上呼吸道不适、胃肠功能紊乱和眼部刺激症状。

【药物相互作用】 ①与其他降压药合用有药物相加作用，其中以与拉坦前列腺素或噻吗洛尔联用的效果最大。②与中枢神经系统抑制药可产生叠加作用，应注意。③与MAOI合用可产生危重高血压急症，应严禁合用。

【规格】 滴眼液：10mg/5mL。

阿可乐定 Apraclonidine（阿拉可乐定，爱必定，安普乐定，辰泽，扶必定，硫酸阿可乐定，盐酸安普乐定，Apracloniding Hydrochloride，Iopidine）

【药性与应用】 本药为可乐定衍生物，为相对选择性α_2肾上腺素受体激动药，也可结合α_1受体。主要通过抑制房水产生而降低眼压。临床用于预防和控制氩激光穿刺术、虹膜切除术或Nd：YAG后房穿刺术后眼内压升高及青光眼的辅助治疗。

滴眼：①术后眼压升高：激光手术前1h在手术眼内滴入1%滴眼液1滴，第2滴则在术后立即滴入。应使用专用容器，滴1滴后即弃去。②青光眼：用本药0.5%滴眼液，1滴，2~3次/d，滴入结膜囊内。滴入后用手指压迫内眦泪囊3~5min。

【注意与禁忌】 对本药或可乐定过敏者禁用。对儿童、老人的安全性不确定。妊娠安全性为C级。哺乳妇应停止哺乳。严重心脑血管疾病、雷诺病、脉管炎、肝肾功能不全、抑郁症、有血管迷走神经反应史者均应慎用。

不良反应可有直立性低血压、心律失常、眼部刺激及精神神经、消化、呼吸道症状。

【药物相互作用】 禁止与MAOI合用，以免增强后者的抑制作用。

【规格】 滴眼液：2.5mg/0.25mL。

拉坦前列素　Latanoprost（拉他诺前列素，拉他前列素，拉坦普罗，适利达，Xalatan）

【药性与应用】 本药为选择性前列腺素EP受体激动药。临床用于开角型青光眼和高眼压患者，包括对其他药物不能耐受或疗效不佳者。

滴眼：患侧1次1滴，1次/晚（不可超过此量，否则可降低药效）。滴眼后压泪囊1min，以减少全身反应。

【注意与禁忌】 对本药或苯扎氯胺过敏、严重哮喘、眼发炎充血者均禁用。慎用于闭角型、植入人工晶状体的开角型青光眼，感染性、先天性、新生血管性、色素沉着性青光眼，无晶状体、晶状体后囊撕裂或植于前房的人工晶状体者，眼内感染、黄斑囊样水肿危险因素、不稳定型哮喘等患者。对儿童、孕妇、哺乳妇均不宜应用。

少数患者可出现呼吸道感染，罕见哮喘、呼吸困难；偶见皮疹、眶周染色改变；眼球刺激征则较为常见，罕见黄斑水肿、无症状角膜水肿、双排睫毛等；虹膜色素沉着多不可逆转。

【药物相互作用】 ①部分抗青光眼药物与本药有协同作用，合用时应至少间隔3min。②与毛果芸香碱合用，可降低本药疗效，因此睡前给予毛果芸香碱至少应在使用本药10min后。③与含硫柳汞的滴眼液合用，可引起药物沉淀，故两者应相隔5min以上使用。

【规格】 滴眼液：50μg/1mL，120μg/2.5mL。

曲伏前列素　Travoprost（速为坦，Travatam）

【药性与应用】 本药系降眼内压药，作用与拉坦前列素相似，临床用于治疗开角型青光眼或高眼压。

滴眼：1 滴，1 次/晚，不可超过此量，频繁用药可降低本药疗效。

【注意与禁忌】 对本药与苯扎氯铵过敏者、急性眼部感染、活动性眼内炎症不应使用本药。慎用于有眼部感染史、对前列腺衍生物有不良反应、无晶状体、人工晶状体、黄斑水肿、肝功能或肾功能损害，以及闭角型、炎症性、新生血管性青光眼等疾病。

儿童用药安全性不明确。妊娠安全性为 C 级，必须用时应权衡利弊，哺乳期应用本药应慎重。

主要不良反应可有心绞痛、血压变化、头痛、感冒症状、肌关节痛、尿失禁、尿路感染。最常见的为眼部刺激征。有报道本药可引起色素组织变化，如虹膜色素沉着、眼眶周围色素沉着，增加睫毛。这些变化可能是永久性的。如果发现色素沉着应停止治疗。

【规格】 滴眼液：0. 1mg/2. 5mL。

贝美前列素 Bimatoprost（卢美根，Lumigan）

【药性与应用】 本药为一种合成的前列酰胺，是具有降低眼内压活性的前列腺素类似物。临床用于对其他降眼压药不能耐受或不够敏感的开角型青光眼及高眼压患者。

滴眼：每天仅滴 1 滴，不可超过此量，否则药效降低，不良反应增加。

【注意与禁忌】 对本药过敏者禁用。慎用于眼内炎症、无晶状体、后囊撕裂假性无晶状体及黄斑水肿患者。对儿童的有效性与安全性尚未确立。孕妇禁用。哺乳妇应慎重。

最常见的不良反应为眼部刺激征、白内障、点状角膜炎、眼部永久性色素沉着与视力障碍。全身不良反应可有上呼吸道感染、头痛、乏力、肝功能异常与多毛症。

【药物相互作用】 用拉坦前列素者，加用本药 2~3 周后，可出现眼压明显升高，应避免联用，必须联用时应密切监测。

【规格】 滴眼液：0. 9mg/3mL，1. 5mg/5mL。

托吡卡胺[典] Tropicamide（美多丽满，双星明，托品卡胺，托品酰胺，Epifromin，Mydriacycl，Mydriaticum，Mydrin-M，Mydrum，Tropimil，Tropicamidum）

【药性与应用】 本品为托品酸的合成物，为 M 胆碱受体阻断药，作用类似阿托品，眼科临床用于扩瞳与调节麻痹。

滴眼：0. 5%~1%的溶液，1 次 1 滴，间隔 5min 滴第 2 次。

【注意与禁忌】 对本药过敏、脑损伤、痉挛性麻痹、先天愚型婴儿、闭角型青光眼者禁用。慎用于前列腺增生患者。婴幼儿对本药极为敏感，可引起眼周皮肤潮红与口干症状。妊娠安全性为C级。对老人可诱发开角型青光眼，一经发现应立即停药。对哺乳妇的影响不明确。

不良反应类似于阿托品，可使闭角型青光眼眼压急剧升高，也可诱发闭角型青光眼。1%溶液可因经鼻泪管进入血循环而引起口干、便秘、排尿困难、心动过速等。偶有过敏性休克的报道。

【药物相互作用】 可参阅阿托品。

【规格】 滴眼液：0.25%，0.4%，0.5%，1%。

玻璃酸钠 Sodium Hyaluronate

【药性与应用】 本品是一种广泛存在于人体内的物质，在作为眼科手术辅助用药时，可保护角膜内皮细胞及眼内的组织，促进角膜创伤愈合、上皮延伸展开与防止角膜干燥。局部滴眼可使眼表面形成一层黏弹性湿层，增加泪液层的稳定性，改善干眼症及角膜接触镜等因素引起的结膜上皮损伤，有利于创伤愈合。

临床可作为眼科手术辅助用药用于白内障摘除术、青光眼手术、角膜移植术、视网膜手术、眼前节重建等；也可用于干燥性角结膜炎及角膜内皮的保护；以及作为骨性关节炎、变形性关节病、肩关节病、肩周炎的辅助治疗。

滴眼：①用于角膜内皮的保护：0.1%~0.3%滴眼液，每日数次。②治疗干燥性角膜炎：0.1%~0.3%滴眼液，每日数次。③白内障手术：前房注入本药1%~3%注射剂，全部过程应用液体总量0.5mL。

关节腔内注射：25mg，1次/周，5周为1疗程，按症状轻重程度适当增减给药次数。

【注意与禁忌】 对本药过敏、眼部静脉或淋巴回流障碍、关节炎症者禁止应用。慎用于有药物过敏史、肝肾功能障碍和老年患者。儿童、孕妇应慎用。哺乳期应用应停止哺乳。

眼科手术后本药留在眼内与血液或残余晶状体混合，可延迟吸收而发生炎症，出现眼压暂时升高。本药尚可出现过敏症状、局部刺激症状，个别患者可能有局部一过性疼痛性肿胀。

【规格】 滴眼液：5mg/5mL；注射液：5mg/0.5mL，25mg/2.5mL。

哌加他尼 Pegaptanib

【药性与应用】 本药为选择性血管内皮生长因子拮抗药，可抑制血管生成，与光动力疗法联用，可使黄斑湿性变性所致的失明减轻。临床用于渗出性（湿性）年龄相关性黄斑变性。

国外用量参考：眼部注射 3mg，1 次/6 周，注入患侧玻璃体内。双眼同时注射的有效性与安全性尚未确定。注射前应充分麻醉，给予广谱抗生素。

【注意与禁忌】 对本药过敏、眼或眼周感染患者禁用。慎用于眼部炎症、高眼压症。儿童的安全性和有效性尚未确定。孕妇、哺乳妇的应用应权衡利弊。

可有高血压、疲乏、荨麻疹、视物模糊、白内障、结膜出血、角膜水肿、玻璃体混浊、眼部炎症等不良反应。

【规格】 注射液：0.3mg/90mL。

奈帕芬胺　Nepafenac（Nevanac）

【药性与应用】 本药为非甾体抗炎药，是一个前体药物，经眼给药后可进入角膜，转化为氨芬酸。氨芬酸抑制前列腺素 H 合酶（环氧化酶），减少前列腺素生成，从而抑制炎症反应过程。

临床用于眼部手术的消炎与镇痛（主要是白内障手术）。

滴眼：患侧 1 滴，3 次/d。从手术前 1d 开始，直到手术后 2 周内连续使用。

【注意与禁忌】 对非甾体抗炎药过敏者忌用。慎用于有出血倾向、眼部手术、角膜上皮缺损、眼表疾病、糖尿病、类风湿性关节炎等患者。

10 岁以下儿童的安全性和有效性尚未确定。本药动物实验中有致畸性，不宜用于孕妇。哺乳妇应用应权衡利弊。

可有高血压、鼻窦炎、头痛、恶心、呕吐、眼部刺激征、视力下降、眼内压升高、角膜水肿、玻璃体脱离、前房积血，但其中的某些不良反应可能与白内障手术本身相关。

【药物相互作用】 ①可使手术愈合的时间延长。②与抗凝血药合用，可延长手术出血时间。

【规格】 混悬液：3mg/3mL。

雷珠单抗　Ranibizumab（兰尼单抗，Lucentis）

【药性与应用】 本药是抗人血管内皮因子 A（VEGFA）的重组单克隆抗体片段，通过与激活型 VEGFA 的受体相结合，从而阻止 VEGFA 与内皮细胞表面受体结合，减轻内皮血管增生、渗出。临床用于治疗湿性年龄相关性黄斑变性。

国外用法参考：玻璃体腔内注射，0.5mg，1 次/d；如果 1 次/d 效果不佳，则可在前4次注射后减为1次/3个月。

【注意与禁忌】 对本药过敏、眼与眼周感染患者忌用。慎用于孕妇、哺乳妇。可有血压升高、血栓、呼吸道感染、头痛、口腔金属味、眼部刺激、视力下降、角膜炎、眼睑黄色瘤、玻璃体混浊、视网膜下纤维化、虹膜炎、眼压升高等眼部病变。可见流感症状。偶可有脑血管意外发生。

【规格】 眼内注射液：0. 5mg/0. 5mL。

依美斯汀 Emedastine（埃美丁，富马酸依美斯汀，Emadine）

【药性与应用】 本药为相对选择性组胺 H_1 受体阻断药，临床用于暂时缓解过敏性结膜炎的病情。

滴眼：0. 05%滴眼液患侧1滴，2次/d；如需要可增加至4次/d。

【注意与禁忌】 忌用于对本药过敏者。3岁以下儿童的安全性与有效性尚未确定。孕妇、哺乳妇均应慎用。

可有头痛、多梦、乏力、异味、皮炎、视物模糊、眼部刺激征、鼻窦炎等不良反应。

【规格】 滴眼液：2. 5mg/5mL，5mg/10mL，7. 5mg/15mL。

盐酸环喷托酯 Cyclopentolate Hydrochloride（环戊通，赛飞杰，Cyclogyl）

【药性与应用】 本品为抗胆碱药，可拮抗虹膜括约肌和睫状肌对拟胆碱药物的兴奋作用，从而引起瞳孔散大和睫状肌麻痹。临床用于散瞳和麻痹睫状肌。

滴眼：滴入0. 5%、1%或2%的滴眼液1~2滴，必要时可在5~10min后重复给药1次。

【注意与禁忌】 对本药过敏者、忌用。未治疗的闭角型青光眼患者均忌用。慎用于唐氏综合征、有闭角型青光眼倾向者。应特别注意：本药滴眼可导致中枢神经系统障碍，多发于儿童，尤其使用高浓度滴眼液时。新生儿用药则极易发生中枢神经系统和心肺不良反应。本药可导致眼压暂时性升高。妊娠安全性为C级。哺乳妇用药情况不明，应慎用。

局部反应可有眼压升高、眼部刺激征、点状角膜炎、虹膜黏连。全身反应可见头晕、恶心、口干、抗胆碱药反应综合征，极少数可有昏迷、脊髓麻痹与死亡。极少见精神反应与行为障碍，一般在使用2%溶液时出现于儿童，表现为共济失调、语无伦次、静坐不能、幻觉、功能亢进、癫痫与定向力障碍、丧失识别能力等。

【药物相互作用】 本药可干扰卡巴胆碱、毛果芸香碱、乙酰胆碱酯酶抑制药的降眼压作用。

【规格】 滴眼液：75mg/15mL，150mg/15mL，300mg/15mL。

眼生素　（眼明）

【药性与应用】 从牛眼内容物中提取制得，含有多种氨基酸、多肽、核苷酸、微量钙及镁等，可增强眼的新陈代谢，促进角膜上皮组织再生。适用于非化脓性角膜炎、葡萄膜炎、中心性浆液性视网膜炎，对玻璃体混浊、巩膜炎、早期老年性白内障、视网膜色素变性、轻度近视、视力疲劳等眼疾也有不同程度的疗效。

滴眼：直接用本品注射液，或用生理盐水稀释 1 倍，2~3 滴/次，3~6 次/d。眼浴：将本品用生理盐水稀释 5 倍后，用眼杯洗眼，1~2 次/d。肌内或皮下注射：1mL，1 次/d。结膜下或球后注射：0.5~1mL，2~3 次/周。穴位注射：适量。各种注射均以 10 次为 1 疗程。注射前均应进行皮试：将本品用生理盐水稀释 10 倍，取 0.1mL 皮内注射，观察方法同其他皮试。

【注意与禁忌】 化脓性眼病忌用于局部。

【规格】 注射液：1g/1mL。

眼灵　Oculo-Extract

【药性与应用】 系淡水鱼眼球提取物制剂，含较多糖、磷、钙，以及谷氨酸、甘氨酸、胱氨酸、赖氨酸、亮氨酸等 17 种氨基酸和微量核酸。国外实验研究认为，在患病的眼球中糖的含量明显下降，本品能补充眼球的营养成分、能量消耗，促进眼球代谢，改善免疫功能，促进创伤愈合。临床用于初期老年性白内障，可使晶状体混浊减慢；也可用于角膜炎、中心性视网膜炎、职业性视力疲劳及青少年假性近视。

肌内注射：2mL，1 次/d。一般 30d 为 1 个疗程。

【注意与禁忌】 偶有轻度皮疹。

【规格】 注射液：2mL。

左卡巴斯汀　Levocabastine（立复汀，Livostin）

【药性与应用】 一种局部应用、高选择性组胺 H_1 受体拮抗药。应用于眼部迅速起效，可使结膜过敏发生的眼痒、发红、结膜水肿、眼睑肿胀、流泪现象消失数小时。本品滴入后吸收缓慢而不完全，血浆浓度极低，不对全身产生影响。临床用于各种过敏性结膜炎，如典型性结膜炎、春季结膜炎等。

滴眼：1 滴/次，3~4 次/d。

【注意与禁忌】 偶有暂时性局部轻微刺激。对本品过敏者禁用。用本品时，不要戴软性接触性镜片。

【规格】 滴眼液：2mg/4mL。

诺朵腈酸 Lodoxamide

【药性与应用】 本品具有抗哮喘和抗变态反应作用，是肥大细胞稳定剂。适用于眼科疾病的局部用药，如春季发生的角膜炎、结膜炎。此类疾病是一种非感觉性过敏性疾病，常见于儿童和青年人。最近研究表明，其与免疫机制受累有关。眼中数百万个肥大细胞受到致敏原的刺激可引起介质释放，从而增加结膜毛细血管的通透性，诱发速发型和迟发型过敏性炎症反应。本品通过稳定肥大细胞，抑制介质释放，起到抗过敏与抗炎作用，作用比色甘酸钠更为有效。临床适用于各种过敏性眼炎。

滴眼：1~2 滴，4 次/d，可持续应用 3 个月。

【注意与禁忌】 眼部可有一过性烧灼、刺痛等不适。也可有眼痒、眼干、流泪、充血、视力模糊、结晶沉淀和异物感。眼外不良反应主要为头痛，发生率约为 2%。病人治疗期间不可用软的、接触角膜的隐形眼镜。

【规格】 滴眼液：1mg/mL（0.1%）。

利巴韦林[典][基] Ribavirin（三氮唑核苷，病毒唑，Virazole，RBV，RTC）

【药性与应用】 广谱抗病毒药。对多种 RNA 和 DNA 病毒有抑制作用，能阻碍病毒的复制，但对病毒无直接灭活作用。临床适用于单纯疱疹性角膜炎、表层点状角膜炎、急性流行性结膜炎、沙眼等。

滴眼：1~2 滴/次，1 次/h；病情好转后，改为 1 次/(2~3)h，并逐步递减。

【注意与禁忌】 偶有眼部轻微刺激症状。孕妇禁用。

【规格】 滴眼液：0.1%。

酞丁安[典] Ftibamzone（增光素，Phthiobuzone）

【药性与应用】 我国首创抗沙眼药，且具有抗病毒、G^+球菌作用，对沙眼衣原体“沪-124 株”和“豫-2 株”具有较强的抑制作用。对前者的 MIC 为 0.5mg/mL；对后者的作用强度为金霉素的 10 倍。其抗病毒机制可能是阻断病毒的 mRNA，使蛋白质合成抑制。临床适用于各型沙眼、病毒性角膜炎及带状疱疹等病毒性皮肤病。

滴眼：2 次/d，4~8 周为 1 个疗程。重症可配合膏剂，以提高疗效。

【规格】 滴眼液：0.1%；眼膏：0.1%。

氯霉素控释眼丸[基]（眼泰）

【药性与应用】 本品在泪液中的释出药量为口服最高血药浓度的 20 倍，

疗效较滴眼液和眼膏更高。滴眼液滴 3~5 次/d，在眼内容纳的药量仅为 1 滴，且不断被泪液稀释、排出，药效既不稳定，又不持久。眼膏则不易被泪液融化，作用缓慢，使视力模糊，多须睡前用药。本品克服了上述缺点，是一种快速、持久的剂型。本品在眼内 10d 后，释药量逐渐下降；经 30d 后会慢慢破碎排除。

本品 1 粒放于结膜囊内，前 6h 释药速度较快，平均释药量为 39.62μg/h；而后恒速释药，240h 平均释药量为 8.37μg/mL。1~10d 内泪液中氯霉素浓度稳定在 199.25μg/mL。本品的量效比呈正比增加，即眼内放 2 粒，其药效也相应增加 1 倍。临床适用于沙眼、结膜炎、眼睑缘炎、角膜炎等。

用法：置 1 粒于结膜囊内，1 次/10d；病重者可于第 2 日再放 1 粒。

【注意与禁忌】 少数人在使用本品之初可有眼内异物感，但数分钟或数小时后即可消失。为防止脱落，不可揉眼；洗脸时也应注意，每日检查 1~2 次，如脱落应及时补入。

【规格】 眼丸：每粒含氯霉素 2.5mg。

泰利必妥　Tarivid（氧氟沙星，奥复星，Ofloxacin，OFLX）

【药性与应用】 为第 3 代喹诺酮类人工合成抗菌药，对葡萄球菌、链球菌属、肺炎球菌、棒状杆菌属、布兰他菌、假单胞菌属、铜绿假单胞菌、嗜血杆菌属、摩克菌属、沙雷菌属、克雷伯菌属、变形杆菌属、厌氧菌及沙眼衣原体均有良好效果。其作用机制主要为抑制 DNA 螺旋酶以杀菌，其 MIC 亦可溶菌。适用于眼睑炎、睑腺炎、泪囊炎、结膜炎、角膜炎、角膜溃疡、眼科术后感染。眼膏剂对沙眼也有良效。

滴眼液：1 滴，3 次/d。眼膏剂：涂眼 3 次/d。可根据炎症状况调整剂量。

【注意与禁忌】 约有 0.5% 的人出现刺痒和疼痛。对本品过敏者不可应用，也不宜长期应用。本品只限于滴眼。

【规格】 滴眼液：3mg/1mL，含有防腐剂氯化苄烷胺；眼膏：3mg/1g。

普罗碘铵[典]　Prolonium Iodide（安妥典，Entodon）

【药性与应用】 为眼病辅助治疗药，属促进炎症吸收药，可软化肉芽组织，促进瘢痕解凝、消散、吸收。促进炎性渗出物和其他病理沉着物的消散；并具有抗真菌作用。临床用于角膜云翳、斑翳及各种白内障、玻璃体混浊、眼内出血疾病、葡萄膜炎、视网膜脉络膜炎、视神经炎等。

结膜下注射：0.5~1mL，1~2 次/d，5~7d 为 1 个疗程。球后注射：0.5~1mL，1 次/d，连续 2~3d，10~15 次为 1 个疗程。肌内注射：0.4g，每日或隔日 1 次，10~30d 为 1 个疗程。

【注意与禁忌】 对碘过敏者禁用。出现恶心与碘中毒时，宜减量或停用。禁止与汞剂合用。因能刺激水肿，一般不宜用于早期病变。

【规格】 注射液：0.4g/2mL。

四味珍层冰硼滴眼液[典]

【药性与应用】 本品系珍珠层粉水解液和天然冰片等制成，具有明目去翳、清热解毒作用。临床用于眼睛的保健，消除视力疲劳、眼痛、眼胀和眼痒；预防和治疗假性近视；治疗青光眼，降眼压范围可达6~16mmHg。

滴眼：1~2滴，3~5次/d。

【规格】 滴眼液：8mL。

丁氧普鲁卡因 Benoxinate（表麻滴瞳液，奴维新，Oxybuprocaine，Benoxil）

【药性与应用】 本品为苯甲酸的衍生物，属酯类表面麻醉剂，是局麻药中的眼科表面麻醉药。0.4%盐酸丁氧普鲁卡因滴瞳液用于眼的表面麻酸，效果出现迅速，麻醉的深度、持续性、对角膜的安全性均佳。将本品点眼1滴，10~20s后即出现麻醉效果，可持续14min；麻醉强度为可卡因的20倍，且对瞳孔孔径、调节能力及光觉、眼压等均无不良影响。本品主要用于眼科的表面麻醉。

应按照年龄和体质调节用药剂量，普通成人一般1~4滴点眼。以下用量可供参考：测定眼压、放入隐形眼镜以及角膜部位的检查，滴1~2滴于眼内，等1min即可；除去角膜表浅异物、泪道插管、结膜下注射或球后注射，在5min内滴3次；除去深处异物、前房诊断穿刺及睑板腺囊肿等小手术，每隔30s滴1次，连续滴5~10次。

【注意与禁忌】偶见过敏反应，如出现应停药。只宜用于眼的表面麻醉，不得用于单纯性镇痛，不可频繁使用或让病人自用。

【规格】 溶液：0.4%×100mL，0.4%×200mL。

素高捷疗眼膏 Solcoseryl Eyegel（血活素眼用凝胶剂）

【药性与应用】 本品以黏性凝胶为基质，其中含有20%素高捷疗，能在角膜及结膜上均匀撒布。素高捷疗可增加细胞对氧的利用，促进氧的转运，改善细胞的缺氧状态；维持人体内重要代谢酶——细胞色素氧化酶的生理功能；刺激细胞内能量代谢和增加高能磷酸的储备；降低体内病理性乳酸蓄积和丙酮酸盐水平。从而改善组织的营养，刺激细胞的再生和加速组织的修复，适用于各种病理因素引起的受损细胞的功能恢复。适用于角膜上皮层细胞的营养障碍性疾病，如创伤性角膜炎、暴露性角膜炎、神经麻痹性角膜炎、角膜移植术并发症的预防与治疗，以及异物性角膜损伤。

滴眼：用于各种原因引起的角膜炎、角膜溃疡，应遵眼科医嘱使用。一般病人每日在眼球或结膜涂本品数次，1滴/次，疗程应遵医嘱。抗生素对本品无干扰，可以配伍用。

【注意与禁忌】 尚未见到对本品不良反应的报道。

【规格】 软膏：5g。

眼宁滴眼液 （眼宁，猪眼滴眼液）

【药性与应用】 本品为猪眼球提取液，含有甘氨酸、谷氨酸、丙氨酸、赖氨酸、亮氨酸等多种氨基酸与多肽，具有生理活性，能补充病变组织的营养需要，促进新陈代谢，增强免疫功能，用于青少年假性近视、眼疲劳、细点状病毒性角膜炎、结膜炎、玻璃体混浊及中心性视网膜炎等。

滴眼：2~3滴，3~4次/d。

【注意与禁忌】 可有轻度一过性刺激。

【规格】 滴眼液：5mL，每1mL药液相当于新鲜猪眼球2.5g，有机物含量不低于0.3%。

纤维连接蛋白 Fibronectin

【药性与应用】 为一种存在于细胞表面和血浆中的高分子糖蛋白，主要来自成纤维细胞和血管内皮细胞，能与胶原纤维蛋白原、纤维蛋白、补体成分、干扰素、细胞膜成分等结合，是维持细胞形态、细胞之间的连接、细胞与基质粘连的重要因子。临床主要用于治疗角膜溃疡，促进角膜上皮损伤的愈合。

滴眼：1~2滴，3~5次/d。使用时沿管壁加生理盐水或抗菌、抗病毒滴眼液5mL，上下轻轻摇匀，使之溶解。

【注意与禁忌】 溶解后溶液应澄清，在1周内用完。如在放置过程中出现混浊，不可再用。

【规格】 冻干粉剂：0.5mg。

羟丙甲纤维素[典] Hypromellose

【药性与应用】 通过稳定和增厚角膜前的泪膜而促进角膜湿润，并可延长泪膜的切断时间，延长泪膜在干燥眼中的保持时间。临床用于泪液缺少而引起的眼部干燥和眼部刺激，治疗干燥性角膜结膜炎、暴露性角膜炎和神经麻痹性角膜炎，以防止角膜损伤；可作为硬性接触镜或人造假眼的润滑剂；用于前房角镜检查，以及在视网膜激光凝聚术、激光颏成形术或虹膜切除术过程中需要接触镜检查时作介质用，以保护角膜。

滴眼：0.3%~1%溶液，1滴，3~4次/d。本品2%溶液用于前房角镜检查。

【注意与禁忌】 有时可有视觉模糊或眼睑黏着感。连续滴用时间不应超过3d。戴软性接触镜有角膜上皮病者禁用。戴硬性接触镜者滴用时应防止镜片漂浮。

【规格】 滴眼液：0.3%，0.5%，1.0%，2.5%。

硫酸锌尿囊素滴眼液 Zinc Sulfate and Allantoin Eye Drops（正大维他）

【药性与应用】 以从植物中分离提取的尿囊素与硫酸锌为主要成分，添加适量的玻璃酸钠等黏多糖类物质精制而成的一种生物制剂。适用于慢性结膜炎、球结膜下出血、结膜充血、角膜损伤、视力疲劳、戴隐形眼镜引起的不适及预防眼病。

滴眼：1~2滴，每日数次。

【规格】 滴眼液：8mL。

那他霉素 Natamycin（那特真，匹马霉素，游霉素，Natacyn，Pimaricin）

【药性与应用】 抗真菌药，治疗真菌性外眼感染，优于两性霉素B。临床用于真菌性眼睑炎、结膜炎、角膜炎、腐皮镰刀菌角膜炎。

滴眼（使用前充分摇匀）：真菌性角膜炎，1滴，1次/1~2h，滴入结膜囊内。3~4d后，改为6~8次/d。疗程一般为14~21d，或一直持续到炎症完全消退。治疗眼睑炎和结膜炎剂量可减少，1滴，4~6次/d。

【注意与禁忌】 对本品中任何成分过敏者禁用。本品仅限于外用滴眼治疗真菌性感染，不可移作他用或通过其他途径使用，尤其是不能用于注射。孕妇、哺乳妇慎用。

不良反应偶见眼部异物感、刺激、疼痛、瘙痒、结膜轻度充血、水肿、角膜上皮轻度糜烂，多为一过性，不影响疗效，无后遗症。

【规格】 滴眼液：15mL。

非尼拉敏萘甲唑啉 Pheniramine and Naphazoline（那素达，Naphcon-A）

【药性与应用】 本品为复方合成药。其中的非尼拉敏为抗组胺药，萘甲唑啉为α_1受体激动剂，可收缩眼部血管而缓解炎症性充血。临床用于炎症、刺激、过敏等因素引起的充血、水肿、灼热、瘙痒。

滴眼：1~2滴，1次/3~4h，根据病情轻重而增减。

【注意与禁忌】 对本品过敏、闭角型青光眼者禁用。长期使用者可能产生全身反应，如高血压、心律失常、高血糖，但罕见，停药后均可恢复。

严重心血管疾病、高血压、糖尿病患者，以及孕妇、哺乳妇均应慎用。治疗过程中如发现眼部红肿痛热等加重情况，应停药求诊。戴角膜镜者用药时应除去，停药后15min再戴上。

【药物相互作用】 本品可加强单胺氧化酶抑制剂或拟交感神经药物的药效。

【规格】 滴眼液：15mL。

吡诺克辛　Pirenoxine（白内停，卡他灵，睛明，Berneitine Sodium，Catarast，Kary）

【药性与应用】 本品对白内障的发展具有一定的抑制功效。临床用于各类白内障，老年性、外伤性、糖尿病性、并发性和先天性者均有效。

滴眼：充分摇匀，1~2滴，3~5次/d。

【注意与禁忌】 使用前需将药片投入溶剂中，待药片完全溶解后方可使用。药液应连续使用，于20d内用完，并应防止污染。药瓶滴口不可接触眼部，以免感染。

【规格】 滴眼液：药片含药约0.75mg，用溶剂15mL溶解后，得到浓度为0.005%的滴眼液。

苄达赖氨酸[典]　Bendazac Lysine（萨普艾司）

【药性与应用】 本品是醛糖还原酶抑制剂，对晶状体有抑制作用，所以有预防和治疗白内障的作用。对老年性和其他原因所致的白内障均有作用。

滴眼：1~2滴，3次/d。或遵医嘱。滴眼后闭眼3~5min，使药物能够充分吸收。

【注意与禁忌】 对本品过敏者禁用或脱敏后慎用。眼部有炎症者应同时治疗。本品经冰箱冷藏（4℃左右）后可以减轻刺激性。可有烧灼感、流泪，但可以逐渐适应。极少数人可有呼吸困难、恶心、呕吐、腹泻、接触性皮炎等。

【规格】 滴眼液：25mg/5mL，40mg/8mL。

卵磷脂络合碘　Iodized Lecithin（沃丽汀）

【药性与应用】 本品为碘的络合物，可避免碘对胃部的损害，且作用持久，并具有明显的抗炎和改善视网膜电流图的作用。临床用于血管痉挛性视网膜炎、出血性视网膜炎、玻璃体积血、玻璃体混浊、中央静脉闭合性视网膜炎和婴儿哮喘、支气管炎、缺碘性甲状腺肿、缺碘性甲状腺功能减退的治疗。

口服：成人常规剂量为3～6片，分2～3次服用。

【注意与禁忌】 偶有胃肠不适。对碘过敏者禁用。慢性甲状腺疾病、突眼性甲状腺肿、内源性甲状腺素合成不足患者慎用或遵医嘱。

【规格】片剂：1.5mg（含碘100μg）。

维替泊芬 Verteporfin（维速达尔，Visudyne）

【药性与应用】 为苯唑卟啉衍生物，第二代卟啉类光敏剂。可选择性地进入病态血管，通过非热能激光照射患者的视网膜和其他病态区，产生活性氧闭塞病态血管，终止其供血，以限制异常细胞生长。临床用于治疗巴雷特食管病、近视眼、皮肤癌、银屑病等。

治疗分两步进行。第一步静脉注射本品；第二步用非热性激光二极管发射激光，活化本品。治疗黄斑退化：按体表面积6mg/m^{2}的剂量溶于5%葡萄糖液注射液配成30mL溶液，用相应的注射器和过滤泵，以每分钟3mL的速度10min经静脉输注完本品。输注开始后15min用波长689nm激光照射患者。本品的光延性程度由所接受的激光总量决定。

每支本品用7mL注射用水配制成7.5mL，浓度为2mg/mL的注射液。配制好的液体必须避光保存，并在4h内使用。配制好的液体正常为透明深绿色。变色或有沉淀者不可用。

【注意与禁忌】 不良反应可有头痛、视力模糊、视敏度下降 、视野缺损及注射局部药液外渗、疼痛和皮疹。对本品或其他卟啉类衍生物高度过敏者禁用。

另应注意：①肝肾功能不全、对光动力学疗法不适应者慎用。②注射后6d内避免阳光直接照射皮肤、眼睛。③注射外渗部位必须完全遮光，直到完全恢复正常，否则将出现严重局部灼伤。④治疗后可出现短暂视力紊乱，不可驾车或操纵机器。⑤本品只能用注射用水溶解。盐类溶液和其他药物将使本品变性失效。⑥本品避免直接光照。

【药物相互作用】 钙通道阻滞剂、多黏菌素B、放射线等增加血管内皮细胞摄取本品剂量。光敏剂四环素、磺胺类、吩噻嗪类、磺酰脲类降糖药、噻嗪类利尿药、灰黄霉素等均可增加皮肤光敏反应。可消除活性氧类或自由基的复合物，如二甲基亚砜、β-胡萝卜素、乙醇、甲酸盐、甘露醇等，均可能降低本品活性。减少凝血、血管收缩、血小板聚集类药物，如血栓素A2抑制剂，也可降低本品的疗效。

【规格】 注射剂：15mg。

其他眼科常用制剂

其他眼科常用制剂

制剂名	处方内容	药理及应用	用法	注意
阿托品滴眼液	硫酸阿托品0.5~1g，羟苯乙酯0.03g，等渗盐水加至100mL	可阻断乙酰胆碱的作用，使瞳孔括约肌和睫状肌麻痹而引起散瞳及调节麻痹，作用长达10~12d，用于角膜炎、虹膜睫状体炎、白内障手术前后及验光等	滴眼，次数根据需要而定	小儿对此药易中毒，滴时应压迫泪囊，以防进入鼻腔吸收而致中毒，青光眼者禁用
阿托品眼膏	硫酸阿托品1~2g，眼膏基质加至100g	可阻断乙酰胆碱的作用，使瞳孔括约肌和睫状肌麻痹而引起散瞳及调节麻痹，作用长达10~12d，用于角膜炎、虹膜睫状体炎、白内障手术前后及验光等	每晚或需要时涂搽	青光眼者禁用
后马托品滴眼液	氢溴酸后马托品2g，干燥磷酸氢二钠0.421g，干燥磷酸二氢钠0.473g，氯化钠0.25g，蒸馏水加至100mL	散大瞳孔作用比阿托品快而弱，持续时间短（1~3d），常用于散瞳检查及验光	滴眼，次数按需要而定	青光眼者禁用
后马托品眼膏	氢溴酸后马托品2g，眼膏基质加至100g	用于散瞳，用后瞳孔恢复较快，多用于集体检查	检查前用	
去氧肾上腺素滴眼液（新福林滴眼液）	盐酸去氧肾上腺素1g，焦亚硫酸钠0.1g，羟苯乙酯0.03g，蒸馏水加至100mL	散瞳作用快而短，几无调节麻痹作用，用于检查眼底及晶状体，鉴别闭角型或开角型青光眼（后者用此药后眼压不增高）	滴眼，1~5次/d	本品根据需要还可配成2%~10%的溶液

续表

制剂名	处方内容	药理及应用	用法	注意
东莨菪碱滴眼液	氢溴酸东莨菪碱 0.1～0.5g，羟苯乙酯 0.03g，等渗盐水加至 100mL	与阿托品相似	按需要滴眼	对阿托品过敏者可用本品代替，青光眼者禁用
毛果芸香碱滴眼液（匹罗卡品滴眼液）	硝酸毛果芸香碱 1g，干燥磷酸氢二钠 0.437g，干燥磷酸二氢钠 0.463g，氯化钠 0.43g，羟苯乙酯 0.03g，蒸馏水加至 100mL	有缩瞳及降低眼内压作用，常用于开角型青光眼，用药后 15min 开始缩瞳，能持续 4～5h	滴眼，3～6 次/d	尚有 0.5%、2%等浓度
毛果芸香碱眼膏	硝酸毛果芸香碱 1g，眼膏基质加至 100g	有缩瞳及降低眼内压作用，常用于开角型青光眼，用药后 15min 开始缩瞳，能持续 4～5h	每晚涂搽 1 次	
氯霉素滴眼液	氯霉素 2.5g，硼酸 19.7g，硼砂 2.5g，硫柳汞 0.04g，蒸馏水加至 1000mL	可用于沙眼、结膜炎、角膜炎等	滴眼，1 次/2h	
新霉素滴眼液	硫酸新霉素 0.5g，氯化钠 0.8g，蒸馏水加至 100mL	用于结膜炎、角膜炎和某些铜绿假单胞菌感染	滴眼，1 次/2h	
红霉素眼膏	乳糖酸红霉素 0.5g，眼膏基质加至 100g	用于沙眼、结膜炎、角膜炎等	涂眼，每晚 1 次	

续表

制剂名	处方内容	药理及应用	用法	注意
利福平滴眼液	利福平 1g，丙二醇 20mL，磷酸二氢钠 1.6g，磷酸氢二钠 7.5g，氯化钠 9g，甲基纤维素 1g，羟苯乙酯 0.3g，蒸馏水加至 1000mL	用于敏感细菌引起的眼部感染	滴眼，4~6次/d	甲基纤维素应冷溶
金霉素眼膏	盐酸金霉素 0.5g，眼膏基质加至 100g	用于沙眼、结膜炎	涂眼，2次/d	
硫酸庆大霉素滴眼液	硫酸庆大霉素 3g，亚硫酸氢钠 1g，氯化钠 8g，羟苯乙酯 0.3g，蒸馏水加至1000mL	用于大肠杆菌、铜绿假单胞菌、变形杆菌、产气杆菌、葡萄球菌引起的眼部感染	滴眼，4~6次/d	
硫酸卡那霉素滴眼液	硫酸卡那霉素 5g，硼酸 10.54g，硼砂 2.87g，蒸馏水加至1000mL	用于角膜炎、巩膜炎、虹膜睫状体炎等	滴眼，5~6次/d	
多黏菌素B滴眼剂	硫酸多黏菌素 B 50 万单位，氯化钠 0.9g，蒸馏水加至 100mL	用于铜绿假单胞菌引起的眼部感染	滴眼，最初1次/(5~10) min，以后逐渐减少	用无菌操作法配制
盐酸环胞苷滴眼液	盐酸环胞苷 0.5g，羟苯乙酯氯化钠溶液加至 1000mL	用于单纯疱疹性、流行性角膜炎及结膜炎	滴眼，4~5次/d	为防止混合感染，应与抗菌药物合用

续表

制剂名	处方内容	药理及应用	用法	注意
阿昔洛韦(无环鸟苷)滴眼液	阿昔洛韦1g，硼酸6.8g，硼砂8.6g，氯化钠2.8g，硫柳汞适量，蒸馏水加至1000mL	用于病毒性角膜炎及角膜溃疡	滴眼，3~5次/d	可发生角膜上皮损害
阿糖胞苷滴眼液	阿糖胞苷2g，羟苯乙酯0.3g，氯化钠9g，蒸馏水加至1000mL	用于病毒性眼病，如树枝状角膜炎、角膜虹膜炎、流行性角膜结膜炎等	滴眼，4~6次/d	应将pH值调为6.5~6.9，以免疗效下降
碘苷(疱疹净)滴眼液	碘苷1g，氯化钠9g，硫柳汞0.01~0.02g，蒸馏水加至1000mL	治疗树枝状角膜炎及其他疱疹性眼炎、病毒性结膜炎等	滴眼，4~6次/d	
碘化钾滴眼液	碘化钾10~30g，羟苯乙酯0.3g，蒸馏水加至1000mL	用于真菌性角膜炎、病毒性眼炎、青光眼术后预防瘢痕形成、玻璃体混浊及角膜薄翳等	滴眼，4~6次/d	
磺胺醋酰钠滴眼液	磺胺醋酰钠10g，硫代硫酸钠0.1g，乙二胺四乙酸二钠、硫柳汞适量，蒸馏水加至100mL	用于治疗沙眼、结膜炎、角膜炎等	滴眼，3~5次/d	对磺胺类药过敏者禁用
硫酸锌滴眼液	硫酸锌0.25g，硼酸2g，蒸馏水加至100mL	有收敛作用，可治疗慢性结膜炎及眦部睑缘炎	滴眼，3次/d	

续表

制剂名	处方内容	药理及应用	用法	注意
醋酸可的松滴眼液	醋酸可的松（微粒结晶）5g，聚山梨酯80 0.8g，硼酸20g，硝酸苯汞0.02g，羧甲基纤维素钠2g，蒸馏水加至1000mL	具有抗炎、抗过敏作用，用于过敏性结膜炎	滴眼，3～4次/d，用前摇匀	角膜溃疡者禁用
地塞米松滴眼液	0.1%			
四环素可的松眼膏	盐酸四环素0.5g，醋酸可的松（微粒结晶）0.5g，眼膏基质加至100g	消炎、抗菌，用于外眼感染	涂眼，1～2次/d	
丁卡因滴眼液	盐酸丁卡因0.5～1g，生理盐水加至100mL	表面黏膜麻醉，用于眼科检查及电光性眼炎	滴眼，1次/(1～2)h	
氯肾丁滴眼液	0.25%氯霉素滴眼液150mL，0.1%肾上腺素溶液50mL，2%盐酸丁卡因溶液50mL	用于电光性眼炎	滴眼，1次/(1～2)h	肾上腺素不耐热，宜无菌操作配制
人工泪滴眼剂	甲基纤维素1g，氯化钠0.9g，氯化钙0.042g，氯化钾0.014g，葡萄糖0.1g，碳酸氢钠0.02g，羟苯乙酯0.03g，蒸馏水加至100mL	本品可代替泪液湿润眼球，用于无泪液及干燥性角膜结膜炎	滴眼，次数按需要而定	本品尽可能保证新鲜，甲基纤维素需冷溶

续表

制剂名	处方内容	药理及应用	用法	注意
甲基纤维素滴眼液	甲基纤维素1g，苯扎溴铵0.02g，生理盐水加至100mL	治疗某些眼球干燥症。前房角镜及眼底接触镜检查时作介质用	按需要使用	甲基纤维素应冷溶
利明眼药水	碘化钾0.3g，碘化钠0.05g，氯化钙0.06g，维生素C 0.3g，维生素B_1 0.1g，硼酸1.1g，硼砂0.19g，羧甲基纤维素钠0.15g，硫代硫酸钠0.05g，羟苯乙酯0.3g，蒸馏水加至1000mL	本品可增加眼的局部代谢，补充金属离子及维生素，用于早期白内障	滴眼，3~4次/d	维生素B_1及维生素C不耐热，可用注射液，于各药灭菌后再加入
复方维生素B_2滴眼液	维生素B_2 0.01g，维生素C 1g，葡萄糖10g，羟苯乙酯0.03g，蒸馏水加至100mL	用于各种角膜炎	滴眼，3次/d	维生素C用注射液，应于各药灭菌后再加入
胍乙啶滴眼液	硫酸胍乙啶10g，盐酸（1%）约26mL，蒸馏水加至100mL	治疗甲状腺突眼的上睑退缩症及单纯性青光眼	滴眼，4次/d	本品pH值应为6~7
乙基吗啡滴眼液（狄奥宁眼药水）	盐酸乙基吗啡1g，氯化钠0.8g，羟苯乙酯0.03g，蒸馏水加至100mL	可使结膜充血，促进代谢，并有镇痛作用。主要用于角膜炎后混浊，促进混浊吸收	滴眼，4次/d	应避光保存，还有0.5%、2%~5%等浓度

续表

制剂名	处方内容	药理及应用	用法	注意
依地酸二钠滴眼液	依地酸二钠5g，碳酸氢钠1g，蒸馏水加至1000mL	可与 Ca^{2+} 络合，有抑制胶原酶的作用，用于石灰等碱烧伤、角膜钙质沉着及角膜带状变性	滴眼，1次/(1~2)h	
青霉胺滴眼液	盐酸青霉胺417mg，2 mol/L氢氧化钠约1.1mL，蒸馏水15mL	为金属络合剂及胶原酶抑制剂，用于石灰等碱烧伤、病毒性角膜溃疡及角膜水肿等	滴眼，1次/(1~2)h	冰箱中2~10℃保存，有效期7d。刺激性较依地酸二钠小。pH值应为6.5
荧光素钠滴眼液	荧光素钠2g，碳酸氢钠0.5g，三氯叔丁醇0.5g，蒸馏水加至100mL	可使病变的角膜表层组织染色，以诊断角膜表层损伤	需要时用	注意灭菌，保存中防止污染
塞替派滴眼液	塞替派0.05g，等渗盐水加至100mL	用于翼状胬肉术后，可抑制血管新生，有抑制血管纤维及细胞分裂的作用	滴眼，于术后第2~3日用，4次/d	低温保存，有效期1个月

注：本表引自陈新谦、金有豫、汤光主编的第17版《新编药物学》（人民卫生出版社2011年出版），有修改。

第三十章　耳鼻咽喉及口腔科用药

第一部分　耳鼻咽喉科用药

茚唑啉　Indanazoline（茚咪唑啉，Farial）

【药性与应用】　血管收缩药，为减轻鼻黏膜充血剂。直接作用于鼻腔黏膜微血管的α受体，产生拟交感作用，使黏膜下动脉强烈收缩，以减轻鼻腔因充血产生的阻塞。局部应用耐受性好，安全范围大，即使用较大剂量也不影响血压和心率。其治疗作用时间较麻黄素和伪麻黄素为长。临床上主要用于鼻黏膜充血和感冒引起的鼻阻塞、通气不畅。

滴鼻：0.1%~0.4%溶液，按0.02mg/（kg·d）计，分次给药。成人最大剂量为0.02mg/（kg·次）。

【注意与禁忌】　可连续用药3~4d，时间不宜过长，以免引起鼻黏膜反弹性舒张，造成药物性鼻炎。儿童宜用低浓度溶液。

【规格】　滴鼻剂：0.1%~0.4%。

麻黄碱[典][基]　Ephedrine（麻黄素）

【药性与应用】　本品为α、β受体激动剂，口服后引起皮肤、黏膜和内脏血管收缩，血流量下降；冠状动脉和脑血管扩张，血流量增加，血压升高；还可松弛支气管平滑肌。局部用药主要引起黏膜血管收缩，减轻水肿和炎症反应，以利通气。滴鼻剂主要用于急慢性鼻炎、鼻窦炎、慢性肥厚性鼻炎，也可用于鼻出血。用于鼻腔手术可减轻鼻黏膜水肿反应，以利引流与通气。目前认为，局部用药时间过长可引起药物性鼻炎，而慢性鼻炎又造成用药时间过长，产生治疗上的不良循环。因此主张口服给药，减少鼻黏膜充血、水肿，以避免反弹。

口服：成人，15~30mg，3次/d；儿童，0.5~1mg/kg，3次/d。滴鼻：0.5%~1%溶液，2~3滴，2~3次/d。

【注意与禁忌】　甲亢、高血压、动脉硬化、心绞痛病人禁止口服。局部用药时间不宜超过 4d。

【药物相互作用】 忌与帕吉林等单胺氧化酶抑制剂合用，以免引起血压过高。

【规格】 片剂：15mg，25mg，30mg；滴鼻剂：0.5%~1%。

萘甲唑啉[典]　Naphazoline（萘唑啉，鼻眼净，滴鼻净，拿发唑啉，Privine）

【药性与应用】 本品为拟肾上腺素药，其收缩血管的作用比肾上腺素强而持久，可减少血管渗出，减少黏膜肿胀充血。临床用于感冒、鼻塞、鼻炎、鼻黏膜充血。

滴鼻：0.05%~0.1%溶液，2~4 滴，每日数次。

【注意与禁忌】 局部长期使用，可使局部血流减少，黏膜抵抗力下降，造成二重感染，或引起药物性鼻炎。滴药过多或误服滴鼻剂可引起中毒。婴儿、高血压、甲亢、萎缩性鼻炎者禁用。

【规格】 滴鼻剂：0.05%，0.1%。

氧甲唑啉　Oxymetazoline（阿弗林，Afrin）

【药性与应用】 本品为拟肾上腺素药，临床用其盐酸盐，有收缩血管、减少渗出与充血、通畅鼻腔的作用。临床用于过敏性鼻炎、急慢性鼻炎和鼻窦炎。

滴鼻：0.05%水溶液，2~4 滴，2 次/d。

【注意与禁忌】 本品不可口服。滴鼻时间不可过长，以免引起药物性鼻炎。

【规格】 滴鼻剂：0.05%。

羟甲唑啉　Oxymetazoline Hydrochloride（氧咪唑啉，Drixine，Respir，Rhinolitan，Hazol，Nafrine，Atomol）

【药性与应用】 α 肾上腺素受体激动剂，具有迅速收缩鼻血管的作用，减轻鼻黏膜水肿，改善鼻通气。临床用于急慢性鼻炎、鼻窦炎、过敏性鼻炎、肥大性鼻炎。

滴鼻：6 岁以上儿童和成人，1~3 滴，早晚各 1 滴。

【注意与禁忌】 个别人可有轻微鼻腔烧灼感、针刺感及鼻黏膜干燥。不宜长期大量使用，连续使用不可超过 7d。孕妇、对本品过敏者、2 岁以下儿童禁用。冠心病、高血压、甲亢、糖尿病、闭角型青光眼及其他严重器质性与代谢性疾病者慎用。

【药物相互作用】 不可与单胺氧化酶抑制剂合用，以免引起血压严重升高。

【规格】 滴鼻剂（盐酸盐）：2.5mg/5mL，5mg/10mL。

赛洛唑啉[典] Xylometazoline（Coryzion，Hidropid，Novorin）

【药性与应用】 为α肾上腺素受体激动剂，具有迅速收缩鼻黏膜血管的作用，从而改善鼻黏膜因水肿产生的鼻塞。临床用于急慢性鼻炎、过敏性鼻炎、肥大性鼻炎等。

滴鼻：成人用0.1%溶液，2~3滴，2次/d；6~12岁儿童用0.05%溶液，2~3滴，2次/d；13岁以上按成人量。

【注意与禁忌】 个别人可有鼻腔轻微烧灼感、针刺感与干燥感。不宜长期大量应用，连续应用不超过7d。孕妇、2岁以下儿童、对本品过敏者禁用。冠心病、高血压、甲亢、糖尿病、闭角型青光眼及其他严重器质性和代谢性疾病者慎用。

【药物相互作用】 不可与单胺氧化酶抑制剂合用，以免引起血压突然升高。

【规格】 滴鼻剂：5mg/10mL，10mg/10mL。

左卡巴斯汀 Levocabastine（立复汀，Livostin）

【药性与应用】 本品为鼻喷微粒悬浮液，主要成分为盐酸左卡巴斯汀，是一种强效、速效、长效且具有高度选择性的组胺 H_1 受体拮抗剂。局部用于鼻孔，几乎即时起效，消除过敏性鼻炎的典型症状，如鼻痒、喷嚏、流涕等，作用可维持数小时。鼻内喷1次，约有30~40μg的左卡巴斯汀被吸收，并主要以药物原形由肾脏排泄（约为吸收量的70%）。本品的血浆 $t_{1/2}$ 35~40h。临床主要用于过敏性鼻炎。

用法：本制剂为微粒悬浮液，用前必须摇匀。成人与儿童均为每个鼻孔喷2下，2次/d。也可根据情况增加到3~4次。连续用药，直至症状消失。用药前应清洗鼻道，然后再将药物喷入。第1次喷药应使气雾泵充满药液，直至能很好地喷出气雾，然后开始应用。

【注意与禁忌】 偶见局部即时性刺激症状。禁用于对配方成分过敏者。肾有损伤者慎用。对孕妇的安全性尚未确定。

【药物相互作用】 不排除本品与乙醇有轻微的相互作用。

【规格】 气雾剂：10mL，每1mL含左卡巴斯汀（活性成分）0.5mg。

丙酸倍氯松鼻用气雾剂 Beclomethasone Dipropionate Nasal Aerosol

【药性与应用】 本品具有消炎、抗过敏和止痒作用，并具有强而有效的局部抗炎作用，能迅速控制和消除过敏性鼻炎的各种症状，对常年性或季节性的过敏性鼻炎有效，1周后达到最高疗效。临床用于季节性和长期顽固性过敏性鼻炎。

喷鼻：每鼻孔2揿/次，2次/d，400μg/d。

【注意与禁忌】　偶有鼻分泌物带血、短暂咳嗽、喷嚏和烧灼感。妊娠头3个月不宜用。有出血性疾病、复发性鼻出血史者及对本品过敏者禁用。

【规格】　喷鼻气雾剂：200揿（每揿50μg）。

酮替芬鼻用气雾剂

【药性与应用】　药理作用参见第九章第三部分第四节该条。本制剂用于过敏性鼻炎。

鼻腔喷雾吸入。每次1~2揿（相当于0.2~0.4mg富马酸酮替芬），2~3次/d。用前摇匀，使用时将装在气雾剂上的鼻腔专用喷头对准鼻孔，在吸气时揿喷1次。喷时须将对侧鼻孔用手堵住。

【注意与禁忌】　孕妇慎用。有轻度嗜睡、恶心、乏力、口干等，减量后可自行消退。从事精细、高危、需集中注意力工作者，工作期间忌用本品。

【药物相互作用】　避免与口服降糖药同时使用。与镇静药、催眠药、抗组胺药有相互增强作用。

【规格】　鼻用气雾剂：14g，含富马酸酮替芬35mg（相当于酮替芬25.5mg）。

环戊烯胺滴鼻液

【药性与应用】　血管收缩作用比麻黄素强，0.5%的溶液即相当于3%麻黄素，但其中枢神经系统的副作用及继发性血管扩张作用则较轻微。临床用于急慢性鼻炎、鼻窦炎、过敏性鼻炎及鼻出血。

滴鼻：1~2滴，3次/d。

【规格】　滴鼻剂：0.5%。

佛鼻喷雾剂　Buddha Nasal Spray

【药性与应用】　本品含有综合性抗原，局部使用后鼻腔黏膜产生封闭性抗体sIgA，使局部脱敏。不含组胺和激素。临床用于过敏性鼻炎、慢性鼻炎和鼻窦炎。

喷鼻：每侧鼻腔1揿，1次/d。第1个月，1次/3d；第2个月，1次/5d；第3个月，1次/10d；3个月为1个疗程。

【注意与禁忌】　开始第1周，喷嚏、鼻漏可能比原来加重，属正常抗体抗原反应。坚持用药，原发和继发症状同步消失。若致敏原不在本品治疗范围，效果多不佳，故治疗范围有局限性。

【规格】 喷雾剂：15mL。

稀化黏素 Gelomyrtol Forte

【药性与应用】 本品为桃金娘科树叶的提取物，对上下呼吸道均有溶解黏液、促进分泌的作用，促进黏液及痰液的排出；并有抗炎作用，能减轻喉及气管黏膜水肿，杀灭细菌与真菌，使呼吸有清新感。为肠溶型胶囊，胃病病人也能很好耐受。临床用于急慢性鼻窦炎、支气管炎、鼻腔术后，特别适用于鼻内窥镜术后。

口服：宜在餐前30min用较多凉开水送服。成人服成人装胶囊。急性病：1粒，3~4次/d；慢性病：1粒，2次/d。4~10岁儿童服用儿童胶囊，用法同上。

【注意与禁忌】 最后1次药最好在晚上临睡前服，以利休息。胶囊不可打开或嚼碎后服。

【规格】 胶囊：300mg（成人装），120mg（儿童装）。

适酶 Cidezyme

【药性与应用】 为中性洗剂，含蛋白降解酶，可迅速分解蛋白质和有机物，如血、蛋白、黏液等。主要用于清洗各种窥镜、手术器械。

按1000mL水加本品8mL的比例配制。仪器使用后立即浸入配好的液体中，至少泡1min，清洗所有管腔，然后用清水彻底冲洗。

【规格】 溶液剂：1L。

达芬拉露 Daphne Larynol（大佛喉露，复方地喹氯铵咽喉喷雾剂，特快灵，克菌定）

【药性与应用】 新型复方消炎止痛镇咳药。地喹氯铵为一种阳离子表面活性剂，能吸附于细菌的细胞壁，改变其通透性，导致菌体内的酶和中间代谢产物漏出，使菌体蛋白变性，从而发挥杀菌作用。地喹氯铵可不经血循环直接杀灭口咽部常见金黄色葡萄球菌、化脓性链球菌、白假丝酵母菌、奋森螺旋体等。综合性抗原具有镇咳化痰、止痛、止痒、清咽、润喉作用。甘草能清热解毒、调和诸药。临床用于急慢性咽炎、喉炎、咽峡炎、扁桃体炎及口咽部手术伤口的抗感染等。

每揿定量为0.13mL。使用时，先张口，把喷管插入口内对准咽腔，与深吸气同步揿压喷雾，使药物能够达到喉头，甚至气管。成人2揿/次；儿童减半。

【注意与禁忌】 因不经血清直接杀灭致病菌，对肝、肾无影响，不良反应极为罕见。正常喷雾吸入量吞服无妨。对本品过敏者忌用。为避免交叉感染，喷雾器应专人专用。用后可用清水或乙醇擦拭以保持清洁，但不可用肥皂或洗涤剂。

【规格】 喷雾剂：25mL，内含地喹氯铵 10mg、综合性抗原 0.2mL、甘草浸膏 125mg。

西地碘[典]　Cydiodine（华素片）

【药性与应用】 经唾液溶解释放出碘离子，直接卤化菌体蛋白，使其变性，无选择性地杀灭细菌繁殖体、芽孢、真菌以及病毒。并有收敛、消除黏膜水肿、止痛、清除口臭、促进口腔溃疡愈合诸作用。临床用于慢性扁桃体炎、口腔溃疡、慢性牙龈炎、牙周炎、白假丝酵母菌感染及急性化脓性扁桃体炎。

口含：1.5mg，3~4 次/d。

【注意与禁忌】 对碘过敏者忌用。孕妇、哺乳妇忌用。测试甲状腺功能前禁用。

【规格】 片剂：1.5mg。

其他耳鼻咽喉科常用制剂

其他耳鼻咽喉科常用制剂

制剂名	处方内容	用途	用法与注意
卡那霉素滴耳剂	硫酸卡那霉素 5g，氢化可的松 1g，冰片 1g，聚山梨酯 80 0.5mL，依地酸二钠 0.05g，乙醇 210mL，蒸馏水加至 1000mL	用于化脓性中耳炎	滴耳，3 次/d
苯氧乙醇甘油滴耳剂	苯氧乙醇 2mL，甘油加至 100mL	用于慢性化脓性中耳炎	滴耳，3 次/d
氧氟沙星滴耳液	氧氟沙星 0.3g，醋酸适量，甘油 20mL，乙醇（70%）加至 100mL	用于化脓性中耳炎	滴耳，1~2 次/d
氟罗沙星耳用滴丸	氟罗沙星 1.5g，聚乙二醇 4000 1.8g，聚乙二醇 400 0.6g，聚乙二醇 2000 4.2g，丙二醇 0.6g	用于急慢性化脓性中耳炎	置于耳道内，1~2 丸/d
新可滴耳剂	硫酸新霉素 0.5g，氢化可的松 0.5g，甘油 60mL，聚山梨酯 80 0.5mL，蒸馏水加至 100mL	急慢性化脓性中耳炎	滴耳，3 次/d

续表

制剂名	处方内容	用途	用法与注意
酚甘油	酚 2g，甘油加至 100mL	有消炎杀菌及止痛作用，用于急慢性中耳炎及外耳道炎	滴耳，3 次/d
硼酸滴耳剂	硼酸 2～3g，乙醇（70%）加至 100mL	用于慢性化脓性中耳炎	滴耳，3 次/d
碳酸氢钠滴耳剂（耵聍液）	碳酸氢钠 5g，甘油 30mL，蒸馏水加至 100mL	软化耵聍（耳垢）及冲洗耳道	滴耳，3 次/d。每次用量要大，应将药液充满耳内
氯霉素滴耳液	氯霉素 2g，乙醇 16mL，甘油加至 100mL	用于外耳炎、中耳炎	滴耳，3 次/d
碘甘油	碘 2g，碘化钾 1g，甘油加至 100mL	有防腐消毒作用，用于咽部慢性炎症及角化症，也可用于慢性萎缩性鼻炎	涂抹患部，2~3 次/d
可麻滴鼻剂	醋酸可的松 2.5g，盐酸麻黄碱 10g，生理盐水加至 1000mL	用于过敏性鼻炎、鼻窦炎	滴鼻，3 次/d
安乃近滴鼻液	安乃近 20g，枸橼酸钠 0.4g，蒸馏水加至 100mL	用于幼儿退热	4～6 滴/次。避光保存
呋麻滴鼻剂	盐酸麻黄碱 10g，羟苯乙酯 0.3g，0.01%呋喃西林溶液加至 1000mL	用于鼻炎或鼻黏膜肿胀	滴鼻，3 次/d。避光保存
呋可麻滴鼻剂	呋喃西林 0.02g，醋酸可的松 0.5g，盐酸麻黄碱 1g，羟苯乙酯 0.03g，氯化钠 0.3g，聚山梨酯 80 2mL，蒸馏水加至 100mL	用于过敏性鼻炎、鼻窦炎	滴鼻，3 次/d
复方苯海拉明滴鼻剂	盐酸苯海拉明 1.25g，盐酸麻黄碱 5g，氯化钠 7g，呋喃西林 0.02g，聚山梨酯 80 10mL，蒸馏水加至 100mL	用于过敏性鼻炎、鼻窦炎	滴鼻，3 次/d

续表

制剂名	处方内容	用途	用法与注意
利巴韦林滴鼻液	利巴韦林 1g，氯化钠 0.8g，羟苯乙酯 0.025g，蒸馏水加至 100mL	用于病毒引起的上呼吸道感染	滴鼻，3~4 次/d
复方薄荷滴鼻剂	薄荷脑 1g，樟脑 1g，液状石蜡加至 100mL	用于干燥性鼻炎、萎缩性鼻炎、鼻出血，有除臭及滋润黏膜的功效	滴鼻或涂鼻
盐酸麻黄碱滴鼻液	盐酸麻黄碱 1g，氯化钠 0.6g，羟苯乙酯 0.03g，蒸馏水加至 100mL	有收缩血管作用，用于急性鼻炎、鼻窦炎、慢性肥大性鼻炎	滴鼻，3 次/d
硫酸链霉素滴鼻液	硫酸链霉素 5g，氯化钠 0.9g，蒸馏水加至 100mL	用于萎缩性鼻炎、干燥性鼻炎	滴鼻，3 次/d
氯卡麻滴鼻剂	氯霉素 2.5g，硫酸卡那霉素 5g，盐酸麻黄碱 10g，羟苯乙酯 0.2g，氯化钠 9g，蒸馏水加至 1000mL	鼻黏膜炎性肿胀	滴鼻，3 次/d
新可滴鼻剂	氢化可的松 0.05g，硫酸新霉素 0.45g，硼酸 2g，聚山梨酯 80 0.1mL，硫柳汞 0.002g，蒸馏水加至 100mL	用于急慢性鼻炎、鼻窦炎	滴鼻，3 次/d
新麻滴鼻剂	硫酸新霉素 0.5g，盐酸麻黄碱 1g，羟苯乙酯 0.03g，蒸馏水加至 100mL	用于慢性鼻炎、慢性中耳炎（除杀菌外，还可使鼻黏膜收缩，有助于鼻窦及咽鼓管的引流）	滴鼻，3 次/d
复方弱蛋白银涂鼻膏	弱蛋白银 100g，薄荷油 20mL，液状石蜡适量，凡士林加至 1000g	用于鼻中隔黏膜溃疡、干燥性鼻炎	涂鼻，2~3 次/d

续表

制剂名	处方内容	用途	用法与注意
度米芬喉片	每片含度米芬 0.5mg，蔗糖及香料适量	用于咽喉炎、扁桃体炎、鹅口疮、溃疡性口炎等	口含，4~6 次/d
复方硼砂漱口片（多贝尔漱口片）	每片含硼砂 0.324g，碳酸氢钠 0.162g，氯化钠 0.162g，麝香草酚 0.0032g	用于口炎、咽喉炎及扁桃体炎等	1 片加温开水 1 杯（60 ~ 90mL）溶后含漱，1d 数次
呋喃西林漱口片	每片含呋喃西林 50mg	用于口炎、咽喉炎及扁桃体炎等	1 片溶于 500mL 温开水中含漱，1d 数次

注：本表引自陈新谦、金有豫、汤光主编的第 17 版《新编药物学》（人民卫生出版社 2011 年出版），有修改。

第二部分　口腔科用药

第一节　牙本质脱敏药

75%氟化钠甘油　75% Sodium Fluoride Glycerin

【药性与应用】 本品可渗入牙齿硬组织中，使氢氧磷灰石变为氟磷灰石，增强硬组织的抗酸能力。本品溶于唾液中可抑制乳酸杆菌的生长，减少乳酸杆菌的数量；抑制某些唾液酶的活性，使产酸和牙齿脱钙受到抑制；促进牙本质继续钙化或产生修复性牙本质；减少牙本质小管直径，减少液压传导，隔绝外界刺激。用于防治牙颈部过敏和龋齿。

用小棉球或适当器械蘸取本品，反复摩擦涂布患部 1 ~ 2min，1 次/周，4 次为 1 个疗程。

【注意与禁忌】 本品有一定毒性，要防止中毒。本品能腐蚀玻璃，须储存于涂石蜡的广口玻璃瓶中，密闭避光保存。

【规格】 糊剂（75%）：10g。取氟化钠 750g 置乳钵内，缓慢加入甘油 250g，研匀即得。

2%氟化钠溶液　2% Sodium Fluoride Solution

【药性与应用】 可渗入牙硬组织中，使其氢氧磷灰石变为氟磷灰石，增强其抗酸能力；使唾液中含氟化物，抑制乳酸杆菌的生长并抑制唾液酶的活性，使产酸和牙齿脱钙受到抑制，也可促使牙本质的继续钙化或产生修复牙本质；减少牙本质小管直径，减少液压传导，从而隔绝外界刺激。具有促进钙化、防腐、脱敏、抑菌等综合作用。

擦干并隔湿牙面，用棉签或小棉球蘸本品擦牙面 2~3min，1 次/周，4 次为 1 个疗程。也可用直流电导入。方法为直流电的正极握在病人手中，负极以氟化钠液润湿接触过敏区，电流强度为 0.5~1mA，以病人无不适感为限度，通电时间 10min。

【注意与禁忌】 氟化钠极毒，配制与使用时须谨慎，可加着色剂以示区别。当有水存在时，氟化钠能腐蚀玻璃，故应储存于涂有石蜡层的广口玻璃瓶中。

【规格】 溶液：取氟化钠 2g，加蒸馏水至 100mL，搅匀即得。

碘酚液　Iodophenol Solution

【药性与应用】 使牙本质蛋白质凝固变性，产生不溶性沉淀，堵塞牙本质小管，阻止或减少小管内的液体流动，以减轻敏感。此外，碘还有良好的感觉麻痹性止痛作用，可增强脱敏效果。临床用于牙本质脱敏和瘘管的烧灼。

【注意与禁忌】 本品腐蚀性强，用时要注意防护，不要伤及黏膜。配制时应将两药置乳钵中，研磨共熔，装入棕色玻璃瓶内，密封放置数月后使用，以增加疗效。本品为黑色液体，有特异臭味。

【规格】 溶液：碘片 12.5g、碘化钾 5.5g、酚 12.5g、蒸馏水 4mL、甘油 25mL。将碘化钾置乳钵中，加蒸馏水搅匀至完全溶解，再将碘片研细，依次加入酚、甘油。

碘化银去敏剂　Silver Iodide Desensitizer

【药性与应用】 使牙本质蛋白凝固变性，与药物结合，产生不溶性沉淀物，堵塞牙本质小管，阻止或减少牙本质小管内液体的流动性，从而减轻牙体敏感。临床用于牙本质过敏。

清洁牙面防湿，用小棉球或棉签蘸 2.5%碘酊涂敏感区，然后用热空气吹干，再涂 10%硝酸银，至产生乳白色沉淀为止。如此反复操作多次，至敏感消失或明显减轻。

【注意与禁忌】 碘化银为乳白色，可用于前牙。避光保存。

【规格】 溶液：第 1 液，2.5%碘酊；第 2 液，10%硝酸银。

复方细辛酊 Tinctura Asari Composita

【药性与应用】 本品有止痛和轻度局麻作用。制洞时如洞底极敏感，可用本品涂搽后再钻磨，或将本品封于洞底数日。也可将本品放在龋洞内，作为急性牙髓炎、残髓炎等的应急止痛药物。也可用于牙本质的脱敏治疗。

吹干患部，以棉签或小棉球蘸本酊剂涂搽患处。

【规格】 酊剂：荜拨 10g、细辛 10g、高良姜 10g、白芷 10g 研碎后，置于 60%乙醇 100mL 中浸泡 48h，并经常振荡搅拌，过滤并压榨残渣取汁混合，另取适量冰片加入滤液，搅拌溶解后的全量即为本品。

亚铁氰化银脱敏剂

【药性与应用】 氯化锌为蛋白沉淀剂，有脱敏作用，与亚铁氰化钾作用即可产生白色亚铁氰化锌沉淀，可堵塞牙本质小管。硝酸银与亚铁氰化钾作用，可生成白色亚铁氰化银沉淀，也可填塞牙本质小管，并且不使牙变色。与此同时硝酸银与氯化锌作用可生成乳白色氯化银沉淀，也可填塞牙本质小管。临床用于牙本质过敏。

先用第 1 液涂搽敏感区，次用第 2 液重复涂搽，最后用第 3 液涂搽，至出现白色沉淀为止。可依上法反复进行 2~3 次。治疗牙颈部敏感仅用第 1、第 2 液即可。这样可以避免硝酸银腐蚀牙龈。

【规格】 溶液：第 1 液，取氯化锌 40g，加适量蒸馏水溶解后，添加蒸馏水至全量 100mL，搅匀即得；第 2 液，取亚铁氰化钾 20g，加适量蒸馏水溶解，再添加蒸馏水至全量 100mL 即得；第 3 液，取硝酸银 10g 加适量蒸馏水溶解后，再添加蒸馏水至全量 100mL，搅匀即得。

甲醛醑 Spiritus Formaldehydi

【药性与应用】 用于治疗牙本质过敏，有杀菌、防腐、脱敏诸作用。

取本品 3~5 滴加入半杯温开水中，含漱，3 次/d。

【规格】 醑剂：取薄荷油 0.5mL 加乙醇 25mL 溶解，边搅拌边缓慢加入甲醛溶液 25mL，搅匀即得，然后密封保存。

氨制硝酸银溶液

【药性与应用】 银离子能与牙齿表面的含蛋白质有机物结合，形成银蛋白，起抗菌作用。在还原剂丁香油、碘酊的作用下，生成金属银，沉淀于牙本质小管中，阻碍液体和神经冲动的传导，起脱敏作用。临床用于防龋、窝洞消毒及牙体脱敏。

用法：防湿，擦干患牙，涂本品，以热风吹干，再用丁香油还原，使牙呈黑色。

【注意与禁忌】 溶液应避光、密封、置阴凉处保存，以免银离子析出沉淀。窝洞消毒时，禁用于青少年恒牙及深窝洞。应用时应避免与口腔软组织接触，以免引起烧伤与腐蚀。亦不可应用于恒前牙，以免着色影响美观。

第二节　防龋药物

酸性氟磷酸盐　Acidulated Phosphofluoride（APF）

【药性与应用】 自 1963 年提出酸性氟磷酸盐的抗龋作用比中性氟化钠强后，此药即被广泛应用于临床。本品可降低釉质在酸中的溶解度，并有利于氟化物在釉质表面滞留，还可以促进磷灰石和氟化钙形成，起到持久的抗龋作用。此外，本品的酸性可促进氟化物在釉质中的渗透，促进初龋矿化。临床用于防龋。

使用方法主要为牙面涂搽、含漱等。高浓度的本品可每年使用 2～3 次；低浓度者可每日使用。龋易感者可适当增加使用次数。

【注意与禁忌】 应用时注意使药液与牙齿表面持续接触 3～4min。涂后 0.5h 内勿进食与饮水，以增强牙齿对氟化物的吸附。

【规格】 溶液。

氟化亚锡　Stannous Fluoride

【药性与应用】 锡离子对牙面菌落形成和菌斑内变形链球菌均有抑制作用，使菌斑产酸减少，产生对变形链球菌不利的生态环境。本品的主要临床用途是防龋及消除龈下菌斑。

用法：用 0.2%氟化亚锡含漱，1 次/d 或 1～2 次/周，15mL/次，可降低龋齿发生率。1.64%氟化亚锡也用于牙周袋的冲洗，1 次/d，能消除龈下菌斑，明显改善牙周情况。

【规格】 溶液。

氟化氨银溶液　Diammine Silver Fluoride

近些年有人倡导用氟化氨银溶液作为防龋剂，理论上有其优越之处，因为氟和银均有防龋作用，效果优于单纯使用氨硝酸银与氟化钠。本品溶液的抗龋作用与其抑制致龋链球菌的能力及促进再矿化的作用有关。

本品可用于防龋、早期龋的处理及牙本质的脱敏之用。对乳前牙抑龋的效果更好。

【规格】 溶液：100mL，200mL。

第三节 窝洞消毒药

樟脑酚 Camphorac Phenol

【药性与应用】 樟脑有较好的镇痛作用和弱的防腐作用，并可减轻酚的腐蚀作用，加强其渗透性。配方中酚的浓度较低，有防腐和镇痛作用。临床用于消毒窝洞及感染较轻的根管，也用于急性牙髓炎开髓后放穿髓孔处。牙周脓肿或逆行性牙髓炎，敷于牙周袋中止痛。

局部涂用，或以棉捻蘸药，封入根管内3~5d。

【规格】 溶液：樟脑60g，酚30g，乙醇10mL。

麝香草酚[典] Thymol

【药性与应用】 为酚类制剂，防腐力大，刺激性小，能渗入牙本质小管内，对腐败物质有分解作用。临床用于窝洞消毒和牙本质脱敏；亦用于根管消毒。

局部涂用：脱敏时用小棉球蘸药液放过敏处，用烧热的器械熨烫，可增加脱敏效果。

【规格】 酊剂。

第四节 牙髓安抚药

氧化锌[典] Zinc Oxide

【药性与应用】 用于创伤、炎症黏膜，在局部形成薄膜，以防刺激，有保护作用；还能吸收局部水分，保持创面干燥，促进痂皮形成，呈现收敛作用。外用氧化锌粉与氧化锌软膏可用于湿疹、糜烂、苔藓等皮肤病；在口腔科，氧化锌可与丁香油制成安抚剂、盖髓剂、暂封材料、根管填充剂以及作为防龋治疗的底层衬底等。

用适量丁香油调拌封于窝洞内。

丁香酚[典] Eugenol

本品有较好的镇痛作用，轻度消毒与防腐作用。刺激性和腐蚀性均较小。临床用于牙科的止痛、消毒，可作为深龋治疗时的安抚剂与底衬剂。

与氧化锌调成糊剂，封于窝洞内。

樟脑酚　Camphorac Phenol

参阅本部分第三节窝洞消毒药。作为深龋和牙髓充血治疗时的安抚剂。

用小棉球蘸少量樟脑酚液放于窝洞内，然后放氧化锌丁香油黏固粉暂封。

樟脑水合氯醛酊　Chloral Tincture of Camphor Hydrate

本品能较好地镇痛、消毒与防腐。临床用于炎症所引起的疼痛，如牙髓炎、牙周炎、尖周炎等；也可作为安抚剂。

用小棉球蘸少量药物，置于窝洞内。

第五节　护髓药

氢氧化钙　Calcium Hydroxide（代卡尔，钙维他，Galvital，Dycal）

【药性与应用】 本品为强碱性（pH 值 9～12）药，可抑制细菌生长。因此用本品覆盖牙髓时，可不必消毒洞底。由它产生的碱性环境，可中和炎症的酸性产物，减少对牙髓的刺激。氢氧化钙还可以促进碱性磷酸酶的活性，促进硬组织的形成。当覆盖于活髓表面时，接触氢氧化钙的活髓组织产生凝固性坏死，其下方牙髓组织中的细胞分化成牙本质细胞，并开始沉积牙本质基质。但氢氧化钙制剂所释放出的钙离子并不进入牙本质基质，而钙化基质的钙离子是由牙髓血循环供应的。本品主要用于需要间接盖髓术的深龋，促使健康牙本质矿化，使软化的牙本质再矿化，消毒感染的牙本质；用于直接盖髓术，促使牙本质形成，修复创面；作为活髓切断剂，促进牙髓中的成纤维细胞分化，形成牙本质细胞，促进牙形成保护屏障，保护根部牙髓；阻止内外吸收的进展，重建牙周膜和硬骨板，修复牙根发育不全的根尖周，使根尖发育完全，故又称根尖诱导成形术；在侧穿处放置本制剂可促使骨质修复，形成钙化屏障；促进缺损处和根折部位愈合。

同时将粉剂和液体调成糊状，取适量糊剂置于近髓处、穿髓孔处或根髓断面上，外封氧化锌丁香油糊剂，不可加压。

【注意与禁忌】 置放于有色瓶中无菌保存，否则氢氧化钙遇空气中的二氧化碳后即生成不溶性碳酸钙而失效。应用代卡尔制剂时，需等量调匀；催化剂的量与糊剂的硬化有直接关系。

【规格】 代卡尔：第 1 管，56.7%二氧化钛的水杨酸乙二醇基质；第 2 管，53.5%氢氧化钙、9.7%氧化锌置于乙基苯磺酰胺的催化剂中。钙维他：

氢氧化钙 78.5%、碘仿 20.0%、抑菌物质 1.5%、丙二醇 0.5%、蒸馏水 99.0%、丁卡因 0.5%；前三者为粉剂，后三者为液体。

氧化锌丁香油糊剂 Zinc Oxide Eugenol Paste（丁香膏）

【药性与应用】 常作为盖髓剂，硬固前呈酸性，有抑菌和一定的镇痛作用。有研究表明，用于直接盖髓可引起牙髓的慢性炎症，无钙桥形成，最终导致牙髓坏死。临床用于间接盖髓。

用法：取粉剂和丁香油适量调成糊状，取少许覆盖洞底。

【规格】 糊剂：氧化锌粉、丁香油各适量调配成所需糊状即可。

第六节 牙髓失活剂

复方三氧化二砷 Paste Arsenic Trioxide Compositae

【药性与应用】 本品中三氧化二砷（As_2O_3）为强烈的原生质毒剂，与细胞酶系统的-SH 基结合，破坏细胞的氧化过程，使组织坏死。本品作用于组织后，首先使血管扩张、充血、形成血栓，继而血管破裂、出血。本品能破坏神经纤维的轴索及髓鞘，使牙髓组织坏死。本药无自限性。仅适用于恒牙的失活。

用法：用探针取粟米大小置入穿髓孔中，48h 取出。

【注意与禁忌】 本品易引起牙髓出血而使牙齿变色，故不宜用于前牙。本品无自限性，不宜用于乳牙和根尖孔未形成的恒牙。用时不得泄露，否则会引起牙龈及牙槽骨坏死；此时可用 10%碘酊局部涂搽，使三价砷变为五价砷而降低毒性。

【规格】 糊剂：三氧化二砷 5g、盐酸可卡因 5g、樟脑 0.5g、苯酚 0.2g、薄荷脑 0.2g、麝香草酚 0.2g、白陶土 0.3g。

多聚甲醛失活剂 Paste Paraformaldehyde（小儿牙髓失活剂，Paste Mummificatis Pro Infantibus）

【药性与应用】 本品主要成分为多聚甲醛，使牙髓中的血管及神经凝固、坏死，牙髓逐渐干燥硬化。临床用于乳牙牙髓失活。

用法同复方三氧化二砷，封药 2 周。

【规格】 糊剂：多聚甲醛 30g、盐酸普鲁卡因 30g、丁香油 20g，其他赋形剂适量，制成糊剂 100g。

蟾酥失活剂

【药性与应用】 本品兼有麻醉、止痛作用，使牙髓坏死、失活，作用类似三氧化二砷，但较温和。临床用于牙髓失活。

取少量置于穿髓孔处，1~2d 后取出。

【规格】 糊剂：蟾酥粉 0.5g、盐酸利多卡因 0.1g、凡士林 2g。

金属砷糊

【药性与应用】 金属砷氧化成三氧化二砷时，可破坏细胞的氧化过程，从而将牙髓神经杀死。临床作为牙髓慢失活剂；也用于乳牙失活。

取粟米大小本品，将其置于穿髓孔，7~10d 后取出。

【规格】 糊剂：金属砷 4g、盐酸丁卡因 4g、苯酚 6mL、灭菌脱脂棉块 1.5g。

牙髓慢失活剂

【药性与应用】 药理作用同金属砷糊。临床作为牙髓失活剂。

取粟米大小本品，将其置于穿髓孔，封药 7~10d 后取出。

【规格】 糊剂：三氧化二砷 1g、多聚甲醛 4g、盐酸可卡因 1g、苯酚 0.5g、樟脑 0.5g、麝香草酚 0.2g、薄荷脑 0.2g、水杨酸钾适量、白陶土 0.5g。

第七节　牙髓干髓治疗剂

干髓糊剂　Paste Mummificans

【药性与应用】 本品主要成分是三聚甲醛，在接触水分和组织时，缓慢释放出甲醛气体，使蛋白凝固。能消毒和固定牙髓组织，使其缓慢脱水干尸化。临床适用于牙髓干髓术。

牙髓失活后去除冠髓，置适量本品于根髓表面。

【注意与禁忌】 主要用于紧贴根髓断面上。宜现用现配，放置易变硬。

【规格】 糊剂：多聚甲醛 3g、麝香草酚 1g、盐酸可卡因 0.3g、羊毛脂 1g、氧化锌 5g。

儿童用干髓糊剂

【药性与应用】 药理作用同干髓糊剂。用于乳牙干髓治疗。

用法同干髓糊剂。

【注意与禁忌】 乳磨牙髓室底处常有侧支根管，应将本品置于根管口，不宜放在髓室底部，以免通过侧支根管刺激根分支处的牙周组织。其他同干髓糊剂。

【规格】 糊剂：多聚甲醛1.5g、麝香草酚0.5g、盐酸可卡因0.3g、羊毛脂1g、氧化锌5g。

三聚甲醛干髓糊剂 （一次干髓糊剂）

【药性与应用】 药理作用同干髓糊剂。临床用于麻醉下去冠髓的干髓治疗。

用法与用量同干髓糊剂。

【注意与禁忌】 三聚甲醛可用多聚甲醛代替。其他同干髓糊剂。

【规格】 糊剂：三聚甲醛4g、麝香草酚1g、无水硫酸锌1g、盐酸可卡因0.5g、氧化锌3.5g、羊毛脂适量。

第八节 根管消毒药

甲醛甲酚液 Formocresol Solution（牙用煤酚醛溶液，FC）

【药性与应用】 甲醛有凝固蛋白的作用，甲酚为原生质毒，有杀菌、腐蚀和止痛作用。临床用于坏疽或严重感染根管的治疗；也用于处理干髓治疗时的根髓断面，以及根管内有少量残髓时，封入本品使残髓失活，并起杀菌作用。

用棉捻或棉球蘸本品少许，封入根管或髓腔内。

【注意与禁忌】 本品刺激性强，应用时不要将药液流出根尖孔，以免发生化学性根尖周炎。亦不宜连续多次使用。本品久置后分层，可加适量乙醇或甘油。

【规格】 溶液：甲醛10mL、三甲酚5mL、95%乙醇5mL。配制方法：将甲醛倒入量杯，再倒入甲酚，液体由原来的无色透明逐渐变为橙黄色的混浊液，再加入乙醇，逐渐变为褐红色透明的本品。

樟脑氯酚薄荷液 Chlorophenol Camphor Menthol Solution

【药性与应用】 对氯酚为强消毒剂，性能和苯酚相同，但抗菌作用更强，毒性、腐蚀性也较大。和樟脑配伍后杀菌力和渗透性较一般酚类更强，腐蚀性和毒性则相应减少，对许多G^-菌有效。用途同甲醛甲酚液。

用棉捻或棉签、棉球蘸药液，封于根管内或髓腔中。

【注意与禁忌】 同甲醛甲酚液。

【规格】 溶液：对氯酚45g、樟脑49g、薄荷脑6g。配制时，将樟脑及对氯酚共研液化后，再加入研碎的薄荷脑混匀即可。

其他根管消毒药：碘仿、戊二醛，可参阅有关章节。

第九节　根管冲洗剂

次氯酸钠溶液　Sodium Hypochloride Solution（氯化苏打溶液）

【药性与应用】　本品对多种细菌有杀灭作用。其作用机制主要是通过在水中形成次氯酸，作用于菌体蛋白，使蛋白变性以杀菌。次氯酸钠还有极强的蛋白溶解作用和氧化作用，可使组织漂白、去臭。常与3%过氧化氢溶液交替使用。因为二者合用后，发泡力增强，抗菌作用强大，对组织蛋白、有机物溶解性强，更有利于清除根管内残留物质。临床用于根管冲洗。

根管冲洗：临床用5.25%水溶液，将本液抽入注射器内冲洗根管。用本品冲洗后，再用生理盐水冲洗。

【注意与禁忌】　本品有漂白作用，勿接触有色衣物及其他物质，以防脱色。本品对软组织有腐蚀性，使用时对口腔黏膜要加以保护。存放不可超过3个月，否则即失效。

【规格】　溶液：5.25%。

复方乙二胺四乙酸溶液　Ethylenediaminetetraacetetic Acid Solution Compositae

【药性与应用】　对牙本质有溶解作用，既可节省器械预备的时间，又可协助扩大狭窄或阻塞的根管。还有明显的抗微生物作用，它与细菌所必需的金属离子螯合，切断细菌的营养来源而抑制其生长。此外，本品对根管器械无腐蚀性，对软组织有中度刺激，用作冲洗时未见有害作用，是常用根管治疗药物中刺激性较小的一种。临床用于根管狭窄、钙化或根管内异物的处理。和次氯酸钠交替应用，可增加对牙本质的渗透能力。

使用第1液或第2液与次氯酸钠溶液交替冲洗根管。

【注意与禁忌】　本品对软组织及黏膜有中等度的刺激。

【规格】　溶液：第1液，15%乙二胺四乙酸钠（pH值7.3）17.0g、蒸馏水100mL、5N氢氧化钠9.25mL、癸基三甲基季铵溴盐0.84g；第2液，乙二胺四乙酸15%、过氧化脲10%、水溶性聚乙二醇75%。

其他根管冲洗剂：过氧化氢溶液、氯胺-T溶液、氯己定溶液，可参阅有关章节。

第十节　根管充填剂

根管糊剂　Root Canal Filling Paste

【药性与应用】　本品由粉剂麝香草酚、氧化锌与液体剂福尔马林、三甲酚、甘油两部分组成。其中氧化锌可促使肉芽再生，临床使用时将粉剂和液剂调成稠糊状，24h 后逐渐硬固，有持续消毒作用，并能促进尖周愈合。临床用于根管充填。

将粉剂、液剂调拌成糊状，取适量，用扩孔钻或螺旋充填器将糊剂填入根管内，并可加用牙胶尖。

【规格】　糊剂：粉剂为麝香草酚 1g、氧化锌 2g，液剂为 40% 甲醛 1mL、三甲酚 3mL、甘油 1mL，用时调成糊状。

碘仿糊剂　Iodoform Paste

【药性与应用】　碘仿分解产生的游离碘有杀菌作用。碘仿对组织无刺激性，能减少创面渗出，吸收渗出液，使创面干燥，并可刺激肉芽组织生长、促进创面愈合。临床用于渗出液较多的根管充填。

取少量粉剂与液剂调成糊状填入根管。用棉捻蘸药封入根管或直接填入根管。

【规格】　糊剂：由粉剂和液剂两部分组成。粉剂：碘仿 20g、氧化锌 60g；液剂：丁香油 100mL。用时调成糊状。粉剂密封，并与丁香油分装瓶中。

氢氧化钙糊剂　Calcium Hydroxide Paste

【药性与应用】　本品由氢氧化钙和甲基纤维素组成。前者为白色粉末，微溶于水，强碱性，pH 值为 9~12，能中和炎症所产生的酸性物质，使肉芽组织纤维化、类牙本质及类骨组织增生，促进牙槽骨增生。甲基纤维素可降低氢氧化钙的碱性。临床用于根尖发育不全根管的填充。

取适量本品粉剂和液体调成所需糊状，填入根管内。

【规格】　糊剂：氢氧化钙 52.5g、5%甲基纤维素 47.5g。

根管塑化液　Resinfying Solution of Dental Pulp（酚醛树脂塑化液）

【药性与应用】　酚醛树脂的主要成分是间苯二酚和甲醛。含间苯二酚的酚醛树脂可以在常温下聚合。塑胶液中所含氢氧化钠具有强碱性，可加速树脂的聚合。处于液态的塑化液注入髓腔后充满主根管，并渗到侧支根管、牙本质小管内，渗透到这些部位中的病原刺激物（感染坏死的残余牙髓）中，将其包埋、固定，成为无害物质存留于髓腔及根管中，以预防和治疗根尖周病。临床用于根尖孔已形成的恒磨牙；老年人前牙根管狭窄不易进行根管扩大时；治疗过程中器械折断在根管中，尚未超出根管尖孔又不能取出时。

用时取第 1、第 2 液各 0.5mL，加入第 3 液 0.12mL 混合，放在弯头注射器或塑料制成的小瓶中，摇匀或搅拌至发热呈棕红色，取适量注入根管使之充满，并除去多余的塑化液。

【注意与禁忌】　本品为棕红色，可使牙齿变色，不适用于前牙。年轻人的恒牙和儿童乳牙均不适合塑化治疗，以免塑化液流出根尖孔，刺激根尖周围组织和影响恒牙牙胚的发育。3 种液体均有一定的保存期，不宜一次配制过多。第 1 液室温下易挥发，应密闭和放置较凉环境中；第 2 液见光易分解，应置于有色瓶中；第 2、第 3 液均为过饱和液，用时要摇匀后取出。

【规格】　溶液：第 1 液，40%甲醛 60mL、甲苯酚 12mL；第 2 液，间苯二酚 45g、蒸馏水 55mL；第 3 液，氢氧化钠 1g、蒸馏水 1~2mL。

第十一节　口腔含漱剂

芳香漱口液　Aromatic Mouthwash

【药性与应用】　本品含有麝香草酚、薄荷油等。前者有杀菌作用，对组织刺激小，还有轻度刺痛作用；后者有清凉作用，可除口臭和爽口。临床用于口腔炎症与口臭。

含漱：将配好的药液临用时兑水 250mL，每日数次。

【规格】　溶液：麝香草酚 30g、薄荷油 2 滴、95%乙醇 10mL、甘油 8mL、橙皮酊 2mL。

其他口腔含漱剂：0.02%氯己定溶液、过氧化氢溶液、2%碳酸氢钠溶液、0.05%高锰酸钾溶液、复方硼砂溶液、2%硼砂溶液，参阅有关章节。

第十二节　其他口腔科药物

口疮宁膜

【药性与应用】　本品含有四环素、泼尼松、可卡因、樟柳碱等，具有消炎、抗过敏、止痛、促进溃疡愈合等作用。本品药膜遇水浸润后成为溶胶，黏附在潮湿的黏膜上，膜内药物能持久释放，并使损害处得到机械性保护，从而减轻口腔溃疡的疼痛，使溃疡局部血液得到良好供应，加速愈合。适用于复发性口疮、糜烂性扁平苔藓、细菌性口炎、药物过敏性口炎、多型红斑性口腔损害、创伤性溃疡、口腔血疱感染、天疱疮及类天疱疮的口腔损害，以及全身性疾病引起的口腔溃疡等。

贴敷：1 格/次，3 次/d。于饭前或饭后将药膜贴于口腔溃疡处，以晚上临睡前贴敷效果最佳。

【注意与禁忌】 密封，置干燥处，避光保存。

【规格】 膜剂：7~9mg/cm^2。

口腔消斑膜

【药性与应用】 本品由维生素 A、维生素 E、维生素 U 和氢溴酸樟柳碱等药物组成。其中维生素 A 是诱发上皮组织分化功能的必需物质，能保持上皮组织的正常功能，有助于上皮异常角化的消退。大量维生素 A 局部应用，可使口腔白斑消退，对扁平苔藓有一定的作用。樟柳碱可调节病损区的微循环，改善局部营养代谢，使病损区黏膜恢复正常的角化，使炎症加速痊愈。维生素 U 对黏膜溃疡有促进修复作用。水溶性赋形剂聚乙烯醇有利于脂溶性维生素 A、维生素 E 的充分混合，达到成膜效果，便于口腔黏膜的直接吸收。本品遇唾液能形成溶胶，并黏附在潮湿的口腔黏膜表面，使用药局部的药物浓度增高，进而增强并延长治疗作用，使上皮角化异常得到改善，保护病损区，使炎性溃疡早日愈合。临床适用于口腔扁平苔藓、口腔白斑、慢性盘状红斑狼疮、慢性唇炎、萎缩性舌炎、剥脱性牙龈炎。

贴敷：1 格/次，3 次/d。将本品按病损区大小加以贴敷，饭前和饭后贴用。

【注意与禁忌】 本品须用药 1 周以上方能见效，以晚睡前贴用疗效最佳。

【规格】 膜剂。

咽立爽滴丸 Citicp Yanlishang Daurici

【药性与应用】 主要成分为艾纳香油、冰片等，在舌下含化，经唾液的作用，迅速释放出药物分子，发挥其杀菌、抗病毒、消炎、止痛、止痒、消肿作用。适用于急慢性咽炎、口炎、咽部干燥、咽喉肿痛等症。

含服：2~4 丸，4 次/d。

【规格】 滴丸：0.025g。

喉灵糖 Decatylen Lozenges

【药性与应用】 本品是由克菌定、地布卡因、维生素 C 等组成的复方制剂，有抗菌止痛和预防流感的作用。适用于口腔黏膜、咽喉、扁桃体、牙龈部位的细菌及真菌感染；预防流感。

口含：1~2 粒，3 次/d。

【规格】　含片：每片中含克菌定 0.25mg、地布卡因 0.02mg、维生素 C 25mg。

阿膜散　Amosan

【药性与应用】　本品由硼酸钠、重酒石酸钠组成，是一种氧化性漱口剂。适用于口腔牙齿的清洁，具有抑菌防腐作用。适用于口炎、咽喉炎、扁桃体炎。

漱口：饭后漱口，3 次/d。将药粉溶于 30mL 水中，当即使用。每次保留漱口液 2~3min。

【注意与禁忌】　虽未见明显副作用，但漱口液不能吞下，且 30min 内不能用其他任何液体。

【规格】　散剂：含硼酸钠 68.6%、重酒石酸钠 31.4%。

舒雅乐　Sialor

【药性与应用】　本品的主要化学成分为环戊硫酮。适用于口干症，如服抗高血压药、利尿药、安定剂、抗抑郁药、抗震颤麻痹药等引起的唾液分泌过少，以及口咽区接受放疗后的口干症状等。

口服：一般剂量为 1 片，3 次/d，饭前服。可连续服用，也可每月停药 5d，间歇服用；并可与致口干药物同时服用。服用数日后即可呈现药效。放疗引起的口干，可以长期服用。

【注意与禁忌】　偶有软便，如持续，可将药量由 3 片/d 减为 2 片/d，早晚各 1 次。有胆管阻塞者禁用。服药期间尿液呈黄色，属正常现象。

【规格】　片剂：12.5mg，25mg。

第三十一章　解 毒 药

第一节　金属中毒解毒药

谷胱甘肽[典]　**Glutathione**

【药性与应用】　本品是甘油醛磷酸脱氢酶的辅基，又是乙二醛酶及磷酸丙糖脱氢酶的辅酶，参与体内三羧酸循环及糖代谢，使人体获得高能磷酸键。本品又能激活体内多种酶类，尤其是含巯基（-SH）的酶类，从而激活人体内的代谢过程。临床用途广泛：①解毒，对一氧化碳、重金属、氟化物、丙烯腈、有机溶剂等的中毒均有一定解毒作用。②对细胞膜有保护作用，可以防止溶血和减少高铁血红蛋白的产生。③预防和治疗放疗、化疗引起的骨髓抑制。④保护肝脏。⑤抗过敏。⑥抗缺氧。⑦抗皮肤色素沉着。⑧抑制白内障及角膜、视网膜疾病的发展等。

肌内或静脉注射：将本品用所附 2mL 维生素 C 注射液溶解后使用，50~100mg，1~2 次/d。

【注意与禁忌】　应避光保存。

【药物相互作用】　不可与维生素 B_{12}、维生素 K_3、泛酸钙、乳清酸、抗组胺制剂、磺胺类及四环素类混合使用。

【规格】　注射剂：50mg。

二巯丙醇[典]　**Dimercaprol（巴尔，双巯代甘油，Dimercaptopropanol，BAL）**

【药性与应用】　本品有 2 个活性巯基，与金属亲和力大，能夺取组织中酶结合的金属形成无毒络合物排出体外，使含巯基酶恢复活性，从而解救金属毒物中毒。为竞争性解毒剂，必须尽早使用，并反复给予足够剂量，直到金属毒物排尽为止，否则疗效不佳。肌内注射后，血药浓度 30min 达峰值，4h 内经肾排出体外。对砷、汞、金中毒皆有解救作用，但对慢性汞中毒的疗效较差。对锑中毒因药品而异，能减轻酒石酸锑钾的毒性，增加锑波芬与新斯锑波散等的毒性。能减轻镉对肺的损害，但由于影响了镉的再分布及排除而增加了对肾的损害，使用时应注意。此外，尚可减轻砷类战争毒气的毒性。

肌内注射：2.5~4mg/kg；最初2d，1次/（4~6）h；第3日，1次/（6~12）h；以后，1次/d。7~14d为1个疗程。

【注意与禁忌】 可收缩小动脉，使血压升高，心跳加快；大剂量可损伤毛细血管，使血压下降。其他不良反应尚有恶心、头痛、流涎、腹痛、口咽部烧灼感、视力模糊、手麻等反应。对肝、肾均有损害，肝、肾功能不良者慎用。

【药物相互作用】 以碳酸氢钠碱化尿液可减少络合物的解离而减轻肾毒性。与镉、铁、硒、银、铀形成的复合物，比原金属毒性大，应避免合用。

【规格】 注射液：0.1g/1mL，0.2g/2mL，0.3g/3mL。

二巯丁二钠[典] Sodium Dimercaptosuccinate（二巯琥钠，二巯琥珀酸钠，DMS）

【药性与应用】 作用类似二巯丙醇，但对酒石酸锑钾的解毒效力要较之强10倍，且毒性较小。从血液中消失快，4h后排出80%。临床用于治疗锑、铅、汞、砷中毒，以及预防镉、铬、镍中毒。但对汞中毒的疗效不如二巯基丙磺钠。对肝豆状核变性病人有驱铜作用，可缓解症状。

肌内注射：0.5g，2次/d；为防止疼痛，可加2%普鲁卡因2mL（先做皮试）。缓慢静脉注射（不可静脉滴注）：用于锑剂中毒引起的心律失常，首次2g，以注射用水10~20mL溶解后注射；以后1g/次，1次/h，共4~5次。用于亚急性中毒，1g，2~3次/d，共3~5d。用于慢性中毒，1g，1次/d，5~7d为1个疗程，可间断用2~3个疗程。

【注意与禁忌】 可有口臭、头痛、恶心、乏力、四肢酸痛等反应，注射速度愈快反应愈重，多于数小时内自行消失。粉剂溶解后应立即使用，水溶液不稳定，不可久置，也不可加热。正常为无色或微红色，如呈土黄色或混浊，则不可使用。

【规格】 注射剂：0.5g，1g。

二巯基磺钠 Natrii Dimercaptopropani Sulfonas（二巯基丙醇磺酸钠，二巯基烷磺酸钠，水溶性二巯基丙醇，Unithiol）

【药性与应用】 作用同二巯丙醇，对汞中毒的疗效较强，速度快，副作用较少。临床用于治疗汞、砷、铬、铋等中毒；也用于慢性乙醇中毒。

急性中毒：皮内注射、肌内注射或静脉注射，5mg/（kg·次），第1日注射3~4次；第2日2~3次；以后1~2次/d。5~7d为1个疗程。慢性中毒：肌内注射，5mg/（kg·次），1次/d，用药3d停3d为1个疗程。可用3~5个疗程。慢性乙醇中毒：皮内注射或肌内注射，0.125~0.25mg/次，2~3次/周。

【注意与禁忌】 不良反应有恶心、心动过速、头晕等。偶有过敏反应，甚至过敏性休克、剥脱性皮炎等。

【规格】 注射液：0. 125g/5mL。

二巯丙磺钠 Sodium 2，3-Dimercaptopropane Sulfonate

【药性与应用】 本品主要用于解汞中毒，疗效较二巯丙醇好，毒性也低。对砷、铬、铋、铜、锑也有效。临床用于治疗：①砷、汞、锑、铋、铬和路易气中毒。②毒蘑菇毒素毒肽、毒伞肽中毒。③沙蚕毒素类农药中毒。

成人：①急性中毒 250mg，肌内注射。第 1 日，3~4 次；第 2 日，2~3 次；以后每日 1~2 次。连用 7d。严重病例可适当增加剂量和采用静脉注射。②慢性中毒 125~250mg，肌内注射，每天 1~2 次，连用 3d 间隔 4d，为一疗程。一般需要 2~3 个疗程。③毒鼠强中毒，首剂 125~250mg 肌内注射，必要时 0. 5~1h 再追加 125~500mg。直到控制病情。

小儿用量按体重 5mg/kg 计算。

【注意与禁忌】 对本品过敏者禁用。其他反应可有恶心、头昏、面色苍白、口唇发麻、心跳加快等。重者可有过敏反应，出现皮疹、寒战、发热、剥脱性皮炎，甚至休克。

本品为无色透明液体，变色、混浊则不能用。静脉注射要慢到 5min 以上。一般以肌内注射为宜。

【规格】 注射液：250mg/5mL。

依地酸钙钠[典] Calcium Disodium Edetate（乙二胺四乙酸钙二钠盐，EDTA 钙钠）

【药性与应用】 可与多种金属离子结合成稳定而可溶的络合物，由尿排出，故可用于金属中毒。对无机铅中毒效果尤好，但对四乙基铅中毒无效；对钴、铜、铬、镉、锰，以及放射性元素镭、钚、铀、钍等，均有解毒作用，但对锶无效。本品与汞的结合力不强，不用于汞中毒。

使用时多用短程间歇疗法；长期连续应用排毒率低，副作用大，多不采用。肌内或皮下注射：0. 2~0. 5g，2 次/d，每次加 2%普鲁卡因 2mL。静脉滴注：0. 5~1g，2 次/d，用生理盐水或 5%~10%葡萄糖溶液稀释成 0. 25%~0. 5%浓度，总剂量不宜超过 30g。口服：成人 1~2g，2~4 次/d。局部用药：0. 5%溶液于每晨进行电离子透入 1 次，然后每 0. 5~1h 滴眼 1 次，每晚结膜下注射 1 次，治眼部金属异物损害。一般连用 3d 休息 4d 为 1 个疗程。注射一般可进行 3~5 个疗程。必要时可间隔 3~6 个月再重复上述疗程。以静脉滴注法疗效最高。

【注意与禁忌】 依地酸或依地酸钠绝对不能用于代替本品，因它们易与钙络合，静脉注射特别快速时，能使血中钙离子浓度迅速下降，诱发低钙血症，引起抽搐，甚至心脏停搏。应用本品后部分病人可有短暂头晕、恶心、关节酸痛、乏力等反应。大剂量可有肾小管水肿等损害。用药期间应注意查尿，如出现异常，应立即停药。如停药及时，可逐渐恢复。如静脉注射过快，血药浓度超过 0.5%时，可引起血栓性静脉炎。个别病人于注射 4~8h 后，可出现全身反应，表现为疲软、乏力、过度口渴、突然发热及寒战，继以严重肌痛、前头部痛、食欲不振等。也有报道出现类组胺反应和维生素 B_6 缺乏样皮疹者。

【药物相互作用】 本品对铅脑病的治疗效果欠佳，与二巯丙醇合用可提高疗效和减轻神经症状。治疗铅脑病和脑压增高病人，可肌内注射，以免给予过多的水分，并同时给予甘露醇等脱水剂。本药可络合锌，从而干扰精蛋白锌胰岛素的作用时间。本药可防止其他物质与维生素 B_1 的结合，可作为维生素 B_1 溶液的稳定剂。

【规格】 片剂：0.5g；注射液：0.2g/2mL，1g/5mL；滴眼液：0.5%。

第二节　有机磷中毒解毒药

碘解磷定[典][基]　Pralidoxime Iodide（解磷定，碘磷定，派姆，Pyraloxime Methiodide，Pyridine α-Aldoxime Methiodide，PAM）

【药性与应用】 本品能将有机磷中毒失活的胆碱酯酶游离出来，使其复活，恢复水解乙酰胆碱的活性，故又称胆碱酯酶复活剂。碘解磷定尚能与血中有机磷酸酯类直接结合，使其成为无毒物质由尿排出。本品仅对形成不久的磷酰化胆碱酯酶有作用，对经过数小时已“老化”者则效果差，故应用愈早愈好，治疗慢性中毒则无效。本品对有机磷中毒的解毒有一定的选择性，如对1605、1059、特普、碘依可酯的效果较好；而对敌敌畏、乐果、敌百虫、马拉硫磷的效果较差或无效；对二嗪农、甲氟磷、丙胺氟磷及八甲磷中毒则无效。对轻度中毒可单独使用本品或阿托品以控制症状；中度、重度中毒则必须合并应用阿托品，因对体内已积蓄的乙酰胆碱几无作用。静脉给药后，血中很快达到有效浓度。大剂量时尚可通过血-脑脊液屏障进入脑组织，由肾很快排出，无蓄积中毒现象发生。

治疗轻度中毒：成人，0.4g/次，以葡萄糖溶液或生理盐水稀释后静脉滴注或缓慢静脉注射，必要时 2~4h 重复 1 次；小儿，15mg/（kg·次）。治疗中度中毒：成人，首次 0.8~1.2g，以后 0.4~0.8g/2h，共 2~3 次；或以静脉滴注给药维持，0.4g/h，共 4~6 次。小儿，20~30mg/（kg·次）。治疗重症中毒：成人，首次用1~1.2g，30min后如无效，可再给0.8~1.2g，以后0.4g/(次·h)；小儿，30mg/（kg·次），静脉滴注或缓慢静脉注射。

【注意与禁忌】 可引起咽痛及腮腺肿大，注射过速可引起眩晕、视力模糊、恶心、呕吐、心动过缓，严重者可发生阵挛性抽搐，甚至抑制呼吸中枢，引起呼吸衰竭。本品在体内迅速分解，作用仅能维持1.5~2h，必须根据病情反复给药。本品在碱性溶液中易水解为有剧毒的氰化物，故忌与碱性溶液配伍。粉剂较难溶解，溶解时可加温到40~50℃并加以振摇。应避光储存。

【规格】 注射剂：0.4g；注射液：0.4g/10mL。

解磷

【药性与应用】 本品是由2个具有不同特点的抗胆碱药和重活化剂（复能剂）组成的复方制剂。既对毒蕈碱样、烟碱样和中枢神经系统毒性有较好的对抗作用，又对中毒酶活力有较强的重活化作用。对有机磷中毒引起的肌颤、肌无力和肌麻痹有直接对抗作用。起效快，作用时间持续长，可标本兼治。临床用于急性有机磷农药中毒的抢救。

肌内注射，必要时静脉注射。轻度中毒：首次0.5~1支。中度中毒：首次1~2支，加氯解磷定300~600mg，必要时1次/（0.5~1）h。重度中毒：首次2~3支，加氯解磷定600~900mg，必要时1~2支/（0.5~1）h。

【规格】 注射液：2mL。

氯解磷定[基] Pyraloxime Methylchloride（氯磷定，氯化派姆，PAM-Cl）

【药性与应用】 药理作用同碘解磷定，应用范围也相同。

轻度中毒：肌内注射，0.25~0.5g，必要时2h后重复给药。中度中毒：肌内注射，0.5~0.75g，必要时2h后再给0.5g。重度中毒：静脉注射，1g，用注射用水或生理盐水10~20mL稀释后缓慢静脉注射，30~60min后再重复给药。以后静脉滴注0.5g/h。小儿，15~30mg/（kg·次）。

【注意与禁忌】 不可与碱性药物混合注射，否则易产生剧毒的氰化物。

【规格】 注射液：0.25g/2mL，0.5g/2mL，0.5g/5mL。

双解磷 Trimedoximum（TMB_4）

【药性与应用】 本品系含溴双肟类，为有机磷解毒药。作用同碘解磷定，但较强而持久。在体内能与磷酰化胆碱酯酶中的磷酰基结合，恢复胆碱酯酶活力而起解毒作用。本品不能透过血-脑脊液屏障，对中枢神经系统症状的缓解不如碘解磷定和双复磷。临床用于有机磷农药中毒的急救。

轻度中毒：肌内注射，0.15g/次，必要时1次/4h。中度中毒：肌内注射或静脉注射，0.3～0.45g/次，4h后再注0.15g，可重复2～3次。重度中毒：静脉注射，0.3～0.75g，4h后再注射0.3g，必要时静脉滴注维持。

【注意与禁忌】　可有头昏、头重、口干、面红、四肢麻木、乏力、阵发性抽搐、心动过速等，并可引起肝损害和阿-斯综合征。有心、肝、肾病者慎用。

【规格】　注射液：0.3g/2mL。

双复磷　Toxogoninum（Obidoxime，DMO_4）

【药性与应用】　本品系含氯双肟类化合物，为有机磷中毒解毒药。作用较碘解磷定迅速而持久。与双解磷药理机制相同，能恢复胆碱酯酶活力，使大量蓄积于局部的乙酰胆碱水解而解除中毒症状。能通过血-脑脊液屏障，对中枢神经系统症状消除作用较强。临床用于有机磷农药中毒。

轻度中毒：肌内注射，0.125～0.25g/次，必要时2～3h后重复1次。中度中毒：肌内或静脉注射，0.5g/次，2～3h后再注射0.25g，必要时重复2～3次。重度中毒：静脉注射，0.5～0.75g/次，2～3h后再注射0.5g，以后可重复使用，并酌情减量。

【注意与禁忌】　注射过快可出现全身发热、口干、颜面潮红。少数人可有头胀、心律失常、口舌发麻及癔症发作等不良反应。

【规格】　注射液：0.25g/2mL。

HI-6

【药性与应用】　属肟类重活化剂，能重新活化梭曼（神经性毒剂，GD）和有机磷农药抑制的胆碱酯酶，具有恢复神经肌肉接头传导的作用，对M、N胆碱受体也有竞争性拮抗作用。肌内注射本品500mg 3.5min后达到有效血浓度4μg/mL，维持4h。本品约有60%以原形从肾脏中排出。临床用于神经性毒剂的中毒和有机磷农药中毒的解救。

肌内注射：500mg，配合阿托品2mg；视病情的严重程度调整剂量。

【注意与禁忌】　本品能口服给药，但疗效比注射差。本品水溶液迅速变质，故不能采用自动注射器，必须用特殊的多室自动注射器。即将固态本品置入1个室内，另室放阿托品注射液。注射时本品溶于阿托品水溶液即成。本品对含有二乙氧基的有机磷酸酯衍生物如甲拌磷、奎硫磷中毒的作用比含有二甲氧基者如马拉硫磷中毒等更有效。

【规格】　粉针剂：500mg，附阿托品注射液2mg。

阿托品[典][基]　Atropine

【药性与应用】　本品为抗胆碱药，可阻滞胆碱受体，用以治疗有机磷农药中毒。用量要适当，过量会引起中毒，量少则不能解除有机磷中毒。本品半衰期短，必须反复或连续静脉给药，才能维持相应的有效浓度。临床上作为解毒药用于有机磷中毒、胃肠型毒蕈（捕蝇蕈等）中毒、中药乌头中毒及锑中毒引起的心律失常和钙通道阻滞剂中毒引起的心动过缓等。

静脉注射或静脉滴注。

成人：①治疗有机磷中毒：首次量，轻度中毒 2~4mg；中度中毒 4~10mg；重度中毒 10~20mg。重复剂量用首次量的半量。重复次数根据病情的缓解程度而定。达到阿托品化后，改用维持量。②治疗氨基甲酸酯类农药中毒：根据中毒情况给足首次量。用量范围为 0.5~3mg。严重中毒，经口可用到 5mg。如毒蕈碱中毒症状未消除，可重复给 0.5~1mg。除经口严重中毒外，一般不需阿托品化。③治疗锑剂中毒引起的阿-斯综合征，立即静脉注射 1~2mg，15~30min 后再注射 1mg。④治疗乌头及钙拮抗剂中毒：肌内注射，每次 0.5~1mg，1~4h 一次，直到中毒症状缓解。

小儿：根据体重折算剂量，用法同成年人。

【注意与禁忌】 ①治疗有机磷及氨基甲酸酯类农药中毒一定要达到阿托品化，其表现为：口干、皮肤干燥、颜面潮红、心率加快到 100 次/min 左右，体温 37.3~37.5℃，或小有躁动。但治疗锑剂、乌头、钙拮抗剂中毒时出现这种情况则为不良反应 。②严重阿托品过量可出现谵妄、狂躁、两手抓空、胡言乱语、幻觉、定向力丧失、心率加快到 120 次/min 以上、体温高达 38~40℃，重者可出现肺、脑水肿，危及生命。③治疗有机磷中毒应同步伍用胆碱酯酶复活剂才能达到良好结果，因为阿托品无法解除 N 样症状（肌颤、肌无力及麻痹等）。④必须密切观察病情，随时调整阿托品与伍用药的剂量，以免耽误治疗时机。

其他参阅第六章第二部分第三节该条。

东莨菪碱[典][基]　Scopolamine

【药性与应用】 抗乙酰胆碱解毒药。临床用于有机磷农药中毒的治疗。

成人首次用量：轻度中毒为 0.3~0.5mg；中度中毒为 0.5~1mg；重度中毒为 2.0~4.0mg。重复用药量为 0.3~0.6mg。

【注意与禁忌】 不良反应同阿托品，不过中枢神经症状更明显。青光眼、前列腺肥大、严重心脏病、器质性幽门狭窄、麻痹性肠梗阻禁用。婴幼儿及小儿慎用。

【规格】 注射液：0.3mg/1mL，0.5mg/1mL。

戊羟利定　Penehyclidine（戊乙奎醚，长托宁）

【药性与应用】　为选择性胆碱受体阻滞药。临床用以治疗有机磷中毒。单用疗效差，应与胆碱酯酶复活剂合用，以对抗N样症状。

成人：首次用量，轻度中毒1~2mg；中度中毒2~4mg；重度中毒4~6mg。并分别伍用氯解磷定250~750mg，750~1500mg，1500~2500mg。本品的重复用量为1~2mg。一般急性有机磷中毒用本药的总量，轻、中、重度分别为2~3mg，5~7mg，10~14mg。

小儿：剂量按体重计算，用法参考成人。

【注意与禁忌】不良反应同阿托品，但更明显，持续时间也更长。禁忌证也同阿托品，尤应禁用于青光眼。

【规格】　注射液：1mg/1mL，2mg/1mL。

第三节　氰化物中毒解毒药

亚甲蓝[典][基]　Methylthioninium Chloride（次甲蓝，美蓝，Methylene Blue，Methylenum Caeruleum）

【药性与应用】　一种氧化还原药。高浓度时直接将血红蛋白氧化为高铁血红蛋白。低浓度时在还原型辅酶Ⅰ脱氢酶（NADPH）的参与下，本品被还原成还原型亚甲蓝，能将高铁还原型血红蛋白还原为血红蛋白。多用低浓度的本品（1~2mg/kg，1%溶液5~10mL）治疗亚硝酸盐、氯酸盐、醌类、醌亚胺类、苯胺及硝基苯等引起的高铁血红蛋白血症；高浓度（5~10mg/kg，1%溶液25~50mL）则对血红蛋白起氧化作用，生成高铁血红蛋白，用于治疗氰化物中毒，原理与亚硝酸钠相同，但不如其强。小剂量本品在临床上用于治疗高铁血红蛋白血症，如硝基苯、硝酸甘油、苯胺、非那西丁、伯氨喹、肠源性青紫症等；注意切忌过量，否则会生成高铁血红蛋白，使症状加重。大剂量用于氰化物中毒，并在静脉注射本品后，再给予硫代硫酸钠静脉注射，以使游离的氰离子和已与高铁血红蛋白结合的氰离子结合成硫氰酸盐从尿中排出。后者的毒性仅为氰化物的1/200。大量维生素C和葡萄糖对高铁血红蛋白也有还原作用，可与本品合用。近年来临床还用于：①涂布口腔溃疡。②治疗尿路结石：对草酸钙结石疗效较好，65mg，3次/d，可达300mg/d，1个疗程1年半以上。同时进低钙饮食和多饮水。③治疗闭塞性脉管炎：用0.5%溶液5~10mL，1次/4d，3次为1个疗程。④治疗神经性皮炎：用0.2%溶液局部注射，治疗多种神经末梢疾病；治疗神经性皮炎可用复方溶液（由本品0.2g、盐酸普鲁卡因3g，水加至100mL制成）局部多处点状注射，1次用药总量不超过15mL。

治疗亚硝酸盐及苯胺类引起的中毒：静脉注射，溶液5～10mL，稀释于25%葡萄糖溶液20～40mL中；或口服，150～250mg，1次/4h。治疗氰化物中毒：静脉注射，1%溶液50～100mL，再注入硫代硫酸钠，二者交替应用。

【注意与禁忌】 不可皮下、肌内或鞘内注射，以免引起损害。静脉注射超过500mg时，可引起恶心、腹痛、心前区痛、眩晕、头痛、出汗和神志不清等反应。

【规格】 注射液：20mg/2mL，50mg/5mL，100mg/10mL。

硫代硫酸钠[典][基] Sodium Thiosulfate（次亚硫酸钠，大苏打，海波，Sodium Hyposulfide，Hypo）

【药性与应用】 氰化物解毒剂，在酶的参与下能和体内游离的或与高铁血红蛋白结合的氰离子结合，使之变为无毒的硫氰酸盐排出体外。此外，尚有抗过敏作用。临床用于皮肤瘙痒症、慢性荨麻疹、药疹、氰化物中毒及砷剂中毒等。

抗过敏：静脉注射，5%溶液10～20mL，1次/d，10～14d为1个疗程。抢救氰化物中毒：在先用亚硝酸钠、亚硝酸异戊酯或亚甲蓝的基础上，缓慢静脉注射12.5～25g（25%～50%溶液50mL）本品。口服中毒者应同时用5%本品溶液洗胃，并适量留置于胃中一部分。

【注意与禁忌】 可有头晕、乏力、恶心、呕吐等反应。静脉注射不宜过快，以免引起血压下降。

【规格】 注射液：0.5g/10mL，1g/20mL，5g/20mL；注射剂：0.32g无水物，0.64g无水物；溶液：20%。

抗氰预防片

【药性与应用】 本品系由4-二甲氨基苯酚（4-DMAP）和对氨基苯丙酮（PAPP）组成，二者均为高铁血红蛋白形成药。4-DMAP能与氰化物迅速形成氰化高铁血红蛋白络合物，使受氰离子抑制的细胞色素氧化酶恢复活力，作用迅速，但持续时间短；PAPP形成高铁血红蛋白的时间较缓慢，但作用持久，故可构成临床疗效的良性互补。口服4-DMAP 180mg和PAPP 90mg后，20min显示疗效，持续有效时间可达5h。本品临床用于氰化物中毒的急救；也用于轻度中毒病人及高危作业者的预防用药。

轻度中毒：口服，4-DMAP 180mg和PAPP 90mg。中度中毒：立即肌内注射10% 4-DMAP 2mL。重度中毒：静脉注射，10% 4-DMAP 2mL加50%硫代硫酸钠20mL，必要时1h后再重复半量。

【注意与禁忌】 除面、唇、指甲略发绀外，一般无不适，能照常参加劳动。抗氰疗法后，严禁加用亚硝酸类药物，以防高铁血红蛋白形成过多。凡有遗传性高铁血红蛋白还原酶缺乏者禁用。

第四节 有机氟中毒解救药

乙酰胺[典] **Acetamide（解氟灵）**

【药性与应用】 本品为农药敌蚜胺（氟乙酰胺）中毒的解毒药，具有延长中毒潜伏期、减轻发病症状和制止发病的作用。解毒机制可能是由于本品化学结构与氟乙酰胺相似，能竞争性地夺取某些酶，如酰胺酶，使其不产生干扰机体三羧酸循环的氟乙胺，从而消除氟乙酰胺对机体的毒性。动物实验表明，肌内注射本品可使小白鼠对氟乙酰胺的 LD_{50} 提高 3 倍。临床用于有机氟农药中毒。

【肌内注射】 2.5~5mg，2~4 次/d；或 0.1~0.3g/（kg·d），分2~4 次注射。一般连用 5~7d。

【注意与禁忌】 肌内注射可有局部疼痛。所有氟乙酰胺中毒或可疑中毒者，都应给予足量解毒剂，危重病人 1 次可给予 5.0~10g。本品 pH 值低，对注射局部刺激性强，可用普鲁卡因 20~40mg 加入本品 1 次量（2.5~5g）中混合注射，以减轻疼痛。

【药物相互作用】 合用解痉药、半胱氨酸，可以增强本品的疗效。

【规格】 注射液：2.5mg/5mL。

第五节 其他解毒药

甲吡唑 Fomepizole（福美吡唑，Antizol，4-MP）

【药性与应用】 本品为乙二醇中毒的急救药。急性乙二醇中毒是由于乙二醇经代谢转变成羟基乙酸和草酸等毒性代谢产物在体内聚积，引起中枢神经系统抑制、严重代谢性酸中毒、肾衰竭和昏迷，如延误诊断和治疗，最终将致死亡。乙二醇代谢的最初几步是由醇脱氢酶催化。本品为醇脱氢酶的竞争性抑制剂，抑制乙二醇代谢，阻断上述毒性代谢产物的产生。乙醇虽然也可作为醇脱氢酶抑制剂治疗乙二醇中毒，但本品较少引起中枢神经系统的抑制，为其优点。临床上本品专用于乙二醇中毒或怀疑摄入乙二醇者的解毒治疗。

静脉注射：负荷剂量 15mg/kg，10mg/（kg·12h），共 4 次；此后 15

mg/（kg·12h），直至乙二醇血中浓度降到200mg/L以下为止。静脉注射速度应控制在30min以上，不可快速推注，以免引起静脉刺激。本品在室温下可能呈固体状态，使用时应将针剂小瓶置入温水内或握于手中轻轻转动，使之液化，然后取所需剂量注入至少100mL生理盐水或5%葡萄糖溶液中备用。

【注意与禁忌】 最常见的不良反应有头痛、恶心、腹泻。偶见轻微过敏反应，如皮肤红斑、血中嗜酸性粒细胞增多等。使用前应做过敏试验。

【药物相互作用】 对乙二醇中毒的治疗，除应用本品进行专一性的治疗外，必须针对病人的代谢性酸中毒、呼吸道综合征、低钙血症进行综合性治疗。对血中乙二醇浓度>500mg/L的病人应考虑肾透析。本品可能与细胞色素氧化酶诱导剂苯妥英钠等或抑制剂酮康唑等产生相互作用。本品对醇脱氢酶的抑制作用能明显降低乙醇的清除率；同样，乙醇也可以降低本品的清除率。

【规格】 注射液：1.5g/1.5mL。

去铁胺 Deferoxamine Mesylate（去铁敏，除铁灵，Desferal）

【药性与应用】 为特异性铁螯合剂。对三价铁离子有特殊的亲和力，可除去体内各种含铁蛋白质中的铁质，但不能除去血红蛋白或含铁酶类中的铁。对其他元素的排泄也不产生影响。本品口服吸收仅15%，故应注射给药。药物在体内被血浆酶代谢，注射后血药的$t_{1/2}$为40min，但在用药24h后仍能发现40%。注射后9h从尿中排出37.8%，3d排出55%。临床用于急性铁中毒、慢性铁聚积病，如原发性和继发性含铁血黄素沉着症，以及珠蛋白生成障碍性贫血、铁利用不良性贫血、先天性再生障碍性贫血、溶血性贫血等。亦可用于试验性诊断铁负荷过高症。近年来有人也偶尔在心、肺、脑复苏治疗中应用，以络合损伤组织中游离出的铁离子，减少铁离子的破坏作用。

急性铁中毒：口服中毒者可用鼻饲管给予8g，后改为肌内注射，成人和儿童剂量均为1g；然后0.5g，1次/4h；用2次后改为1次/（4~12）h。24h总量不超过6g。心、肺、脑复苏时应静脉注射给药，速度不超过15mg（kg·h）；病情缓解后改为肌内注射。慢性铁聚积病：肌内注射，首次1g，以后0.5g/h，连用2次后改为0.5g/（4~12）h，总量不超过6g/d。静脉注射剂量同肌内注射，注射速度不超过15mg（kg·h）。

【注意与禁忌】 口服刺激胃肠道，可产生恶心、呕吐、腹部不适等症状。肌内注射可有局部疼痛、全身发红、荨麻疹、头痛、恶心、腹痛等。静脉注射除有以上反应外，还可有血压下降、心悸、惊厥、休克等。肾功能损害者慎用，妊娠初期忌用。动物实验长期大剂量应用可见晶状体混浊，长期用药者应定期检查眼睛。

【药物相互作用】 ①如同时服用维生素C，不可超过200mg/d，并应分次服用，否则会增加组织的铁毒性，并影响心功能。②与丙氯拉嗪等吩噻嗪类衍生物合用，可引起意识障碍、甾体功能障碍与昏迷。

【规格】 粉针剂（去铁胺甲磺酸盐）：0.5g；片剂：0.1g，0.5g。

烯丙吗啡[典] Nalorphine（纳络芬）

【药性与应用】 有对抗吗啡的作用，兼有一定镇痛作用。用于抢救吗啡、哌替啶等的急性中毒。也用于分娩前防止哌替啶所致的新生儿呼吸抑制。

静脉、肌内、皮下注射均可。5~10mg/次，必要时隔 10~15min 再注射。总量不超过 40mg。新生儿 0.2mg，必要时可加至 0.5mg。

【注意与禁忌】 可有眩晕、嗜睡、无力、出汗、感觉异常、幻视等。

【规格】 注射液：5mg/1mL，10mg/1mL。

纳洛酮[典][基] Naloxone（烯丙吗啡酮，那诺非，Narcan）

【药性与应用】 本品的结构与吗啡相似，与吗啡受体结合力比吗啡强，能产生竞争性拮抗而解除吗啡类镇痛药引起的中枢抑制、呼吸抑制、欣快感、催吐、缩瞳及胃肠痉挛等作用。能使吗啡类成瘾者迅速出现戒断症状；还能增加急性中毒的呼吸抑制病人的呼吸频率，具有抗休克作用。临床用于吗啡中毒、乙醇中毒，以及在脱瘾疗法中作为催瘾剂或戒断检测剂。也用于其他抗休克疗法治疗无效的中毒性休克病人，对巴比妥类中毒有促醒作用。大剂量可治疗精神分裂症。

皮下、肌内、静脉注射均可。用于吗啡、哌替啶等的急性中毒：5~10mg/次，10~15min 内肺换气量不增加时，可再注射 1 次，总量不超过 40mg/d。用于严重乙醇中毒：0.4~0.8mg，肌内或静脉注射。脱瘾疗法：美沙酮5~10mg/d，同时给本品 1.2mg/30min，持续 3~6h，可改善戒断症状。

【药物相互作用】 ①本药可诱导美索比妥阻止阿片戒断症状的急性发作。②本药可减弱可乐定的降压与降低心率作用，从而引起血压升高。③本药可拮抗卡托普利降压效应。④甲乙炔巴比妥可阻断本药诱发的阿片急性戒断症状。

【规格】 注射液：0.4mg/1mL；片剂：0.4mg；注射剂：0.4mg，0.8mg，1.0mg，1.2mg，2.0mg，4.0mg。

葛根素[典] Puerarin（葛根黄豆苷元）

【药性与应用】 本品系从葛根中提取的异黄酮制剂，为冠状动脉、脑动脉扩张药。能缓解高血压、冠心病病人的头晕、头痛、颈项强直等症状，并能恢复和增强记忆力。降血压速度平缓。能降低血液黏度，预防心肌梗死和脑梗死。对眩晕症和突发性耳聋有效。临床用于冠心病和心律失常，也用于急性菊酯类杀虫剂中毒，可控制抽搐，促进意识恢复。

口服：重症2~4片，3次/d；轻症2片，3次/d。症状减轻后减至1片，3次/d，连用1~2个月。静脉滴注：200~400mg，加入500mL葡萄糖溶液中，1次/d。10~20d为1个疗程，可连用2~3个疗程。

【注意与禁忌】 心绞痛不可单纯依赖本品，应同时给予其他抗心绞痛药物。

【规格】 片剂：25mg；注射液：100mg/2mL。

氟马西尼[典] Flumazenil（安易醒，Anexate）

【药性与应用】 本品是一种苯二氮䓬受体拮抗剂，能竞争性地抑制苯二氮䓬激动剂（如安定、硝西泮、阿普唑仑等）与受体结合，以阻断其镇静、催眠、抗惊厥等中枢性作用，并使之逆转恢复。本品为一种弱亲脂性碱，大约50%可与血浆蛋白结合，$t_{1/2}$为53min，主要在肝代谢，经肾排出。临床用于中止苯二氮䓬类诱导及维持的全身麻醉；逆转苯二氮䓬类过量引起的中毒；用于苯二氮䓬类中毒的诊断；用于肝昏迷的救治。

中毒及昏迷病人的抢救：首次0.3mg，加入生理盐水中静脉注射。如在60s仍未达到要求的清醒程度，可以重复使用，直到病人清醒或达到总量2mg。如醒后再次出现嗜睡，可以0.1~0.4mg/h速度维持，并适当调整，以唤醒病人。对于长时间大剂量应用苯二氮䓬类引起的中毒，可以缓慢地注射。如出现意外过度兴奋，可以静脉注射安定5mg加以对抗。中止麻醉：在15s内给予首次剂量0.2mg，静脉注射，如在60s未达到要求的清醒程度，再次注射0.1mg；必要时间隔60s再注射1次。一般总剂量为0.3~0.6mg。

【注意与禁忌】 少数病人在麻醉时应用会出现恶心或呕吐；在快速注射后偶可有焦虑、心悸、恐惧等不适感。手术时不可在周围肌肉松弛消失前注射本品。对长期应用苯二氮䓬类药品的病人，注射速度不宜过快，以免引起撤药反应。如出现意外过度兴奋，可静脉注射5mg安定加以拮抗。

【药物相互作用】 ①本品与苯二氮䓬类合用有拮抗作用。②本品对巴比妥类、三环类及乙醇中毒无效。③有报道本药可能缩短硫喷妥钠的麻醉时间。

【规格】 注射液：0.5mg/5mL，1mg/10mL。

纳曲酮 Naltrexone（纳克莱，诺欣生）

【药性与应用】 本药为阿片受体拮抗药，对μ、δ、κ三种阿片受体均有阻断作用。作用与纳洛酮相似。临床用于阿片类药物解除依赖性后康复期的辅助治疗，防止或减少复用；也用于酒精依赖的辅助治疗。

口服：阿片类药物成瘾戒断后康复治疗，在戒断后7~10d使用。治疗开始应谨慎、缓慢增加剂量。先服 20mg 后，观察 1h。如无戒断现象，让患者服用日剂量的其余部分。在患者克服了诱导阶段后，每 24h 用 50mg 就可维持疗效。治疗开始后可有以下几种方案：①周一至周五，50mg/d，周六 100mg/d，疗程半年。② 100mg/2d，疗程半年。③ 150mg/3d，疗程半年。④ 周一，100mg；周三，100mg；周五，150mg。

【注意与禁忌】 应特别注意：①用药过量可引起肝毒性；②注射部位可有严重不良反应，可造成永久性损伤并需手术治疗；③注射部位应选择在臀部，不可皮下或静脉注射。

禁忌证：对本药过敏、对纳洛酮过敏、急性肝炎或肝衰竭、阿片制剂依赖性未解除、出现急性阿片戒断反应、尿检阿片阳性及纳洛酮诱发失败患者。

慎用于肝损伤、肾功能不全、抑郁症、有自杀倾向患者。

18 岁以下患者的安全性尚未确定。妊娠安全性为 C 级，哺乳妇应慎用。

不良反应常见者可有头痛、失眠、焦虑、激动、无力、关节肌肉痛、腹痛、恶心、呕吐。可见头晕、烦躁、射精推迟、性功能减退、食欲缺乏、腹泻、便秘。少见鼻衄、静脉炎、水肿、血压升高、非特异性心电图改变、心悸、心动过速、抑郁、妄想、疲倦、哈欠、嗜睡、头重、精神紧张、精神错乱、幻觉、噩梦、体重下降、发热、四肢冰冷、鼻充血、发痒、流涕、咽痛、黏液过多、声音嘶哑、呼吸短促、排尿不适、排尿不畅、性欲增强或减弱、肝酶升高（300mg/d 时可引起肝细胞损伤）、食欲增加、口干、腹胀、便血、溃疡病、便血、痔疮、纳差、脂溢性皮炎、瘙痒、痤疮、唇疱疹、足癣、冻疮、脱发、视物模糊、畏光、耳塞、耳鸣、腹股沟痛等。

【药物相互作用】 ①与阿片类镇痛药合用，可引起阿片戒断症状，应禁止合用。②本药与育亨宾合用，可诱发焦虑和神经质。

【规格】 片剂：5mg，50mg；注射剂（缓释）：380mg。

地拉罗司 Deferairox（Exjaole）

【药性与应用】 本药为一种口服的选择性 Fe^{3+} 螯合剂，用于治疗成人和 2 岁以上儿童的输血性含铁血黄素沉着病。

口服：初始剂量 20mg/kg，1 次/d；维持量可根据血清铁蛋白浓度变化，每 3~6d 调整剂量。推荐剂量为 5mg/kg 或 10mg/kg。如果血清铁蛋白水平持续下降至低于 500μg/L，应考虑停药。最大剂量为 30mg/（kg·d）。

【注意与禁忌】 本药可导致肾衰竭等严重不良反应。对本药过敏者禁用。慎用于血清肌酐升高、听力下降、视力下降、转氨酶升高、严重皮疹者。妊娠安全性为 B 级。哺乳妇慎用。

有血管炎、呼吸道感染、肌关节痛、蛋白尿、肌酐升高、头痛、药物性肝炎、肝酶升高、恶心、呕吐、腹痛、血细胞减少、眼耳损伤等不良反应。其他有流感、发热、麻疹、超敏反应等报道，因果关系尚有待证明，但应引起注意。

【药物相互作用】 ①含铝抗酸药可减弱本药疗效。②与食物同服，可增加本药的生物利用度。

【规格】 片剂：125mg，250mg，500mg。

伐尼克兰 Varenicline（畅沛，伐仑克林，酒石酸伐尼克兰，Chantix，Varencline Tartrate）

【药性与应用】 本药为烟碱乙酰胆碱α-4-β-2亚型受体选择性部分激动药，可防止尼古丁刺激脑边缘多巴胺系统，故可用于辅助戒烟。

口服：第1~3日，0.5mg，1次/d；第4~7日，0.5mg，2次/d；以后，1mg，2次/d。疗程12周。治疗应在患者决定戒烟日的前1周开始。如有不良反应可适当减量。成功戒烟后再延续治疗12周，以巩固疗效。

【注意与禁忌】 应特别注意，本药可导致行为与情绪的剧烈变化，对既往有精神病史者应特别注意，以免诱发与恶化。18岁以下患者不推荐使用。慎用于既往有严重精神症状及重度肾功能不全者。妊娠安全性为C级，哺乳妇应停止哺乳。

可有呼吸困难、失眠、头痛、噩梦、昏睡、情绪行为剧烈变化、抑郁、自杀倾向、胃肠道功能紊乱、胃食管反流、皮疹等。

【规格】 片剂：0.5mg，1mg。

碳酸镧 Lanthanum Carbonafe（Fosrenol，Foznol）

【药性与应用】 本药为不含钙、铝的磷酸盐结合剂，用于终末期肾病的高磷酸血症，使肠道废物中的磷酸与碳酸镧结合后经粪便排出。

口服：初始剂量750~1500mg/d，分次于进餐时服用。随后每间隔2~3周调整剂量，直达到可接受的血中磷酸水平。维持量为1500~3000mg/d。

【注意与禁忌】 慎用于肠梗阻、克罗恩病、急性胃肠溃疡、溃疡性结肠炎。儿童安全性与有效性尚不明确。妊娠安全性为C级。哺乳妇慎用并应停止哺乳。

可有低血压、恶心、呕吐、腹泻、腹痛与痉挛等反应。

【规格】 咀嚼片：250mg，500mg，750mg，1000mg。

第六节　防治硅肺药

克矽平　Polyvinylpridine-N-Oxide（PVPNO，P204）

【药性与应用】　本品为聚 α-乙烯吡啶氮氧化物，为高分子聚合物，分子量为 90 000。对实验性硅肺有防治作用。可明显促使吸入肺内的硅尘从支气管排出体外，阻止粉尘侵入肺间质，阻滞粉尘在淋巴结的运行。能与硅酸结合，形成氢键络合物，保护吞噬细胞免受硅尘的损害，减缓肺内纤维化的发展。连续注射本品 1 年后，实验动物脏器内可见“类克矽平物质”沉积。停药后这种沉积可逐渐减少。本品主要由尿及胆汁排泄。临床用于硅肺的治疗，延缓病程的进展。当合并结核感染时，应配合抗结核药物。

雾化吸入：4%水溶液，8mL/次，用生理盐水稀释，用特制喷雾器（喷出雾滴直径为 5μm 左右）加压雾化。1 次/d，连用 6d 停药 1d。一般 3~6 个月为 1 个疗程。可连用 2~4 个疗程，每个疗程间隔 1~2 个月。肌内注射：80%注射液 2mL，1 次/d；目前此法采用者较少，已被雾化吸入代替。

【注意与禁忌】　偶见血清转氨酶暂时升高、药物过敏、疼痛、发痒、皮下硬结、荨麻疹、皮炎等。肝、肾功能不全，严重高血压、心脏病者，一般不宜使用。肌内注射局部有刺激性，可加少量 2%盐酸普鲁卡因。

【规格】　注射液：80mg/2mL，160mg/2mL，200mg/5mL；喷雾剂：4g/100mL，10g/250mL，20g/500mL。

哌喹[典]　Piperaquine（磷酸哌喹，抗矽-14，13228R. P.）

【药性与应用】　抑制肺组织中胶原蛋白的合成，延缓硅肺的进展。此外，还有抗疟作用。口服吸收良好，储存于肝、肺等组织，缓慢释放进入血液，发挥药理作用。作用持久，$t_{1/2}$为 4. 4d。主要从粪便中排出。临床用于Ⅰ、Ⅱ期硅肺的防治。

口服：预防，500mg，1 次/（1~2）周。治疗，500~750mg，1 次/周；连用 6 个月，停药 3 个月，再开始下一个疗程。或遵医嘱。

【注意与禁忌】　偶有头昏、嗜睡、乏力、胃部不适、面部或口唇麻木，轻者休息后可自愈。肝功能不全者及孕妇慎用。宜于睡前服，以减少不良反应。

【规格】　片剂：200mg，250mg，500mg。

粉防己碱　Tetrandrine（汉防己甲素）

【药性与应用】　为双苄基异喹啉类生物碱。对心脏有负性肌力、负性频率和负性传导作用。其降压时无反射性心率增快；并有肌松、解热、镇痛和抗炎作用。临床用于单纯性硅肺和煤硅肺。尚用于早期轻度高血压、风湿痛、关节痛、神经痛等。

用于硅肺：口服，60~100mg，3次/d，服药6d停药1d。3个月为1个疗程。用于早期轻度高血压：口服，100mg/次，3次/d。亦可用于重度高血压及高血压危象：静脉注射，120~180mg/次，2次/d。

【注意与禁忌】 可有轻度嗜睡、乏力、恶心、上腹部不适等。长期服用可引起面部色素沉着，停药后可消退。静脉注射可有局部疼痛。肝、肾功能不全者慎用或禁用。服药期间应每3个月检查1次肝功能、心电图。

【规格】 片剂：20mg，50mg；注射液：30mg/2mL。

第七节 防治放射病药

巯乙胺 Mercaptamine（β-巯基乙胺，半胱胺，**Becaptan**，**Cystagon**，**Cysfeamine**）

【药性与应用】 本药有抗放射线损伤作用。本药在机体内受放射线照射后，可产生大量游离羟基，起到抗氧化作用，并与体内某些酶相互作用，使其对放射线稳定。本品尚可解除金属对细胞中酶系统活动的抑制。

临床用于预防和治疗放射线引起的放射综合征，急性四乙基铅中毒；还可用于肾病性胱氨酸病、对乙酰氨基酚过量、铊中毒。

口服给药防治放射病：①预防：于照射前30~60min服0.2~0.3g。②治疗：一次服0.2~0.3g，3次/d，5~7d为1个疗程，必要时重复，但应用2~3d无效者应停药。

静脉给药：①治疗急性金属中毒：注射10%本药盐酸盐1次0.2g，1~2次/d，症状改善后可逐渐减量；也可加入5%~10%葡萄糖溶液中静脉滴注。②预防放射病：在首次照射前10~30min后，注射本品盐酸盐0.1~0.2g，必要时隔5~7d重复1次；1个放射疗程中共注射4~7次。

肌内注射：治疗金属慢性中毒（如四乙基铅中毒），1次注射10%的本药盐酸盐0.2g，1次/d，10~20d为1个疗程。

【注意与禁忌】 对本药或青霉胺过敏，肝、肾功能不全者禁用。慎用于有血液病史，胃、十二指肠溃疡者。本药的妊娠安全性为C级。哺乳妇应权衡利弊后用药。

不良反应可有恶心、呕吐、食欲减退、腹部绞痛、嗜睡、面部潮红、过敏、假性脑膜炎、白细胞减少、室性心动过速等。注射速度过快可引起呼吸抑制。

【规格】 注射液：0.2g/mL；片剂：0.2g，0.3g。

喷替酸钙钠 Trisodium Pentetate Calcium

【药性与应用】 本药为防治放射病药，可与金属离子形成稳定的螯合物，从而提高放射性污染物的清除率。临床用于已知或疑似体内钚、镅、锔的放射性损伤。

以下为国外用法用量。

静脉给药：首剂1g，静脉给药1次，缓慢推注3~4min，或以5%葡萄糖注射液、乳酸林格注射液、生理盐水100~250mL稀释后滴注。维持给药宜改用喷替酸锌钠（Zn-DTPA），仅在无此药时，才给予本药1g，1次/d。维持给药（螯合治疗）的持续时间取决于体内污染程度及病人的反应。

雾化吸入：对24h内污染的患者，可将本药用无菌水或生理盐水稀释后（1:1）吸入。吸入后不可服祛痰药。

肌内注射：用于不能静脉给药者。但安全性与有效性无评估资料。注射后可有疼痛，可合用1%~2%普鲁卡因。

【注意与禁忌】 慎用于哮喘、肾病、髓细胞功能下降、严重血色病患者。妊娠安全性为C级，用药期间不可哺乳。

不良反应可有胸痛、头痛、头晕、嗅觉丧失；长期治疗可有微量元素锌、镁、锰和金属蛋白酶的缺乏。可有咳喘、喘鸣、肌肉痛性痉挛、口中金属味、恶心、呕吐、血色病、皮炎、瘙痒、过敏、发热等。

【规格】 注射剂：0.25g，0.5g，1.0g。

喷替酸锌钠 Pentetate Zinc Trisodiuon

【药性与应用】 本药为防治放射病药，用于已知或可疑体内钚、镅、锔等的放射性损伤。

以下为国外用法用量。

静脉给药：首剂静脉给药1g，缓慢推注3~4min，或以5%葡萄糖注射液、乳酸林格注射液或生理盐水100~250mL稀释后滴注。在体内污染24h内，宜将喷替酸钙钠（Ca-DTPA）作为首次给药，而将本药作为维持给药。维持给药时本药的用量为1g，1次/d，治疗的持续时间取决于病人的污染程度及治疗反应。

雾化吸入：对24h内污染的患者，可用灭菌水或生理盐水按1:1的比例稀释后喷雾吸入。吸入后不应用祛痰药。

肌内注射：用于不能静脉给药者，但安全性与有效性尚未确定，为预防注射后引起的疼痛，可加入1%~2%普鲁卡因。

【注意与禁忌】 参阅喷替酸钙钠。

【规格】 注射液：1g/5mL。

半胱氨酸[典] Cysteine（L-半胱氨酸）

【药性与应用】 自头发中制得，常用其盐酸盐，含有巯基，参与细胞的还原过程和肝脏中的磷脂代谢，有保护肝细胞和强化肝功能的作用。临床用于治疗放射性药物中毒、锑剂中毒、肝炎，以及预防肝坏死等。

肌内注射：0.1～0.2g，1～2 次/d。临用前将粉针剂溶于所附磷酸氢二钠缓冲液 2mL 中。

【规格】 注射剂：0.1g。

第三十二章　各科其他用药

第一节　局部刺激药

冰硼散[典]

【药性与应用】 解毒、消炎、止痛。用于咽喉牙龈肿痛、口舌生疮。用少量吹患处，3 次/d。

【注意与禁忌】 本品处方组成有冰片、硼砂、玄明粉等。重症不可单独依赖本品，应加用全身消炎药。

含碘喉症片　Tabellae Iodi Gurgifis

【药性与应用】 临床用于喉炎、喉痛、喉肿、咽炎、扁桃体炎。含服：1~2片，3~4 次/d。

【注意与禁忌】 本品为一般局部消炎药，有全身症状者，应加用消炎药进行全身治疗。

【规格】 片剂：含碘化铵 1.5mg（相当于碘 1.3mg）。

清凉润喉片

【药性与应用】 用于喉炎、咽炎、扁桃体炎等。

含服：1~2 片，1 次/h。

重症、体温升高者，本品只能作为辅助治疗，应加用全身消炎药。

【规格】 片剂：每片含薄荷脑 1.25mg、薄荷油 0.000 75mL、桉叶油 0.0005mL、柠檬油 0.0005mL、枸橼酸 0.75mg。

桉叶油　Oleum Eucalypti（玉树油）

【药性与应用】 上呼吸道熏气喷雾药。减轻黏膜发炎、充血和肿胀，稀释气管分泌物并减轻咳嗽。

热熏法：500mL 沸水加本品 1mL，吸入 20~30min，2 次/d。熏气后 1~2h 勿外出，以免受凉。

喷雾法：用于鼻、咽与喉部疾病。

气溶法：用特制玻璃喷雾器将药液喷成雾状，吸入喉、气管、支气管内，3~5 次/d；7~10d 为 1 个疗程。

【注意与禁忌】 重症应进行全身综合治疗。

【规格】 油剂：用时配成 1/500 溶液。

桂皮油　Oleum Cinnamomi（肉桂油）

【药性与应用】 祛风健胃。口服：0.02~0.3mL，3 次/d。

【注意与禁忌】 本品系症状缓解药，只作为临时用药。如症状不缓解或呈反复性发作，应进一步检查。

【规格】 先配成醇溶液，服前用水稀释。

橙皮油　Oleum Aurantii（陈皮油）

【药性与应用】 芳香矫味、祛风、健胃、利胆。对胆结石、肝结石、胆囊炎等均有较好疗效。排石者可加服硫酸镁。

口服：醇溶液 0.02~0.2mL，3 次/d；胶囊 3~5 粒，3 次/d。20d 为 1 个疗程，或连续服至显效为止。

【注意与禁忌】 对发热者应进行全身性消炎治疗，以免延误病情。

【规格】 醇溶液；胶囊：由陈皮油加适量淀粉制成。

茴香油　Oleum Foenicull（小茴香油）

【药性与应用】 对消化道有温和刺激作用，胃肠胀气及绞痛时，可作为祛风和缓解肠痉挛药。也可健胃、祛痰、矫味。

口服：0.02~2mL，3 次/d。

【注意与禁忌】 本品为症状缓解药，不是治本药。如腹痛不缓解，应检查血象并及时排除急腹症，以免延误治疗。

【规格】 先配成醇溶液，服时用水稀释，以减少刺激。

八角茴香油[典]　Star Anise Oil

【药性与应用】 芳香健胃、祛风。口服：0.02~0.2mL，3 次/d。

【注意与禁忌】 为症状缓解剂，非治本药。多制成合剂用。置阴凉干燥处保存。

【规格】 先配成醇溶液，服前用水稀释。

丁香油[典]　**Clove Oil**

【药性与应用】　局部镇痛、防腐。用于龋齿。用棉球浸后塞牙间。

【注意与禁忌】　置避光容器内，应避热保存，以免酸化失效。

【规格】　牙痛油：三氯叔丁醇 2.5mL，丁香油加至 10mL。

丁香罗勒油[典]　**Ocimum Gratissimum Oil**

【药性与应用】　健胃祛风、矫味镇吐、局部镇痛、消炎防腐。口服：0.02~0.2mL。龋痛时可将本品用棉球浸后塞入龋洞。

【注意与禁忌】　本品仅为临时症状缓解药，非治本药，待症状缓解后，应进行病因性治疗。

【规格】　先配成醇溶液，服前用水稀释。牙痛时取本品 7.5mL、三氯叔丁醇 2.5mL 混合后应用。

舒筋油　**Unguentum Olet Terebinthinae Compositum**

【药性与应用】　用于肌肉关节痛、神经痛及未破溃的冻疮等。涂搽于皮肤表面。

【注意与禁忌】　本品含有松节油、樟脑油、冬绿油、辣椒、姜、生草乌等。本品刺激性较强，不可用于破溃皮肤及黏膜表面，以免引起刺激与疼痛。有毒，不可内服。

【规格】　油剂：500mL/瓶

薄荷油

【药性与应用】　芳香调味与祛风药。能作用于皮肤与黏膜，产生清凉感及使表面血管收缩，以减轻不适与疼痛。一般配制成酯剂或水剂使用。

【注意与禁忌】　置避光容器内，密闭避热保存。本品仅可作为症状缓解药。

【规格】　薄荷酯：薄荷油 10mL 加 90%乙醇至 100mL；薄荷水：薄荷油 2mL 加水至 1000mL。

薄荷脑[典]　**1-Menthol**

【药性与应用】　促进血液循环、消炎、止痒。用于滴鼻、口含、吸入、局部涂搽。

【注意与禁忌】　本品多作为清凉剂缓解症状用，非治本药。

【规格】　复方薄荷滴鼻剂；薄荷含片；10%薄荷酯。

清凉油 Unguentum Mentholi Compositum

【药性与应用】 为局部刺激药。用于感冒、头痛、蚊虫叮咬等。外用涂搽：头痛时搽于太阳穴；虫叮、蚊咬涂患处。

【注意与禁忌】 本品为复方药，含樟脑、樟脑油、薄荷油、丁香油、桂皮油、桉叶油、氨水、石蜡、地蜡、凡士林等。本品仅为缓解症状外用药，无治本作用。本品不可用于黏膜和皮肤溃破处。

【规格】 软膏：3g。

水杨酸甲酯 Methyl Salicylate

【药性与应用】 用于关节、肌肉痛或神经痛。局部适量涂搽，并加以按摩。

【注意与禁忌】 本品为外用治标药，不可用于皮肤破溃或黏膜处。

【规格】 原液。

冰片

【药性与应用】 消炎、消肿、止痛。用于中风、喉痹、牙痛、口疮痈疡等。口服：0.15~0.3g；外用：研粉点敷患处。

【注意与禁忌】 孕妇慎用。个别人有过敏反应。

【规格】 冰硼散；冰片酒。

樟脑[典] Camphor（精制樟脑，樟冰，油脑）

【药性与应用】 局部刺激药。外用作搽剂，用于关节、肌肉、神经痛。酊剂局部涂搽，也可用于治疗顽固性呃逆。

【注意与禁忌】 本品制剂有刺激性，不可用于破溃皮肤与黏膜。

【规格】 酊剂：10%；搽剂：20%；软膏：2%~5%。

樟脑薄荷柳脂乳膏 Camphor Mints Butter Cream

【药性与应用】 皮肤刺激药。用于头痛、头晕、头昏，虫咬、蚊叮、蜇伤等处的局部涂搽。

【注意与禁忌】 本品为复方制剂，含樟脑、薄荷脑、冬绿油、甘油、氢氧化钾、硬脂酸、单硬脂酸甘油酯。本品有刺激性，注意不可用于破溃皮肤及黏膜等处。

【规格】 软膏：4g，14g。

外搽止痛药

【药性与应用】　局部刺激药。用于风湿性关节炎、神经痛及未溃冻疮。

【注意与禁忌】　本品为复方制剂，含水杨酸甲酯37mL、桉叶油23mL、松节油465mL、樟脑油185mL、辣椒粉37g、液状石蜡265mL，乙醇加至1000mL。本品刺激性强，不可用于破溃皮肤及黏膜等处。

【规格】　搽剂。

消炎解痛膏

【药性与应用】　局部刺激药。用于关节、神经、肌肉酸痛。外贴患处。

【注意与禁忌】　本品为复方剂，含樟脑、薄荷脑、龙脑、冬绿油、麝香草酚、颠茄流浸膏、苯海拉明等。不可用于破溃处。

【规格】　橡皮膏：6. 5cm×4cm。

冻疮膏

【药性与应用】　外用于治疗冻疮。

【注意与禁忌】　本品为复方制剂，含有硼酸5g、樟脑3g、甘油5g，凡士林加至100g。本品为冻伤专用剂，不作他用。大面积、大量应用，要警惕硼酸中毒。

【规格】　软膏。

冻疮未溃膏

【药性与应用】　用于未破溃冻疮，外敷于患处。

【注意与禁忌】　本品为复方膏剂，以氧化锌橡皮膏为基质，另加樟脑、辣椒流浸膏、颠茄流浸膏，均匀涂布制成。注意，不可用于已破溃冻疮。

【规格】　橡皮膏。

冻疮未溃药水

【药性与应用】　局部刺激药。可增加局部血循环，改善冻伤组织营养。涂搽局部皮肤，每日数次。

【注意与禁忌】　本品基质为10%樟脑加适量辣椒酊。不可用于已溃冻疮和接触破损皮肤及黏膜。

【规格】　醇溶液。

第二节 收敛药

鞣酸 Tannic Acid

【药性与应用】 收敛药，沉淀蛋白，收敛止血。用于皮肤溃疡、烫伤、烧伤、压疮、湿疹、痔疮等。亦用于生物碱、重金属中毒。适量外用与口服。

【注意与禁忌】 服鞣酸制剂解毒时，仍应洗胃，以防毒物再吸收。置避光容器内，避光保存，以防氧化变质。

【规格】 鞣酸甘油：含鞣酸 15g、甘油 85g；鞣酸软膏：含鞣酸 20g、甘油 20g、单软膏 60g；鞣酸栓：含鞣酸 2.4g、羊毛脂 2.2g、乌桕脂 8.8g。

鞣酸蛋白 Tannalbin

【药性与应用】 收敛止泻。用于腹泻及小儿消化不良。对细菌感染所致的肠炎，应先控制感染然后再用本品。口服：成人，1~1.5g，3 次/d；2 岁以下，0.1~0.2g/次；2~7 岁，0.2~0.5g/次。

【注意与禁忌】 大量服用可引起便秘。

【规格】 片剂：0.25g，0.5g。

右糖树脂 Dextranomer（Debrisan，Debrisob，Denniline）

【药性与应用】 创伤清洁剂。覆盖创面产生层析样作用，将创面上的物质吸收运送到珠粒表面，清洁创面。临床用于渗出性脉管炎、溃疡、压疮、伤口感染等创面。

【注意与禁忌】 对重症创面感染，应配合全身抗菌用药，以进行综合治疗。

【规格】 细珠粒：50g/瓶；糊剂：由本品 4 份、甘油 1 份配制而成。

弱蛋白银 Argento-Proteinum Mite

【药性与应用】 消毒防腐。用溶液涂敷创口，有敷盖与清洁作用。用于结膜炎、眼睑炎、慢性鼻炎及妇女尿道口消毒等。

滴眼：10%~25%溶液，用于结膜炎、眼睑炎。滴鼻：10%溶液用于慢性鼻炎。用于妇女尿道口消毒：5%或 10%溶液滴入。

【注意与禁忌】 溶液须临用时配制，并置于棕色瓶中，以防消毒力下降和刺激性增强。

【规格】 溶液：临用时按需配制。

强蛋白银　Argento-Proteinum Forte

【药性与应用】 创面收敛杀菌剂。杀菌力、刺激性小于硝酸银而大于弱蛋白银。

治疗膀胱炎：0.2%～0.6%溶液导入。预防新生儿脓漏眼、结膜炎：0.5%～1%溶液点眼。用于鼻黏膜感染：10%溶液滴鼻。

【注意与禁忌】 不宜久储。加入5%～10%甘油溶液中较易保存。置避光容器内，密封，在暗处保存，以防分解氧化，消毒力下降。

【规格】 溶液：临用时按需配制。

碱式碳酸铋[典]　Bismuth Subcarbonate（次碳酸铋）

【药性与应用】 收敛止泻。口服：0.3～0.9g，3次/d，用于腹泻、消化性溃疡。外用于轻度烧伤、溃疡及湿疹。

【注意与禁忌】 大量服用可引起便秘及碱中毒。

【规格】 片剂：0.3g，0.5g。

碱式硝酸铋　Bismuth Subnitrate（次硝酸铋）

【药性与应用】 收敛、止泻。用于腹泻、消化性溃疡。口服：0.3～2.0g，3次/d。

【注意与禁忌】 大量长期服用，易致亚硝酸盐中毒。

【规格】 片剂：0.3g，0.5g。

硫酸锌[典]　Zinc Sulfate

【药性与应用】 作用与硫酸铜相似而较弱，常作为收敛防腐剂。滴眼，用于结膜炎。

【注意与禁忌】 原只作为外用药，近年来也作为补锌剂。

【规格】 溶液：0.25%～0.5%。

白矾　（明矾）

【药性与应用】 祛痰、止泻、止血、防腐、消毒、燥湿、止痒、敛疮。用于喉炎、久泻、便血、湿疹、疥癣、疮疡、痔疮。适量研末外敷或化水含漱、洗患处。

【注意与禁忌】 本品也用作净水剂和血管硬化剂。

【规格】 块状结晶。

二氧化钛[典]　Titanium Dioxide

【药性与应用】 有吸收紫外线及止痒作用，与氧化锌相似。临床用于光感性皮肤病、晒斑及皮肤瘙痒症。

【注意与禁忌】 偶有过敏者。不可内服。

【规格】 复方二氧化钛软膏：含二氧化钛5%。

第三节　润滑药与附加剂

凡士林　Vaselin

【药性与应用】 用作基质。有滑润、防皲裂等作用。性质稳定，不易酸败。

【注意与禁忌】 含氯的凡士林不宜用于配制眼膏。

【规格】 原膏。

石蜡[典]　Paraffin

【药性与应用】 外用药，常作为软膏硬化剂，用以调节软膏基质硬度。亦用于蜡疗法，如骨、关节、肌炎及外伤恢复期等。

【注意与禁忌】 密闭保存，以防氧化。

【规格】 原质：不定型半固体。

液状石蜡[典]　Liquid Paraffin

【药性与应用】 轻泻或缓泻药。用于痔疮、高血压、动脉瘤、心力衰竭病人及年老体弱者的便秘，以及预防手术后的排便困难。睡前口服：成人，15~30mL/次；小儿，0.5mL/（kg·次）。

【注意与禁忌】 长期应用可妨碍脂溶性维生素和钙、磷等的吸收。

【规格】 油质原液：500mL。

甘油[典]　Glycerol

【药性与应用】 临床多用于提高血浆渗透压，优点是用后不发生反跳。作用约3h。可产生热量，可作为热量补充剂，热量较等量葡萄糖略高。口服时，用生理盐水配成50%甘油。1.0~2.0mL/(kg·次)，首次剂量宜大，1次/(6~8)h。日常用量可在5mL/（kg·d）以上。其不同比例溶液也可用于灌肠，产生容积性排便。

【注意与禁忌】 可有头痛、眩晕、口渴、恶心、呕吐、上腹部不适及腹泻等副作用。

羊毛脂[典] **Lanolin（无水羊毛脂）**

【药性与应用】 较易吸收，性质稳定。用作基质，也可防皲裂。

【注意与禁忌】 含水羊毛脂中含水30%，应密闭保存。

【规格】 原质。

豚脂 Adeps Suillus（猪油）

【药性与应用】 软膏基质，为防止酸败，可加入2%苯甲酸、尼泊金或安息香，以利保存。

【注意与禁忌】 不可作为重金属化合物的基质。密闭，储于凉暗处，以防氧化酸败。

【规格】 原质脂肪。

大豆油 Soybean Oil

【药性与应用】 为食用豆油提炼而成，具有滑润、保护作用。作为赋形剂。

【注意与禁忌】 置于避光容器内，密封，避热保存，以防氧化酸败。

【规格】 油剂。

麻油[典] **Sesame Oil**

【药性与应用】 润泽皮肤，遮断外来刺激，保护皮损表面。根据治疗需要，可加入不同的药物，如鱼石脂、糠馏油，或消炎药、抗生素等。有消炎、止痒、止痛、杀菌和促进表皮生长等作用。用排笔、棉球、棉签等蘸油剂涂布皮损表面。常用于皮肤潮红、肿胀、丘疹、水疱、湿疹和急性、亚急性皮炎等各种皮损的治疗。

【注意与禁忌】 有渗出液的皮损，多不宜应用。

【规格】 油剂。

花生油 Arachis Oil

【药性与应用】 由食用花生油提炼而成，为非极性溶液，能溶解生物碱、挥发油及许多芳香族化合物。多作为外用制剂，如滴鼻剂、洗剂、搽剂等的溶媒。其精制品可作为注射剂溶媒。此外，本品还可作为软膏、糊剂等的基质。

【注意与禁忌】 避光，密闭，阴暗处保存，以防氧化酸败。

【规格】 油剂。

棉籽油 Oleum Seminis Gossypil

【药性与应用】 为棉籽油的精制品，作为赋形剂与滑润剂。作为软膏、硬膏的基质；精制后可作为注射用品。

【注意与禁忌】 置遮光容器内，密封，避热保存，以防氧化酸败。

【规格】 油剂。

亚麻油 Oleum Lini（亚麻仁油）

【药性与应用】 由普通亚麻仁油提炼后作为药用油，用作油溶性药物的溶媒和软膏、糊剂等的基质。也可内服，有营养及轻泻作用。

【注意与禁忌】 低温、阴暗处密封保存，以防酸败氧化。

【规格】 油剂。

杏仁油 Oleum Armeniacae

【药性与应用】 润滑和赋形剂。精制后可作为注射用油。与乙醚、氯仿、苯或石油醚能任意混合，相对密度为0.910~0.920。

【注意与禁忌】 置避光容器内，密封，避热保存，以防氧化酸败。

【规格】 油剂。

可可豆油 Oleum Cacao（Cacao Butter）

【药性与应用】 为较理想的栓剂基质，无刺激性，不易酸败，能与许多药物配伍，适宜制成栓剂。

【注意与禁忌】 加热超过40℃时，放置2周后才慢慢恢复原状。水合氯醛、樟脑、苯酚可使其熔点降低。密闭，凉暗处保存。

【规格】 油剂。

香果油 Linder Oil

【药性与应用】 栓剂基质。熔点30~34℃，遇体温可熔化。

【注意与禁忌】 应保存在20℃以下，以免液化。

【规格】 油剂。

乌桕油 Oleum Sapil（皮油）

【药性与应用】栓剂基质，性质与可可豆油类似，可作为其代用品。

【注意与禁忌】 本品因产地不同，理化常数常差异较大。水合氯醛、酚、麝香草酚能降低本品熔点；蜂蜡则使其熔点升高。药物的水溶液应先用羊毛脂吸收后再与本品混合。密闭，储于阴凉处。

【规格】 油剂。

硬脂醇　Octadecanolum（十八醇，Stearyl Alcohol）

【药性与应用】 主要作为软膏基质，性质同鲸蜡醇，但稳定性稍差，为白色片状结晶或颗粒。

【注意与禁忌】 密封，阴暗处保存。

【规格】 结晶粒或颗粒。

鲸蜡　Cetaceum

【药性与应用】 主要用于增加软膏基质的稠度和制作乳剂的水/油型乳化剂。

【注意与禁忌】 密封，阴凉处保存。

【规格】 结晶蜡剂。

鲸蜡醇　Cetanolum（十六醇，Cetyl Alcohol，Hexadecanol）

【药性与应用】 在油脂性软膏中常加入本品或硬脂醇 5%~10%，可以乳化而吸收较多水分，使感觉舒适，又不影响基质原有性质。

【注意与禁忌】 阴凉干燥处密闭保存。

蜂蜡[典]　Ceraflava

【药性与应用】 用作软膏基质。熔点 62~67℃，可增加软膏稠度。

【注意与禁忌】 阴凉干燥处密封保存。

【规格】 蜡剂。

硬脂酸[典]　Stearic Acid

【药性与应用】 本品与醇类生成酯，与 Na^+、NH_4^+ 等离子生成皂，有乳化和润滑作用。用作膏剂的基质。

【注意与禁忌】 阴凉干燥处密封保存。

【规格】 膏剂。

依地酸钙钠[典]　Calcium Disodium Edetate（乙二胺四乙酸钙二钠盐，EDTA 钙钠）

【药性与应用】 为络合药，作为抗氧增效剂、稳定剂及水质软化剂，能与多价离子结合而释放 Ca^{2+}。能与铅、锰、铜、铬、钴、镉、镍、镭、锆、钇、钍、钚、铀等金属结合成稳定的可溶性络合物而排出体外。其中与铅的结合最牢固，用药后尿铅排出量可增加 14~30 倍。但对汞的络合能力弱，对锶无效。临床主要用于急慢性铅中毒和铅中毒性脑病，以降低血铅。也可用于放射性金属钇、钍、镭、锆、铀、钚等的解毒。其优点是不使人产生低钙反应。允许摄入量为2.5mg/（kg·d）。

【注意与禁忌】 不良反应可有短暂的头晕、恶心、关节酸痛等；个别人可出现发热、寒战、口渴、严重肌痛、前额痛等；大剂量能损害肾脏，严重者可致肾衰竭；静脉滴注浓度超过0.5%，可引起静脉炎。本品不可与依地酸二钠（EDTA-2Na）混用。露置空气中易潮解。

【规格】 片剂：0.5g；注射液：0.2g/2mL，1g/5mL；滴眼剂：0.5%。

二甲硅油[典] Dimethicone

【药性与应用】 为有机硅聚合物。由于本品表面张力小，故具有消泡沫作用。片剂可用于消除胃肠道的泡沫和各种原因引起的胃肠道胀气，有明显效果，服药1h左右可见效。但对非气体性胃肠膨胀感（如消化不良等）无效。气雾剂可消除急性肺水肿时的深呼吸道及肺内的泡沫，改善机体的缺氧状态，用于急性肺水肿（左心衰）的抢救。散剂可提高胃镜检查和放射检查的清晰度。硅油对皮肤无毒性和刺激性，润滑而易于涂布，不妨碍皮肤的正常功能，不沾污衣服，为一较理想的疏水性软膏基质。本品常与油脂性基质合用，制成防护软膏，也可以制成乳剂型基质应用。二甲硅油-360可作为润滑剂，用于橡胶制品、义肢窝及窥镜等的滑润。

口服：50~100mg，3次/d，连服7d，用于消除腹部胀气。气雾吸入：必要时可反复使用，用于抢救肺水肿。胃镜检查：口含本品散剂0.5%~1%的水悬液30~50mL，0.5h内完成检查。胃肠气钡双重对比检查：服用产气粉后，服用本品散剂0.2%~0.4%的硫酸钡混悬液，服后2~5min完成摄片。结肠气钡双对比检查灌肠：在硫酸钡混悬液中按0.2%~0.4%加入本品散剂，当气钡充盈全部结肠后摄片。

【注意与禁忌】 本品对眼有刺激性，不宜用作眼膏基质。

【规格】 原液；消胀片：25mg（另含氢氧化铝40mg），50mg（另含氢氧化铝80mg）；气雾剂：1%×15mL；注射液：2mL；散剂：6%。

二甲亚砜[典] Dimethyl Sulfoxide（万能溶媒，DMSO）

【药性与应用】 为极性溶媒，溶解性能优良，能与水、醇、醚、苯、氯仿等任意混溶，并具有渗透性。2.16%水溶液与血液等渗。用作透皮促进剂，常用于氢化可的松、地塞米松、氟轻松、睾酮、胰岛素、肝素、维生素类、四环素、水杨酸等的溶剂，制成相应注射剂。5%以下无透皮作用；5%以上随浓度的增加而增强，常用者为30%~50%水溶液，以供外用。作防冻液和溶剂时，水溶液能降低冰点至-80℃。此外还有消炎、利尿、防止水肿、减低颅内压、止痛、抑菌、促进伤口愈合诸作用。国外报道，口服2mL，3次/d，同时外搽，对淀粉样变性有良效。

【注意与禁忌】 高浓度对皮肤有刺激性，可有烧灼或瘙痒感，也可出现红斑。偶可发生皮炎和瘢痕。有时可致恶心、呕吐。大面积、高浓度使用时，可因吸收过多而引起溶血。

【规格】 原液。

十二烷硫酸钠[典] Sodium Lauryl Sulfate［月桂（醇）硫酸钠，SLS］

【药性与应用】 本品为烷基硫酸钠的混合物，为阴离子表面活性剂，广泛用于乳化剂、去垢剂、分散剂、起泡剂、湿润剂、片剂、颗粒剂、胶囊剂、乳膏剂等，作为基质。常与硬脂醇或鲸蜡合用，与水溶液混合成油/水型乳剂基质。本品的乳化力强，在广泛的pH值范围内稳定，能与肥皂、碱类、Ca^{2+}、Mg^{2+}配伍。水溶液呈中性，故皮肤的刺激性小。本品几乎无毒性，急性毒性LD_{50}为1.0~2.7g/kg。

【注意与禁忌】 本品不可用于注射。本品可与阳离子表面活性剂形成沉淀而失去乳化作用，故不可混合应用。

【规格】 白色或淡黄色结晶。

月桂氮䓬酮[典] Laurocapram（氮酮，Azone）

【药性与应用】 本品可认为是癸基甲基亚砜同吡咯烷酮的复合体，为良好的新型透皮促进剂，对皮肤刺激性小，能促进皮质激素、吲哚美辛、氟尿嘧啶、氢醌等许多药物的透皮吸收，使药物透过皮肤屏障，提高局部和全身的血药浓度，提高制剂的生物利用度。对亲脂性、亲水性药物均有透皮作用。并可使角质软化，增强其通透性。本品的最佳透皮浓度为0.1%~5%。尚有消炎、止痛和止痒作用。本品的毒性低，口服LD_{50}>7g/kg。

【注意与禁忌】 本品不宜与强酸或凡士林配伍，以免降低疗效。

【规格】 溶液。

甲基纤维素[典] Methylcellulose（纤维素甲醚，MC）

【药性与应用】 本品为亲水胶体，具有吸湿性，在冷水中膨胀成胶体悬浮液，不溶于热水、醇、醚、氯仿及饱和盐液中。溶于冰醋酸及等量混合的醇和氯仿溶液中。其溶液可被盐、多元酸、酚及鞣质凝聚，加入乙醇可防凝聚。无毒性和刺激性，口服1~4g/d，并同时多量饮水，可作为容积性泻药，用于治疗便秘。本品尚可用作：①黏合剂，宜选低或中黏度胶，加入粉末或溶液均可，用于改进药品的崩解或溶出速率，一般浓度为1%~2%。②凝胶剂、增稠凝胶及霜剂，宜选高黏度级。③悬浮剂及增稠剂，溶液可代替糖浆，增稠用浓度可达5%。④片剂包衣，可应用高置换低黏度级作薄膜包衣；亦可用作包衣，包于核外作为隔离层。⑤崩解剂，常用浓度为2%~10%。⑥乳化剂，宜选用低黏度级，一般浓度为1%~5%。⑦滴眼剂，宜选用高黏度级。

【注意与禁忌】 本品与氨基吖啶盐酸盐、氯甲苯酚、氧化汞、酚、间苯二酚、鞣酸、硝酸银、对羟基苯甲酸、对氨基苯甲酸以及对羟基苯甲酸酯均有配伍禁忌。

【规格】 白色疏松粉末剂。

羟苯乙酯[典]　Ethylparaben（尼泊金乙酯，对羟基苯甲酸乙酯，Ethyl Hydroxylbenzoate，Nipagin B）

【药性与应用】 对羟基苯甲酸酯类，常用的有甲、乙、丙、丁4种，此处选择乙类作为代表，其他可依此类推。本类产品是一类中性、无刺激性、几乎无毒性的优良防腐剂。在pH值为3~6时的防腐作用最强，性质也最稳定，pH值为8以上则逐渐水解，抑菌作用也随之减弱。本类药物对真菌、酵母菌效力较好，对细菌的效力较差，其强度不及氯甲酚。几种酯类的合并应用有协同作用，以甲酯(0.18%）和丙酯(0.02%）的合并应用较为普遍。作为抑菌防腐剂，本类产品广泛应用于液体与半固体制剂的防腐，如液体制剂、霜剂、化妆品、食品等的防腐。预先配制成一定浓度的乙醇溶液，应用时把所需量缓慢加入热水中，振摇使之溶解。据近年报道，本品滴眼剂治疗真菌性角膜溃疡有良效。

【注意与禁忌】 本品与非离子表面活性剂如聚山梨酯20、聚山梨酯80、聚乙二醇-4000等合用，能增加本品的水溶度，也易形成络合物而影响其抑菌效果。

【药物相互作用】 遇铁变色，遇强酸、强碱易水解。当液体含有低浓度（2%~15%）的丙二醇时，其防腐作用增强。

【规格】 溶液：常用浓度为0.03%~0.15%；滴眼剂：0.1%。

羧甲基纤维素钠[典]　Carboxymethylcellulose Sodium（羧甲基纤维素，CMC）

【药性与应用】 为亲水性胶质，口服4~8g/d，分次服用，可作为轻泻剂。有黏合、助悬、增稠、乳化、缓释等作用。在药剂上用作片剂的黏合剂、崩解剂、包衣材料，微囊的囊材、混悬液的助悬剂、乳剂的乳化剂，以及作为软胶囊的水溶性基质等。本品与少量棉花纤维制成原纸，再经氨化，则成为可以溶胀的铵纸，可作为药膜和纸片的基质。

【注意与禁忌】 本品与强酸、强碱、重金属离子（如铅、锌、汞、银、铁等）均属配伍禁忌。本品的允许摄入量为6~25mg/（kg·d）。

【规格】 白色粉末；细粒。

磷酸二氢钠[典]　Sodium Dihydrogen Phosphate

【药性与应用】 为常用缓冲剂。本品微有潮解性，在乙醇中几乎不溶解，在配制溶液中用作酸化剂、缓冲剂。常与磷酸氢二钠组成缓冲对（磷酸盐缓冲液，或称双氏缓冲溶液），用以调节液体药剂的 pH 值。口服本品 2~4g，3 次/d，用作尿液酸化剂和泻下剂。本品口服的 LD_{50}>2g/kg。

【注意与禁忌】 本品有潮解性，应置于阴凉干燥处保存。本品有无水、一水、二水合物，可以拆散使用，不影响效果。

【规格】 原粉。

磷酸氢二钠[典]　Disodium Hydrogen Phosphate Dodecahydrate

【药性与应用】 本品具有络合、缓冲、碱化等作用。用于制作缓冲剂，常与磷酸二氢钠组成缓冲对，用以调节液体药剂的 pH 值。常与磷酸二氢钠（钾）配合组成磷酸盐缓冲液，作为滴眼剂、注射剂的辅料。作为轻泻剂，可口服 4~8g/次。也可用于治疗血钙过多症及钙、磷代谢性疾病。

【注意与禁忌】 本品在空气中易风化，应密封在阴凉处保存。本品不溶于乙醇。

【规格】 原粉；水溶液：2%，pH 值约为 9.0~9.2。

丙烯酸树脂　Eudragit

【药性与应用】 为新型辅料，有黏合和成膜作用，可用于包衣、缓释和成膜。主要用作片、丸、颗粒剂的包衣。可分为包胃溶衣、包肠溶衣；也可与其他高分子材料合用于缓释剂。

【注意与禁忌】 本品无毒性，可安全使用。

【规格】 颗粒。

海藻酸钠　Sodium Alginate

【药性与应用】 为高分子物质，有助悬、增稠、乳化、黏合等作用，在药剂上主要用作助悬剂、乳化剂、黏稠剂、微囊的囊材等。片剂颗粒中加入本品 10%，可成为崩解剂。0.5%~2.5%的水溶液可用于滑润皮肤的糜烂面，可使水性分泌物排除与干燥。摄入量为 0.25mg/(kg·次)。

【注意与禁忌】 本品安全无毒，遇强酸析出海藻酸。

【规格】 白色或淡棕色粉末。

聚山梨酯80[典] Polysorbate 80（吐温-80，Tween-80）

【药性与应用】 为油酸酯类。吐温类药物为司盘和环氧乙烷的缩合物。由于其分子中有较多的亲水性基团聚氧乙酰基，故亲水性强，为水溶性表面活性剂。目前主要用于增溶和乳化。由于本品的溶血作用最小，故常用作注射剂的增溶。在制备某些中草药注射液制品时，可加入本品1%～2%，以提高其澄明度。聚山梨酯类对皮肤、黏膜的刺激性小，被广泛用作油/水型乳化剂。

【注意与禁忌】 本品在溶液中可干扰抑菌剂的作用。本品在作为乳剂基质而配成软膏时，长期涂布皮肤，可使局部皮下脂肪组织增生；此外，本类药物能与间苯二酚、麝香草酚、水杨酸、鞣酸等作用而使乳剂破坏，故常与司盘类或十二烷基硫酸钠等合用。

【规格】 黄色或微黄色澄明油液剂。

司盘 Span（山梨醇脂肪酸酯）

【药性与应用】 司盘类属非离子型表面活性剂，系由山梨醇脱水物的1个羟基与各种不同的高级脂肪酸结合而成的酯，故亲油性较强，为亲油性乳化剂，可用于乳化水/油型乳剂。由于对皮肤、黏膜的刺激性小，并能与酸性盐或电解质配伍，故常用作软膏、搽剂等的辅助乳化剂。也可作为注射用乳化剂的辅助乳化剂。本类药物还可作为食品的添加剂，用于冰淇淋、面包、糕点、巧克力、奶糖等的乳化剂，作为食品的稳定剂和助悬剂；也可作为消泡剂。

【注意与禁忌】 本品有特异的脂肪臭，可与甲醇、乙醇相混合。

【规格】 油液剂；蜡状固体剂。

微晶纤维素[典] Microcrystalline Cellulose

【药性与应用】 为多纤维浆中α纤维素水解后制成的多孔性颗粒。为一种片剂赋形剂，具有良好的流动性和可压性，并兼有一定的滑润及崩解作用。制成的片剂遇水容易膨胀崩解。主要用作干法压片的填充剂、崩解剂与黏合剂，在药品中加入本品5%～10%及适量润滑剂，即可直接压片。研究表明，本品与难溶性药物共同研磨，使其由结晶状态转化为无定形粉末，可提高难溶性药物的溶出速率和生物利用度。

【注意与禁忌】 本品有吸水膨胀作用，对水分敏感或怕潮的药物，如阿司匹林、维生素等慎用。

【规格】 白色或类白色胶体粉剂。

阿拉伯胶 Acacia

【药性与应用】 为阿拉伯树所渗出的树汁，有乳化、黏合和混悬诸作用。

在药剂上用作乳剂的乳化剂、混悬液的助悬剂、丸剂及片剂的黏合剂和包衣材料、膜剂的成膜材料等，多用其35%的阿拉伯胶浆。本品乳化力甚强，能乳化其本身4倍量的脂肪油或2倍量的挥发油，但黏性较差，故用作乳化剂时，常与西黄蓍胶、果胶、琼脂等合用，以增加其乳浊液的黏度。

【注意与禁忌】 本品虽易溶于水，但不溶于乙醇。用作乳化剂时，在pH值为4~10时最为稳定。

【规格】 白色或淡黄色粉剂；多角形碎块剂。

微粉硅胶 （白炭黑）

【药性与应用】 硅胶类物质，有良好的润滑、助流作用，且具吸水性能，可加速片剂的崩解。用于黏性较大的药物制片。本品可用作片剂的润滑剂，常用作粉末直接压片时的助流剂，有良好的流动性和附着性，用量在1%以上时，可加速片剂的崩解。

【注意与禁忌】 本品亲水性较强，易潮解，应注意防潮，密封，置干燥处保存。

【规格】 粉剂。

聚乙二醇[典][基] Macrogol（聚氧乙烯二醇，PEG）

【药性与应用】 为高分子聚合物。分子量在200~700者为液体，1000以上者为固体。易溶于水，较易吸收。用作水溶性基质。不易发霉，无刺激性。作为溶媒，本品性质稳定，毒性小，对很多药物有增溶、增加稳定性和延效作用。聚乙二醇-300、聚乙二醇-400常作为注射剂溶媒，多与乙醇、丙二醇、甘油之类组成复合溶媒使用。本品为高分子聚合物，其浓度不宜过高，以免注射时吸收太慢，引起局部化学性炎症。本品单用或作为复合溶媒可用于戊巴比妥钠、黄体酮、利血平、洋地黄毒苷、塞替派、苯甲酸雌二醇、丙酸睾酮、毒毛花苷做成注射剂。作为软膏基质，本品为水溶性基质，对皮肤无刺激，能与渗出液混合并易洗除，性质稳定，不易霉败。

【注意与禁忌】 本品长期应用可引起皮肤干燥。药剂上常用聚乙二醇-4000与聚乙二醇-400调节软膏稠度，以适应不同季节的需要。

【规格】 本品的形状（剂型）与分子量相关。在常温下平均分子量200~700的是液体，700~1000的是半固体，1000~6000的是白色或黄色蜡状固体，10 000以上者为白色结晶。

三乙醇胺[典] Trolamine

【药性与应用】 本品为饱和羟胺的混合物，含三乙醇胺不得少于80%，尚含有少量二乙醇胺和乙醇胺。本品与脂肪酸（硬脂酸、油酸等）作用生成胺皂，为一种良好的油/水型乳化剂。乳化力强，稳定性高；生的胺皂碱性较弱，故对皮肤的刺激性小，常用作软膏的乳剂型基质。

【注意与禁忌】 本品微有氨臭，有吸湿性，久置颜色变褐，应密封，防潮、避光保存。

【规格】 无色或淡黄色黏稠液体。

丙二醇[典] Propylene Glycol

【药性与应用】 作为溶媒，本品性质与甘油相似，但黏度比较小，刺激性和毒性也均较小，能溶解很多有机药物，如磺胺类、苯巴比妥钠、利血平、奎尼丁、醋酸去氢皮质酮、盐酸氮芥、局部麻醉剂、维生素A、维生素D、氯霉素及性激素等；在液体药剂中可代替甘油。60%本品溶液用作注射剂溶媒，无刺激性，且能延长某些药物的水解。有防腐作用，对人无毒，可供空气消毒，每100m^2用50~100mL熏蒸房屋。

【注意与禁忌】 本品吸湿性强，应密封置阴凉干燥处储存。

【规格】 无色黏稠液体。

淀粉[典] Starch

【药性与应用】 药用淀粉多为玉米淀粉或马铃薯淀粉精制而成，为最常用的片剂稀释剂、吸收剂和崩解剂，也用作粉剂和各种赋形剂。淀粉浆为常用片剂黏合剂，其浓度一般为8%~15%。也可用作混悬剂和散剂等的稀释剂、膜剂的成膜材料等。用本品制成的淀粉海绵为局部止血材料。本品无味，吸湿性强，不溶于冷水、乙醇、乙醚，溶于沸水形成微带蓝色的溶胶液，冷却后凝固成胶冻。

【注意与禁忌】 本品吸湿性强，宜密封、干燥处保存。

【规格】 白色粉剂。

滑石粉 Talci Pulvis

【药性与应用】 本品主要成分为硅酸镁，有润滑和使皮肤干燥的作用。为片剂、丸剂的润滑剂，也可作为包衣用粉材料，常与硬脂酸镁合用。能使皮肤润滑干燥，可用作皮肤保护药，一般常与氧化锌、硼酸、淀粉等合用，作为撒布剂，用于痱子粉等。保护橡胶制品，防止胶黏。配制某些液体制剂时，可作助滤剂。

【注意与禁忌】 本品不被吸收，不宜撒布于创面，以免引起异物性肉芽肿。

【规格】 白色或类白色粉剂。

第四节　黏浆药与吸着药

α 氰基丙烯酸甲酯　Mecrylate（医用黏合剂）

【药性与应用】 能黏合活体组织，使伤口免去缝合程序，并有防湿、防污染作用。用于皮肤完整、止血确实且无分泌物的创伤和手术切口，或作为植皮定点黏合固定剂。

【注意与禁忌】 不可粘住非黏合部位与组织，否则应用丙酮擦除，并及时用生理盐水冲洗。避光保存于干燥阴凉处。

【规格】 覆盖薄膜。

烧伤涂膜气雾剂

【药性与应用】 喷射创面后形成薄膜，保护创面，防止感染。用于早期浅度烧伤。使用时将喷射器倒置，距创面约 15cm 处揿压喷头，使药液在创面上均匀成膜，1~3 次/d。

【注意与禁忌】 本品不适用于已经感染的创面。

【规格】 气雾剂：容器内含甲丁酮共聚物 20g、醋酸乙酯 20g、氯乙烷 32. 6mL、氟利昂 130g、三氯叔丁醇 1g。

第五节　妇产科外用药

地瑞舒林　Dicresulene（聚甲酚磺醛，的克瑞索，爱宝疗，Policresulen，Albothyl，Aboth® thyl，Lotagen，Dermido）

【药性与应用】 本品为强酸性物质，选择性地作用于坏死病灶及异位柱状上皮细胞，且对正常鳞状上皮细胞无影响。具有广谱抗菌作用，可用于抗细菌、真菌、原虫感染。还具有收敛止血作用。临床用于：①宫颈糜烂：浓缩液按 1∶（80~100）稀释，冲洗阴道后用蘸浓缩液的棉签插入宫颈管转动涂抹 1~2min。再用浓缩液棉片贴敷糜烂面，到黏膜变白，每周 1~2 次。隔日上阴道栓一枚。上栓前用上述稀释液冲洗阴道。②尖锐湿疣：用浓缩液棉片直接贴敷疣体。待疣体变白后在其根部加压涂擦，1 次/d，直到疣体完全脱落。③阴道炎：隔日用稀释液冲洗阴道后上栓剂一枚。④外科与皮肤科：用于止血、局部烧伤、压疮、溃疡，用浓缩液纱布加压局部 1~2min，然后擦干残留药液。

⑤口腔科：将浓缩液按 1∶5 的比率稀释后擦压患处，然后彻底漱口。

【注意与禁忌】 偶有局部刺激感和肛门下坠感，多很快消失。口腔治疗后一定要彻底漱口，否则将损伤牙釉质。禁用于孕妇和哺乳妇。

【药物相互作用】 同一部位应避免同时使用其他药物。

【规格】 栓剂：90mg；浓缩液：36%×25mL；洗剂：36%×10mL。

复方莪术油栓[典] Compound Zedoary Turmeric Oil Suppositories（康妇特）

【药性与应用】 本品含有硝酸益康唑和莪术油，具有抗细菌、真菌、滴虫和去腐生肌、增强机体免疫力的功效。临床用于治疗白假丝酵母菌引起的阴道炎，以及真菌性、滴虫性阴道炎和宫颈糜烂。①术前用药：每晚及次日晨起各用阴道栓一枚，连用一周。②各种阴道炎症：真菌性、细菌性、滴虫性、老年性等，一枚，1 次/d，6d 为一疗程，连用 2 个疗程。病情严重者，可早晚各一枚，疗程不变。③宫颈糜烂：治疗方法同各种阴道炎。但疗程可根据具体情况延长到 3~7 周。其中乳头型合并宫颈腺体囊肿者，可局部用安尔碘消毒，用针头刺破囊肿，排除囊液后使用本品一枚，2 次/d。坚持用 5~7 个疗程。

【注意与禁忌】患者可有局部烧灼感及恶心，停药后即消失。对本品成分过敏者、孕妇、哺乳妇禁用。本品仅限于外用，不可口服。本品如遇高温变软，放置于冷处变硬即可应用。操作前要彻底清洗双手。

【药物相互作用】 与两性霉素 B 合用有相互拮抗作用。

【规格】 栓剂：每个含硝酸益康唑 50mg、莪术油 0.2mL、冰片 3mg。

保妇康栓

主要成分是莪术、冰片。主要作用是清热解毒，生肌止痛。用于真菌性阴道炎、宫颈糜烂等妇科疾病。每晚睡前一枚，阴道给药。

复方甲硝唑阴道栓

主要成分是甲硝唑、四环素、制霉素。抗菌、抗滴虫。用于滴虫性、真菌性、细菌性、淋菌性、支原体性、非特异性和老年性阴道炎。每晚一个，置于阴道内，连用 7~10d。

甲硝唑呋喃唑酮栓

每个含明矾 79mg、乳香 11mg、冰片 1.2mg、呋喃唑酮 5.2mg、甲硝唑 5.2mg。主要作用是活血止痛、去腐生肌、散结消肿、杀菌消炎。临床用于宫颈炎、宫颈糜烂及各种阴道炎，如滴虫性、细菌性、真菌性阴道炎。也可用于盆腔炎、附件炎等。阴道给药，每晚睡前一个，月经后用药，5 次为一疗程。

苦参乳膏

成分为苦参总碱，用于真菌性、滴虫性阴道炎。阴道给药，每晚一个。

氯喹那多普罗雌烯阴道片（可宝净）

每片含氯喹那多 200mg、普罗雌烯 10mg。用于除淋球菌感染以外的白带增多症。阴道给药。每晚睡前一片，连用 18d 为一疗程。

三维制霉素栓

每个含制霉素 20 万单位、维生素 E10 单位，维生素 A、维生素 D_2 适量。临床用于念珠球菌、隐球菌性阴道炎。阴道给药，每晚一粒，7d 为一疗程。可延长使用 1~3 个疗程。

硝呋太尔制霉素阴道软胶囊

每粒含硝呋太尔 0.5g，制霉素 20 万单位。用于细菌性、滴虫性、真菌性阴道炎和阴道、外阴混合感染。阴道给药，每晚一粒，连用 6d 为一疗程。

第三十三章 矫味与着色剂

第一节 矫味剂

蔗糖[典] Sucrose

【药性与应用】 本品属矫味剂，常制成单糖浆、橙皮糖浆、甘草糖浆等使用；用作片剂的稀释剂、黏合剂和包糖衣材料。

【注意与禁忌】 忌用于糖尿病人，注意防潮、防霉。

【规格】 粉剂；单糖浆：85g/100mL。

甘草糖浆 Syrupus Glycyrrhizae

【药性与应用】 为苦味药的良好矫味剂，适宜于儿科各类药剂的调味配制剂。

【注意与禁忌】 甘草中的甘草次酸有糖皮质激素样作用，高血压、糖尿病、糖皮质激素综合征类病人慎用或忌用。注意防霉变。

【规格】 每1000mL中含甘草流浸膏250mL、八角茴香油0.5mL，单糖浆加至全量。

橙皮糖浆 Syrupus Aurantii（陈皮糖浆）

【药性与应用】 本品为芳香矫臭、矫味剂。常用量为2~5mL，3次/d。

【注意与禁忌】 糖尿病病人忌用。注意防止霉变与酸败。

【规格】 每1000mL中含橙皮酊50mL、枸橼酸5g、蔗糖820g。

枸橼酸糖浆 Syrupus Citri（柠檬酸糖浆）

【药性与应用】 本品为芳香矫臭、矫味剂。用作药剂的矫臭与矫味。用量2~5mL，3次/d。

【注意与禁忌】 糖尿病病人忌用。防止霉变与酸败，阴凉干燥处密封保存。

【规格】 每1000mL含枸橼酊20mL、枸橼酸10g，单糖浆加至全量。

樱桃糖浆　Syrupus Cerasi

【药性与应用】　本品属芳香矫臭、矫味剂。常用量2~8mL/次。

【注意与禁忌】　糖尿病病人慎用或忌用。密封保存，注意防止酸败与霉变。

【规格】　每1000mL含樱桃香精5mL、枸橼酸6.5g、乙醇20mL、食用色素（红）0.06g、蔗糖750g。

枸橼酸[典]　Citric Acid（柠檬酸）

【药性与应用】　本品用作酸性矫味剂、泡腾剂、清凉剂和液体制剂的pH调节剂。无水枸橼酸用作注射用灭菌粉末的稳定剂。

【注意与禁忌】　置阴凉、干燥处，密封保存，以防潮解。

【规格】　结晶散剂。

酒石酸　Tartaric Acid（二羟基琥珀酸）

【药性与应用】　酸性矫味剂。与碳酸氢钠配伍，可作为泡腾剂用于盐类泻药的矫味，或作为泡腾崩解剂，用于阴道避孕药泡腾片的制备。1%溶液可作为碱中毒的解毒剂。

【注意与禁忌】　味酸。极易溶于水，易潮解，应密封干燥处保存。

【规格】　散剂；溶液：0.5%~1%；糖浆：10%~20%。

苹果香精

【药性与应用】　芳香矫臭剂，用于改变制剂的不愉快臭味，以便于服用。制剂中常用其0.06%的浓度。

【注意与禁忌】　本品为淡红色澄明液体，易挥发，应密封、阴凉处保存。

【规格】　溶液：每1000mL中含乙酸乙酯1g、乙酸戊酯1g、丁酸乙酯0.9g、戊酸乙酯0.7g、戊酸戊酯1g、十四醛0.25g、其他0.15g、水35mL，乙醇加至全量。

第二节　着色剂

焦糖[典]　Caramel（糖色）

【药性与应用】　天然着色剂。其0.1%溶液为澄明淡黄色液体，较高浓度可使液体着棕色。

【注意与禁忌】　本品系由蔗糖加热至甜味破坏所成的深棕色液体，无味而有焦臭。溶于水与稀乙醇。注意：在制作过程中不可加热过猛，以免炭化失效。

【规格】 溶液。

红氧化铁[典] Red Ferric Oxide

【药性与应用】 天然着色剂。用于糖衣片及胶囊等制剂的着色，使成淡红色。

【注意与禁忌】 本品为淡红色粉末，无臭、无味。不溶于水，易溶于沸盐酸。在制作过程中应注意呼吸道防护，使黏膜免受刺激。

【规格】 粉剂。

苋菜红 Amaranthum

【药性与应用】 合成着色剂，可染成暗红色，对红色无影响。用于药物、食品、化妆品及细胞的染色。也用作片剂的包衣色素。一般质量分数为（5~10）$\times10^{-6}$。每1000mL制剂中用1%储备液1~2mL。

【注意与禁忌】 本品可受光线、pH值、氧化剂、还原剂、表面活性剂的影响而褪色，应密闭、避光储存。

【规格】 储备液：1%。

胭脂红 Ponceau 4R

【药性与应用】 合成着色剂，使溶液染成红色。用于内服、外用液体药剂的着色，一般质量分数为（5~10）$\times10^{-6}$。每1000mL制剂用1%储备液1~2mL。也用作片剂的包衣色素。

【注意与禁忌】 本品易受光线、pH值、氧化剂、还原剂、表面活性剂的影响而褪色，应密封、避光储存。此外，虫红（carmine）也称胭脂红，不可与本品相混。

【规格】 储备液：1%。

碱式品红 Fuchsinum Basicum（盐基品红）

【药性与应用】 一种合成染料。用于外用溶液的着色。适用于中性和弱酸性制剂。一般用量为1 000mL制剂加1%醇溶储备液0.5~1mL。

【注意与禁忌】 本品为玫瑰苯胺与副玫瑰苯胺盐酸盐的混合物，有一定毒性，不可用于内服药的调制。本品只溶于水和乙醇。

【规格】 醇溶储备液：1%。

伊红钠　Eosinum Natricum

【药性与应用】　合成染料。用于外用溶液及化妆品的着色。适用于中性和弱碱性制剂。一般用量为每1000mL制剂中加1%储备液0.5~1mL。

【注意与禁忌】　禁与氧化剂、酸类配伍。不可用于内服药的着色。

【规格】　水溶液：1%。

柠檬黄　Tartrazinum

【药性与应用】　合成着色剂。可使溶液染成黄色。用于内服液体药剂、饮料等的染色。一般质量分数为（5~10）$\times10^{-6}$。也用作片剂的包衣着色。

【注意与禁忌】　本品易溶于水，微溶于乙酸，不溶于油类。颜色不受酸、碱和光线的影响。

【规格】　原粉；储备液：1%。

橙黄G　Aurantium G

【药性与应用】　合成偶氮染料。可使酸性溶液染成橙黄色，碱性溶液染成橙红色。用于食品、药物制剂的着色。一般质量分数为（5~10）$\times10^{-6}$。也可用作片剂的包衣着色。

【注意与禁忌】　本品易溶于水，微溶于乙醇。其颜色不为酸、碱或光线所影响。

【规格】　粉剂；晶片剂；储备液：1%。

亮绿　Viride Nitens（品绿）

【药性与应用】　合成染料。可使溶液染成绿色。用作内服溶液的染色。一般质量分数为（5~10）$\times10^{-6}$。也可用作糖衣片着色。

【注意与禁忌】　溶于水、乙醇，不溶于其他溶媒。

【规格】　原粉；储备液：1%。

苏丹　Sudanum

【药性与应用】　合成油溶性偶氮染料。供外用油膏染色，使之呈橙红色。

【注意与禁忌】　本品微溶于水；略溶于油类；溶于乙醇、乙醚、氯仿和苯。不可用于内服药剂的染色。

【规格】　原粉（呈橙红色或暗红色）。

苏丹黄G　Sudanum G

【药性与应用】　为油溶性偶氮染料。供外用油性制剂的染色。

【注意与禁忌】 为苏丹 2 种同分异构体的混合物，难溶于水，易溶于油脂。忌用于内服。

【规格】 棕色粉末。

第三十四章　诊断用药

第一节　X 线对比剂

碘曲仑　Iotrolan（伊索显，碘十醇，Isovist Solution，Iotrol，ZK 39482）

【药性与应用】　为等渗非离子型二聚体六碘化物水溶性 X 线对比剂。其神经耐受性和局部耐受性最好，显影时间长，并有极好的显影密度。由腰椎穿刺可获得高质量的腰椎、胸椎及颈椎的 X 线片。其碘浓度为 190、240、300mg/mL。临床适用于神经根造影术、腰段脊髓造影术（包括脊髓圆锥）、胸段脊椎造影术、颈段脊髓造影术；CT 检查中用于评估液体循环。

根据临床需要确定剂量，下表仅供临床参考，不属硬性规定。

碘曲仑临床应用剂量参考表

项　　目	碘浓度（mg/mL）	用量（mL）
神经根造影	190	7~10
腰脊髓造影	190	10~15
胸段脊髓造影	240	10~15
颈脊髓（直接从 C_1/C_2 间外侧注入）	240~300	8~12
颈脊髓（直接从腰部注入）	240~300	8~15
全脊髓造影	300	10~15
脑室造影	240~300	3~5
CT 脑池扫描	190	5~15
CT 脑池扫描	240	4~12
淋巴管间接造影	300	5~20
关节腔造影	240~300	2~15
子宫输卵管造影	240~300	10~25
乳腺造影	240~300	1~3
内镜逆行胆管造影	240~300	10~30
食管-胃-肠腔造影	300	10~100

【注意与禁忌】 不良反应可有头痛、恶心、呕吐、颈硬、脑脊液细胞计数增加等。一般在 2~3d 后自行消失。轻微的副作用有疼痛或使原有的肢痛、肌肉痛加重，甚至一过性脑电图异常。甲亢者禁用；孕妇、盆腔炎症者禁用于输卵管造影；大脑痉挛性疾病者慎用于蛛网膜下隙造影。潜在性甲亢及轻度结节性甲状腺肿者慎用。用药后可发生持续数日的严重头痛，如出现痉挛，应立即缓慢滴注安定 10mg，待痉挛制止后，再注射 0.2g 苯巴比妥以防复发。如出现过敏反应征兆或肌肉抽搐，亦应静脉注射安定。

【药物相互作用】 安定和抗抑郁药可能降低癫痫阈，应于用药前 48h 中断服用；酗酒及吸毒者的癫痫阈同样可以降低，使用本品时应格外谨慎。

【规格】 溶液：190mg/mL，240mg/mL，300mg/mL，均为 10mL 瓶装。

钆喷酸葡胺注射液[典] Gadopentetate Dimeglumine Injection（磁显葡胺注射液）

【药性与应用】 本品为无色或几乎无色的澄明液体，是一种用于磁共振成像的顺磁性对比剂，进入体内后能缩短组织中质子的弛豫时间，从而增强图像的清晰度和对比度。用于中枢神经（脑及脊髓）、腹、胸、盆腔、四肢等人体脏器和组织的磁共振成像。静脉注射：0.1~0.2mL/kg。

【注意与禁忌】 不良反应有面部潮红、头痛、荨麻疹、恶心、呕吐、支气管痉挛、心悸、头晕等。肾功能不全者慎用。

【规格】 注射液：10mL，12mL，15mL，20mL。

泛影酸钠[典] Sodium Diatrizoate（泛影钠，双醋碘苯酸钠，Sodium Amidotrizoate，Hypaque Sodium）

【药性与应用】 水溶性对比剂，静脉注射后从尿中排出。用于尿路、脑血管、心血管、周围血管及胆道造影。也用于关节腔、子宫、输卵管及各部瘘管造影。

尿路造影：静脉注射，50%溶液 20~30mL。心血管造影：经导管注射 50%溶液 40mL 左右。周围血管造影：静脉注射或动脉注射，50%溶液 10~40mL。脑血管造影：经颈动脉用 50%以下溶液 10mL/次，连续使用不能超过 4 次。胆道造影：静脉注射，25%~50%溶液 10~15mL。子宫输卵管造影：50%溶液 6~10mL。逆行肾盂造影：单侧用 20%溶液 6~10mL。

【注意与禁忌】 检查前 2d 禁服铋、钙类药物。严重肝、肾功能不全，甲亢及碘过敏者忌用。可有恶心、呕吐、眩晕、荨麻疹等反应；出现重症反应如支气管痉挛、心律失常、休克，则应立即停药，并进行急救处理。使用前做碘过敏试验。

【制剂】 注射液：50%×20mL，50%×30mL。

碘酞钠 Natrii Iothalamas（碘酞酸钠，异泛影，碘酞氨酸钠，新泛影酸钠，Sodium Iothalamate，Angioconary，Angio-Contrix 48）

【药性与应用】 为泛影酸钠的同分异构体，黏稠度较低。适用于静脉、尿路、心血管、主动脉及周围血管造影。也可供胃肠道造影。但不用于脑血管造影。

静脉尿路造影：54%～60%溶液20～40mL。主动脉造影：66.8%溶液20～50mL。周围血管造影：50%溶液10～40mL。逆行肾盂造影：35%溶液6～8mL。胃肠道造影：口服或灌肠，60%溶液60～100mL。

【注意与禁忌】 同泛影酸钠，但副作用较轻，检查前应做碘过敏试验。

【规格】 注射液：50%×20mL，50%×30mL，60%×20mL，60%×30mL，66.8%×25mL。

泛影葡胺[典][基] Meglumine Diatrizoate（双醋胺碘苯酸甲葡胺，双醋碘苯酸葡胺，甲基葡胺双醋胺碘苯甲酸钠，泛影酸葡甲胺，Meglumine Diatrizoate，Meglucamine Diatrizoate，N-Methylglucamine）

【药性与应用】 水溶性含碘对比剂。静脉注射后从尿中排出。用于尿路、心血管、脑血管造影。也用于胃肠道及关节腔造影。

尿路造影：60%溶液20mL。心血管造影：76%溶液40mL左右。脑血管造影：60%溶液10～20mL。胃肠道造影：口服，76%溶液30～90mL；灌肠，用76%溶液100～200mL。本品尚可治疗突发性耳聋。

【注意与禁忌】 同泛影酸钠，但耐受性好、毒性低、副作用少。用前应做过敏试验。

【规格】 注射液：60%×20mL，76%×20mL。

复方泛影葡胺注射液[典] Compound Meglumine Diatrizoate Injection

【药性与应用】 本品为泛影酸钠和泛影葡胺以1∶6比例配制而成的复方制剂，内含少量稳定剂和缓冲剂。其60%溶液含碘量为292mg/mL，76%溶液含碘量370mg/mL。为无色透明至淡黄色的澄明液体，诊断用药。本品兼有泛影葡胺溶解性大、对组织毒性较小和泛影酸钠黏稠度较低易于注射的优点。其76%溶液含 Na^+ 浓度约为136Eq/L，与血浆内浓度接近，对心脏细胞功能影响较小。注入血管后迅速从肾脏排出，只有少量经肝脏排泄。在肾功能不全或用量较大时，经肝、胆排泄比例增高。人体代谢过程中一般不放出或极少放出游离碘。本品适用于泌尿系统、心血管、脑血管及周围血管的造影检查。

静脉肾盂造影：静脉注射，20mL（60%或76%）。心血管造影：心脏或大血管经导管注射，40~60mL（76%）。脑血管造影：动脉注射，20mL（60%），分2次注射。周围血管造影：动脉或静脉注射，10~40mL（60%）。CT扫描增强：50~150mL（60%或76%），静脉注射或滴注。在实际应用时，应由医师根据病人的情况具体掌握。

【注意与禁忌】 对碘过敏者禁用。肝、肾功能不全者慎用。注射前应做皮肤过敏试验，无阳性反应者方可使用。本品遇冷析出结晶时，可在温热水中溶解后，放至相当于体温时再使用。

【规格】 注射液：12g/20mL（60%），15.2g/20mL（76%）。

泛影酸[典] **Diatrizoic Acid**

【药性与应用】 用于尿路及血管造影，为配制泛影酸钠及泛影葡胺注射液的重要成分。用法与上述配制品的用法相同。

【注意与禁忌】 同泛影酸钠及泛影葡胺。粉剂应纯净。

【规格】 粉剂。

碘他拉葡胺[典] **Meglumine Iotalamate（Conray，Contrix 28，Mellinckrodt，Contrix 280）**

【药性与应用】 泛影葡胺的同分异构体，用于泌尿系统、脑血管、周围血管造影。

静脉肾盂造影：60%溶液20~30mL。周围动脉造影：60%溶液20~40mL。静脉造影：60%溶液20~40mL。脑血管造影：颈动脉1次注射60%溶液10mL。逆行性肾盂造影：30%溶液5~20mL。

【注意与禁忌】 副作用同泛影酸钠，用前应做碘过敏试验。

【规格】 注射液：12g/20mL，18g/30mL，9g/30mL，0.3g/1mL（过敏试验用）。

碘他拉葡胺碘酞钠注射液 Injectio Meglumini Iothalamatis et Natrii Iothalamatis

【药性与应用】 黏稠度比碘他拉葡胺小，更适合于心血管造影。用量同碘他拉葡胺。

【注意与禁忌】 同碘他拉葡胺，用前应做碘过敏试验。

【规格】 注射液：78%×20mL，78%×50mL（含碘他拉葡胺52%、碘酞钠26%）。

醋碘苯酸钠 Urokon Sodium（乌洛康，Sodium Acetrizoate，Natrizoas）

【药性与应用】 用于静脉尿路造影及周围血管造影。

尿路造影：30%溶液 25mL。血管造影：30%或 70%溶液 10~25mL。

【注意与禁忌】 对神经系统毒性较大，不适用于脑室造影。用前应做碘过敏试验。

【规格】 注射液：30%×25mL，70%×25mL。

血管造影剂-32 Vasobrix-32（Injectio Meglumini Ioxitalamatis et Monoethanolamini Ioxitalamatis）

【药性与应用】 用于各类血管造影。

脑动脉造影：6~9mL。冠状动脉造影：5~7mL。胸主动脉造影：60~70mL。肾动脉造影：6~10mL。周围动脉造影：60~80mL。关节腔造影：6~15mL。

【注意与禁忌】 有发热、恶心、呕吐等。肝、肾功能不良，骨髓瘤及过敏者慎用或忌用。用前做碘过敏试验。

【规格】 注射液：12.51g/20mL（含碘异酞葡胺 20.85%、碘异酞乙醇胺 41.7%）。

碘吡啦啥 Iodopyracetum（碘比显，碘诺啥尔，吡啦啥通，Cardio-trastum，Arteriodone，Diotrast，Diodone）

【药性与应用】 吡啶酮类碘对比剂。碘与吡啶酮结合稳定，不易游离析出，故毒性和刺激性均小。肾功能正常时可迅速从尿中排出。用于泌尿系统、脑血管、心血管造影。

静脉尿路及脑血管造影：35%溶液 20mL。心脏主动脉弓造影：70%溶液 30~45mL。

【注意与禁忌】 如有结晶析出，可加温溶解，放至体温时注射。避免药液接触金属。有暂时性低血压、头晕、恶心、荨麻疹等。目前较少应用。用前做碘过敏试验。肝、肾疾病，甲亢、对碘过敏者忌用。

【规格】 注射液：35%×10mL，35%×20mL，70%×20mL。

复方碘吡啦啥注射液 Injectio Iodopyraceti Composita

【药性与应用】 用于泌尿系统造影，静脉注射，20mL/次。

【注意与禁忌】 同碘吡啦啥。

【规格】 注射液：35%×20mL，70%×20mL。

碘化钠[典] Sodium Iodide（Natrii Iodidum）

【药性与应用】 用于膀胱造影、逆行尿路造影、经T形管胆道造影及各部位瘘管造影。

尿路造影：6.25%溶液100mL。膀胱造影：6.25%溶液150mL。逆行肾盂造影：12.5%溶液5~7mL。T形管胆道造影：12.5%溶液10~30mL。瘘管造影：按病情确定注射部位及剂量。

【注意与禁忌】 毒性较大，不可静脉注射。肝、肾功能不全及对碘过敏者忌用。用前应做碘过敏试验。

【规格】 注射液：12.5%×20mL。

碘多啥 Iodoxylum（甲碘吡酮酸钠，Natrii Iodome Thamas，Uroselactan B，Neo-Iopax Sodium）

【药性与应用】 属吡啶酮类有机碘对比剂。用于泌尿系统造影。

静脉尿路造影：75%溶液20mL。逆行肾盂造影：20%溶液10mL。

【注意与禁忌】 副作用同碘吡啦啥。对局部刺激性较大，可引起皮肤及皮下组织炎、静脉血栓等。用前应做碘过敏试验，对碘过敏者禁用。

【规格】 注射液：75%×20mL。

碘卡明葡胺 Meglumine Iocarmate（Myelotrast，Dimer-X，Bis-Contrix）

【药性与应用】 用于脑室造影及腰椎以下的椎管造影。

脑室造影：经颅骨钻孔，行侧脑室穿刺之后，缓慢注入对比剂5~10mL。椎管造影：腰椎穿刺，抽出脑脊液5mL，同本药混合均匀后注入。

【注意与禁忌】 为使造影室分布适宜，造影时应适当调整病人的头部及体位。脑室造影应控制剂量，防止药液进入颅内或颈、胸段蛛网膜下隙。腰椎椎管造影也要防止对比剂上行刺激脊髓。如果对比剂进入颅内或蛛网膜下隙，则反应较重，如严重疼痛、抽搐。一般反应有头痛、恶心、发热、头晕等。有癫痫史、低血压者忌用。老人及心脑血管疾病者慎用。

【规格】 针剂：60%×5mL。

甲泛葡胺 Metrizamidum（室椎影，阿米配克，Mitrizamid，Amipaque）

【药性与应用】 非离子型水溶性脑室、椎管对比剂。36%溶液与脑脊液等渗，对神经系统比碘卡明安全。用于椎管、脑室、神经系统造影，并能用于颈段、胸段的椎管造影。36%溶液常用量5~6mL。最大用量不宜超过6.3g/次。

【注意与禁忌】 注射时应按需要摆放病人的体位，使药液达到所需部位。

忌与其他药物配伍。有时出现头痛、头晕、恶心、呕吐等。对碘过敏者忌用。用前应做碘过敏试验。

【规格】 粉针剂：3.75g（冷冻干粉并附有溶媒0.005%碳酸氢钠注射液20mL）。

碘苯酯[典]　Iophendylate（Ethiodan，Iofendylate，Mulsopaque，Myodil）

【药性与应用】 碘油脂类对比剂。毒性比碘化油大。用于脊髓造影，也用于脑室、淋巴管等的造影。

脊髓造影：注入椎管3~5mL，在抽出等量脑脊液后缓慢注入；如注入药液超出3mL，造影后适当抽出。脑室造影：1.0~1.5mL。淋巴管造影：可直接注入淋巴结或附近淋巴管内，按需要确定用量。

【注意与禁忌】 脑、脊髓膜急性炎症，脑脊液中有大量红细胞及对碘过敏者忌用。有头痛、脊背痛、下肢痛及蛛网膜粘连等副作用。

【规格】 注射液：30%×3mL；97%×2mL，97%×3mL，97%×5mL，97%×6mL。

碘番酸[典]　Iopanoic Acid（三碘氨苯乙基丙酸，Cistobil Acidum Iopanocium，Bilijodan，Choladine）

【药性与应用】 口服胆囊对比剂，只用于胆囊造影。在造影前1d晚餐后，1片/5min，共6片。服后禁食，直到次日拍片。

【注意与禁忌】 毒性较低，偶有恶心、呕吐、腹痛及小便烧灼感。严重肝、肾损害及胃肠道功能失调者禁用。应做碘过敏试验。

【规格】 片剂：0.5g。

碘阿芬酸　Iodoalphionic Acid（碘苯丙酸，双碘双苯丙酸，双碘苯酚丙酸，酚碘，必立达，Biliselectan，Pheniodol，Priodax，Acidum Iodoalphionicum）

【药性与应用】 口服对比剂。用法同碘番酸。

【注意与禁忌】 不良反应同碘番酸，禁忌证也相同。用前应做碘过敏试验。

【规格】 片剂：0.5g。

四碘酚酞钠　Iodophthaleinum Natricum

【药性与应用】 用于胆囊、胆管与膀胱造影。口服：3~4g/次；或3~4g溶于40mL生理盐水中，静脉注射。

【注意与禁忌】 毒性较大，胃肠道反应明显。静脉注射可引起血压下降，甚至死亡。据统计有0.05%死亡率，现已很少应用。

【规格】 片剂：0.5g。

胆影脒钠 Natrii Iopodas（碘甲胺丙酸钠，碘坡酸钠，胆毕露，皮洛正丁，Sodium Iopodate，Oragrafin Sodium，Bilopfin）

【药性与应用】 口服胆囊、胆管对比剂。

用法：①分次口服法：胆囊、胆管造影前1d晚8时服3g，次晨造影前3h再服3g，适用于门诊病人。②快速胆囊造影：造影前3~5h 1次口服3~6g，不需做造影前的准备，适用于特殊病例。③常规胆囊造影：造影前24h食用低渣饮食，当晚下午6时禁食，晚8时服用3g（或隔5min服0.5g，共6次），次日上午8时造影。④胆管造影：造影前3h服6g。

【注意与禁忌】 有轻微胃肠道反应。肝功能不全、毒性甲状腺肿及对碘过敏者忌用。用前应做碘过敏试验。孕妇慎用。

【规格】 胶囊：0.5g。

胆影脒钙 Calcii Iopodas（碘甲胺丙酸钙，碘坡酸钙，Calcium Iopodate，Solu-Biloptin）

【药性与应用】 用于儿童胆囊、胆管造影。口服吸收迅速。4岁以上0.15g/kg，4岁以下0.3g/kg，婴儿、新生儿0.45g/kg，加10倍水于检查前1d晚口服，次日清晨摄影。成人用量同胆影脒钠。

【注意与禁忌】 同胆影脒钠。

【规格】 散剂：8g。

胆影酸[典] Adipiodone

【药性与应用】 胆囊、胆管对比剂，供配制胆影钠注射液及胆影葡胺注射液用。

【注意与禁忌】 同胆影钠及胆影葡胺，可参阅。

【规格】 原粉。

胆影钠 Natrii Iodipamidum（胆影酸钠，碘胆酸钠，碘胆胺，已乌洛康钠，Natrii Adipiodonum，Bilignost）

【药性与应用】 胆囊、胆管对比剂。

静脉注射：成人，20%溶液20~40mL；儿童，20%溶液0.6~1.2mL/kg。缓慢静脉注入。

【注意与禁忌】 检查前1d晚服泻剂并禁食，次晨空腹造影。注射快时有颜面灼热、恶心、呕吐等。肝、肾功能不良，甲亢、对碘过敏者忌用。用前应做碘过敏试验。

【规格】 注射液：20%×20mL，30%×20mL，50%×20mL。

胆影葡胺[典]　Meglumini Adipiodone（甲基葡胺碘胆胺，胆影酸葡甲胺，必利洛兰芬，已乌洛康，Meglucamine Iodipamide）

【药性与应用】 静脉注射后经肝脏排泄并浓缩，产生不透X线的胆影。为胆囊、胆管造影的首选药。静脉注射后2~2.5h胆囊浓缩度最高，显影清晰。

静脉注射：成人，一般用30%溶液20mL，肥胖者50%溶液20mL；儿童，30%溶液0.4~0.6mL/kg。也可静脉滴注：以30%溶液20~40mL加5%葡萄糖溶液100~200mL，于30min滴完，至2h后胆管、胆囊同时显影。

【注意与禁忌】 造影前1d服泻剂，造影当日晨禁食。静脉注射速度以2~4mL/min为宜，如速度过快，可出现恶心、呕吐、烦闷，偶有寒战、抽搐、休克，甚至死亡。肝、肾功能障碍及对碘过敏者禁用。用前应做碘过敏试验。

【规格】 注射液：30%×20mL，50%×20mL。

碘托酸　Acidum Iotroxicum

【药性与应用】 胆囊、胆管对比剂。静脉注射后显影效果优于胆影葡胺。一般用量为每次20%溶液20~40mL。

【注意与禁忌】 同胆影葡胺。

【规格】 注射液。

必拉哈通C　Pyraceton C

【药性与应用】 用于支气管、瘘管、乳腺、耳下腺造影。用量按需要选定。

【注意与禁忌】 同碘吡啦啥。

【规格】 注射液：30mL（含碘吡啦啥60%、羧甲基纤维素钠3%、盐酸普鲁卡因0.5%）。

碘化油[典][基]　Iodinated Oil（碘油，Lipiodol）

【药性与应用】 用于支气管造影，显影均匀，能流入肺泡。也用于子宫、输卵管及各种窦道、瘘管造影。

支气管造影：30%或40%溶液20mL。子宫腔造影：40%溶液5~6mL。窦道及瘘管造影：视病灶部位及大小选择用量。

【注意与禁忌】 支气管造影时，为防止本药长期存留于肺内，可加适量磺胺粉。剂量过大或过多的碘化油进入消化道，可发生急性中毒。支气管炎症期、肺结核、甲亢及心、肾功能不良者忌用。

【规格】 注射液（30%或40%）：10mL，20mL。

乙碘油 Ethiodized Oil（碘化桃油酸乙酯，Ethiodol，Lipiodul Ultrafluid，Oleum Ethiodolum）

【药性与应用】 用于淋巴管、输卵管、输精管及窦道造影。

淋巴管造影：注射速度应控制在 0.1～0.12mL/min，单侧注射不超过 15mL；双侧不超过 25mL。窦道注射：视病变部位及大小选择用量。

【注意与禁忌】 有发热、恶心、呕吐、胸闷、气急等。肺功能重度障碍及对碘过敏者禁用。用前应做碘过敏试验。

【规格】 油针剂（36%）：5mL，10mL。

丙碘酮 Dionosil（碘吡乙酸丙酯，Propyliodone）

【药性与应用】 用于支气管造影，按 0.2mL/kg 灌注，或视造影部位确定剂量。

【注意与禁忌】 用前应做碘过敏试验，对碘过敏者禁用。水混悬液刺激性较大。

【规格】 注射液：水混悬液 50%×20mL，油混悬液 60%×20mL。

气体对比剂

有空气、氧气和二氧化碳。用于气腹、关节腔造影、腹膜后充气造影、纵隔充气造影、脑室或脊髓造影等。优点是来源容易，在组织器官及周围组织停留时间较长，可以反复检查；缺点是空气溶解度小，如不慎进入血液循环，轻者产生气体栓塞，重者可以致命。二氧化碳的溶解度大，发生气栓的可能性小。

硫酸钡[典][基] Barium Sulfate

【药性与应用】 在胃肠道不被吸收，并能保持高浓度，X 线显影清晰。用于食管及胃肠道的 X 线检查。

食管造影：用量视病情而定。胃肠道造影：口服，100～250g，常与糖浆、阿拉伯胶或白及粉等制成混悬剂服用。结肠或直肠造影：用本品 200g，加水 1000mL 调匀服用。

【注意与禁忌】 硫酸钡必须纯正，其颗粒直径以 0.5～1.0μm 为宜。检查前 6～12h 禁食，禁用阿托品、铋剂、钙剂、泻剂。钡灌肠前应先清洁灌肠。对食管大出血、食管气管瘘、食管闭锁、急性胃肠穿孔、胃肠炎、胃肠出血及肠梗阻者禁用。

【规格】 散剂：500g，5000g。

造影用产气片 Tabellae Effervescentiae Composite

【药性与应用】 本品与硫酸钡混悬剂配合，用于胃双重造影。按造影需要确定口服用量。

【注意与禁忌】 无副作用，每片产生的二氧化碳不得少于17mg。

【规格】 片剂：每片含碳酸氢钠44.9mg、酒石酸44.9mg、二甲硅油2.6mg。

第二节 X线摄影用药

显影粉

【药性与应用】 专供配制显影液用。配制程序应严格按照操作规程，按顺序加入显影剂、保护剂、促进剂，最后加抑制剂。配制用水以蒸馏水50℃为宜。于18~20℃，一般显影时间为5~8min。显影的质量与配方、胶片的要求条件及实际操作经验有密切关系。

【注意与禁忌】 按说明书严格操作程序，严禁盲目操作。

【规格】 粉剂。配方为甲氨基酚、对苯二酚、无水亚硫酸钠、无水碳酸钠、溴化钾、蒸馏水。对不同胶片其各项成分的配制用量也不相同。

定影粉

【药性与应用】 专供配制定影液用。按顺序加入定影剂、保护剂、酸剂及坚膜剂。硫代硫酸钠是定影剂，可以与其他药物分开溶化，待各自完全溶解后，再将两液混合。配制用水最好是蒸馏水，水温在60~70℃。在室温12~24℃时，一般定影时间为15~30min 。

【注意与禁忌】 严格按说明书进行操作，不可盲目操作。

【规格】 粉剂。配方为：硫代硫酸钠、亚硫酸钠、明矾。有时需加硼酸。按不同胶片确定用量。

加磷西特 Gadofosveset（钆磷维塞）

【药性与应用】 本药为血管内造影药，可与血清蛋白牢固而可逆性的结合，延长在血管池内的滞留时间，弛豫效应为常规磁共振对比剂钆喷酸葡胺的6~10倍。临床用于磁共振血管造影术、颈动脉磁共振成像。

静脉注射：①磁共振血管造影术：检测外周动脉闭塞性疾病时，安全而最低有效剂量0.03mmol/（kg·次）。给药时间为30 s。②颈动脉磁共振成像：可给予本药0.01mmol/kg或0.05mmol/kg，给药5min或50min后可得到影像。

【注意与禁忌】 对本药或其他钆化合物过敏者禁用。慎用于严重肾功能不全、镰状细胞贫血。儿童的安全性与有效性尚未确立。对孕妇、哺乳妇的影响不明确。

可有感觉异常、血钙降低、门冬氨酸氨基转移酶升高、恶心、味觉倒错、口中金属味、瘙痒、荨麻疹等不良反应。

【药物相互作用】 尚不明确。但正在使用布洛芬或萘普生的患者应予注意，可能影响肾功能。

【规格】 注射液：2. 5mmol/10mL，3. 75mmol/15mL，5mmol/20mL。

碘普罗胺 Iopromide（优维显，Ultravist）

【药性与应用】 本药为单聚体非离子型对比剂。临床用于多种部位的造影，如脑血管造影、CT 增强扫描、数字减影血管造影（DSA）、泌尿系造影及除脊髓以外的各种体腔造影，如子宫、输卵管、关节腔、窦道等。

其中优维显 240 适用于四肢静脉造影，优维显 300 适用于四肢及体静脉、动脉造影，370 则适用于动脉及心血管造影。剂量视临床需要确定。婴幼儿尿路造影宜用优维显 300，剂量按 1. 5~3mL/kg 计算。

【注意与禁忌】 肝肾功能不全、心功能不全、糖尿病、甲亢、甲状腺结节、多发性骨髓瘤者均应慎用。对碘过敏、甲亢者与孕妇禁用。急性盆腔炎患者忌做子宫与输卵管造影。

【规格】 注射液：20mL。

钆喷酸葡胺[典] Gadopentetate Dimeglumine

【药性与应用】 本药的主要成分为钆喷酸双葡胺，是一种磁共振成像的顺磁性对比剂，进入组织中能缩短组织中质子的 T_1 及 T_2 的弛豫时间，从而增强清晰度与对比度。

静脉注射：①成人及 2 岁以上儿童：0. 2mL(或 0. 1mmol)/(kg·次)。最大用量为 0. 4mL/（kg·次）。②颅脑及脊髓磁共振成像：必要时可在 30min 内再次给药。③全身磁共振成像：为获得充分强化，可按 0. 4mL/(kg·d) 给药。最佳强化时间一般在注射后 45min 内。必要时可将剂量增强到 0. 6mL/kg，以增加诊断的可信度。

【注意与禁忌】 对本品过敏者禁用。慎用于严重肾损害、癫痫、低血压、哮喘、过敏倾向者。孕妇及哺乳妇慎用。静脉注射后应立即进行 MRI 检查。剩下药液不可再用。2 岁以下儿童的安全性与有效性未得到确认。

本药的不良反应极少，个别人可有面部潮红、荨麻疹、恶心、呕吐、味觉异常、注射部位轻度发热或痛感、支气管痉挛、心悸、头晕、寒战、惊厥的不良反应。个别患者有过敏、喉头水肿、休克等反应。有重症肌无力急剧恶化的报道。

【规格】 注射液：4.69g/10mL，5.63g/12mL，7.04g/15mL，9.38g/20mL。

碘海醇[典][基] Iohexol（双北）

【药性与应用】 本药适用于成人及儿童的血管体腔内注射，进行脑血管、冠状动脉、周围及内脏动脉、心室、头部及体腔 CT 增强造影和静脉尿路造影（IVP）；也可进行关节腔造影、内镜胰胆管造影（ERCP）、经皮经肝胆管造影（PTC）、痂或瘘道造影、胃肠道造影、T 形管造影等。

【注意与禁忌】 甲状腺疾病、有本药过敏史者及孕妇应禁用。慎用于有碘不良反应史、高危重症病人。

不良反应可有心悸、寒战等；也可出现头痛、恶心、轻度呕吐、局部荨麻疹、支气管痉挛、喉头水肿、全身荨麻疹；重者可有肾衰竭与死亡。有的病人在造影后数小时到数日内可出现迟发反应。但发病率均较低，远比离子对比剂安全。

【药物相互作用】 ①与β受体阻滞剂合用，可增加过敏反应，加重低血压。②与降压药合用可出现严重低血压。③口服胆对比剂可增加本药的肾毒性。④白介素-2 可引起对比剂的迟发反应，如超效性、发热、皮疹等。⑤有肾毒的药物与本药合用时，可增加肾毒性。⑥虽未见报道，仍应避免与三环类抗抑郁药、MAOI、吩噻嗪、异丙嗪等合用，以免引起精神病发作。

用法与用量见下表。

碘海醇临床应用剂量参考表

<table>
<tr><th colspan="2">项目</th><th>浓度（mgI/mL）</th><th>用量</th><th>备注</th></tr>
<tr><td rowspan="3">泌尿系统造影</td><td>成人</td><td>300 或 350</td><td>40~80mL</td><td>尿路造影可用较高剂量</td></tr>
<tr><td>儿童体重<7kg</td><td>300</td><td>3mL/kg</td><td rowspan="2">儿童剂量最多不超过 40mL</td></tr>
<tr><td>儿童体重>7kg</td><td>300</td><td>2mL/kg</td></tr>
<tr><td colspan="2">静脉造影（下肢）</td><td>300</td><td>20~100mL/腿</td><td></td></tr>
<tr><td rowspan="4">动脉造影</td><td>主动脉造影</td><td>300</td><td>30~40mL/每次注射</td><td rowspan="4">注射后 1h，尿液中排出浓度达峰值</td></tr>
<tr><td>选择性脑动脉造影</td><td>300</td><td>5~10mL/每次注射</td></tr>
<tr><td>四肢动脉造影</td><td>300 或 350</td><td>30~50mL/每次注射</td></tr>
<tr><td>其他</td><td>300</td><td>依检查类型定</td></tr>
</table>

续表

<table>
<tr><th colspan="3">项目</th><th>浓度
(mgI/mL)</th><th>用量</th><th>备注</th></tr>
<tr><td rowspan="3">心血管造影</td><td rowspan="2">成人</td><td>左心室和主动脉根部注射</td><td>350</td><td>30~60mL/每次注射</td><td rowspan="2"></td></tr>
<tr><td>选择性冠状动脉造影</td><td>350</td><td>4~8mL/每次注射</td></tr>
<tr><td colspan="2">儿童</td><td>300 或 350</td><td><8mL/kg</td><td>取决于年龄、体重和病理</td></tr>
<tr><td rowspan="3">数字减影血管造影</td><td colspan="2">动脉内注射</td><td>300</td><td>1~30mL/每次注射</td><td rowspan="3"></td></tr>
<tr><td colspan="2" rowspan="2">静脉内注射</td><td>300</td><td>20~60mL/每次注射</td></tr>
<tr><td>350</td><td>20~60mL/每次注射</td></tr>
<tr><td colspan="3">CT 增强扫描</td><td>300 或 350</td><td>75~150mL</td><td>可根据检查部位、器官及注射技术选择</td></tr>
<tr><td colspan="3" rowspan="2">关节腔造影</td><td>300</td><td colspan="2">5~15mL</td></tr>
<tr><td>350</td><td colspan="2">5~10mL</td></tr>
<tr><td colspan="3">内镜逆行胰胆管造影</td><td>300</td><td colspan="2">20~50mL</td></tr>
<tr><td colspan="3">子宫输卵管造影</td><td>300</td><td colspan="2">15~50mL</td></tr>
<tr><td colspan="3">瘘管造影</td><td>300 或 350</td><td colspan="2">5~20mL</td></tr>
<tr><td colspan="3">涎管造影</td><td>300</td><td colspan="2">0.5~2mL</td></tr>
<tr><td colspan="3" rowspan="2">胃肠道造影（口服）</td><td>300</td><td colspan="2">10~150mL</td></tr>
<tr><td>350</td><td colspan="2">10~20mL</td></tr>
</table>

【规格】 注射液：6g/20mL，15g/50mL，22.5g/75mL，30g/100mL，7g/20mL，17.5g/50mL，35g/100mL。

第三节 器官功能检查药

荧光素钠[典] **Fluorescein Sodium（可溶性荧光素，Fluoreceinum Natricum）**

【药性与应用】 ①测定血液循环时间：由肘静脉注射，成人用量 0.4~0.8g/次。注射后在紫外线灯下观察，在 10~16s 内唇部黏膜能见到黄绿色荧光为正常。②检查角膜溃疡：2%溶液滴眼，正常角膜不显色，角膜溃疡时染色。

【注意与禁忌】　一般无副作用，偶有恶心、呕吐。

【规格】　注射液：0.4g/2mL；溶液：2%，用于检查角膜溃疡。

糖精钠[典]　Saccharin Sodium（可溶性糖精，甜精，Saccharinum Natricum）

【药性与应用】　测定循环时间，由肘静脉注射至口腔感到有甜味为止，正常为8~16s。成人剂量，1g/次。

【注意与禁忌】　心力衰竭者忌用。

【规格】　注射液：1g/2mL。

偶氮蓝　Evan's Blue（Azoranum Coerulem）

【药性与应用】　用于测定血容量。肘静脉注射，一般为25mg/次，注射后10min同血混合充分，测定血浆染料的浓度，按公式计算出血浆容量。

【注意与禁忌】　注射量及抽血时间均须准确。勿漏出血管外。

【规格】　注射液：10mg/2mL，25mg/5mL。

乙醚[典]　Ether（Aether）

【药性与应用】　测定血液循环时间。将乙醚1mL混合于注射用生理盐水，由肘静脉注入，待闻到乙醚味为止。正常为4~6s。

【注意与禁忌】　迅速混合，并勿漏出血管外。心力衰竭者慎用。

【规格】　注射液：3mL。

碘溴酞钠　Sulfobromophthalein Sodium

【药性与应用】　本染料从血液中清除速率取决于肝细胞对它的摄取、结合和排泄能力。用于检查肝功能。正常人注射45min后可排出绝大部分，测定血中的剩余量应少于5%。反之则表示肝功能有损害。用量：5mg/kg。

【注意与禁忌】　注射前测量体重。避免药液漏出血管外。肝癌、肝硬化、脂肪肝者，不应做此项检查。对碘过敏者忌用。

【规格】　注射液：0.15g/5mL。

苯甲酸钠[典]　Sodium Benzoate（安息香酸钠，Sodium Benzoate）

【药性与应用】　用于检查肝脏的解毒功能。口服6g，或静脉注射1.77g。正常人服后4h应排出马尿酸4.2~5.9g；静脉注射后1h，尿液中应排出马尿酸0.7~1.5g。

【注意与禁忌】　本品也用于药品及食品的防腐。在酸性环境下易成盐，效力大减。粉剂受热易升华。

【规格】 粉剂；注射液。

苯替酪胺 Bentiromidum（苯酪肽，BT-PABA）

【药性与应用】 胰腺外分泌功能诊断剂。用以诊断胰腺炎、胰腺癌、胰硬化、糖尿病等胰腺外分泌功能障碍性疾病。空腹服本品及碳酸氢钠各0.5~1.0g，服后6h禁食（可饮水）。收集尿液，测定尿中氨基苯甲酸的回收率。慢性胰腺炎、胰硬化和糖尿病者，尿中对氨基苯甲酸的回收率低于45%。胰腺癌的回收率则更低。

【注意与禁忌】 检查前3d禁用磺胺类、氯霉素、噻嗪类及强效、速效类利尿剂。

【规格】 胶囊：0.5g。

磷酸组胺[典] Histamine Phosphate（Histaminum Phosphoriem）

【药性与应用】 用于胃酸缺乏症的鉴别诊断。本品能刺激胃液分泌，一般皮下注射后15~45min为分泌高峰。用量：0.25~5.0mg。

【注意与禁忌】 有头痛、颜面潮红、体位性低血压等。支气管哮喘者禁用。

【规格】 注射液：1mg/1mL。

盐酸氨乙吡唑 Histalog

【药性与应用】 用于检查胃酸的分泌功能。比组胺作用缓慢、持久。注射后45~75min为高峰分泌期。按0.5mg/kg肌内或皮下注射。

【注意与禁忌】 副作用较少，组胺样不良反应较轻。

【规格】 注射液：50mg/1mL。

五肽胃泌素[典] Pentagastrin

【药性与应用】 促进胃酸分泌。用于测定基础胃酸分泌、最大胃酸分泌及高峰胃酸分泌。消化性溃疡和胃泌素瘤的病人均有不同程度增加。用量：6μg/(kg·次)，皮下或肌内注射。

【注意与禁忌】 促进胃酸分泌作用强于磷酸组胺和盐酸氨乙吡唑。全身反应也较少。

【规格】 注射液：400μg/1mL。

酚磺酞 Phenol Red（酚红，Phenolsulfonphthalein，PSP）

【药性与应用】 用于测定肾血流量和肾小管功能。静脉注射6mg后，15、30、60及120min留尿，分别测定尿中含量。正常人15min排出25%以上；

60min 排出 35%~40%；120min 应排出总量的 55%~75%。

【注意与禁忌】 注射前应排空尿液，并饮水 300~400mL。防止药品漏出血管外。留尿时间要准确。

【规格】 注射液：6mg/1mL。

靛胭脂　Indigo Carmine（Indicarmine）

【药性与应用】 用于测定肾功能。静脉注射或肌内注射后 10min，尿液呈现蓝色为正常。用量：40mg/次。

【注意与禁忌】 偶有过敏反应，如荨麻疹等。应做过敏试验。

【规格】 注射液：40mg/10mL。

刚果红　Congo

【药性与应用】 禁查肾功能、淀粉样变性。静脉注射后 60min，血液中染料不超过 40%、尿中排泄也不显著为正常。如血中排出量超过 60%，尿中排出量仍不显著，则提示有淀粉样变性；如尿中排出大量刚果红，则表示肾小管脂肪变性或类似病变。成人剂量：0.1g/次。

【注意与禁忌】 稍有沉淀析出即有毒性，不能使用。忌与氯化钠或葡萄糖溶液配伍。注射量与留尿要准确。

【规格】 注射液：0.15g/15mL。

虎红　Rose Bengal B（孟加拉红，四氯四碘荧光素 B）

【药性与应用】 虎红对失去活性及变性的细胞极易染色。对口-眼干燥综合征的染色阳性率很高。一般用本品溶液滴眼后闭合并轻轻揉动眼睑，再用生理盐水冲洗。球结膜染成玫瑰红色为阳性。

【规格】 虎红染液：含本品 1%、苯甲酸 1%、碳酸氢钠 0.5%。

胰泌素　Secretin（Secrelux，Secrepan，Secretinum，Sekretolin）

【药性与应用】 本药属多肽类激素，由 27 个氨基酸构成，可增加胰腺分泌量和碳酸氢盐含量，临床用于胰腺疾病、胃泌素瘤的诊断和胰 X 线放射成像的辅助用药。

静脉注射：①诊断胰腺疾病：0.2μg/kg，用不少于 1min 的时间缓慢注射。②诊断胃泌素瘤：0.4μ/kg，用不少于 1min 时间缓慢注射。③辅助胰腺造影：0.2μg/kg。

【注意与禁忌】 禁用于胰腺炎患者。儿童的安全性与有效性尚未确立，孕妇、哺乳妇应权衡利弊应用。

不良反应可有快速性心律失常、轻度胰腺炎、胃部不适、恶心、呕吐、腹痛、潮红、荨麻疹、红斑等。

【规格】 注射剂。

第四节 胃肠消泡除气剂

瓦斯康 Gascon（胃镜消泡剂，Silicone）

【药性与应用】 具有表面活性作用，降低表面张力，消除气泡和胀气，便于内镜的检查，增加清晰度。适用于腹部膨满、鼓胀病人。其机制可能是使胃肠道内无数小气泡张力降低、破裂，合成一股大的有热量的游离气体，以利通过口腔和肛门排出体外。本品的表面活性作用还可使有机气体易于被血液吸收，以及使摄取的食物与消化液混合，增强各种营养成分的消化吸收。由于本品是有机硅的重合体，不被肠道吸收而有缓泻作用，亦可用于通畅大便。临床用于进行内镜胃肠道检查时除去泡沫性黏液；消除胃肠道内气体性腹胀；X线检查时驱除胃肠内的气体。

用于消除胃肠道内气体或缓解腹胀：成人，一般服用本品120~240mg/d，餐后或餐间分3次口服，可根据年龄、症状适量增减。内镜检查：检查前15~40min，服本品40~80mg与水约10mL，视年龄和症状适量增减。腹部X线检查：检查前3~4d，服120~240mg/d，分3次餐中或餐后服。

【注意与禁忌】 服用本品后要转动身体，使药品能够达到全部胃肠道黏膜表面。内镜检查时，可在检查前10~30min静脉注射或肌内注射抗胆碱剂，必要时在检查前施行咽喉部局部喷雾表面麻醉。

【规格】 糖浆：2%×800mL。

下篇　中药成药

第一章 内 科

第一部分 感 冒

一、风寒感冒

九味羌活制剂[典][基]

【成分】 羌活、防风、苍术、细辛、川芎、白芷、黄芩、甘草、地黄。

【功能与应用】 疏风解表，散寒除湿。用于：外感风寒挟湿证，临床表现为畏寒、发热、无汗、头重且痛、肢体酸痛。

颗粒：1 袋，2~3 次/d；片剂：4~5 片，2~3 次/d；丸剂，3~4.5g 次/d。均用姜汤或温开水冲服或送服。口服液：口服，20mL，2~3 次/d。喷雾剂：口腔喷雾给药，12 揿/次，1 次/2h。

【注意事项】 阴虚气弱者、孕妇慎用。用药期间忌食生冷食物。

【规格】 颗粒：5g/袋（无糖型），15g/袋（含糖型）。片剂：0.5g/片。丸剂：每 10 丸重 3g。口服液：10mL/支。喷雾剂（感痛宁）：20mL/瓶。

感冒清热制剂[典][基]

【成分】 荆芥穗、薄荷、防风、柴胡、紫苏叶、葛根、桔梗、苦杏仁、白芷、苦地丁、芦根。

【功能与应用】 疏风散寒，解表清热。用于：风寒感冒，临床表现为头痛发热、恶寒身痛、鼻流清涕、咳嗽咽干。

口服液：口服，10mL，2 次/d，用时摇匀。颗粒：1 袋，2 次/d，用开水冲服。

【注意事项】 高血压、心脏病、肝病、糖尿病等严重慢性病患者，孕妇或正在接受其他治疗的患者，应在医师指导下用药。

【规格】 颗粒：3g/袋（乳糖型），6g/袋（无糖型），12g/袋。口服液：10mL/支。

小青龙制剂[典]

【成分】 麻黄、白芍、细辛、干姜、桂枝、法半夏、五味子、甘草（蜜炙）等。

【功能与应用】 解表化饮，镇咳平喘。用于：风寒感冒引起的恶寒发热、头身疼痛、鼻塞流涕、无汗喘咳、水饮内停、咳痰清稀、舌淡苔白、脉浮紧等。

颗粒：1袋，3次/d，用开水冲服。胶囊：口服，3~6粒，3次/d。合剂：口服，10~20mL，3次/d，用时摇匀。口服液：口服，10mL，3次/d。

【注意事项】 孕妇及高血压、心脏病患者慎服。

【规格】 颗粒：6g/袋（无糖型），13g/袋（含糖型）。胶囊：0.45g/粒。合剂：10mL/支，100mL/瓶，120mL/瓶。口服液：10mL/支。

五积制剂

【成分】 苍术（麸炒）、桔梗、枳壳（麸炒）、陈皮、桂枝、麻黄、厚朴（姜制）、干姜、半夏（制）、茯苓、甘草、白芷、当归、白芍、川芎等。

【功能与应用】 散寒解表，祛风除湿，温中消积。用于：外感风寒，内有湿热引起的恶寒发热、无汗、头身痛、胸满、厌食、腹痛、呕吐等症。

颗粒：用开水冲服，6g，2次/d，或遵医嘱。丸剂：口服，成人9g，3次/d，儿童7岁以上服成人量的1/2，3~7岁服成人量的1/3。酒剂：成人15~30g，2次/d。

【注意事项】 忌食生冷、油腻食物。温病口渴者不宜服。高血压、心脏病患者服用酒剂应遵医嘱。

【规格】 颗粒：6g/袋。散剂：9g/袋。酒剂：450g/瓶。

柴连口服液[典]

【成分】 柴胡、连翘、广藿香、肉桂、麻黄、桔梗等。

【功能与应用】 解表宣肺，化湿和中。用于：风寒感冒而有挟湿证候者，临床表现为恶寒、发热、头痛、鼻塞、咳嗽、咽干，或者兼有脘闷、恶心等。

口服，10mL，3次/d，饭前半小时用，儿童酌减，或遵医嘱。

【注意事项】 孕妇及高血压、冠心病患者慎用或遵医嘱。

【规格】 口服液：10mL/支。

通宣理肺制剂[典][基]

【成分】 紫苏叶、前胡、桔梗、苦杏仁、麻黄、甘草、陈皮、半夏（制）、茯苓、枳壳（炒）、黄芩。

【功能与应用】 解表散寒，宣肺止咳。用于：风寒束表、肺气不宣所致的感冒咳嗽，临床表现为发热、恶寒、咳嗽、鼻塞流涕、头痛、无汗、肢体酸痛。

丸剂：水蜜丸 7g、大蜜丸 2 丸或浓缩丸 8~10 丸，2~3 次/d，用温开水送服。口服液：口服，20mL，2~3 次/d。胶囊：口服，2 粒，2~3 次/d。颗粒（冲剂）：1 袋，2 次/d，用开水冲服。膏剂：口服，15g，2 次/d。片剂：口服，4 片，2~3 次/d。

【注意事项】风热感冒咳嗽者、过敏体质者慎用。高热、出现肺部感染症状者，不可依赖本药，应到医院就诊。忌食生冷、油腻食物。

【规格】 丸剂：大蜜丸，6g/丸；水蜜丸，每 100 丸重 10g。口服液：10mL/支。胶囊：0.36g/粒。颗粒：9g/袋（含糖型），3g/袋（无糖型）。膏剂：60g/瓶。片剂：0.3g/片。

川芎茶调制剂[典][基]

【成分】 川芎、白芷、羌活、细辛、防风、荆芥、薄荷、甘草等。另：袋泡茶中含有茶叶。

【功能与应用】 疏风止痛。用于：外感风邪所致的头痛或恶寒、发热、鼻塞等症状。

散剂：3~6g，2 次/d，饭后用清茶冲服。颗粒：1 袋，2 次/d，饭后用温开水或浓茶冲服，儿童减量。袋泡剂：2 袋，2~3 次/d，用清茶浸泡或开水冲泡后服。口服液：口服，10mL，3 次/d。丸剂：水丸，3~6g，2 次/d；浓缩丸，8 丸，3 次/d。片剂：4~6 片，3 次/d。水丸、浓缩丸和片剂均饭后用清茶送服。

【注意事项】 孕妇慎用。颗粒剂中含有蔗糖，糖尿病患者可改用其他剂型。

【规格】 散剂：3g/袋，6g/袋。颗粒：7.8g/袋。袋泡剂：1.6g/袋。口服液：10mL/支。丸剂：6g/袋。浓缩丸：每 8 丸相当于原药材 3g。片剂：0.48g/片（相当于原药材 2g）。

人参败毒制剂

【成分】 人参、独活、羌活、茯苓、前胡、川芎、桔梗、柴胡、枳壳、生姜、薄荷、甘草等。

【功能与应用】 益气解表，散寒祛湿。用于：气虚患者外感风寒湿邪所致的恶寒、发热、无汗、口不渴、头痛、肢体酸痛沉重、乏力、咳嗽、鼻塞、流清涕、舌苔薄腻、脉浮无力。

胶囊：口服，3 粒，3 次/g。

【注意事项】 忌食生冷、油腻食物。

【规格】 胶囊：0.3g/粒。

散寒解热口服液

【成分】 葛根、麻黄、桂枝、白芍、苦杏仁、生姜、大枣、甘草等。

【功能与应用】 散寒解表，宣肺止咳。用于：感冒风寒证，临床表现为恶寒重、发热轻、无汗、头痛、肢体酸痛、鼻塞声重、流清涕、咳嗽、项强、舌苔薄白、脉浮或浮紧。

口服，10mL，3 次/d。

【注意事项】 高血压、心脏病患者慎用。

【规格】 口服液：10mL/支。

正柴胡饮制剂[典]

【成分】 柴胡、陈皮、防风、甘草、赤芍、生姜等。

【功能与应用】 发散风寒，解热止痛。用于：外感风寒所致的发热恶寒、无汗、头痛、鼻塞、打喷嚏、咽痒咳嗽、四肢酸痛；流感初起，轻度上呼吸道感染而具有上述症状者。

合剂：10mL，3 次/d，口服。小儿酌减，或遵医嘱。颗粒：3g（无糖型）或 10g（含糖型），3 次/d，用开水冲服。小儿酌减，或遵医嘱。

【注意事项】 保暖，避风寒。忌食生冷、油腻食物。

【规格】 合剂：10mL/支，100mL/瓶。颗粒：3g/袋（无糖型）；5g/袋，10g/袋（含糖型）。

葛根汤颗粒[典]

【成分】 葛根、麻黄、白芍、桂枝、甘草、生姜、大枣等。

【功能与应用】 发汗解表，生津舒筋。用于：风寒感冒，临床表现为发热恶寒、鼻塞流涕、咳嗽咽痒、咳痰稀白、汗出、头身疼痛、项背强急不舒、舌苔薄白或白薄润、脉浮或浮紧。

用开水冲服，6g，3 次/d。

【规格】 颗粒：6g/袋。

二、风热感冒

柴胡制剂[典][基]

【成分】 柴胡。

【功能与应用】 解表退热。用于：外感发热，症见身热面赤、头身痛楚、口干而渴。

口服液：口服，10~20mL，3次/d。小儿酌减。注射液：肌内注射，2~4mL，1~2次/d。小儿酌减，1岁以下者1~1.5mL/次。滴丸：含服，1袋，3次/d。

【注意事项】 不可同时服用滋补性中成药。高血压、糖尿病和其他严重内脏器质性疾病患者，孕妇，以及年老体虚患者，均应在医师指导下服用。3d后未缓解者要去医院就诊。肺结核、脾胃虚寒、过敏体质者均应慎用本药。本品注射液禁用于儿童，对本品注射液或含柴胡制剂及成分中所列辅料过敏或有严重不良反应病史者禁用。

【规格】 口服液：10mL/支（相当于原药材10g）。注射液：2mL/支。滴丸：0.525g/袋，0.551g/袋。

银翘解毒制剂[典][基]

【成分】 金银花、连翘、薄荷、荆芥、淡豆豉、牛蒡子（炒）、桔梗、淡竹叶、甘草等。

【功能与应用】 疏风解表，清热解毒。用于：风热感冒，临床表现为发热头痛、咳嗽口干、咽喉疼痛。也用于温病初起，诊断尚不明确之时。

颗粒：1袋，3次/d，重症者加一次，用开水冲服。小儿减半。软胶囊：口服，2粒，3次/d。合剂：口服，10mL，3次/d。用时摇匀。片剂：口服，4片，2~3次/d。丸剂：3~9g，2~3次/d，用芦根汤或温开水送服。儿童7岁以上服用成人量的1/2，3~7岁服成人量的1/3。浓缩丸：口服，浓缩蜜丸1丸，2~3次/d；浓缩水丸，5丸，3次/d；均用芦根汤或温开水送服。

【注意事项】 高血压、糖尿病和各种严重器质性疾病患者及同时接受其他治疗的患者，以及孕妇、儿童、年老体虚者应在医师指导下用药。用本药治疗3d无效者，应去医院就诊。非处方使用，不得超过推荐剂量。用药期间，忌食油腻、辛辣、生冷食物及滋补性中药。过敏体质者慎用，过敏者立即停药。

【规格】 颗粒：2.5g/袋（含乳糖），15g/袋。胶囊：0.4g/粒。软胶囊：0.45g/粒。口服液：10mL/支。片剂：0.5g/片，0.52g/片。丸剂：浓缩水丸，每10丸重1.5g；浓缩蜜丸，3g/丸。

风热清口服液[典]

【成分】 山银花、熊胆粉、青黛、桔梗、瓜蒌皮、甘草等。

【功能与应用】 清热解毒，宣肺透表，利咽化痰。用于：外感风热引起的感冒，临床表现为发热、微恶风寒、头痛、咳嗽、口渴、咽痛；急性上呼吸道感染见上述症状者。

口服，10mL，3~4 次/d。重症者加量，儿童酌减，或遵医嘱。

【注意事项】 偶有轻度恶心、便稀，多不影响继续治疗。

【规格】 口服液：10mL/支。

双黄连制剂[典][基]

【成分】 金银花、黄芩、连翘等。

【功能与应用】 疏风解表，清热解毒，消炎。用于：外感风热引起的感冒、发炎，临床表现为发热、咳嗽、咽痛、眼红；上呼吸道感染、肺炎等见上述症状者。

口服液 20mL，糖浆 20mL，片剂 4 片，均口服，3 次/d。儿童酌减，或遵医嘱。含片：含服，连续 4 片，3 次/d。儿童酌减，或遵医嘱。咀嚼片：咀嚼或含化，3 片，3 次/d。颗粒：5g，3 次/d，用开水冲服。小儿 6 个月以下，1. 0~1. 5g/次；6 个月~1 岁，1. 5~2. 0g/次；1~3 岁，2. 0~2. 5g/次；3 岁以上适量，或遵医嘱。胶囊：口服，4 粒，3 次/d。小儿酌减，或遵医嘱。软胶囊：口服，5 粒，3 次/d。合剂：口服，20mL，3 次/d。栓剂：直肠给药，小儿 1 粒/次，2~3 次/d。气雾剂：摇匀后，口腔吸入，10~15 喷/次；儿童，5 喷/次。间隔 30min，1~2 支/d。滴眼剂：将药粉、溶剂各 1 支配成溶液，充分溶解后使用。每次 1~2 滴，4 次/d，疗程为 4 周。粉针剂、注射剂（冻干）：静脉滴注，60mg/kg，1 次/d，或遵医嘱。用前先用灭菌注射用水充分溶解，再用生理盐水或 5% 葡萄糖注射液 500mL 稀释。注射液：静脉注射，10~20mL，1~2 次/d；静脉滴注，1mL/kg，加入生理盐水或 5%~10% 葡萄糖注射液稀释；肌内注射，2~4mL，2 次/d。

【注意事项】 脾胃虚寒、高血压、糖尿病、严重器质性疾病患者，以及同时接受其他治疗者、年老体弱者均应在医师指导下使用。对本品注射液或黄芩、金银花、连翘制剂及成分中所列辅料过敏或有严重不良反应及病史者禁用，4 周岁及以下儿童、孕妇禁用本品注射液。不宜同用滋补性中成药。3d 后症状未改善者，应去医院就诊。滴眼剂应连续用完，不宜长期存放。注射剂若变质，切不可用。

【规格】 口服液：10mL/支（每 1mL 相当于饮片 1. 5g）。糖浆：10mL/支，100mL/瓶。片剂：0. 53g/片。含片：1g/片（相当于原药材 7. 5g）。咀嚼片：1g/片。颗粒：5g/袋。胶囊：0. 4g/粒。软胶囊：0. 65g/粒。合剂：100mL/瓶。栓剂（小儿消炎栓）：1. 5g/粒。气雾剂：6mL/支。滴眼剂：5mL（60mg）/支。粉针剂：600mg/支。注射剂（冻干）：600mg/支。注射液：

20mL/支。

白石清热颗粒

【成分】 葛根、薄荷、生石膏、板蓝根、白花蛇舌草、蝉蜕、白茅根、红花、北豆根、金银花、芦根等。

【功能与应用】 疏风清热，解毒利咽。用于：外感风热，或风寒化热、表邪尚存。临床表现为发热、微恶风、头痛鼻塞、咳嗽痰黄、咽喉肿痛、口干而渴、舌苔薄白或白黄、脉浮数等。也可用于上呼吸道感染而出现上述症状者。

用开水冲服，1袋，3次/d，小儿酌减。3d为1个疗程。

【注意事项】 孕妇、脾胃虚寒者慎用。

【规格】 颗粒：10g/袋。

克感利咽口服液

【成分】 金银花、黄芩、荆芥、栀子（炒）、连翘、玄参、僵蚕（姜制）、地黄、射干、桔梗、薄荷、蝉蜕、防风、甘草等。

【功能与应用】 疏风清热，解毒利咽。用于：感冒属风热外侵、热邪内扰者，临床表现为发热、微恶风、头痛咽痛、鼻塞流涕、咳嗽痰黏、口渴尿黄。

口服，20mL，3次/d。

【注意事项】 脾虚便溏者慎用。若有沉淀，请摇匀服。

【规格】 口服液：10mL/支。

抗病毒制剂[典][基]

【成分】 板蓝根、石膏、芦根、地黄、郁金、知母、石菖蒲、广藿香、连翘等。

【功能与应用】 清热祛湿，凉血解毒。用于：外感风热引起的感冒，临床表现为发热、头痛、鼻塞、打喷嚏、咽痛、全身酸痛乏力；上呼吸道感染、腮腺炎、流行性出血性结膜炎有上述表现者，皆可以用。

口服液：口服，10mL，2~3次/d。小儿酌减。片剂：口服，4片，3次/d。胶囊：口服，4粒/次，3次/d。颗粒：1袋，3次/d，用开水冲服。糖浆：口服，20mL，2~3次/d。小儿酌减。

【注意事项】 临床症状较重者或有混合感染者，不可单用本药，应加用其他药物或中西医结合治疗。

【规格】 口服液：10mL/支。片剂：0.55g/片。胶囊：0.3g/粒。颗粒：

9g/袋。糖浆：100mL/瓶。

抗感解毒制剂

【成分】 白芷、金银花、菊花、连翘、黄芩、栀子、茵陈、板蓝根、贯众、大青叶、葛根等。

【功能与应用】 口服液，清热解肌，利咽消肿。用于：风热感冒，临床表现为有汗、头痛、鼻塞流涕、打喷嚏、咳嗽、咳痰黄稠、咽痛、口渴、全身乏力。其他制剂，清热解毒，凉血消肿。用于：风热感冒、腮腺炎、流行性感冒等。

口服液：口服，10mL，3 次/d。胶囊：口服，3 粒，3 次/d。片剂：口服，4 片，3 次/d。颗粒：10g，3 次/d，重症者 4~6 次/d，用开水冲服。小儿酌减，或遵医嘱。

【注意事项】 孕妇、脾胃虚寒者慎用。风寒感冒者忌服。

【规格】 口服液：10mL/支。胶囊：0.4g/粒。片剂：0.3g/片。颗粒：10g/袋。

金莲清热颗粒[典]

【成分】 金莲花、大青叶、石膏、知母、地黄、玄参、炒苦杏仁等。

【功能与应用】 清热解毒，生津利咽，止痛祛痰。用于：感冒热毒壅盛，临床表现为高热、口渴、咽痛、咽干、咳嗽、痰稠；上呼吸道感染、流行性感冒见上述症状者。

成人 5g，4 次/d，高热时 4h 一次；1~15 岁，2.5~5g，4 次/d；1 岁以下，2.5g，3 次/d，用开水冲服。高热时每日 4 次，或遵医嘱。

【注意事项】 虚寒泄泻者不宜服用。

【规格】 颗粒：5g/袋，2.5g/袋。

热毒平胶囊

【成分】 连翘、鱼腥草等。

【功能与应用】 疏风解表，清热解毒。用于：外感风热兼里证，临床表现为发热、恶寒、头痛、咽喉疼痛或红肿、咳嗽痰黏或胸痛，或大便干燥；呼吸道感染有上述症状者。

口服，3 粒，3 次/d。

【注意事项】 服用本品 3d 无效者，应去医院就诊。

【规格】 胶囊：0.3g/粒。

海菊颗粒

【成分】 胖大海、金银花、菊花、薄荷脑、冰片等。

【功能与应用】 清热利咽，疏风解表。用于：外感风热引起的身热头痛、全身不适等症；上呼吸道感染表现为上述症状者。

1袋，3次/d，用开水冲服。

【注意事项】 孕妇慎用。个别患者可有恶心、腹泻、大汗。

【规格】 颗粒：18g/袋。

银黄制剂[典][基]

【成分】 金银花提取物（以绿原酸计）、黄芩提取物（以黄芩苷计）等。

【功能与应用】 清热疏风，利咽解毒。用于：外感风热，肺胃热盛引起的咽干、咽痛、扁桃体肿大、口渴、发热；急性扁桃体炎、急慢性咽炎、上呼吸道感染见上述症状者。

颗粒：1~2袋（无糖型）或0.5~1袋（含糖型），2次/d，用开水冲服。含片：含服，2片，5~10次/d，或遵医嘱。口服液：口服，10~20mL，3次/d，小儿酌减。片剂：口服，2~4片，4次/d。胶囊：口服，2~4粒，4次/d。注射液：肌内注射，2~4mL，1~2次/d。

【注意事项】 患寒热病者不宜服用。忌食生冷、不易消化食物。注射剂可有极少数人发生过敏或过敏性休克。

【规格】 颗粒：2g/袋（无糖型），4g/袋（无糖型），8g/袋（含糖型）。含片：0.65g/片。口服液：10mL/支。片剂：0.25g/片。胶囊：0.3g/粒。注射液：2mL/支（含黄芩苷40mg，绿原酸25mg）。

银翘双解栓[典]

【成分】 连翘、金银花、黄芩、丁香叶等。

【功能与应用】 疏解风热，清肺泻火。用于外感风热，肺内热盛所致的发热、微恶风寒、咽喉肿痛、咳嗽、痰白或黄、口干微渴、舌红苔白或黄。脉浮数或滑数；上呼吸道感染，扁桃体炎、急性支气管炎见上述症状者。

纳入肛门，1粒，3次/d。儿童酌减。

【注意事项】 应于便后纳入肛门，以利于药物吸收。

【规格】 栓剂：1g/粒，1.5g/粒。

精制银翘解毒制剂

【成分】 对乙酰氨基酚、桔梗、连翘、金银花、淡豆豉、淡竹叶、甘草、牛蒡子、荆芥穗、薄荷脑等。

【功能与应用】 清热散风，解表退热。用于：流行性感冒，临床表现为发热发冷、四肢酸懒、头痛咳嗽、咽喉肿痛、温毒发颐、两腮赤肿。

胶囊：口服，2~3粒，2次/d。儿童酌减。片剂：口服，3~5片，2次/d。儿童酌减。

【规格】 胶囊：0.3g/粒（含对乙酰氨基酚69mg）。片剂：0.25mg/片（含对乙酰氨基酚44mg）。

清热解毒制剂[典][基]

【成分】 生石膏、金银花、玄参、地黄、甜地丁、黄芩、栀子、连翘、龙胆草、板蓝根、知母、麦冬等。

【功能与应用】 清热解毒。用于：高热所致的面部潮红、烦躁口渴、咽喉肿痛等症；流行性感冒、上呼吸道感染、轻型脑膜炎、外感发热等具有上述症状者。

颗粒：1袋，3次/d，或遵医嘱，用开水冲服。片剂：口服，4片，3次/d。儿童酌减。口服液：口服，10~20mL，3次/d。儿童酌减，或遵医嘱。糖浆：口服，10~20mL，3次/d，或遵医嘱。软胶囊：口服，2~4粒，3次/d，或遵医嘱。胶囊：口服，2~4粒，3次/d，或遵医嘱。注射液：肌内注射，2~4mL，2~4次/d。

【注意事项】 风寒感冒，脏腑有虚寒、虚热等证者忌用。阳虚便溏者不宜用。

【规格】 颗粒：5g/袋，9g/袋，12g/袋，18g/袋。片剂：0.52g/片。口服液：10mL/支。糖浆：100mL/瓶。软胶囊：1.2g/粒。胶囊：0.3g/粒。注射液：2mL/支。

注：同名颗粒剂中尚有江西方，处方为黄连、水牛角、玄参、金银花、地黄、大青叶、连翘、知母、石膏等。规格为15g/袋，18g/袋。

感冒止咳制剂[典]

【成分】 柴胡、金银花、葛根、青蒿、连翘、黄芩、桔梗、苦杏仁、薄荷脑等。

【功能与应用】 清热解表，镇咳祛痰。用于：普通感冒、流行性感冒、上呼吸道感染等，临床表现为头痛鼻塞、伤风咳嗽、咽痛、肢体痛等。

颗粒：1袋，3次/d，用开水冲服。合剂、糖浆：口服，10mL，3次/d。

【注意事项】 注意保暖，避风寒，食宜清淡，多饮开水。忌食生冷、油腻食物。

【规格】 颗粒：10g/袋（相当于总药材6g）。合剂：100mL/瓶。糖浆：

100mL/瓶。

感冒退热颗粒[典]

【成分】 大青叶、板蓝根、连翘、拳参等。

【功能与应用】 清热解毒，疏风解表。用于：上呼吸道感染、急性扁桃体炎、咽喉炎属外感风热、热毒壅盛证者，临床表现为发热、咽喉肿痛。

颗粒：4.5~9g（无糖型），或18~36g（含糖型），3次/d，用开水冲服。

【注意事项】 同感冒止咳制剂。

【规格】 颗粒：4.5g/袋（无糖型），18g/袋（含糖型）。

感冒制剂

【成分】 麻黄、石膏、薄荷、苦杏仁、紫苏叶、前胡、金银花、菊花、黄芩、甘草、桔梗、桑叶等。

【功能与应用】 清热止咳，宣肺平喘。用于：感冒，症见头痛发热、咳嗽声重、气逆喘急等。

丸剂：口服，1~2丸，2~3次/d。胶囊：口服，3粒，2次/d。

【注意事项】 孕妇慎用。

【规格】 丸剂：9g/丸。胶囊：0.6g/粒。

解热清肺糖浆

【成分】 桑白皮、紫苏叶、前胡、鱼腥草、枳壳、紫菀、黄芩、土牛膝、甘草等。

【功能与应用】 清热解毒，祛痰止咳，宣肺利咽。用于：风温感冒，症见发热头痛、咽喉肿痛、肺热咳嗽等。

口服，15mL，3次/d。小儿酌减。

【注意事项】 孕妇、体虚和虚寒型患者慎用。风寒感冒初起者忌用。

【规格】 糖浆：90mL/瓶，135mL/瓶。

热毒清片

【成分】 重楼、南板蓝根、蒲公英、冰片、甘草等。

【功能与应用】 清热解毒，消肿散结。用于上呼吸道感染引起的咽喉发炎。

口服，3~4片，3次/d。小儿酌减。

【注意事项】 孕妇忌用。忌气恼、饮食辛辣、久服。脾胃虚寒者慎服。

【规格】 云南方：24片/袋（糖衣片或薄膜衣片）。

九味双解口服液

【成分】 柴胡、大黄（熟）、青蒿、金银花、黄芩（酒炙）、大青叶、蒲公英、重楼、草果（去皮，姜制）等。

【功能与应用】 解表清热，泻火解毒。用于：风热感冒，临床表现为发热、恶风寒、头痛、鼻塞、咳嗽、流涕、咽部红肿疼痛、口渴、尿黄、便干等。

口服，20mL，3 次/d。儿童减量服用。

【注意事项】 孕妇忌服。

【规格】 口服液：10mL/支。

抗感制剂[典]

【成分】 金银花、绵马贯众、赤芍等。

【功能与应用】 清热解毒。用于：外感风热引起的发热、头痛、鼻塞、打喷嚏、咽部红肿疼痛、全身无力、肌肉酸痛等。

颗粒：10g，3 次/d，用开水冲服。小儿酌减，或遵医嘱。片剂：口服，4 片，3 次/d。胶囊：口服，2 粒，3 次/d。小儿酌减，或遵医嘱。

【注意事项】 孕妇慎用。

【规格】 颗粒：10g/袋。片剂：0.4g/片。胶囊：0.45g/粒。

柴石退热颗粒

【成分】 柴胡、黄芩、石膏、青蒿、板蓝根、金银花、大黄、蒲公英、知母、连翘等。

【功能与应用】 清热解毒，解表清里。用于：风热感冒，临床表现为发热、头痛或恶风、咽喉肿痛、口渴、便干、尿黄等。

1 袋，4 次/d，用开水冲服。

【注意事项】 孕妇忌服。脾胃虚寒、慢性肠炎或慢性腹泻者慎用。

【规格】 颗粒：8g/袋。

金石清热颗粒

【成分】 柴胡、石膏、金银花、连翘、荆芥、知母、牡丹皮、甘草等。

【功能与应用】 清热解毒。用于：风热感冒，临床表现为发热恶风、出汗、咽喉肿痛、咳嗽、头痛、鼻塞流涕症状。

1 袋，3 次/d，用开水冲服。

【注意事项】 脾胃虚弱、便溏、腹泻者慎用。

【规格】　颗粒：16g/袋。

羚羊感冒制剂[典]

【成分】　羚羊角粉、牛蒡子、金银花、连翘、淡竹叶、淡豆豉、桔梗、荆芥、薄荷素油、甘草等。

【功能与应用】　辛凉解表，清热解毒。用于：外感风寒，风温初起。临床表现为发热、头痛、咳嗽、畏寒发热、四肢酸软、咽喉红肿、眼红流泪等；上呼吸道感染、流行性感冒、各种热证有上述表现者。也可用于感冒的预防。

片剂：口服，4~6片，2次/d。胶囊：口服，2粒，2~3次/d。颗粒：6g，2~3次/d，用开水冲服。口服液：10mL，3次/d。

【注意事项】　为求速效，可将片剂压碎，用开水冲泡后服。

【规格】　片剂：0.3g/片。胶囊：0.42g/粒。颗粒：6g/袋。口服液：10mL/支。

金叶败毒颗粒

【成分】　金银花、大青叶、鱼腥草、蒲公英等。

【功能与应用】　清热解毒。用于：风温肺热病热在肺卫证，症见发热咽痛或乳蛾红肿、流涕、咳嗽、咳痰、头痛、口渴等。

1袋，3次/d，用开水冲服。

【规格】　颗粒：10g/袋。

痰热清注射液

【成分】　熊胆粉、山羊角、金银花、黄芩、连翘。

【功能与应用】　清热解毒，化痰镇惊。用于：风温肺热病属痰热阻肺证，症见发热、咳嗽、咳痰不爽、口渴、舌红苔黄等；急性支气管炎、急性肺炎（早期）见上述症状者。

静脉滴注，20mL，加入5%葡萄糖注射液500mL中，缓慢静脉滴注，1次/d。

【注意事项】　本药不得与酸性注射剂混合使用。发现注射剂混浊或含有漂浮物，严禁使用。注射过程中，应密切观察不良反应。本品无老人和小儿的临床研究资料。

【规格】　注射液：10mL/支。

羚翘解毒制剂

【成分】　羚羊角、金银花、连翘、薄荷、荆芥穗、淡豆豉、牛蒡子

（炒）、桔梗、淡竹叶、甘草等。

【功能与应用】 辛凉解表，清热解毒。用于：外感温邪或风热引起的畏风发热、四肢酸懒、头痛鼻塞、咳嗽咽痛等。

颗粒：10g，2~3次/d，用开水冲服。丸剂：浓缩丸8丸，3次/d；水丸5g，大蜜丸1丸，2~3次/d，用芦根汤或温开水冲服。片剂：4片，2次/d，用鲜芦根汤或温开水送服。口服液：口服，10mL，3次/d。用时摇匀。

【注意事项】 忌食辛辣、油腻食物。风寒感冒者慎用。个别人可出现下肢对称性红斑、痒疹、躯体潮红。有丸剂致脑梗死的报道。

【规格】 颗粒：10g/袋。丸剂：浓缩丸，每8丸相当于原药材4g；水丸，5g/袋；大蜜丸，9g/丸。片剂：0.55g/片。口服液：10mL/支。

三子散[典]

【成分】 诃子、川楝子、栀子。

【功能与应用】 清热，凉血，解毒。用于：温热，血热，新久热。

3~4.5g，2~3次/d，水煎，取汤服。

【规格】 散剂：3g/袋。

蒲地蓝消炎制剂[典]

【成分】 蒲公英、板蓝根、苦地丁、黄芩等。

【功能与应用】 清热解毒，消肿利咽。用于：疖肿、腮腺炎、扁桃体炎等。

口服液：口服，10mL，3次/d。小儿酌减。如有沉淀，摇匀后服用。片剂：5~8片，4次/d。小儿酌减。

【规格】 口服液：10mL/支。片剂：0.3g/片。

柴银口服液

【成分】柴胡、金银花、黄芩、葛根、荆芥、青蒿、连翘、桔梗、苦杏仁、薄荷、鱼腥草等。

【功能与应用】 清热解毒，利咽止咳。用于：上呼吸道感染表现为外感风热证者，临床表现为发热恶风、头痛、咽痛、汗出、鼻塞流涕、咳嗽、舌边尖红、苔薄黄等。

口服，1支，3次/d，连服3d。

【注意事项】 脾胃虚寒者宜温服。偶见腹泻。

【规格】 口服液：20mL/支。

芩石利咽口服液

【成分】 黄芩、生石膏、水牛角、连翘、蒲公英、知母、地黄、赤芍、皂角刺、紫苏叶、薄荷、甘草等。

【功能与应用】 清热解毒，疏风利咽。用于：急性咽炎表现的肺胃实热证兼外感风邪证。

口服，10mL，3 次/d。

【注意事项】 用药期间，忌食辛辣食物。偶有胃部不适。

【规格】 口服液：10mL/支。

三、气虚及其他类型感冒

小柴胡制剂[典]

【成分】 柴胡、黄芩、党（人）参、半夏（姜制）、甘草、生姜、大枣等。

【功能与应用】 解表散热，疏肝和胃。用于：外感病，邪犯少阳证，症见寒热往来、胸胁苦满、心烦喜呕、食欲减退、口苦咽干、头晕目眩等症。

颗粒：0.5~1 袋（无糖型）或1~2 袋（含糖型），3 次/d，用开水冲服。浓缩丸：口服，8 丸，3 次/d。片剂：口服，4~6 片，3 次/d。

【注意事项】 不可用于非小柴胡汤适应证。口服液有沉淀时，摇匀再服。忌辛辣食物，忌暴怒气恼。上盛下虚、肝火偏盛者，用本制剂时若出现头晕目眩、齿龈出血等症状时，应停止服用。

【规格】 颗粒：4g/袋（无糖型），10g/袋（含糖型）。浓缩丸：每 8 丸相当于原药材 3g。片剂：0.4g/片。

午时茶制剂[典]

【成分】 苍术、柴胡、羌活、防风、白芷、川芎、广藿香、前胡、连翘、陈皮、山楂、枳实、麦芽（炒）、甘草、桔梗、六神曲（炒）、紫苏叶、厚朴（姜制）、红茶等。

【功能与应用】 祛风解表，化温和中。用于：感受风寒时伴有内伤食积证，症见恶寒发热、头痛、胸脘满闷、恶心呕吐、腹痛腹泻等。

茶剂：2 袋，1~2 次/d，用开水泡服。颗粒：1 袋，1~2 次，用开水冲服。

【注意事项】 高血压、糖尿病、内脏器质性疾病患者，孕妇，婴幼儿，老人，正在接受其他治疗的患者，应在医师指导下服用。3d 后症状不缓解者，应去医院就诊。本药不适用于风热感冒。不宜同服滋补性中药。热饮后，盖被睡一会儿，使出汗。

【规格】 茶剂：2.5g/袋。颗粒：6g/袋。

玉屏风制剂[典][基]

【成分】 黄芩、白术（炒）、防风等。

【功能与应用】 益气，固表，止汗。用于：表虚不固、自汗恶风、面色㿠白，以及体虚易感冒者。

颗粒：1袋，3次/d，用开水冲服。口服液：口服，10mL，3次/d。胶囊：口服，2粒，3次/d。丸剂：口服，6g，3次/d。袋泡茶：2袋，2~3次/d，用开水浸泡15min后饮服。

【注意事项】 服药期间，避风寒，忌生冷、油腻、刺激性食物。兼有外感证未解者，宜解后再用，以免留邪。本方与桂枝汤可合用于表虚自汗。

【规格】 颗粒：5g/袋。口服液：10mL/支。胶囊：0.5g/粒。丸剂：6g/袋，每15粒为1g。袋泡茶：3g/袋。

参苏制剂[典][基]

【成分】 党参、紫苏叶、葛根、前胡、茯苓、半夏（制）、陈皮、枳壳（炒）、桔梗、甘草、木香、大枣、生姜等。

【功能与应用】 解表益气，疏风散寒，祛痰止咳。用于：身体虚弱，感受风寒所致的感冒。临床表现为恶寒发热、头痛鼻塞、咳嗽痰多、胸闷呕逆、乏力气短。

胶囊：口服，4粒，2次/d。丸剂：口服，6~9g，2~3次/d。片剂：口服，3~5片，2~3次/d。

【注意事项】 有寒湿证、过敏体质者慎用。不可与滋补性中药合用。服药3d无效者，应去医院就诊。忌用于风热感冒和体质强壮者。单纯痰热咳嗽和气喘患者，不宜用本药。

【规格】 丸剂：6g/袋。胶囊：0.45g/粒。片剂：0.3g/片。

香石双解袋泡茶

【成分】 香薷、金银花、连翘、薄荷、荆芥穗、石膏、知母、射干、板蓝根、滑石、广藿香、熟大黄、甘草等。

【功能与应用】 散寒解表，解毒除湿，通腑泻热。用于：夏季感冒表寒里热所致发热、恶寒无汗、头痛身痛、口干咽痛、恶心呕吐、大便秘结、小便短赤等。

儿童9岁以下1袋，9~14岁2袋，14岁以上3袋，均4次/d。每袋以开水150mL浸泡20min，取药液顿服，也可在2h内分次服下。

【注意事项】 孕妇、脾虚便溏者、小儿脾弱者忌服。

【规格】 袋泡茶：10g/袋。

柴黄制剂[典]

【成分】 柴胡、黄芩。

【功能与应用】 清热解表，消炎。用于：轻、中型风热感冒引起的发热、周身不适、头痛目眩、咽喉肿痛；上呼吸道感染有上述症状者。

口服液：口服，10~20mL，3 次/d。或遵医嘱。片剂：口服，3~5 片，2 次/d。小儿酌减。颗粒：口服，1 袋，2 次/d。

【注意事项】 此方主要用于病毒性感冒，并可用于乙型肝炎。

【规格】 口服液：10mL/支。片剂：0.5g/片。颗粒：4g/袋。

藿香正气制剂[典][基]

【成分】 苍术、陈皮、厚朴（去皮，姜制）、白芷、茯苓、大腹皮、生半夏（九制，片剂用制半夏，胶囊用法半夏，冲剂、合剂用姜半夏）、甘草浸膏、广藿香油、紫苏叶油等。

【功能与应用】 解表化湿，理气和中。用于：外感风寒，内伤湿滞。症见头痛昏重、脘腹胀痛、呕吐泄泻。水剂、口服液：解表祛暑，化湿和中。用于：外感风寒，内伤湿滞，夏伤暑湿，症见头痛昏重、脘腹胀痛、呕吐泄泻；胃肠型感冒见上述症状者。

软胶囊：口服，2~4 粒，2 次/d。颗粒：1 袋，2 次/d，用开水冲服。儿童酌减。丸剂：口服，水丸 6g，2 次/d，用温开水或淡姜汤送下；浓缩丸 8 丸，3 次/d。片剂：口服，4~8 片，2 次/d，用温开水或淡姜汤送下。小儿酌减。水剂：口服，5~10mL，2 次/d。急性者宜频服加量，重症者加倍。外用适量涂擦。滴丸：口服，1~2 袋，2 次/d。胶囊：口服，4 粒，2 次/d，小儿酌减。合剂：口服，10~15mL，3 次/d，用时摇匀。口服液：口服，5~10mL，2 次/d，用时摇匀。

【注意事项】 饮食宜清淡，忌食生冷、油腻食物，不宜同时服用滋补药物。高血压、糖尿病、严重脏器质性疾病患者，孕妇，正在接受其他治疗的患者，以及小儿、年老体虚者应在医师指导下用药。使用 3d 无效，应去医院就诊。过敏体质者慎用。阴虚火旺、湿热霍乱、暑热感冒、风热感冒、对乙醇过敏者忌服。

【规格】 软胶囊：0.45g/粒。颗粒：5g/袋，10g/袋。丸剂：水丸，6g/袋；浓缩丸，每 8 丸相当于原药材 3g。片剂：0.3g/片。水剂（酊剂）：10mL/支。滴丸：2.6g/袋。胶囊：0.3g/粒，0.5g/粒。合剂：10mL/支，100mL/瓶。口服液：10mL/支。

防风通圣制剂[典][基]

【成分】 防风、荆芥穗、薄荷、麻黄、大黄、芒硝、栀子、滑石、桔梗、石膏、川芎、当归、白芍、白术（炒）、黄芩、连翘、甘草等。

【功能与应用】 解表通里，清热解毒。用于：外寒内热证表现为表里俱实者，临床表现为恶寒壮热、头痛咽干、小便短赤、大便秘结、瘀疬初起、风疹湿疮等。

丸剂：水丸 6g，大蜜丸 1 丸，浓缩丸 8 丸，2 次/d，用温开水送服。颗粒：3g，2 次/d，用开水冲服。

【注意事项】 孕妇慎用。脾虚便溏者忌服。偶见腹泻。

【规格】 丸剂：水丸，每 20 粒为 1g；大蜜丸，9g/丸；浓缩丸，每 8 丸相当于原药材 6g。颗粒：3g/袋。

第二部分 咳 嗽

川贝枇杷制剂[典]

【成分】 露剂：川贝母、枇杷叶、百部、前胡、桔梗、桑白皮、薄荷脑等。颗粒、冲剂、口服液、糖浆：川贝母流浸膏、桔梗、枇杷叶、薄荷脑等。

【功能与应用】 颗粒：清热宣肺，化痰止咳。用于感冒咳嗽、支气管炎、外感风寒所致的外感风热和肺热所引起的咳嗽、咽干、口渴、痰稠等。露剂：止咳祛痰。用于风热咳嗽，痰多气逆或燥咳。糖浆：清热宣肺，化痰止咳。用于风热犯肺，内郁化火所致的咳嗽痰黄、咳痰不爽、咽喉肿痛、胸闷作痛、感冒咳嗽，以及慢性支气管炎表现为上述证候者。

颗粒：3g，3 次/d，用开水冲服。小儿酌减。糖浆：口服，10mL，3 次/d。露剂：口服，15mL，3 次/d。小儿减半。

【注意事项】 外感风寒咳嗽、阴虚久咳者忌服。偶有各种红斑样药疹。

【规格】 颗粒：3g/袋。糖浆：10mL/支，100mL/瓶，150mL/瓶。露剂：150mL/瓶。

蜜炼川贝枇杷膏

【成分】 川贝母、枇杷叶、桔梗、水半夏、北沙参、陈皮、五味子、款冬花、杏仁水、薄荷脑等。

【功能与应用】 清热润肺，镇咳平喘，理气化痰。用于：肺燥咳嗽，临床表现为痰多、胸闷、咽喉痒痛、声音沙哑等症。

22g，3次/d，小儿酌减。

【注意事项】 服药期间忌食辛辣、油腻食物。支气管扩张、肺脓疡、肺心病、肺结核、糖尿病患者应在医师指导下服用。服用一周症状无改善，应停止服用，去医院就诊。对本品过敏者禁用，过敏体质者慎用。

【规格】 膏剂：66g/瓶，110g/瓶，138g/瓶，210g/瓶，345g/瓶。

止咳宝片[典]

【成分】 紫菀、橘红、桔梗、枳壳、百部、五味子、陈皮、干姜、荆芥、罂粟壳浸膏、甘草、氯化铵、前胡、薄荷素油等。

【功能与应用】 宣肺祛痰，镇咳平喘。用于：外感风寒所致的咳嗽、痰多清稀、咳甚而喘者；慢性支气管炎、上呼吸道感染有上述表现者。

口服，2片，3次/d，或遵医嘱。连服7d为1个疗程，可以连服3~5个疗程。

【注意事项】 孕妇、婴儿及哺乳妇忌服。肺热、肺燥干咳和痰中带血者慎用。服药期间不得再受风寒，同时要忌食生冷食物、辣椒，以及各种酒类等。

【规格】 片剂：0.35g/片。

止咳橘红制剂[典]

【成分】 化橘红、陈皮、法半夏、茯苓、甘草、紫苏子（炒）、苦杏仁（去皮炒）、紫菀、款冬花、麦冬、瓜蒌皮、知母、桔梗、地黄、石膏等。

【功能与应用】 清肺，止咳，化痰。用于痰热阻肺引起的咳嗽痰多、胸闷气短、咽干喉痒。

口服液：口服，10mL，2~3次/d。儿童用量遵医嘱。颗粒：1袋，2~3次/d，用开水冲服。儿童用量遵医嘱。丸剂：口服，大蜜丸2丸，水蜜丸9g，2次/d。

【注意事项】 阴虚久咳者忌用。用药期间忌食辛辣、油腻食物。

【规格】 口服液：10mL/支。颗粒：3g/袋。丸剂：大蜜丸，6g/丸；水蜜丸，每10丸重1g。

止嗽化痰制剂[典]

【成分】 罂粟壳、桔梗、知母、前胡、陈皮、大黄（制）、甘草（炙）、半夏（姜制）、川贝母、石膏、苦杏仁、紫苏叶、葶苈子、款冬花（制）、百部（制）、玄参、麦冬、密蒙花、天冬、五味子（制）、枳壳（炒）、瓜蒌子、木香、马兜铃（制）、桑叶等。

【功能与应用】 清肺化痰，止嗽定喘。用于：痰热阻肺，症见久咳、咯血、痰喘气逆、喘息不眠。

颗粒：3g，1次/d，或遵医嘱。临睡前用开水冲服。丸剂：口服，15丸，1次/d。临睡前服用。

【注意事项】 风寒咳嗽者不宜服用。

【规格】 颗粒：3g/袋。丸剂：水丸，每6~7丸重1g。

止嗽青果制剂

【成分】 口服液、合剂：川贝母、黄芩、苦杏仁（去皮炒）、款冬花（蜜炙）、紫苏子（炒）、紫苏叶、清半夏、青果、桑白皮（蜜炙）、白果仁、麻黄（蜜炙）、石膏、甘草、冰片等。

丸剂：款冬花、青果、麻黄、苦杏仁（去皮炒）、石膏、甘草、紫苏子（炒）、紫苏叶、半夏（制）、浙贝母、桑白皮（蜜制）、白果仁、黄芩、冰片等。

【功能与应用】 口服液、合剂：清热化痰，镇咳平喘。用于肺热咳嗽、痰多气喘。丸剂：宣肺化痰，止咳定喘。用于风寒束肺引起的咳嗽痰盛、胸膈满闷、气促作喘、口苦咽干。

口服液、合剂：口服，20mL，3次/d。丸剂：口服，2丸，2次/d。

【注意事项】 服药期间忌食辛辣、油腻食物。肺痨、气促痰喘者及心脏病患者忌服。

【规格】 口服液：10mL/支。合剂：100mL/瓶。丸剂：3g/丸。

牛黄蛇胆川贝制剂[典]

【成分】 牛黄（或人工牛黄）、川贝母、蛇胆汁、薄荷脑等。

【功能与应用】 清热，化痰，止咳。用于：外感所致的热痰咳嗽、燥痰咳嗽，症见咳嗽痰黄或干咳、咳痰不爽；上呼吸道感染有上述表现者。

液剂：口服，10mL，3次/d。小儿酌减，或遵医嘱。散剂：1~2瓶，2~3次/d，用温开水冲服。小儿酌减，或遵医嘱。滴丸：口服或舌下含服，10丸，3次/d。小儿酌减，或遵医嘱。胶囊：口服，2~4粒，3g/d。

【注意事项】 风寒咳嗽或寒饮阳虚咳嗽者、孕妇忌服。偶见过敏反应，表现为全身瘙痒、头晕、胸闷等，停药后可消失。

【制剂】 液剂：10mL/支，100mL/瓶。散剂：0.5g/瓶。滴丸：35mg/丸。胶囊：0.25g/粒。

风热咳嗽制剂

【成分】　桑叶、菊花、黄芩、苦杏仁霜、连翘、枇杷叶、薄荷、桔梗、浙贝母、前胡、甘草等。

【功能与应用】　祛风解热，止咳化痰。用于：风热咳嗽、鼻流稠涕、发热头昏、咽干舌燥。

胶囊：口服，10 粒/d，早 3 粒，中 4 粒，晚 3 粒。丸剂：口服，3g，3 次/d。

【注意事项】　外感风寒或阴虚久咳者忌用。个别人可有恶心、呕吐。

【规格】　胶囊：0.32g/粒。丸剂：每 20 粒重 1g。

芩暴红止咳制剂[典]

【成分】　满山红、暴马子皮、黄芩等。

【功能与应用】　清热化痰，止咳平喘。用于：痰热肺壅所致的急性支气管炎及慢性支气管炎急性发作所表现的各种临床症状。

口服液、合剂：口服，10mL，3 次/d，或遵医嘱。胶囊：口服，2 粒，3 次/d。片剂：口服，3~4 片，3 次/d，或遵医嘱。

【注意事项】　风寒咳嗽、慢性咳嗽、慢性支气管炎患者不宜服用。

【规格】　口服液：10mL/支。胶囊：0.25g/粒。合剂：100mL/瓶。片剂：0.4g/片。

杏仁止咳制剂[典]

【成分】　杏仁水、百部流浸膏、远志流浸膏、陈皮流浸膏、桔梗流浸膏、甘草流浸膏等。

【功能与应用】　止痰止咳。用于：痰浊阻肺证，症见咳嗽痰多；急、慢性支气管炎表现为上述症状者。

合剂：口服，15mL，3~4 次/d。口服液：口服，10mL，3~4 次/d。颗粒：1 袋，1~2 次/d，用温开水冲服。

【注意事项】　虚寒体质者忌服。

【规格】　合剂：100mL/瓶。口服液：10mL/支。颗粒：20g/袋。

杏苏止咳制剂[典]

【成分】　紫苏叶、前胡、苦杏仁、桔梗、陈皮、甘草等。

【功能与应用】　止咳祛痰，宣肺气，散风寒。用于：风寒感冒，咳喘气逆等。

口服液：口服，10mL，3 次/d。颗粒：1 袋，3 次/d，用温开水冲服。小儿酌减，7 岁以上服成人量的 1/2，3~7 岁服成人量的 1/3。糖浆：口服，10~15mL，3 次/d。小儿酌减。

【注意事项】 忌食生冷、油腻食物。外感风热咳嗽、阴虚久咳者忌用。个别患者可有恶心。本药不可与酸性药物同服，以免苦杏仁产生过量氢氰酸，引起中毒，甚至死亡。

【规格】 口服液：10mL/支。颗粒：12g/袋。糖浆：100mL/瓶，120mL/瓶。

牡荆油制剂[典]

【成分】 牡荆油。

【功能与应用】 祛痰，止咳，平喘。用于：慢性支气管炎的咳嗽、气喘。对无肺气肿者效果较好。

滴丸：口服，1~2 丸，3 次/d。胶丸：口服，1~2 丸，3 次/d。10d 为 1 个疗程，一般可服 2~3 个疗程。乳剂：口服，1~2mL，3 次/d，或遵医嘱。

【注意事项】 少数患者可出现口渴、咽干和胃部不适，一般可自行消失。

【规格】 滴丸：20mg/丸。胶丸：20mg/丸。乳剂：2mL（40mg）/支。

肺宁制剂

【成分】 返魂草。

【功能与应用】 颗粒：清热祛痰，镇咳平喘。用于肺内感染，慢性支气管炎、喘息性支气管炎、急性上呼吸道感染等。口服液：清热祛痰，镇咳平喘。用于慢性支气管炎急性发作期的痰热咳嗽，临床表现为咳痰不爽、痰黄黏稠、口渴喜饮等。

颗粒：1 袋，3 次/d，用开水冲服。口服液：口服，10mL，3 次/d，饭后服，9d 为 1 个疗程。

【注意事项】 孕妇慎用。

【规格】 颗粒（返魂草颗粒）：10g/袋。口服液：10mL/支。

参贝北瓜制剂

【成分】 北瓜清膏、党参、浙贝母、南沙参、生姜等。

【功能与应用】 颗粒：补脾益肺，止咳化痰。用于脾肺气虚所致的咳嗽、痰多、乏力等。膏剂：平喘化痰，润肺止咳，补中益气。用于哮喘气急、肺虚咳嗽、痰多津少。

颗粒：1 袋，3 次/d，用开水冲服。膏剂：15g，3 次/d，用开水冲服，或口含溶化慢慢咽下。

【注意事项】 风寒、风热所致咳嗽者不宜服用。

【规格】 颗粒：8g/袋。膏剂：250g/瓶。

咳宁胶囊

【成分】 猪胆汁提取物、浙贝母、桔梗等。

【功能与应用】 清热宣肺，化痰止咳。用于：风热、痰热咳嗽，咳痰、痰色黄白或黏稠不畅、舌红苔黄等。

口服，4 粒，3 次/d，或遵医嘱。

【注意事项】 忌食生冷、辛辣、油腻食物，忌烟、酒。风寒、寒痰咳嗽者忌服。

【规格】 胶囊：0.3g/粒。

急支制剂[基]

【成分】 鱼腥草、金荞麦、四季青、麻黄、紫菀、前胡、枳壳、甘草等。

【功能与应用】 清热化痰，宣肺止咳。用于：外感风热所致的咳嗽、发热、恶寒、胸膈满闷、咽痛；急性支气管炎、感冒后咳嗽、慢性支气管炎急性发作等呼吸道感染性疾病见上述症状者。

颗粒：口服，4g，3～4 次/d。小儿酌减，或遵医嘱。糖浆：口服，20～30mL，3～4 次/d。小儿酌减。

【注意事项】 寒证咳嗽者忌服。用药期间忌食辛辣燥热物质。有特异体质者慎用或不用。患儿应在医师指导下服用。糖尿病患者忌服糖浆。不良反应有皮肤过敏、荨麻疹等。

【规格】 颗粒：4g/袋。糖浆：100mL/瓶，200mL/瓶。

养阴清肺制剂[典][基]

【成分】 地黄、玄参、麦冬、川贝母、白芍、牡丹皮、薄荷、甘草等。

【功能与应用】 养阴润肺，清热利咽。用于阴虚肺燥证，表现为咽喉干痛、干咳少痰或痰中带血。

膏剂：10～20mL，2～3 次/d，用开水冲服。口服液：口服，10mL，2～3 次/d。糖浆：口服，20mL，2 次/d。小儿酌减。丸剂：9g，2 次/d，用温开水送服。颗粒：口服，15g，2 次/d，用开水冲服。合剂：口服，30mL，3 次/d。

【注意事项】 孕妇忌服。湿盛痰多、舌苔厚腻者勿服。支气管炎、肺脓肿、肺心病患者，应在医师指导下应用。服用 1 周无效者和高热者，应去医院就诊。过敏体质者慎用。

【规格】 膏剂：50g/瓶，120g/瓶，100mL/瓶。口服液：10mL/支。糖浆：

10mL/瓶，120mL/瓶。丸剂：9g/丸。颗粒：15g/袋。合剂：150mL/瓶。

桂龙咳喘宁制剂[典]

【成分】 桂枝、龙骨、白芍、生姜、大枣、甘草（炙）、牡蛎、黄连、法半夏、瓜蒌皮、苦杏仁（炒）等。

【功能与应用】 止咳化痰，降气平喘。用于：外感风寒，痰湿阻肺引起的咳嗽、气喘、痰涎壅盛；急、慢性支气管炎表现为上述症状者。

胶囊：口服，3粒，3次/d。小儿酌减，或遵医嘱。颗粒：6g，3次/d，用开水冲服。

【注意事项】 外感风热者忌服。痰热型、燥热型、阴虚火旺型咳喘患者不宜服用。阴虚肺燥者慎用。忌烟、酒、猪肉，以及生冷、辛辣等食物。

【规格】 胶囊：0.5g/粒，相当于饮片1.67g。颗粒：6g/袋。

射麻口服液

【成分】 麻黄、胆南星、桑白皮（蜜炙）、射干、石膏、莱菔子（炒黄）、苦杏仁、白前、黄芩、五味子（醋蒸）等。

【功能与应用】 清肺化痰，镇咳平喘。用于：外邪犯肺，入里化热所致的咳嗽、痰多黏稠、胸闷憋气、气促作喘、喉中痰鸣、发热或不发热、舌质红、舌苔黄或黄白、脉弦滑或滑数等；急、慢性支气管炎，哮喘等表现为上述证候者。

口服，10mL，3次/d。儿童酌减，或遵医嘱。

【注意事项】 因含有麻黄，心脏病患者慎用。

【规格】 口服液：10mL/支。

消咳喘制剂[典]

【成分】满山红。

【功能与应用】 止咳，祛痰，平喘。用于寒痰咳嗽、慢性支气管炎。

胶囊：口服，2粒，3次/d。小儿酌减。糖浆：口服，10mL，3次/d。小儿酌减。片剂：口服，4~5片，3次/d。

【注意事项】 肺热咳嗽、痰黄而黏者慎用。忌食辛辣刺激性食物，忌烟、酒。不可过量应用，以免引起不良反应。可有胃肠道不良反应及过敏。

【规格】 胶囊：0.35g/粒。糖浆：100mL/瓶。片剂：0.3g/片。

蛇胆陈皮制剂[典]

【成分】 蛇胆汁、陈皮。

【功能与应用】 理气化痰，祛风，止咳，健胃。用于：痰浊阻肺、胃失和降，咳嗽、呕逆；感冒、支气管炎表现为上述症状者。

胶囊：口服，1~2 粒，2~3 次/d。片剂：口服，2~4 片，3 次/d。液剂：口服，10mL，3~4 次/d 。小儿酌减。散剂：口服，0. 3~0. 6g，2~3 次/d。小儿酌减。口服液：口服，10mL，2~3 次/d。

【注意事项】 本品适用于风寒咳嗽、痰多胸闷、痰湿犯肺之证；对于风热咳嗽、燥热咳嗽、肝火犯肺、阴虚咳嗽者皆不可滥用。有其他合并症者，应兼用其他药物进行治疗。孕妇忌用。

【规格】 胶囊：0. 3g/粒。片剂：0. 32g/片。液剂：10mL/支。散剂：0. 3g/瓶，0. 6g/瓶。口服液：10mL/支。

强力枇杷制剂[典][基]

【成分】 枇杷叶、罂粟壳、百部、白前、桑白皮、桔梗、薄荷脑等。

【功能与应用】 养阴敛肺，镇咳祛痰。用于：久咳、痨嗽、慢性支气管炎等。

露剂：口服，15mL，3 次/d，小儿酌减。胶囊：口服，2 粒，3 次/d。颗粒：1 袋，3 次/d，用开水冲服。小儿酌减。膏剂：口服，20g，3 次/d。小儿酌减。

【注意事项】 孕妇、哺乳妇、儿童慎用。本品含有罂粟壳，不宜久服，以免成瘾。

【规格】 露剂：15mL/支，100mL/瓶，120mL/瓶，150mL/瓶。胶囊：0. 3g/粒。颗粒：1. 5g/袋。膏剂：180g/瓶，240g/瓶。

镇咳宁制剂[典]

【成分】 甘草流浸膏、桔梗、桑白皮、盐酸麻黄碱等。

【功能与应用】 镇咳祛痰。用于：感冒咳嗽、支气管炎、哮喘等。

胶囊：口服，1~2 粒，3 次/d。或遵医嘱。糖浆：口服，10mL，3 次/d。口服液：口服，5~10mL，3 次/d。

【注意事项】 高血压、冠心病、甲状腺功能亢进者慎用。忌食香料重和油腻的食物。失眠者不可用。

【规格】 胶囊：0. 35g/粒。糖浆：10mL/支，100mL/瓶。口服液：10mL/支。

蛇胆川贝制剂[典][基]

【成分】 蛇胆汁、川贝母（口服液用平贝母）、杏仁、薄荷脑等。

【功能与应用】 散剂、胶囊：清肺，止咳，祛痰。用于肺热咳嗽、痰多等症。口服液、液剂：祛风止咳，除痰散结。用于风热咳嗽、痰多气喘、胸闷、咳痰不爽或久咳不止。

散剂：口服，0.3~0.6g，2~3 次/d。液剂：口服，10mL，2 次/d。小儿酌减。口服液：口服，10mL，2 次/d。胶囊：口服，1~2 粒，2~3 次/d。

【注意事项】 寒证咳嗽痰白者和脾胃虚弱便溏者慎用。孕妇慎用。外感风寒、阴虚久咳者忌服。可有过敏，表现为荨麻疹、红斑、紫癜等类型药疹，以及急性喉头水肿等。

【规格】 散剂：0.3g/瓶，0.6g/瓶。口服液：10mL/支。液剂：10mL/支。胶囊：0.3g/粒。

清热止咳颗粒

【成分】 黄芩、浙贝母、重楼、鸭跖草、知母、石膏、陈皮、枳壳、苍耳子、苦杏仁、桔梗、广藿香、紫苏叶、甘草等。

【功能与应用】 清热化痰，宣肺止咳。用于：急性支气管炎、单纯性慢性支气管炎急性发作的热痰咳嗽症，临床表现为咳嗽、痰黏稠或黄、发热、咽痛、口渴、胸闷、咽干、尿黄等症。

1 袋，3 次/d，用开水冲服。

【规格】 颗粒：12g/袋。

芪贝胶囊

【成分】 黄芪、冬虫夏草、蛤蚧、川贝母、百部、百合、白果、白及、薏苡仁、北沙参、熟地黄、麦冬、茯苓、蒲公英、牡蛎等。

【功能与应用】 养阴益气，调补脾肾。用于：肺痨气阴两虚，临床表现为咳嗽、咯血、潮热、乏力、盗汗等肺结核证候。作为辅助用药。

口服，10 粒，3 次/d，饭前服用，6 个月为 1 个疗程。

【注意事项】 孕妇慎用。个别患者可有恶心、呕吐、食欲不振。

【规格】 胶囊：0.4g/粒。

远志制剂[典]

【成分】 远志流浸膏。

【功能与应用】 祛痰。用于：咳痰不爽。

糖浆：口服，2~5mL/次。流浸膏：口服，0.5~2mL，3 次/d。酊剂：口服，2~5mL，3 次/d。

【注意事项】 不宜大量服用。呕吐、恶心、胃及十二指肠溃疡患者忌服。

【规格】 糖浆：500mL/瓶。流浸膏：500mL/瓶。酊剂：500mL，每1 000mL含远志流浸膏200mL，60%乙醇800mL。

竹沥达痰丸[典]

【成分】 黄芩、半夏（制）、大黄（酒制）、橘红、甘草、沉香等。

【功能与应用】 豁除顽痰，清火顺气。用于：痰热上壅证，症见顽痰胶结、咳喘痰多、大便干燥、烦闷癫狂。

口服，6~9g/次。

【注意事项】 孕妇慎用。

【规格】 水丸：每50丸重3g。

第三部分　哮　喘

止喘灵制剂[典]

【成分】 口服液、注射液：麻黄、洋金花、苦杏仁、连翘等。气雾剂：洋金花总生物碱、盐酸克伦特罗等。

【功能与应用】 宣肺平喘，祛痰止咳。用于：痰浊阻肺证，肺失宣降所致的哮喘、咳嗽、胸闷、痰多；支气管哮喘、喘息性支气管炎见有上述证候者。

口服液：10mL，3次/d，7d为1个疗程。注射液：肌内注射，2mL，2~3次/d。7岁以下儿童酌减。气雾剂：喷雾吸入，哮喘发作前或发作时喷雾吸入，每次2喷，不可过量。

【注意事项】 哮喘发热者、痰液黏稠难咳者慎用。高血压、心脏病、前列腺肥大增生、尿潴留患者应在医师指导下使用。孕妇、3岁以下儿童慎用。有以下情况者禁用：青光眼、表证未解、心肺功能代偿不全、严重肝肾功能损害、高热等。使用本品可有口干、头晕、面红、皮肤潮红、心率增快等不良反应。

【规格】 口服液：10mL/支。注射液：2mL/支。气雾剂：净重14g/瓶，内含药液5mL，每1mL药液含洋金花总生物碱1.3mg，盐酸克伦特罗0.4mg。

止嗽定喘制剂[典]

【成分】 麻黄、苦杏仁、甘草、石膏等。

【功能与应用】 辛凉宣泄，清肺平喘。用于：表寒里热，症见身热口渴、咳嗽痰盛、喘促气逆、胸膈满闷；急性支气管炎见上述证候者。

口服液：口服，10mL，2～3次/d，小儿酌减。片剂：口服，4片，2次/d。丸剂：口服，水丸，6g，2次/d；浓缩丸，10粒，2~3次/d。

【注意事项】 有支气管扩张、肺脓肿、肺结核、肺心病的患者，应在医师指导下用药。服药3d无效者，以及发热、气喘重急者，应去医院就诊。虚喘、外感风寒而未化热者及阴虚久咳者忌服。

【规格】 口服液：10mL/支。片剂：0.6g/片。丸剂：水丸，每100粒重6g；浓缩丸，每10粒重2.2g。

华山参制剂[典]

【成分】 华山参浸膏。

【功能与应用】 定喘、止咳、祛痰。用于：慢性支气管炎、喘息性支气管炎。

滴丸：含服，常用量1~2丸，3次/d；极量4丸，3次/d。片剂：口服，常用量1~2片，3次/d；极量4片，3次/d。

【注意事项】 青光眼、肺热喘咳、痰液黏稠者均忌服。孕妇、前列腺轻度肥大者慎用。本品有毒，不宜多服、久服。

【规格】 滴丸：20mg/丸，含生物碱0.12mg/丸。片剂：含生物碱0.12mg/片。

咳喘宁制剂[典]

【成分】 口服液、片剂、合剂：桔梗、石膏、罂粟壳、甘草、麻黄、百部、苦杏仁等。颗粒：麻黄、紫菀、百部（蒸）、甘草、苦杏仁等。

【功能与应用】 口服液、合剂：宣通肺气，镇咳平喘。用于久咳、痰喘有热者，表现为咳嗽频繁、痰黄、喘促胸闷。片剂、颗粒：化痰止咳。用于伤风咳嗽，急、慢性支气管炎。

口服液、合剂：口服，10mL，2次/d，或遵医嘱。颗粒：15g，3次/d，用开水冲服。片剂：口服，2~4片，2次/d。

【注意事项】 高血压、冠心病患者忌用，运动员慎用。

【规格】 口服液：10mL/支。颗粒：15g/袋，相当于原药材8.58g。片剂：0.6g/片。合剂：100mL/瓶。

咳喘顺丸[典]

【成分】 紫苏子、瓜蒌仁、茯苓、鱼腥草、苦杏仁、半夏（制）、款冬花、桑白皮、前胡、紫菀、陈皮、甘草等。

【功能与应用】 宣肺化痰，镇咳平喘。用于：痰浊壅肺证，肺气失宣所致的咳嗽、气喘、痰多、胸闷；慢性支气管炎、支气管哮喘、肺气肿有上述表现者。

口服，5g，3 次/d，7d 为 1 个疗程。

【规格】 丸剂：1g 相当于原药材 1.5g。

洋参保肺制剂[典]

【成分】 罂粟壳、五味子（醋炙）、川贝母、陈皮、砂仁、枳实、麻黄、苦杏仁、石膏、甘草、玄参、西洋参等。

【功能与应用】 滋阴补肺，止咳定喘。用于：阴虚肺热，症见咳嗽痰喘、胸闷气短、口咽干燥、睡卧不安。

口服液：口服，10mL，2~3 次/d。丸剂：口服，2 丸，2~3 次/d。

【注意事项】 外感初期、感冒咳嗽者忌服。痰液壅盛、痰多咳嗽者禁用。

【规格】 口服液：10mL/支。丸剂：6g/丸。

清肺消炎丸[典]

【成分】 麻黄、石膏、地龙、牛蒡子、葶苈子、人工牛黄、苦杏仁（炒）、羚羊角等。

【功能与应用】 清肺化痰，镇咳平喘。用于：痰热阻肺，症见咳嗽气喘、胸胁胀痛、吐痰黄稠；上呼吸道感染、急性支气管炎、慢性支气管炎急性发作及肺部感染见上述证候者。

口服，1 岁以下小儿 10 丸，1~3 岁 20 丸，3~6 岁 30 丸，6~12 岁 40 丸，12 岁以上及成人 60 丸，均 3 次/d。

【注意事项】 风寒表证引起的咳嗽者慎用。

【规格】 丸剂：每 60 丸重 8g。

蛤蚧定喘制剂[典][基]

【成分】 蛤蚧、紫苏子（炒）、瓜蒌子、苦杏仁（炒）、麻黄、石膏、甘草、紫菀、鳖甲（醋制）、黄芩、麦冬、黄连、百合、石膏（煅）等。

【功能与应用】 滋阴清肺，镇咳平喘。用于：肺肾两虚，阴虚肺热所致的虚劳咳嗽、气喘胸满、自汗盗汗等。

胶囊：口服，3 粒，2 次/d。或遵医嘱。丸剂：口服，水蜜丸 5~6g，小蜜丸 9g，大蜜丸 1 丸；2 次/d。

【注意事项】 外感风寒咳嗽者忌用。可有消化道出血的不良反应。

【规格】 胶囊：0.5g/粒。丸剂：水蜜丸，每 30 丸重 6g；小蜜丸，每 60

丸重 9g；大蜜丸，9g/丸。

蠲哮片[典]

【成分】 葶苈子、青皮、陈皮、黄荆子、槟榔、大黄、生姜等。

【功能与应用】 泻肺除壅，涤痰祛瘀，利气平喘。用于：支气管哮喘急性发作期的热哮痰瘀伏肺证，临床表现为气粗痰壅、痰鸣如吼、咳呛阵作、痰黄稠厚。

口服，8 片，3 次/d，饭后服药，7d 为 1 个疗程。

【注意事项】 孕妇及久病体虚、脾胃虚弱便溏者忌用。服药后如出现大便稀、轻度腹痛，属正常现象，可以继续用药，或减少用量。

【规格】 片剂：0.3g/片。

双黄平喘颗粒

【成分】 麻黄、紫金牛、黄芩、苦杏仁、桃仁、地龙、五味子、淫羊藿、女贞子、甘草等。

【功能与应用】 清热宣肺，化痰平喘。用于：热哮证，临床表现为喘息气粗或哮鸣、咳嗽痰鸣、汗出口渴、舌红苔黄等，故多应用于支气管哮喘急性发作期。

口服，9g，4 次/d，用开水冲服。

【注意事项】 素体脾胃虚弱者慎用。孕妇忌用。偶见恶心、腹泻。

【规格】 颗粒：9g/袋。

龙香平喘胶囊

【成分】 穿山龙、芸香草、厚朴、麻黄等。

【功能与应用】 活血祛痰，宣肺平喘。用于：支气管哮喘属痰瘀阻肺证者，临床表现为胸部憋闷、喘息、咳嗽、咳痰、脘腹胀满、面色晦暗等。

口服，3~4 粒，3 次/d。

【注意事项】 孕妇，久病体虚、脾胃虚寒者禁用。少数患者可出现腹泻、口中异味、胃脘不适或嘈杂。

【规格】 胶囊：0.42g/粒。

第四部分　矽　肺

矽肺宁片

【成分】 虎杖、岩白菜素、连钱草等。

【功能与应用】 活血散结，清热化痰，镇咳平喘。用于：矽肺和煤矽肺等引起的咳嗽、胸闷、胸痛、气短、乏力等症。

口服，4片，3次/d。饭后服药。1年为1个疗程，或遵医嘱。

【注意事项】 服药期间可能出现皮疹、恶心、食欲不振，继续服药可自行消失。不宜喝冷饮和食用辛辣食物。

【规格】 片剂：0.35g/片。

第五部分　消化道疾病

一、胃炎

小建中制剂[典]

【成分】 桂枝、白芍、甘草（蜜炙）、生姜、大枣等。

【功能与应用】 温中补虚，缓急止痛。用于：脾胃虚寒，症见脘腹疼痛、喜温喜按、嘈杂吞酸、食少、心悸，以及腹泻与便秘交替等症；胃、十二指肠溃疡及慢性结肠炎有上述表现者。

颗粒：15g，3次/d，用温开水冲服。合剂：口服，20~30mL，3次/d。胶囊：口服，2~3粒，3次/d，或遵医嘱。

【注意事项】 吐血、便血者慎用。服药期间可有皮疹、恶心、食欲不振，可自行消失。不宜喝冷饮和食用辛辣食物。忌用于：外感风热表证未清者；实热或阴虚火旺者；脾胃湿热或明显消化道出血者。

【规格】 颗粒：15g/袋。合剂：100mL/瓶，180mL/瓶。胶囊：0.4g/粒。

元胡止痛制剂[典][基]

【成分】 延胡索（醋制）、白芷。

【功能与应用】 理气，活血，止痛。用于：气滞血瘀引起的胃痛、胁痛、头痛及月经痛等。

口服液：10mL，3 次/d，或遵医嘱。软胶囊：口服，2 粒，3 次/d，或遵医嘱。胶囊：口服，4~6 粒，3 次/d，或遵医嘱。颗粒：1 袋，3 次/d，用温开水冲服。滴丸：口服，20~30 丸，3 次/d，或遵医嘱。片剂：口服，4~6 片，3 次/d，或遵医嘱。

【注意事项】 服药期间，忌食油腻及辛辣刺激性食物。阴虚火旺或过敏体质者慎用。出现皮疹、胸闷、憋气者或疼痛不减者，应去医院就医。孕妇、虚证痛经者忌用。颗粒剂含糖，糖尿病患者忌用。少数患者可有上腹部不适、恶心，可自行缓解。

【规格】 口服液：10mL/支。软胶囊：0.5g/粒。胶囊：0.25g/粒。颗粒：5g/袋。片剂：0.25g/片，0.3g/片。滴丸：50mg/丸。

丹桂香颗粒[典]

【成分】 炙黄芪、桂枝、吴茱萸、肉桂、细辛、桃仁、红花、当归、川芎、赤芍、丹参、牡丹皮、延胡索、片姜黄、三棱、莪术、水蛭、木香、枳壳、乌药、黄连、地黄、炙甘草等。

【功能与应用】 益气温胃，散寒行气，活血止痛。用于：脾虚胃寒性疼痛属寒凝血瘀证者，临床表现为胃脘痞满、疼痛、嗳气、腹胀等；慢性萎缩性胃炎见上述症状者。

口服，1 袋，3 次/d。饭前半小时服用。8 周为 1 个疗程，或遵医嘱。

【注意事项】 妊娠、月经过多、有自发性出血倾向、热证、阴虚火旺者慎用。男性患者不宜使用。偶见轻度胃脘不适，可自行缓解。

【规格】 颗粒：6g/袋（无糖型），8g/袋（低糖型），20g/袋（含糖型）。

六味木香制剂[典]

【成分】 木香、栀子、石榴、闹羊花、豆蔻、荜茇等。

【功能与应用】 开郁行气，止痛。用于寒热错杂、气滞中焦所致的胃痛、腹痛、呕吐等。

胶囊：口服，4~6 粒，1~2 次/d。散剂：口服，2~3g，1~2 次/d。丸剂：口服，5~6 丸，3 次/d。

【注意事项】 本品不宜多服、久服。阴虚、热证者慎服。孕妇、体虚者忌服。

【规格】 胶囊：0.42g/粒。散剂：15g/袋。丸剂：每 10 丸重 6.5g。

六味安消制剂[典]

【成分】 藏木香、大黄、山柰、诃子、北寒水石（煅）、碱花等。

【功能与应用】 健脾和胃，导滞消积，行血止痛。用于：胃痛胀满、消化不良、便秘、痛经。

胶囊：口服，3~6 粒，2~3 次/d。散剂：口服，1.5~3g，3 次/d。

【注意事项】 本药不适宜气血虚、非积滞或久病之人。高血压、心肾疾病、水肿患者及儿童，应在医师指导下用药。过敏体质者慎用。孕妇忌服。

【规格】 胶囊：0.5g/粒。散剂：1.5g 袋，3g/袋，18g/袋。

左金制剂[典]

【成分】 黄连、吴茱萸。

【功能与应用】 泻火，疏肝，和胃，止痛。用于：肝火犯胃，脘胁疼痛，口苦嘈杂，呕吐酸水，不喜热食。

胶囊：口服，2~4 粒，2 次/d。饭后服药，15d 为 1 个疗程。片剂：口服，5 片，2 次/d，或遵医嘱。丸剂：口服，3~6g，2 次/d。

【注意事项】 饮食宜清淡，忌食生冷、油腻、辛辣食物。孕妇、体虚者忌服。肝胃阴虚者不宜使用。偶见恶心、呕吐。

【规格】 胶囊：0.35g/粒。片剂：芯重 0.4g/片。丸剂：3g/袋，6g/袋，18g/袋。

荜铃胃痛颗粒[典]

【成分】 荜澄茄、川楝子、延胡索（醋制）、大黄（酒制）、黄连、吴茱萸、香附（醋制）、香橼、佛手、海螵蛸、瓦楞子（煅）等。

【功能与应用】 行气活血，和胃止痛。用于：气滞血瘀引起的胃脘痛，以及慢性胃炎、十二指肠溃疡表现有上述症状者。

1 袋，3 次/d，用开水冲服。7d 为 1 个疗程，或遵医嘱。

【注意事项】 本品含有蔗糖，糖尿病患者不宜服用。孕妇慎用。

【规格】 颗粒：5g/袋。

胃脘舒颗粒[典]

【成分】 党参、陈皮、甘草、白芍、山楂（炭）、延胡索（醋制）等。

【功能与应用】 益气阴，健脾胃，消痞满。用于：脾虚气滞所致的胃脘痞满、嗳气纳差、时有隐痛；慢性萎缩性胃炎见有上述症状者。

1 袋，2 次/d，或遵医嘱，用开水冲服。

【注意事项】 孕妇慎用。

【规格】 颗粒：7g/袋。

洁白制剂[典][基]

【成分】 诃子（煨）、南寒水石、翼首草、五灵脂膏、土木香、石榴子、木瓜、沉香、丁香、石灰华、红花、肉豆蔻、草豆蔻、草果仁等。

【功能与应用】 健脾和胃，止痛止吐，分清泌浊。用于：小腹胀满、胃脘疼痛、消化不良、呕逆泄泻、小便不利等。

丸剂：1丸，2~3次/d，嚼碎后吞服。胶囊：口服，2粒，2~3次/d。

【规格】 丸剂：0.8g/丸。胶囊：0.4g/粒。

九气拈痛制剂[典]

【成分】香附（醋制）、木香、高良姜、陈皮、郁金、莪术（醋制）、延胡索（醋制）、槟榔、甘草、五灵脂（醋炒）等。

【功能与应用】 理气调中，活血，和胃止痛。用于：气滞血瘀导致的胸胁胀满、胃脘疼痛、痛经等。

丸剂：口服，6~9g，2~3次/d。胶囊：口服，2粒，2次/d。或遵医嘱。

【注意事项】 胃热引起的疼痛不宜使用本品。孕妇忌服。

【规格】 丸剂：6g/袋，9g/袋。胶囊：0.4g/粒。

枳术制剂[典]

【成分】 枳实（炒）、白术（麸炒）、荷叶等。

【功能与应用】 健脾消食，行气化滞。用于：脾胃虚弱、食少不化、胃脘痞满。

丸剂：6g，2次/d。颗粒：6g，3次/d，用开水冲服，1周为1个疗程。

【注意事项】 阴虚者慎用。孕妇忌服。

【规格】 丸剂：6g/袋。颗粒：6g/袋。

温胃舒制剂[典][基]

【成分】 党参、附片（黑顺片）、黄芪（炙）、肉桂、山药、肉苁蓉（酒蒸）、白术（清炒）、南山楂（炒）、乌梅、砂仁、陈皮、补骨脂等。

【功能与应用】 温中养胃，行气止痛。用于：中焦虚寒所致的胃痛，症见胃脘冷痛、腹胀嗳气、纳差食少、畏寒无力；慢性萎缩性胃炎、浅表性胃炎见上述表现者。

胶囊：口服，3粒，2次/d。颗粒：1~2袋，2次/d，用开水冲服。

【注意事项】 胃大出血者禁用。忌食生冷、油腻、不易消化食物。

【规格】 胶囊：0.4g/粒。颗粒：10g/袋。

二、溃疡病

乌贝制剂[典]

【成分】 海螵蛸（去壳）、浙贝母等。

【功能与应用】 制酸止痛，收敛止血。用于：胃痛泛酸、胃及十二指肠溃疡。

颗粒：1袋，散剂3g，均3次/d，饭前用开水冲服。十二指肠溃疡者加倍服用。胶囊：口服，6粒，3次/d，饭前服用。十二指肠溃疡者加倍服用。

【注意事项】 如果出现便秘，可服少量蜂蜜润肠。脾不统血之吐血、便血忌用本药。

【规格】 颗粒：4g/袋。散剂：3g/袋，45g/瓶。胶囊：0.5g/粒。

安胃制剂[典]

【成分】 延胡索（醋制）、枯矾、海螵蛸（去壳）等。

【功能与应用】 行气活血，制酸止痛。用于：气滞血瘀所致的胃脘刺痛、吞酸嗳气、脘闷不舒；胃及十二指肠溃疡、慢性胃炎见上述症状者。

颗粒：1袋，3~4次/d，用开水冲服。片剂：口服，5~7片，3~4次/d。胶囊：口服，5~7粒，3~4次/d。

【注意事项】 孕妇慎用。出血性疾病及有出血倾向者用量宜少。

【规格】 颗粒：4g/袋。片剂：0.6g/片。胶囊：0.5g/粒。

健胃愈疡制剂[典]

【成分】 柴胡、党参、白芍、延胡索、白及、珍珠层粉、青黛、甘草等。

【功能与应用】 疏肝健脾，生肌止痛。用于：肝郁脾虚、肝胃不和，症见脘腹胀痛、嗳气吞酸、烦躁不适、腹胀便溏；消化性溃疡见上述症状者。

片剂：口服，4~5片，4次/d。颗粒：1袋，3次/d，用温开水冲服。

【注意事项】 忌酒及辛辣、油腻、酸性食物。

【规格】 片剂：0.3g/片。颗粒：3g/袋。

三、肠炎

竹叶椒片[基]

【成分】 竹叶椒。

【功能与应用】 清热解毒，活血止痛。用于：瘀滞型胃脘痛、腹痛，痛有定处，痛处拒按，脉弦紧或涩细等症。临床见于急性单纯性阑尾炎所致的右下腹固定性明显的压痛与反跳痛等。

口服，首次4片，以后一次2片，4次/d，饭前用温开水送服，或遵医嘱。

【注意事项】 中、晚期阑尾炎患者不可依赖本药，应手术或采用其他疗法。胃、十二指肠穿孔，上消化道出血，肠梗阻，宫外孕者禁用本药。

【规格】 片剂：0.37g/片。

枫蓼肠胃康制剂

【成分】 牛耳枫、辣蓼等。

【功能与应用】 颗粒、胶囊：清热，除湿，化滞。用于急性胃肠炎伤食泄泻及湿热型泄泻者。临床表现为腹痛腹满、泄泻臭秽、恶心呕腐，或有发热恶寒、苔黄脉数等症。亦可用于食滞胃痛，表现为胃脘痛、拒按，恶心欲吐，嗳腐吞酸，舌苔厚腻或黄腻，脉滑数等。片剂：理气健胃，除湿化滞。用于中运不健，气滞湿困而致的急性胃肠炎引起的腹胀、腹痛、腹泻等消化不良症状。

颗粒：1袋，3次/d，用开水冲服，15d为1个疗程。片剂：口服，4~6片，3次/d。胶囊：口服，2粒，3次/d。

【规格】 颗粒：8g/袋。片剂：0.24g/片。胶囊：0.37g/粒。

虎地肠溶胶囊

【成分】 朱砂七、虎杖、地榆（炭）、北败酱、白花蛇舌草、二色补血草等。

【功能与应用】 清热，利湿，凉血。用于：非特异性溃疡性结肠炎、慢性细菌性痢疾属湿热蕴结证，临床表现为发热腹痛、下痢脓血、里急后重。

口服，4粒，3次/d。4~6周为1个疗程。

【注意事项】 孕妇慎用。

【规格】 肠溶胶囊：0.4g/粒。

四、呃逆

胃逆康胶囊

【成分】 柴胡、白芍、枳实、黄连、川楝子、清半夏、陈皮、吴茱萸、莪术、瓦楞子、蒲公英、甘草等。

【功能与应用】 疏肝泻热，和胃降逆，制酸止痛。用于：肝胃不和和郁热引起的胸脘胁痛、嗳气呃逆、吐酸嘈杂、脘胀纳呆、口干口苦、舌红苔黄等；反流性食管炎、功能性消化不良表现为上述证候者。

口服，4粒，3次/d，饭前服用，1个月为1个疗程。

【注意事项】 孕妇忌服。便溏者慎用或遵医嘱。忌食辛辣、生冷、油腻食物。

【规格】 胶囊：0.4g/粒。

五、食积

木香顺气制剂[典][基]

【成分】 木香、砂仁、香附（醋制）、槟榔、甘草、陈皮、厚朴、枳壳、苍术、青皮、生姜等。

【功能与应用】 行气化滞，健脾和胃。用于：湿浊中阻证和脾胃不和证所致的胸膈痞满、脘腹胀痛、呕吐恶心、嗳气纳呆。

丸剂：大蜜丸，1丸，2次/d；水丸，6~9g，2~3次/d。饭前用温开水送服。颗粒：15g，2次/d，用开水冲服。3d为1个疗程，或遵医嘱。

【注意事项】 本品多为香燥之品，易致阴耗，故中气不足、胃阴亏乏者忌用。年老体弱、大便溏薄者慎用。服药期间忌食生冷、油腻、辛辣刺激性食物，忌烟、酒。效果差时，应去医院就诊。孕妇、过敏体质者慎用。长期服用应咨询医生。

【规格】 丸剂：大蜜丸，9g/丸；水丸，每50粒重3g，6g/袋。颗粒：15g/袋。

保和制剂[典][基]

【成分】 山楂（焦）、六神曲（炒）、半夏（制）、茯苓、陈皮、连翘、莱菔子（炒）、麦芽（炒）等。

【功能与应用】 消食，导滞，和胃。用于：食积停滞、脘腹胀满、嗳气吞酸、不思饮食等消化不良现象。

片剂：口服，4片，3次/d。口服液：口服，10~20mL，2次/d。小儿酌减。丸剂：口服，水丸，6~9g；大蜜丸，1~2丸，2次/d，小儿酌减；浓缩丸，8丸，3次/d。颗粒：1袋，2次/d，用开水冲服。

【注意事项】 孕妇慎用。服药期间，应控制饮食，逐渐加量至正常。

【规格】 片剂：0.26g/片。口服液：10mL/支。丸剂：大蜜丸，9g/丸；水丸，每100丸重6g，6g/袋；浓缩丸，每8丸相当于原药材3g。颗粒：4.5g/袋。

健胃消食制剂[典][基]

【成分】 太子参、陈皮、山药、麦芽（炒）、山楂等。

【功能与应用】 健胃消食。用于：脾胃虚弱所致的食积，临床表现为不思饮食、嗳腐酸臭、脘腹胀满；消化不良见有上述症状者。

口服液：口服，10mL，2 次/d。餐间或餐后服用，2 周为 1 个疗程。片剂：4~6 片，3 次/d。可以咀嚼，小儿酌减。

【注意事项】 中焦实热、阴虚火旺者忌服。

【规格】 口服液：10mL/支。片剂：0.8g/片。

沉香化气制剂[典]

【成分】 沉香、木香、广藿香、香附（醋制）、砂仁、陈皮、莪术（醋制）、六神曲（炒）、麦芽（炒）、甘草等。

【功能与应用】 理气疏肝，消食和胃。用于：肝胃气滞证，症见脘腹胀满、不思饮食、嗳气泛酸等。

胶囊：口服，3 粒，2 次/d。丸剂：口服，3~6g，2 次/d。片剂：口服，3~5 片，2 次/d。

【注意事项】 孕妇、气虚体弱者慎用。忌用于脾胃虚弱、纯虚无实、阴虚火旺、胃阴亏虚者。

【规格】 胶囊：0.45g/粒。丸剂：6g/袋。片剂：0.5g/片。

六、泄泻

克泻胶囊

【成分】 番石榴叶、黄连、茯苓、山楂、麦芽、六神曲、白芍、泽泻等。

【功能与应用】 清热利湿，消食止泻。用于：湿热或兼食滞所致泄泻，表现为泻下急迫或泻而不爽，肛门灼热，泻下粪便呈稀水状，或黏腻，或臭如腐卵而夹有不化之物，脘腹痞满，嗳腐吞酸，呕吐，舌红，苔黄腻或白腻，脉滑数。

口服，成人 6 粒，3 次/d。

【注意事项】 痢疾及其他烈性传染病引起的泄泻不在本方的治疗范围内。脱水者应补充液体。

【规格】 胶囊：0.5g/粒。

补气升提片

【成分】 人参芦、党参、黄芩、白术、广升麻、阿胶、甘草等。

【功能与应用】 益气升阳。用于：中气不足、气虚下陷所致的疾病，如胃下垂、脱肛、子宫下垂、久泻等。

口服，5 片，3 次/d。

【注意事项】 年幼、年老、体弱者酌减。

【规格】 片剂：0.3g/片。

启脾制剂[典]

【成分】 人参、白术（炒）、茯苓、甘草、陈皮、山药、莲子（炒）、山楂（炒）、六神曲（炒）、麦芽（炒）、泽泻等。

【功能与应用】 健脾和胃。用于：脾胃虚弱，症见消化不良、腹胀便溏；慢性胃肠炎、小儿厌食症、慢性病有上述证候者。

丸剂：口服，1丸，2～3次/d。3岁以内小儿酌减。口服液：口服，10mL，3次/d。3岁以内小儿酌减。

【注意事项】 有感冒发热、表证未解和过敏体质者慎用。忌食生冷、辛辣、油腻及不易消化的食物。

【规格】 丸剂：3g/丸。口服液：10mL/瓶。

固本益肠片[典]

【成分】 党参、炒白术、麸炒山药、补骨脂、黄芪、炮姜、酒当归、地榆炭、醋延胡索、炒白芍、煅赤石脂、儿茶、炙甘草等。

【功能与应用】 健脾温肾，涩肠止泻。用于：脾虚或脾肾阳虚所致的慢性泄泻，临床表现为腹痛腹泻、大便清稀或有黏液及黏液血便、食少腹胀、腰酸乏力、形寒肢冷、舌淡苔白、脉虚。

口服，8片，3次/d，用温开水送服。

【注意事项】 湿热下痢不属本方治疗范围。孕妇慎用。急性肠炎、急性痢疾、实证、热证、阴虚证者，均忌用。

【规格】 片剂：0.32g/片。

参苓白术制剂[典][基]

【成分】 人参、茯苓、白术（炒）、山药、白扁豆（炒）、莲子、薏苡仁（炒）、砂仁、桔梗、甘草等。

【功能与应用】 补脾胃，益肺气。用于：脾胃虚弱，症见食少便溏、气短咳嗽、肢倦乏力。

散剂：6～9g，2～3次/d，空腹用大枣煎汤送下。丸剂：口服，6g，3次/d，用温开水送服。胶囊：口服，3粒，3次/d。口服液：口服，10mL，2～3次/d，或遵医嘱。颗粒：6g，3次/d，用开水冲服。

【注意事项】 孕妇、实热便秘、高血压、感冒热证、心脏病、肾脏病、浮肿患者忌用，或在医师指导下应用。忌食生冷食物。过敏体质者慎用。儿童在医师指导下服用，用量酌减。偶有低血糖反应。

【规格】 散剂：3g/袋，6g/袋，9g/袋，12g/袋。丸剂：每 100 粒重 6g，6g/袋。胶囊：0.5g/粒。颗粒：6g/袋。口服液：10mL/支。

胃肠安丸[典]

【成分】 木香、沉香、枳壳（麸炒）、檀香、大黄、厚朴（姜炙）、朱砂、麝香、巴豆霜、大枣（去核）、川芎等。

【功能与应用】 芳香化浊，理气止痛，健胃导滞。用于：食积，乳积等消化不良引起的腹泻、脘腹胀满、腹痛；肠炎、菌痢见有上述证候者。

口服，小丸 20 丸，3 次/d。小儿 1 岁以下 4~6 丸，2~3 次/d；1~3 岁 6~12 丸，3 次/d；3 岁以上酌加。大丸 4 丸，3 次/d，小儿 1 岁以下 1 丸，2~3 次/d；1~3 岁 1~2 丸，3 次/d；3 岁以上酌加。

【规格】 丸剂：小丸，每 20 丸重 0.08g；大丸，每 4 丸重 0.08g。

七、痢疾

芩连制剂[典]

【成分】 黄芩、连翘、黄连、黄柏、赤芍、甘草等。

【功能与应用】 清热解毒，消肿止痛。用于：脏腑蕴热，症见头痛目赤、口鼻生疮、热痢腹痛、湿热带下、疮疖肿痛；病毒性感冒、阴道炎、盆腔炎等。

片剂：4 片，2~3 次/d。颗粒：1 袋，2~3 次/d。

【注意事项】 体虚者、孕妇慎用。

【规格】 片剂：0.55g/片。颗粒：2g/袋。

香连制剂[典]

【成分】 黄连（吴茱萸制）、木香。

【功能与应用】 清热化湿，行气止痛。用于：大肠湿热所致的痢疾，症见大便脓血、里急后重、发热腹痛；肠炎、细菌性痢疾表现为上述症状者。

片剂：口服，成人，大片 5 片，3 次/d；小儿，小片 2~3 片，3 次/d。胶囊：口服，2~3 粒，3 次/d，小儿酌减。丸剂：3~6g，2~3 次/d，用温开水送服。小儿酌减。浓缩丸：口服，6~12 丸，2~3 次/d。小儿酌减。颗粒：口服，4~8g，2~3 次/d。小儿酌减。

【注意事项】 孕妇，脾胃虚寒、过敏体质者慎用。胃弱泄泻者忌用。

【规格】 片剂：小片，0.1g/片（相当于饮片 0.35g）；大片，0.3g/片（相当于饮片 1g）。胶囊：0.5g/粒。丸剂：每 50 粒重 3g，3g/袋，6g/袋，9g/

袋，10g/袋，15g/袋，18g/袋。浓缩丸：每 10 丸重 1.7g（或 2g）。颗粒：4g/袋。

莲胆消炎制剂

【成分】 穿心莲、苦木等。

【功能与应用】 清热解毒，抑菌消炎。用于：热毒引起的腹痛腹泻、里急后重、大便含黏液或带脓带血；细菌性痢疾有上述表现者。

片剂：口服，4~6 片，3~4 次/d。胶囊：口服，一次 3~4 粒，3~4 次/d。

【注意事项】 脾胃虚寒者慎用。

【规格】 片剂：0.25g/片。胶囊：0.44g/粒。

黄连胶囊[典]

【成分】 黄连等。

【功能与应用】 清热燥湿，泻火解毒。用于：湿热痞满、呕吐、痢疾、黄疸、高热神昏、心火亢盛、心烦不寐、血热吐衄、面赤吞酸、牙痛、消渴、痈肿疔疮等。

口服，2~6 粒，3 次/d。

【注意事项】 孕妇、脾胃虚寒者慎用。

【规格】 胶囊：0.25g/粒。

葛根芩连制剂[典]

【成分】 葛根、黄芩、黄连、甘草（炙）等。

【功能与应用】 解肌透表，清热解毒，利湿止泻。用于：湿热蕴结所致的泄泻腹痛，便黄而黏、带脓带血，下痢臭秽，肛门灼热，以及感冒所致的发热恶风、头身痛等。

口服液：口服，10mL，2 次/d。胶囊：口服，3~4 粒，3 次/d。片剂：口服，3~4 片，3 次/d。微丸：口服，成人 3g，小儿 1g，3 次/d，或遵医嘱。

【注意事项】 虚寒下痢者忌用。非湿热证、过敏体质者慎用。高血压、心脏病、肾脏病、浮肿、孕妇、正在接受其他治疗后恢复期者，应在医师指导下使用。有休克现象或服用 3d 无效者，应立即去医院就诊。

【规格】 口服液：10mL/支。胶囊：0.4g/粒。片剂：0.3g/片。微丸：1g/袋，3g/瓶。

千喜片

【成分】 千里光、穿心莲等。

【功能与应用】 清热解毒，消炎止痛，止痢止泻。用于：肠炎、结肠炎、细菌性痢疾、鼻窦炎等。

口服，2~3 片，2~3 次/d。重症患者首次加倍。

【规格】 片剂：0.31g/片。

八、便秘

大黄通便制剂

【成分】 大黄浸膏或流浸膏等。

【功能与应用】 清热通便。用于：实热食滞、便秘，以及湿热型食欲减退。近些年，尚有人用于急性化脓性扁桃体炎、牙痛、牙龈出血、慢性肾功能衰竭、上消化道出血、急性胰腺炎、坏死性肠炎、脑血管意外、高脂血症、急性黄疸型肝炎、冻疮等，仅供参考。

颗粒：1 袋，晚睡前用开水冲服。胶囊：口服，2 粒，1 次/d，晚睡前服用。

【注意事项】 月经期、妊娠期、哺乳期、气血虚弱妇女及胃寒、胃痛者忌服。

【规格】 颗粒（冲剂）：12g/袋，相当于大黄流浸膏 2mL。胶囊：0.45g/粒，相当于大黄流浸膏 1mL。

苁蓉通便口服液[基]

【成分】 肉苁蓉、何首乌、枳实（麸炒）、蜂蜜等。

【功能与应用】 滋阴补肾，润肠通便。用于：中老年人、病后、产后等体虚性便秘，以及习惯性便秘等。

口服，10~20mL，1 次/d，睡前或清晨服用。

【注意事项】 出现大便稀溏，应立即停服。孕妇、过敏体质者慎用。体壮者便秘，不宜用本药治疗。

【规格】 口服液：10mL/支，100mL/瓶。

通乐颗粒[典]

【成分】 何首乌、地黄、当归、麦冬、玄参、枳壳（麸炒）等。

【功能与应用】 滋阴补肾，润肠通便。用于：阴虚便秘，临床表现为大便秘结、口干咽燥、烦热；习惯性、功能性便秘见上述证候者。

12g，2 次/d，用开水冲服。2 周为 1 个疗程，或遵医嘱。

【注意事项】 偶见上腹部不适，一般不影响治疗。若出现不可控制的腹泻，应停药。

【规格】 颗粒：6g/袋。

通便宁片

【成分】 番泻叶干膏粉、牵牛子、砂仁、白豆蔻等。

【功能与应用】 宽中理气，泻下通便。用于：实热便秘，临床表现为腹痛拒按、腹胀纳呆、口干舌苦、小便短赤、舌红苔黄、脉滑数。

口服，4 片，1 次/d。如果 8h 后仍不通便，可重复 1 次，或遵医嘱。

【注意事项】 孕妇忌服。体虚者忌长服、久服。部分患者排便前可有腹痛。

【规格】 片剂：0.48g/片。

番泻叶颗粒

【成分】 番泻叶等。

【功能与应用】 泻热，行滞，通便。用于：便秘；肠道手术、内窥镜、B 超、腹部 X 线检查的肠道准备。

口服，便秘患者，1 袋，2 次 d，用开水冲服，儿童酌减；术前与检查准备，2 袋，用开水冲后顿服，2 次/d，连服 2d。

【注意事项】 孕妇慎用。肠道清洁，每次用水不得少于 400mL。糖尿病患者慎用。本品不可长期连续服用。

【规格】 颗粒：10g/袋。

麻仁制剂[典]

【成分】 火麻仁、苦杏仁、大黄、枳实（炒）、厚朴（姜制）、白芍（炒）、蜂蜜等。

【功能与应用】 润肠通便。用于：肠燥便秘、老人无力性便秘、习惯性便秘、痔疮便秘等。

丸剂：水蜜丸 6g，大蜜丸 1 丸，1~2 次/d，用温开水送服。胶囊：口服，2~4 粒，早、晚各 1 次，5d 为 1 个疗程。软胶囊：口服，3~4 粒，2 次/d，小儿减半，并搅拌溶解在开水里加适量蜂蜜后服用。合剂：10~20mL，2 次/d，用时摇匀。

【注意事项】 孕妇忌服。不可久服。血少阴亏便秘、体虚、大病初愈者及过敏体质者慎用。忌食生冷、油腻、辛辣食物。

【规格】 丸剂：大蜜丸，9g/丸；水蜜丸，6g/袋。胶囊：0.35g/粒。软胶囊：0.6g/粒。合剂：100mL/瓶。

麻仁润肠制剂[典][基]

【成分】 火麻仁、苦杏仁（去皮炒）、大黄、木香、陈皮、白芍等。

【功能与应用】 润肠通便。用于：大肠积热、胸腹胀满、津液不足所致的大便秘结。

软胶囊：口服，8粒，2次/d，年老、体弱者酌情减量。丸剂：1~2丸，2次/d。

【注意事项】 孕妇、器质性病变引起的排便困难者忌服。月经期、过敏体质、少液津亏者慎用。儿童、老年人及体虚者不宜久服。忌食生冷、油腻、辛辣食物。

【规格】 软胶囊：0.5g/粒。丸剂（大蜜丸）：6g/丸。

芪蓉润肠口服液

【成分】 黄芪（炙）、肉苁蓉、白术、太子参、地黄、玄参、麦冬、当归、黄精、桑椹、黑芝麻、火麻仁、郁李仁、枳壳、蜂蜜等。

【功能与应用】 益气养阴，健脾滋肾，润肠通便。用于：气阴两虚，脾肾不足证，大肠失于濡润所致的虚性便秘。

口服，20mL，3次/d，或遵医嘱。

【注意事项】 孕妇慎用。实热者禁用。

【规格】 口服液：20mL/支。

四季三黄制剂

【成分】 大黄、黄芩、黄柏、栀子等。

【功能与应用】 消炎退热，通便利水。用于：口鼻生疮、咽痛齿痛、口鼻干燥、大便秘结、小便黄赤等症。

胶囊：口服，3粒，3次/d。软胶囊：口服，3粒，2次/d。片剂：口服，4片，1~2次/d。丸剂：口服，6g，1次/d。

【注意事项】 孕妇忌服。偶见便溏、胃部不适。

【规格】 胶囊：0.3g/粒。软胶囊：0.575g/粒。丸剂：6g/袋。片剂：基片重0.25g。

舒秘胶囊

【成分】 芦荟等。

【功能与应用】 清热通便。用于：功能性便秘属热秘者。

口服，2粒，1次/d。每晚睡前服。

【注意事项】 孕妇慎用。

【规格】 胶囊：0.3g/粒。

三黄制剂[典][基]

【成分】 胶囊、片剂：大黄、盐酸小檗碱、黄芩浸膏。丸剂、散剂：大黄（制）、黄连、黄芩（炒）等。

【功能与应用】 胶囊、片剂：清热解毒，泻火通便。用于三焦热盛所致的目赤肿痛、口鼻生疮、咽喉肿痛、牙龈出血、心烦口渴、尿黄便秘、急性胃肠炎、痢疾。丸剂、散剂：清热解毒。用于疮疡肿痛、痢疾、吐血、衄血、咯血、便秘等症。

胶囊：口服，2粒，2次/d。小儿酌减。片剂：4片，3次/d，用温开水送服。小儿酌减。丸剂：口服，6~9g，3次/d。

【注意事项】 慢性腹泻及阴虚火旺者不宜使用。孕妇忌用。少数患者可有腹泻、腹痛和呕吐。有报道三黄片偶可引起血尿、肠易激综合征，停药后可消失。

【规格】 胶囊：0.4g/粒。片剂：0.25g/片。丸剂：6g/瓶。

第六部分　肝胆疾病

一、急性肝炎

乙肝清热解毒制剂

【成分】 虎杖、白花蛇舌草、土茯苓、茜草、北豆根、拳参、茵陈、白茅根、淫羊藿、甘草、蚕砂、野菊花、橘红等。

【功能与应用】 清肝利胆，解毒逐瘟。用于：肝胆湿热性急、慢性乙型肝炎初期或活动期；乙型肝炎病毒携带者。临床表现为黄疸（或无黄疸）、发热或低热、口干苦或黏稠、厌油、胃肠不适、舌红苔厚腻、脉弦滑数等。

颗粒：1袋，3次/d，用开水冲服。胶囊：口服，6粒，3次/d。

【注意事项】 忌烟、酒、油腻食物。脾虚泄泻者慎用或减量服用。

【规格】 颗粒：10g/袋，6g/袋（无糖型）。胶囊：0.4g/粒。

利肝隆制剂[典]

【成分】 板蓝根、茵陈、郁金、五味子、甘草、当归、黄芪、刺五加浸膏等。

【功能与应用】 疏肝解郁，清热解毒，益气养血。用于：肝郁湿热，气血两虚所致的两胁胀痛或隐痛、乏力、尿黄；急、慢性肝炎，迁延性肝炎，慢性活动性肝炎见上述症状者。

颗粒：1袋，3次/d，用开水冲服，小儿酌减。胶囊：口服，2~4粒，3次/d。片剂：口服，5片，3次/d，小儿酌减。

【注意事项】 本品临床上可用于治疗流行性腮腺炎，流行性乙型脑炎，水痘，以及病毒性皮肤病如单纯疱疹、带状疱疹、玫瑰糠疹、扁平疣等。

【规格】 颗粒：3g/袋（无糖型），10g/袋。胶囊：0.3g/粒。片剂：0.37g/片。

板蓝根制剂[典][基]

【成分】 板蓝根。

【功能与应用】 清热解毒，凉血利咽，消肿。用于：治疗病毒性感冒、腮腺炎、咽喉肿痛；预防传染性肝炎及小儿麻疹等。

口服液：口服，10mL，4次/d。胶囊：口服，4粒，3次/d。颗粒：5~10g（含糖型），或3~6g（无糖型），3~4次/d，用开水冲服。冲剂：1包，2~3次/d，用开水冲服，小儿酌减。糖浆：口服，15mL，3次/d。片剂：口服，2~4片，3次/d，或遵医嘱。咀嚼片：咀嚼咽下。4片，4次/d。茶剂：1块，3次/d，用开水冲服。注射剂：肌内注射，2mL，1次/d，小儿酌减。含片：含服，4~5片，4次/d。

【注意事项】 孕妇及高血压、心脏病、肝病、肾病、糖尿病、其他严重慢性病和正在接受其他治疗的患者，应在医师指导下服用。不宜同服滋补性中药和辛辣食物。3d无效，应去医院就诊。可用姜汤送服，以驱寒凉，减少腹痛反应。过敏体质者慎用。非实火者忌服。本品不适用于风寒感冒、虚寒证和暑湿证。偶有过敏、溶血反应、肾损害、皮疹和过敏性休克。

【规格】 口服液：10mL/支。胶囊：0.27g/粒。颗粒：3g/袋（无糖型，相当于饮片7g），5g/袋（含糖型，相当于饮片7g），10g/袋（含糖型，相当于饮片14g）。糖浆：100mL/瓶。咀嚼片：1.2g/片。茶剂：10g/块，15g/块。注射液：2mL/支。含片：0.5g/片。片剂：0.3g/片。

二、慢性肝炎

乙肝养阴活血颗粒[典]

【成分】 地黄、北沙参、麦冬、女贞子（酒炙）、北五味子、黄芪、当归、白芍、何首乌（制）、阿胶珠、黄精（蒸）、泽兰、牡蛎、橘红、丹参、川楝子等。

【功能与应用】 滋补肝肾，活血化瘀。用于：肝肾阴虚型乙型慢性活动性肝炎、肝脾大、早期肝硬化。临床表现为面色晦暗、头晕耳鸣、五心烦热、腰酸腿软、齿鼻衄血、胁下痞块、赤缕红斑、舌红少苔、脉沉弦细涩等。

20g 或 10g（无糖型），3 次/d，用开水冲服。3 个月为 1 个疗程。

【注意事项】 肝胆湿热、脾虚气滞者忌用。忌烟、酒及油腻食物。

【规格】 颗粒：10g/袋。

乙肝益气解郁颗粒[典]

【成分】 柴胡（醋炙）、枳壳、白芍、橘叶、丹参、黄芪、党参、桂枝、茯苓、刺五加、瓜蒌、法半夏、黄连、决明子、山楂、五味子等。

【功能与应用】 益气化湿，疏肝解郁。用于：肝郁脾虚型慢性肝炎，临床表现为胁痛腹胀、痞满纳呆、身倦乏力、大便溏薄、舌质暗淡、舌体胖或有齿痕、舌苔薄白或白腻、脉沉弦或沉缓等。

口服，20g 或 10g（无糖型），3 次/d，用开水冲服。3 个月为 1 个疗程。

【注意事项】 肝胆湿热、邪实证者忌服。忌烟、酒及油腻食物。

【规格】 颗粒：10g/袋。

双虎清肝颗粒[典]

【成分】 金银花、虎杖、黄连、瓜蒌、白花蛇舌草、蒲公英、丹参、野菊花、紫花地丁、法半夏、麸炒枳实、甘草等。

【功能与应用】 清热利湿，化痰宽中，理气活血。用于：湿热内蕴所致的胃脘痞闷、口干不欲饮、恶心厌油、食少纳差、胁肋隐痛、腹部胀满、大便黏滞不爽或臭秽、身目发黄、舌暗边红、舌苔厚腻或黄腻、脉弦滑或弦数者；慢性肝炎见有上述症状者。

口服，1~2 袋，2 次/d，或遵医嘱。

【注意事项】 脾虚便溏者慎用。

【规格】 颗粒：12g/袋。

龙胆泻肝制剂[典][基]

【成分】 龙胆草、柴胡、黄芩、栀子（炒）、泽泻、木通、车前草（盐炒）、当归（酒炒）、地黄、甘草（蜜炙）等。

【功能与应用】 清肝胆湿热。用于：肝经湿热，症见头晕目赤、耳鸣耳聋、耳肿疼痛、胁痛、口苦、尿赤涩痛、湿热带下。

颗粒：6g，2 次/d，用开水冲服。口服液：口服，1 支，2~3 次/d，10d 为 1 个疗程。或遵医嘱。片剂：口服，4~6 片，2~3 次/d，用温开水送下。丸剂：口服，水蜜丸，6~12g（30~60 丸），2 次/d；大蜜丸，1~2 丸，2 次/d；水丸，3~6g，2 次/d，用温开水送服；浓缩丸，8 丸，2 次/d。胶囊、软胶囊：口服，4 粒，3 次/d。

【规格】 颗粒：6g/袋。口服液：100mL/支。片剂：0.3g 片。小蜜丸：每 100 丸重 20g。大蜜丸：6g/丸。水丸：6g/袋。胶囊：0.25g/粒。软胶囊：0.45g/粒。浓缩丸：每 8 丸相当于总药材 3g。

护肝制剂[典][基]

【成分】 保肝浸膏（柴胡、茵陈、板蓝根）、五味子浸膏、猪胆膏粉、绿豆粉等。

【功能与应用】 疏肝理气，健脾消食。具有降低转氨酶的作用。用于：迁延性肝炎、慢性肝炎、早期肝硬化。

胶囊、片剂：口服，4 粒（片），3 次/d。

【规格】 胶囊：0.35g/粒。片剂：0.35g/片，0.36g/片。

茵芪肝复颗粒[典]

【成分】 茵陈、焦栀子、大黄、白花蛇舌草、猪苓、柴胡、当归、黄芪、党参、甘草等。

【功能与应用】 清热、解毒、利湿，疏肝补脾。用于：慢性乙型病毒性肝炎的肝胆湿热兼脾虚肝郁证，表现为右胁胀满、恶心厌油、纳差食少、口淡乏味等症。

18g，3 次/d，用开水冲服。3 个月为 1 个疗程。或遵医嘱。

【规格】 颗粒：18g/袋。

清肝利胆制剂[典]

【成分】 茵陈、山银花、栀子、厚朴、防己等。

【功能与应用】 清利肝胆湿热。用于：湿热蕴结肝胆所致的纳呆、胁痛、疲倦、乏力、尿黄、苔腻、脉弦。

口服液：口服，20~30mL，2 次/d，10d 为 1 个疗程。胶囊：口服，4~6 粒，2 次/d，10d 为 1 个疗程。

【注意事项】 体虚便溏者慎用。孕妇禁用。

【规格】 口服液：10mL/支。胶囊：0.35g/粒。颗粒：2g/袋。

肝炎康复丸[典]

【成分】 茵陈、郁金、板蓝根、当归、菊花、金钱草、丹参、滑石、拳参等。

【功能与应用】 清热解毒，利湿化瘀。用于：肝胆湿热所致的黄疸，临床表现为目黄身黄、胁痛乏力、尿黄口苦；急、慢性肝炎见有上述症状者。

口服，1丸，3次/d。

【注意事项】 忌酒及油腻、辛辣食物。

【规格】 丸剂：9g/丸。

三、黄疸

克癀胶囊

【成分】 三七、黄连、黄芩、黄柏、大黄、白花蛇舌草、山银花、人工麝香、人工牛黄、蛇胆汁、郁金、皂角刺、冰片、防风、石菖蒲、甘草等。

【功能与应用】 清热解毒，化瘀散结。用于：胁肋胀痛或刺痛、肋下痞块、口苦口黏、纳呆腹胀、面目黄染、小便短赤、舌质暗红或瘀斑瘀点、舌苔黄腻、脉弦滑或涩等湿热邪毒内蕴瘀血阻络证；急、慢性肝炎见有上述证候者。

口服，4粒，病重者加至6粒，3次/d，小儿减半或遵医嘱。1个月为1个疗程，一般服用3个疗程。

【规格】 胶囊：0.4g/粒。

八宝制剂

【成分】 牛黄、蛇胆、羚羊角、珍珠、三七、麝香等。

【功能与应用】 清利湿热，活血解毒，去黄止痛。用于：湿热蕴结所致发热、黄疸、小便黄赤、恶心呕吐、纳呆、胁痛腹胀、舌苔黄腻或厚腻干白；湿热下注所致的尿道灼热刺痛、小腹胀痛；传染性病毒性肝炎、急性胆囊炎、急性泌尿系感染等见有上述症状者。

口服，1~8岁，0.1~0.3g；8岁以上，0.6g；均2~3次/d，用温开水送服。

【注意事项】 孕妇忌服。肝、胆、泌尿系感染与上述证候不符合者，应遵医嘱。尚有同名异方之八宝丹，功能为生肌敛疮、清热解毒，用于治疗疮疡溃破、疮口不敛之证。其成分为珍珠、象皮、龙骨、炉甘石、牛黄、冰片等，不可与本制剂混为一谈。

【规格】 丹剂：0.3g/粒。胶囊：0.3g/粒。

苦黄注射液

【成分】 苦参、大黄、大青叶、茵陈、春柴胡等。

【功能与应用】 清热利湿，疏肝退黄。用于：湿热黄疸；病毒性黄疸型肝炎具有上述表现者。

静脉滴注：一次量10～60mL。可将本品30mL加入5%～10%的葡萄糖注射液500mL中，缓慢静脉滴注。重症用量可加到80mL/次，1次/d，15d为1个疗程。可反复应用至黄疸消退。应在医师指导下进行。

【注意事项】 严重心、肾功能不全者慎用。用量应逐渐增加，并应注意过敏现象的发生。应准备好对过敏性休克的处理。

【规格】 注射液：10mL/支。

清肝祛黄胶囊

【成分】 茵陈、栀子、大黄、粘委陵菜、金银花等。

【功能与应用】 清热解毒，利湿祛黄。用于：身目发黄、腹部胀满、恶心呕吐、口渴、小便黄赤等症；急性黄疸型肝炎属阳黄证热重于湿者。

口服，6粒，3次/d，饭后服药。1个月为1个疗程，或遵医嘱。

【注意事项】 孕妇忌服。脾虚便溏者慎用。

【规格】 胶囊：0.4g/粒。

熊胆胶囊

【成分】 熊胆粉。

【功能与应用】 清热，平肝，明目。用于：惊风抽搐、咽喉肿痛。

口服，2～3粒，3次/d。

【注意事项】 孕妇、有过敏史者忌用。

【规格】 胶囊：0.25g/粒（内含熊胆粉50mg）。

四、胆囊炎、胆石症

十味蒂达胶囊

【成分】 蒂达、洪连、榜嘎、波棱瓜子、角茴香、苦荬菜、金腰草、熊胆粉、小檗皮等。

【功能与应用】 疏肝理气，清热解毒，利胆溶石。用于：肝胆湿热所致胁痛，症见右上腹钝痛或绞痛、口苦、恶心、嗳气、泛酸、腹胀；慢性胆囊炎、胆石症见上述证候者；热源性赤巴（热证性肝胆疾病）。

口服，2粒，3次/d。

【规格】 胶囊：0.45g/粒。

利胆排石制剂[典]

【成分】　金钱草、茵陈、黄芩、木香、郁金、大黄、槟榔、枳实（麸炒)、芒硝、厚朴（姜炙）等。

【功能与应用】　清利湿热，利胆排石。用于：湿热蕴毒，腑气不通所致的胁痛、胆胀，临床表现为胁肋胀痛、发热、尿黄、大便不通；胆囊炎、胆石症见上述症状者。

片剂：口服，排石，6~10片，2次/d；炎症，4~6片，2次/d。胶囊：口服，排石，6~10粒，2次/d；炎症，4~6粒，2次/d。颗粒：用开水冲服，排石，2袋，2次/d；炎症，1袋，2次/d。散剂：口服，排石，3~5袋，2次/d；炎症，2~3袋，2次/d。

【注意事项】　孕妇禁用。体弱、肝功能不良者慎用。忌食生冷、油腻食物，避免气恼、寒凉。

【规格】　片剂：0.3g/片。胶囊：0.35g/粒。颗粒：3g/袋。散剂：0.76g/袋。

胆石通胶囊[典]

【成分】　蒲公英、水线草、绵茵陈、广金钱草、溪黄草、大黄、枳壳、柴胡、黄芩、鹅胆粉等。

【功能与应用】　清热利湿，利胆排石。用于：肝胆湿热所致的胁痛、胆胀，临床表现为右胁胀痛、痞满呕恶、尿黄口苦；胆石症、胆囊炎表现为上述证候者。

口服，4~6粒，3次/d。

【注意事项】　孕妇慎用。严重消化道溃疡、心脏病及重症肌无力者忌服。忌烟、酒及辛辣、油腻食物。

【规格】　胶囊：0.65g/粒。

胆宁片[典]

【成分】　大黄、虎杖、青皮、白茅根、陈皮、郁金、山楂等。

【功能与应用】　疏肝利胆，清热通下。用于：肝郁气滞、湿热未清所致的右上腹隐隐作痛、食入作胀、饮食不香、嗳气、便秘；慢性胆囊炎表现为上述证候者。

口服，5片，3次/d，饭后服用。

【注意事项】　服药后，大便增至3次/d以上，应酌情减量。

【规格】　片剂：0.36g/片。

消炎利胆制剂[典][基]

【成分】 穿心莲、溪黄草、苦木等。

【功能与应用】 清热、祛湿、利胆。用于：肝胆湿热引起的口苦、胁痛；急性胆囊炎、胆管炎及肝胆结石合并感染。

片剂：口服，6片（薄膜衣小片或糖衣片）或3片（薄膜衣大片），3次/d。胶囊：口服，4粒，3次/d。

【注意事项】 可出现药疹等不良反应。

【规格】 片剂：薄膜衣小片，0.26g/片，相当于饮片2.6g；薄膜衣大片0.52g/片，相当于饮片5.2g；糖衣片，片芯0.25g，相当于饮片2.6g。胶囊0.45g/粒。

胆乐胶囊[典]

【成分】 猪胆汁酸、陈皮、南山楂、郁金、连线草等。

【功能与应用】 理气止痛，利胆排石。用于：肝郁气滞所致的胁痛、胆胀，临床表现为胁肋胀痛、纳呆尿黄；慢性胆囊炎、胆结石症见有上述症状者。

口服，4粒，3次/d。疗程一般为1个月。用于胆石症时可服3~6个月。

【注意事项】 尚有另一种市售胆乐片，其成分为柴胡、蒲公英、大黄、茵陈、牛黄、栀子、郁金、薄荷油等。其具有疏肝利胆、清热解毒、消炎止痛作用，用于急、慢性胆囊炎和胆道结石等疾病。口服，4~5片，3次/d。30d为1个疗程。

【规格】 胶囊：0.3g/粒。

第七部分 郁 病

加味逍遥制剂[典]

【成分】 柴胡、当归、白芍、白术（麸炒）、茯苓、甘草、牡丹皮、栀子（姜制）、薄荷、生姜等。

【功能与应用】 疏肝清热，健脾益血。用于：肝郁血虚，肝脾不和引起的两胁胀痛、头晕目眩、倦怠食少、月经不调、脐腹胀痛、五心烦热、情绪不稳；更年期综合征有上述表现者。

口服液、合剂：口服，10mL，2次/d。丸剂：口服，大蜜丸1丸，水丸6g，均2次/d。儿童减半。胶囊：口服，3粒，2次/d。片剂：口服，3片，2

次/d。颗粒：1 袋，2 次/d，用开水冲服。

【注意事项】 血寒证、虚寒体质者忌服。孕妇、过敏体质者慎用。忌气恼、劳累，忌生冷、油腻、辛辣食物。月经过多、贫血、月经规律突然改变和剂量加大者及少女，均应在医师指导下用药。

【规格】 口服液：10mL/支。合剂：100mL/瓶，150mL/瓶。丸剂：大蜜丸，9g/丸；水丸，每 100 丸重 6g，6g/袋。胶囊：0.3g/粒。片剂：0.3g/片（相当于原药材 2g）。颗粒：2g/袋。

逍遥制剂[典][基]

【成分】 柴胡、当归、白芍、白术（炒）、茯苓、甘草（蜜炙）、薄荷等。

【功能与应用】 疏肝健脾，养血调经。用于：肝气不舒所致的胸胁胀痛、头晕目眩、食欲减退、月经不调。

颗粒：1 袋，2 次/d，或遵医嘱。用开水冲服。合剂：10~15mL，3 次/d，用时摇匀。丸剂：口服，浓缩丸，8 丸，3 次/d；水丸，6~9g，1~2 次/d，用温开水送服；大蜜丸，1 丸，2 次/d；小蜜丸，9g，2 次/d。散剂：口服，6~9g，2~3 次/d。

【注意事项】 孕妇忌服。肝肾阴虚、气滞不运者慎用。忌食生冷、辛辣、油腻食物。可有嗜睡、咽干、口腔异味等不良反应。月经前后给药者可有带下多、阴痒出现；月经后 15d 至下次月经前 5d 给药，则无此现象。

【规格】 颗粒：8g/袋（无糖型），15g/袋（含糖型）。合剂：150mL/瓶，500mL/瓶。丸剂：浓缩丸，每 8 丸相当于饮片 3g；水丸，6g/袋，36g/瓶；大蜜丸，9g/丸；小蜜丸，每 100 丸重 20g。散剂：6g/袋。

舒肝和胃制剂[典][基]

【成分】 香附（醋制）、白芍、佛手、木香、郁金、白术（炒）、陈皮、柴胡、广藿香、甘草（蜜炙）、莱菔子、槟榔（炒焦）、乌药等。

【功能与应用】 疏肝解郁，和胃止痛。用于：肝胃不和，症见两胁胀痛、胃脘疼痛、食欲不振，呃逆呕吐、大便失调。

口服液：口服 10mL，2 次/d，或遵医嘱。丸剂：口服，水丸 6g，水蜜丸 9g，小蜜丸 12g（60 丸），大蜜丸 2 丸，均 2 次/d。

【规格】 口服液：10mL/支。丸剂：水丸，6g/袋；水蜜丸，每 100 丸重 20g；小蜜丸，每 100 丸重 20g；大蜜丸，6g/丸。

第八部分 心血管相关疾病

一、心悸

心悸是指心脏或脉搏搏动在强度、速率、节律方面改变的主观感觉，既可能是生理性的，也可能是病理性的，要根据临床具体情况而定。

生脉制剂[典][基]

【成分】 人参（党参）、麦冬、五味子等。注射剂：红参、麦冬、五味子等。

【功能与应用】 益气复脉，养阴生津。用于：气阴两亏所致的心悸气短、脉微自汗。现在临床上主要用于提高心肌的搏动力、升高血压、抗休克和改善微循环。

颗粒：1袋，3次/d。党参方，10g，3次/d。用开水冲服。胶囊：口服，3粒，3次/d。片剂：口服，8片，3次/d。口服液：口服，10mL，3次/d。袋泡茶：1袋，3次/d，用开水泡服。糖浆：口服，10mL，3次/d。注射液：肌内注射，2~4mL，1~2次/d；静脉滴注，20~60mL，用5%葡萄糖注射液250~500mL稀释后，缓慢静脉滴注。

【注意事项】 本方为治虚方，对热证、实证、暑证、腹胀便溏、食少苔腻者，均不适用。同时忌食辛辣、油腻食物。少数患者的不良反应可有口干、过敏、腰背刺痛或剧痛、腹胀、心动过速等。

【规格】 颗粒：10g/袋。党参方，10g/袋。胶囊：0.3g/粒，0.35g/粒。片剂（党参）：0.3g/片。口服液：10mL/支。袋泡茶：4g/袋。糖浆：10mL/支，100mL/瓶；250mL/瓶。注射液：2mL/支，10mL/支，20mL/支。

安神补心制剂[典][基]

【成分】 丹参、五味子（蒸）、石菖蒲、安神膏［由合欢皮、菟丝子、旱莲草、女贞子（蒸）、首乌藤、地黄、珍珠母等制成］。

【功能与应用】 养心安神。用于：心血不足、虚火内扰所致的心悸失眠、头晕耳鸣、健忘、神志不宁等症。

丸剂：口丸，15丸，3次/d，用温开水送服。胶囊：口服，4粒，3次/d，10d为1个疗程，或遵医嘱。颗粒：1.5g，3次/d，用开水冲服。片剂：口服，

5片，3次/d。

【注意事项】 孕妇、哺乳妇慎用。忌食辛辣刺激性食物。偶有胃痛、食欲减退。过量服用可有嗜睡现象。

【规格】 丸剂：每15丸重2g。胶囊：0.5g/粒。颗粒：1.5g/袋。片剂：0.32g/片。

芪冬颐心制剂[典]

【成分】 黄芪、麦冬、人参、茯苓、地黄、龟板（烫）、紫石英（煅）、桂枝、淫羊藿、金银花、丹参、郁金、枳壳（炒）等。

【功能与应用】 益气养阴，安神止悸。用于：病毒性心肌炎和冠心病所表现的心悸、胸闷胸痛、气短乏力、少寐多梦、自汗盗汗、心烦不安等气阴两虚证候。

口服液：口服，20mL，3次/d。饭后服药，或遵医嘱。28d为1个疗程。颗粒：1袋，3次/d，饭后服用，或遵医嘱。28d为1个疗程。

【注意事项】 孕妇忌服。可有胃部不适，饭后服药可减轻反应。

【规格】 口服液：10mL/支。颗粒：5g/袋。

复脉定制剂[典]

【成分】 党参、黄芪、远志、桑椹、川芎等。

【功能与应用】 补气和血，宁心安神。用于：气虚血瘀所致的怔忡、心悸、脉结代；轻、中度房性或室性早搏见有上述证候者。

胶囊：口服，3粒，3次/d。颗粒：15g，3次/d，用开水冲服。

【注意事项】 多源性室性早搏，R在T上的室性早搏及其他严重性心律失常非本品适应证。长期应用西药者亦非本品适应证。阴虚、痰火证者不宜用。重感冒者应停药。

【规格】 胶囊：0.35g/粒。颗粒：15g/袋。

养心定悸制剂[典]

【成分】 地黄、麦冬、红参、大枣、阿胶、黑芝麻、桂枝、生姜、甘草（炙）等。

【功能与应用】 养血益气，复脉定悸。用于：气虚血少，症见怔忡、脉结代、心悸气短、心律失常、盗汗失眠、咽干舌燥、大便干结等。

口服液：20mL，2次/d。膏剂：口服，15～20g，2次/d。胶囊：6粒，2次/d。颗粒：12g，3次/d。胶囊：6粒，2次/d。

【注意事项】 腹胀便溏、食少苔腻者忌服。

【规格】 口服液：10mL/支，20mL/支。膏剂：150g/瓶。颗粒：12g/袋。胶囊：0.5g/粒。

稳心颗粒[典][基]

【成分】 党参、黄精、三七、琥珀、甘松等。

【功能与应用】 益气养阴，活血化瘀。用于：气阴两虚，心脉瘀阻所致的心悸不宁、气短乏力、胸闷胸痛；室性早搏、房性早搏表现为上述证候者。

口服，1袋，3次/d，用开水冲服，或遵医嘱，4周为1个疗程。

【注意事项】 危重患者不可单纯依靠本品。用时不可将瓶底沉淀丢弃。孕妇慎用。缓慢性心律失常者禁用。偶有头晕、恶心，不影响继续治疗。

【规格】 颗粒：9g/袋（含糖型），5g/袋（无糖型）。

二、胸痹（冠心病）

山玫胶囊

【成分】 山楂叶、刺玫果等。

【功能与应用】 益气化瘀。用于：冠心病、脑血管硬化气滞血瘀证。临床表现为胸痛，痛有定处，胸闷憋气或眩晕、心悸、气短、乏力，舌质紫暗。

口服，3粒，3次/d，4周为1个疗程，或遵医嘱。

【注意事项】 孕妇慎服。

【规格】 胶囊：0.25g/粒。

丹参制剂[典]

【成分】 丹参。

【功能与应用】 活血化瘀。用于：动脉瘀阻所致的胸痹，症见胸部疼痛、痛有定处，舌质紫暗；冠心病心绞痛见上述证候者。

片剂：口服，3~4片，3次/d。颗粒：1袋，3次/d，用温开水冲服。口服液：口服，10mL，3次/d。膏剂：口服，9g，2次/d。粉针剂：静脉滴注。临用前先用10mL注射用水稀释，充分溶解后，再用生理盐水或5%葡萄糖注射液500mL稀释，缓慢静脉滴注，400mg，1次/d。7d为1个疗程，可连用两个疗程。注射液：肌内注射，2~4mL，1~2次/d；静脉注射，4mL，用5%葡萄糖注射液20mL稀释后使用，1~2次/d；静脉滴注，10~20mL，用5%葡萄糖注射液100~500mL稀释后缓慢静脉滴注，1次/d，或遵医嘱。

【注意事项】 有过敏史、肝硬化、凝血障碍性疾病者均禁用。应密切注意过敏性休克的发生。新生儿、婴幼儿及孕妇禁用本品注射液。忌食生冷、辛辣、油腻食物。糖衣片，糖尿病患者慎用。重度动脉粥样硬化疾病患者应进行综合治疗，不可单独依赖本药。

【规格】 片剂：0.26g/片。每片含丹参以丹酚酸 B（$C_{36}H_{30}O_{16}$）计，不得少于 11mg。颗粒：10g/袋。口服液：10mL/支。膏剂：125g/瓶。粉针剂：400mg/支。注射液：2mL/支，10mL/支，250mL/瓶。

心元胶囊[典]

【成分】 何首乌（制）、丹参、地黄等。

【功能与应用】 滋肾养心，活血化瘀。用于：胸痹心肾阴虚、心血瘀阻证，临床表现为胸闷不适，胸部刺痛或绞痛，或胸痛彻背、固定不移、入夜更甚，心悸盗汗，心烦不寐，腰酸膝软，耳鸣头昏等；稳定型劳力性心绞痛、高脂血症具有上述症状者。

口服，3~4 粒，3 次/d。

【注意事项】 本品主要用于辅助治疗。

【规格】 胶囊：0.3g/粒。

心荣制剂[典]

【成分】 黄芪、地黄、麦冬、五味子、赤芍、桂枝等。

【功能与应用】 助阳，益气，养阴。用于：心阳不振、气阴两虚所致的胸痹，临床表现为胸闷隐痛、心悸气短、头晕目眩、倦怠懒言、面色少华；冠心病见上述证候者。

口服液，口服，20mL；颗粒，10g，用开水冲服；胶囊，口服，5 粒。均 3 次/d，6 周为 1 个疗程，或遵医嘱。

【注意事项】 孕妇慎用。久置可有沉淀，摇匀后服用。偶有恶心、口干、大便失调，一般不影响治疗。

【规格】 口服液：10mL/支。颗粒：10g/袋。胶囊：0.42g/粒。

心通制剂[典]

【成分】 黄芪、党参、麦冬、何首乌、淫羊藿、野葛、当归、丹参、皂角刺、海藻、昆布、牡蛎、枳实等。

【功能与应用】 益气活血，化痰通络。用于：气阴两虚，痰瘀交阻型胸痹。临床表现为心痛，胸闷、气短；呕吐、纳呆；冠心病心绞痛见上述证候者。

口服液：口服，10~20mL，2~3 次/d。颗粒：1~2 袋，2~3 次/d。

【注意事项】 孕妇忌用。泛酸者可饭后服药。可有药疹，停药后自行消退。

【规格】 口服液：10mL/支。颗粒：5.3g/袋。

双丹制剂[典]

【成分】 丹参、牡丹皮。

【功能与应用】 活血化瘀，通脉止痛。用于：瘀血痹阻所致的胸痹，表现为胸闷、心痛。

口服液：口服，20mL，2次/d。颗粒：1袋，2次/d，用温开水冲服。膏剂：口服，20g，2次/d。

【注意事项】 偶见上腹部不适，不影响治疗。

【规格】 口服液：10mL/支。颗粒：5g/袋。膏剂：250mL/瓶，500mL/瓶。

正心泰制剂[典]

【成分】 黄芪、葛根、丹参、槲寄生、山楂、川芎等。

【功能与应用】 补气活血，化瘀通络。用于：气虚血瘀所致的胸痹，临床表现为胸痛、胸闷、心悸、气短、乏力；冠心病心绞痛有上述证候者。

片剂：口服，4片，3次/d。胶囊：口服，4粒，3次/d。颗粒：5g，3次/d，用开水冲服。

【注意事项】 孕妇忌用。脾胃虚寒者慎用。

【规格】 片剂：0.36g/片。胶囊：0.46g/粒。颗粒：5g/袋。

地奥心血康胶囊[典][基]

【成分】 地奥心血康（甾体总皂苷，为黄山药或穿龙薯蓣的根茎提取物）。

【功能与应用】 活血化瘀，宣痹通阳，行气止痛，扩张冠脉，改善心肌缺血。用于：预防和治疗冠心病、心绞痛，以及瘀血内阻所致的眩晕、气短、心悸、胸闷或胸痛等。

胶囊：口服，1~2粒，3次/d，或遵医嘱。

【注意事项】 本品为冠心病的辅助用药，不可过度依赖，应综合治疗。偶有头晕、头痛，可自行缓解。

【规格】 胶囊：每粒含地奥心血康100mg。

血府逐瘀制剂[典][基]

【成分】 柴胡、当归、地黄、赤芍、红花、桃仁、枳壳（麸炒）、甘草、川芎、牛膝、桔梗等。

【功能与应用】 活血祛瘀，行气止痛。用于：气滞血瘀所致的胸痹，头痛日久、痛如针刺而有定处，内热烦躁，心悸失眠，急躁易怒。

胶囊：口服，6粒，2次/d，1个月为1个疗程。口服液：口服，20mL，3次/d，或遵医嘱。用时摇匀，饭后服用。丸剂：口服，1~2丸，2次/d，空腹用红糖水送服。颗粒：1袋，3次/d，用开水冲服。

【注意事项】 孕妇忌用。忌生冷、辛辣食物。体弱无血瘀者慎用。可有恶心、胃肠道不适、头晕等症状，可自行缓解。

【规格】 胶囊：0.4g/粒。口服液：10mL/支。丸剂：9g/丸。颗粒（冲剂）：6g/袋。

补心气口服液[典]

【成分】 黄芪、人参、石菖蒲、薤白等。

【功能与应用】 补益心气，理气止痛。用于：气短、心悸、乏力、头晕等心气虚损型胸痹心痛。

口服，10mL，3次/d。4周为1个疗程。

【注意事项】 服药期间，忌食生冷、油腻食物。

【规格】 口服液：10mL/支。

复方丹参制剂[典][基]

【成分】 丹参、三七、冰片等。

【功能与应用】 活血化瘀，理气止痛。用于：气滞血瘀所致的胸痹，症见胸闷，心前区刺痛；冠心病心绞痛有上述表现者。

口服液：口服，10mL，3次/d。胶囊、软胶囊：口服，3粒，3次/d。颗粒：1袋，3次/d，用开水冲服。丸剂：口服，浓缩水丸，1g（5丸），3次/d，4周为1个疗程；滴丸，口服或舌下含服，10粒，3次/d，4周为1个疗程，或遵医嘱。片剂：口服，3片，3次/d，用温开水送服。含片：舌下含化，2片，3次/d。气雾剂：口腔气雾吸入，一次喷1~2下，3次/d，或遵医嘱。

【注意事项】 本品剂型不同，起效时间也不相同，急性发作时应用起效时间快的气雾剂、滴丸。孕妇忌服。服药期间忌服辛辣刺激性食物。

【规格】 口服液：10mL/支。胶囊：0.3g/粒。软胶囊：0.55g/粒。颗粒：1g/袋。丸剂：0.2g/丸。滴丸：25mg/丸。片剂：0.32g（相当于饮片0.6g）。含片：0.4g/片。气雾剂：8mL/瓶，10mL/瓶。

冠心丹参制剂[典]

【成分】 丹参、三七、降香油等。

【功能与应用】 活血化瘀，理气止痛。用于：气滞血瘀所致的胸痹、胸闷、心悸气短；冠心病见上述证候者。

胶囊：口服，3 粒，3 次/d。片剂：口服，3 片，3 次/d。滴丸：舌下含化，10 粒，3 次/d。

【注意事项】 虚证者不宜使用。孕妇、月经期妇女、出血性疾病患者慎用。可有口干、胃部不适等症，不影响继续治疗。忌食肥甘厚腻食物。

【规格】 胶囊：0.3g/粒。片剂：0.25g/片。滴丸：40mg/丸。

冠心生脉制剂[典][基]

【成分】 人参、麦冬、五味子（醋制）、丹参、赤芍、郁金、三七等。

【功能与应用】 益气生津，活血通脉。用于：气阴不足，心脉瘀阻引起的心悸气短、胸闷作痛、自汗乏力、脉微结代。

口服液：口服，10~20mL，2 次/d，用时摇匀。丸剂：口服，1~2 袋，2 次/d。

【注意事项】 节房事。忌气恼，劳累过度和油腻、辛辣食物。可有口苦、咽干等不良反应，一般不影响治疗。

【规格】 口服液：10mL/支。丸剂：4g/袋。

冠心苏合制剂[典]

【成分】 苏合香、冰片、醋乳香、檀香、土木香。

【功能与应用】 理气，宽胸，止痛。用于：寒凝气滞、心脉不通所致的胸痹，症见胸闷、心前区痛；冠心病心绞痛见上述证候者。

胶囊：含服或吞服，2 粒，1~3 次/d，临睡前或发病时服用。丸剂：口服，1丸，1~3 次/d。嚼碎服，或遵医嘱。心绞痛时，临时追加 1 丸。软胶囊：口服，急重症时嚼碎服，1~2 粒，3 次/d，或遵医嘱。滴丸：含服或口服，10~15 丸，3 次/d，或遵医嘱。咀嚼片：咀嚼服，1 片，3 次/d，连续服用不超过 2 周。

【注意事项】 孕妇禁用。

【规格】 胶囊：0.35g/粒。丸剂：大蜜丸，0.85g/丸。软胶囊：0.31g/粒。滴丸：40mg/丸。咀嚼片：1g/片。

活血通脉制剂[典]

【成分】 鸡血藤、桃仁、丹参、赤芍、红花、降香、郁金、三七、川芎、陈皮、木香、石菖蒲、枸杞子、黄精（酒炙）、人参、麦冬、冰片等。

【功能与应用】 行气活血，通脉止痛。用于：冠心病心绞痛气滞血瘀证。

胶囊：口服，2~4 粒，3 次/d，或遵医嘱。片剂：口服，素片 5 片，糖衣片 8 片，3~4 次/d，或遵医嘱，用温开水送服。

【注意事项】　过敏体质者慎用。孕妇禁用。

【规格】　胶囊：0.25g/片。片剂：0.35g/片。

洛布桑胶囊

【成分】　红景天、冬虫夏草、手参等。

【功能与应用】　益气养阴，活血通脉。用于：气阴两虚，心血瘀阻证所致胸闷，胸部刺痛、隐痛，心悸气短，倦怠懒言，头晕目眩，面色少华等症；冠心病心绞痛具有上述临床表现者。

口服，2 粒，3 次/d。

【注意事项】　偶见轻微恶心、腹部不适等消化道症状，不影响继续治疗。

【规格】　胶囊：0.45g/袋。

益心通脉颗粒[典]

【成分】　黄芪、人参、北沙参、玄参、丹参、川芎、郁金、甘草（炙）等。

【功能与应用】　益气养阴，活血通络。用于：气阴两虚、瘀血阻络所致的胸痹，临床表现为胸闷心痛、心悸气短、倦怠汗出、咽喉干燥；冠心病心绞痛见有上述证候者。

口服，1 袋，3 次/d，用温开水冲服，4 周为 1 个疗程，或遵医嘱。

【注意事项】　出血性疾病患者、孕妇、经期妇女慎用。若出现胃部不适，可改为饭后服用。

【规格】　颗粒剂：10g/袋。

诺迪康制剂[典]

【成分】　圣地红景天等。

【功能与应用】　益气活血，通脉止痛。用于：气虚血瘀所致的胸痹，症见胸闷、胸部刺痛或隐痛、心悸气短、神疲乏力、少气懒言、头晕目眩等症；冠心产心绞痛、脑血管疾病、神经症、高原反应等有上述表现者。

胶囊：口服，1~2 粒，3 次/d。口服液：口服，10mL，3 次/d。颗粒：1 袋，3 次/d，用开水冲服。

【注意事项】　忌辛辣、生冷、油腻食物。感冒发热患者不宜服用。高血压、心脏病、肝病、糖尿病、肾病等慢性病严重者应在医师指导下服用。儿童孕妇应在医师指导下服用。本品宜饭前服用。服药 2 周症状无缓解，应去医院就诊。对本品过敏者慎用，过敏体质者慎用。

【规格】 胶囊：0.28g/粒。口服液：10mL/支。颗粒：5g/袋。

通心络胶囊[典][基]

【成分】 人参、水蛭、全蝎、赤芍、蝉蜕、土鳖虫、蜈蚣、檀香、降香、酸枣仁（炒）、乳香（制）、冰片等。

【功能与应用】 益气活血，通络止痛。用于：冠心病心绞痛属心气虚乏、血瘀络阻证，临床表现为胸部憋闷、刺痛、绞痛，气短乏力，心悸自汗，舌紫暗或有瘀斑，脉细涩或结代。也可用于气血瘀阻型中风病，表现为半身不遂、肢体麻木、语言不利、口舌歪斜者。

口服，2~4 粒，3 次。

【注意事项】 出血性疾病患者、孕妇、经期妇女及阴虚火旺型中风患者禁用。

【规格】 胶囊：0.26g/粒。

麝香保心丸[典][基]

【成分】 人工麝香、人参提取物、人工牛黄、肉桂、苏合香、蟾酥、冰片等。

【功能与应用】 芳香温通，益气强心。用于：气滞血瘀所致的胸痹，症见心前区疼痛，且固定不移；心肌缺血所致的心绞痛、心肌梗死具有上述表现者。

口服，1~2 丸，3 次/d。或症状发作时用。

【注意事项】 孕妇及对本品过敏者禁用。

【规格】 丸剂：22.5mg/丸。

通脉养心制剂[典]

【成分】 地黄、鸡血藤、麦冬、甘草、何首乌（制）、阿胶、五味子、党参、龟甲（醋制）、大枣、桂枝等。

【功能与应用】 益气养阴，通脉止痛。用于：冠心病气阴两虚证，临床表现为胸痛、胸闷、心悸、气短、脉弦细等。

口服液：口服，10mL，2 次/d。丸剂：40 丸，1~2 次/d，用温开水送服。

【注意事项】 孕妇慎用。实证痰湿者禁用。

【规格】 口服液：10mL/支。丸剂：每 10 丸重 1g。

银杏叶制剂[典]

【成分】 银杏叶提取物。

【功能与应用】 活血化瘀，通络。用于：瘀血阻络引起的胸痹心痛、中风、半身不遂、舌强语謇；冠心病稳定型心绞痛、脑梗死见上述证候者。

口服液：口服，10mL，3次/d，4周为1个疗程，或遵医嘱。片剂：口服，1片或2片，3次/d，或遵医嘱。胶囊：1粒或2粒，3次/d，或遵医嘱。注射液：注射治疗，每日或隔日深部肌内注射或缓慢静脉推注（患者平卧）5mL本品；输液治疗，根据病情，通常1~2次，一次2~4支，必要时可增至5支，2次/d，可将本品溶于生理盐水，葡萄糖注射液或低分子右旋糖酐等中，混合比例为1∶10。若液体为500mL，则静脉滴注时间应控制在2~3h；后续治疗，可口服银杏叶提取物片剂或滴剂。或遵医嘱。

【注意事项】 孕妇、心力衰竭者慎用。少数人用药后可有胃部不适或大便次数增加，不影响继续治疗。

【规格】 口服液：10mL/支。片剂：每片含总黄酮醇苷9.6mg、萜类内酯2.4mg；每片含总黄酮醇苷19.2mg、萜类内酯4.8mg。胶囊：每粒含总黄酮醇苷9.6mg、萜类内酯2.4mg；每粒含总黄酮醇苷19.2mg；萜类内酯4.8mg。软胶囊：0.5g/粒（含总黄酮醇苷9.6mg、萜类内酯2.4mg）。注射液（银杏叶提取物注射液）：17.5mg/5mL（含总黄酮醇苷4.2mg）。

舒心制剂[典]

【成分】 颗粒：丹参、黄柏、北沙参、龙骨、牡蛎等。口服液、糖浆：党参、黄芪、红花、当归、川芎、三棱、蒲黄等。

【功能与应用】 颗粒（冲剂）：活血散瘀，养阴益气，定悸除烦。用于心悸怔忡，心烦失眠。口服液、糖浆：补益心气，活血化瘀。所致的胸痹，症见胸闷憋气、心前区痛、短气乏力；冠心病心绞痛见上述临床表现者。

颗粒：14g，3次/d，用开水冲服。口服液：口服，20mL，2次/d。糖浆：口服，30~35mL，2次/d。

【注意事项】 孕妇、经期妇女慎用。可有口干、便秘、皮疹等不良反应，一般不影响治疗。

【规格】 颗粒：14g/袋。口服液：20mL/支。糖浆：100mL/瓶。

舒胸制剂[典]

【成分】 三七、红花、川芎等。

【功能与应用】 活血，祛瘀，止痛。用于：瘀血阻滞所致的胸痹。症见胸闷、心前区刺痛，以及跌打损伤、瘀血肿痛；冠心病心绞痛、心律失常、脑血管动脉硬化、软组织损伤具有上述临床表现者。

胶囊：口服，3 粒，3 次/d。颗粒：1 袋，3g，3 次/d，用开水冲服。片剂：口服，5 片，3 次/d。

【注意事项】 热证所致瘀血者禁用。孕妇慎用。

【规格】 胶囊：0.35g/粒。颗粒：1g/袋，3g/袋。片剂：0.25g/片。

滋心阴制剂[典]

【成分】 麦冬、赤芍、北沙参、三七等。

【功能与应用】 滋养肾阴，活血止痛。用于：阴虚血瘀所致的胸痹，临床表现为胸闷胸痛、心悸怔忡、五心烦热、夜眠不安、舌红少苔；冠心病心绞痛具有上述临床表现者。

胶囊：口服，2 粒，3 次/d。口服液：口服，10mL，3 次/d。颗粒：6g，3 次/d，用开水冲服。

【注意事项】 脾胃虚寒者忌用。孕妇慎用。

【规格】 胶囊：0.35g/粒。口服液：10mL/支。颗粒：6g/袋。

愈风宁心制剂[典]

【成分】 葛根。

【功能与应用】 解痉止痛，增加脑及冠脉血流量。用于：高血压头晕、头痛、冠心病、心绞痛、神经性头痛、早期突发性耳聋。

口服液：口服，10mL，3 次/d。胶囊：口服，4 粒，3 次/d。颗粒：1 袋，3 次/d，用开水冲服。片剂：口服，5 片，3 次/d。

【注意事项】 脾胃虚寒、溃疡病患者慎用。少数人可有头晕、心悸等，一般不影响治疗。

【规格】 口服液：10mL/支。胶囊：0.4g/粒。颗粒：4g/袋。滴丸：每丸含葛根 0.417g，含葛根素 5.4mg。片剂：0.25g/片。

精制冠心制剂[典]

【成分】 丹参、赤芍、川芎、红花、降香等。

【功能与应用】 活血化瘀。用于瘀血内停所致的胸痹，症见胸闷，心前区刺痛；冠心病心绞痛有上述临床表现者。

口服液：口服 10mL，2~3 次/d。胶囊：口服，2~3 粒，3 次/d。软胶囊：口服，4~5 粒，3 次/d。颗粒：1 袋，2~3 次/d，用开水冲服。片剂：口服，6~8 片，3 次/d。

【注意事项】 孕妇禁用。经期妇女、出血性疾病患者、气虚血瘀者均不宜服用。少数病例可有口干，不影响治疗。

【规格】 口服液：10mL/支。胶囊：0.35g/粒。软胶囊：0.5g/粒。颗粒：13g/袋。片剂：0.35g/片。

镇心痛口服液[典]

【成分】 党参、三七、延胡索（醋制）、地龙、薤白、葶苈子（炒）、肉桂、冰片、薄荷脑等。

【功能与应用】 益气活血，通络化痰。用于：气虚血瘀、痰阻脉络、心阳失展所致的胸痹，临床表现为胸痛、胸闷、心悸、气短、乏力、肢冷；冠心病心绞痛见有上述证候者。

口服，20mL，3 次/d，或遵医嘱。

【注意事项】 孕妇慎用。药液若出现沉淀，摇荡后服用，不影响效果。

【规格】 口服液：10mL/支，20mL/支。

血栓心脉宁制剂[典]

【成分】 川芎、槐花、丹参、水蛭、毛冬青、人工牛黄、人工麝香、人参茎叶总皂苷、冰片、蟾酥等。

【功能与应用】 益气活血，开窍止痛。用于：气虚血瘀诱发的胸痹、中风，临床表现为胸闷胸痛、心悸气短、头晕目眩、半身不遂；缺血性中风、恢复期冠心病心绞痛具有上述临床表现者。此外，本品尚可用于降低血脂。

片剂：口服，2 片，3 次/d。胶囊：口服，4 粒，3 次/d。

【注意事项】 孕妇忌服。

【规格】 片剂：0.4g/片。胶囊：0.5g/粒。

速效心痛制剂

【成分】 牡丹皮、川芎、冰片等。

【功能与应用】 清热凉血，活血止痛。用于：偏热型轻、中度胸痹心痛，痛兼烦热，舌苔色黄。

滴丸：舌下含化，3~9 丸，3 次/d，或痛时用。急性发作期 12~18 丸。气雾剂：发作时，舌下喷雾吸入，一次揿吸 1~3 下。

【注意事项】 孕妇忌服。

【规格】 滴丸：40mg/丸。气雾剂：每瓶内容物重 9.5g，内含药液 5mL（重 4.5g），每瓶 5 揿，每揿重 0.15g。

第九部分　失眠

乌灵胶囊[典]

【成分】　乌灵菌粉。

【功能与应用】　补肾健脑，养心安神。用于：心肾不交所致的心悸、失眠、健忘、心烦意乱、神疲乏力、腰膝酸软、头昏耳鸣、少气懒言、脉细或沉而无力；神经衰弱见有上述证候者。

口服，3 粒，3 次/d。

【注意事项】　孕妇慎用。忌烟、酒及辛辣、油腻食物。服药期间要保持乐观情绪，切忌生气气恼。

【规格】　胶囊：0.33g/粒。

夜宁制剂

【成分】　合欢皮、灵芝、首乌藤、大枣、女贞子、甘草、浮小麦等。

【功能与应用】　养血安神。用于：心血不足所致的失眠、头晕、多梦、乏力；神经衰弱而具有上述表现者。

颗粒：1 袋，2 次/d，用开水冲服。糖浆：口服，40mL，2 次/d。

【规格】　颗粒：6g/袋（无糖型），20g/袋（含糖型）。糖浆：20mL/瓶，80mL/瓶，200mL/瓶，250mL/瓶。

珍珠粉胶囊

【成分】　珍珠粉。

【功能与应用】　安神定惊，明目消翳。用于：惊悸失眠、惊风癫痫、目生云翳、疮疡不敛等。

口服，1~2 粒，2 次/d。外用，用于老年性白内障、前庭大腺炎、癌性溃疡等，取内容物适量涂敷于患部。

【规格】　胶囊：0.3g/粒。

脑乐静制剂[典]

【成分】　甘草流浸膏、大枣、小麦等。

【功能与应用】　养心，安神，健脑。用于：精神忧郁、易惊失眠、烦躁，以及小儿夜不安寐等。

口服液：口服，30mL，3 次/d，小儿酌减。糖浆：口服，30mL，3 次/d，小儿酌减。

【注意事项】 过敏体质者慎用。糖尿病、痰涎壅盛者禁用。

【规格】 口服液：10mL/支。糖浆：100mL/瓶，250mL/瓶，270mL/瓶，500mL/瓶。

灵芝制剂

【成分】 灵芝。

【功能与应用】 宁心安神，健脾和胃。用于：神经衰弱、失眠健忘、食欲减退、身体虚弱。

胶囊：口服，2 粒，3 次/d。片剂：口服，3 片，3 次/d。口服液：口服，1 支，3 次/d。糖浆：口服，20mL，3 次/d。颗粒（冲剂）：1 袋（块），3 次/d，用开水冲服。

【注意事项】 阴虚火旺、痰热内扰者忌用。少数人可有轻度嗜睡。

【规格】 胶囊：0. 27g/粒。片剂：0. 25g/片。口服液：10mL/支。颗粒（冲剂）：10g/块，2g/袋。糖浆：10mL/支，120mL/瓶。

泻肝安神制剂

【成分】 龙胆、黄芩、栀子（姜炙）、珍珠母、牡蛎、龙骨、柏子仁、酸枣仁（炒）、远志（去心，甘草炙）、当归、地黄、麦冬、蒺藜（去刺，盐炙）、茯苓、车前子（盐炙）、泽泻（盐炙）、甘草等。

【功能与应用】 清肝泻火，重镇安神。用于：肝火亢盛，心神不宁所致的失眠多梦、心烦；神经衰弱表现有上述证候者。

丸剂：口服，6g，2 次/d。胶囊：口服，3 粒，2 次/d。14d 为 1 个疗程。

【注意事项】 心脾两虚、心胆气虚者不宜服用。脾胃虚弱者慎用。

【规格】 丸剂：6g/袋，每 100 丸重 6g。胶囊：0. 4g/粒。

第十部分　毒瘾戒断综合征

安君宁浓缩丸

【成分】 延胡索、胆南星、诃子、益智仁、甘草、鱼腥草、徐长卿、白芍、丁香等。

【功能与应用】 活血定痛，祛毒化痰。用于：缓解阿片类成瘾痰热证者断毒所致的周身不适、烦躁易怒、心悸失眠、痰涎壅盛、寒战喷嚏、舌苔黄腻、脉弦滑等戒断症状的治疗。

口服，第1~3日，12g，4次/d；第4~10日，6g，4次/d；一般用药5~10d。极少数戒断症状严重者加服1次。

【注意事项】 服本品后可有恶心、呕吐、腹泻、嗜睡、头晕、口干、头痛、视物模糊、步态不稳等。

【规格】 浓缩丸：6g/袋。

灵益胶囊

【成分】 生甘草、夏天无、西洋参、白芍、黄连（姜制）等。

【功能与应用】 清热解毒，益气化瘀，缓急止痛，脱毒制瘾。用于：因中断滥用阿片类依赖药物而出现的急性戒断综合征，症见心烦失眠、肢体挛急、腹痛泄泻、舌质暗红、脉沉细小数属热毒瘀滞、气阴不足者。

饭后用温开水送服，第1~5日，8~10粒，3~4次/d；第6~10日，3~6粒；第10日，2粒，3次/d。10d为1个疗程，或遵医嘱。

【注意事项】 脑血管疾病患者，肝、肾功能损害者，孕妇，哺乳妇均不宜使用。用温开水送服，安静休息，不可饮用其他饮料。可有口干、恶心、呕吐、头晕、全身无力、视物模糊、萎靡、步态不稳、食欲减退、嗜睡、腹泻等不良反应，多可自行消失。偶有个别人出现心律失常，用药一周后，可恢复正常。

【规格】 胶囊：0.4g/粒。

济泰片

【成分】 延胡索（制）、丹参、当归、川芎、桃仁（炒）、红花、珍珠粉、附子（制）、肉桂、干姜、木香、豆蔻、沉香、洋金花、人参等。

【功能与应用】 活血行气，散寒止痛，温肾健脾，清心安神。用于：阿片类成瘾药的戒毒治疗。

口服给药。首次给药应在停用阿片4h后。第1~4日，4~5片，3次/d；第5~10日，2~4片，3次/d；或遵医嘱酌情增减。

【注意事项】 青光眼患者忌用。可有口干、头晕、头痛、视物模糊、步态不稳、恶心、呕吐、食欲减退、腹泻等不良反应；个别可出现谵妄、幻觉等，停药后可消失。

【规格】 片剂：0.4g/片。

益安回生口服液

【成分】 红参、附子（制）、肉桂、砂仁、五味子、当归、白芍、香附、延胡索（醋制）、全蝎、丹参、酸枣仁（炒）、甘草等。

【功能与应用】 温补脾肾，宁心安神，清血脱毒。用于：缓解阿片类成瘾者戒毒时的戒断症状，证属脾肾阳虚，邪毒扰心，临床表现为流涕、哈欠、寒战、腰膝酸软疼痛、食欲减退、舌淡脉弱。

口服，治疗前3d，2~3支，3次/d；从第4日起，酌情减量，或遵医嘱。

【注意事项】 孕妇禁用。肾功能不全者慎用。顽固性失眠者可在医师指导下服用安眠药。

【规格】 口服液：10mL/支。

福康片

【成分】 洋金花、川芎（制）、牛黄、黄连等。

【功能与应用】 解毒止痛，扶正祛邪，清心除烦。用于：缓解或消除阿片类戒断综合征，解除毒瘾。

口服，9~16片/d，分3~4次服用。4~6d后，逐渐减量，第7日停药。

【注意事项】 可有严重不良反应，如意识障碍、幻觉、摸索等，应及时调整药量。一般反应可有口干、眼花、头晕、恶心、无力、心悸、心率缓慢等。

【规格】 片剂：0.4g/片。

天草颗粒

【成分】 夏天无、洋金花、姜黄、丹参、细辛、广防己、合欢皮、酸枣仁（炒）、天麻、红参、干姜、砂仁、连翘、甘草。

【功能与应用】 祛风活血，安神解毒。用于：阿片类毒品成瘾的戒毒治疗。

口服，第1~3日，2~3袋，4次/d；第4~7日，1~2袋，3次/d；第8~10日，1袋，2次/d。

【注意事项】 本品有毒，应在医师指导下服用，不可超量。加用安眠药，应采用最低有效剂量。肝、肾疾病患者慎用。忌食生冷、酸性食物。不可同时应用抗精神病药，如氯丙嗪、氯氮平等。孕妇，哺乳妇，青光眼、前列腺增生、糖尿病患者禁用。

不良反应可有口干、眼干、心悸、便秘、皮肤潮红、腹胀、排尿困难、视物模糊、瞳孔散大、乏力、头晕、恶心、呕吐、困倦、嗜睡、耳鸣、步态不稳、憋气、胃灼热、头痛、发热、幻视、出汗、情绪低落、小便失禁、瘙痒、兴奋、烦躁、谵语、惊厥等，重者减少药量可逐渐缓解。可有一过性肝功能异常。

【规格】 颗粒：15g/袋。

十复生胶囊

【成分】 南瓜（鲜）、甘草、松树皮、冬虫夏草等。

【功能与应用】 滋阴补肾，清心安神。用于：轻、重度阿片类毒品戒断症状。

饭前口服。第1日，8粒，4次/d；第2~3日，7粒，4次/d；第4~5日，6粒，3次/d；第6~7日，5粒，3次/d；第8~9日，3粒，2次/d；第10日，3粒，1次/d。疗程为10d。

【注意事项】 忌食辛辣食物。失眠者可在医师指导下服用最低有效量的安眠药。可有头晕、头痛、嗜睡、眼花、口干、恶心、呕吐、腹泻等。

【规格】 胶囊：0.45g/粒。

第十一部分 头 痛

大川芎制剂[典]

【成分】 川芎、天麻。

【功能与应用】 活血化瘀，平肝熄风。用于：瘀血阻络，肝阳化风所致的头痛、头胀、眩晕、颈项紧张不舒、上下肢或偏身麻木、舌部瘀斑等症。

口服液：口服，10mL，3次/d，15d为1个疗程，或遵医嘱。颗粒：4g，3次/d，用开水冲服，15d为1个疗程，或遵医嘱。

【注意事项】 孕妇，外感头痛、脑溢血急性期者均忌用。重症患者用药遵医嘱。口服液有沉淀时摇匀服。

【规格】 口服液：10mL/支。颗粒剂：4g/袋。

天舒胶囊[典]

【成分】 川芎、天麻。

【功能与应用】 活血平肝，通络止痛。用于：瘀血阻络或肝阳上亢所致的日久头痛、痛有定处，或头晕胁痛、失眠烦躁，舌质暗或有瘀斑；血管神经性头痛、紧张性头痛、高血压头痛具有上述临床表现者。

饭后口服，4粒，3次/d，或遵医嘱。

【注意事项】 孕妇、月经量过多者禁用。偶有胃部不适、头胀、月经量过多。

【规格】 胶囊：0.34g/粒。

复方羊角制剂[典]

【成分】 山羊角、川芎、白芷、川乌（制）等。

【功能与应用】 平肝，镇痛。用于：偏头痛、血管神经性头痛。紧张性头痛。也可用于神经痛。

胶囊：口服，5 粒，2～3 次/d。片剂：口服，5 片，3 次/d。颗粒：8g，2～3 次/d，用开水冲服。

【注意事项】 肝大、肝风患者不宜使用。虚证头痛者慎用。忌酒和辛辣食物。少数人可有胃肠道反应，多可自行消失。

【规格】 胶囊：0.25g/粒。片剂：0.32g/片。颗粒：8g/袋。

养血清脑颗粒[典]

【成分】 当归、川芎、白芍、细辛、熟地黄、钩藤、鸡血藤、夏枯草、决明子、珍珠母、延胡索等。

【功能与应用】 养血平肝，活血通络。用于：血虚肝亢所致的头痛、眩晕眼花、心烦易怒、失眠多梦等。

口服，1 袋，3 次/d。

【注意事项】 孕妇，肝火上升、肝阳上亢者忌服。忌气恼，忌酒及辛辣食物。本品有轻度降压作用，低血压者慎用。偶有恶心，可自行消失，不影响治疗。

【规格】 颗粒：4g/袋。

通天口服液[典]

【成分】 川芎、赤芍、天麻、羌活、白芷、细辛、菊花、薄荷、防风、茶叶、甘草等。

【功能与应用】 活血化瘀，祛风止痛。用于：瘀血阻滞、风邪上扰所致的偏头痛。临床表现为头部涨痛或刺痛，痛有定处，反复发作，头晕目眩，或恶心呕吐，恶风。

口服，第 1 日，10mL，即刻、1h 后、2h 后、4h 后各服 1 次，此后，每 6h 一次；第 2、3 日，10mL，3 次/d。3d 为 1 个疗程，或遵医嘱。

【注意事项】 孕妇，出血性脑血管病、阴虚阳亢患者禁服。个别人可有口干。

【规格】 口服液：10mL/支。

镇脑宁胶囊[典][基]

【成分】 猪脑粉、细辛、丹参、水牛角浓缩粉、川芎、天麻、葛根、藁本、白芷等。

【功能与应用】 熄风通络。用于：风邪上扰所致的头痛头昏、恶心呕吐、视物不清、肢体麻木、耳鸣；血管神经性头痛、高血压、脑动脉粥样硬化表现为上述证候者。

口服，4~5 粒，3 次/d。

【注意事项】 孕妇、外感头痛者忌用。个别患者可有四肢及全身浮肿，停药后消失。

【规格】 胶囊：0. 3g/粒。

都梁制剂[典]

【成分】 白芷（酒炖）、川芎。

【功能与应用】 祛风散寒，活血通络。用于：风寒瘀血阻滞脉络所致的头痛，临床表现为头部涨痛或刺痛，痛有定处，反复发作，遇风寒诱发或加重。

丸剂：口服，1 丸，3 次/d。滴丸：口服或舌下含服，6 丸，4 次/d。软胶囊：口服，3 粒，3 次/d。

【注意事项】 忌食辛辣食物。孕妇、哺乳妇忌服。阴虚阳亢、高血压引起头痛头晕者不宜服用。个别患者可有上腹部不适、恶心等反应。含化时可有口内麻木感，停药后消失。

【规格】 丸剂：9g/丸。滴丸：30mg/粒。软胶囊：0. 54g/粒。

正天制剂[典][基]

【成分】 钩藤、川芎、麻黄、细辛、黑顺片、白芍、羌活、独活、防风、鸡血藤、当归、地黄、白芷、桃仁、红花等。

【功能与应用】 疏风活血，养血平肝，通络止痛。用于：外感风寒、瘀血阻络、血虚失养、肝阳上亢引起的多种头痛，如神经性头痛、血管性头痛、偏头痛、紧张性头痛、颈椎病头痛、月经前头痛等。

胶囊：口服，2 粒，3 次/d，2 周为 1 个疗程。丸剂：口服，6g，2~3 次/d，饭后服药，15d 为 1 个疗程。

【注意事项】 孕妇慎用。注意监测血压、心律。饭后服用，以免胃部不适。实热头痛及过敏患者忌用。可有口苦、咽干、腹痛、腹泻及偶尔见谷氨酸氨基转移酶升高。极少数可有固定性药疹、大疱性表皮坏死松解型药疹、胃黏膜出血等。

【规格】 胶囊：0.45g/粒。丸剂：6g/袋。

第十二部分　眩　晕

牛黄上清制剂[典][基]

【成分】 人工牛黄、薄荷、菊花、荆芥穗、白芷、川芎、栀子、黄连、黄柏、黄芩、大黄、连翘、赤芍、当归、地黄、桔梗、甘草、石膏、冰片等。

【功能与应用】 清热泻火，散风止痛。用于：热毒内盛，风火上攻所致的头痛眩晕、目赤耳鸣、咽喉肿痛、口舌生疮、牙龈肿痛、大便燥结等症。

丸剂：大蜜丸1丸，水丸3g，水蜜丸4g，小蜜丸6g，2次/d，用温开水送服。片剂：口服，4片，2次/d。胶囊：口服，3粒，2次/d。软胶囊：口服，4粒，2次/d。

【注意事项】 孕妇、过敏体质者慎服。忌用温补性药物、辛辣刺激性食物。年老体弱、大便溏薄者忌服。心律失常，心、肝、肾严重慢性疾病患者，正在接受其他治疗患者，以及婴幼儿应在医师指导下用药。服用3d无效者应停药，并去医院就诊。自用不得超过推荐剂量。个别患者可有药疹和过敏性休克。

【规格】 丸剂：大蜜丸，6g/丸；水丸，6g/袋；水蜜丸4g/袋，每100丸重10g；小蜜丸，6g/袋，每100丸重20g。片剂：0.25g/片。胶囊：0.3g/粒。软胶囊：0.6g/粒。

全天麻胶囊[典]

【成分】 天麻。

【功能与应用】 平肝，熄风，止痉。用于：肝风上扰所致的头晕目眩、肢体麻木、小儿惊风、癫痫抽搐和破伤风等。

口服，2~6粒，3次/d。

【注意事项】 高血压患者慎用。本品属治标的辅助用药，对癫痫、惊风、破伤风等重症，应综合治疗，不可单独依赖本药。

【规格】 胶囊：0.5g/粒。

罗布麻制剂[典]

【成分】 罗布麻叶。

【功能与应用】 茶剂：平肝安神，清热利水。用于肝阳上亢，症见头痛眩晕、心悸失眠、浮肿尿少。还可用于高血压、神经衰弱、肾炎有上述表现者。片剂：降压。用于高血压头晕、心悸。颗粒（茶剂）：清热降火，平肝熄风。用于肝阳亢盛，症见头痛脑涨、多梦失眠，还可用于高血压病等有上述证候者。

茶剂：用开水冲泡代茶饮，3~6g，2~3 次/d。片剂（罗布麻叶片）：口服，4 片，3 次/d。颗粒罗布麻叶颗粒：12g，2~3 次/d，用开水冲服，亦可代茶饮，或遵医嘱。

【注意事项】 本品药性缓和，对重症只能作为辅助用药。用量也不宜过大，以免对心脏产生不良影响。

【规格】 茶剂：袋泡茶，3g/袋（小袋）。片剂：0.3g/片。颗粒：12g/袋。

夏枯草制剂[典]

【成分】 夏枯草。

【功能与应用】 清火，散结，消肿。用于：火热内蕴所致的头痛、眩晕、瘰疬、瘿瘤、乳痈肿痛；甲状腺肿大、淋巴结核、乳腺增生、高血压等见有上述证候者。

口服液：口服，10mL，2 次/d。膏剂：9g，2 次/d，用温开水送服。胶囊：口服，2 粒，2 次/d。

【注意事项】 体虚者慎用。感冒时停用。忌食油腻及辛辣刺激性食物。偶可出现粟粒样丘疹、刺痒，停药后消退。

【规格】 口服液：10mL/支。蜜膏剂：60g/瓶，100g/瓶，120g/瓶，125g/瓶，250g/瓶。胶囊：0.35g/粒。

耳聋制剂[典]

【成分】 龙胆、黄芩、地黄、泽泻、木通、栀子、当归、九节菖蒲、甘草、羚羊角等。

【功能与应用】 清肝泻火，利湿通窍。用于：肝胆湿热所致的头晕头痛、耳聋耳鸣、耳内流脓。

胶囊：口服，3 粒，2 次/d，7d 为 1 个疗程。丸剂：口服，大蜜丸 1 丸，小蜜丸 7g，2 次/d。

【注意事项】 孕妇、对本品过敏者禁用。肾虚、脾胃虚弱者不宜使用。忌食辛辣食物。

【规格】 胶囊：0.42g/粒。丸剂：大蜜丸，7g/丸；小蜜丸，每 45 丸重 7g。

第十三部分　高血压

山楂降压制剂

【成分】 山楂、夏枯草、菊花、决明子（炒）、泽泻（盐制）、小蓟等。

【功能与应用】 片剂：平肝潜阳。用于阴虚阳亢型高血压病。临床表现为头痛眩晕、耳鸣健忘、腰膝酸软、五心烦热、心悸失眠。袋泡茶：平肝潜阳，祛痰。用于肝阳上亢，瘀血阻络所致的头痛、眩晕、耳鸣等。还可用于早期轻型高血压或高血脂见上述证候者。丸剂：消食，化痰，健脾，泻热，散结，平肝。用于高血压、高血脂因肝风挟痰上扰引起的头痛眩晕、烦躁易怒、胁胀口苦等。胶囊：平肝降火，利湿化痰。用于高血压合并高血脂之肝火亢盛证，临床表现为头痛眩晕、耳聋耳鸣、面赤、脉弦。

片剂（山菊降压片）：口服，5 片，2 次/d，或遵医嘱。袋泡茶（山楂降压袋泡茶）：1 袋，加开水 200mL，浸泡 10～15min 后服用。3 周为 1 个疗程，或遵医嘱。丸剂（山楂降压丸）：1 丸，2 次/d，空腹用温开水送服。胶囊（山菊降压胶囊）：口服，2 粒，2 次/d。

【注意事项】 阴虚火旺、肾虚型高血压患者均不宜使用。孕妇慎用。稳定情绪，忌生气，忌烟、酒。

【规格】 片剂：0.3g/片。袋泡茶：2g/袋。丸剂：7g/丸。胶囊：0.5g/粒。

天母降压片

【成分】 天麻、珍珠母、钩藤、菊花、桑椹等。

【功能与应用】 平肝潜阳。用于：高血压肝阳上亢证，临床表现为眩晕、头痛、心悸、脉弦等。

口服，4 片，3 次/d。21d 为 1 个疗程，或遵医嘱。

【注意事项】 孕妇慎用。偶见恶心、呕吐、便稀，一般不影响治疗。

【规格】 片剂：0.3g/片。

松龄血脉康胶囊[典][基]

【成分】 鲜松叶、葛根、珍珠层粉等。

【功能与应用】 平肝潜阳，镇心安神，活血化瘀。用于：肝阳上亢或阴虚阳亢，气滞血瘀引起的头痛、眩晕、心悸、失眠、颈项强痛、口苦咽干、耳鸣健忘、中风等；原发性高血压、肾性高血压、高脂血症、冠心病、神经衰弱、颈椎病等有上述临床表现者。

口服，3 粒，3 次/d。重症者一次可增至 4 粒，或遵医嘱。病情稳定后，可减为 2 次/d 加以维持。

【注意事项】 重症者不可单独依赖本药，应进行综合治疗。

【规格】 胶囊：0.5g/粒。

清肝降压胶囊

【成分】 夏枯草、何首乌（制）、槐花（炒）、桑寄生、丹参、葛根、泽泻（盐）、小蓟、远志（去心）、川牛膝等。

【功能与应用】 清热平肝，补益肝肾。用于：高血压病属肝火亢盛、肝肾阴虚证，症见眩晕头痛、面红目赤、急躁易怒、口苦口干、腰膝酸软、心悸不寐、耳鸣健忘等。

口服，3 粒，3 次/d，或遵医嘱。

【注意事项】 孕妇慎用。

【规格】 胶囊：0.5g/粒。

清脑降压制剂

【成分】 黄芩、夏枯草、槐米、磁石（煅）、牛膝、当归、地黄、丹参、水蛭、钩藤、决明子、地龙、珍珠母等。

【功能与应用】 清脑降压。用于血压偏高，头昏头晕，失眠健忘，记忆力减退。

胶囊：口服，3~5 粒，3 次/d。片剂：4~6 片，3 次/d，用温开水送服。颗粒：2~3g，3 次/d，用开水冲服。

【注意事项】 孕妇忌服。本药只作为辅助用药，不可单独依赖。

【规格】 胶囊：0.55g/粒。片剂：0.3g/片。颗粒：2g/袋。

莱葛颗粒

【成分】 莱菔子、葛根、山楂等。

【功能与应用】 运脾祛痰，活血化瘀。用于：高血压痰湿挟瘀证，临床表现为头晕头重、胸闷腹胀、舌暗苔腻、脉弦滑等。

口服，1 袋，2 次/d，用开水冲服。

【注意事项】 本品只作为辅助用药，不可单独依赖。可有轻度恶心。

【规格】 颗粒：20g/袋。

牛黄降压制剂[典]

【成分】 人工牛黄、羚羊角、黄芩提取物、珍珠、决明子、川芎、冰片、白芍、党参、黄芪、郁金、甘松、水牛角浓缩粉、薄荷等。

【功能与应用】 清心化痰，平肝潜阳，镇静降压。用于：由心肝火旺，痰热壅盛所致的头晕目眩、头痛失眠、烦躁不安；高血压见上述证候者。

片剂：口服，2~4 片，1 次/d，或遵医嘱。丸剂：口服，大蜜丸 1~2 丸，1 次/d；小蜜丸 20~40 丸，2 次/d。胶囊：口服，2~4 粒，1 次/d。

【注意事项】 方中寒凉药偏重，孕妇慎用。腹泻、无热证者不宜用。本药治疗高血压仅作为辅助用药，不可单独依赖。

【规格】 片剂：0.5g/片。丸剂：大蜜丸，1.6g/丸；小蜜丸，每 20 丸重 1.3g。胶囊：0.4g/粒。

康脉心口服液

【成分】 当归。

【功能与应用】 补血活血。用于：阴虚阳亢合并血瘀证引起的Ⅱ期高血压，临床表现为眩晕、头部刺痛、腰膝酸软、心悸、失眠等症状。

口服，10mL，3 次/d，2 周为 1 个疗程。

【注意事项】 本品辛辣成分较多，易耗阴，阴虚内热者慎用。本品为治疗高血压的辅助用药，不可单独依赖，应综合用药。

【规格】 口服液：10mL/支。

第十四部分　中　风

大活络制剂[基]

【成分】 乌梢蛇、蕲蛇、威灵仙、香附（醋制）、麻黄、贯众、甘草、羌活、僵蚕（炒）、肉桂、广藿香、乌药、黄连、熟地黄、没药（制）、大黄、木香、沉香、细辛、天南星（制）、赤芍、松香、丁香、乳香（制）、青皮、白术（麸炒）、豆蔻、安息香、黄芩、玄参、何首乌（制）、防风、豹骨（油酥）、龟板（醋淬）、葛根、血竭、当归、地龙、麝香、牛黄、冰片、人参、草乌（制）、天麻、全蝎、两头尖、骨碎补（烫，去毛）等。同仁大活络丸：蕲蛇（酒制）、乌梢蛇（酒制）、铁丝威灵仙（酒制）、全蝎、僵蚕（麸炒）、附子（制）、两头尖（醋制）、草乌（炙）、豹骨（制）、天麻、麻黄、何首乌（黑豆酒制）、羌活、细辛、防风、水牛角浓缩粉、官桂、丁香、赤芍、血竭、甘草、香附（醋制）、地龙、龟板（醋淬）、当归、熟地黄、白术（炒）、没药（醋制）、骨碎补、茯苓、玄参、青皮（醋制）、人参、绵马贯众、广藿香、乳香（醋制）、沉香、熟大黄、豆蔻、天南星（制）、黄芩、葛根、松香（制）、黄连、乌药、木香、牛黄、安息香、麝香、冰片等。

【功能与应用】 舒筋活络，祛风定痛，散寒祛湿。用于半身不遂、口眼歪斜、腰腿疼痛、周身麻木、筋肉拘挛、两足痿软。同仁大活络丸：祛风，舒筋，活络，除湿。用于风寒湿痹引起的肢体疼痛、手足麻木、筋脉拘挛、中风瘫痪、口眼歪斜、半身不遂、言语不清。

丸剂：1 丸，1～2 次/d，用温黄酒或温开水送服。小儿酌减。胶囊：口服，4 粒，2 次/d，或遵医嘱。同仁大活络丸：水蜜丸 2～4g，大蜜丸1～2 丸，2 次/d，用温黄酒或温开水送服。

【注意事项】 肝肾阴虚、大便秘结者慎用。孕妇，中风晚期、严重肝肾疾病、出血性中风初期神志不清者及对本品过敏者均禁用。少数患者可有口干、便干、一过性胃肠不适。也可有口唇疱疹、过敏反应、消化道出血等发生。

【规格】 丸（丹）：3. 5g/丸。胶囊：0. 25g/粒。同仁大活络丸：大蜜丸，3. 6g/丸；水蜜丸，2g/丸。

中风回春制剂[典]

【成分】 当归（酒制）、川芎（酒制）、红花、桃仁、丹参、鸡血藤、忍冬藤、络石藤、地龙（炒）、土鳖虫（炒）、伸筋草、川牛膝、蜈蚣、茺蔚子（炒）、全蝎、威灵仙（酒制）、僵蚕（炒）、木瓜、金钱白花蛇等。

【功能与应用】 活血化瘀，舒筋通络。用于：痰瘀阻络所致的中风，症见半身不遂、肢体麻木、言语謇涩、口舌歪斜。

胶囊：口服，4~6 粒，3 次/d，或遵医嘱。丸剂：口服，1. 2~1. 8g，3 次，或遵医嘱，用温开水冲服。片剂：口服，4~6 片，3 次，或遵医嘱。

【注意事项】 脑溢血急性期者、孕妇忌服。中风伴收缩压偏低者，由小剂量开始，逐渐加量。少数患者用药后可有头晕目眩、恶心，活动后加重，减量或停药后，血压偏低者眩晕更为明显。

【规格】 胶囊：0. 3g/粒。丸剂：1. 8g/袋，16g/瓶。片剂：0. 3g/片。

灯盏细辛制剂[典]

【成分】 灯盏细辛。

【功能与应用】 活血化瘀，通络止痛。用于：瘀血阻滞所致的中风偏瘫，肢体麻木，口眼歪斜，言语謇涩，胸痹心痛、痛有定处，舌质暗红，脉弦细涩或结代；缺血性中风、冠心病心绞痛临床有上述表现者。

片剂（灯盏花素片）：口服，2片，3次/d。胶囊：口服，2~3粒，3次/d。口服液：口服，1~2支，3次/d。颗粒：口服，5~10g，3次/d。注射液：肌内注射，4mL，2~3次/d；穴位注射，每穴0.5~1mL，多穴位总量6~10mL；静脉注射，20~40mL，1~2次/d，用0.9%氯化钠注射液500mL稀释后缓慢静脉滴注。

【注意事项】 脑出血急性期及有出血倾向者不宜使用本药。静脉用药出现沉淀时切勿应用。个别人可出现过敏反应、皮肤瘙痒、皮疹、口干、乏力、心悸，可停药或对症处理。可同时使用脱水剂、抗生素和维生素类药物。

【规格】 片剂：20mg/片。胶囊：0.18g/粒。口服液：10mg/支。颗粒：5g/袋。注射液：2mL/支，5mL/支，10mL/支。

血塞通制剂[基]

【成分】 三七总皂苷等。

【功能与应用】 活血祛瘀，通经活络，抑制血小板聚集和增加脑血流量。用于：心脑血管瘀阻性疾病，临床表现为偏瘫、半身不遂、口眼歪斜、言语謇涩、舌强不灵；或冠心病心绞痛表现为胸闷、胸痛、心悸、舌暗紫或有瘀斑者。

软胶囊：口服，2粒，2次/d。片剂：口服，50~100mg，3次/d。胶囊：口服，100mg，3次/d。颗粒：1~2袋，3次/d，用开水冲服。注射液：肌内注射，100mg，2~3次/d；静脉滴注，200~400mg，以5%~10%葡萄糖注射液250~500mL稀释后缓慢静脉滴注，1次/d。

【注意事项】 孕妇忌用。糖尿病患者不可用糖衣片。注意预防过敏反应、皮疹、过敏性休克。

【规格】 软胶囊：0.33g/粒。片剂：以三七总皂苷计，25mg/片，50mg/片，100mg/片。胶囊：50mg/粒，100mg/粒。颗粒：3g/袋。注射液：100mg/2mL，200mg/2mL，250mg/5mL，250mg/10mL。

复方牵正膏[典]

【成分】 白附子、地龙、全蝎、僵蚕、川芎、白芷、当归、赤芍、防风、生姜、樟脑、冰片、薄荷脑、麝香草酚等。

【功能与应用】 祛风活血，舒筋活络。用于：风邪中络，症见口眼歪斜、肌肉麻木、筋骨疼痛；面神经麻痹、坐骨神经痛、肌痛有上述临床表现者。

外用，根据患部面积，将膏药剪开，贴于相关穴位。贴敷前，将要贴敷部位清洗、消毒、擦红。口眼歪斜：贴下关、颊车、地仓、太阳、阳白、迎香等穴位。肌肉麻痹：上肢贴合谷、中渚、外关、手三里、阿是穴等穴位；下肢贴太冲、解溪、足三里、足临泣、阳陵泉、阿是穴等穴位。筋骨疼痛：阿是穴，循经取穴。

【注意事项】 开放性创伤忌用。贴敷期间防受风寒。皮肤过敏者，可暂停用药。

【规格】 膏剂：4cm×6.5cm，5cm×7cm，6.5cm×10cm。

脑安制剂[典]

【成分】 川芎、当归、人参、红花、冰片等。

【功能与应用】 活血化瘀，益气通脉。用于：脑血栓形成急性期，恢复期属气虚血瘀证者，症见半身不遂、口眼歪斜、肢体麻木、舌体不灵、言语謇涩、气短乏力、口角流涎、手肿足胀、舌暗或有瘀胀、舌苔薄白等。

胶囊，2 粒；片剂，2 片；颗粒，1 袋，用开水冲服；均 2 次/d，4 周为 1 个疗程，或遵医嘱。

【注意事项】 出血性脑病患者慎用。

【规格】 胶囊：0.4g/粒。片剂：0.53g/片。颗粒：1.2g/袋。

脑得生制剂[典]

【成分】 三七、川芎、山楂（去核）、葛根、红花等。

【功能与应用】 活血化瘀，舒络通脉，醒脑开窍。用于：瘀血阻络所致的眩晕、中风，症见肢体不用、言语不利及头晕目眩；脑血管硬化、缺血性脑病、脑中风恢复期或后遗症、冠心病等见上述证候者。

胶囊：口服，4 粒，3 次/d。颗粒：3g，3 次/d，用开水冲服。片剂：口服，6 片，3 次/d。丸剂：1 丸，3 次/d，用白开水送服。袋泡茶：1 袋，3 次/d，用开水泡服。咀嚼片：1 片，3 次/d，咀嚼服。

【注意事项】 孕妇、脑出血急性期者均忌服。

【规格】 胶囊：0.45g/粒。颗粒：3g/袋。片剂：0.32g/片。丸剂：9g/丸。袋泡茶：4g/袋。咀嚼片：1.1g/片。

消栓通络制剂[典]

【成分】 三七、黄芪、郁金、桂枝、冰片、川芎、丹参、泽泻、槐花、木香、山楂等。

【功能与应用】 活血消栓，温经通络。用于：动脉粥样硬化造成的心脑血管的缺血性疾病，如精神呆滞、心区痹痛、舌体发硬、四肢怕冷、语言謇涩、活动疼痛等；并有一定的降血脂作用。

胶囊：口服，6粒，2~3次/d。颗粒：口服，1袋，3次/d。片剂：6片，3次/d，用温开水送服。

【注意事项】 忌生冷、辛辣、油腻食物。孕妇忌服。肝肾疾病患者或正在接受其他治疗的患者，应在医师指导下用药。过敏体质者慎用。

【规格】 胶囊：0.35g/粒。颗粒：6g/袋，12g/袋。片剂：0.37g/片，0.38g/片，0.4g/片。

清眩治瘫丸[典]

【成分】 天麻、蕲蛇（酒制）、僵蚕、全蝎、地龙、铁丝威灵仙、白附子（制）、决明子、牛膝、没药（醋制）、血竭、丹参、川芎、赤芍、玄参、桑寄生、葛根、香附（醋制）、骨碎补、槐米、郁金、沉香、枳壳（炒）、安息香、人参（去芦）、白术（炒）、麦冬、茯苓、黄连、黄芩、地黄、泽泻、法半夏、黄芪、山楂、水牛角浓缩粉、人工牛黄、珍珠、冰片等。

【功能与应用】 平肝熄风，化痰通络。用于：肝阳上亢，肝风内动所致的头晕目眩、颈硬头胀、胸中闷热、惊恐虚烦、痰涎壅盛、言语謇涩、肢体麻木、口眼歪斜、半身不遂。

大蜜丸1丸，水蜜丸6g，2次/d，用温开水或黄酒送服。

【注意事项】 忌食辛辣、油腻、厚味食物。孕妇忌服。

【规格】 大蜜丸：9g/丸。水蜜丸：6g/袋。

麝香抗栓制剂[典]

【成分】 人工麝香、羚羊角、全蝎、乌梢蛇、三七、僵蚕、水蛭（制）、川芎、天麻、大黄、红花、胆南星、鸡血藤、赤芍、粉葛、地黄、黄芪、忍冬藤、当归、络石藤、地龙、豨莶草等。

【功能与应用】 通络活血，醒脑散瘀。用于：中风气虚血瘀证，临床表现为半身不遂、言语不清、头晕目眩；脑血管疾病有上述表现者。

胶囊：4粒，3次/d，用温开水送服。丸剂：口服，大蜜丸，1丸，3次/d；水丸，14丸，3次/d。

【注意事项】 孕妇慎用。

【规格】 胶囊：0.25g/粒。丸剂：大蜜丸，7.5g/丸；水丸，0.2g/丸。

脉络宁制剂[基]

【成分】 玄参、石斛、牛膝、金银花、山银花（灰毡毛忍冬）等。

【功能与应用】 注射液：活血化瘀，补肝益肾，清热养阴。用于血栓闭塞性脉管炎、静脉血栓形成、心脑血管动脉硬化引起的缺血性疾病和后遗症。口服液：活血化瘀，清热养阴。用于血运不畅引起的各种疾病，如肢体皮肤发凉、酸胀、麻木、烧灼感、间歇性跛行、静息痛、静脉血栓形成、半身不遂、麻木不仁、口眼歪斜、言语謇涩等。

注射液：静脉滴注，10~20mL，加入5%~10%葡萄糖注射液或0.9%氯化钠注射液250~500mL稀释后缓慢静脉滴注，1次/d，10~14d为1个疗程，可连续使用2~3个疗程。口服液：口服，20mL，2次/d。

【注意事项】 脑出血、出血性疾病患者及孕妇忌用。注射液偶可引起右室心肌梗死、心绞痛、过敏等反应，应予注意。本品应在医师指导下应用。

【规格】 注射液：10mL/支。口服液：10mL/支，20mL/支。

三七通舒胶囊[典]

【成分】 三七三醇皂苷。

【功能与应用】 活血化瘀，通经舒络。用于：心脑缺血性疾病，预防血栓形成，治疗中风偏瘫、口眼歪斜、言语謇涩、身体麻木、胸痹心痛等症。

口服，1粒，3次/d，4周为1个疗程。

【注意事项】 孕妇、脑出血者禁用。

【规格】 胶囊：0.2g/粒。

第十五部分 痹 证

风湿痹康胶囊

【成分】 土茯苓、穿山龙、青风藤、马钱子粉、蜈蚣、全蝎等。

【功能与应用】 祛风除湿，温经散寒，通络止痛。用于：风湿性关节炎属寒湿阻络证者，临床表现为关节冷痛、运动不利、局部怕冷而无红肿等炎症表现。

口服，2粒，3次/d，或遵医嘱。

【注意事项】 孕妇忌服。急慢性肝炎、肾炎患者慎用。

【规格】 胶囊：0.3g/粒。

正清风痛宁制剂[典]

【成分】 盐酸青藤碱。

【功能与应用】 祛风除湿，活血通络，消肿止痛。用于：风湿性关节炎，表现为关节肿胀、肌肉酸痛、僵硬、运动不利、肢体麻木；类风湿性关节炎、慢性肾炎有上述证候者。

片剂：口服，1~4片，3次/d，2个月为1个疗程。缓释片：口服，用于风寒湿痹证者，1片，2次/d，2个月为1个疗程；用于普通型慢性肾炎者，2片，2次/d，3个月为1个疗程。胶囊：口服，3粒，3次/d，饭前服，或遵医嘱。注射剂：肌内注射，25~50mg，2次/d，或遵医嘱。

【注意事项】 孕妇，哺乳妇，白细胞减少、支气管哮喘、肝功能不全者禁用。勤查血象，如出现白细胞减少，立即停药。

【规格】 片剂：每片含盐酸青藤碱20mg。缓释片：每片含盐酸青藤碱60mg。胶囊：0.15g/粒（含盐酸青藤碱20mg）。注射液：25mg/1mL，50mg/2mL。

伸筋丹制剂[典]

【成分】 地龙、马钱子（制）、红花、乳香（醋炒）、防己、没药（醋炒）、香加皮、骨碎补（烫）等。

【功能与应用】 舒筋通络，活血祛瘀，消肿止痛。用于：血瘀阻络引起的慢性关节炎、骨折后遗症、颈椎病、肩周炎、肥大性脊椎炎、坐骨神经痛等。

胶囊：口服，5粒，3次/d，饭后服药，或遵医嘱。片剂（伸筋片）：口服，3片，3次/d，饭后服用，15d为1个疗程，可连用2个疗程，或遵医嘱。

【注意事项】 本制剂含马钱子，不可过量，也不宜久服。孕妇、哺乳妇禁用。肝、肾功能不良者慎用。

【规格】 胶囊：0.15g/粒。片剂：0.25g/片，0.3g/片。

祛风止痛制剂[典]

【成分】 老鹳草、槲寄生、续断、威灵仙、独活、草乌（制）、红花等。

【功能与应用】 祛风寒，补肝肾，壮筋骨。用于：风寒湿邪闭阻、肝肾亏虚所致的各类痹病。临床表现为关节肿胀、腰膝疼痛、四肢麻木等症；风湿性关节炎、类风湿性关节炎、骨关节疾病有上述临床表现者。

片剂：6片，2次/d，用温开水送服。胶囊：6粒，2次/d，或遵医嘱。丸剂：2.2g，2次/d。

【注意事项】 孕妇忌服。关节红肿者慎服。不可与半夏、瓜蒌、贝母、白蔹、白及等药同用或伍用。

【规格】 片剂：0.33g/片。胶囊：0.3g/粒。丸剂：2.2g/袋（每10丸重

1.1g）。

祖师麻制剂[典][基]

【成分】 片剂、膏剂：祖师麻浸膏粉。注射液：黄瑞香根皮。

【功能与应用】 祛风降湿，活血止痛。用于：风寒湿痹，瘀血闭阻经脉。表现为肢体关节肿痛、畏寒肢冷、局部肿胀或瘀斑；风湿性关节炎、类风湿性关节炎有上述表现者。

片剂：口服，3片，3次/d。膏剂：外用，温热软化后贴于患处。注射液：肌内注射，1~2mL，1~2次/d。

【注意事项】 有胃病者，饭后服用，或服保护胃黏膜药。孕妇慎用。

【规格】 片剂：0.29g/片，0.3g/片。膏剂：2.5g/张，7g/张，10g/张。注射液：2mL/支。

通痹制剂[典]

【成分】 马钱子、金钱白花蛇、蜈蚣、全蝎、地龙、天麻、人参、当归、川乌（制）等。

【功能与应用】 祛风胜湿，活血通络，散寒止痛，调补气血。用于：湿寒痹阻、瘀血阻络、气血两虚所致的各种痹症，临床表现为关节冷痛，运动不利；风湿性关节炎、类风湿性关节炎见于上述证候者。

片剂，2片；胶囊，1粒；均2~3次/d，饭后服用，或遵医嘱。

【注意事项】 孕妇、儿童禁用。肝、肾功能损害和高血压患者慎用。不可过量、久服。忌食油腻、生冷食物。

【规格】 片剂：0.3g/片。胶囊：0.31g/粒。

痛风定胶囊[典]

【成分】 秦艽、黄柏、延胡索、赤芍、川牛膝、泽泻、车前子、土茯苓等。

【功能与应用】 清热祛痰，活血通络，定痛。用于：湿热瘀阻所致的各种痹病，临床表现为关节红肿热痛，伴有发热、汗出不解、口渴心烦、尿黄、舌红苔黄腻、脉滑数；痛风见上述证候者。

口服，4粒，3次/d。

【注意事项】 孕妇慎用。服后不可立即饮茶。

【规格】 胶囊：0.4g/粒。

镇痛口服液

【成分】 草乌（制）、闹羊花、洋金花、细辛、姜黄等。

【功能与应用】 活血通络，散寒止痛。用于：创伤痛，术后痛及骨关节痹痛、血栓闭塞性脉管炎、癌性疼痛等属寒湿瘀阻所致的难忍性疼痛。

口服，10mL，不超过 3 次/d。

【注意事项】 孕妇，青光眼、器质性幽门梗阻、心肌梗死、前列腺肥大患者禁用。不可超量，应在医师指导下使用。心动过速、高血压患者及对本药过敏者慎用。注意过量中毒。过量中毒可用毛果芸香碱解救。

【规格】 口服液：10mL/支。

尪痹复康颗粒

【成分】 补骨脂、续断、骨碎补、生地黄、熟地黄、白芍、桂枝、自然铜、没药、羌活、独活、草乌（制）、淫羊藿、川乌（制）、僵蚕、知母、土鳖虫、牛膝、透骨草、麻黄、狗脊、防风等。

【功能与应用】 补肾祛寒，化湿散风，活血通络，强壮筋骨。用于：尪痹肾虚寒湿证，临床表现为关节肿痛、喜暖怕凉、晨起僵硬，腰膝酸软，倦怠无力，形寒肢冷；类风湿性关节炎具有上述临床表现者。

口服，18g，3 次/d，用开水冲服，1 个月为 1 个疗程，或遵医嘱。

【注意事项】 心脏病患者及肝、肾功能不良者慎用。孕妇、表热证类风湿性关节炎患者及糖尿病患者禁用。偶见口干、大便干结。

【规格】 颗粒剂：9g/袋。

尪痹制剂[典]

【成分】 地黄、熟地黄、续断、附片（黑顺片）、独活、骨碎补、桂枝、淫羊藿、防风、威灵仙、皂角刺、羊骨、白芍、狗脊（制）、知母、伸筋草、红花等。

【功能与应用】 补肝肾，壮筋骨，祛风湿，通经络。用于：肝肾不足、风湿阻络所致的尪痹，临床表现为肌肉关节疼痛、局部肿大、僵硬畸形、运动不利，腰膝酸软，畏寒乏力；类风湿性关节炎有上述证候者。

片剂：口服，糖衣片 7~8 片，薄膜衣片 4 片，3 次/d。颗粒：6g，3 次/d，用开水冲服。

【注意事项】 孕妇禁用。忌食生冷食物。

【规格】 片剂：糖衣片（芯重 0.25g）；薄膜衣片（芯重 0.5g）。颗粒：3g/袋，6g/袋。

第十六部分 水 肿

尿毒清颗粒

【成分】 大黄、黄芪、桑白皮、苦参、茯苓、白术、何首乌（制）、白芍、丹参、车前草等。

【功能与应用】 通腑降浊，健脾利湿，活血化瘀。用于：慢性肾功能衰竭氮质血症期和尿毒症早期，中医辨证属脾虚湿浊和脾虚血瘀证者。

5~10g，4次/d，6、12 、18时各服5g，22时服10g，用温开水冲服。也可由医生自定时间，但最大间隔时间不应超过8h。最大量为40g/d。

【注意事项】 如有水样便，可适当减量。忌与氧化淀粉、活性炭等吸附剂合用。本品含糖，糖尿病患者忌服。

【规格】 颗粒剂：5g/袋。

肾炎康复片[典]

【成分】 西洋参、人参、地黄、杜仲（盐炒）、山药、白花蛇舌草、黑豆、土茯苓、益母草、丹参、桔梗、泽泻、白茅根等。

【功能与应用】 益气养阴，补肾健脾，清解余毒。用于：慢性肾小球肾炎属于气阴两虚、脾肾不足、毒热未清等证，临床表现为神疲乏力、腰酸腿软、面肢浮肿、头晕耳鸣；慢性肾炎蛋白尿、血尿见上述证候者等。

口服，8片，3次/d，小儿酌减。

【注意事项】 服药期间忌食辛辣、肥甘食物；禁房事。

【规格】 片剂：0.3g/片。

肾炎消肿片[典]

【成分】 苍术、陈皮、姜皮、大腹皮、冬瓜皮、桂枝、关黄柏、陈皮、椒目、泽泻、香加皮、茯苓、益母草等。

【功能与应用】 健脾渗湿，通阳利水。用于：急、慢性肾炎属脾虚湿肿证，临床表现为肢体浮肿，晨起面肿加重，午后腿肿加重，呈凹陷性，身体困重，尿少，腹胀食少，舌苔白腻，脉沉缓。

口服，3~5片，3次/d，20d为1个疗程，可连用3个疗程。

【注意事项】 脾虚者，应加健脾药。水肿严重者，可适当加用利尿药。对虚证或表邪未解者，不宜用本药。糖衣片剂不可用于糖尿病患者。

【规格】　片剂：薄膜衣片，0.32g/片，0.34g/片；糖衣片，芯重0.56g/片。

肾炎舒片[典]

【成分】　苍术、茯苓、白茅根、防己、人参（去芦）、黄精、菟丝子、枸杞子、金银花、蒲公英等。

【功能与应用】　益肾健脾，利水消肿。用于：脾肾阳虚性肾炎引起的浮肿、腰痛、头昏、乏力等症。

片剂，口服，6片，3次/d，小儿酌减。一个月为1个疗程，可连用2个疗程。

【注意事项】　忌服辛辣刺激性食物。本品是用于治疗阴水，对于阳水或外感风邪者则不适宜。恶寒发热、咽喉肿痛、肿势加重、小便短少者均应按阳水论治。

【规格】　片剂：0.25g/片。

肾炎解热片[典]

【成分】　白茅根、连翘、荆芥、苦杏仁（炒）、陈皮、大腹皮、泽泻（盐制）、茯苓、桂枝、车前子（炒）、赤小豆、石膏、蒲公英、蝉蜕等。

【功能与应用】疏风解热，宣肺利水。用于：风热犯肺所致的水肿，临床表现为发热恶寒、头面浮肿、咽喉干痛、肢体酸痛、小便短赤、舌苔薄黄、脉浮数；急性肾炎见有上述证候者。

口服，3~5片，3次/d。

【规格】　薄膜衣片：0.34g/片，0.56g/片。糖衣片：芯重0.32g/片。

肾复康胶囊[典]

【成分】　土茯苓、槐花、白茅根、益母草、广藿香等。

【功能与应用】　清热利尿，益肾化浊。用于：热淋涩痛；急性肾炎水肿、慢性肾炎急性发作具有上述临床表现者。

口服，4~6粒，3次/d。

【规格】　胶囊：0.3g/粒。

肾衰宁胶囊[典]

【成分】　太子参、黄连、法半夏、陈皮、茯苓、大黄、丹参、牛膝、红花、甘草等。

【功能与应用】　益气健脾，活血化瘀，通腑泄浊。用于：脾胃气虚，浊瘀内阻，升降失调所致的面色萎黄、腰痛倦怠、恶心呕吐、食欲不振、小便不利、大便黏滞；慢性肾功能不全见有上述证候者。

口服，4~6 粒，3~4 次/d，小儿酌减。

【注意事项】 孕妇禁用。

【规格】 胶囊：0.35g/粒。

肾康宁片[典]

【成分】 黄芪、丹参、茯苓、泽泻、益母草、淡附片、锁阳、山药等。

【功能与应用】 补脾温肾，渗湿活血。用于：慢性肾炎，肾气亏虚，肾功能不全引起的腰酸、疲乏、畏寒及夜尿增多等。

口服，5 片，3 次/d。

【注意事项】 忌辛辣、生冷、油腻食物，宜低蛋白饮食，避免剧烈运动。感冒发热患者不宜服用。

【规格】 片剂：薄膜衣片，0.31g/片，0.33g/片；糖衣片，芯重 0.3g/片。

肾衰康灌肠液

【成分】 黄芪、大黄、丹参、红花等。

【功能与应用】 清热解毒，益气利尿，活血化瘀。用于：急性肾功能衰竭和早、中期肾功能衰竭属湿浊血瘀型者，临床表现为身重困倦、纳差腹胀、恶心呕吐、舌质紫暗、舌苔厚腻等。

普通型：保留灌肠，成人 100mL，儿童按 2mL/kg 体重计算。临用时加 4%碳酸氢钠溶液 10~20mL，保留 30min 后排出。6~8 次/d，或遵医嘱。

浓缩型：直肠灌注，急性肾衰，20mL，6 次/d，或遵医嘱；慢性肾炎，可改为 20mL，2 次/d，8 周为 1 个疗程。

【注意事项】 肛周皮肤、黏膜破损或化脓及活动性出血者禁用。

【规格】 普通型灌肠液：100mL/瓶。浓缩型灌肠液：20mL/瓶。

五苓制剂[典][基]

【成分】 茯苓、泽泻、猪苓、肉桂、白术（麸炒）等。

【功能与应用】 温阳化气，利湿行水。用于阳不化气、水湿内停所致的水肿。临床表现为小便不利、水肿腹胀、呕吐泄泻、渴不思饮。

胶囊：口服，3 粒，2 次/d。散剂：口服，6~9g，2 次/d。片剂，口服，4~5 片，3 次/d。

【注意事项】 高热伤津、孕妇忌用。忌食生冷食物。可有头晕、目眩、口淡、食欲减退等不良反应。

【规格】 胶囊：0.45g/粒。散剂：6g/袋，9g/袋，12g/袋。片剂：0.35g/片。

第十七部分 热淋（急性泌尿系感染）

金钱通淋口服液

【成分】 金钱草、海金沙、忍冬藤、白茅根、石韦等。

【功能与应用】 清热祛湿，利水通淋。用于：下焦湿热型淋证，症见尿频尿急且灼热刺痛、腰痛拒按、尿色黄赤；急性泌尿系感染见有上述证候者。

口服，20mL，3次/d。2周为1个疗程。有效，未根治，可重复之。或遵医嘱。

【注意事项】 泌尿系感染重者，应综合治疗，不可单独依赖本药。脾胃虚弱者慎用。个别患者可有便溏、纳差、恶心。

【规格】 口服液：10mL/支。

清热通淋胶囊

【成分】 爵床、苦参、白茅根、硼砂等。

【功能与应用】 清热，利湿，通淋。用于：下焦湿热所致的热淋证，临床表现为发热、尿频尿急、尿道刺痛、尿液混浊、口干苦等；泌尿系感染见有上述证候者。

口服，4粒，3次/d。或遵医嘱。2周为1个疗程。

【注意事项】 虚证者慎服。孕妇忌服。偶有消化道不适，可自行缓解。胃部不适者可饭后服药。

【规格】 胶囊：0.37g/粒。

清淋制剂[典]

【成分】 瞿麦、萹蓄、木通、车前子（盐制）、滑石、栀子、大黄、甘草（炙）等。

【功能与应用】 清热泻火，利水通淋。用于：膀胱湿热所致的淋证、癃闭，临床表现为尿频涩痛、淋沥不畅、小腹胀满、口干咽燥、发热；急性泌尿系感染见上述证候者。

胶囊：口服，4粒，2次/d，小儿酌减。颗粒：用开水冲服，10g，2次/d，小儿酌减。

【注意事项】 重症泌尿系感染，应加用抗感染的其他药物，不可单独依赖本药。孕妇忌服。体虚者慎用。

【规格】 胶囊：0.3g/粒。冲剂：10g/袋。

三金片[典][基]

【成分】 金樱根、菝葜、羊开口、金沙藤、积雪草等。

【功能与应用】 清热解毒，利湿通淋，益肾消炎。用于：下焦湿热所致的热淋、小便短赤、淋沥涩痛、尿急频数；急慢性肾盂肾炎、膀胱炎、泌尿系感染见有上述证候者；慢性非细菌性前列腺炎属肾虚湿热下注证。

口服，小片5片，或大片3片，3~4次/d。或遵医嘱。

【注意事项】 泌尿系感染重症，应综合治疗，不可单独依赖本药。

【规格】 片剂：薄膜衣小片，0.18g/片；薄膜衣大片，0.29g/片。糖衣小片，芯重0.17g/片；糖衣大片，芯重0.28g/片。

第十八部分 石淋（泌尿系结石）

石淋通制剂[典]

【成分】 广金钱草。

【功能与应用】 清湿除热，利尿排石。用于：湿热下注所致的热淋、石淋，症见尿频、尿急、尿痛或尿有砂石；尿路感染、泌尿系结石、肾盂肾炎具有上述证候者。

片剂，口服，5片；胶囊，口服，3粒；均3次/d，用较大量温开水送服，增加尿量，以利排毒。颗粒：15g，3次/d，用温开水冲服，大量饮水，以利排毒。

【注意事项】 本药苦寒，脾胃虚弱者不宜服用。孕妇忌服。长期大量服用，可产生头晕、心悸，可能与利尿排钾有关。

【规格】 片剂：每片含干浸膏0.12g。胶囊：0.45g/粒。颗粒：15g/袋（相当于总药材15g）。

尿路通片

【成分】 金钱草、海金沙、鸡内金（炒）、延胡索（醋制）、郁金、小蓟、泽泻、芒硝、冬葵子、川牛膝等。

【功能与应用】 清热利湿，通淋排石。用于：石淋属湿热下注证。症见腰痛、少腹急痛，小便频数、涩痛难忍、短赤、淋漓不尽，舌苔黄，脉弦滑或滑数；尿路结石合并感染见有上述证候者。

口服，4~6片，3次/d，或遵医嘱。

【注意事项】　孕妇禁用。

【规格】　片剂：0.3g/片。

泌石通胶囊

【成分】　槲叶干浸膏、滑石粉等。

【功能与应用】　清热利湿，行气化瘀。用于：气滞血瘀型及湿热下注型泌尿系结石合并感染及结石长径在1.0cm以下者。

口服，2粒，3次/d，1个月为1个疗程，必要时可延长疗程。

【注意事项】　孕妇慎用。个别患者可有腹部不适、一过性头晕或血压升高等反应，必要时可停药。

【规格】　胶囊：0.45g/粒。

结石康胶囊

【成分】　三叶膏、广金钱草、海金沙、琥珀、预知子、黄芪、毛柱铁线莲、延胡索、乌药、三棱、鸡内金、威灵仙等。

【功能与应用】　清热利湿，益气活血，利尿排石。适用于肾、输尿管、膀胱的小结石（结石横径≤1.0cm，纵径≤1.8cm），或体外碎石后遗留的小碎石。临床表现为腰腹疼痛、排尿困难，小便淋漓不尽、尿血等。

口服，4粒，3次/d。2个月为1个疗程，或遵医嘱。

【注意事项】重症结石者慎用。输尿管狭窄、畸形者忌用。个别患者可有恶心、呕吐、头晕等症状，以及一过性血尿。

【规格】　胶囊：0.38g/粒。

第十九部分　癃闭（前列腺炎、前列腺增生与肥大）

金利油制剂

【成分】　沉香、麻黄、甘草、秦艽、黑芝麻、秦皮、柴胡、草乌（制）、黄连、苦杏仁等。

【功能与应用】　温肾纳气，利尿通淋，宣肺平喘。用于：老年性前列腺增生（癃闭），表现为夜尿频急、排尿不畅、小腹坠胀、腰酸乏力、精神疲惫；支气管哮喘，表现为咳喘哮鸣、胸闷气短、痰多色白、喘甚自汗。

胶囊：口服，8 粒，2 次/d，首次加倍为 16 粒，早、晚饭前 1h 空腹用温开水送服。

【注意事项】 本品为油质，影响食欲，并应注意血脂变化，血脂高时应暂停服用。湿热下注的小便热痛不利，痰热壅盛的哮喘；急性支气管炎、合并感染的哮喘、急性前列腺炎患者有上述表现者，均不宜使用本药。

【规格】 胶囊：0.59g/粒。

泽桂癃爽胶囊

【成分】 泽兰、皂角刺、肉桂等。

【功能与应用】 行瘀散结，化气利水。用于：膀胱瘀阻型前列腺增生，临床表现为夜尿频多、排尿困难滴沥、小腹胀满等。

口服，2 粒，3 次/d，饭后服药，30d 为 1 个疗程。

【注意事项】 体弱、阴虚、湿热下注者慎用。个别患者可有恶心、上腹部不适、腹泻等不良反应。

【规格】 胶囊：0.44g/粒。

前列欣胶囊[典]

【成分】 桃仁（炒）、没药（炒）、丹参、赤芍、红花、泽兰、王不留行（炒）、皂角刺、败酱草、蒲公英、川楝子、白芷、石韦、枸杞子等。

【功能与应用】 活血化瘀，清热利湿。用于：瘀血凝聚、湿热下注所致的淋证，临床表现为尿急、尿痛、排尿滴沥不畅；慢性前列腺炎、前列腺增生具有上述表现者。

口服，4~6 粒，3 次/d，或遵医嘱。

【注意事项】 偶见胃脘不适，多不影响治疗。

【规格】 胶囊：0.5g/粒。

前列通制剂[典]

【成分】 片剂：广东王不留行、黄芪、车前子、关黄柏、两头尖、蒲公英、泽兰、琥珀、八角茴香油、肉桂油等。胶囊：桃仁、没药、丹参、赤芍、红花、泽兰、王不留行、皂角刺、败酱草、蒲公英、川楝子、白芷、石韦、枸杞子等。

【功能与应用】 片剂：活血化瘀，清热利湿。用于瘀血凝聚，湿热下注所致的慢性前列腺炎、前列腺增生症状的改善。临床表现为尿急尿痛、排尿不畅、滴沥不净等。胶囊：清热解毒，利湿清浊，理气活血，消炎止痛，祛瘀通淋。用于急性前列腺炎、前列腺增生。

片剂：口服，大片4片，或小片6片，3次/d，30~45d为1个疗程。胶囊：口服，4粒，3次/d，30~45d为1个疗程。

【注意事项】 以肾虚为主要表现的前列腺炎患者不宜使用。忌食油腻、生冷食物。服胶囊者偶见上腹部不适，一般不影响继续治疗。

【规格】 片剂：薄膜衣片，0.34g/片；糖衣片，芯重0.26g/片，0.39g/片。胶囊：0.38g/粒。

前列舒丸[典]

【成分】 熟地黄、薏苡仁、冬瓜子、山茱萸、山药、牡丹皮、苍术、桃仁、泽泻、茯苓、桂枝、附子（制）、韭菜子、淫羊藿、甘草等。

【功能与应用】 扶正固本，益肾利尿。用于：肾虚所致的淋证，临床表现为尿频、尿急、排尿滴沥不尽；慢性前列腺炎、前列腺肥大有上述表现者。

口服，水蜜丸6~12g，或大蜜丸1~2丸，3次/d，或遵医嘱。4周为1个疗程。

【注意事项】 尿潴留者不宜用本药。

【规格】 水蜜丸：每10丸重1.3g。大蜜丸：9g/丸。

癃闭舒胶囊[典][基]

【成分】 补骨脂、益母草、金钱草、海金沙、琥珀、山慈菇等。

【功能与应用】 益肾活血，清热通淋。用于：肾气不足、湿热瘀阻所致的癃闭，临床表现为腰膝酸软、尿频、尿急、尿痛、尿线细，伴小腹拘急疼痛；前列腺增生见有上述证候者。

口服，3粒，2次/d。

【注意事项】 个别患者服后可有轻度口渴、胃部不适、轻度腹泻，不影响继续治疗。

【规格】 胶囊：0.3g/粒。

癃清片[典]

【成分】 泽泻、车前子、败酱草、金银花、牡丹皮、白花蛇舌草、赤芍、仙鹤草、黄连、黄柏等。

【功能与应用】 清热解毒，凉血通淋。用于：下焦湿热所致的热淋，症见尿频、尿急、尿痛、尿短、腰痛、小腹坠胀等；急性前列腺炎、泌尿系感染具有上述表现者。

口服，6片，2次/d。重症者8片，3次/d。

【注意事项】 脾胃虚寒者不宜服用。

【规格】 片剂：0.6g/片。

第二十部分 腰 痛

强肾制剂[典]

【成分】 鹿茸、山药、山茱萸、熟地黄、枸杞子、丹参、补骨脂、牡丹皮、桑椹、益母草、茯苓、泽泻、杜仲（盐炙）、人参茎叶总皂苷等。

【功能与应用】 补肾填精，益气壮阳。用于：阴阳两虚所致的肾虚水肿、腰痛、遗精、阳痿、早泄、夜尿频数；慢性肾炎、肾盂肾炎久治不愈见有上述证候者。

颗粒：口服，3g，3次/d，或遵医嘱。片剂：口服，4~6片（小片）或2~3片（大片），3次/d，用淡盐水或温开水送服。小儿酌减。30d为1个疗程。

【规格】 颗粒：3g/袋。片剂：薄膜衣片，0.31g/片，0.63g；糖衣片，芯重0.3g/片。

壮腰健肾制剂[基]

【成分】 狗脊（制）、金樱子、黑老虎、桑寄生（盐酒制）、鸡血藤、千斤拔、牛大力、菟丝子（盐水制）、女贞子（蒸）等。

【功能与应用】 壮腰健肾，养血，祛风燥湿。用于：肾亏腰痛、膝软无力、小便频数、遗精梦泄、风湿骨痛、神经衰弱等。

丸剂：口服，大蜜丸1丸，或水蜜丸3.5g，2~3次/d，用温开水送下。口服液：口服，10mL，3次/d，4周为1个疗程。片剂：口服，4片，2~3次/d。

【注意事项】 孕妇慎用。感冒发热、周身疼痛者忌服。偶有牙龈出血、固定药疹、腹痛、腹泻、恶心、口干、口苦等不良反应，不影响治疗。

【规格】 丸剂：大蜜丸，5.6g/丸；水蜜丸，35g/瓶。口服液：10mL/支。片剂：0.5g/片。

腰痹通胶囊[典]

【成分】 三七、川芎、延胡索、白芍、牛膝、狗脊、熟大黄、独活等。

【功能与应用】 活血化瘀，祛风除湿，行气止痛。用于：改善气滞血瘀，脉络闭阻型椎间盘突出症引起的腰腿疼痛、痛有定处，触痛，腰部活动受限，行动困难等症。

口服，3 粒，3 次/d，饭后用温开水送服。30d 为 1 个疗程。

【注意事项】 消化性溃疡患者慎用，或遵医嘱。孕妇忌服。

【规格】 胶囊：0.42g/粒。

第二十一部分　阳　痿

复方玄驹胶囊

【成分】 黑蚂蚁、淫羊藿、枸杞子、蛇床子等。

【功能与应用】 温肾，壮阳，益精，祛风湿。用于：肾阳虚型阳痿，临床表现为阳痿不举，举而不坚，少腹、阴器发凉，精冷滑泄，神疲乏力，腰膝酸软，性欲低下；功能性阳痿见有上述证候者。

口服，3 粒，3 次/d。

【注意事项】 阴虚火旺者慎用。

【规格】 胶囊：0.42g/粒。

益肾灵颗粒[典]

【成分】 枸杞子、女贞子、附子（制）、芡实（炒）、车前子（炒）、补骨脂（炒）、覆盆子、五味子、桑椹、沙苑子、韭菜子（炒）、淫羊藿、金樱子等。

【功能与应用】 益肾壮阳。用于：肾气亏虚，阳气不足所致的阳痿、早泄、遗精、滑精、少精、死精及精冷不育等症。

1 袋，3 次/d，用开水冲服。

【注意事项】 肝肾不舒引起的阳痿、湿热型体质外感热病者忌服本品。服药期间，忌食生冷、辛辣食物，节制房事。

【规格】 颗粒：8g/袋（无糖型），20g/袋（含糖型）。

鹿角胶制剂

【成分】 鹿角胶。

【功能与应用】 温补肝肾，益精养血。用于：血虚头晕、腰膝酸冷、虚劳消瘦。也用于控制心律失常。

颗粒：口服，1~2 袋，用适量开水溶化后服用，也可兑入其他药汁中服用。块剂：口服，3~6g，烊化兑服。

【注意事项】 阴虚阳亢者忌服。

【规格】 颗粒：3g/袋。块剂：6g/块。

五子衍宗制剂[典]

【成分】 枸杞子、菟丝子（炒）、覆盆子、五味子（蒸）、车前子（盐炒）等。

【功能与应用】 补肾益精。用于：肾虚精亏所致的腰痛、尿后余沥、阳痿不举、遗精早泄、男女不育、须发早白等。

口服液：口服，5~10mL，2次/d。丸剂：大蜜丸1丸，小蜜丸9g，水蜜丸6g，均2次/d，饭前用盐汤水或温开水送服。片剂：口服，6片，3次/d。胶囊：口服，3粒，3次/d。

【注意事项】 患感冒者暂停服用。忌食生冷及辛辣刺激性食物。过敏体质者慎用。

【规格】 口服液：10mL/支。丸剂：大蜜丸，9g/丸；小蜜丸，18g/袋；水蜜丸，每100丸重10g。软胶囊：0.6g/粒。片剂：0.2g/片。

第二十二部分 消渴证（糖尿病）

十味玉泉胶囊

【成分】 天花粉、葛根、麦冬、人参、黄芪、五味子、甘草、乌梅、茯苓、地黄等。

【功能与应用】 益气养阴，清热生津。用于：气阴两虚型消渴证（非胰岛素依赖型糖尿病），临床表现为气短乏力、口渴喜饮、易饥烦热。也可作为2型糖尿病的辅助治疗。

口服，4粒，4次/d。

【注意事项】 个别人服药后，可有腹部不适、恶心，停药后可缓解。

【规格】 胶囊：0.5g/粒。

参芪消渴制剂

【成分】 人参、黄芪、白术、山药、玉竹、熟地黄、麦冬、牛膝、茯苓、泽泻等。

【功能与应用】 胶囊：益气养阴，生津止渴。用于消渴病气阴两虚证，临床表现为口渴喜饮、自汗盗汗、倦怠乏力、五心烦热；2 型糖尿病见有上述证候者。颗粒：益气养阴。用于消渴病的口渴、多饮、多尿、精神不振、头昏等（2 型糖尿病）。

胶囊：口服，6 粒，3 次/d。颗粒：1~2 袋，3 次/d，用开水冲服。

【规格】 胶囊：0.44g/粒。颗粒：12g/袋。

消渴灵片[典]

【成分】 地黄、五味子、麦冬、牡丹皮、黄芪、黄连、茯苓、红参、天花粉、石膏、枸杞子等。

【功能与应用】 益气养阴，清热泻火，生津止渴。用于：气阴两虚所致的消渴病，临床表现为多饮、多食、多尿、消瘦、气短、乏力；2 型轻型、中型糖尿病具有上述表现者。

口服，8 片，3 次/d。

【注意事项】 孕妇忌服。忌食辛辣食物。

【规格】 片剂：0.36g/片，0.37g/片。

糖脉康颗粒[典]

【成分】 黄芪、地黄、赤芍、丹参、葛根、桑叶、淫羊藿等。

【功能与应用】 养阴清热，活血化瘀，益气固肾。用于：糖尿病气阴两虚兼血瘀所致的倦怠乏力、气短懒言、自汗、盗汗、五心烦热、口渴喜饮、胸中闷痛、肢体麻木或刺痛、便秘、舌红少津、舌体胖大、舌苔薄或花剥、或舌暗有瘀斑、脉弦细或数或沉涩等；2 型糖尿病见有上述证候者。

口服，1 袋，3 次/d，或遵医嘱。

【注意事项】 孕妇慎用或遵医嘱。

【规格】 颗粒：5g/袋。

第二十三部分 出血性疾病

止血宝制剂

【成分】 小蓟等。

【功能与应用】 凉血止血，祛瘀消肿。用于：鼻衄、吐血、尿血、便血、崩漏下血等。

片剂：口服，2~4 片，2~3 次/d。胶囊：口服，2~4 粒，2~3 次/d。颗

粒：1袋，2~3次/d，用开水冲服。

【规格】 片剂：0.3g/片。胶囊：0.3g/粒。颗粒：3g/袋。

止血复脉合剂[典]

【成分】 阿胶、川芎、附片（黑顺片）、大黄等。

【功能与应用】 止血祛瘀，滋阴复脉。用于：上消化道出血量多，临床表现为烦躁或休克状态如神志淡漠、肢冷、汗出、脉细弱无力、血压下降等。

口服，20~40mL，3~4次/d，或遵医嘱。治疗失血性休克，开始2h内服180mL，第3~12小时和第12~24小时，分别服90~180mL；第2~7日，可根据病情的好转情况，每日给90~180mL，分数次口服，或遵医嘱。

【注意事项】 对于重度失血性休克，应综合治疗，不可单独依赖本药。非失血性休克者禁用。可有泛酸、腹胀等不良反应，不影响治疗。

【规格】 合剂：20mL/支，200mL/瓶。

紫地宁血散[典]

【成分】 大叶紫珠、地稔。

【功能与应用】 清热凉血，收敛止血。用于：胃中积热所致的吐血、便血；胃及十二指肠出血见于上述证候者。

口服，8g，3~4次/d，用凉开水或温开水调服。

【规格】 散剂：4g/瓶。

痛血康制剂

【成分】 重楼、草乌、金铁锁、化血丹等。

【功能与应用】 止血镇痛，活血化瘀。用于：跌打损伤、外伤出血；胃、十二指肠溃疡及炎症引起的轻度出血。

胶囊：口服，0.2g，3次/d，儿童酌减。外用，跌打损伤者取内容物适量，用75%乙醇调敷患处，1次/d。创伤出血者取胶囊中药粉适量，直接撒敷患处。尽量清洗、消毒创面后再撒敷。凡跌打损伤疼痛难忍时，可先服保险子胶囊（绿色）1粒。

散剂：口服，0.2g，3次/d，儿童酌减。

【注意事项】 心、肝、肾功能严重损害者，不可内服。

【规格】 胶囊：0.1g/粒，0.2g/粒。

精黄片

【成分】 大黄、氯化钙。

【功能与应用】 祛瘀，泻火，止血。用于：胃热壅盛所致的脘腹胀闷或胀痛，呕血吐血，色红或暗红，口臭，或大便色黑、便秘，舌红苔黄腻，脉滑数；胃、十二指肠溃疡出血见有上述证候者。本品也被用于急性肝炎、胰腺炎及肥胖症等。

口服，3片，3次/d，或遵医嘱。急性胰腺炎患者，3~4片，每1~2h一次，5~7次/d；急性肝炎患者，3~4片，3~4次/d；肥胖症患者，5片，1~3次/d。

【注意事项】 孕妇忌服。出血量大或快速者不宜使用本药。

【规格】 片剂：0.23g/片。

一清制剂[典]

【成分】 黄连、大黄、黄芩。

【功能与应用】 清热泻火解毒，化瘀止血凉血。用于：火毒血热所致的身热烦躁、目赤口疮、咽喉和牙龈肿痛、大便秘结、吐血、咯血、衄血、痔血；咽炎、扁桃体炎、牙龈炎见有上述证候者。

颗粒：7.5g，3~4次/d，用开水冲服。胶囊：口服，2粒，3次/d，儿童酌减。

【注意事项】 出血量大且速度快者不宜用本药。孕妇，特别是有流产史者更应忌服。有腹泻者可酌情减量。

【规格】 颗粒：7.5g/袋。胶囊：0.5g/粒。

第二十四部分　紫　癜

血美安胶囊[典]

【成分】 猪蹄甲、地黄、赤芍、牡丹皮等。

【功能与应用】 清热养阴，凉血活血。用于：原发性血小板减少性紫癜属血热伤阴挟瘀证，临床表现为皮肤紫癜、齿衄、鼻衄、妇女月经过多、口渴、烦热、盗汗等。

口服，6粒，3次/d，小儿酌减，或遵医嘱。

【注意事项】 孕妇忌服。虚寒者慎用。忌食辛辣、油腻食物。可有轻度腹泻、呕吐等不良反应，一般不需停药，可自行缓解。

【规格】 胶囊：0.27g/粒。

血康口服液[典]

【成分】 肿节风浸膏。

【功能与应用】 活血化瘀，消肿散结，凉血止血。用于：血热妄行，皮肤紫癜；原发性、继发性血小板减少性紫癜。本药尚可用于白细胞减少、高血压脑出血、视网膜静脉阻塞等。

口服，10~20mL，3~4次/d，小儿酌减。可连服1个月。

【注意事项】 个别患者服药后，可有轻度恶心、嗜睡现象，继续服药可自行消失。

【规格】 口服液：10mL/支。

江南卷柏片

【成分】 江南卷柏。

【功能与应用】 凉血止血。用于：肌衄，表现为皮下散在紫癜、出血点，舌红苔黄，脉数等血热证候。

口服，5~6片，3次/d。

【注意事项】 忌食辛辣刺激、助火之类食物。虚寒证出血者及孕妇忌用。

【规格】 片剂：0.34g/片。

益气补血片

【成分】 人参、当归、大枣、黄芪、陈皮、何首乌（制）等。

【功能与应用】 益气补血，健脾滋肾。用于：原发性血小板减少性紫癜属气血两虚证者，临床表现为皮肤散在出血点，或兼齿衄、鼻衄、神疲乏力、头晕目眩、心悸气短、食少纳呆、面色苍白、舌淡、脉细无力等。

口服，5片，3次/d，4周为1个疗程，或遵医嘱。

【注意事项】 服后可有口干。

【规格】 片剂：0.35g/片。

第二十五部分 虚 劳

一、气虚

人参固本制剂

【成分】 人参、地黄、熟地黄、山茱萸（酒炙）、山药、泽泻、茯苓、牡丹皮、麦冬、天冬等。

【功能与应用】 滋阴益气，固本培元。用于：阴虚气弱、虚劳咳嗽、心悸气短、骨蒸潮热、腰酸耳鸣、遗精盗汗、大便干燥等症；慢性支气管炎、慢性肾炎、白细胞减少症、肺结核等疾病有上述临床表现者。

丸剂：口服，1 丸，2 次/d。口服液：口服，10mL，2 次/d。

【规格】 丸剂：9g/丸。口服液：10mL/支。

补中益气制剂[典][基]

【成分】 黄芪（炙）、党参、甘草（炙）、白术（炒）、当归、升麻、柴胡、陈皮等。

【功能与应用】 补中益气，升阳举陷。用于：脾胃虚弱，中气下陷所致的泄泻、脱肛、阴挺，症见体倦乏力、食少腹胀、便溏久泻、肛门下坠、子宫脱垂等症。也可用于气虚发热、身有热汗等症。

口服液：口服，10mL，2~3 次/d。丸剂：口服，水丸 6g；小蜜丸 9g；大蜜丸 1 丸；2~3 次/d，或遵医嘱。浓缩丸：口服，8~10 丸，3 次/d。片剂：口服，4~5 片，3 次，用温开水送服。合剂：口服，10~15mL，3 次/d。膏剂：10g，2 次/d，用温开水冲服。颗粒：1 袋，2~3 次/d，用开水冲服。

【注意事项】 不可与藜芦伍用。忌食生冷。儿童按年龄酌减，12 岁以下用半量，学龄前儿童用成人量的 1/4~1/3。本品有甘温升散作用，凡实证、热证、阴虚火旺、肝阳上亢或阴虚于下、高血压均忌用。服药期间若出现头昏、头痛、复视、血压升高、吐血、鼻衄、皮疹、面红等，均应及时停药或调整剂量。过敏体质者慎用。

【规格】 口服液：10mL/支。丸剂：大蜜丸，9g/丸；小蜜丸，36g/瓶，60g/瓶；水丸，6g/袋，18g/袋。浓缩丸：每 8 丸相当于原药材 3g。片剂：0.46g/片，0.55g/片。合剂：200mL/瓶。膏剂：300g/瓶。颗粒：3g/袋。

黄芪生脉制剂

【成分】 黄芪（蜜炙）、党参、麦冬、五味子、南五味子等。

【功能与应用】 益气滋阴，养心补肺。用于：气阴两虚型冠心病引起的胸痛、胸闷、心悸、气短等。

合剂：口服，10mL，3 次/d。颗粒：1 袋，3 次/d，用开水冲服。

【注意事项】 根据病情需要，可与其他药物伍用。

【规格】 合剂：10mL/支。颗粒：5g/袋。

索罗玛宝颗粒

【成分】 大花红景天。

【功能与应用】 益气安神，抗缺氧，抗疲劳。用于：高原适应不全症，以及虚劳、衰老、体弱等症。

口服，3g，3 次/d，用开水冲服。

【注意事项】 个别患者可有口干、腹部不适、鼻衄等不良反应。

【规格】 颗粒：3g/袋。

二、血虚（各类贫血、血液有形成分减少）

归芪口服液

【成分】 黄芪、当归。

【功能与应用】 补气生血。用于：气血两虚所致的面色不华；妇女经期或产后出血过多引起的失血性贫血。

口服，10mL，2 次/d。

【规格】 口服液：10mL/支。

生血制剂[典]

【成分】 鹿茸、黄柏、山药、白术（炒）、桑枝、白扁豆（炒）、稻芽、紫河车等。

【功能与应用】 健脾补肾，填精养血。用于：脾胃虚弱所致的面黄肌瘦、体倦力怠、眩晕、食少、便溏；放、化疗引起的血细胞减少及再生障碍性贫血见有上述临床症状者。

丸剂：口服，小蜜丸 7.5g，水蜜丸 5g，3 次/d，小儿酌减。

【注意事项】 阴虚内热、舌红少苔者慎用。

【规格】 丸剂：小蜜丸，7.5g/袋；水蜜丸，5g/瓶。

生血宝颗粒[典]

【成分】 何首乌（制）、女贞子、桑椹、墨旱莲、白芍、黄芪、狗脊等。

【功能与应用】 滋补肝肾，益气生血。用于：肝肾不足，气血两虚所致的神疲力乏、腰酸膝软、头晕耳鸣、心悸、失眠、气短、咽干、食欲减退等；放、化疗所致的白细胞减少，缺铁性、营养性贫血有上述临床表现者。

口服，8g，用开水冲服，3 次/d。

【规格】 颗粒：4g/袋，8g/袋。

当归养血丸[典]

【成分】 当归、白芍（炒）、地黄、黄芪（炙）、阿胶、牡丹皮、香附（制）、茯苓、杜仲（炒）、白术（炒）等。

【功能与应用】 益气养血调经。用于：气血两虚所致的月经不调，临床表现为经量、经期改变，肢体酸软无力，面色无华，头晕目眩等；各类贫血具有上述证候者。

口服，水蜜丸9g；大蜜丸1丸；9g，3次/d。

【规格】 丸剂：水蜜丸，每10丸重1.5g；大蜜丸，9g/丸。

当归补血制剂

【成分】 当归、黄芪、熟地黄、白芍、川芎、党参、甘草等。

【功能与应用】 补气养血。用于：身体虚弱，气血两虚。症见出血、失血、月经不调、体弱、心悸、健忘等。

口服液：口服，10mL，2次/d。胶囊：口服，5粒，2次/d。丸剂：大蜜丸1丸，2~3次/d；水蜜丸6g，2次/d；空腹用温开水或黄酒送服。

【注意事项】 阴虚发热、实热证者忌用。阴虚内热，舌红少苔、口干舌燥者慎用。

【规格】 口服液：10mL/支。胶囊：0.4g/粒。丸剂：大蜜丸，9g/丸；水蜜丸，6g/袋。

阿胶补血制剂[典]

【成分】 阿胶、熟地黄、党参、黄芪、枸杞子、白术等。

【功能与应用】 补气益血，滋阴润肺。用于：气血两虚所致的久病体弱、血亏目昏、虚劳咳嗽等症；各类贫血有上述表现者。

口服液：20mL，早、晚各1次，或遵医嘱。颗粒：4g，2次/d，用开水冲服。膏剂：20g，早、晚各1次，用温开水冲服。

【注意事项】 本药中党参反藜芦，不可伍用。不可与外感药同时服用，要用也应在医师指导下应用。本药性黏腻，为补气补血药，服药期间如果出现食欲不振、恶心呕吐、腹胀便溏，应立即停药，并服用健脾助消化药。

【规格】 口服液：10mL/支，20mL/支。颗粒：4g/袋。膏剂：200g/瓶。

固本统血颗粒[典]

【成分】 锁阳、菟丝子、肉桂、巴戟天、黄芪、山药、附子、枸杞子、党参、淫羊藿等。

【功能与应用】 温肾健脾，填精益气。用于：阳气虚损、血失固摄所致的紫癜，症见畏寒肢冷，腰酸乏力，尿清便溏，皮下紫斑，其色淡暗；轻型原发性血小板减少性紫癜有上述表现者。

1包，2次/d，1个月为1个疗程，饭前用开水冲服。

【注意事项】 阴虚火旺、血热妄行、高血压患者忌服。孕妇慎用。忌食辛辣食物与饮酒。可有口干咽燥、心中烦热、大便干燥等不良反应，如果出现，可暂时停药。

【规格】 颗粒：20g/包。

阿胶三宝膏[典]

【成分】 阿胶、大枣、黄芪等。

【功能与应用】 补气血，健脾胃。用于气血两亏，脾胃虚弱所致的心悸、气短、崩漏、浮肿、食少等症。10g，2次/d，用开水冲服。

【注意事项】 脾胃虚弱者慎用。外感表证者禁用。

【规格】 膏剂：250g/瓶。

健脾生血制剂[典]

【成分】 党参、茯苓、白术（炒）、甘草、黄芪、山药、鸡内金（炒）、龟甲（醋制）、山麦冬、南五味子（醋制）、龙骨、牡蛎（煅）、大枣、硫酸亚铁等。

【功能与应用】 健脾和胃，养血安神。用于：小儿心脾两虚、成人气血两虚型贫血，临床表现为面色萎黄或虚白、食欲不振、脘腹闷胀、大便失调、心烦多汗、疲倦无力、舌胖色淡、苔薄白、脉细弱等症；缺铁性贫血见上述证候者。

颗粒：1岁以内2.5g，1~3岁5g，4~5岁7.5g，6~12岁10g，成人15g，3次/d，或遵医嘱。4周为1个疗程。

片剂：口服，1岁以内1/2片，1~3岁1片，3~5岁1片半，5~12岁2片，成人3片，3次/d，4周为1个疗程，或遵医嘱。

【注意事项】 不可与鞣酸类物质混用，以免发生沉淀，使本药失效。服药期间，可出现牙齿变黑，停药后可消退。少数患者可有食欲减退、恶心、呕吐、轻度腹泻，不影响继续用药，可自动缓解。

【规格】 颗粒：5g/袋。片剂：0.6g/片。

三、气血两虚

十全大补制剂[典]

【成分】 党参、白术（炒）、茯苓、甘草（炙）、当归、川芎、白芍（酒制）、熟地黄、黄芪（炙）、肉桂等。

【功能与应用】　温补气血。用于：气血两虚证，临床表现为面色苍白、心悸气短、自汗不温、头晕目眩、体倦无力、月经过多等。

丸剂：水蜜丸 6g，或大蜜丸 1 丸，2~3 次/d，用温开水送服。7~12 岁大蜜丸 1 丸或水蜜丸 4g，2 次/d；7 岁以下大蜜丸半丸或水蜜丸 2g，2 次/d。浓缩丸 8~10 丸，3 次/d。口服液：口服，10mL，2~3 次/d。酒剂：口服，15~30mL，2 次/d。颗粒：15g，2 次/d，用开水冲服；或以本品 30g，加白酒 250mL 溶化开，10~20mL，2 次/d。片剂：口服，4~6 片，2~3 次/d。糖浆：口服，10mL，2 次/d。膏剂：10~15g，2 次/d，用温开水化服。

【注意事项】　外感未愈、实热内盛、阴虚火旺、咳嗽失血、正气不虚、血热妄行者及孕妇皆不可应用。忌食生冷、油腻食物。不可与藜芦、赤石脂伍用。

【规格】　丸剂：大蜜丸，9g/丸；水蜜丸，6g/袋；浓缩丸，每 8 丸相当于原药材 3g。口服液：10mL/支。酒剂：250mL/瓶，500mL/瓶。颗粒：15g/袋。片剂：每片相当于总药材 1.0g。糖浆：100mL/瓶，250mL/瓶，500mL/瓶。膏剂：200g/瓶，250g/瓶，300g/瓶，500g/瓶。

八珍制剂[典]

【成分】　党参、白术（炒）、茯苓、甘草、当归、白芍、川芎、熟地黄等。

【功能与应用】　补益气血。用于气血双虚，症见面色萎黄、食不甘味、四肢乏力、月经过多等。

胶囊：口服，3 粒，2 次/d。颗粒：1 袋，2 次/d，用开水冲服。丸剂：水蜜丸 6g，大蜜丸 1 丸，2 次/d，用温开水送服。7~12 岁，大蜜丸半丸，2 次/d；7 岁以下，服成人量的 1/4~1/3。浓缩丸：8 丸，3 次/d。膏剂：口服，15g，3 次/d。液剂：口服，10mL，2 次/d。袋泡茶：2 袋，2 次/d，用开水泡服。

【注意事项】　本品属气血双补药，性黏腻，消化不良、气滞痰多、腹胀便溏、体有实热、高血压、服用外感病药者忌服，必要时应在医师指导下服用。孕妇、过敏体质者慎用。忌食生冷、辛辣饮食。慎房事与过劳。部分患者可有食欲减退、恶心呕吐、腹胀便溏等不良反应。

【规格】　胶囊：0.4g/粒。颗粒：3.5g/袋（无糖型），8g/袋（含糖型）。丸剂：大蜜丸，9g/丸；水蜜丸，6g/袋，60g/瓶；浓缩丸，每 8 丸相当于原药材 3g。膏剂：150g/瓶。液剂：10mL/支，100mL/瓶。袋泡茶：2.4g/袋。

四、阴虚

六味枸杞口服液

【成分】 枸杞子、天冬、西藏棱子芹、黄精、茅膏菜、喜马拉雅紫茉莉等。

【功能与应用】 补“旅送”(体质)，益气养血。用于缺铁性贫血和失血性贫血所致的身体虚弱、面色萎黄、头晕眼花、心悸失眠等。

口服，10mL，3 次/d，摇匀服。

【注意事项】 糖尿病患者禁用。

【规格】 口服液：10mL/支。

六味地黄制剂[典][基]

【成分】 熟地黄、山萸肉（酒制）、牡丹皮、山药、茯苓、泽泻等。

【功能与应用】 滋阴补肾。用于：肾阴亏损所致的头晕耳鸣、腰膝酸软、骨蒸潮热、盗汗遗精、消渴等症。

口服液：口服，10mL，2 次/d，儿童酌减，或遵医嘱。丸剂：大蜜丸 1 丸，水蜜丸 6g，小蜜丸 9g，2 次/d，用温开水送服；浓缩丸 8 丸，3 次/d。膏剂：10~15g，2 次/d，用温开水冲服。片剂：口服，8 片，2 次/d。胶囊：2 粒，2 次/d。软胶囊：口服，3 粒，2 次/d。颗粒：5g，2 次/d。用温开水冲服。

【注意事项】 本品药性黏滞，影响消化，脾虚食少便溏者慎用。感冒者忌服。服药期间出现消化道功能紊乱，应立即停药。无效者应停药就医，不可依赖本药。

【规格】 口服液：10mL/支。丸剂：大蜜丸，9g/丸；水蜜丸，6g/袋，每 100 丸重 20g；小蜜丸，6g/袋。膏剂：300g/瓶。浓缩丸：每 8 丸相当于原药材 3g。片剂：0.3g/片，相当于原药材 0.55g/片。胶囊：0.3g/粒。软胶囊：0.38g/粒。颗粒：5g/袋。

知柏地黄制剂[典][基]

【成分】 知母、黄柏、熟地黄、山茱萸（制）、牡丹皮、山药、茯苓、泽泻等。

【功能与应用】 滋阴降火。用于：阴虚火旺所致的潮热盗汗、口干咽燥、耳鸣遗精、小便短赤等症。

丸剂：大蜜丸 1 丸，水蜜丸 6g，小蜜丸 9g，2 次/d，空腹用温开水送服；浓缩丸 8 丸，3 次/d。片剂：6 片，4 次/d，用温开水送服。胶囊：口服，4

粒，2 次/d，或遵医嘱。颗粒：口服，8g，2 次/d。口服液：口服，10mL，3 次/d。

【注意事项】　阴虚寒盛、脾虚便溏、消化不良、感冒者忌服。孕妇、过敏体质者慎用。用药期间忌食辛辣刺激性食物。偶可有肛周瘙痒、刺痛，痔疮发作，大便带血，鼻腔黏膜渗血等不良反应。

【规格】　丸剂：大蜜丸，9g/丸；水蜜丸，6g/袋，60g/瓶；小蜜丸，120g/瓶；浓缩丸，每 8 丸相当于原药材 3g。片剂：0.55g/片。胶囊：0.4g/粒。颗粒：8g/袋。口服液：10mL/支。

河车大造制剂

【成分】　紫河车、熟地黄、天冬、麦冬、杜仲（盐炒）、牛膝（盐炒）、黄柏（盐炒）、龟甲（醋炙）等。

【功能与应用】　滋阴清热，补肾益肺。用于：肺肾两亏所致的虚劳咳嗽、骨蒸潮热、盗汗遗精、腰酸膝软等症。

丸剂：口服，水蜜丸 6g，大蜜丸 1 丸，2 次/d，用温开水送服。胶囊：口服，3 粒，3 次/d，或遵医嘱。

【注意事项】　脾虚便溏者慎用。

【规格】　丸剂：大蜜丸，9g/丸；水蜜丸，60g/瓶。胶囊：0.35g/粒。

更年欣胶囊

【成分】　黄连、肉桂、益智仁、枸杞子、山茱萸、女贞子、地黄等。

【功能与应用】　交通心肾，补肾填精。用于：更年期综合征表现为心肾不交者，症见烘热汗出、心悸怔忡、心烦失眠、头晕耳鸣、腰酸背痛、多梦易惊等。

口服，3 粒，3 次/d，30d 为 1 个疗程。

【注意事项】　与其他药伍用时，应咨询医生。

【规格】　胶囊：0.31g/粒。

五、阳虚

七宝美髯制剂[典]

【成分】　何首乌（制）、当归、补骨脂（黑芝麻炒）、枸杞子（酒蒸）、菟丝子（炒）、茯苓、牛膝（酒蒸）等。

【功能与应用】　滋补肝肾。用于：肝肾不足。须发早白、遗精早泄、头晕耳鸣、腰酸背痛等肝肾阳虚之证；神经衰弱、贫血、高血压、动脉粥样硬化、男性不育症、少白头、脱发等属于肝肾两虚、精血不足者。

颗粒：8g，2 次/d，用开水冲服。丸剂：口服，大蜜丸 1 丸，水蜜丸 6g，2 次/d，用淡盐汤或温开水送服。口服液：口服，10mL，2 次/d。

【注意事项】 阴虚阳亢、痰湿气滞者慎用。忌食寒凉、辛辣食物。

【规格】 颗粒：8g/袋。丸剂：大蜜丸，9g/丸；水蜜丸，6g/袋。口服液：10mL/支。

古汉养生精制剂[典]

【成分】 人参、黄芪（炙）、金樱子、枸杞子、女贞子（制）、菟丝子、淫羊藿、白芍、甘草（炙）、麦芽（炒）、黄精（制）等。

【功能与应用】 补虚，滋肾，益精。用于气阴亏虚，肾精不足所致的头晕、心悸、目眩、耳鸣、健忘、失眠、阳痿、遗精、疲倦无力；脑动脉粥样硬化、冠心病、前列腺增生、更年期综合征、病后或产后身体虚弱见有上述证候者。

片剂：口服，4 片，3 次/d。口服液：口服，10~20mL，2~3 次/d。颗粒：10~20g，2 次/d，用开水冲服。

【注意事项】 本品为补益之剂，仅适于虚损证，不可用于外感实邪。

【规格】 片剂：0.41g/片。口服液：10mL/支。颗粒：10g/袋，15g/袋。

桂附地黄制剂[典]

【成分】 肉桂、附子（制）、熟地黄、山茱萸（酒制）、牡丹皮、山药、茯苓、泽泻等。

【功能与应用】 温补肾阳。用于：肾阳不足所致的腰膝酸冷、肢体浮肿、小便不利或反多、痰饮喘咳、消渴等症。

胶囊：口服，7 粒，2 次/d。丸剂：口服，水蜜丸 6g，小蜜丸 9g，大蜜丸 1 丸，2 次/d；浓缩丸 8 丸，3 次/d。口服液：口服，10mL，2 次/d。片剂：口服，4~6 片，2 次/d。

【注意事项】 阴虚阳亢型糖尿病、慢性肾炎、高血压、心脏病、感冒患者及孕妇均忌用。出现食欲减退、头痛、腹部不适等症状时停止服药。过敏体质者慎用。不可超量使用。

【规格】 胶囊：0.34g/粒。丸剂：小蜜丸，120g/瓶；大蜜丸，9g/丸；水蜜丸，每 100 丸重 20g；浓缩丸，每 8 丸相当于原药材 3g。口服液：10mL/瓶。片剂：0.4g/片（相当于原药材 1g）。

四逆制剂[典]

【成分】 附子（制）、干姜、甘草（炙）等。

【功能与应用】 温中散寒，回阳救逆。用于：阳虚欲脱，冷汗自出，四肢厥逆，下利清谷，脉微欲绝。

汤剂：口服，10~20mL，3 次/d，或遵医嘱。颗粒：2g，3 次/d，用温开水冲服，或遵医嘱。

【注意事项】 对于休克、虚脱等重症，应掌握救助时机，并配合其他药物。对于性功能低下者不可滥用，应有节度。禁用于热厥、呕吐、腹痛、泄泻患者。

【规格】 汤剂：10mL/支。颗粒：2g/袋。

缩泉制剂[典]

【成分】 山药、益智仁（盐炒）、乌药等。

【功能与应用】 补肾缩尿。用于：肾虚所致的小便频数、夜间遗尿。

丸剂：口服，3~6g，3 次/d，空腹用温开水送服 。胶囊：成人 6 粒，5 岁以上儿童 3 粒，3 次/d。

【注意事项】 忌食辛辣刺激性食物。

【规格】 丸剂：每 20 粒重 1g。胶囊：0. 3g/粒。

第二十六部分　白细胞减少症

生白制剂

【成分】 淫羊藿、补骨脂、附子（制）、枸杞子、黄芪、鸡血藤、茜草、当归、芦根、麦冬、甘草等。

【功能与应用】 温肾健脾，补益气血。用于：癌症放疗和化疗引起的脾肾阳虚、气血不足型白细胞减少症。临床表现为神疲乏力、少气懒言、畏寒肢冷、纳差便溏、腰膝酸软等症。

口服液：口服，20 ~ 40mL，3 次/d，或遵医嘱。合剂：口服，40mL，3 次/d，或遵医嘱。

【注意事项】 阴虚火旺、有出血倾向、热毒者及孕妇禁用。个别患者服后可有胃部轻度不适。

【规格】 口服液：10mL/支，20mL/支。合剂：250mL/瓶。

生血康口服液

【成分】 黄芪、红参、五味子、当归、白芍、茯苓、猪苓、鸡血藤、何首乌（制）、山茱萸、枸杞子、女贞子、白花蛇舌草、茜草、虎杖、陈皮、半夏、大枣等。

【功能与应用】 补气生血，健脾益肾，化瘀解毒。用于：恶性肿瘤放疗和化疗引起的气血脾肾均虚并兼有热毒未清的白、红血细胞减少症。临床表现为面色苍白、神疲乏力、头晕耳鸣、食欲减退、腰膝酸软、恶心呕吐、口渴喜饮等症。

口服，20mL，3 次/d，2 周为 1 个疗程，或遵医嘱。

【注意事项】 孕妇慎用。

【规格】 口服液：20mL/支。

养阴生血合剂[典]

【成分】 地黄、黄芪、当归、玄参、麦冬、石斛、川芎等。

【功能与应用】 养阴清热，益气生血。用于：阴虚内热，气血不足所致的口干咽燥、食欲减退、倦怠无力；也有助于减轻肿瘤患者白细胞减少，增强免疫功能，用于放、化疗诱发上述证候者。

口服，50mL，1 次/d。放、化疗前 3 天开始服用，可持续到治疗结束。

【注意事项】 忌食辛辣、油腻食物。脾虚湿肿、舌苔厚腻者慎用。偶见胃部不适，不影响继续治疗。

【规格】 合剂：50mL/瓶。

健延龄胶囊

【成分】 熟地黄、何首乌、黄精、黑豆、黑芝麻、侧柏叶、黄芪、山药、茯苓、芡实、西洋参、天冬、麦冬、紫河车、珍珠、琥珀、龙骨等。

【功能与应用】 填精髓，养气血，调脏腑，固本元。用于：阴虚血亏所致的神疲乏力、食欲低下、健忘失眠等。

口服，4 粒，2 次/d，用温开水送服。

【注意事项】 孕妇慎用。发热、感冒者暂停服用。

【规格】 胶囊：0.3g/粒，相当于原药材 1g。

第二十七部分　高脂血症

丹香清脂颗粒[典]

【成分】 丹参、川芎、桃仁、降香、三棱、莪术、枳壳、大黄（酒制）

等。

【功能与应用】 活血化瘀，行气通络。用于：气滞血瘀型高脂血症。

口服，10g，3次/d，用开水冲服。

【注意事项】 体质虚弱者慎用。孕妇、有出血倾向者禁用。个别患者可有恶心，不影响继续用药，可自行缓解。

【规格】 颗粒：10g/袋。

血脂康胶囊[典][基]

【成分】 红曲。

【功能与应用】 除湿祛痰，健脾消食，活血化瘀，化浊降脂。用于：脾虚痰瘀，经脉阻滞引起的高脂血症，症见气短乏力、头晕头痛、胸闷腹胀、食欲不振；高脂血症和动脉粥样硬化所致的心脑血管疾病的辅助治疗。

口服，2粒，2次/d，早、晚饭后服用；轻、中度患者2粒，晚饭后服用，或遵医嘱。

【注意事项】 孕妇、有出血倾向者禁用。哺乳妇慎用。偶可引起消化道不适，血清谷丙转氨酶、碱性磷酸酶、肌酸激酶轻度升高，多为一过性，不影响继续治疗。

【规格】 胶囊：0.3g/粒。

血脂宁丸[典]

【成分】 决明子、山楂、荷叶、何首乌（制）等。

【功能与应用】 化浊降脂，润肠通便。用于：痰浊瘀阻型高脂血症、动脉粥样硬化性心脑血管疾病。临床表现为头昏胸闷、大便干燥等。

口服，2丸，2~3次/d。

【注意事项】 严重胃、十二指肠溃疡病患者，胃酸过多者，便溏者禁用或慎用。

【规格】 丸剂：9g/丸。

血脂灵片[典]

【成分】 泽泻、决明子、山楂、何首乌（制）等。

【功能与应用】 化浊降脂，润肠通便。用于：痰浊阻滞性高脂血症、动脉粥样硬化性高脂血症的辅助治疗。

口服，4~5片，3次/d。

【注意事项】 严重胃、十二指肠溃疡患者，胃酸过多者，便溏者禁用或慎用。

【规格】 片剂：0.3g/片。

降脂灵制剂[典]

【成分】 颗粒、片剂：何首乌（制）、枸杞子、黄精、山楂、决明子等。胶囊：普洱茶、刺五加、山楂、莱菔子、荷叶、葛根、菊花、黄芪、黄精、何首乌、茺蔚子、杜仲、大黄（酒制）、三七、槐花、桑寄生等。

【功能与应用】 颗粒、片剂：补肝益肾，养血明目，黑发乌须，降脂。用于肝肾阴虚所致的头晕目昏、须发早白，高脂血症及高血压、冠心病等的辅助治疗。胶囊：消食益气，降脂通脉。用于高血脂、动脉粥样硬化等症。

颗粒：1袋，3次/d，用开水冲服。胶囊：5粒，口服，3次/d。片剂：5片，3次/d，或遵医嘱。

【注意事项】 忌食肥甘厚腻食物。

【规格】 颗粒：3g/袋。胶囊：0.3g/粒。片剂：0.3g/片。

荷丹片[典]

【成分】 荷叶、丹参、山楂、番泻叶、补骨脂（盐炒）等。

【功能与应用】 化痰降浊，活血化瘀。用于：痰浊挟瘀型高脂血症、动脉粥样硬化的辅助治疗和预防。

口服，糖衣片5片，薄膜衣片2片，3次/d，饭前服用，8周为1个疗程，或遵医嘱。

【注意事项】 孕妇，脾胃虚寒、大便稀溏者忌服。偶有腹泻、恶心、口干，不影响继续治疗。

【规格】 片剂：薄膜衣片，0.73g/片；糖衣片，每素片重0.32g。

桑葛降脂丸[典]

【成分】 桑寄生、葛根、山药、大黄、山楂、丹参、红花、泽泻、茵陈、蒲公英等。

【功能与应用】 补肾健脾，通下化瘀，清热利湿。用于：脾肾两虚、痰浊瘀阻型高脂血症。

口服，4g，3次/d，或遵医嘱。

【注意事项】 脾虚便溏者慎用。孕妇禁用。可有消化道症状，减量或停药即可消失。

【规格】 丸剂：每30丸重1g。

第二十八部分　抗恶性肿瘤药

一、肿瘤治疗药

安替可胶囊

【成分】 蟾皮、当归等。

【功能与应用】 软坚散结，解毒定痛，养血活血。用于：食管癌瘀毒症，与放疗合用可增强对食管癌的疗效。

口服，2粒，3次/d，饭后服用，疗程为6周，或遵医嘱。

【注意事项】 心脏病患者慎用。孕妇忌用。过量可出现心律失常。少数人可有恶心、白细胞降低。

【规格】 胶囊：0.22g/粒。

肝复乐片

【成分】 党参、鳖甲（醋炙）、重楼、黄芪、陈皮、土鳖虫、大黄、桃仁、半枝莲、败酱草、茯苓、薏苡仁、郁金、苏木、牡蛎、茵陈、川木通、香附（制）、沉香、柴胡、白术（炒）等。

【功能与应用】 健脾理气，化瘀软坚，清热解毒。用于：以肝郁脾虚为主要表现的肝癌，临床表现为右上腹肿块，胁肋疼痛、神疲乏力、食少纳呆、脘腹胀闷、心烦易怒、口苦咽干等。也可用于乳腺癌、食管癌、胃癌、肠癌、胆管癌等消化道癌，以及肝硬化、甲胎蛋白升高、乙型肝炎有上述表现者。

片剂：糖衣片10片，薄膜片6片，3次/d。Ⅱ期原发性肝癌1个疗程为2个月，Ⅲ期原发性肝癌1个疗程为1个月，或遵医嘱；乙肝肝硬化1个疗程为3个月。

【注意事项】 轻症可适当减少剂量，重症可适当加大剂量。偶有腹泻，可逐渐缓解。

【规格】 片剂：糖衣片，0.3g/片；薄膜衣片，0.5g/片。

金龙胶囊

【成分】 鲜守宫、鲜金钱白花蛇、鲜蕲蛇等。

【功能与应用】 破瘀散结，解郁通络。用于：原发性肝癌血瘀郁结证，临床表现为右上腹积块、胸胁疼痛、神疲乏力、腹痛腹胀、食少纳差。也可用于肺癌、乳腺癌、肠癌等常见恶性肿瘤，以及系统性红斑狼疮、天疱疮等自体免疫性疾病。

口服，4 粒，3 次/d。

【注意事项】 孕妇、哺乳妇禁用。个别患者可出现过敏现象，应及时停药。

【规格】 胶囊：0.25g/粒。

参莲胶囊

【成分】 苦参、白扁豆、山豆根、半枝莲、补骨脂、莪术、防己、三棱、丹参、苦杏仁、乌梅等。

【功能与应用】 清热解毒，活血化瘀、软坚散结。用于：气血瘀滞，热毒内阻所致的中、晚期肺癌，胃癌及其他癌症。

口服，6 粒，3 次/d。

【注意事项】 少数患者服药后可有恶心，不影响继续治疗。

【规格】 胶囊：0.5g/粒。

复方天仙胶囊

【成分】 天花粉、威灵仙、黄芪、人参、乳香（制）、白花蛇舌草、人工牛黄、龙葵、胆南星、没药（制）、珍珠（制）、猪苓、蛇蜕、冰片、麝香等。

【功能与应用】 清热解毒，活血化瘀，散结止痛。对食管癌、胃癌有一定抑制作用，可提高放、化疗的疗效。也可用于治疗消化道溃疡、老年下肢溃疡、胆囊炎等。

口服，2~3 粒，3 次/d。饭后半小时用蜂蜜水或温开水送服。吞咽困难者，可将药粉倒出服用。1 个月为 1 个疗程，间隔 3~7d 可继续服用。

【注意事项】 孕妇、哺乳妇禁用。服药期间忌食生冷、硬、腥、辛辣食物。个别患者可有过敏反应。不宜与洋地黄类药物伍用。

【规格】 胶囊：0.25g/粒。

金复康口服液

【成分】 山茱萸、淫羊藿、胡芦巴、黄芪、北沙参、女贞子、石上柏、石见穿、麦冬、绞股蓝、重楼等。

【功能与应用】 益气养阴，补肾培本，清热解毒。用于：抗气阴两虚而非小细胞性肺癌，改善免疫功能，增强治疗效果。

口服，30mL，3 次/d，30d 为 1 个疗程。

【规格】 口服液：30mL/支。

天蟾胶囊

【成分】 夏天无、川乌（制）、蟾酥、祖师麻、白芷、川芎、白芍、白屈菜、秦艽、甘草等。

【功能与应用】 行气活血，温经通络，补脾益气。用于：治疗气滞血瘀型癌性疼痛。

口服，3粒，3次/d，饭后服用，5d为1个疗程。

【注意事项】 孕妇、哺乳妇禁用。心脏病患者慎用。在医师指导下使用。

【规格】 胶囊：0.5g/粒。

二、恶性肿瘤辅助治疗药

十味扶正颗粒

【成分】 人参、熟地黄、白术、黄芪、茯苓、白芍、当归、肉桂、甘草、川芎等。

【功能与应用】 补气养血，温阳健脾。用于：肿瘤放、化疗引起的白细胞减少，免疫功能下降等不良反应所致的气血双亏证，症见四肢无力、气短心悸、面色苍白、头昏、食欲不振等证候。

口服，1袋，3次/d，或遵医嘱。

【注意事项】 阴虚内热者忌用。少数病例可有腹泻、口疮，多不影响继续治疗。

【规格】 颗粒：3.75g/袋。

云芝糖肽胶囊

【成分】 多糖肽聚合物等。

【功能与应用】 补气益精，健脾养心。用于：食管癌、胃癌、原发性肺癌等患者的辅助治疗，以改善其神疲无力、食欲不振、恶心呕吐、口干咽燥、心烦失眠、自汗盗汗等气阴两虚、心脾不足证。使放、化疗患者的白细胞减少、免疫功能下降得以改善。亦有人用于溃疡病的治疗。

口服，3粒，3次/d。

【规格】 胶囊：0.34g/粒。

五参芪苓丸

【成分】 红参、黄芪、党参、茯苓、玄参、地黄（生）、枸杞子、牡丹皮、北沙参、大枣、天冬、麦冬、鳖甲、山茱萸、何首乌、当归、白芍（酒制）、酸枣仁、柏子仁、丹参、柴胡、赭石、黄精、白术、莲子、龙眼肉、甘草、金银花、连翘、红花、桃仁、乳香、没药、朱砂、琥珀、三七、穿山甲等。

【功能与应用】 补血益气，滋肾养肝，软坚散结。用于：不适于手术和化疗的原发性Ⅱ、Ⅲ期肝癌，表现为气阴两虚、血瘀肝郁者，可改善症状和提高患者的生存质量。

口服，8g，3 次/d，饭前半小时用温开水送服，2 个月为 1 个疗程，或遵医嘱。

【注意事项】 孕妇忌服。偶有轻度腹泻，不影响继续治疗。

【规格】 丸剂：72g/瓶。

化癥回生制剂[典]

【成分】 益母草、红花、花椒（炭）、水蛭（烫）、当归、苏木、三棱（醋炙）、两头尖、川芎、降香、香附（醋炙）、人参、高良姜、姜黄、没药（醋炙）、苦杏仁（炒）、大黄、人工麝香、小茴香（盐炒）、桃仁、五灵脂（醋炙）、虻虫、鳖甲胶、丁香、延胡索（醋炙）、白芍、蒲黄（炭）、乳香（醋炙）、干漆（煅）、吴茱萸（甘草水炙）、阿魏、肉桂、艾叶（炭）、熟地黄、紫苏子等。

【功能与应用】 消癥化瘀。用于：瘀血内阻所致的癥积、妇女干血痨、产后血瘀、少腹疼痛拒按。亦可用于跌打损伤，瘀血肿痛，具有气血瘀滞表现的支气管肺癌，原发性肝癌的放、化疗的辅助治疗。

口服液：10mL，口服，2 次/d。片剂：5～6 片，2 次/d，饭前用温酒送服。

【注意事项】 本药应在医师指导下服用。经期妇女、体质虚弱者、出血性疾病患者慎用。孕妇忌服。个别患者可有恶心、呕吐、腹痛、腹泻。

【规格】 口服液：10mL/支。片剂：0.35g/片。

紫龙金片[典]

【成分】 黄芪、当归、白英、龙葵、丹参、半枝莲、蛇莓、郁金等。

【功能与应用】 益气养血，清热解毒，理气化瘀。用于：气血两虚型原发性肺癌放、化疗时的辅助治疗。用以改善神疲乏力、少气懒言、头昏眼花、食欲低下、气短自汗、咳嗽、疼痛等症状。

口服，4 片，3 次/d，与化疗同时使用。4 周为 1 个周期，2 个周期为 1 个疗程。

【注意事项】 孕妇禁用。

【规格】 片剂：0.65g/片。

消癥扶正口服液

【成分】 僵蚕、蜈蚣、全蝎、白术等。

【功能与应用】 健脾理气，活血解毒。用于：脾虚气滞兼有瘀毒积聚的肺癌等恶性肿瘤的辅助治疗。与化疗配合有一定改善症状、提高免疫功能的作用。

口服，20mL，3 次/d，饭前半小时服用。

【注意事项】 部分患者可出现恶心，不影响继续治疗。

【规格】 口服液：20mL/瓶。

第二十九部分　高热神昏

安宫牛黄制剂[典][基]

【成分】 牛黄或人工牛黄、水牛角浓缩粉、麝香或人工麝香、珍珠、朱砂、雄黄、黄连、黄芩、栀子、郁金、冰片等。

【功能与应用】 清热解毒，镇惊开窍。用于：热病重症，邪入心包，高热惊厥，神昏谵妄；中风昏迷及脑炎、脑膜炎、中毒性脑病、脑出血、败血症，以及其他高热性感染症具有上述临床表现者。

片剂：口服，成人 5~6 片；小儿 3 岁以内 1~2 片，4~6 岁 3 片；1 次/d，或遵医嘱。散剂：口服，成人 1.6g；小儿 3 岁以内 0.4g，4~6 岁小儿 0.8g；1 次/d，或遵医嘱。栓剂：直肠给药，成人 1 粒：小儿 3 岁以内 0.75g，4~6 岁 1.5g；1 次/d，或遵医嘱。丸剂：口服，成人 1 丸；小儿 3 岁以内 1/4 丸，4~6 岁 1/2 丸；1 次/d。胶囊：口服，2 粒，3 次/d；小儿酌减，或遵医嘱。

【注意事项】 舌苔白腻的寒痰阻窍证、中风脱证神昏均忌用。孕妇慎用。本品含有朱砂、雄黄等有毒物质，不可多用，中病即止。个别人可有过敏反应。

【规格】 片剂：0.3g/片。散剂：1.6g/瓶。栓剂：1.5g/粒。丸剂（大蜜丸）：3g/丸。胶囊：0.4g/粒。

紫雪散[典]

【成分】 石膏、北寒水石、滑石、磁石、玄参、木香、沉香、升麻、甘草、丁香、芒硝（制）、硝石（精制）、水牛角浓缩粉、羚羊角、人工麝香、朱砂等。

【功能与应用】 清热开窍，止痉安神。用于：热入心包、热动肝风证，临床表现为高热烦躁、神昏谵妄、惊风抽搐、斑疹吐衄、尿赤便干。

口服，1.5~3g，2次/d；1岁小儿每次0.3g；5岁以内小儿每增1岁，递加0.3g，1次/d；5岁以上儿童酌情服用。

【注意事项】 孕妇禁用。

【规格】 散剂：1.5g/瓶，1.5g/袋。

减味紫雪口服液

【成分】 石膏、滑石、寒水石、水牛角、羚羊角、麝香、玄参、升麻、甘草、木香、磁石、沉香、丁香、硝石等。

【功能与应用】 清热解毒，止痉开窍。用于：热证，症见高热烦躁、神昏谵语、惊风抽搐、斑疹吐衄、尿赤便秘等。

口服，成人10mL，1岁小儿2mL，5岁以内每增1岁增加0.5mL，2次/d；5岁以上儿童酌情服用。

【注意事项】 不可久服，中病即止。孕妇忌用。

【规格】 口服液：10mL/支。

清开灵制剂[典][基]

【成分】 胆酸、珍珠母粉、猪去氧胆酸、栀子、水牛角粉、板蓝根、黄芩苷、金银花等。

【功能与应用】 清热解毒，镇静安神。用于：外感风热时毒、火毒内盛所致的高热不退、烦躁不安、咽喉肿痛、舌质红绛、苔黄、脉数等证候；上呼吸道感染、病毒性感冒、急性化脓性扁桃体炎、急性咽炎、高热等症见上述证候者。

口服液：口服，20~30mL，2次/d，儿童酌减，或遵医嘱。注射液：静脉滴注，20~40mL，用10%葡萄糖注射液200mL或生理盐水注射液100mL稀释后使用。治疗中风可用40~60mL稀释于10%葡萄糖注射液500mL中应用。肌内注射，2~4mL，1~2次/d，儿童酌减。胶囊：口服，0.5~2g，3次/d，儿童酌减，或遵医嘱。软胶囊：1~2粒，口服，3次/d。颗粒：用开水冲服，1~2袋，2~3次/d，儿童酌减，或遵医嘱。片剂：口服，1~2片，3次/d。泡腾片：2~4片，在热水中泡腾溶解后服用，3次/d，儿童酌减，或遵医嘱。滴丸：口服或舌下含服，10~20丸，2~3次/d，儿童酌减，或遵医嘱。

【注意事项】 孕妇禁服。本品多用于湿热性疾病，虚寒、恶寒、腹泻、体虚者慎用。治疗应中病即止，不可久用。注射液不可与其他药物混合用。静脉滴注应缓慢，以便随时观察和处理不良反应。注射液有混浊时不得使用。本品静脉注射曾有致死性不良反应的报道，应警惕。

【规格】　口服液：10mL/支。注射液：2mL/支，5mL/支，10mL/支，20mL/支。胶囊：0.25g/粒（含黄芩苷 10mg），0.2g/粒，0.4g/粒（含黄芩苷 20mg）。软胶囊：0.4g/粒（含黄芩苷 20mg）。颗粒：3g/袋（含黄芩苷 20mg），10g/袋（含黄芩苷 20mg）。片剂：0.5g/片。泡腾片：1g/片。滴丸：每 10 丸重 0.35g。

羚羊角制剂[典]

【成分】　羚羊角。

【功能与应用】　平肝熄风，凉血镇惊，清肝明目，散血解毒。用于：高热惊痫、神昏惊厥、子痫抽搐、癫痫发狂、头痛眩晕、目赤翳障、温毒发斑、痈肿疮毒。注射液尚可用于流行性感冒、上呼吸道感染、扁桃体炎、麻疹、小儿肺炎、无名高热等发热性疾病的治疗。

胶囊：口服，0.3~0.6g，1 次/d。口服液：口服，5mL，2 次/d，小儿酌减，或遵医嘱。颗粒：口服，5g，2 次/d，小儿酌减。滴丸：口服，10 丸，2 次/d，小儿酌减。注射液：肌内注射，2~4mL，2 次/d，小儿酌减，或遵医嘱。

【注意事项】　孕妇、脾胃虚寒者慎服。脾虚慢惊者忌用。曾有使用注射液发生过敏性休克的报道。

【规格】　胶囊：0.15g/粒，0.3g/粒。口服液：5mL/支。颗粒：2.5g/袋。滴丸：40mg/丸。注射液：2mL/支。

三果汤（哲布松汤）制剂

【成分】　诃子（去核）、毛诃子（去核）、余甘子（去核）等。

【功能与应用】　清热，调和气血。用于：瘟疫热证初起或后期、劳累过度等。

散剂：3~4g，2 次/d，水煎服。胶囊：口服，3 粒，3 次/d。口服液：30mL，1 次/d。含片：含服，1~2 片，3 次/d。颗粒：3g，2 次/d，用开水冲服。

【注意事项】　忌食辛辣食物。脾胃虚寒者禁用。孕妇慎用。

【规格】　散剂：40g/袋。胶囊：0.3g/粒。口服液：30mL/瓶。含片：1g/片。颗粒：3g/袋。

羚羊清肺制剂[典]

【成分】　浙贝母、桑白皮（蜜炙）、前胡、麦冬、天冬、天花粉、地黄、玄参、石斛、桔梗、枇杷叶（蜜炙）、苦杏仁（炒）、金果榄、金银花、大青叶、栀子、黄芩、板蓝根、牡丹皮、薄荷、甘草、熟地黄、陈皮、羚羊角粉等。

【功能与应用】 清肺利咽，清温止嗽。用于：肺胃热盛，感受时邪所致的身热头晕、四肢酸懒、咳嗽痰盛、咽喉肿痛、鼻衄咯血、口干舌燥等症。

散剂 1g，胶囊 1 粒，均口服，2 次/d，1 岁以下儿童酌减。颗粒：1 袋，3 次/d，用开水冲服。丸剂：口服，小蜜丸 6g，大蜜丸，3 次/d。

【注意事项】 风寒、寒痰、肺热、虚咳、脾虚食少、湿滞中满者忌用。孕妇慎用。忌食辛辣食物。

【规格】 散剂：1g/袋。胶囊：0.3g/粒。颗粒：6g/袋。丸剂：小蜜丸，每 100 丸重 20g；大蜜丸，6g/丸。

第三十部分 中 暑

十滴水制剂[典]

【成分】 樟脑、干姜、大黄、小茴香、桂皮、辣椒、桉油等。

【功能与应用】 健胃，祛风，清凉。用于因中暑引起的头晕、恶心、呕吐、腹痛泄泻、消化道功能紊乱等。

酊剂：口服，2~5mL，儿童酌减。软胶囊：口服，1~2 粒，小儿用量酌减。胶丸：口服，4 粒/次。

【注意事项】 孕妇忌服。高血压、心脏病、肝病、糖尿病、肾病等严重内脏疾病患者，应在医师指导下用药。不得超量用药。无效者应就医。本药尚可引起接触性皮炎、猩红热样药疹、眼损伤、休克、血小板减少性紫癜等疾病。

【规格】 酊剂：5mL/支，10mL/支，100mL/瓶。软胶囊：0.425g/粒。胶丸：0.25g/粒。

避瘟散[典]

【成分】 檀香、零陵香、白芷、香排草、姜黄、玫瑰花、甘松、丁香、木香、人工麝香、冰片、朱砂、薄荷脑等。

【功能与应用】 祛暑避秽，开窍止痛。用于：夏季暑邪引起的头晕目眩、头痛鼻塞、恶心、呕吐、晕动不宁等症；日射病、晕车晕船等晕动病有上述临床表现者。

口服，0.6g，1~2 次/d。外用，取适量涂入或吸入鼻孔。

【规格】 散剂：0. 84g/盒。

仁丹

【成分】 广藿香叶、薄荷脑、冰片、陈皮、檀香、砂仁、豆蔻（去皮）、木香、丁香、肉桂、朱砂、儿茶、甘草等。

【功能与应用】 清暑祛湿，行气开窍。用于：感受暑邪引起的恶心、胸闷、腹胀、头晕、疲倦；中暑、晕动病具有上述临床表现者。

口服，10~20 粒，含服或用温开水送服。

【注意事项】 忌食生冷、油腻食物及寒性中药。本品含有朱砂，不可超量，以防汞中毒。不可与含有郁金、赤石脂、海藻、大蓟、甘遂、芫花的制剂合用。

【规格】 丹剂：每 10 粒重 0. 3g。

第二章 外 科

一、疮疡

龙珠软膏

【成分】 人工麝香、硼砂、炉甘石（煅）、冰片、珍珠（制）、人工牛黄、琥珀、硼砂等。

【功能与应用】 清热解毒，消肿止痛，去腐生肌。用于：疖、痈、疔毒、无名肿毒与小面积浅Ⅱ度烧伤。

清洁创面，适量外涂后包扎，1 次/d。

【规格】 软膏：10g/支，15g/支。

复方黄柏液涂剂[典]

【成分】 连翘、黄柏、蜈蚣、蒲公英、金银花等。

【功能与应用】 清热解毒，消肿去腐。用于：疮疡溃后属阳证的伤口感染。

外用，清洁创面后，浸泡消毒纱布敷于伤溃处，或插入伤口内深部。也可用于冲洗伤口。

【注意事项】 孕妇慎用。本品只供外用，不可内服。

【规格】 涂剂：20mL/瓶，100mL/瓶。

紫草软膏[典]

【成分】 紫草、当归、防风、地黄、白芷、乳香、没药等。

【功能与应用】 化腐生肌，解毒止痛。用于：热毒蕴结所致的溃疡，临床表现为创面疼痛，色泽鲜活，脓腐将尽，久不收口，痛痒不休。

清洁创面后，将药膏涂布于消毒纱布上，敷于患处，加以包扎。间隔 1~2d 换药 1 次。

【规格】 软膏：10g/支。

五福化毒制剂[典]

【成分】 水牛角浓缩粉、连翘、青黛、黄连、牛蒡子（炒）、玄参、地黄、桔梗、芒硝、赤芍、甘草等。

【功能与应用】 清热解毒，凉血消肿。用于：血热毒盛，症见小儿疖疮、痱毒、咽喉肿痛、口舌生疮、牙龈出血、腮腺炎等。

片剂：口服，3~6 岁，5 片；7~14 岁，7 片；3 次/d。用于小儿痱毒时，7d 为 1 个疗程。丸剂：口服，1 丸，2~3 次/d。

【注意事项】 服药期间忌食辛辣食物。可有消化道不适，严重者可停药。

【规格】 片剂：0.1g/片。丸剂：大蜜丸，3g/丸。

青龙蛇药片

【成分】 青木香、龙胆、盐酸小檗碱、黄柏、黄芩、浙贝母、仙茅、穿心莲、半边莲、天花粉、白芷、大黄、徐长卿、天冬等。

【功能与应用】 祛风，清热解毒。用于：治疗蝮蛇和五步蛇咬伤表现为火毒、风毒证者。

口服，首次 20 片，以后每 6h 服 10 片，重症者加倍。

【注意事项】 宜将药片捣碎后服用，以加快吸收速度。孕妇忌服。服药后可有消化道不适，停药后可好转。

【规格】 片剂：0.3g/片。

二、肠痈

阑尾消炎制剂

【成分】 金银花、大青叶、败酱草、蒲公英、大血藤、川楝子、大黄、木香、冬瓜子（麸炒）、桃仁（去皮）、赤芍、黄芩等。

【功能与应用】 清热解毒，祛瘀消肿。用于：热毒蕴结、气滞血瘀证，临床表现为发热或无热，下腹部疼痛，腰骶部酸痛、重坠，带下量多、色黄质稠，便秘，苔黄腻等；急、慢性阑尾炎，急、慢性盆腔炎有上述表现者。

片剂：口服，10~15 片，3 次/d，或遵医嘱。丸剂：口服，6g，3 次/d。

【注意事项】 孕妇慎用。另外，尚有一同名异方药，其成分为：金银花、蒲公英、大黄、冬瓜子、桃仁、牡丹皮、玄参、薏苡仁（炒）、麦冬、甘草、当归等。临床用于慢性阑尾炎的治疗。用法为：3~6 片，口服，3 次/d。

【规格】 片剂：0.25g/片，0.3g/片。丸剂：每 100 粒重 12g。

朴实颗粒

【成分】 厚朴、枳实、白芍、大黄等。

【功能与应用】 行气消胀，导滞通腑。用于：胃肠道手术以外的手术后腹胀、肠麻痹等症。

手术后6h服6g，用20~30mL温开水送服。3h后再重复1次。

【注意事项】 个别患者可有呃逆、呕吐，可自行缓解。孕妇及绞窄性肠梗阻患者忌服。

【规格】 颗粒：3g/袋。

三、痔疮

六味消痔片

【成分】 薯莨、槐角、决明子、牡蛎、人参、山豆根等。

【功能与应用】 清热消肿，收敛止血。用于：湿热瘀阻型Ⅰ、Ⅱ期内痔，临床表现为痔核脱垂、水肿糜烂、滴血射血、肛门坠胀。

口服，6片，3次/d，或遵医嘱。

【规格】 片剂：0.3g/片。

肛泰制剂[典]

【成分】 地榆（炭）、盐酸小檗碱、冰片、盐酸罂粟碱、五倍子等。

【功能与应用】 凉血止血，清热解毒，燥湿敛疮，消肿止痛。用于：内痔、外痔、混合痔出现的便血、肿胀、疼痛。

贴脐片剂：清洗脐部，擦干，分离药片，将其对准脐部贴牢，1片，1次/d。软膏：将患部洗净，擦干，涂敷或挤入适量药膏于患部，1~2次/d。10d为1个疗程。栓剂：直肠给药，塞入肛内约2cm处，卧床休息片刻，1粒，1~2次/d，排便后更新。

【注意事项】 不可口服。孕妇忌用。少数患者可有无纺布刺激征，可改用医用胶布固定。

【规格】 贴脐片剂：0.5g/片（7.5cm×7.5cm）。软膏：10g/支。栓剂：1g/粒。

马应龙麝香痔疮膏[典][基]

【成分】 人工麝香、人工牛黄、珍珠、炉甘石（煅）、硼砂、冰片、琥珀等。

【功能与应用】 清热燥湿，活血消肿，去腐生肌。用于：湿热瘀阻所致的各类痔疮、肛裂，临床表现为大便出血、疼痛、下坠感。亦可应用于肛周湿疹。

外用，涂患处。

【注意事项】 用药前应清洗肛部。孕妇慎用，或遵医嘱。

【规格】 软膏：10g/支。

痔康片[典]

【成分】 豨莶草、金银花、槐花、地榆（炭）、黄芩、大黄等。

【功能与应用】 清热泻火，凉血止血，消肿止痛，润肠通便。用于：Ⅰ期和Ⅱ期内痔属于风热、湿热下注证，症见便血、肛门肿痛、下坠等。

口服，3 片，3 次/d，7d 为 1 个疗程，或遵医嘱。

【注意事项】 孕妇禁用，门静脉高压患者忌用。注意原发病的治疗。可有轻度腹泻，减量后可缓解。

【规格】 片剂：0.3g/片。

痔宁片[典]

【成分】 地榆（炭）、侧柏叶（炭）、地黄、槐米、当归、白芍（酒制）、荆芥（炭）、黄芩、枳壳、刺猬皮（制）、乌梅、甘草等。

【功能与应用】 消炎、镇痛、止血，清热凉血，润燥疏风。用于：实热内结或湿热瘀滞所致的痔疮出血、肿痛。

口服，3~4 片，3 次/d。

【注意事项】 孕妇慎用。偶有腹部不适、便溏。

【规格】 片剂：0.48g/片。

痔疮止血制剂

【成分】 槐花、荆芥（炒）、陈皮、侧柏叶、地榆、仙鹤草等。

【功能与应用】 清解湿热，凉血止血。用于：痔疮出血，肠风下血色泽鲜红者。

颗粒：5g，3 次/d，用开水冲服。丸剂：口服，6g，3 次/d。

【注意事项】 孕妇、过敏者禁服。服药期间禁食辛辣食物。

【规格】 颗粒：5g/袋。丸剂：每 5 丸重 1g。

四、脱疽（血栓性脉管炎）

丹王颗粒

【成分】 丹参、王不留行、土茯苓、三七、大蓟、玄参、蒲公英、桂枝、黄芪、皂角刺、没药、泽泻等。

【功能与应用】 化瘀通脉，利湿清热，消肿止痛。用于：血脉瘀阻、湿热蕴结所致的下肢静脉血栓形成和血栓性浅静脉炎。临床表现为受累肢体肿胀、沉重疼痛、肌肤颜色变暗等。

口服，1 袋，3 次/d，用开水冲服。

【注意事项】 孕妇及血液病、凝血功能障碍者忌服。个别患者可有腹部不适、食欲减退。治疗期间，如发现血栓脱落游走，引起肺栓塞症，如剧烈咳嗽、胸闷、胸痛、呼吸困难，应立即就医。

【规格】 颗粒：3.2g/袋。

脉络通制剂

【成分】 片剂：人参、郁金、黄连、三七、安息香、檀香、琥珀、降香、甘松、木香、石菖蒲、丹参、麦冬、钩藤、黄芩、夏枯草、槐米、甘草、珍珠、冰片、朱砂、牛黄等。颗粒（冲剂）：党参、当归、地龙、丹参、红花、木贼、葛根、槐米、山楂、川芎、维生素 C、柠檬酸、碳酸氢钠等。通络活脉，行气化瘀。

【功能与应用】 片剂：用于冠心病引起的心绞痛；防治高血压、脑血管意外。颗粒：益气活血，化瘀止痛。用于治疗冠心病心绞痛，肢体麻木不仁、半身不遂、血脉瘀阻等症。

片剂：口服，4 片，2~3 次/d。颗粒：6g，3 次/d，用开水冲后，搅匀服下。

【注意事项】 孕妇、痰火内盛证者忌服。可有口干欲饮现象。应注意，本制剂为同名异方药，作用有所区别。

【规格】 片剂：0.4g/片。颗粒：6g/袋。

脉络舒通颗粒

【成分】 黄芪、金银花、黄柏、苍术、薏苡仁、玄参、当归、白芍、甘草、水蛭、全蝎、蜈蚣等。

【功能与应用】 清热解毒，化瘀通络，祛湿消肿。用于：湿热瘀阻脉络所出现的一组证候群，如血栓性浅静脉炎，非急性期深静脉血栓形成所致的下肢肿胀、疼痛、肤色暗红或伴有条索状表现。

口服，1 袋，3 次/d，用开水冲服。

【注意事项】 本药应在医师指导下使用。孕妇、深静脉血栓初发一周内者禁用。肝肾功能不全者慎用。用药期间忌食辛辣刺激性食物。可有轻度恶心、呕吐、食欲减退等消化道症状。

【规格】 颗粒：20g/袋。

五、臁疮（下肢慢性溃疡）

肤疡散

【成分】 凹凸棒石。

【功能与应用】　清热燥湿，解毒，去腐生肌。用于：小腿顽固性溃疡；静脉曲张引起的慢性下肢溃疡等糜烂性、渗出性皮肤病有上述表现者。

外用，消毒清洁创面后，将本药均匀地敷于创面 2~3mm 厚薄，然后用消毒纱布覆盖，加以包扎。根据创面渗出情况，决定换药次数，或 2 次/d，或 1 次/d，一般 30d 为 1 个疗程，或遵医嘱。

【注意事项】创面感染严重者，应配合其他抗菌药物或其他方法治疗。创面周围干燥时，可涂以尿素软膏。

【规格】　散剂：25g/袋。

紫草软膏[典]

参见本章“一、疮疡”部分。

三黄珍珠膏

【成分】　硫黄、藤黄、雄黄、人工麝香、珍珠等。

【功能与应用】　燥湿解毒，活血化瘀，消毒止痛，去腐生肌。用于：中小面积Ⅱ度烧伤、烫伤、冻伤、残留创面、蛇咬伤、宫颈糜烂、阴道炎、痔疮及皮肤病等。

外用，清洁创面，适量涂药；亦可将药膏涂在无菌纱布上贴敷在创面。一般涂药量为 45cm^2 涂药 1g，1~2d 换药一次。重症者 1 次/d，蛇咬伤 2 次/d，稍加大涂药量。

【注意事项】　新鲜伤口，涂药后立即包扎。蛇咬伤冲洗伤口后，在创面上画小十字引流毒液后涂药。腔内糜烂，可用带尾线的明胶海绵或棉球蘸药后塞入。皮肤病，可直接涂抹患处。部分患者可有粟粒样疹、小水疱，可减量，不影响继续治。

【规格】　膏剂：20g/支。

六、冻伤、烧伤

风痛灵

【成分】乳香、没药、血竭、樟脑、冰片、丁香罗勒油、麝香草脑、薄荷油、氯仿、香精、水杨酸甲酯等。

【功能与应用】　活血散瘀，消肿止痛。用于：冻伤所致的红肿痛痒，扭挫伤产生的青紫肿痛，风湿性关节肿痛，以及软组织损伤等。

外用，取本药适量涂患处，3~4 次/d。

【注意事项】　皮肤破损处禁用。不可内服。孕妇禁涂脐腹部。3 岁以下儿童慎用。

【规格】 搽剂：3mL/瓶，9mL/瓶，25mL/瓶。

外用应急软膏

【成分】黄芩、白芍、丹参、补骨脂、人参、党参、金银花、茯苓、益母草、鱼腥草、鸭跖草、辛夷、甘草、青蒿、樟脑等。

【功能与应用】 清热凉血，化瘀解毒，止痛生肌。用于：冻疮，Ⅰ、Ⅱ度以下烧伤和烫伤。

取适量，涂患处及其周围，1次/d。

【注意事项】 涂药后不可用塑料表面覆盖。部分患者皮损部可出现粟粒样疹、小水疱、疼痛，减少药量后可自行消失，不影响继续治疗。

【规格】 软膏：10g/支，15g/支。

烧伤净喷雾剂

【成分】 五倍子、诃子、北刘寄奴、苦参、桉叶等。

【功能与应用】 收敛燥湿，解毒消肿。用于：轻度烧烫伤所致的创面疼痛、肿胀明显、有水疱等。

用本品适量喷涂患处，3~4次/d。

【注意事项】 本品有刺激性，不可进入口、眼，皮肤破溃者禁用。孕妇不可涂脐部、腹部。本品不可暴晒、火烤、碰撞、敲打，以免引爆。

【规格】 喷雾剂：10mL/瓶、20mL/瓶、40mL/瓶。

丹芎瘢痕涂膜

【成分】 丹参、当归、川芎、桃仁、红花、山慈菇、五倍子、苦参、乳香（制）等。

【功能与应用】 活血化瘀，软坚，止痒。用于：辅助治疗和减轻烧伤创面愈合后的瘢痕组织增生；深Ⅱ度烧伤创面已经愈合，瘢痕尚未形成或形成初期。

涂药前先用温水清洗患部，擦干，将本品均匀涂于患处，形成薄膜，次日揭去，1次/d，5个月为1个疗程。每次涂药面积不得超过患者面积的8%。

【注意事项】 本品仅适用于创面已愈合者。孕妇忌用。

【规格】 涂膜剂：40g/支。

七、创伤类

七厘散[典]

【成分】 血竭、乳香（制）、没药（制）、红花、儿茶、冰片、人工麝香、朱砂。

【功能与应用】 活血化瘀，止痛止血。用于：跌扑损伤，血瘀疼痛，外伤出血。

口服，1~1.5g，1~3 次/d；外用，调敷患处。

【注意事项】 孕妇禁用。

【规格】 散剂：1.5g/瓶，3g/瓶。

云南白药制剂[典][基]

【成分】 片剂、散剂、胶囊、酊剂、膏剂：三七、重楼、人工麝香等。创可贴：云南白药等。

【功能与应用】 活血化瘀，解毒消肿，疗伤止痛，祛风除湿。用于：跌打损伤、吐血咯血、便血痔血、崩漏下血、疮疡肿毒、风湿麻木、关节酸痛，以及内脏出血等。

片剂：口服 1 片；另用数片研细，用酒调匀，敷患处；对于已化脓者，只需内服。散剂：刀枪、跌打损伤，无论轻重，均可用温开水调服；瘀血肿痛与未流血者，用酒调服；妇科诸痛，除月经过多、红崩用温开水调服外，均用酒调服。外用，毒疮初起，用酒调匀敷患处；清创后，用少许撒敷于创面后包扎。内服与外敷并用，内服一般 0.25~0.5g，4 次/d，如病情重、身体健壮者，可将每次剂量用到 0.5g。2~5 岁，按成人量的 1/4；5~12 岁按成人量的 1/2 服用。外用，一般伤口 0.1g/次，消肿止痛 0.3~0.4g；必要时也可按上述剂量调成液体灌肠。重症跌打损伤、枪伤，口服保险子 1 粒。创口已化脓者只内服，不外用。胶囊及其他制剂：服用量参考散剂。酊剂：口服，常用量 3~5mL，3 次/d；极量 10mL/次。外用，取适量涂抹擦揉患处 3min/次，3~5 次/d。膏剂：外用，贴患处。气雾剂：外用，喷布于伤患处，3~5 次/d。创可贴：应先清洁创面，然后贴敷。贴敷次数根据伤情而定，过勤并无益。

【注意事项】 一次剂量不可超过 0.5g，否则可中毒。长期使用者，如果出现血小板减少，应立即停用。服药期间忌恼怒和生冷食物、寒凉药物、蚕豆、鱼类、酸辣刺激性食物。保险子仅供重症患者急用。孕妇，月经过多过频、严重心律失常、本药中毒及有过敏史者均忌用。疮毒已感染者不可外用。

【规格】 片剂：0.35g/片。散剂：4g/瓶，内有保险子 1 粒。胶囊：0.25g/粒。酊剂：30mL/瓶，50mL/瓶，100mL/瓶。膏剂：6.5cm × 4cm，6.5cm×10cm。气雾剂：60g/瓶，100g/瓶。创可贴：1.5cm×2.3cm。

丹参酮胶囊

【成分】 丹参提取物等。

【功能与应用】 抗菌消炎，活血化瘀，促进伤口愈合。用于：扁桃体炎、外耳道炎、疖痈、外伤感染、烧伤感染、乳腺炎、蜂窝织炎、骨髓炎、痤疮等，均有较好疗效。

口服，3~4 粒，4 次/d。

【注意事项】 遮光，密封，于干燥处保存。

【规格】 胶囊剂：0.25g/粒。

跌打活血散[典]

【成分】 红花、当归、血竭、三七、骨碎补（烫）、续断、乳香（炒）、没药（炒）、儿茶、大黄、冰片、土鳖虫等。

【功能与应用】 舒筋活血，散瘀止痛。用于：跌打损伤，瘀血疼痛，闪腰岔气。

口服，用温开水或黄酒送服，3g，2 次/d。外用，以黄酒或醋调敷患处。

【注意事项】 孕妇禁用。皮肤破损处不宜用。

【规格】 散剂：3g/袋（瓶）。

八、丹毒

如意金黄散[典][基]

【成分】 姜黄、大黄、黄柏、苍术、厚朴、陈皮、甘草、生天南星、白芷、天花粉等。

【功能与应用】 清热解毒，消肿止痛。具有抑菌消炎、愈溃止痛作用。用于：疮疡肿痛、丹毒流注、疖痈；单纯疱疹病毒性角膜炎、蜂窝织炎、淋巴腺炎、腮腺炎、化脓性指甲炎、结节性脉管炎等有上述表现者。

外用，红肿、烦热、疼痛，用清茶调敷；漫肿无头，用醋或葱酒调敷，亦可用植物油或蜂蜜调敷，一日数次。

【注意事项】 痈疽疮症无溃创口及阴疽症者忌用。本品系外用药，不可内服。外敷面积应超出肿胀范围，覆盖面中间留空，以利于透气。药物干后可用原调料湿润之。

【规格】 散剂：9g/袋。

复方蟾酥丸

【成分】 蟾酥（制）、蜗牛（活）、乳香（制）、没药（制）、铜绿、胆矾、白矾（煅）、寒水石、朱砂、雄黄、轻粉。

【功能与应用】 清解疮毒。用于：痈疽、疔毒、丹毒、乳痈、咽喉肿痛、无名肿毒、癌肿等热毒炽盛者。

口服，5~15 丸，1~2 次/d，用温开水送服。外用，研末，用醋调敷患处。

【注意事项】 本品有毒，服用不可过量。孕妇忌服。创面已破溃者，不可外敷。

【规格】 水丸：每 33 丸重 1g。

第三章　妇　科

一、月经失调

八珍益母制剂[典][基]

【成分】　益母草、党参、白术（炒）、茯苓、甘草、当归、白芍（酒炒）、川芎、熟地黄等。

【功能与应用】　益气养血，活血调经。用于：气血两虚兼有血瘀所致的月经不调，临床表现为经期错后、行经量少、淋漓不净、精神不振、食欲不佳、肢体无力。

胶囊：口服，3 粒，3 次/d。丸剂：水蜜丸 6g，小蜜丸 9g，大蜜丸 1 丸，2 次/d，用温开水送服。片剂：口服，2～3 片，2 次/d。膏剂：口服，10g，3 次/d。

【注意事项】　孕妇、过敏体质者慎用。血热气滞者不宜服用。月经频数、量多者忌服。忌恼怒、生冷食物、寒凉药物。有其他并发症或长期服用者，应在医师指导下服用。个别患者可有紫红色皮疹，不必停药，可同时用抗过敏药治疗。

【规格】　胶囊：0.28g/粒。丸剂：水蜜丸，60g/瓶；小蜜丸，9g/袋；大蜜丸，9g/丸。片剂：0.35g/片。膏剂：100g/瓶。

少腹逐瘀制剂[典]

【成分】　当归、蒲黄、五灵脂（醋炒）、赤芍、小茴香（盐炒）、延胡索（醋制）、没药（炒）、川芎、肉桂、炮姜等。

【功能与应用】　温经活血，散寒止痛。用于：寒凝血瘀所致的月经不调、痛经、产后腹痛，临床表现为经期错后，行经时少腹冷痛，经血紫暗，有血块，产后少腹喜热、拒按等。

颗粒：用开水或温黄酒送服，5g，3 次/d，或遵医嘱。胶囊：用温开水送服，3 粒，3 次/d，或遵医嘱。丸剂：用黄酒或温开水送服，1 丸，2～3 次/d，用温开水送服。

【注意事项】 孕妇、气虚崩漏者忌服。可有胃肠道轻度不适或皮肤过敏。

【规格】 颗粒：5g/袋。胶囊：0.45g/粒。丸剂：9g/丸。

乌鸡白凤制剂[典][基]

【成分】 药典方：乌鸡（去毛、爪、肠）、鹿角胶、鳖甲（醋炙）、牡蛎（煅）、桑螵蛸、人参、黄芪、当归、白芍、香附（醋制）、天冬、甘草、地黄、熟地黄、川芎、银柴胡、丹参、山药、芡实（炒）、鹿角霜等。同仁堂方：乌鸡（去毛、爪、肠）、人参、白芍、丹参、香附（醋制）、当归、牡蛎（煅）、鹿角霜、桑螵蛸、甘草、青蒿、天冬、熟地黄、地黄、川芎、黄芪、银柴胡、芡实（炒）、山药等。

【功能与应用】 药典方：补养气血，调经止带。用于气血两虚，症见体瘦羸弱、月经不调、崩漏带下等。同仁堂方：补养气血，调经止带。用于气血两亏引起的月经不调、行经腹痛、崩漏带下、少腹冷痛、体弱乏力、腰膝酸软、产后虚弱、盗汗等。

片剂：口服，2 片，2 次/d，或遵医嘱。丸剂：大蜜丸 1 丸，水蜜丸 6g，小蜜丸 9g，2 次/d，用温开水送服。颗粒：1 袋，2 次/d，用开水冲服。同仁堂口服液：口服，10mL，2 次/d，或遵医嘱。同仁堂丸剂：大蜜丸 1 丸或水蜜丸 6g，2 次/d，用黄酒或温开水送服。

【注意事项】 孕妇禁用。本品用于虚证，实证、热证、血瘀证者慎用。服药期间忌食生冷、辛辣刺激性食物。有其他内脏疾病或超剂量使用，应接受医师指导。久治不愈者应就医。偶见药疹。

【规格】 片剂：0.5g/片。丸剂：大蜜丸，6g/丸，9g/丸；水蜜丸，6g/袋，60g/瓶；小蜜丸，9g/袋。颗粒：2g/袋。同仁堂口服液：10mL/支。同仁堂丸剂：大蜜丸，9g/丸；水蜜丸，每 100 粒重 12g。

妇宁制剂

【成分】 丸剂、颗粒：益母草、党参、地黄、当归、熟地黄、陈皮、乌药、白芍、川芎、白术（麸炒）、香附（醋制）、茯苓、木香、紫苏叶、阿胶、砂仁、黄芩、琥珀、甘草、沉香、川牛膝。栓剂：苦参、黄芩、黄柏、莪术、蛤壳粉、红丹、儿茶、乳香、没药、猪胆粉、冰片等。

【功能与应用】 丸剂、颗粒：养血调经，顺气通郁。用于月经不调、腰腹疼痛、精神倦怠、饮食减少。栓剂：清热解毒，燥湿杀虫，去腐生肌，化瘀止痛。用于宫颈糜烂、滴虫性阴道炎、霉菌性阴道炎、阴痒阴蚀、带下、小腹疼痛等。

丸剂：口服，1 丸，2 次/d。颗粒：用开水冲服，1~2g，2 次/d，2 周为 1

个疗程，或遵医嘱。栓剂：用前洗净阴部，将药栓塞入阴道深处，然后用无菌棉球或纱布堵塞阴道口，每日一粒，重症者早、晚各1粒，连用7粒为1个疗程。

【注意事项】 孕妇慎用，并禁用栓剂。

【规格】 丸剂：9g/丸。颗粒：2g/袋。栓剂：1.6g/粒。

坤月安颗粒

【成分】 白芍、酸枣仁、桑寄生、续断、麦冬、石斛、菊花、蒺藜、黄芩（炒）、栀子（炒）、龙胆（炒）、青皮、郁金、合欢皮、丝瓜络等。

【功能与应用】 滋阴养血，疏肝解郁。用于：血虚肝郁，阴虚阳亢引起的经期眩晕、头痛、乳胀、身痛、心烦易怒等症；经前紧张综合征具有上述表现者。

口服，10g，3次/d，出现症状时或月经来潮前10天服药，连服7d，3个月经周期为1个疗程。

【注意事项】 经期停药。孕妇禁用。

【规格】 颗粒：10g/袋。

桂枝茯苓制剂[典]

【成分】 丸剂：桂枝、茯苓、牡丹皮、赤芍、桃仁等。胶囊：桂枝、茯苓、牡丹皮、白芍、桃仁等。

【功能与应用】 丸剂：活血，化瘀，消癥。用于妇女宿有癥块或血瘀闭经，行经腹痛，产后恶露不尽等。胶囊：活血，化瘀，消癥。用于妇女瘀血阻络所致的癥块、闭经、痛经、产后恶露不尽；子宫肌瘤、慢性盆腔炎包块、痛经、子宫内膜异位症、卵巢囊肿见有上述证候者；也可用于女性乳腺增生症属于瘀血阻络证，临床表现为乳腺肿块、胸胁胀闷；或用于男性前列腺增生属于瘀血阻碍膀胱证，临床表现为小便不畅，尿细如线，淋漓点滴，小腹胀痛。

丸剂：大蜜丸，口服，1丸，1~2次/d；浓缩丸，口服，9丸，1~2次/d。胶囊：口服，3粒，3次/d，前列腺增生疗程为8周，其余相关证候12周，或遵医嘱。

【注意事项】 孕妇禁服，经期停服。出血性疾病慎用。

【规格】 丸剂：大蜜丸，6g/丸；浓缩丸，0.22g/粒。胶囊：0.31g/粒。

舒尔经颗粒[典]

【成分】 当归、白芍、赤芍、香附（醋制）、延胡索（醋制）、陈皮、柴胡、牡丹皮、桃仁、牛膝、益母草等。

【功能与应用】　活血疏肝，调经止痛。用于：痛经，临床表现为月经将至前性情急躁、胸乳胀痛或有肿块，小腹一侧或两侧胀痛，经初行不畅、色暗或有血块。

10g，3 次/d，用开水冲服。经前 3 天开始至月经行后 2 天止。

【注意事项】　忌食生冷、辛辣食物。小腹冷痛者不宜服。

【规格】　颗粒：10g/袋。

四物制剂[典]

【成分】　当归、川芎、白芍、熟地黄等。

【功能与应用】　调经养血。用于：血虚所致的面色萎黄、头晕眼花、心悸气短及月经不调。

颗粒：5g，3 次/d，用温开水冲服。合剂：口服，10~15mL，3 次/d，或遵医嘱。

【注意事项】　阴虚火旺、肝火亢盛、脾胃阳虚、食少便溏、实证者均忌服。孕妇慎用。经期忌食生冷。体弱者，剂量宜轻。一般不宜与抗感冒药同时服用。正在接受抗高血压等其他药物治疗的患者，应咨询医生。

【规格】　颗粒：5g/袋。合剂：10mL/支，100mL/瓶。

女金制剂[典]

【成分】　当归、白芍、川芎、熟地黄、党参、白术（炒）、茯苓、甘草、肉桂、益母草、牡丹皮、没药、延胡索（醋制）、藁本、白芷、黄芩、白薇、香附（醋制）、砂仁、陈皮、赤石脂（煅）、鹿角霜、阿胶等。

【功能与应用】　益气养血，理气活血，通络止痛。用于：气血两虚、气滞血瘀所致的月经不调，临床表现为月经提前、月经错后、月经量多、神疲乏力、经水淋漓不尽、行经腹痛等。也用于治疗黄体功能不足、黄褐斑等。

胶囊：口服，3 粒，2 次/d，30 天为 1 个疗程。丸剂：水蜜丸 5g，大蜜丸 1 丸；2 次/d，用温开水送服。片剂：口服，4 片，2 次/d。糖浆：口服，10mL，2 次/d。

【注意事项】　孕妇慎用。

【规格】　胶囊：0.38g/粒。丸剂：水蜜丸，5g/袋；大蜜丸，9g/丸。片剂：0.6g/片。糖浆：100mL/瓶。

二、崩漏

参茜固经颗粒

【成分】　茜草、生蒲黄、生槐米、大蓟、小蓟、党参、升麻、生地黄、杭白芍（麸炒）、女贞子（制）、白术（麸炒）、墨旱莲、生山楂等。

【功能与应用】 益气养阴，清热凉血，和血固经。用于：气血两虚挟有瘀阻所致的月经过多，临床表现为经前心烦、口干、便秘、疲劳、面色少华、脉细数或细弦；功能性子宫出血、子宫肌瘤、放置宫内节育器后出血有上述表现者。

50g，2次/d，用开水冲服。经前1周开始服用，到经净为止。

【注意事项】 个别人可有胃部不适。

【规格】 颗粒（冲剂）：8g/袋。

益母草制剂[典][基]

【成分】 益母草。

【功能与应用】 活血调经、止血、缩宫。用于：血瘀所致的月经不调、产后子宫出血、子宫复旧不全。

口服液：口服，10～20mL，3次/d，或遵医嘱。膏剂：煎膏，10g，1～2次/d，用温开水送服；流浸膏，口服，5～10mL，3次/d。胶囊：口服，2～4粒，3次/d。颗粒：1袋，2次/d，用开水冲服。注射液：肌内注射，1～2mL，1～2次/d。片剂：口服，小片一次3～4片，2～3次/d；大片1～2片，3次/d。

【注意事项】 孕妇、胎盘未排出、崩漏多而无瘀、滞血寒血虚无瘀滞、瞳孔散大、气血两虚的月经错后、月经量少、经期延长、产后血虚等症者均不宜服用。过敏体质者慎用。有器质性疾病者或合用其他药物者，应在医师指导下应用。偶有过敏现象。

【规格】 口服液：10mL/支。膏剂：煎膏，125g/瓶，250g/瓶；流浸膏，100mL/瓶，500mL/瓶。胶囊：0.4g/粒。颗粒：2g/袋，5g/袋，7.5g/袋，15g/袋。注射液：1mL/支。片剂：0.25g/片，0.6g/片。

断血流制剂[典]

【成分】 断血流。

【功能与应用】 凉血，收敛止血。用于：妇女崩漏、月经过多、产后出血、功能性子宫出血、子宫肌瘤出血、牙龈出血、鼻衄、吐血、咯血、上消化道出血、尿血、便血、单纯性紫癜、特发性血小板减少性紫癜等多种出血性疾病。

颗粒：用开水冲服，1袋，3次/d，7d为1个疗程。片剂：口服，3～6片，3次/d。口服液：口服，10mL，3次/d。

【注意事项】 孕妇，肝硬化上消化道出血、气不摄血者禁用。大出血应综合治疗，不可单独依赖本药。服药期间禁食辛辣食物与饮酒。

【规格】 颗粒：10g/袋。片剂：0.35g/片。口服液：10mL/支。

宫血宁胶囊[典][基]

【成分】 重楼。

【功能与应用】 凉血止血，清热除湿，化瘀止痛。用于：崩漏下血，月经过多，产后或流产后宫缩不良出血，血热妄行性功能性子宫出血；慢性盆腔炎湿热瘀结所致的少腹痛、腰骶痛、带下增多等。

口服，1~2 粒，3 次/d，在月经期或子宫出血期服用本药或遵医嘱，血止停服。慢性盆腔炎，口服，2 粒，3 次/d，4 周为 1 个疗程。

【注意事项】 孕妇忌服。脾胃虚寒性消化道疾病患者慎用或减量服用。

【规格】 胶囊：0.13g/粒。

三、带下

瓦松栓

【成分】 瓦松。

【功能与应用】 清热利湿，活血化瘀，去腐生肌。用于：湿热下注所致的宫颈糜烂。

阴道给药。用药前用温开水清洗外阴部，然后将本栓剂置于阴道底部，其凹面紧贴于宫颈糜烂面上，1 粒，隔日 1 次，连用 4~8 次为 1 个疗程。

【注意事项】 应在医师指导下应用。用药期间禁房事。经期、孕期禁用。

【规格】 栓剂：5g/粒，8g/粒。

白带丸[典]

【成分】 黄柏（酒炒）、椿皮、白芍、当归、香附（醋制）等。

【功能与应用】 清热，除湿，止带。用于：湿热下注所致的带下病。临床表现为带下量多、色黄、有气味。

口服，6g，2 次/d。

【注意事项】 忌食生冷、少进油腻食物。肾虚带下者不宜选用。伴有赤带者，应去医院检查，在医师指导下用药。服药一周症状无改善，应去医院诊治。老人、少女、孕妇均应在医师指导下服用。对本药过敏者禁用，过敏体质者慎用。

【规格】 丸剂：浓缩水丸，6g/袋。

妇炎净胶囊[典]

【成分】 苦玄参、地胆草、当归、鸡血藤、两面针、横经席、柿叶、菥蒉、五指毛桃等。

【功能与应用】 清热祛湿，调经止带。用于：湿热蕴结所致的带下病、月经不调、痛经；慢性盆腔炎、附件炎、子宫内膜炎见上述证候者。也有人用于慢性咽炎。

口服，1.2g，3次/d。

【注意事项】 孕妇慎用。

【规格】 胶囊：0.3g/粒，0.4g/粒。

抗宫炎制剂[典]

【成分】 广东紫珠干浸膏、益母草干浸膏、乌药干浸膏等。

【功能与应用】 清热，祛湿，化瘀，止带。用于：湿热下注所致的带下病，临床表现为赤白带下、量多味臭；宫颈糜烂见上述证候者。

胶囊：口服，3粒，3次/d，或遵医嘱。片剂：口服，6片，3次/d。

【注意事项】 孕妇禁服。偶见头晕、消化道症状。

【规格】 胶囊：0.5g/粒。片剂：0.26g/片（含干浸膏0.25g)。

妇乐制剂[典]

【成分】 忍冬藤、大血藤、甘草、大青叶、蒲公英、牡丹皮、赤芍、川楝子、延胡索（醋制)、熟大黄等。

【功能与应用】 清热凉血，化瘀止痛。用于：瘀热蕴结所致的带下病。临床表现为带下量多、色黄，少腹痛；慢性盆腔炎见上述证候者。颗粒剂多用于急性妇科疾病，如急性盆腔炎、急性附件炎、急性子宫内膜炎引起的带下、腹痛等。

胶囊：口服，6粒，2次/d，1个月为1个疗程。颗粒：12g，2次/d，用开水冲服。

【注意事项】 孕妇慎用。

【规格】 胶囊：0.5g/粒。颗粒：6g/袋，12g/袋。

妇科千金制剂[典][基]

【成分】 千斤拔、金樱根、穿心莲、功劳木、单面针、当归、鸡血藤、党参等。

【功能与应用】 清除湿热，益气化瘀。用于：带下病属于湿热下注、气血不足证者，症见带下量多、色黄质稠、臭秽，小腹疼痛，腰骶酸痛，神疲乏力；慢性盆腔炎、子宫内膜炎表现为上述证候者。

胶囊：口服，2粒，3次/d，14d为1个疗程。片剂：6片，3次/d，用温开水送服。

【注意事项】　孕妇禁用。忌烟、酒，油腻、辛辣食物。

【规格】　胶囊：0.4g/粒。片剂：0.32g/片。

治糜康（治糜灵）制剂

【成分】　黄柏、苦参、儿茶、枯矾、冰片等。

【功能与应用】　清热解毒，燥湿收敛。用于：湿热下注所致的带下病，临床表现为带下量多、色黄质稠、有臭味，或有大便干燥；细菌性阴道炎、滴虫性阴道炎、宫颈糜烂有上述证候者。

睡前清洁外阴，将污秽物排出，然后再将泡腾片1片或栓剂1粒，塞入阴道上穹隆深处，隔日1次，10d为1个疗程。

【注意事项】　妊娠期、月经期禁用。

【规格】　泡腾片：0.65g/片。栓剂：3g/粒。

四、产后恶露不绝

五加生化胶囊

【成分】　刺五加浸膏、当归、川芎、桃仁、干姜、甘草等。

【功能与应用】　益气养血，活血祛瘀。用于：经期及人工流产术后气虚血瘀所致的阴道流血，血色紫暗或有血块，小腹疼痛，按之不能缓解，腰背酸痛，自汗，心悸，气短，舌淡兼见瘀点，脉沉弱等。

6粒，2次/d，用温开水送服，3d为1个疗程，或遵医嘱。

【注意事项】　本药不是人工流产后的常规用药，术后发热、子宫流血过多者禁用。

【规格】　胶囊：0.4g/粒。

产复康颗粒[典]

【成分】　益母草、当归、人参、黄芪、何首乌、桃仁、蒲黄、熟地黄、香附（醋制）、昆布、白术、黑木耳等。

【功能与应用】　补气养血，祛瘀生新。用于：气虚血瘀所致的产后恶露不绝，临床表现为产后出血过多、淋漓不断，神疲乏力，腰膝酸软。

20g，3次/d，用开水冲服。5~7d为1个疗程。产褥期也可长期服用。

【注意事项】　产后湿热、实热、感染及高血压患者均忌用。用药期间禁食生冷、油腻及辛辣刺激性食物，禁烟、酒。

【规格】　颗粒：20g/袋，10g/袋。

五、阴痒

洁尔阴制剂[基]

【成分】 蛇床子、艾叶、独活、石菖蒲、苍术、薄荷、黄柏、黄芩、苦参、地肤子、茵陈、土荆皮、栀子、金银花等。

【功能与应用】 清热燥湿，杀虫止痒。用于：妇女湿热带下，临床表现为阴部时痒红肿，带下量多、色黄或如豆渣状，口苦咽干，尿黄便结，舌红苔黄腻，脉弦数；霉菌性、滴虫性、非特异性阴道炎具有上述临床表现者。也可用于湿疹、接触性皮炎、体癣、股癣属于湿热型者。

洗液：外用。用冲洗器冲洗外阴与阴道深部或坐浴，1 次/d，7d 为 1 个疗程。湿疹、皮炎类，配成 3%洗液湿敷患部，根据病情可进行 2~6 次/d，14d 为 1 个疗程。皮癣类，配成 50%洗液，涂搽患处，3 次/d，21d 为 1 个疗程。性病类，用本液洗涤后，再涂擦与洗涤患部。疗程与次数根据病情而定。痤疮，用清水清洗面部后，用 25%本液涂擦和轻轻按摩面部，30min 后洗去，1 次/d，2 周为 1 个疗程。可同时服用维生素 A 和 B 族维生素。

泡腾片：冲洗患部后，洗净手及外阴部，然后将本泡腾片塞入阴道后穹隆部，1 次/d，严重者早、晚各 1 片，或遵医嘱，7d 为 1 个疗程。

【注意事项】 本药系外用药，不可内服。创面如有破损，应咨询医生。黏膜处不可用原液涂擦。局部可有过敏反应如皮疹、皮炎发生。

【规格】 洗液：60mL/瓶，120mL/瓶，220mL/瓶，240mL/瓶。泡腾片：0. 3g/片。

舒康凝胶剂

【成分】 山楂核精。

【功能与应用】 解毒祛湿，杀虫止痒。用于：湿热下注型阴痒、带下，临床表现为阴部瘙痒、带下量多；霉菌性、滴虫性阴道炎有上述表现者。

外用，每晚睡前清洗外阴，然后取平卧位，将本品瓶颈插入阴道，将内容物挤入阴道深处，5g，1 次/d，7d 为 1 个疗程。症状消失后可再用 3d，以巩固疗效。

【注意事项】 忌辛辣食物。本品为外用药，禁止内服。带下量多、气臭或伴有少量血性分泌物者，应在医师指导下用药。阴道急性炎症或破溃者应向医师咨询后使用。未婚女性和绝经者应在医师指导下应用。过敏体质者慎用，若用药后出现阴部灼热肿痛明显，应停用。

【规格】 凝胶剂：5g/瓶。

苦参制剂[典]

【成分】 片剂、软膏：苦参。栓剂：苦参碱。

【功能与应用】 片剂：清热燥湿，杀虫。用于下焦湿热所致之痢疾、肠炎、热淋、阴肿、阴痒、湿疹、湿疮等。软膏：清热燥湿，杀虫止痒。用于湿热下注所致的霉菌性、滴虫性阴道炎。临床表现为阴痒，带下量多如豆腐渣或呈黄色泡沫样，气味腥臭，阴道潮红、肿胀，外阴瘙痒、疼痛，尿频急涩痛，口苦黏腻，大便秘结或溏而不爽，小便黄赤等。栓剂：抗菌消炎。用于宫颈糜烂，赤白带下（如滴虫性、细菌性、霉菌性阴道炎等）等。

片剂：口服，4~6 片，3 次/d。软膏：阴道用药。每晚清洗阴道后，将 1 支软膏挤压入阴道深处，7d 为 1 个疗程，或遵医嘱。栓剂（苦参碱栓）：每晚 1 粒，清洗阴道后，塞入阴道深处，7d 为一疗程，或遵医嘱。

【注意事项】 寒证、体质虚寒者，月经期妇女及孕妇禁用。

【规格】 片剂：0. 35g/片。软膏：3g/支。栓剂：50mg/粒。

妇炎康制剂[典]

【成分】 赤芍、土茯苓、三棱（醋炙）、川楝子（炒）、莪术（醋炙）、延胡索（醋炙）、芡实（炒）、当归、苦参、黄柏、丹参、山药、香附（醋炙）等。

【功能与应用】 清热利湿，活血化瘀，软坚散结。用于：治疗湿热下注，毒瘀互阻所致的带下病，症见带下量多、色黄、气臭，少腹痛，腰骶痛，口苦咽干；慢性盆腔炎、子宫及附件炎、细菌性阴道炎等有上述表现者。

片剂：口服，6 片，3 次/d。胶囊：口服，3 粒，3 次/d。丸剂：口服，大蜜丸，1 丸，2 次/d；水蜜丸，5g，2 次/d。颗粒：1 袋，3 次/d，用开水冲服。

【注意事项】 孕妇禁用。月经期慎用。服药期间忌食辛辣刺激性食物。可有轻度腹泻、头晕、恶心、皮疹、上腹部不适等不良反应，一般不影响继续治疗。

【规格】 片剂：0. 25g/片。胶囊：0. 5g/粒。丸剂：大蜜丸，9g/丸；水蜜丸，每 10 丸重 2g。颗粒：3g/袋。

六、子宫肌瘤

宫瘤清胶囊

【成分】 熟大黄、土鳖虫、水蛭、桃仁、蒲黄、黄芩、枳实、牡蛎、地黄、白芍、甘草等。

【功能与应用】 活血逐瘀，消癥破积，养血清热。用于：瘀血内停所致的小腹胀痛，经色紫暗有块；子宫肌壁间肌瘤、浆膜下肌瘤具有上述证候者。

口服，3 粒，3 次/d，或遵医嘱。

【注意事项】 经期停服。孕妇禁服。

【规格】 胶囊：0.37g/粒。

宫瘤宁片[基]

【成分】 海藻、三棱、蛇莓、石见穿、半枝莲、拳参、党参、山药、谷芽、甘草等。

【功能与应用】 软坚散结，活血化瘀，扶正固本。用于：气滞血瘀所致的子宫肌壁间、浆膜下肌瘤，临床表现为经期延长、经量过多、经色紫暗有块、小腹或乳房胀痛等。

口服，6 片，3 次/d，3 个月经周期为 1 个疗程，或遵医嘱。

【注意事项】 孕妇禁用。月经期暂停使用。可有轻度胃脘部不适，不影响继续治疗。

【规格】 片剂：0.3g/片。

七、胎动不安与先兆流产

孕康制剂

【成分】 山药、续断、黄芪、当归、狗脊（去毛）、菟丝子、桑寄生、杜仲（盐炒）、补骨脂、党参、茯苓、白术（炒）、阿胶、地黄、山茱萸、枸杞子、乌梅、白芍、砂仁、益智仁、苎麻根、黄芩、艾叶等。

【功能与应用】 健脾固肾，养血安胎。用于：肾虚、气血虚型先兆流产和习惯性流产。

口服液、糖浆：口服，20mL，3 次/d，早、中、晚空腹时用，2 周为 1 个疗程。颗粒：1 袋，3 次/d，用开水冲服，早、中、晚空腹时用。

【注意事项】 服药期间忌食辛辣刺激性食物。本药不适用于异位妊娠、葡萄胎、顽固性流产等。

【规格】 口服液：10mL/支，20mL/瓶，100mL/瓶。糖浆：180mL/瓶。颗粒：8g/袋。

安胎益母丸

【成分】 当归、川芎、益母草、香附、陈皮、党参、熟地黄、白芍、阿胶、白术、茯苓、砂仁、续断、黄芩、艾叶、甘草等。

【功能与应用】 调经，活血，安胎。用于：肝肾不足，气血两虚引起的胎动不安、腰腹疼痛、头晕目眩、堕胎小产、滑胎、月经不调等；先兆流产、习惯性流产有上述表现者。

9g，早、晚空腹时各 1 次，用温开水送服。

【注意事项】 服药期间忌食生冷食物，避风寒。

【规格】 大蜜丸：4.5g/丸。

安胎丸

【成分】 当归、白芍（炒）、白术、黄芩、川芎（制）等。

【功能与应用】 补血益气，清热安胎。用于：气血虚弱性胎动、胎痛，临床表现为妊娠后期阴道出血、腹痛、腰痛、小便坠胀、面色淡黄、食欲不振、神疲乏力等；妊娠贫血、先兆流产有上述表现者。

1 丸，空腹，用温开水送服，2 次/d。

【注意事项】 脾虚有湿、大便溏薄、感冒发热者忌服。

【规格】 大蜜丸：6g/丸。

千金保孕丸

【成分】 当归、熟地黄、白芍、川芎、续断，阿胶、艾叶（炭）、杜仲、菟丝子、黄芪（制）、白术（炒焦）、陈皮、砂仁、枳壳、厚朴、黄芩（酒制）、川贝母、甘草等。

【功能与应用】 固肾健脾，补气养血，止血安胎。用于：胎漏、胎动不安、脾肾不足、气血虚弱。临床表现为妊娠期间腰酸腹痛，神疲肢倦，或下腹部坠胀，下血色淡量少，时下时至；习惯性流产、先兆流产有上述表现者。

口服，1 丸，2 次/d。

【注意事项】 忌生冷、油腻食物，忌房事。

【规格】 大蜜丸：10g/丸。

嗣育保胎丸

【成分】 党参、茯苓、白术（麸炒）、甘草、当归、川芎、白芍、阿胶、川贝母、羌活、艾叶（炭）、荆芥穗、桑寄生、鹿茸粉、厚朴（姜炙）、菟丝子、熟地黄、黄芪、枳壳（去瓤麸炒）等。

【功能与应用】 补气养血，固肾安胎。用于：气血虚引起的妊娠期腰腹酸痛、小腿浮肿、恶心呕吐、胎动不安、多次流产。也可用于先兆流产、习惯流产、胎位异常、难产、死胎不下等有气血亏虚表现者。

口服，2 丸，2~3 次/d。

【注意事项】 在医师指导下服用。忌生冷饮食。

【规格】 大蜜丸：6g/丸。

八、催乳

催乳制剂

【成分】 颗粒：黄芪、党参、白术、当归、川芎、柴胡、王不留行（炒）、漏芦、萱草根等。丸剂：当归、通草、麦芽、川芎、穿山甲（醋制）、漏芦、地黄、黄芪、鹿角霜、白芍、木香、王不留行（炒）等。

【功能与应用】 颗粒：益气养血，通络下乳。用于产后气血虚弱所致的缺乳、少乳等症。丸剂：助气补血，活络下乳。用于产后气虚血亏所致的乳汁不通、乳量稀少。

颗粒：用开水冲服，20g，3次/d，4d为1个疗程。丸剂：口服，1丸，2次/d。

【注意事项】 按说明书推荐剂量使用。

【规格】 颗粒：20g/袋。丸剂：9g/丸。

益气增乳胶囊

【成分】 黄芪、当归、川芎、柴胡、王不留行（炒）、漏芦、路路通、通草等。

【功能与应用】 益气养血，通络下乳。用于：妇女产后气虚所致的乳量不足、乳汁清稀、乳房柔软、面色无华、神疲力乏、食少纳差、舌淡少苔、脉弦细等症。

口服，2粒，3次/d，产后第2日开始服用，3d为1个疗程。

【注意事项】 产后恶露过多者慎用。孕妇禁用。

【规格】 胶囊：0.3g/粒。

九、乳房包块

乳宁颗粒[典]

【成分】 柴胡、当归、香附（醋制）、丹参、白芍（炒）、王不留行、赤芍、白术（炒）、茯苓、青皮、陈皮、薄荷等。

【功能与应用】 疏肝养血，理气解郁。用于：肝气郁结所致的乳癖，临床上表现为乳房肿胀、乳房结节、两胁胀痛、经前疼痛加重；乳腺增生表现为上述证候者。

1袋，用开水冲服，3次/d，20d为1个疗程，或遵医嘱。

【注意事项】 孕妇忌用或慎用。

【规格】 颗粒：15g/袋。

乳块消制剂[典]

【成分】 橘叶、丹参、皂角刺、王不留行、川楝子、地龙等。

【功能与应用】 疏肝理气，活血化瘀，消散乳块。用于：肝气郁结，气滞血瘀所致的乳腺增生、乳房胀痛等症。

胶囊：口服，4~6粒，3次/d。片剂：口服，4~6片，3次/d。颗粒：10g，3次/d，用开水冲服。贴膏：外用，贴于乳腺增生处，每处1贴，2次/d。

【注意事项】 坚持服药，月经期也不必停药，2个月无好转者，应改用其他药物和及时进行活检，谨防癌变。孕妇禁用。贴膏可有皮肤过敏，破损处也不可用。

【规格】 胶囊：0.3g/粒。片剂：0.32g/片。颗粒：10g/袋。贴膏：6cm×8cm。

乳增宁制剂[典]

【成分】 艾叶、淫羊藿、柴胡、川楝子、天冬、土贝母等。

【功能与应用】 温经益肾，疏肝解郁，调理冲任。用于：肝郁气滞，冲任失调所引起的乳房肿痛、乳核、乳癖等症。

片剂4~6片，胶囊4粒，均口服，3次/d，20d为1个疗程。

【注意事项】 治疗无好转反增大时，应改用其他方法和及时进行活检，谨防癌变。

【规格】 片剂：每片含干浸膏0.3g或0.6g。胶囊：0.5g/粒。

乳癖消制剂[典][基]

【成分】 鹿角、蒲公英、昆布、天花粉、鸡血藤、三七、赤芍、海藻、漏芦、木香、玄参、牡丹皮、夏枯草、连翘、红花等。

片剂、胶囊：软坚散结，活血消痈，清热解毒。用于乳癖结块、乳痈初起、乳腺囊肿、乳腺炎前期等。贴膏：软坚散结，清热解毒，活血止痛。用于乳癖气滞血瘀证，临床表现为乳房结节、囊性增生、胀痛压痛等症。

片剂、胶囊：口服，5~6片（粒），3次/d。贴膏：外用，洗净患处，贴敷，1贴，1次/d。

【注意事项】 孕妇禁用贴膏，其他剂型慎用。

【规格】 片剂：0.32g/片，0.34g/片。胶囊：0.32g/粒。贴膏：7cm×10cm。

乳癖散结胶囊[典]

【成分】 夏枯草、川芎（酒炙）、僵蚕（麸炒）、鳖甲（醋制）、柴胡

（醋制）、赤芍（酒炒）、玫瑰花、莪术（醋制）、当归（酒炙）、延胡索（醋制）、牡蛎等。

【功能与应用】 行气活血，软坚散结。用于：气滞血瘀所致的乳腺增生病，临床表现为乳房肿痛、包块，烦躁易怒，胸胁胀满等证候。

口服，4 粒，3 次/d，45d 为 1 个疗程，或遵医嘱。

【注意事项】 孕妇忌服。月经量过多者、经期妇女慎服。偶有口干、恶心、便秘，多不影响继续治疗，必要时对症处理。

【规格】 胶囊：0. 53g/粒。

第四章　儿　科

一、感冒

小儿风热清合剂

【成分】 金银花、连翘、板蓝根、薄荷、柴胡、牛蒡子、荆芥穗、石膏、黄芩、栀子、桔梗、赤芍、芦根、苦杏仁、淡竹叶、枳壳、六神曲、僵蚕、防风、甘草等。

【功能与应用】 辛凉解表，清热解毒，止咳利咽。用于：小儿风热感冒，临床表现为发热、咳嗽、咯痰、鼻塞流涕、咽喉红肿疼痛等。

口服，0~3 岁 10~20mL，3~6 岁 20~40mL，6~14 岁 30~60mL，4 次/d，或遵医嘱，用时摇匀。

【规格】 合剂：10mL/支。

小儿双清颗粒

【成分】 人工牛黄、羚羊角、水牛角浓缩粉、厚朴、板蓝根、连翘、拳参、石膏、莱菔子、荆芥穗、薄荷脑、冰片等。

【功能与应用】 清热解毒，表里双解。用于：小儿外感属表里俱热证，临床表现为发热、流涕、咽红、口渴、便干尿赤、舌红苔黄等；上呼吸道感染具有上述表现者。

用开水冲服，1 岁以下 0.5~1 袋，1~3 岁 1~1.5 袋，4~6 岁 1.5~2 袋，7 岁以上 2~2.5 袋，3 次/d。重症者于服药后 2h 加服 1 次。

【规格】 颗粒：2g/袋。

小儿宝泰康颗粒[典]

【成分】 连翘、地黄、竹叶、滇柴胡、玄参、桑叶、浙贝母、南板蓝根、桔梗、滇紫草、莱菔子、蒲公英、甘草等。

【功能与应用】 解表清热，止咳化痰。用于：小儿风热外感，临床表现为发热、咳嗽、流涕、脉浮等；呼吸道感染、扁桃体炎有上述证候者。

口服，3~12 岁 8g，1~3 岁 4g，1 岁以下 2.6g，用温开水冲服，3 次/d。

【注意事项】 风寒感冒、高热、恶寒、咳喘者不宜服用。服药期间不可服及香燥及辛辣刺激性食物。

【规格】 颗粒（冲剂）：2.6g/袋，4g/袋，8g/袋。

小儿热速清制剂[典]

【成分】 柴胡、黄芩、板蓝根、葛根、金银花、水牛角、连翘、大黄等。

【功能与应用】 清热解毒，泻火利咽。用于：风热感冒引起的高热、头痛、咽喉红肿疼痛、鼻塞流涕、咳嗽、便秘、大便干燥等；临床上呼吸道感染有上述证候者。

口服液：口服，1 岁以下 2.5~5mL，1~3 岁 5~10mL，3~7 岁 10~15mL，7~12 岁 15~20mL，3~4 次/d。糖浆：用法与剂量同口服液。

【注意事项】 对感冒风寒表证，症见恶寒重、发热轻、大便稀薄者慎用。大便次数增多、腹泻者忌用。

【规格】 口服液：10mL/支。糖浆：10mL/支，120mL/瓶。

小儿感冒制剂[典]

【成分】 广藿香、菊花、连翘、大青叶、板蓝根、地黄、地骨皮、白薇、薄荷、石膏等。

【功能与应用】 清热解表。用于：小儿外感风热所致的发热重、微恶风寒、头痛、有汗或少汗、咽喉肿痛、口渴、舌尖红、苔薄黄而干、脉浮数等；小儿上呼吸道感染、流感、急性扁桃体炎、急性咽喉炎有上述临床表现者。

口服液：口服，1 岁以下 5mL，1~3 岁 5~10mL，4~7 岁 10~15mL，8~12 岁 20mL，2 次/d，摇匀服。颗粒：1 岁以下 6g，1~3 岁 6~12g，4~7 岁 12~18g，8~12 岁 24g，2 次/d，用开水冲服。茶剂：用量、用法同颗粒剂。

【注意事项】 感冒初起恶寒低热、大便稀薄而且次数增多属于风寒束表证者应慎用。1 岁以下幼儿可酌情减量。高热不退者，应咨询医生。忌食生冷、油腻食物。风寒感冒、体虚无实热者忌服。里热炽盛者不宜服用。

【规格】 口服液：10mL/支。颗粒：3g/袋，6g/袋，12g/袋。茶剂：6g/块。

消食退热糖浆[典]

【成分】 柴胡、黄芩、知母、青蒿、槟榔、厚朴、水牛角浓缩粉、牡丹皮、荆芥穗、大黄等。

【功能与应用】 清热解毒，消食通便。用于：小儿瘟疫时毒，高热不退，内兼食滞，大便不畅；小儿呼吸道、消化道感染合并食滞有上述临床表现者。

口服，1 岁以下 5mL，1~3 岁 10mL，4~6 岁 15mL，7~10 岁 20mL，10 岁以上 25mL，2~3 次/d。

【注意事项】 脾虚腹泻者忌服。

【规格】 糖浆：60mL/瓶，100mL/瓶，120mL/瓶。

二、咳、痰、喘

儿童清肺丸[典]

【成分】 麻黄、苦杏仁（炒）、石膏、甘草、桑白皮（蜜炙）、瓜蒌皮、黄芩、板蓝根、橘红、法半夏、紫苏子（炒）、葶苈子、浙贝母、紫苏叶、细辛、薄荷、枇杷叶（蜜炙）、白前、前胡、石菖蒲、天花粉、青礞石（煅）等。

【功能与应用】 清肺，解表，化痰，止咳。用于：小儿风寒外束，肺经痰热所致的面赤身热、咳嗽气促、痰多黏稠、咽痛声哑。

口服，1 丸，2 次/d。3 岁以下每次半丸。

【规格】 丸剂：3g/丸。

小儿肺热咳喘制剂[典]

【成分】 麻黄、苦杏仁、石膏、甘草、金银花、连翘、知母、黄芩、板蓝根、麦冬、鱼腥草等。

【功能与应用】 颗粒：清热解毒，宣肺止咳，化痰平喘。用于发热汗出、口渴欲饮、呼吸急促、憋喘鼻煽、咳声不断、烦躁不安、夜寝不宁、便干尿黄、舌红苔黄、脉数。口服液：清热解毒，宣肺化痰。用于热邪入侵肺卫所致的发热、汗出、微恶风寒、咳嗽、痰黄，或兼喘息、口干而渴。

颗粒：3 岁以下 3g，3 次/d；3~6 岁 3g，4 次/d；7 岁以上 6g；3 次/d，用开水冲服，或遵医嘱。口服液：口服，1~3 岁 10mL，3 次/d；4~7 岁 10mL，4 次/d；8~12 岁 20mL；3 次/d，或遵医嘱。

【注意事项】 颗粒和口服液均适用于小儿感冒、上呼吸道感染、支气管炎、哮喘性支气管炎及支气管肺炎有相应临床表现者。本品大量服用时，可有轻度胃肠道不适。

【规格】 颗粒：3g/袋，4g/袋。口服液：10mL/支。

小儿咳喘制剂[典]

【成分】 麻黄、川贝母、苦杏仁（炒）、黄芩、天竺黄、紫苏子（炒）、僵蚕（炒）、山楂（炒）、莱菔子（炒）、石膏、鱼腥草、细辛、茶叶、甘草、桔梗等。

【功能与应用】 清热宣肺，化痰止咳，降逆平喘。用于：小儿痰热壅肺而致的咳嗽、发热、痰多、气喘。

颗粒：1岁以下2~3g，1~5岁3~6g，6岁以上9~12g，3次/d，用开水冲服。口服液：口服，1岁以内5mL，2次/d；1~2岁10mL，2次/d；3~6岁10/mL，3次/d；7~12岁10mL，4次/d，7d为1个疗程，或遵医嘱。

【注意事项】 用时振摇。忌食厚味、油腻食物。

【规格】 颗粒：6g/袋。口服液：10mL/支。

小儿清热止咳制剂[典]

【成分】 颗粒、口服液、糖浆：麻黄、苦杏仁（炒）、石膏、甘草、黄芩、板蓝根、北豆根等。丸剂：麻黄、苦杏仁（炒）、石膏、甘草、紫苏子（炒）、葶苈子、莱菔子（炒）、白前、胆南星（制）、黄芩（酒炙）、大枣等。

【功能与应用】 颗粒、口服液、糖浆：清热宣肺，平喘利咽。用于小儿外感风热所致的感冒，临床表现为发热恶寒、咳嗽痰黄、气促喘息、口干喑哑、咽喉肿痛。丸剂：清热，化痰，定喘。用于肺热咳嗽、痰多气喘。

颗粒：用开水冲服，1~2岁2~3g，3~5岁3~6g，6~14岁6~9g，3次/d。口服液、糖浆：口服，1~2岁3~5mL，3~5岁5~10mL，6~14岁10~15mL，3次/d，用时摇匀。丸剂：口服，1岁以下1丸，2~5岁1丸半，2~3次/d。

【规格】 颗粒：6g/袋。口服液：10mL/支，100mL/瓶。糖浆：100mL/瓶。丸剂：3g/丸。

解肌宁嗽制剂[典]

【成分】 紫苏叶、前胡、葛根、苦杏仁、桔梗、半夏（制）、陈皮、浙贝母、天花粉、枳壳、茯苓、木香、玄参、甘草等。

【功能与应用】 解表宣肺，止咳化痰。用于：外感风寒，痰浊阻肺所致的小儿感冒发热、咳嗽多痰。

口服液：口服，小儿3岁以下2~5mL，3~12岁5~10mL，3次/d。丸剂：口服，小儿1岁半丸，2~3岁1丸，2次/d。片剂：口服，1岁1片，2~3岁2片，2次/d。

【注意事项】 服药期间忌食生冷、辛辣食物。过敏体质者慎用。症状无好转时，应及时咨询医生。

【规格】口服液：10mL/支。丸剂：3g/丸。片剂：0.3g/片。

三、增强食欲

大山楂制剂[典]

【成分】 山楂、六神曲（麸炒）、麦芽（炒）。

【功能与应用】 开胃消食。用于：食积内停所致的食欲不振、消化不良、脘腹胀闷。

咀嚼片：咀嚼服，4~24 片/d。颗粒：15g，1~3 次/d，小儿酌减，用开水冲服。丸剂：口服，大蜜丸 1~2 丸，1~3 次/d，用温开水送服，小儿减半。

【注意事项】 孕妇禁服。脾胃虚寒、无积滞者勿用。低血压、胃酸多、过敏体质者慎用。服药期间应减食。慎食油腻、生冷、辛辣刺激性食物，忌酒。

【规格】 咀嚼片：1.2g/片。颗粒：12g/袋。丸剂：9g/丸。

小儿化食丸[典]

【成分】 六神曲（炒焦）、山楂（炒焦）、麦芽（炒焦）、槟榔（炒焦）、莪术（醋制）、三棱（制）、牵牛子（炒焦）、大黄等。

【功能与应用】 消食化滞，泻火通便。用于：食滞化热所致的积滞，症见烦躁、恶心、呕吐、口渴、脘腹胀痛、大便干燥等。

口服，1 岁以下者 1 丸，1 岁以上者 1~2 丸，2 次/d。

【注意事项】 忌食辛辣、油腻食物。无食积、脾胃虚寒泄泻、消化不良者忌用。

【规格】 丸剂：1.5g/丸。

肥儿丸[典]

【成分】 肉豆蔻（煨）、木香、六神曲（炒）、麦芽（炒）、胡黄连、槟榔、使君子仁等。

【功能与应用】 健胃消积、驱虫。用于：小儿消化不良、虫积腹痛、面黄肌瘦、食少、腹胀、泄泻等症。

口服，1~2 丸，1~2 次/d，3 岁以下酌减。

【注意事项】 非虫积所致消化不良不用。蛔厥者禁用。感冒发热表证未解者慎用。服药期间，不可用生冷、油腻、不易消化的食物。不可长期服用。

【规格】 丸剂：3g/丸。

一捻金制剂[典]

【成分】 大黄、牵牛子（炒）、槟榔、人参、朱砂等。

【功能与应用】 消食导滞，祛痰通便。用于：小儿脾胃不和、痰食阻滞所致的积滞。症见停乳停食、腹胀便秘、痰盛喘咳。

散剂：1岁以下0.3g，1~3岁0.6g，4~6岁1g，1~2次/d，或遵医嘱，用蜂蜜水或温开水送服。胶囊：口服，或倾出内容物，用温水冲服。1岁以内1粒，1~3岁2粒，4~6岁3粒，1~2次/d，6岁以上儿童用药遵医嘱。

【注意事项】 本药攻邪作用较强，中病即止，不可过量。体虚无实热、肺脾两虚者忌服。用药期间忌生冷、油腻、腥膻食物。

【规格】 散剂：1.2g/袋。胶囊：0.3g/粒。

四、疳证

化积口服液[典][基]

【成分】 茯苓（去皮）、海螵蛸、鸡内金（炒）、三棱（醋制）、莪术（醋制）、红花、槟榔、雷丸、鹤虱、使君子仁等。

【功能与应用】 健脾导滞，化积除疳。用于：脾胃虚弱所致的疳积，临床表现为面黄肌瘦、腹胀腹痛、厌食或食欲不振、大便失调。

口服，1岁及以下5mL，2次/d；2~5岁10mL，2次/d；5岁以上10mL，3次/d；或遵医嘱。

【注意事项】 感冒发热者不宜使用。忌食生冷、油腻、不易消化的食物。蛔厥、脾胃虚弱、大便溏薄、腹痛畏寒者禁用。

【规格】 口服液：10mL/支。

利儿康制剂

【成分】 白术、莲子、白芍、牡蛎（煅）、龙骨、陈皮、麦芽（炒）、谷芽（炒）、鸡内金、北沙参、银柴胡、柏子仁、川楝子、大枣、甘草等。

【功能与应用】 健脾，消食，开胃。主治小儿疳积。用于：脾虚所致的小儿体弱、厌食、多汗、性情焦躁、大便异常等。

口服液：口服，2岁及以下5mL，3~10岁10mL，10岁以上15mL，3次/d，1个疗程4周，或遵医嘱。合剂：用量、用法同口服液。

【注意事项】 感冒发热时暂停服用。

【规格】 口服液：10mL/支。合剂：50mL/支。

五、腹泻

儿泻停颗粒

【成分】 茜草藤、乌梅、甘草。

【功能与应用】 清热燥湿，固肠止泻。用于：湿热内蕴型小儿腹泻。临床表现为大便呈水样或蛋花样，或伴有发热、腹痛、恶心、呕吐。

用开水冲服，1~6 个月 0.5g，7 个月~2 岁 1g，3 岁 2g，4~6 岁 3g，7~14 岁 4g，3 次/d，3d 为 1 个疗程。

【规格】 颗粒：0.5g/袋，1g/袋。

小儿泻速停颗粒[典]

【成分】 地锦草、儿茶、乌梅、山楂（炒焦）、茯苓、白芍、甘草等。

【功能与应用】 清热利湿，健脾止泻，缓急止痛。用于：小儿湿热壅遏大肠所致的泄泻，临床表现为水样大便、腹痛、纳差；小儿秋季腹泻，迁延性、慢性腹泻具有上述证候者。

用开水冲服，6 个月以下 1.5~3g，6 个月~1 岁 3~5g，1~3 岁 6~9g，3~7 岁 10~15g，7~12 岁 15~20g，或遵医嘱。

【注意事项】 忌食生冷、油腻食物。脱水体征明显者应及时就医。

【规格】 颗粒：3g/袋，5g/袋，10g/袋。

小儿泻痢片[典]

【成分】 葛根、黄芩、黄连、厚朴、白芍、茯苓、山楂（炒焦）、乌梅、甘草、滑石粉等。

【功能与应用】 清热利湿，止泻。用于：小儿湿热下注所致的痢疾、泄泻，症见大便次数增多，或里急后重、下痢赤白。

口服，1 岁及以下 1 片，2~3 岁 2~3 片，4 岁以上 4~6 片，4 次/d。

【注意事项】 脾虚寒证者慎用。

【规格】 片剂：薄膜衣片，0.18g/片；糖衣片，芯重 0.17g/片。

小儿腹泻宁制剂[典]

【成分】 党参、白术、茯苓、葛根、甘草、广藿香、木香等。

【功能与应用】 健脾和胃，生津止渴。用于：脾胃气虚所致的泄泻，临床表现为大便泄泻、腹胀腹痛、食欲下降、呕吐、口干、倦怠乏力、舌淡苔白。小儿急、慢性肠炎，消化不良亦可选用本药。

袋泡剂：将本品置于杯中，沸水加盖浸泡 20min，饮服浸泡液。1 岁以下 1 包，2 次/d；1~3 岁 1 包，3 次/d；3~7 岁 1 包，4 次/d，或遵医嘱。糖浆：口服，10 岁以上儿童 10mL，2 次/d；10 岁以下儿童酌减。

【注意事项】 脾胃虚寒者禁用。高热腹痛、里急后重者慎用。

【规格】 袋泡剂：5g/袋。糖浆：10mL/瓶。

小儿敷脐止泻散[典]

【成分】 黑胡椒。

【功能与应用】 温中散寒，止泻。用于：小儿中寒所致的腹泻、腹痛。

外用，贴敷肚脐，1 袋，1 次/d。

【注意事项】 皮肤破损及有炎症者、大便脓血者忌用。

【规格】 散剂：0. 3g/袋。

小儿腹泻贴

【成分】 丁香、肉桂、荜茇。

【功能与应用】 健脾温中，散寒止泻。用于：小儿肺感染性腹泻属脾胃虚寒证者，临床表现为腹痛、便溏、纳差、神疲、舌淡等。

外用：贴于脐部 1 贴，每 2d 一次。

【注意事项】 脐部皮肤破损或有炎症者不可贴用。病情重者，配合其他疗法。忌食生冷、油腻食物。

【规格】 软膏：1. 2g/贴。

六、遗尿

健脾止遗片

【成分】 鸡肠、鸡内金等。

【功能与应用】 健脾和胃，缩尿止遗。用于：脾胃不和所致的小儿遗尿症。

口服，5~9 岁 8 片，10 岁以上 12 片，早、晚各 1 次，15d 为 1 个疗程，连续服用 4 个疗程。如第 2 个疗程无明显效果，可酌加药量，或遵医嘱。

【注意事项】 服足疗程，以巩固疗效。膀胱炎、肾炎、糖尿病、泌尿系统结核等器质性病变引起的夜尿症禁用此药。婴幼儿禁用。

【规格】 片剂：0. 3g/片。

遗尿停胶囊

【成分】 文冠果子仁霜等。

【功能与应用】 益气健脾，补肾缩尿。用于：肾气不足和肺脾气虚所致的儿童功能性遗尿，临床表现为睡中遗尿、尿色清、面色无华、神疲乏力、舌淡、脉沉无力等。

口服，3~7 岁 6 粒，8~14 岁 8 粒，2 次/d。

【注意事项】 可有轻微恶心、上腹部不适，不影响继续治疗，可自行消失。

【规格】　胶囊：0.2g/粒。

七、多动症

静灵口服液

【成分】　熟地黄、山药、远志、茯苓、牡丹皮、泽泻、龙骨、女贞子、五味子、石菖蒲、知母（盐炙）、黄柏等。

【功能与应用】　滋阴潜阳，宁神益智。用于：儿童注意力不集中的多动症，临床表现为精神涣散、多动多言、冲动任性、学习困难、舌质红、脉细数等肾阴不足，肝阳偏亢等证候；儿童抽动-秽语综合征有上述表现者。

口服，3～5岁5mL，2次/d；6～14岁10mL，2次/d；14岁以上10mL，3次/d。30d为1个疗程，连续服用2～3个疗程。

【注意事项】　服药期间忌食辛辣刺激性食物。感冒发热者可暂停服药，病愈后继续服用。

【规格】　口服液：10mL/支。

八、惊风

万应制剂[典]

【成分】　胡黄连、黄连、儿茶、冰片、香墨、熊胆粉、人工麝香、牛黄、牛胆汁等。

【功能与应用】　清热，镇惊，解毒。用于：小儿邪热内蕴所致的口舌生疮，牙龈、咽喉肿痛，高热，烦躁易惊；小儿发热性疾病有上述临床表现者。

胶囊：口服，1～2粒（大粒）或2～4粒（小粒），2次/d，3岁以下小儿酌减。锭剂：口服，2～4锭，3岁以下小儿减为0.5～1锭/次，2次/d。外用，用醋调或捣碎后涂患处。

【注意事项】　虚寒证者、孕妇慎用。

【规格】　胶囊：0.15g/粒，0.3g/粒。锭剂：每10锭重1.5g。

小儿抗痫胶囊[典]

【成分】　太子参、茯苓、天麻、九节菖蒲、川芎、胆南星、水半夏（制）、橘红、青果、琥珀、沉香、六神曲（麸炒）、枳壳（麸炒）、羌活等。

【功能与应用】　豁痰熄风，健脾理气。用于：原发性全身强直性阵挛发作型儿童癫痫属风痰闭阻证，临床表现为四肢抽搐、口吐涎沫、二目上视，重者昏仆。

口服，3～6岁5粒，7～13岁8粒，3次/d，用温开水送服。

【注意事项】　本胶囊颗粒较大，不易吞服时，可取出其中药粉冲服。应在医师指导下与其他药物联合应用，切不可突然停药。服药期间不可食用牛羊肉、无鳞鱼、辛辣刺激性食品。服药后可有食欲减退、恶心呕吐、腹痛腹泻等消化道症状，可改为饭后服用，也可继续服药，可自行消失。

【规格】 胶囊：0.5g/粒。

娃娃宁制剂

【成分】 白术、天竺黄、僵蚕（炒）、钩藤、甘草、薄荷、朱砂、党参、琥珀等。

【功能与应用】 解热镇惊，祛风止抽。用于：感冒发热、惊风痉挛、呕吐、绿便、脾胃虚弱等。

散剂：口服，6个月~1岁1袋，6个月以下小儿酌减，2~3次/d。泡腾片：口服，将药片放小勺中，加少许开水使之发泡溶解，即可服用。6个月以下1片，3次/d；6个月~1岁2片，2次/d；1~2岁，3片，2次/d。或遵医嘱。

【注意事项】 忌食辛辣食物。

【规格】 散剂：0.5g/袋。泡腾片：0.3g/片。

九、心肌炎

荣心丸

【成分】 玉竹、甘草（炙）、五味子、丹参、降香、山楂、蓼大青叶、苦参等。

【功能与应用】 益气养阴，活血解毒。用于：轻、中型小儿病毒性心肌炎，证属气阴两虚或兼有心脉瘀阻者。临床表现为胸闷心悸、气短乏力、头晕多汗、心前区不适或疼痛、心电图异常等。

口服，小儿1~3岁2丸，3~6岁3丸，6岁以上4丸，3次/d；成人6丸，3次/d。或遵医嘱。

【注意事项】 病情严重者，不可单独依赖本药，应进行综合治疗。不良反应可有纳差、恶心，一般不影响继续治疗。

【规格】 丸剂：1.5g/丸。

十、麻疹

小儿化毒制剂[典]

【成分】 人工牛黄、珍珠、雄黄、大黄、黄连、甘草、天花粉、川贝母、赤芍、乳香（制）、没药（制）、冰片等。

【功能与应用】 清热解毒，活血消肿。用于：热毒内蕴，毒邪未尽所致的口疮肿痛、疮疡溃烂、烦躁口渴、大便秘结。

胶囊：口服，2 粒，1~2 次/d，3 岁以下小儿酌减；外用，将内容物涂敷于患处。散剂：口服，0.6g，1~2 次/d，3 岁以下小儿酌减；外用，涂敷于患处。

【注意事项】 忌食辛辣、生冷、腥膻食物。

【规格】 胶囊：0.3g/粒。散剂：0.6g/袋，3g/袋。

第五章　眼　科

一、睑腺炎

五黄膏

【成分】　五倍子、黄芩苷、冰片等。

【功能与应用】　清热解毒，消肿止痛，化瘀散结。用于：睑腺炎、疖、甲沟炎等。

外用，取适量涂于眼睑缘及皮肤疖肿处，1~3 次/d。

【注意事项】　切勿涂于眼内。

【规格】　膏剂：2.5g/支。

二、中心性浆液性脉络膜视网膜炎

明珠口服液

【成分】　决明子、何首乌（制）、珍珠母、菊花、夏枯草、当归、白芍、枸杞子、赤芍、红花、益母草、车前子、茯苓、冬瓜子、甘草等。

【功能与应用】　滋补肝肾，养血活血，渗湿明目。用于：肝肾阴虚型中心性浆液性脉络膜视网膜病变，临床表现为视力下降、视物有色、视物变形等。

口服，10mL，3 次/d，1 个月为 1 个疗程。

【注意事项】　肝功能不良、脾虚便溏者慎用。

三、暴盲（视网膜静脉血栓）

丹红化瘀口服液[典]

【成分】　丹参、当归、川芎、桃仁、红花、桃仁、枳壳等。

【功能与应用】　活血化瘀，行气通络。用于：气滞血瘀引起的视物不清，突然不见症；视网膜中央静脉血栓吸收期见上述证候者。

口服，1~2 支，3 次/d，用时摇匀。

【注意事项】　定期检查凝血时间。阴虚阳亢者慎用。出血期、出血性疾病、出血功能障碍者及孕妇禁用。

【规格】　口服液：10mL/支。

复方血栓通胶囊[典]

【成分】　三七、黄芪、丹参、玄参。

【功能与应用】　活血化瘀，益气养阴。用于：血瘀兼气阴两虚证的视网膜静脉血栓、动眼神经麻痹等，临床表现为视力下降或视觉异常、眼底淤血、神疲乏力、咽干、口干。也可用于气阴两虚的稳定型劳力性心绞痛，临床表现为胸闷、胸痛心悸、胸闷气短、心烦乏力、口干、心电图异常等。

口服，3粒，3次/d，或遵医嘱。

【注意事项】　孕妇慎用。出血性疾病患者禁用。

【规格】　胶囊：0.5g/粒。

四、虹膜睫状体炎

熊胆开明片

【成分】　熊胆粉、石决明、菊花、枸杞子等。

【功能与应用】　清肝泻热，滋阴明目。用于：肝胆郁热兼阴虚型瞳孔缩小症，临床表现为目赤疼痛、羞明流泪、视物模糊、烦躁易怒、口苦咽干等；急性虹膜睫状体炎见有上述证候者。

口服，4片，3次/d，或遵医嘱。

【规格】　片剂：0.45g/片。

五、老年性白内障

金花明目丸[典]

【成分】　熟地黄、菟丝子（盐炒）、枸杞子、五味子、白芍、黄精、黄芪、党参、川芎、菊花、决明子（炒）、车前子（炒）、密蒙花、鸡内金（炒）、金荞麦、山楂、升麻等。

【功能与应用】　补肝，益肾，明目。用于：早、中期老年性白内障属于肝肾不足、阴血亏虚证者，临床表现为视物模糊、头晕、耳鸣、腰膝酸软等。

口服，4g，3次/d，饭后服用，1个月为1个疗程，连续服用3个疗程。

【规格】　丸剂：4g/瓶，4g/袋。

珍珠明目滴眼液[基]

【成分】　珍珠液、冰片。

【功能与应用】　清热泻火，养肝明目，止痛。用于：干虚火旺所致的视力疲劳症、早期白内障、慢性结膜炎等。可在近期提高早期老年性白内障患者的远视力，减轻眼睛胀痛、干涩不舒、不能持续阅读等症状。

外用，滴入眼睑内，1~2滴，3~5次/d，滴后闭目片刻。

【规格】 滴眼液：8mL/瓶，10mL/瓶，15mL/瓶。

麝珠明目滴眼液

【成分】 麝香、珍珠（水飞）、冰片、冬虫夏草、石决明（煅）、炉甘石（煅）、黄连、黄柏、大黄、蛇胆汁、猪胆膏、荆芥、紫苏叶等。

【功能与应用】 消翳明目。用于：早、中期老年性白内障及视疲劳。

外用，滴眼。取本药1支（0.3g），溶入备用的5mL生理盐水中，形成均匀溶液后即可用于滴眼。白内障，3滴（每滴闭眼15min），2次/d；视疲劳，1~2滴，3次/d；1个月为1个疗程，或遵医嘱。

【注意事项】 用药过程中如果局部出现炎症反应，应立即停药。本品配成后，应在15d内滴完，并注意避免污染。用药后可有球结膜充血、轻度水肿。

【规格】 滴眼液：每支装0.3g，附生理盐水5mL。

六、青光眼

四味珍层冰硼滴眼液[典]

【成分】 珍珠层粉、天然冰片、硼砂、硼酸等。

【功能与应用】 明目祛翳，清热解痉。用于：青少年假性近视、轻度青光眼、视疲劳、白内障等。

外用，滴入眼睑内，1~2滴，3~5次/d，滴后闭目2~3min，也可酌情增加。

【注意事项】 青少年假性近视视力提高后，不可过早停药，应多用一段时间，以巩固疗效。

【规格】 滴眼液：8mL/支，15mL/支。

复方熊胆滴眼液[典]

【成分】 熊胆粉、天然冰片等。

【功能与应用】 清热降火，明目退翳。用于：肝火上炎，热毒伤络所致的白睛红赤、眵多、羞明流泪；急性细菌性结膜炎、流行性角膜炎见上述证候者。

外用，滴眼，1~2滴，6次/d，或遵医嘱。

【注意事项】 滴眼前轻摇药瓶，滴后拧紧瓶盖。

【规格】 滴眼液：5mL/瓶，8mL/瓶。

第六章　耳鼻咽喉科

一、脓耳

冰连滴耳剂

【成分】 黄连、枯矾、冰片、明矾、龙骨、海螵蛸等。

【功能与应用】 清热解毒，燥湿祛脓。用于：风热型及肝胆湿热型急、慢性化脓性中耳炎。

外用，先用棉签蘸 3% 过氧化氢清洗患侧耳道，拭干外耳道后，拉直耳道，滴入本药 1~3 滴，轻轻按压耳屏数次，3 次/d。

【注意事项】 孕妇慎用。对乙醇过敏者禁用。

【规格】 酊剂：8mL/支。

二、鼻渊

通窍鼻炎制剂[典]

【成分】 苍耳子（炒）、防风、黄芪、白芷、辛夷、白术（炒）、薄荷等。

【功能与应用】 散风固表，宣肺通窍。用于：风热蕴肺，表虚不固所致的鼻塞、流涕、前额头痛；慢性鼻炎、过敏性鼻炎、鼻窦炎见上述证候者。

胶囊：口服，4~5 粒，3 次/d，或遵医嘱，4 周为 1 个疗程。片剂：口服，5~7 片，3 次/d。

【注意事项】 苍耳子有毒，不可过量或长期服用。用药后感觉唇部麻木者，为中毒预兆，应及时停药。儿童服用本药剂量应按年龄递减。过敏体质者慎用。

【规格】 胶囊：0.4g/粒。片剂：0.3g/片。

鼻炎片[典][基]

【成分】 苍耳子、辛夷、防风、连翘、野菊花、五味子、桔梗、白芷、知母、荆芥、甘草、黄柏、麻黄、细辛等。

【功能与应用】 祛风宣肺，清热解毒。用于：急、慢性鼻炎风热蕴肺证，临床表现为鼻塞、流涕、发热、头痛。

口服，2片，3次/d。

【注意事项】 苍耳子、细辛有毒，不可过量应用。

【规格】 片剂：0.5g/片。

鼻炎康片[典][基]

【成分】 广藿香、苍耳子、鹅不食草、麻黄、野菊花、当归、黄芩、猪胆粉、薄荷油、马来酸氯苯那敏等。

【功能与应用】 清热解毒，宣肺通窍，消肿止痛。用于：风邪蕴肺所致的急、慢性鼻炎和过敏性鼻炎。

口服，4片，3次/d。

【注意事项】 孕妇、高血压患者慎用。用药期间忌食辛辣食物，也不宜做精细、危险操作。苍耳子有毒，不可过量服用。

【规格】 片剂：0.37g/片。

鼻渊通窍颗粒[典]

【成分】 辛夷、苍耳子（炒）、麻黄、白芷、薄荷、藁本、黄芩、连翘、野菊花、天花粉、地黄、丹参、茯苓、甘草等。

【功能与应用】 疏风清热，宣肺通窍。用于：急性鼻窦炎属外邪犯肺证，临床表现为前额、颧部压痛明显，鼻塞阵阵发作，流脓性鼻涕，或伴有头痛、发热、舌苔薄黄或白、脉浮等。

15g，3次/d，用开水冲服。

【注意事项】 苍耳子有毒，不可过量服用，应在医师指导下用药。脾虚腹胀者慎用。忌食辛辣食物。偶有腹泻，可不停药。

【规格】 颗粒：15g/袋。

三、乳蛾（扁桃体炎）

牛黄解毒制剂[典][基]

【成分】 人工牛黄、雄黄、石膏、大黄、黄芩、桔梗、冰片、甘草等。

【功能与应用】 清热解毒。用于：火热内盛所致的咽喉肿痛、牙龈肿痛、口舌生疮、目赤肿痛等症。

丸剂：口服，水蜜丸2g，大蜜丸1丸，2~3次/d。片剂：口服，小片3片，大片2片，2~3次/d。

【注意事项】 孕妇禁用。脾胃虚弱、体虚寒、体弱便溏、过敏体质者及新生儿慎用。

【规格】 丸剂：水蜜丸，每100丸重5g；大蜜丸，3g/丸。片剂：小片、大片。

功劳去火片[典]

【成分】 功劳木、黄柏、黄芩、栀子等。

【功能与应用】 清热解毒。用于：实热火毒所致的急性咽喉炎、急性胆囊炎、急性肠炎等。

口服，糖衣片5片，薄膜衣片3片，3次/d。

【注意事项】 本品仅适用于实热火毒、三焦热盛证，虚寒者慎用，虚寒重症者禁用。

【规格】 片剂：糖衣片，片芯0.3g/片；薄膜衣片，0.5g/片。

北豆根制剂[典]

【成分】 北豆根提取物碱等。

【功能与应用】 清热解毒，消肿利咽，止咳祛痰。用于：咽喉肿痛、扁桃体炎、慢性支气管炎急性发作等实热证候。也可用于肺癌、喉癌、膀胱癌、宫颈癌、钩端螺旋体病等。

胶囊、软胶囊：口服，2粒，3次/d。片剂：口服，60mg，3次/d。咀嚼片：咀嚼或含化，1片，6次/d。

【注意事项】 忌辛辣刺激性及油腻食物。部分患者可有轻度兴奋表现。本药过量可引起中毒，表现为头痛、眩晕、恶心呕吐、腹痛、吐血、便血、共济失调、语言障碍、视力模糊；严重者可有昏迷谵妄、四肢抽搐、血压下降、呼吸衰竭，甚至死亡。

【规格】 胶囊：30mg/粒。软胶囊：30mg/粒。片剂：15mg/片，30mg/片。咀嚼片：15mg/片。均以所含北豆根总生物碱计。

梅花点舌制剂[典]

【成分】 牛黄、珍珠、人工麝香、蟾酥（制）、熊胆粉、雄黄、朱砂、硼砂、葶苈子、乳香（制）、没药（制）、血竭、沉香、冰片等。

【功能与应用】 清热解毒，消肿止痛。用于：火毒内盛所致的疔疮痈肿初起、咽喉牙龈肿痛、口舌生疮、背部痈肿等实热证。

胶囊：口服，1粒，1~2次/d；外用，用醋化开，涂于患处。丸剂：口服，3丸，1~2次/d，用温开水或黄酒送下，小儿酌减；外用，用醋化开敷患处。

【注意事项】 孕妇忌服。也有人将本品用于慢性非特异性溃疡性结肠炎、白血病、癌性疼痛、乙肝癌变倾向、带状疱疹、银屑病等，效果有待进一步观察。

【规格】 胶囊：0.3g/粒。丸剂：每 10 丸重 1g。

新清宁制剂[典]

【成分】 熟大黄。

【功能与应用】 清热解毒，泻火通便。用于：内结实热所致的喉肿、牙痛、目赤、便秘、下痢、发热；感染性炎症见有上述证候者。

片剂：口服，成人 3~5 片，3 次/d，必要时可适当增量；学龄前儿童酌减，或遵医嘱。用于便秘，临睡前服 5 片即可。胶囊：口服，3~5 粒，3 次/d，必要时可适当增量；学龄前儿童酌减，或遵医嘱。用以治疗便秘，临睡前服 5 粒即可。

【注意事项】 孕妇慎用。不可与磺胺类、抗生素类药物共用。

【规格】 片剂：0.3g/片。胶囊：0.3g/粒。

山香圆制剂[典]

【成分】 山香圆叶。

【功能与应用】 清热解毒，利咽消肿。用于：喉痹、乳蛾、咽喉肿痛等症。

含片：含服，1 片，18 次/d，疗程为 5d。片剂：2~3 片，3~4 次/d，小儿酌减。颗粒：1 袋，3 次/d，用开水冲服。

【注意事项】 可有恶心、上腹部不适。

【规格】 含片：1g/片。片剂（喉特灵片）：0.5g/片。颗粒：4g/包（无糖型），10g/包（含糖型）。

四、喉痹（含咽炎）

七味清咽气雾剂

【成分】 山豆根、射干、玄参、麦冬、蟾酥、人工麝香、冰片等。

【功能与应用】 清泻肺胃，消肿利咽。用于：急性咽炎属于肺胃实热证，临床表现为发热、咽痛、咽干、咳嗽等。

喷咽部，揿 3 下，3 次/d，或遵医嘱。

【注意事项】 孕妇禁用。心功能不全者和过敏体质者慎用。喷药后可有麻涩感，30min 后可消失。不可超量使用。个别人可有恶心（含药液 7mL）。

【规格】 气雾剂：11.2g/瓶（含药液 7mL），190 揿。

复方瓜子金制剂[典]

【成分】 瓜子金、大青叶、野菊花、海金沙、白花蛇舌草、紫花地丁等。

【功能与应用】 清热利咽，散结止痛，祛痰止咳。用于：风热袭肺或痰热壅肺所致的咽部红肿热痛、发热、咳嗽；急性咽炎、慢性咽炎急性发作、上呼吸道感染见上述证候者。

含片：含化，1~2片，2~4片/h，12~24片/d，5d为1个疗程，或遵医嘱。颗粒：20g，3次/d，用开水冲服，儿童酌减。

【注意事项】 孕妇、脾虚便溏者慎用。

【规格】 含片：1g/片。颗粒：10g/袋，20g/袋。

桂林西瓜霜制剂[典][基]

【成分】 西瓜霜、硼砂（煅）、黄连、黄柏、山豆根、射干、青黛、浙贝母、无患子果（炭）、冰片、薄荷脑、甘草等。

【功能与应用】 清热解毒，消肿止痛。用于：咽喉肿痛，口舌生疮，牙龈肿痛或出血，急、慢性咽喉炎，扁桃体炎，口腔炎，口腔溃疡，小儿鹅口疮；轻度烧伤、烫伤者。

霜剂：外用。口腔、咽喉疾患，将本品喷于患处，一日数次；重症者兼服1~2g，3次/d。牙痛，将本品喷于或塞于龋齿孔中（或损伤处），一日数次。止血，擦净淤血，喷本药于患处，然后包扎。烧、烫伤，用适量食用油调本药涂敷患处，一日数次。含片：含服，2片，5次/d，5~7d为1个疗程。胶囊：口服，2~4粒，3次/d。外用，取内容物适量涂敷患处，一日数次。

【注意事项】 本品辛温走窜，适用于外感风寒引起的头痛、头昏。对于阴虚阳亢型高血压引起的头痛、头昏不可用。

【规格】 霜剂：1g/瓶，2g/瓶，2.5g/瓶，3g/瓶。含片：0.6g/片，1.2g/片。胶囊：0.5g/粒。

热炎宁制剂[典]

【成分】 蒲公英、虎杖、北败酱、半枝莲等。

【功能与应用】 清热解毒。用于：风热感冒，症见发热、咽喉肿痛、口苦咽干、咳嗽痰黄、尿黄便结；化脓性扁桃体炎、急性咽炎、急性支气管炎、单纯性肺炎见上述证候者。

片剂：口服，3~6片，2~4次/d，或遵医嘱。颗粒：用开水冲服，1~2袋，2~4次/d，或遵医嘱。胶囊：口服，2~3粒，2~4次/d，或遵医嘱。

【注意事项】 便溏者慎用。

【规格】 片剂：0.25g/片。颗粒：4g/袋（无糖型），16g/袋（含糖型）。

胶囊：0.5g/粒。

银蒲解毒片[典]

【成分】 金银花、蒲公英、野菊花、紫花地丁、夏枯草等。

【功能与应用】 清热解毒。用于：风热型急性咽炎，临床表现为咽部红肿疼痛、充血，咽干或有灼热感，舌苔薄黄等；湿热型肾盂肾炎，症见尿频尿急、头痛身痛、小腹坠胀、肾区叩击痛等。

口服，4~5片，3~4次/d，儿童酌减。

【注意事项】 服药后，偶有恶心、呕吐，停药后即可恢复。

【规格】 片剂：糖衣片，芯重0.35g/片。

清咽制剂[典]

【成分】 丸剂、片剂：桔梗、北寒水石、薄荷、诃子肉、甘草、乌梅肉、青黛、硼砂（煅）、冰片等。清热利咽，生津止渴。用于肺胃热盛所致的咽喉肿痛、声音沙哑、口干舌燥、咽下不利等。滴丸：青黛、甘草、诃子、冰片、薄荷、人工牛黄等。疏风清热，解毒利咽。用于风热喉痹，临床表现为咽痛、咽干、口渴，或微恶风寒、发热、咽部红肿、舌边尖红、苔薄白或薄黄、脉弦数或滑数；急性咽炎见上述证候者。

【功能与应用】 丸剂：口服或含化，1丸，2~3次/d。片剂：口服，4~6片，1~2次/d。滴丸：含服，4~6丸，3次/d。

【注意事项】 孕妇、风寒喑哑者忌服。肺脾气虚者表现为声嘶日久，逐渐加重，语音低微，倦怠乏力者不宜用本药，应就医。服药期间忌用烟、酒，辛辣、油腻食物。儿童应适当减量。过敏体质者慎用。

【规格】 丸剂：6g/丸。片剂：糖衣片，芯重0.25g/片。滴丸：20mg/丸。

喉咽清口服液[典]

【成分】 土牛膝、马兰草、车前草、天名精等。

【功能与应用】 清热解毒，利咽止痛。用于：肺胃实热所致的咽部肿痛、发热口渴、便秘；急性扁桃体炎、急性咽炎表现为上述证候者。

口服，10~20mL，3次/d。

【规格】 口服液：10mL/支。

金嗓开音丸[典]

【成分】 金银花、连翘、玄参、板蓝根、赤芍、黄芩、桑叶、菊花、前胡、苦杏仁（炖）、牛蒡子、泽泻、胖大海、僵蚕（麸炒）、蝉蜕、木蝴蝶等。

【功能与应用】　清热解毒，疏风利咽。用于：风热邪毒所致的咽喉肿痛、声音嘶哑；急性咽炎、亚急性咽炎、喉炎表现为上述证候者。

口服，60~120 丸，2 次/d。

【注意事项】　忌烟、酒和辛辣食物。

【规格】　丸剂：水蜜丸，每 10 丸重 1g。

金嗓利咽丸[典]

【成分】　茯苓、法半夏、枳实（炒）、青皮（炒）、胆南星、橘红、砂仁、豆蔻、槟榔、合欢皮、六神曲（炒）、紫苏梗、生姜、蝉蜕、木蝴蝶、厚朴（制）等。

【功能与应用】　疏肝理气，化痰利咽。用于：痰湿内阻，肝郁气滞所致的咽部异物感、咽部不适、声音嘶哑；声带肥厚见上述证候者。

口服，60~120 粒，2 次/d。

【规格】　丸剂：水蜜丸，每 10 丸重 1g。

复方鱼腥草制剂[典]

【成分】　鱼腥草、黄芩、板蓝根、连翘、金银花等。

【功能与应用】　清热解毒。用于：外感风热引起的咽喉肿痛，急性咽炎、扁桃体炎属于风热证候者。

颗粒：口服，1 袋，3 次/d，7d 为 1 个疗程。胶囊：口服，2~3 粒，3 次/d。片剂：口服，4~6 片，3 次/d。

【注意事项】　忌食油腻、辛辣刺激性食物。个别人可有咽干、胃灼热感、心悸、手抖等，均较轻微，不影响继续治疗。

【规格】　颗粒：6g/袋。胶囊：0.25g/粒。片剂：每片相当于原药材 1g。合剂：15mL/支，120mL/瓶。

玄麦甘桔制剂[典]

【成分】　玄参、麦冬、甘草、桔梗等。

【功能与应用】　清热滋阴，祛痰利咽。用于：阴虚火旺，虚火上浮引起的口鼻干燥、咽喉肿痛。

颗粒：1 袋，3~4 次/d，用开水冲服。胶囊：口服，3~4 粒，3 次/d。含片：口服，1 袋，3 次/d，小儿酌减。

【注意事项】　外感表证未除、痰湿内盛者忌服。

【规格】　颗粒：10g/袋（含糖型），5g/袋（无糖型）。胶囊：0.35g/粒。含片：1g/片。

冰硼制剂[典]

【成分】 硼砂（煅）、冰片、玄明粉、朱砂等。

【功能与应用】 清热解毒，消肿止痛。用于：热毒蕴结所致的咽喉、牙龈红肿疼痛及口舌生疮等。

散剂：外用，取少许吹入或涂敷患处，一日数次。含片：含服，1~2 片，4~5 次/d，小儿酌减。

【注意事项】 新生儿、虚寒溃疡者禁用。曾有新生儿外用死亡病例报道。偶有腹部剧痛，停药后消失。忌食生冷、辛辣食物。

【规格】 散剂：1g/瓶，2g/瓶，3g/瓶，5g/瓶。含片：0.6g/片。

铁笛制剂[典]

【成分】 麦冬、玄参、瓜蒌皮、诃子肉、青果、凤凰衣、桔梗、浙贝母、茯苓、甘草等。

【功能与应用】 润肺利咽，生津止渴。用于；阴虚肺热津亏引起的咽干声嘶、咽喉疼痛、口渴烦躁等症。

丸剂：口服或含化，2 丸，2 次/d。片剂：含化，2 片，4 次/d。口服液：口服，10mL，2 次/d，小儿酌减。

【注意事项】 急性热证、外感风寒者忌用本药。痰中带血、久治不愈者应就医，以免贻误病情。忌食生冷、油腻及辛辣刺激性食物。

【规格】 丸剂：3g/丸。片剂：1g/片。口服液：10mL/支。

五、牙病

蜂胶牙泰

【成分】 蜂胶。

【功能与应用】 清热解毒，泻火止痛。用于：胃火热毒所致的急性冠周炎、牙周炎的辅助治疗。

局部用药，1 次/d。先清洗牙周或牙周袋，蘸干，再向袋中缓慢注满本药。3d 为 1 个疗程。

【注意事项】 对蜂胶、乙醇过敏者禁用本药。

【规格】 酊剂：1.5mL/支，3mL/支。

固齿散

【成分】 鳖甲、大青盐、川芎、香附、荷叶、花椒、木槿皮、白芷等。

【功能与应用】 滋阴降火，消肿止痛。用于：慢性牙周炎，临床表现为牙齿松动，咬合无力，牙龈宣露、红肿、出血等。

外用，加水调和，涂擦牙龈处，0.5g，2次/d，每次涂擦2~3min。

【注意事项】 孕妇慎用。可有麻辣、刺激感，以及口干、恶心等不良反应。

【规格】 散剂：5g/瓶。

清胃黄连制剂[典][基]

【成分】 黄连、石膏、桔梗、甘草、知母、玄参、地黄、牡丹皮、天花粉、连翘、栀子、黄柏、黄芩、赤芍等。

【功能与应用】 清胃泻火，解毒消肿。用于：肺胃火盛所致的口舌生疮，齿龈、咽喉肿痛。

丸剂：口服，大蜜丸1~2丸，或水丸9g，2次/d。片剂：口服，8片，2次/d。

【注意事项】 脾胃虚寒、风寒牙痛、虚火牙痛、齿龈出血者禁用。孕妇慎用。忌食辛辣、荤腥发物。

【规格】 丸剂：大蜜丸，9g/丸；水丸，9g袋。片剂：0.33g/片。

黄连上清制剂[典]

【成分】 黄连、栀子（姜制）、连翘、荆芥穗、白芷、蔓荆子（炒）、防风、菊花、薄荷、旋覆花、川芎、石膏、黄芩、黄柏（酒炒）、大黄（酒炙）、桔梗、甘草等。

【功能与应用】 清热通便，散风止痛。用于：上焦风热，症见头昏脑涨、牙龈肿痛、口舌生疮、咽喉肿痛、耳痛耳鸣、暴发火眼、大便干燥、小便黄赤。

胶囊：口服，4粒，2次/d。丸剂：口服，大蜜丸1~2丸，或水丸3~6g，2次/d。片剂：口服，6片，2次/d。

【注意事项】 孕妇、脾胃虚寒者忌服。忌食辛辣食物、温补药物。严格按规定剂量用药。婴幼儿、老年人、体弱者、大便溏软者、过敏体质者均应慎用本药。心、肝、肾疾病患者，糖尿病患者，同时接受两种以上治疗者，应在医师指导下使用。本品含有较多的苦寒、清热、通下药物，适用于实热证，应中病即止，不可过量，以免损耗正气。

【规格】 胶囊：0.3g/粒。丸剂：大蜜丸，6g/丸，9g/丸；水丸，6g/袋。片剂：0.3g/片。

口炎清制剂[典]

【成分】 天冬、麦冬、玄参、金银花、甘草等。

【功能与应用】 滋阴清热，解毒消肿。用于阴虚火旺所致的口腔炎症，如复发性口炎、鹅口疮、慢性咽炎等。

含片：含服，4 片/h，24 片/d。颗粒：口服，10~20g，1~2 次/d。

【注意事项】 实证者不宜服。脾虚便溏、湿热内盛者慎服。偶有恶心、轻度腹泻，不影响继续治疗。

【规格】 含片：0.8g/片。颗粒：10g/袋。

第七章　骨伤科

一、跌打损伤

三七伤药制剂[典]

【成分】 三七、草乌（制）、雪上一枝蒿、冰片、骨碎补、红花、接骨木、赤芍等。

【功能与应用】 舒筋活血，散瘀止痛。用于：跌打损伤、风湿瘀阻、关节痹痛；急、慢性扭挫伤，神经痛见有上述证候者。

口服，胶囊 3 粒，颗粒 1g，片剂 3 片，均 3 次/d，或遵医嘱。

【注意事项】 孕妇忌服。本品药性强烈，不可超量服用；出现乌头碱中毒症状时，应立即停药，送医院治疗，阿托品对之有效。有心血管疾病、高血压、糖尿病、肝肾疾病者慎用。

【规格】 胶囊：0. 25g/粒，0. 3g/粒。颗粒：1g/袋。片剂：0. 3g/片。

三花接骨散

【成分】 三七、西红花、当归、川芎、续断、血竭、桂枝、大黄、自然铜（煅）、冰片、马钱子粉、地龙、沉香、土鳖虫、牛膝、骨碎补（烫）、木香、白芷等。

【功能与应用】 活血化瘀，消肿止痛，接骨续筋。用于：骨折伤筋，瘀血肿痛等。

口服，5g，2 次/d，14d 为 1 个疗程。可连续用 2 个疗程，或遵医嘱。

【注意事项】 本品含有马钱子，不可超量服用。运动员参赛时不可服用，否则会违犯运动会规定。患者偶可出现稀便，不影响继续用药。

【规格】 散剂：5g/袋。

东乐膏

【成分】 大黄、马钱子浸膏、乳香、没药、冰片、玄明粉等。

【功能与应用】 活血祛瘀，清热散结，通络止痛。用于：跌打损伤、扭挫伤所致腰腿痛、关节肿痛等闭合性软组织损伤。

外用，将皮肤擦洗干净，贴于伤处或压痛处，1 次/d，7d 为 1 个疗程。

【注意事项】 开放性损伤禁用。对胶布过敏者，停用即愈，无须特殊处理。

【规格】 贴膏剂：6cm×9cm。

伤乐气雾剂

【成分】 川芎、当归、丹参、白芷、黄柏等。

【功能与应用】 活血，舒筋，消肿。用于：各种闭合性软组织外伤，如跌、打、扭、挫、搓、闪伤等。临床表现为局部疼痛、肿胀、淤血和功能障碍。

外用，取下帽盖，将罩横插于喷头上，倒置瓶体，摇匀药液，距创面 20cm 处，按压揿钮喷射创面，4~6 次/d。

【注意事项】 部分人可有过敏反应，如出现，停止用药。

【规格】 气雾剂：14g/瓶，含药液 6g。

红药制剂[典]

【成分】 三七、白术、土鳖虫、红花、川芎、当归、冰片、樟脑、水杨酸甲酯、薄荷脑、颠茄流浸膏、硫酸软骨素、盐酸苯海拉明等。

【功能与应用】 气雾剂：活血逐瘀，消肿止痛。用于闭合性软组织外伤。贴膏：活血止痛，祛瘀生新。用于跌打损伤，筋骨肿痛，软组织瘀阻，风湿麻木。胶囊、片剂：活血止痛，去瘀生新。用于跌打损伤，筋骨肿痛，风湿麻木。

气雾剂：外喷患处，4~5 次/d。贴膏：洗净患部，外贴患处，1~2d 更换一次。胶囊、片剂：口服，2 粒（片），2 次/d，儿童减半。

【注意事项】 出现皮肤过敏反应应停药。喷雾剂不可入口。破损处慎用气雾剂并不宜用贴膏。孕妇、有出血倾向者忌用。经期停服。

【规格】 气雾剂：每瓶内容物重 100g，含药液 40mL；每瓶内容物重 60g，含药液 24mL。贴膏：5cm×7cm，7cm×10cm。胶囊：0.25g/粒。片剂：0.25g/片。

克伤痛制剂[典]

【成分】 当归、川芎、红花、丁香、樟脑、生姜、松节油等。

【功能与应用】 活血化瘀，消肿止痛。用于：急性软组织扭伤、挫伤等各种外伤。

气雾剂：外用，距创面 20cm 处喷射患处，2~3 次/d。搽剂：外用，取适量搽患处并按摩至局部发热，2~3 次/d。

【注意事项】 本品为外用药，不可用于口、眼、皮肤破损处，不可内服。小儿皮肤细嫩，慎用。过敏体质者慎用。孕妇、对乙醇过敏者、内出血者禁用。

【规格】 气雾剂：40g/瓶，含药液 38mL（重 34g）。搽剂：30mL/瓶，40mL/瓶，100mL/瓶。

独一味制剂[典][基]

【成分】 独一味。

【功能与应用】 活血止痛，祛瘀止血。用于手术后的刀口止痛、出血、外伤骨折、肌腱肌肉扭挫伤、风湿痹痛、崩漏、痛经、牙龈肿痛、出血等。

胶囊、片剂：口服，3 粒（片），3 次/d，7d 为 1 个疗程，或遵医嘱。

【注意事项】 孕妇慎用。不可长期服用。个别人可有恶心、腹泻等不良反应，不影响继续治疗。

【规格】 胶囊：0.3g/粒。片剂：0.26g/片。

活血止痛制剂[典][基]

【成分】 散剂、胶囊：当归、三七、乳香（醋制）、冰片、土鳖虫、自然铜（煅）等。膏剂：干姜、山柰、白芷、甘松、大黄、生天南星、生半夏、没药、乳香、冰片、薄荷脑、樟脑、陈皮、当归、丁香、胡椒、香加皮、细辛、荆芥、桂枝、辛夷、川芎、独活、牡丹皮、辣椒、苍术、颠茄流浸膏、水杨酸甲酯等。

【功能与应用】 散剂、胶囊：活血散瘀，消肿止痛。用于跌打损伤，瘀血肿痛。膏剂：活血止痛，舒筋通络。用于筋骨疼痛、肌肉麻痹、痰核流注、关节酸痛。

散剂：口服，1.5g，2 次/d，用温开水或温黄酒送服。胶囊：口服，4 粒（大粒）或 6 粒（小粒），2 次/d，用温开水或温黄酒送服。膏剂：外用，加热软化，贴于患处，每 3~5d 换药 1 次。

【注意事项】 孕妇，6 岁以下小儿，慢性胃肠疾病、肝肾功能异常者禁用。只能短期服用，久则伤胃。过敏体质者慎用。

【规格】 散剂：1.5g/袋，3g/瓶，4.5g/瓶。胶囊：0.25g/粒，0.37g/粒。膏剂：5cm×6.5cm，7cm×10cm。

祛伤消肿酊[典]

【成分】 连钱草、生草乌、冰片、莪术、红花、血竭、川芎、桂枝、威灵仙、茅膏菜、了哥王、海风藤、野木瓜、两面针、天南星、白芷、栀子、酢浆草、樟脑、薄荷脑等。

【功能与应用】 活血化瘀，消肿止痛。用于：跌打损伤和急性扭挫伤见有青紫瘀斑、肿胀疼痛、关节运动障碍者。

外用，用棉花浸取药液涂擦患处，3 次/d。

【注意事项】 本品只能用于未破损伤口，不可内服。

【规格】 酊剂：20mL/瓶。

二、骨坏死症

小金制剂[典]

【成分】 人工麝香、木鳖子（去壳去油）、草乌（制）、枫香脂、乳香（醋制）、没药（醋制）、五灵脂（醋炒）、当归（酒炒）、地龙、香墨等。

【功能与应用】 散结消肿，化瘀止痛。用于：痰气凝滞所致的瘰疬、瘿瘤、乳癌、乳癖，临床表现为皮下包块；或骨坏死、关节肿大等；骨髓炎、淋巴结核等有上述表现者。

糊丸：打碎后口服，1.2~3g，2 次/d，用温黄酒或温开水送服。小儿根据年龄酌减。片剂：口服，2~3 片，2 次/d，小儿按年龄酌减。胶囊：3~7 粒，2 次/d，小儿按年龄酌减。

【注意事项】 孕妇禁用。阴虚者慎用。服药期间忌食生冷、辛辣、油腻食物及酒类。偶有胃部不适、食欲不振，不影响继续用药。本类药物含有五灵脂，不可与党参、人参、刺五加等伍用。

【规格】 糊丸：每 10 丸重 6g，每 100 丸重 3g，每 100 丸重 6g，每瓶（袋）装 0.6g。片剂：0.36g/片。胶囊：0.35g/粒。

健骨生丸

【成分】当归、三七、地龙、冰片、西红花、珍珠、冬虫草等。

【功能与应用】 活血化瘀，通经活络，养血生骨等。用于骨坏死等。

口服，4.5~9g，3 次/d，或遵医嘱，饭前 1h 用温开水送服。

【注意事项】 注意休息，配合应用骨科牵引等其他疗法。

【规格】 丸剂：每 100 粒重 4.5g，4.5g/袋。

活血健骨片

【成分】 骨碎补（制）、血竭、续断、鹿角胶、红花、铁线透骨草、乳香（醋制）、没药（醋制）、鸡内金（炒）、石菖蒲等。

【功能与应用】 补肾健骨，宣痹止痛。用于：股骨头坏死见有肾虚瘀阻证，临床表现为胯部疼痛、髋关节运动障碍、腰膝酸软或跛行。

口服，12片，3次/d，饭后1h用温开水送服，6个月为1个疗程。

【注意事项】 禁酒及刺激性食物。

【规格】 片剂：0.31g/片。

三、骨质增生症

壮骨伸筋胶囊[典]

【成分】 淫羊藿、熟地黄、骨碎补（炙）、鹿衔草、肉苁蓉、鸡血藤、红参、狗脊、茯苓、威灵仙、豨莶草、葛根、山楂、洋金花、延胡索（醋制）等。

【功能与应用】 补肝益肾，强筋壮骨，活络止痛。用于：肝肾两虚、寒湿阻络所致的神经根型颈椎病。

口服，6粒，3次/d，4周为1个疗程，或遵医嘱。

【注意事项】 本品洋金花含阿托品成分，不可过量，过量可引起中毒。孕妇、青光眼患者禁用。高血压、心动过速者禁用。

【规格】 胶囊：0.3g/粒。

抗骨增生制剂[典]

【成分】 熟地黄、肉苁蓉（酒蒸）、狗脊（盐制）、女贞子（盐制）、淫羊藿、鸡血藤、莱菔子（炒）、骨碎补、牛膝等。

【功能与应用】 补腰肾，强筋骨，活血、理气、止痛。用于：增生性脊柱炎、颈椎综合征、骨刺等。

胶囊：口服，5粒，3次/d。片剂：口服，4片，2次/d。丸剂：口服，水蜜丸2.2g，小蜜丸3g，大蜜丸1丸，3次/d。

【规格】 胶囊：0.35g/粒。片剂：0.25g/片。丸剂：水蜜丸，2.2g/瓶；小蜜丸，3g/瓶（袋）；大蜜丸，3g/丸。

骨刺宁胶囊[典]

【成分】 片剂、胶囊：三七、土鳖虫。酒剂：威灵仙、急性子、山楂、砂仁、白芷、红花、乌梅等。

【功能与应用】 胶囊：活血化瘀，通络止痛。用于治疗颈椎病、椎体骨质增生的脉络瘀阻证。具有缓解疼痛、改善活动功能等作用。酒剂：活血通络，消瘀定痛。用于骨刺、风寒湿痹所致的疼痛和肢体麻木等症。

片剂、胶囊：口服，4片（粒），3次，饭后服用。酒剂：口服，20~25mL，2次/d。

【注意事项】 孕妇禁用。出血性疾病患者慎用酒剂。

【规格】 片剂：0.3g/片。胶囊：0.3g/粒。酒剂：150mL/瓶。

骨刺消痛制剂[典]

【成分】 片剂、胶囊：川乌（制）、草乌（制）、秦艽、白芷、甘草、粉萆薢、穿山龙、薏苡仁、天南星（制）、红花、当归、徐长卿等。液剂、涂膜剂：乌梅、川芎、桂枝、独活、当归、草乌（金银花、甘草水炙）、红花、川乌（金银花、甘草水炙）、木瓜、麻黄、铁丝威灵仙、牛膝等。

【功能与应用】 片剂、胶囊：祛风止痛。用于骨质增生、风湿性关节炎、风湿痛等。液剂、涂膜剂：祛风通络，活血止痛。用于各种骨质增生引起的水肿、麻木、疼痛、活动受限。

片剂、胶囊：口服，4 片（粒），2～3 次/d。液剂：口服，10～15mL，2 次/d，或遵医嘱。涂膜剂：外用，适量涂患处，2～3 次/d。

【注意事项】 孕妇禁用。乌头有毒，不可过量服用。肾病患者慎用片剂。肝肾功能不良、心脏病患者慎用液剂。本品不良反应较大、较多，注意以下数点：①涂膜剂可引起个别患者皮肤瘙痒、潮红、丘疹，可停药，待炎症消失后继续使用。在揉去药膜后，用湿毛巾擦净皮肤，以防上述证候出现。②液剂偶可引起中毒、过敏性休克，表现为血压下降、皮肤湿冷、痛觉消失、四肢拘挛等；重症可有昏迷、心脏停搏、对光反射消失等，中毒时应立即进行抢救。③液剂的主要有毒成分为川乌、草乌，中毒时应进行针对性抢救。

【规格】 片剂：0.3g/片。胶囊：0.3g/粒。液剂：300mL/瓶。涂膜剂：50g/瓶。

根痛平颗粒[典]

【成分】 牛膝、白芍、葛根、桃仁（焯）、红花、续断、没药（醋制）、乳香（醋制）、狗脊（砂烫，去毛）、伸筋草、地黄、甘草等。

【功能与应用】 活血，通络，止痛。用于：风寒阻络所致的颈椎病，临床表现为肩颈疼痛、活动受限，上肢麻木等。

12g，2 次/d，饭后用开水冲服，或遵医嘱。

【注意事项】 孕妇忌服。可有轻度胃肠道刺激，故应饭后服用。

【规格】 颗粒：12g/袋。

四、肩周炎

祛痹舒肩丸

【成分】 桂枝、羌活、黄芪、骨碎补、淫羊藿、威灵仙、秦艽、当归、

三七、黄精、巴戟天、延胡索（醋制）、夏天无、地龙等。

【功能与应用】 祛风寒，强筋骨，益气血，止痹痛。用于：肩周炎等风寒湿痹证，临床表现为肩部畏寒，遇热缓解，日轻夜重，久病则肩部肌肉萎缩。

口服，7.5g，饭后服，2次/d。4周为1个疗程，或遵医嘱。

【规格】 丸剂：30g/瓶。

五、骨性关节炎

止痛透骨膏

【成分】 急性子、藤黄、白芷、威灵仙、川芎、蜂蜜等。

【功能与应用】 祛风散寒，活血通滞，通络止痛。外用于骨关节炎属于血瘀、风寒阻滞证者，临床表现为关节疼痛、肿胀、压痛、功能障碍，舌质暗或有瘀斑。

外用，先将患部清洗干净，然后将药贴于患处，腰椎部位，贴药时取坐姿，3~5贴/次；膝关节部位，贴药时屈膝约90°，2~4贴/次；关节屈伸不利，可加贴委中穴1贴，每48h换药1次，可连续贴敷2周。

【注意事项】 孕妇禁用，皮肤破损处禁用。本品有毒，要注意观察，并在医师指导下使用。个别人可有皮肤过敏。

【规格】 膏剂：7g/贴。

附桂骨痛制剂[典]

【成分】 附子（制）、川乌（制）、肉桂、党参、当归、白芍（炒）、淫羊藿、乳香（醋制）等。

【功能与应用】 温阳散寒，益气活血，消肿止痛。用于：阳虚寒湿性颈椎、膝关节增生性关节炎。临床表现为局部关节疼痛、屈伸不利、麻木肿胀，畏寒肢冷，遇热则减。

片剂：6片，3次/d。颗粒：5g，3次/d。胶囊：4~6粒，2~3次/d。均饭后口服，疗程为3个月，间隔1月后，方可进行下一个疗程。

【注意事项】 孕妇、有出血倾向者禁用。偶有胃部不适、大便干燥、头晕，停药后可自行恢复。

【规格】 片剂：0.33g/片。颗粒：5g/袋。胶囊：0.33g/粒。

祖师麻关节止痛膏

【成分】 祖师麻、樟脑、冰片、薄荷脑、水杨酸甲酯、苯海拉明、二甲苯麝香等。

【功能与应用】 祛风除湿，活血止痛。用于：风寒湿痹、瘀血闭阻经脉，临床表现为肢体关节肿痛、畏寒肢冷、局部肿胀有硬结或瘀斑。

外敷，贴患处，每12~24h更换一次。

【注意事项】 局部红肿痛热证属热痹者不可使用。孕妇慎用。贴后可有局部反应，如发痒、湿热、小红疹，属正常现象。如果出现水疱，则应停止贴敷，并加以处理。

【规格】 膏剂：7cm×10cm。

蠲痹抗生制剂

【成分】 熟地黄、鹿衔草、肉苁蓉、骨碎补（炒）、淫羊藿、鸡血藤、莱菔子（炒）等。

【功能与应用】 补肾，活血，止痛。用于：骨关节退行性变（如肥大性脊柱炎、颈椎病、眼骨刺、大骨节病等）引起的不适、疼痛等症。

酒剂：口服，10mL，3次/d，或遵医嘱。丸剂：口服，1~2丸，或遵医嘱。

【注意事项】 高血压患者慎用酒剂。孕妇禁用。对乙醇过敏者禁用酒剂。

【规格】 酒剂：10mL/支，300mL/瓶。丸剂：3g/丸。

六、骨质疏松症

骨疏康颗粒[典]

【成分】 淫羊藿、熟地黄、骨碎补、黄芪、丹参、木耳、黄瓜子等。

【功能与应用】 补肾益气，活血壮骨。用于：肾虚气血不足所致的中老年人骨质疏松症，伴有腰脊酸痛、足膝酸软、神疲乏力等症状者。

口服，1袋，2次/d，饭后用温开水冲服。

【注意事项】 偶有轻度胃肠道反应，一般不影响继续治疗。

【规格】 颗粒：10g/袋，12g/袋。

阿胶强骨口服液

【成分】 熟地黄、阿胶、枸杞子、牡蛎、黄芪、党参等。

【功能与应用】 补益肝肾，填精壮骨。用于：肝肾不足型骨质疏松症，临床表现为腰脊痛或腰膝酸软、麻木抽搐、目眩耳鸣、虚烦不寐等；小儿佝偻病属于肝肾不足证者，临床表现为毛发憔悴、多汗、夜惊或夜啼。

口服，成人，10mL，3次/d，6个月为1个疗程。儿童，3~6个月5mL，2次/d；7个月~1岁5mL，3次/d；2~3岁10mL，3次/d；1个月为1个疗程。

【注意事项】 瓶中如有沉淀，摇匀后服用，不影响疗效。对孕妇有无影响，情况不明。本品应避免与枸橼酸、草酸类药物合用，以免影响疗效。

【规格】 口服液：10mL/支，5mL/支。

骨松宝制剂

【成分】 淫羊藿、续断、知母、地黄、三棱、莪术、川芎、赤芍、牡蛎（煅）等。

【功能与应用】 补肾活血，强筋壮骨。用于：骨质疏松（骨痿证）引起的骨折、骨痛、骨关节炎的治疗，以及更年期骨质疏松的预防等。

片剂 4 片，胶囊 2 粒，颗粒 1 袋，治疗骨折及骨关节炎，3 次/d；预防骨质疏松，2 次/d。30d 为 1 个疗程。

以上诸种剂型，治疗用高剂量，预防用低剂量。

【规格】 片剂：0. 5g/片。胶囊：0. 5g/粒。颗粒：5g/袋（无糖型），10g/袋（含糖型）。

补骨健骨胶囊

【成分】 熟地黄、山茱萸（制）、山药、狗脊等。

【功能与应用】 滋补肝肾，强筋健骨。用于：原发性骨质疏松症肝肾不足型，临床表现为腰脊疼痛、胫软膝酸、肢节痿弱、步履艰难、头晕目眩等。

口服，4 粒，3 次/d。

【注意事项】 偶见口干、便秘等。

【规格】 胶囊：0. 58g/粒。

七、氟骨症

骨苓通痹丸

【成分】 麻黄、白土苓、淫羊藿、羌活、独活、鸡矢藤、肉苁蓉、骨碎补、当归、黄芪、鸡血藤、芥子等。

【功能与应用】 蠲痹通络，化痰祛湿，养肝益肾。用于：地方性氟中毒，以及肝肾两虚、痰湿阻络所致的氟骨病。临床表现为关节肌肉疼痛、肿胀、屈伸不利，肌肉瘦削，肢体麻木等。

口服，4g，3 次/d，或遵医嘱。

【注意事项】 个别患者可有腹部不适，一般不影响继续治疗。

【规格】 丸剂：每 10 丸重 0. 6g。

第八章　皮肤科

一、粉刺（寻常型痤疮）

丹花口服液

【成分】 金银花、连翘、土茯苓、荆芥、防风、浮萍、白芷、桔梗、皂角刺、牡丹皮、牛膝、何首乌、黄芩等。

【功能与应用】 祛风清热，除湿散结。用于：肺胃蕴热所致的面部或胸部粉刺（痤疮）。

口服，10mL，3 次/d，饭后服用，4 周为 1 个疗程。

【注意事项】 孕妇禁服。脾胃虚寒慎用。忌食辛辣、油腻食物。服药后偶有一过性胃部不适、轻度食欲不振、口鼻干燥、全身燥热，不影响治疗，继续服药可消失。

【规格】 口服液：10mL/支。

二、皮疹

甘霖洗剂

【成分】 甘草、苦参、白鲜皮、土荆皮、薄荷脑、冰片等。

【功能与应用】 清热除湿，祛风止痒。用于：风湿热蕴肌肤所致的皮肤瘙痒、下焦湿热所致的外阴瘙痒。

外用，皮肤瘙痒时，取本品适量，1∶（20~50）稀释，外敷患处，3 次/d。阴部瘙痒，可将本品按 1∶10 稀释，冲洗外阴和阴道，再用带尾线的卫生棉球浸按 1∶5 稀释的药液，置于阴道内，次日取出，1 次/d。

【注意事项】 妊娠期、月经期、对乙醇过敏、局部皮肤破损者禁用。偶见刺激现象。

【规格】 洗剂：150mL/瓶。

皮肤康洗液

【成分】 金银花、蒲公英、马齿苋、土茯苓、大黄、赤芍、地榆、蛇床子、白鲜皮、甘草等。

【功能与应用】　清热解毒，凉血除湿，杀虫止痒。用于：湿热阻于皮肤所致的湿疮，临床表现为瘙痒、红斑、丘疹、水疱、渗出、糜烂等，或湿热下注所致的阴痒、白带量多等症；急性湿疹、阴道炎见有上述证候者。

外用。急性湿疹，先取适量外涂皮损处，然后再用 1∶20 的稀释液湿敷患处。有糜烂面者可 1∶5 稀释液湿敷，15min 后清水洗净，1~2 次/d。阴部用药前，先用洁净水清洗局部，再用蒸馏水或温开水将适量药液按 1∶（5~20）稀释，用带尾线的消毒敷料浸药液后塞入阴道内，每晚换药一次。也可用阴道冲洗器冲洗阴道。或遵医嘱。将药液按 1∶100 的比例稀释后，沐浴患部或全身，可预防某些皮肤病的传播。

【注意事项】　本品不适用于静脉曲张性湿疹。经期后 5d 内、重度宫颈糜烂者禁用本药。用药期间禁房事，忌食辛辣食物。对乙醇过敏者慎用。出现过敏现象，立即停药。

【规格】　洗液：50mL/瓶。

皮敏消胶囊

【成分】　苦参、苍术、防风、荆芥、蒺藜、白鲜皮、蛇床子、苍耳子、蜈蚣、青黛、蒲公英、紫花地丁、黄芩、黄柏、黄连、蝉蜕、地黄、牡丹皮、西河柳、紫草、地骨皮等。

【功能与应用】　祛风除湿，清热解毒，凉血止痒。用于：急、慢性荨麻疹属风湿或风湿邪热证者。

口服，4 粒，3 次/d。疗程：急性荨麻疹 1 周；慢性荨麻疹 2 周。

【注意事项】　孕妇、产妇忌服。肾功能不全者慎用。连续服用不可超过 1 个月。偶有腹泻、呕吐、头昏、大便不爽，停用后可恢复。

【规格】　胶囊：0.4g/粒。

冰黄肤乐软膏[典]

【成分】　大黄、硫黄、冰片、姜黄、黄芩、甘草、薄荷脑等。

【功能与应用】　祛风燥湿，清热解毒，杀虫止痒。用于：神经性皮炎、湿疹、足癣、银屑病等所致的瘙痒证候。

外用，将本药适量涂敷于患处，3 次/d。

【注意事项】　治疗期间忌酒及辛辣食物。

【规格】　软膏：15g/支。

羌月乳膏

【成分】 月见草油、羌活提取物。

【功能与应用】 祛风除湿，止痒消肿。用于：亚急性湿疹和慢性湿疹。

外用，适量涂患处，2~3 次/d。

【规格】 乳膏：10g/支。

松花散

【成分】 松花粉。

【功能与应用】 燥湿收敛。用于：湿疹、尿布性皮炎、黄水疮。

外用：适量涂患处，或加入适量药用滑石粉，充分摇匀混合后用。

【注意事项】 本品系外用药，切勿内服。

【规格】 散剂：30g/瓶。

荆肤止痒颗粒

【成分】 荆芥、地肤子、防风、野菊花、鱼腥草、茯苓、山楂（炒焦）等。

【功能与应用】 祛风除湿，清热解毒，止痒。用于：儿童风热或湿热型丘疹性荨麻疹。

口服，6~14 岁 1 袋，3 次/d；3~5 岁 1 袋，2 次/d；1~2 岁半袋，3 次/d；1 岁以下半袋，2 次/d；用开水冲服，3~6d 为 1 个疗程。

【注意事项】 个别患儿用药后可有恶心、呕吐，停药后即可消失。

【规格】 颗粒：3g/袋。

三、银屑病

消银制剂[典]

【成分】 地黄、牡丹皮、赤芍、当归、苦参、金银花、玄参、牛蒡子、蝉蜕、白鲜皮、防风、大青叶、红花等。

【功能与应用】 清热凉血，养血润燥，祛风止痒。用于：血热风燥型和血虚风燥型银屑病，临床表现为皮疹泛发，多为点滴状，基底鲜红，表面覆有银白花鳞屑；或皮疹表面覆盖较厚的银白色鳞屑，较干燥，基底淡红色，瘙痒较甚。

片剂、胶囊：口服，5~7 片（粒），3 次/d，1 个月为 1 个疗程。

【注意事项】 孕妇慎用，或遵医嘱。本品不宜久服，要注意肝功能变化。服药期间可有转氨酶升高、光敏性皮炎、性功能障碍等。

【规格】 片剂：0.3g/片。胶囊：0.3g/粒。

镇银膏

【成分】 黄连、白鲜皮、花椒、知母等。

【功能与应用】 祛风解毒，活血润燥。用于：血热型、血燥型、血瘀型等各种寻常型银屑病。

外用，首先洗净患处皮肤，然后用软毛刷将本品均匀涂敷创面及其周围皮肤，厚度达1~2mm，使之完全覆盖皮损，再用无毒性塑料薄膜包封，5d换药一次。有毛发的患区，应剃毛。

【注意事项】 炎症明显者慎用或不用本品。部分患者可有明显瘙痒。

【规格】 膏剂：100g/支。

复方青黛制剂[典]

【成分】 青黛、乌梅、马齿苋、白芷、土茯苓、紫草、绵马贯众、蒲公英、建曲、白鲜皮、丹参、绵萆薢、焦山楂、南五味子（酒蒸）等。

【功能与应用】 清热解毒，化瘀消斑，祛风止痒。用于：进行性银屑病、玫瑰糠疹、药疹、银屑病、肾炎血尿等。

口服，胶囊4粒，丸剂6g，均3次/d，30d为1个疗程。

【注意事项】 孕妇，脾胃虚寒、胃部不适、肝功能不良者慎用。禁食厚味、油腻及辛辣刺激性食物。个别患者可有胃部不适、腹痛、稀便等消化道症状。也有发生溃疡性结肠炎、缺血性结肠炎、猩红热样药疹、肝功能损害、中毒性肝炎、胃出血、便血、指甲变黑、剧烈腹泻等报道。

【规格】 胶囊：0.5g/粒。丸剂：6g/袋。

蟹黄肤宁软膏

【成分】 螃蟹壳、黄柏、苦参、昆布、蛤壳等。

【功能与应用】 清热燥湿，杀虫止痒。用于：皮肤真菌病属湿热浸淫证者，临床表现为患处红斑、丘疹、水疱、渗出、糜烂、脱屑、瘙痒、疼痛，舌红、苔黄腻等。

外用，将药膏均匀涂于患处，然后轻揉1min，早、晚各1次，2~3周为1个疗程。

【注意事项】 本品不可接触眼睛，不适用于湿疹、接触性皮炎、麻疹等症。涂药处可有刺痛、红斑、小丘疹、湿疹样变。

【规格】 软膏：10g/支，15g/支，20g/支。

四、红斑狼疮

抗狼疮散

【成分】 紫草、牡丹皮、地黄、羚羊角、红参、黄芪（蜜炙）、防风、山茱萸、茯苓、泽泻、水牛角、土茯苓、北沙参、野菊花、大黄（酒制）、甘草（蜜炙）等。

【功能与应用】 清热凉血，解毒散瘀，益气养阴。用于：系统性红斑狼疮非急性期热毒郁结、气阴两虚证，临床表现为低热、五心烦热、红斑、神疲乏力、口干、肌肉或关节疼痛、自汗、失眠等。

口服，6g，1 次/d，早饭后半小时用温开水送服。

【注意事项】 本品应在医师指导下作为辅助用药用于系统性红斑狼疮。停药时应逐渐停药。有心、肝、肾、肺、造血系统严重损害者不宜使用本药。个别患者可有呕吐、腹泻等不良反应，适当减少药量即可得到纠正。应用本药期间，应避免精神刺激、日晒、劳累、感冒和胃肠道感染。

【规格】 散剂：6g/袋。

附　　录

一、年龄、体重与药物剂量的折算法

(一) 按年龄折算剂量

附表 1　按年龄折算剂量检索表

年龄	折算量	成人剂量(g)								
		0.1	0.2	0.3	0.4	0.5	0.6	0.7	0.8	0.9
初生~1个月	1/18~1/14	0.006~0.007	0.011~0.014	0.017~0.021	0.022~0.029	0.028~0.036	0.033~0.043	0.039~0.050	0.044~0.057	0.050~0.064
1~6个月	1/14~1/7	0.007~0.014	0.014~0.029	0.021~0.043	0.029~0.057	0.036~0.071	0.043~0.086	0.050~0.100	0.057~0.114	0.064~0.129
6个月~1岁	1/7~1/5	0.014~0.020	0.029~0.040	0.043~0.060	0.057~0.080	0.071~0.100	0.086~0.120	0.100~0.140	0.114~0.160	0.129~0.180
1~2岁	1/5~1/4	0.020~0.025	0.040~0.050	0.060~0.075	0.080~0.100	0.100~0.125	0.120~0.150	0.140~0.175	0.160~0.200	0.180~0.225
2~4岁	1/4~1/3	0.025~0.033	0.050~0.067	0.075~0.100	0.100~0.133	0.125~0.167	0.150~0.200	0.175~0.233	0.200~0.267	0.225~0.300
4~6岁	1/3~2/5	0.033~0.040	0.067~0.080	0.100~0.120	0.133~0.160	0.167~0.200	0.200~0.240	0.233~0.280	0.267~0.320	0.300~0.360
6~9岁	2/5~1/2	0.040~0.050	0.080~0.100	0.120~0.150	0.160~0.200	0.200~0.250	0.240~0.300	0.280~0.350	0.320~0.400	0.360~0.450
9~14岁	1/2~2/3	0.050~0.067	0.100~0.133	0.150~0.200	0.200~0.267	0.250~0.333	0.300~0.400	0.350~0.467	0.400~0.533	0.450~0.600
14~18岁	2/3~全量	0.067~0.100	0.133~0.200	0.200~0.300	0.267~0.400	0.333~0.500	0.400~0.600	0.467~0.700	0.533~0.800	0.600~0.900
18~60岁	全量~3/4	0.100~0.075	0.200~0.150	0.300~0.225	0.400~0.300	0.500~0.375	0.600~0.450	0.700~0.525	0.800~0.600	0.900~0.675
60岁以上	3/4	0.075	0.150	0.225	0.300	0.375	0.450	0.525	0.600	0.675

（二）按体重计算剂量

先由年龄估算体重，然后再计算剂量。

1~6 个月婴儿体重（kg）= 月龄×0.5+3；7~12 个月婴儿体重（kg）= 月龄×0.6+3；1 岁以上小儿体重（kg）= 年龄×2+8。

$$\text{小儿剂量}=\text{成人剂量}\times\frac{\text{小儿体重（kg）}}{50\times[\text{成人平均体重（kg）}]}$$

（三）按体表面积计算剂量

$$\text{小儿剂量}=\text{成人剂量}\times\frac{\text{小儿体表面积（}m^2\text{）}}{1.70\times[\text{成人平均体表面积（}m^2\text{）}]}$$

附表 2　体重 10kg 以下小儿的体表面积粗略折算表

体重（kg）	2	3	4	5	6	7	8	9	10
体表面积（m^2）	0.15	0.21	0.25	0.29	0.33	0.39	0.42	0.46	0.50

注：体重 10kg 以上小儿及成人的体表面积折算见附表 3。

二、从身高、体重折算体表面积

附表 3　按身高、体重折算体表面积检索表

m^2 cm / kg	90	95	100	105	110	115	120	125	130	135	140	145	150
10	0.50	0.52	0.54	0.56									
12.5	0.55	0.57	0.59	0.61	0.64								
15	0.59	0.62	0.64	0.66	0.69	0.71	0.73						
17.5	0.63	0.66	0.68	0.71	0.73	0.76	0.78	0.80					
20	0.67	0.70	0.72	0.75	0.78	0.80	0.83	0.85	0.88	0.90			
22.5			0.76	0.79	0.82	0.84	0.87	0.89	0.92	0.95	0.97	1.00	
25				0.82	0.85	0.88	0.91	0.94	0.96	0.99	1.02	1.04	1.07
27.5				0.86	0.89	0.92	0.95	0.97	1.00	1.03	1.06	1.08	1.11
30					0.92	0.95	0.98	1.01	1.04	1.07	1.10	1.13	1.15
32.5					0.95	0.98	1.02	1.05	1.08	1.11	1.14	1.16	1.19

续表

m^2 cm / kg	90	95	100	105	110	115	120	125	130	135	140	145	150
35						1.02	1.05	1.08	1.11	1.14	1.17	1.20	1.23
37.5							1.08	1.11	1.14	1.17	1.21	1.24	1.27
40								1.14	1.17	1.21	1.24	1.27	1.30
42.5								1.17	1.21	1.24	1.27	1.30	1.34
45									1.24	1.27	1.30	1.34	1.37
47.5									1.26	1.30	1.33	1.37	1.40
50									1.29	1.33	1.36	1.40	1.43
52.5										1.36	1.39	1.43	1.46
55										1.38	1.42	1.46	1.49
57.5											1.45	1.48	1.52
60											1.47	1.51	1.55
62.5												1.54	1.58
65												1.56	1.60
67.5													1.63
70													1.65
27.5	1.14	1.16											
30	1.18	1.21	1.24										
32.5	1.22	1.25	1.28	1.31									
35	1.26	1.29	1.32	1.35							此部分为国外资料，仅供参考		
37.5	1.30	1.33	1.36	1.39	1.42								
40	1.33	1.37	1.40	1.43	1.46								
42.5	1.37	1.40	1.43	1.46	1.50	1.53							

续表

m^2 cm / kg	155	160	165	170	175	180	185	190	195	说明
45	1.40	1.44	1.47	1.50	1.53	1.56				
47.5	1.44	1.47	1.50	1.53	1.57	1.60	1.63			
50	1.47	1.50	1.54	1.57	1.60	1.64	1.67	1.70		
52.5	1.50	1.53	1.57	1.60	1.64	1.67	1.70	1.74	1.77	
55	1.53	1.56	1.60	1.63	1.67	1.70	1.74	1.77	1.80	
57.5	1.56	1.59	1.63	1.66	1.70	1.74	1.77	1.80	1.84	
60	1.59	1.62	1.66	1.70	1.73	1.77	1.80	1.84	1.87	
62.5	1.61	1.65	1.69	1.72	1.76	1.80	1.83	1.87	1.91	
65	1.64	1.68	1.72	1.75	1.79	1.83	1.86	1.90	1.94	
67.5	1.67	1.71	1.74	1.78	1.82	1.86	1.90	1.93	1.97	
70	1.69	1.73	1.77	1.81	1.85	1.89	1.92	1.96	2.00	
72.5	1.72	1.76	1.80	1.84	1.88	1.91	1.95	1.99	2.03	
75	1.74	1.78	1.82	1.86	1.90	1.94	1.98	2.02	2.06	此部分为国外资料，仅供参考
77.5		1.81	1.85	1.89	1.93	1.97	2.01	2.05	2.09	
80		1.83	1.87	1.92	1.96	2.00	2.04	2.08	2.12	
82.5			1.90	1.94	1.98	2.02	2.06	2.10	2.14	
85				1.96	2.01	2.05	2.09	2.13	2.17	
87.5				1.99	2.03	2.07	2.12	2.16	2.20	
90					2.06	2.10	2.14	2.18	2.22	
92.5					2.08	2.12	2.17	2.21	2.25	
95						2.15	2.19	2.23	2.28	
97.5						2.17	2.22	2.26	2.30	
100							2.24	2.28	2.33	
102.5							2.26	2.31	2.35	
105								2.33	2.38	
107.5									2.40	

药名索引

B

G

J

K

L

Q

R

S